本书受到以下基金项目资助：
湖南省省属省管医院重点临床专科建设及技术创新项目-湖南省儿童医院骨科（湘卫财务发〔2019〕4号）
湖南省重点研发计划（2020SK2113）
湖南省出生缺陷协同防治科技重大专项（2019SK1010）
湖南省儿童肢体畸形临床医学研究中心（2019SK4006）
国家临床重点专科建设项目-湖南省儿童医院小儿外科（湘卫医发〔2022〕2号）

儿童足外科学

主编 梅海波 顾章平 赫荣国

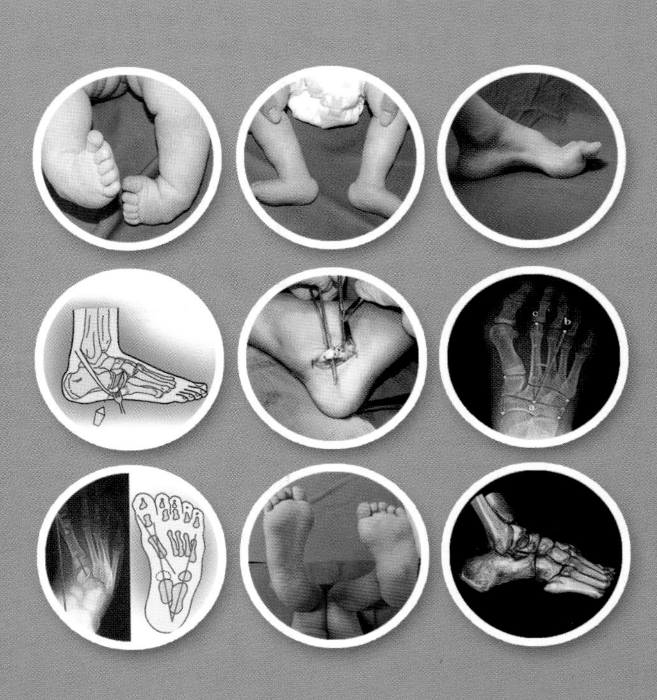

ERTONG ZU WAIKEXUE

CNS PUBLISHING & MEDIA 中南出版传媒
湖南科学技术出版社
·长沙·

《儿童足外科学》编委会

主　编：梅海波　湖南省儿童医院骨科

顾章平　北京和睦家医院骨科

赫荣国　湖南省儿童医院骨科

副主编：谭　谦　湖南省儿童医院骨科

朱光辉　湖南省儿童医院骨科

刘　昆　湖南省儿童医院骨科

唐　进　湖南省儿童医院骨科

伍江雁　湖南省儿童医院骨科

杨　戈　湖南省儿童医院骨科

编　委：严　安　湖南省儿童医院骨科

叶卫华　湖南省儿童医院骨科

胡　欣　湖南省儿童医院骨科

黄生祥　湖南省儿童医院骨科

谭晓谦　湖南省儿童医院骨科

雷　霆　湖南省儿童医院骨科

李安平　湖南省儿童医院骨科

刘尧喜　湖南省儿童医院骨科

王　军　湖南省儿童医院骨科

刘少华　湖南省儿童医院骨科

何　彪　湖南省儿童医院骨科

曾凌嵘　湖南省儿童医院骨科

易银芝　湖南省儿童医院骨科

莫莎莎　湖南省儿童医院骨科

袁　武　湖南省儿童医院骨科

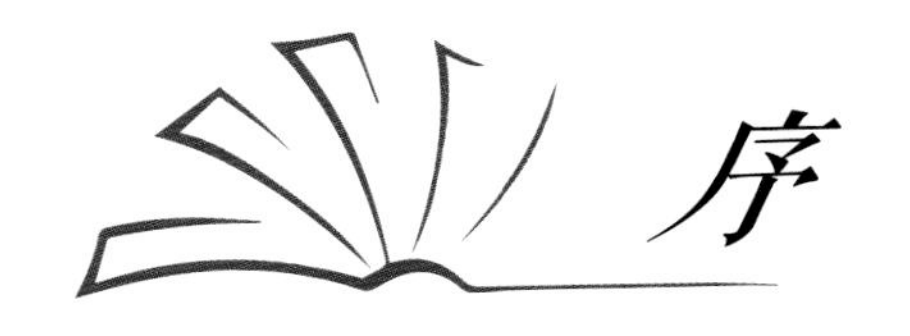

序

热烈祝贺国内知名儿童骨科专家梅海波、顾章平、赫荣国教授主编的国内首部《儿童足外科学》出版问世。

人体足部既是由数量众多的骨骼、关节和肌肉所构成的复杂解剖结构，更是生物力学机制支配的主要部位。儿童足部是肌肉骨骼系统发病率最高的部位之一，涵盖新生儿期先天性足部畸形，学龄期和青春期发育性足部疾病，跖骨、副骨骨折及脱位，以及中枢神经及周围神经疾病引发的足部异常，具有与成人足部创伤及疾病迥然不同的疾病谱系。

本人阅读书稿过程中欣喜发现，编者遵循着传播逐年更新的理论知识，推广与时俱进的矫形外科治疗技术的原则，以全面系统收集和整理相关文献为基础，借鉴国内外规范性医学专著撰写体例，详尽描述疾病定义及流行病学、临床特征、解剖学及病理解剖学改变、影像学诊断标准，提供优先选择和多种允许替代的矫形手术方法，以及可能产生的不良结果。对于这种编写方式，我表示高度认同，因为不仅有助于临床应用，也对临床研究提供借鉴意义。

编者致力于将理论知识与实用矫形外科手术方法相互结合，并兼顾了手术指征、手术操作步骤的文字描述与图片展示。本人赞赏这种图文并茂，可操作性极强的临床著作。

鉴于该著作具有上述特征，本人相信其对提高我国儿童足部疾病的诊断与治疗水平，必将发挥积极的推动作用。故而做出由衷的评价，愿与作者及读者共勉之。

吉士俊

中国医科大学附属盛京医院

2021年1月

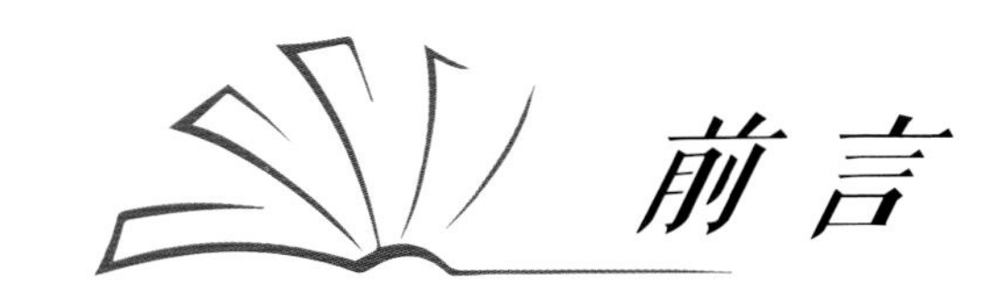

前言

儿童足部是先天性、发育性、神经肌肉疾病最常累及的部位，其疾病谱系广度和复杂程度均远多于肢体其他部位。遵循图文并茂、理论与实用技术兼顾的原则，本书参考和引用国内外最新文献资料，依照局部解剖、病因及发病机制、临床及影像学诊断、治疗原则及手术操作技术，以及预后因素的书写体例，尽可能全面、系统和详尽地描述儿童先天性足部畸形、神经肌肉性疾病引发的足部异常、发育性扁平外翻足、拇趾外翻、跗骨连接、足副骨及骨软骨病，以及足部创伤性骨折与脱位的诊断标准和外科治疗方法。着重介绍有关病因及发病机制的最新理论和外科治疗新技术，则是本书的特色之一。编者以国际和国内规范性教材为蓝本，对每个疾病的描述都有文献依据和来源，既在正文中予以标注，也列入每节的参考文献之中，以方便读者查阅。

鉴于国内迄今仍没有儿童足外科学专著，有关儿童足部畸形和疾病的描述，通常只是骨科学和足外科学专著的若干章节之一，因而仍局限于几种常见的先天性足部畸形、神经肌肉疾病相关足部疾病，以及跖骨跗骨骨折的描述。然而，在欧美某些国家，已有数个版本的儿童足外科学，发挥着指导和规范儿童足部畸形和疾病诊断、治疗和临床研究的作用。作者由此认为，编写一本国内儿童足外科学专著，为各级临床医生提供实用的参考书或工具书，势必有助于扬弃陈旧的理论和过时的外科治疗方法，可以推广现代理论、影像学诊断新技术和标准的手术操作，帮助规范儿童足部畸形及疾病诊断及治疗程序，以期为提升国内儿童足部畸形及疾病的治疗水平做出贡献，同时促进临床研究与学术交流。

然而，尽管胸怀极大的热情和美好的愿望，编者也深知自己的学术水平和编写能力相当有限，由此可能产生描述性错误，抑或遗漏某些重要的理论和手术技术，恳请专业学者和读者，予以毫无保留的批评与指正。

感谢已仙逝的儿童矫形外科专家吉士俊教授为本书提出修改建议并作序。

编者

2022 年 1 月 3 日

目录
CONTENTS

第一章　总　论

第二章　先天性足部畸形

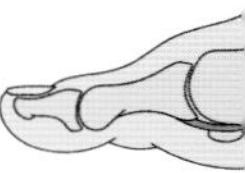

第三章　发育期足部疾病

第四章　足部骨软骨病

第五章　足副骨与相关疾病

第六章　神经与肌肉疾病

第七章　先天性多发关节挛缩症

第八章　足部肿瘤

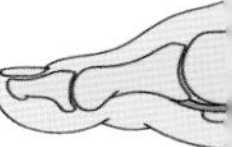

第九章 趾甲疾病

第十章 足部骨折与脱位

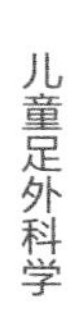

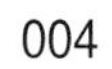

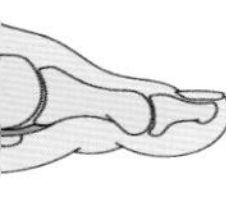

第一章 总 论

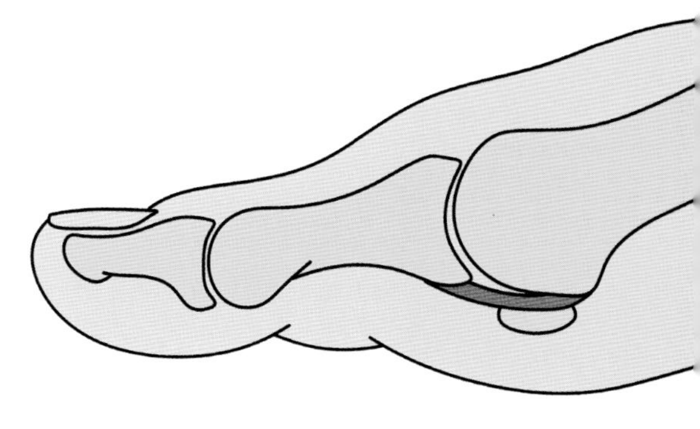

第一节 足部生长与发育

人体从胚胎形成到器官生长发育成熟，将经历若干可区别的阶段。生长与发育是生物医学文献中出现频率较高的医学术语。尽管生长与发育具有密切的关联，几乎相伴而行，但生长与发育的概念并非完全相同。前者是指人体各种器官长度、宽度和体积的正常增长，而发育则是器官功能从尚不成熟至完全成熟的复杂过程。生长与发育相互作用，依赖遗传、内分泌、营养和生物力学等诸多因素的作用或调节[1,2]。足部生长发育从胚胎期开始至终止生长，是一个持续数年的连续过程。为了叙述和理解的方便，将其分为胚胎期发育和儿童期生长两个阶段，每个年龄阶段对诊断与治疗足畸形或损伤都具有特别的临床意义。

一、胚胎期

熟知足部胚胎发育（embryonic development of the foot），不仅有助于理解儿童足部结构与功能，更是诊断与治疗儿童先天性足部畸形、发育性疾病的基础。胚胎期前 7 周是器官形成阶段。在胚胎第 5 周时，于胚胎躯干腹面两侧的下肢胚芽出现鱼鳍样结构，是足部最早的雏形（图 1-1A）。在胚胎第 6 周末，于下肢胚芽远端形成足板（foot plate），其屈曲平面位于腹侧，伸展平面则位于背侧，整足呈现跖屈、内翻和外旋的姿势，而足底平面与小腿解剖轴线处于平行关系，即足底平面在冠状面与人体中线相平行。此时足趾由手套样结构所包裹，足趾之间有蹼状组织相连接。其后，趾蹼才依照第一～五足趾的顺序开始退化。在胚胎第 7 周，在未来形成骨骼的部位，依照下述顺序开始软骨形成（软骨化），即跗骨、第一～四跖骨、骰骨、第五跖骨，以及第一～五趾骨，进而形成软骨原基。处于肢芽核心的间质细胞分化为肌肉纤维，以近端向远端扩展的顺序，形成下肢肌肉组织，例如从趾伸肌和胫前肌分离出腓骨长短肌，而足内在肌则是最后形成的肌肉组织。于胚胎第 7 周，距骨软骨原基与胫骨远端形成关节，而比距骨体积更小的跟骨软骨原基与距骨平行排列，但与腓骨保持直线关系。从胚胎第 7～8 周，下肢发生旋转及扭转变化，即肢芽沿其长轴发生离心方向扭转 90°，从而使两侧肢芽形成相互镜像状态（图 1-1A），其两侧足底于人体中线处于相互面对的状态，而足趾也相互接触，形成所谓“祈祷足”（图 1-1B）。在此期间，下肢肢芽继续沿其长轴发生向内侧扭转（图 1-1C）[1,3,4]。

进入胚胎第 9 周时，足趾已获得良好的发育，第一跖骨头和第五跖骨头也开始向跖侧下降，进而促使中足横弓形成。与距骨相平行的跟骨向跖侧移位，距骨与跟骨形成距骨-跟骨关节或距下关节，而胫骨和腓骨远端开始出现关节腔，因而产生踝穴和踝关节[4,6]。足部初级骨化中心首先从远节趾骨开始，继之向跖骨进行性扩展，其后又返回近节趾骨和中节趾骨发生骨化。在胚胎 10～12 周，由于腓骨长肌及腓骨短肌、胫前肌及趾长伸肌接受神经支配，双足由跖屈姿势向背侧伸展姿势转变，但跟骨仍然保持某种程度内翻。从胚胎第 16 周开始，双侧小

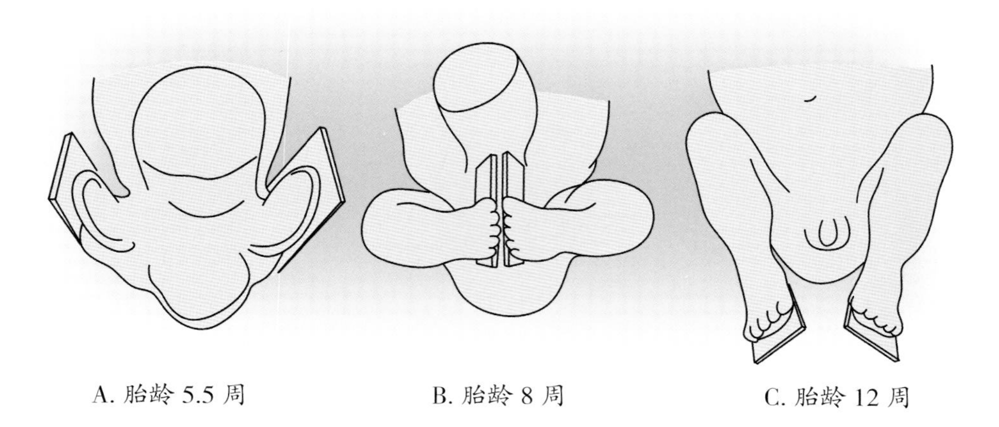

图 1–1　足部于胚胎不同时期的位置与方向

腿在踝部出现交叉，双足也失去了互相接触，又因距骨、跟骨几何形态的变化，双足从极端的内翻向外翻转变[4, 5]。Kawashima[3]在胎儿解剖学研究中发现，胎儿足部形态与姿势的转变经历 4 个阶段：①在胎龄第 8 周时，双足处于跖屈和外旋阶段。②第 9 周时表现为跖屈内翻–内收姿势，称为生理学马蹄内翻足（physiologic talipes equinovarus）。③在第 10～11 周时，双足跖屈和内翻的幅度则逐渐下降。④在胎龄 11 周之后，足部恢复所谓的正常姿势。

胎儿期足跗骨软骨原基的骨化过程相当缓慢，跖骨及趾骨于第 9 周时发生骨化之后（图 1–2），曾经一度中断或停止，直到 24～25 周跟骨才首先发生骨化，其后是距骨于第 32 周出现骨化，而骰骨则在出生后 3 周方发生骨化（图 1–3）。跟骨、距骨以外的其他跗骨，分别在出生后不同时段开始骨化，例如外侧楔骨于 4～20 月龄骨化，内侧楔骨及中间楔骨相继于 2 岁和 3 岁骨化，而舟骨则是最后骨化的跗骨，通常在 2～5 岁期间才发生骨化[4,5]。

二、儿童期

从出生后到足部生长发育成熟，称为儿童时期足部生长与发育。整个儿童时期足部生长速率，远比胚胎期缓慢，因为出生时足部长度介于 7～10 cm，宽度约为其长度的 1/2，已经相当于其成年足部长度的 40%。儿童足部生长具有下述特征：①足部骨骼生长速率明显大于下肢骨骼，1 岁女性足长度相当成年足长度的 50%，但 3 岁时胫骨和股骨长度才相当于成年长度的 50%；1.5 岁男性足长度相当成年足长度的 50%，4 岁时胫骨和股骨长度才相当于成年长度的 50%。② 5 岁以后足部生长明显缓慢。从 5 岁至足部终止生长期间，足长度生长平均速率为每年 0.9 mm。③足长度、下肢长度、身高比值也发生改变。1 岁时足长度是胫骨长度的 103%，但成年时足长度相当于胫骨长度的 72%；成年男性和女性足长度分别相当于其站立时身高的 15%[1,7–9]。④足部生长速率与终止生长年龄，在性别上有明显的差别。例如 10 岁女性儿童足长度已经相当其最终足长度的 90%，而同等年龄的男性儿童的足长度只是其成年长度的 82%，但男性 10 岁以后生长速率及生长持续时间都大于女性儿童，成年男性足长度平均比女性长约 2.5 cm。⑤足部生长更早进入青春期的快速生长阶段，通常比下肢长骨提前 6～18 个月，因为女性儿童在骨龄 12 岁时便已停止生长，男性儿童在骨龄 14 岁时停止生长，两者都在人体生长结束前 3 年便已终止生长[10,11]。在青春期开始时，骨龄 11 岁女性儿童的足长度约为

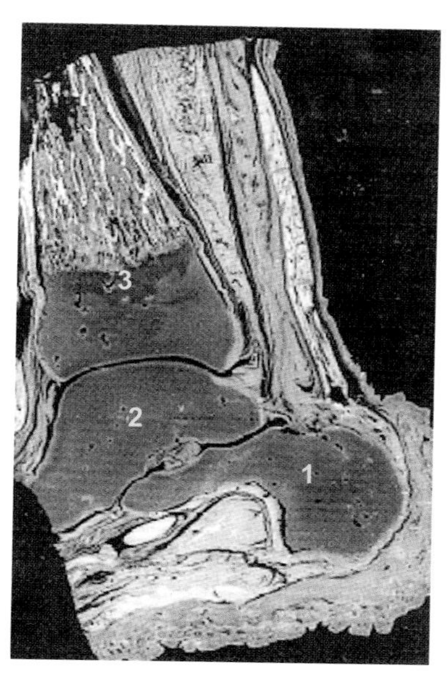

1. 跟骨软骨原基；2. 距骨软骨原基；3. 胫骨远端。

图 1–2　胚胎 20 周时足踝矢状面节解剖

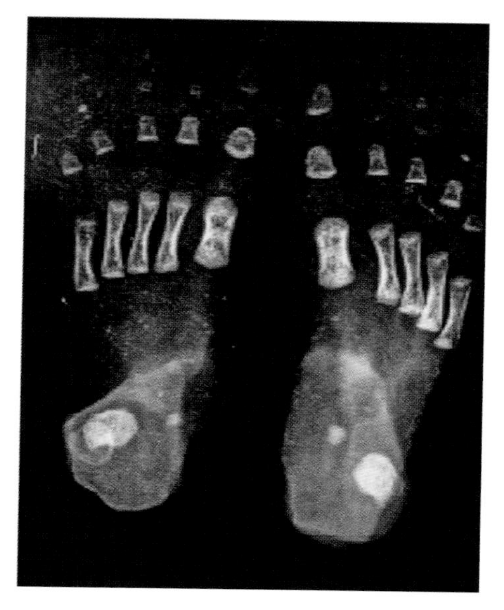

图 1–3　胚胎 28 周时足正位 X 线显示趾骨和跖骨已经骨化。

22 cm，只有 1.6 cm 或 2% 的剩余生长，骨龄 13 岁男性儿童的足长度约为 24 cm，约有 2 cm 或 2.5 cm 的剩余生长，但股骨和胫骨剩余生长率则有 15%（实际长度为 12.7 cm）。因此，在青春期开始实施足三关节融合手术，对患者足长度没有明显的影响[9]。足部姿势和外观形态在婴幼儿期也发生明显改变，出生时前足约有 5° 的内收，通常持续到 2 岁时才基本消失。出生时跟骨相对胫骨约有 22° 的内翻，其后因胫骨发生外向扭转，跟骨逐渐出现外翻改变，最终保留 3° 外翻，以适应或平衡胫骨所产生的扭转改变。足底呈现前宽后窄的三角形，1 岁左右足内侧纵弓开始显现，但被足跟跖侧面丰厚的脂肪垫所掩盖。在初始站立年龄阶段，因为后足内旋（表现距骨头向足内侧缘倾斜和跟骨外翻），体重作用到足拇趾内侧，导致足弓消失而显示足底扁平。韧带松弛、肌肉强度相对不足，是婴幼儿足底扁平的主要因素。2 岁以后韧带和肌肉对足部控制能力逐渐增强，足趾朝向外侧的现象明显减少，足内侧纵弓也日趋明显。新生儿足部富有弹性，其柔韧程度也明显大于年长儿童，即使跖屈活动在正常范围，其背伸活动受到胎儿时期体位的影响而大于 45°。幼儿时期第一跖骨和第二跖骨明显长于第 3～5 跖骨，但第 3～5 跖骨处于 15°～35° 内收状态，因此前足内收活动比外展活动略有增加，但随着年龄增加，除了第一跖骨外，其余跖骨内收则逐渐减少至相互平行[1-3]。

参考文献

[1] BERNHARDT D B. Prenatal and postnatal growth and development of the foot and ankle [J]. Physical Therapy, 1988, 68(12): 1831–1839.

[2] UNGER H, ROSENBAUM P D D. Gender-Specific differences of the foot during the first year of walking [J]. Foot Ankle Int, 2004, 25(8): 582–587.

[3] KAWASHIMA T, UHTHOFF H K. Development of the foot in prenatal life in relation to idiopathic club foot [J].

J Pediatr Orthop, 1990, 10(2): 232-235.

[4] MATTEWS J G. The developmental anatomy of the foot [J]. Foot, 1998, 8: 17-25.

[5] CZERWIŃSKI F, TOMASIK E, MAHACZEK-KORDOWSKA A. The ossification of tarsal bones and distal end of the tibia in human foetus [J]. Folia Morphol (Warsz), 2001, 60(3): 195-198.

[6] DE PALMA L, SANTUCCI A, VENTURA A, et al. Anatomy and embryology of the talocalcaneal joint [J]. Foot Ankle Surg, 2003, 9: 7-18.

[7] ANDERSON M, BLAIS M, GREEN W T. Growth of the normal foot during childhood and adolescence: length of the foot and interrelations of foot, stature, and lower extremity as seen in serial records of children between 1—18 years of age [J]. Am J Phys Anthropol, 1956, 14(2): 287-308.

[8] BLAIS M M, GREEN W T, ANDERSON M. Lengths of the growing foot [J]. J Bone Joint Surg Am, 1956, 38A(5): 998-1006.

[9] KUHNS C A, ZEEGEN E N, KONO M, et al. Growth rates in skeletally immature feet after triple arthrodesis [J]. J Pediatr Orthop, 2003, 23(4): 488-492.

[10] LAMM B M, PALEY D, KURLAND D B, et al. Multiplier method for predicting adult foot length [J]. J Pediatr Orthop, 2006, 26(4): 444-448.

[11] WASEDA A, SUDA Y, INOKUCHI S, et al. Standard growth of the foot arch in childhood and adolescence-Derived from the measurement results of 10, 155 children [J]. Foot Ankle Surg, 2014, 20(3): 208-214.

第二节　足部功能解剖

足部是人体与地面、物体表面直接接触的负重结构，也是重要的运动器官，为站立、行走和跑跳提供稳定与活动兼具的功能。足部由若干骨骼、关节和关节囊及韧带组成的特殊结构，维持足部的静态稳定；足部内在肌和外在肌既有维持足部动态稳定的作用，也为功能活动提供动力；足部血管和神经的分布，是保证足部结构完整和功能正常的基础和前提[1,2]。

一、足部骨骼

足部由 26 块骨骼所构成，包括 7 块跗骨、5 块跖骨、14 块趾骨（图 1–4）。为了描述足部解剖学和生物力学特征，界定复杂的功能活动，满足临床定位诊断与治疗的需要，通常将足部分成 3 个节段和内侧柱与外侧柱[3-5]。3 个节段分类包括前足、中足和后足 3 个节段（图 1–5）。前足由 5 块跖骨、14 块趾骨和拇趾跖骨头跖侧面的内侧籽骨及外侧籽骨所组成，形成 5 个跖趾关节（metatarsophalangeal joint）和 9 个趾间关节（interphalangeal joint）。拇趾只有 1 个趾间关节，第二～五足趾通常有 3 块趾骨构成近端和远端 2 个趾间关节。但是，小趾只有 2 块趾骨和 1 个趾间关节者，在欧美正常人群中的发生率为 35%～43%[5]，中国人的发生率尚缺乏文献资料。除此之外，在拇趾跖骨头跖面还有内侧和外侧籽骨，分别包埋在拇短屈肌腱内侧头和外侧

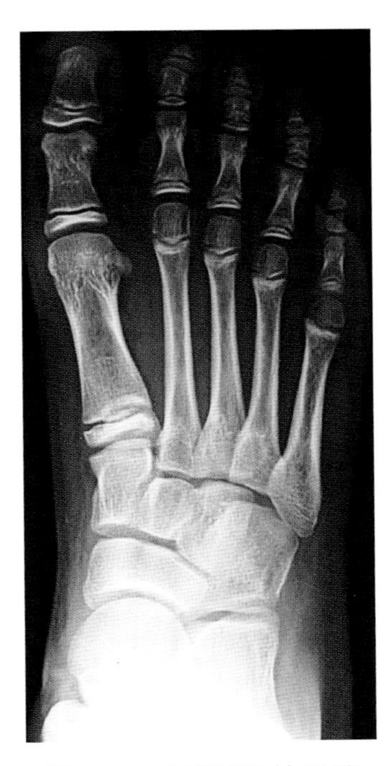

图 1–4　足部 26 块骨骼

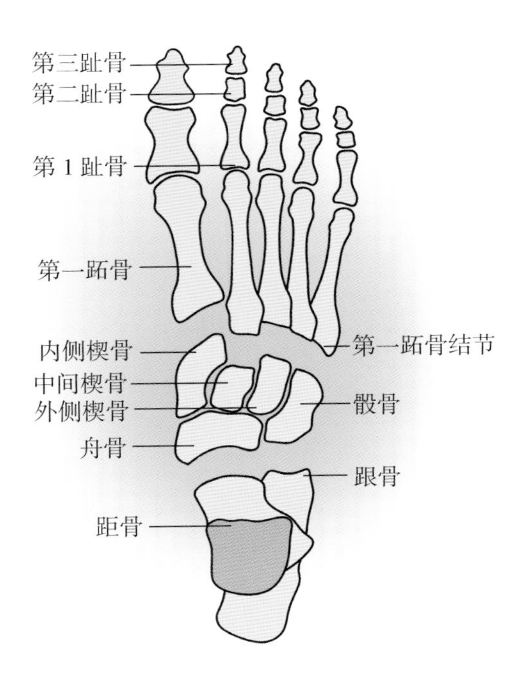

图 1–5　足部 3 个节段示意图

头内，女性和男性分别在 9 岁和 11 岁开始出现骨化中心，但两者均在 12 岁完成骨化[6]。跗跖关节（tarsometatarsal joint，Lisfranc joint）是前足与中足的分界线。前足又可分为 5 个纵列，每 1 列由 1 块跖骨和 3 块趾骨所组成，但第 1 列只有 1 块跖骨和 2 块趾骨。内侧 3 列的基底部与相应的楔骨相连接，第 4 列和第 5 列的基底部与骰骨相连接。中足由舟骨、3 块楔骨和骰骨组成（也称为中跗骨），其远端与跖骨形成 5 个跗跖关节，而舟骨、楔骨和骰骨的近端与距骨及跟骨形成 S 形的跗横关节［transverse tarsal joint，又称肖帕尔关节（Chopart's joint）］。在冠状面呈现不规则地横向排列成近排和远排跗骨，近排跗骨包括舟骨和骰骨，而远排跗骨包含内侧、中间和外侧 3 块楔骨和远端骰骨。5 块跖骨基底与远排跗骨形成跗跖关节（3 块楔骨与内侧 3 块跖骨，第四～五跖骨与骰骨形成关节），也是中足与前足的分界线。后足只有距骨和跟骨 2 块跗骨，距骨上方关节面与胫腓骨远端关节面形成踝关节，而距骨下方有 3 个关节面与跟骨上方 3 个相对应的关节面构成距下关节（subtalar joint），又称距跟关节（talocalcaneal joint）[2]。作为足部体积最大跗骨的跟骨，与其跖侧脂肪垫共同构成足跟。内侧柱由距骨、舟骨、楔骨和第一跖骨及相应的趾骨组成，而外侧柱则由跟骨、骰骨和第二～五跖骨及相应的趾骨构成（图 1-6）。正常足的内侧柱与外侧柱比值为 0.9（0.8～1.1），该比值改变将产生前足内收-外展或后足内翻-外翻畸形[4]。在前述骨骼之外，某些个体的足部还有额外骨骼，通常称为副骨（accessory bone），其中副舟骨、距骨后方三角骨（os trigonum）和第五跖骨基底副骨（os vesalianum pedis），是比较常见的副骨，并且可能产生疼痛等症状[2-4]。

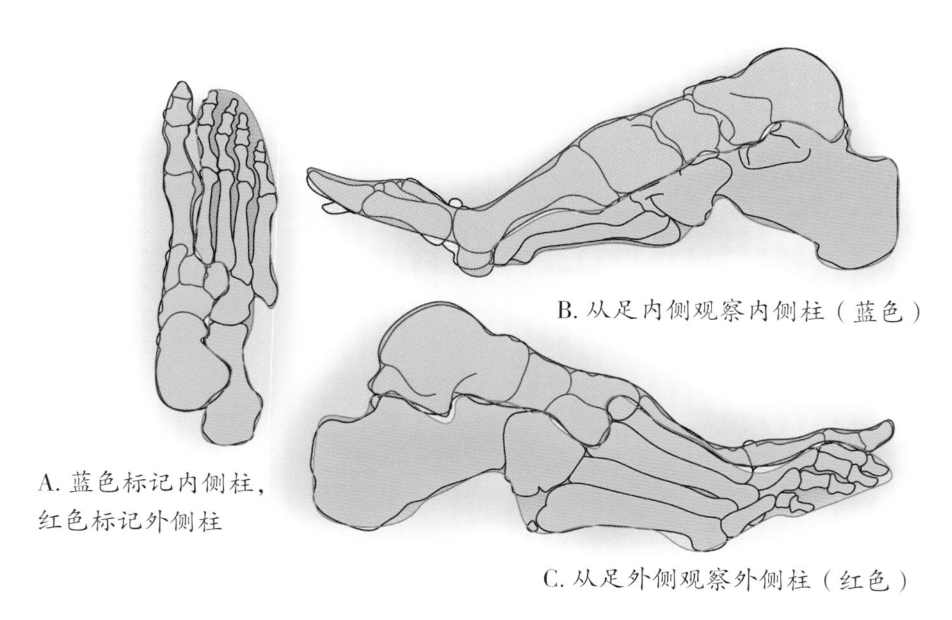

图 1-6　足内侧柱与外侧柱解剖示意图

二、足部关节

足部总计有 32 个关节，即踝关节、距下关节、跗横关节、跗跖关节、跖趾关节和趾间关节。关节囊和韧带既是维持关节完整和稳定的重要结构，也是儿童足部先天性畸形、发育性疾病和骨折-脱位中常见的病理改变之一，因此，熟知足部韧带具有实用意义[1,2]。

（一）踝关节

踝关节由胫骨和腓骨远端及其内踝与外踝关节面形成的踝穴（mortise）与距骨滑车（trochlea of talus）关节面形成匹配的屈戊关节。内侧和外侧副韧带既为踝关节提供稳定作用，也具有限制踝关节过度内翻–外翻和内旋–外旋活动的功能。外侧副韧带由前方的距腓前韧带（anterior talofibular ligament）、跟腓韧带（calcaneofibular ligament）和后方的距腓后韧带（posterior talofibular ligament）所组成（图 1–7）。内侧副韧带又称三角韧带（deltoid ligament），分为深层和浅层；胫骨和腓骨远端韧带联结（syndesmosis）分为胫腓前韧带、骨间膜、胫腓后韧带和胫腓横韧带（图 1–8）。

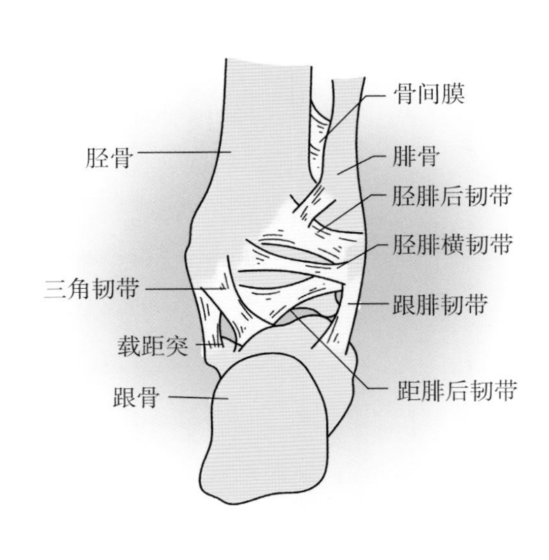

图 1–7　从后方观察踝关节外侧副韧带

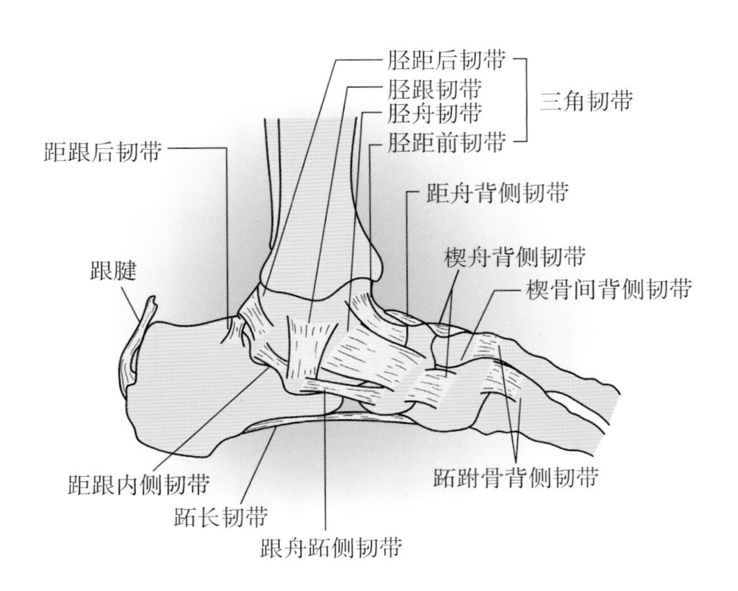

图 1–8　从内侧观察踝关节内侧副韧带

踝关节背伸和跖屈活动是其主要功能活动。因为外踝位于内踝后方，踝关节旋转轴线位于内踝和外踝末端的斜行连线，踝关节在膝关节横断面可产生 18° ～30° 外旋活动。此外，由于外踝位于内踝远端，踝关节的关节面相对于下肢纵向轴线向外侧倾斜 70° ～88° ，其旋转轴线从前内侧向后外侧倾斜，因此，踝关节背伸活动通常伴有足部外旋和外展活动，而踝关节跖屈活动伴有足部内旋和内收活动[1,2]。

（二）距下关节

距下关节有狭义与广义的区别，前者是指由距骨跖侧面的后侧、中间和前侧关节面与跟骨背侧面相应的 3 个关节面构成滑动关节，称为距跟关节（talocalcaneal joint）[7]。距骨后关节面位于距骨体跖侧面，在冠状面和矢状面均为卵圆的凹陷形关节面。跟骨后关节面位于跟骨背侧面的中央，其与距骨凹陷关节面形成互补的凸形关节面，Fick 最早将其定义为圆角的四方形，称为跟骨丘部（thalamus of the calcaneus）。在跟骨后关节面与中间关节面之间，有一个从前外侧向后内侧走行的锥形沟槽，与距骨后关节面及中间关节面共同形成外侧略宽和内侧较窄的骨性隧道，分别称为跗骨窦（tarsal sinus）和跗骨管（canalis tarsi）（图 1–9）。距跟关节有距跟骨间韧带（interosseous talocalcaneal ligament，ITCL）和距骨–跟骨颈部韧带（cervical ligament，CL）

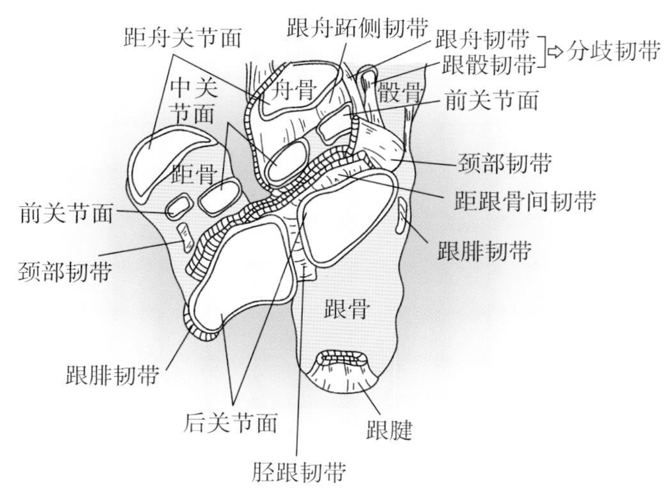

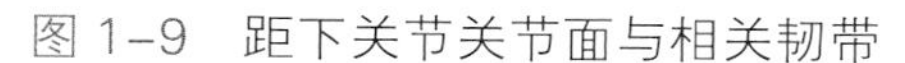

图 1-9 距下关节关节面与相关韧带

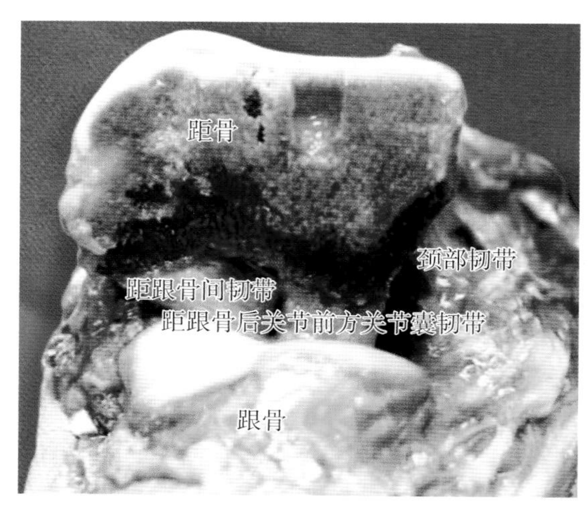

图 1-10 从后外侧观察右足跗骨窦和跗骨管

两条关节内固有韧带，为距跟关节提供稳定作用[7-10]。

切除距骨后侧半和距跟内侧韧带后，可清楚显示距跟骨间韧带和距骨后关节的前侧关节囊韧带（anterior capsular ligament，ACL）。ITCL 位于跗骨管，有短的斜行纤维连接距骨和跟骨，但 ACL 和颈部韧带则位于跗骨窦。韧带提供稳定作用（图 1-10）。

广义的距下关节是由距骨－跟骨－舟骨组成的距下关节复合体（subtalar joint complex），因其类似股骨头与髋臼所形成的球臼关节，Pisani 将由跟骨前方及中间关节面、舟骨近端关节面和跟舟跖侧韧带（plantar calcaneonavicular ligament）组成的复合关节定义为足髋臼（acetabulum pedis），同时把距骨头比拟为股骨头[11]。跟舟跖侧韧带又称跳跃韧带（spring ligament），习称弹簧韧带，其表面有纤维软骨构成的关节面，因此又称跳跃韧带纤维软骨复合体（spring ligament fibrocartilage complex）（图 1-11），形成足髋臼的中央部分。跳跃韧带又可分为跟舟内上韧带（superomedial ligament）和跟舟跖侧下方韧带（inferior plantar ligament），前者起自跟骨前、中关节面和载距突前缘，如同三角形吊床样结构，向前内侧走行止于舟骨关节面内侧缘及其上方，而跟舟跖侧下方韧带起自跟骨前、中关节面之间的跖侧切迹，向前方走行而止于舟骨

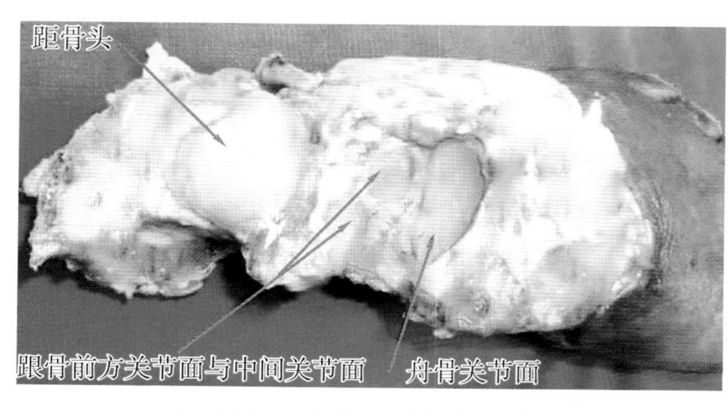

A. 剔除距骨后所显露的足髋臼

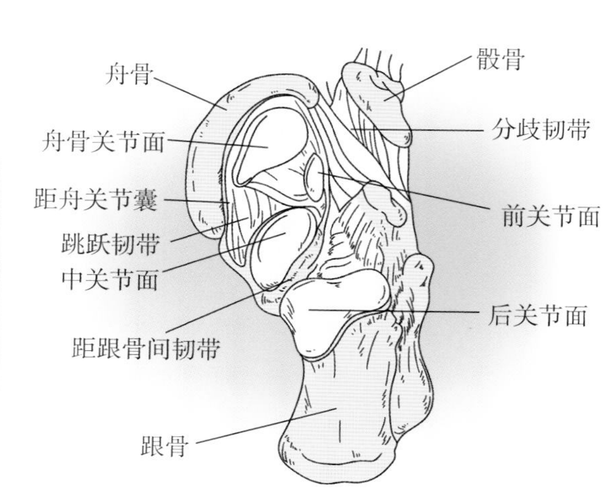

B. 足髋臼解剖示意图

图 1-11 足髋臼跳跃韧带纤维软骨复合体

跖侧喙突或舟骨跖侧面。另在跟骨、舟骨之间还有第三个韧带，将其称为跖侧内斜韧带，位于跟骨-舟骨跖侧下方韧带和内侧上方的跟骨-舟骨韧带之间，经跟骨前方和中间关节面之间切迹，向前内侧走行而止于舟骨结节[7,8]。此外，分歧韧带（bifurcate ligament）也参与足髋臼的组成。分歧韧带起自跟骨前突前内侧缘之后，分成薄弱的外侧束和强健的内侧束，前者向背外侧走行，止于骰骨背侧，而强健的内侧束通常称为跟骨-舟骨背侧韧带（calcaneonavicular dorsal ligament），绕过跟骨前关节面外侧缘向前内侧走行，止于舟骨近端的距骨关节面外侧缘。分歧韧带内侧束位于距骨头下方，因而成为足髋臼的外侧盂唇。然而，在跟骨与舟骨连接的区域没有骨性支持结构，距骨头依赖跳跃韧带纤维软骨复合体和距骨头下方的胫后肌腱提供支持作用[12,13]。

距下关节的活动方向和范围取决于关节面的几何形状和运动轴线的位置。距骨和跟骨后关节面分别是凹形与凸形的几何形态，通常被视为两个对应的锥形表面，因而可产生 3 种活动：①围绕运动轴线产生旋转活动。②沿着运动轴线产生平行移位。③旋转和平行移位联合活动[14]。从解剖学上可将距下关节复合体分为距下关节（subtalar joint，又称距跟关节）和距跟舟关节（talocalcaneonavicular joint，TCNJ），但两者并不产生独立的活动，通常把两者视为同一功能单元。因此，在描述距下关节运动轴和活动范围时，通常是指距跟关节和距跟舟关节两个关节的联合活动。距下关节运动轴线斜向走行，从跟骨跖面的后外侧斜向足背面的前内侧（其运动轴从跟骨后缘外侧，向上方、前方和内侧的距骨头及舟骨中央走行，因而，该运动轴线在矢状面相对于足底平面向足背倾斜平均 41°（20.5° ~68.5° ），但横断面相对于足部中轴线（跟骨中心点至第 1 与第二足趾的连线）向内侧倾斜平均 23°（2° ~47° ）（图 1-12）[15,16]。由于距下关节运动轴为斜行走向，允许产生 3 个平面活动，包括冠状面内翻与外翻活动、矢状面背伸与跖屈活动，以及横断面内收与外展活动。在生物力学和足部外科文献中，通常将同时发生 3 个平面的复合活动，称为内旋活动（pronation）和外旋活动（supination）。内旋活动包括踝关节背伸、前足外展和后足外翻 3 个平面活动，外旋活动包括踝关节跖屈、前足内收和后足内翻活动。距下关节外旋和内旋活动范围为 40° ~60° ，其外旋活动大于内旋活动范围，两者比值为 2∶1。正常距下关节被动活动范围为 30° ，但是，保留 10° 外旋活动和 5° 内旋活动，便可产生正常步态[7,16]。

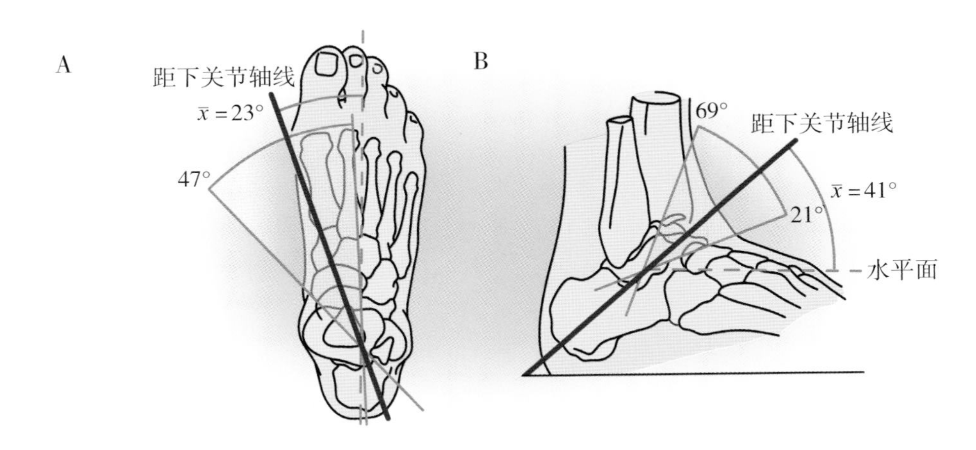

图 1-12　距下关节运动轴线

在冠状位向内侧倾斜（A），与跟骨中心点与第二足趾和第三足趾连线形成平均 23° 的倾斜角；在矢状位向足背倾斜，与横断面形成 41° 倾斜角（B）。

（三）跗横关节

跗横关节（transverse tarsal joint）又称为中跗关节（mid-tarsal joint），位于后足与中足之间，是由内侧的距舟关节和外侧的跟骰关节所组成的复合关节。从足背面观察，关节间隙呈现横向“S”形走向（图 1-13）。法国医生 Francois Chopart（1743—1795 年）首次实施跗横关节截肢手术，因此，文献中又称其为肖帕尔关节（Chopart joint）[17-21]。跗横关节虽由两个独立关节所组成，但其活动方向总是保持一致，因而被视为一个功能单元[22]。距舟关节（talonavicular joint）由距骨头椭圆形关节面、舟骨近端凹陷形关节面所构成。分歧韧带内侧束（止于舟骨背侧面的外侧缘）、跟舟跖侧韧带和距舟背侧韧带，为距舟关节提供稳定作用[19]。跟骰关节（calcaneocuboid joint）由跟骨远端关节面与骰骨近端关节面形成鞍状关节，由跟骰内侧韧带即分歧韧带外侧束、跟骰背侧韧带、跟骰跖长韧带和跟骰跖短韧带维持关节的稳定[20,21]。跟骰跖侧韧带分为浅层的跖长韧带（long plantar ligament）和深层的跖短韧带（short plantar ligament）。跖长韧带起始于跟骨跖侧面内侧与外侧结节之间，在跨越跟骰关节后分成深浅两层，深层终止于骰骨斜形嵴，而浅层终止于骰骨远端和第二～四跖骨基底。跟骰背侧韧带起始于跟骨前突，止于骰骨背侧面（图 1-14）。关于跗横关节的运动轴线，早期研究认为有斜向和纵向两个运动轴线，即沿着两个轴线产生内旋（背伸、外展和外翻）和外旋活动（跖屈、内收和内翻活动）。目前研究支持跗横关节只有单个运动轴线，允许产生 3 个平面活动，包括内翻、内收和背伸活动，或者外翻、外展和跖屈活动。跗横关节运动轴线起始于足底外侧，向足背的内侧走行，在冠状面向足内侧倾斜 29°（图 1-15），而在矢状面向足背面倾斜 37.9°（图 1-16）。一般认为舟骨与骰骨之间只有微弱的活动，通常将距舟关节和跟骰关节视为一个功能单元，跗横关节活动是距下关节复合活动的组成部分。然而，目前并没有测量跗横关节活动的方法，也不能确定其正常活动范围[22,23]。

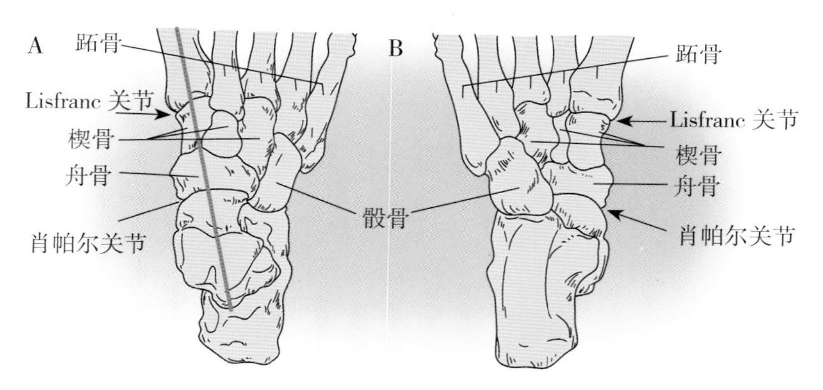

图 1-13　跗横关节示意图
从足背面（A）和从足底面（B）观察距舟关节和跟骰关节。

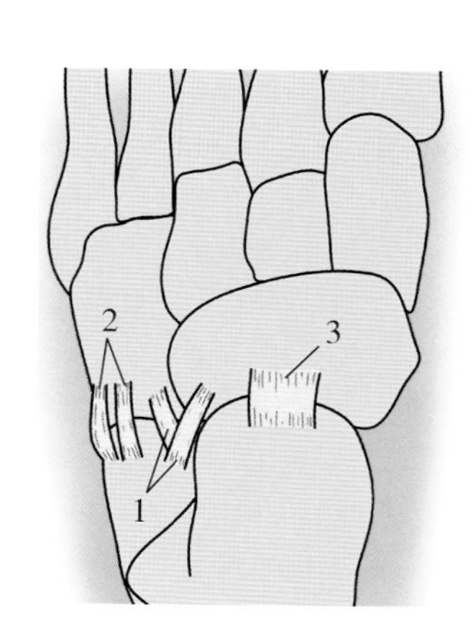

1. 分歧韧带舟骨支和骰骨支；2. 跟骰背侧韧带；3. 距舟背侧韧带。
图 1-14　跗跖关节背侧韧带示意图

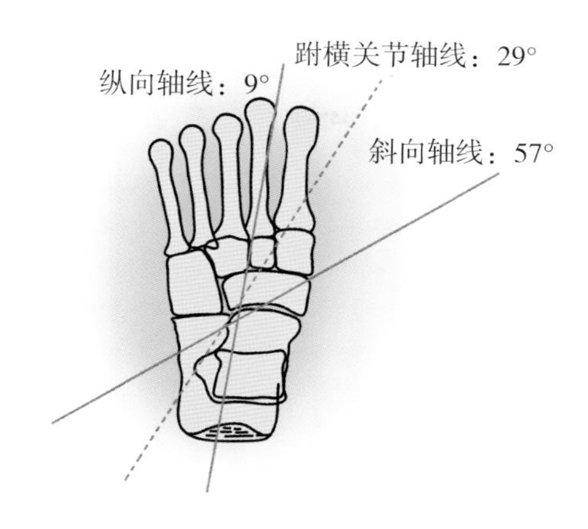

图 1-15　在冠状面观察跗横关节运动轴线

相对于足部中轴线，向足内侧倾斜 29°。虚线代表跗横关节运动轴线，2 条实线分别代表传统的斜向轴线和纵向轴线。

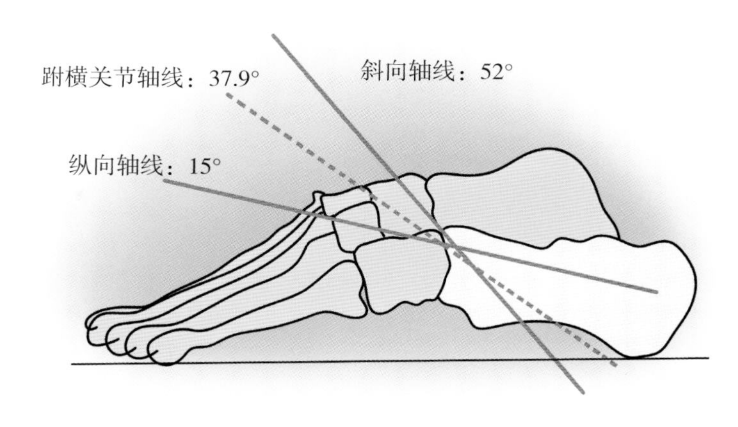

图 1-16　在矢状面观察跗横关节运动轴线

相对于足底平面，向足背倾斜 37.9°。虚线代表跗横关节运动轴线，2 条实线分别代表传统的斜向轴线和纵向轴线。

（四）跗跖关节

跗跖关节（tarsometatarsal joint）连接中足与前足，也是两者的分界线。近端内侧 3 块楔骨及外侧骰骨与远端第一～五跖骨基底构成的复合型关节（图 1-17）。法国医生 Jacques Lisfranc（1790—1847 年）首次描述跗跖关节截肢手术，文献中将其称为 Lisfranc 关节（Lisfranc joint）[24]。第一～三跖骨的楔形基底与其相对应的楔骨，形成稳定的半圆形罗马式拱形门形状，通常称为足底横弓（plantar transverse arch）或罗马弓（"Roman" arch）。第二跖骨基底位于邻近跖骨的近端，既与中间楔骨构成跖楔关节，又与内侧楔骨和外侧楔骨之间的凹陷构成榫卯关节，具有增强跗跖关节对抗剪切应力的作用[25,26]。跗跖关节韧带连接对维持跗跖关节稳定具有重要作用[27-29]。根据韧带的解剖部位，跗跖关节的韧带可分为背侧韧带、骨间韧带和跖骨深部横韧带。跗跖关节背侧共有 7 条韧带，除了第一～五跖骨与相应的楔骨和骰骨有纵向韧带连接外，第二跖骨基底与内侧楔骨及外侧楔骨还有斜行韧带连接，通常将第二跖骨与内侧楔骨之间的韧带称为 Lisfranc 韧带。背侧韧带还包括连接第二～五跖骨基底的跖骨间横韧带、楔骨之间横韧带，以及楔骨与骰骨连接的横韧带（图 1-18），但在第一～二跖骨基底之间却没有韧带连接。跗跖关节跖侧面存在与背侧相对应的韧带，通常比背侧韧带更为厚韧，因此，容易发生背侧脱位。跖筋膜、腓骨长肌和足内在肌，是跗跖关节的次级稳定结构。一般认为跗跖关节内侧与外侧部分的稳定与活动程度有所不同，由此将跗跖关节分为 3 个柱状结构：第一跖骨基底与内侧楔骨构成内侧柱，其跖侧与背侧方向活动度限定在 3.5 mm；第二～三跖骨基底与中间楔骨组成的中间柱，是跗跖关节最为稳定的部分，只有 0.6 mm 的跖侧活动；第四跖骨和第五跖骨基底与骰骨构成外侧柱，具有比内侧柱和中间柱更大范围的活动，其跖侧与背侧方向活动范围 13 mm，允许前足在跗跖关节平面产生外旋和内旋活动[30,31]。

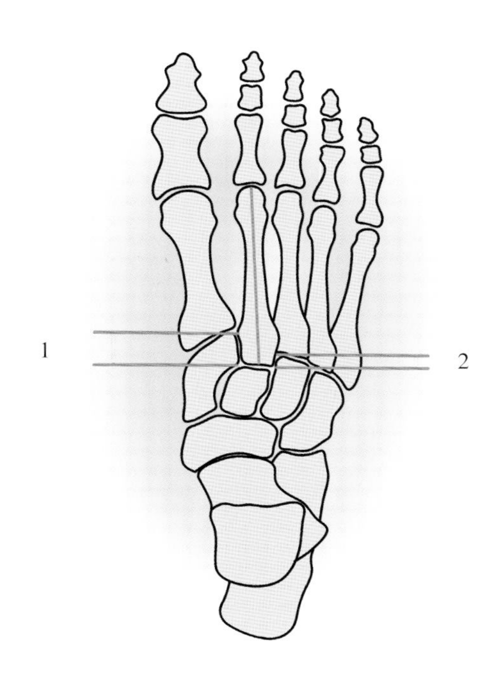

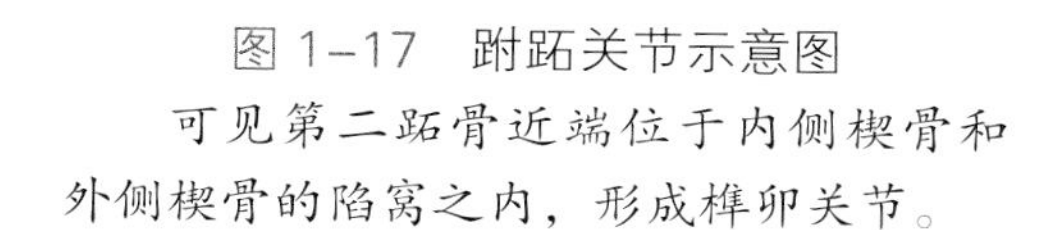
图 1–17　跗跖关节示意图

可见第二跖骨近端位于内侧楔骨和外侧楔骨的陷窝之内，形成榫卯关节。

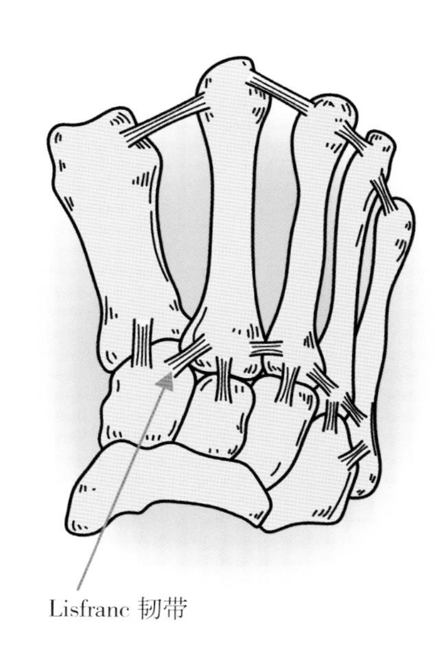

图 1–18　跗跖关节及其韧带解剖

第二跖骨基底与内侧楔骨的斜行韧带，称为 Lisfranc 韧带。

（五）跖趾关节和趾间关节

跖趾关节（metatarsophalangeal joint，MTP）由跖骨头两个髁状关节面与近节趾骨两个凹形关节面所形成，允许在矢状面（跖屈与背伸活动）和横断面（外展与内收活动）两个方向产生活动[1,32,33]。拇趾跖趾关节由拇趾跖侧籽骨复合结构维持关节的稳定，包括内侧籽骨及外侧籽骨、内侧及外侧副韧带、跖骨横韧带、内侧籽骨韧带、外侧籽骨韧带，以及籽骨间韧带 8 条韧带（图 1–19）[34,35]。第二～五跖趾关节有 3 种韧带维持关节的稳定，包括内侧和外侧固有韧带（proper collateral ligament）、侧副韧带（accessory collateral ligament），跖板（跖侧纤维软骨板状，plantar plate）。固有韧带位于侧副韧带的背侧。跖板位于跖趾关节的跖侧面，是一种类似膝关节半月板的纤维软骨结构，是维持跖趾关节稳定最主要的结构（图 1–20）[32,36]。跖趾关节有 2 个运动轴线，一个运动轴线是横向轴线，其垂直于矢状面，允许产生背伸 50°～60° 和跖屈 30°～40° 的活动范围。另一个运动轴线是矢状轴线，其垂直于横断面，理论上允许外展和内收活动，但实际上只是在背伸和跖屈时伴随有限的外展活动和内收活动。趾间关节则由两个相邻的趾骨组成。拇趾只有 2 节趾骨，形成一个趾间关节，而第二～五趾各有 3 节趾骨，分别形成近端和远端趾间关节，但第五足趾远端发生先天性趾间关节融合者约占 40%。近节趾骨类似于微型长骨，中节趾骨短而宽，而远节趾骨短而窄，其末端近似楔形。近端趾间关节的近端关节面，在矢状面和冠状面分别呈现凸起和凹陷形状，而远端关节面与近端关节面恰恰相反，其关节运动轴线是横向走行，允许产生垂直于矢状面的跖屈和背伸活动。由于跖板和侧副韧带的约束，跖屈活动范围通常大于背伸活动，近端趾间关节活动范围大于远端趾间关节活动[1]。

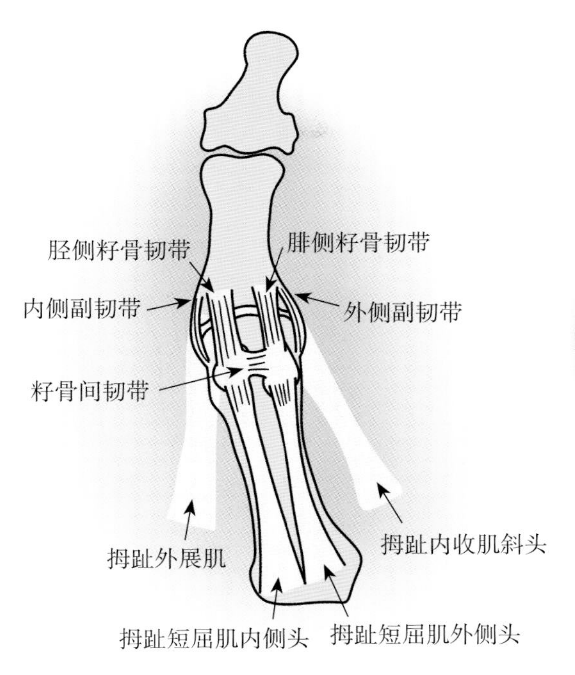

图 1–19　足底观察籽骨–韧带复合结构

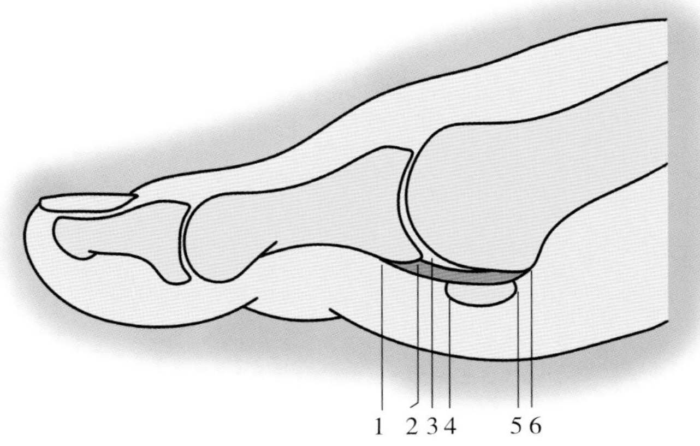

1. 跖板止点；2. 近节趾骨近端；3. 关节间隙；4. 籽骨远端；5. 籽骨近端；6. 跖板起点。

图 1–20　第一跖趾关节跖侧软骨板

三、足部肌肉

足部肌肉分为外在肌和内在肌，前者起始于胫腓骨及骨间膜，肌腹位于小腿之内，其肌腱则延伸至足部，进而控制踝关节和足部各个节段的活动。作用于足部的肌肉，其起始点和附着点均位于足部者称为足内在肌[1,37]。依照解剖位置和功能，通常将足外在肌分为小腿前方肌群、外侧肌群（表 1–1）和后方肌群（表 1–2）。后方肌群分为浅层和深层两组，前者包括腓肠肌、比目鱼肌和跖肌，腓肠肌和比目鱼肌汇合后形成跟腱，终止于跟骨结节。小腿后方深层肌群包括胫后肌、趾长屈肌和拇长屈肌[38]。

表 1–1　小腿前方和外侧肌群

肌肉名称	起始点	终止点	功能活动
胫前肌	胫骨外侧近端 1/2	内侧楔骨及第一跖骨基底跖侧	足部背伸和内翻活动
拇长伸肌	腓骨前面中 1/3 及小腿骨间膜	拇趾远节趾骨	拇趾伸展、前足中足内翻活动
趾长伸肌	胫骨外髁、腓骨前面近端 3/4 及小腿骨间膜	第二～五趾中节趾骨	第二～五趾间关节伸展和足内翻
第 3 腓骨肌	腓骨前面远端 1/3 及小腿骨间膜	第五跖骨基底背侧面	足背伸和外翻活动
腓骨长肌	腓骨外侧前方近端 2/3 及肌间隔	第一跖骨基底及内侧楔骨跖侧	足外翻活动，微弱跖屈活动
腓骨短肌	腓骨外侧前方远端 2/3 及肌间隔	第五跖骨基底结节	足外翻和微弱跖屈活动

表 1-2　小腿后方肌群

肌肉名称	起始点	终止点	功能活动
腓肠肌	股骨内髁和外髁的后方	跟腱和跟骨结节	足跖屈和膝关节屈曲活动
比目鱼肌	胫骨后方近端 1/3 胫骨内侧中 1/3 腓骨后面近端 1/3	跟腱和跟骨结节	足跖屈活动
跖肌	股骨外髁后方的近端	跟骨结节	足跖屈活动（微弱）
拇长屈肌	腓骨后面内侧半	拇趾远节趾骨	拇趾跖屈活及足跖屈活动（微弱）
趾长屈肌	胫骨后面中 1/3	第二～五足趾远节趾骨	远端趾间关节屈曲活动
胫后肌	胫骨后面近端 2/3 腓骨后面近端 2/3	舟骨、3 个楔骨、骰骨和第二～四跖骨基底	前足内收、后足内翻及足跖屈活动

依照其解剖部位，通常将足内在肌分为足背肌和足底肌，前者只有趾短伸肌和拇短伸肌。趾短伸肌位于足背外侧，起于跟骨背侧面的外侧，其肌腱部分为 3 个束，在接近跖骨远端并入趾长伸肌腱，其后趾短伸肌腱形成 2 个侧方束（lateral slips）和 1 个中央束（central slip）。中央束（趾短伸肌肌腱）止于第二～四趾中节趾骨近端背侧面，发挥伸展近端趾间关节的功能，而 2 个侧方束（趾长伸肌腱）终止于远节趾骨近端的背侧面。拇短伸肌位于足背内侧，也起始于跟骨背侧面的外侧，终止于拇趾近节趾骨，发挥拇趾伸展功能。足底内在肌群由浅入深分为 4 层（表 1-3）[1,3,37-39]：第 1 层（浅层）位于跖筋膜背侧面（深面）。从内侧开始，依次为拇趾外展肌、趾短屈肌和小趾展肌。第 2 层包括跖方肌、4 块蚓状肌，以及趾长屈肌腱和拇长屈肌腱。趾长屈肌腱分成 4 个腱束，走行拇趾外展肌深面和拇长屈肌腱的浅面，止于第二～五远节趾骨，其作用是屈曲远端趾间关节。拇长屈肌腱位于趾长屈肌腱深面，止于拇趾远节趾骨，其作用是屈曲拇趾趾间关节（图 1-21）。第 3 层有拇短屈肌、拇趾内收肌横头及斜头和小趾短屈肌。第 4 层肌肉包括 3 块跖侧骨间肌和 4 块背侧骨间肌，分别产生足趾内收和外展活动（图 1-22），足趾内收-外展活动轴线位于第二跖骨。3 块跖侧骨间肌止于第三～五趾近节趾骨的内侧面，因而是足趾产生内收活动的肌肉，4 块背侧骨间肌分别止于第二趾两侧和第三、第四趾的外侧，因而是第二～四趾产生外展活动的肌肉。拇趾有独立的内收肌，而且拇趾和小趾还有独立的外展肌[32,40]。

表 1-3　足底肌群

肌肉名称		起始点	终止点	功能活动
第 1 层	拇趾外展肌	跟骨结节内侧突、屈肌支持带及内侧肌间隔	拇趾近节趾骨内侧的跖侧面	拇趾屈曲及外展活动
	趾短屈肌	跟骨结节内侧突	第二～五足趾中节趾骨	第二～五趾近端趾间关节屈曲活动
	小趾外展肌	跟骨结节外侧突	小趾近节趾骨	小趾屈曲及外展活动
第 2 层	跖方肌	跟骨结节远端跖侧面内侧及外侧	趾长屈肌腱后外侧缘	辅助第二～五趾屈曲活动
	蚓状肌	趾长屈肌腱扩张部	第二～五趾伸肌腱	跖趾关节伸展及趾间关节屈曲活动

续表

肌肉名称		起始点	终止点	功能活动
第 3 层	拇短屈肌	骰骨、外侧楔骨及胫后肌腱	拇趾近节趾骨两侧	拇趾趾间关节屈曲活动
	拇趾内收肌	斜头起自第一～四跖骨基底、外侧楔骨及跖长韧带，横头起自第三～五跖趾关节囊及关节跖侧韧带	两个起始点合并终止于拇趾近节趾骨基底外侧缘	拇趾内收和屈曲活动
	小趾趾短屈肌	第五跖骨基底	小趾近节趾骨跖侧面	近端趾间关节屈曲活动
第 4 层	3 块跖侧骨间肌	第三～五跖骨基底内侧面	第三～五近节趾骨内侧面	第三～五足趾内收活动
	4 块背侧骨间肌	相邻的跖骨内侧及外侧	第一背侧骨间肌终止于第二趾近节趾骨内侧，第二～四背侧骨间肌终止于第二～四趾近节趾骨外侧	第二～四足趾外展活动

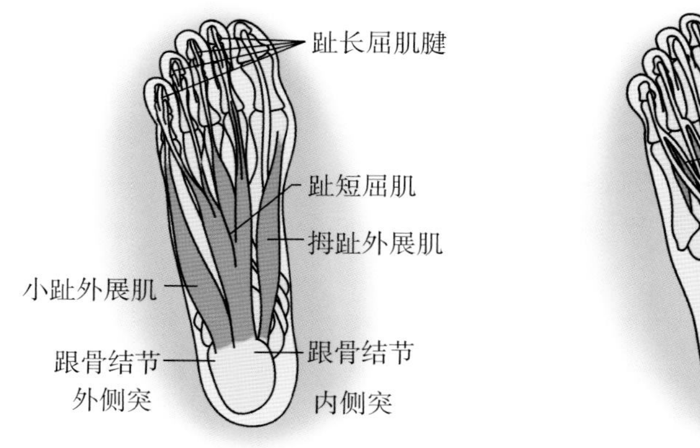

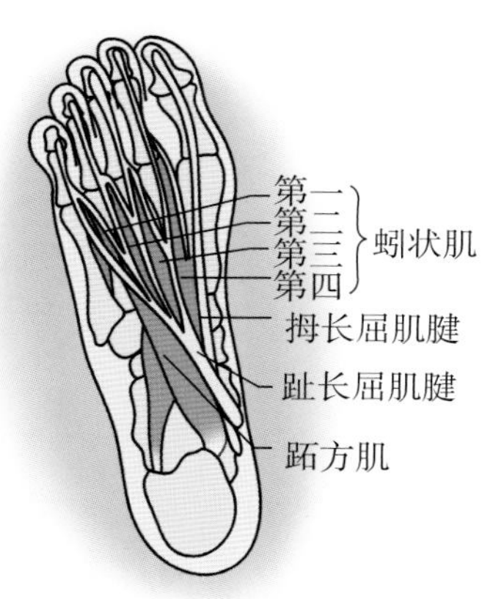

图 1–21 足底第 1、第 2 层肌肉

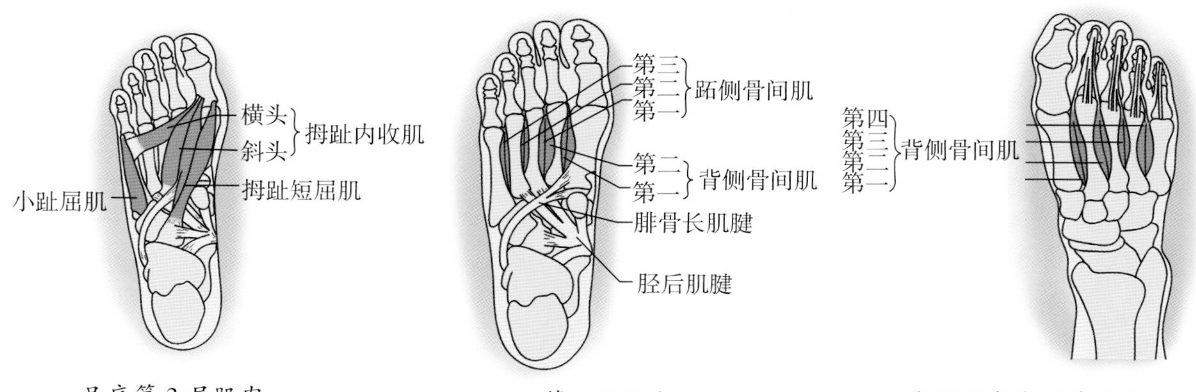

图 1–22 足底第 3、第 4 层肌肉

四、血管和神经

足部血管几乎全部来自胫前动脉和胫后动脉终末分支，偶有腓动脉穿通支为足背提供部分血供（图 1–23）[3,38,41]。腓动脉发出数条跟骨外侧支与腓动脉穿通支、胫前动脉发出的外踝支相吻合。足背动脉从踝部开始，是胫前动脉在足背的延续，沿着距骨、舟骨和第二楔骨背侧向远端走行，在第一跖骨间隙近端分为第一跖背动脉（first dorsal metatarsal artery）和足底深支动脉（deep planter artery）。足背动脉在跗跖关节附近发出弓形动脉，弓形动脉再分出第二～四跖背动脉，为足趾供血，但中足背侧面血供主要来自跗骨窦外侧动脉。足底血管来自于胫后动脉，在屈肌支持带深面，分出足底内侧动脉，称跖内侧动脉（medial planter artery）和足底外侧动脉跖，后者称为跖外侧动脉（lateral planter artery）。跖内侧动脉相对细小，在拇趾外展肌深面与跖内侧神经伴随前行，其后沿拇长伸肌内侧向远端走行，终止于拇趾远端，并接受跖深动脉的吻合支。较大的跖外侧动脉与跖外侧神经位于趾短屈肌和跖方肌之间，向远端和外侧走行，并受到跖筋膜的保护。在趾短屈肌与小趾展肌之间转向深面及内侧，继之于骨间肌跖侧面形成足底动脉弓。从足底动脉弓发出 4 条跖动脉（plantar metatarsal arteries），向前走行并接受跖外侧动脉和跖内侧动脉细小的浅支之后，形成数条趾总动脉。每条趾总动脉发出 2 条足趾跖面固有动脉为足趾供血。胫后动脉在踝部发生损伤，可严重地损害跟骨垫的血供，但在前足部位发生胫后动脉损伤，一般没有明显的影响，因为此区域有丰富的吻合支。足部静脉分为深静脉和浅静脉，前者与同名动脉相伴行，足部浅静脉包括大隐静脉和小隐静脉，足背静脉弓和拇趾背侧静脉形成大隐静脉，沿着内踝前方向近端走行。小趾背侧静脉和足背静脉弓形成小隐静脉，于外踝后方向近端走行。

足部神经是主干位于小腿的腓总神经和胫神经的延续（图 1–24）[2,3,38,41]。足背皮神经主要来自腓浅神经的足背内侧支及足背中间支、来自腓肠神经的足背外侧皮神经和腓深神经的终末支。腓深神经从小腿进入足背后，发出支配趾短伸肌和拇短伸肌运动支，但其终末支则是皮肤感觉神经，分布于第 1 和第二趾蹼间隙。腓浅神经从小腿进入足背后，分为足背内侧皮神经和足背中间皮神经，其后又分成足趾背侧总神经和足趾固有神经，分布于足背内侧 3/4 皮肤和第一和第二趾蹼间隙之外的足趾及趾蹼皮肤。足背外侧 1/4 皮肤感觉神经来自于足背外侧皮神

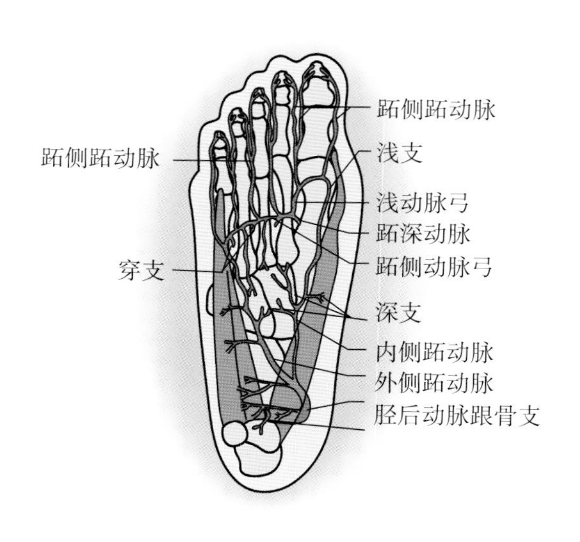

图 1–23　足背和足底血管分布

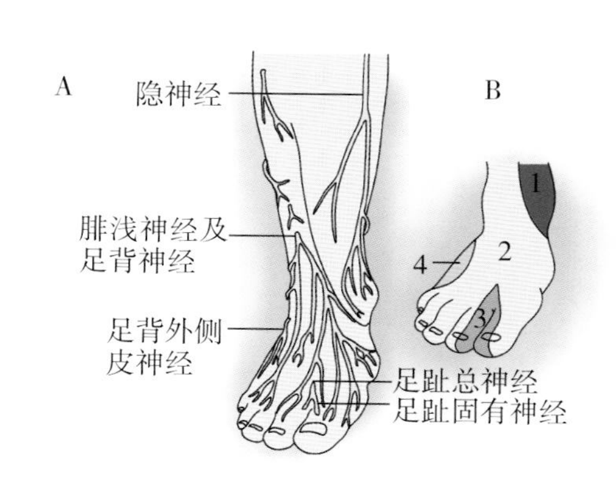

1. 隐神经支配区；2. 腓浅神经支配区；3. 腓深神经支配区；4. 是腓肠神经终末支。

图 1–24　足背神经及皮神经分布

经（腓肠神经终末支）。足底外侧和内侧神经来自于胫神经，是一种混合神经，其运动支支配所有足底肌肉（图 1–25）。足底内侧神经运动支支配拇趾外展肌、趾短屈肌、蚓状肌和拇短屈肌，其终末的感觉支分布于内侧 3 个半足趾，相似于正中神经在手部的分布。足底外侧神经运动支（深支）支配所有的骨间肌、拇收肌、跖方肌、小趾外展肌和小趾短屈肌，其浅支分布于足外侧 1 个半足趾，相似于尺神经在手部的分布。

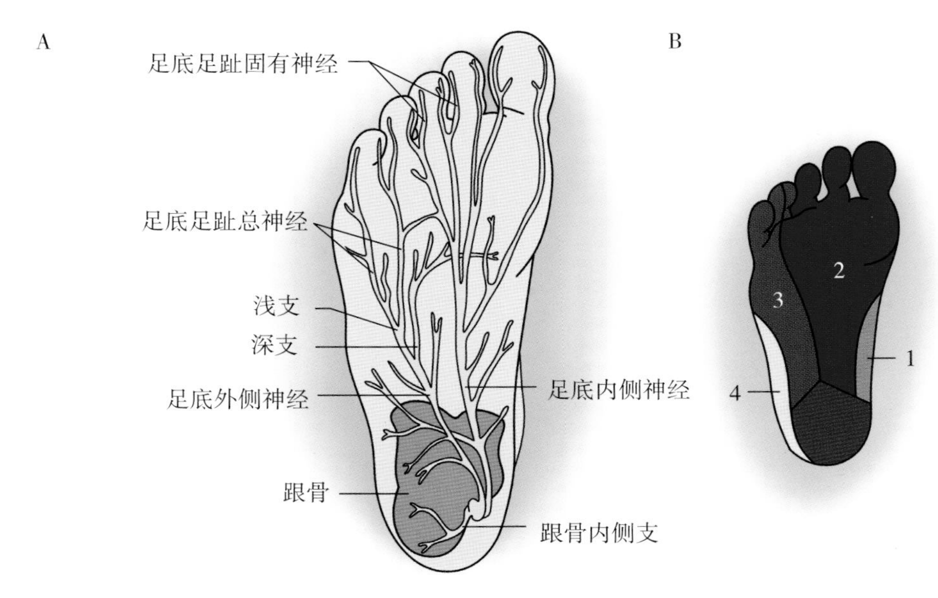

1. 隐神经分布区；2. 足底内侧神经分布区；3. 足底内侧神经分布区；4. 腓肠神经分布区。

图 1–25　足底神经及皮神经分布

五、足底皮肤和足底筋膜

足底皮肤相似于手掌皮肤，其主要特征是其表皮厚度≥ 5 mm，虽无毛发却有丰富的汗腺。皮下含有大量脂肪球，将相对于较小骨骼表面转变成较大的皮肤表面，有助于吸收震荡。皮下脂肪内还有丰富的垂直排列的纤维组织，使皮肤与深筋膜形成紧密的连接，以适应于负重行走功能[1,3]。

足底深筋膜相当于手的掌腱膜，通常分为中央、内侧和外侧 3 个部分。中央部分为韧厚的腱膜组织，称为足底筋膜（plantar fascia）或足底腱膜（plantar aponeurosis），而内侧和外侧部分覆盖拇趾外展肌和小趾外展肌表面则比较薄弱，则相当于普通深筋膜结构。足底筋膜是致密的束带状结构，起始于跟骨内侧结节，也是其最为韧厚和狭窄的部分。在向足趾方向延伸过程中，其宽度有所增加，但厚度却有所减少。在跗跖关节远端（跖骨中部），足底筋膜分成 5 个束带，每个束带在跖骨头近端又分成浅层筋膜束和深层腱膜束。2 个浅层边缘筋膜束向足趾两侧斜向走行，3 个中央浅层腱膜束在跖骨头近端，终止于足底皮肤，形成筋膜–皮肤韧带。5 个韧厚的深层腱膜束沿着趾长屈肌腱 2 侧前行，终止于跖骨头横韧带、屈肌腱鞘、拇趾内收肌筋膜、跖趾关节跖侧板（plantar plate）、侧副韧带及近节趾骨基底（图 1–26）。足底筋膜是维持足弓稳定的最重要结构，足底筋膜切断可使足弓高度和硬度下降 25%；其次，在负重行走过程中，足底筋膜还有控制跟骨及足趾活动，促进能量吸收，进而防止发生疲劳性骨折[3,42,43]。

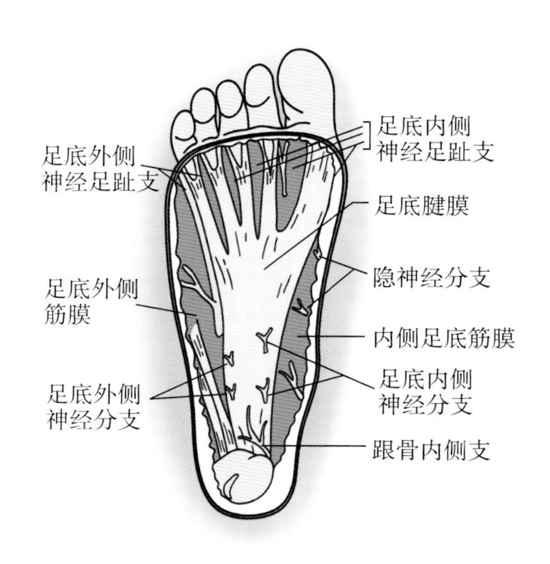

图 1–26　足底筋膜示意图

六、足弓

在后足与前足之间的足底形成弓形凹陷，其形状类似于罗马楼宇的弓状穹顶而被称为足弓（arch of foot）[3,44]。足部跗骨和跖骨几何形状和特殊排列方式，是足弓的基础性结构，而连接骨骼的韧带则是维持足弓稳定的主要成分。按照解剖部位，可将足弓分为 3 个部分，分别称为内侧纵弓、外侧纵弓和横向足弓（图 1–27）。①内侧纵弓（medial longitudinal arch）：由跟骨、距骨、舟骨、3 块楔骨和第一～三跖骨所组成，距骨头位于内侧纵弓顶点。跟舟跖侧韧带、跖长韧带和跖筋膜是维持内侧纵弓静态稳定的主要结构，而足内在肌（趾短屈肌、拇短屈肌和拇趾外展肌）和足外在肌（胫后肌、趾长屈肌和拇长屈肌），则是维持足弓的次要结构，通常被视为足弓动态稳定的机制。成人和青春期儿童正常足的内侧纵弓高度，在舟骨平面为 15 ～18 mm[1]。②外侧纵弓（lateral longitudinal arch）：由跟骨、骰骨和第四～五跖骨所组成，骰骨位于外侧纵弓顶点。跖长韧带、跟骰韧带和足底筋膜，是维持足外侧纵弓静态稳定的主要结

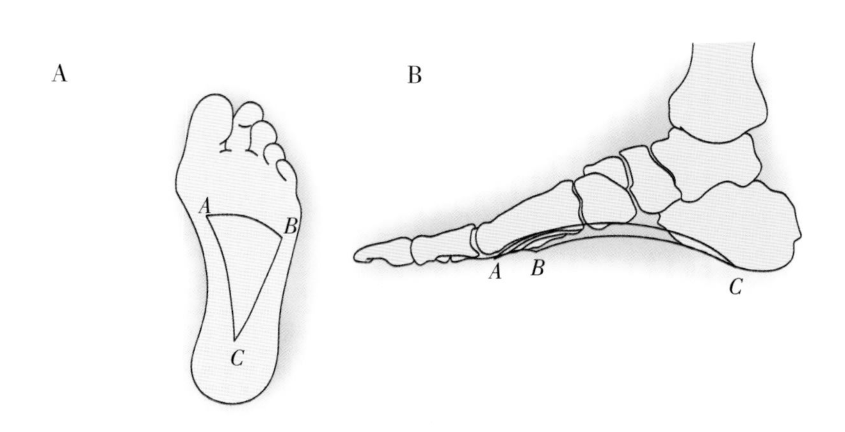

图 1–27　足横弓和足纵弓示意图

构，而足内在肌（小趾外展肌、趾短屈肌）和足外在肌（腓骨长肌腱和趾长屈肌），则是维持足外侧弓的次要结构。成人和青春期儿童正常足的外侧纵弓高度，在骰骨平面为 3～5 mm[1]。③足横弓（transverse arch）：由 5 个跖骨基底与 3 个楔骨及骰骨组成足横弓，其顶点位于足内侧缘。当双侧足内侧缘并列时，才能形成完整的弓状圆顶。维持足横弓稳定也是依赖足底的韧带和肌肉，主要包括跖骨深层横韧带（deep transverse metatarsal ligament）、跖长韧带、跖骨悬吊韧带（suspensory metatarsal ligament），以及背侧骨间肌及拇趾内收肌横头。跖骨悬吊韧带起始于第五跖骨基底跖侧，终止于第二跖骨基底跖面的外侧[44]。

足弓是保证人体正常站立和行走的必要条件，具有使体重在足底均匀分布，吸收站立、行走所产生的震荡，并为足部提供良好的稳定和充分的柔韧程度，因而有助于发挥刚性的杠杆作用。许多研究证明，足弓发育与年龄有着密切关系，新生儿期尚未形成足弓，6 岁是足内侧纵弓形成的关键阶段，此后足弓缓慢增高，但 12 岁之后则终止足弓发育。儿童柔韧性扁平外翻足的自然病史研究，证明 3 岁时发生率为 54%，3～6 岁期间降低至 24%，7～14 岁的发生率降低至 17%～18%[45-47]。

参考文献

[1] RIEGGER C L. Anatomy of the ankle and foot [J]. Physical Therapy, 1988, 68(12): 1802-1814.

[2] HURWITZ S R. Surgical anatomy of the foot and ankle [M] // Foot and Ankle Surg. New Delhi: Jaypee Brothers Medical Publishers, 2012: 1-8.

[3] HANSON J R, PANDEY S, MANGWANI J. Functional anatomy of foot and ankle: Surgical approaches [M] // Textbook of Orthopedics & Trauma, 4 Volumes set, 3rd ed. New Delhi: Jaypee Brothes Medical Publishers, 2016: 2655-2665.

[4] DAVIDS J R. Biomechanically based clinical decision making in pediatric foot and ankle Surgery [M] // Pediatric Lower Limb Deformities. Swithland: Springer international, 2016: 153-162.

[5] GALLART J, GONZÁLEZ D, VALERO J, et al. Biphalangeal /triphalangeal fifth toe and impact in the pathology of the fifth ray [J]. BMC Musculoskelet Disord, 2014, 15: 295.

[6] JAHSS M. The Sesamoids of the hallux [J]. Clin Orthop, 1981(157): 88-97.

[7] MACEIRA E, MONTEAGUDO M. Subtalar anatomy and mechanics [J]. Foot Ankle Clin, 2015, 20(2): 195-221.

[8] KRÄHENBÜHL N, HORN-LANG T, HINTERMANN B, et al. The subtalar joint: a complex mechanism [J]. EFORT Open Rev, 2017, 2(7): 309-316.

[9] BARTONÍCEK J, RAMMELT S, NAŇKA O. Anatomy of the subtalar joint [J]. Foot Ankle Clin, 2018, 23(3): 315-340.

[10] TOCHIGI Y, AMENDOLA A, RUDERT M J, et al. The role of the interosseous talocalcaneal ligament in subtalar joint stability [J]. Foot Ankle Int, 2004, 25(8): 558-569.

[11] PISANI G. "Coxa pedis" today [J]. Foot Ankle Surg, 2016, 22(2): 78-84.

[12] TANIGUCHI A, TANAKA Y, TAKAKURA Y, et al. Anatomy of the spring ligament [J]. J Bone Joint Surg Am, 2003, 85(11): 2174-2178.

[13] KOU J X, FORTIN P T. Commonly missed peritalar injuries [J]. J Am Acad Orthop Surg, 2009, 17(12):

775-786.

[14] ROCKAR P A. The subtalar joint: anatomy and joint motion [J]. J Orthop Sports Phys Ther, 1995, 21 (6): 361-372.

[15] JASTIFER J R, GUSTAFSON P A. The subtalar joint: biomechanics and functional representations in the literature [J]. Foot, 2014, 24 (4): 203-209.

[16] SANGEORZAN A, SANGEORZAN B. subtalar Joint biomechanics: from normal to pathologic [J]. Foot Ankle Clin N Am, 2018, 23 (3): 341-352.

[17] PEARCE C J, CALDER J D. Surgical anatomy of the midfoot [J]. Knee Surg Sports Traumatol Arthrosc, 2010, 18 (5): 581-586.

[18] SAMMARCO V J. The talonavicular and calcaneocuboid joints: anatomy, biomechanics, and clinical management of the transverse tarsal joint [J]. Foot Ankle Clin N Am, 2004, 9 (4): 127-145.

[19] BENIRSCHKE S K, Meinberg E, ANDERSON S A, et al. Fractures and dislocations of the midfoot: Lisfranc and Chopart injuries [J]. J Bone Joint Surg Am, 2012, 94 (14): 1326-1337.

[20] WARD K A, SOAMES R W. Morphology of the plantar calcaneocuboid ligaments [J]. Foot Ankle Int, 1997, 18 (10): 649-653.

[21] WALTER W R, HIRSCHMANN A, TAFUR M, et al. Imaging of Chopart (midtarsal) joint complex: Normal anatomy and posttraumatic findings [J]. AJR Am Roentgenol, 2018, 211 (12): 416-425.

[22] NESTER C J, FINDLOW A H. Clinical and experimental models of the midtarsal joint: proposal terms of reference and associated terminology [J]. J Am Podiatr Med Assoc, 2006, 96 (1): 24-31.

[23] TWEED J L, CAMPBELL J A, THOMPSON B R J, et al. The function of the midtarsal joint: a review of the literature [J] . Foot, 2008, 18 (2): 106-112.

[24] CHANEY D M. The Lisfranc joint [J]. Clin Podiatr Med Surg, 2010, 27 (4): 547-560.

[25] KOMENDA G A, MYERSON M S, BIDDINGER K R. Results of arthrodesis of the tarsometatarsal joints after traumatic injury [J]. J Bone Joint Surg Am, 1996, 78 (11): 1665-1676.

[26] WATSON T S, SHURNAS P S, DENKER J. Treatment of Lisfranc joint injury: current concepts [J]. J Am Acad Orthop Surg, 2010, 18 (12): 718-728.

[27] DE PALMA L, SANTUCCI A, SABETTA S P, et al. Anatomy of the Lisfranc joint complex [J]. Foot Ankle Int, 1997, 18 (6): 356-364.

[28] SOLAN M C, MOORMAN C T Ⅲ , Miyamoto R G, et al. Ligamentous restraints of thesecond tarsometatarsal joint: a biomechanical evaluation [J]. Foot Ankle Int, 2001, 22 (8): 637-641.

[29] WON H J, OH C S, YOON Y C. Morphologic variations of the dorsal tarsometatarsal ligaments of the foot [J] . Clin Anat, 2019, 32 (2): 212-217.

[30] OUZOUNIAN T J, SHEREFF M J. In vitro determination of midfoot motion [J]. Foot Ankle, 1989, 10 (3): 140-146.

[31] DE-LAS-HERAS R J. Classification and management of Lisfranc joint injuries: current concepts [J]. Curr Orthop Pract, 2016, 27 (6): 680-685.

[32] FINNEY F T, CATA E, HOLMES J R, et al. Anatomy and physiology of the lesser metatarsophalangeal joints [J]. Foot Ankle Clin N Am, 2018, 23 (1): 1-7.

[33] WANG B, GUSS A, CHALAYON O, et al. Deep transverse metatarsal ligament and static stability of lesser metatarsophalangeal joints: a cadaveric study [J]. Foot Ankle Int, 2015, 36 (5): 573-578.

[34] THEUMANN N H, PFRIRRMANN C W, MOHANA BORGES A V, et al. Metatarsophalangeal joint of the great toe: normal MR, MR arthrographic, and MR bursographic findings in cadavers [J]. J Comput Assist Tomogr, 2002, 26(5): 829-38.
[35] FAVINGER J L, PORRINO J A, RICHARDSON M L, et al. Epidemiology and imaging appearance of the normal Bi-/multipartite hallux sesamoid bone [J]. Foot Ankle Int, 2015, 36(2): 197-202.
[36] LUCAS D E, PHILBIN T, HATIC Ⅱ S. The plantar plate of the first metatarsophalangeal joint: an anatomical study [J]. Foot Ankle Spec, 2014, 7(2): 108-112.
[37] KURA H, LUO Z P, KITAOKA H B, et al. Quantitative analysis of the intrinsic muscles of the foot [J]. The Anatomical Record, 1997, 249(1): 143-151.
[38] DAVID B. JENKINS. The foot [M]. // David B. Jenkins. Hollinshead's Functional Anatomy of the Limbs and Back. 7th ed. Philadelphia: W. B. Saunders Company, 1998: 323-339.
[39] DALMAU-PASTOR M, FARGUES B, ALCOLEA E, et al. Extensor apparatus of the lesser toes: anatomy with clinical implications-topical review [J]. Foot Ankle Int, 2014, 35(4): 957-69.
[40] KULKARNI N V. Arches of foot [M]. Clinical Anatomy for Students. New Delhi: Jaypee brothers medical publisher, 2006: 884-886.
[41] HERNÁNDEZ-DÍAZA C, SAAVEDRA M A, NAVARRO-ZARZAC J E, et al. Clinical anatomy of the ankle and foot [J]. Reumatol Clin, 2012, 8(2): 46-52.
[42] AQUINO A, PAYNE C. Function of the plantar fascia [J]. Foot, 1999, 9: 73-78.
[43] WEARING S. Anatomy of the plantar fascia [J]. The Tensional Network of the Human Body, 2012: 253-261.
[44] MASON L, JAYATILAKA M L T, FISHER A, et al. Anatomy of the lateral plantar ligaments of the transverse metatarsal arch [J]. Foot Ankle Int, 2020, 41(1): 109-114.
[45] ZIFCHOCK R A, DAVIS R, HILLSTROM H, et al. The Effect of gender, age, and lateral dominance on arch height and arch stiffness [J]. Foot Ankle Int, 2006, 27(5): 367-372.
[46] SADEGHI-DEMNEH E, JAFARIAN F, MELVIN J M, et al. Flatfoot in school-age children: prevalence and associated factors [J]. Foot Ankle Spec, 2015, 8(3): 186-193.
[47] SCHOLZ T, ZECH A, WEGSCHEIDER K, et al. Reliability and correlation of static and dynamic foot arch measurement in a healthy pediatric population [J]. J Am Podiatr Med Assoc, 2017, 107(5): 419-427.

第三节　足部生物力学

应用力学原理和技术，数量化分析和动态评价足部负重行走功能，既是临床检查、静态X线测量和视觉步态观察（visual observation of walking）的重要补充，更是阐述足部疾病发生机制、选择治疗方法和评价治疗结果的重要组成部分。三维步态分析（three-dimensional gait analysis）、足部动力学（foot kinematics）测量和动态足底压力测定（dynamic pedobarography），是目前普遍应用的生物力学方法[1-4]。

一、步态分析

（一）步态周期

从一侧足跟接触地面开始，到同侧足跟再次接触地面，称为一个步态周期（gait cycle）。典型的步态周期分为站立期（stance phase）和摆动期（swing phase）（图1-28），前者占步态周期60%，而摆动期只占40%[5,6]。站立期是指单足或双足与地面接触并支撑体重，而摆动期则是单足或双足离开地面向前方跨越并向前行进。向前行进的下肢与地面没有接触，其体重完全由对侧下肢所支撑。站立期从足跟接触地面开始，称为起始站立期；继之，踝关节出现跖屈活动，体重转移至该侧下肢，称为负荷反应（loading response）；在踝关节跖屈的短暂时间内，胫骨向前方运动，称为站立中间期；最后，足跟离开地面，称为终末站立期。站立期可分为单侧下肢承重期和双侧下肢承重期，后者是指双足同时接触地面。站立期有两次双侧下肢承重期，第一次双侧下肢承重期发生于起始触地期，而第二次双侧下肢承重期发生于站立终末期，恰恰

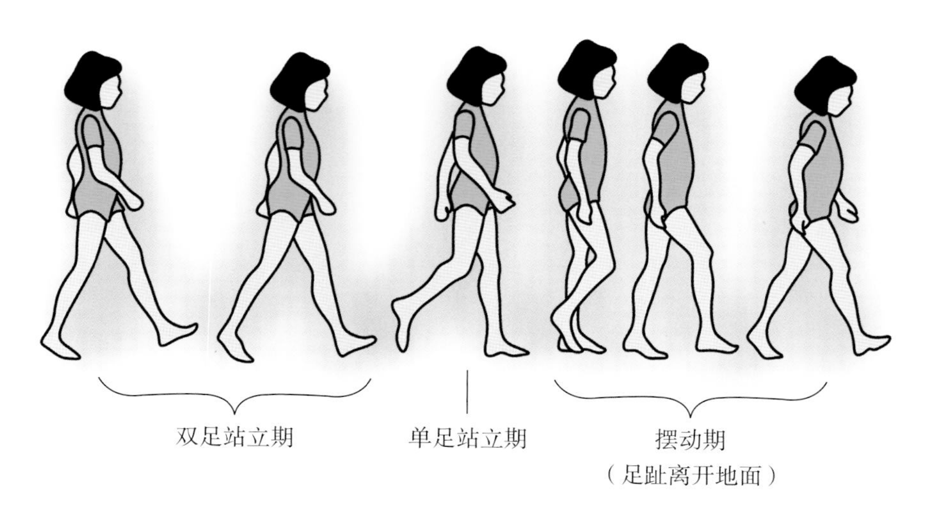

图1-28　右足及下肢在步态周期的位置变化

在跨越期开始之前。此时体重转移至对侧下肢，足跟离开地面并准备向前跨越。摆动期可分为起始时段、中间时段和终止时段。起始时段从足趾离开地面开始，到该足完全离开地面而终止，同侧下肢向前跨越；中间期从下肢跨越至处于站立期下肢的前方开始，继而膝关节产生伸展活动，该足沿着跨越的弧度向前移动。当向前跨越的下肢受到肌肉控制而停止移动，便进入了终止期。此时，足跟又与地面接触，标志着完成了一个步态周期。正常儿童在每个步态周期所用的时间基本一致。每当行走速度加快时，双侧下肢站立期时间缩短，而快速奔跑时，双侧下肢站立期则完全消失，以双侧下肢在地面上方漂浮所替代，此时只有足趾与地面接触[5,6]。

正常步态需要满足 3 个前提条件：①站立期维持足部稳定。②摆动期保证足趾完全离开地面。③在足跟接触地面之前，调整至适应跟骨站立的位置。吸收和分散地面反作用力，方可维持足部稳定，进而形成先是足跟着地负重、后是足趾着地负重的正常步态模式。否则，踝关节和足部关节将遭致过度应力作用，继而引发疼痛和骨性关节炎。地面反作用力（ground reaction force，GRF）是足跟接触地面时，在足底产生与体重相等、方向相反的作用力[6]。力学摇杆（mechanical rocker）对正常步态的形成发挥重要作用[6,7]。在正常行走过程中，足部需要克服地面反作用力，保持先足跟后足趾接触地面的正常步态模式，称为力学摇杆机制。足部和踝关节在站立期吸收负荷反应产生的震荡，通常称为第一或足跟摇杆（图 1–29A）。当足跟接触地面后，引发负荷反应（loading response），胫骨节段出现内向旋转和踝关节跖屈活动，继而后足在距下关节产生外翻和中足外展活动，迫使距骨向跖侧屈曲和内侧纵弓下降，导致跗横关节与距下关节运动轴线处于相互平行状态（称为解除跗横关节锁定状态）。由于距下关节与跗跖关节偶联活动，足部方可获得最大的柔韧程度，进而促进足部吸收震荡的功能。在中间站立期维持足部及踝关节稳定作用，又称第二或踝部摇杆。进入中间站立期时，胫骨节段出现外旋和踝关节背伸活动（图 1–29B），引发后足经距下关节产生内翻和前足内收活动，迫使距骨产生背伸活动、足弓升高和跗横关节处于锁定状态。由于后足内翻和前足内收的偶联活动，内侧纵弓恢复了正常高度，此时足部获得最大刚性，进而增强足部的稳定。在终末站立期，前足提供刚性支点，称为第三或前足摇杆。随着身体进行性向前推进，足底压力中心也转移至前足，导致足跟离开地面，足部负重区也转移至前足的跖趾关节（图 1–29C）。由于足部各节段处于最大的刚性解剖轴线，即使只有前足负荷时也能保持稳定。

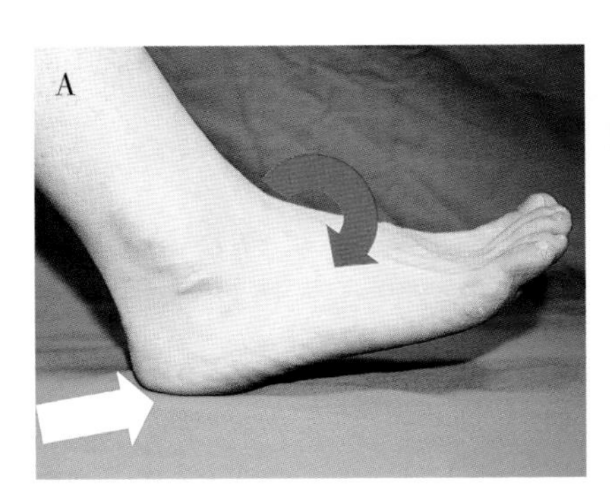

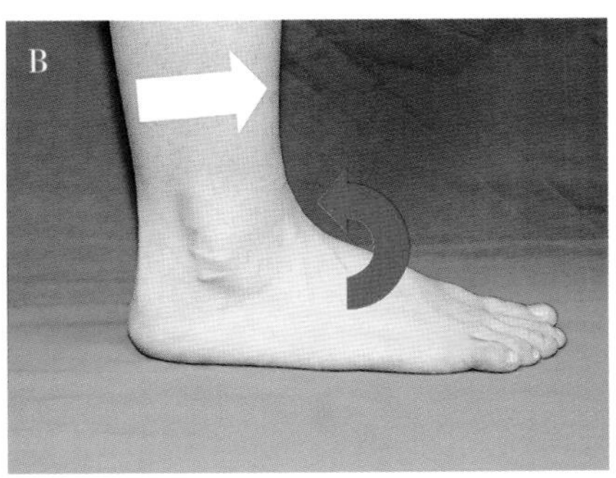

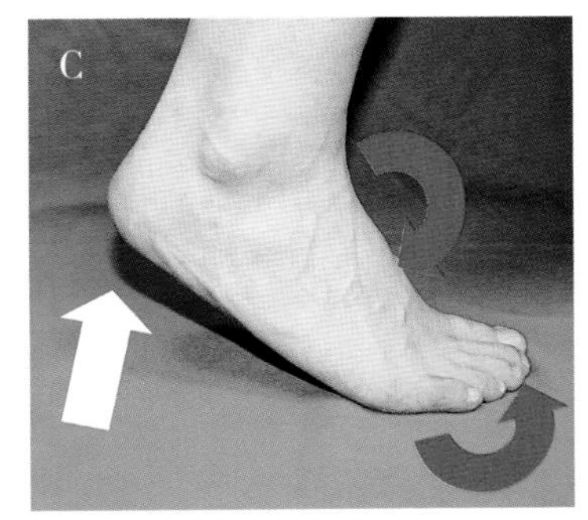

图 1–29　正常步态周期中 3 个摇杆作用

A. 第一或足跟摇杆，以足跟接触地面（白色箭头），继而踝关节向跖侧屈曲（红色箭头）为特征；B. 第二或踝部摇杆则以踝关节背伸（红色箭头）、胫骨向前移动至足的前方（白色箭头）为特征；C. 第三或前足摇杆，以足跟抬高（白色直箭头）、踝关节跖屈（红色箭头）、前足背伸（红色弧形箭头）为特征。

（二）步态周期相关参数

时间和距离是步态分析的常用参数（图 1-30）。①步长（step length）：是双足站立期左足与右足之间的距离（cm），即测量一足跟与另一足跟之间的距离。②步幅（stride length）：是指一足从站立期到跨越期的长度，即测量一足在初始站立期跟骨接触地面，与跨越期结束时再次接触地面的实际距离（cm）。③步距宽度（stride width）：是站立期双足跟部之间的横向距离（cm）。④节律（cadence）：每分钟行走的步数。⑤速率（walking velocity）：计算单位时间行走的距离，通常以米 / 秒（m/s）表示。⑥足部行进角（foot progression angle）：是正常行走时，足部长轴与行走方向之间的夹角，通常为 7° ~ 10°[8-10]。

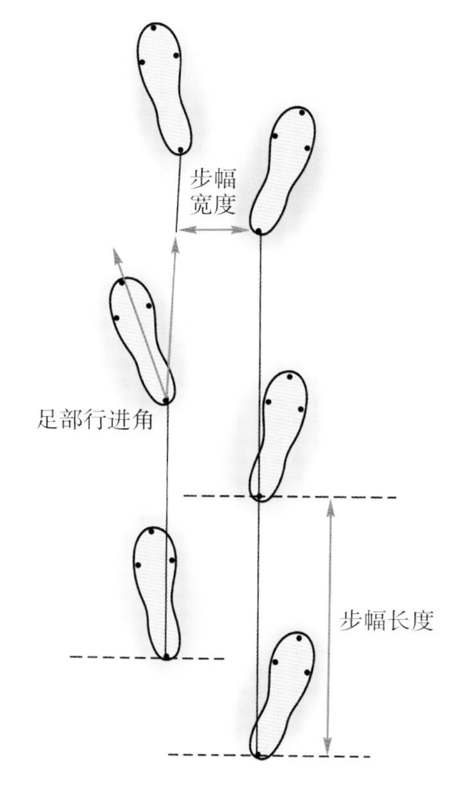

图 1-30 步态周期相关参数

步态周期相关参数是鉴别正常步态与病理性步态的主要标准，也是评价儿童步态发育的指标。幼儿开始行走阶段，以步长短、步幅小、步距宽和节律快为特征。单足站立期和双足站立期延长，并且步距增宽，是平衡控制功能尚未成熟的表现[11-13]。早期步态分析研究，提示 3 岁儿童步态时间-距离参数基本发育成熟，但在 7 岁之前还在持续改善。随着动态步态分析系统的广泛应用，多数研究证明 7 ~ 8 岁儿童的步态参数方能接近成人，其后只有微不足道的变化。目前普遍认为，儿童下肢长度和体重是影响步态发育的两个主要因素[4,12,13]。Kim 对比研究具有独立行走的脑瘫儿童与年龄匹配正常儿童的步态相关参数，发现脑瘫儿童行走速率、节律和步幅分别相当于对照组（正常儿童）的 60%、77% 和 73%，但步距宽度却高达 160%。左足和右足的单足站立期分别是正常儿童的 83% 和 82%，而双足站立期则是正常儿童的 188%[14]。

二、三维步态分析

应用步态分析仪器和设备，允许同时实施运动学、动力学、动态肌电图检查和足底压力测量[15-18]。步态分析系统所需要的仪器包括：①红外摄像机和反光球（reflective markers）。红外摄像机捕捉放置在小腿及足部多个反光球（图 1-31），记录步态周期的运动学参数，包括髋关节、膝关节和足踝关节 3 个平面运动。②力学测量平台（force platforms）。通常配置长约 10 m 的步行平面，中央是有机玻璃铺设的透明平台，其两侧有水平嵌入的压电式元件。在透明平台下方安装摄影机，记录步长、步幅数据，测量步态周期足底各部位的压力分布和时相变化。

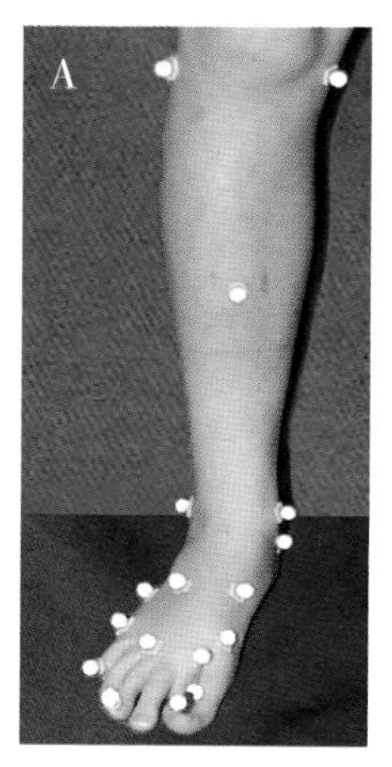

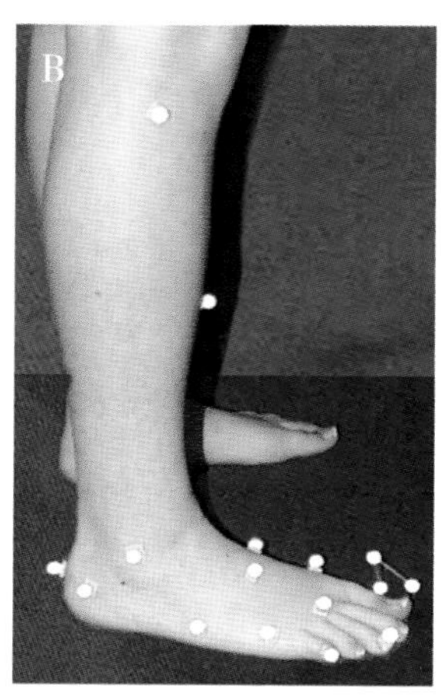

图 1-31 从前方和侧方观察小腿和足部反光球放置的部位

③表面肌电图。记录步行过程中下肢肌肉收缩活动和时相等数据。④数据处理工作站。应用计算机软件系统处理上述资料，最终形成步态周期相关参数值、运动学数据、动态肌肉活动和足底压力分布[19]。

运动学相关参数旨在分析下肢每个关节，在步态周期中所产生的线形、角向（angular motion）移位（角度活动），以及速度及加速度运动。在正常行走过程中，骨盆在足跟触地时首先出现内向旋转，继之股骨、胫腓骨沿下肢轴线发生内向旋转，其旋转活动的幅度从骨盆到胫腓骨进行性增大，例如骨盆约有 6° 内向旋转，胫骨却发生 18° 内向旋转。进入摆动期和初始站立期，骨盆、股骨及胫腓骨出现外向旋转，直到站立期结束而终止。此期踝关节处于中立位或轻度跖屈的位置。继足跟触地之后，后足向跖侧屈曲，同时接受足背伸肌群控制，以防止过多跖屈活动而导致足弓迅速降低（足弓扁平状态）。从足跟接触地面到足弓下降之前，胫腓骨内向旋转幅度增加，将内向旋转活动通过踝穴传递至距骨。距骨在踝穴内发生外向旋转，促使前足从中立位和足趾外展位转向内收状态。距骨在足跟接触地面时段位于踝关节的外侧面，距骨受到体重的作用而产生转动力矩，进而导致足弓降低，跟骨也随之进入内向旋转的位置。某些研究证明在中等速度行走时，在站立期的起始节段，后足快速发生 10° 的内向旋转，跗横关节活动度增加，有助于该足与地面紧密接触。当内侧纵弓进入降低的位置后，下肢开始外向旋转。此时恰逢前足固定于地面，踝关节外向旋转作用力传递至距骨，致使距骨继续外向旋转，进而引发后足外向旋转，导致内侧纵弓增高，进而增强了跗横关节的稳定程度。一旦负荷压力增加，距骨头的凸面与舟骨凹陷关节面的接触更为紧密，跗横关节的稳定性也获得进一步改善。当处于站立期的小腿跨越至该足（站立期）的前方时，踝关节开始产生背伸活动，继跟骨离开地面之后，踝关节又回到跖屈的位置，迫使跖趾关节产生背伸活动。另因跖腱膜包裹着跖骨头，其产生的“卷扬机效应”（windlass mechanism）增加了内侧足弓的张力，不仅促使内侧纵弓升高，而且增强后足及中足的稳定。恰在足趾离开地面之前，足趾负重、卷扬机效应和后足外向旋转三者联合作用，为该足进入摆动期提供最大的稳定作用。在足趾离开地面之后，小腿内向旋转再次引发后足的内向旋转，解除了跗横关节的锁定机制，该足也恢复其原来的柔韧状态[1,18,19]。

动力学相关参数用于分析步态周期中肌肉收缩活动、地面反作用力和足底压力分布。表面肌电图使用表面电极替代传统的插入电极，既可消除患者的恐惧和疼痛，也容易捕捉步态周期中选择性肌肉收缩的时相和持续时间的数据[1,20]。动态肌电图研究证明，胫前肌收缩是终末摆动期的主要肌肉活动，以保持足部背伸姿势，而在紧随足跟触地期之后，胫前肌收缩达到最高值，以减缓足底接触地面的速度，对抗跖屈肌活动所产生的地面反作用力。在体重完全由足跟负重所产生的最大外翻应力作用的时段，胫前肌是唯一发挥内翻肌作用的肌肉。胫前肌第 2 次强烈收缩发生于足趾离地期，因为该足处于最大背伸，有利于该足在摆动中期离开地面。趾长伸肌几乎与胫前肌保持一致的收缩活动，在摆动期使足趾背伸有利于前足离开地面，维持向前跨越时踝关节的稳定。腓肠肌和比目鱼肌在单足站立期出现长时相的收缩活动，在临近跨越中期达到峰值。在单足向前跨越期间，腓肠肌主动收缩产生踝关节跖屈活动，引发爆发性向前跨越的推力（约为体重 250% 的张力）。直到足趾离地之前，肌肉收缩逐渐下降，但低水平的肌肉收缩持续到摆动期，可能是作为膝关节屈肌发挥作用，因为膝关节适度屈曲有助于该足向前跨越。腓骨长肌在站立期出现一次低强度的收缩活动，以维持踝关节的稳定。腓骨长肌在初始摆动期，保持低强度收缩活动，可能与胫前肌协同控制足背伸及外旋的幅度相关联。足内在肌

（趾短屈肌、拇展短肌及小趾展肌）在步态周期的作用，尚未完全阐明。普遍认为，足内肌收缩活动发生于足跟开始离开地面、体重转移至前足，以及后足再次发生外向旋转活动 3 个时相[1]。

足底动态压力测定可分为压力测量平台和压电元件内置鞋底 2 种类别。采用压电传感元件和光反射 2 种压力测量技术，经过 2D 图像或 2D 时间序列图像获取行走过程中足底压力数据[21]。2D 图像的时间-空间分辨率分别达到 25～500 Hz 和 3～10 mm，在正常速度行走约为 0.6 秒的站立期内，能够记录到 150 000 个压力参数。借助数字影像处理软件，将所记录足底压力参数进行筛选、提取和统计学处理，最终产生足底峰值压力、压力-时间分布和中心压力轨迹参数，作为评价先天性足部畸形、神经肌肉疾病或创伤引致的步态异常，也是评价治疗效果的可靠方法[21-23]。测力平台可测量瞬时压力分布，瞬时压力又称为中心压力（center of pressure，COP），代表站立期地面垂直反作用力，其压力幅度相对于体重的 1.1～1.3 倍[1]。在步态站立期，以一定间隔时间内测定瞬时压力中心，可绘制出瞬时压力中心的走行路径图。正常步态瞬时中心压力走行轨迹，恰从足跟中线稍偏外侧开始，沿着足部中线向足趾方向走行，但在足趾离开地面之前，压力中心线向内侧转移至第 1 与第二跖骨头之间（图 1-32）。尽管压力测定平台也能测定足底的压力分布，但是足部运动时所测定的压力分布，并不能确定足部每个解剖节段的真实压力。例如前足和后足同时承受压力作用，而所记录 COP 可能位于某一点的位置，但此处可能并无压力作用，因此测力平台也有一定的局限性。Jameson[23] 对一组正常儿童 23 例（年龄为 6～17 岁）实施动态足底压力测量，将站立期足底压力中心走行轨迹分成跟骨、中足和前足 3 个节段，其瞬时压力持续时间分别为 23.7%、28.7% 和 47.5%。

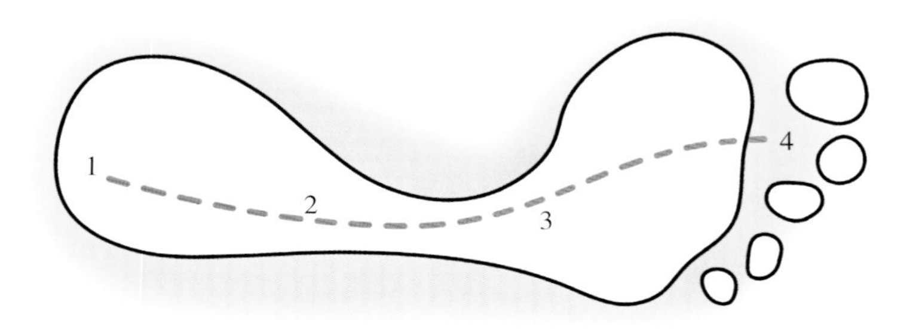

图 1-32　压力中心线示意图

足底压力中心轨迹代表行走过程中，地面反作用力的瞬时中心压力走行轨迹。正常足通常从足跟中央的外侧开始，沿着中足及前足中线走行，终止于第一跖骨头。

参考文献

[1] RODGERS M M. Dynamic biomechanics of the normal foot and ankle during walking and running [J]. Phys Ther, 1988, 68(12): 1822-1830.

[2] 韦启航，陆文莲，傅祖云，等．人体步态分析系统：足底压力测量系统的研制 [J]．中国生物医学工程学报，2000, 19(1): 32-39.

[3] DAVIDS J R, ROWAN F, Davis R B. Indications for orthoses to improve gait in children palsy [J]. J Am Acad Orthop Surg, 2007, 15(3): 178-188.

[4] HALLEMANS A, VERBECQUE E, DUMAS R, et al. Developmental changes in spatial margin of stability in

typically developing children relate to the mechanics of gait [J]. Gait Posture, 2018, 63(6): 33-38.

[5] DAWE E J C, DAVIS J. Anatomy and biomechanics of the foot and ankle [J]. Orthop Trauma, 2011, 25(4): 279-286.

[6] PETERSON N, WALTON R. Ambulant cerebral palsy [J]. Orthop Trauma, 2016, 30(6): 525-538.

[7] TINGLEY M, WILSON C, BIDEN E, et al. An index to quantify normality of gait in young children [J]. Gait Posture, 2002, 16(2): 149-158.

[8] SUTHERLAND D H, OLSHEN R, COOPER L, et al. The development of mature gait [J]. J Bone Joint Surg Am, 1980, 62(3): 336-353.

[9] ROSE-JACOBS R. Development of gait at slow, free, and fast speeds in 3-and 5-year-old children [J]. Phy Ther, 1983, 63(8): 1253-1259.

[10] GOUELLE A, LEROUX J, BREDIN J, et al. Changes in gait variability from first steps to adulthood: Normative data for the gait variability index [J]. J Mot Behav, 2016, 48(3): 249-255.

[11] SUTHERLAND D. The development of mature gait [J]. Gait Posture, 1997, 6: 163-170.

[12] VAN DER LINDEN M L, KERR M A, HAZLEWOOD M E, et al. Kinetic gait characteristics of normal children walking at a range of clinically relevant speeds [J]. J Pediatr Orthop, 2002, 22(6): 800-806.

[13] HILLMAN S J, STANSFIELD B W, RICHARDSON A M, et al. Development of temporal and distance parameters of gait in normal children [J]. Gait Posture, 2009, 29(1): 81-85.

[14] KIM C J, SON S M. Comparison of spatiotemporal gait parameters between children with normal development and children with diplegic Cerebral Palsy [J]. J Phys Ther Sci, 2014, 26(9): 74-77, 1317-1319.

[15] KATON Y, CHAO S , LAUGHMAN R K, et al. Biomechanical analysis of foot function during gait and clinical applications [J]. Clin Orthop, 1983, 8(177): 24-33.

[16] JAMESON E, DAVIDS J R, ANDERSON J P, et al. Dynamic pedobarography for children use of the center of pressure progression [J]. J Pediatr Orthop, 2008, 28(2): 254-258.

[17] 姜淑云, 李阳, 俞艳. 三维步态分析技术在儿骨科临床应用研究进展 [J]. 中国矫形外科杂志, 2018, 26(13): 1206-1209.

[18] YAVUZER G. Three-dimensional quantitative gait analysis [J]. Acta Orthop Traumatol Turc, 2009, 43(2): 94-101.

[19] MACWILLIAMS B A, COWLEY M, NICHOLSON D E. Foot kinematics and kinetics during adolescent gait [J]. Gait Posture, 2003, 17(3): 214-224.

[20] NARDO F D, MENGARELLI A, MARANESI E, et al. Assessment of the ankle muscle co-contraction during normal gait: a surface electromyography study [J]. J Electromyogr Kinesiol, 2015, 25(2): 347-354.

[21] BOWEN T R, MILLER F, CASTAGNO P, et al. A method of dynamic foot-pressure measurement for the evaluation of pediatric orthopaedic foot deformities [J]. J Pediatr Orthop. 1998, 18(6): 789-793.

[22] KITAOKA H B, CREVOISIER X M, HANSEN D. Foot and ankle kinematics and ground reaction forces during ambulation [J]. Foot Ankle Int, 2007, 27(10): 808-813.

[23] JAMESON E, DAVIDS J R, ANDERSON J P, et al. Dynamic pedobarography for children use of the center of pressure progression [J]. J Pediatr Orthop, 2008, 28(2): 254-258.

第四节　专业术语与运动平面

足部活动与踝关节活动存在显著的区别，因为足部是多个关节组成的复杂结构，通常产生多个解剖平面和多个方向的活动[1,2]。在临床评价足部异常和足部功能活动时，通常也涉及踝关节的结构改变或功能异常，因此，在临床检查时必须将两者一并考虑和实施。关于足部关节活动命名或名称，虽然与前臂和腕关节活动有某些相似之处，例如前臂或足部都有内旋（pronation）和外旋（supination）活动，但本质上两者却不能相提并论，因为前臂内旋和外旋活动是桡骨围绕尺骨的单一平面旋转活动，而足部内旋活动或外旋活动却是3个平面的复合活动，例如足部内旋活动包括后足外翻、踝关节背伸和中足及前足外展活动。除此之外，前臂和手腕关节并不存在相似于后足或中足及前足的内翻-外翻活动[3-6]。为了避免概念的混淆，避免学术交流可能产生的歧义，在描述足部临床检查之前，将扼要地描述足部与踝关节运动的相关术语与活动范围。

一、关节活动平面

将站立时双足最长轴线相互平行，定义为中性0°的位置，通常从横断面（transverse）、矢状面（sagittal）和冠状面（coronal）3个维度描述足部活动方向与活动范围。横断面是指站立时，与足底相互平行的平面；矢状面是指与横断面相互垂直，并与第二跖骨长轴相互平行的平面，而冠状面则指与横断面和矢状面的相互垂直的平面（图1-33）[5-8]。

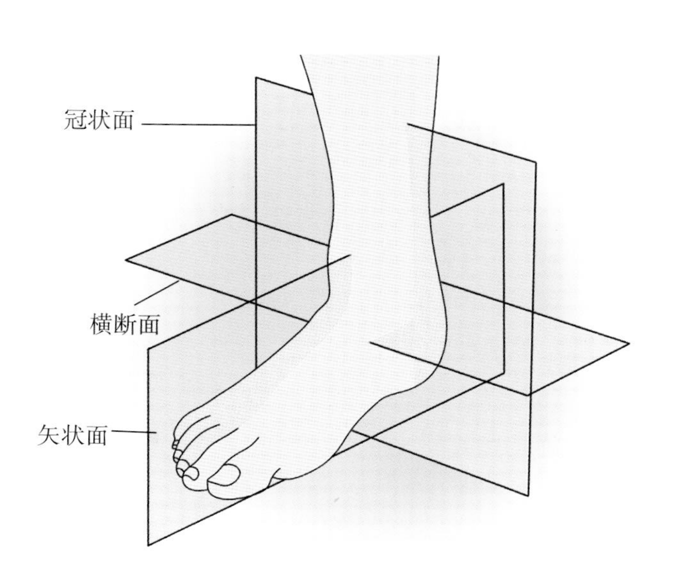

图1-33　足部和踝关节活动3个平面

二、关节活动命名与测量方法

通常将沿着矢状面活动定义为伸展和屈曲活动，沿着冠状面活动称为内收和外展，沿着横断面活动称为内向旋转和外向旋转。与此同时，将足趾为足部远端，足跟则为足部近端，所描述的活动是指远端相对于固定的近端所产生的活动方向与幅度[3-6]。

1. 背伸和跖屈活动 踝关节在矢状面向足背侧方向活动称为背伸活动（dorsi flexion）。反之，则称为跖屈活动（plantar flexion）（图 1-34）。通常将儿童踝关节背伸活动范围< 15°，称为足跖屈畸形[6,7]。除此之外，跖趾关节和趾间关节也以背伸和跖屈活动为主要方式。

2. 内收和外展活动 中足及前足在横断面向人体中线方向活动称为内收活动（adduction）。反之，则称为外展活动（abduction）（图 1-35）。

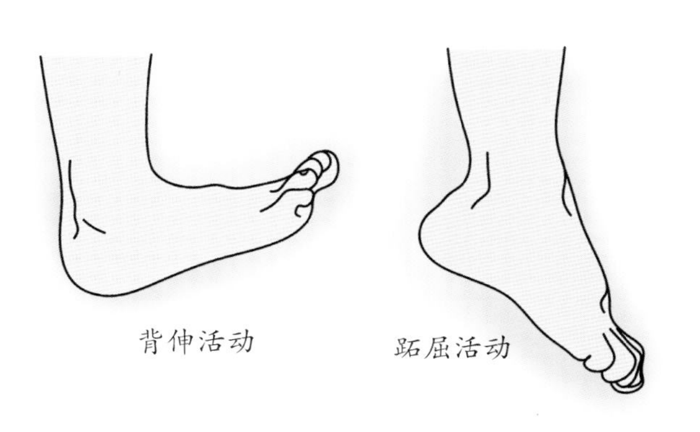

图 1-34 踝关节背伸和踝关节跖屈活动示意图

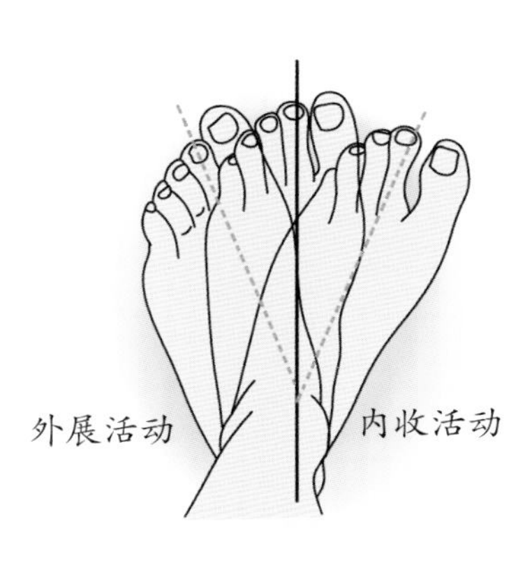

图 1-35 中足及前足内收与外展活动示意图

3. 内翻和外翻活动 ①中足及前足内翻和外翻：以第一～五跖骨头连线的跖侧面为 0° 中立位，在冠状面朝向人体中线的活动称为内翻活动（inversion）（图 1-36）。反之，则称为外翻活动（eversion）。②后足内翻与外翻活动：从足后方观察，以小腿中轴线为 0° 中立位，跟骨（以跟腱中线为代表）向人体中线活动称为后足内翻。反之，则称为外翻（图 1-37）。

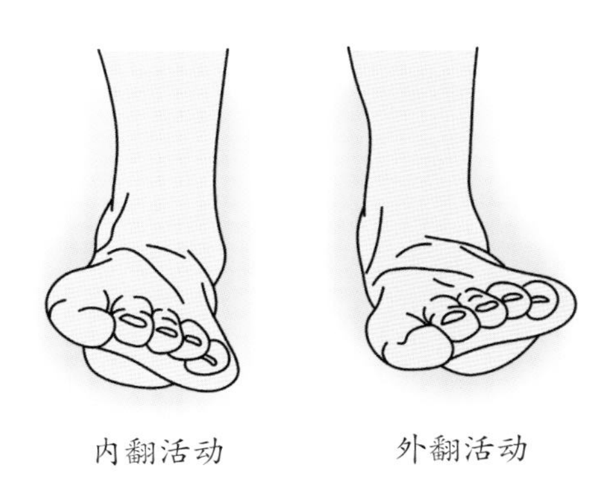

图 1-36 中足及前足内翻与外翻示意图

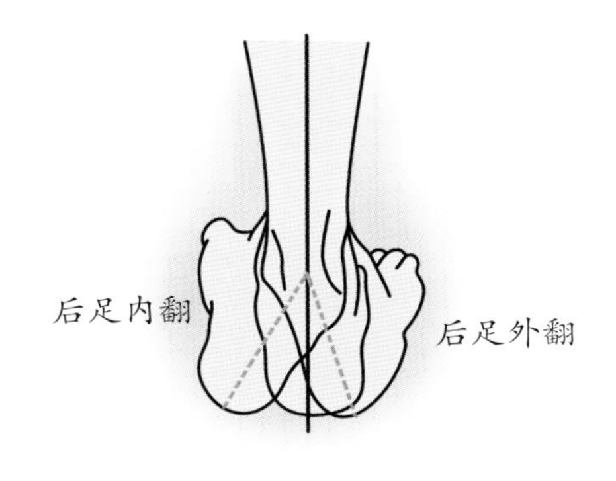

图 1-37 后足内翻与外翻活动示意图

4. 内旋与外旋活动 将踝关节和距下关节在三个平面所产生的复合活动，称为足内旋活动（pronation）和足外旋活动（supination），前者由踝关节背伸、后足外翻和中足及前足外展活动所组成复合活动，而外旋活动包括踝关节跖屈、后足内翻和中足及前足内收活动（图 1–38A、B）[2,7]。

5. 足趾伸展或屈曲活动 尽管跖趾关节和趾间关节也存在内收–外展和内旋–外旋活动，因其活动范围窄小而允许忽略。跖趾关节在矢状面向足背方向活动，称为伸展活动。反之，则称为跖屈活动（图 1–39）。近端和远端趾间关节只有跖屈活动而没有伸展活动，其活动范围为于 0° ~60°（图 1–40A、B）[3,4]。

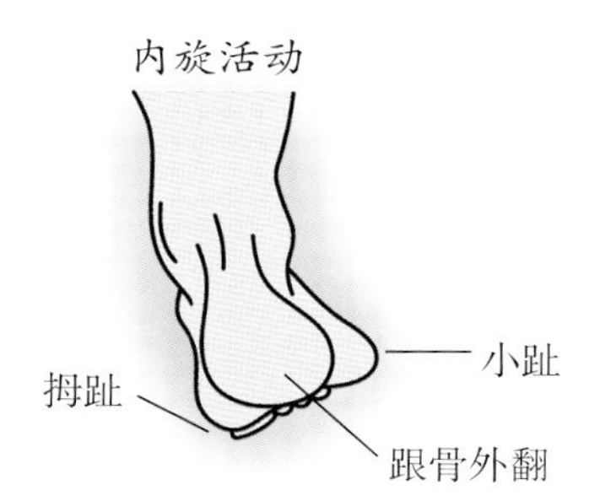

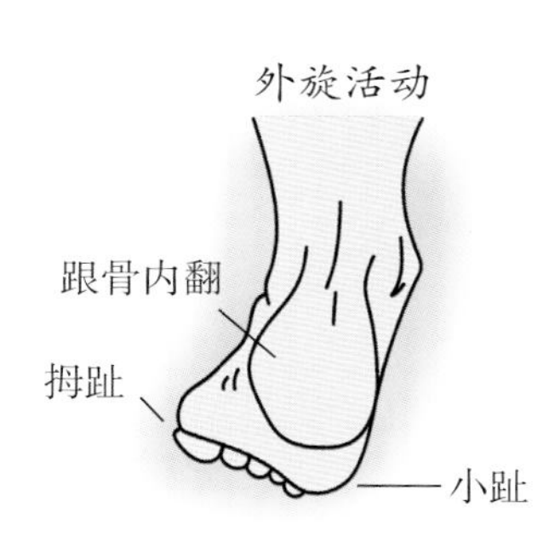

图 1–38 足外旋与内旋活动示意图

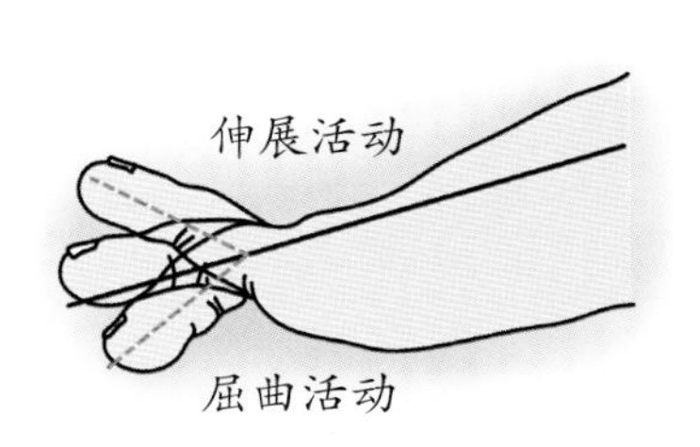

图 1–39 跖趾关节伸展与屈曲活动示意图

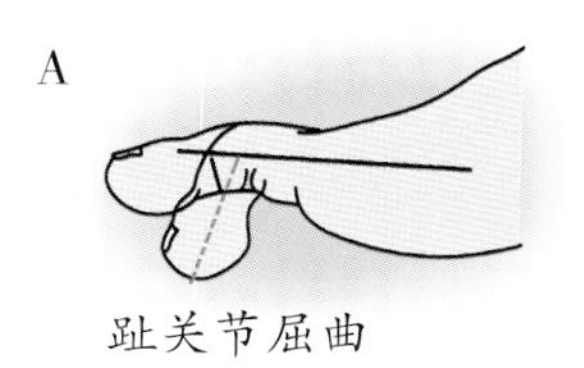

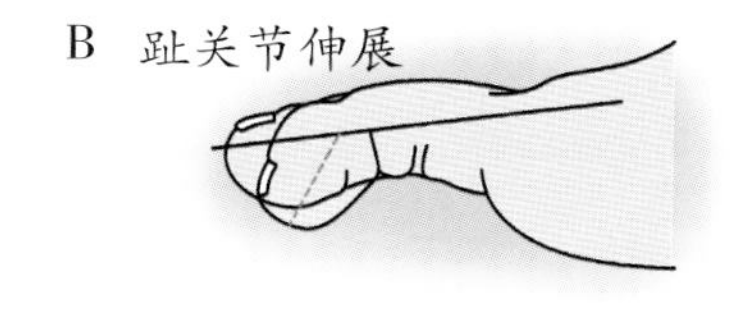

图 1–40 近端与远端趾间关节伸展与屈曲活动示意图

参考文献

[1] HARTY M P. Imaging of pediatric foot disorders [J]. Radiol Clin N Am, 2001, 39(4): 733–748.

[2] LAMM B M, STASKO P A, GESHEFF M G, et al. Normal foot and ankle radiographic angles, measurements, and reference points [J]. J Foot Ankle Surg, 2016, 55(5): 991–998.

[3] MCDONALD S W, TAVENER G. Pronation and supination of the foot: confused terminology [J]. Foot, 1999, 9: 6–11.

[4] DOYA H, HARAGUCHI N, NIKI H, et al. Proposed novel unified nomenclature for range of joint motion: method for measuring and recording for the ankles, feet, and toes [J]. J Orthop Sci, 2010, 15(4): 531–539.

[5] GREINER T M. The jargon of pedal movements [J]. Foot Ankle Int, 2007, 28(1): 109–125.

[6] Orthopaedic Foot and Ankle Society Ad Hoc Committee Report, January, 1996 [J]. Foot Ankle Int, 1997, 18: 310–311.

[7] ALANEN J T, LEVOLA J V, HELENIUS H Y, et al. Ankle joint complex mobility of children 7 to 14 years old [J]. J Pediatr Orthop, 2001, 21(6): 731–737.

[8] ABDELGAWAD A, NAGA O. Foot [M] // ABDELGAWAD A, NAGA O. Pediatric Orthopedics. New York: Springer, 2014: 157–161.

第五节　临床检查与诊断

一、询问病史

仔细询问病史是临床诊断不可忽视的组成部分，目的是：①了解足部形态异常、足部疼痛，抑或步态异常出现时年龄和持续时间。②对尚未行走和开始行走的幼龄儿童，必须获得有关分娩的病史，确定其运动发育标志，包括竖直头颈、独自坐立、站立和行走的准确月龄。③对学龄儿童和青春期儿童，还应该了解此前曾经罹患的疾病，家族是否有相似的足部问题，近期足部创伤的病史，喜欢参加哪种户外或体育活动，足部疼痛是否与所穿鞋子有关，因为足弓增高或足弓降低，可导致局部摩擦或压力增加而产生足部局部疼痛[1-2]。

二、矫形外科检查

观察足部形态，确定疼痛的部位和测量关节活动范围，是矫形外科临床检查的主要内容[3-5]。儿童足部形态异常是最为常见的主诉，既有先天性足部畸形，也有获得性足部形态异常，前者包括新生儿和婴幼儿的先天性马蹄内翻足、先天性跟骨外翻、先天性垂直距骨、先天性跖骨内收，以及多趾及并趾畸形。获得性足部形态异常，多见于学龄期和青春期儿童，例如柔韧型扁平外翻足、高弓足、僵硬性外翻足，以及脑瘫性后足内翻及后足背伸畸形（跟行足）。认知或识别足部正常姿势与姿势异常，是实施临床检查的前提条件。临床上常见的足部姿势或形态异常，包括踝关节和后足跖屈畸形即所谓的马蹄足（equines）、踝关节和后足背伸畸形即所谓的跟行足（calcaneus）、后足内翻（varus）、后足外翻（valgus），以及足弓增高引发的高弓足（cavus）（图 1-41）。对于新生儿和尚不能站立的年幼儿童，应该采取静态足部检查，即在患儿仰卧位和俯卧位时，按照从足趾至足跟的顺序，观察足部在矢状位是否有跖屈和背伸畸形，前足在冠状面是否有内收和内翻异常，后足是否有内翻和外翻异常，以及足弓增高还是降低。如果前足有明显的内收及内翻，后足跖屈及内翻和足弓增高 3 个平面异常，是先天性

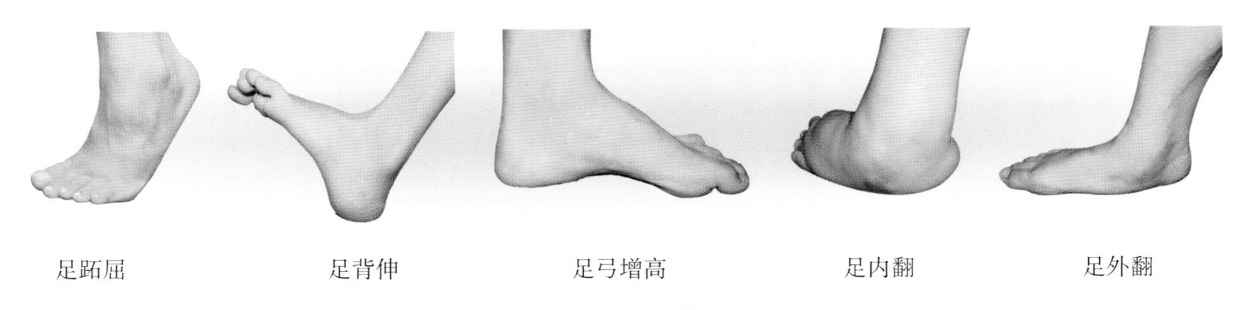

图 1-41　儿童常见的足部畸形

马蹄内翻足的典型特征（图 1–42）；而前足外展及背伸、足部内侧缘凸出，以及足底摇椅样凸出，则是先天性垂直距骨的临床特征（图 1–43）[6,7]。面对已经独立行走的幼儿期和学龄期儿童，在完成前述的静态观察之后，还应该从患儿的前方和侧方，观察站立和行走时前足与后足的相对位置，足内侧纵弓是否明显地降低，以及跟骨相对于小腿后方中轴线的位置改变，因年龄为 4～6 岁的儿童，足内侧纵弓尚未完成发育，后足外翻和足内侧纵弓低平是普遍现象（图 1–44）。检查学龄后和青春期儿童，应将关注足部形态改变和足部疼痛作为重点，前者多见于扁平外翻足和高弓足畸形。应该从被检查者的前方与后方，分别观察站立时前足及中足是否存在过大的外展及外翻，或者内收及内翻；跟骨是否有外翻或内翻，以及足内侧纵弓的改变。足部疼痛是青春期儿童常见的症状，副舟骨、跟腱炎（所谓的跟骨结节骨软骨病）、柔韧型扁平外翻足和神经源性高弓内翻足，是引发足部疼痛的常见疾病，而罕见的足部肿瘤、足跗骨连接和足副骨相关疾病，也以疼痛为首发症状。触诊检查疼痛和压痛部位时，还需要确定是否有软组织肿胀，是否并存骨性突起，为 X 线诊断提供线索[8,9]。

测量关节活动范围是必要的临床检查项目，应用手持双臂量角器作为测量关节范围的工具，参照足部活动命名与测量方法，分别测量和记录踝关节伸展–屈曲、前足内收–外展、距下关节内翻–外翻活动范围。

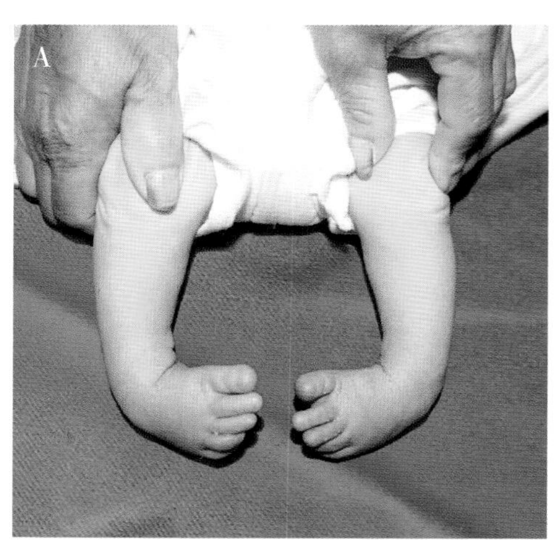

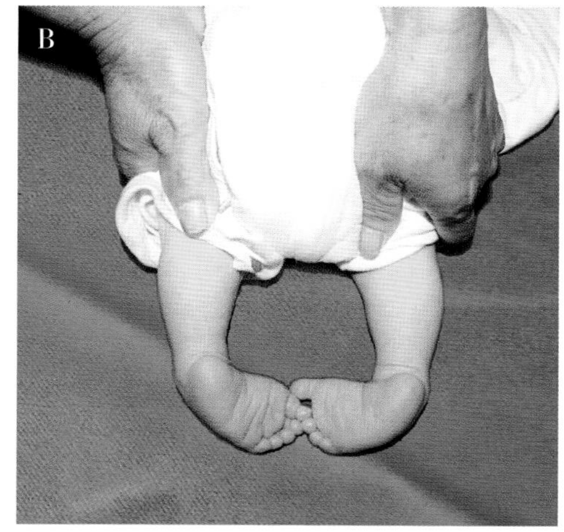

图 1–42　先天性马蹄内翻足的典型特征

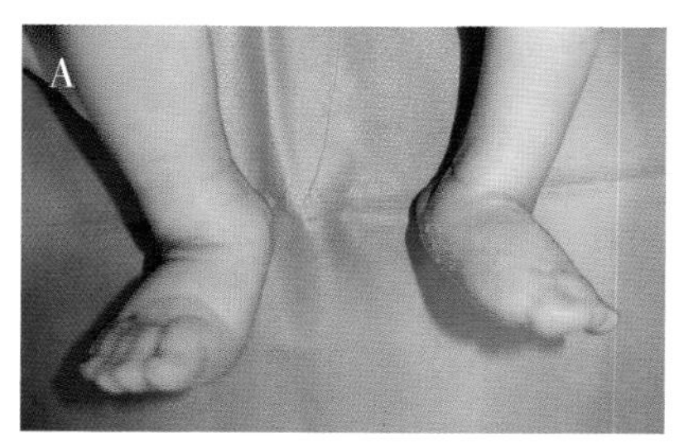

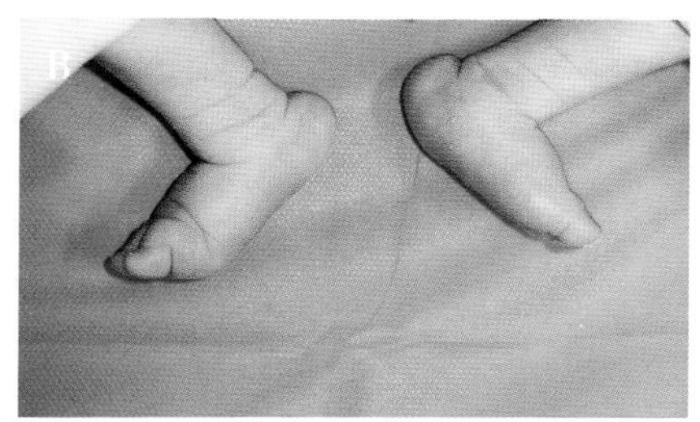
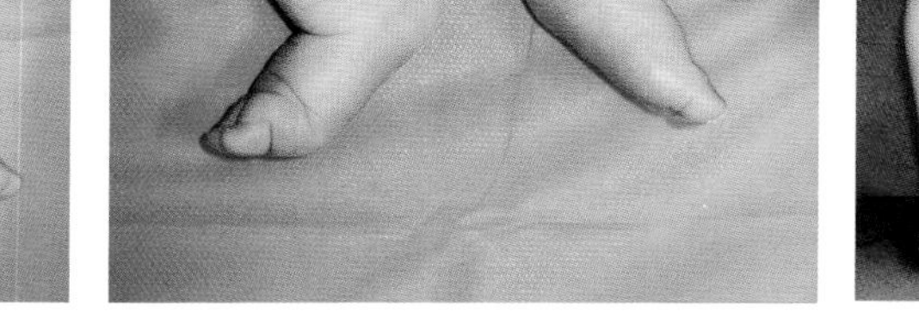

图 1–43　先天性垂直距骨典型特征

其前足外展和足内侧缘凸出（A），而侧方显示足底摇椅样凸出和前足背伸畸形（B）。

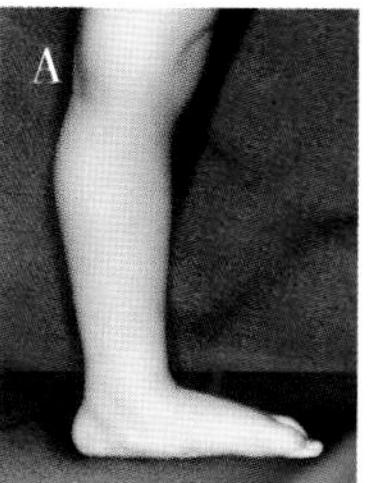

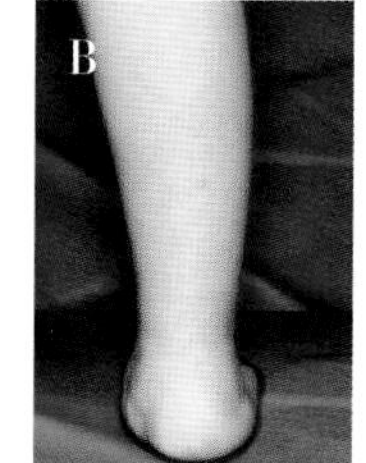

图 1–44　儿童扁平外翻足

侧方观察显示足内侧纵弓低平（A）；从后方观察后足轻度外翻（B）。

三、下肢神经功能检查

儿童神经源性足部形态异常，例如脑瘫性马蹄内翻足、遗传性运动和感觉神经疾病引发的高弓内翻足，以及脊髓疾病引发的垂直距骨和跟行足，在临床上相对常见，因此神经系统检查特别是下肢神经功能检查，是诊断神经源性足部疾病不可忽视的环节[3,4,9]。首先，应该仔细或反复检查髌腱和跟腱反射、病理反射和肌肉张力。肌腱反射和病理反射是鉴别上运动神经元病变（upper motor neuron lesion）与下运动神经元病变（lower motor neuron lesion）的重要体征。当四肢或整个下肢肌腱反射亢进、肌肉张力增高和病理反射呈阳性，是典型的上运动神经元病变，例如常见的脑性瘫痪，少见的弗里德赖希共济失调（Friedreich ataxia），脊髓性肌萎缩（spinal muscular atrophy）和脊髓空洞症（syringomyelia）。与其相反，当髌腱和跟腱反射消失，一组或多组肌肉张力降低，弛缓性肌肉麻痹和肌肉萎缩，则支持下位神经元损害的诊断，例如进行性神经性腓骨肌萎缩症（Charcot-Marie-Tooth disease）、神经管闭合不全、脊髓灰质炎和多发性关节挛缩症。其次，肌肉收缩强度测定，特别是发现对称性或非对称性肌力减弱，不仅有助于判断神经疾病的累及范围，还能够为重建肌力平衡的手术提供依据。当足部出现明显的僵硬性畸形，不可能直接测定每个或每组肌肉的肌力，可采取观察相应的关节主动活动范围和行走时足部负重状态，做出基本判断。最后，皮肤感觉检查也不可忽视，因为神经根和周围神经疾病通常有手套样或袜套样感觉减退，针刺样痛觉异常，甚至痛觉消失[4,10]。

参考文献

[1] YUNG J Y, SHAPIRO J M. History and lower extremity physical examination of the pediatric patient [J]. Clin Podiatr Med Surg, 2006, 23(1): 1-22.

[2] WARNOCK A M, RADUCANU R, DEHEER P A. Lower extremity pediatric history and physical examination [J]. Clin Podiatr Med Surg, 2013, 30(4): 461-478.

[3] HUNT K J, RYU J H. Neuromuscular problems in foot and ankle: evaluation and workup [J]. Foot Ankle Clin N Am, 2014, 19(1): 1-16.

[4] HARTY M P. Imaging of pediatric foot disorders [J]. Radiologic Clinics of North America, 2001, 39(4): 733-748.

[5] ABDELGAWAD A, NAGA O. Foot [M]. // ABDELGAWAD A, NAGA O, editors. Pediatric Orthopedics. New York: Springer, 2014 : 157-161.

[6] GIBBONS P J, GRAY K. Update on clubfoot [J]. J Paediatr Child Health, 2013, 49(9): E434-E437.

[7] MCKIE J, RADOMISLI T. Congenital vertical talus: a review [J]. Clin Podiatr Med Surg, 2010, 27(1): 145-156.

[8] MELLADO J M, RAMOS A, SALVADO E, et al. Accessory ossicles and sesamoid bones of the ankle and foot: imaging findings, clinical significance and differential diagnosis [J]. Eur Radiol, 2003, 13(4): 164-177.

[9] LEE M C, SUCATO D. Pediatric issues with cavovarus foot deformities [J]. Foot Ankle Clin N Am, 2008, 13(2): 199-219.

[10] HAMMER M R, PAI D R. The foot and ankle: congenital and developmental conditions [M]. Pediatric Orthopedic Imaging, 2105: 463-516.

第六节 影像学检查

一、X 线检查

X 线检查仍然是常规的影像学诊断方法，既能显示骨骼形态、结构和密度改变，更能提供前足、中足和后足之间解剖轴线的异常改变，为诊断先天性足部畸形、发育性足部疾病、骨折及脱位，以及评价治疗结果提供客观依据。然而，正常儿童的跗骨、跖骨和趾骨的 X 线表现，在不同的年龄阶段具有明显的差别。因此，熟知跗骨骨化中心出现时年龄、跖骨及趾骨骨骺出现和闭合时年龄，了解临床常见的足部骨骼解剖变异，掌握前足、中足和后足之间正常的解剖轴线的角度关系，特别是临床常用的角度测量方法和实际意义，是 X 线诊断的基础和前提条件[1-2]。

（一）骨骺骨化与骨骺闭合年龄

足跗骨经过软骨内骨化，完成其正常生长及发育。跗骨中跟骨、距骨及骰骨，前足的跖骨及趾骨，在出生时已经骨化。外侧和中间楔骨在 1 岁时开始骨化，而舟骨是最后骨化的跗骨，通常开始于 2～4 岁。值得注意的是，跗骨骨化并非都是从中央开始，距骨从距骨颈部开始向近端和远端进行性骨化，跟骨骨化中心位于远端 2/3，而舟骨则从外侧开始骨化。跖骨和趾骨通常只有 1 个次级骨化中心（骨骺）。除了第一跖骨骨骺位于近端外，第 2～5 跖骨骨骺位于远端，通常在 3～4 岁开始骨化，在 17～20 岁期间骺板闭合。趾骨骨骺则均位于趾骨近端，开始骨化年龄比较广泛，通常为 2～8 岁（近节骨骺为 2～8 岁，中节骨骺为 3～6 岁，远节骨骺约为 6 岁）。跖骨和趾骨骨骺骺板闭合通常从远端开始，即远节趾骨骨骺在 18 岁闭合，而近端趾骨和跖骨骨骺通常在 17～20 岁期间闭合（图 1-45）[1-3]。

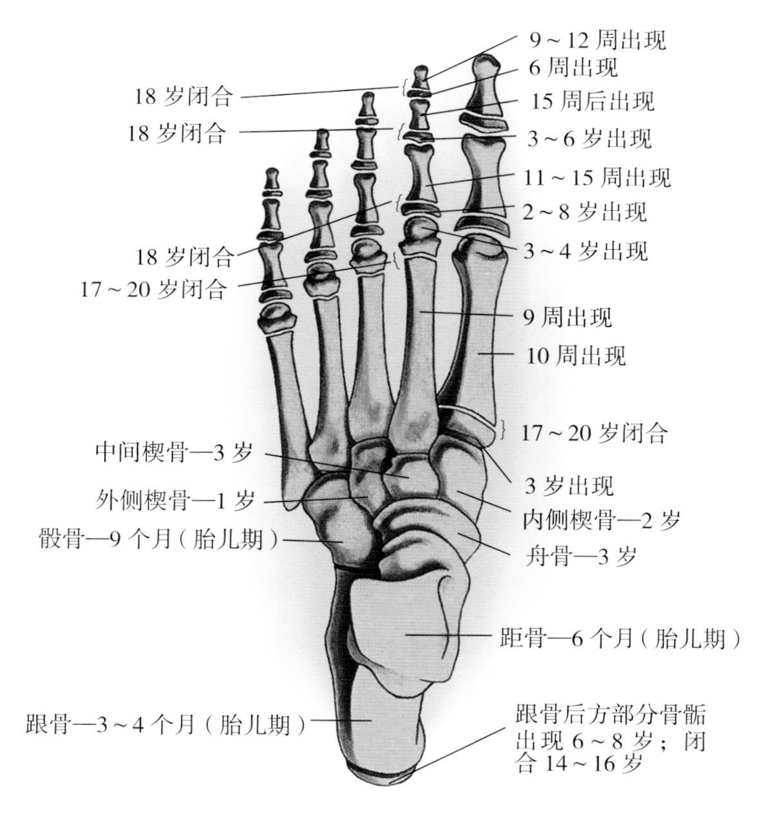

图 1-45 足部骨骼骨化中心出现和闭合年龄

（二）足部骨骼解剖变异

足部骨化中心数量异常和出现额外的骨骼并非罕见，通常将额外骨定义为副骨。因为多数个体并不产生临床症状，多数是 X 线检查时偶然发现，也不妨碍正常生长发育，因此将其定义为解剖变异（anatomical variations）[2-4]。在第一跖骨远端出现另 1 个骨骺，是常见的解剖变异。Vilaseca[5] 报道第一跖骨远端骨骺发生率约为 74.7%，从 2～3 岁开始骨化，10～11 岁骨骺闭合。只有少数病例产生第一跖骨长度超过第二跖骨，进而增加第一跖骨负荷，可能是拇趾僵硬（hallux rigidus）和幼年型剥脱性骨软骨炎（juvenile osteochondritis）的因素之一。多个骨化中心也偶见于骰骨、楔骨、跟骨（图 1-46）或趾骨骨骺。足部副骨是相当常见的解剖变异，总计有 10 余种，只有少数病例产生临床症状，但容易与骨折相混淆[4-6]。请参阅“足部副骨与相关疾病”。

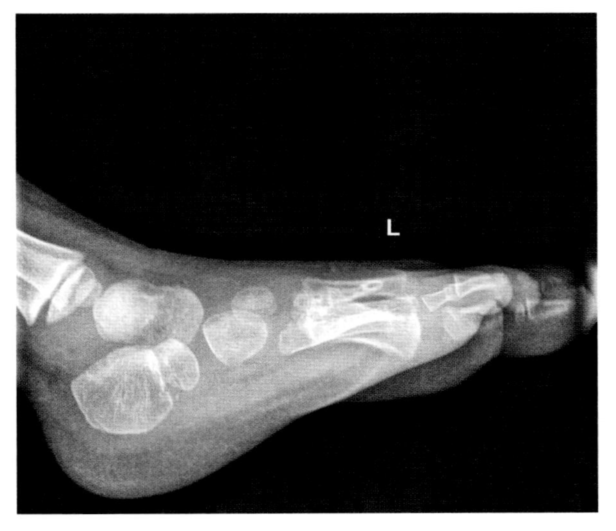

图 1-46　3 岁儿童足侧位 X 线检查偶然发现跟骨有 2 个骨化中心。

（三）足部 X 线角度测量方法与正常值

正常儿童前足、中足和后足 3 个节段之间，后足的距骨与跟骨之间，都存在特定的解剖关系，但这些解剖关系却不只是简单的线形关系，而是存在复杂的角度关系，通常被称为正常足部轴线（normal alignment of foot）[5]。在 X 线片测量前足、中足与后足 3 个节段之间，或者距骨与跟骨之间某些角度参数，是诊断先天性足部畸形、发育性疾病和骨折及脱位，评价治疗结果与判断预后的重要依据，因为足部由多个关节所组成，在站立时才能保持距下关节处于中立位，因此在站立时或模拟站立所摄取的正位和侧位 X 线片，才能更真实地显示足部的解剖关系。长期临床与 X 线测量学研究，已经建立 X 线测量儿童足部角度的方法和正常值，并就某些足部畸形的特征性 X 线参数异常形成共识[7-10]。Vanderwilde[7] 曾详尽描述儿童正常足的 X 线角度测量方法与正常值范围。在正位 X 线片测量下述角度：①距骨－跟骨角。②距骨－第一跖骨角。③跟骨－第五跖骨角（图 1-47）。④距骨－舟骨覆盖角（图 1-48）。在侧位 X 线片测量：①距骨－跟骨角。②距骨－第一跖骨角（称为 Meary′s angle）。③距骨水平角（talo-horizontal angle）。④胫骨－跟骨角。⑤胫骨－距骨角（图 1-49）。Davids[8] 测量 60 例儿童正常足 3 个节段的 X 线角度和参数，新增舟骨－骰骨重叠百分比（naviculocuboid overlap）（图 1-50）、跖骨堆砌角（metatarsal stacking angle）（图 1-51）、跟骨背伸角（calcaneal pitch angle）（图 1-52）和内侧柱与外侧柱比值（图 1-53）4 项参数，为评价正常儿童前足、中足和后足 3 个节段正常与异常，提供测量方法和正常值范围（表 1-4），并将所测量的数值大于或小于（平均值 ± *SD*）称为异常。在实施 X 线测量足部角度时，首先必须准确标定骨骼的解剖轴线（或称中央轴线），例如在正位 X 线片测量距骨－跟骨角时，分别标注距骨和跟骨的中央线段，用于代表他们的解剖轴线；继之，测量 2 个线段所形成的角度（距骨－跟骨角），作为界定后足解剖正常与否的指标（图 1–54）；其次，由于距骨和跟骨并非规则的几何形状，在侧位测量距骨和跟骨的解剖轴线时，通常将距骨头及颈的中分线、跟骨跖侧面的前缘和后缘最低点的连线，分别代表距骨和跟骨的解剖轴线（图 1–55）；再次，某些特殊角度并非测量 2 个骨骼之间的角度，而是测量某个跗骨中轴线与足底负重平面所形成的角度，例如测量距骨–水平角和跟骨背伸角；最后，测量舟骨–骰骨重叠百分比、跖骨堆砌角和内侧柱与外侧柱比值，其实并不是测量角度，而是用于评价中足旋转和内侧柱与外侧柱长度的参数。

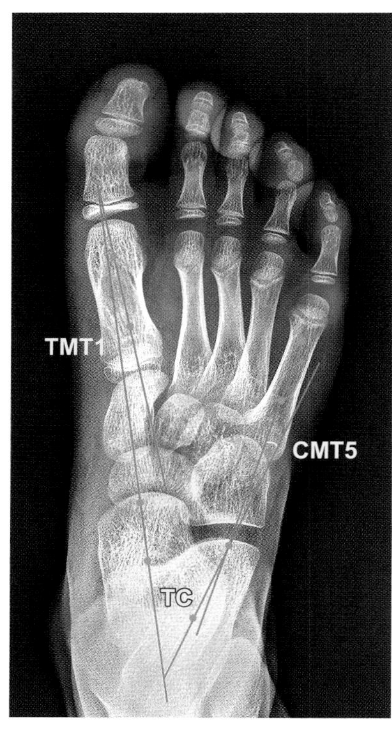

图 1–47　正位 X 线片测量

距骨–跟骨角（TC）、距骨–第一跖骨角（TMT1）和跟骨–第五跖骨角（CMT5）。

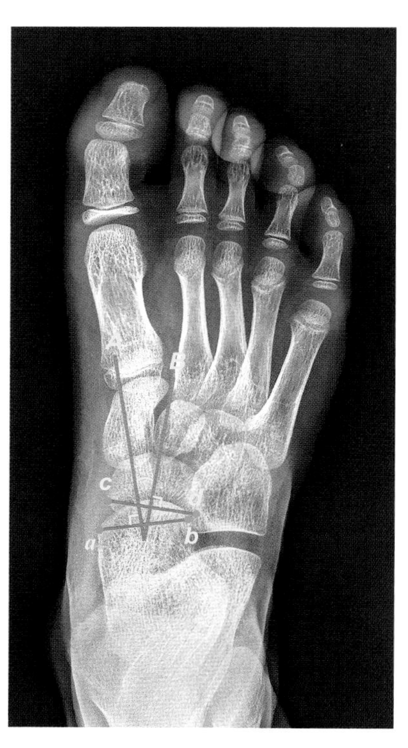

图 1–48　测量距骨–舟骨覆盖角

c 点和 d 点是舟骨关节面的最内侧和最外侧，两者连线代表舟骨关节面。ab 线段垂线（A）和 cd 线段垂线（B）形成距骨–舟骨覆盖角。

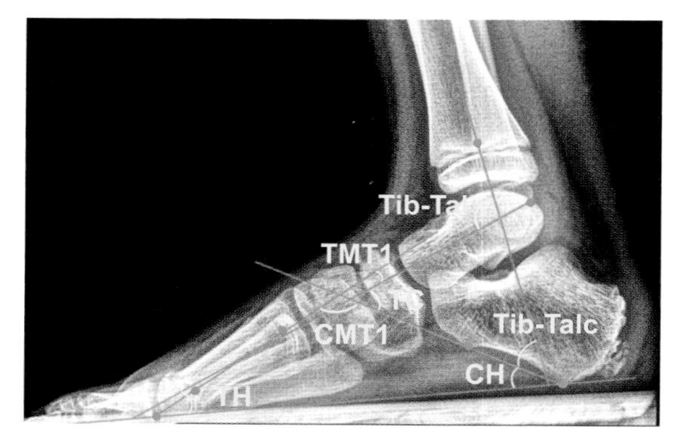

图 1–49　侧位 X 线片测量

胫骨–距骨角（Tib-Tal）、胫骨–跟骨角（Tib-Talc）、距骨–跟骨角（TC）、跟骨背伸角（CH）、距骨–第一跖骨角（TMT1）、距骨水平角（TH）、跟骨–第一跖骨角（CMT1）。

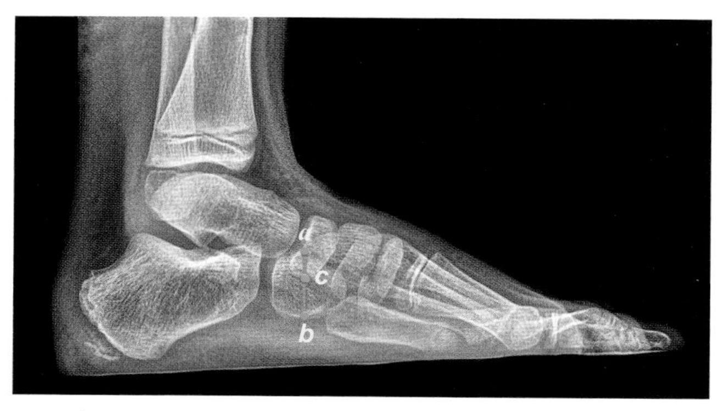

图 1–50　舟骨–骰骨重叠百分比测量方法

a 和 b 标记骰骨上缘和下缘皮质，c 标记舟骨下缘皮质，$ac/ab\times100$ = 舟骨–骰骨重叠百分比。

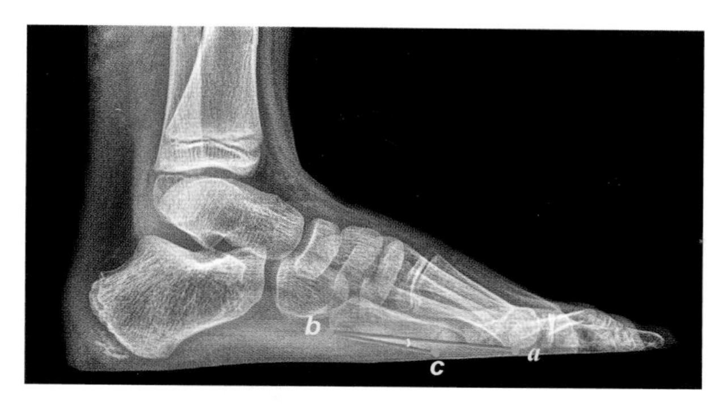

图 1-51　跖骨堆砌角测量方法

a 标记拇趾跖骨头跖侧点，*b* 标记第五跖骨基底跖侧点，*c* 标记第五跖骨有跖侧点，*ab* 与 *bc* 线段形成跖骨堆砌角。

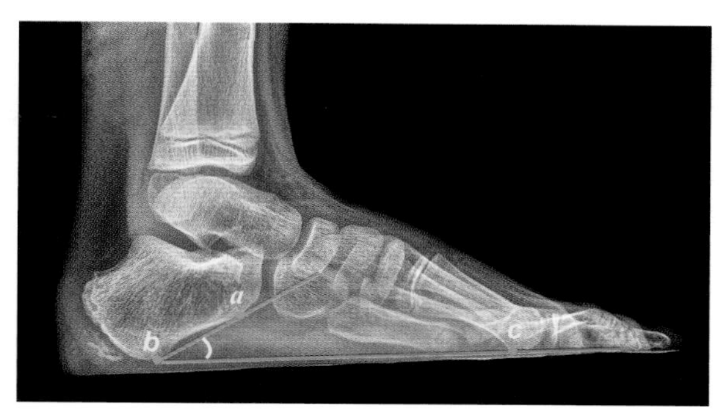

图 1-52　跟骨背伸角测量方法

a 和 *b* 标记跟骨跖侧前缘和后缘最低点，*c* 标记足底软组织的平行线，*ab* 线段与 *bc* 线段形成跟骨背伸角。

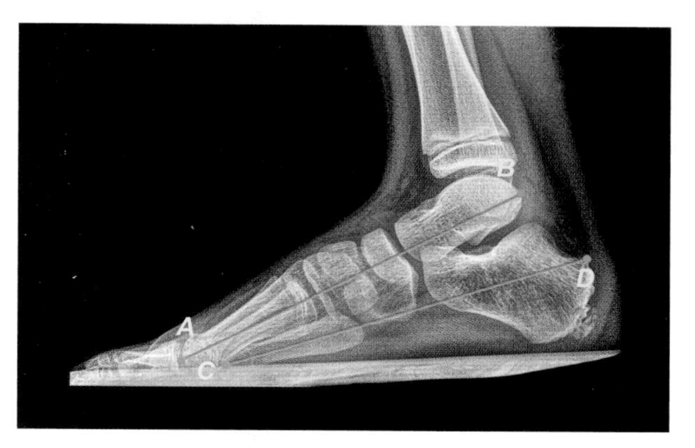

图 1-53　测量内侧柱与外侧柱比值的方法

A 标记第一跖骨头最远端，*B* 标记距骨体最近端，*C* 标记第五跖骨头最远端，*D* 标记跟骨上缘最近端。*AB*/*CD* = 内侧柱与外侧柱比值。

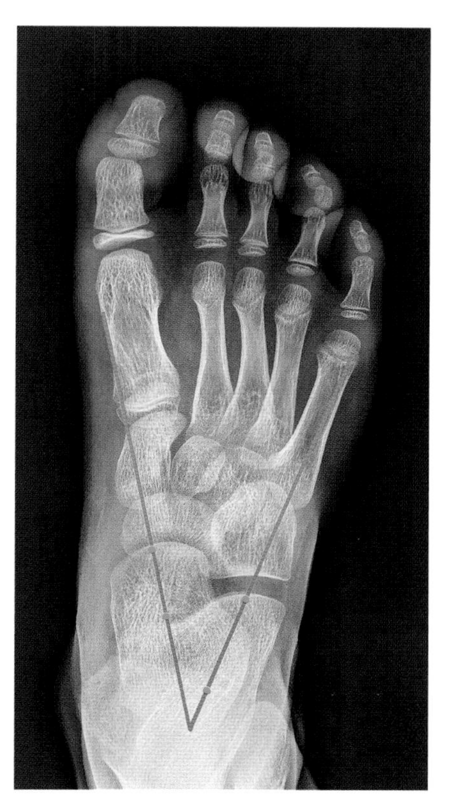

图 1-54　正位 X 线片测量距骨-跟骨角

必须分别标注距骨头颈和跟骨中轴线。

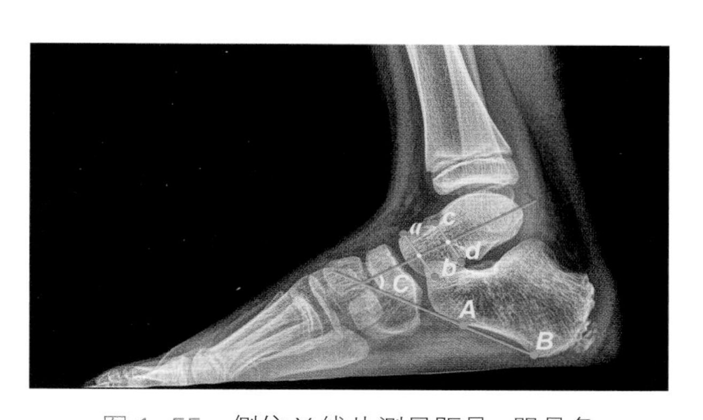

图 1-55　侧位 X 线片测量距骨-跟骨角

a 和 *b* 是距骨头最高点与最低点，*c* 和 *d* 是距骨颈最高点与最低点，*a* 和 *b* 中心点与 *c* 和 *d* 中心点连线代表距骨中轴线，而 *AB* 是跟骨前缘和后缘最低两点连线，代表跟骨的中轴线。距骨中轴线与跟骨中轴线所形成的夹角，即距骨-跟骨角（*C*）。

表 1-4　儿童足部 X 线片测量参数与正常值

测量参数		正常值	临床意义	
		平均值 ± *SD*	> 平均值 ± 2*SD*	< 平均值 ± 2*SD*
正位	距骨－跟骨角	25° ± 7.1°	后足外翻	后足内翻
	距骨－第一跖骨角①	10° ± 7.0°	前足外展（正值）	前足内收（负值）
	距骨－舟骨覆盖角	20° ± 9.8°	中足外展	中足内收
侧位	距骨－第一跖骨角②	13° ± 7.5°	足弓扁平	足弓增高
	距骨水平角	26.5° ± 5.3°	后足外翻	
	跟骨背伸角	17° ± 6.0°	跟骨背伸	后足跖屈
	跟骨－第一跖骨角	149° ± 8.3°	后足高弓	
	距骨－跟骨角	49° ± 6.9°	后足外翻	后足内翻
	胫骨－跟骨角	1.1° ± 3.75°	后足跖屈	
	舟骨－骰骨重叠 /%	47° ± 13.8°	中足内旋	中足外旋
	跖骨堆砌角	8° ± 2.9°	前足外旋	
	内侧柱与外侧柱比值	0.9° ± 0.1°	前足内收并后足内翻	前足外展并后足外翻

注：①第一跖骨中轴线位于距骨中轴线内侧为正值，前足外展时此角增加，反之则为前足内收畸形。

②第一跖骨中轴线位于距骨中轴线背侧为正值，扁平外翻足时第一跖骨中轴线位于距骨中轴线的跖侧，定义为该角增加，反之则为高弓足畸形。

二、CT 与三维重建

计算机断层扫描（computer tomo-graphy，CT）具有分辨率高、三个平面多层次扫描的特征，能够直接而全面地显示骨皮质、骨松质及骨小梁的细微或明显的异常，包括骨骼密度和连续性的改变，因而是诊断骨骼疾病最为理想的影像学技术。常规 X 线检查对某些复杂性足部畸形、跗骨连接，以及距骨及跟骨骨折，受到跗骨相互重叠、复杂的骨骼几何形状的制约，通常难以做出准确的诊断。然而，CT 扫描对诊断上述足部多种异常，却能做出精准的诊断，特别是三维重建结合 3D 打印［three-dimensional（3D）printing technique］技术，能够真实地显示跗骨之间、中足与后足之间解剖正常与异常，为临床选择治疗方法、制订手术计划，以及评价结果，提供更为客观的证据[11-14]。

三、MRI 检查

磁共振成像（magnetic resonance imaging，MRI）已演进为标准的影像学技术，具有优异的组织对比度分辨率[15]。应用常规成像序列包括 T_1 加权、T_2 加权脂肪抑制成像、短时反转恢复，以及 T_1 加权增强成像，能够识别骨皮质、骨松质、软骨组织、各种软组织，以及多数病理状态的组织水肿[16]。MRI 成像既有高度组织敏感性和特异性，还有多平面成像的技术支持，能够充分显示软组织和骨骼异常，界定病变范围，是目前诊断足部多种疾病，包括骨软骨病变、骨骼及软组织肿瘤、跗骨连接，优先选择的影像学检查[15-17]。

参考文献

[1] HARTY M P. Imaging of pediatric foot disorders [J]. Radiol Clin North Am, 2001, 39(4): 733-748.

[2] LEE M C, SUCATO D J. Pediatric issues with cavovarus foot deformities [J]. Foot Ankle Clin N Am, 2008, 13(2): 199-219.

[3] HAMMER M R, PAI D R. The Foot and Ankle: congenital and developmental conditions [M]. Pediatric Orthopedic Imaging, 2105: 463-516.

[4] MELLADO J M, RAMOS A, SALVADO E, et al. Accessory ossicles and sesamoid bones of the ankle and foot: imaging findings, clinical significance and differential diagnosis [J]. Eur Radiol, 2003, 13(4): 164-177.

[5] VILASECA R R, RIBES E R. The growth of the first metatarsal bone [J]. Foot Ankle, 1980, 1(2): 117-122.

[6] CHAN B Y, MARKHARDT B K, WILLIAMS K L, et al. Conundrum: identifying symptomatic sesamoids and accessory ossicles of the foot [J]. AJR, 2019, 213(2): 1-10.

[7] VANDERWILDE R, STAHELI L T, CHEW D E, et al. Measurements on radiographs of the foot in normal infants and children [J]. J Bone Joint Surg Am, 1988, 70(3): 407-415.

[8] DAVIDS J R, GIBSON T W, PUGH L I. Quantitative segmental analysis of weight-bearing radiographs of the foot and ankle for children: normal alignment [J]. J Pediatr Orthop, 2005, 25(6): 769-776.

[9] WESTBERRY D E, DAVIDS J R, ROUSH T F, et al. Qualitative versus quantitative radiographic analysis of foot deformities in children with hemiplegic cerebral palsy [J]. J Pediatr Orthop, 2008, 28(3): 359-365.

[10] RADLER C, EGERMANN M, RIEDL K, et al. Interobserver reliability of radiographic measurements of contralateral feet of pediatric patients with unilateral clubfoot [J]. J Bone Joint Surg Am, 2010, 92(14): 2427-2435.

[11] BENCARDINO J T, ROSENBERG Z S. MR imaging and CT in the assessment of osseous abnormalities of the ankle and foot [J]. Magn Reson Imaging Clin N Am, 2001, 9(3): 567-578.

[12] ESPINOSA N, DUDDA M, ANDERSEN J, et al. Prediction of spatial orientation and morphology of calcaneonavicular coalitions [J]. Foot Ankle Int, 2008, 29(3): 205-212.

[13] ROLL C, SCHIRMBECK J, MÜLLER F, et al. Value of 3D reconstructions of CT scans for calcaneal fracture assessment [J]. Foot Ankle Int, 2016, 37(11): 1211-1217.

[14] DOCQUIER P L, MALDAQUE P, BOUCHARD M. Tarsal coalition in paediatric patients [J]. Orthop Traumatol Surg Res, 2019, 105(1): 123-131.

[15] PATEL C V. The Foot and Ankle: MR imaging of uniquely pediatric disorders [J]. Radiol Clin N Am, 2009, 17: 539-547.

[16] IYER R S, THAPA M M. MR imaging of the paediatric foot and ankle [J]. Pediatr Radiol, 2013, 43(1): 107-119.

[17] MA G M Y, ECKLUND K. MR imaging of the pediatric foot and ankle what does normal look like [J]. Magn Reson Imaging Clin N Am, 2017, 25(1): 27-43.

第二章 先天性足部畸形

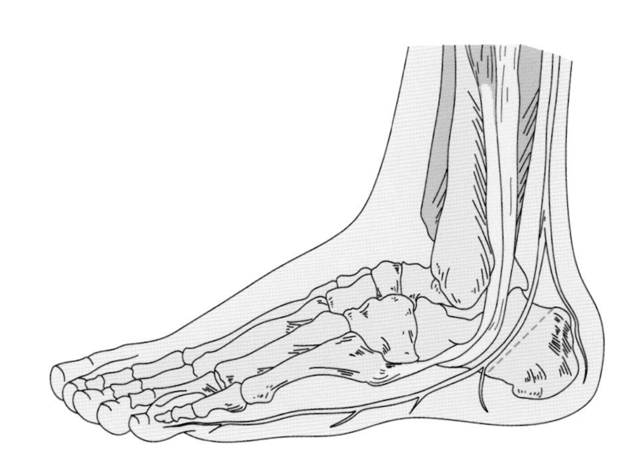

第一节 先天性马蹄内翻足

先天性马蹄内翻足（congenital clubfoot）既是最为常见，也是极为复杂的足部畸形。根据临床与X线特征，可将其分为典型性或特发性马蹄内翻足、复杂性马蹄内翻足，而石膏矫形治疗或手术治疗之后出现复发者，则定义为复发性马蹄内翻足。因此，本节将3种马蹄内翻足分别予以描述，包括详尽介绍其相关理论，描述适用于每个年龄阶段的非手术治疗和手术治疗适应证和治疗方法，扼要评价每种治疗方法的远期结果。

特发性先天性马蹄内翻足

一、定义与流行病学

先天性马蹄内翻足是肌肉骨骼系统最常见的结构性出生缺陷之一，临床上以后足跖屈、后足内翻、中足高弓及内翻（或称内旋）和前足内收为特征（图2-1）[1,2]。为了与神经源性疾病、先天性多发性关节挛缩症和临床综合征所伴发的马蹄内翻足相区别，文献上又将其称为特发性先天性马蹄内翻足（idiopathic congenital clubfoot）[1,3]。

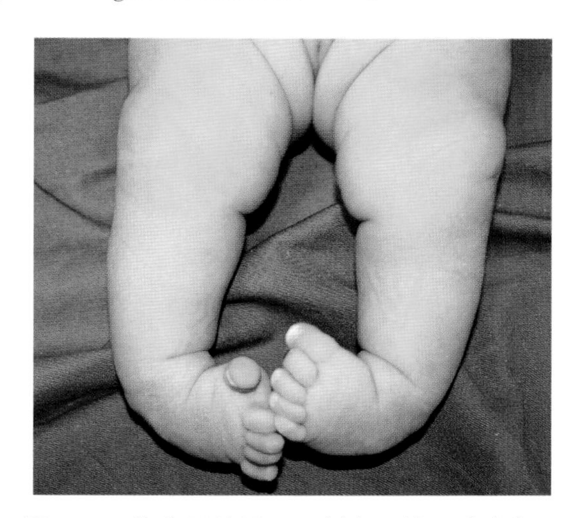

图2-1 临床照片显示双侧先天性马蹄内翻足

根据文献记载，人类对先天性马蹄内翻足的认识和治疗经历数百年的历史，Pare（1575年）和Andry（1743年）最早提倡手法整复和绷带固定治疗先天性马蹄内翻足，而Guerin于1836年最早开始用石膏矫形治疗本病，因而被视为世界上第一位使用石膏矫形的外科医生。

Fiske 于 1921 年最早发表随访结果的论著。Kite（1939 年）和 Ponseti（1940 年）分别开创手法整复和系列石膏矫形治疗先天性马蹄内翻足[2]。

流行病学研究表明，其发病率存在种族差异。欧美白种人发病率为 1‰，中国人发病率相对较低（0.39‰～0.6‰），而波斯尼亚人发病率可高达 6.8‰；发病患者中，双侧发病高达 50%，单侧病例右足（55%）多于左足，男性与女性比例为 2∶1～3∶1[3,4]。

二、病因与发病机制

尽管有许多关于病因的学说，其实真正的病因尚未完全阐明。一般认为是环境和遗传双重因素作用的结果。遗传因素的致病作用曾经受到普遍重视，因为：①种族之间发病率具有明显的差别。②单卵孪生发病率（32.5%）显著高于双卵孪生者（2.9%）。③患者弟妹发病概率可增高 2%～4%。④患儿父母或第一级家庭成员如有 1 人患病，其弟妹罹患本病的危险性可增加 10%～20%[5-7]。Kruse[5] 曾开展关于先天性马蹄内翻足卡特（Carter）效应的研究。所谓卡特效应是指女性发病率低于男性时，女性比男性携带更多的易感基因才可能罹患遗传性疾病，因此，女性患者更可能将疾病遗传给子代，这种现象称为卡特效应，也是一种多基因阈值遗传模式。Carter[6] 发现男性患者将疾病遗传给子代的危险性为 37%，而女性患者将疾病遗传给子代的危险性却增加到 59%。确定和寻找致病基因是近数十年病因学研究方向之一，曾经发现细胞凋亡的调节蛋白编码基因（*2p31-33* gene）缺失、同源异形结蛋白转录因子（*Pitx1* gene）突变、同源异形框基因（homeobox genes，*HOX* gene）D13 突变、*Gli1* 基因和 T-box 转录因子 4（TBX4）微缺失，都可能是先天性马蹄内翻足的致病基因之一[8-10]。然而，迄今仍然未能确定致病的候选基因。鉴于男性和女性均可发病，并不具有伴性遗传特征，进而推断单基因突变不可能引发本病，多基因突变却可引发本病，多基因阈值模式 *Pitx1* 基因突变可能是先天性马蹄内翻足致病基因[11-12]。尽管上述研究表明，某些家族发病率明显高于普通人群，但是不符合孟德尔经典遗传规律，还需要积累更多的遗传学证据[7,12]。Kawashima[13] 提出胎儿期足部正常发育中止学说解释发病原因，因为正常胎儿在胎龄 6～8 周期间，其足部具有马蹄内翻足的某些特征，包括后足跖屈及内翻、前足内收和距骨颈向内侧倾斜。进入胎龄第 8 周后，足部姿势发生明显的改变。通常在胎龄 12～14 周，胎儿足部已经完成正常发育，相当于新生儿正常足部的雏形。如果在胎龄 9 周以后，足部正常发育受到某种因素影响，仍然停留在早期发育阶段即可引起本病。假若此种学说成立，在胎龄 7 个月时，应该出现特征性距骨头颈异常和舟骨向内侧脱位，但是有关足部胚胎学研究，证明胎儿足部正常发育各个阶段并未发生上述异常，发育中止学说不能解释原发性患足发育不良[14]。环境因素包括妊娠相关危险因素（子宫内压力改变、胎儿体位异常和多胎妊娠）、婴儿出生季节、妊娠期母亲吸烟，也曾被认为是发生先天性马蹄内翻足的危险因素[15-17]。某些研究证实，于胎龄 12 周之前进行羊膜穿刺，先天性马蹄内翻足发生率增加至 16.6‰，由此推测羊水渗漏引发羊水减少，进而妨碍胎儿足部的正常发育[18]。胎儿暴露在吸烟的环境曾被视为引发本病的危险因素，一项包含 3000 例的临床对照研究，证明妊娠期前 3 个月期间母亲吸烟，发生先天性马蹄内翻足的相对危险度为 1.34，而母亲吸烟并有阳性家族史，其相对危险度则增加至 20.30。另一项研究也证明，母亲吸烟与本病有相关性。母亲妊娠前 3 个月吸烟，发生本病的相对危险度为 1.82，而妊娠期前 3 个月吸烟者相对危险度则增加至 2.67[14]。周围神经异常和神经肌肉异常的致病作用，也曾受到某些学者的关注。早期组织化学研究患儿腓骨短肌，发现Ⅰ型与Ⅱ型肌肉纤维比例异常，即Ⅰ型肌纤维数量多于Ⅱ型肌纤维（正常肌肉Ⅰ型与Ⅱ肌纤维的比例约为1：1）。当Ⅰ型肌纤维明显增加时，有人将其称为先天性Ⅰ型与Ⅱ型肌纤维比例失调。Ⅰ型肌纤维为缓慢收缩、收缩强度较高的肌纤维，容易发生挛缩和足部肌力不平衡，由此推测Ⅰ型肌纤维增多可能发生先天性马蹄内翻足[17]。然而，先天性马蹄内翻足存在肌肉纤维比例失调的学说，则被另一组织学研究所否定。Herceg[19]在实施足部后内侧松解手术，治疗68例先天性马蹄内翻足。该作者于手术中获取431个肌肉标本，包括腓肠肌、拇趾外展肌、趾长屈肌及胫后肌，分别实施普通病理学、组织化学和电子显微镜观察，证明372个标本（86.3%）中Ⅰ型与Ⅱ型肌纤维比例正常，而且没有任何病理学改变。仅有4个标本（0.9%）显示Ⅰ型肌纤维明显多于Ⅱ型肌纤维，另有55个标本（12.8%）存在肌纤维萎缩。Feldbrin[20]于1995年最早描述患侧腓总神经功能异常。在一组52例先天性马蹄内翻足病例的肌电图检查中，该作者发现27%的病例存在腓总神经传导速度减慢和失神经支配的肌电图改变，提出肌力失衡是致病因素之一。Edmonds[21]临床观察187例先天性马蹄内翻足，确认9例13足（5%）胫前肌群和腓骨长肌及短肌无自主收缩，该作者称其为“垂趾征”，认为是腓总神经异常的可靠征象。该作者对1例双足进行后部外侧松解手术时，实施了腓总神经探查，发现腓总神经在小腿深筋膜远端明显变细。Song[22]描述6例（6足）先天性马蹄内翻足病例伴有腓总神经麻痹，其年龄为2周至13月龄。临床随访时间平均5.6年，但腓总神经功能仍未恢复。该作者强调伴有腓总神经麻痹的马蹄内翻足，非手术治疗很难获得满意的结果，即使多次手术治疗，其预后仍然很差。胫前动脉及足背动脉缺失或变细，在先天性马蹄内翻足、先天性垂直距骨病例中的发生率明显高于正常足部或其他类型的足部畸形，因此，某些学者认为是先天性马蹄内翻足的可能病因[2]。Sarrafian[23]在正常成人尸体解剖中发现，胫前动脉缺失率为2.4%～7.1%，胫后动脉缺失率为4.9%～8.4%。Sodre[24]在手术治疗71例次先天性马蹄内翻足中，发现63例次（89%）存在胫前动脉供血减少或者胫前动脉缺失。Kruse[25]曾对2例同时罹患先天性马蹄内翻足和先天性垂直距骨的年幼儿童，用磁共振血管成像技术评价其血供状态，显示1例马蹄内翻足侧有胫后动脉缺失、垂直距骨侧有胫后动脉缺陷；另1例马蹄内翻足侧有胫前动脉缺陷，垂直距骨侧有胫前动脉缺失。从目前有限的资料推断，还不能确定胫前动脉缺失或缺陷是先天性马蹄内翻足的致病因素。

三、病理解剖学改变

先天性马蹄内翻足是一种复合性足部畸形，典型病例通常由四种畸形组成。Horn[26]用每种畸形的首个英文字母组成缩略词组，即CAVE（图2-2），以便记忆。这四种足部畸形包括中足纵弓增高（cavus）、前足内收（forefoot adductus）、后足内翻（hindfoot varus）和后足跖屈（hindfoot equinus）。其实CAVE也是Ponseti系列石膏矫形方法的矫形顺序。发生上述四种足部畸形的病理解剖学改变，既有足部跗骨骨骼结构异常和解剖位置的改变，也存在韧带、关节囊和肌腱等软组织挛缩，严重者甚至还有小腿肌肉发育不良[27]。前足及中足因舟骨及骰骨向内侧移位、第1列跗跖关节及跖趾关节向跖侧屈曲，在横断面上产生前足内收、中足内翻和高弓畸形，并在足部内侧和后方形成横行皮肤皱褶（图2-3）；距骨前方的舟骨与跟骨及骰骨一并向足部内侧和跖侧移位，在冠状面上产生后足内翻及内旋畸形；跟骨-舟骨-骰骨复合结构的跖屈，在矢状面上产生足部跖屈畸形。关节囊和肌腱挛缩导致跟距、跟骰和距舟关节持续性解

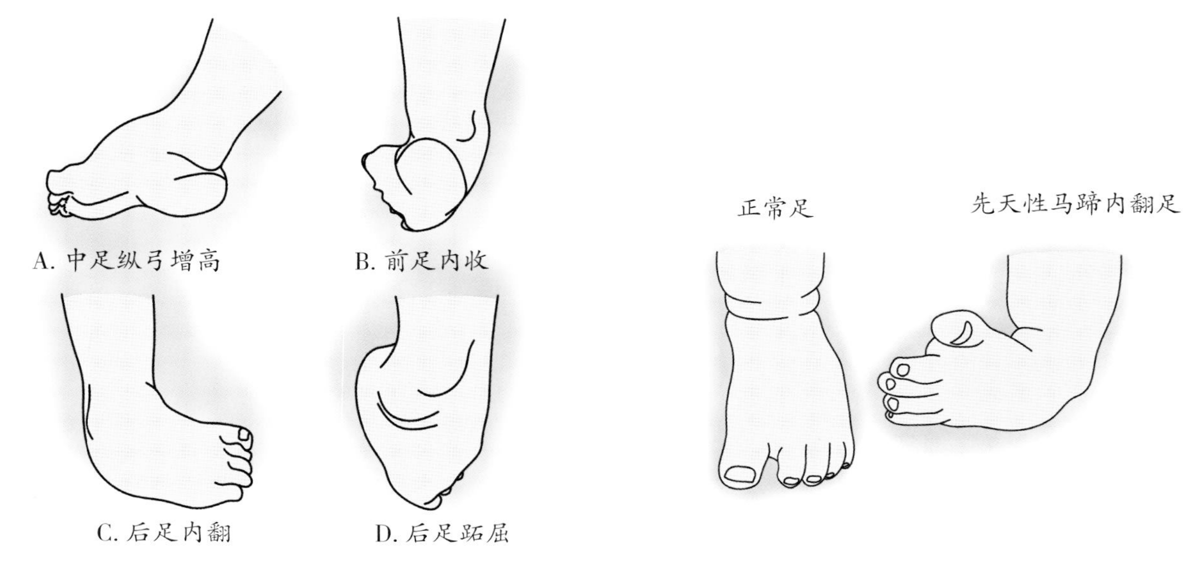

图 2-2　典型先天性马蹄内翻足存在四种畸形

图 2-3　足部内侧皮肤皱褶

剖轴线异常，通常称为跖屈和内翻（马蹄内翻）畸形[27,28]。

病理解剖学研究证明，足部跗骨形态异常、体积较小和相互解剖位置改变，是本病普遍存在的病理解剖学改变。早期研究认为距骨异常为原发性畸形，其他跗骨围绕距骨所发生的相互位置改变，则是继发性解剖学异常[29-31]。距骨既有形态异常，又有解剖位置的改变，距骨滑车关节面比正常足部的凸面弧度减少而呈现扁平改变，同时在踝关节内处于跖屈的位置。距骨本身体积较小、距骨颈短缩并向内侧倾斜（图 2-4），使距骨体与距骨颈角减小至 115°～135°（正常值为 150°～160°），严重者距骨体与距骨颈角甚至降低至 90°。某些病例还有距骨跖侧面的前方关节面、中间关节面缺失或者相互融合。上述距骨异常似乎支持距骨软骨原基原发性缺陷的理论[29-31]。

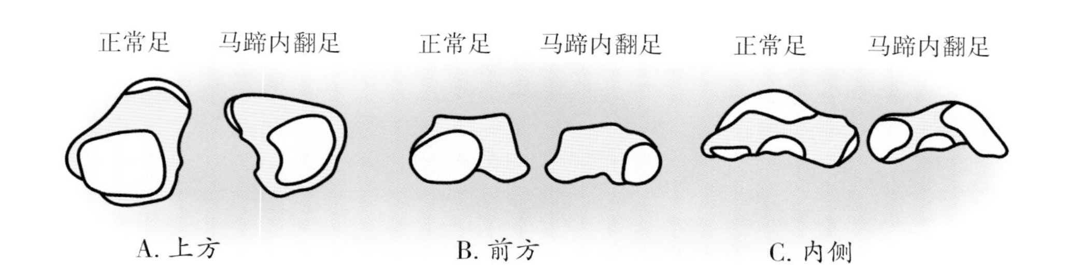

图 2-4　正常足与马蹄内翻足的距骨形态示意图

从背侧面观察，A 马蹄内翻足侧距骨发育不良并明显小于正常距骨，而且距骨头及颈部向内侧倾斜；从距骨头侧面观察，B 马蹄内翻足侧距骨头关节面小于正常，并位于距骨体内侧，距骨体高度也低于正常；从内侧面观察，C 距骨高度降低和扁平改变，距骨关节面因向内侧倾斜而更为明显。

舟骨也有明显异常，包括舟骨外侧及背侧面比内侧及跖侧面更为扁平，舟骨横轴明显变长，因而形成内侧增宽和外侧缩窄的楔形改变。除此之外，舟骨相对于距骨头部，向内侧和跖侧明显移位，因而只有部分关节面与距骨头内侧关节面相接触，致使舟骨结节接近内踝（图2-5）[32]。跟骨虽无明显的变形，但跟骨向跖侧屈曲、向内侧倾斜及旋转，导致跟骨前突移位于距骨头的正下方，而正常足部的跟骨前突则位于距骨头的外下方，进而产生后足内翻。骰骨伴随舟骨向内侧移位，引发跟骰关节半脱位（图2-6）[33]。由于舟骨和骰骨向内侧移位，在中足的舟楔关节和跗跖关节产生前足内收和内翻畸形（图2-7）[30,32,33]。

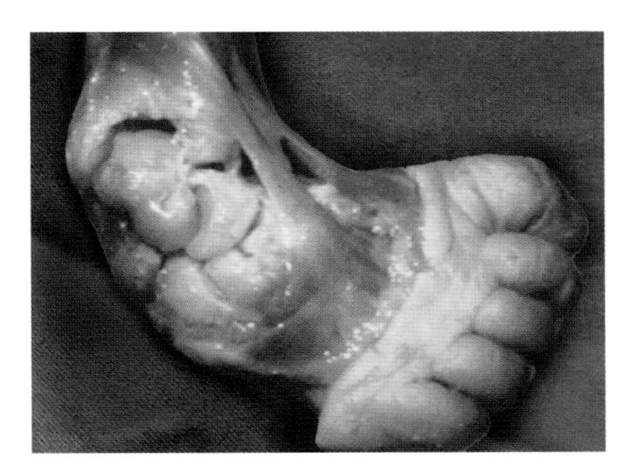

图2-5　3日龄的先天性马蹄内翻足大体解剖

距骨在踝关节平面有严重的跖屈，距骨头和舟骨呈现楔形变形。

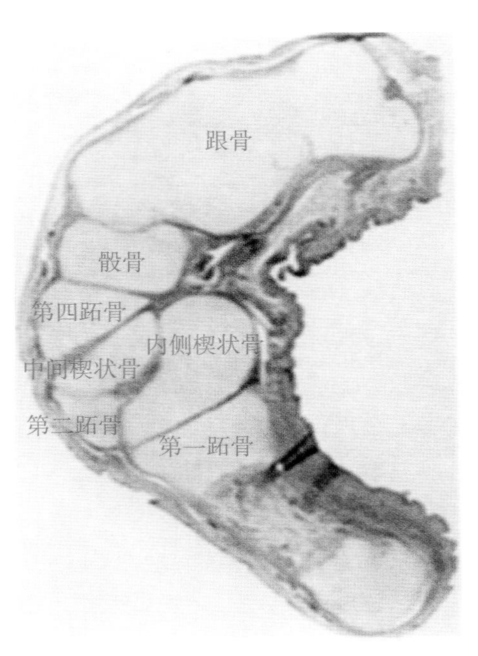

图2-6　16周龄胎儿右侧马蹄内翻的足横断面图像

在跟骨（Ca）和骰骨（Cu）平面，可见骰骨相对于跟骨向足部内侧半脱位，其前方只显示第四跖骨基底，而跟骨内侧出现侧凹形改变[33]。

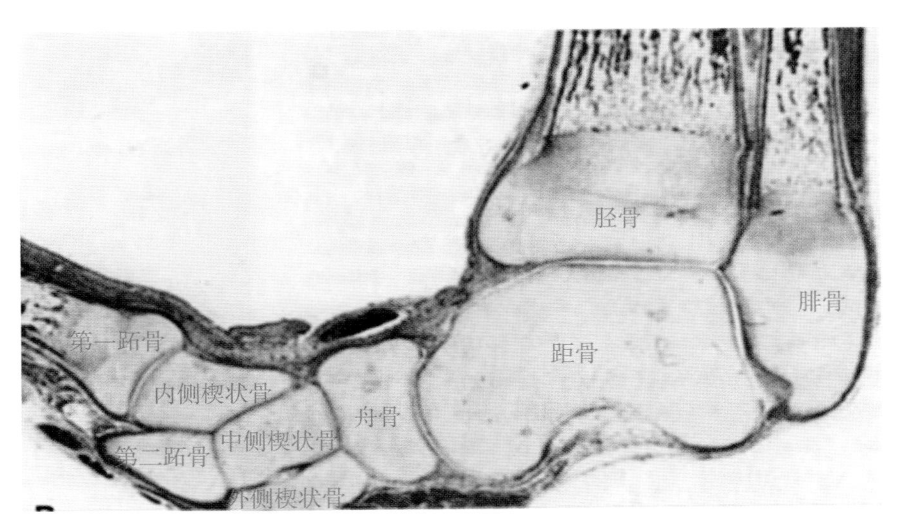

图2-7　1例胎儿先天性马蹄内翻足的冠状面解剖图像

在距骨平面可见舟骨、楔骨与第一跖骨及第二跖骨一并向足部内侧移位。

软组织异常包括小腿内侧群及后群肌肉体积和长度，比正常侧缩小和缩短，其中胫后肌和小腿三头肌最为严重。踝关节和距下关节的后内侧韧带、关节囊及腱鞘增厚。增厚的软组织中胶原纤维增多，含有大量的肥大细胞、成纤维细胞和成肌纤维细胞，相似于瘢痕组织的组织学改变[29,34]。跟舟骨跖侧韧带又称跳跃韧带，和内踝三角韧带均有增厚短缩，胫后肌腱也出现增粗及短缩，三者共同作用引发中足内翻和前足内收畸形。足底跖腱膜和拇短屈肌及趾短屈肌挛缩，引发足纵弓增高。距腓后韧带（posterior talofibular ligament）、跟骨－腓骨后韧带（posterior calcaneo-fibular ligament）、距骨－跟骨内侧韧带（medial talo-calcaneal ligament）、胫骨－距骨后韧带（posterior tibio-talar ligament）和距骨－跟骨的骨间韧带（talocalcaneal interosseous ligament）增厚及短缩，与短缩的小腿三头肌共同作用，产生后足内翻和跖屈畸形。胫前肌腱、趾长伸肌腱和拇长伸肌腱的止点一并向足内侧移位，终将这些肌肉转变成加重前足内收和中足内翻的变形力量[30,33]。Ippolito[30]曾对4例16～20周胎儿的单侧马蹄内翻足实施解剖学研究，从3个解剖平面描述先天性马蹄内翻足所存在的各种软组织异常：①在足部横断面上，在距骨体及距骨颈平面，主要表现为跟腱增粗及增厚，胫骨－腓骨下方前韧带呈现团块状增生，三角韧带深层结构明显短缩，并卷入距骨中间关节面与内踝之间；胫前肌、拇长伸肌及趾伸总肌向足部内侧严重移位；在距骨－舟骨关节平面，距骨－舟骨外侧关节囊松弛变长，胫骨－舟骨韧带增粗肥厚，胫后肌腱及腱鞘增粗，而且胫后肌腱更广泛地止于舟骨内侧及跖侧面；跟骨－舟骨跖侧韧带有明显的短缩，腓骨－跟骨韧带也明显增粗和短缩。②在足部矢状面上，距骨－腓骨后韧带和距骨－跟骨后韧带变长，距骨－跟骨的骨间韧带（talocalcaneal interosseous ligament）变薄且稀疏，跟骨－舟骨跖侧韧带增厚。③在足部冠状面上，胫骨－距骨内侧三角韧带和距骨－跟骨内侧韧带增厚，并与增厚的跟骨－舟骨跖侧韧带相互融合；胫后肌腱鞘明显增厚，形成纤维组织结节，使得内踝、距骨及跟骨载距突三者之间产生紧密的连接；跟骨－腓骨后韧带明显增厚，腓骨长肌及短肌腱移位至跟骨－腓骨后韧带的下方，而正常足部则应位于跟骨－腓骨后韧带的外侧。

四、临床特征

本病是一种复合型多平面足部畸形，临床上以后足在冠状面内翻、矢状面上跖侧屈曲，前足及中足在横断面上内收，以及中足纵弓增高为特征[1,2]。典型病例在出生之后即可发现患足呈现跖屈及内翻畸形，其足背与足底通常倒置于踝关节的前内侧，而且医生手法操作也不能完

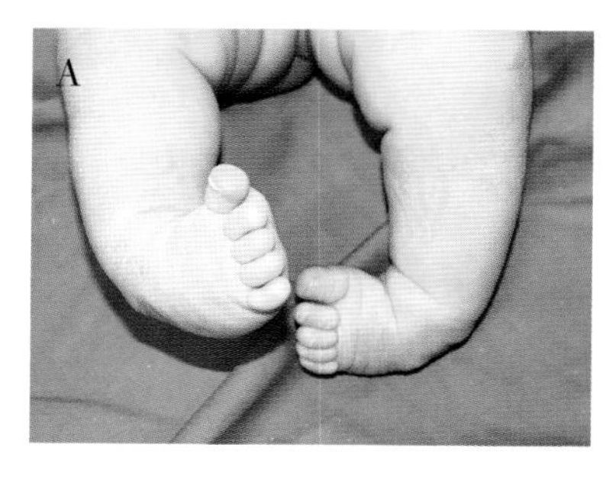

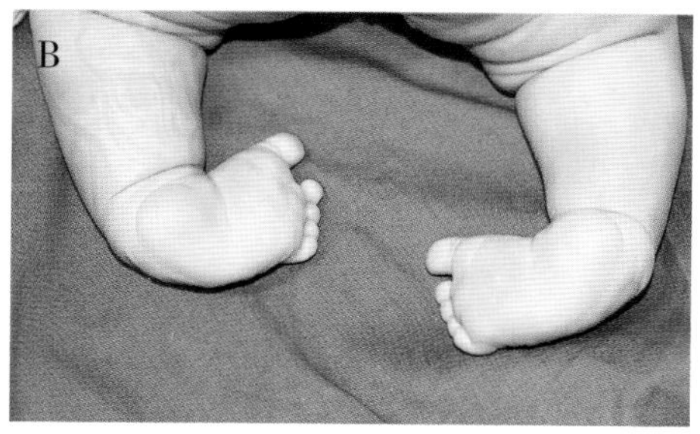

图 2-8　新生儿双侧先天性马蹄内翻足

从前面观察（A），显示双足位于踝关节的前内侧，表现后足跖屈、中足内翻和前足内收畸形；从足底观察（B），可见后足内翻、前足内收，以及中足处有横行皱襞。

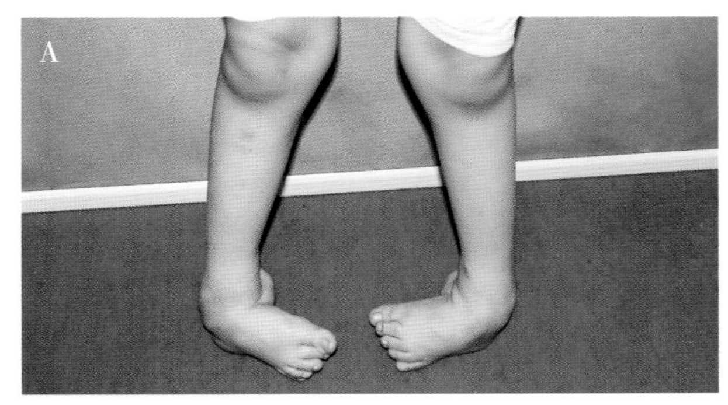
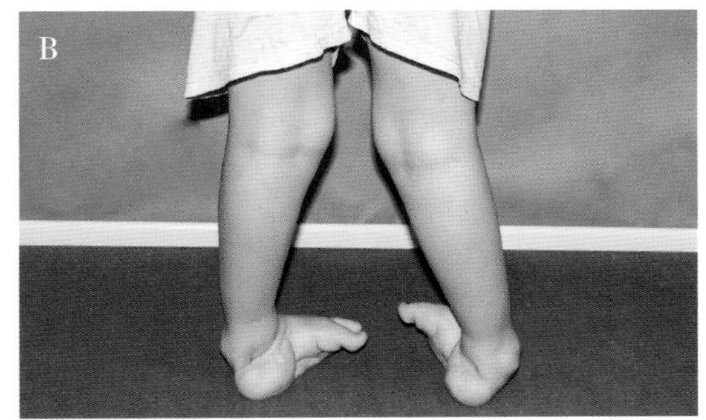

图 2-9 曾治疗的马蹄内翻足畸形
12 岁患儿依靠足背负重行走。

全矫正（图 2-8）。随着年龄增加，足部畸形也愈加严重和僵硬（图 2-9）。如果未经任何治疗而进入能够独立行走的年龄，患儿往往只能依靠足背负重行走，进而产生特殊的不稳定步态[3,34,35]。

五、影像学检查

用于先天性马蹄内翻足的影像学检查，包括 X 线检查、CT 扫描和磁共振（MRI）扫描 3 种方法，既有助于本病的诊断与鉴别诊断，比较治疗之前与之后变化，以及对远期结果的评价，也是复发性马蹄内翻足定位诊断的主要工具。新生儿和婴儿期马蹄内翻足的诊断通常不依赖影像学检查，主要与下述几个因素相关联：①先天性马蹄内翻足的临床表现极具特征性，容易与婴儿期其他先天性足部畸形相鉴别。②新生儿和婴儿足部骨骼只有前足的跖骨及趾骨、后足的距骨和跟骨已经骨化，而中足的骰骨、外侧楔骨、中间楔骨和内侧楔骨，分别在 9 月龄、1 岁、3 岁和 2 岁才开始骨化。舟骨是最后开始骨化的跗骨，其骨化中心出现时间通常为 2～4 岁。距骨、跟骨骨化中心呈现较小的圆形结构（图 2-10），而软骨成分占有更多的比重，因此骨化中心既不足以代表距骨和跟骨的全貌，也难以确定其解剖轴线，准确测量或评价其解剖关系必然受到一定的限制。③摄取负重位或模拟负重位的正位和侧位 X 线片，无疑是 X 线评价的前提条件，但就新生儿或婴幼儿而言，获取标准的模拟负重足位的正位和侧位 X 线片往往很难实现[36-38]。

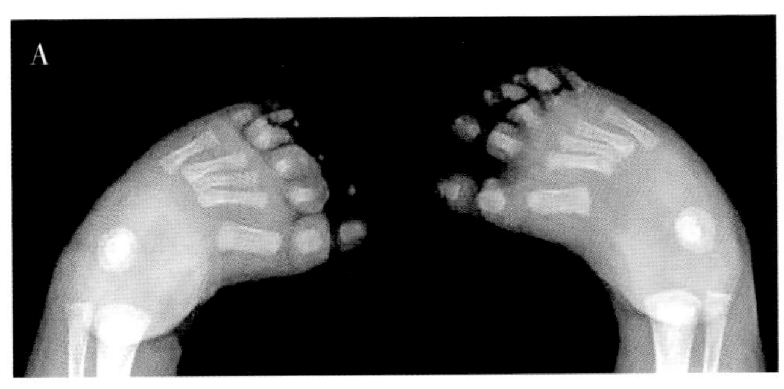
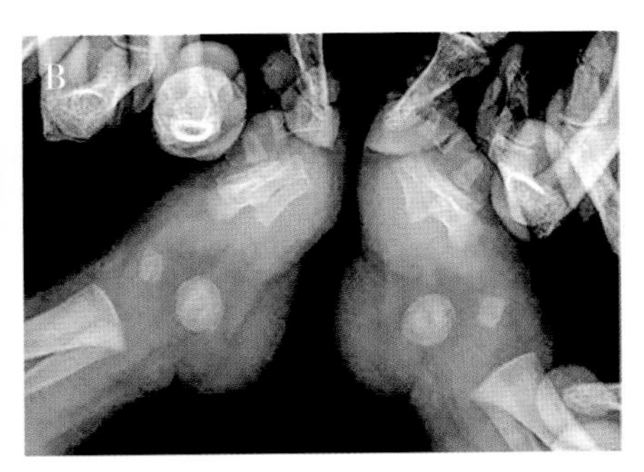

图 2-10 10 日龄新生儿的先天性马蹄内翻足正位和侧位 X 线片
可见前足跖骨及趾骨、后足距骨及跟骨已经骨化，而中足舟骨、三个楔骨和骰骨尚未骨化。

1. X 线检查与评价　尽管幼儿期马蹄内翻足的 X 线检查存在上述问题，常规摄取患足正位和侧位 X 线片，测量骨化中心已经出现的距骨、跟骨、骰骨以及跖骨之间的解剖关系，至少有三项临床意义：①有助于与其他先天性足畸形的鉴别诊断。②有助于评价马蹄内翻足所存在后足跖屈、后足内翻、距骨－舟骨半脱位与前足内收 4 种基本畸形的严重程度。③有助于评价或比较不同治疗方法的结果。依照 Simons [36] 的经验，摄取婴儿足部正位和侧位 X 线片，需要患儿父母与放射科医生的合作。应该将患儿置于髋关节与膝关节屈曲 90° 的状态，患足尽可能置于模拟负重位，保持双足内侧缘相互接触，有时需要家长用其手指被动矫正前足跖屈及内收的条件下，摄取患足正位和侧位 X 线片。继之，使用手持量角器测量下列 X 线参数，目的是评价前足内收、后足内翻、后足跖屈的严重程度 [37-39]。

（1）测量正位 X 线片参数：①距骨－跟骨角，由距骨与跟骨中轴线所形成的夹角（图 2-11），其正常平均值为 38°（正常值为 32° ～50° ），该角度减少表明有后足内翻。②距骨－第一跖骨角，为距骨与第一跖骨中轴线所形成的夹角（图 2-12），其正常平均值为 3.6°（正常值为 -5°～10° ）。此值＞ 10° 时表明前足内收畸形，与其相反者界定为负值。当其＞ -5° 表明前足外展畸形，是评价扁平外翻足的 X 线参数。③跟骨－第五跖骨角，由跟骨与第五跖骨中轴线形成的夹角（图 2-13），其正常平均值为 1°（正常值为 -5° ～5° ）。此角＞ 5° 表明前足内收畸形 [39]。Simons 在手术中 X 线透视检查发现，距骨－第一跖骨角＞ 15° ，而距骨－跟骨角＜ 15° 者，都有距骨－舟骨半脱位 [36]。

（2）测量侧位 X 线片参数：①距骨－跟骨角，是距骨中轴线与跟骨跖侧面平行线形成的夹角（图 2-14）。其正常平均值为 33°（正常值为 25° ～40° ）。此角＜ 25° 表明后足内翻及跖屈畸形。②距骨－第一跖骨角由距骨与第一跖骨中轴线形成的夹角（即 Meary 角）（图 2-15），其正常值为 0° ～30° 。此角增大表明距骨跖屈畸形，抑或前足过度跖屈，也是中足塌陷的 X 线征象。③患足最大背伸时测量胫骨－距骨角，即胫骨与距骨中轴线形成的夹角，其正常值为 70° ～100° 。此角增大表明距骨跖屈畸形，可能是踝关节后关节囊挛缩所致，也可能是不正确的石膏矫形技术所引发的跗横关节过度背伸，导致医源性垂直距骨或足底凸状足部畸形［摇椅足（rocker-bottom foot）］。④胫骨－跟骨角，由胫骨中轴线与跟骨跖侧面平行线形成的夹角（图 2-16），其正常值为 25° ～60° 。此角增大表明跟骨跖屈畸形，并与跟腱挛缩严重程度存在密切的关联 [38-41]。

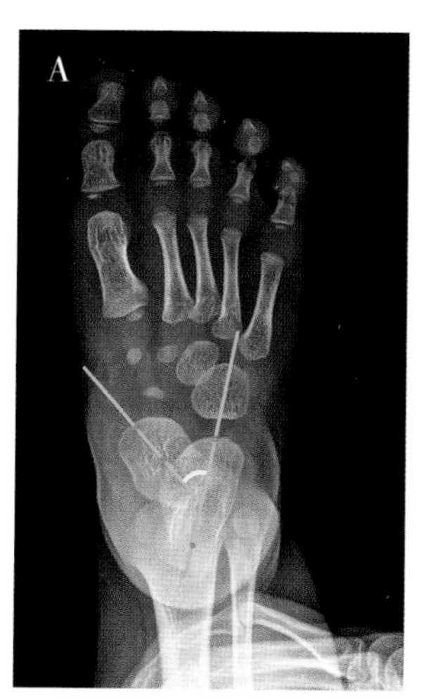

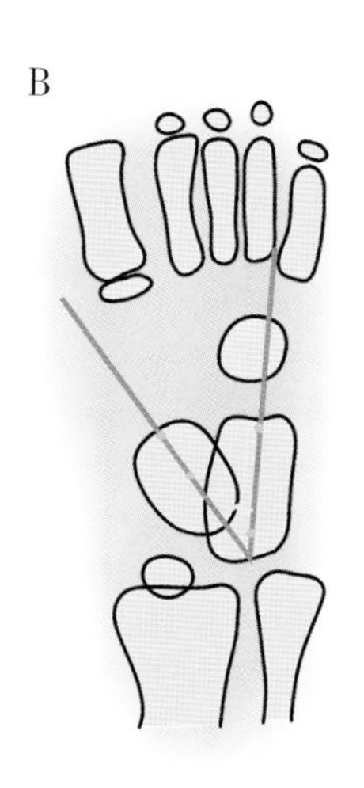

图 2-11　足部正位 X 线片测量距骨－跟骨角
距骨与跟骨中轴线所形成的角度。

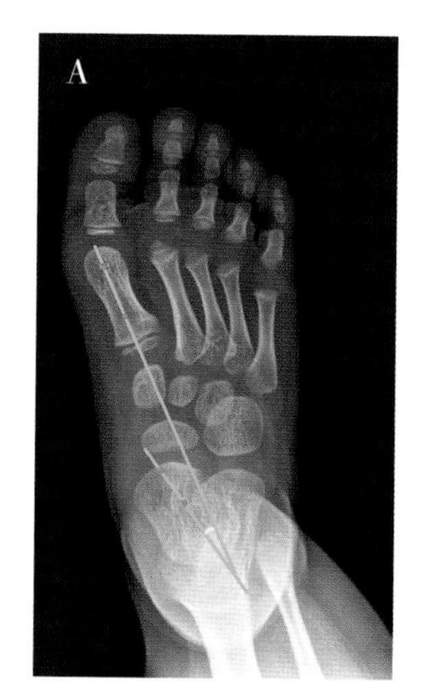

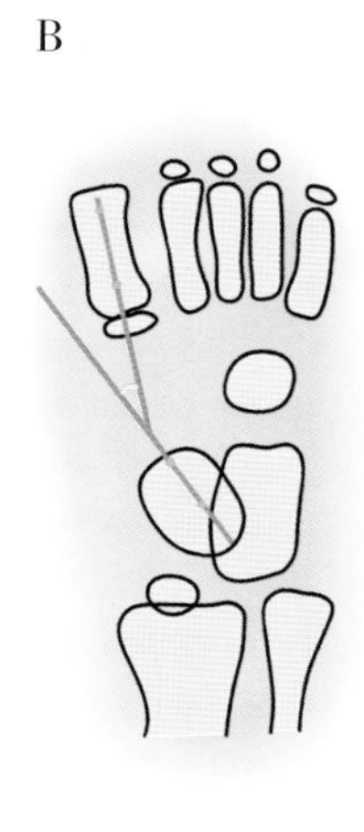

图 2-12　足部正位距骨－第一跖骨角
距骨与第一跖骨中轴线所形成的夹角。

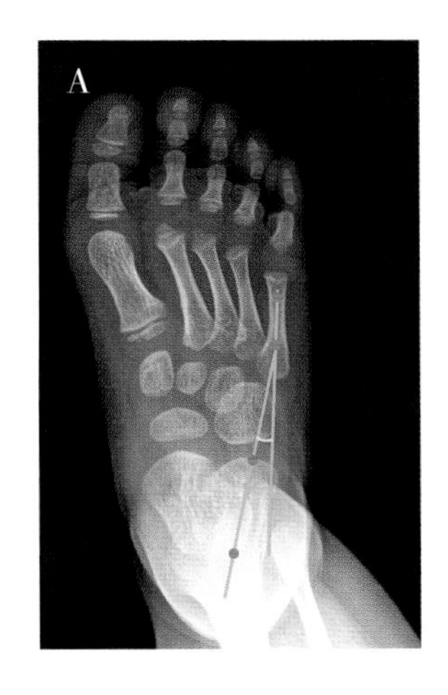

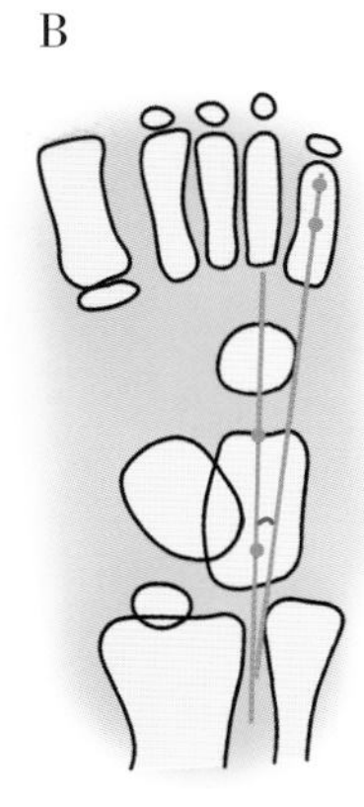

图 2-13 足部正位跟骨-第五跖骨角
跟骨与第五跖骨中轴线形成的夹角。

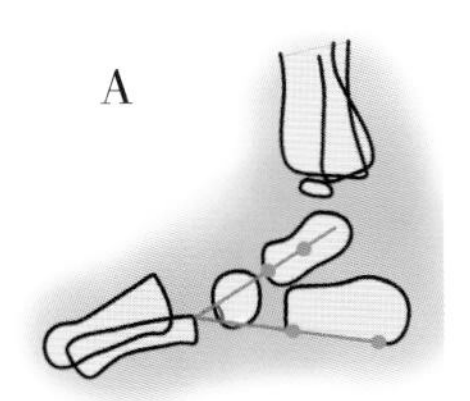

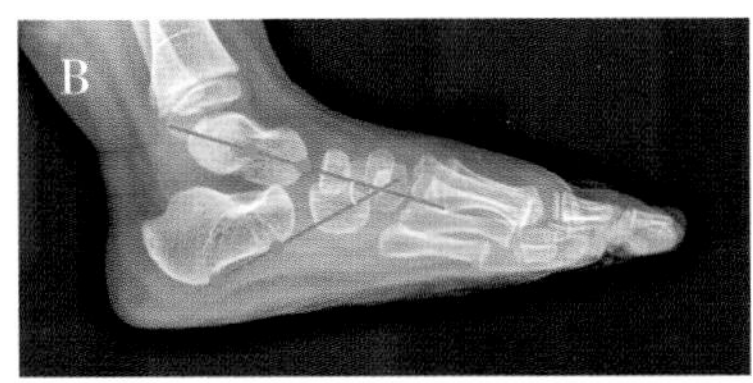

图 2-14 足部侧位距骨-跟骨角
距骨中轴线与跟骨跖侧平行线形成的夹角。

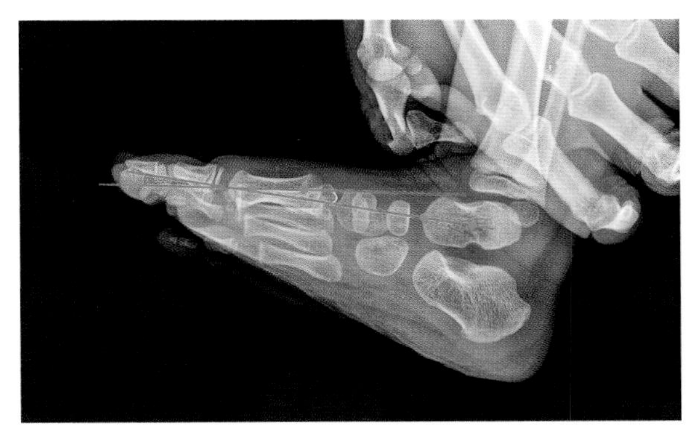

图 2-15 足部侧位距骨-第一跖骨角
距骨与第一跖骨中轴线形成的夹角。

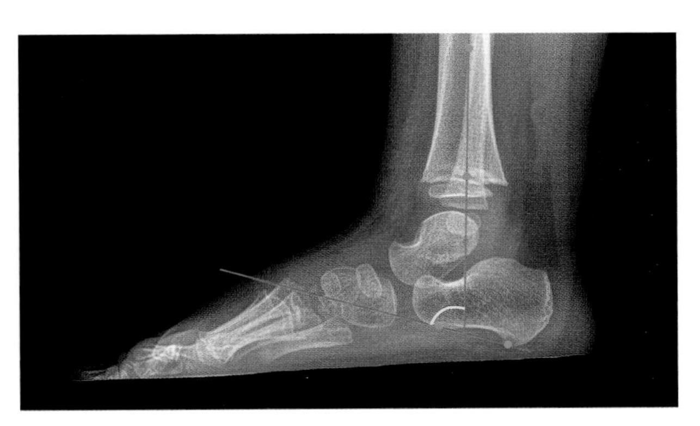

图 2-16 足部侧位胫骨-跟骨角
胫骨中轴线与跟骨跖侧平行线形成的夹角。

2. CT 检查与评价 鉴于婴幼儿足部跗骨软骨成分所占比重更多，又因其较高的射线辐射剂量，CT 检查不宜作为早期诊断本病的影像学方法。Johnston[42]曾对 24 例先天性马蹄内翻足与 3 例正常足进行对照研究，其年龄为 3～10 岁，实施 CT 三维重建，试图寻找治疗后的马蹄内翻足与正常足在跗骨解剖关系的异同，确定马蹄内翻足跗骨几何形态改变。该作者声称儿童足部跗骨软骨成分较多，CT 三维重建很难将先天性马蹄内翻足的跖屈内翻，与可证明足部内旋的旋转轴建立相关性，CT 三维重建对理解马蹄内翻足的跗骨解剖关系受到限制。Ippolito[43-44]基于其以前的 X 线比较研究结果，指出即使进入成年后的患侧足部看似正常者，也未恢复至正常的 X 线解剖。该作者曾对 2 种方法治疗后的先天性马蹄内翻足（患者平均年龄分别为 25 岁和 19 岁）实施 CT 三维重建，目的是评价治疗对足部跗骨形态和距下关节、距舟关节、跟骰关节病理解剖学的影响。两种治疗方法分别为石膏矫形和足部后内侧软组织松解组，另一组为 Ponseti 石膏矫形与有限软组织松解组。研究结果表明距下关节、距舟关节及跟骰关节都发生了明显改变，似乎与治疗方法没有密切的关联。对于跟骨内翻和距骨颈倾斜角的矫正，Ponseti 石膏矫形组的结果更好。然而，舟骨向内侧半脱位（图 2-17）（第一组为 75%，第二组为 40%）、距舟关节形态异常（两组均为 40%），距跟后方关节面扁平样改变（图 2-18），以及跟骰关节形态异常（第一组为 77%，第二组为 94%），是发生率较高的解剖学异常。由此可见，CT 三维

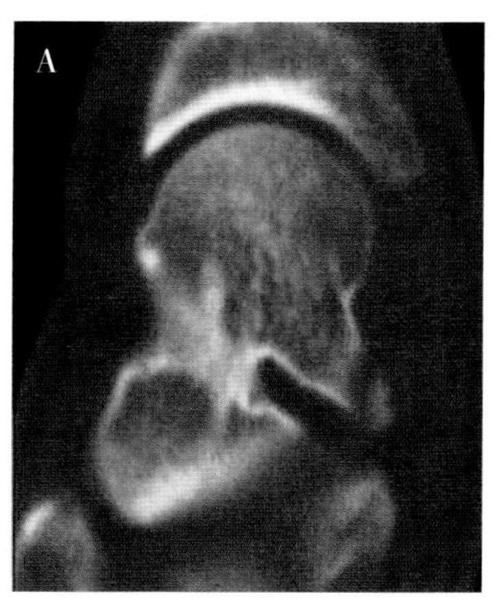

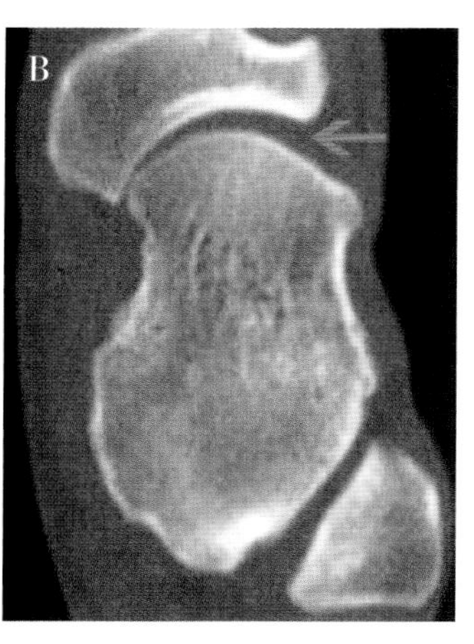

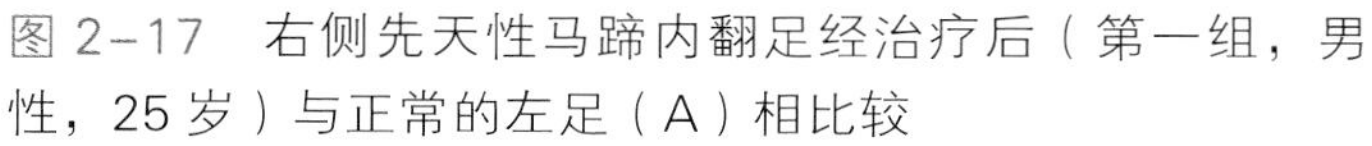
图 2-17　右侧先天性马蹄内翻足经治疗后（第一组，男性，25 岁）与正常的左足（A）相比较

可见右足（B）舟骨有楔形改变，关节间隙不规则，并向内侧半脱位。

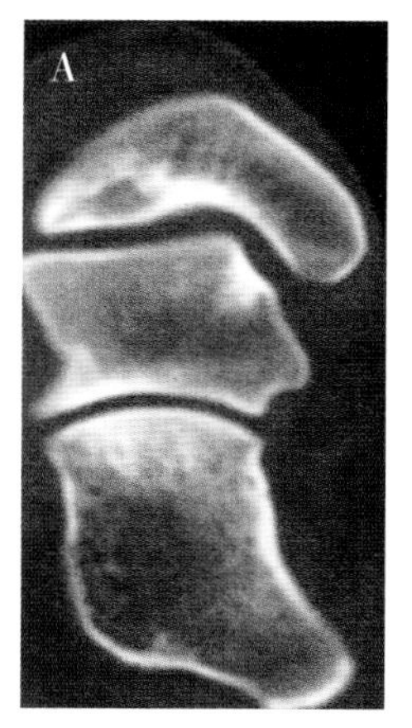

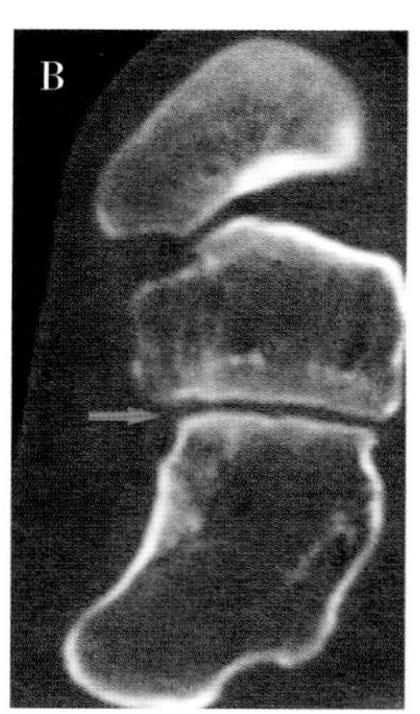

图 2-18　Ponseti 治疗后的右侧先天性马蹄内翻足（第二组，女性，19 岁）与正常的左足（A）相比较

可见右足（B）距骨-跟骨后方关节面出现扁平样改变（B）。

重建有助于评价成年后足部形态学的改变。

3. MRI 检查与评价　MRI 扫描具有识别普通 X 线检查不能显示的婴幼儿期以软骨为主要成分的足部跗骨，因为 X 线片所显示的跗骨骨化中心不足以代表跗骨真实的解剖轴线，更不能准确界定跗骨之间的解剖关系，因此，MRI 扫描恰可弥补 X 线评价婴幼儿期马蹄内翻足的限制，具有既能可视跗骨整体形态，又能真实地显示跗骨之间的解剖关系。于是，应用 MRI 扫描探讨先天性马蹄内翻足的病理解剖学改变，评价非手术治疗的结果，备受临床医生的推崇[25,32,45]。Pirani[32] 对 2 例曾于婴儿期 Ponseti 石膏矫形治疗先天性马蹄内翻足，应用 MRI 扫描 T_2 加权快速自旋回波序列，选择垂直于内踝与外踝连线的矢状位扫描、垂直于距舟关节的斜位扫描、垂直于跟骰关节的斜位扫描，以及垂直于距下关节的斜位扫描四个平面，以求证四个平面相应的跗骨形态及其解剖关系异常是否获得满意的矫正：①胫距关节跖屈，距骨颈向下方倾斜，距舟关节向跖侧移位。②距骨颈向内侧倾斜，距舟关节向内侧移位，距骨头与舟骨楔形改变。③跟骨远端楔形改变，跟骰关节向内侧移位。④跟骨内翻及内收，距下关节面变形。MRI 扫描证明上述骨软骨性跗骨畸形、跗骨之间的解剖学异常，获得近似完全的矫正。Richards[46] 对 6 例（6 足）应用法国物理方法治疗的婴儿期先天性马蹄内翻足，分别在治疗前与治疗后 3 个月进行四个平面的 MRI 扫描，目的是确认胫距关节跖屈、距舟关节及跟骰关节半脱位、跟骨内翻，以及舟骨及跟骨远端关节面楔形改变，是否获得满意的矫正。结果显示除 2 足有持续性跟骨跖屈外，上述跗骨畸形及跗骨之间的关节解剖学异常都获得明显的改善（图 2-19，图 2-20）。该作者注意到在跟腱

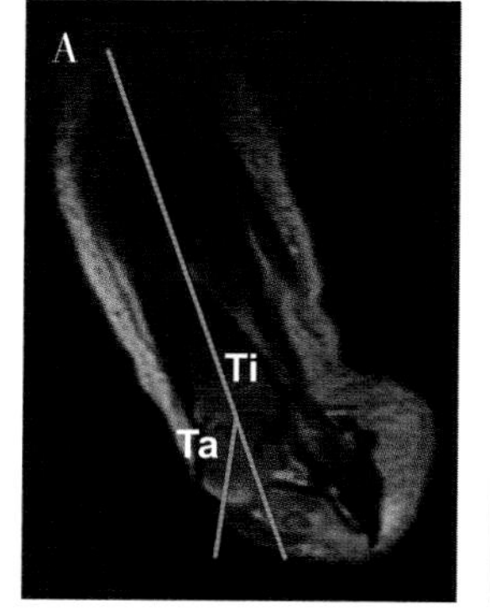

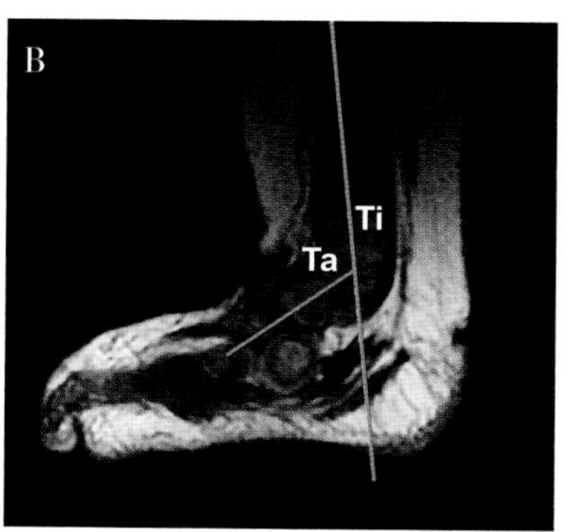

图 2-19　胫距关节在治疗前后的变化

胫距关节在治疗之前有严重的跖屈畸形（A），而治疗之后距骨跖屈获得完全矫正，恢复了距骨与胫骨的正常解剖关系（B）（Ti 为胫骨，Ta 为距骨）。

切断之前，后足跖屈畸形通常会持续存在。尽管临床评价后足跖屈畸形获得满意的矫正，MRI扫描却显示跟骨仍有跖屈畸形，骰骨仍有背伸畸形，以及跟骨远端软骨部分也向背侧移位，进而产生足底凸形改变（图 2-21）。MRI 扫描虽未列入诊断先天性马蹄内翻足的常规影像学检查，但对于诊断与治疗过程中存有疑问的病例，特别是经过标准的 Ponseti 石膏矫形技术治疗仍有部分畸形，抑或对是否需要跟腱切断存有疑虑者，MRI 扫描能够提供重要的信息。

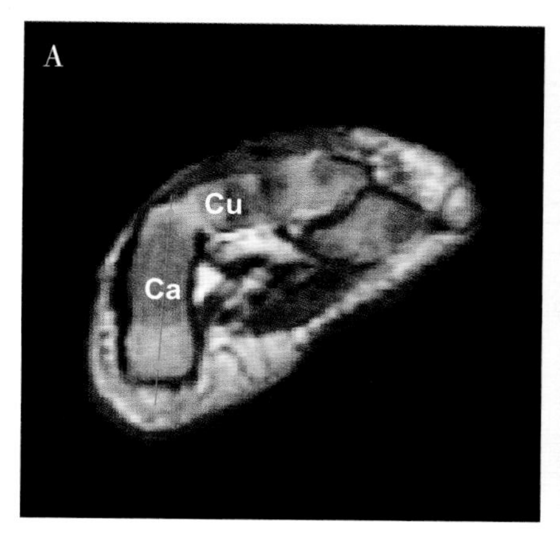

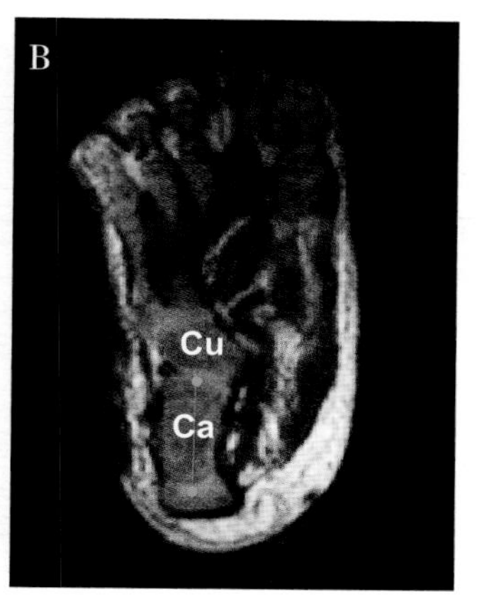

图 2-20　跟骰关节半脱位治疗前后的比较

治疗之前显示跟骰关节半脱位（A），治疗之后跟骰关节半脱位获得完全矫正（B）（Cu 为骰骨，Ca 为跟骨）。

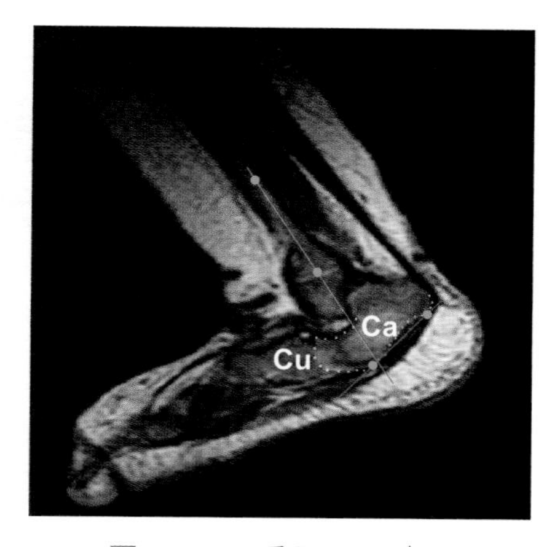

图 2-21　后足跖屈畸形

临床评价后足跖屈畸形获得明显改善，MRI 扫描却显示跟骨仍有跖屈畸形、骰骨向背伸移位，跟骨远端软骨部分也向背侧倾斜，进而产生足底凸形改变。

六、诊断与鉴别诊断

具有上述四项典型的足部异常或畸形，容易做出先天性马蹄内翻足的诊断，但需要与姿势性马蹄内翻足（图 2-22）、先天性跖骨内收（图 2-23）相鉴别。姿势性马蹄内翻足又称柔韧性

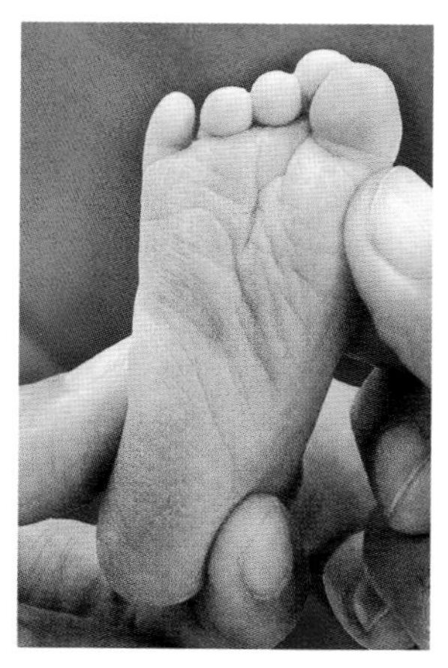

图 2-22　姿势性马蹄内翻足

从足底观察后足内翻和前足内收畸形，可被手法完全矫正。

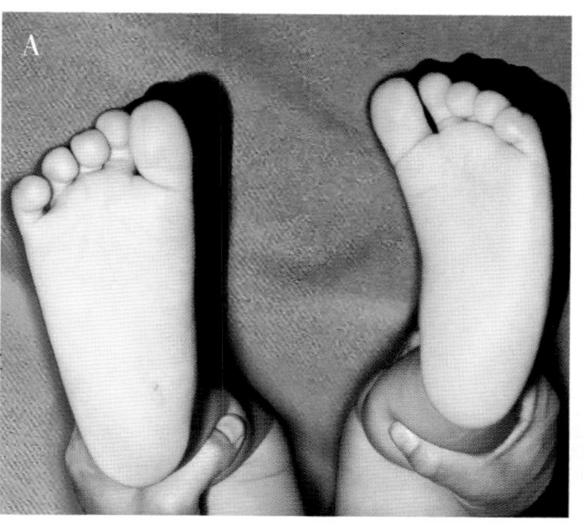

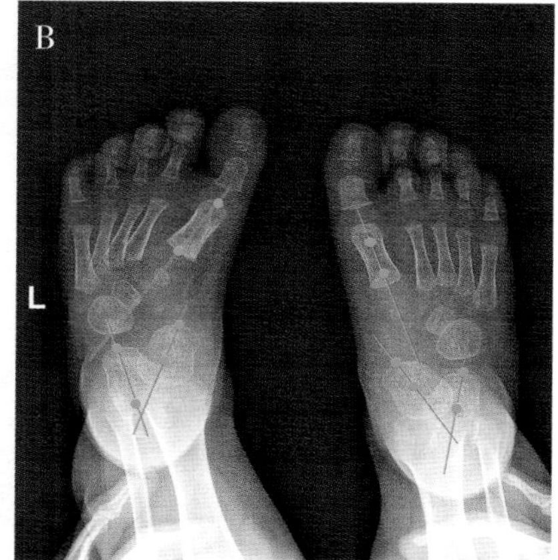

图 2-23　跖骨内收的临床与 X 线表现

临床照片显示左足跖骨内收（A），其后足与右足没有明显区别；X 线片显示左足距骨-第一跖骨角 > 15°，但距骨-跟骨角 > 35°（B）。

马蹄内翻足，其足部本身发育并无缺陷，而是于胎儿期处于内翻的位置所产生的姿势性畸形。临床检查时将患足被动背伸和前足外展之后，其足部跖屈及内翻能够完全矫正，足部皮肤也没有皱褶[47]。先天性跖骨内收是一种少见的足部畸形，通常只有前足内收，而后足没有跖屈或内翻畸形[48]，容易与本病相鉴别。

在诊断本病时，应该特别注意与临床综合征或神经源性疾病所致的马蹄内翻足鉴别，因为有些马蹄内翻足是某种综合征的组成部分，例如先天性多发性关节挛缩综合征、唐氏综合征（Down syndrome）、拉森综合征（Larsen syndrome），以及隐性脊柱裂、椎管闭合不全等疾病[35]，因此，应重视细致和全面的临床检查。临床检查应该从头部开始，严格依照从人体近端向足部的顺序，观察肢体外观形态及姿势、四肢关节活动范围、脊柱及腰骶部皮肤，以及周围神经系统检查，以期排除综合征或神经肌肉性马蹄内翻足的诊断。

七、临床分类

先天性马蹄内翻足的严重程度不尽一致，可靠而又容易重复的分型方法，既有助于判断预后，也为选择治疗方法、评价治疗效果提供客观的依据。在开始治疗之前，应该对患足各项畸形的严重程度做出分类。在长期临床研究的历史中，曾经产生许多分型方法[49]。Dimeglio[50]于1995年建立8项参数20分的分型方法，Pirani[51]于1999年创用6项参数6分的分型方法，在临床上获得普遍的应用，具有容易掌握、可信度高、重复性好，并具有较强的判断预后的作用，后者包括需要石膏矫形次数、跟腱切断和复发率，都与马蹄内翻足分型具有较强的相关性[52-54]。为了确定Pirani分类是否具有预测复发率的问题，Goriainov[53]开展一项前瞻性临床研究，应用Ponseti石膏矫形方法治疗马蹄内翻足50例（80足），随访时间平均为4.8年（2～6年）。63足获得满意治疗结果，17足（21%）出现复发，后者Pirani评分平均≥5分，而没有复发者Pirani评分平均≤3.5分，两组具有统计学差异。该作者由此认为，Pirani分类所界定的本病严重程度与是否复发存在极强的相关性，对石膏矫形治疗后是否复发具有预测作用。Brazell[54]回顾性分析Dimeglio分型的预测作用。本组应用Ponseti石膏矫形方法治疗马蹄内翻足53足，石膏矫形次数平均为5次（2～16次）。在随访时间≥2年期间，13足（24.5%）出现复发。统计学分析证明，治疗之前Dimeglio评分与所需石膏矫形次数、实现矫正后是否复发，具有统计学意义。

1. Pirani分型方法 根据6项临床参数计分，每项分别评分为0分（正常），0.5分（中度异常），1分（严重异常）（图2-24）。每足总分数界定为≤6分，分数越大表明马蹄内翻足的畸形更为严重（表2-1）。在其后的文献中，通常将0.5～2分为轻型马蹄内翻足，2.5～4分为中型马蹄内翻足，而4.5～6分为严重型马蹄内翻足[49,51,52]。

表2-1 Pirani评分标准

	参数	0分	0.5分	1分
前足	足外侧缘	直线形	远端轻度侧凸	跟骰处有明显侧凸
	足内侧缘	没有折痕	1个或2个深折痕	3个以上折痕
	距舟关节	正常（不能触及距骨头）	半脱位（可触及部分距骨头）	完全脱位（可触及距骨头）
后足	足跟部空虚	可触及跟骨结节	似乎可触及跟骨结节	不可触及跟骨结节
	后足皱褶	无皱褶	浅皱褶	深皱褶
	跖屈畸形	足背伸 > 20°	足背伸 > 中立位	足背伸 < 中立位

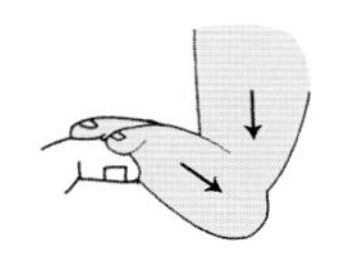
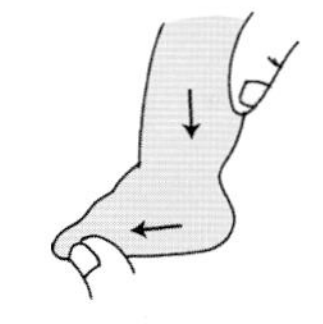

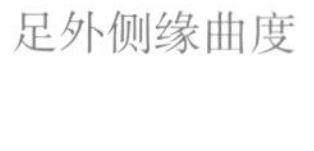
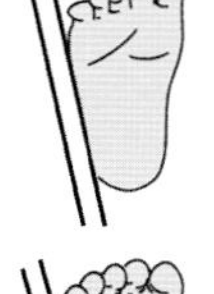
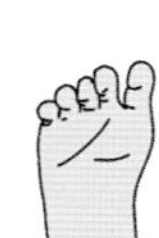
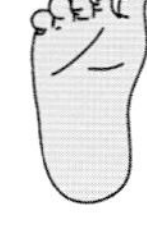
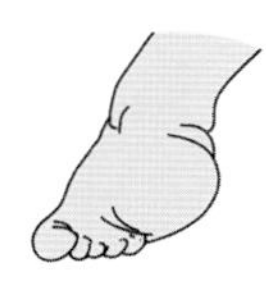
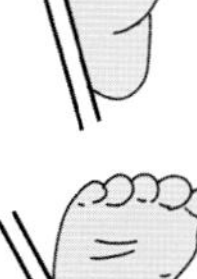
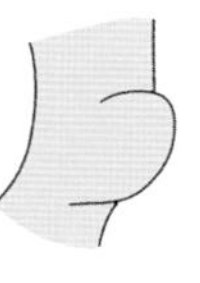
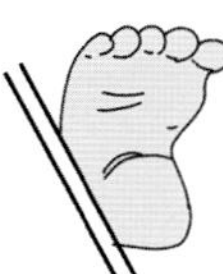

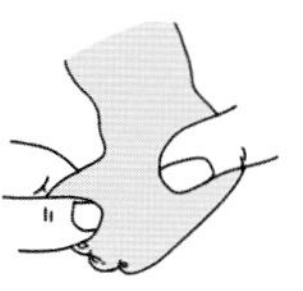
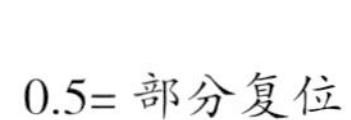
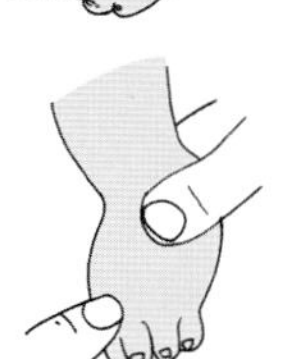
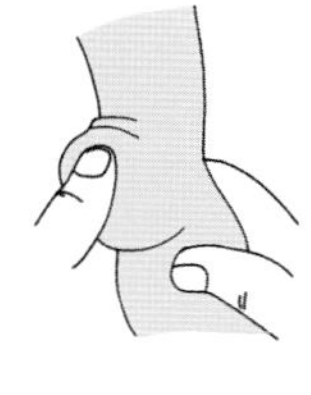

后足挛缩程度	评分	中足挛缩程度	评分
后部皱褶严重度（0 分，0.5 分，1 分）		后部皱褶严重度 (0 分，0.5 分，1 分)	
足跟部触诊情况 (0 分，0.5 分，1 分)		内侧皱褶严重度 (0 分，0.5 分，1 分)	
跖屈僵硬程度（0 分，0.5 分，1 分）		距骨头外侧部触诊情况（0 分，0.5 分，1 分）	
后足挛缩程度总分		中足挛缩程度总分	
中、后足挛缩程度总分			

6 项参数包括：A. 足部外侧缘凸出；B. 足部内侧缘折痕；C. 距骨头未被舟骨覆盖（距舟关节脱位）；D. 足部后侧皮肤皱褶；E. 足部跖屈畸形；F. 足跟部空虚感（注：图中 0、0.5、1 表示分值，其中 0 分代表正常，0.5 分代表柔韧性畸形，1 分代表僵硬型畸形）。

图 2-24　Pirani 分型包含的 6 项参数

2. Dimeglio 分型方法　Dimeglio 等学者基于 4 个基本参数和 4 项次要参数建立评分标准（图 2–25～图 2–29），总分值为 20 分，分值愈大表明其畸形愈严重（表 2–2）。根据实际总分值的多寡，将先天性马蹄内翻足畸形的严重程度，依次分为轻度、中度、严重与特别严重 4 种类型（表 2–3）[54–56]。

表 2–2　Dimeglio 评分标准

参数		0 分	1 分	2 分	3 分	4 分
矢状面	踝关节背伸–跖屈幅度	> 20°（背伸）	0°～20°（背伸）	20°～0°（跖屈）	45°～20°（跖屈）	90°～45°（跖屈）
冠状面	后足外翻–内翻幅度	> 20°（外翻）	0°～20°（外翻）	20°～0°（内翻）	45°～20°（内翻）	90°～45°（内翻）
横断面	足跟及中足旋转方向及幅度	> 20°（外旋）	0°～20°（外旋）	20°～0°（内旋）	45°～20°（内旋）	90°～45°（内旋）
	前足外展–内收幅度	> 20°（外展）	0°～20°（外展）	20°～0°（内收）	45°～20°（内收）	90°～45°（内收）
足跟后侧皮肤皱褶			+			
足部内侧皮肤皱褶			+			
中足高弓			+			
小腿肌肉萎缩			+			

注：足跟及中足旋转是指跟骨与舟骨、楔骨及骰骨作为整体，在横断面围绕距骨头所发生的旋转移位，因为前者通常被定义为足部髋臼，而距骨头则比拟为股骨头。

表 2–3　Dimeglio 分型

级别	类型	总分值 / 分	可被动矫正的幅度	所占比率 /%
Ⅰ	轻度	< 5	> 90°，柔韧性	可完全被动矫正
Ⅱ	中度	5～10	> 50°，半柔韧性	大部分可被动矫正
Ⅲ	重度	10～15	< 50°，半僵硬性	少部分可被动矫正
Ⅳ	特重型	15～20	< 10°，僵硬性	几乎不可被动矫正

注：为了容易理解和符合中文习惯，将原文 I 级（degree I）直译为良性（benign），本节将其称为轻度；原文Ⅳ级直译为非常严重（very severe），本节将其称为特别严重，简称特重型。

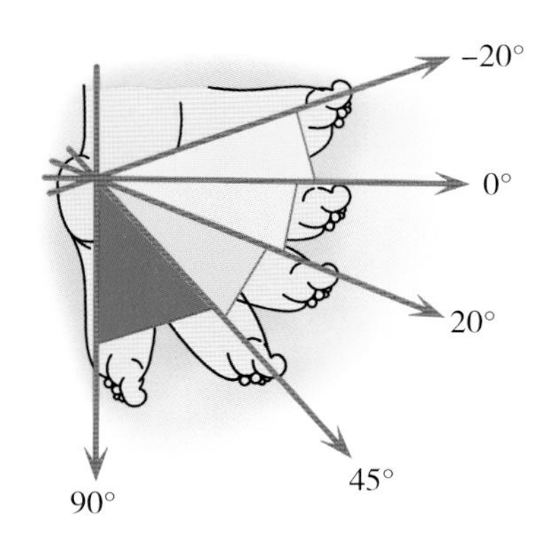

图 2–25　矢状位测量踝关节跖屈程度

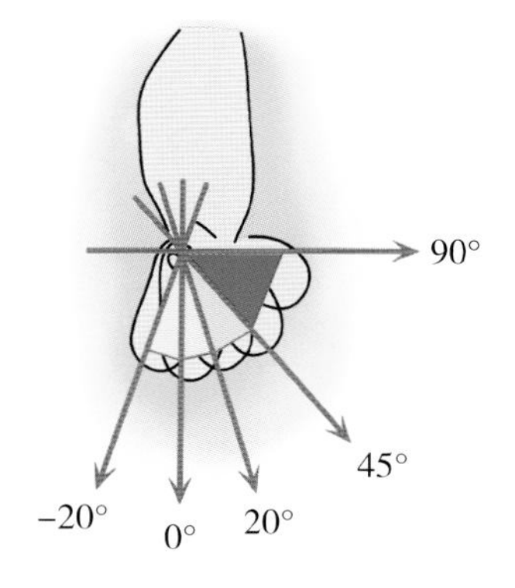

图 2–26　冠状面测量后足内翻程度

注：从上至下分别为①背伸 > 20° 为 0 分；②背伸 < 20° 或 0° 为 1 分；③跖屈 < 20° 为 2 分；④跖屈 20°～45° 为 3 分；⑤跖屈 45°～90° 为 4 分。

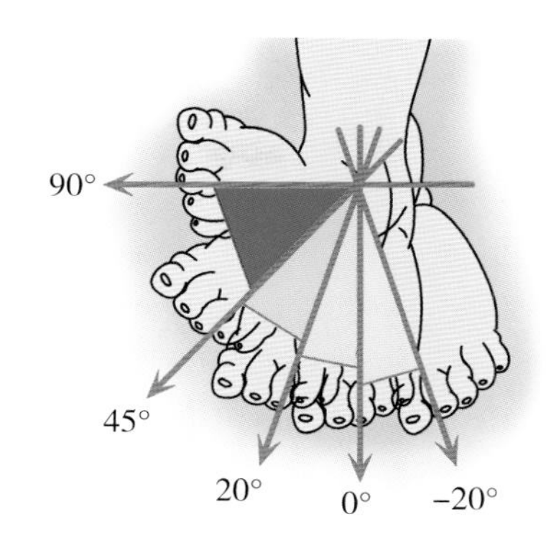

图 2-27 横断面测量前足及跟骨内旋幅度

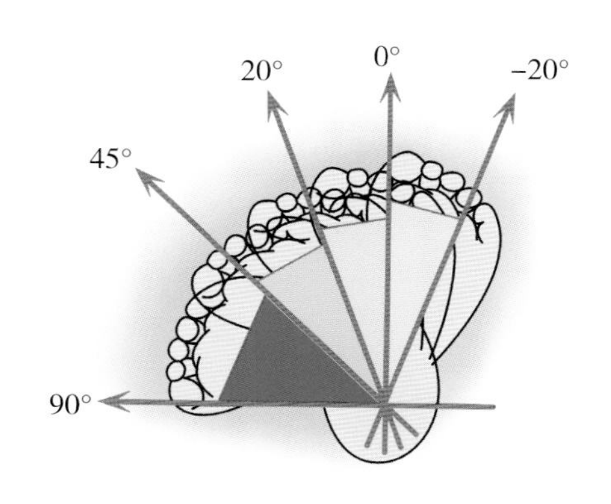

图 2-28 横断面测量前足内收幅度

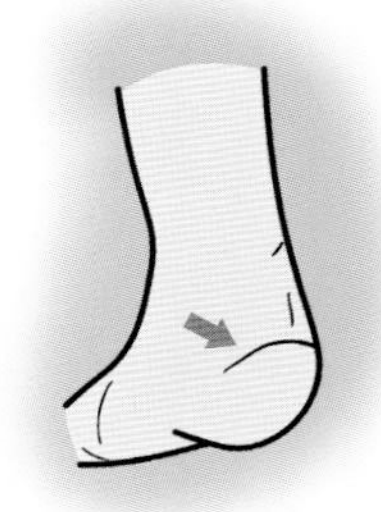

A. 足跟部皮肤皱褶

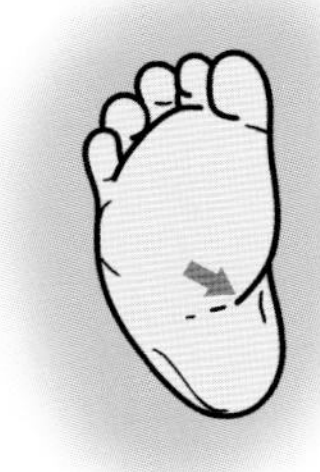

B. 足部内侧皮肤皱褶

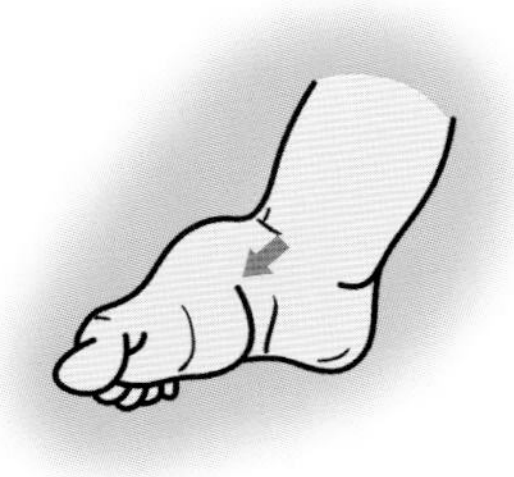

C. 中足纵弓增高

图 2-29 三项次要参数

八、治疗与预后

先天性马蹄内翻足既是新生儿最为常见的出生缺陷之一，也是最早开始矫形治疗的先天性足部畸形。实现足部外观接近正常，足底均匀负重行走，足踝关节具有良好的活动功能，能够穿着普通的皮鞋或运动鞋，始终是先天性马蹄内翻足的治疗目标[26,35,46]。然而，为了实现上述目标，先天性马蹄内翻足的治疗，却经历了曲折反复的发展过程。早在 1773 年，便有学者开始尝试石膏矫形治疗，但石膏矫形成功率很低，复发率居高不下，抑或遗留矫形不足的畸形，只有手术治疗才能获得满意的矫正，因为 50%～75% 需要手术松解[57-59]。由于外科麻醉与无菌技术于 1800 年代晚期成功地被引进临床应用，手术治疗马蹄内翻足也随之兴起。Lorenz 于 1784 年实施跟腱延长治疗马蹄内翻足，被视为手术治疗马蹄内翻足的第一人[1]。Little 于 1839 年曾经报道跟腱延长治疗马蹄内翻足的结果[60]。自此以后，各种软组织松解手术相继问世，甚者成为主要的治疗方法，但只有 45% 的病例获得优良的结果[61]。进入 1970 年代，许多矫形外科医生经过深入研究和不懈探索，开创了足部广泛性软组织松解手术技术，进而成为 1970 年代治疗先天性马蹄内翻足的流行方法。Turco[62]首次采取一期足部后内侧软组织松解手术技术，强调对内侧的距下关节、踝关节和距舟关节的松解。由于未对距下关节与踝关节的外侧实施松解，导致后足平行移位而产生跟骨外翻的问题。为了克服 Turco 后内侧软组织松解产生的并发症，在 1980—1990 年期间，各种软组织松解手术，特别是距下关节广泛性软组织松解应运而生，因而实现了一期手术矫正足部所有异常的目标。然而，随着儿童足部继续生长，早期治疗结果不仅逐渐丢失，而且还出现一些严重的并发症，包括踝关节及距下关节僵硬、肌力减弱、足踝部疼痛、遗留某种足部畸形，以及发生骨性关节炎[63-65]。面对这些严重的并发症，许多临床医生认识到，累及关节的软组织松解不应作为治疗马蹄内翻足的首选或初期治疗方法，进而重新审视和关注此前所发展的2种非手术治疗技术，即Ponseti从1948年开始创用的石膏矫形技术（通常称为Ponseti石膏矫形方法）[66,67]，1970年代法国开展的物理治疗技术[68,69]。时至今日，普遍将手术治疗作为非手术治疗的补充，即有限的软组织手术，而传统的广泛性软组织松解，只是用于治疗石膏矫形治疗复发，抑或延迟治疗的年长儿童马蹄内翻足畸形[70,71]。

（一）非手术治疗

先天性马蹄内翻足的非手术治疗，通常可分为手法牵伸整复与石膏矫形或非弹性胶带固定两部分。首先针对引发某个畸形的软组织，实施手法被动牵伸整复或物理性治疗，继之使用石膏矫形或非弹性胶带短时间固定，以使某种畸形在获得矫正的位置后持续一段时间。20世纪20年代Kite[72]和40年代Ponseti[73]是倡导和实践非手术治疗先天性马蹄内翻足的先驱。他们在临床中治疗数量惊人的病例，创用完整而系统的矫形方法，为治疗本病提供了标准的技术。几乎与此同时，他们还对发病机制与病理改变，开展解剖学研究，密切随访观察足部形态和功能活动，为非手术治疗提供了理论基础。他们从上述研究，发现新生儿足部软组织具有相对的黏弹性特征，间歇性牵伸和持续性静态应力作用，可使韧带及关节囊中主要成分的胶原蛋白松弛，而改变静力负荷的强度及方向，快速生长组织的生长方式也发生了改变，进而加速马蹄内翻足的软骨原基生长与发育[71,74]。因此，早期恢复足部骨骼之间的正常解剖关系，足跗骨及关节面不仅能够获得良好的塑形，也有助于保持足部跗骨及关节面的匹配，从而为患足向正常足的发育提供了科学证据[75,76]。目前在临床上广泛应用的非手术治疗方法，包括北美国家、亚洲及非洲国家普遍应用的Ponseti石膏矫形技术，欧洲国家通常使用所谓的法国功能性治疗方法（French functional method）。本书将详尽地介绍上述两种非手术治疗先天性马蹄内翻足的技术操作及相关问题。

1. Ponseti石膏矫形方法　其适应证包括患儿年龄与马蹄内翻足的严重程度两个方面。Ponseti石膏矫形技术适用于各种严重程度的先天性马蹄内翻足的治疗，但开始治疗的年龄却有比较严格的限制。早期文献将治疗年龄限定在6月龄以内，主张生后1周开始治疗的成功率最高[66,67,77]。随着Ponseti石膏矫形技术在世界范围内广泛使用，参与治疗的学者积累了丰富的经验，开始治疗的年龄限制也屡获突破。Lourenco[78]的经验表明年龄＜1岁者，应用Ponseti矫形技术都能获得满意的结果。Verma[79]报道一组37例55足，其Pirani评分为中度或严重型马蹄内翻足，开始治疗时年龄平均为2.1岁（1～3岁），治疗后随访时间平均2.5年（1.3～3年）。49足（89%）获得满意的结果，7足（18.9%）出现复发性前足内收和后足内翻畸形。该作者认为即使患儿达到3岁，Ponseti石膏矫形技术仍然具有一定的矫形作用。

Ponseti石膏矫形技术，可分为间歇性或系列性手法牵伸整复和石膏矫形固定两个部分，每周实施一次手法牵伸整复之后，立刻应用石膏矫形固定。依照特定的次序，每次只针对一种畸形实施手法牵伸整复，继之使用石膏矫形固定，使某种畸形在已获矫正的位置持续7天左右。应用石膏矫形固定7天之后，在拆除石膏的当天，开始针对另一畸形进行第二次手法牵伸整复和石膏矫形固定，一周后拆除石膏并进入第三次治疗。一般经过5～6次系列手法牵伸整复与石膏矫形固定，可使中足高弓、前足内收和后足内翻畸形获得完全矫正，但后者严重的跖屈畸形则需要经皮跟腱切断治疗[66,67]。Ponseti石膏矫形技术具体操作方法与步骤：

（1）矫正第一跖骨跖屈及内翻（即高弓畸形）：以矫正右侧马蹄内翻足为例，术者左手示指放置在跟骨后上方，其拇指在距骨头外侧施加压力，作为手法牵伸整复的支点。与此同时，术者右手拇指及示指握持前足，将第一跖骨徐缓地向足背侧伸展，注意使第一跖骨与其他跖骨保持线性关系。在矫正第一跖骨跖屈及内翻畸形的同时，也矫正了高弓矫形（图 2-30）。这个动作要求持续 30 秒以上，才能使跖侧软组织变得松弛，允许应用石膏矫形固定。首先缠绕足部及小腿部分，术者右手仍然握持前足以保持矫正的位置，其左手放置在小腿上方的外侧，并与右手握持的前足保持对抗作用。此时，助手从足趾开始向膝关节下方缠绕棉卷，继之从足趾末端开始向膝关节下方缠绕 4～5 层传统石膏（图 2-31）。一旦完成足部及小腿的石膏固定，术者右手不再需要牵拉前足，开始对足部石膏进行塑形，目的是保证石膏与足部皮肤贴附，又要避免局部受压。最后，在膝关节屈曲 90° 的位置上，将小腿石膏延伸至腹股沟下方。将第一跖骨保持在背伸的位置，应用下肢石膏固定一周。但是，从外观上评价，前足内翻畸形似乎有所加重（图 2-32）。

（2）矫正前足内收与后足内翻：由于舟骨相对于距骨头前方向足部内侧移位，而骰骨相对跟骨前方也向足部内侧移位，进而在跗跖关节平面发生内收畸形。后足内翻则是跟骨在距骨下方发生内收与内向旋转的结果。一旦使前足相对于后足产生外展活动，跟骨也随之由内翻旋

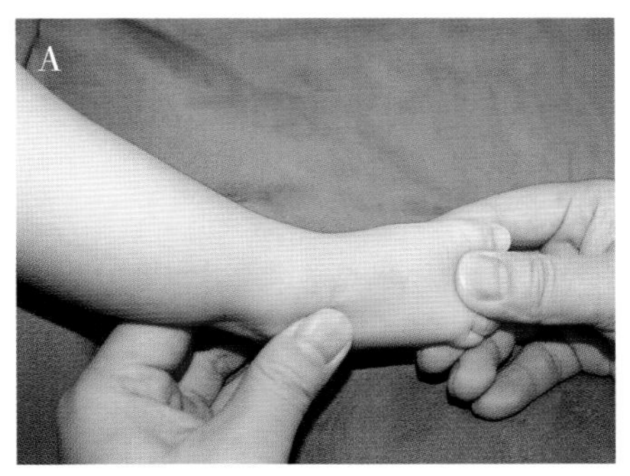

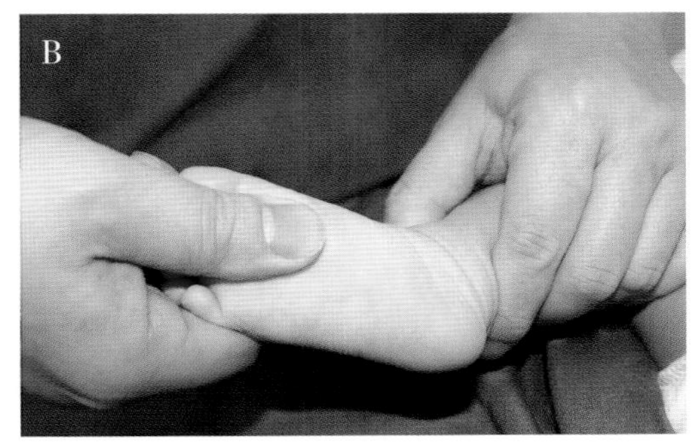

图 2-30 矫正第一跖骨跖屈及内旋畸形

术者左手示指放置在跟骨后上方，其拇指在距骨头外侧施加压力，而右手拇指与示指握持前足，徐缓地将第一跖骨背伸。

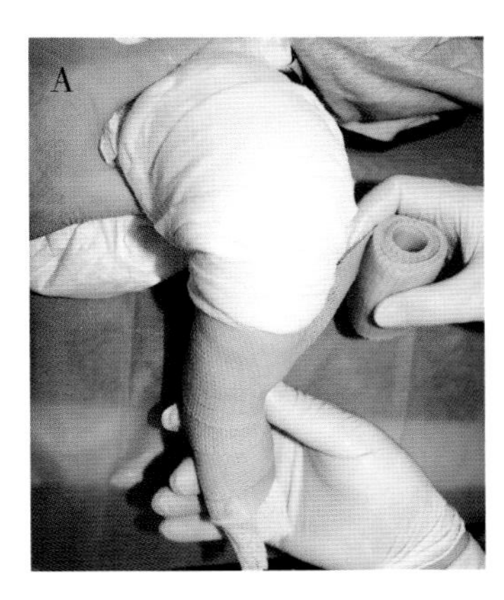

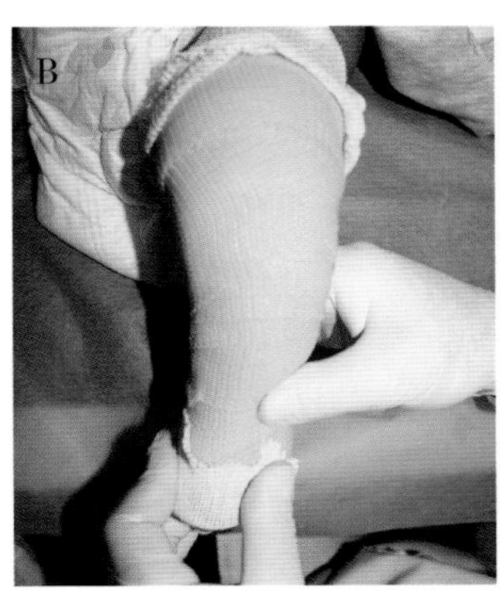

图 2-31 从足趾开始缠绕足及小腿石膏

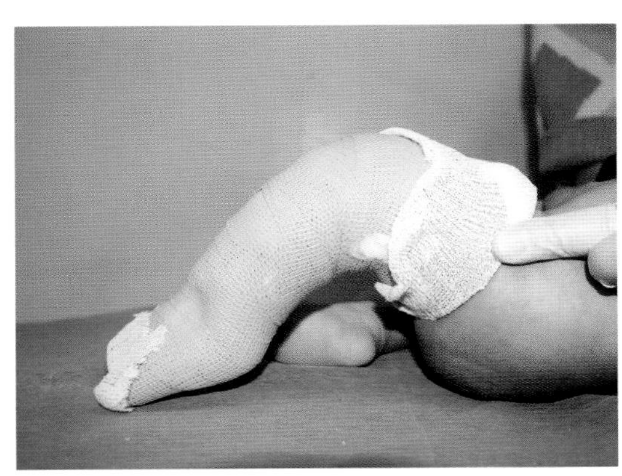

图 2-32 第一次石膏矫形固定

保持膝关节屈曲 90°，但其后足仍然跖屈及内翻，而第一跖骨与其他跖骨都处于内翻的位置。

转至外翻的位置。以矫正右侧后足跖屈、内翻和前足内收为例，术者左手示指放置在跟骨后上方，其拇指在距骨头外侧施加压力，作为手法牵伸整复的支点，而握持前足的右手拇指及示指，将前足徐缓地外展，持续牵伸 30 秒，促使足内侧软组织松弛。一旦前足相对于后足产生外展活动，跟骨随之产生外翻活动。此时术者左手转移至小腿近端外前方，与握持前足的右侧拇指及示指相互对抗，以保持患足在矫正位置上（图 2–33）。如同第一次石膏矫形固定，首先包绕足部及小腿衬垫与石膏，但是强调术者对足部石膏进行塑形。助手握持膝关节以保持患足处于矫正的位置时，术者左手示指放置在距骨头外侧，提供对抗的压力，其右手拇指则在第一跖骨内侧及跖侧施加压力，并徐缓地将前足外展及外旋，再用右手示指对内踝及跟骨上方的石膏进行塑形（图 2–34）。完成小腿石膏塑形后，在膝关节屈曲 90° 的位置上，将小腿石膏扩展至腹股沟下方。矫正前足内收与后足内翻，通常需要 3 次或 4 次手法牵伸与石膏矫形固定，因每次只能完成部分畸形的矫形。一旦实现前足外展＞ 70°，跟骨也矫正至中立位或出现轻度外翻，则应进入矫正后足跖屈畸形阶段。

（3）矫正后足跖屈：当前足内收与后足内翻获得完全矫正之后，其后足跖屈畸形通常也有明显的改善。Ponseti 石膏矫形技术并不直接矫正后足跖屈畸形，因企图增加足部背伸的手法操作，以对抗跟腱挛缩引发的后足跖屈，极有可能在中足产生足背伸活动，进而产生医源性垂直距骨畸形，即足底凸状足部畸形（rocker bottom deformity）。因此，对后足有明显的跖屈畸形者，需要实施经皮跟腱切断，方可安全地矫正后足跖屈畸形。

（4）经皮跟腱切断适应证：当前足外展相对于胫骨冠状面中轴线＞ 70°，跟骨已至中立位或轻度外翻，但足背伸活动＜ 10°，则是经皮跟腱切断的手术指征（图 2–35）。

（5）跟腱切断手术操作：在全身麻醉下，常规消毒小腿皮肤。一助手保持患儿膝关节完全伸直的位置、患足轻度背伸。术者在跟骨后方确定跟腱的止点，通常于其止点近端 2 cm 的内侧作为入路点。将 11 号尖刀片从入路点直接插入跟腱内侧缘的深面，术者将刀柄于跟腱前方旋转，恰好使刀片横断面位于跟腱前方表面。采取徐缓地操作将跟腱切断，瞬间可听到“呼”

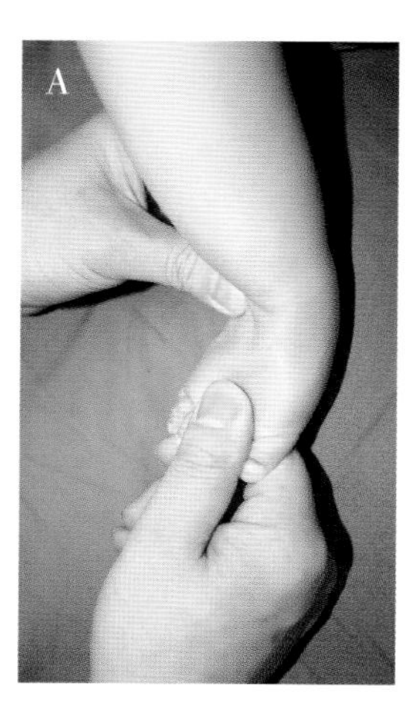

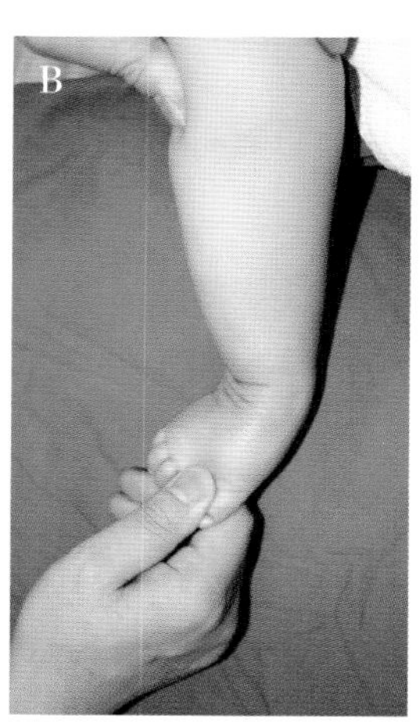

图 2–33　矫正右侧前足内收畸形

术者左手示指放置在跟骨后上方，其拇指在距骨头外侧施加压力作为手法牵伸整复的支点，而右手拇指及示指将前足徐缓地外展（A）；前足获得适当外展后，将左手转移至膝关节前方，以保持患足在矫正位置上（B）。

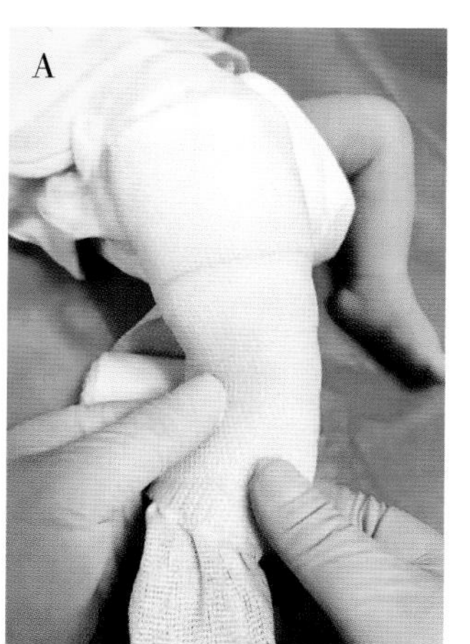

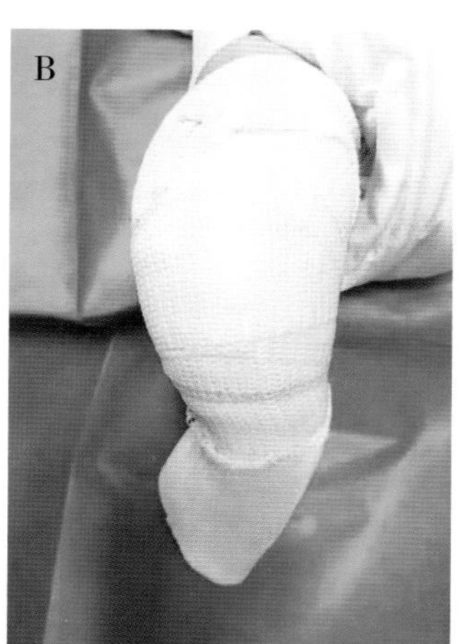

图 2–34　石膏固定与塑形

首先缠绕小腿的石膏与塑形（A），完成塑形后再向膝关节上方延伸（B）。

的一声弹响，此时可见足背伸幅度增加至 20° 以上（图 2-36）。术后处理：缝合皮肤切口后，用石膏矫形于膝关节屈曲 90°，患足相对胫骨中轴线外旋 70° 和足背伸 15° ~20° 固定 3 周。拆除石膏之后，使用足外展支具固定（图 2-37），保持患足外旋＞ 70° 。如果为单侧马蹄内翻足，

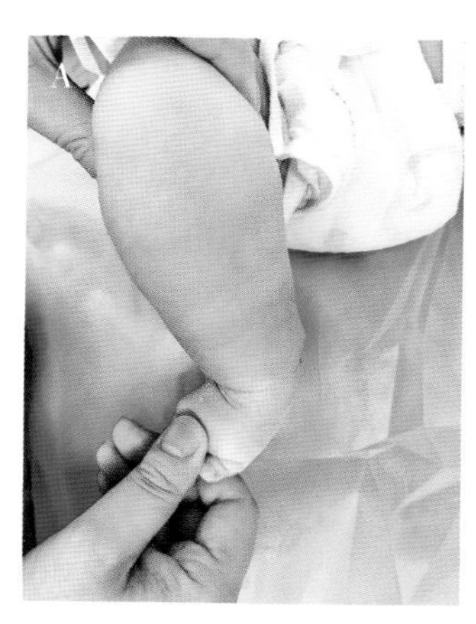

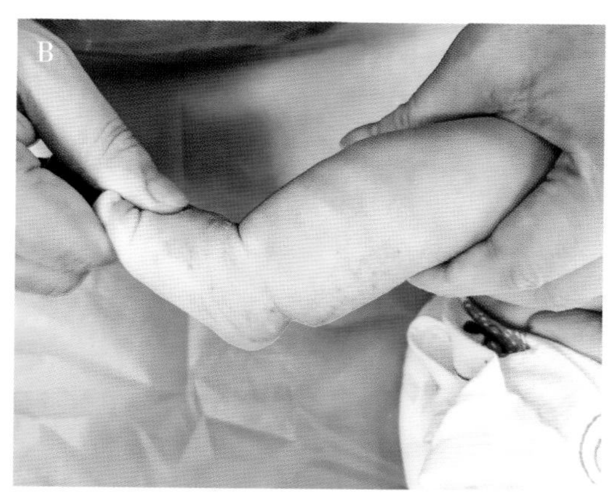

图 2-35　跟腱挛缩引致的后足跖屈畸形

前足外旋相对于胫骨中轴线＞ 70°（A）时，跟骨有轻度外翻，但足部背伸＜ 10°（B）。

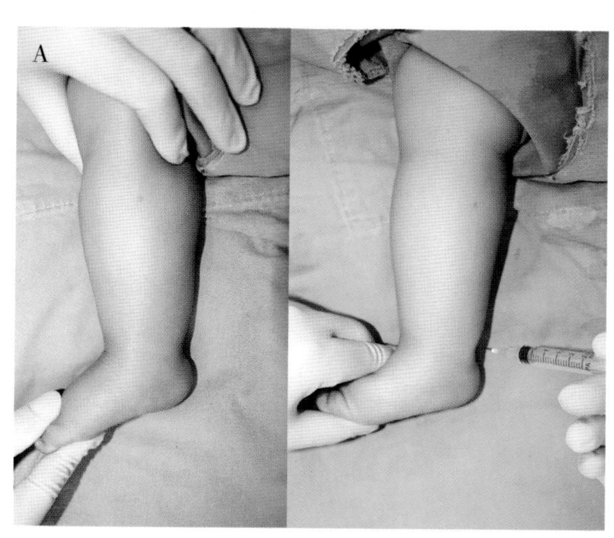

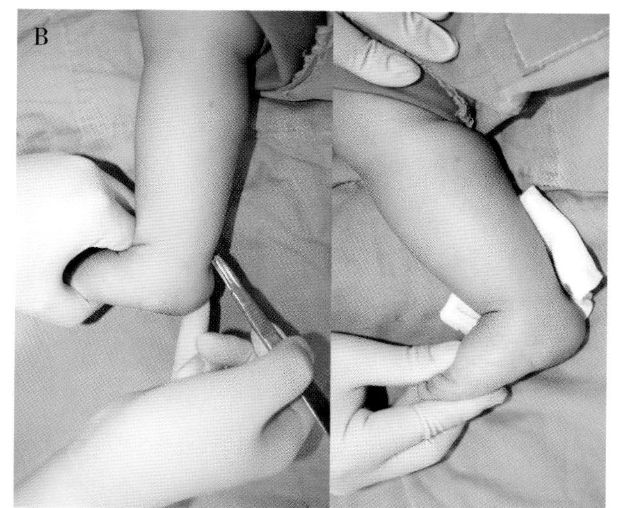

图 2-36　经皮跟腱切断操作（A）

术后足部背伸活动≥ 20°（B）。

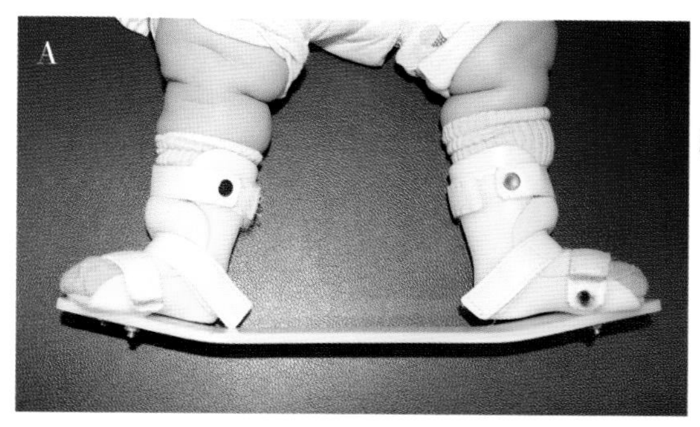

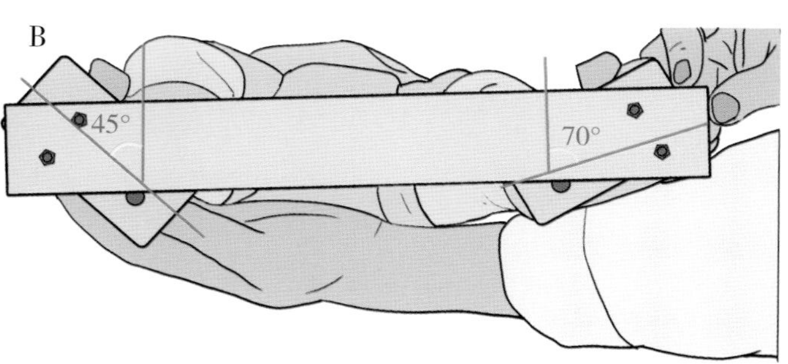

图 2-37　双侧马蹄内翻足的支具固定

保持双足外展＞ 70°（A），而单侧马蹄内翻足者，其健侧足则保持外展 45°（B）。

患者保持足部外旋＞ 70°，健侧保持足部外旋 45°，以防止马蹄内翻足复发。在拆除石膏固定后前 3 个月内，要求每天穿戴足部外展支具 23 小时。其后允许间歇性支具固定，在午睡与夜间穿戴支具 12～14 小时，通常需要持续 4 年。

（6）结果评价：Laaveg 和 Ponseti[73]依照足部外观形态、功能活动及足部疼痛等评价标准，对 70 例（104 足）经过平均为 18 年（10～27 年）随访结果做出评价，其优良率高达 90%。Cooper[80]应用 Ponseti 石膏矫形技术，治疗 45 例先天性马蹄内翻足，治疗后随访时间平均 30 年。以足踝部是否疼痛与功能活动受限程度作为评价标准，最后随访时，其优良率为 78%。Radler[81]对 Ponseti 石膏矫形方法治疗 113 例（182 足），经过 3 年以上随访观察，结果显示 95% 获得满意的结果，但 96% 的足需要进行经皮跟腱切断，4% 的足需要再次跟腱切断，3% 的足需要跟腱延长，13% 的足需要进行胫前肌外移，5% 的足需要后内侧软组织松解手术。Goldstein[82]开展一项预测 Ponseti 石膏矫形技术治疗之后，需要手术治疗的相关因素研究。入选标准为采取 Ponseti 石膏矫形技术治疗，随访 3 年以上的先天性马蹄内翻足，以及双侧者只将右足作为研究对象，总计 86 足符合入选标准。结果显示 28 足（32.6%）治疗后 3 年期间，因为某种畸形复发而需要除外跟腱延长的手术治疗，其中 20 足（23.3%）需要实施胫前肌外侧移位手术，8 足（9.3%）需要后部内侧软组织松解，另有 22 足需要再次跟腱切断手术。该作者发现支具固定非依从者，是依从者需要手术的可能性为 7.9 倍，女性儿童需要手术的可能性是男性儿童的 5.4 倍，治疗之前 Dimeglio 评分每增加 1 分，需要手术治疗的可能性为增加前的 1.3 倍，而开始支具固定时 Dimeglio 评分每增加 1 分，需要手术的可能性为增加前的 1.5 倍。

2. 法国功能性治疗方法与胶带固定方法　适应证对年龄要求比 Ponseti 石膏矫形技术更为严格，因为患者年龄＜ 3 月龄才有可能获得满意的矫形结果，而＞ 3 月龄只能获得部分矫形的效果。虽然 Dimegli 分类 Ⅰ ～Ⅳ型的马蹄内翻足都适应于本方法的治疗，Ⅳ型马蹄内翻足只能获得部分改善，其中 90% 的病例还需要足部后侧或后内侧软组织松解手术（50% 需要足部后内侧软组织松解）[83,84]。法国功能性治疗方法与胶带固定治疗方法，通常由专门培训的物理治疗师，对新生儿马蹄内翻足实施手法整复、刺激足踝部周围的肌肉，特别是腓骨长肌及短肌的收缩，以及暂时性非弹力胶带固定，以保持手法整复所获得的部分矫形结果。1990 年以后又引进持续性被动活动仪（continuous passive motion machine，CPM），对胶带固定的足部进行夜间被动活动。每天对足部手法牵伸时间 30 分钟，每周实施 5 次，每周五开始使用胶带与石膏托固定持续 48 小时，保持患足在牵伸后的位置度过周末。物理治疗经过牵伸足部内侧挛缩的软组织，目的是促使距舟关节复位，依次矫正前足内收、后足内翻和后足跖屈畸形[85-87]。法国功能性治疗方法与胶带固定方法的具体操作步骤：

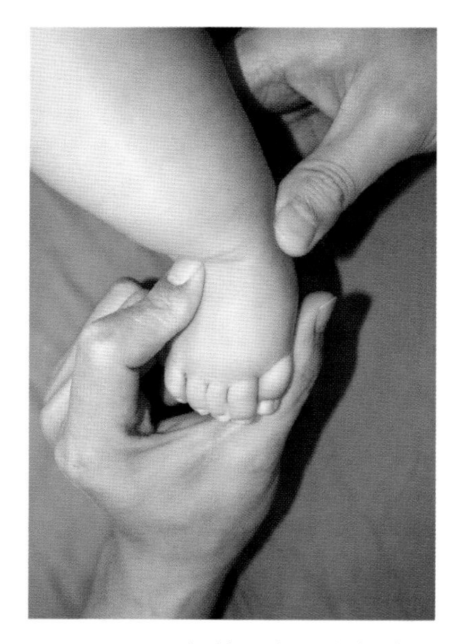

图 2–38　促使距舟关节复位

将前足、中足与跟骨作为整体，在距骨头前方产生外展及外旋活动，致使内侧列的舟楔关节、楔跖关节及跖趾关节均受到牵伸作用。

（1）促使距舟关节复位：在前足与后足内侧缘施加徐缓地牵伸力量，将舟骨从内踝下方、距骨头内侧向足趾与前足外侧方向牵伸，逐渐实现距舟关节复位（图 2–38）。

（2）矫正前足内收：以右足为例，术者用右手稳定踝关节，其左手拇指放置在舟骨内侧，示指在距骨头外侧表面施加压力。在牵伸足内侧缘的同时，将前中足与跟骨作为整体，在距骨头前方产生外展及外旋活动（图 2–39），致使内侧列的舟楔关节、楔跖关节及跖趾关节均受到牵伸作用。

（3）矫正后足内翻：当距舟关节复位后，将膝关节屈曲 90°，在保持踝关节外旋的同时，将跟骨逐渐向外侧牵伸，达到中立位后继续牵伸至跟骨外翻。

（4）矫正后足跖屈：在保持膝关节屈曲 90° 时，术者用其左手掌部托起足底，其左手示指和中指置于足的背侧面，防止中足产生屈曲活动，再用其右手拇指和示指握持足跟，将跟骨向跖侧牵伸。与此同时，左手托起足底向背侧牵伸（图 2–40）。后足跖屈的矫正最为困难，因为挛缩的后方软组织不容易被牵伸变长。

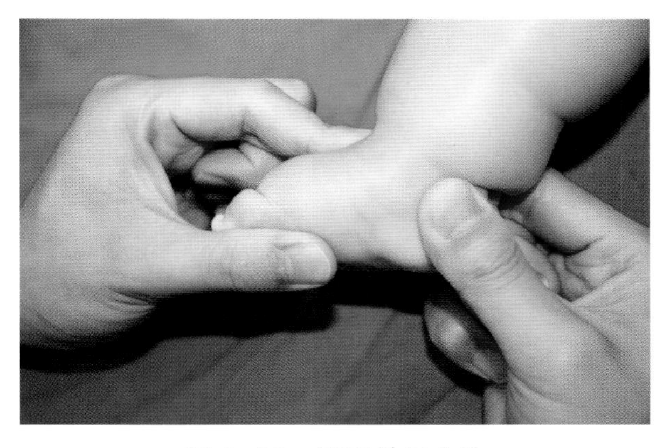

图 2–39　矫正前足内收

将舟骨从内踝下方、距骨头内侧，向足趾与前足外侧方向牵伸，逐渐实现距舟关节复位。

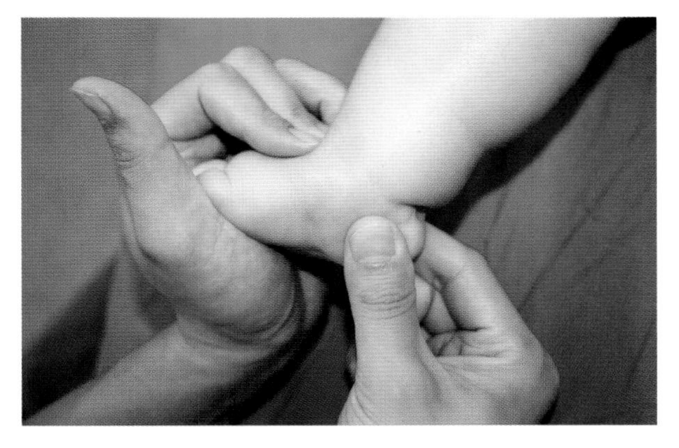

图 2–40　矫正后足跖屈

术者用其右手拇指和示指握持跟骨，将跟骨向跖侧牵伸。与此同时，左手托起足底向背侧牵伸。

（5）诱发肌肉收缩：为了维持和增加被动活动范围，可用牙刷刺激足部外缘及第五跖骨表面，诱发趾长伸肌与腓骨长肌及短肌收缩活动（图 2–41）。

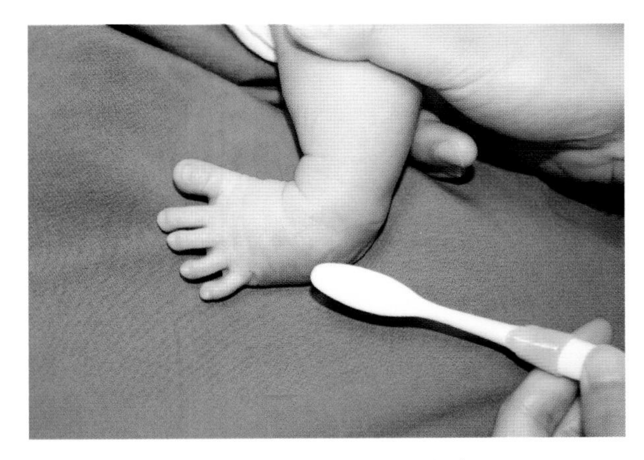

图 2–41　诱发肌肉收缩

使用牙刷刺激足部外侧缘皮肤，诱发趾长伸肌与腓骨长短肌收缩活动。

（6）胶带固定与持续性被动活动仪（CPM）：每天手法牵伸操作结束后，使用非弹力胶带将患足与小腿固定，维持患足已获矫正的位置。在缠绕胶带之前，使用一层泡沫材料保护皮肤。胶带固定的具体操如图 2–42 所示，但应注意在小腿近端直接用非弹力胶带缠绕，以防止胶带向远端滑移。然后，应使用持续性被 CPM，保持足踝关节进行持续性被动活动，每天持续 10～18 小时。CPM 首先进行水平面活动，以期前足及跟骨围绕距骨头产生外旋活动。当后足内旋及跟骨内翻获得矫正后，再进行矢状面的活动，增加足背伸活动范围。完成 CPM 运动间期，需要使用石膏托或支具固定，以保

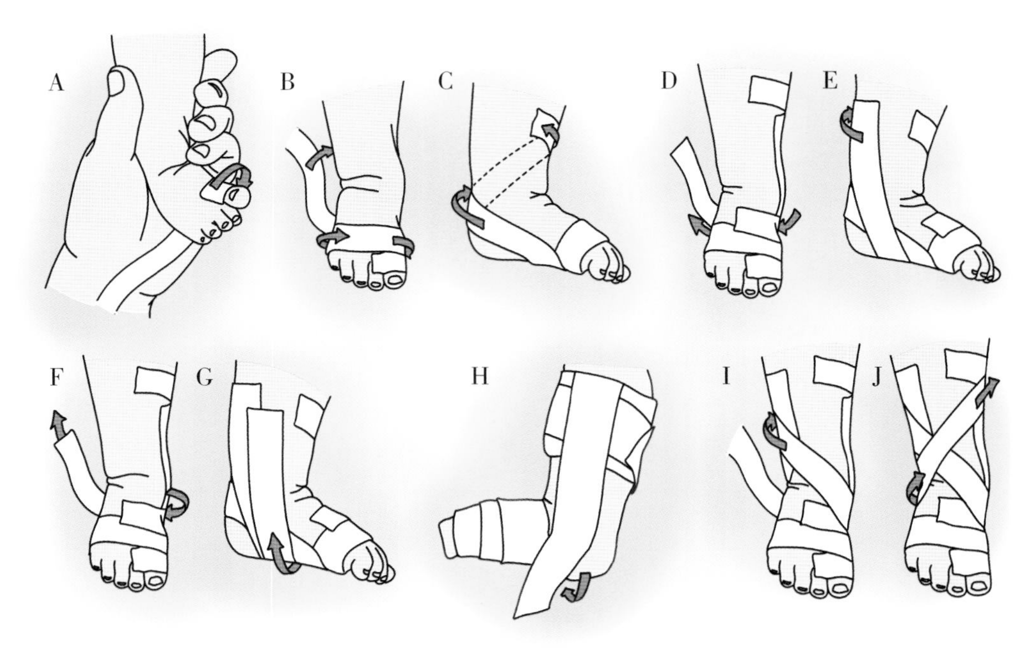

图 2-42　胶带固定的操作

每当手法牵伸操作结束之后，使用非弹力胶带将患足固定在已获矫正的位置。第一条胶带（A～C）保持前足外展和外旋；第二条胶带（D、E）保持后足外翻；最后二条胶带（F～J）保持跟骨外翻与足部背伸。

持足部所获矫形的位置。依照上述方法治疗 3 个月后，如果患足跖屈和内翻足获得明显改善，其后由患儿父母每天实施手法牵伸、胶带或石膏托辅助固定。如果患足畸形获得满意的矫形结果，需要持续进行上述治疗，直到患儿开始独立行走，通常于患儿 2 岁以后才可终止治疗。

（7）腓肠肌腱膜松解（Vulpius 手术）：从 1997 年开始，将腓肠肌腱膜松解术作为治疗方案的组成部分，以矫正患足跖屈矫形。如果患儿已满 3 月龄，患足仍有 10° 跖屈畸形，足跟后方皮肤皱褶还持续存在，抑或足部侧位 X 线片显示距骨与跟骨仍处于相互平行状态，即距骨–跟骨角减少（图 2-43），则是实施腓肠肌腱膜松解的指征。其手术操作要点：在全身麻醉下，于小腿中下 1/3 作一纵行切口，显露腓肠肌腱膜后，在相距 3 cm 两个平面，横向切开腓肠肌腱膜，继之将足徐缓地背伸＞ 20°（图 2-44）。缝合切口后，用纱布加压包扎，但无须采取石膏固

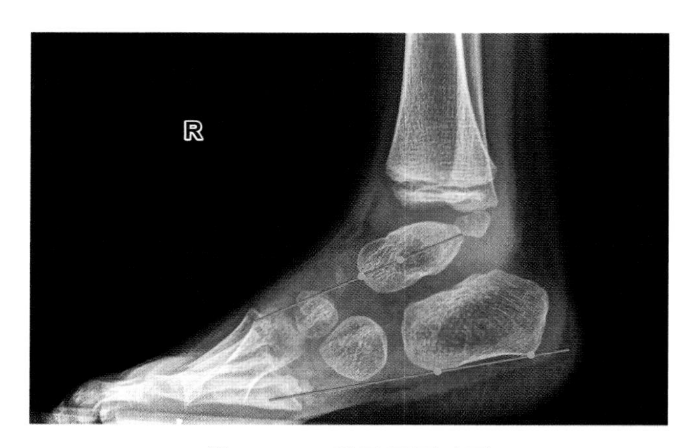

图 2-43　后足跖屈畸形

患足距骨–跟骨角明显减小。

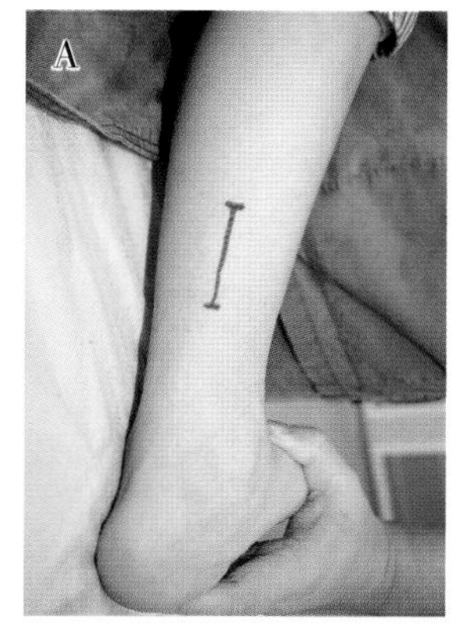

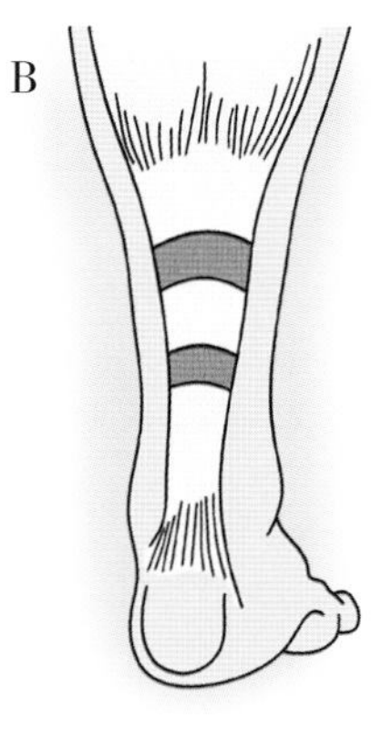

图 2-44　腓肠肌腱膜松解

皮肤切口（A）与腱膜分段切开示意图（B）。

定，允许继续进行功能性物理治疗。

（8）结果评价：Richards[88]采取法国功能性治疗方法，治疗先天性马蹄内翻足 98 例（142 足），开始治疗年龄＜ 3 月龄，Dimeglio 分型为中度、重度或特重型畸形，治疗后随访时间平均为 2.9 年（1.7～5.2 年）。最后随访时，42% 的病例获得满意的结果而不需手术治疗，9% 的病例需要跟腱延长，29% 病例需要足部后侧软组织松解，20% 的病例需要足部后内侧软组织松解。该作者指出，Dimeglio 分型为特重型结果最差。Richards[89]曾经开展法国功能性治疗方法与 Ponseti 石膏矫形技术的比较研究，治疗后平均随访时间为 4.3 年。该作者确定初期矫正率分别为 95% 与 94%，复发率分别为 29% 与 34%。最后随访时，法国功能性治疗结果优级为 67%，良级为 17%，差级为 16%；而 Ponseti 石膏矫形技术治疗结果的优级、良级和差级，分别为 72%、12% 和 16%。两种治疗方法的结果差异无统计学意义。医源性足底凸状畸形是非手术治疗马蹄内翻足的少见并发症，Koureas[90]应用法国功能性治疗方法治疗 715 例（1120 足），其中 23 例（36 足，3.2%）发生足底凸状畸形，临床上以中足跖侧凸出为主要特征，X 线检查可发现跖骨背伸和跟骰关节半脱位（图 2–45）。该作者指出足底凸状畸形是非手术治疗的严重并发症，多见于 3～6 月龄儿童，其中 67% 的病例为 Dimeglio Ⅳ型马蹄内翻足畸形。预防措施包括避免增加前足及中足背伸的整复，抑或早期实施跟腱延长。

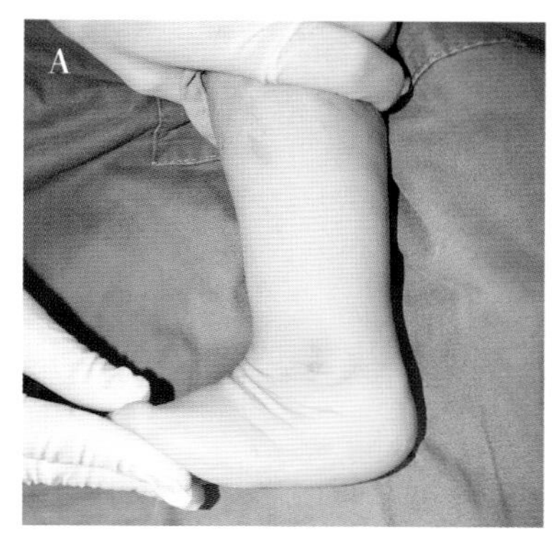

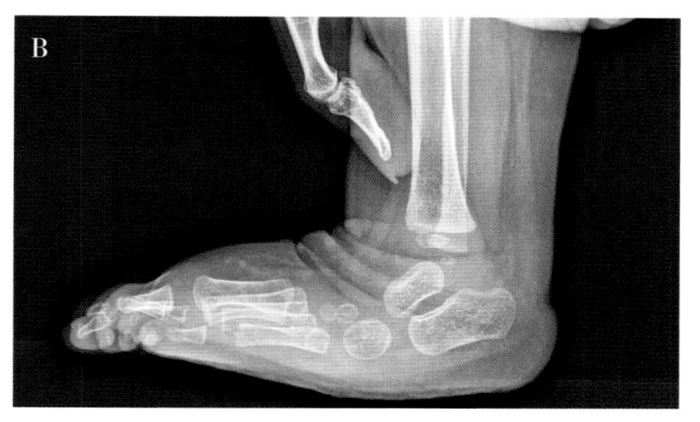

图 2–45　足底凸状畸形

临床外观见中足跖侧突出（A），X 线片显示跖骨背伸畸形（B）。

（二）手术治疗

手术治疗马蹄内翻足曾在历史上占有主导地位。从 19 世纪初期至 20 世纪 90 年代期间，由于法国功能性治疗方法和石膏矫形成功率较低，复发率居高不下，特别是矫形不足或过度矫正的问题，激发了矫形外科学者持续深入地探讨其病理解剖学改变，以锲而不舍的精神探索新方法，终而创新出各种软组织松解、跗骨截骨矫形，抑或两种方法的联合手术，进而演变为治疗马蹄内翻足的主要方式[57,58,62]。然而，由于 Ponseti 石膏矫形技术、法国功能性治疗方法已被视为现代治疗马蹄内翻足最为理想的方法，而手术治疗只是作为非手术治疗的补充，即有限的软组织手术，而传统的广泛性软组织松解，只是用于治疗石膏矫形复发性畸形，抑或延迟治疗的马蹄内翻足畸形[70,71]。除此之外，Dimeglio[87]强调特别严重型先天性马蹄内翻足（约占 12%），是一种僵硬型马蹄内翻足，对物理治疗与胶带固定非手术治疗具有强烈的抗拒性，通常需要广泛性软组组松解手术，才可能获得比较满意的结果。

1. 手术时段 如果以手术目标与方式上予以界定，可将手术治疗马蹄内翻足分为 3 个阶段。

（1）有限的软组织松解或截骨矫形为早期阶段[91-94]：此阶段的手术治疗被视为非手术治疗的补充性或补救性措施，主要针对非手术矫正不足或某种畸形复发的病例，采取限定性软组织松解，例如跟腱延长、胫前肌向足背外侧移位或足部后侧松解；针对复发性马蹄内翻足的跗骨截骨手术、三关节固定手术，例如足部外侧柱缩短手术，即跟骨短缩截骨、跟骰关节切除，或者内侧柱延长的第一楔骨撑开截骨，以及矫正后足内翻的跟骨外移截骨。

（2）广泛软组织松解阶段：以 Turco 为代表的一期后内侧软组织松解，开始于 20 世纪 70 年代，治疗目标是经过一次手术矫正所有的软组织异常，重建中足与后足的正常解剖关系[59]。基于引发马蹄内翻足的每种软组织异常，都应在一期手术中获得矫正的新概念，Turco[62]首次开展一期足部后内侧软组织松解，同时对距舟关节、距跟关节实施暂时性克氏针固定的手术方式，明显地改善治疗结果，因而备受学者们推崇，曾在世界范围内广泛流行，甚至成为治疗先天性马蹄内翻足初期首选的治疗方法。

（3）距下关节彻底松解阶段：发端于 20 世纪 80 年代中期，主要因为足部后内侧软组织松解，往往导致距舟关节过度矫正（图 2-46），同时存在跟骨内向旋转矫正不足的问题（图 2-47），进而产生跟骨内翻和足趾内向旋转步态[95]。以 McKay[58]和 Simons[95]开创距下关节彻底松解手术为代表，强调一期手术矫正马蹄内翻足所存在的四种畸形。此类手术方式在 Ponseti 石膏矫形技术获得广泛应用之前，曾是比足部后内侧软组织松解更为盛行的手术方式[57,59]。

为了全面系统地介绍治疗先天性马蹄内翻足的手术方法，本节依照一次手术矫正马蹄内翻足非手术治疗所遗留的一种或几种畸形成分，抑或一次手术矫正未曾治疗的年长儿童特发性马蹄内翻足的手术方式为顺序，包括软组织松解、肌腱移位、跗骨截骨；抑或两种术式的联合手术，逐项描述各种手术的适应证与操作技术，以满足临床医生实际工作的需要。

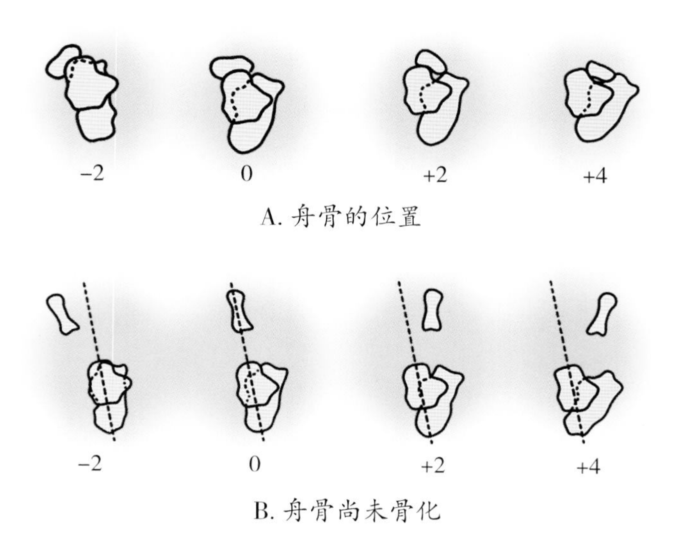

图 2-46 正位 X 线片评价距舟关节示意图

A. 舟骨骨化中心已经骨化的图例，0 代表距舟关节正常，-2 表示舟骨半脱位矫正不足，+2 代表舟骨半脱位过度矫正；B. 舟骨骨化中心出现之前，以第一跖骨中轴线与距骨中轴线界定舟骨半脱位，判断是否存在矫正不足（-2），抑或过度矫正（+2）。

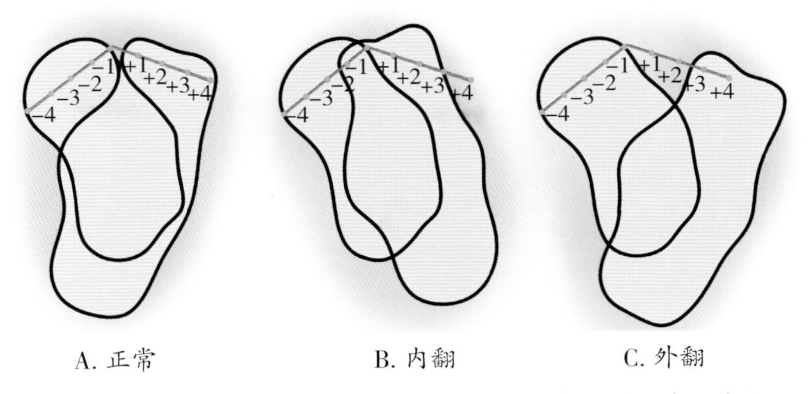

图 2-47 正位 X 线片评价距骨-跟骨分散与重叠程度示意图

A. 正常足部距骨与跟骨远端存有间隙；B. 距骨远端近 1/2 与跟骨重叠，提示跟骨内向旋转未获得矫正；C. 跟骨远端近 3/4 与距骨分离，提示跟骨内向旋转过度矫正。

2. 软组织松解与肌腱移位手术

（1）足部后侧软组织松解：足部后侧软组织挛缩是产生后足跖屈畸形的主要因素。手法整复与石膏矫形治疗，仍有后足跖屈畸形者，可采取足部后侧软组织松解，作为非手术治疗的辅助措施。早在 20 世纪 60 年代，Hersh[92] 和 Weseley[96] 最早用手法整复与石膏固定治疗先天性马蹄内翻足，其后足仍有明显的跖屈畸形，采取足部后侧软组织松解，以避免强力手法整复产生医源性胫骨远端骨骺及距骨损伤。Hersh 曾对 2 月龄儿童实施足部后侧软组织松解，而 Weseley 报道 5 例中最小手术年龄为 5 月龄。他们指出先天性马蹄内翻足的后足跖屈畸形，通常存在僵硬性软组织挛缩，对手法整复与石膏固定具有顽强的抵抗性，也是马蹄内翻足最难矫正的畸形，约有 10% 的病例需要足部后侧软组织松解。Langh[97] 曾经对非手术治疗失败的 22 例（32 足）先天性马蹄内翻足，采取足部后侧软组织松解。手术时年龄平均 34 月龄（4 月龄～7.5 岁），术后用长腿管型石膏固定 6 个月，随访时间平均 31 个月。最后随访时，足部背伸活动平均为 18.5°，跖屈活动平均为 23.6°，X 线测量距骨-跟骨指数平均为 51°（正常值为 40°）。晚近，Dimeglio 也强调足部后侧软组织松解，可作为非手术治疗的辅助措施，能够有效改善治疗结果[87]。

【手术适应证】

①经过石膏矫形治疗后，后足仍有跖屈畸形，而前足内收、中足内翻及高弓，以及后足内翻已完全矫正。

②模拟负重的侧位 X 线片测量距骨-跟骨角＜ 20°（图 2-48）。

③患儿年龄＞ 6 月龄[87,98]。

【手术操作】

①将患儿置于俯卧位，于膝关节上方捆扎充气止血带后，常规进行手术野皮肤准备。

②切口与显露：于跟腱内侧作长约 6 cm 纵向切口，切开皮肤及深筋膜，于跟腱内侧游离血管神经束，用橡皮条将血管神经束牵开保护。

③跟腱 Z 形延长：纵向切开跟腱周膜，沿着跟腱在冠状面上的中线处纵向切开长约 6 cm，首先切断跟腱止点的内侧半，再切断跟腱与肌肉移行处的外侧半，从而使 Z 形延长缝合后的跟腱止点位于跟骨外侧（图 2-49）。

④胫距关节囊与距跟关节囊切开：将拇长屈肌腱与腓骨长肌腱向两侧牵拉，显露胫距与距

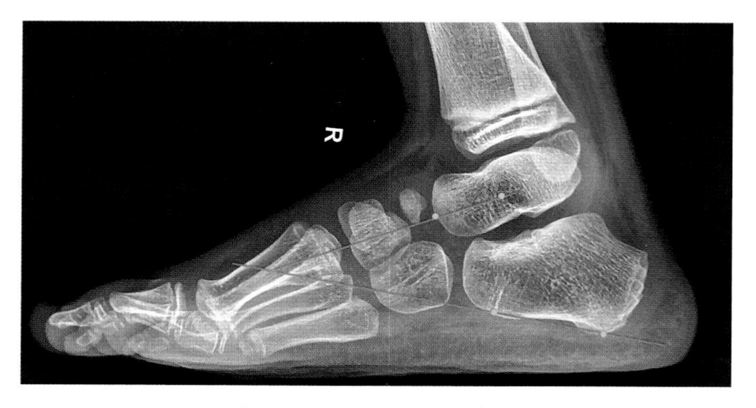

图 2-48　后足跖屈畸形

于足最大背伸时负重位侧位 X 线片，示距骨-跟骨角仍明显减少。

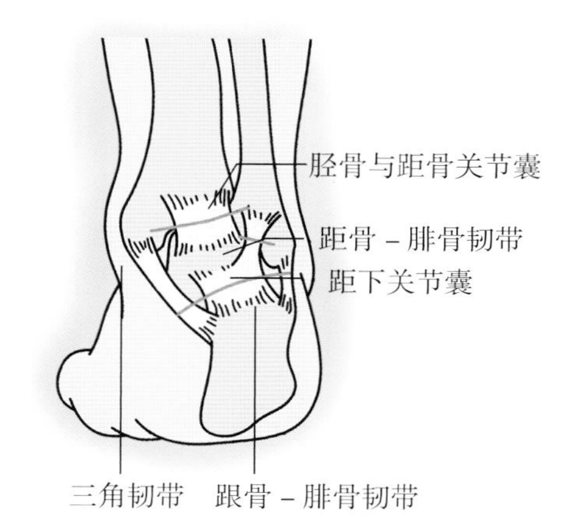

图 2-49　足部后侧软组织松解示意图

跟后方关节囊。首先从胫骨后肌腱鞘后缘开始，向外侧横行切开胫距关节囊，终止于距骨-腓骨后韧带。继之，从拇长屈肌腱后缘开始，切开距跟关节囊，再向外侧延伸切开直至腓骨肌腱鞘内侧缘。跟骨-腓骨韧带是限制踝关节背伸活动的作用，阻止跟骨外向旋转的结构，也需要将其切断。此时，对患足实施被动背伸活动，评价足部跖屈畸形是否已获矫正。如果患足背伸活动接近 20°，则可终止手术操作。假若患足背伸活动仍然 < 10°，则需要进行胫后肌腱、拇长屈肌腱、趾长屈肌腱腱鞘切开与 Z 形肌腱延长，又称扩大性足部后侧软组织松解。在保持患足背伸 20°，使用一克氏针从足底经跟骨与距骨固定，另用一克氏针经皮固定距骨与舟骨。常规缝合 Z 形延长的跟腱[99,100]。

【术后处理】

常规缝合皮肤切口。应用长腿管型石膏固定，保持膝关节屈曲 90° 和足部背伸 ≥ 20°。术后 3 周更换小腿管型石膏，继续固定 6～8 周。解除石膏固定后，允许开始负重行走，夜间使用足踝支具固定 1～1.5 年，后者有助于防止复发。

【并发症与可能产生的不良结果】

Langh[97]报道 18 例术后早期与平均随访 2 年 7 个月的结果，无 1 例出现术后并发症。最后随访时，前足有轻度内收畸形（平均 9°）。Gunther[100]采取系列石膏矫形与足部后侧软组织松解治疗 43 例 62 足，术后随访时间平均为 3.5 年。最后随访时，42 足（67.7%）背伸活动为 0°～10°，另 20 足（32.3%）背伸活动只是 > 0°。在随访期间，15 足因为前足内收或后足内翻及跖屈畸形，实施了胫前肌向足背外侧移位、跟腱再次延长，以及足部内侧软组织松解手术。Hogervorst[101]采取足部后侧松解治疗 14 足，随访时间平均 5 年 10 个月，其中 1 例因遗留前足内收畸形而需要胫前肌向足背外侧移位，另有 2 例因矫形不足出现后足内翻及跖屈畸形。

（2）足部后内侧软组织松解：Turco 于 1971 年首次描述一期足部后内侧软组织的手术技术，其中 31 足随访时间 > 2 年。最后随访时，优良率高达 87%[62]。在其之前，先天性马蹄内翻足的手术治疗作为非手术治疗的辅助性手段，通常采取单纯性后部侧软组织或内侧软组织分期松解[96,102]，未完全矫正所有的畸形或者复发性马蹄内翻足，则成为颇为常见的并发症。Turco 总结和分析前人分期手术的治疗结果，提出分期手术不能完全矫正患足存在的所有畸形，是术后复发的主要原因[103]。他强调一期松解引发先天性马蹄内翻足的后侧、内侧软组织挛缩，主要有如下结构：①足部后方挛缩的结构，包括跟腱、胫距及距跟后方关节囊、距骨-腓骨后韧带、跟骨-腓骨韧带。②足部内侧挛缩的结构，包括三角韧带浅层、跟骨-舟骨足底韧带（又称跳跃韧带）、距舟关节囊、胫后肌腱、拇长屈肌腱、趾长屈肌腱。③距下关节挛缩的结构，包括距骨与跟骨骨间前韧带、分歧韧带。

Turco 提出前足内收与后足内翻及跖屈是一并发生的复合畸形，而并非相互独立存在的概念。在比较研究患足与对侧正常足 X 线改变，特别是距下关节 X 线改变的基础上，提出一期手术矫正前足内收、中足高弓、后足内翻及跖屈的新概念，进而又设计出足部后内侧软组织松解的操作技术，特别是首次使用克氏针内固定，以保持手术所获得矫形结果不会因术后单纯石膏固定而丢失，从而显著地改善了马蹄内翻足的手术结果[62,103]。继其之后，许多学者将足部后内侧软组织松解，视为治疗僵硬型先天性马蹄内翻足可供选择的新方法，也获得了与 Turco 相似的满意结果，进而演变为 20 世纪 70—80 年代常用的手术方式之一[104-106]。

【手术适应证】

①僵硬性先天性马蹄内翻足虽经石膏矫形治疗，患足仍遗留典型的马蹄内翻足的临床特征。在足部侧位 X 线检查，最大背伸位时跟骨仍无背伸活动，证明跟骨仍然锁定在跖屈与内翻的位置（图 2-50）。

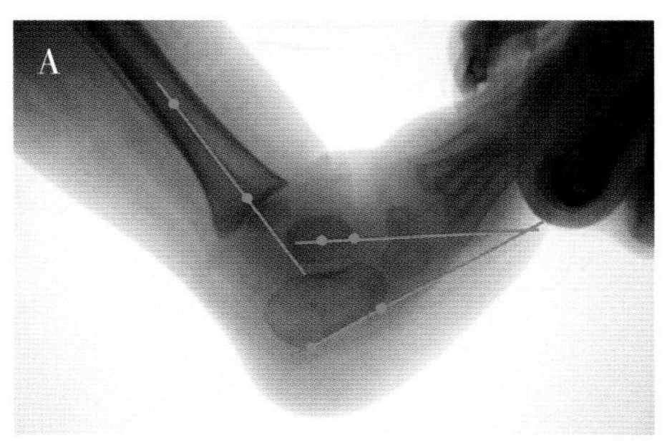

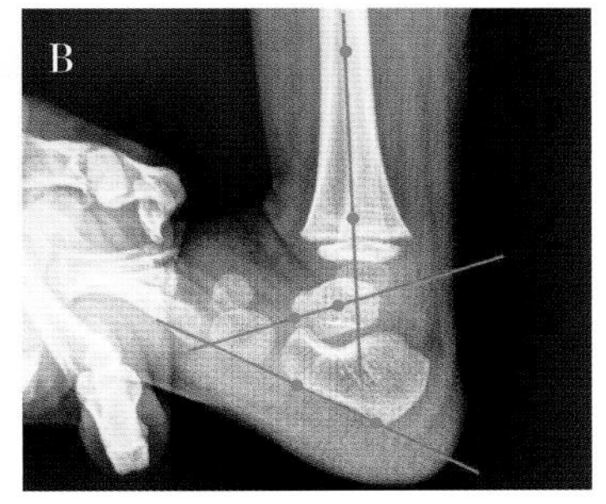

图 2-50　跟骨跖屈、内翻畸形

患足最大背伸活动的侧位 X 线片，右足距骨-跟骨角仍然减少（A），而左侧正常足距骨-跟骨角却有明显增加（B）。

②延迟治疗的先天性马蹄内翻足。

③ Turco 将手术年龄确定于 1～6 岁，强调年龄＜1 岁者的相关解剖结构细小，既妨碍软组织松解也容易产生跗骨骨骺损伤，而延长手术年龄可使手术操作更为容易，患儿术后行走还有助于刺激跗骨塑形[62,103]。与 Turco 的主张相反，有些学者采取对比研究，相信年龄≤ 6 月龄者的矫形结果更为满意[107,108]。

【手术操作】

①麻醉与体位：通常需要全身麻醉。完成麻醉操作之后，将患儿置于仰卧位，于膝关节上方捆扎充气止血带后，常规进行手术野皮肤准备。

②切口与显露：沿着足部内侧缘作长约 8 cm 的弧形或直切口，从第一跖骨基底开始，经内踝下方而止于跟腱后缘（图 2-51）。Turco 强调把切口于跟腱内侧纵向延长视为禁忌[62]。切开皮肤及浅筋膜，将切口跖侧皮肤进行适当游离，依次显露拇趾外展肌、胫后肌腱、趾长伸肌腱、血管神经束、跟腱 5 个结构。从胫后肌腱在舟骨结节止点开始，切开该肌腱腱鞘至踝关节上方，因为胫后肌腱走行方向通常比正常足部更为垂直。恰在胫后肌腱下方，寻找与切开趾长屈肌腱鞘。以胫后动静脉为线索，于趾长屈肌腱下方寻找由胫后动静脉及胫神经组成的血管神

经束，锐性游离血管神经束，切除位于血管神经束与其深面纤维组织，再用橡皮条将其向后方牵拉保护（图 2-52）。另于跟骨载距突下方寻找拇长屈肌腱鞘，将腱鞘向两侧切开。此时，将血管神经束向前方牵拉，可显露跟腱远端长 3～4 cm。最后，沿着趾长屈肌腱和拇长屈肌腱向舟骨跖侧游离，寻找位于舟骨跖侧面的亨氏结节（Henry knot）。该结节由纤维软骨组织构成结节样结构附着舟骨的跖侧，包绕在趾长屈肌腱与其深面交叉向内侧走行的拇长屈肌腱表面（图 2-53）。只有切除亨氏结节，方可改变舟骨的位置。如果患足内侧纵弓明显增高，应该将拇趾外展肌从其在跟骨内侧结节处切断或钝性剥离（图 2-54）。完成上述操作后，才能获得足部内侧与后侧深面结构满意的显露，也有助于实施后续手术操作。

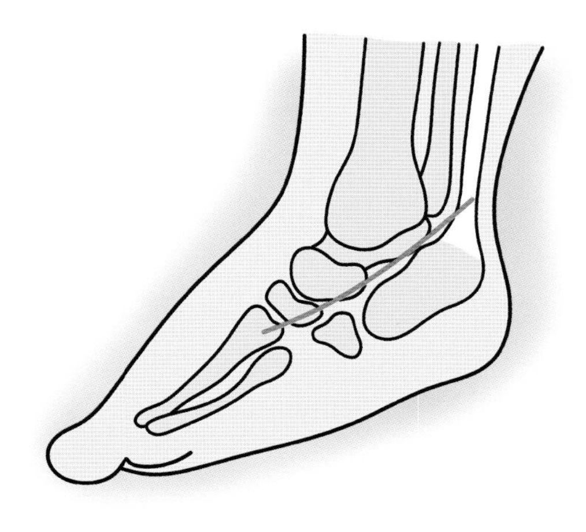

图 2-51　皮肤切口示意图

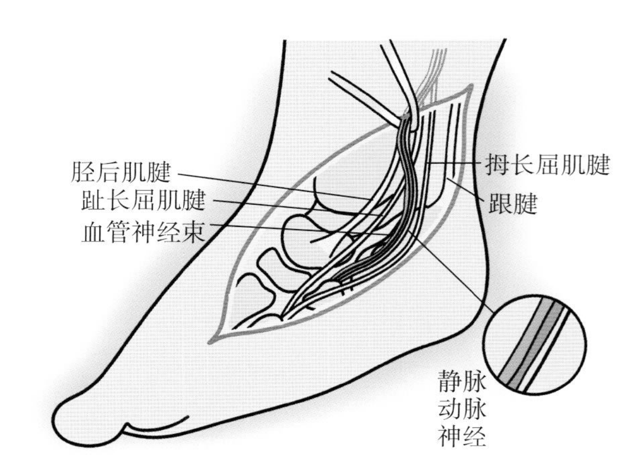

图 2-52　足后内侧松解示意图

依次显露胫后肌腱、趾长屈肌腱、血管神经束、拇长屈肌腱、跟腱。

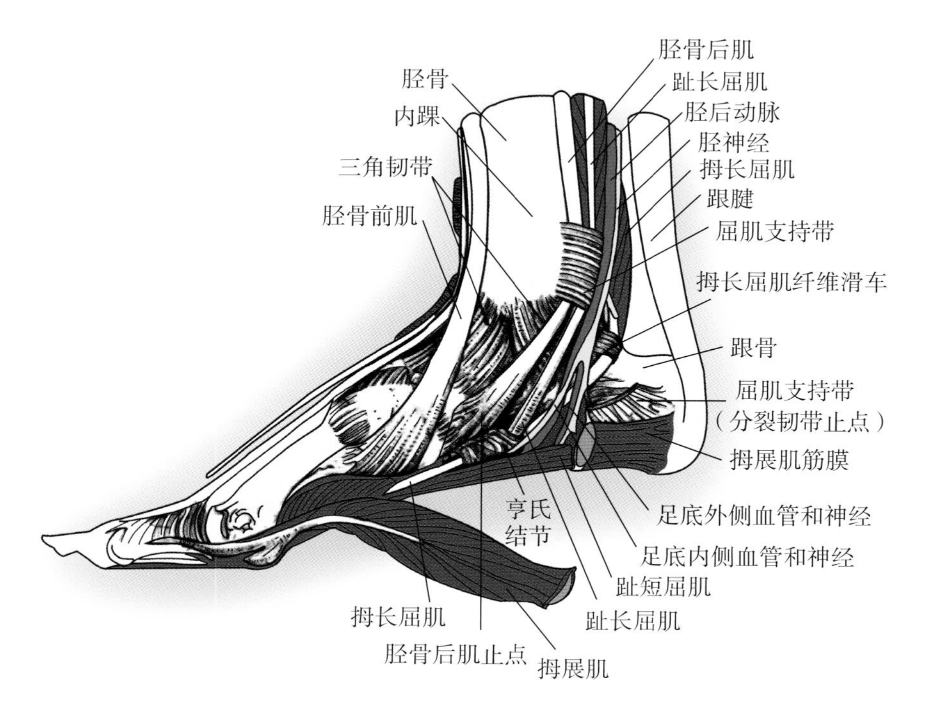

图 2-53　亨氏结节与趾长屈肌及拇长屈肌腱的解剖关系示意图

③足部后侧软组织松解：首先实施后侧软组织松解，有利于显露、切除内侧与距下关节周围的挛缩组织。将跟腱进行Z形切断，保留跟腱外侧1/2仍附着在跟腱的止点（图2-55）。将血管神经束、拇长屈肌腱向前方牵拉，允许满意显露踝关节及距下关节的后方结构。应该在直视下，依次切开踝关节后方关节囊、距骨-跟骨后方关节囊、距骨-腓骨后方韧带，以及跟骨-腓骨韧带（图2-56、图2-57）。后者通常有明显的短缩，是引发跟骨内翻畸形的主要结构之一。然后，将血管神经束向后方牵拉，沿着切开的距骨-跟骨后方关节囊向前方适当延长，于跟骨载距突后缘上方，寻找和识别内踝三角韧带浅层的后侧部分，即胫骨-跟骨韧带在跟骨的止点。仔细游离后切断，注意避免损伤胫骨-距骨后侧浅韧带，因后者是维持踝关节内侧稳

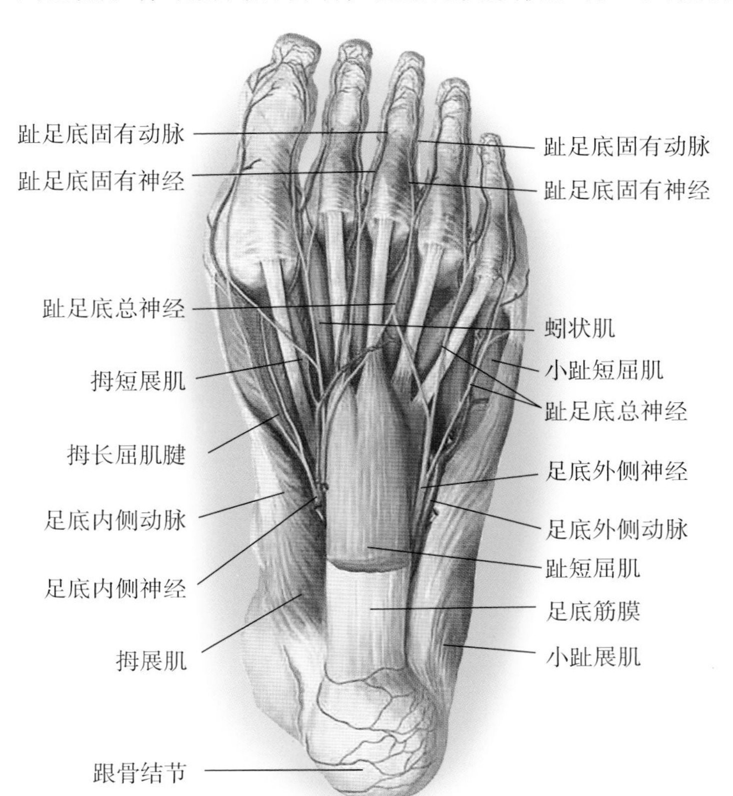

图2-54　拇趾外展肌解剖示意图

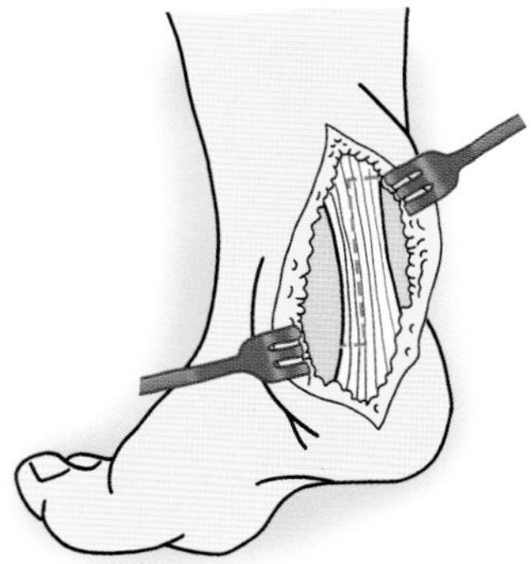

图2-55　Z形切断跟腱与延长示意图

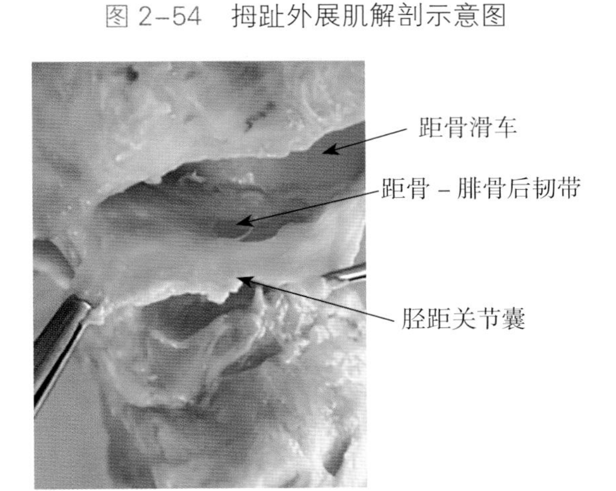

图2-56　切开踝关节后关节囊及距骨-腓骨后韧带

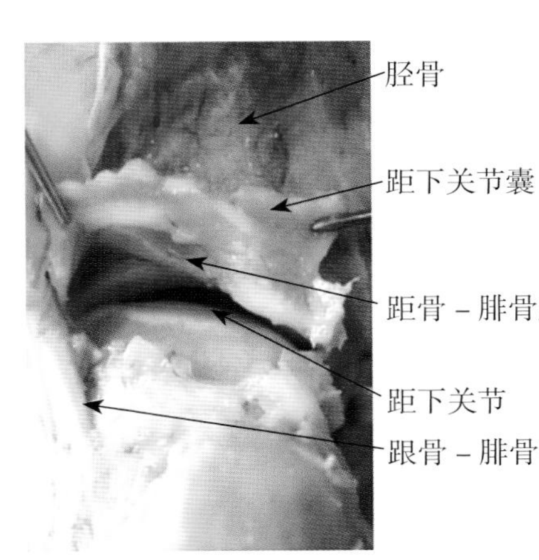

图2-57　切开距骨-跟骨后关节囊及跟骨-腓骨韧带

定的主要结构之一。

④足部内侧软组织松解：首先将血管神经束向后方牵拉，在足部内侧可见一团块状无结构的瘢痕组织，通常位于胫后肌腱、三角韧带浅层的胫骨－舟骨韧带和距骨－舟骨关节囊之间，往往附着在距骨－舟骨关节囊及距骨颈的表面。足部内侧软组织松解，应该从 Z 形切断胫后肌腱开始，于内踝后方将胫后肌腱 Z 形切断（图 2–58）。沿着胫后肌腱远端向足部内侧锐性游离至舟骨结节，保留其在舟骨附着点的完整。切除距骨－舟骨关节内侧的团块状瘢痕组织，注意避免损伤跗骨及相应的关节软骨。将胫后肌腱远端作为拉钩作用，向足趾方向牵拉胫后肌腱远端，寻找并切断距骨－舟骨关节囊、三角韧带浅层的胫骨－舟骨韧带、胫骨－跳跃韧带、胫骨－跟骨韧带，以及跟骨－舟骨跖侧韧带（图 2–59）。此时，可见舟骨相对于距骨头关节面向内侧移位。将舟骨向远端牵拉，不仅可见距骨头内侧形成假性关节面，距骨头也向内侧旋转移位。

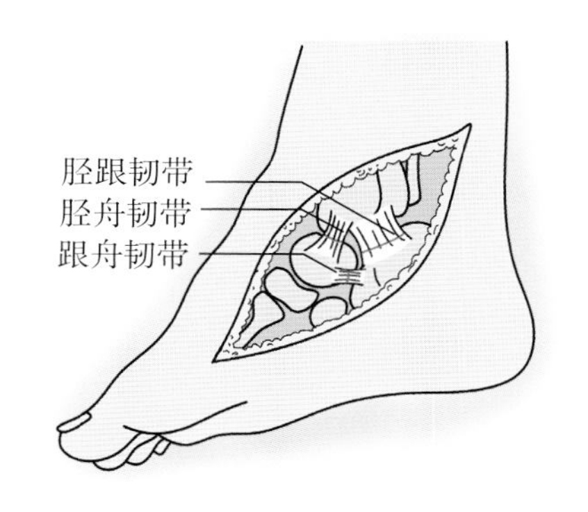

图 2–58　切断浅层三角韧带与跳跃韧带

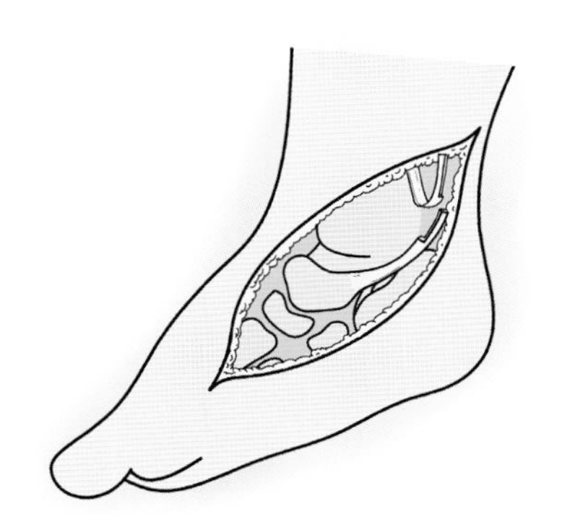

图 2–59　在内踝后上方 Z 形切断胫后肌腱

⑤距下关节软组织松解：切断距骨－跟骨骨间韧带和分歧韧带，目的是消除跟骨远端与舟骨的软组织连接，并使其一并向足部外侧移位。首先将后足外翻，使位于跟骨载距突上方的距骨－跟骨骨间韧带获得充分显露，并在直视下将其切断。接着切断分歧韧带，该韧带将起自于跟骨远端跖侧，止于骰骨外侧及舟骨外侧（图 2–60）。

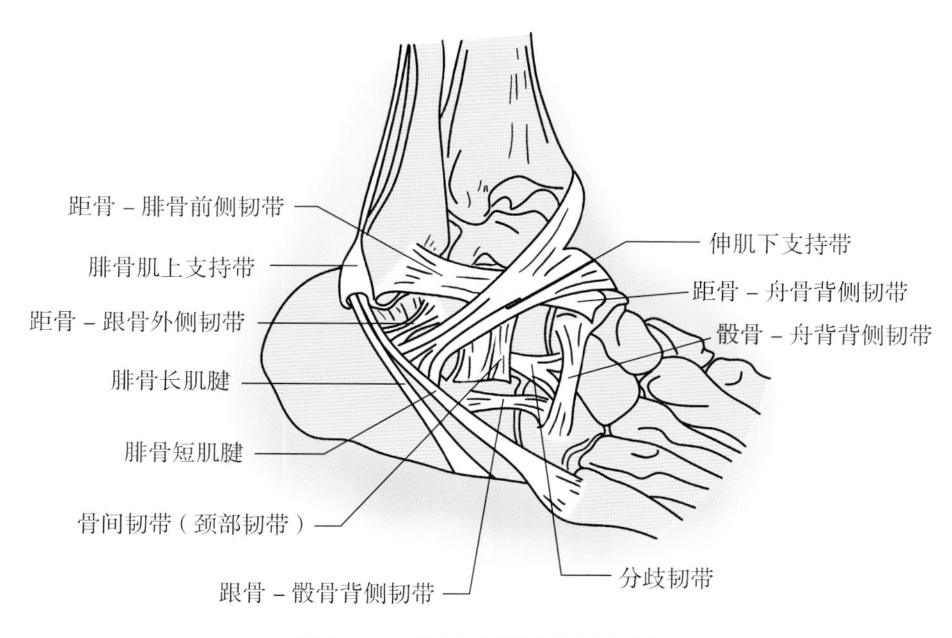

图 2–60　马蹄内翻足外侧解剖示意图

⑥将距骨–跟骨关节、距骨–舟骨关节复位与克氏针内固定：一旦完成足部后侧、内侧及距下关节软组织松解后，通常容易使距骨–跟骨关节、距骨–舟骨关节解剖复位，矫正前足内收、中足高弓，以及后足内翻及跖屈畸形，因为将脱位的舟骨从距骨头内侧复位至距骨头前方，其他跗骨也随之产生移位。当舟骨复位至距骨头正前方，跟骨远端将发生外翻与向外侧移位，而向内侧移位的跟骨载距突也将在距骨下恢复其正常的位置，并在距骨–跟骨关节的内侧产生翻书样张开，从而致使跟骨结节从踝关节及距骨后方向跖侧移位。为了保持距骨–舟骨关节复位后的稳定，从足部背侧经皮插入 1 根直径为 1.2 mm 的克氏针至第一跖骨髓腔，通过内侧楔骨、舟骨及距骨而终止在距骨的后方，注意在置入克氏针固定过程中，保证距骨–舟骨关节获得适当的复位，特别是避免过度复位。继之，保持距骨–跟骨关节复位的状态下，从足底经皮插入 1 根直径为 1.2 mm 的克氏针固定跟骨及距骨（图 2–61），注意避免跟骨过度外翻，以防止术后发生医源性后足外翻畸形。然后，在足部背伸 90° 的位置时，依次缝合 Z 形延长的跟腱及胫骨后肌腱，注意避免跟腱过度延长，即在足背伸＜ 90° 时缝合跟腱，避免在最大背伸位缝合跟腱，因为既无必要又有产生小腿三头肌萎缩无力的危险。最后，将外露于皮肤的克氏针尾端折弯，以防止滑入皮下组织。常规分层缝合皮肤切口。值得特别强调的是，在早期足部后内侧软组织松解手术中，Turco[103] 对胫后肌腱只是切断而不做 Z 形延长。该作者曾经对双侧马蹄内翻足中一侧采取胫后肌腱切断，另一侧则进行胫后肌腱 Z 形延长。术后随访评价两者虽无明显的区别，但作者发现一个有趣的现象，即某些胫后肌腱延长者出现足外翻畸形，提示胫后肌腱过度延长与后足外翻有一定的相关性，并非胫后肌腱功能不足的问题。与此同时，该作者在手术中还观察到，在以前手术切断的胫后肌腱能够再生修复和保留功能，因此，该作者并不强调胫后肌腱必须进行 Z 形延长。除此之外，他还发现完成软组织松解与克氏针内固定后，因为前足内收及中足内翻畸形获得矫正，拇趾通常出现的屈曲畸形只是一种短暂的现象，并非拇长屈肌腱延长的指征。

⑦足部跖侧软组织松解：一般在完成上述软组织松解之后，足部内侧纵弓仍明显升高，并有第一跖骨跖屈者，则是足跖侧软组织松解的适应证。在使用克氏针固定之前，在跟骨跖侧、沿着挛缩的跖筋膜表面，另作长约 3 cm 的直切口，依次切断跖筋膜止点（图 2–62），从骨膜外将拇趾外展肌、趾短屈肌、小趾外展肌，与跟骨跖侧面完全剥离。

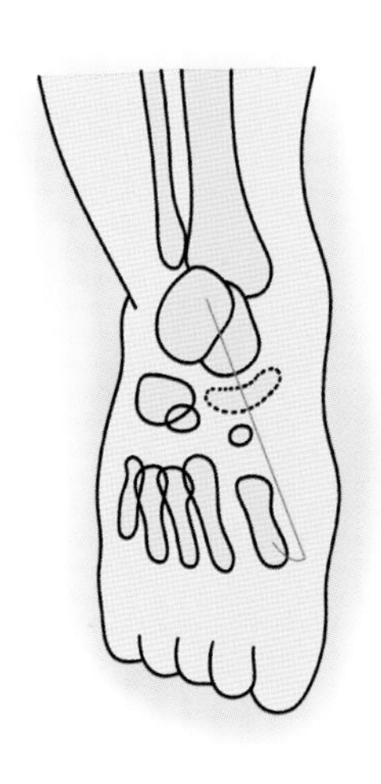

图 2–61　经皮克氏针固定距骨–舟骨关节

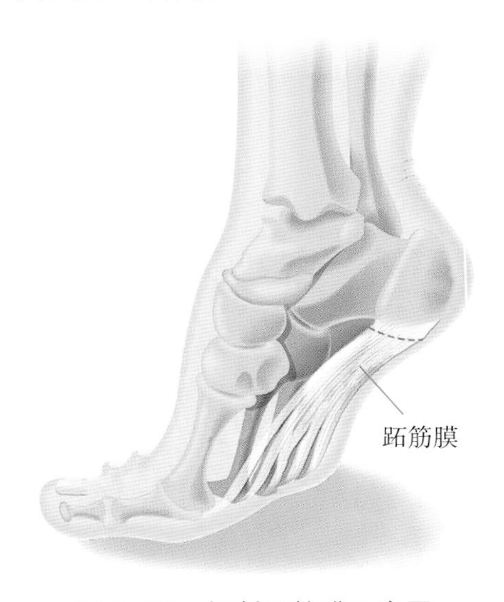

图 2–62　切断跖筋膜示意图

【术后处理】

应用有衬垫的下肢管型固定，保持膝关节屈曲 60°～80°、足部背伸 90°，因为足过度背伸势必增加切口皮肤张力，容易发生切口裂开或皮肤边缘坏死。完成石膏固定后放松止血带。术后 3 周更换下肢石膏，此时既不拆除缝线也不可拔出内固定的克氏针，只是在增加足背伸角度。术后 6 周再次更换石膏，此时拔出内固定的克氏针，或者拆除缝线，再用下肢管型石膏固定，注意增加足部背伸与后足外翻的幅度。术后常规石膏固定要求在 4 个月以上，一旦发生石膏松动，应该及时更换石膏固定。经过 4 个月下肢石膏固定之后，夜间使用足部外展支具，至少持续 1 年，保持患足部外展 70°。与此同时，日间穿着保持足部内旋的矫形鞋（pronator waking shoes）（图 2–63），一般需要持续 2 年，目的是防止畸形复发[58,62,109]。

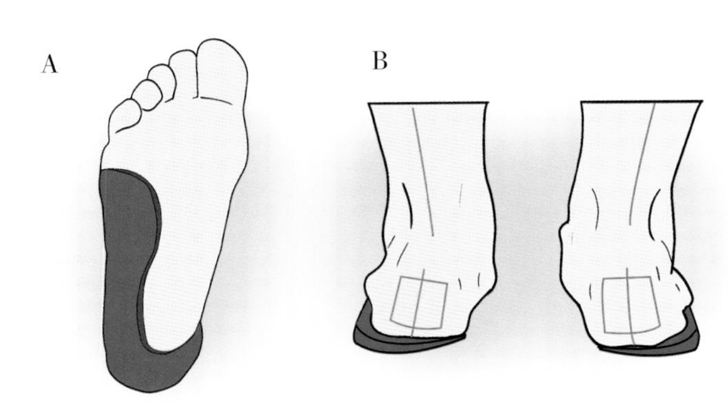

图 2–63　穿用足部内旋矫形支具或矫形鞋

足跟和中足及后足跖侧的外侧 1/3 垫高 5～8 mm（A），可产生距下关节内旋，即跟骨外翻、内侧纵弓降低和前足外展（B）。

【并发症与可能产生的不良结果】

术后虽然可发生切口裂开、切口周围表浅感染、克氏针退出，以及石膏滑脱等次要并发症，却是都很少见的，通常也不影响矫形结果[62,107]。Turco[103]于 1979 年报道治疗僵硬型先天性马蹄内翻足 176 例 240 足，其中 149 足经过 2～15 年的随访，其优良率达到 83.8%，失败率仅为 5.3%。在 8 例失败病例中，6 例术中未使所有的畸形获得满意的矫正，而遗留后足跖屈或内翻畸形，另 2 例因过度矫正而产生后足外翻畸形。DePuy[110]采取足部后内侧软组织松解治疗 44 足，其中 3 足因术后跖屈畸形复发需要再次手术松解。Otremski[111]回顾性分析 2 个不同时期足部后内侧松解的治疗结果。一组为 1971—1977 年采取传统足部后内侧及距下关节松解的方法治疗 30 例 47 足，手术时年龄介于 9 月龄至 4 岁，随访时间＞ 8 年。最后随访时，表明后足跖屈、跟骨内翻、高足弓畸形矫正率分别为 98%、91%、85%，但前足内收畸形的矫正率只有 50%。另一组为 1978—1982 年期间，在实施传统的足部后内侧松解中，增加了足部跖侧软组织松解，包括拇趾外展肌切断、跖腱膜及趾短屈肌剥离手术，总计治疗 18 例 22 足，随访时间平均 5 年。最后随访时，表明足部跖屈畸形、跟骨内翻、高弓足畸形的矫正率并无改变，但前足内收畸形的矫正率提高到 91%。晚近 Van Gelder[112]报道足部后内侧软组织松解治疗 38 例 53 足的长期随访结果。该组病例手术时年龄＜ 2 岁，随访时间平均长达 16 年（13～24 年）。依照 Laaveg 和 Ponseti 评定标准[74]，53 足评分平均为 80.6 分（43～97 分），其中优级 15 足（28.3%）、良级 17 足（32.1%）、可级 13 足（24.5%）、差级 8 足（15.1%），优良率仅为 60%。53 足中 46 足（86.8%）经过 1 次手术获得完全矫正，另 7 足（13.2%）因畸形复发或遗留畸形需要再次治疗，包括石膏矫形治疗 5 足，跟腱延长 1 足，足后内侧软组织松解 1 足；5 足（9%）因为过度矫正产生后外翻畸形，抑或出现足踝部疼痛，在初期手术后平均 9 年需要三关节固定（1 足）、Grice 距下关节外固定（3 足）和跟骨截骨（1 足）。临床检查发现 48 足（90.6%）存在后足外翻畸形。45 足获得完全矫正者，其踝关节背伸活动、后足内翻-外翻活动和前足内收-外展活动范围，分别为 14.0°、28.8° 和 43.4°，与正常足相比较，足背伸活动范围明显减少。用 X 线评价骨性关节炎改变，发现 30% 疑似骨性关节炎、8% 有轻度骨性关节炎。该作者因此做出如下结论：术后随访时间平均 16 年的结果表明，足部后内侧软组织松解治疗先天性马蹄内翻足，将产生足部关节僵硬，尤其是患足背伸活动范围明显减少。

（3）距下关节彻底软组织松解：在标准的 Turco 足部后内软组织松解的基础上，增加了距骨-舟骨关节松解、距骨-跟骨关节外侧松解、跟骨-腓骨韧带及距骨-跟骨间韧带松解。临床研究表明，足部后内软组织松解，通常能够充分矫正先天性马蹄内翻足所存在的主要畸形，其临床与 X 线结果均获得前所未有的改善。Turco 报告其优良率可高达 83.8%[103]，而 Thompson[104] 报道一组足部后内侧软组织松解治疗 93 足，随访时间介于 3～10 年或以上，优良率为 86%。Bethem[113] 采取足部后内侧软组织松解，治疗僵硬型先天性马蹄内翻畸形 54 足，随访时间为 1～4.7 年，依照患足功能活动与外观形态评价，其优良率为 89%。由于 Turco 手术技术明显提高了先天性马蹄内翻足的治疗结果，致使在 1982 年以前，足部后内侧软组织松解被视为治疗僵硬型先天性马蹄内翻足的标准手术[95]。然而，McKay 于 1982 年和 1983 年在美国《儿科矫形外科学杂志》（*J Pediatr Orthop*）连续发表了 3 篇论著，详尽描述病理解剖学研究的新发现，提出距下关节彻底软组织松解的概念，描述手术操作技术和评价手术结果[114,115]。其中最为引人注目的论述，即跟骨向内侧旋转，是发生先天性马蹄内翻足主要机制的概念，提出跟骨以骨间韧带为支点，其远端在距骨头下方及踝关节前方，在横断面发生内向旋转（足部向内侧旋转），而跟骨结节于踝关节后方向外侧旋转，使跟骨结节与外踝距离缩短，进而导致后足内翻、中足内旋和前足内收。与此同时，跟骨在冠状面上也发生旋转，进而增加了跟骨内翻的幅度（图 2-64、图 2-65）[58]。Simons[116] 曾对 1 例 7 月龄流产胎儿马蹄内翻足进行了尸体解剖学研究，发现跟骨在垂直轴上发生旋转是最为重要的解剖学改变，即跟骨前方在横断面

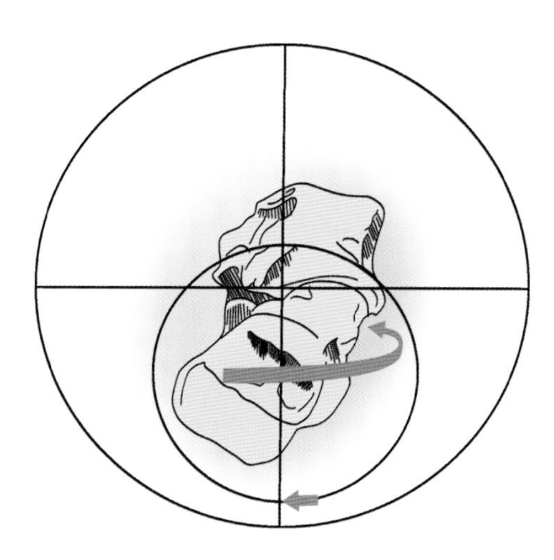

图 2-64 距骨-跟关节主要病理解剖学改变

从足底透过跟骨向足背侧观察，可见距骨-跟骨在横断面上发生内向旋转。

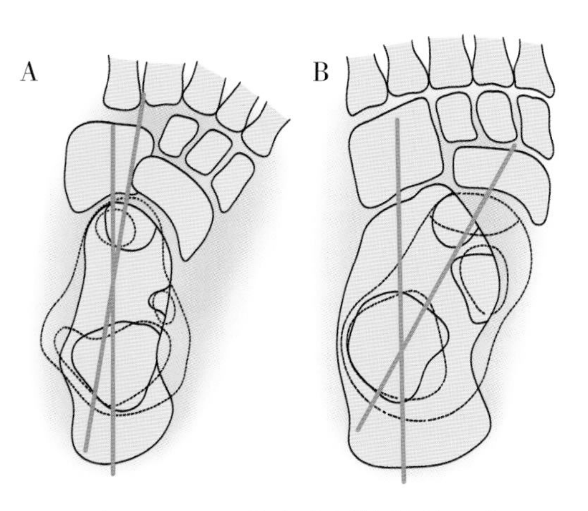

图 2-65 跟骨向内侧旋转的示意图

A. 先天性马蹄内翻足，显示因跟骨向内侧旋转而产生距骨-跟骨如同闭合的剪刀样重叠；B. 正常足的距骨-跟骨如同张开的剪刀样分散状态。

上向内下方旋转，而跟骨后方则向外上方旋转，因此完全支持 McKay 关于跟骨向内侧旋转的论述。依照足部后内侧软组织松解的手术步骤进行尸体解剖，该作者还发现足部后内侧松解，在很大程度上是不能完全矫正后足内翻畸形的，因为后足外侧及距下关节有关韧带的栓系作用并未消除，不可能恢复后足的解剖轴线，进而在距骨-舟骨关节产生折页样活动，而这种折页样活动恰恰与正常足部旋转活动相互抵触，抑或是一种假性关节活动，他提出只有距下关节彻底软组织松解，才能恢复后足的正常解剖轴线。McKay 开创性采取足部后内侧、外侧及距下关节软组织松解，治疗僵硬型先天性马蹄内翻足畸形 102 足，对随访时间平均 3.2 年的 55 足，依照 10 项评定参数、累计总分数 180 分的评价标准做出评价。其中 45 足（81.8%）获得优良的结果，而 8 足（14.5%）确定为失败病例。失败病例中 3 足为早期技术错误所致，另 5 足因为跟骨向外侧移位和踝关节缺乏适当的功能活动。McKay 由此认为，跟骨在横断面上向内侧旋转是马蹄内翻足的主要畸形的理论获得证明，强调马蹄内翻足的成功矫正还依赖另 2 个因素：一是尽早实施矫正手术，才可能保留关节软骨而维持关节活动；二是保护关节软骨，维持跗骨的营养，才可能保证足部正常生长[115]。Simons[95]于 1985 年报道距下关节彻底松解与扩展性足部后内侧松解的比较研究。距下关节软组织松解组 17 例 25 足，足部后内侧及外侧软组织松解组 14 例 21 足。两组随访时间均＞ 2 年，临床与 X 线评价标准各包括 9 项参数，界定为满意与不满意两个类别。最后随访时，两组临床满意率分别为 72% 和 50%，具有明显的统计学差异。X 线评价标准 9 项参数中的 3 项，两组具有明显差异，其满意率分别为 64% 与 46%，表明距下关节彻底松解组获得更好的矫形效果。这些参数包括足部正位 X 线片测量距骨-跟骨分散角（图 2-47）、舟骨位置或距骨-第一跖骨角，以及侧位 X 线片胫骨-跟骨角，分别代表后足内翻、距骨-舟骨半脱位、后足跖屈畸形。另 6 项参数因 $P < 0.2$ 而没有统计学意义。Cheng[117]采取距下关节彻底软组织松解治疗 60 例 70 足，随访时间平均 5 年，其优良率为 78.6%。其中 7 足矫形不足，2 足过度矫正，而产生差级结果。Tschopp[118]曾开展一项 2 种手术方法治疗先天性马蹄内翻足的比较研究。选择足部后内侧软组织松解治疗 18 足，随访时间平均 8.2 年，4 足（22%）因矫形不足需要再次手术治疗；另一组采取距下关节彻底松解治疗 17 足，随访时间平均 3.2 年，只有 1 足（5.9%）需要再次手术。

【手术适应证】

①僵硬型马蹄内翻足：石膏矫形治疗后，仍遗留前足内收及中足外旋，后足也有明显内翻畸形，临床表现为患者用足外缘负重行走，而足部正位和侧位 X 线片测量距骨-跟骨角均＜ 20°[95,114,115]。

②复发性马蹄内翻足：经过系列石膏矫形或足部后内侧软组织松解手术治疗之后，其马蹄内翻足畸形已经获得完全矫正。但是，随着患足的生长，患足出现复发性畸形，临床表现为足外侧缘负重、外踝位置明显后移，抑或足印测量足部与内踝及外踝角（foot bimalleolar angle）＜ 76°，提示有后足内翻与跖屈畸形。其测量方法：令家长将患儿采取模拟站立在一张油墨纸上，先将内踝和外踝尖端投影标记在油墨纸上，再于已记录足印的油墨纸上选取足跟的平分线与第二足趾画出一条直线，此线与内踝及外踝连线相交形成的前内侧角定义为足部与内踝及外踝角（图 2-66），其正常值为 82.51° ±4°。在负重时正位和侧位 X 线片，测量距骨-跟骨角＜ 20°[119,120]。

③患儿年龄与患足长度，也是选择手术治疗需要考虑的问题：年幼儿童的患足长度需要＞ 8 cm，或者患儿年龄＜ 4 岁[115]。

【手术操作】

①麻醉与体位：通常需要全身麻醉。完成麻醉操作之后，将患儿置于俯卧位，于膝关节上方捆扎充气止血带后，常规进行手术野皮肤准备。

②切口与显露：距下关节平面行半环形或 U 形皮肤切口，又称辛辛那提皮肤切口（Cincinnati incision），是能够充分显露足部后内侧与外侧结构的常用切口。起自第一跖骨基底，沿着足部内侧缘延长至内踝下缘后方，再经跟骨后方皮肤皱褶的正上方向足部外侧延长，终于跟骨-骰骨关节（图 2-67）[121]。为了避免皮肤张力过大，引发切口愈合不良或切口裂开，特别是 3 岁以上的儿童容易发生切口周围皮肤坏死，Carroll[122] 推荐应用足部内侧和足部外侧 2 个皮肤切口，也能满意显露需要手术松解的深层结构。足部内侧皮肤切口为长 Z 形，分别于跟骨后内侧缘中心点、内踝前缘及第一跖骨基底做出点状标记，连接标记的 3 个点恰好形成三角图形，以三角底边下缘作横向皮肤切口，再将横向切口的近端向跟骨中心点延长，而横向切口的远端则向足背侧适当延长（图 2-68）。足部后外侧皮肤切口为斜向纵行切口，从腓肠肌远端 1/3 的中心点开始，斜行延长至外踝与跟骨的中点。鉴于 U 形皮肤切口在临床上更为常用，这里将依照此种皮肤切口描述手术操作。从第一跖骨基底开始，沿着已标记的切口线切开皮肤及浅筋膜至跟骨-骰骨关节囊，注意保护足部外侧腓肠神经及小隐静脉。

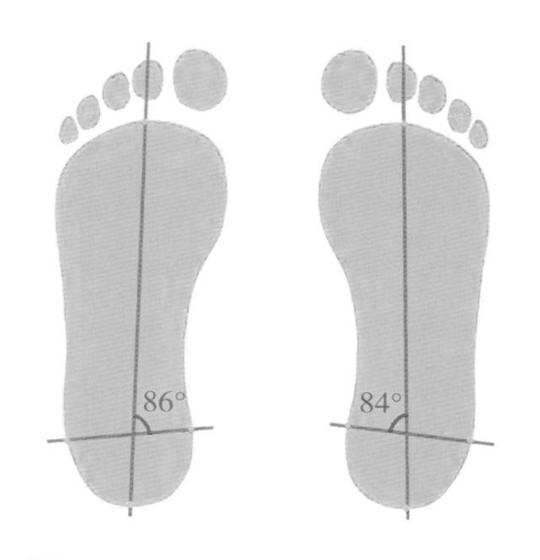

图 2-66　儿童足部与内踝及外踝角

正常值为 82° ~86°。

③足部后侧软组织松解：切开跟腱周围鞘膜，锐性游离跟腱与拇长屈肌腱及腓骨长肌及短肌腱间隙。当跟腱获得适当长度显露之后，于冠状面作适当长度的 Z 形跟腱切断，通常允许跟腱延长 3 cm 左右，但必须保留跟腱外侧一半仍然止于跟骨（图 2-69）。将位于跟腱内侧的拇长屈肌腱和外侧的腓骨长肌及短肌腱分别向两侧牵拉，以显露踝关节及距下关节后方关节囊（图 2-70）。横向切开踝关节后方关节囊，应该从腓骨长肌及短肌腱内侧缘开始，逐渐向内侧延伸，经拇长屈肌腱、神经血管束及趾长屈肌腱的深面，终止胫后肌腱腱鞘的后缘。继之，以拇长屈肌腱为导向，确定距下关节囊的准确位置，因为该肌腱位于距下关节囊的内侧。从该肌腱外侧

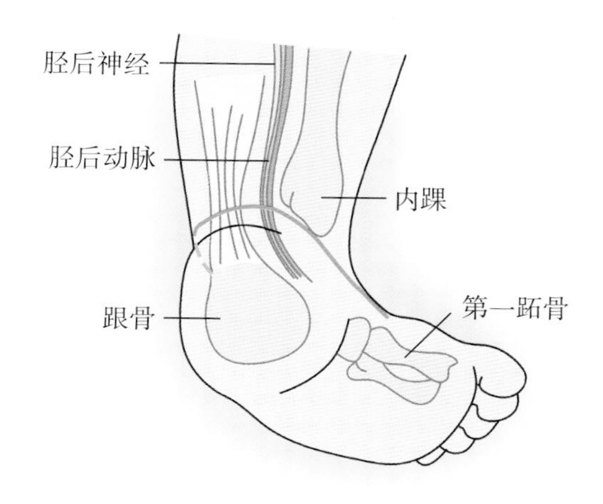

图 2-67　距下关节横向半环形或 U 形皮肤示意图

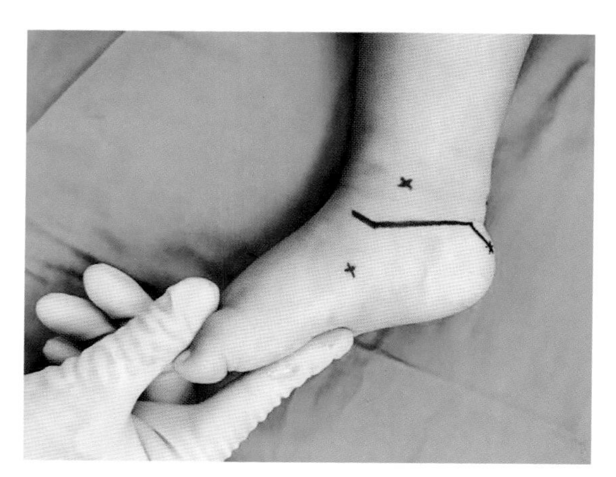
图 2-68　足部内侧 Z 形皮肤切口线

分别标记跟骨后内侧缘中央、内踝前缘和第一跖骨基底。

缘开始切开距下关节囊，终止于腓骨长肌及短肌腱鞘（图 2-56）。然后，先把已经游离的腓肠神经及小隐静脉用橡皮条牵拉保护，将腓骨长肌及短肌腱向外侧牵拉，相继寻找、切断距骨-腓骨后韧带和跟骨-腓骨韧带。前者起始于距骨后内侧，斜行止于外踝后内侧，而跟骨-腓骨韧带起始于外踝下端前缘切迹，终止于跟骨外侧面结节（图 2-60、图 2-71）。距骨-腓骨后韧带是限制踝关节背伸活动一个重要结构，切断该韧带能够改善踝关节背伸活动范围。切断跟骨-腓骨韧带也是非常重要的操作，只有切断该韧带才能矫正跟骨在横断面的内向旋转移位。McKay[114] 强调在切断跟骨-腓骨韧带时，应该将腓骨长肌及短肌腱鞘及腓骨肌上支持带一并从跟骨上切断，他认为是三者的共同作用而导致跟骨结节向外踝移位，因此应该切断腓骨长肌及短肌腱鞘及腓骨肌上支持带在跟骨的附着点，才能矫正跟骨旋转移位和后足内翻畸形。

④足部外侧软组织松解：从切开腓骨长肌及短肌腱腱鞘开始，要求在距下关节平面环形切开该腱鞘，保留腓骨长肌及短肌腱完整，注意不可在踝关节平面切开腱鞘，以防止肌腱向前滑移。切开该腱鞘后壁之后，将腓骨长肌及短肌腱与腓肠神经一并向前方牵拉，允许显露踝关节后外侧与距下关节外侧面（图 2-72）。从已经切开的距下关节后方关节囊开始，沿着跟骨上缘

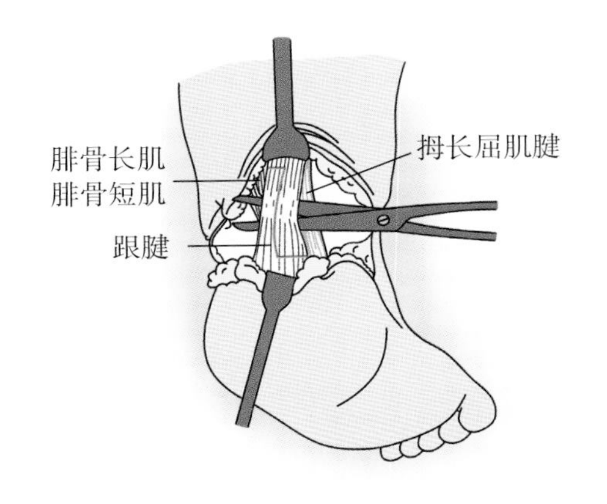

图 2-69　Z 形切断跟腱

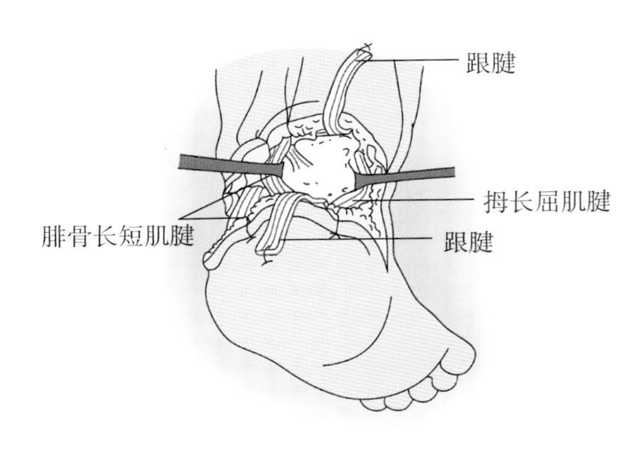

图 2-70　足后侧显露

将拇长屈肌腱和腓骨长肌及短肌腱向两侧牵拉，允许满意地显露踝关节及距下关节囊。

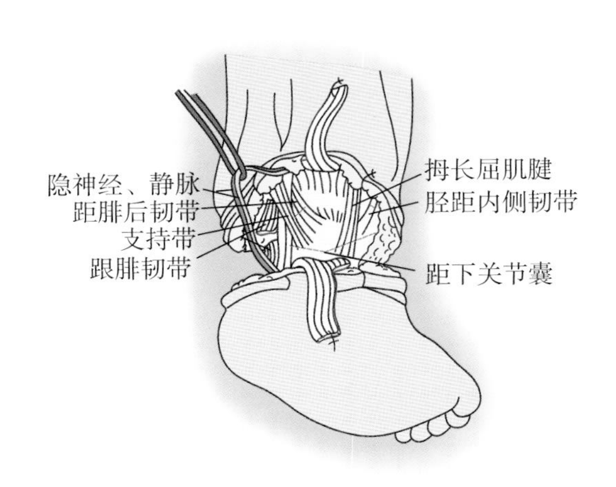

图 2-71　足部后侧松解

锐性切断距骨-腓骨后韧带、跟骨-腓骨韧带，横向切开距跟关节囊。

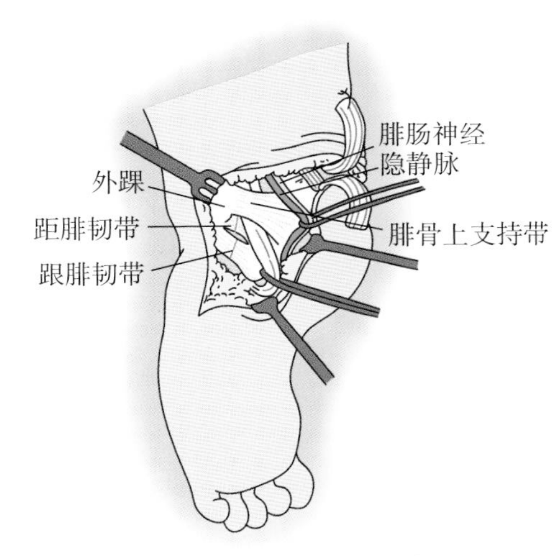

图 2-72　足部外侧松解

显露跟骨-腓骨后韧带、距骨-腓骨后韧带，以及伸肌上支持带。

向外侧切开关节囊，其远端终止于跟骨–骰骨关节或距骨–舟骨关节外侧。继之，切开距骨–舟骨外侧关节囊。为了保护其浅面的趾伸肌腱，特别要保护进入距骨颈部的血管束，应该进行钝性分离跗横关节囊与趾伸肌腱间隙。将骨膜剥离插入此间隙后，再锐性切开关节囊。如果是僵硬型马蹄内翻足，应该从跟骨外侧面切断趾短伸肌起始点、伸肌下支持带、跟骨–骰骨背侧韧带及关节囊、跟骨–舟骨斜形韧带，方可使跟骨远端向外侧移位（图 2–60）。

⑤足部内侧软组织松解：返回足部内侧切口，将皮肤切口两侧的皮瓣作适当的游离，于内踝上方切开深筋膜，分别寻找和分离胫后肌、趾长屈肌、拇长屈肌，以及位于趾长屈肌与拇长屈肌之间的血管束神经，后者由胫后动静脉和胫神经组成，有其独立的纤维鞘膜。纵向切开神经血管束鞘膜，用橡皮条牵拉保护神经血管束，再沿着其走行方向，继续向远端游离至分成足底内侧、外侧跖动脉和足底内侧、外侧跖神经。为了游离足底内侧和外侧神经血管束，可将拇趾外展肌在屈肌支持带的止点切断（图 2–73）。接着，于内踝下方寻找和分离胫后肌腱、趾长屈肌腱，这些腱鞘发生短缩及增厚改变，因而需要逐一进行松解。从内踝上方开始，纵向切开胫后肌腱及趾长屈肌腱的腱鞘，注意保留内踝下方长 0.5 ~ 1 cm 完整的腱鞘作为肌腱滑车。此时将上述两个肌腱在内踝近端分别作 Z 形切断，其两端分别缝合标记线，并以远端为导向继续切开“滑车”远端的腱鞘（图 2–74）。另于拇长屈肌腱的远端切开其腱鞘，并在拇长屈肌腱与趾长屈肌腱相互交叉的表面，识别及切开亨氏结节。亨氏结节位于内侧楔骨的跖侧，是趾长屈肌腱从拇长屈肌腱跖侧面向前外侧走形时所形成的交叉点，是由纤维组织形成的戒指样结构，其作用相当于肌腱的滑车。如果拇长屈肌腱也有明显的挛缩，也需要进行 Z 形切断和延长。接着，实施足部内侧深面结构的松解，主要松解距骨–舟骨关节囊、距下关节内侧关节囊、跟骨–舟骨跖侧韧带，以及三角韧带浅层结构，后者由胫骨–跟骨韧带、胫骨–跳跃韧带和胫骨–舟骨韧带所构成。胫骨–舟骨韧带通常与距骨–舟骨背侧关节囊相互融合，而跟骨–舟骨跖侧韧带又与距骨–舟骨跖侧关节囊相互融合，因此，切开距骨–舟骨关节背侧、内侧及跖侧部分关节囊，实际上也松解了上述 2 个韧带。首先应该进行距舟关节松解，但识别距舟关节囊及相关韧带有一定的困难，因为距骨头在横断面上向外侧旋转移位，而舟骨则向距骨头内侧半脱位或脱位，导致舟骨移位至距骨颈的内侧缘。为了避免损伤距骨头关节软骨，或者错误地部分切除仍为软骨结构的舟骨，应该以 Z 形切断的胫后肌腱远端为线索，将其向足趾方向牵

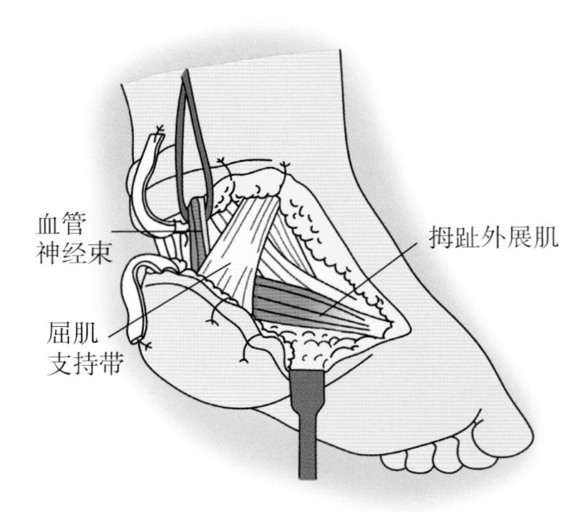

图 2–73　足部内侧松解

需要游离神经血管束，显露屈肌支持带及拇趾外展肌。

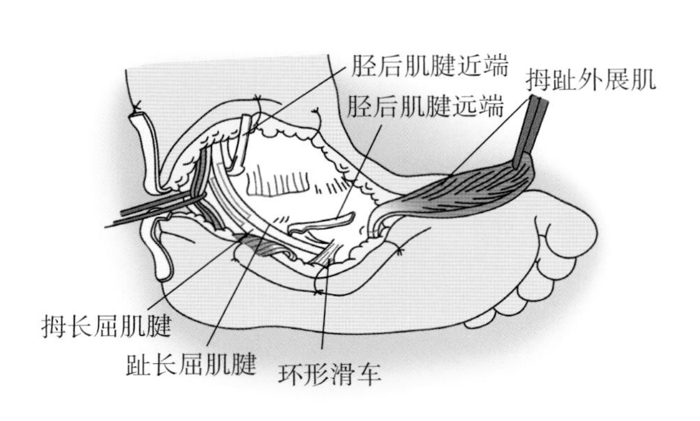

图 2–74　Z 形切断胫后肌腱、趾长屈肌腱和拇长屈肌腱示意图

拉，同时由助手尽可能将前足外展，术者仔细触摸而确认距舟关节后，采取锐性切开距舟关节的背侧、内侧和跖侧关节囊，完全显露距骨头与舟骨后方关节面（图 2–75），注意尽可能切开距舟关节背侧和跖侧关节囊的外侧部分。在进行距舟关节跖侧及外侧关节囊切开时，应将增厚的分歧韧带锐性切断，以进一步矫正跟骨在横断面的旋转畸形。该韧带起自于跟骨前关节面的外侧，向足趾方向走形，分别止于舟骨外侧与骰骨背侧（图 2–60）。此时，由于已将位于距舟关节囊背侧面的胫骨－舟骨韧带和位于距舟关节跖侧面的跟骨－舟骨跖侧韧带一并切断，因而允许矫正中足内旋和前足内收畸形。最后进行距下关节内侧松解，依次切开距下关节内侧关节囊和距骨－跟骨关节之间的韧带。将足底神经血管束及拇长屈肌腱向足趾方向牵拉，保证距下关节后内侧部分获得满意的显露之后，先将神经剥离器从后方已经切开的距骨－跟骨关节囊开口处，插入距骨－跟骨内侧关节囊的深面，并将后足外翻，从后方开始锐性切开关节囊，终止于距骨－舟骨关节（图 2–76）。值得强调的是，必须避免切除跟骨载距突，后者位于跟骨中间关节面的前内侧，具有支撑距骨的作用。距骨－跟骨关节的韧带松解需要切断 3 个韧带，分别为距骨－跟骨间韧带、距骨－跟骨后方关节前方关节囊韧带和颈韧带（图 2–77）。距骨－跟骨间韧带是稳定距下关节的主要结构，但也是产生后足内翻畸形的主要结构。距骨－跟骨间韧带位于距下关节内侧，起自距下关节关节囊前方，向内上方走形，止于距骨前方关节面与中间关节面之间的内侧缘。距骨－跟骨后关节面前方关节囊韧带起自跟骨后方关节面前方，向内上方走形，止于距骨中间关节面的后方。颈韧带起自跟骨前外侧，向前内侧走行，止于距骨颈外下结节。完成距骨－跟骨后内侧关节囊松解之后，将跟骨向外侧适当旋转，从该关节内侧开始切断上述骨间韧带，以矫正后足内翻畸形。一旦在距骨与跟骨之间产生 1 cm 的间隙，表明距骨－跟骨间韧带获得满意的松解。

⑥足部跖侧软组织松解：首先把足底内侧和外侧神经血管束分别向两侧牵拉，注意保护由足底外侧跖神经分出的跟骨神经支。钝性游离跖筋膜内外侧缘，在接近跟骨结节前缘的止点处锐性切断。其后，将跖方肌、拇短外展肌及趾短屈肌，从跟骨结节前方的止点处一并切断（图 2–78），以便降低足部内侧纵弓，矫正跟骨内翻畸形。

⑦将距舟关节及距跟关节复位与克氏针内固定：当患足所有的挛缩结构均获得满意的松解，术者在膝关节屈曲 90° 时将小腿抬高，保持患者下肢处于悬空状态时，可显示患足获得了正常的解剖轴线，也允许中足和跟骨围绕距骨产生不受限制的被动活动。为了保持距跟关

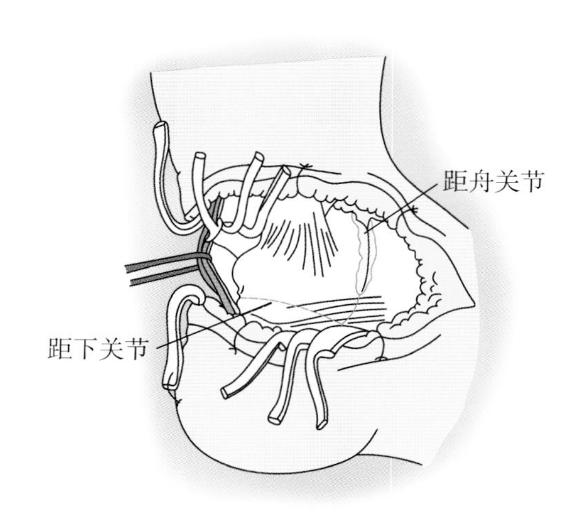

图 2–75　切开距骨－舟骨关节囊和相关韧带示意图

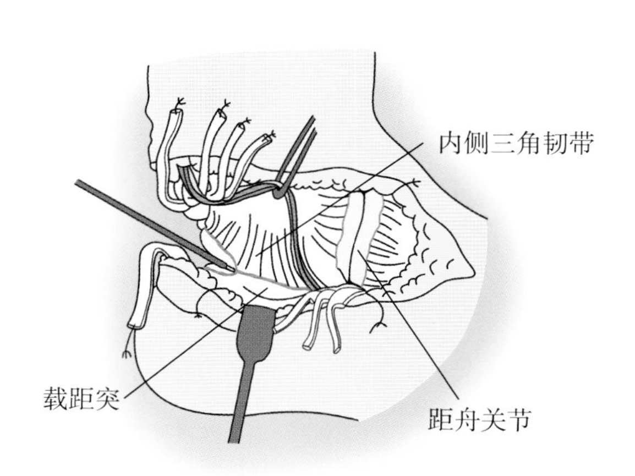

图 2–76　距骨－跟骨关节内侧关节囊切开示意图

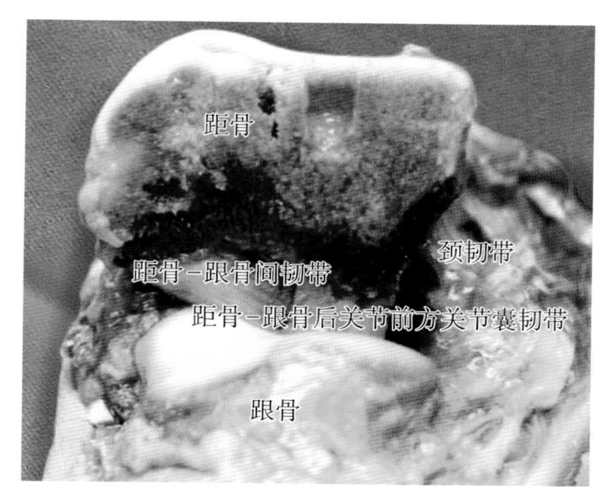

图 2-77　距骨-跟骨关节需松解的 3 个韧带

从右足后外面观察跗骨窦及跗骨管内韧带的解剖位置，距骨后侧部分及距骨-跟骨内侧关节囊韧带已被切除。左侧为足内侧的跗骨管，而右侧为足外侧的跗骨窦。从足内侧向外侧分别有距骨-跟骨间韧带、距骨-跟骨后关节前方关节囊韧带和颈韧带。

节、距舟关节、前足及中足的稳定，首先将 1 根直径为 1.5 mm 螺纹克氏针或普通克氏针，从距骨头关节面中心点插入，逆向穿入距骨体中轴线，再从距骨体后缘引出，其克氏针头端外露于距骨头关节面有 3～5 mm。术者采取手法整复，在保持距舟关节、舟楔关节及前足解剖复位的前提下，助手再将该克氏针向足趾方向插入，通过舟骨、内侧楔骨中心穿透足背侧皮肤（图 2-79）。在使用克氏针固定距舟关节时，既要避免患足外旋和前足外展，也应防止舟骨相对于距骨向外侧和背侧移位，因为正常足的距舟关节内侧缘，并非完全平齐的线形关系，而是舟骨向内侧轻度突出。剪断外露于距骨后方软骨的克氏针尾端，折弯足背侧皮肤之外的克氏针头端，以方便日后拔出。继之，另用 1 根克氏针从跟骨近中央的跖侧插入距骨体内，目的是恢复距跟关节旋转轴线处于正常的位置，防止跟骨发生向内侧或外侧的平行移位。在进行此项操作时，先将跟骨后方向跖侧牵拉，以便直视距跟关节面，识别已被切断骨间韧带在距骨和跟骨的

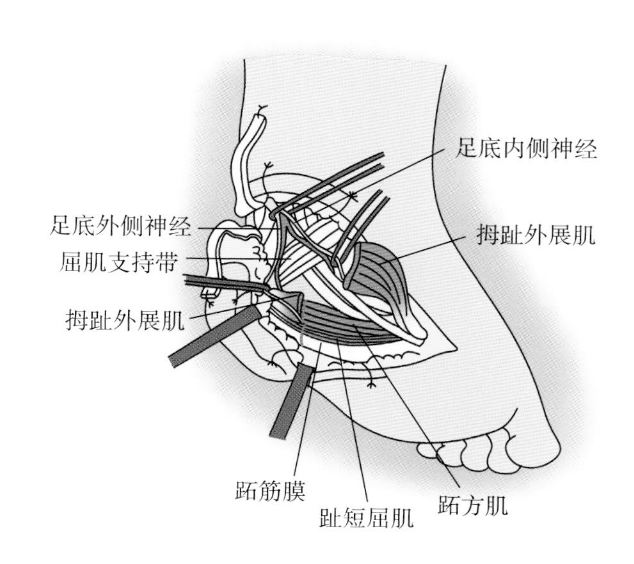

图 2-78　足部跖侧松解

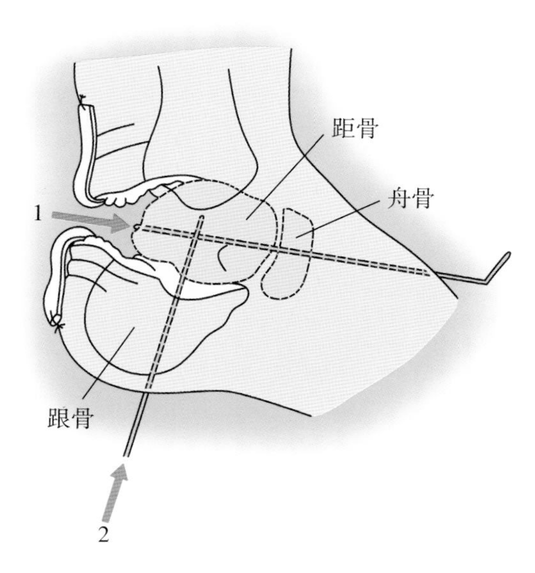

图 2-79　距舟关节及距跟关节复位与克氏针内固定

断端。从跟骨跖侧插入的克氏针，应该从跟骨骨间韧带断端中央穿出，再从距骨骨间韧带断端的中央插入距骨体内，注意勿将克氏针穿入踝关节内。当完成距跟关节克氏针内固定之后，距跟关节间隙几乎完全闭合，注意保持后足只有 5° 的外翻，足底纵向中轴线与内外踝连线的夹角应在 85° ~90° 范围之内。McKay 通常使用 2 根克氏针固定距跟关节。为了证实患足获得满意的松解与内固定，Simons 主张术中进行 X 线透视，分别在测量正位和侧位的距骨-第一跖骨角、距骨-跟骨角。如果上述角度测量都在正常范围之内，骰骨与跟骨解剖轴线也恢复正常，表明患足获得了满意矫正。假若足部侧位透视显示距骨中轴线位于第一跖骨基底的跖侧，提示舟骨向背侧移位，或者正位透视显示骰骨向内侧移位，应该拔出克氏针，仔细检查可能存在松解不足的结构，抑或克氏针置入的位置异常，则需要进行针对性的软组织松解，调整克氏针插入的位置[95]。

⑧缝合肌腱及切口皮肤：在缝合肌腱之前，常规放松止血带，仔细观察神经血管束是否完整，确认足趾与切口周围皮肤的血供良好，采取电凝止血和使用纱布压迫止血。然后，将 Z 形切断的肌腱，包括趾长屈肌腱、拇长屈肌腱、胫后肌腱和跟腱，在保持后足屈曲-伸展中立位、前足内收-外展中立位的前提下，用可吸收缝线依次间断缝合 Z 形延长的所有肌腱（图 2-80）。在进行缝合肌腱操作时，要求保持肌腱的适当张力，既要避免缝合后肌腱因松弛而重叠，也不允许肌腱因紧张而与深面组织形成明显的间隙。最后在患足轻度跖屈的位置，分层缝合切口皮肤[58,117,122,123]。

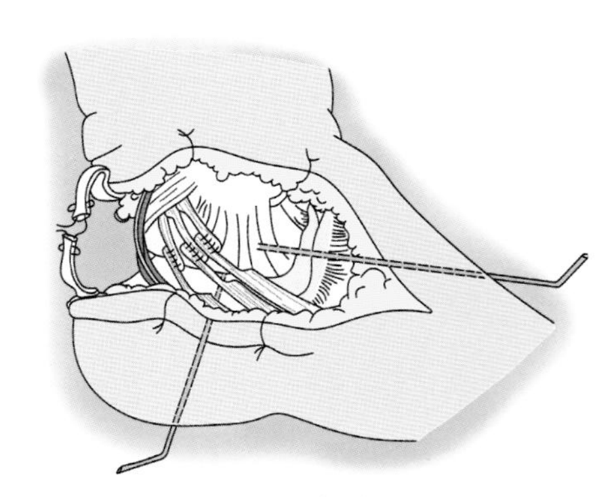

图 2-80 缝合肌腱

依次缝合 Z 形切断的拇长屈肌腱、趾长屈肌腱、胫后肌腱、跟腱。

【术后处理】

术后用长腿管型石膏固定，保持膝关节屈曲 90° 、踝关节跖屈 10° ，以及足部相对于膝关节外旋 10° ，因为保持后足适当的跖屈，有助于跟腱与切口皮肤的无张力愈合。术后 24 小时期间，应该密切观察足趾的血运状态，及时发现石膏过度紧张而产生的足部血供不足。一旦出现足趾皮肤苍白或青紫，应该及时更换石膏。患儿卧床休息或父母怀抱患儿时，务必保持患足的适当抬高，尤其是家长怀抱患儿时，避免使患侧肢体下垂。术后 2 周左右拆除下肢石膏，观察切口愈合状况，更换切口敷料。然后，使用更为服帖的下肢管型石膏固定，保持膝关节屈曲 90° 、踝关节中立位、后足轻度外翻和前足轻度外展。通常于术后 8 周，拆除石膏并拔出克氏针，尽早开始功能康复训练，后者包括进行患足背伸与跖屈活动、后足内翻与外翻活动。术后最初 2 年之内，每天进行 2 次踝关节屈曲-伸展功能活动，每次重复 25 ~ 50 次相同的动作。与此同时，夜间使用足部外展支具（Dennis-Brown orthosis），日间穿着高帮鞋。

【术后并发症】

①术后早期并发症：切口皮肤愈合延迟、切口皮肤裂开、克氏针滑移，或者石膏包裹过度缩紧或过度宽松等问题，是术后早期常见的并发症。Crawford[121] 选择 Cincinnati 距下关节平面半环形切口，用于儿童 99 例（154 足）足部矫形手术。患儿年龄为 1.5 月龄至 15 岁，其中只有 6 例发生浅层皮肤坏死（skin sloughs），1 例出现切口皮肤裂开。这些并发症经过更换松紧适度的石膏，保持足部适当跖屈或内翻的石膏固定等处理措施，可以获得满意的结果。当切口皮肤完全愈合之后，每周更换一次石膏，直到患足恢复至完全矫正的位置，再考虑用下肢管型石膏持续固定，允许延迟石膏固定 2 ~ 3 周[117,118]。

②术后远期并发症：其一是患足可发生僵硬性改变。通常与术中操作不慎损伤关节软骨、距骨滑车扁平改变，抑或术后早期康复训练不足，均可产生足部背伸-跖屈活动、距跟关节内翻-外翻活动范围减少，导致患足发生僵硬性改变[124]。Bensahel[123]将术后患足背伸与跖屈活动范围达到45°视为最理想的状态。McKay 则认为足部背伸与跖屈活动＞35°，方可满足日常活动的需要[115]。Kalenderer[125]报道距下关节松解治疗11例单侧马蹄内翻足的长期随访结果。术后随访时间平均为12.7年。足部背伸与跖屈活动范围平均为45°（25°～60°），其中7例出现距骨滑车扁平样改变。该作者指出距骨滑车扁平样改变，未必导致踝关节活动范围减少。Hsu[126]选择距下关节松解治疗80例120足，术后随访时间平均为21.2年。手术时年龄平均8.8月龄（3.7月龄至4.3岁），随访时年龄平均为21.2岁。该作者将75足术后关节活动功能，与22例对侧正常足的活动功能范围进行比较，结果显示患足跖屈活动范围平均为19.0°，足背伸活动范围平均为7.5°，比正常足分别减少14.3°和8.9°；后足内翻活动和外翻平均活动范围分别为6.3°和6.6°，比正常足分别减少8.5°和6.0°；前足外旋活动和内旋平均活动范围分别为36.2°和11.0°，比正常足分别减少6.2°和6.0°。患足与正常足比较，上述参数在统计学上均有显著差异。Haasbeek[127]报道29例44足距下关节松解远期随访结果，术后随访时间平均21年（13～30年），患足背伸与跖屈平均活动范围分别为15.3°和37.7°，基本实现了McKay 提出的标准[115]。

其二是患足可能存在遗留畸形。所谓的遗留畸形是指马蹄内翻足所固有的4种畸形，在手术中并未获得完全矫正所遗留一种或几种畸形。某些结构松解不足，抑或术后局部瘢痕形成，可能是导致患足畸形部分或完全复发，抑或遗留某种畸形。Porat[128]采取距下关节松解治疗23例33个僵硬型马蹄内翻足畸形，手术时年龄平均为7.3月龄，术后随访时间平均为4年。其中6足（18%）遗留前足内收并外翻畸形，3足（9%）出现后足内翻。Tarraf[129]对距下关节松解治疗之后，需要再次手术治疗的原因进行分析，发现88足中63足（71.59%）遗留前足内收畸形，其中59足曾经术中X线透视，证明29足前足内收并未实现完全矫正，另19足的骰骨明显向足部内侧移位，由此推测跟骰关节松解不足是主要原因，强调松解跟骰关节囊，特别是松解跖侧和内侧关节囊，方可允许骰骨向外侧平行移位，恢复跟骨与骰骨正常的解剖关系。Hsu[126]对一组距下关节松解治疗80例120足，术后随访时间平均为21.2年，确定只有1足遗留包括后足内翻等4种术前所存在的畸形。

其三是可能发生后足外翻畸形。距下关节过度松解，或者因跟骨在过度外翻的位置使用克氏针固定，均可导致后足外翻畸形。Simons[95]在一组26足距下关节松解中，发现5例发生后足外翻合并舟骨向外侧半脱位。他认为距下关节松解之后，在恢复足部跗骨的解剖轴线与内固定操作过程中，舟骨、骰骨与跟骨作为整体，围绕距骨头向外侧移位，是产生此种畸形的主要原因。Hsu[126]在距下关节松解治疗80例120足中，确定7足因后足外翻而需要实施跟骨内移截骨手术。

其四是舟骨楔形改变或舟骨旋转半脱位。Kuo[130]选择距下关节松解治疗先天性马蹄内翻足168足，发现12足出现舟骨楔形改变（图2-81、图2-82），因此产生内侧柱缩短、中足跖屈的效应，进而引发前足内收、外翻和中足高弓畸形。舟骨在冠状面出现旋转移位，舟骨外侧与外侧柱结构发生粘连。舟骨内侧部分向背侧旋转移位，在侧位X线片显示舟骨基底位于背侧的楔形改变。Haasbeek[127]报道足部后内侧松解和距下关节松解治疗29例44足中，59%有轻度至重度舟骨楔形改变。他提出舟骨楔形改变是因为舟骨较宽内侧向背侧旋转所致，但与足部

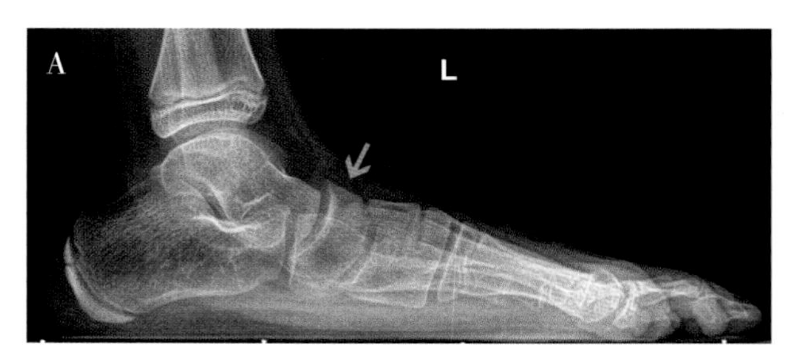

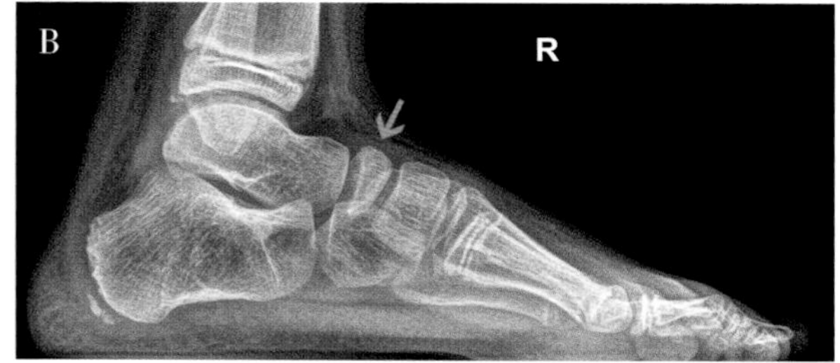

图 2-81　马蹄内翻足的舟骨楔形改变

左侧正常舟骨形态（A），右侧为马蹄内翻足，可见舟骨楔状形态，而距骨头呈现扁平改变（B）。

疼痛严重程度并没有相关性。Swaroop[131] 采取距骨-舟骨关节固定手术（图 2-83），治疗 13 例马蹄内翻足术后并发舟骨半脱位，手术时年龄平均为 11 岁，12 例获得平均 3 年随访观察。最后随访时，距骨-第一跖骨角由术前平均为 18° 下降至术后平均为 8°，舟骨脱位程度也由术前平均 42% 下降至术后平均 6%。该作者认为此种手术既可消除疼痛，也能够矫正足部畸形和改善穿鞋状态，而且几乎没有并发症。

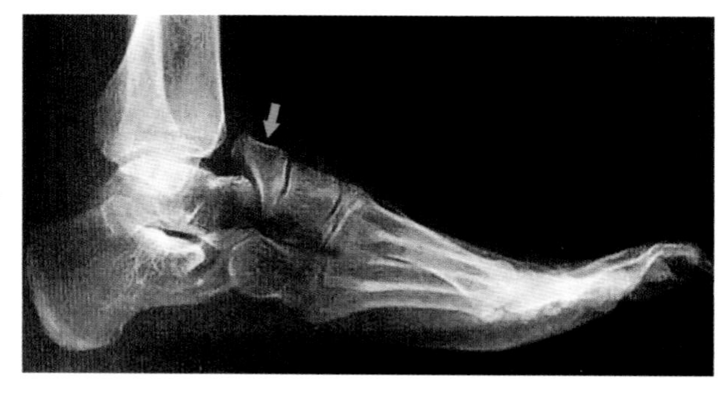

图 2-82　19 岁成人的舟骨楔形改变及距舟关节半脱位

其五是距骨坏死或距骨滑车扁平改变。Lau[132] 报道足部内侧和外侧软组织松解治疗 38 足，5 足发生距骨缺血性坏死，其距骨坏死发生率高达 13%。Cummings[133] 依照 Tachdjian 建立距骨缺血性坏死的 X 线诊断标准[134]，即距骨密度明显高于周围跗骨，继之出现进行性碎裂改变，最终导致距骨塌陷，探讨距下关节软组织松解治疗 70 例 96 足距骨坏死的发生率。手术时平均年龄为 11.5 月龄（5 月龄至 8 岁），术后随访时间平均为 5.6 年（2～13 年）。于术后 6 个月期间和其后每年摄取一次足部正位和侧位 X 线片，以观察其 X 线改变，特别关注距骨、跟骨和骰骨是否出现生长线（growth lines），距骨滑车是否保持其正常的半圆形轮廓。所谓生长线，是指 X 线检查时出现骨骼内似乎还有骨骼（bone-within-the bone appearance）征象，是跗骨继续生长的标志（图 2-84），而距骨滑车失去半圆形轮廓，则称为扁平改变。该作者发现 26 足（27%）出现距骨滑车扁平改变，3 足（3%）出现距骨头颈发育不良，但无 1 例发生距骨坏死。与此同时，该作者还证实跗骨生长线多在术后 6 个月内出现，可持续存在 3 年左右，而 26 足距骨滑车扁平改变中，5 足包括 3 足距骨头颈

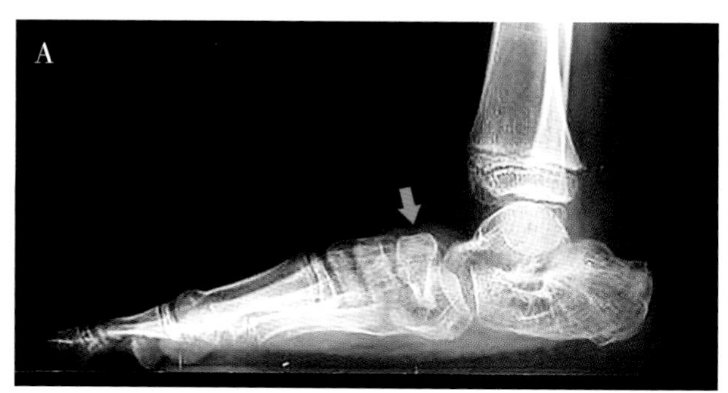

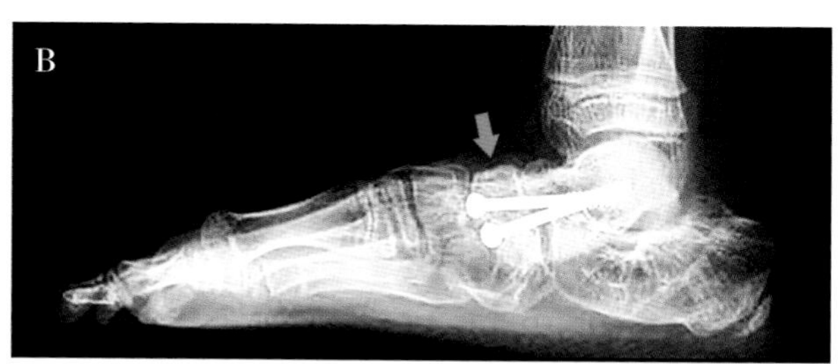

图 2-83　舟骨半脱位治疗前后 X 线片

A 为 10 岁儿童足侧位 X 线片，显示足部后内侧松解术后出现舟骨半脱位；B 为距舟关节固定术后 1 年。

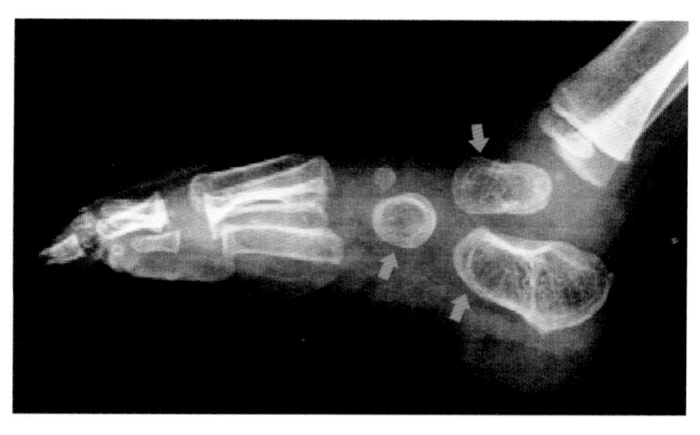

图 2-84　距骨、跟骨及骰骨出现“骨骼内似乎还有骨骼”X 线征象

表明这些跗骨术后 1 年继续生长，其外层皮质线称为生长线。

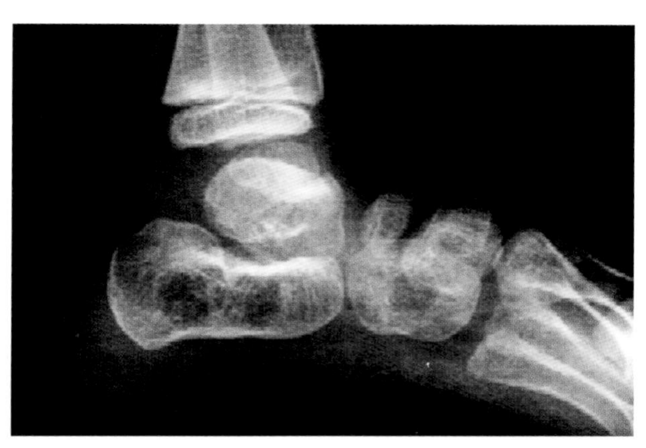

A. 为术后 2 年未见距骨生长线

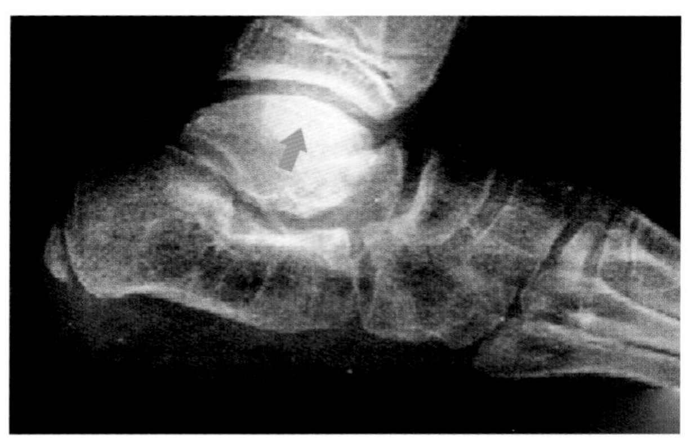

B. 为术后 7 年显示距骨滑车扁平改变

图 2-85　距骨头颈发育不良

发育不良，在随访期间其距骨却一直没有出现生长线（图 2-85）。该作者由此推测，距骨滑车扁平改变、距骨头颈发育不良，可能是暂时性或非完全血供中断所致。

【术后可能发生的不良结果】

这里将手术治疗既实现矫正所有畸形的目标，也没有发生任何并发症，而是疾病自身的内在因素，随着儿童足部继续生长所产生的不良结果，定义为术后可能发生的不良结果。

①患足长度短缩与小腿周长减少：Kalenderer[125]测量距下关节软组织松解治疗 11 例单侧马蹄内翻足的足部长度及小腿周长，与正常侧进行比较观察。手术时年龄为 4～6 月龄，术后随访时间平均为 12.7 年（10.3～15.4 年）。该作者发现患足短缩平均为 9.5 mm（0～20 mm），踝关节上方小腿周长相差 8.5 mm（0～20 mm）。Haasbeek[127]采取足部后内侧松解和距下关节松解治疗 59 例 90 足，手术时年龄为 3 月龄至 2 岁，术后随访时间平均为 21 年（13～30 年）。该作者对其中 28 例单侧马蹄内翻足，与其正常侧足部长度、小腿周长及下肢长度进行比较，发现患足平均短缩 1.5 cm，小腿周长减少 3.5 cm，下肢长度短缩 1.3 cm。

②足部畸形复发：先天性马蹄内翻足所存在的 4 种畸形，经过距下关节松解手术获得完全矫正之后，因为患足的继续生长，还可能出现部分或完全复发。Uglow[135]将经过手术完全矫正的先天性马蹄内翻足的四种畸形，出现需要再次手术治疗的畸形定义为复发马蹄内翻足。他发现复发率与术前 Dimeglio 分型密切相关，因为在一期距下关节松解治疗 68 例 91 足中，Dimeglio Ⅳ型马蹄内翻足的复发率为 20.4%，而Ⅳ型预期 65.4% 者可能需要再次手术治疗。Rumyantsev[136]于 1997 年报道距下关节松解治疗 101 例 146 足，分析术后早期复发性畸形的部位及发生率。手术时平均年龄 1.1 岁，随访时间平均为 3.6 年。后足跖屈与内翻畸形复发率分别为 3.4% 和 2.7%，而前足内收与后足外翻复发率均为 12.3%，另有 21.9% 出现高弓足畸形。Hsu[126]于 2013 年描述距下关节松解治疗 80 例 120 足的长期结果，手术时平均年龄 8.8 月龄，随访时平均年龄 21.2 岁。32 足（27%）于术后平均

6.7 年需要再次手术治疗，24 足（20%）需要 1 次再手术，后者 16 足因前足内收畸形需要骰骨闭合性截骨，1 足因完全性复发而需要足内侧和外侧松解手术，7 足因跟骨外翻需要进行跟骨内移截骨。另有 8 足需要 2 次以上的再次手术治疗，但作者并未介绍其手术方法。Schleicher[137]于 2012 年报道距下关节松解治疗 70 例（99 足）术后 5 年的随访结果，确定 6% 出现后足内翻畸形，39% 出现前足 > 5° 的内收畸形。

③患足疼痛及胼胝体形成：Hsu[126]在距下关节松解治疗 80 例 120 足中，确定 15 足（12.5%）足部外侧缘有胼胝体形成，8 足（6.7%）有跗骨窦处疼痛和压痛。Schleicher[137]经距下关节松解治疗 70 例 99 足，在术后 5 年随访期间，55% 病例偶有足部疼痛，但 97% 病例可参加体育运动。

④拇趾背侧囊肿（dorsal bunion）：临床上以第一跖骨头升高，拇指跖趾关节跖屈，跖楔关节背伸畸形为特征（图 2-86）。一般认为，作用于第一跖骨的肌力失去平衡，即胫前肌及拇长屈曲肌肌力增强，而小腿三头肌及腓骨长肌肌力减弱，导致拇趾跖趾关节屈曲、跖楔关节过度伸展，从而致使跖骨头升高。此种畸形既可引发拇趾疼痛，又可导致穿鞋困难[138-140]。McKay[139]报道一组 24 例儿童拇趾背侧囊肿，其中 12 例为先天性马蹄内翻足手术所致，并且均为足部后内侧松解的病例。Yong[140]采取拇长伸肌移位至跖骨颈与第一跖骨屈曲截骨联合手术，治疗 27 例 33 足拇趾背侧囊肿，均是继发于马蹄内翻足松解手术，但作者却没有详细介绍初始软组织松解手术的具体方式。Cummings[133]选择距下关节松解治疗 70 例 96 足，术后随访时间平均为 5.6 年，只有 1 足发生拇趾背侧囊肿。Kuo[94]报道距下关节松解治疗 95 例 134 足，随访时间平均为 4.5 年（2～7.4 年），其中 6 足（4.5%）发生拇趾背侧囊肿。该作者认为跟腱过度延长，前足内旋矫正之后，引发腓骨长肌肌力减弱是主要的发病因素。

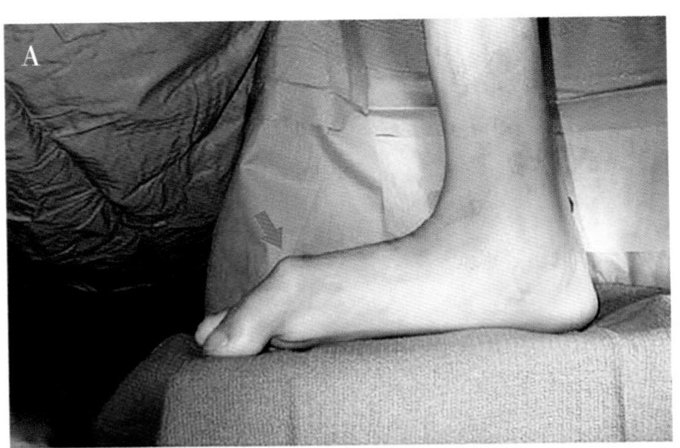

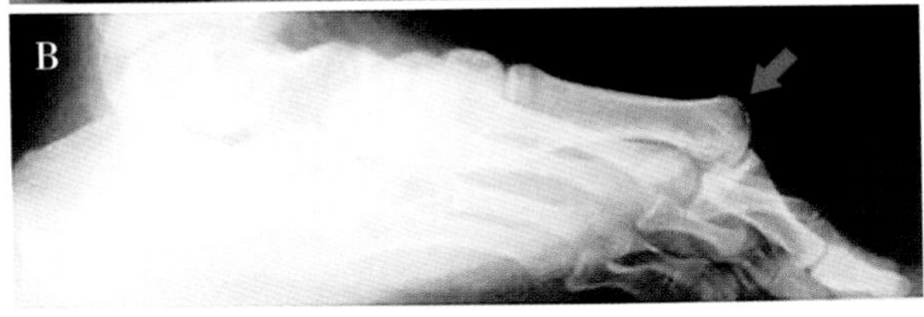

图 2-86　拇趾背侧囊肿

临床上以第一跖骨头升高，跖趾关节跖屈，跖楔关节背伸畸形为特征（A），而侧位 X 线检查显示跖楔关节过度背伸、第一跖骨升高和跖趾关节屈曲畸形（B）。

复杂型先天性马蹄内翻足

一、定义与流行病学

复杂型先天性马蹄内翻足（complex idiopathic clubfoot）是先天性马蹄内翻足中一种亚型（subset of clubfeet）。Ponseti[141]于 2006 年首次将某些先天性马蹄内翻足，出生时表现足部整体短粗、后足严重内翻及跖屈、前足严重跖屈、拇趾短缩并背伸畸形，以及中足跖侧面、跟骨后上方和拇趾背侧均有深陷皮肤皱褶者（图 2-87），称为复杂型马蹄内翻[141]。

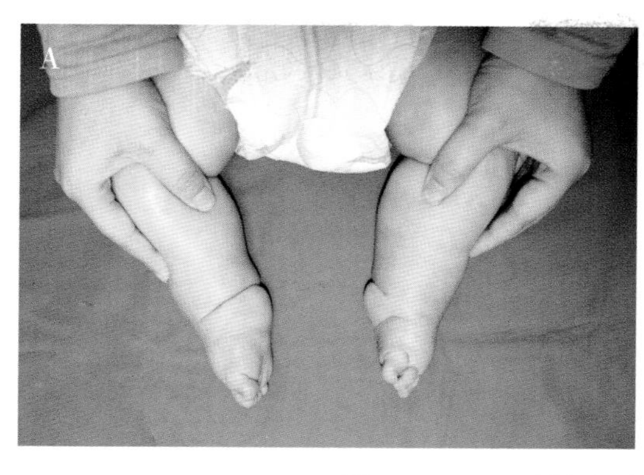

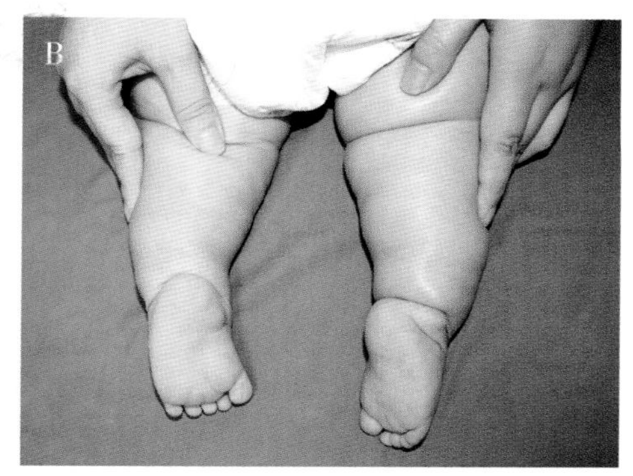

图 2-87　2 月龄婴儿复杂型马蹄内翻足

足部短粗、严重跖屈，以及拇趾短缩及背伸畸形（A），其跟骨上方和足底有横贯性皮肤皱褶（B）。

Ponseti 在治疗一组 762 例特发性先天性马蹄内翻足中，将 50 例 75 足（6.6%）诊断为复杂型马蹄内翻足。50 例中 25 例（50%）为双足受累，31 例（62%）是男性婴儿，13 例（26%）有特发性马蹄内翻足家族史，初始治疗年龄平均为 3 月龄（1 周龄至 9 月龄）[141]。Yoshioka[142]在一组 837 例（1376 足）先天性马蹄内翻足中，确定 111 例（182 足）（13%）符合复杂型马蹄内翻足的诊断标准。

二、病因与发病机制

病因与发病机制尚未阐明。Ponseti 认为腓肠肌及比目鱼肌短缩和足底深层内在肌纤维化是产生本病的原因，前者引发后足严重跖屈，而足底深层内在肌纤维化，导致前足严重跖屈和足底横贯性皮肤皱褶和足弓增高[141]。某些学者认为，应用石膏矫形治疗特发性或典型马蹄内翻足过程中，由于不适当的石膏固定，导致下肢石膏反复向足趾滑脱，进而引发足背肿胀、皮肤红斑、后足严重跖屈，以及前足跖屈畸形，因此，将本病归因于医源性复杂型马蹄内翻足[143-146]。另有学者发现腓总神经麻痹与本病具有相关性。Edmonds[21]描述 9 例特发性马蹄内翻足，其小腿前侧肌群和外侧肌群没有收缩功能。2 例发生石膏反复滑脱，进而产生复杂型马蹄内翻足。Yoshioka[142]在 111 例（182 足）复杂性马蹄内翻足中，发现 8 例（10 足）合并腓总神经麻痹，表现为踝关节伸肌和足趾伸肌肌力减弱或完全麻痹。

三、临床与 X 线检查

出生后或石膏矫形治疗之后，患足出现整体短粗，其后足严重跖屈及内翻、中足内翻并足弓增高、前足严重跖屈，以及拇趾短缩及背伸 4 个僵硬性畸形为主要特征，同时还有足底皮肤横贯内侧至外侧深陷皱褶、拇趾背侧皮肤皱褶和跟骨后上方皮肤皱褶（图 2-87）[21,141]。

X 线检查并非诊断本病的必要条件。有时因为鉴别诊断的需要，应该摄取足部正位和侧位 X 线片。在正位 X 线片可见距骨-跟骨角极度减小，几乎处于平行状态，骰骨向内侧移位（图 2-88A），以及前足在跗跖关节平面产生明显的外展畸形，后者可能是错误石膏固定所致。侧位 X 线片显示距骨-跟骨角明显减少，表明后足严重跖屈；5 个跖骨在跗跖关节平面出现严重跖屈，尤以第一跖骨跖屈更为严重（图 2-88B）[141,143]。

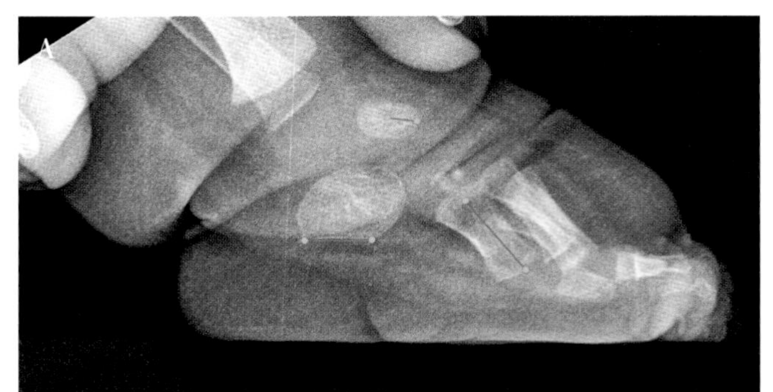

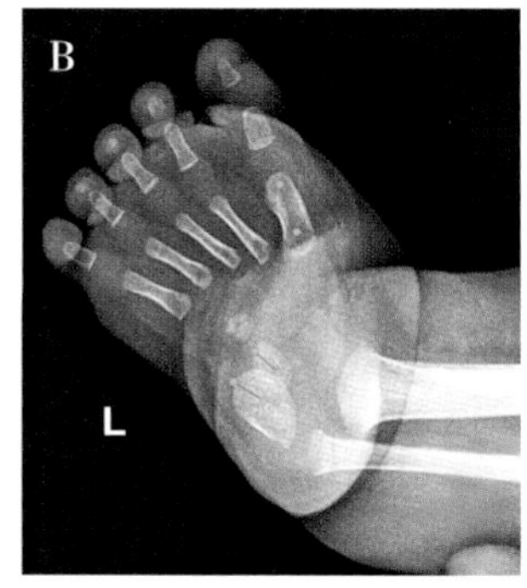

图 2-88 2 月龄婴儿左足复杂型马蹄内翻足 X 线表现

正位 X 线片可见距骨–跟骨角减少、距骨–第一跖骨角增大和骰骨向内侧移位（A）；侧位 X 线片显示距骨–跟骨角减少、距骨–第一跖骨角明显增大（B）。

四、诊断与鉴别诊断

本病是特发性先天性马蹄内翻足的一种亚型，却与特发性马蹄内翻有着迥异的临床特征，本病易被诊断。但是，临床上需要与神经肌肉性疾病、先天性多发性关节挛缩症，以及各种临床综合征所并发的先天性马蹄内翻足相鉴别，因为后者都有肢体或其他器官异常[144，145]。

五、治疗与预后

自从 Ponseti 于 2006 年介绍改良式石膏矫形方法治疗复杂型马蹄内翻足后[141]，许多学者遵循 Ponseti 的石膏矫形方法，也获得满意的治疗结果，因而将其称为改良式 Ponseti 石膏矫形方法（modified Ponseti method），此方法一致被认为是治疗本病的首选方法[143，144]。

【改良式 Ponseti 手法整复和石膏矫形的操作步骤】

①矫正后足内翻和前足内收畸形：以左足为例，术者用左手抓握前足，其右手示指放置在外踝后方，而拇指则放置在外踝前方即相当距骨头外侧，作为施加对抗压力的支点。在左手将前足徐缓外展同时，右手拇指向内侧推挤距骨头，以矫正后足内翻和前足内收畸形（图 2-89）。继之，术者保持后足内翻获得矫正的位置，并在膝关节屈曲＞ 110° 时，助手从足趾开始向近端包裹石膏，直到大腿近端。为了防止石膏滑脱，应该对足跟和膝关节上方石膏进行塑形，增加膝关节背侧石膏厚度，保持近端石膏前后方向呈现扁平状态，而不是桶形状态。每周更换一次石膏矫形，直到后足内翻获得满意矫正之后，方可进入第 2 个矫形阶段。

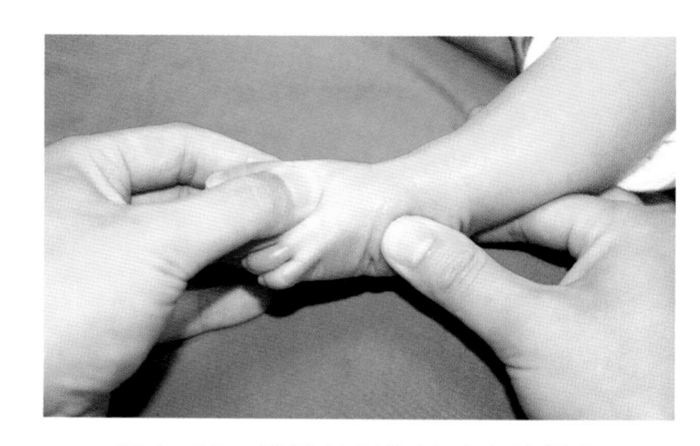

图 2-89 手法整复和被动牵伸操作

左手抓握前足，而右手示指放置外踝后方，拇指在外踝前方即相当距骨头外侧，施加对抗压力，以矫正后足内翻。

②矫正前足跖屈、中足内翻和后足跖屈畸形：其操作方法又称 4 个手指技术（four finger technique）。由助手将膝关节屈曲 90°，术者将两手示指和中指放置在踝关节前方的背侧，目的是把距骨头背侧作为支点，而两手拇指从跖骨头下方将跖骨逐渐抬高，致使跖骨在跗跖关节平面产

生背伸和外翻活动，而跟骨在距下关节平面也产生背伸活动，允许同时矫正前足跖屈、中足内翻和后足跖屈畸形（图 2-90）。术者保持前足背伸及外翻、后足外翻的矫正位置，于前足外展 40° 时，由助手包裹矫形石膏。每周更换一次石膏，当前足跖屈及内收、中足内旋和后足内翻畸形获得满意矫正之后，其足部背伸活动仍然＜10° 时，则需要实施经皮跟腱切断，以矫正后足跖屈畸形。术后用石膏固定 3 周。当患足 5 个畸形均获得满意的矫正，则需要穿戴足踝外展支具，保持双足外旋 40°，以防止复发。在拆除石膏固定后的头 3 个月内，要求每天穿戴足部外展支具 23 小时。其后允许间歇性穿戴支具，每天在午睡与夜间穿戴支具 12～14 小时，通常需要持续 4 年。

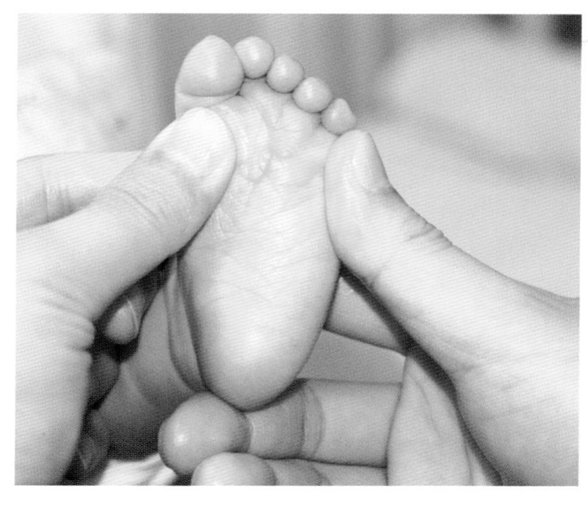

图 2-90　矫正前足跖屈、中足内翻和后足跖屈畸形

术者两手示指和中指放置在踝关节前方的背侧，两手拇指放置于跖骨头下方。在保持前足轻度外展的同时，将跖骨头向足背侧推挤，进而矫正前足跖屈、中足内翻和后足跖屈畸形。

Ponseti[141] 应用改良式手法牵伸和石膏矫形，治疗复杂型马蹄内翻足 50 例 75 足，随访时间平均为 1.9 年（0.5～3.8 年）。最后随访时，足部畸形获得满意矫正，踝关节背伸活动范围平均为 15°（10°～25°），6 足遗留轻度中足高弓矫形。除了 10 足的足底皮肤还有较浅的皱褶，多数皮肤皱褶完全消失。但是，7 例（14%）出现复发性畸形，通常发生于矫形治疗成功后平均 1.5 个月（2 周至 3 个月）时，其中 2 例出现第 2 次复发，分别于治疗后 3 个月和 6 个月出现再次复发。Ponseti 认为复发病例，都与使用双足外展支具不当相关联，包括容易从矫形支具滑脱，皮肤发生损害而中断使用支具。对复发者采取再次石膏矫形治疗，每次石膏固定 2 周，但有 3 例需要跟腱切断。最后，穿戴更为服帖足踝外展支具，则没有复发病例，也无 1 例实施胫前肌腱移位。Matar[143] 采取改良式 Ponseti 石膏矫形方法，治疗复杂型马蹄内翻足 11 例（17 足），开始治疗年龄平均为 5.2 周龄（2～11 周龄），Pirani 评分平均为 5.5 分（4.5～6.0 分），分类为严重型马蹄内翻足。经过平均 7 次（5～10 次）石膏矫形治疗和跟腱切断手术。治疗后随访时间平均为 7 年（3～11 年）。在早期随访时，13 足（76.5%）获得满意结果，其中 2 足分别在 4 岁和 6 岁时，需要实施胫前肌腱移位手术，以矫正前足外旋畸形。最后随访时，确定 9 足（52.9%）出现复发性畸形，其中 5 足经过再次石膏矫形和跟腱切断治疗（1 足石膏矫形，4 足石膏矫形 + 跟腱切断）获得满意结果，但是 4 足需要广泛性软组织松解手术治疗。该作者强调应用改良式 Ponseti 石膏矫形技术治疗，其前足外展不可＞40°，因为跟骨并不发生旋转，前足过大外展将会引发中足内侧产生分离，进而在足部外侧缘产生折痕。Allende[146] 等开展一项多中心研究，应用改良式 Ponseti 石膏矫形方法治疗复杂型马蹄内翻足 79 例（124 足）。随访时间平均为 4.1 年（1～11 年），石膏矫形平均 5 次（3～25 次），120 足（97%）需要经皮跟腱切断，122 足（98%）初期获得完全矫正，2 足石膏矫形失败而需要足后内侧松解，7 足（6%）发生与石膏固定相关并发症，包括皮肤红斑、前足及足趾肿胀和接触性皮炎，但没有影响治疗结果。37 足（30%）出现畸形复发性畸形，包括动态性中足外旋和后足跖屈畸形、后足跖屈和前足内收畸形，以及后足跖屈、中足高弓和内翻畸形，而需要手术治疗。

复发性与遗留性马蹄内翻足

一、定义与发病机制

复发性与遗留性马蹄内翻足（relapse and neglected clubfoot）是比较常见的足部畸形，因为先天性马蹄内翻足不仅是最为常见的先天性足部畸形，而且此种畸形具有顽固的复发倾向。有资料表明，无论选择哪种方法治疗，其复发率为10%～50%[147]。一般认为经过Ponseti或Demglio非手术治疗[99,148,149]，抑或各种软组织松解手术治疗后[51,150]，先天性马蹄内翻足所存在的4种畸形成分，即踝关节跖屈、后足内翻、中足外旋及中足高弓、前足内收畸形，均获得完全矫正，但在随访过程中，再次出现上述4种畸形中一种或多种畸形，被定义为复发性马蹄内翻足（relapsed clubfoot）。Dimeglio[151]在随访观察中发现非手术治疗后复发，与治疗之前马蹄内翻足严重程度存在密切的关系，中度、严重和极严重畸形需要手术治疗者，分别为15%、12.6%和70%。Uglow[135]将经过手术完全矫正的先天性马蹄内翻足的4种畸形，出现需要再次手术治疗的某一种或几种畸形，定义为复发性马蹄内翻足。遗留性马蹄内翻足是指马蹄内翻足所固有的4种畸形，在非手术或手术治疗中并未获得完全矫正，所遗留的某一种或几种畸形，在文献中通常称为遗留性马蹄内翻足（residual clubfeet）[150,152]。然而，在相关医学文献中，许多作者对两者并未做出清晰的界定，有时将复发性马蹄内翻足也称为遗留性马蹄内翻足，反之亦然。这些现象足以说明，在临床实践中对于马蹄内翻足治疗之后，再次出现某种足畸形，特别遇到转诊而来的病例，确实很难找到支持某一诊断的充分证据，以做出复发性还是遗留性畸形的判断，或许复发与某种畸形未完全矫正两种因素同时存在[153]。值得庆幸的是，两者无论在临床与X线诊断方面，还是选择或确定手术方法方面，都没有明显的区别，故通常将两者视为相同类别的足部畸形，因此，本节将一并描述复发性与遗留性马蹄内翻足诊断与治疗的相关问题。

复发性或遗留性马蹄内翻足的发病机制，不仅在学者之间尚有不同的解释，而且在初期采取不同的治疗方法之间也有区别。某些研究证明，Ponseti石膏矫形技术治疗后复发，与二期维持矫形阶段是否严格使用足部外展支具有着密切的关系，即所谓穿戴足部外展支具依从性问题[154,155]。Willis[155]将初期24小时穿戴支具持续3个月，其后夜间穿戴持续9个月以上，定义为良好的足部外展支具依从性。该作者治疗72足中65足（90%）获得完全矫正的满意结果，7足（10%）因为使用足部外展支具依从性不足，而需要矫形手术治疗。Haft[156]描述一组Ponseti石膏矫形技术治疗后早期复发病例，总计51例73足。在2年随访期间21例（41.2%）出现复发，比较研究证明使用足部外展支具依从性差者复发率，是严格穿戴足部外展支具的5倍。Mckay[157]在临床观察中发现Ponseti石膏矫形技术治疗者，5岁之后复发率为6%，个别者复发年龄可延长至11岁。复发的原因如同马蹄内翻足的病因一样，仍然没有完全阐明。Ponseti[158]曾指出，将复发性马蹄内翻足归因于原发性畸形未完全矫正，是一种错误的推断；他宁愿相信马蹄内翻足治疗后复发的病因，也是初始马蹄内翻足的病因，只是这些相同的发病因素未被认知也未被处理而已。Goldstein[159]开展一项预测Ponseti石膏矫形技术治疗之后，还需要手术治疗的临床研究。应用Ponseti石膏矫形技术成功治疗87例134足，但在随访时间≥3年期间，43足（32%）需要采取胫前肌腱外侧移位或足部后内侧软组织松解，或者需要同时实施2种手术。经过比较分析，该作者证明需要手术治疗的复发病例，与初期Dimeglio分型的相关性具有统计学意义。Uglow[135]发现手术治疗后的复发率，与手术之前Dimeglio分型也有密切的相关性。在距下关节松解治疗68例91足中，Dimeglio Ⅲ型的复发率为20%，而Ⅳ型者中预期65%需要再次手术治疗。Atar[160]报道手术治疗的复发率平均为25%（13%~50%），其中29足术后复发需要再次手术治疗，其中22%出现距骨-跟骨医源性骨性或软骨性连接为其复发原因。另有趾长屈肌腱或胫后肌腱Z形延长术后瘢痕形成，进而产生复发性马蹄内翻足。Rumyantsev[136]于1997年分析距下关节松解治疗101例146足术后早期复发的部位。手术时年龄平均为13.2月龄，随访时间平均为3.6年。后足跖屈畸形和内翻畸形复发率分别为3.4%和2.7%，而前足内收和中足外旋的复发率均为12.3%，另有21.9%出现高弓足畸形。但该作者未分析复发的原因。Hsu[126]于2013年描述距下关节松解治疗80例120足的长期结果，手术时年龄平均为8.8月龄，随访时年龄平均为21.2岁，32足（27%）于术后平均6.7年需要再次手术治疗，其中24足（20%）需要1次手术治疗，包括16足前足内收畸形需要骰骨闭合性截骨，1足因完全复发而需要足部内侧和外侧软组织松解手术，7足因为跟骨外翻需要进行跟骨内移截骨；另有8足需要2次手术治疗。该作者推测某些结构松解不足，术后局部瘢痕形成，抑或受到正常生长发育的影响，都可引发马蹄内翻足部分或完全复发，抑或遗留某种或数种畸形。Farsetti[161]认为足部继续生长是复发性马蹄内翻足主要原因，而且与治疗之前具有相同的病理改变。

二、分类与定位诊断

复发性马蹄内翻足是一种宽泛的概念，涵盖治疗之后再次出现足部所有的4种畸形或异常，包括踝关节跖屈、后足内翻、中足外旋及高弓、前足内收畸形。Tarraf[129]曾经再次手术治疗遗留性马蹄内翻足120例159足，其中95%被诊断为遗留性前足内收畸形。该作者指出这些遗留性畸形都是初次手术未能完全矫正，只是在手术后早期并不明显，随着患足生长而逐渐显现。面对复发性马蹄内翻足的病例，Lovell[162]强调指出，首先需要进行详细的神经系统检查，以排除神经肌肉性马蹄内翻足。该作者发现7岁之后出现的复发性马蹄内翻足畸形，33%的最终诊断为神经肌肉性疾病引发的马蹄内翻足，只是早期尚无神经肌肉疾病的表现，其次才是确定部分复发还是完全复发。如果是部分复发性足部畸形，则需要进一步地分析和评价，目的是确定复发部位，或许将其称为定位诊断更为准确。根据复发部位与患者年龄，制订手术方案和治疗计划，则是治疗复发性足畸形的最后环节。

将经过成功治疗后需要再次治疗者定义为复发性马蹄内翻足，已经成为学者们的共识，通常使用描述性术语界定复发性马蹄内翻足的形态学改变，例如复发性前足内收，中足高弓并后足内翻、后足内翻或跖屈畸形。某些学者根据需要外科侵袭性治疗的范围，将其分为轻型（minor）和严重型（major）复发性畸形，前者只需要跟腱延长或胫前肌移位，而严重的复发性足畸形，则需要实施累及关节的软组织松解[156,163]。将复发性或遗留性马蹄内翻足进行恰当地分类，对制订个体化治疗方案必将发挥着指南的作用。然而，迄今还没有统一而又被广泛接受的分类方法。多数学者还是根据复发部位及性质，界定复发性或遗留性马蹄内翻足的不同类型。Bhaskar[164]于2013年提出Ponseti石膏矫形技术治疗后复发的分类方法。该作者应用Ponseti石膏矫形技术治疗206例362足，经过平均4.5年的随访观察，发现91例

151 足出现复发性畸形，其复发率高达 41.7%。根据复发性畸形的部位及性质，作者将其分为 3 个类别与 5 个亚型（表 2–4）。尽管此种分类方法局限于 Ponseti 石膏矫形技术治疗的复发病例，但在开始治疗之前，重点观察某种或数种临床参数，对治疗复发性马蹄内翻足颇有指导作用。

表 2–4　Ponseti 石膏矫形治疗后复发性马蹄内翻足分类

类型	临床特征	所占百分比 /%
Ⅰ A	踝关节背伸活动范围减少 （膝关节伸展时，踝关节背伸活动 < 15°）	29.8
Ⅰ B	动态性前足内收与外旋（柔韧性畸形）	34.4
Ⅱ A	后足固定跖屈畸形，即足背伸活动 < 中立位	15.9
Ⅱ B	前足及中足在冠状位上固定性内收畸形	9.9
Ⅲ	2 种或多于 2 种的固定性畸形（包括后足跖屈、前足内收，或高弓畸形，或者完全复发，即踝关节跖屈、后足内翻、中足高弓和前足内收）	9.3

鉴于 Bhaskar[164] 分型方法只限于 Ponseti 石膏矫形技术治疗后复发性马蹄内翻足的分类，且尚未受到普遍的关注与应用，本节参考 Tarraf[129] 和 Davidson[165] 提出的复发性马蹄内翻足分类方法，即根据复发性畸形所在的解剖学部位，以再次出现先天性马蹄内翻足固有 4 种畸形成分中的某种或数种畸形为基础，引用相关文献资料作为佐证，对复发性马蹄内翻足予以描述性分类，将其大致分为四个类型八个亚型，以资为临床医生提供参考（表 2–5）。值得强调的是，此种分型是归纳与综合分散的论著类文献，包括石膏矫形和早期软组织松解手术后复发的原始文献，而不是来自某一作者的专题研究。鉴于某种类型的复发率，各家报道的病例数量也不尽一致，因而对每个类型所占百分比则不能做出准确的估计。为了容易理解某种复发性或遗留性足畸形的定义与发生机制，本节将其分别予以叙述。然而，在临床实际工作中，可能看到两种或两种以上的足部畸形同时存在，则需要临床医生认真甄别，以期做出综合判断。

表 2–5　复发性马蹄内翻足分类与定位诊断

分类	定位诊断
Ⅰ型	前足及中足 A. 动态性前足内收与中足外旋畸形 B. 前足固定性内收与中足外旋畸形（即蚕豆足畸形）
Ⅱ型	中足 A. 舟骨向背侧半脱位合并中足高弓畸形 B. 内侧跗跖关节背伸与拇趾跖趾关节屈曲畸形
Ⅲ型	后足 A.　后足跖屈畸形 B.　后足跖屈合并内翻畸形
Ⅳ型	前足与后足复合畸形 A. 后足跖屈与前足内收畸形（柔韧型） B. 后足跖屈及内翻、中足高弓和前足内收畸形（僵硬型）

三、治疗与预后

复发性马蹄内翻足通常需要手术治疗，而且手术方法种类繁多，既有软组织松解、肌腱移位，还有各种跗骨截骨矫形手术，但其共同的治疗目标却始终如一，即尽可能矫正所存在的某种或几种畸形，恢复或重建前足、中足与后足的解剖轴线，改善足部功能活动范围，进而实现足部外观形态接近正常，足底特别是跟骨、第一跖骨头与第五跖骨头三点均匀负重（所谓的跖行足，plantigradefoot），消除足踝部疼痛，能够参加校园体育活动，以尽可能推迟发生骨性关节炎为最终目标[147,166]。选择手术方法时通常考虑两个主要因素，一般将患儿年龄作为首要因素，因为年龄越小者僵硬程度也相对较轻，适宜软组织松解手术，或因某些跗骨尚未完成骨化而不允许实施截骨手术，而年长儿童的同类复发性足畸形，通常为僵硬型或固定性畸形，单纯性软组织手术几乎不能矫正已存在的畸形，或许采取软组织松解与跗骨截骨联合手术，方能实现手术治疗的目标；其次，应该依照临床检查与X线评价相综合的方法，确定复发性畸形所在解剖部位与性质，做出恰如其分的定位诊断[157,158]。本节依照每一类型的发生机制、临床与X线定位诊断、某种手术方法的适应证，以及手术操作的顺序，予以尽可能地详尽描述；其次，某种手术方法的适应证只包括患者年龄、复发性马蹄内翻足类型两个因素，除此之外都应视为手术禁忌证。

（一）动态性前足内收与中足外旋畸形（ⅠA型复发性足部畸形）

在复发性马蹄内翻足中，动态性前足内收与中足外旋畸形（dynamic forefoot adduction and supination deformities）最为多见。McKay[157]报道一组Ponseti石膏矫形技术治疗之后，60足出现复发性畸形，其中25%为动态性前足内收与外旋畸形。Kuo[167]回顾性分析软组织松解治疗95例134足随访结果，21足（15.7%）因为畸形复发而需要再次手术治疗，其中19足（90.5%）诊断为动态性前足内收与中足外旋畸形。目前普遍认为，作用于足部肌肉失去平衡，胫前肌过度活动，或者同时存在腓骨长肌及短肌肌力减弱，导致前足内收肌与外展肌力失去平衡，是动态性前足内收与外旋畸形的主要原因[74,167,168]。

1. 临床特征与X线检查 患足在非负重或休息时，其前足通常没有明显异常，或者只有轻度内收畸形，但在患足主动背伸活动时，其前足出现内收与中足外旋畸形（图2-91），而且负重或行走时其前足内收与中足外旋更加明显，其前足第一跖骨及拇趾并不接触地面，足部外

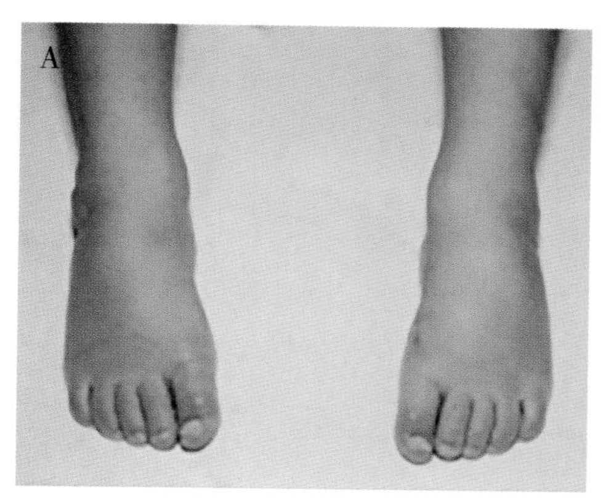

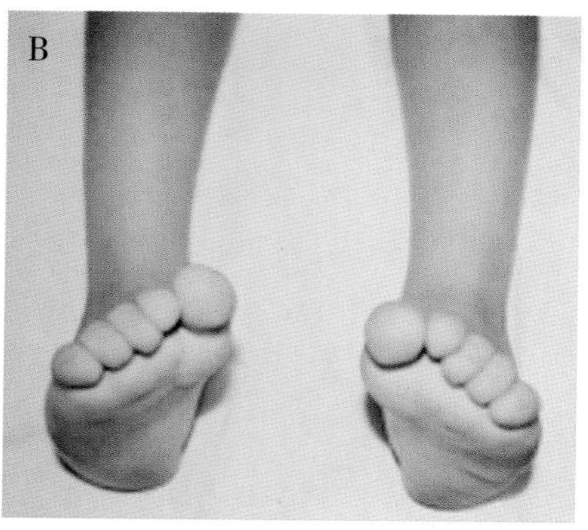

图2-91 动态性前足内收与中足外旋畸形的临床照片

休息位时双足外观没有异常（A），令患者进行双足主动背伸活动时，其前足则现明显的内收与中足外旋畸形（B）。

侧缘负重区皮肤也明显增厚或胼胝体形成[94,167-169]。X线检查通常显示足部正位距骨-第一跖骨角和跟骨-第五跖骨角增大，前者正常值为 -8.3°(-23°～5°)，而跟骨-第五跖骨角正常值为 -8°(-18°～2°)。虽然两者明显增大提示足内收畸形，但是动态性前足内收与中足外旋畸形时，上述X线参数也可能在正常范围。而在足部侧位X线片测量第一跖骨-第五跖骨重叠比值（first-fifth metatarsal overlapratio）却有明显增加（图2-92）。Kuo[94]将第一跖骨-第五跖骨重叠比值分为6级。0级：第一跖骨与第五跖骨完全重叠；1级：跖骨重叠相当于第一跖骨宽度50%；2级：2个跖骨没有重叠也没有分离；3级：跖骨分离宽度达到跖骨直径50%；4级：跖骨分离宽度达到第一跖骨宽度；5级：跖骨分离宽度为第一跖骨宽度1.5倍；6级：跖骨分离宽度为第一跖骨宽度2倍。

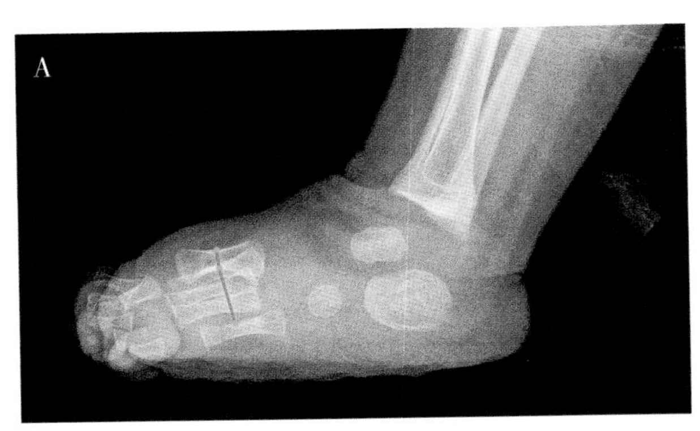

A. 跖骨重叠比值为5级

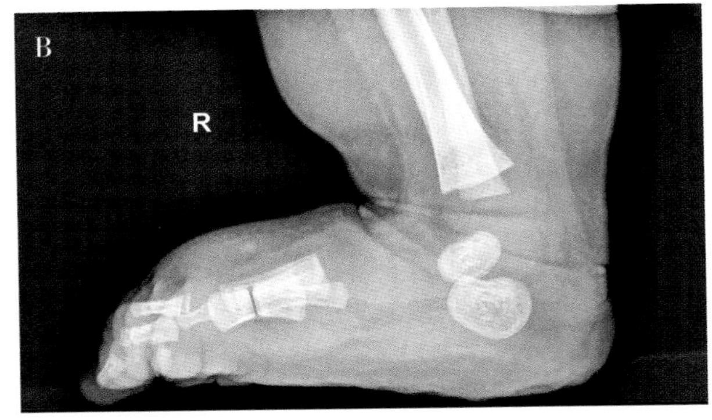

B. 跖骨重叠比值为1级

图2-92 第一跖骨与第五跖骨重叠比值测量方法

2. 治疗 重建的肌力平衡是治疗此型复发性马蹄内翻足的主要方法，目标是改善足部外观形态，恢复正常负重行走功能。历经数十年临床研究证明，胫前肌腱移位是治疗此型复发性马蹄内翻足的可靠方法[94,167-170]。

Garceau于1940年首次描述胫前肌腱移位治疗复发性前足内收与外旋畸形，历经半个多世纪的考验，此治疗方法仍然在临床上广泛应用[167]。传统的胫前肌腱移位，将整体胫前肌腱止点移位至第三楔骨，晚近也有学者选择胫前肌腱劈开移位（split transfer），只将胫前肌腱外侧半移位至第三楔骨，目的是更好地保持肌力平衡，避免发生过度矫正问题[167]。然而，某些学者发现两者矫形结果并没有明显的差别。

Kuo[94]采取胫前肌腱移位，治疗动态性前足内收与外旋畸形55例（71足），包括42足胫前肌腱整体移位和29足胫前肌腱劈开移位，其中18足同时实施跟腱延长、跖筋膜松解和胫骨远端截骨等辅助性手术。手术时年龄平均为6岁，术后随访时间平均为8.8年。临床评价足部外观形态、踝关节背伸与跖屈活动范围、前足内翻与外翻活动范围，以及足部内翻肌和外翻肌强度。依照Garceau评价足部外观形态标准，即前足内收、跟骨内翻和后足跖屈畸形3项参数。外观形态正常者为优级，3项指标只有轻度异常为良级，3项指标有中度异常，其跖屈畸形＜10°为可级，3项指标都有严重异常，其跖屈畸形＞10°为差级。胫前肌腱整体移位组42足，其优级13足（31.7%），良级28足（66.7%），可级1足（2.4%）；胫前肌腱劈开移位组29足，其优级11足（37.9%），良级18足（62.1%）。两组没有统计学差异。踝关节背伸平均增加6.9°，胫前肌腱整体移位组平均增加7.4°，而胫前肌腱劈开移位组平均增加6.1°，两组之间没有统计学差异。踝关节跖屈平均增加 3.5°，胫前肌腱整体移位组平均增加 1.2°，而胫前肌腱劈开移位组平均增加 6.9°，两组之间没有统计学差异。前足内翻活动平均减少 3.2°，胫前肌腱整体移位组平均减少 5.6°，而胫前肌腱劈开移位组则没有明显改变，两组之间有统计学差异，表明胫前肌腱整体移位组获得更大的矫形结果，而胫前肌腱劈开移位组却有更好地保留前足内翻功能。前足外翻活动两组分别增加 2.4° 和 2.5°，两组之间没有统计学差异。足部肌力改变，即足背伸肌强度没有变化，但跖屈肌力强度增加 0.5 级，足外翻肌强度增加 1.5 级。X 线片检查显示足部正位距骨-第一跖骨角平均矫正 20.9°，侧位距骨-第一跖骨角平均矫正 4.7°，第一跖骨与第五跖骨重叠比值（68 足）平均改善（0.5 ± 1.3）级。该作者由此认为，采取胫前肌腱移位重建肌力平衡，既可矫正动态性前足内收与中足外旋畸形，同时增加了踝关节及足部活动范围，并且还能防止产生固定性前足内收和中足外旋畸形。

Thompson[168] 采取胫前肌腱移位治疗复发性动态性前足内收与中足外旋畸形 95 例（137 足），都是足部后内侧松解术后的复发病例。男性和女性分别为 67 例和 28 例，胫前肌腱移位手术时年龄平均为 4.3 岁（1.4～10.7 岁）。根据是否需要辅助性手术，将 137 足分为 2 组。1 组只有动态性前足内收与外旋畸形（51 例，76 足），2 组既有动态性前足内收与中足外旋畸形，还有合并需要辅助性手术治疗的结构异常（44 例，61 足），辅助性手术包括足部后内侧松解、跖侧松解、内侧松解和中足截骨。手术后随访时间平均为 5.2 年（2～12.5 年），随访结果分为优级（完全重建肌力平衡，前足内收与外旋畸形完全消失，足部背伸活动达到正常范围）、可级（部分重建肌力平衡，足部背伸活动时仍有轻度前足外旋）和差级（基本没有改善）。1 组优级 65 足（87%），可级 11 足（13%）；2 组优级 54 足（88%），可级 7 足（12%）。术后 2 组都未发生肌腱脱出、切口感染和血管损伤等早期并发症。2 组 2 足因为胫前肌腱挛缩引发足背伸畸形，定义为晚期并发症。采取胫前肌退缩手术，致使足部跖屈活动＞ 20°，最后评定优级。Thompson 指出胫前肌腱移位通常在术后 3 个月便可恢复其正常的肌力，强调 2 个皮肤切口实施胫前肌腱移位，即胫前肌腱经足部背侧皮下间隙移位至第三楔骨背侧，也能获得满意的结果。

Luckett[169] 回顾性分析胫前肌腱移位术后复发的相关因素。该作者选择胫前肌腱移位治疗动态性前足内收与中足外旋畸形 60 例 85 足，术后随访时间＞ 2 年，证明 12 例 16 足（18.8%）术后再次复发，术后复发与手术间隔时间 2.2 年。经过统计学分析，确定手术时年龄和初期治疗后穿戴足部外展支具依从性，是导致再次复发的 2 个因素。手术时年龄＜ 2.5 岁者复发率为 46%，而手术时年龄＞ 2.5 岁者复发率为 13%；手术前穿戴足部外展支具依从性差者复发率为 83.3%，而未复发者穿戴足部外展支具依从性差者为 62.5%。

【胫前肌腱移位手术适应证】

①动态性前足内收与中足外旋畸形：临床检查确定患足静止时基本正常，但在站立或在行走摆动期，患侧出现前足内收及中足外旋畸形，或者前足内收与外旋畸形可被动矫正（ⅠA 型复发性足部畸形）。

②年龄至少＞ 2.5 岁或 3 岁，因为外侧楔骨骨化中心在 3 岁左右方可达到容纳胫前肌腱的体积，而手术时的上限年龄似乎没有严格的界定[94,168,170]。

【手术操作】

①麻醉与体位：通常需要全身麻醉。完成麻醉操作之后，将患儿置于仰卧位，于膝关节上方捆扎充气止血带后，常规进行手术野的皮肤准备。

②游离并切断胫前肌腱止点：于足部内侧第一跖骨基底至舟骨结节之间做直行切口，切开皮肤与深筋膜，从切口近端寻找、游离胫前肌腱在内侧跖楔关节跖侧的止点，尽可能保留最大长度时将肌腱止点锐性切断，使用 0 号或 1 号缝线锁边缝合（Krackow 肌腱缝合方法）肌腱断端，使其尾端保留两根缝线（图 2–93）。手持肌腱尾端牵引线向近端游离肌腱，终止于踝关节下方的伸肌支持带。如果遇到前次手术遗留的瘢痕而限制向近端游离肌腱时，允许进行适当松解或切除瘢痕组织。

③预制容纳肌腱的骨孔：传统手术方法采取 3 个皮肤切口，第 2 个皮肤切口位于踝关节前侧上方 5 cm。切开胫前肌腱腱鞘后，将胫前肌腱抽入第 2 个皮肤切口内（图 2–94）。第 3 个皮肤切口位于第三跖骨基底的近端，长 2～3 cm 的直行切口。Thompson 建议采取 2 个皮肤切口的方法，免除踝关节前侧上方皮肤切口[170]。于第三跖骨基底的近端切口，锐性分离趾短伸肌腱间隙，于第三跖骨基底近端，即相当第三楔骨表面 U 形切开关节囊，形成基底位于远端 5 cm × 5 cm 的骨膜–关节囊瓣，以帮助确定第三楔骨而不是跖楔关节。如有疑问可进行 X 线透视定位。继之，用直径 3.5 mm 骨钻从其背侧向足底垂直预制骨孔（图 2–95）。

④胫前肌腱移位与固定：从足部内侧皮肤切口的皮下浅筋膜层，向足部背切口进行钝性分离，形成比肌腱更宽的皮下隧道。此时，将肌腱尾端牵引线及肌腱引入足部背侧切口之后，使用 2 根直型缝针分别穿入肌腱尾端的两根牵引线，再将 2 根直型缝针依次穿入第三楔骨所预制的骨孔。然后，于患足背伸中立位时，拉紧从足底皮肤引出的肌腱牵引线，从而使肌腱进入预制骨孔内并形成新的骨骼止点。应该注意踝关节下方与骨孔之间的肌腱保持线性走

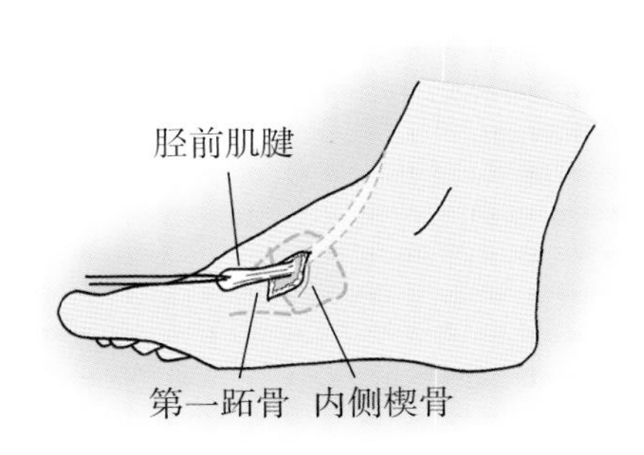

图 2–93　显露和切断胫前肌腱止点

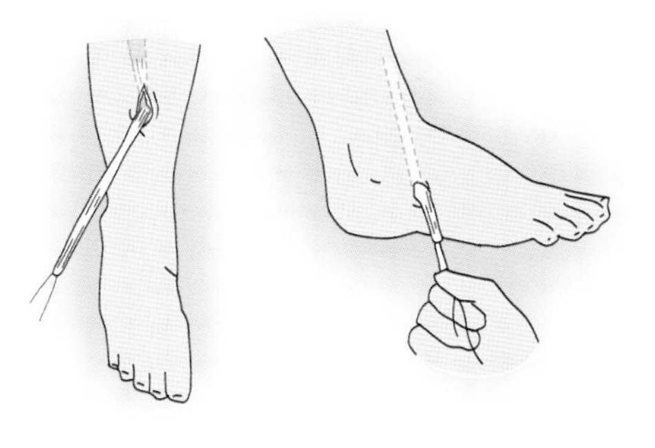

图 2–94　将胫前肌腱引入足背外侧切口

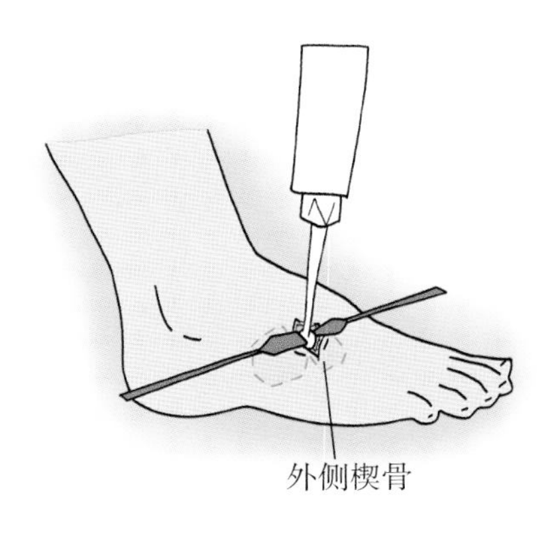

图 2–95　于第三楔骨背侧向足底预制骨孔

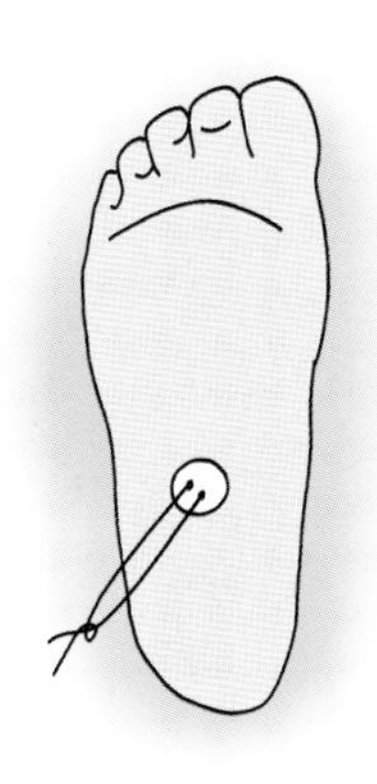

图 2–96　胫前肌腱移位与固定

行，既要避免出现成角现象，又要保持适当的张力，进而在拉紧肌腱时不产生弓弦样改变。为了避免压迫足底皮肤，牵引线通常需要穿过海绵纱布与纽扣衬垫之后，方可拉紧并打结固定（图 2-96）[168，170]。

如果患足同时需要进行跟腱延长，或者需要足部后侧软组织松解，通常在完成这些松解的手术操作之后，方可开始实施前述的胫前肌腱移位。

【术后处理】

术后于踝关节背伸中立位，使用短腿管型石膏固定 6 周。拆除石膏后允许负重行走，通常无须使用支具固定或进行特殊的关节功能训练。为了及时发现可能出现畸形复发，抑或发生新的足部畸形，应该定期随访观察。在术后第一年内，每 3 个月需要复查一次。其后每 6 个月复查一次，直至骨骼发育成熟。

【并发症与可能产生的不良结果】

手术并发症例如切口愈合不良、胫前肌腱脱出和新建的肌腱止点未愈合，都罕有发生[169]。可能产生的不良结果：

①胫前肌腱移位后发生继发性挛缩，引发足部背伸畸形：Thompson[168]报道一组 61 足中 2 足术后发生胫前肌继发性挛缩，引发足部跖屈活动范围减少，经过胫前肌腱膜松解，恢复患足跖屈活动范围＞ 20°。

②前足内收与中足外旋畸形复发：Luckett[169]报道胫前肌腱移位，治疗动态性前足内收与中足外旋畸形 60 例 85 足，术后随访时间＞ 2 年，其中 12 例 16 足（18.8%）术后再次复发，术后复发与手术间隔时间 2.2 年。确定手术时年龄和初期治疗后穿戴足部外展支具依从性，是导致再次复发的 2 个因素。手术时年龄＜ 2.5 岁的复发率为 46%，而手术时年龄＞ 2.5 岁的复发率为 13%。Masrouha[171]报道一组胫前肌腱移位治疗动态性前足内收与中足外旋畸形 66 足，其中 15 足（22.7%）于术后平均为 1.9 年（1 个月至 5.5 年）时出现畸形复发。关于复发原因分析，该作者发现 2 足被诊断为神经肌肉性疾病，另 13 足出现复发性前足内收与中足外旋畸形时，其手术时平均年龄为 3.1 岁（2～4.4 岁），而胫前肌腱移位术后并未复发者，手术时平均年龄为 4.5 岁（2.5～14.4 岁），两组手术时年龄具有统计学意义的差异。第 3 个因素是复发者都曾同时进行了跟腱延长手术。因此，该作者认为胫前肌腱移位治疗复发性前足内收与中足外旋畸形，并非一种确定性手术治疗，还应高度警惕发生复发的危险。

③继发性后足外翻：Lampasi[172]选择经前肌腱移位治疗前足内收与中足外旋畸形 38 足，术后随访时间平均为 24.8 年，其中有 5 足（13.2%）于术后平均为 4 年（2.2～7.7 年）时，因为过度矫正而发生后足外翻畸形，需要采取距下关节外固定（Grice 手术）或胫前肌腱置回原来止点的手术治疗。但是，该作者并未确定过度矫正的原因，只是提及过高估计肌力不平衡是可能的因素。

（二）前足固定性内收与中足外旋畸形（ⅠB 型复发性足部畸形）

此类畸形在冠状面上以足部外侧缘凸出、足部内侧缘凹陷，而后足没有内翻或轻度内翻为特征。从足底观察其形状类似蚕豆，某些作者将其形象地称为蚕豆足（bean-shaped foot）[132，164，173，174]。Bhaskar[164]报道 Ponseti 石膏矫形治疗出现复发性足部畸形 164 足，其中 15 足（9.1%）被诊断为此种类型。Lau[132]报道软组织松解治疗先天性马蹄内翻足 153 足，随访时间平均为 10.3 年，其中 26 足（17.0%）出现前足固定性内收与中足外旋畸形。Elgeidi[173]采取内侧楔骨撑开截骨与骰骨闭合楔形截骨治疗 27 例 35 足，35 足均为手术后复发性畸形。蚕豆足畸形发生机制尚未完全阐明。Main[174] 指出遗留距舟关节半脱位是发病因素。Lowe[175] 发现前足内收畸形矫正不足，遗留跖骨持续内收畸形可能是另一因素。Evans 则断定内侧柱短缩与外侧柱相对过长，是产生复发性前足内收与中足外旋的主要原因，并且相信中足异常是先天性马蹄内翻足的基本畸形，其他骨骼改变都是继发性畸形[176]。

1. 临床特征与 X 线检查 临床检查可见前足内收和中足外旋，或者有轻度跟骨内翻（图 2-97），即使将前足被动外展和中足内旋，也不能矫正前足内收和中足外旋畸形。足部外侧柱过长而使足部外侧缘凸出，而足部内侧柱缩短而产生足部内侧凹陷，从足底观察则呈现蚕豆样改变（图 2-98）。行走时足部外侧缘负重，呈现足趾内向旋转步态，年长儿童可能出现同侧步态笨拙或明显拖曳现象。持续性足底外侧负重，既可引发足底外侧皮肤增厚或有胼胝体形成，

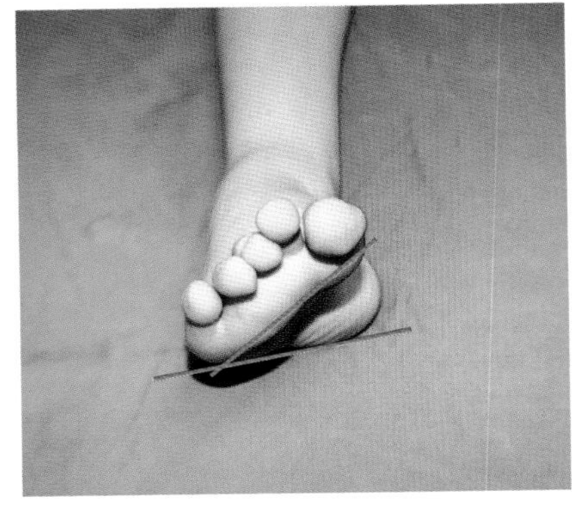

图 2-97 临床测量中足外旋的方法

跖骨头连线与水平面形成夹角代表中足外旋的严重程度。

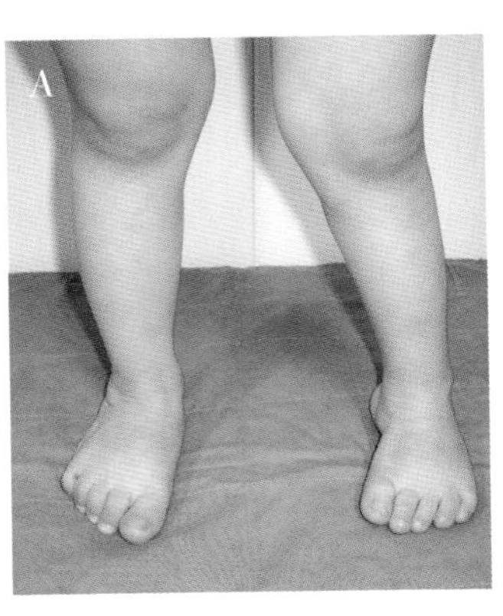

蚕豆足畸形图 2-98 A、B

图 2-98 蚕豆足畸形

前足内收合并中足外旋（A），足底观察呈现蚕豆样改变（B）。

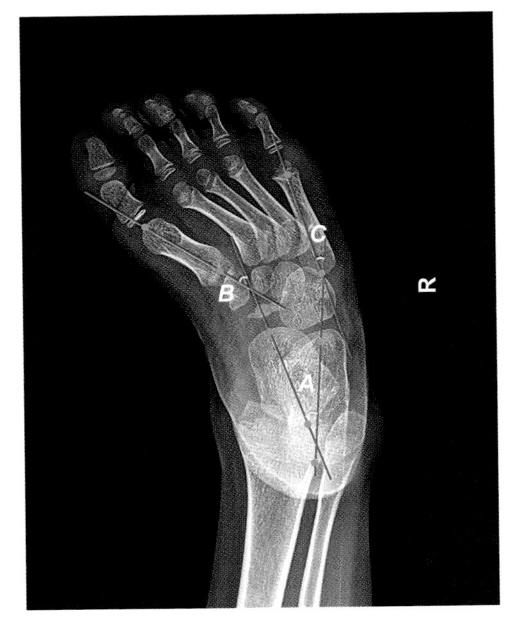

图 2-99 足正位 X 线片测量

距骨-跟骨角（A）、距骨-第一跖骨角（B）和跟骨-第五跖骨角（C）。

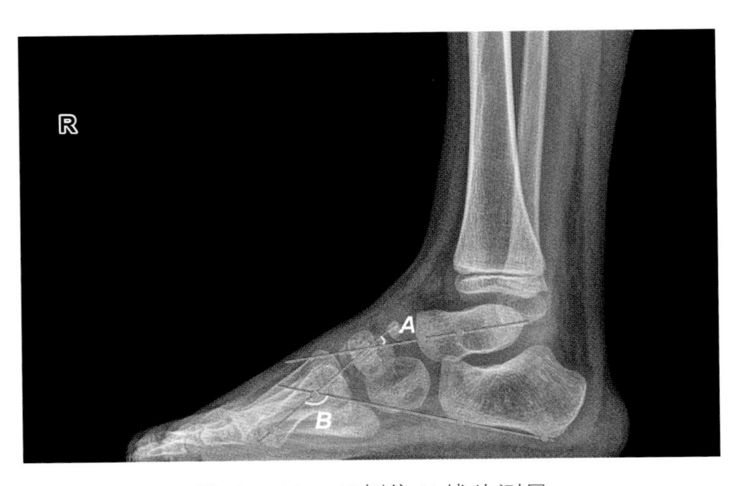

图 2-100 足侧位 X 线片测量

距骨-第一跖骨角（A）和跟骨-第一跖骨角（B）。

患足也不能穿着市售的普通鞋型，并且会增加鞋底外侧的磨损[173,177]。X线片评价包括正位测量距骨–第一跖骨角和跟骨–第五跖骨角（图2–99），传统上以负值表示将前足内收程度。距骨–第一跖骨角和跟骨–第五跖骨角的正常值分别为0°～10°和0°～5°。如果上述2个X线参数明显减少，表明前足内收畸形。侧位测量距骨–第一跖骨角、跟骨–第一跖骨角（图2–100），前者正常值为0°～5°，而后者正常值为135°～170°。前者增大和后者减少则提示中足外旋和高弓畸形[39,41]。Köse[178]应用正常尸体的足部制作蚕豆足模型，即内侧楔骨闭合截骨与骰骨撑开截骨，X线片测量侧位跟骨–第一跖骨角却发生27°的改变，提示侧位跟骨–第一跖骨角减少，是确定中足外旋和内侧足弓增大的可靠参数。

2. 治疗 目前普遍认为，足部内侧柱短缩与外侧柱相对过长，是复发性前足固定性内收与中足外旋畸形的主要解剖学改变。因此，采取足部外侧柱短缩或内侧柱延长，是治疗此种复发性马蹄内翻足的合理选择。

Evans于1961年首先创用跟骰关节切除作为缩短外侧柱的手术方式，目的是矫正中足外旋畸形，但对距舟关节及跟骰关节远端的前足内收却几乎没有矫形作用[176]。

Hofman[177]于1984年所描述内侧楔骨撑开截骨，是治疗先天性马蹄内翻足所遗留的前足内收畸形的可靠方法，但不能矫正中足外旋畸形。

McHale于1991年首次描述内侧柱延长与外侧柱缩短联合截骨手术，即内侧楔骨撑开与骰骨闭合联合截骨，试图经过一次手术矫正前足内收与中足外旋两个部位和两个平面畸形[179]。McHale采取上述手术方法治疗6例7足，手术时年龄介于4～10岁，术后随访时间均＞2年。最后随访时，足部形态接近正常，只有1例前足还有轻度内收；步态也明显改善，下肢内旋步态完全消失；既能够穿着普通鞋型，膝部和足部疼痛症状也完全消失。但是，踝关节伸展和屈曲活动范围并没有增加。该作者将侧位X线片测量跖骨高度（或宽度）和距骨–第一跖骨角，作为评价中足外旋的X线参数，前者术后平均减少13 mm，而术后距骨–第一跖骨角平均减少3°。与此同时，将正位X线测量距骨–第一跖骨角和第二跖骨–跗骨角（second metatarsal-tarsal angle），作为评价前足内收的X线参数，前者平均降低9°（5足），但2足没有变化，而第二跖骨–跗骨角平均降低14°（8°～20°）。为了明确2处截骨矫形前足内收和中足外旋的矫形幅度和作用机制，该作者在8例尸体的足部复制中足2处截骨，X线检查证明正位距骨–第一跖骨角和跖骨–跗骨角平均降低5°（4°～10°），侧位距骨–第一跖骨角也减少5°，表明此种手术方式具有良好的重复性，能够重建前足和中足的正常解剖轴线，而且不依赖软组织松解。为了回答每处截骨的矫形作用部位及其贡献率，该作者进行比较独立性内侧楔骨撑开截骨和独立性骰骨闭合性截骨的作用。独立性内侧楔骨撑开截骨之后，在正位X线片测量距骨–第一跖骨角，第二跖骨–跗骨角有所改变，但侧位X线片测量距骨–第一跖骨角和跖骨宽度却没有变化。独立性骰骨闭合性楔形截骨，在侧位X线测量距骨–第一跖骨角和跖骨宽度不仅有所减少，还增加前足内收2°～3°。McHale由此认为，矫正中足外旋畸形发生于骰骨截骨，而矫正前足内收畸形却是内侧楔骨撑开截骨的作用，其矫正幅度与置入骨块大小呈现正比关系。由于软组织的限制作用，内侧楔骨撑开截骨只能容纳基底宽度1 cm的楔骨骨块。

Lourenco[180]采取内侧楔骨撑开与骰骨闭合联合截骨，治疗复发性前足固定性内收和中足外旋畸形29例39足。32足是足部后内侧及外侧松解术后出现的复发畸形，7足为足部后内侧松解术后引起的复发畸形。手术时年龄平均4.9岁（2.6～10.2岁）。术前临床检查前足都有明显内收和中足外旋畸形，但是后足解剖轴线正常，既没有后足内翻或外翻，也没有跖屈畸形。依照 Bleck 评价标准确定前足内收程度，将术后轻度前足内收、医生和家长均认为满意者定义治疗结果满意，否则为不满意的结果。X 线片测量正位距骨－第一跖骨角和跟骨－第四跖骨角，其正常值均＜ -10°。依照 X 线测量上述 2 个参数，将前足内收畸形程度分为 3 级。轻度：-10°～20°；中度：-20°～40°；重度：＞ -40°。术前距骨－第一跖骨角平均为 -22°（-32°～-16°），而跟骨－第四跖骨角平均为 -24°（-44°～-18°）。术后随访时间平均为 4.8 年（2.1～8.0 年），39 足前足内收畸形均获得满意的矫形结果，其足部形态接近正常，足部内侧缘和外侧缘呈现正常的斜向线形状态，下肢内旋步态消失，穿鞋也没有任何障碍。X 线检查距骨－第一跖骨角平均矫正 15°（7°～23°），35 足（89.7%）达到正常或高于正常值，4 足（10.3%）低于正常值，而跟骨－第四跖骨角平均矫正 18°（11°～28°）。该组病例没有发生任何并发症，也没有需要再次手术的病例。

Gordon[181] 报道骰骨闭合性与内侧楔骨撑开联合截骨，治疗前足内收和中足外旋畸形 33 例 50 足。29 例 34 足是足部后内侧软组织松解的复发病例，11 足为先天性跖骨内收，4 足为蛇形足畸形，1 足为特发性高弓内翻足。术前临床检查发现前足内收并有疼痛、鞋底过度磨损和穿鞋困难，X 线测量正位距骨－第一跖骨角、跟骨－第二跖骨角，以及内侧楔骨长度与骰骨长度比值。手术时年龄平均 5.5 岁（3.1 岁～17.8 岁），术后随访时间平均为 3.9 年（2～6.8 年）。最后随访时，足部外观形态几乎正常者 28 足（56%），后足轻度内翻 19 足（38%），后足明显内翻 2 足（4%），另有 1 足（2%）出现后足外翻。家长评价明显改善 47 足（94%），没有变化 2 足（4%），足部内收畸形加重 1 足（2%）。46 足（92%）疼痛消失，4 足（8%）还有轻度疼痛。X 线检查跟骨－第二跖骨角由术前平均 37° 降低至术后平均 18°，距骨－第一跖骨角由术前平均 16° 降低至术后平均 3°，内侧楔骨长度由术前平均 3.0 cm 增加至术后平均 3.9 cm，而骰骨长度在术前和随访时均为 2.5 cm。内侧楔骨长度与骰骨长度比值由术前平均 1.2 增加至术后平均 1.6（33%）。5 足术后发生并发症，2 足切口愈合不良，1 足一期后内侧松解和中跗骨截骨发生感染，2 足（年龄＜ 5 岁）内侧楔骨置入骨块发生移位，导致矫形手术失败。另 1 例 4 岁儿童采取软组织松解和中跗骨截骨，术后发生前足和后足进行性内旋畸形，导致舟骨向背侧半脱位和后足外翻畸形。Gordon 由此做出结论，即足部内侧柱延长与外侧柱短缩联合手术，是矫正各种病因所引发的前足内收畸形的可靠方法，允许重建足部内侧柱与外侧柱的平衡，能够消除足部疼痛和鞋底异常磨损，而且在术后 6 年仍然保持矫形结果。

Mahadev[182] 于 2009 年首次描述外侧骰骨和楔骨横向联合截骨（combined lateral and transcuneiform osteotomy），或者称为骰骨撑开截骨与 3 个楔骨横向截骨，作为治疗年龄＜ 5 岁者前足固定性内收和中足外旋畸形的新技术。该组 12 例（14 足）包括先天性马蹄内翻足石膏矫形治疗（7 例）和足部后内侧软组织松解（5 例）治疗之后，所产生的复发性前足内收和中足外旋畸形。手术时平均年龄为 4.7 岁（4～5 岁），术后随访时间平均为 2.6 年（2～3.2 年）。临床检查证明前足内收和中足外旋畸形，8 足合并轻度后足内翻，3 足足底外侧有胼胝体。手术前 X 线片测量正位距骨－第一跖骨角和跟骨－第五跖骨角，以确定前足内收畸形严重程度；侧位测量距骨－第一跖骨角和跟骨－第一跖骨角，以确定中足外旋严重程度。最后随访时，14 足前足内收和中足外旋获得完全矫正，术前 8 足后足轻度内翻也完全矫正，足底外侧胼胝体完全消除，穿鞋也没有任何困难。X 线片检查正位距骨－第一跖骨角由术前 40° 降低至 12°，跟骨–第五跖骨角由术前 21° 降低至 10°，代表中足外旋的侧位距骨–第一跖骨角由术前 19° 降至 8°，跟骨–第一跖骨角由术前 30° 降低至 13°。Mahadev 认为，年龄＜ 5 岁者内侧楔骨尚未充分骨化，既不适用楔骨撑开截骨，其还可能引发足部内侧柱生长紊乱，以及发生植入骨块脱出的危险。然而，外侧骰骨闭合截骨和 3 个楔骨横向截骨，经过＞ 2 年的随访观察，证明能够获得与骰骨闭合性和内侧楔骨撑开联合截骨相似的结果。

（1）骰骨闭合与内侧楔骨撑开联合截骨：

【手术适应证】

①前足固定性内收及中足外旋畸形（ⅠB 型复发性足部畸形）。

②年龄＞ 5 岁，因为内侧楔骨骨化中心在 4 岁以后才能充分地发育，其上限年龄却没有清晰的界定。

③本手术虽然对后足畸形没有矫形作用，但对后足跖屈者，即足背伸活动范围＜ 10°，允许同时进行矫正后足跖屈的跟腱延长手术[179,181]。

【手术操作】

①麻醉与体位：通常需要全身麻醉。完成麻醉操作之后，将患儿置于仰卧位，于膝关节上方捆扎充气止血带后，常规进行手术野的皮肤准备。

②骰骨闭合性楔形截骨：选择以跟骰关节中心的外侧斜向皮肤切口（图 2–101B），长 3 ～5 cm。切开皮肤及深筋膜后，切断趾短伸肌腱起点并向远端翻转，再把腓骨长肌及短肌腱向足底方向牵拉，允许充分地显露骰骨和跟骨–骰骨关节囊。为了避免切开跟骰与距跟关节囊，可用注射针头分别插入两个关节腔内。于骰骨处标记楔形截骨线，其楔形骨块的基底应该位于骰骨背面的外侧，宽度为 7 ~ 10 mm。使用电动微型骨锯进行截骨操作，尽可能保持楔形骨块完整，以其作为内侧楔骨撑开截骨的植入材料（图 2–102B）。

③内侧楔骨撑开截骨：可利用以前足部内侧软组织松解的皮肤切口，抑或另作以内侧楔骨为中心的纵向皮肤切口（图 2–101A）。切开皮肤及深筋膜后，将胫前肌腱止点向背侧牵拉，充分显露内侧楔骨。确定内侧楔骨冠状面的中心线作为截骨线，通常需要用 X 线透视定位截骨线。用骨刀或微型骨锯截断内侧楔骨，注意保留胫前肌腱止点仍然附着于截骨远端。为了更容易矫正中足外旋畸形，Pohl 主张将内侧楔骨截骨线向外侧延伸，将中间及外侧楔骨一并截断[183]。

④重建前足及中足解剖轴线与内固定：应用椎板牵开器将内侧楔骨截骨间隙撑开 10 mm，

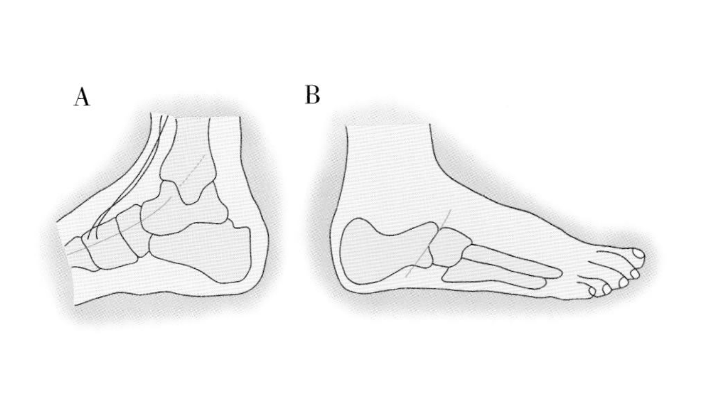

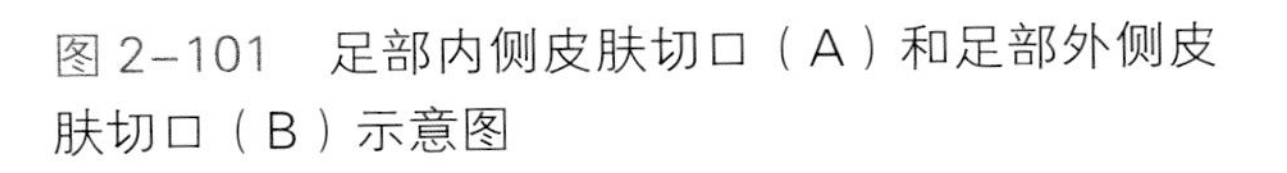
图 2–101　足部内侧皮肤切口（A）和足部外侧皮肤切口（B）示意图

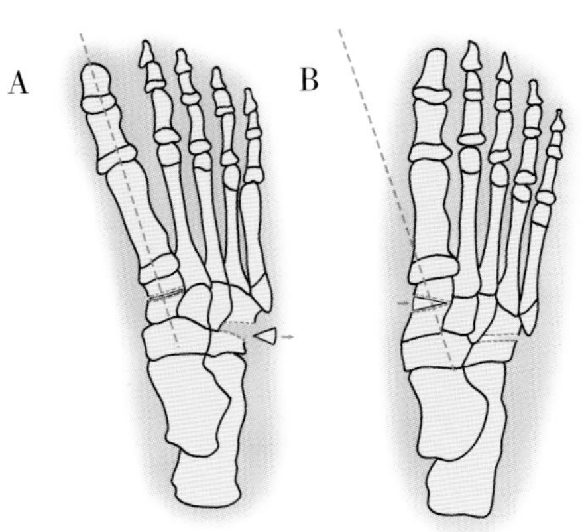

图 2–102　骰骨闭合性楔形截骨（A）与内侧楔骨撑开性截骨（B）示意图

同时将前足进行内向旋转和外展活动（图 2-103），直至前足内收和中足外旋畸形获得满意的矫正，尤其是足部外侧缘凸出消失而呈现线形外观，表明前足内收和中足外旋畸形获得完全矫正。确认骰骨截骨间隙已完全闭合，再将来自骰骨的楔形骨块嵌入内侧楔骨截骨间隙内，注意避免楔形骨块的基底向舟骨内侧凸出（图 2-102A）。McHale[179] 经过尸体解剖研究证明，内侧楔骨撑开截骨所嵌入的楔形骨块基底达到 10 mm，才能获得最好的矫形结果，因此，如果骰骨截除的骨块基底不足 10 mm 时，可考虑使用异体骨块，增加内侧楔骨截骨间隙的撑开宽度。继之，用 2 根直径为 1.5 mm 的克氏针，分别固定内侧柱和外侧柱的截骨两端。内侧克氏针可从第一跖骨远端插入，经过内侧楔骨截骨两端及置入的骨块和舟骨，终止于距骨体内。外侧克氏针从跟骨后方插入，经过骰骨截骨两端，从第五跖骨远端穿出皮肤（图 2-104）。2 根克氏针的尾端均可外露于足背侧皮肤之外，以便日后容易取出。或者选择 U 形钉分别固定楔骨和骰骨。经过 X 线透视证明正位和侧位距骨-第一跖骨角、跟骨-第一跖骨角，矫正至正常值范围或明显改善之后，常规缝合皮肤切口。

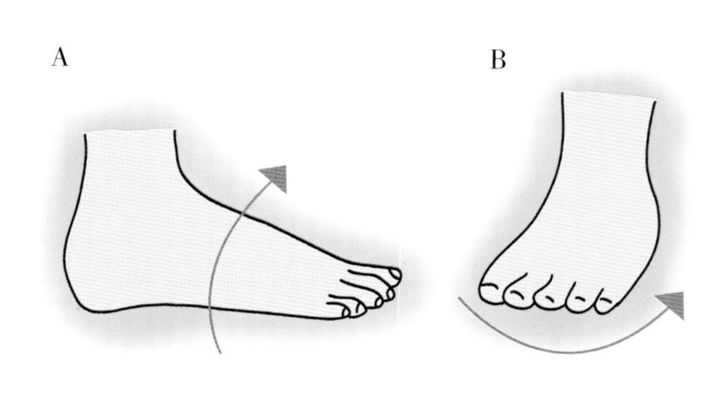

图 2-103　前足内收和中足外旋畸形
将截骨远端适当内旋与外展。

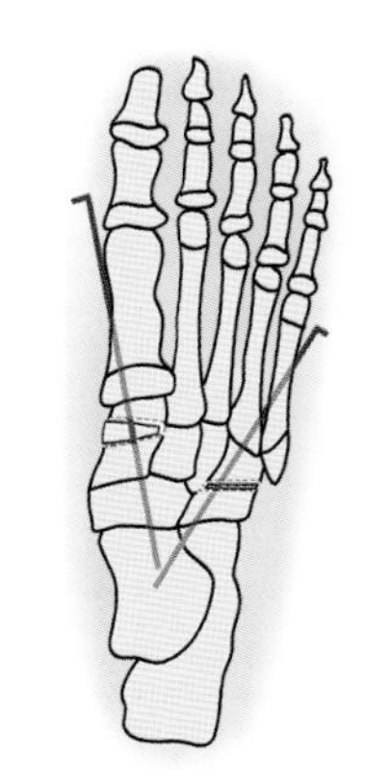

图 2-104　骰骨闭合截骨与内侧楔骨撑开截骨示意图

【术后处理】

用短腿管型石膏固定，保持患足处于矫正的位置。术后 2 周拆除石膏观察切口愈合状况，继之用小腿管型石膏继续固定 4 周。于术后 6 周拔出克氏针，更换允许负重行走的小腿管型石膏固定，直至 X 线证实截骨愈合，通常需要石膏固定 8～12 周。McHale[179] 建议解除小腿管型石膏固定后，应用足踝行走支具保护 6 个月。但是，多数学者并不提倡使用支具保护。在儿童骨骼发育成熟之前，应该定期门诊随访观察。

【术后并发症与可能发生的不良结果】

切口皮肤愈合不良、切口感染，以及内侧楔骨截骨端坏死，都很罕见，因此被视为是一种安全可靠的手术方法。可能发生的不良结果：

①前足内收畸形复发：Gordon[181] 应用骰骨闭合性与内侧楔骨撑开联合截骨，治疗 33 例（55 足）严重蚕豆足畸形，只有 2 足内侧楔骨植入骨块移位，导致前足内收与中足外旋畸形复发。该作者认为年龄＜ 5 岁者内侧楔骨骨化中心较小、使用克氏针固定也不够稳固，是产生植入骨块移位的主要因素，因而建议将手术年龄推迟至 5 岁以后，使用 U 形钉替代克氏针固定内侧楔骨和骰骨截骨间隙。Pohl[183] 报道 1 例内侧楔骨植入骨块塌陷，于术后 2 年出现中足外旋畸形复发，需要再次手术治疗。Schaefer[184] 描述一组骰骨闭合性与内侧楔骨撑开联合截骨，

治疗复发性前足内收与中足外旋畸形 16 例，术后随访时间＞ 5 年，其中 4 例出现前足内收畸形复发，4 例都曾进行了胫骨旋转截骨。但是作者并未确定畸形复发是否与胫骨旋转截骨相关联，也没有找到引起畸形复发的相关因素。

②距下关节疼痛：Pohl[183]对 5 例术后随访至骨骼发育成熟，只有 1 例于术后 10 年出现距下关节骨性关节炎。该作者认为此例手术时年龄已经 11 岁，是发生骨性关节炎的主要因素。

（2）骰骨闭合性截骨与楔骨横向截骨：

【手术适应证】

①前足固定性内收及中足外旋畸形（ⅠB 型复发性足部畸形）。

②年龄＜ 5 岁，因为只将 3 个楔骨横向截断，作为矫正中足外旋的折页或铰链，因此无须考虑内侧楔骨骨化中心是否充分骨化问题。

【手术操作】

①麻醉与体位：通常需要全身麻醉。完成麻醉操作之后，将患儿置于仰卧位，于膝关节上方捆扎充气止血带后，常规进行手术野的皮肤准备。

②骰骨闭合性楔形截骨：选择以跟骰关节中心的外侧斜向皮肤切口，长为 3 ~ 5 cm（图 2-101B）。切开皮肤及深筋膜后，切开趾短伸肌肌腱起点并向远端翻转，再把腓骨长肌及短肌腱向足底方向牵拉，以充分地显露骰骨。于骰骨处标记切骨线，其楔形骨块的基底应该位于骰骨背面的外侧，其宽度约为 4 mm。使用电动微型骨锯沿着截骨线截断骰骨，然后将截除的楔形骨块取出。

③楔骨横向截骨：在 X 线透视监视下，利用骰骨截骨的同一切口，将 1 根克氏针插入骰骨截骨间隙，经过外侧和中间楔骨而置入内侧楔骨的中央。以克氏针作为楔骨截骨的导向作用，用一宽度适当的骨刀沿着克氏针完成 3 个楔骨的截骨操作（图 2-105A）。

④矫正中足外旋及前足内收与内固定：完成截骨操作后，将前足适当内旋与外展，使中足于截骨间隙发生旋转，外侧骰骨截骨间隙也随之闭合（图 2-105B）。当足部外侧缘凸出消失，前足也有轻度外展，表明前足内收和中足外旋畸形获得完全矫正。继之，用直径 1.5 mm 克氏针分别固定截骨两端。内侧克氏针从第一跖骨远端插入，经过内侧楔骨截骨两端终止于距骨体内，而外侧克氏针从跟骨后方插入，经过骰骨截骨两端，从第五跖骨远端穿出皮肤。保持 2 根克氏针的尾端均可外露于足部背侧皮肤之外，以便日后容易取出。

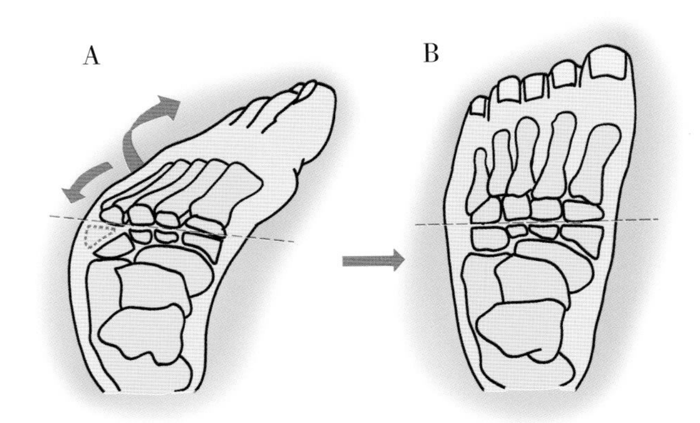

图 2-105　楔骨横向截骨、矫形示意图

将前足适当内旋和外展（A），在闭合骰骨截骨间隙矫正前足内收的同时，中足外旋也获得矫正（B）。

【术后处理】

用短腿管型石膏固定，保持患足处于矫正的位置。术后 2 周拆除石膏观察切口愈合状况，继之再用小腿管型石膏固定 4 周。于术后 6 周拔出克氏针，更换允许负重行走的小腿管型石膏继续固定，直至 X 线检查证实截骨完全愈合，通常需要石膏固定 8～12 周，其后允许负重行走。

（三）舟骨向背侧半脱位合并中足高弓畸形（ⅡA 型复发性足部畸形）

此型复发性马蹄内翻足并不少见。Tarraf[129]在一组 125 例 159 足复发性足部畸形中，47 足（29.6%）被诊断为复发性高弓足畸形。该作者认为足部跖侧结构，包括足底跖筋膜、趾短屈肌、小趾外展肌挛缩或过度活动，是产生高弓足的主要因素。Walling[185]提出软组织松解手术或石膏矫形治疗之后，发生跖筋膜挛缩、胫前肌过度活动、舟骨向背侧半脱位等因素，是复发性或遗留性高弓足畸形的发生机制。Docquier[186]报道软组织松解手术治疗的先天性马蹄内翻足，舟骨楔形改变发生率为 28%、舟骨向内侧半脱位为 56%、舟骨向背侧半脱位为 48%。Docquier 认为胫前肌过度活动和中足过度活动，是产生舟骨向背侧半脱位的两个因素。胫前肌过度活动，舟骨持续性向背侧旋转半脱位，也可引发足部内侧纵弓升高[186]。Wei[187]描述 15 例 19 足发生距舟关节半脱位，提出前足跖屈而导致前足型高弓畸形，需要采取距舟关节固定手术治疗。Swaroop[131]认为舟骨向背侧旋转半脱位（dorsal rotatory subluxation of the navicular）是足部后内侧软组织松解术后，发生进行性高弓内翻足的常见原因。

1. 临床特征与 X 线检查 临床上以第一跖骨头和第五跖骨头下方疼痛、足底三点负重不稳定引发慢性踝关节扭伤，以及舟骨向足背突出产生穿鞋困难为特征。临床检查可发现足部内侧纵弓升高，前足跖屈并内旋畸形，距舟关节背侧凸出并有压痛，第一跖骨头及第五跖骨头跖侧皮肤增厚，或有胼胝体形成。由于患足负重不稳定，通常出现跛行或蹒跚步态。X 线诊断依赖负重时足部侧位 X 线片，确定舟骨是否相对距骨向背侧脱位（图 2-106），测量跟骨-第一跖骨角减小（图 2-107），以及舟骨楔形改变（图 2-108）。Kuo[130]将足部侧位 X 线片测量舟骨背侧最高点，与距骨及内侧楔骨背侧连线的距离＞ 3 mm 者，定义为舟骨向背侧半脱位。如果年龄＜ 4 岁儿童，其舟骨尚未骨化或骨化中心较小时，Prasad[188]推荐应用 Simon 所建立的间接方法诊断舟骨半脱位，即足部正位 X 线片测量距骨-跟骨角＜ 15°，而距骨-第一跖骨角＞ 15°，则可确定舟骨半脱位[189]。足部侧位 X 线片还可测量舟骨向背侧脱位百分比，即舟骨位于距骨-第一跖骨连线上方的宽度所占舟骨整体宽度的百分比。当足部 X 线片测量侧位距骨-第一跖骨角＞ 15°，而跟骨-第一跖骨角＜ 135°，提示为前足跖屈引发足纵弓增高，也是诊断高弓足的可靠 X 线参数[129,131]。

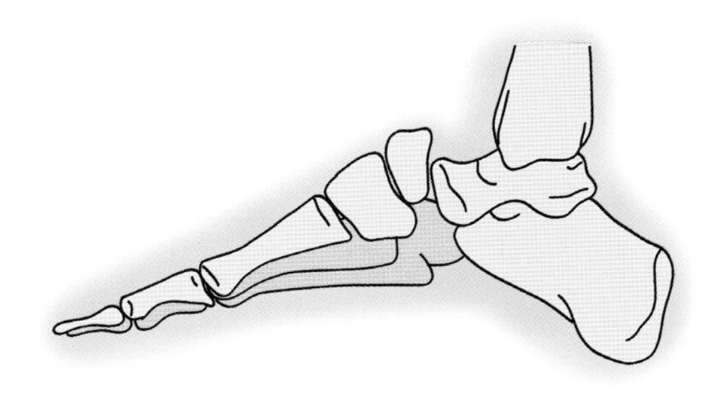

图 2-106　足部侧位 X 线片显示舟骨向足背侧半脱位。

2. 治疗 舟骨向背侧半脱位引发跖骨头下方疼痛、步态异常和穿鞋困难者，则需要手术治疗。

Kuo[130]提出跗横关节彻底软组织松解、舟骨旋转复位与克氏针固定，既能矫正舟骨半脱位，也能矫正合并中足高弓畸形。该作者采取上述手术方式治疗 12 足，但未提供随访结果。

Schlafly[190]曾经尝试软组织松解和切开复位治疗舟骨向背侧半脱位，却未实现舟骨复位的治疗目标，该作者因此不推荐切开复位作为治疗复发性舟骨半脱位的治疗方法。

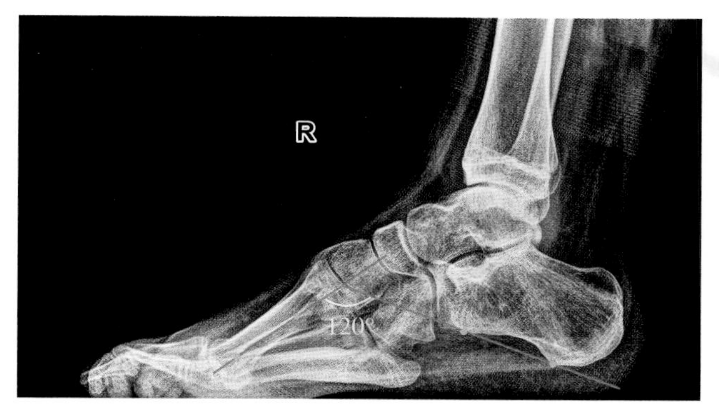

图 2-107　1.8 岁儿童足部侧位 X 线片
显示跟骨-第一跖骨角为 120°（正常值为 135°~170°），表明高弓足畸形。

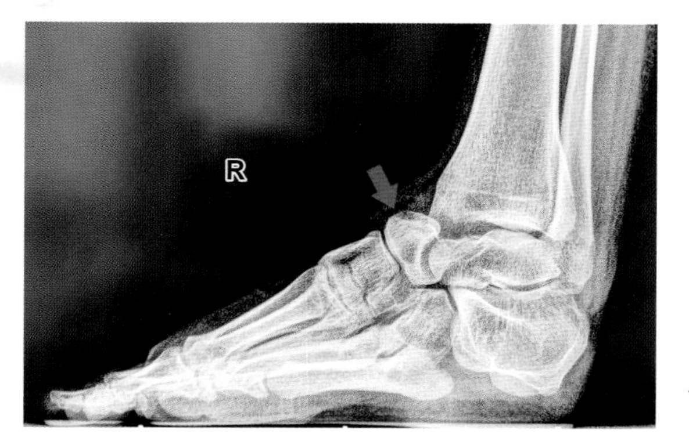

图 2-108　足部侧位 X 线片
显示舟骨楔形改变。

Wei[187]于 2000 年描述距舟关节固定，抑或同时实施跟骨短缩截骨，治疗 16 例 19 足复发性舟骨半脱位合并中足高弓畸形。手术时年龄平均为 11 岁（4~20 岁），其距离初期松解手术间隔时间平均为 10 年（3~18 年）。术后 15 例（17 足）随访时间平均为 4 年（2~6 年）。14 例 15 足消除了足部背侧和跖骨头下方疼痛，明显改善了足部外观，而且容易穿着市售皮鞋或运动鞋。另 1 例双足受累者只获得部分满意的结果，因为术后 3 年出现舟骨-楔骨关节早发性关节炎。临床评价包括踝关节背伸活动和距下关节活动范围，其中 10 足背伸活动＞中立位、5 足背伸活动达到中立位；距下关节活动范围：5 例 5 足距下关节活动范围≥ 15°，6 例 7 足距下关节活动为 15°，4 例 5 足距下关节活动完全消失。X 线检查证明中足畸形均获满意的矫正，正位距骨-第一跖骨角由术前平均为 18° 降低至术后平均为 3.7°，侧位距骨-第一跖骨角由术前平均为 31° 降低至术后平均为 16.1°，而正位和侧位距骨-跟骨角却没有变化。Wei 认为该种手术方法，具有消除距舟关节疼痛，改善患足部外观，保持中足稳定的作用[187]。

Swaroop[131]回顾性评价距舟关节融合治疗舟骨半脱位的结果。该组 12 例 13 足中，12 足是足部后内侧松解术所产生的舟骨向背侧半脱位，临床表现足部疼痛、穿鞋困难、步态异常和外观形态异常。手术时年龄平均为 11.5 岁（6.5~17.5 岁），术后随访时间平均为 3 年（0.5~7.8 年）。最后随访时，12 足疼痛消失，1 足有外踝与跟骨撞击性疼痛，但步态恢复正常，日常负重行走没有任何障碍，穿鞋也无任何困难。X 线检查显示侧位距骨-第一跖骨角由术前平均为 18° 降低至平均为 8°，正位距骨-第一跖骨角由术前平均为 16° 降低至平均为 14°，舟骨向背侧脱位百分比由术前平均为 42% 降低至平均为 6%。Swaroop 指出距舟关节固定手术，是矫正舟骨向背侧半脱位的可靠方法，也能有效地矫正由其引发的高弓足畸形，解除第一跖骨跖屈引发的足底疼痛[131]。

【距舟关节融合手术适应证】

①临床与 X 线诊断为舟骨向背侧半脱位合并中足高弓畸形（ⅡA 型复发性足部畸形）。

②年龄＞ 6 岁，但年龄上限可至 18 岁。

③舟骨背侧凸出并有局部疼痛，或者穿鞋困难。

【手术操作】

①麻醉与体位：通常需要全身麻醉。完成麻醉操作之后，将患儿置于仰卧位，于膝关节上方捆扎充气止血带后，常规进行手术野的皮肤准备。

②切口与显露：通常利用以前足部内侧软组织松解的皮肤切口，起始于内踝下方 1 cm，向足趾方向纵向延伸，止于第一跖骨基底。切开皮肤及浅筋膜后，将切开的皮肤向两侧游离，显露胫后肌腱、距舟关节囊及胫前肌腱。

③距舟关节融合与内固定：Wei 主张在距舟关节囊切开之前，根据矫形的需要，可选择性实施跖筋膜切断、胫后肌腱、趾长屈肌腱或拇长屈肌腱延长[187]。如果不做胫后肌腱延长，则切开胫后肌腱腱鞘，于近舟骨结节止点处切断胫后肌腱，注意保留胫前肌腱止点的完整。将胫后肌腱远端向足趾方向牵拉，允许满意显露距舟关节囊。切开距舟关节背侧及内侧关节囊，以显露距骨头及舟骨近端关节面，注意将距舟关节囊及周围软组织向舟骨一侧游离，有助于舟骨复位至距骨头的正前方。使用骨刀或咬骨钳逐一切除距舟关节的软骨组织，尽可能更多地保留软骨下松质骨，避免产生内侧柱短缩。彻底去除关节软骨后，将向背侧半脱位的舟骨向跖侧及外侧推挤，使舟骨复位至距骨头的正前方。继之，从内侧楔骨向距舟关节插入 2 根克氏针，暂时维持距舟关节复位后的位置。此时，借助 C 臂进行 X 线透视，从正位和侧位两个平面，证明舟骨已经复位至距骨头的正前方。与此同时，需要在正位和侧位 X 线透视确定，距骨-第一跖骨角恢复至正常范围，表明满意地实现了手术目标。此时使用 2 个松质骨加压螺钉替代克氏针固定（图 2-109）。为了促进距舟关节融合，将关节面切除时所产生的松质骨片，填入距舟关节间隙内。如果距舟关节复位与内固定后，还遗留较大间隙时，需要切取自体髂骨或异体骨移植。最后，依次缝合距舟关节囊及周围软组织，保持适当张力后缝合胫后肌腱以及切口皮肤。

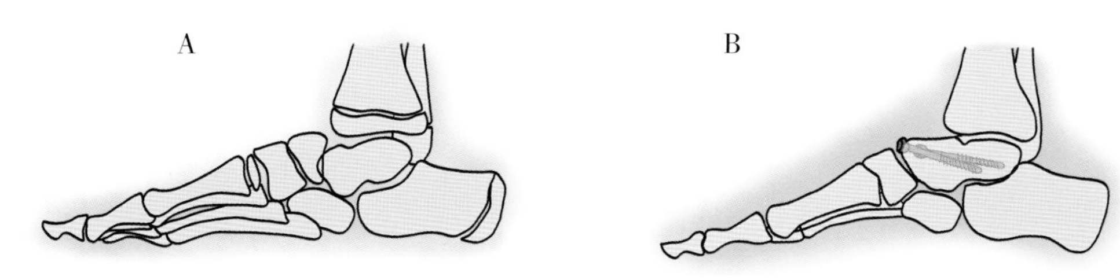

图 2-109　距舟关节融合

手术前（A）和手术后（B）示意图。

④骰骨闭合性截骨：如果经足部内侧软组织松解，在实施距舟关节切开复位操作时，发现舟骨不能获得满意的复位，或者中足仍有高弓或外旋畸形，则需同时实施骰骨闭合性截骨，切除的三角骨块还可作为距舟关节融合的移植材料[141,202]。其手术操作参考骰骨闭合性截骨与楔骨横向截骨一节。完成骰骨闭合性楔形截骨之后，再进行舟骨复位和距舟关节固定的操作。

【术后处理】

用短腿管型石膏固定，保持患足处于矫正的位置。术后 2 周拆除石膏观察切口愈合状况，继之再用小腿管型石膏固定 4 周。于术后 6 周更换允许负重行走的管型石膏固定，直至 X 线片证实截骨愈合，通常需要石膏固定 8～10 周，其后允许负重行走。

【术后并发症与可能发生的不良结果】

Wei[187]报道 3 足距舟关节融合术后 2 年仍未愈合，2 足需要再次手术治疗，1 足术后 2 年出现距舟假关节，但患足没有任何症状。另 1 例双足受累者只获得部分满意的结果，因为术后 3 年出现舟骨-楔骨关节早发性关节炎。Swaroop[131]采取距舟关节融合治疗 12 例 13 足中，只有 1 例发生距舟关节融合失败，其后经过 2 次手术治疗，最后一次采取自体髂骨移植才实现距舟关节融合。2 足因为内固定螺钉引起刺激症状，而需要再次手术取出螺钉。

（四）内侧跗跖关节背伸与拇趾跖趾关节屈曲畸形（ⅡB型复发性足部畸形）

此型复发性马蹄内翻足，在英美医学文献称为“dorsal bunion”，而某些中文文献将其称为拇囊炎。然而，实际上并非拇趾跖趾关节单纯性滑囊炎，而是累及足部第一列跗跖关节（内侧楔骨–跖骨关节）与拇趾的解剖学异常，因为至少存在内侧楔骨–跖骨关节向背侧伸展（第一跖骨背伸）、拇趾跖趾关节跖屈，以及趾间关节向背侧伸展3种畸形（图2–110）。因此，这里使用描述性诊断，即将第一跖骨向背侧伸展、拇趾跖趾关节屈曲，以及拇趾趾间关节背伸畸形，简称为DB畸形。Lapidus于1940年首次报道本病，多见于手术治疗的先天性马蹄内翻足、脊髓灰质炎或脑性瘫痪等神经肌肉性疾病[138,167]。McKay[139]报道儿童DB畸形24足，其中11足为复发性马蹄内翻足。Kuo[167]在一组软组织松解手术治疗95例（134足）马蹄内翻足中，确定6足（4.5%）发生此种畸形。多数学者推断作用于足部的肌肉力量不平衡，是产生此种畸形的原因。McKay提出腓骨长肌及短肌和小腿三头肌肌力减弱，而拇短屈肌肌力相对正常或过度活动，是产生此种足部畸形的可能原因[139]。另有学者推测马蹄内翻足术后发生足DB畸形有下述几种因素：①跟腱过度延长引发小腿三头肌肌力减弱，拇长屈肌肌力增强，两者均可引发拇趾跖趾关节屈曲畸形；②作为第一跖骨屈曲及内旋作用的腓骨长肌肌力减弱，而作为第一跖骨背伸及外旋作用的胫前肌肌力增强，则导致第一跖骨外旋和跗跖关节向背侧伸展（图2–111）[130,138,150]。

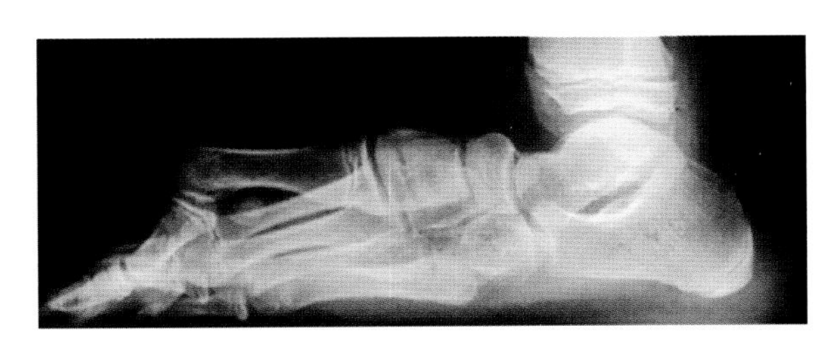

图2–110　足部侧位X线片

显示第一跖骨头升高、跖趾关节脱位，以及跖楔关节向背侧伸展。

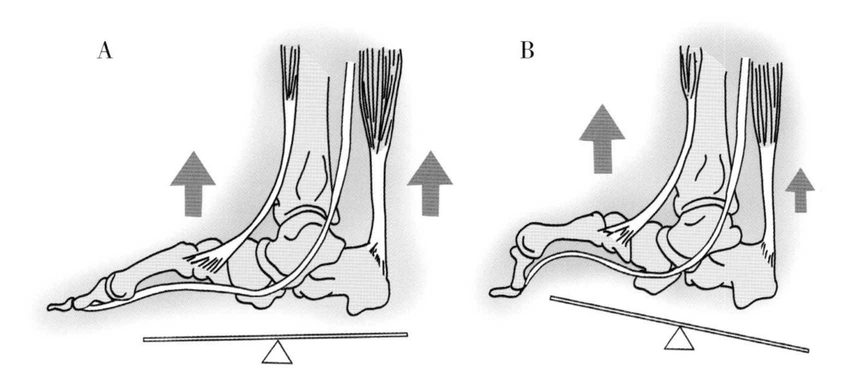

图2–111　内侧跗跖关节背伸与拇趾跖趾关节屈曲畸形的发生机制

A. 足部正常时，由胫前肌、拇长屈肌和小腿三头肌，保持第一列跗跖关节、跖趾关节和趾间关节平衡的解剖关系；B. 当小腿三头肌肌力减弱，胫前肌及拇长屈肌肌力相对增强时，则将引发第一列跗跖关节过度背伸、跖骨头升高、跖趾关节屈曲，以及趾间关节背伸畸形。

1. 临床特征与X线检查　临床以足部疼痛是主要症状，通常位于第一跖骨头和拇趾关节的跖侧，并有穿鞋困难。临床检查可见第一列跗跖关节向足背突出，跖骨头升高，拇趾跖趾关节屈曲和趾间关节背伸畸形。站立或行走时因为第一跖骨头不能触及地面，产生患足不稳定的异常步态（图2–112）。在足部侧位X线片，可见距骨中轴线与第一跖骨中轴线在舟楔关节背

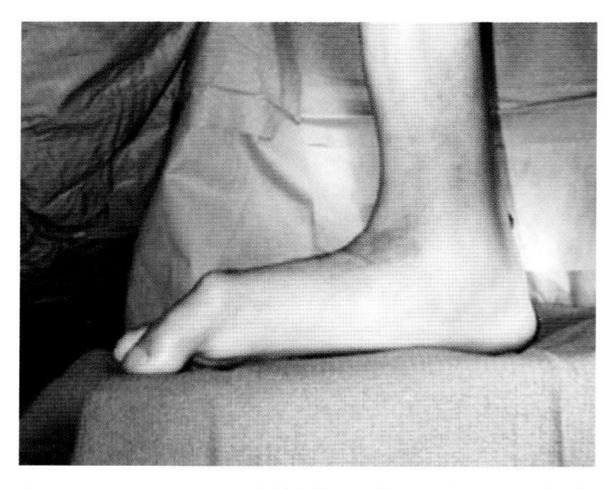

图 2-112 足后侧软组织松解术后并发右足 DB 畸形

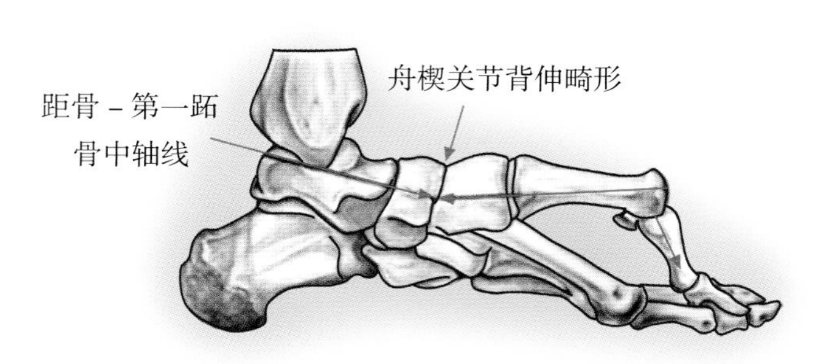

图 2-113 足 DB 畸形的足部侧位 X 线片

显示舟楔关节向足背侧伸展，距骨-第一跖骨角呈现负值，第一跖骨向背侧伸展导致第一跖骨-水平角减少，以及跖趾关节脱位。

侧形成钝角，提示舟楔关节向足背侧伸展；跗跖关节中轴线位于距骨中轴线背侧，第一跖骨与水平面角减少，提示第一跖骨向背侧伸展；第一跖骨-趾骨角也明显增大，提示跖趾关节脱位（图 2–110、图 2–113）[150,167]。

2. 治疗 DB 畸形需要手术治疗，手术方法包括肌腱移位、跖骨截骨矫形和跗横关节固定。McKay[139] 于 1983 年首创拇短屈肌腱、拇趾内收肌腱和拇趾外展肌腱联合移位至第一跖骨颈部，以及趾间关节肌腱固定，治疗儿童 17 足 DB 畸形，手术时年数平均为 10.5 岁（3～16 岁），14 足术后随访时间为 5 年，另 3 足随访时间< 2 年。14 足第一跖骨背伸畸形获得完全矫正，1 足未获完全矫正。但是，跖趾关节屈曲畸形均获得满意的矫正，其中 3 足并发趾间关节屈曲畸形。

Yong[150] 于 2007 年介绍拇长屈肌腱移位替代拇长伸肌背伸功能，同时进行第一跖骨屈曲型截骨，治疗年长儿童 DB 畸形 40 足。该作者将拇长屈肌腱移位替代拇长伸肌功能，冠以反向琼斯手术（reverse Jones procedure）。手术时年龄平均为 13.7 岁（3.8～21 岁），术后随访时间平均为 4.9 年（2～10.9 年），随访时间> 4 年者有 27 例 33 足。除了常规拇长屈肌腱移位，33 足中 18 足（55%）同时实施第一跖骨近端截骨，12 足（36%）进行胫前肌腱劈开移位。最后随访时，依照美国足踝外科拇趾-跖趾关节评分标准，由术前平均为 70 分增加至平均为 92 分，其中疼痛评分由术前平均为 31.5 分增加至平均为 38.2 分。前足处于外旋和内旋状态，分别为 61% 和 21%，而处于中立位者只有 18%。X 线检查测量侧位第一跖骨中轴线-水平面角（angle of the first metatarsal axis to thehorizontal plane of the ground），由术前平均 9° 增加至 18°（$P < 0.05$），距骨-趾骨角由术前平均屈曲 23° 矫正至平均背伸 1°（$P < 0.05$）。但是，正位和侧位距骨-跟骨角在手术前与手术后没有变化。该组 33 足中 18 足同时实施第一跖骨截骨，无 1 例出现复发，而 15 足未做第一跖骨截骨者，5 足因为畸形复发而需要第一跖骨截骨手术。Yong 指出，拇长屈肌腱移位和第一跖骨近端屈曲型截骨联合手术，是矫正 DB 畸形持续有效的治疗方法。

Johnson[191] 认为先天性马蹄内翻足术后并发 DB 畸形，其足部第一列过伸畸形主要位于舟楔关节，同时合并前足外旋畸形，从而产生多平面足畸形。只有恢复足部第一列跖屈，矫正前足外旋畸形，才能满意地矫正 DB 畸形，作者因此设计了一种新的矫形手术方法，即一期实施舟楔关节撑开植骨融合和内侧楔骨与中间楔骨撑开植骨联合手术，分别矫正内侧柱过伸畸形和中足外旋畸形。该作者采取上述方法治疗 6 例 DB 畸形，舟楔关节融合和内侧楔骨及中间楔骨撑开截骨实现融合，其跖趾关节屈曲＞ 40° 者也获得完全矫正，因此获得满意的矫形结果。尽管 Johnson 详尽描述了手术适应证和手术操作，却没有介绍 6 例患者手术时年龄和术后随访时间。鉴于儿童 DB 畸形相当少见，本手术又是一种新的术式，所治疗的病例数量相对较少，因此其远期结果还有待继续观察。尽管如此，编者认为详尽地介绍此种手术方法，为读者提供可借鉴的手术方法，或许也有助于激发读者创新治疗方法。

（1）拇长屈肌腱移位与第一跖骨跖侧闭合性截骨：

【手术适应证】

①临床与 X 线诊断为 DB 畸形（ⅡB 型复发性足部畸形）。

②第一跖骨头处疼痛，胼胝体形成，以及穿鞋困难。

③年龄＞ 4 岁，但年龄上限可延长至 18 岁。

【手术操作】

①麻醉与体位：通常需要全身麻醉。完成麻醉操作之后，将患者置于仰卧位，于膝关节上方捆扎充气止血带后，常规进行手术野的皮肤准备。

②切口与显露：于前足内侧缘作纵行皮肤切口，起始于内侧楔骨内侧，向足趾方向延伸，终止于拇趾跖趾关节远端（图 2-114）。切开皮肤及浅筋膜后，将皮肤向足背与足底两侧游离，显露第一跖骨及其跖趾关节。

③拇长屈肌腱移位与固定：于第一跖骨跖侧寻找和游离拇长屈肌腱，将拇长屈肌腱于跖趾关节远端切断，再于肌腱近端缝合牵引线（图 2-115）。继之，将已经切断的拇长屈肌腱近端向切口近端牵拉，在第一跖骨头颈交界处，用电动骨钻预制容纳肌腱的骨孔，即从跖骨背侧向跖侧钻一骨孔（图 2-116）。然后，将拇长屈肌腱近端从跖骨跖侧穿入预制的骨孔，从骨孔背侧引出后向近端返折。在保持第一跖骨适当跖屈时，适当拉紧拇长屈肌腱，判断升高的第一跖骨头是否恢复至中立位，因为拇长屈肌腱移位将转变为跖屈第一跖骨的功能。如果第一跖骨头已经恢复中立位，则将拇长屈肌腱远端与其近端自身缝合（图 2-117）。假如仍未实现降低第一跖骨的治疗目标，则需要实施第一跖骨截骨。完成截骨操作之后，再缝合拇长屈肌腱。

④第一跖骨近端跖侧闭合性截骨：于第一跖骨近端内侧切开骨膜后，标记基底位于跖侧的楔形截骨线，其楔形截骨基底宽度通常为 5 mm 左右。用电动骨锯沿截骨线截除楔形骨块后，将第一跖骨截骨远端推向跖侧闭合跖侧截骨间隙，使用 U 形钉或克氏针固定（图 2-118）。此时，将拇长屈肌腱远端折向近端，在保持适当张力下与肌腱近端自身缝合（图 2-119）[150,170]。

⑤胫前肌腱劈开移位：此项是一种辅助性手术操作。当完成上述手术操作之后，前足仍有明显的外旋畸形，抑或发现胫前肌是产生 DB 畸形的促发因素，则可实施胫前肌腱劈开移位。利用同一切口将胫前肌腱纵行分成内外两束，另在骰骨背侧做长为 3 ~ 5 cm 直行切口，将胫前肌腱外侧半经皮下隧道移位至足背切口，经骰骨预制的骨孔重建胫前肌腱止点（参照胫前肌腱移位手术操作）。

【术后处理】

术后于患足中立位用小腿管型石膏固定，1 周后拆除石膏观察切口愈合状况。继之用小腿管型石膏固定，直到 X 线检查证明第一跖骨截骨愈合，通常需要 6 周时间。拆除石膏和拔出克氏针后，允许负重行走，应坚持足部背伸与跖屈功能活动，特别是拇趾跖趾关节功能康复训练。

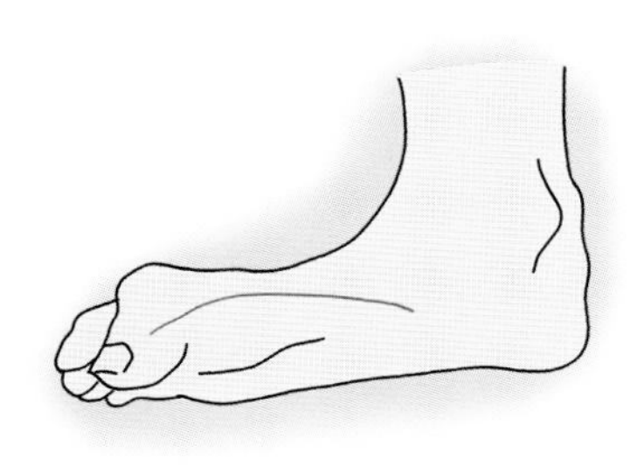

图 2-114　足部内侧纵向皮肤切口

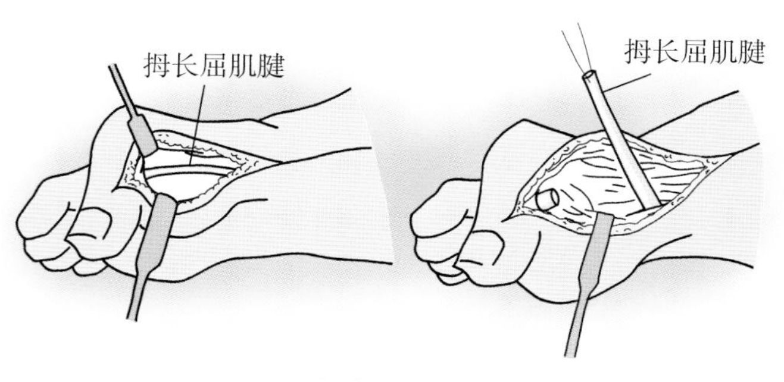

图 2-115　拇长屈肌腱的游离及显露

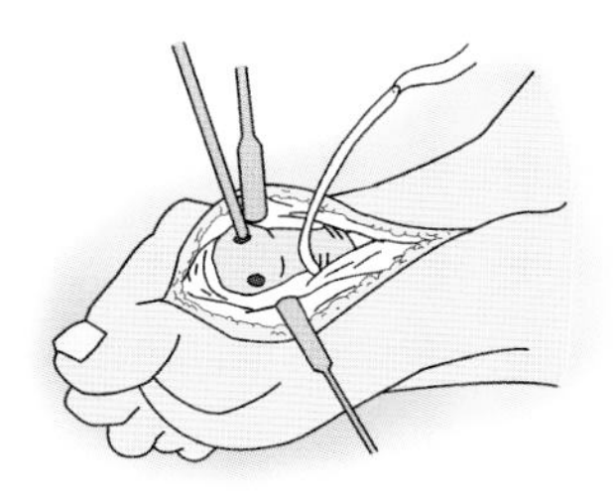

图 2-116　第一跖骨头颈交界处预制骨孔

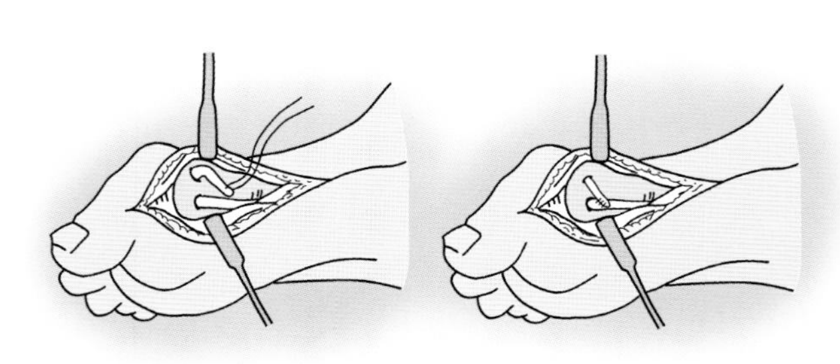

图 2-117　拇长屈肌腱的移位与固定

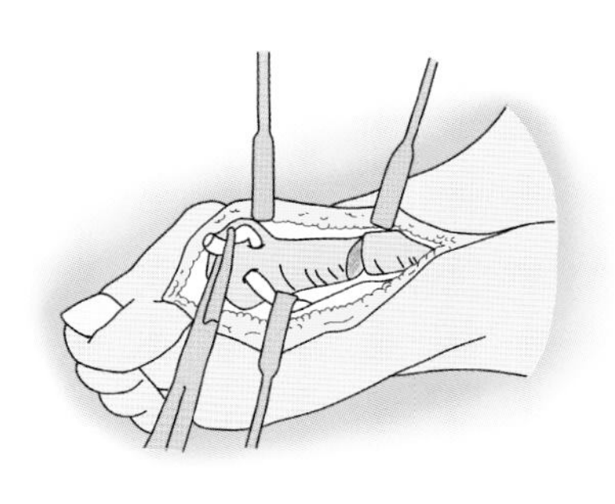

图 2-118　第一跖骨近端跖侧闭合性截骨

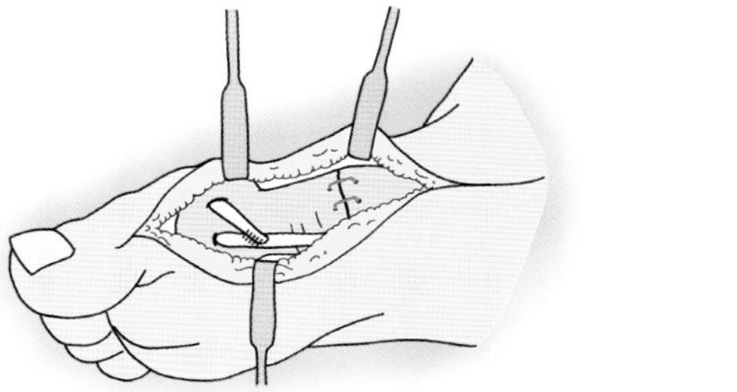

图 2-119　第一跖骨截骨固定与拇长屈肌腱缝合固定

（2）舟楔关节与楔-楔关节撑开植骨固定及胫前肌腱外侧移位：

【手术适应证】

①临床与 X 线诊断为僵硬型 DB 畸形，强调内侧柱过度伸展的顶点位于舟楔关节（ⅡB 型复发性足部畸形），否则应视为手术的禁忌证。

②年龄≥ 10 岁。

③第一跖骨头处疼痛、胼胝体形成，以及患足穿鞋困难。

【手术操作】

①麻醉与体位：通常需要全身麻醉。完成麻醉操作之后，将患者置于仰卧位，于膝关节上方捆扎充气止血带后，常规进行手术野的皮肤准备。

②切口与显露：以内侧楔的背侧为中心，作一长为 5 cm 的纵向皮肤切口。切开皮肤及浅筋膜后，仔细解剖胫前肌腱、拇长伸肌腱和拇短伸肌腱。先将胫前肌腱从止点处完全切断，其尾端缝合牵引线，以备肌腱向足背外侧移位。继之，将拇长伸肌腱与拇短伸肌腱分别向内侧与外侧牵拉，分别显露舟楔关节囊和内侧楔骨与中间楔骨，注意保护位于拇短伸肌腱深面的足背血管神经束。

③舟楔关节与内侧–中间楔骨撑开植骨及内固定：将舟楔关节囊（舟骨远端与内侧及中间楔骨近端所形成的关节）、内侧楔骨与中间楔骨关节囊作十字切开，分别显露舟楔关节及楔–楔关节面。使用骨刀或电动骨锯切除舟楔关节软骨，继之将椎板牵开器或骨刀插入舟楔关节内，徐缓地牵开舟楔关节间隙，直到舟楔关节过度背伸获得满意矫正。此时测量舟楔关节张开的间隙，作为置入楔形骨块基底宽度的依据。为了扩大关节融合的面积，使用直径为 2.5 mm 的骨钻在切除软骨的舟楔关节相互对应的表面钻孔，将尺寸适当的楔形异体骨块（包含三面皮质）嵌入舟楔关节内，临时用 2 根克氏针交叉固定。由于舟楔关节撑开植骨既可矫正舟楔关节过度背伸，还允许矫正内侧柱外旋畸形，因此在内侧与中间楔骨之间形成一定的间隙，需要将大小适当的异体楔形骨块嵌入内侧与中间楔骨之间。经 C 臂 X 线透视，证明舟楔关节过伸畸形获得满意的矫正、拇趾的跖骨头也下降至第五跖骨头相同的水平之后，使用 1 根直径为 4.0 mm 的松质骨拉力螺钉，从舟骨内侧近端向楔骨前外侧置入固定，另用 1 根相同直径的松质骨拉力螺钉从内侧楔骨内侧远端向舟骨后外侧置入固定（图 2–120、图 2–121）。最后，将松质骨碎片填入舟楔关节及楔骨之间的间隙内，以促进骨骼愈合[191]。

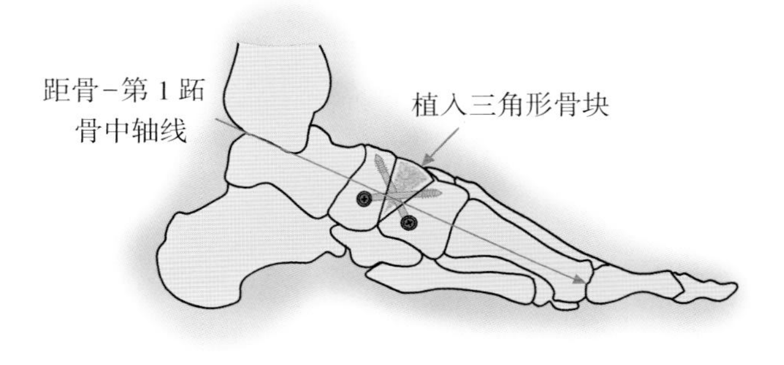

图 2–120　足部侧位示意图
显示舟楔关节撑开植骨融合与内固定。

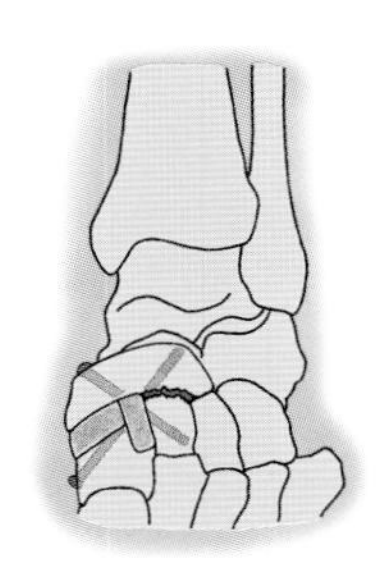
图 2–121　足部正位示意图
显示舟楔、楔骨–楔骨撑开植骨融合与内固定。

④跖趾关节松解与拇长屈肌腱移位：于拇趾的跖趾关节内侧做一长约 5 cm 的直行切口，显露跖趾关节囊。首先切开内侧关节囊及跖侧内侧半关节囊，尝试被动伸展跖趾关节。如果跖趾关节背伸活动＞ 30°，则需要切除跖骨头背侧的骨性凸起。将跖趾关节背伸＞ 30° 时，仍有趾间关节屈曲，则需要将拇长屈肌腱移位至跖骨颈（手术操作参考拇长屈肌腱移位与第一跖骨跖侧闭合性截骨一节）。最后，用 1 根克氏针从趾端插入跖骨近端固定。

⑤胫前肌腱向足背外侧移位：完成上述操作之后，其前足仍有明显的外旋畸形，则应实施胫前肌腱向足背外侧移位（参考“胫前肌腱移位”相关内容）。

【术后处理】

术后于足部中立位用小腿管型石膏固定，一周后拆除石膏观察切口愈合状况。继之用小腿管型石膏固定 5 周。通常于术后 6 周拔出固定跖趾关节的克氏针，复查 X 线片观察舟楔关节愈合状况。此时穿戴行走足踝支具 1 个月，之后穿戴夜用足踝支具 1 个月。解除足踝支具固定后，允许负重行走，同时开始进行踝关节、跖趾关节伸展和屈曲功能活动的康复训练。

（五）后足跖屈畸形（Ⅲ A 型复发性足部畸形）

通常将踝关节被动跖屈活动范围＜ 10° 者，定义为后足跖屈畸形，因为踝关节背伸活动≥ 10° 和跖屈活动＞ 20°，方可保持正常的步态[192–195]。复发性后足跖屈比较多见，Atar[160] 报道足部软组织松解术后，约有 50% 出现复发性后足跖屈畸形。该作者指出手术后跟腱粘连或瘢痕形成，是产生后足跖屈畸形的主要原因。Richards[46]采取法国功能性治疗方法、胶带固定与持续性被动活动仪（CPM）治疗 98 例 142 足，治疗后随访时间平均为 2.5 年，确认后足跖屈复发率为 29%。该作者发现复发性跖屈畸形与治疗前 Dimeglio 分型存在相关性，其中Ⅲ型或Ⅳ型复发率明显高于Ⅱ型。Jauregui 应用 Ponseti 矫形石膏技术治疗 257 例 398 足，其中 16 例 20 足（5%）出现复发性后足跖屈畸形，并需要足部后侧软组织松解[194]。Alvarez[196]采取 Ponseti 矫形石膏技术治疗 44 例 65 足，其复发率为 52%，其中 10 足（15%）需要手术治疗，包括 6 例（10 足中的 60%）需要足部后内侧松解，3 例（10 足中的 30%）需要足部后侧松解，1 例需要中跗骨截骨。该作者认为腓肠肌及比目鱼肌、胫后肌挛缩是产生复发的可能原因。

1. 临床特征与 X 线检查 后足跖屈畸形是指负重行走时，后足即使跟骨在触地期不能接触地面，只有前足负重行走。临床检查可发现，在膝关节伸展时，踝关节被动背伸活动范围＜ 10°，但膝关节屈曲 90° 时，踝关节被动背伸活动范围也＜ 10°（图 2–122、图 2–123）。X 线检查要求在踝关节最大背伸时摄取侧位 X 线片，测量距骨–跟骨角和胫骨–跟骨角（图 2–124）。Vandenwilde[197]应用正位和侧位 X 线片，测量正常婴幼儿童足部 X 线片数，确定侧位距骨–跟骨角正常值介于 25° ～55°，侧位胫骨–跟骨角正常值介于 25° ～60°。虽然两者对后足跖屈畸形都有诊断作用，即距骨–跟骨角减少、胫骨–跟骨角增大表明后足跖屈畸形，但后者更为准确。Radler[41]证明跟腱延长之后，踝关节背伸活动增加 15°，其侧位胫骨–跟骨角则随之减少 15°。为了确定 X 线参数与临床功能，以及是否需要手术治疗的相关性，Shabtai[198]对 Ponseti 矫形石膏治疗 145 例 217 足，总计测量 9 项 X 线参数，发现 3 个参数具有统计学意义，即踝关节最大背伸时，侧位距骨–跟骨角（测量后足跖屈程度）、侧位胫骨–跟骨角（测量后足固定性跖屈畸形），以及踝关节最大跖屈时侧位距骨–第一跖骨角（测量足弓增高程度）。侧位距骨–跟骨角：正常足为 48.1° ± 7.8°，患足 33.5° ± 8.9°；胫骨–跟骨角：正常足为 51.9° ± 13.4°，患足为 68.4° ± 14.2°。

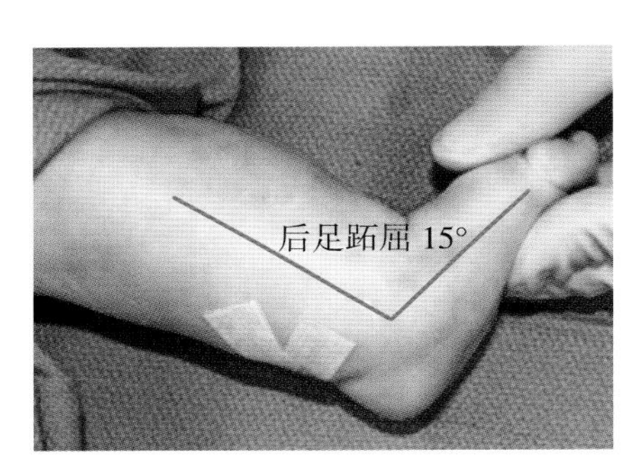

图 2–122 临床检查后足处于跖屈位

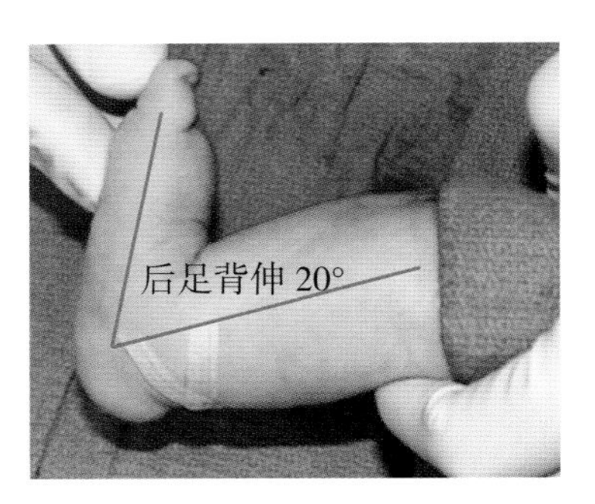

图 2–123 足部后方软组织松解之后足部背伸改善

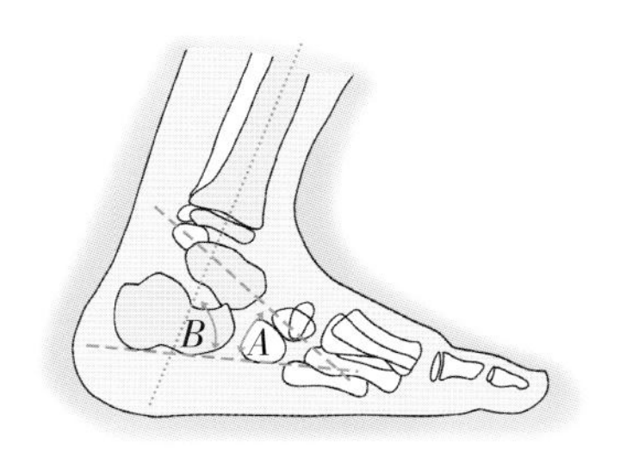

图 2–124 足部侧位 X 线片测量距骨–跟骨角（*A*）和胫骨–跟骨角（*B*）。

2. 治疗 复发性后足跖屈畸形的治疗，某些学者主张应用 Ponseti 石膏矫形治疗，每 2 周更换一次矫形石膏，至少重复 2～3 次[156,199,200]。Marquez[200]采取 Ponseti 石膏矫形方法，治疗复发性后足跖屈畸形 53 足，患者年龄平均 1.8 岁（0.5～至 6.5 岁），年龄＜ 2 岁者 16 足。石膏矫形次数平均为 4.3 次。随访时间＞ 6 个月者 38 足，踝关节背伸活动由治疗前平均为 3.3° 增加至平均为 15°，前足被动外展活动由治疗前平均为 16.1° 增加至平均为 25.7°，但有 12 足

（32%）在 6 个月随访期间，再次出现复发。该作者由此认为，应用 Ponseti 石膏矫形技术，是治疗复发性后足跖屈畸形安全有效的方法。

如果经过再次 Ponseti 矫形石膏治疗，患足背伸活动范围仍然＜ 10° 者，通常需要手术治疗。手术方法包括跟腱延长、腓肠肌腱膜松解，以及足部后侧选择性软组织松解，因为引发后足跖屈的结构，包括跟腱、踝关节及距下关节后关节囊，甚至腓骨肌及胫后肌腱鞘，均可引发复发性后足跖屈畸形，但在手术治疗之前通常不能确定哪种或哪些结构挛缩是产生后足跖屈的原因，由此提出选择性后足软组织松解的策略，采取由浅入深逐层软组织松解的操作，直到实现术前预期的治疗目标[194, 199, 200]。

Park[201]提出反复经皮跟腱切断和跟腱切开延长，必将产生局部瘢痕和粘连，进而引发关节僵硬和疼痛。因此，该作者采取腓肠肌及比目鱼肌腱膜松解（Vulpius technique），治疗 17 例 22 足复发性后足跖屈畸形，其中 20 足同时松解胫后肌腱膜。手术时年龄平均为 2.4 岁（0.5 ~ 4.3 岁），术后随访时间平均为 4 年（2 ~ 6.5 年）。临床检查踝关节活动范围由术前平均为 0.7°（-10° ~ 5°），增加至平均为 14.5°（10° ~ 25°）。X 线检查侧位胫骨－跟骨角由术前平均为 87.5°（65° ~ 119°），降低至平均为 67.1°（52° ~ 81°），侧位距骨－跟骨角由术前平均 18.5°，增加至平均 26.9°。17 例的家长对治疗结果感到满意，但有 3 例 5 足（23%）再次复发，而需要足部后内侧软组织松解。该作者认为此种手术方法，是矫正后足跖屈的有效方法，既能改善踝关节背伸活动范围，也不产生关节僵硬、疼痛，以及妨碍走行功能的并发症。

Jauregui[194]复习石膏矫形治疗先天性马蹄内翻 257 例（398 足）的 X 线改变，16 例（20 足）表现为复发性足部跖屈畸形，其中 12 足为典型性马蹄内翻足，8 足为复杂性马蹄内翻足，年龄平均为 3.1 岁（0.5 ~ 7.2 岁）。采取后方关节囊切开松解（踝关节囊和距下关节囊）和跟腱延长治疗，其中 10 足同时进行拇长屈肌和趾长屈肌腱膜松解。随访时间平均 5.2 年，踝关节背伸活动范围由术前平均 -6.5° 增加至平均 8.3°，而踝关节跖屈活动范围在手术前和随访时分别为平均 37.5° 和 37.6°，几乎没有任何改变。X 线检查侧位胫骨－跟骨角由术前平均 98.9° 降低至平均 70.9°，侧位最大背伸时距骨－第一跖骨角平均为 70.9°，最大跖屈时距骨－第一跖骨角平均为 37.9°。家长满意率为 80%，其不满意者是因为患儿足部疼痛或限制其某些日常活动。该作者认为，后方关节囊切开松解，能够改善踝关节背伸活动范围，强调术后石膏固定时间不可超过 4 周，并尽早开始康复训练。

（1）腓肠肌腱膜松解：

【手术适应证】

①临床检查足背伸活动＜ 10°，但后足没有明显内翻畸形（ⅢA 型复发性足部畸形）。

② X 线片测量正位和侧位距骨－跟骨角均＞ 20°，但侧位胫骨－跟骨角＞ 70°。

③年龄介于 0.5 ~ 4 岁。

【手术操作】

①麻醉与体位：通常需要全身麻醉。完成麻醉操作之后，将患者置于仰卧位，于膝关节上方捆扎充气止血带后，常规进行手术野的皮肤准备。

②腓肠肌腱膜松解：于小腿远端 1/3 后内侧作长为 5 ~ 7 cm 纵向皮肤切口，切开皮肤与深筋膜后，可显露见腓肠肌腱膜与肌肉移行部分。把存在的跖肌腱切断之后，采取倒 V 形切开腓肠肌腱膜和深面的比目鱼肌腱膜（图 2-125）。继之，在保持膝关节完全伸展时，将患足尽可能做被动背伸活动，以延长腓肠肌和比目鱼肌。一旦足部背伸活动范围＞ 15°，可以结束手术操

作。反之，将比目鱼肌内侧缘部分切断，则能增加足背伸活动范围[199-201]。

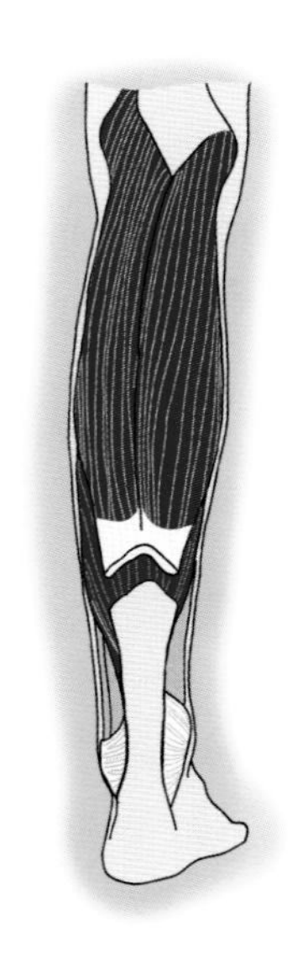

图 2-125　腓肠肌腱膜松解示意图

【术后处理】

于膝关节完全伸展、踝关节最大背伸位，用长腿管型石膏固定 4 周。拆除石膏之后，开始进行足部背伸-跖屈功能康复训练，夜用穿戴膝-踝-足支具 3～6 个月，以防止跖屈畸形复发。

（2）选择性足部后侧软组织松解：

【手术适应证】

①临床检查患足被动背伸活动范围＜ 10°，而 X 线测量最大背伸时的侧位胫骨-跟骨角＞ 70°（ⅢA 型复发性足部畸形）。

②年龄＞ 4 岁。

【手术操作】

①麻醉与体位：通常需要全身麻醉。完成麻醉操作之后，将患者置于俯卧位，于膝关节上方捆扎充气止血带后，常规进行手术野的皮肤准备。术中需要 X 线透视测量胫骨-跟骨角，以证实此角度是否达到正常水平，因此应为术中 X 线透视预留操作空间。

②切口与显露：于踝关节水平上方 2 cm 的跟腱内侧开始，向近端作一适当长度的纵行皮肤切口，逐层显露跟腱、腓骨长肌腱及腓骨短肌腱、胫后肌腱，踝关节及距跟关节后方关节囊。由于上述一个或几个结构挛缩均可产生踝关节跖屈畸形，但是术前很难知道是哪个结构导致踝关节跖屈畸形，采取由浅入深地逐次松解的方法，既可减少不必要的软组织松解，又能实现预期的治疗目标，因此，将其称为选择性足后方软组织松解。

③逐次软组织松解：首先横向切开小腿深筋膜，因为该筋膜也有挛缩改变。继之，锐性游离跟腱后将其 Z 形切断。此时，将膝关节完全伸展，术者用一手掌托起后足跖侧面进行被动踝关节背伸活动，使用手持量角尺测量足外侧缘与小腿外侧中轴线所形成的夹角（图 2-123）。假如临床测量足背伸活动≥ 10°，术者保持足最大背伸时进行 X 线透视。如果侧位胫骨-跟骨角已减少 10°，抑或此角＜ 70°。表明实现术前预期的治疗目标。为了使跟腱缝合后保持适当的张力，于患足最大背伸位时，跟腱向近端滑移长度的 50%，作为跟腱延长的长度参考值，再于足最大背伸位拉紧跟腱近端与跟腱远端，将跟腱间断缝合，最后全层间断缝合皮肤切口而结束手术操作。

当完成跟腱延长后，患足背伸活动并无明显改善，则需要松解深层结构。将 Z 形切断跟腱的远端与近端分别向两侧牵拉，仔细分离和寻找腓骨长肌及短肌腱、拇长屈肌腱、趾长屈肌腱，以及胫后血管神经束（图 2-126）。将上述结构分别向内侧与外侧牵拉保护，使踝关节与距跟关节后方关节囊获得满意的显露。关于足后方深层软组织松解的范围，在学者之间存在不同见解。Jauregui[194] 主张首先横向切开距跟关节后方关节囊，从腓骨长肌及短肌腱内侧缘开始横向切开距跟关节后方关节囊，终止于拇长屈肌腱。然后，从腓骨长肌及短肌腱内侧缘开始横向切开踝关节囊，但应终止于趾长屈肌

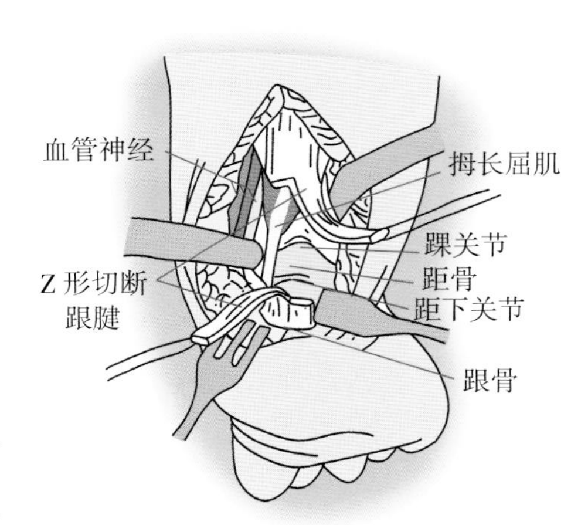

图 2-126　足后侧软组织松解示意图

腱。Yngve[202]和 Mary[203]强调指出踝关节只有矢状面跖屈与背伸活动，反对实施距下关节后关节囊切开。如果跟腱延长和踝关节囊切开之后，患足背伸活动范围仍然< 10°，提示还有更为复杂的结构需要松解，包括腓骨肌支持带、腓骨肌腱鞘与跟腓韧带，三者一并附着于外踝后方的跟骨后外侧面。Mary[203]将其称为足部后外侧纤维结节。利用同一皮肤切口，抑或在外踝后方另作纵行切口，仔细显露跟骨后外侧面的上方，钝性剥离三者在跟骨的附着点。继之，在膝关节伸直时进行足部背伸活动或 X 线透视，证明足部背伸活动> 10°，或者 X 线透视证明侧位胫骨–跟骨角< 70°（图 2–127），则可结束手术操作。放松止血带，彻底止血，分别缝合延长的跟腱，逐层缝合皮肤切口[95,202,203]。

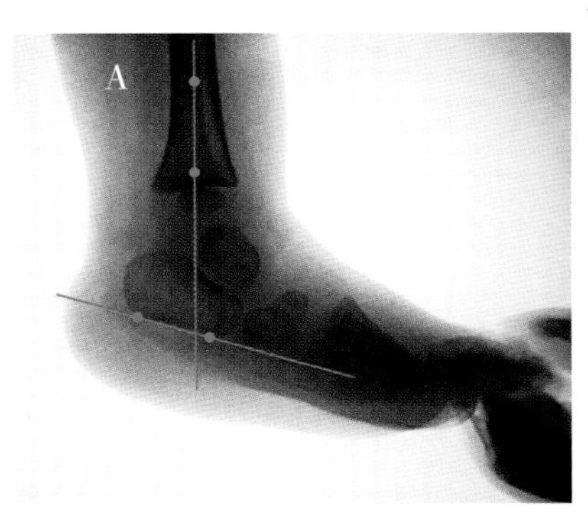

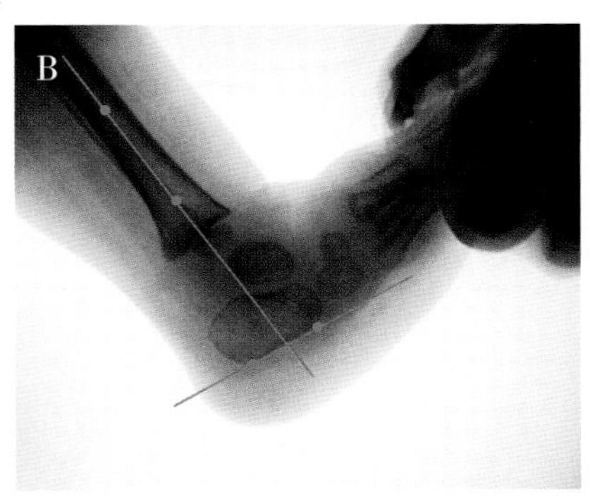

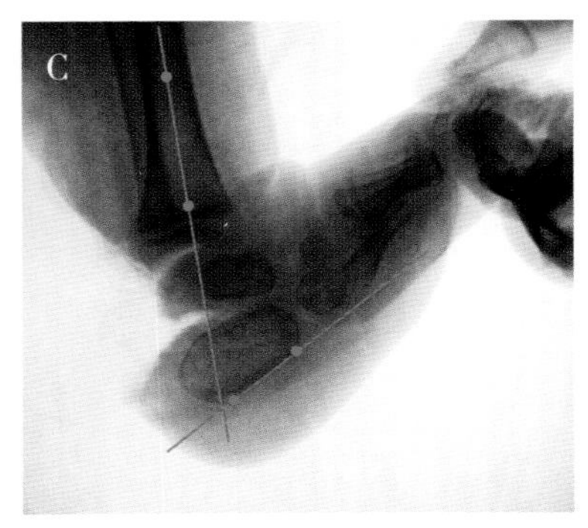

图 2–127　术中 X 线透视测量足侧位胫骨–跟骨角

跟腱延长之前（A）、跟腱延长之后（B）和后方关节囊切开之后（C）侧位胫骨–跟骨角的变化。

【术后处理】

于膝关节完全伸展、足部最大背伸时（保证足部后方皮肤、跟腱无明显的张力），用长腿管型石膏固定 4 周。拆除石膏之后，日间开始进行踝关节被动伸展与屈曲活动，允许逐渐负重行走。夜间穿着足踝支具，保持足部背伸 10°、前足外展 45° 固定，通常需要持续 2 年左右。

（六）后足跖屈合并内翻畸形（ⅢB 型复发性足部畸形）

复发性后足跖屈合并内翻畸形，是 Ponseti 矫形石膏治疗后相当少见的复发性足部畸形，其发生率因选择的不同评价标准而存有较大的差别。Dobbs[204]在临床随访观察中发现，Ponseti 矫形石膏治疗后复发病例，首先表现为后足跖屈畸形。如果对后足跖屈畸形没有予以适当的治疗，则将产生后足跖屈合并内翻畸形。Park[205]报道一组 Ponseti 矫形石膏治疗 52 例 80 足，23 例 42 足出现复发性畸形，只有 3 足（4%）为后足跖屈合并内翻畸形。Goldstein[82]采取 Ponseti 矫形石膏治疗 134 足，88 足随访时间≥ 3 年，其中 28 足需要手术治疗（31.8%），但是只有 8 足（9.1%）诊断为复发性后足跖屈合并内翻，需要进行足部后内侧软组织松解。该作者发现治疗之前 Dimeglio 分型为僵硬型者是产生复发的重要因素。Noh[206]曾经实施一项预测 Ponseti 石膏矫形和经皮跟腱切断，发生后足跖屈合并内翻畸形因素的研究。经过再次 Pirani 评分、X 线测量正位距骨–跟骨角、侧位胫骨–跟骨角和距骨–跟骨角。在确定随访时间> 2 年的 50 足中，10 足（20%）出现后足跖屈合并内翻畸形，其正位距骨–跟骨角平均为 23°（15° ~31°）、侧位距骨–跟骨角平均为 19°（8° ~37°）、侧位胫骨–跟骨角平均为 99°（65° ~111°）。该作者认为在石膏矫形之后和跟腱切断之前，临床检查 Pirani 评分较高、侧位胫骨－跟骨角增大和距骨－跟骨角减少，是发生复发性后足跖屈合并内翻的危险因素，并具有预测作用。Dobbs[59]曾经对广泛软组织松解治疗30例60足进行长期随访观察。术后随访时间平均为28年，其中13足（21.7%）发生复发性后足跖屈合并内翻畸形，需要再次足部后内侧软组织松解。该作者认为广泛软组织松解与术后长期石膏固定，在距跟关节和距舟关节周围，以及Z形延长的跟腱、趾长屈肌腱和拇长屈肌腱形成瘢痕挛缩，是发生后足跖屈合并内翻的病理解剖学改变。

1. 临床与X线检查 患者站立时足跟不能完全接触地面，负重行走时只有足跟外侧负重，因而产生跛行步态。患者也丧失双侧足跟负重站立或行走的能力。临床检查可发现踝关节背伸与跖屈活动范围严重减少，通常存在不同程度的固定性跖屈畸形。从足部后方观察，其后足有明显内翻畸形，即跟骨中轴线位于小腿中轴线的内侧（图2–128）。X线诊断测量负重位下述X线参数：①正位距骨－跟骨角＜15°（正常值为15°～35°），侧位距骨－跟骨角＜20°（正常值23°～50°），通常将两者相加形成距跟指数（talocalcaneal index），其正常值58.5°（42°～83°）。如果这两个参数明显减少，提示后足跖屈合并内翻畸形；②侧位胫骨－跟骨角＞70°（图2–124、图2–129），其正常值介于25°～60°，此角增大则是后足跖屈的可靠参数[157,194,199]。

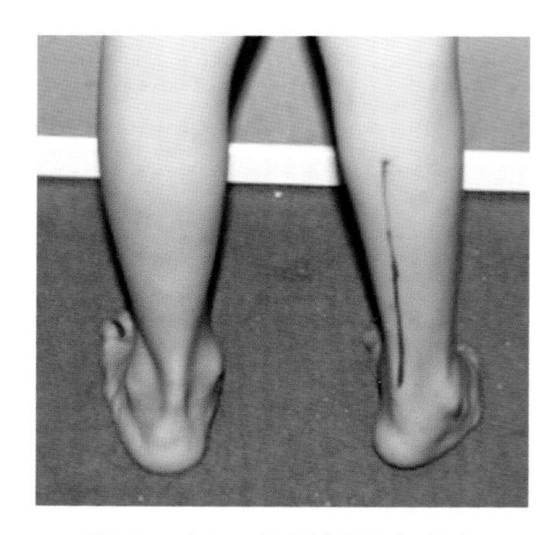

图2–128 从足部后方观察
右足跟骨明显内翻合并跖屈畸形。

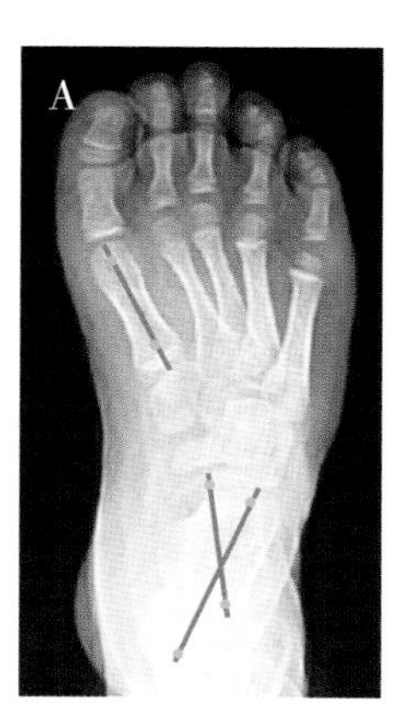

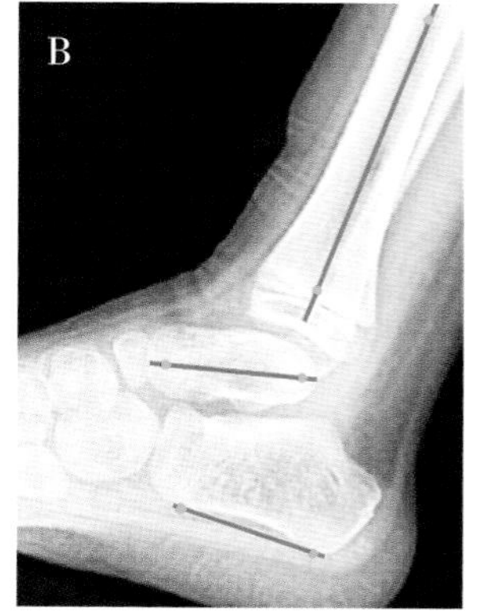

图2–129 后足跖屈内翻的X线测量
A. 图测量距骨－跟骨角与距骨－第一跖骨角；B. 图测量距骨－跟骨角和胫骨－跟骨角。

2. 治疗 手术治疗复发性后足跖屈合并内翻畸形的方法，可分为足部后内侧及跖侧软组织松解和跟骨截骨与软组织松解联合手术2个类别。多数学者主张根据患者的年龄选择治疗方法，年龄＜4岁者仍是软组织松解的适应证，而年龄＞4岁者通常需要跟骨截骨与软组织松解联合手术，才能实现矫正后足和内翻畸形，改善行走功能，方便穿着普通鞋类，防止发生足踝疼痛的目标[157,167]。

Bensahel[192]于1987年最早提出足部后内侧菜单式软组织松解（medioposterior release “à La Carte”）的概念，依照所存在畸形确定软组织松解范围。足部内侧松解拇趾外展肌及跖筋膜，胫后肌腱Z形延长，距舟关节囊切开松解，以矫正后足内翻。足后侧松解包括跟腱延长，胫距关节后方关节囊切开松解，以及跖筋膜外侧部分切断。Bensahel采取上述方法，治疗法国功能性治疗方法未能矫正的马蹄内翻足113例142足，其中101足为特发性先天性马蹄内翻足。手术时年龄介于3月龄至7岁，术后随访时间平均为8.5年（6～10年）。治疗结果分为优级（足部解剖轴线正常，其跖屈和背伸活动正常，步态也基本正常），良级（前足轻度内收，步态正常或轻度异常），差级（遗留前足及后足明显异常，踝关节活动严重受限）。最后随访时，在101足为特发性复发性马蹄内翻足中，89足（88%）获得优级结果[192]。

Park[205]采取选择性足部后内侧软组织松解，分别实施跟腱延长或腓肠肌腱膜松解，矫正后跖屈畸形；胫后肌腱腱膜松解，距舟关节囊切开松解，矫正后足内翻畸形；跖筋膜切断和拇趾外展肌松解，矫正中足足弓升高畸形。该作者治疗复发性后足跖屈合并内翻13例19足，手术时年龄平均为2.3岁（1.3～4岁），随访时间平均为3.6年（2～5.3年）。最后随访时，足部外观形态和步态接近正常，胫骨-跟骨角由术前平均为87.4°（60°～117°）降低至平均为69°（52°～82°），距第一跖骨角由术前平均为7.2°（-1°～27°）降低至平均为4.8°（-5°～14°），距跟指数由术前平均为10.4°（24°～64°），增加至平均为52.1°（28°～65°）。该作者由此认为，选择性软组织松解，对Ponset石膏矫形后复发性后足跖屈合并内翻畸形，短期随访证明获得满意的结果，但还有再次复发的可能性，应该继续随访至骨骼发育成熟。

Bocahut[199]报道足部内侧和后侧软组织松解，治疗复发性后足跖屈合并内翻116例165足，其中特发性马蹄内翻足94例133足。手术时年龄平均为1.4岁（4.3月龄至4.7岁），术后随访时间平均为10.8年（5.1～18.5年）。应用国际马蹄足畸形研究会（international club foot study group，ICFSG）评级标准，即从足部外观形态、功能活动、肌肉力量、步态及疼痛、X线参数5项及其若干指标，将治疗结果分为优级（0～5分）、良级（6～15分）、可级（16～30分）和差级（＞30分）。最后随访时，年龄平均为12.3岁（6～19.5岁）。ICFSG评分平均为3.4分（0～11分），其优良率为100%。踝关节活动范围平均33.4°，但是距下关节活动和前足外翻-内翻活动严重受限，分别为73足（44%）和48足（29%）。视觉步态观察（visual observationof gait）均为正常，也没有跛行病例。只有5例（4%）行走时足部疼痛。X线检查证明94足（57%）的X线参数正常，43足（26%）有1项或几项X线参数异常，12足需要再次手术治疗。Bocahut由此认为，选择性足部内侧和后侧软组织松解，矫正复发性后足跖屈合并内翻，多数病例能够获得稳定的满意结果。

跟骨截骨与软组织松解联合手术，治疗复发性后足跖屈和内翻畸形，最早由Dwyer于1963年所描述。Dwyer相信跟骨内侧撑开截骨，既能恢复后足解剖轴线又可保持跟骨的高度[207]。Kumar[208]对Dwyer所治疗的病例进行跟踪随访，即跟骨内侧撑开截骨治疗26例36足，获得长达27年的长期随访。依照Laaveg和Ponseti建立的马蹄内翻足评价标准[74]，优级20足，良级7足，可级1足例，差级7足。差级7足在此次随访之前已经实施了三关节固定。36足中31足（86%）为足底均匀负重的跖行足，34足（94%）保持跟骨中立位或只有轻度外翻，86%者能够正常负重行走。26例中18例（69%）步态正常，19例（73%）具有参加体育活动的能力。足部背伸与跖屈平均活动范围，分别为10.3°和18.5°，距下关节内翻与外翻平均活动范围，分别为13.9°和11.9°。X线检查距骨-跟骨指数平均37.8°（34足），但有2例发生踝关节炎（年龄分别为41岁和51岁），另2例发生距舟关节炎（年龄分别为31岁和38岁）。Lundberg[91]曾经描述Dwyer跟骨内侧撑开截骨和软组织松解治疗22例29足，手术时年龄介于3月龄至8岁，其中年龄＜2岁者13例（16足）。随访时间为3年3个月至6年。后足内翻获得矫正和足底均于负重行走者定义为结果满意，满意率和不满意率分为79%和21%。然而，12足（41.4%）发生切口皮肤坏死并发症。鉴于Dwyer跟骨内侧撑开截骨产生切口皮肤坏死或愈合不良等并发症，20世纪80年代之后，某些学者选择跟骨外侧闭合性楔形截骨或跟骨外向旋转截骨[209,210]。Souchet[210]描述新式跟骨外旋截骨与软组织松解的联合手术，治疗复发性后足跖屈及内翻 20 例 21 足（特发性 16 足，神经源性 5 足），手术时年龄平均为 7 岁（3.4～12 岁），手术后随访时间平均为 2.8 年（2～6 年）。最后随访时，21 足均获得满意的临床结果，X 线测量足部正位距骨-跟骨角由术前平均为 1.4°（0°～20°）增加至平均为 44.3°（30°～45°），跟骨-骰骨关节和前足也恢复其解剖轴线，只有 1 足出现轻度扁平外翻足矫畸形，但是没有需要再次手术治疗的病例。该作者由此认为，跟骨外旋截骨是矫正复发性后足内翻安全可靠的新技术。

（1）足部内侧和后侧菜单式软组织松解：

【手术适应证】

①临床与 X 线诊断符合后足跖屈合并内翻畸形（ⅢB 型复发性足部畸形）。

②年龄为 6 月龄至 4 岁。

【手术操作】

①麻醉与体位：通常需要全身麻醉。完成麻醉操作之后，将患者置于俯卧位，于膝关节上方捆扎充气止血带后，常规进行手术野的皮肤准备。

②足部内侧软组织松解：采取 Carroll 足内侧横向类似 Z 形切口，起始于跟骨内侧中央，沿着内踝尖端与第一跖骨基底之间作直切口，止于舟楔关节远端（图 2-130），但切口近端向跖侧钝角延长，切口远端向背侧钝角延长，形成横向类似 Z 形切口。切开皮肤及皮下组织之后：a. 于内踝后下方切开小腿深筋膜，分别切开胫后肌及趾长屈肌腱鞘，钝性游离胫后血管神经束，并用橡皮条牵拉保护血管神经束。b. 将拇趾外展肌从跟骨内侧向远端游离，沿着胫后血管神经束向足底方向，继续游离至分成跖内侧与跖外侧神经血管束，分别将两者套入橡皮条牵拉保护。再于跖外侧神经血管束浅面，跟骨前方横向剪断跖筋膜、趾短屈肌腱和小趾外展肌腱（图 2-131）。c. 于内踝后上方 Z 形切断胫后肌腱，分别切开距舟关节的内侧、背侧和跖侧关节囊。d. 将趾长屈肌腱、胫后血管神经束及拇长屈肌腱一并向足底方向牵拉，显露距骨-跟骨关节内侧关节囊。从跟骨载距突上剥离胫骨-跟骨韧带，从距骨后内侧结节（posteromedial talar tubercle）剥离浅层三角韧带即胫骨-距骨后侧浅韧带（superficial posterior tibiotalar ligament），两者通常被称为浅层三角韧带。从距舟关节囊后方开始向跟骨方向切开距跟关节内侧囊，止于跟骨载距突后方。此时，若将后足被动外翻，通常可发现后足内翻畸形获得矫正，再经正位 X 线透视确认距骨-跟骨角＞ 20°，则可开始足部后侧松解。

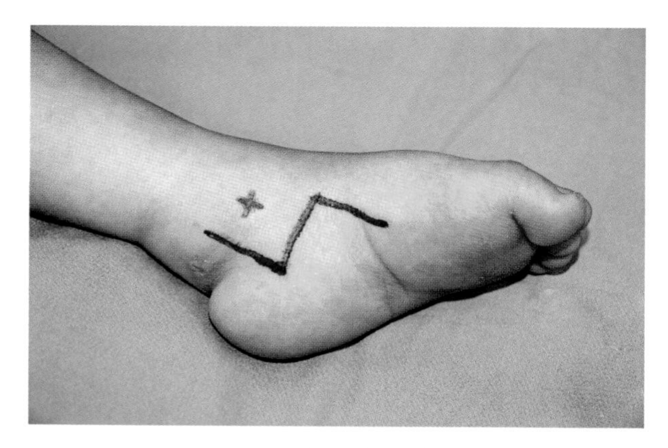

图 2-130　Carroll 足内侧横向 Z 形切口

起始于跟骨内侧中央，沿着内踝尖端与第一跖骨基底之间作直切口，止于舟楔关节远端。

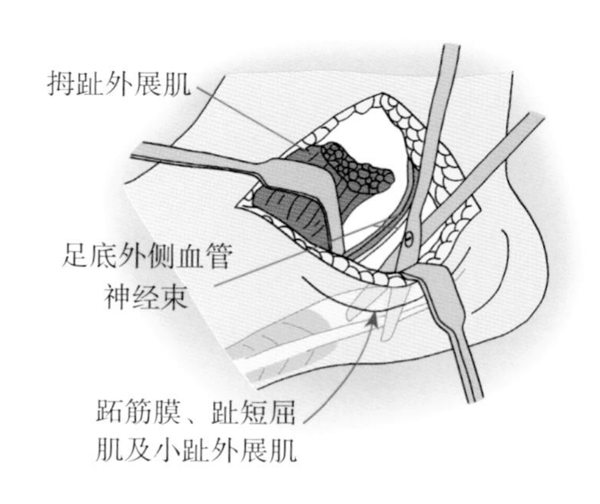

图 2-131　足部内侧软组织松解

③足部后侧软组织松解：a. 采取 Z 形延长方法从冠状面上切开跟腱，仔细分离拇长屈肌腱、趾长屈肌腱和胫后血管神经束。根据矫形的需要，可采取切除肌腱周围的粘连组织，或者对拇长屈肌腱和趾长屈肌腱进行 Z 形切断延长（图 2–132）。b. 将上述结构分别向内外侧牵拉保护，使踝关节后方关节囊获得满意的显露。从腓骨长肌及短肌腱内侧缘开始，横向切开踝关节囊，但应止于趾长屈肌腱外侧。在跟腱延长和踝关节囊切开之后，患足背伸活动范围仍然＜ 10°，提示可能还有更为复杂的结构需要松解，主要有腓骨肌支持带、腓骨肌腱鞘与跟骨–腓骨韧带，三者一并附着于外踝后方的跟骨后外侧结节，Mary[203]将其称为后外侧纤维结节。利用同一个皮肤切口，抑或在外踝后方另作纵行切口，仔细显露跟骨后外侧面的上方，钝性剥离三者在跟骨的附着点。然后，确定患足背伸活动范围，或者经过 X 线透视，证明足背伸活动＞ 10°，侧位胫骨–跟骨角＜ 70°，则可结束手术操作。

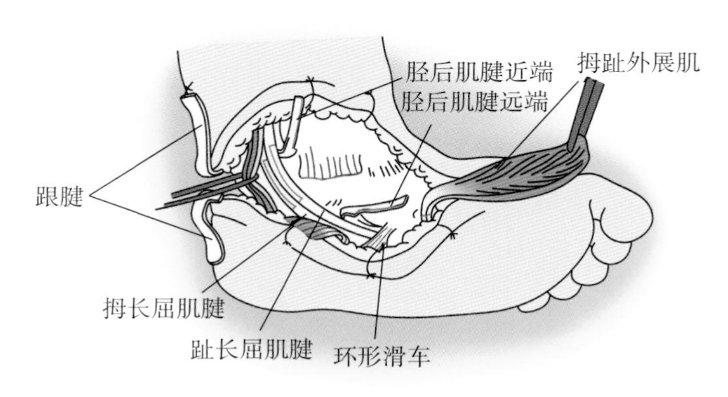

图 2–132　足部后内侧软组织松解

④克氏针内固定：在保持距骨–跟骨关节复位的状态下，从足底经皮插入 1 根直径 1.2 mm 的克氏针固定跟骨及距骨，注意避免跟骨过度外翻，以防止术后发生医源性后足外翻畸形。继之，从距骨后方置入 1 根直径为 1.2 mm 的克氏针固定距舟关节，其尾端从足背皮肤穿出。然后，在足部背伸中立位的位置时，依次缝合 Z 形延长的跟腱和胫骨后肌腱，注意避免跟腱过度延长，即在足部背伸中立位时缝合跟腱，因为在足部最大背伸位缝合跟腱既无必要，又有产生小腿三头肌萎缩无力的危险。最后，将外露于皮肤的克氏针尾端折弯，以防止滑入皮下组织。常规分层缝合皮肤切口[192, 206]。

【术后处理】

应用下肢管型固定，保持膝关节屈曲 60° ~ 80°、足部背伸中立位，因为足部过大背伸可增加切口皮肤张力，容易发生切口裂开或皮缘坏死。术后 3 周更换下肢石膏，此时既不拆除缝线也不可拔出内固定的克氏针，只是增加足部背伸的角度。术后 6 周再次更换石膏，此时拔出内固定的克氏针和拆除缝线，再用下肢管型石膏固定，注意增加足部背伸与后足外翻的幅度。术后常规石膏固定 8 ~ 10 周。拆除石膏固定之后，日间穿着保持足部内旋的矫形鞋行走，睡眠期间使用足部外展支具，保持患足外展 70°，至少持续 1 年。

（2）足部后侧软组织松解与跟骨旋转截骨：

【手术适应证】

①临床与 X 线诊断后足跖屈合并内翻畸形（ⅢB 型复发性足部畸形）。

②年龄＞ 4 岁。

【手术操作】

①麻醉与体位：通常需要全身麻醉。完成麻醉操作之后，将患者置于俯卧位，于膝关节上方捆扎充气止血带后，常规进行手术野的皮肤准备。

②足部内侧和后侧软组织松解：目的是矫正后足跖屈畸形，通常需要松解的结构，包括足部内侧拇趾外展肌、胫后肌腱、趾长肌腱和拇长肌腱周围瘢痕组织，而足部后侧松解主要是跟腱延长和踝关节后关节囊切开。参阅足部内侧和后侧菜单式软组织松解手术操作。

③跟骨外旋截骨：采取跟骨外侧面长约 5 cm 的斜形切口，从外踝后下方 2 cm 开始，向前下方倾斜而止于跟骰关节近端（图 2–133）。切开皮肤及深筋膜后，游离腓肠神经，纵向切开腓骨肌腱鞘。将腓肠神经与腓骨长肌及短肌腱一并向足背牵拉，再将跟腱向后方牵拉，以显露跟骨外侧面。横向切开跟骨骨膜后，沿着跟骨外上缘至跟骰关节后上方标记截弧形截骨线（图 2–134）。使用直径为 8 mm 或 10 mm 的骨刀，沿着截骨线垂直截断跟骨外侧与内侧骨皮质。继之，将前足与中足外展，保持舟骨与距骨正常的解剖轴线，从跟骨内侧面向外侧推挤跟骨的截骨远端，从而产生跟骨外向旋转 10 ~ 15 mm，进而实现矫正后足内翻的目标。经临床观察或 X 线透视证实后足内翻获得满意矫正后，用 2 根直径 1.8 mm 的克氏针，分别固定足部内侧柱和外侧柱。内侧克氏针固定从第一跖骨基底插入，经内侧楔骨、舟骨而终止于距骨体内。另 1 根克氏针从骰骨外侧插入，经跟骨截骨线而终止于跟骨结节前方（图 2–135）[210]。

④缝合 Z 形延长的肌腱：放松止血带与彻底止血后，依次缝合 Z 形切断的跟腱和胫后肌腱，以及皮肤切口。

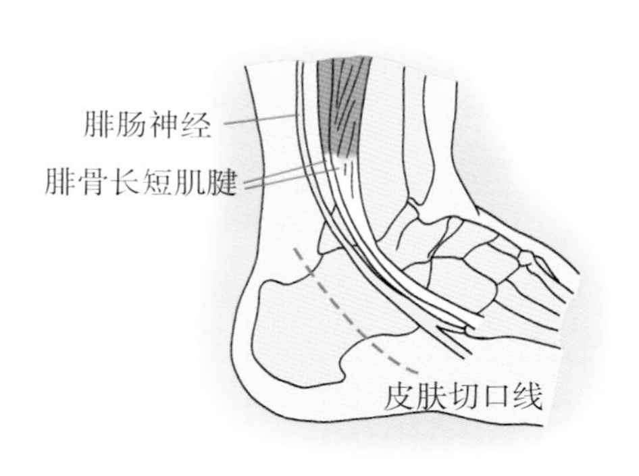

图 2–133　跟骨外侧皮肤切口线

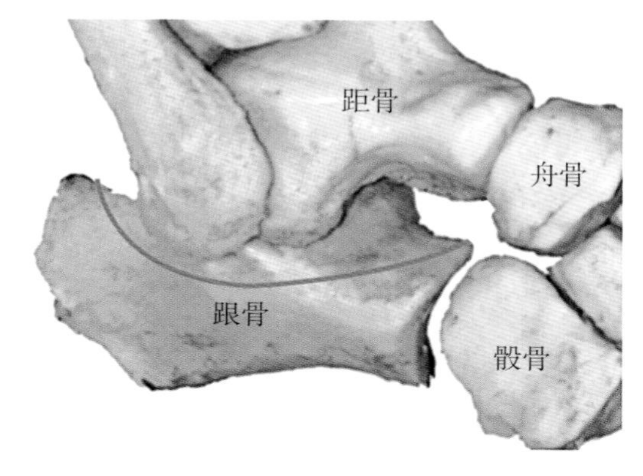

图 2–134　跟骨弧形截骨线

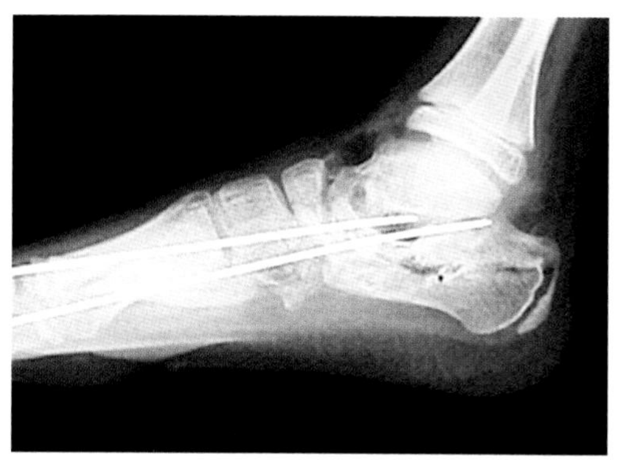

图 2–135　跟骨外旋截骨术后足侧位 X 线片

显示使用 2 根克氏针，分别对足部内侧柱和外侧柱固定。

【术后处理】

于患足背伸 15° 的位置用小腿管型石膏固定。术后 6 周拔除克氏针，再用管型石膏固定 2～3 周。解除石膏固定之后，开始足部背伸-跖屈功能训练，日间穿着保持足部内旋的矫形鞋负重行走，睡眠期间使用足部外展支具，保持患足外展 70°，至少持续 1 年，以防止畸形复发。

（七）前足与后足复合畸形（Ⅳ型复发性足部畸形）

本组是前述Ⅰ型与Ⅲ型合并存在的复合型畸形，定义为后足跖屈、内翻与前足内收复合型畸形。如果病例可能还有中足高弓畸形，应该视为完全复发性马蹄内翻足。无论初期采取 Penseti 石膏矫形技术或法国功能性治疗方法，还是软组织松解手术治疗，因为初期 4 种畸形成分未能完全矫正，或者完全矫正后因患足的生长及其他不知的因素而导致畸形复发。Bhaskar[164] 在 Ponseti 矫形石膏技术治疗后畸形复发的分类中，确定本组复发性前足与后足复合型畸形的发生率为 9%，但软组织松解治疗的复发率尚无可靠的资料。Mehrafshan[70] 在一组包括 60 例 79 足软组织松解后复发性畸形，发现 62 足（78%）同时存在后足跖屈、后足内翻和前足内收 3 种畸形。Rampal[211] 长期随访观察法国功能性治疗方法治疗 187 足的远期结果，平均随访 14.7 年。在随访期间，85 足（45.5%）因为复发性足畸形而实施手术治疗，手术时平均年龄为 2.5 岁。26 足（13.9%）诊断为复发性后足与前足复合型畸形，而实施广泛性软组织松解。Refai[216] 应用 Ilizarov 外固定技术治疗后足跖屈内翻与前足内收复合型畸形 18 例 19 足，9 例 9 足为 Ponseti 矫形石膏治疗后复发，另 9 例 10 足是软组织松解治疗所产生的复发性畸形。该作者只介绍了手术时年龄平均 8 岁，但未提及出现复发时年龄，更未描述本组病例来自的病例总数，因此不能确定其复发率。

1. 临床与 X 线检查 患者站立时足跟不能完全接触地面，而行走时只有前足和中足外缘负重，因而产生躯干向患侧倾斜的跛行步态。临床检查可发现前足内收、后足跖屈和跖屈内翻（图 2-136），足外侧缘呈现 C 形侧凸，足内侧缘则有 C 形凹陷，形成所谓的“双 C 征”，从足底观察“双 C 征”更为明显（图 2-137），而且其跟骨中轴线位于小腿中轴线的内侧，两线所

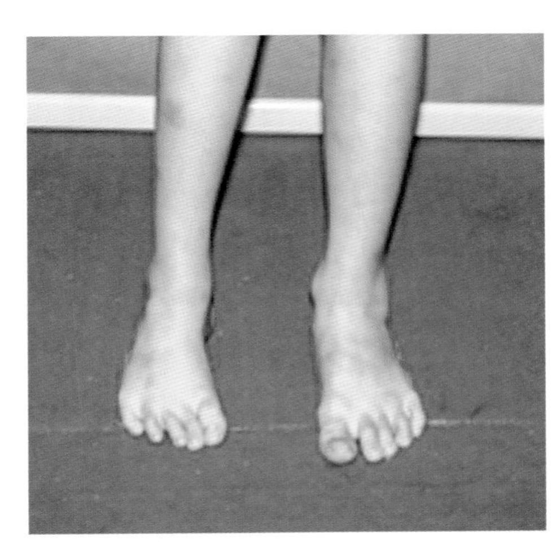

图 2-136 前足与后足复合畸形的临床大体照

4 岁儿童复发性后足跖屈内翻与前足内收畸形（右足），正面观察显示前足内收畸形和后足内翻。

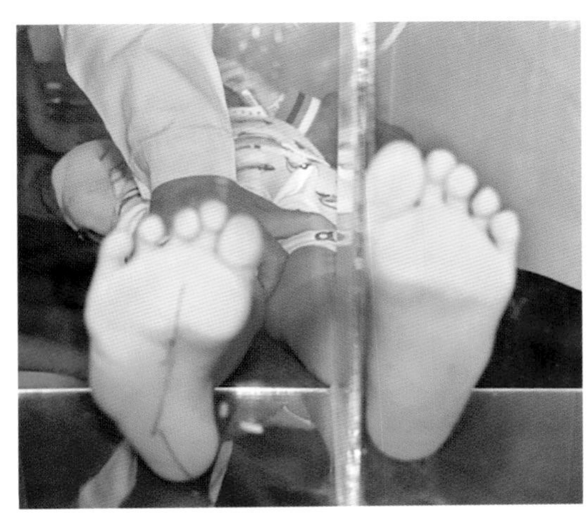

图 2-137 模拟负重位足底负重区观察

后足内翻与前足内收更为明显，足内侧缘凹陷与外侧缘凸出，形成所谓的“双 C 征”。

形成的夹角可作为判断后足内翻的严重程度的标志。被动活动检查跗横关节和踝关节，其前足内收、后足跖屈和跖屈内翻畸形通常没有明显的改善，提示为结构性或固定性畸形。

X线诊断需要在负重位X线片测量下述X参数：

1）正位X线片测量。①距骨－跟骨角通常＜15°；②距骨－第一跖骨角＞10°（正常值为0°～20°，通常将前足外展定义为负值，而前足内收定义为正值）；③跟骨－第五跖骨角＞10°（正常值为0°～5°）（图2–138）。

2）侧位X线片测量。①距骨－跟骨角＜25°；②胫骨－跟骨角＞70°（正常值为25°～60°）（图2–139）。正位距骨－跟骨角减少、跟骨－第五跖骨角和距骨－第一跖骨角增大，既表明前足内收畸形，也是中足距骨－舟骨半脱位、跟骨－骰骨半脱位的可靠参数；侧位距骨－跟骨角均有明显减少（两者相加之和通常称为距跟指数）。当距骨－跟骨指数＜40°，可确定为后足内翻；侧位距骨－跟骨角减少，而胫骨－跟骨角增大，则是后足跖屈的指征[33,195]。

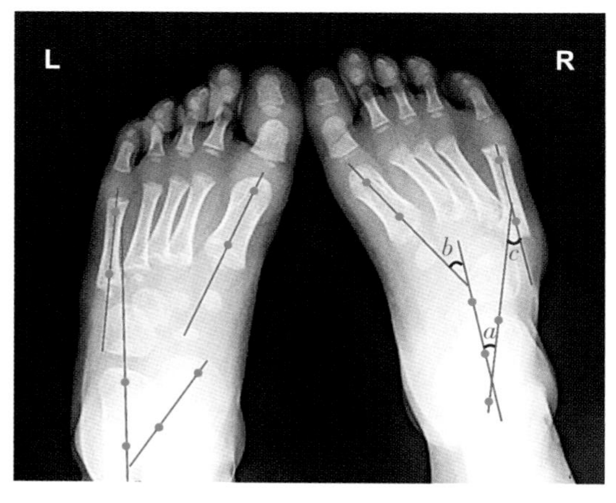

图2–138　4岁儿童复发性后足跖屈及内翻和前足内收畸形

正位X线片测量左足距骨－跟骨角＜10°（a）、距骨－第一跖骨角＞25°（b）和跟骨－第五跖骨角＞15°（c）。

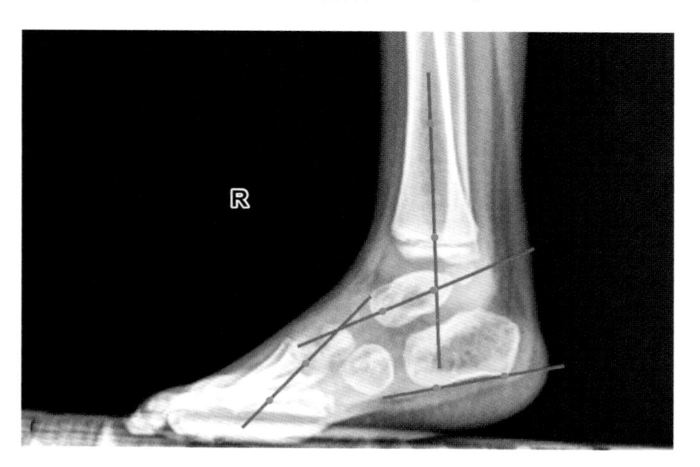

图2–139　侧位X线片测量

距骨－跟骨角＜15°，胫骨－跟骨角＞95°。

2. 治疗　关于复发性前足与后足复合畸形的治疗，学者之间尚有不同的选择。

Hassan[213]主张年龄＜4岁者仍是软组织松解的适应证。某些学者认为Ilizarov技术是治疗＞5岁儿童复发性马蹄内翻足更值得选择的方法[212,217]。

Mehrafshan[70]采取足部后内侧和后外侧软组织松解，治疗手术治疗复发性后足跖屈及内翻和前足内收畸形60例79足，62足（78%）表现为3种畸形，即后足跖屈及内翻和前足内收，其中10足还有中足高弓畸形。足部后外侧软组织松解包括跟腱延长，踝关节后方关节囊切开，距骨－腓骨后韧带、跟骨－腓骨韧带切断，以及腓骨上支持带切开松解。足部内侧松解包括胫后肌腱、拇趾外展肌、距舟关节内侧关节囊、跟骨－舟骨跖侧韧带，以及跟骰关节囊。79足中55足（70%）经历距下关节彻底松解，52足（66%）同时实施跟骨远端楔形截骨，以矫正中足及前足内收畸形，24足（30%）同时实施距下关节松解，以矫正后足内翻畸形。术后石膏固定3个月。手术时年龄平均为5.8岁（1.3～14.5岁），手术后随访时间平均为12年（14～32年），随访时年龄平均为17岁（8.5～37岁）。最后随访时，以足部外观形态、踝关节及距下关节活动范围、日常功能活动受限程度，以及家长满意度5类参数作为评价标准，评定为优级 21 足（27%）、良级 40 足（51%），可级 14 足（18%），差级 4 足（5%）。57 足（72%）没有足部疼痛，穿鞋没有任何限制，20 足（25%）偶有疼痛，2 足（3%）有持续性疼痛；29 足（37%）有小腿三头肌肌力减弱，不能进行单侧足趾负重跳跃，13 例（16%）不能参加体育活动。该作者认为，足部后内侧和后外侧软组织松解，或者同时实施跟骨远端截骨，治疗复发性前足与后足复合型畸形，能够获得满意的中期和长期结果，进而避免早期实施足部三关节固定手术。

Hassan[213]采取距下关节彻底松解，治疗完全复发性马蹄内翻足 18 例 30 足，只有 2 足未曾治疗。术前 Dimeglio 分型包括Ⅲ型马蹄内翻足 23 足和Ⅳ型马蹄内翻足 7 例，手术时年龄平均为 5.6 岁（3～11 岁）。该作者选择 Cincinnati 半环形皮肤切口，实施足内后侧和外侧软组织松解，包括足部后侧松解（跟腱冠状面 Z 形延长，踝关节及距下关节后方关节囊切开）、内侧松解（Z 形延长胫后肌腱、趾长屈肌腱和拇长屈肌腱，松解三角韧带浅层结构、跟骨－舟骨跖侧韧带，距舟关节囊和距下关节内侧关节囊切开，保留距跟骨间韧带）、跖侧松解（拇趾外展肌、跖筋膜、趾短屈肌和跖长韧带及跖短韧带），以及外侧松解（松解腓骨肌腱鞘、跟骨－腓骨韧带、距骨－腓骨后韧带、跟骨－舟骨韧带；切开距骨－跟骨外侧关节囊、距骨－舟骨外侧关节囊和跟骨－骰骨关节囊）。经过上述软组织松解，确定恢复前足和后足解剖轴线之后，使用克氏针分别固定距舟关节和距下关节。术后随访时间平均 4.5 年（2～8 年），儿童及家长对足部外观形态、行走功能及步态、穿鞋状况，以及消除疼痛情况，均表示满意。踝关节背伸活动范围由术前平均 −21.3°（−10° ～−25°），增加至 12.5°（10° ～25°），踝关节跖屈畸形由术前平均为 36.2°（30° ～50°），降低至 33.2°（30° ～48°）。X 线片测量正位距跟角由术前平均为 15.8°（11° ～22°）增加至平均为 30°（24° ～41°），距骨－第一跖骨角由术前平均 −16°（−35° ～−10°）增加至平均为 5.5°（0° ～10°）。最后随访时，30 足都不需要再次手术治疗。

Bocahut[199]选择足部后内侧与后外侧联合软组织松解，治疗复发性前足与后足复合畸形 111 例 159 足。术前视觉步态观察和 X 线检查，确定患足均有前足内收、中足外旋、后足跖屈和内翻 4 种畸形。手术时年龄平均为 1.4 岁（4.3 月龄至 4.7 岁），术后平均随访时间为 10.8 年（5.1～18.5 年）。依照国际马蹄足畸形研究会（ICFSG）结果评价标准，其优良率高达 97.7%。

应用 Ilizarov 外固定技术，矫正复发性前足与后足复合型畸形，最早由 Grill[214]于 1987 年首次描述其操作技术。该作者应用 Ilizarov 外固定技术，治疗 9 例（10 足）复发性先天性马蹄内翻足、创伤性和神经源性马蹄内翻足。手术时年龄介于 8～15 岁，术后随访时间为 3.3 年（6 个月至 6 年），10 足都实现了足底均匀负重的目标，足部外观形态和日常活动功能也令家长满意。自此以后，许多学者选择 Ilizarov 技术治疗软组织松解术后出现的复发性马蹄内翻足，一致认为应用 Ilizarov 技术，逐渐延长足部关节囊、韧带和肌腱等软组织，允许同时矫正前足内收、中足外旋、后足跖屈和内翻 3 个平面畸形，进而重建或恢复足部解剖轴线。由于软组织受到牵伸的张力作用，具有刺激骨骼生长作用，进而克服跗骨截骨和关节融合导致足部长度缩短的缺陷[212,216,217]。一般认为，应用 Ilizarov 技术是治疗年龄＞ 4 岁儿童复发性马蹄内翻足更值得选择的方法。

Bradish[212]应用 Ilizarov 外固定技术，治疗复发性马蹄内翻足 12 例 17 足，手术时年龄平均为 7.8 岁（6～11 岁）。实现矫正畸形的时间平均为 4.5 周（3～6 周），保留外固定器继续固定 6 周，目的是防止早期拆除外固定器，导致牵伸延长的软组织发生反跳或反弹效应。最后随访时，8 足（47%）评定为优级（足底均匀负重，遗留某种畸形＜ 5°），5 足（29%）为良级（足部畸形矫正幅度＞75%），2足（12%）为可级（足部畸形矫正幅度介于75%和50%），2足（12%）差级（足部畸形矫正幅度＜50%）。可级和差级4足，其术后初期也获得满意的结果，但随访时间延长而出现畸形复发，足部功能没有改善。优良者足部外观形态有明显改善，行走功能明显增强，穿鞋也没有任何问题。

Refai[216]指出Ilizarov外固定器逐渐牵伸皮肤、肌腱、关节囊和血管神经，具有同时矫正足部3个平面畸形的作用，既不产生足部短缩，也可避免发生血管神经损伤和皮肤坏死。然而，此种方法存在矫形时间冗长、针道感染和患者及家长难以耐受的缺陷。Refai采选此种矫形技术治疗18例19足，9足为Ponseti石膏矫形治疗之后复发，10足是足内后侧软组织松解术后复发。开始治疗时年龄平均为8岁（4～15岁），外固定器矫形和固定时间平均为10周（8～12.5周），术后随访时间平均为4.5年（2～6年）。最后随访时，16足获得满意的结果，足底既能均匀负重，足部也没有疼痛，但3足出现复发性后足跖屈和内翻畸形。依照美国足踝外科协会评分标准，由术前平均57分增加至81分。X线测量正位距骨-跟骨角由术前平均5°增加至平均30°、距骨-第一跖骨角由术前平均32°降低至平均9.5°，而侧位跟骨-第一跖骨角由术前平均111°，增加至平均136°，都具有统计学意义的改善。然后，术后发生次要或轻度并发症（major complications）36例次，包括针道感染19例次，距骨顶部扁平改变4例次，暂时性关节僵硬4例次，足趾屈曲挛缩8足。3足（15.8%）发生严重或主要并发症，表现为后足内翻与前足型高弓内翻畸形。该作者指出，此种方法具有矫正复发性马蹄内翻足的作用，既可降低复发率，也能减少皮肤坏死的并发症。同时强调应用外固定技术，并非都能获得满意的矫形结果。

Freedman[217]选择Ilizarov外固定技术治疗复发性前足与后足复合型畸形20例26足，16足为特发性马蹄内翻足，8足为多发性关节挛缩，其他2足为多发性先天性畸形合并马蹄内翻足。17例21足随访时间＞2年，手术时年龄平均为5.7岁（2.7～9.8岁）。外固定器使用时间平均为27.6天（13～55天），拆除外固定器后使用石膏固定时间平均为13.1周（6～22周）。在实施外固定器外置时，对12足实施辅助性手术，包括足部后内侧软组织松解8足，足部后侧软组织松解1足，独立性跟腱延长2足，跟腱切断1足。拆除外固定器后随访时间平均为6.6年（2.2～10.5年）。依照下述标准将临床结果评定为四级：优级者足底均匀负重行走，足部既没有疼痛，足部功能活动也没有任何限制；良级也可足底均匀负重行走，但长距离行走出现轻度疼痛；可级足部遗留轻度异常，需要穿用足踝支具方可行走，或者功能活动受到某些限制；差级足部遗留明显畸形，需要穿用支具行走，足部还有持续性疼痛，日常功能活动受到明显限制。最后随访时，特发性复发性马蹄内翻足12足，优良者3足（25%），可级和差级分别为3足（25%）和6足（50%）。该作者对治疗结果进行深入分析，确定差级结果中特发性复发性马蹄内翻足和关节挛缩症性马蹄内翻足分别为50%。本组没有严重并发症，但7足发生次要并发症，即2足针道感染，5足则需要松解软组织。X线评价包括测量正位距骨-跟骨角，侧位距骨-跟骨角和距骨-第一跖骨角，其中侧位距骨-跟骨角和正位距骨-第一跖骨角，具有统计学意义的改善。然而，10足依赖穿用足踝支具或矫形器辅助行走。在差级结果11足中（6足为特发性），于外固定器矫形之后平均为5.6年（2.2～10.2年）期间，经历12例次手术治疗，包括三关节融合6足，中足内侧柱与外侧柱2处截骨4足，距骨切除与跟骨-骰骨融合术2足。Freedman首次证明外固定器矫正复发性前足与后足复合性畸形，产生差级结果的概率为50%，而且都需要再次手术治疗。该作者由此认为外固定器逐渐牵伸矫形，并非矫正复发性马蹄内翻足的有效方法。

El-Sayed[220]应用Ilizarov外固定技术，治疗复发性前足与后足复合型马蹄内翻足38例42足。此前经历1～4次软组织松解手术，其中经历2次和3次软组织松解手术分为45.2%和38.1%。从最后1次软组织松解到应用外固定器矫形治疗间隔时间平均为2.7年（1～9年）。在实施外固定器矫形之前，依照Dimeglio分类方法，Ⅳ型9足（21%），Ⅲ型25足（60%），Ⅱ型8足（19%）。术前X线测量正位距骨－跟骨角、侧位距骨－跟骨角和侧位距骨－第一跖骨角。以距跟指数的数值分成3组，包括＜20°者13足、介于20°～40°者25足、＞40°者4足。逐渐牵伸矫形所需要的时间介于3～8周，外固定器固定时间平均为9.8周（7～13周）。以足部外观形态、负重行走功能、功能活动范围3项作为评价结果的标准，每项最多为4分。总分数＞9分为优级，7～9分为良级，＜7分者为差级。手术时年龄平均为6岁（3～13岁），男性与女性分别为30例（71%）和12例（29%），术后随访时间平均为4.6年（2.1～5.6年）。最后随访时，优级17足（40%），良级20足（48%），差级5足（12%）。4足功能活动正常，18足功能活动轻度减少，11足功能活动严重减少，9足丧失活动功能。X线评价距跟指数＞40°者24足（57%）。在术前距跟指数＜20°的13足中，11足获得明显改善，距跟指数介于20°～40°的25足中，18足获得改善。该组发生较多的并发症，包括：①针道感染30足（71%），其中1足因严重感染需要拔出克氏针；②足趾跖屈畸形并跖趾关节半脱位26足（62%），经过物理治疗而获得满意结果，只有1足需要软组织松解；③复发性足部畸形2足，经石膏矫形后再次复发，1例5岁儿童需要胫前肌腱移位，另13岁儿童则需要足三关节固定手术；④足部持续性疼痛2足，药物治疗不能缓解，而采取三关节固定手术；⑤皮肤痛觉过敏1足，表现针刺样疼痛和麻木，停止矫形1周后消失。该作者由此做出下述结论，应用Ilizarov外固定技术，对足部组织进行逐渐牵伸，矫正手术松解后复发性马蹄内翻足，特别是皮肤条件较差者，可提供令人满意的矫形结果。

足部三关节固定曾经是矫正固定性后足和中足畸形补救性手术方法。历经近百年的临床检验，证明具有极强的矫形作用，却存在使足部长度明显短缩、足部骨骼继续生长可引发后足内翻畸形复发的2个严重缺陷[218,219]。在20世纪90年代，在文献中近乎检索不到足部三关节固定治疗特发性马蹄内翻足的相关论著。Radler[153]强调指出，足部三关节固定只是适用于治疗青春期儿童神经肌肉引发的马蹄内翻，或者成人后足骨性关节炎。尽管如此，应用Ilizarov外固定方法矫正治疗之后再次复发，有时也需要实施足部三关节固定手术。El-Sayed[220]采取Ilizarov外固定方法，治疗38例42足复发性前足和后足复合型马蹄内翻足，其中13足出现再次复发，而采取足三关节固定手术治疗。足部三关节固定适应证和手术操作，请参阅“高弓内翻足”相关内容。

（1）足部内侧与后外侧联合软组织松解：

【手术适应证】

①复发性前足内收与后足跖屈及内翻复合型畸形（ⅣA型复发性足部畸形）。

②患者年龄为6个月至4岁。

【手术操作】

①麻醉与体位：通常需要全身麻醉。完成麻醉操作之后，将患者置于俯卧位，于膝关节上方捆扎充气止血带后，常规进行手术野的皮肤准备。

②足内侧软组织松解：可选择足内侧纵向切口，起始跟腱前方，经内踝下方向足趾方向延

长，终止于内侧楔骨近端（图 2-140）。切开皮肤及皮下组织之后，将切口皮肤向背侧与跖侧适当游离，于内踝后下方切开小腿深筋膜，分别切开胫后肌和趾长屈肌腱鞘，钝性游离胫后血管神经束，并用橡皮条牵拉保护血管神经束。继之，将拇趾外展肌从跟骨内侧面剥离后向远端牵拉，沿着胫后血管神经束向足底方向继续游离至分成跖内侧与跖外侧神经血管束，分别将两者套入橡皮条牵拉保护（图 2-141）。然后，Z 形切断胫后肌腱、趾长屈肌腱和拇长屈肌腱，切断内侧胫骨-距骨内侧三角韧带的浅层部分，即胫骨-舟骨韧带和胫骨-跟骨韧带（图 2-142）；最后，切开距舟关节囊内侧及其背侧和跖侧部分，再于距骨颈下方切断跟骨-舟骨跖侧韧带之后，横向切开距下关节内侧关节囊，但要保留距骨-跟骨之间的骨间韧带。

③足后外侧软组织松解：可选择 Carroll 后外侧切口，以外踝为中心作 L 形皮肤切口，起于外踝后上方 4 cm，绕过外踝下方 2 cm，向足部背侧外侧延长，止于第五跖骨基底近端（图 2-143）。沿着皮肤切口线切开皮肤及浅筋膜后，将切口皮肤向两侧适当游离，注意保护切口外侧缘的腓肠神经及小隐静脉。切开位于外踝与跟骨之间腓骨肌支持带，分别切开腓骨长肌和短肌腱鞘，向足侧牵拉腓骨长肌和短肌肌腱，可满意地显露跗骨窦及跟骨-骰骨关节囊。首先锐性游离跟腱与腓骨长短肌腱间隙，从矢状面上将跟腱 Z 形切断，保留其外侧半在跟骨的止点，于外踝近端水平将腓骨长肌和短肌腱向前外侧牵拉，将拇长屈肌腱、趾长屈肌腱向前内侧牵拉，显露踝关节和距跟关节后方关节囊（图 2-144）。继之，从腓骨长肌及短肌腱内侧缘开始

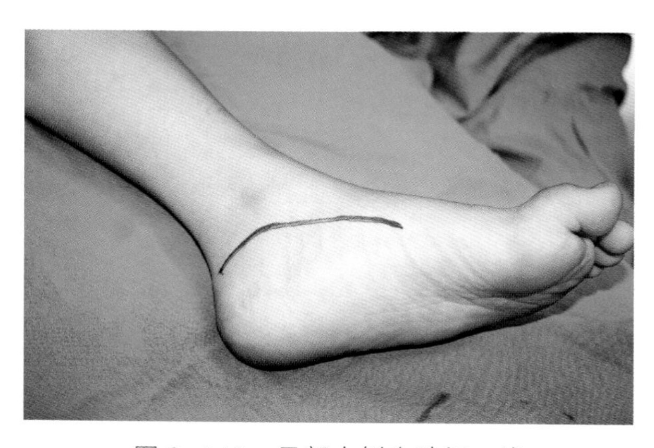

图 2-140　足部内侧皮肤切口线

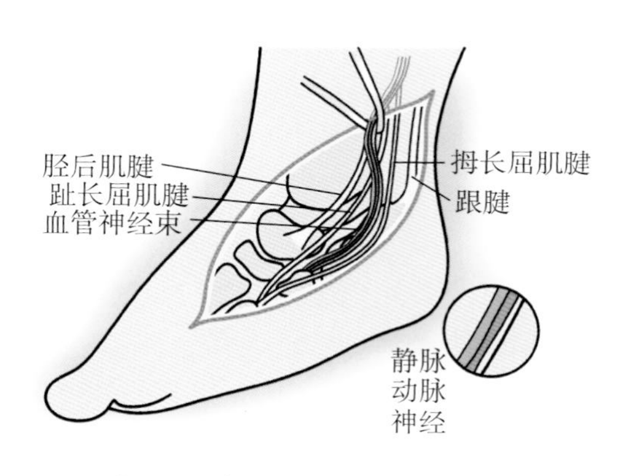

图 2-141　胫后肌腱、趾长屈肌腱、血管神经束和拇长屈肌腱示意图

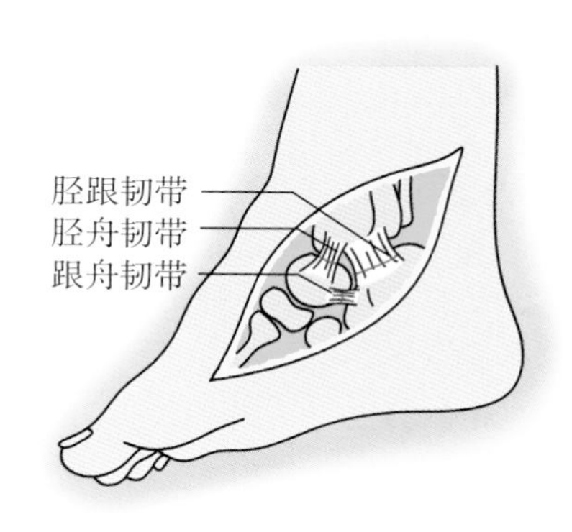

图 2-142　三角韧带浅层部分（胫骨-跟骨韧带和胫骨-舟骨韧带）和跟舟韧带示意图

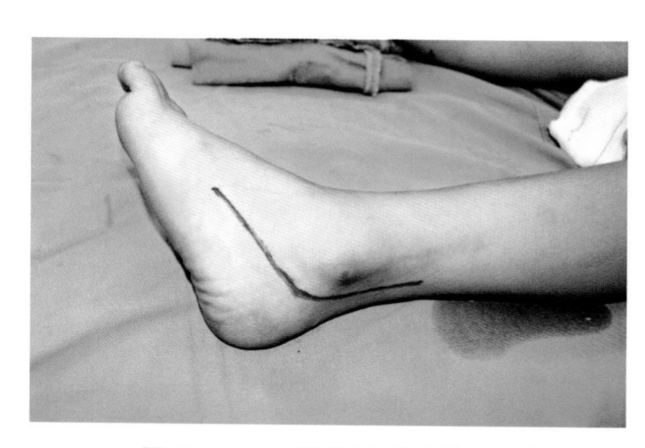

图 2-143　足部后外侧皮肤切口线

横向切开距跟关节后关节囊，使其与已经切开的内侧关节囊相贯通。从腓骨长肌和短肌腱内侧缘开始横向切开踝关节囊，但应止于趾长屈肌腱。最后，从跟骨外侧结节切断腓骨肌支持带、腓骨肌腱鞘与跟骨-腓骨韧带，因为三者在外踝后方、跟骨后外结节形成共同附着点，即所谓的后外侧纤维结节[203]。对于是否需要松解距骨-腓骨后韧带，在学者之间尚有不同意见。该韧带位于踝关节后方关节囊的前方，起始于距骨后内侧结节，向外后方水平走形，止于外踝后内侧切迹。Mary[203]应用踝关节造影指导后侧松解，探讨限制踝关节背伸活动的相关结构，发现切断距骨-腓骨后韧带并未增加足背伸活动范围，因此不主张常规松解该韧带。然而，多数学者主张常规松解距骨-腓骨后韧带，主要考虑该韧带属于踝关节囊复合结构的组成部分，后足跖屈畸形引发踝关节囊挛缩，该韧带也不可能幸免于挛缩，况且切断距骨-腓骨后韧带并不影响踝关节的稳定。最后，实施足外侧松解。于外踝前下方（跗骨窦水平）切开腓骨长肌及短肌腱远端腱鞘，保留位于外踝后下方的滑车结构，防止发生腓骨肌腱向前滑移。将腓骨肌腱向足底牵拉，可显露距跟关节外侧关节囊与跟骨-骰骨关节囊。从已经切开的后方关节囊，即距跟关节间隙内插入神经剥离器为引导，切开距跟关节外侧关节囊，进而实现距跟关节囊的环形切开，尽可能保留距跟关节骨间韧带的完整。在完成距下关节囊切开松解之后，于切口远端切开跟骨-骰骨关节外侧及背侧关节囊。

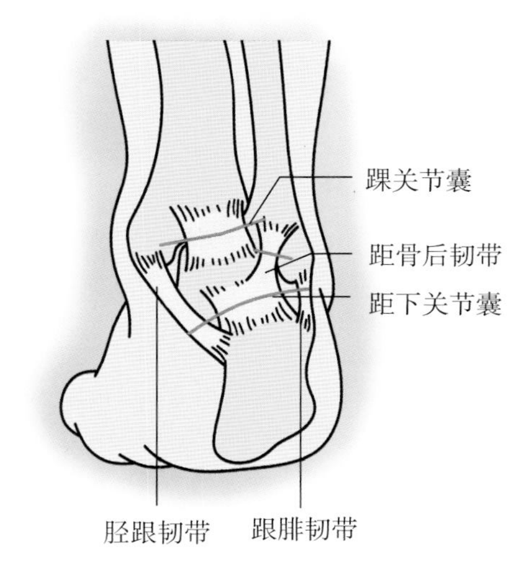

图 2-144　足部后侧关节囊和韧带松解示意图

④足跖侧软组织松解：在完成足部内侧与后外侧松解之后，如果还有足内侧纵弓升高或第一跖骨头降低，则需要实施跖侧软组织松解。于足底外侧神经血管束浅面，在跟骨前方横向切断跖筋膜。继之，使用骨膜剥离器，将趾短屈肌腱、小趾外展肌腱，以及跖长韧带及跖短韧带，于其跟骨跖面前方向足趾方向剥离。

⑤复位与内固定：在实施内固定之前，应该仔细评价是否已经实现手术治疗目标。首先，将患足部背伸中立位，把舟骨置于距骨头正前方，并向外侧推压距骨头，此时其前足外展> 10°、中足处于外旋-内旋中立位，表明前足内收及中足内翻获得满意矫正。继之，在维持前足外展状态时，测试足部背伸活动范围，评估后足内翻是否获得满意矫正。如果足部背伸活动范围> 15°，跟骨处于中立位或者跟骨外翻≥ 5°，则证明已经实现术前计划的治疗目标。然后，用 3 根直径为 1.5 mm 的克氏针，依次经皮穿入分别固定距舟、跟骰和距跟关节（图 2-145），注意保持克氏针尾端位于足背及足底皮肤之外，以方便日后在门诊

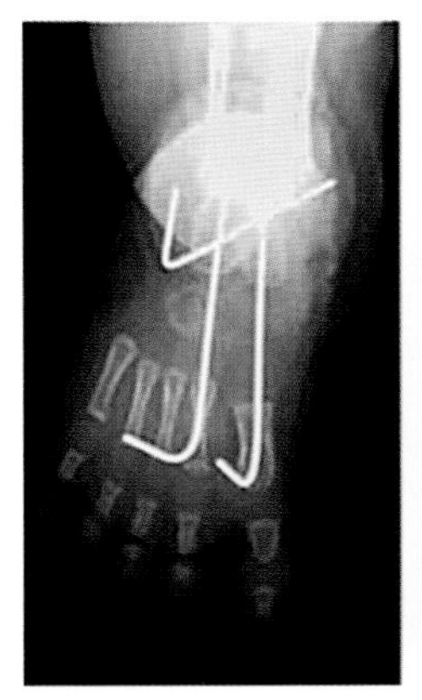
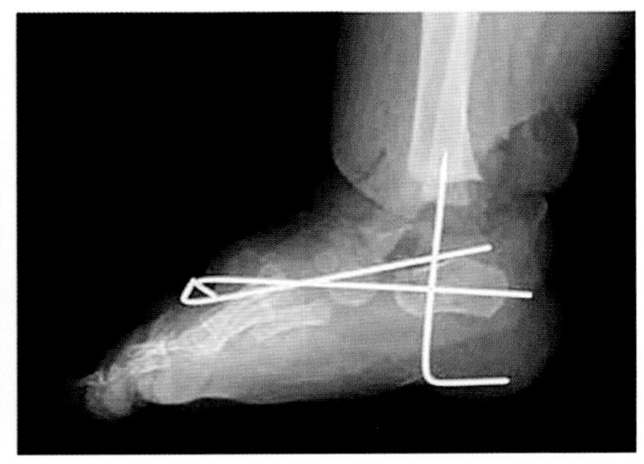
图 2-145　术后足内侧位 X 线片
显示应用 3 根克氏针，分别经皮固定距舟、跟骰和距跟关节。

即可拔出。经过 X 线透视，确认正位距骨－跟骨角＞ 20°，距骨－第一跖骨角为 0° ~ 5°，侧位距骨－跟骨角＞ 25°，距骨－第一跖骨角＜ 10°，胫骨－跟骨角＜ 70°。最后，在保持适当张力时缝合 Z 形延长的胫后肌腱或跟腱，常规缝合皮肤切口[211,213,215]。

【术后处理】

参考“足后内侧莱单式软组织松解”相关内容。并发症与可能产生的不良结果，参考“距下关节完全松解”相关内容。

（2）应用 Ilizarov 外固定器矫形技术：

【手术适应证】

①复发性前足内收与后足跖屈内翻复合型畸形（ⅣB 型复发性足部畸形）。

②年龄介于 4 ~ 8 岁。年龄＞ 8 岁者骨骼生长速率缓慢，可能产生足部解剖轴线异常或足部关节失去匹配，因而增加复发率[222]。

【手术操作】

①麻醉与体位：通常需要全身麻醉。完成麻醉操作之后，将患者置于俯卧位，于膝关节上方捆扎充气止血带后，常规进行手术野皮肤准备。

②外固定器组成和预先组装：通常由 2 组胫骨外固定环、1 个跟骨 5/8 外固定环和 1 个前足 1/2 外固定环（或称半环），相互连接组成半限制性构型模式（图 2-146）。胫骨 2 组外固定环放置在胫骨近端 1/3 和远端 1/3，由分别位于前内侧、前外侧、后内侧和后外侧 4 根螺杆相互连接，为足部牵伸延长提供稳定的支撑结构。跟骨 5/8 外固定环放置于跟骨后方，以及跟骨内侧和外侧，其后方用 2 根螺杆纵向连接胫骨远端环，在其前方用横向 2 根螺杆，与前足半环相互连接。前足半个固定环放置跖骨颈部近端的背侧面，既要求与跖骨相互垂直，也应该与胫骨远端环相互垂直，分别用 2 根螺杆与胫骨远端环纵向连接，另用 2 根横向螺杆与跟骨环相连接。

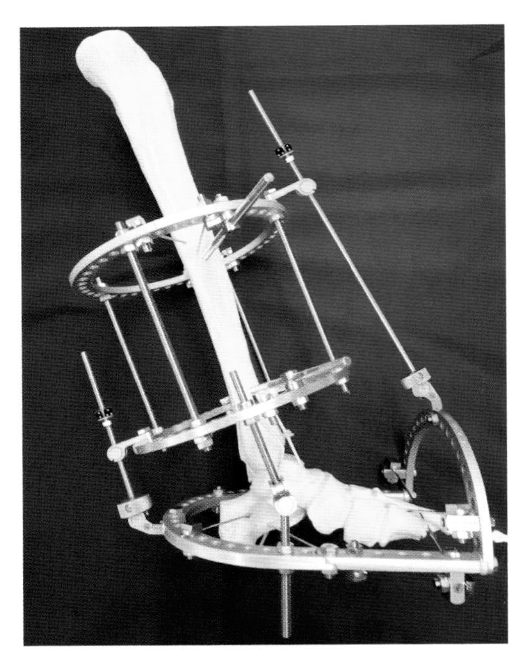

图 2-146　Ilizarov 外固定器组装图

③经皮克氏针与外固定器连接固定：首先于胫骨近端和远端外固定环平面，分别使用适当长度的 2 根交叉克氏针，经皮插入胫骨一侧皮质，穿通对侧胫骨皮质和皮肤之后，使用有孔的螺钉和螺母，将克氏针两端与外固定环暂时连接。继之，应用张力器拉紧克氏针，致使克氏针获得适当张力（90 ~ 100 kg）之后，将克氏针两端与外固定环的螺钉拧紧固定。接着，将前足半环与跖骨远端相垂直，用 2 根直径为 1.5 mm 克氏针，从前足前内侧和后内侧，经皮穿入第一跖骨至第五跖骨远端骨干部分和前足外侧皮肤，特别注意必须穿入第一跖骨和第五跖骨，而且应在适当张力下与半环连接和固定。为了使前足垂直的半环与胫骨远端水平的外固定环连接，则需将 2 个一端有螺孔的短柱横向固定在前足半环内侧和外侧，再用 2 根螺杆与胫骨远端环连接。最后，将跟骨环放置在跟骨后方与其内侧和外侧，用 2 根直径为 2 mm 克氏针，分别从跟骨后内侧和后外侧，经皮穿入跟骨与跟骨前外侧和前内侧皮肤，注意保持 2 根交叉克氏针与跟骨跖侧皮质保持平行。用克氏针张力器获得适当张力后，将 2 根克氏针与跟骨环连接和固

定。由于跟骨处于跖屈和内翻的位置，需要在跟骨环上增加有铰链或有关节的短柱，方可用 2 根螺纹连杆与胫骨远端环的后内侧和后外侧连接。跟骨环与前足半环相互垂直，而且后者位于跟骨环的上方，显而易见，两者不能用螺杆直接连接，因此，首先于跟骨环的内侧和外侧置入 3 孔短板，再用 2 根跖骨环一端有铰链的螺杆，分别于跟骨环的内侧和外侧与前足环的内侧和外侧相互连接（图 2-147A）。

【术后处理】

①逐渐牵伸矫正前足与后足畸形：在外固定器外置术后第 2 天，开始调整外固定器实施牵伸矫形。a. 矫正后足跖屈与内翻。采取延长跟骨后内侧和后外侧连接杆，同时矫正后足跖屈和内翻畸形，但两者延长速度则不相同。跟骨后内侧螺杆以 2 mm / d，分为 4 次 / d（0.5 mm/ 次）的速率进行延长，而后外侧螺杆则以 1 mm / d，分为 4 次 / d（0.25 mm/ 次）的速率进行延长。b. 矫正前足内收。采取延长连接前足半环与跟骨环的内侧螺杆，以 1 mm / d，分为 4 次 / d（0.25 mm/ 次）的速率，同时以相同速率缩短连接前足半环与跟骨环的外侧螺杆，逐渐实现矫正前足内收畸形。c. 矫正前足外翻畸形。当前足内收畸形获得矫正之后，以 1 mm / d，分为 4 次 / d（0.25 mm/ 次）速率，缩短前足半环与胫骨远端环外侧螺杆，同时延长内侧螺杆，逐渐矫正前足外翻（或称外旋）畸形（图 2-147B）。

②针道护理与邻近关节功能活动训练：针道感染、膝关节伸屈活动减少，以及足趾屈曲挛缩，是 Ilizarov 外固定技术的常见并发症。因此，首先用生理盐水棉签或聚维酮碘棉签清洁针道皮肤，保持局部干燥。其次，在医生指导和家长监视下，每天进行主动或被动膝关节伸展和屈曲活动，对足趾进行被动伸展和屈曲活动，而夜间需要使用足趾支具，保持足趾处于伸展的位置。

③拆除外固定器与石膏固定：临床和正侧位 X 线检查，确定后足跖屈和内翻、前足内收和外旋畸形都获得满意的矫正，或者获得轻度的过度矫正之后，需要保留外固定器原位固定 6 周，旨在防止软组织牵伸延长所产生的反弹效应（图 2-147C）。继之，在麻醉下拆除外固定器，使用小腿管型石膏固定，每 2 周更换 1 次管型石膏，适当调整前足和后足的固定位置。解除石膏固定后，鼓励日常穿着足-踝矫形器行走，夜间也应穿着足-踝矫形器，通常持续 6 个月，目的是防止足部畸形复发[216,221,222]。

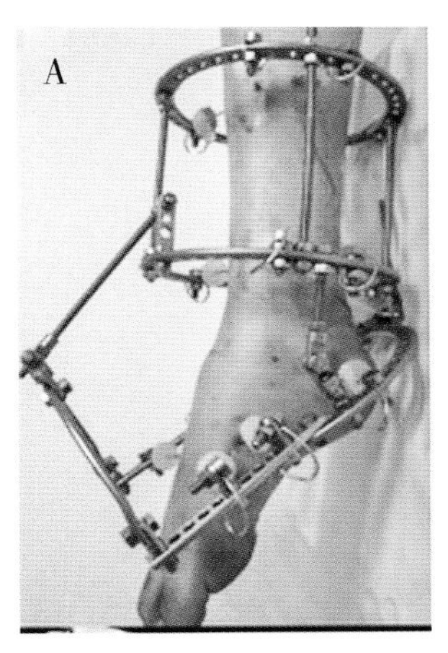

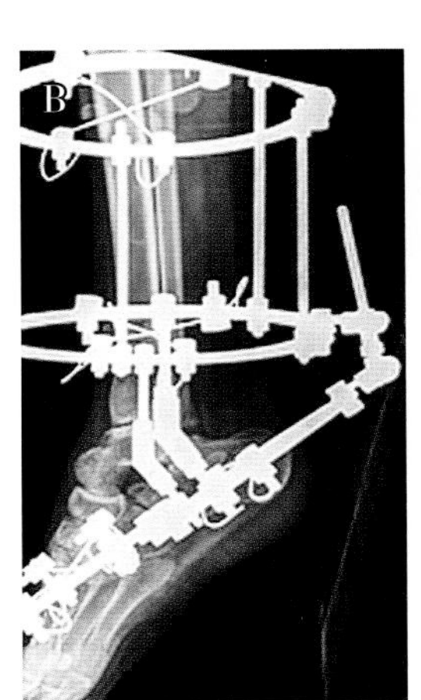

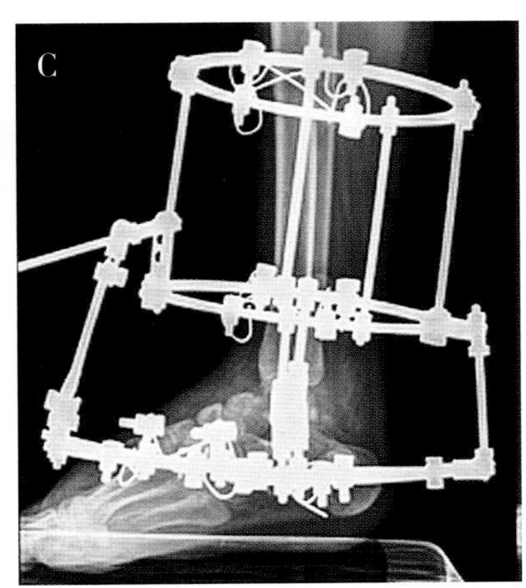

图 2-147　Ilizarov 外固定技术矫正马蹄内翻足术后大体照和足侧位 X 线片

临床照片显示经皮固定胫骨、跟骨和前足外固定环，以及 3 个单元的连接模式（A）、矫正之前 X 线片（B）和矫形之后 X 线片（C）。

参考文献

[1] WALLANDER H M. Congenital clubfoot. Aspects on epidemiology, residual deformity and patient reported outcome [J]. Acta Orthop Suppl, 2010, 81(339): 1-25.

[2] MCCARTHY J J, DRENNAN J C. The children Foot & Ankle [M]. 2nd Ed. Philadephia: LWW com, 2010: 64.

[3] COLACO H B, PATEL S, LEE M H. Congenital clubfoot: a review [J]. Br I Hosp Med (Lond), 2010, 71(4): 200-205.

[4] 易玲，周光萱，代礼，等. 2001—2010 年中国先天性马蹄内翻足的流行病学分析 [J]. 四川大学学报(医学版), 2013, 44(4): 606-609.

[5] KRUSE L M, DOBBS M B, GURNETT C A. Polygenic threshold model with sex dimorphism in clubfoot inheritance: the Carter effect [J]. J Bone Joint Surg Am, 2008, 90(12): 2688-2694.

[6] CARTER C O, EVANS K A. Inheritance of congenital pyloric stenosis [J]. J Med Genet, 1969, 6(3): 233-254.

[7] ENGELL V, NIELSEN J, DAMBORG F, et al. Heritability of clubfoot: a twin study [J]. J Child Orthop, 2014, 8(1): 37-41.

[8] HECK A L, BRAY M S, SCOTT A, et al. Variation in CASP10 gene is associated with idiopathic talipes equinovarus [J]. J Pediatr Orthop, 2005, 25(5): 598-602.

[9] ALVARADO D M, AFEROL H, MCCALL K, et al. Familial isolated clubfoot is associated with recurrent chromosome 17q23. 1q23. 2 microduplications containing TBX4 [J]. Am J Hum Genet, 2010, 87(1): 154-160.

[10] 杜香平，吴欣乐，余丽荣，等. PITX1 基因突变与先天性马蹄内翻足的相关性研究 [J]. 中华小儿外科杂志, 2013, 34(6): 443-446.

[11] DOBBS M B, GURNETT C A. Genetics of clubfoot [J]. J Pediatr Orthop B, 2012, 21(1): 7-9.

[12] PAVONE V, CHISARI E, VESCIO A, et al. The etiology of idiopathic congenital talipes equinovarus: a systematic review [J]. J Orthop Surg Res, 2018, 13(1): 206-217.

[13] KAWASHIMA T, UHTHOFF H K. Development of the foot in prenatal life in relation to idiopathic club foot [J]. J Pediatr Orthop, 1990, 10(2): 232-237.

[14] HONEIN M A, PAULOZZI L J, MOORE C A. Family history, maternal smoking, and clubfoot: an indication of a gene-environment interaction [J]. Am J Epidemiol, 2000, 152(7): 658-665.

[15] DICKINSON K C, MEYER R E, KOTCH J. Maternal smoking and the risk for clubfoot in infants [J]. Birth Defects Research (Part A), 2008, 82(2): 86-91.

[16] DODWELL E, RISOE P, WRIGHT J. Factors associated with increased risk of clubfoot: a Norwegian national cohort analysis [J]. J Pediatr Orthop, 2015, 35(8): e104-e109.

[17] HANDELSMAN J E, BADALAMENTE M A. Neuromuscular studies in clubfoot [J]. J Pediatr Orthop, 1981, 1(1): 23-32.

[18] TREDWELL S J, WILSON D, WILMINK M A, et al. Review of the effect of early amniocentesis on foot deformity in the neonate [J]. J Pediatr Orthop, 2001, 21(5): 636-641.

[19] HERCEG M B, WEINER D S, AGAMANOLIS D P, et al. Histologic and histochemical analysis of muscle specimens in idiopathic talipes equinovarus [J]. J Pediatr Orthop, 2006, 26(1): 91-93.

[20] FELDBRIN Z, GILAI A N, EZRA E, et al. Muscle imbalance in the aetiology of idiopathic clubfoot [J]. J

Bone Joint Surg Br, 1995, 77(4): 596-601.

[21] EDMONDS E W, FRICK S L. The drop toe sign: an indicator of neurologic impairment in congenital clubfoot [J]. Clin Orthop, 2009, 467(5): 1238-1242.

[22] SONG K S, KANG C H, MIN B W, et al. Congenital clubfoot with concomitant peroneal nerve palsy in children [J]. J Pediatr Orthop B, 2008, 17(2): 85-89.

[23] SARRAFIAN S K. Anatomy of the foot and ankle: descriptive topographic functional [M]. 2nd ed. Chicago, IL: JB Lippincott Co, 1993.

[24] SODRE H, BRUSCHINI S, MESTRINER L A, et al. Arterial abnormalities in talipes equinovarus as assessed by angiography and the doppler technique [J]. J Pediatr Orthop, 1990, 10(1): 101-104.

[25] KRUSE L, GURNETT C A, HOOTNICK D, et al. Magnetic resonance angiography in clubfoot and vertical talus: a feasibility study [J]. Clin Orthop, 2009, 467(5): 1250-1255.

[26] HORN B D, DAVIDSON R S. Current treatment of clubfoot in infancy and childhood [J]. Foot Ankle Clin N Am, 2010, 15(2): 235-243.

[27] WINDISCH G, ANDERHUBER F, HALDI-BRÄNDLE V, et al. Anatomical study for an updated comprehension of clubfoot. Part Ⅱ: Ligaments, tendons and muscles [J]. J Child Orthop, 2007, 1(1): 79-85.

[28] SHAPIRO F, GLIMCHER M. Gross and histological abnormalities of the talus in congenital Club Foot [J]. J Bone Joint Surg Am, 1979, 61(4): 522-530.

[29] HOWARD C B, BENSON M K D. Clubfoot: Its pathological anatomy [J]. J Pediatr Orthop, 1993, 13(5): 654-659.

[30] IPPOLITO E. Update on pathologic anatomy of clubfoot [J]. J Pediatr Orthop, 1995, 4(1): 17-24.

[31] ITOHARA T, SUGAMOTO K, SHIMIZU N. Assessment of the three-dimensional relationship of the ossific nuclei and cartilaginous anlagen in congenital clubfoot by 3-D MRI [J]. J Orthop Res, 2005, 23(5): 1160-1164.

[32] PIRANI S, ZEZNIK L, HODGES D. Magnetic resonance imaging study of the congenital clubfoot treated with the ponseti method [J]. J Pediatric Orthop, 2001, 21(6): 719-726.

[33] PONSET I V, CAMPOS J. The classic: observations on pathogenesis and treatment of congenital clubfoot [J]. Clin Orthop, 2009, 467(5): 1124-1132.

[34] WINDISCH G, ANDERHUBER F, HALDI-BRÄNDLE V, et al. Anatomical study for an update comprehension of clubfoot. Part I: Bones and joints [J]. J Child Orthop, 2007, 1(1): 69-77.

[35] COOKE S J, BALAIN B, KERIN C C, et al. Clubfoot [J]. Curr Orthop, 2008, 22: 139-149.

[36] SIMONS G W. A Standardized method for the radiographic evaluation of clubfeet [J]. Clin Orthop, 1978 (135): 107-118.

[37] HARTY M P. Imaging of pediatric foot disorders [J]. Radiol Clin North Am, 2001, 39(4): 733-748.

[38] DE GHELDERE A, DOCQUIER P L. Analytical radiography of clubfoot after tenotomy [J]. J Pediatr Orthop, 2008, 28(6): 691-694.

[39] FRIDMAN M W, DE ALMEIDA FIALHO H S. The role of radiographic measurements in the evaluation of congenital clubfoot surgical results [J]. Skeletal Radiol, 2007, 36(2): 129-138.

[40] ZIMMERMAN C C, NEMETH B A, NOONAN K J, et al. Reliability of radiographic measures in infants with clubfoot treated with the Ponseti method [J]. J Child Orthop, 2015, 9(2): 99-104.

[41] RADLER C, MANNER H M, SUDA R, et al. Radiographic evaluation of idiopathic clubfeet undergoing Ponseti treatment [J]. J Bone Joint Surg Am, 2007, 89(6): 1177-1183.

[42] JOHNSTON C E, HOBATHO M C, BAKER K J, et al. Three-dimensional analysis of clubfoot deformity by computed tomography [J]. J Pediatr Orthop, 1995, 4(1): 39–48.
[43] IPPOLITO E, FRARACCI L, CATERINI R, et al. A radiographic comparative study of two series of skeletally mature clubfeet treated by two different protocols [J]. Skeletal Radiol, 2003, 32(8): 446–453.
[44] IPPOLITO E, FRARACCI L, FARSETTI P, et al. The influence of treatment on skeletal pathology of clubfoot: CT study at maturity [J]. J Bone Joint Surg Br, 2004, 86(4): 574–580.
[45] WANG C, PETURSDOTTIR S, LEIFSDOTTIR I, et al. MRI multiplanar reconstruction in the assessment of congenital talipes equinovarus [J]. Pediatr Radiol, 1999, 29(4): 262–267.
[46] RICHARDS B S, JOHNSTON C E, WILSON H. Nonoperative clubfoot treatment using the French physical therapy method [J]. J Pediatr Orthop, 2005, 25(1): 98–102.
[47] PATON R W, CHOUDRY Q. Neonatal foot deformities and their relationship to developmental dysplasia of the hip [J]. J Bone Joint Surg Br, 2009, 91(5): 655–658.
[48] CHAWEERAT R, KAEWPORNSAWAN K, WONGSIRIDEJ P, et al. The effectiveness of parent manipulation on newborns with postural clubfoot: a randomized controlled trial [J]. Med Assoc Thai, 2014, 97(9): S68–S72.
[49] FLYNN J M, DONOHOE M P T , MACKENZIE W G. An independent assessment of two clubfoot-classification systems [J]. J Pediatr Orthop, 1998, 18(3): 323–327.
[50] DIMEGLIO A, BENSAHEL H, SOUCHET P, et al. Classification of clubfoot [J]. J Pediatr Orthop B, 1995, 4(2): 129–136.
[51] PIRANI S O H, SAWATZKY B, et al. A reliable method of clinically evaluating a virgin clubfoot evaluation [C]. Brussels: 21st SICOT Congress. 1999.
[52] DYER P J, DAVIS N. The role of the Pirani scoring system in the management of club foot by the Ponseti method [J]. J Bone Joint Surg Br, 2006, 88(8): 1082–1084.
[53] GORIAINOV V, JUDD J, UGLOW M. Does the Pirani score predict relapse in clubfoot? [J]. J Child Orthop, 2010, 4(5): 439–444.
[54] BRAZELL C, CARRY P M, JONES A, et al. Dimeglio score predicts treatment difficulty during Ponseti casting for isolated clubfoot [J]. J Pediatr Orthop, 2019, 39(5): e402–e405.
[55] WAINWRIGHT A M, AULD T, BENSON M K, et al. The classification of congenital talipes equinovarus [J]. J Bone Joint Surg Br, 2002, 84(7): 1020–1024.
[56] LEHMAN W B, MOHAIDEEN A, MADAN S, et al. A method for the early evaluation of the Ponseti (Iowa) technique for the treatment of idiopathic clubfoot [J]. J Pediatr Orthop B, 2003, 12(2): 133–140.
[57] CARROLL N C. Congenital clubfoot: pathoanatomy and treatment [J]. AAOS Instr Course Lect, 1987, 36: 117–121.
[58] MCKAY D W. New concept of and approach to clubfoot treatment: section I-principle and morbid anatomy [J]. J Pediatr Orthop, 1982, 2(4): 347–356.
[59] DOBBS M B, NUNLEY R, SCHOENECKER P L. Long-term follow-up of patients with clubfeet treated with extensive soft-tissue release [J]. J Bone Joint Surg Am, 2006, 88(5): 986–996.
[60] EDMONDSON M C, OLIVER M C, SLACK R, et al. Long-term follow-up of the surgically corrected clubfoot. J Pediatr Orthop B, 2007, 16(3): 204–208.
[61] DOBBS M B, GURNETT C A. Update on Clubfoot: etiology and treatment [J]. Clin Orthop, 2009, 467(5):

1146-1153.

[62] TURCO V J. Surgical correction of the resistant club foot: one-stage posteromedial release with internal fixation. A preliminary report [J]. J Bone Joint Surg, 1971, 53(3): 477-497.

[63] ALKJAER T, PEDERSEN E N, SIMONSEN E B. Evaluation of the walking pattern in clubfoot patients who received early intensive treatment [J]. J Pediatr Orthop, 2000, 20(5): 642-647.

[64] ARONSON J, PUSKARICH C L. Deformity and disability from treated clubfoot [J]. J Pediatr Orthop, 1990, 10(1): 109-119.

[65] KAROL L A, CONCHA M C, JOHNSTON C E. Gait analysis and muscle strength in children with surgically treated clubfeet [J]. J Pediatr Orthop, 1997, 17(6): 790-795.

[66] PONSETI I V. Treatment of congenital club foot [J]. J Bone Joint Surg, 1992, 74(3): 448-454.

[67] PONSETI I V. Clubfoot management [J]. J Pediatr Orthop, 2000, 20(6): 699-700.

[68] DIMEGLIO A, BONNET F, MAZIAU P, et al. Orthopaedic treatment and passive motion machine: consequences for the surgical treatment of clubfoot [J]. J Pediatr Orthop B, 1996, 5(3): 173-180.

[69] BENSAHEL H, GUILLAUME A, CZUKONYI Z, et al. Results of physical therapy for idiopathic clubfoot: a long-term follow-up study [J]. J Pediatr Orthop, 1990, 10(2): 189-192.

[70] MEHRAFSHAN M, RAMPAL V, SERINGE R, et al. Recurrent clubfoot deformity following previous soft-tissue release: mid-term outcome after revision surgery [J]. J Bone Joint Surg Br, 2009, 91(7): 949-954.

[71] ZIONTS L E, SANGIORGIO S N, EBRAMZADEH E, et al. The current management of idiopathic clubfoot revisited: results of a survey of the POSNA membership [J]. J Pediatr Orthop, 2012, 32(5): 515-520.

[72] KITE J H. Nonoperative treatment of congenital clubfoot [J]. Clin Orthop, 1972, 84: 29-38.

[73] LAAVEG S J, PONSETI I V. Long-term results of treatment of congenital club foot [J]. J Bone Joint Surg Am, 1980, 62(1): 23-31.

[74] ROYE B D, VITALE M G, GELIJNS N C, et al. Patient-based outcomes after clubfoot surgery [J]. J Pediatr Orthop, 2001, 21(1): 42-49.

[75] IPPOLITO E, PONSETI I V. Congenital clubfoot in the human fetus: a histological study [J]. J Bone Joint Surg, 1980, 62(1): 8-22.

[76] SANO H, UHTHOFF H K, JARVIS J G , et al. Pathogenesis of soft-tissue contracture in club foot [J]. J Bone Joint Surg Br, 1998, 80(4): 641-644.

[77] JEANS K A, KAROL A, ERDMAN A L, et al. Functional outcomes following treatment for clubfoot: ten-year follow-up [J]. J Bone Joint Surg Am, 2018, 100(23): 2015-2023.

[78] LOURENCO A F, MORCUENDE J A. Correction of neglected idiopathic club foot by the Ponseti method [J]. J Bone Joint Surg Br, 2007, 89(3): 378-381.

[79] VERMA A, MEHTANI A, SURAL S, et al. Management of idiopathic clubfoot in toddlers by Ponseti's method [J]. J Pediatr Orthop B, 2012, 21(1): 79-84.

[80] COOPER D M, DIETZ F R. Treatment of idiopathic clubfoot: a thirty-year follow-up note [J]. J Bone Joint Surg, 1995, 77(10): 1477-1489.

[81] RADLER C, MINDLER G T, RIEDL K, et al. Midterm results of the Ponseti method in the treatment of congenital clubfoot [J]. Int Orthop, 2013, 37(9): 1827-1831.

[82] GOLDSTEIN R Y, SEEHAUSEN D A, CHU A, et al. Predicting the need for surgical intervention in patients with idiopathic clubfoot [J]. J Pediatr Orthop, 2015, 35(4): 395-402.

[83] SIEBERT M J, KARACZ C M, RICHARDS B S. Successful Ponseti-treated clubfeet at age 2 years: what is the rate of surgical intervention after this [J]? J Pediatr Orthop, 2020, 40 (10) : 597－603.

[84] BENSAHEL H, GUILLAUME A, CSUKONYI Z, et al. The intimacy of clubfoot: the ways of functional treatment [J]. J Pediatr Orthop B, 1994, 3 (2) : 155－160.

[85] SIAPKARA A, DUNCAN R. Congenital talipes equinovarus: a review of current management [J]. J Bone Joint Surg Br, 2007, 89 (8) : 995－1000.

[86] DIMEGLIO A, CANAVESE F. The French functional physical therapy method for the treatment of congenital clubfoot [J]. J Pediatr Orthop B, 2012, 21 (1) : 28－39.

[87] DIMEGLIO A, CANAVESE F. Management of resistant, relapsed, and neglected clubfoot [J]. Curr Orthop Pract, 2013, 24: 34, 42.

[88] RICHARDS B S, DEMPSEY M. Magnetic resonance imaging of the congenital clubfoot treated with the French functional (physical therapy) method [J]. J Pediatr Orthop, 2007, 27 (2) : 214－219.

[89] RICHARDS B S, FAULKS S, RATHJEN K, et al. A comparison of two nonoperative methods of idiopathic clubfoot correction: the Ponseti method and the French functional (physiotherapy) method [J]. J Bone Joint Surg, 2008, 90 (11) : 2313－2321.

[90] KOUREAS G, RAMPAL V, MASCARD E, et al. The incidence and treatment of rocker bottom deformity as a complication of the conservative treatment of idiopathic congenital clubfoot [J]. J Bone Joint Surg Br, 2008, 90 (1) : 57－60.

[91] LUNDBERG B J. Early dwyer operation in talips equinovarus [J]. Clin Orthop, 1981, 154: 223－227.

[92] HERSH A, FUCHS L A. Treatment of the uncorrected clubfoot by triple arthrodesis [J]. Orthop Clin North Am, 1973, 4 (1) : 103－106.

[93] SHERMAN F G, WESTIN G W. Plantar release in the correction of deformities of the foot in childhood [J]. J Bone Joint Surg, 1981, 63 (9) : 1382－1389.

[94] KUO K N, HENNIGAN S P, HASTINGS M E. Anterior tibial tendon transfer in residual dynamic clubfoot deformity [J]. J Pediatric Orthop, 2001, 21 (1) : 35－41.

[95] SIMONS G W. Complete subtalar release in clubfeet. part Ⅱ: comparison with less extensive procedures [J]. J Bone Joint Surg Am, 1985, 67 (7) : 1056－1065.

[96] WESELEY M S, BAREEEFELD P A. Operative treatment of congenital clubfoot [J]. Clin Orthop, 1968, 59: 161－165.

[97] LANGH R D, MULIER J C, FABRY G, et al. Treatment of clubfoot by posterior capsulectomy [J]. Clin Orthop, 1975, 106: 248－253.

[98] ATTENBOROUGH C G. Early posterior soft-tissue release in severe talipes equinovarus [J]. Clin Orthop, 1972, 84: 71－81.

[99] GREEN A D L, LLOYD-ROBERTS G C. The results of early posterior release in resistant clubfeet [J]. J Bone Joint Surg Br, 1985, 67 (4) : 588－593.

[100] GUNTHER P K, UHL C, PUHL W. Results of serial casting and additional posterior release in congenital talipes equinovarus [J]. Foot Ankle Surg, 1996, 2: 33－42.

[101] HOGERVORST T, VANDER EIJKEN J W. Treatment results of posterior procedures in clubfeet [J]. J Pediatr Orthop B, 1993, 2 (2) : 182－187.

[102] BARENFELD P A, WESELEY M S. Surgical treatment of congenital clubfoot [J]. Clin Orthop, 1972, 84: 79－87.

[103] TURCO V J. Resistant congenital club foot-one-stage posteromedial release with internal fixation: a follow-up report of a fifteen-year experience [J]. J Bone Joint Surg Am, 1979, 61 (6A): 805–814.
[104] THOMPSON G H, RICHARDSON A B, WESTIN G W. Surgical management of resistant congenital talipes equinovarus deformities [J]. J Bone Joint Surg Am, 1982, 64 (5): 652–665.
[105] YAMAMOTO H, MUNETA T, ISHHIBASHI T, et al. Posteromedial release of congenital club foot in children over five years of age [J]. J Bone Joint Surg Br, 1994, 76 (4): 555–558.
[106] SINGH B I, VAISHNAVI A J. Modified Turco procedure for treatment of idiopathic clubfoot [J]. Clin Orthop, 2005, 438: 209–214.
[107] PORAT S, MILGROM C, BENTLEY G. The history of treatment of congenital clubfoot at the Royal Liverpool children hospital: improvement of results by early extensive posterior medial release [J]. J Pediatr Orthop, 1984, 4 (3): 331–338.
[108] EDMONDSON M C, OLIVER M C, SLACK R, et al. Long-term follow-up of the surgically corrected clubfoot [J]. J Pediatr Orthop B, 2007, 16 (3): 204–208.
[109] COURVOISIER A, VIALLE R, THÉVENIN-LEMOINE C, et al. The posterior talofibular ligament: an anatomical study with clinical implication in clubfoot surgery [J]. Surg Radiol Anat, 2008, 30 (8): 633–637.
[110] DEPUY J, DRENNA J. Correction of idiopathic clubfoot: a comparison of results of early versus delayed posteromedial release [J]. J Pediatr Orthop, 1989, 9 (1): 44–48.
[111] OTREMSKI I, SALAMA R, KHERMOSH O, et al. An analysis of the results of a modified one-stage posteromedial release (Turco operation) for the treatment of clubfoot [J]. J Pediatr Orthop, 1987, 7 (2): 149–151.
[112] VAN GELDER J H, VAN RUITEN A P J, VISSER J D, et al. Long-term results of the posteromedial release in the treatment of idiopathic clubfoot [J]. J Pediatr Orthop, 2010, 30 (7): 700–704.
[113] BETHEM D, WEINER D. Radical one-stage posteromedial release for the resistant clubfoot [J]. Clin Orthop, 1978, 131: 214–222.
[114] MCKAY D W. New concept of and approach to clubfoot treatment: section Ⅱ: correction of the clubfoot [J]. J Pediatr Orthop, 1983, 3 (1): 10–21.
[115] MCKAY D W. New concept of an approach to clubfoot treatment, Section Ⅲ: evaluation and results [J]. J Pediatr Orthop, 1983, 3 (2): 141–148.
[116] SIMONS G W, SARRAFIAN S. The microsurgical dissection of a stillborn fetal clubfoot [J]. Clin Orthop, 1983, 173: 275–283.
[117] CHENG J C Y. Subtalar realignment in congenital clubfoot using the Cincinnati approach [J]. Operat Orthop Traumatol, 1997, 9 (2): 120–131.
[118] TSCHOPP O, ROMBOUTS J J, ROSSILLON R. Comparison of posteromedial and subtalar release in surgical treatment of resistant clubfoot [J]. Orthopedics, 2002, 25 (5): 527–529.
[119] JAIN A K, ZULFIQAR A M, KUMAR S, et al. Evaluation of foot bimalleolar angle in the management of congential talipes equinovarus [J]. J Pediatr Orthop, 2001, 21 (1): 55–59.
[120] JAIN P, MEHTANI A, GOEL M, et al. Correlation of foot bimalleolar angle with Pirani score to assess the severity of congenital talipes equinovarus deformity [J]. J Pediatr Orthop B, 2011, 21 (1): 68–72.
[121] CRAWFORD A H, MARXEN J L, OSTERFELD D L. The cincinnati incision: a comprehensive approach for surgical procedures of the foot and ankle in childhood [J]. J Bone Joint Surg Am, 1982, 64 (9):

1355-1358.

[122] CARROLL N C, GROSS R H. Operative management of clubfoot [J]. Orthopedics, 1990, 13(11): 1285-1296.

[123] BENSAHEL H, DIMEGLIO A, SOUCHET P. Final evaluation of clubfoot [J]. J Pediatr Orthop, 1995, 4 (2): 137-141.

[124] CAMPBELL K J, MICHALSKI M P, WILSON K J, et al. The ligament anatomy of the deltoid complex of the ankle: a qualitative and quantitative anatomical study [J]. J Bone Joint Surg Am, 2014, 96(8): e62(1-10) .

[125] KALENDERER O, REISOGLU A, TURGUT A, et al. Evaluation of clinical and radiographic outcomes of complete subtalar release in clubfoot treatment [J]. J Am Podiatr Med Assoc, 2008, 98 (6): 451-456.

[126] HSU L P, DIAS L S, SWAROOP V T. Long-term retrospective study of patients with idiopathic clubfoot treated with posterior medial-lateral release [J]. J Bone Joint Surg Am, 2013, 95 (5): e271-e278.

[127] HAASBEEK J F, WRIGHT J G. A comparison of the long-term results of posterior and comprehensive release in the treatment of clubfoot [J]. J Pediatr Orthop, 1997, 17 (1): 29-35.

[128] PORAT S, KAPLAN L. Critical analysis of results in cub feet treated surgically along the Norris Carroll approach: seven years of experience [J]. J Pediatr Orthop, 1989, 9 (2): 137-143.

[129] TARRAF Y N, CARROLL N C. Analysis of the components of residual deformity in clubfeet presenting for reoperation [J]. J Pediatr Orthop, 1992, 12 (2): 207-216.

[130] KUO K N. Rotatory dorsal subluxation of the navicular: a late complication of clubfoot surgery [J]. J Pediatr Orthop, 1998, 18 (6): 770-774.

[131] SWAROOP D R, MUBARAK S T. Talonavicular fusion for dorsal subluxation of the navicular in resistant clubfoot [J]. Clin Orthop, 2009, 467 (5): 1314-1318.

[132] LAU J H, MEYER M D, LAU H C. Results of surgical treatment of talipes equinovarus congenita [J]. Clin Orthop, 1989, 248: 219-226.

[133] CUMMINGS R J, BASHORE C J, BOOKOUT C B, et al. Avascular necrosis of the talus after McKay clubfoot release for idiopathic congenital clubfoot [J]. J Pediatr Orthop, 2001, 21 (2): 221-224.

[134] HERRING J A. Tachdjian's Pediatric Orthopaedics: Disorders of the Foot [M]. Herring J A. Tachdjian's Pediatric Orthopae dics. 3rd ed. Phila delphia: WB Saunders Co, 2002 : 942.

[135] UGLOW M G, CLARKE N M P. Relapse in staged surgery for congenital talipes equinovarus [J]. J Bone Joint Surg Br, 2000, 82 (5): 739-743.

[136] RUMYANTSEV N J, EZROHI V E. Complete subtalar release in resistant clubfeet: a critical analysis of results in 146 cases [J]. J Pediatr Orthop, 1997, 17 (4): 490-495.

[137] SCHLEICHER I, LAPPAS K, KLEIN H, et al. Follow up of complete subtalar release for clubfoot-Evolution of different scores [J]. Foot Ankle Surg, 2012, 18 (1): 55-61.

[138] PARK D B, GOLDENBERG E M. The dorsal bunion: an overview [J]. J Foot Surg, 1989, 28 (3): 217-219.

[139] MCKAY D W. Dorsal bunions in children [J]. J Bone Joint Surg, 1983, 65 (7): 975-980.

[140] YONG S M, SMITH P A, KUO K N. Dorsal bunion after clubfoot surgery outcome of reverse Jones procedure [J]. J Pediatr Orthop, 2007, 27 (7): 814-820.

[141] PONSETI I V, ZHIVKOV M, DAVIS N, et al. Treatment of the complex idiopathic clubfoot [J]. Clin Orthop, 2006, 451: 171-176.

[142] YOSHIOKA S, HUISMAN N J, MORCUENDE J A. Peroneal nerve dysfunction in patients with complex clubfeet

[J]. Iowa Orthop J, 2010, 30: 24-28.

[143] MATAR H E, BEIRNE P, BRUCE C E, et al. Treatment of complex idiopathic clubfoot using the modified Ponseti method: up to 11 years follow-up [J]. J Pediatr Orthop B, 2017, 26(2): 137-142.

[144] VAN BOSSE H J P. Challenging clubfeet: the arthrogrypotic clubfoot and the complex clubfoot [J]. J Child Orthop, 2019, 13(3): 271-281.

[145] DRAGONI M, GABRIELLI A, FARSETTI P, et al. Complex iatrogenic clubfoot: is it a real entity? [J]. J Pediatr Orthop B, 2018, 27(5): 428-434.

[146] ALLENDE V, PAZ M, SANCHEZ S, et al. Complex clubfoot treatment with Ponseti method: a latin american multicentric study [J]. J Pediatr Orthop, 2020, 40(5): 241-245.

[147] VAN BOSSE H J P. Treatment of the neglected and relapsed clubfoot [J]. Clin Podiatr Med Surg, 2013, 30(4): 513-530.

[148] MORCUENDE J A, DOLAN L A, DIETZ F R, et al. Radical reduction in the rate of extensive corrective surgery for clubfoot using the Ponseti method [J]. Pediatrics, 2004, 113(2): 376-380.

[149] PARSA A, MOGHADAM M H, JAMSHIDI M H T. Relapsing and residual clubfoot deformities after the application of the Ponseti method: a contemporary review [J]. Arch Bone Joint Surg, 2014, 2(1): 7-10.

[150] YONG S M, SMITH P A, KUO K N. Dorsal bunion after clubfoot surgery outcome of reverse Jones procedure [J]. J Pediatr Orthop, 2007, 27(7): 814-820.

[151] DIMEGLIO A, CANAVESE F. Management of resistant, relapsed, and neglected clubfoot [J]. Curr Orthop Prac, 2013, 24(1): 34-42.

[152] SAMBANDAM S N, GUL A. Stress radiography in the assessment of residual deformity in clubfoot following postero-medial soft tissue release [J]. Int Orthop, 2006, 30(3): 210-214.

[153] RADLER C, MINDLER G T. Treatment of severe recurrent clubfoot [J]. Foot Ankle Clin N Am, 2015, 20(4): 563-586.

[154] ZIONTS L E, JEW M H, BAUER K L, et al. How many patients who have a clubfoot treated using the Ponseti method are likely to undergo a tendon transfer? [J]. J Pediatr Orthop, 2018, 38(7): 382-387.

[155] WILLIS R B, AL-HUNAISHEL M, GUERRA L, et al. What proportion of patients need extensive surgery after failure of the Ponseti technique for clubfoot? [J]. Clin Orthop, 2009, 467(5): 1294-1297.

[156] HAFT G F, WALKER C G, CRAWFORD H A. Early clubfoot recurrence after use of the Ponseti method in a new zealand population [J]. J Bone Joint Surg, 2007, 89(3): 487-493.

[157] MCKAY S D, DOLAN L A, MORCUENDE J A. Treatment results of late-relapsing idiopathic clubfoot previously treatment with the Ponseti method [J]. J Pediatr Orthop, 2012, 32(4): 406-411.

[158] PONSETI I V. Relapsing clubfoot: causes, prevention, and treatment [J]. Iowa Orthopedic J, 2002, 22: 55-56.

[159] GOLDSTEIN R Y, SEEHAUSEN D A, CHU A, et al. Predicting the need for surgical intervention in patients with idiopathic clubfoot [J]. J Pediatr Orthop, 2015, 35(4): 395-402.

[160] ATAR D, LEHMAN W B, GRANT A D, et al. Revision surgery in clubfeet [J]. Clin Orthop, 1992, 283: 223-230.

[161] FARSETTI P, CATERINI R, MANCINI F, et al. Anterior tibial tendon transfer in relapsing congenital clubfoot [J]. J Pediatr Orthop, 2006, 26(1): 83-90.

[162] LOVELL M E, MORCUENDE J A. Neuromuscular disease as the cause of late clubfoot relapses: report of 4 cases [J]. Iowa Orthop J, 2007, 27: 82-84.

[163] SAMBANDAM S N, GUL A. Stress radiography in the assessment of residual deformity in clubfoot following postero-medial soft tissue release [J]. Int Orthop, 2006, 30(3): 210-214.

[164] BHASKAR A, PATNI P. Classification of relapse pattern in clubfoot treated with Ponseti technique [J]. Indian J Orthop, 2013 , 47(4): 370-376.

[165] DAVIDSON R S. Clubfoot salvage: a review of the past decade's contributions [J]. J Pediatr Orthop, 2003, 23(3): 410-418.

[166] CHAND S, MEHTANI A, SUD A, et al. Relapse following use of Ponseti method in idiopathic clubfoot [J]. J Child Orthop, 2018, 12(6): 566-574.

[167] KUO K N, SMITH P A. Correcting residual deformity following clubfoot releases [J]. Clin Orthop, 2009, 467(5): 1326-1333.

[168] THOMPSON G H, HOYEN H A, BARTHEL T. Tibialis anterior tendon transfer after clubfoot surgery [J]. Clin Orthop, 2009, 467(5): 1306-1313.

[169] LUCKETT M R, HOSSEINZADEH P, ASHLEY P A, et al. Factors predictive of second recurrence in clubfeet treated by Ponseti casting [J]. J Pediatr Orthop, 2015, 35(3): 303-306.

[170] KUO K N, WU K W, KRZAK J J, et al. Tendon transfers around the foot: when and where [J]. Foot Ankle Clin N Am, 2015, 20(4): 601-617.

[171] MASROUHA K Z, MORCUENDE J A. Relapse after tibialis anterior tendon transfer in idiopathic clubfoot treated by the Ponseti method [J]. J Pediatr Orthop, 2012, 32(1): 81-84.

[172] LAMPASI M, BETTUZZI C, PALMONARI M, et al. Transfer of the tendon of tibialis anterior in relapsed congenital clubfoot: long-term results in 38 feet [J]. J Bone Joint Surg Br, 2010, 92(2): 277-283.

[173] ELGEIDI A, ABULSAAD M. Combined double tarsal wedge osteotomy and transcuneiform osteotomy for correction of resistant clubfoot deformity (the "bean-shaped" foot) [J]. J Child Orthop, 2014, 8(5): 399-404.

[174] MAIN B J, CRIDER R J. An analysis of residual deformity in clubfeet submitted to early operation [J]. J Bone Joint Surg Br, 1978, 60B(4): 536-543.

[175] LOWE L W, HANNON M A. Residual adduction of the forefoot in treated congenital clubfoot [J]. J Bone Joint Surg Br, 1973, 55(4): 809-813.

[176] EVANS D. Relapsed clubfoot [J]. J Bone Joint Surg Br, 1961, 43 B(4): 722-733.

[177] HOFMAN A A, CONSTINE R M, MCBRIDE G G, et al. Osteotomy of the first cuneiform as treatment of residual adduction of the fore part of the foot in club foot [J]. J Bone Joint Surg Am, 1984, 66(7): 985-990.

[178] KÖSE N, GÜNAL L, GÖKTÖRK E, et al. Treatment of severe residual clubfoot deformity by trans-medtarsal osteotomy [J]. J Pediatr Orthop B, 1999, 8(4): 251-256.

[179] MCHALE K A, LENHART M. Treatment of residual clubfoot deformity-the "bean-shaped" foot-by opening wedge medial cuneiform osteotomy and closing wedge cuboid osteotomy: clinical review and cadaver correlations [J]. J Pediatr Orthop, 1991, 11(3): 374-381.

[180] LOURENCO A F, DIAS L S, ZOELLICK D M, et al. Treatment of residual adduction deformity in clubfoot: the double osteotomy [J]. J Pediatr Orthop, 2001, 21(6): 713-718.

[181] GORDON J E, LUHMANN S J, DOBBS M B, et al. Combined midfoot osteotomy for severe forefoot adductus [J]. J Pediatr Orthop, 2003, 23(1): 74-78.

[182] MAHADEV A, MUNAJAT I, MANSOR A, et al. Combined lateral and transcuneiform without medial

osteotomy for residual clubfoot for children [J]. Clin Orthop, 2009, 467 (5): 1319–1325.

[183] POHL M, NICOL R. Transcuneiform and opening wedge medial cuneiform osteotomy with closing wedge cuboid osteotomy in relapsed clubfoot [J]. J Pediatr Orthop, 2003, 23 (1): 70–73.

[184] SCHAEFER D, HEFTI F. Combined cuboid/cuneiform osteotomy for correction of residual adductus deformity in idiopathic and secondary club feet [J]. J Bone Joint Surg Br, 2000, 82 (6): 881–884.

[185] WALLING A K. The adult clubfoot (congenital pes cavus) [J]. Foot Ankle Clin, 2008, 13 (2): 307–314.

[186] DOCQUIER P L, LEEMRIJSE T, ROMBOUTS J J. Clinical and radiographic features of operatively treated stiff clubfeet after skeletal maturity: etiology of the deformities and how to prevent them [J]. Foot Ankle Int, 2006, 27 (1): 29–37.

[187] WEI S T, SULLIVAN R J, DAVIDSON R S. Talo-navicular arthrodesis for residual midfoot aeformities of a previously corrected clubfoot [J]. Foot Ankle Int, 2000, 21 (6): 482–485.

[188] PRASAD P, SEN R K, GILL S S, et al. Clinico-radiological assessment and their correlation in clubfeet treated with postero-medial soft-tissue release [J]. Int Orthop, 2009, 33 (1): 225–229.

[189] SIMON G W. Analytical radiography and progressive approach in talipes equinovarus [J]. Orthop Clin North Am, 1978, 9 (1): 187–207.

[190] SCHLAFLY B, BUTLER J E, SIFF S J, et al. The appearance of the tarsal navicular after posteromedial release for clubfoot [J]. Foot Ankle, 1985, 5 (5): 222–237.

[191] JOHNSON J E, THOMSON A B, YU J R. Double bone-block arthrodesis for the correction of a dorsal bunion deformity [J]. Tech Foot Ankle Surg, 2007, 6 (3): 170–174.

[192] BENSAHEL H, CSUKONYI Z, DESGRIPPES Y, et al. Surgery in residual clubfoot: one-stage medioposterior release "à La Carte" [J]. J Pediatr Orthop, 1987, 7 (2): 145–148.

[193] UGLOW M G, KURUP H V. Residual clubfoot in children [J]. Foot Ankle Clin N Am, 2010, 15 (2): 245–264.

[194] JAUREGUI J J, ZAMANI S, ABAWI H H, et al. Ankle range of motion after posterior subtalar and ankle capsulotomy for relapsed equinus in idiopathic clubfoot [J]. J Pediatr Orthop, 2017, 37 (3): 199–203.

[195] DIGIOVANNI C W, KUO R, TEJWANI N, et al. Isolated gastrocnemius tightness [J]. J Bone Joint Surg Am, 2002, 84 (6): 962–970.

[196] ALVAREZ C, VERA M D, VARGHESE R. Review of current methods used in the treatment of clubfoot at initial presentation and at recurrence [J]. J Surg Orthop Adv, 2008, 17 (2): 107–114.

[197] VANDENWILDE R, STAHELT L T, CHEW D E, et al. Measurements on radiographs of the foot in normal infants and children [J]. J Bone Joint Surg Am, 1988, 70 (3): 407–415.

[198] SHABTAI, HEMO Y, YAVOR A, et al. Radiographic indicators of surgery and functional outcome in ponseti-treated clubfeet [J]. Foot Aankle Int, 2016, 37 (5): 542–547.

[199] BOCAHUT N, SIMON A L, MAZDA K, et al. Medial to posterior release procedure after failure of functional treatment in clubfoot: a prospective study [J]. J Child Orthop, 2016, 10 (2): 109–117.

[200] MARQUEZ E, PACEY V, CHIVERS A, et al. The Ponseti technique and improved ankle dorsiflexion in children with relapsed clubfoot: a retrospective data analysis [J]. J Pediatr Orthop B, 2017, 26 (2): 116–121.

[201] PARK S S, LEE H S, HAN S H, et al. Gastrocsoleus fascial release for correction of equinus deformity in residual or relapsed clubfoot [J]. Foot Ankle Int, 2012, 33 (12): 1075–1078.

[202] YNGVE D A, SULLIVAN J A. Clubfoot release without subtalar release [J]. J Pediatr Orthop, 1990, 10 (4): 473–476.

[203] MARY P, DAMSIN J P, CARLIOZ H. Correction of equinus in clubfoot: the contribution of arthrography [J]. J Pediatr Orthop, 2004, 24 (3): 312–316.

[204] DOBBS M B, RUDZKI J R, PURCELL D B, et al. Factors predictive of outcome after use of the Ponseti method for the treatment of idiopathic clubfeet [J]. J Bone Joint Surg Am, 2004, 86 (1): 22–27.

[205] PARK S S, KIM S W, JUNG B S, et al. Selective soft-tissue release for recurrent or residual deformity after conservative treatment of idiopathic clubfoot [J]. J Bone Joint Surg Br, 2009, 91 (11): 1526–1530.

[206] NOH H, PARK S S. Predictive factors for residual equinovarus deformity following Ponseti treatment and percutaneous Achilles tenotomy for idiopathic clubfoot [J]. Acta Orthopaedica, 2013, 84 (2): 213–217.

[207] DWYER F C. The present status of the problem of pes cavus [J]. Clin Orthop, 1975, 106: 254–275.

[208] KUMAR P N, LAING P W, KLENERMAN L. Medial calcaneal osteotomy for relapsed equinovarus deformity: long-term study of the results of Frederick Dwyer [J]. J Bone Joint Surg Br, 1993, 75 (6): 967–971.

[209] AN T W, MICHALSKI M, JANSSON K, et al. Comparison of lateralizing calcaneal osteotomies for varus hindfoot correction [J]. Foot Ankle Int, 2018, 39 (10): 1229–1236.

[210] SOUCHET P, ILHARREBORDE B, FITOUSSI F, et al. Calcaneal derotation osteotomy for clubfoot revision surgery [J]. J Pediatr Orthop B, 2007, 16 (3): 209–213.

[211] RAMPAL V, CHAMOND C, BARTHES X, et al. Long-term results of treatment of congenital idiopathic clubfoot in 187 feet: outcome of the functional "French" method, if necessary completed by soft-tissue release [J]. J Pediatr Orthop, 2013, 33 (1): 48–54.

[212] BRADISH C F, NOOR S. The Ilizarov method in the management of relapsed club feet [J]. J Bone Joint Surg Br, 2000, 82 (3): 387–391.

[213] HASSAN F O, JABAITI S, ELTAMIMI T. Complete subtalar release for older children who had recurrent clubfoot deformity [J]. Foot Ankle Surg, 2010, 16 (1): 38–44.

[214] GRILL F, FRANKE J. The Ilizarov distractor for the correction of relapsed or neglected clubfoot [J]. J Bone Joint Surg Br, 1987, 69 (4): 593–597.

[215] SHINGADE V U, SHINGADE R V, UGHADE S N. Correction of neglected or relapsed clubfoot deformity in an older child by single-stage procedure: early results [J]. Curr Orthop Pract, 2012, 23 (2): 122–129.

[216] REFAI M A, SONG S H, SONG H R. Does short-term application of an Ilizarov frame with transfixion pins correct relapsed clubfoot in children? [J].Clin Orthop, 2012, 470 (7): 1992–1999.

[217] FREEDMAN J A, WATTS H, OTSUKA N Y. The Ilizarov method for the treatment of resistant clubfoot: is it an effective solution? [J]. J Pediatr Orthop, 2006, 26 (4): 432–437.

[218] GALINDO M J, SIFF S J, BUTLER J E, et al. Triple arthrodesis in young children: a salvage procedure after failed releases in severely affected feet [J]. Foot Ankle, 1987, 7 (6): 319–325.

[219] CUMMINGS R J, DAVIDSON R S, ARMSTRONG P F, et al. Congenital clubfoot [J]. J Bone Joint Surg Am, 2002, 84 (2): 290–308.

[220] El-Sayed M. Ilizarov external fixation for management of severe relapsed clubfeet in older children [J]. Foot Ankle Surg, 2013, 19 (3): 177–181.

[221] GANGER R, RADLER C, HANDLBAUER A, et al. External fixation in clubfoot treatment-a review of the literature [J]. J Pediatr Orthop B, 2011, 21 (1): 52–58.

[222] KHANFOUR A A. Ilizarov techniques with limited adjunctive surgical procedures for the treatment of preadolescent recurrent or neglected clubfeet [J]. J Pediatr Orthop B, 2013, 22 (3): 240–248.

第二节　先天性垂直距骨

一、定义与流行病学

先天性垂直距骨（congenital vertical talus）是一种相当少见的先天性僵硬型外翻足，以舟骨向距骨颈背侧脱位、跟骰关节半脱位为主要解剖学改变，导致前足外展及外翻、中足背伸和后足跖屈及外翻畸形。在足部侧位X线片上，距骨处于严重的跖侧屈曲状态，其解剖轴线几乎与足底水平面相垂直，因此称为先天性垂直距骨[1,2]。本病曾经被命名为先天性足底凸形外翻足（congenital convex pes valgus）或摇椅足（rocker-bottom flatfoot）。早在1914年，Henkel首次在欧洲文献描述其临床与X线特征，Lamy和Weissman于1939年首次介绍治疗本病的方法[1,3]。本病在新生儿中的发生率为1/10 000，约为先天性马蹄内翻足发病率的1/10。双足受累约占60%，男性与女性发病率大致相同。但是，约有50%病例伴发肌肉-骨骼系统疾病和神经肌肉性疾病，后者包括神经管闭合不全、脑性瘫痪、脊髓纵裂和某种临床综合征，因此，文献上将独立性病例称为特发性先天性垂直距骨，其中20%者有阳性家族史[3,4]。Ogata[4]描述36例（57足）先天性垂直距骨，双侧垂直距骨21例，单侧垂直距骨15例（右足9例，左足6例），男性与女性比例为1∶1。16例（44%）为独立性垂直距骨（isolated vertical talus），20例（56%）伴发中枢神经和肌肉骨骼系统疾病，称为伴发型垂直距骨（associated with vertical talus），后者包括多发性关节挛缩、先天性小腿短缩和马蹄内翻足[5,6]。

二、病因与发病机制

特发性先天性垂直距骨的真正病因尚未阐明。曾有两种假说解释其发病机制：一种假说认为，患足在子宫内受压，引发肌腱和关节囊挛缩，这是多数学者认同的假说；而另一假说认为，在妊娠期第7～12周，患足在胚胎发育时遭受抑制事件的作用，但对引发胚胎发育抑制的因素仍然不得而知[2]。关于独立型垂直距骨的病因学研究，某些研究证明12%～20%病例有阳性家族史[5,6]。Dobbs[7]在4个家系确认10例是独立型先天性垂直距骨，其中一个家系连续3代的一级亲属中，4例罹患独立型先天性垂直距骨。该作者由此认为，某些独立型垂直距骨是常染色体显性遗传，遵循孟德尔遗传模式，可能是单基因遗传，但其表型有所不同，外显率也不完全一致。某些学者发现，6例中有1例是同源异形框基因（*HOXD*）10基因突变所致，而同源异形框基因基因是一组高度保守的转录因子，担负着控制沿着人体中轴线器官的发育作用。该基因一旦发生突变，可引起多种肢体畸形，例如多指和多趾畸形、先天性尺骨与桡骨近端连接、手-足-生殖器综合征、垂直距骨。鉴于多数病例并未完全证明这种单基因突变致病假说，某些学者又开始探索其他候选基因的致病作用，在一个罹患包括垂直距骨的多种手部及足部畸形的家族中，发现软骨形态发生蛋白1（CDMP1）基因突变。由此推测少数特发性垂直距骨可能是单基因突变所致[5,6-9]。

伴发型先天性垂直距骨发生率约占整体病例的50%，多数伴发于神经系统疾病，肌肉、骨骼系统疾病，抑或遗传性综合征。神经系统疾病包括脊髓脊膜膨出、骶椎发育不全、脊髓纵裂和椎管闭合不全。肌肉、骨骼系统疾病包括髋关节脱位、多发性关节挛缩、胫骨发育不全和马蹄内翻足。一般认为上述神经肌肉疾病，产生足部外在肌或内在肌的肌力不平衡，是引发垂直距骨的发病机制。许多遗传性综合征并发先天性垂直距骨畸形，例如染色体异常中18三体综合征、15三体综合征和13三体综合征；遗传性综合征包括Freemann-Sheldon综合征、拉斯马森（Rasmussen）综合征、Costello综合征、De Barsy综合征、比尔斯（Beals）综合征和手足纵裂综合征（表2-6）[3,5,8-10]。

表2-6 先天性垂直距骨病因学分类

神经系统疾病
脊髓脊膜膨出
脊髓纵裂
骶椎发育不全
脑性瘫痪
肌肉骨骼系统疾病
多发性关节挛缩
胫骨发育不全
马蹄内翻足
髋关节脱位
染色体异常
18三体综合征
15三体综合征
13三体综合征
遗传性综合征
腹肌发育缺陷综合征（Prune-Belly syndrome）
拉斯马森综合征
比尔斯综合征
Costello综合征
De Barsy综合征
手足纵裂综合征
单基因突变
同源异形框基因10（HOXD10）
软骨形态发生蛋白1（CDMP1）

三、病理解剖学改变

本病的病理解剖学改变既有跗骨之间的解剖关系异常，也有多个关节囊及肌腱挛缩。前者以舟骨向距骨颈背侧脱位（图 2–148）和跟骰关节半脱位（图 2–149）为特征[1,5]。由于舟骨向距骨颈的背侧脱位，产生舟骨跖侧发育不良、距骨头背侧扁平，以及距骨严重跖屈。后者不仅使距骨处于垂直状态、距骨滑车前 2/3 脱出踝穴，还产生距骨跖侧前方关节面及中间关节面发育不全或者由纤维组织所替代，其后关节面形态也有明显的异常，并有向外侧倾斜。跟骰关节半脱位，即骰骨向跟骨背侧及外侧半脱位，其跖侧 1/3 也有发育不良。距骨头颈向足底凸出，跟骨严重跖屈，产生跗横关节塌陷形成反向足弓，导致前足过度外展、中足向足背侧过度伸展，以及跟骨跖屈及外翻畸形。由于跟骨跖屈畸形，患儿站立时其足跟后部不能接触地[2,11,12]。

软组织挛缩即关节囊及肌腱挛缩，也是本病突出的病理改变（图 2–150 ~ 图 2–152）。关节囊挛缩通常累及距舟关节背侧及内侧关节囊、跟骰关节背侧及外侧关节囊，以及距下关节及踝关节的后方关节囊，而肌腱挛缩则包括足部前方的胫前肌腱、趾长伸肌腱及拇长伸肌腱、外侧的腓骨长肌腱及腓骨短肌腱，以及后方的跟腱。腓骨长肌腱及腓骨短肌腱挛缩产生向前滑移，在中跗关节处形成弓弦样结构，充当着足部背伸肌的作用。跟腱挛缩不仅产生跟骨跖屈及外翻畸形，还加重了距骨头向内侧凸出[2,11,12]。关于距舟关节脱位、跟骰关节半脱位，以及跗骨之间的解剖关系异常，与相关的关节囊及肌腱挛缩，是否存在原发性或继发性的因果关系，迄今在文献中尚未阐明。

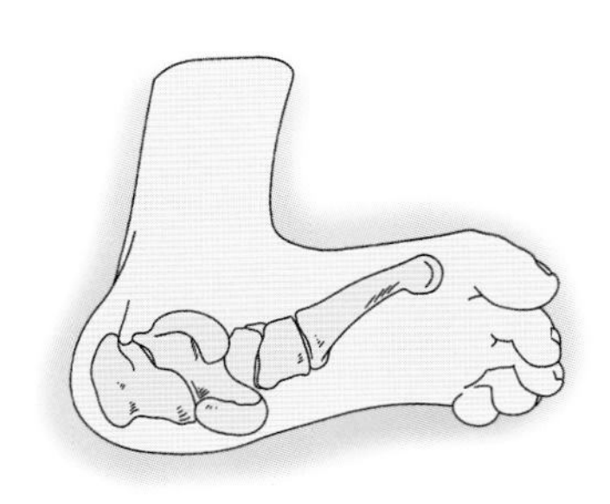

图 2–148　舟骨向距骨颈背侧脱位、距骨处于垂直状态示意图

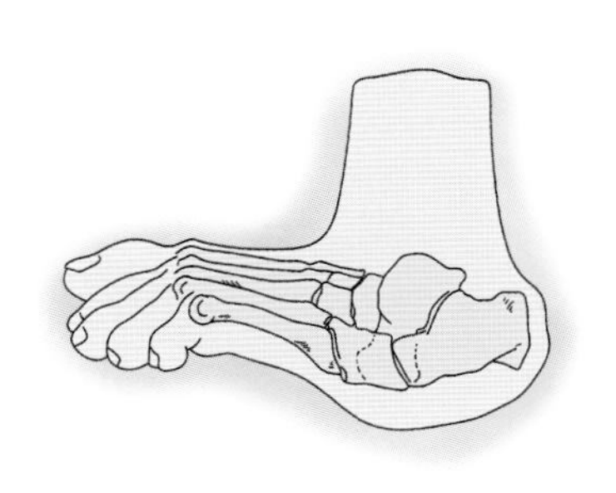

图 2–149　跟骨过度跖屈，并有骰骨向背侧半脱位示意图

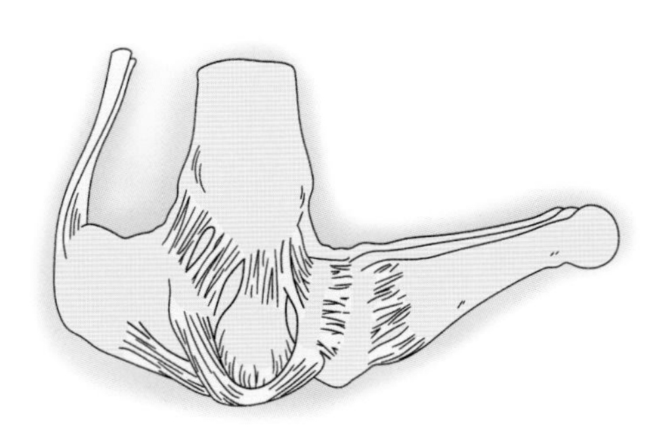

图 2–150　足内侧面显示

距下关节和跗横关节囊及韧带挛缩，包括胫舟韧带、距舟关节囊及跟腱，但跟舟跖侧韧带（跳跃韧带）松弛而变细。

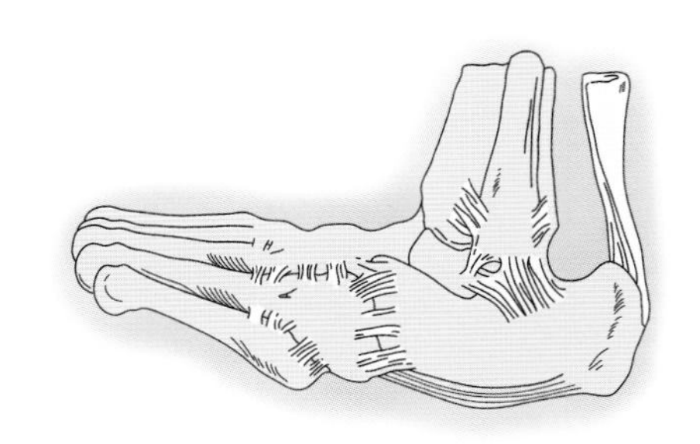

图 2–151　从足外侧观察

显示跟骰关节背侧及外侧关节囊及韧带挛缩，跟腱也有严重的挛缩。

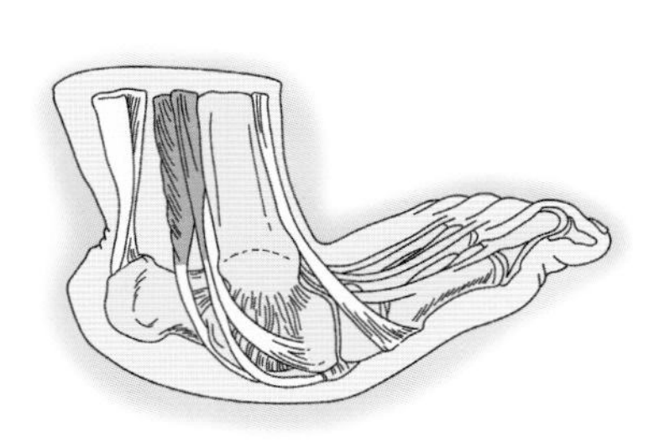

图 2–152　足部软组织挛缩示意图

四、临床特征

先天性垂直距骨是一种僵硬性足部外翻畸形，通常在出生时便有单足或双足畸形。临床上以前足在跗横关节平面出现固定性外展和背伸、后足跖屈及外翻，以及距骨头向足部内侧及足底凸出为主要特征。由于距骨头向足底凸出，足内侧柱变长，足外侧柱相对缩短，以及前足僵硬性外展及背伸，导致足部呈现摇椅状外观形态（图 2–153）[1,2,5,9]。距舟关节和跟骰关节脱位，引发跗横关节跖侧面连续性中断或足弓塌陷，进而在中足背部的外侧形成较深的皱褶，临床检查时可触及潜在的皮下裂隙（图 2–154）。因为跟骨处于外翻和跖屈的位置，患儿站立时其足跟后部翘起而不能接触地面。

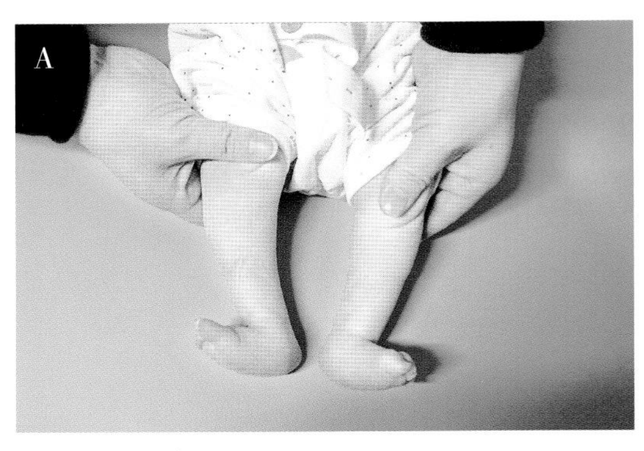

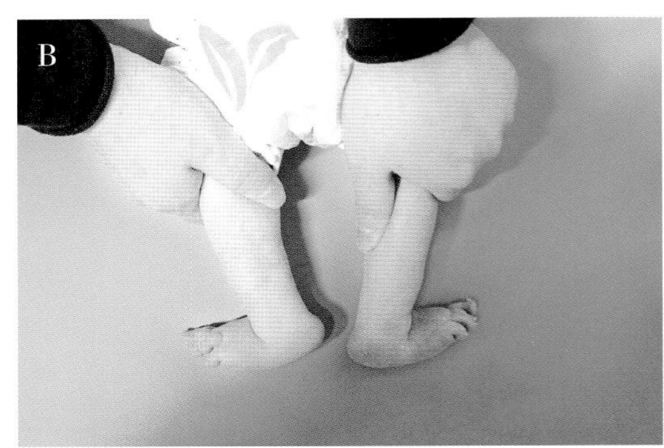

图 2–153　6 周婴儿双侧先天性垂直距骨

A. 从足部内侧观察，可见足部内侧柱变长，跗横关节塌陷形成反向足弓，而前足向足背伸展，形成摇椅状外观；B. 从足部后外侧观察，可见跟骨外翻，外侧柱短缩，并在中足背部形成一条较深的皮肤皱褶。

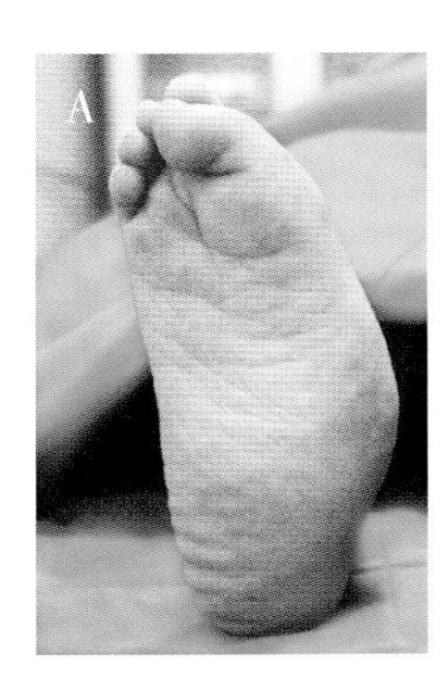

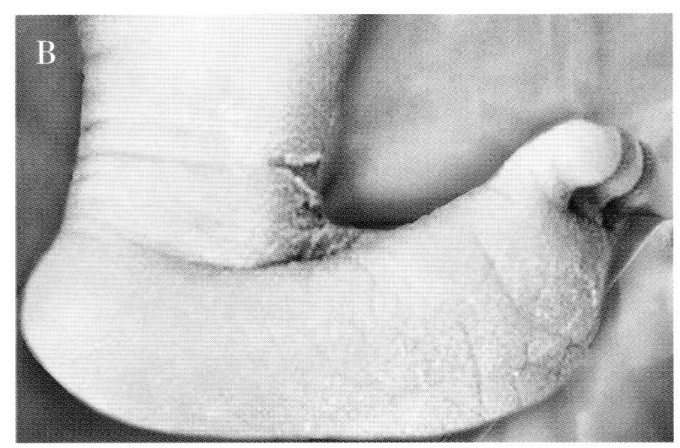

图 2–154　6 月龄先天性垂直距骨大体照

从足底观察可见前足外展、距骨头向足底凸出；从足部外侧观察，可见足外侧柱缩短，前足呈现固定性背伸畸形。由于距骨头向足底及内侧凸出，引发跗横关节塌陷，从而在中足背外侧形成较深的皮肤皱痕。

由于距下关节及跗横关节囊挛缩，足部背侧和外侧肌腱也有严重挛缩，手法整复通常不能矫正或改变足部异常形态。患儿虽然仍能负重行走，因为前足过度向背侧伸展，而失去有效的推进作用，表现为踩高跷样笨拙步态，并在距骨头凸出的足底皮肤形成胼胝体[2]。

鉴于 50% 的病例属于伴发型垂直距骨，临床检查应该实施系统的全身体格检查，以期及时发现所伴发的疾病。首先，应该仔细观察面部，如果有眼距增宽、鼻梁塌陷和下颌短小等面容异常，需要考虑临床综合征或染色体异常等疾病。其次，观察腰骶部是否有软组织肿块、皮肤凹陷或异常毛发，有助于确定或除外神经管闭合不全、脊髓纵裂和骶椎发育不全等神经系统疾病，必要时进行脊柱及脊髓 MRI 扫描，以便做出明确诊断。在新生儿期，使用牙刷刺激足背和足底皮肤，诱发足趾伸展和屈曲活动。足趾缺乏或者只有微弱的伸展和屈曲活动，提示可能有潜在而不明显的神经肌肉性疾病。最后，对上肢和下肢关节逐一进行检查，记录上肢的肩关节、肘关节、腕关节、手指关节，以及下肢髋关节、膝关节伸展和屈曲活动范围，以资早期发现可能的伴发疾病，特别是多发性关节挛缩和肢端型关节挛缩症[2,6]。

五、影像学检查

X 线检查确定诊断的重要依据。舟骨向距骨颈背侧脱位是本病特征性病理改变，但在新生儿期和婴儿期，舟骨和内侧楔骨尚未开始骨化（舟骨和楔骨骨化中心通常在 2～3 岁开始出现），X 线检查只能借助已经骨化的第一跖骨与距骨解剖轴线相对位置的改变，为诊断本病提供影像学依据。应该常规摄取负重位或模拟负重位的足部正位和侧位 X 线片，测量距骨与第一跖骨、距骨与跟骨、胫骨与距骨，以及胫骨与跟骨之间解剖轴线的改变。在足部正位 X 片测量距骨－第一跖骨角＞ 30°、跟骨－距骨角＞ 40°，分别提示前足外展和后足外翻（图 2–155）。在足部侧位 X 线片，可见距骨处于垂直状态，几乎与胫骨相平行（图 2–156），距骨中轴线通过跟骨前缘部分具有诊断意义，因为足部正常者的距骨中轴线通过骰骨后侧 1/3。在足部最大背伸和跖屈位时摄取侧位 X 线片，测量距骨－第一跖骨角、胫骨－距骨角及胫骨－跟骨角，有助于确定是否存在距骨跖屈畸形。在患足最大背伸时的侧位 X 线片，如果胫骨－距骨角及胫骨－跟骨角增大，表明距骨和跟骨因跟腱短缩引致固定性跖屈畸形 [胫骨－距骨角正常参考值为 1.1°（ ± 3.75° ），胫骨－跟骨角正常参考值为 69°（ ± 8.4° ）]（图 2–157）。在足部最大跖屈位的侧位 X 线片（又称 Eyre-Brook 位），如果发现距骨－第一跖骨角明显减少或接近正常值 [距骨－第一跖骨角正常参考值为 13°（ ± 7.5° ）]，则可除

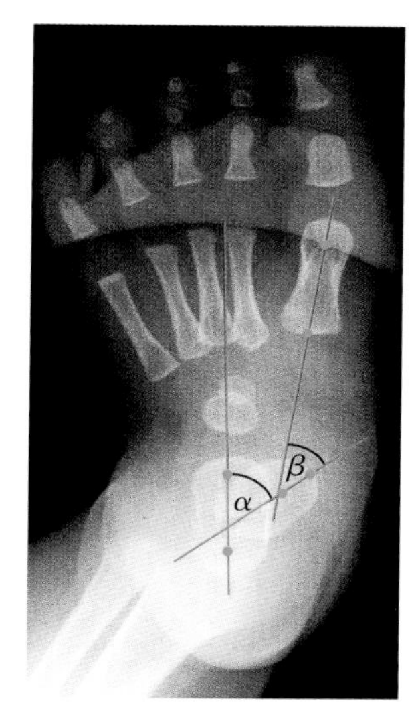

图 2–155　3 月龄婴儿足部正位 X 线片

测量距骨－跟骨角（α）和测量距骨－第一跖骨角（β）。

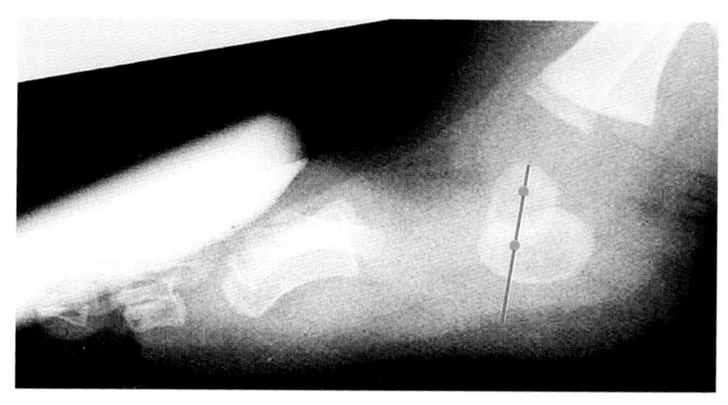
图 2–156　3 月龄婴儿足部侧位 X 线片

显示距骨处于垂直状态，其距骨中轴线通过跟骨前方 1/3，是垂直距骨的典型 X 线表现。

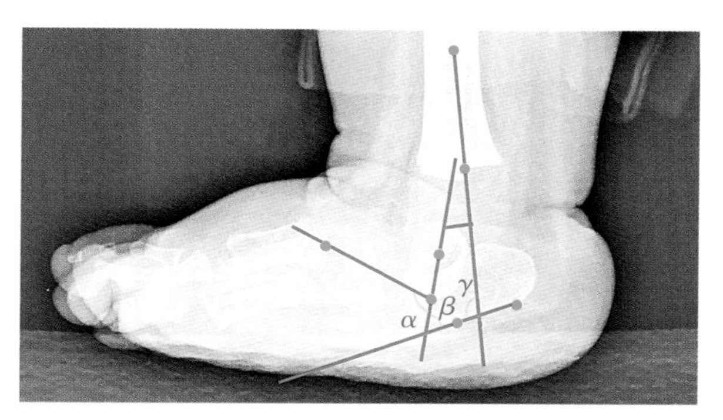

图 2–157　在足部侧位 X 线片

测量距骨中轴线与第一跖骨基底角（α）、距骨－跟骨角（β）和胫骨－跟骨角（γ）的方法。

外先天性垂直距骨（图 2–158）。患儿开始行走之后，其 X 线检查虽然不能直接显示舟骨向距骨颈背侧脱位，但可显示骰骨向跟骨背侧半脱位，还可发现距骨颈因舟骨的压迫产生缩窄样变形、跟骨前部缩窄等继发性改变（图 2–159）[1-3,5,8,11]。

Hamanishi[14] 于 1984 年描述足部侧位 X 线片，测量距骨中轴线与第一跖骨基底角（talar axis-first metatarsal base angle，TAMBA）、跟骨中轴线与第一跖骨基底角（calcaneal axis-first metatarsal base angle，CAMBA）的方法，有助于垂直距骨与斜形距骨（oblique talus deformity）的鉴别诊断，后者是幼儿期常见的扁平外翻足。其测量方法是两者共用的第 1 条线段始于第一跖骨基底中心点，分别与距骨中轴线和跟骨中轴线相交所形成的角度（图 2–160）。TAMBA 正常值为 3.3° ±6.4°，CAMB 正常值为 –9° ±4.5°。斜形距骨最早由 Jayakumar 和 Lamsey 于 1977 年予以描述，虽然也是一种先天性足部异常，就其是否是一种独立性疾病尚未确定。某些学者认为斜形距骨是一种柔韧性距舟关节半脱位，即在极度跖屈的侧位 X 线片，显示距舟关节完全复位。另一特征是早期经过石膏矫形，可以获得满意的结果[15]。然而，McCarthy 则将两者视为一种疾病，推测两者可能是一种疾病谱系的两端，或许斜形距骨是垂直距骨的亚型[16]。在临床中重视与典型性垂直距骨相鉴别，对选择治疗方法与判断预后都有不可忽视的作用。Hamanishi 指出 TAMBA ＞ 60°、CAMBA ＞ 20° 是诊断先天性垂直距骨与斜形距骨的临界 X 线参数。当这两个参数分别＜ 60° 和＜ 20° 时，则更应考虑先天性斜形距骨的诊断[14]。Eberhardt[17] 应用 TAMBA 作为评价参数，比较 Dobbs 微创手术技术在治疗特发性垂直距骨与伴发型垂直距骨的结果。该作者发现 TAMBA ＞ 120° 或跖屈位 TAMBA 下降＜ 25° 者，距舟关节复位的成功率显著降低，由此认为 TAMBA 可作为判断距舟关节脱位柔韧程度的 X 线参数。

超声检查，特别是动态超声检查有助于婴儿垂直距骨与斜形距骨的鉴别。Supakul[18] 曾对年龄＜ 3 月龄的 10 例临床疑似垂直距骨婴儿，采取动态超声检查。分别在患足部中立位、跖

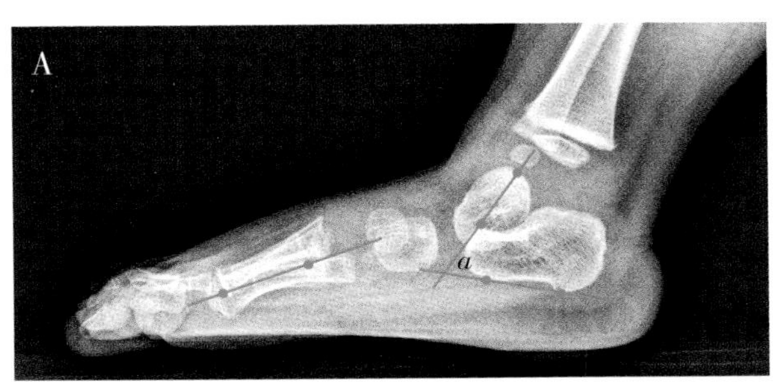

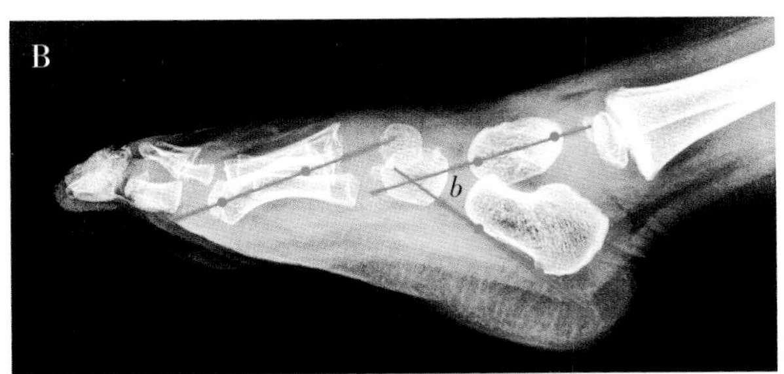

图 2–158　7 周龄婴儿足部侧位 X 线片

可见距骨中轴线通过跟骨前方（*a*），但在最大跖屈时侧位 X 线片，却显示距骨纵轴线通过第一跖骨中轴线（*b*），证明恢复了距骨–第一跖骨正常的解剖轴线，提示是斜行距骨。

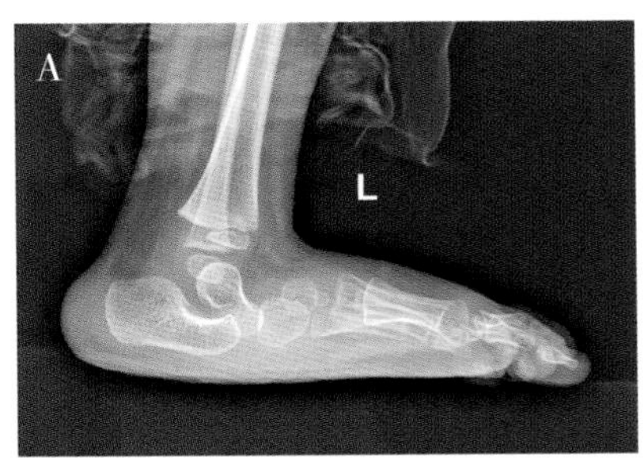

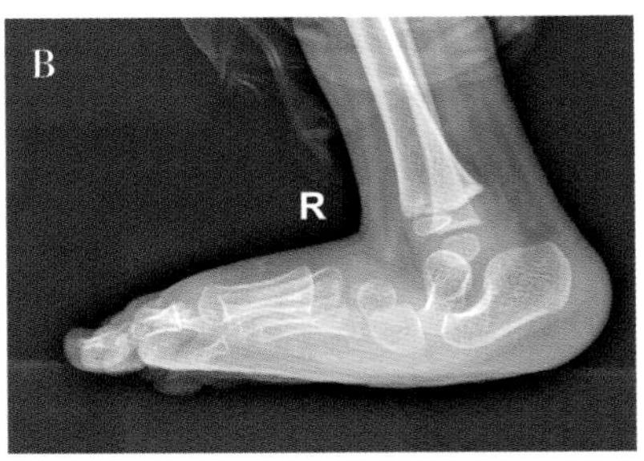

图 2–159　2 岁儿童双侧垂直距骨畸形

在双足侧位 X 线片，可见距骨处于垂直状态，骰骨向跟骨背侧半脱位，以及距骨颈及跟骨发育不良。

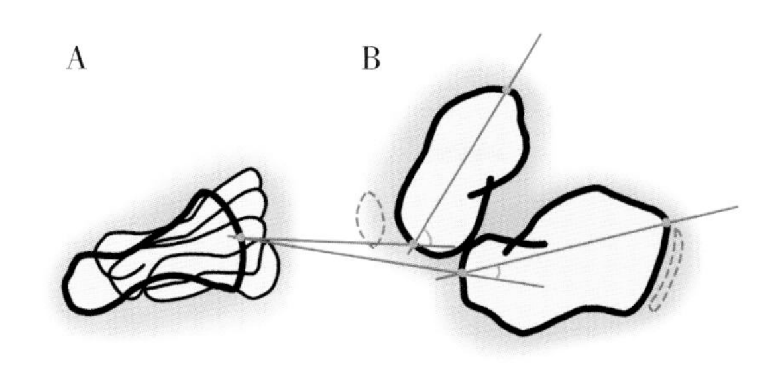

图 2-160 测量 TAMBA 和 CAMBA 方法示意图

前者（A）正常值为 3.3°±6.4°，后者（B）正常值为 -9°±4.5°。

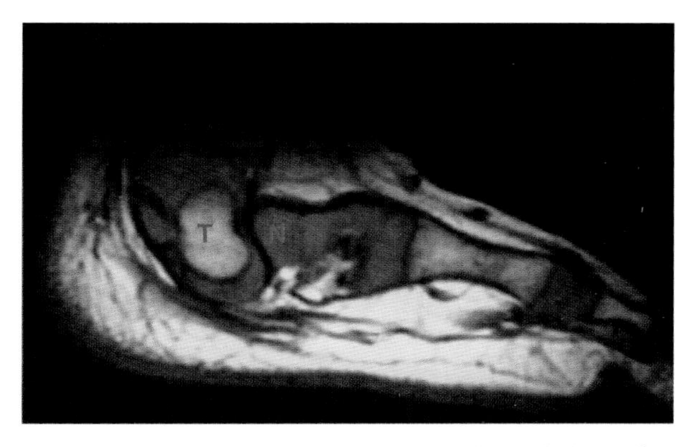

图 2-161 新生儿垂直距骨 MRI 扫描 T_1 加权图像

清楚显示舟骨位于距骨颈的背侧。

屈位和背伸位，实施矢状位超声扫描，以确定距骨与舟骨之间的解剖关系。其中 10 例中有 3 例在足部跖屈位时，距舟关节恢复其正常解剖而诊断为斜形距骨，另 7 例诊断为垂直距骨。经过 X 线检查或手术治疗，其超声诊断都获得证实。该作者指出超声检查更能清楚地显示距骨或舟骨软骨部分，具有比 X 线片更清楚地界定距骨的解剖轴线，因此，超声扫描是诊断婴幼儿先天性垂直距骨可供选择的方法。

MRI 扫描能够清楚显示舟骨向距骨颈背侧脱位，具有确定诊断的作用（图 2-161）。对新生儿期因为中跗骨尚未骨化，X 线诊断存有疑问者，可考虑进行 MRI 扫描[13]。

六、诊断与鉴别诊断

新生儿或婴儿期单足或双足出现持续性背伸畸形，而被动跖屈也不能使患足跖屈至中立位，并有跟骨跖屈及距骨头向足底内侧凸出，应该高度怀疑本病。如果超声检查或 X 线检查证实距舟关节脱位[18]，或者最大跖屈位证实距骨与第一跖骨基底角＞35° 者，即可做出本病的诊断[14]。

在临床检查时，应该与下述疾病相鉴别：

1. 先天性跟骨外翻（congenital calcaneovalgus） 该病是一种相当常见的姿势性后足外翻畸形，患足通常可被动背伸至触及小腿前方，足跟也有明显的外翻。但是，患足仍有一定范围的跖屈活动（图 2-162）。对于容易与垂直距骨相混淆的病例，摄取患足跖屈侧位 X 线片可发现其距骨-第一跖骨角可恢复至正常[19]。

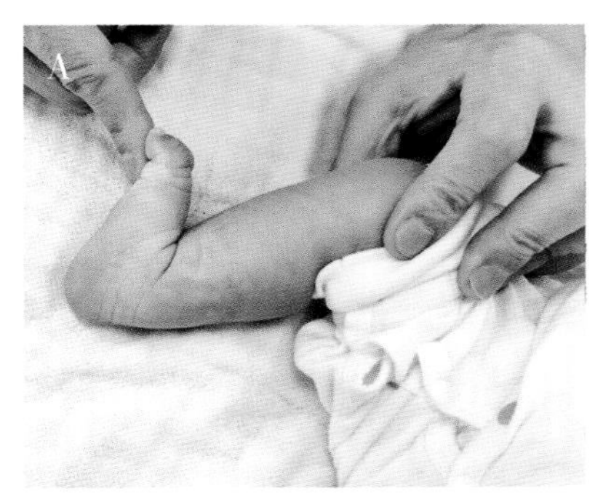

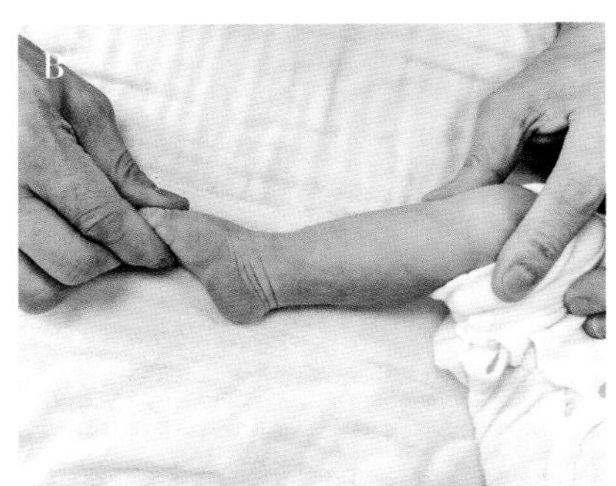

图 2-162 新生儿先天性跟骨外翻大体照

将患足背伸时足背可触及小腿前方皮肤（A），将患足被动跖屈可矫正其背伸畸形（B）。

2. 新生儿胫骨后内侧成角畸形（congenital posteromedial bowing of the tibia） 患儿通常也有跟骨外翻畸形，但存在明显的小腿短缩和成角畸形，临床仔细检查容易予以鉴别，必要时摄取小腿 X 线片，可以确定胫骨内后侧成角畸形的诊断（图 2-163）[20]。

3. 婴幼儿斜形距骨 通常也有明显的跟骨外翻及前足外展畸形，虽有学者将其视为轻型垂直距骨，多数学者认为是一种与垂直距骨完全不同的足部畸形，因为采取石膏矫形治疗该病，可获得满意的结果。摄取足部跖屈时侧位片，测量距骨-第一跖骨角、距骨中轴线-第一跖骨基底角（TAMBA）、跟骨中轴线-第一跖骨基底角（CAMBA），有助于与先天性垂直距骨相鉴别。当距骨-第一跖骨角＜ 20°、TAMBA 和 CAMBA 分别＜ 60° 和＜ 20° 者，则可做出斜形距骨的诊断（图 2-164）[13,17]。

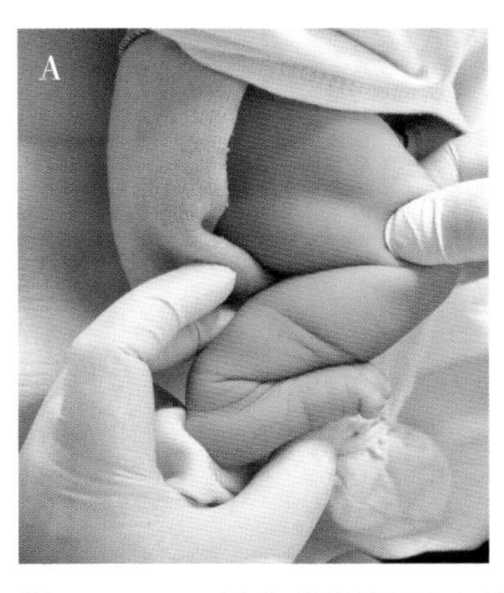

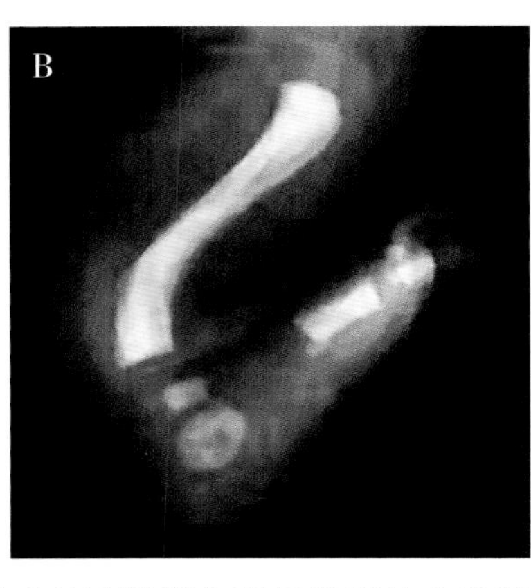

图 2-163 新生儿胫骨后内侧成角畸形伴有跟骨外翻的大体照和 X 线片

图 2-164 幼儿期斜形距骨的足跖屈位时侧位片

七、临床分类

Coleman 于 1970 年建立的分类方法，仍然是目前普遍被接受的临床分类方法[11]。依照病理解剖学改变的严重程度与 X 线特征，Coleman 将先天性垂直距骨分为两个类型：Ⅰ型，距舟关节僵硬性脱位（图 2-165，A）；Ⅱ型，除了距舟关节脱位外，还有跟骰关节脱位（图 2-165，B）。Coleman 指出Ⅱ型垂直距骨因为跟骰关节不稳定，手术治疗后更容易复发。Coleman 分类仍然是目前普遍接受的临床分类方法。

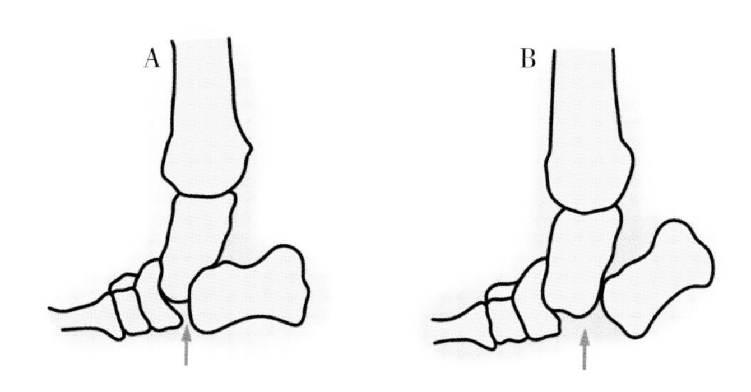

图 2-165 Coleman 分型
Ⅰ型为距舟关节僵硬性脱位（A），Ⅱ型距舟关节脱位，合并跟骰关节脱位（B）。

八、治疗与预后

本病的治疗目标是恢复距骨、舟骨及跟骨之间的正常解剖关系，获得良好的踝关节和距下关节活动范围，进而在负重行走时足底压力获得正常分布或接近正常分布[11,21]。长期临床研究证明，非手术治疗不能矫正先天性垂直距骨，只有广泛软组织松解及切开复位，才有可能矫正这种僵硬性足部畸形，这早已成为矫形外科医生的共识[2,6,11]。然而，2006年，Dobbs发表了系列石膏矫形及有限手术松解的成功经验，为治疗先天性垂直距骨提供了一种新概念和新途径[22]。因此，目前治疗方法包括早期手法牵伸、系列石膏矫形及有限软组织松解，以及传统的广泛性软组织松解与切开复位。前者是近年Dobbs借鉴Ponseti治疗先天性马蹄内翻足的技术，于患儿出生后数周内，开始间歇性手法牵伸和系列石膏矫形，继之，实施距舟关节切开复位和跟腱延长的有限手术操作。早期随访观察证明，其治疗结果比传统切开复位更为满意。传统手术治疗通常依照患儿年龄、足畸形严重程度以及医生的经验来选择手术方法。一般认为年龄＞3岁者需要广泛性软组织松解，才能实现距舟关节解剖复位，而年龄更大的儿童，还可能需要实施舟骨切除，方可实现矫正前足背伸及外展、后足跖屈及外翻畸形、患足负重行走不产生疼痛的目标[1,11,23]。

（一）系列石膏矫形与微创手术治疗

Dobbs借鉴Ponseti治疗先天性马蹄内翻足的石膏矫形技术，创用与Ponseti技术相反的石膏矫形技术（reverse ponseti technique），继之采取微创技术进行切开复位，用于治疗先天性垂直距骨[22]。Dobbs于2006年首次报道一组早期治疗结果，该组包括11例（19足）先天性垂直距骨，8例双足受累；男性与女性分别6例和5例。开始石膏矫形年龄平均为8月龄（2～18月龄），石膏矫形次数平均为5次（4～6次），都能实现距舟关节复位。其中19足都需要经皮跟腱切断，以矫正后足跖屈畸形，2例（2足）需要胫前肌腱膜分段松解延长，1例（1足）需要腓骨短肌腱膜分段松解延长，7例（9足）在经皮跟腱延长手术的同时，经皮克氏针固定距舟关节，以保持前足与后足矫形后的稳定。治疗后随访时间＞2年，随访时年龄平均为3岁（2.5～6岁），其中3例（6足）在治疗后平均为5个月（3～6个月）后，出现复发性垂直距骨，在足部侧位X线片显示距舟关节半脱位。但是，6足在经皮跟腱切断手术时，并没有采取经皮克氏针固定距舟关节，只有2足没有复发。与其相反，13足经皮克氏针固定距舟关节，却没有复发病例。依照Adelaar评分标准（Adelaar scoring system）（表2-7）[24]，评定优级和良级分别为5例和6例，并没有可级和差级病例。该作者由此指出，一旦做出垂直距骨的诊断，应该如同先天性马蹄内翻足的治疗，尽早开始系列石膏矫形，既可避免传统的广泛软组织松解手术，也能保留良好的足部外观形态和正常功能活动。

表2-7　Adelaar先天性垂直距骨治疗结果的评分参数与分级标准

临床评价参数（6项）	X线评价参数（4项）
足部形态异常	舟骨覆盖角增大（正常值20°±9.8°）
踝关节和距下关节活动消失	后足跖屈
距骨头凸出	距骨-第一跖骨角异常
后足外翻	距舟关节半脱位

续表

临床评价参数（6 项）	X 线评价参数（4 项）
足纵弓消失	
鞋底异常磨损	
评级标准：总分数为 10 分，出现上述 1 项异常减去 1 分。 优级，10 分；良级，7～9 分；可级，4～6 分；差级，＜ 3 分。	

Chalayon[25]报道系列石膏矫形和微创手术，治疗伴发性垂直距骨获得满意的早期结果。微创手术包括经皮跟腱切断、距舟关节囊切开和距舟关节克氏针固定，或者距下关节前方关节囊切开。该组 15 例 25 足均为伴发性垂直距骨，其中脊髓脊膜膨出 4 例，多发性关节挛缩症 3 例，多发性翼状皮蹼综合征（ multiple pterygium syndrome ）2 例，以及其他遗传性综合征 6 例。治疗前 Coleman 分型：Ⅰ型 8 例 14 足，Ⅱ型 7 例 11 足。开始治疗年龄平均为 6 月龄（ 1～11 月龄 ），治疗后随访时间＞ 2 年，随访时年龄平均为 3.5 岁（ 2～6.5 岁 ），石膏矫形次数平均为 5 次（ 4～8 次 ）。25 足都获满意的矫正结果。临床评价结果：踝关节背伸活动平均为 22°（ 15° ～30° ），跖屈活动平均为 25°（ 15° ～32° ），距下关节活动都在正常范围；20 足后足中立位，5 足后足外翻 5° ～10° 。X 线片评价结果：正位距骨－跟骨角、距骨－第一跖骨角，侧位距骨－跟骨角、距骨－第一跖骨基底角、胫骨－跟骨角，都获得显著改善，与年龄相当的正常值相比较，没有统计学差别。依照 Adelaar 评分标准（ 表 2–7 ），优级 4 例，良级 10 例，可级 1 例。最后随访时，3 例 5 足出现复发，复发者均为 Coleman Ⅱ型病例，X 线片表现舟骨向距骨颈半脱位和跟骰关节半脱位，年龄平均为 2.5 岁（ 7 月龄至 4.4 岁 ），再次石膏矫形和切开复位及克氏针固定而获得矫正。该作者做出下述结论：采取系列石膏矫形与微创手术治疗伴发性垂直距骨，既能实现距舟关节和跟骰关节解剖复位，也能保留踝关节和距下关节的功能活动，因而避免广泛软组织松解，以及由其产生的关节僵硬、距骨坏死等并发症。

Wright[26]开展一项前瞻性对照研究，比较 Dodds 微创技术治疗特发性与伴发性垂直距骨结果。特发组 7 例 12 足，伴发组 6 例 9 足。伴发疾病包括多发性关节挛缩症 3 例，VACTERL 综合征 1 例，脑性瘫痪 1 例和延髓性麻痹 1 例。开始石膏矫形治疗年龄平均为 5 月龄（ 1～22 月龄 ），随访时间平均为 3 年（ 8 个月至 4.8 年 ），其中 1 例随访 8 个月时死亡。石膏矫形次数平均为 8 次（ 6～8.5 次 ），特发性与伴发性两组没有统计学差异。所有病例都做了经皮跟腱切断和有限的关节囊切开，也都实现了解剖复位和满意的畸形矫正。随访时虽有 5 例 10 足复发，经过再次石膏矫形和有限软组织松解及克氏针固定，而没有采取传统的切开复位手术，除 1 例拒绝再次进行手术治疗外，其他也都获得满意的结果。依照 Adelaar 评分标准，优级 8 足，良级 9 足，可级 3 足，差级 1 足，后者是复发后拒绝再次治疗的病例。复发组与未复发组的结果相比较，特发性 12 足中 4 足复发，伴发性 9 足中 6 足复发，两组复发率没有统计学差异。该作者由此认为，反向 Ponseti 石膏矫形和微创手术，是早期治疗特发性和伴发性垂直距骨的有效方法，两组都存在治疗后复发的问题，复发率却远低于传统的广泛性软组织松解，并且保留了足部柔韧性和良好的功能活动。

系列石膏矫形与微创手术操作方法

【手术适应证】

①特发性和伴发性垂直距骨。

②年龄并无严格的限定，文献记录开始治疗时年龄介于4周龄至1.9岁[22,25-27]。

【手术操作】

①手法牵伸与下肢石膏固定：手法牵伸和石膏矫形与Ponseti矫正马蹄内翻足的操作技术有相似之处，但手法牵伸与石膏固定方向则完全相反，文献中称为反向Ponseti操作技术。a.手法牵伸促使距舟关节复位：术者首先将一手拇指放置于距骨头跖侧面施加对抗压力，用其2～5指稳定踝关节，而另一只手拇指和示指握持前足，将前足向足底和足内侧方向徐缓牵拉（图2-166），但不必手法矫正后足外翻，因为距骨头向背侧及外侧复位时，跟骨可随之滑移至内翻的位置。b.下肢石膏固定：手法牵伸2～3分钟后，将后足置于跖屈及内翻、前足内收的位置时，用长腿管型石膏固定。包裹石膏时应该重视足部及踝部的石膏塑形，因此先包裹小腿石膏，要求从足趾向膝关节下方的顺序包裹石膏。在包裹石膏的操作过程中，应该始终保持患足处于跖屈及内翻的位置，还应注意使距骨头、足弓及跟骨上方石膏更为贴服，更要避免局部受压而发生压疮。然后，在膝关节屈曲90°时，将小腿石膏继续向大腿包裹，最终形成长腿石膏固定。每周实施一次手法牵伸操作和更换一次石膏，强调每次石膏固定都要增加后足跖屈及内翻、前足内收的幅度。通常经过4～6次的石膏矫形，足以实现距舟关节完全复位。最后一次石膏矫形应保持足部最大跖屈和内翻的位置，即相当于马蹄内翻足的外观形态，方能保证足部背侧、外侧挛缩的肌腱及软组织获得适当延伸。

②经皮跟腱切断和克氏针固定：经过手法牵伸和石膏矫形治疗，实现患足最大跖屈和内翻的理想位置时，表明足部背侧和外侧挛缩的韧带和肌腱已经被动拉长。在拆除石膏固定之前，应该摄取足部侧位X线片，以确定距舟关节是否获得满意的复位。由于婴幼儿舟骨尚未骨化，通常测量距骨-第一跖骨基底角，以间接征象证实距舟关节的状态。如果足部侧位X线片证实距骨-第跖骨基底角＜30°，表明距舟关节已获得满意的复位，则可在全身麻醉下实施经皮克氏针固定舟关节和经皮跟腱切断手术。在实施距舟关节内固定之前，注意保持足部最大跖屈、后足内翻和前足内收，以保证距舟关节处于复位状态（图2-167）。选定内侧楔骨的内侧作为进针点，将1根直径1.8 mm的克氏针从舟骨远端逆行插入距骨体内，克氏针尾端折弯后埋入皮下，以防止克氏针退出。继之，实施经皮切断跟腱[5,17]。

③距舟关节囊切开和距舟关节克氏针固定：如果足部侧位X线片检查证实距舟关节并未完全复位，应该选择微创手术方法。在全身麻醉下，从距舟关节的内侧做长约2 cm的纵向皮肤切口，切开距舟关节和距下关节内侧关节囊，借助神经剥离器将距骨头徐缓托起，在直视下完成距舟关节复位，再用1根克氏针从舟骨远端逆行穿针固定距舟关节（图2-168、图2-169、图2-170）。

如果患儿年龄＞2岁，可将胫前肌腱移位至距骨头的跖侧，以提供动力性矫形作用。完成距舟关节复位及克氏针内固定之后，开始进行经皮跟腱延长，通常于跟腱止点上方1 cm处将其完全切断，旨在矫正遗留的足部跖屈。此时，应该对踝关节跖屈活动及前足内收活动范围予以评估。如果踝关节跖屈活动＜25°，应该考虑一期实施趾总伸肌腱延长，而前足内收活动＜10°者，还应考虑腓骨短肌腱延长[5,22,27]。

【术后处理】

术后用长腿管型石膏固定，保持踝关节背伸5°、前足和后足中立位。术后2周后更换石膏，于踝关节背伸10°～15°、前足和后足中立位，用长腿石膏固定3周。其后再次更换石膏，于踝关节中立位再用长腿管型石膏固定3周。当完成8～10周石膏固定之后，在麻醉下拆除石

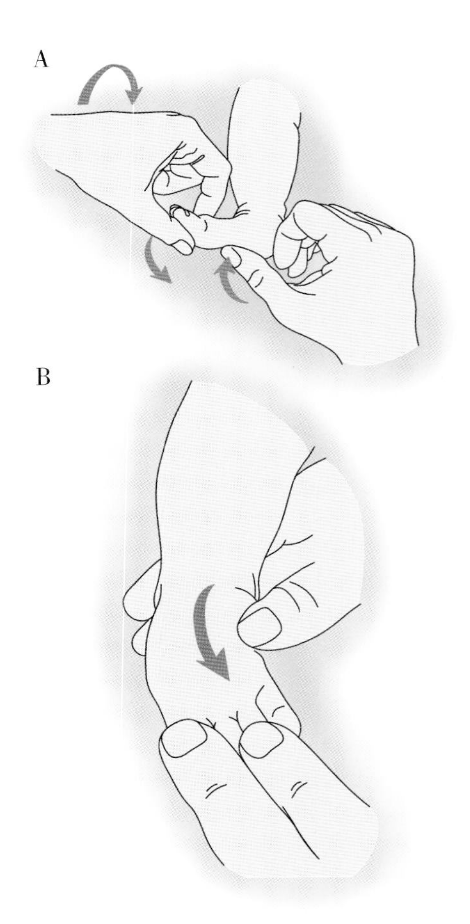

图 2-166　手法矫形操作方法

将前足向跖侧及内侧牵伸，另在距骨头跖侧面施加对抗压力。

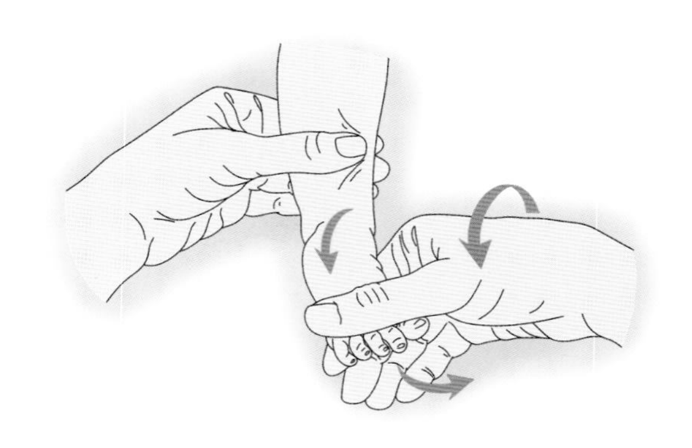

图 2-167　距舟关节复位示意图

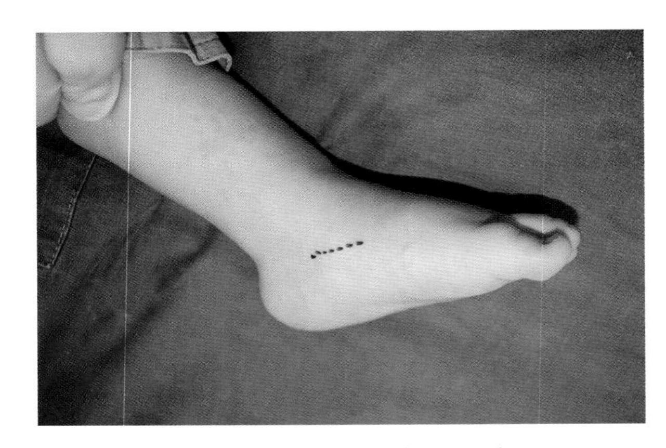

图 2-168　距舟关节内侧缘皮肤切口

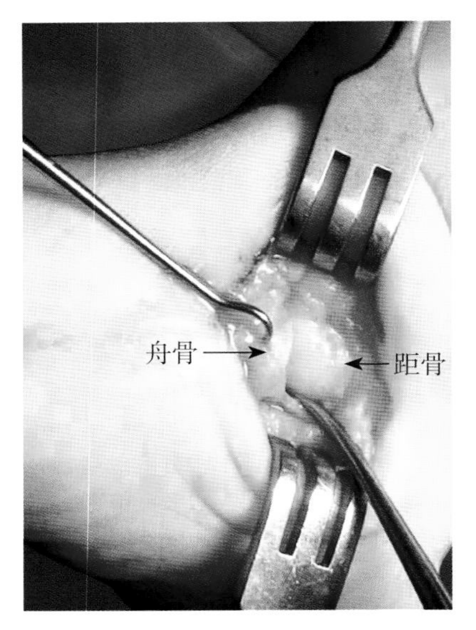

图 2-169　距骨头显露与距下关节复位

用单爪拉钩向足趾方向牵拉舟骨，另用鼻剥离器置于距骨颈下方，将距骨颈徐缓向背侧托起，将垂直的距骨变得更为水平，直视下完成距舟关节复位。

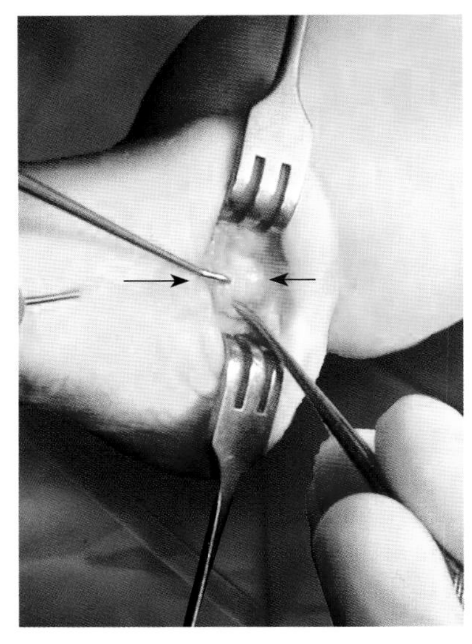

图 2-170　距舟关节复位与穿针固定

从舟骨前内侧穿入克氏针，经舟骨、距舟关节及距骨，固定已经复位的距舟关节。

膏，同时取出内固定的克氏针。然后，开始穿戴足踝支具，每天穿戴支具23小时。足踝支具与治疗马蹄内翻足结构相似，但要求在跗横关节有15°跖屈、前足适当的内收，同时保持后足中立位。与此同时，需要家长每天解除支具3次，对患足进行跖屈和内翻康复活动，以防止垂直距骨畸形复发。在患儿能够独立行走之前，要求每天穿戴足踝支具23小时，其后每天用足踝支具固定12小时以上，直到2岁后终止支具固定。最后，每6个月门诊随访一次，临床检查踝关节伸展与屈曲、距下关节内翻与外翻的活动范围。与此同时，应该摄取模拟站立位的足部正侧位X线片，测量侧位距骨与第一跖骨基底角、距骨-跟骨角，跟骨背伸角，而在正位X线片测量距骨-第一跖骨角、距骨-跟骨角，目的是及时发现距舟关节可能出现半脱位。

（二）一期软组织松解与切开复位

传统常规的手术方法包括二期和一期软组织松解和切开复位，前者在第一期手术时进行趾伸肌腱、胫前肌腱延长、距舟关节切开复位、克氏针固定距舟关节，以及距下关节外融合。术后用长腿管型石膏于后足跖屈、内翻位固定6~8周。通常在一期手术8周之后，开始实施二期手术。二期手术操作包括拆除石膏和取出克氏针，进行腓骨肌腱及跟腱延长、踝关节及距下关节后方关节囊切开，以矫正跟骨跖屈畸形。主张二期手术的学者认为，前足与后足是方向相反的畸形，经过一次手术不可能保持矫形结果，而且一期手术同时进行跟腱延长、腓骨肌腱延长和踝关节及距下关节后方关节囊切开，不仅不利于保持后足内翻的位置，还可能产生新的肌力失衡，进而导致距舟关节不稳定[11]。

自1980年后，多数学者更愿选择一期手术，因为二期手术可引发距骨缺血性坏死、复发性距舟关节脱位和足部关节僵硬等并发症[2,4]。一期手术可分为足部背侧途径和足部后侧途径[21,23]，或者采取足部背侧和后侧联合途径，完成软组织松解和距舟关节切开复位[28-31]。无论选择哪种手术途径，都需要矫正三种基本病理改变：①实施胫前肌腱延长、胫舟韧带、距舟关节囊及韧带松解，实现距舟关节解剖复位与距舟关节克氏针内固定，保持距舟关节复位后的稳定。②趾长伸肌腱和腓骨长肌及短肌腱松解，增加踝关节跖屈和前足内收活动范围。③跟腱延长、踝关节和距下关节后方关节囊切开，以矫正后足跖屈畸形。某些作者主张在切开复位时，将胫前肌腱移位至距骨颈处，以增加动力性矫形作用。

文献资料指出，制约本病的预后主要有3个因素：①手术时年龄＞3岁者术后容易复发。②特发性垂直距骨明显优于综合征或神经肌肉性疾病所伴发的垂直距骨。③选择足部背侧手术入路，对足部背侧伸侧肌腱及关节囊进行适当的松解，与距下关节平面U形手术入路（Cincinnati皮肤切口）相比较，不仅明显提高优良率，而且明显降低了距骨缺血性坏死的并发症[2,27]。Adelaar[24]于1980年描述经足部内侧和后外侧手术入路，实施广泛性软组织松解治疗15足的结果。手术时中位数年龄9月龄，手术后平均随访时间7.8年。依照作者本人建立的评价标准（表2-7），该组病例平均获得8.6分，优级和良级共计10足，另5足评定为差级。该作者认为评定为差级者与伴发性垂直距骨、手术时年龄有相关性，特别是手术时年龄＞3.5岁者，则不能获得满意的结果。

Kodros[1]选择Cincinnati手术切口，实施一期软组织松解和切开复位治疗41例55足，只有10足为特发性垂直距骨。32例42足获得平均为7年（2~12年）的随访，右足与左足分别为23足和19足，其中只有3例5足是特发性垂直距骨。手术时年龄平均为2岁，随访时年龄平均为9岁。从临床与X线检查对治疗结果予以评价。最后随访时，踝关节背伸与跖屈活动平均范围分别为 17° 和 16°，只有 3 足背伸活动< 10°；20 足跖屈活动> 20°，只有 5 足跖屈活动< 10°；距下关节活动范围普遍减少，只有 1 足距下关节活动在正常范围，另 7 足距下关节僵硬（活动范围< 5°）。X 线评价测量足部正位和侧位距骨－跟骨角、距骨－第一跖骨角 4 项参数，随访时上述 4 项 X 线参数平均值都在正常范围。依照该作者本人制定的评价标准（表 2–8、表 2–9），评定良级 31 足，可级 11 足，但没有优级和差级结果。其中 10 例（24%）因术后复发或遗留某种畸形，需要再次手术治疗，10 例中有 6 例合并神经管闭合不全。8 例 10 足需要再次手术治疗，4 足在术后 1 年 3 个月至 5 年期间需要跟腱延长，1 例于术后 3 年出现后足跖屈内翻，需要足部后内侧松解，1 例于术后 8 年出现后足外翻，采取跟骨截骨治疗，另 1 足于术后 4 年出现复发垂直距骨畸形，需要实施距下关节固定手术。2 例伴发于神经管闭合不全，于术后 11 年因进行性第 1 列跖楔关节跖屈而产生高弓足畸形，需要采取前足截骨矫形手术。该作者认为伴发于神经管闭合不全的垂直距骨者，因为神经功能不稳定，特别是脊髓栓系具有不可预测的性质，导致手术结果的不确定性，是术后复发的主要因素。该作者由此做出下述结论：一期软组织松解和切开复位，能够获得良好的矫形结果，特别是 Cincinnati 切口提供极好的显露病理结构，有助于矫正距骨跖屈畸形，实现距舟关节复位，重建跟骨解剖轴线。

表 2–8　Kodros 关于先天性垂直距骨治疗结果的评价参数

临床评价参数（11 项）	X 线评价参数（6 项）
足部外形明显异常	足部正位 X 线片测量
踝关节背伸 < 0°	距骨－跟骨角异常
踝关节跖屈 < 20°	距骨－第一跖骨角异常
距下关节活动消失	足部侧位 X 线片测量
异常的骨性突起	距骨－跟骨角异常
皮肤问题	距骨－第一跖骨角异常
内侧纵弓异常	后足跖屈畸形
后足轴线异常	距舟关节半脱位
前足轴线异常	
需穿特殊鞋型	
足部疼痛	

注：总分数为 17 分，出现上述 1 项异常减去 1 分。

表 2–9　Kodros 关于先天性垂直距骨治疗结果的评价标准

级别	计分标准
优级	17 分
良级	16 ~ 14 分
可级	13 ~ 11 分
差级	< 11 分

Napiontek[30]采取 Cincinnati 皮肤切口，治疗先天性垂直距骨 23 例 32 足。手术时年龄平均为 3.2 岁（9 月龄至 8 岁），术后随访时间平均为 9.2 年（2.8～19.1 年）。最后随访时，X 线检查证明 10 足（31%）发生距骨坏死，7 足（22%）发生距舟关节脱位或半脱位，8 足需要再次手术治疗。该作者指出，手术年龄是影响治疗结果的重要因素，手术时年龄≥ 4 岁者很难实现距舟关节完全复位，因为年龄愈大，软组织挛缩愈加严重，跗骨也发生适应性的畸形改变。

Saini[23]描述足背侧手术入路治疗 12 例 20 足垂直距骨的经验。其中 7 例伴发于多发性关节挛缩，3 例伴发于神经管闭合不全，只有 2 例为特发性垂直距骨。手术时年龄平均 1.3 岁（1～1.9 岁），一期手术都实现了距舟关节解剖复位，术后随访时间平均 4 年。最后随访时，临床检查 10 足踝关节背伸活动≥ 10°，10 足踝关节背伸活动只能达到中立位，20 足踝关节跖屈活动却≥ 10°；距下关节活动都有明显受限，其内翻与外翻活动范围＜ 20°。X 线片检查显示，足部正位距骨–跟骨角和距骨–第一跖骨角，足部侧位距骨–跟骨角、距骨–第一跖骨基底角和胫骨–跟骨角，都在正常范围之内。该组既无 1 例距骨坏死，也没有需要进行返修性手术的病例。

Mazzocca[31]回顾性比较足部背侧与后侧手术入路治疗垂直距骨的结果。采取足部后侧入路治疗 18 例 25 足（1 组），而选择背侧入路治疗 6 例 8 足（2 组）。1 组术后随访时间平均为 8.2 年，2 组术后随访平均为 3.2 年。应用 Adalaar 评分标准，1 组评分平均 6.75 分，5 例 8 足（32%）术后出现复发性距舟关节脱位，11 足（44%）需要返修性手术治疗，12 足（48%）发生距骨坏死。2 组评分平均 8.0 分，无 1 例发生距骨坏死，也没有需要返修性手术的病例。作者由此认为，足背侧手术入路允许直接处理主要病理结构，因而可减少距舟关节周围的解剖与分离操作，既可减少组织损伤和缩短手术时间，也能实现距舟关节解剖复位，因而明显减少了手术并发症。切开复位治疗垂直距骨可发生近期和远期并发症，前者主要有切口皮肤坏死、距舟关节脱位未获完全复位，而远期并发症包括复发性距舟关节脱位、距骨坏死、踝关节及距下关节僵硬，最终因为关节退行性改变而需要进行距下关节或三关节固定[1,11,21]。

1. Cincinnati 手术入路

【手术指征】

年龄介于 6 月龄至 2 岁。年龄＞ 2 岁者容易出现切口缝合困难，或者术后发生切口裂开[1,28,31]。

【手术操作】

①将患儿置于俯卧位。于膝关节上方捆扎充气止血带后，常规进行手术野皮肤的皮肤准备。

②切口与显露：皮肤切口起自第一跖骨基底，横向延伸至足部后内侧，经内踝下方 1 cm 向足部后方延伸。于跟骨结节上方 3 cm 向后外侧绕行至外踝下方，终止于跟骰关节前方。切开皮肤及浅筋膜时，注意保护足部外侧腓肠神经、胫后神经血管束（图 2–171）。

③足部后侧松解：首先将跟腱作 Z 形切断，保留其内侧 1/2 仍附着于跟骨。将拇长伸肌腱向后外侧牵拉，依次切开踝关节及距下关节后方关节囊、距腓后韧带、三角韧带的后方部分（图 2–172）。

④足部内侧松解：在切口的内侧，将胫后肌腱和胫前肌腱分别从舟骨和第一楔骨止点处切断，于肌腱尾端缝线标记线，以备其后重建肌腱的止点。于距骨头远端寻找和游离趾长屈肌腱和拇长屈肌腱，锐性分离趾长肌腱与跟舟跖侧韧带（跳跃韧带）间隙，于距舟关节平面横向切断跟舟跖侧韧带。继之，将距舟关节囊作横向 T 形切开，其纵支位于距骨颈表面，横支包括距舟关节内侧、背侧、外侧关节囊及跟舟韧带。然后切开距下关节内侧关节囊，以显露距下关节前方关节面和中间关节面。

⑤足部外侧松解：于切口外侧部分，在外踝远端切开腓骨肌腱鞘，Z 形切断腓骨长肌和腓

骨短肌肌腱。充分显露跟骰关节及距下关节后，分别切开距下关节外侧关节囊、跟骰关节背侧及外侧关节囊。

⑥距舟关节和跟骰关节复位及内固定：完成上述软组织松解之后，从距骨头中心逆向插入1根直径为1.5 mm的克氏针，经距骨中轴线，从距骨后方穿出皮肤，以此克氏针作为控制距骨复位的操纵杆（图2–173）。先将距骨头从跖屈的垂直状态转变为水平状态，向足趾方向纵向牵拉舟骨及前足的同时，术者用手指向背侧托起距骨头，容易实现距舟关节解剖复位。助手用其拇指向背侧及外出托起距骨头，以维持距舟关节处于复位状态，术者将距骨内的克氏针顺向置入舟骨内。确认距舟关节已经获得稳定之后，再将克氏针继续向足趾方向推进，使其从足部背侧穿出皮肤，直到克氏针尾端恰好埋在距骨后方的软骨内（图2–174）。接着，将处于跖屈及外翻的跟骨推向背侧及内侧，实现距跟关节和跟骰关节复位之后，从骰骨背侧置入克氏针，以固定跟骰关节（图2–175）。最后，从足底穿入1根有螺纹的细克氏针，经跟骨、距下关节进入距骨而固定距下关节。

如果趾长伸肌腱也有明显的挛缩，允许在本切口内或另作切口进行适当的延长。缝合Z形切断的肌腱及关节囊之前需要放松止血带，然后进行细致的止血操作。首先，紧缩缝合距舟关节背侧、内侧和跖侧关节囊，以及跟舟跖侧韧带。继之，将胫前肌腱向后方移位，缝合至距骨颈的跖侧面，再将胫后肌腱缝合到距舟关节的跖面，最后于踝关节伸展与屈曲中立位，缝合Z形延长的跟腱和腓骨长肌及短肌腱（图2–176）[13,25]。

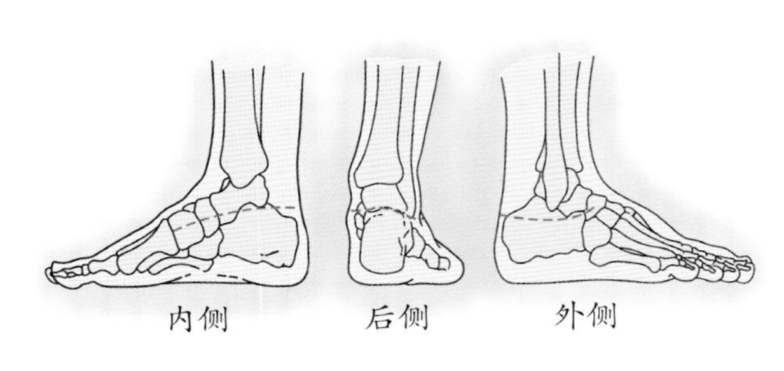

图2–171　Cincinnati皮肤切口示意图

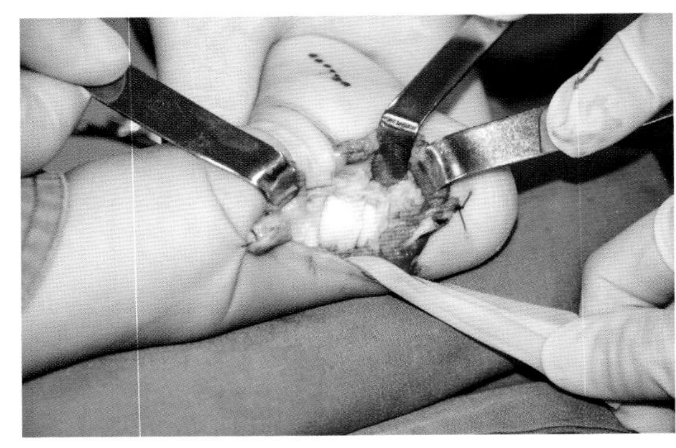

图2–172　切开踝关节及距下关节后方关节囊

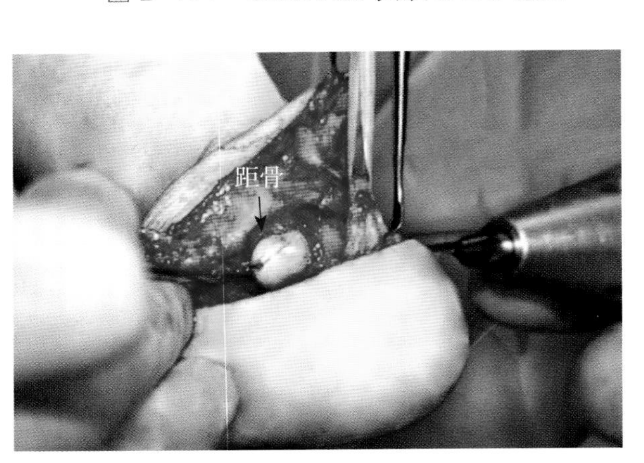

图2–173　距舟逆向穿针

逆向插入距骨头的克氏针，从距骨后方穿出。

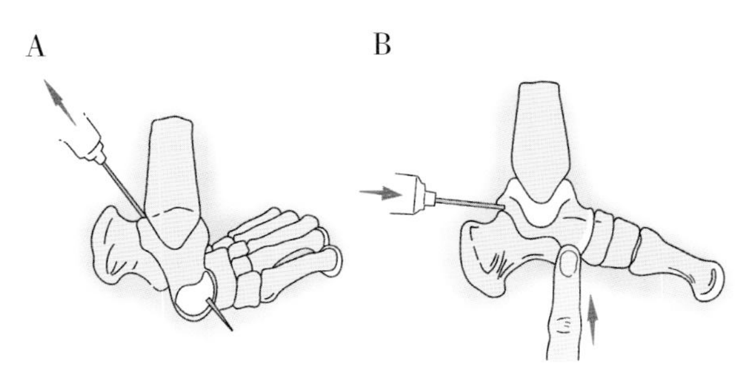

图2–174　距舟关节复位与穿针固定示意图

将克氏针从距骨后方穿出后（A），继之，用手指向背侧推挤距骨头，同时利用克氏针的杠杆作用（B），以完成距舟关节复位。

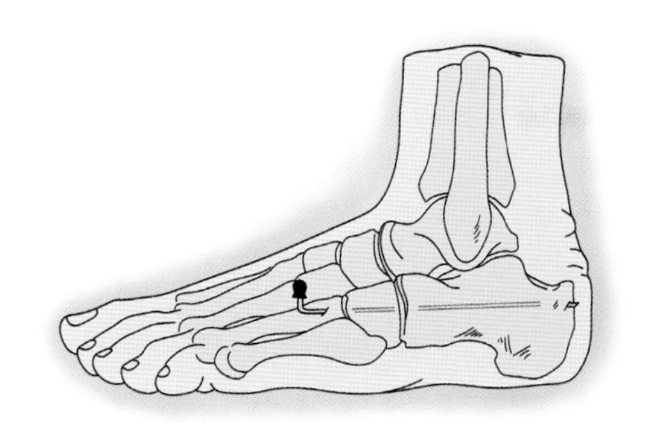

图 2–175　经皮穿针固定跟骰关节示意图

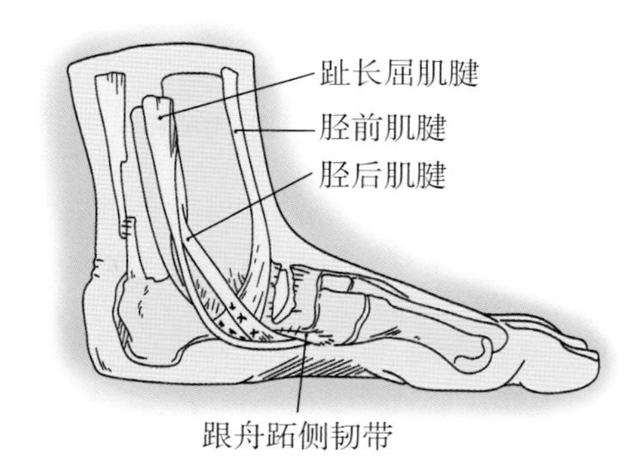

图 2–176　肌腱移位的手术示意图

胫前肌腱后置至距骨颈的跖侧，而胫后肌腱缝合至距舟关节的跖侧面。

【术后处理】

术后用长腿管型石膏将足部固定于中立位。2 周后更换短腿石膏。通常在术后 6 ~ 8 周解除石膏固定、拔出克氏针。此后使用夜间足踝支具 6 个月。

2. 足部背侧和后侧联合入路

【手术指征】

目前尚未界定患者的年龄界限，但文献报道的手术年龄 < 3 岁。因为年龄 > 3 岁的儿童，其距下关节前方关节面和中间关节面正发生严重的变形，即使实现稳定的复位，通常也不能获得满意的塑形结果[23,31]。

【手术操作】

①通常将患儿置于仰卧位，于膝关节上方扎缚充气止血带，常规完成手术野的皮肤准备。

②切口与显露：于踝关节前方皮肤横纹下方 2 cm 作足部背侧横向弧形切口，起始于内踝的前下方，经足部背侧呈弧形向外侧延长，终止于外踝下方 1 cm。沿着切口线切开皮肤及浅筋膜，将保留的足背静脉及腓浅神经分支向外侧牵拉，锐性分离内侧的胫前肌腱、拇长伸肌腱和趾伸总肌腱，保护位于拇长伸肌腱与趾伸总肌腱间隙内足背血管神经束（图 2–177）。

③足部背侧软组织松解：在切口外侧部分寻找、切断第三腓骨肌腱之后，游离腓骨长肌及短肌腱。依次以 Z 形延长的方式切断胫前肌腱、拇长伸肌腱、趾总伸肌腱，以及腓骨长肌及短肌腱。在切口内侧部分切开距舟关节内侧、背侧及外侧关节囊，促使舟骨复位至距骨头的正前方。然后，在切口外侧部分，切开跟骰关节的外侧、背侧及跖侧关节囊，以矫正前足外展与背伸畸形。

④足后侧软组织松解：于足部后方另作纵向切口，起始于跟腱外侧 2 cm、跟骨结节上方 2 cm，向近端延长 5 ~ 7 cm。切开皮肤及深筋膜之后，Z 形切断跟腱，保留跟腱内侧半在跟骨结节的附着点，有助于矫正后足外翻。继之，显露踝关节和距下关节后方关节囊，将上述两个关节囊横行切开，使距骨体后方获得完全显露。此时，从距骨体后方中央顺行置入 1 根直径 1.8 mm 的克氏针至距骨体内，将克氏针尾端压向跖侧，利用其杠杆作用，促使距舟关节复位。此时从足部背侧切口观察，证明距舟关节获得满意地复位，再将置入距骨体内的克氏针，继续前置进入舟骨及内侧楔骨，以固定距舟关节。最后将克氏针尾端折弯、剪短后埋入皮下组织内（图 2–178）。为了保持距下关节稳定，从跟骨跖侧经皮置入 1 根直径为 1.8 mm 的克氏针，以固定跟骨和距骨。

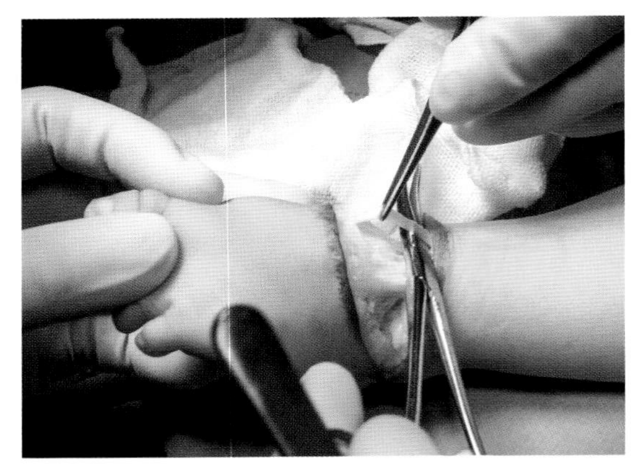

图 2-177　足背侧软组织松解

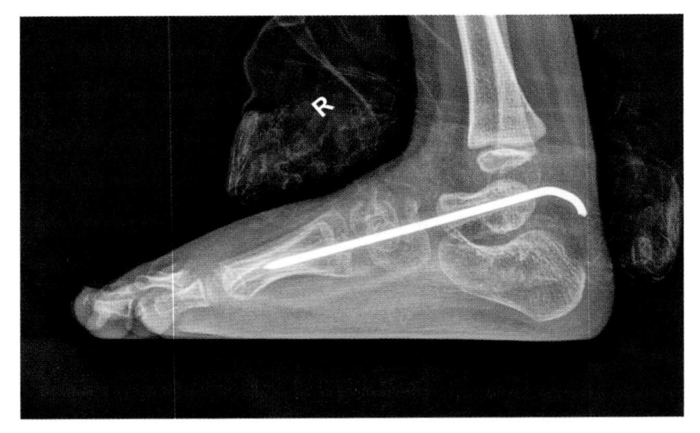

图 2-178　术后侧位 X 线片显示
克氏针经距骨与舟骨固定，其针尾埋在皮下组织内。

在缝合 Z 形切断的伸侧肌腱及腓骨长肌及短肌腱之前，应该进行足部正位和侧位 X 线透视，确认正位距骨-第一跖骨角＜ 5° 、侧位胫骨-距骨角＞ 70° 和距骨-第一跖骨基底角＜ 60° ，表明距舟关节已经完全复位，后足跖屈也获得满意矫正。最后，在保持适当张力下，依次缝合足部背侧伸侧肌腱、腓骨长肌及短肌腱和跟腱，分层缝合皮肤切口[23,31,32]。

【术后处理】

应用长腿管型石膏固定，保持踝关节中立位。术后 4 周更换小腿石膏，总计石膏固定 10～12 周。术后 8 周取出克氏针。解除石膏固定后，使用足踝支具固定 12 个月左右，目的是保证足部骨骼在矫正的位置上发生适应性生长或塑形。术后第 1 年每 3 个月门诊复查一次，以后每 6 个月复查一次，直到骨骼发育成熟。

（三）补救性手术治疗

如果在 3 岁之前未进行任何治疗，或者早期软组织松解和切开复位术后复发者，还应该需要适当的外科治疗，才能改善患足负重行走功能。从未治疗或手术治疗复发者，虽然能够负重行走，但是表现为步态笨拙、足底胼胝体形成、皮肤局部因压力过大经常发生破溃、长距离行走容易引发疼痛，进而导致早发性骨关节炎[21]。因此，选择适当的外科治疗，能够有效地防止上述临床问题发生，至少有助于推迟发生骨性关节炎发生。文献中强调根据患者年龄、垂直距骨畸形的僵硬程度两项指标，选择补救性手术方法。所谓补救性手术（salvage procedures）并没有严格的定义，通常是指为了改善足部负重行走功能，而切除某个骨骼（例如舟骨和距骨）、切除某些关节（中跗骨穹顶上式楔形截骨手术），或者实施关节融合手术（足三关节融合和距下关节外融合），通常被称为补救性手术[11,33-37]。Coleman[11]于 20 世纪 70 年代采取两期手术治疗 4 例 5 足先天性垂直距骨，一期手术进行足背侧软组织松解、肌腱延长、距舟关节切开复位，以及距下关节外融合（Grice 距下关节外融合）。在一期手术后 6～8 周，开始二期跟腱延长、踝关节后方关节囊切开和胫后肌腱移位。手术时年龄介于 3～4 岁，随访时间 6 个月至 10 年，临床与 X 线评价都获得满意的结果。足部外观形态大致正常，足背伸活动范围＞ 10°，跖屈活动＞ 15°。X 线检查证明距骨-第一跖骨角在正常范围，距下关节外融合也没有假关节形成。Jacobsen[35]应用 Coleman 两期手术方法，治疗 11 例 9 足先天性垂直距骨。术后随访时间平均 2.1 年，依照 Adelaar 评分标准（表 2-5），平均获得 8.8 分。该作者认为，软组织松解、距舟关节切开复位和距下关节外融合联合手术，适用于治疗年龄＞ 3 岁、复发性垂直距骨的患者。某些学者主张，Grice 距下关节外融合适用于 5 岁＜年龄＜ 8 岁的儿童，经软组织松解、舟骨切除，仍不能获得距跟关节稳定，依然有后足外翻及前足外展畸形者[4,36,37]。Grice 距下关节外融合手术操作要点：选择足部内后侧和外侧两个切口，首先在足部内后侧切口，完成内后侧软组织松解和跟腱延长。继之，于足部外侧切口松解外侧挛缩组织，切开跟骰关节囊之后，返回内侧切口进行距舟关节复位及克氏针内固定。最后，在外侧切口显露跗骨窦，将自体腓骨置入距骨颈外侧和跟骨前方关节面后方预制的骨孔之内，目标是撑开距下关节，矫正后足外翻，维持距骨跖屈矫正后的持续稳定[38]。然而，在近 20 年的文献中，鲜有距下关节外融合治疗先天性垂直距骨的论著，作者由此推测此种手术可能被其他手术技术所替代。

足三关节固定适用于年龄＞ 8 岁的先天性垂直距骨患者，因为跗骨已经发生严重变形，前述几种方法都不可能实现跗横关节和距舟关节解剖复位，只能适当切除距舟关节、距跟关节和跟骰关节的部分骨骼，才能重建足的解剖轴线，最终形成足底均负重，但距下关节和跗横关节丧失活动而产生足部僵硬[6,39]。手术操作参阅“先天性马蹄内翻足”相关内容。

舟骨切除作为切开复位的辅助性手术，是治疗复发性或年龄＞ 3 岁先天性垂直距骨的补救性手术[34,40,41]。Clark[40]选择切开复位和舟骨切除治疗 12 例 16 足先天性垂直距骨，手术年龄介于 6 月龄至 6.5 岁，7 例是伴发型垂直距骨，6 足在一期软组织松解手术，因为未能实现距舟关节完全复位而采取舟骨切除。手术后 15 足随访时间介于 2 ~ 15 年。临床评价：①足部功能活动。踝关节背伸和跖屈活动都在正常范围，距下关节活动范围＞ 10° 和＜ 10° 分别为 3 足和 6 足，另 6 足距下关节活动完全消失。②足部外观形态。9 足跟骨外翻角正常，6 足后足外翻角≤ 5°，另有 6 足有轻度前足外展畸形。③足弓状态。15 足站立时足弓消失，9 足非负重时出现足弓。X 线检查足部侧位距楔关节和跟骰关节解剖轴线，只有 1 足跟骨背伸角明显降低，另 1 足内侧楔骨向背侧半脱位。X 线检查证明距骨头明显增大，距骨头与内侧楔骨形成稳定的关节（图 2–179）。依照其本人建立的评价标准，15 足中优级 3 足，良级 7 足，可级 4 足，差级 1 足。最后随访时，15 足在负重行走时都没有疼痛，其步态接近正常，也没有需要再次手术治疗的病例。

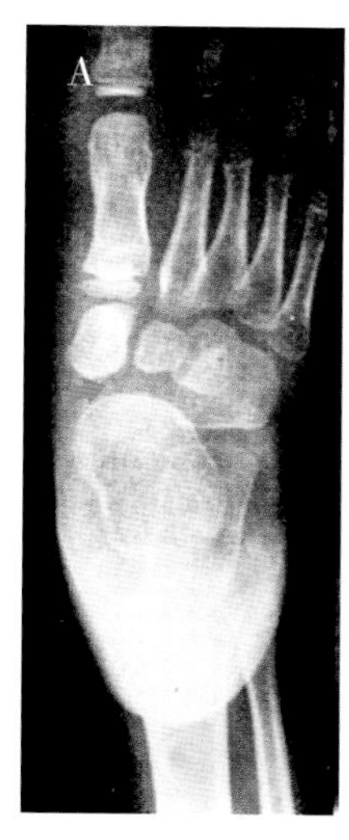

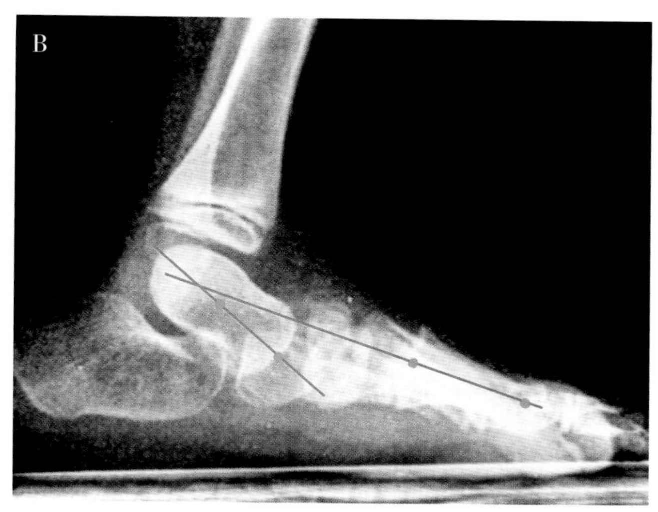

图 2–179　6 岁儿童舟骨切除术后 3 年足部正侧位 X 线片
显示距骨头与内侧楔骨形成良好的关节（A），距骨–第一跖骨角在正常范围（B）。

EL-Sobky 于 2019 年描述切开复位和舟骨切除治疗 2 例僵硬性垂直距骨，1 例 4 岁特发性单侧垂直距骨，另 1 例 5 岁双足伴发于先天性关节挛缩症，后者曾经接受 2 次双足软组织松解和切开复位治疗，右足复发而采取切开复位和舟骨及内侧楔骨切除。术后随访 2 年，从足部外观形状、足部功能活动和 X 线检查，均获得令家长及儿童满意的结果（图 2–180）。因此，本节介绍手术指征和手术操作方法。

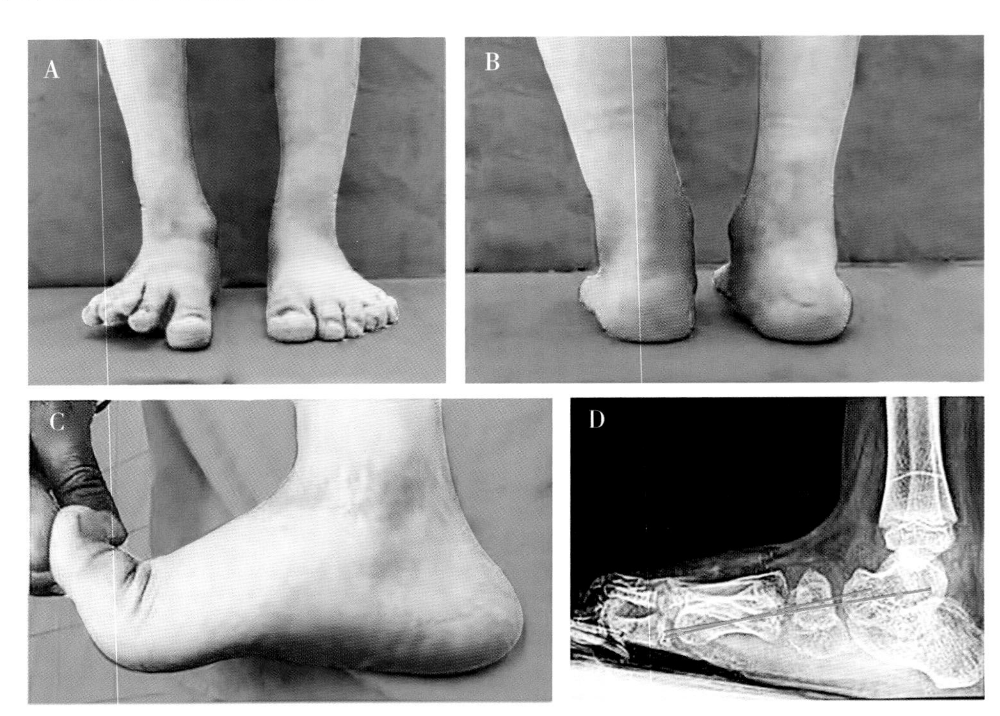

图 2–180　4 岁儿童右足舟骨切除术后 2 年的临床大体照与足侧位 X 线片

站立时前足内收和后足跖屈及外翻获得满意矫正（A、B），拇趾背伸试验证明有柔韧性足弓形成（C），站立时足部侧位 X 线片，显示距骨与内侧楔骨形成稳定的关节，其距骨–第一跖骨剖轴线接近正常（D）。

软组织松解与舟骨切除术

【手术指征】

年龄＞ 3 岁未经手术治疗的先天性垂直距骨；复发性垂直距骨畸形，即一期软组织松解与切开复位术后，发生距舟关节脱位[41]。

【手术操作】

①通常将患儿置于仰卧位，于膝关节上方扎缚充气止血带，常规完成手术野的皮肤准备。

②切口与显露：选择足背横向弧形切口，或者距舟关节内侧缘直线切口，显露胫前肌腱、拇长伸肌腱和趾伸总肌腱，保护位于拇长伸肌腱与趾伸总肌腱间隙内足背血管神经束。

③足部背侧软组织松解与舟骨切除：以 Z 形延长的方式切断胫前肌腱、拇长伸肌腱、趾总伸肌腱，以及腓骨长肌及短肌腱。在距舟关节的跖侧切断胫后肌腱的止点之后，依次切开距舟关节内侧、背侧及跖侧关节囊，再将向背侧脱位舟骨完整切除。然后，切开跟骰关节的外侧、背侧及跖侧关节囊，以矫正前足外展与背伸畸形。

④足部后侧软组织松解：于足部后外侧作纵行切口，起始于跟腱外侧 2 cm、跟骨结节上方

2 cm，向近端延长 5 ~ 7 cm。切开皮肤及深筋膜之后，Z 形切断跟腱，保留跟腱内侧半在跟骨结节的附着点，有助于矫正后足外翻。继之，显露踝关节和距下关节后方关节囊，将上述两个关节囊横行切开，使距骨体后方获得完全显露。

⑤距骨与内侧楔骨复位和克氏针固定：舟骨切除可使原来过长的足内侧柱缩短，因而容易矫正前足外展及背伸畸形。首先从距骨体后方中央顺行置入 1 根直径为 1.8 mm 的克氏针，将前足适当跖屈和内收，使内侧楔骨位于距骨头的正前方，再将距骨体内克氏针置入内侧楔骨及第一跖骨近端，克氏针尾端折弯埋入距骨后方皮肤内。然后，从骰骨背侧逆向置入 1 根直径为 1.8 mm 的克氏针，固定跟骰关节。经 X 线透视证实距骨与内侧楔骨、跟骨与骰骨形成良好的解剖轴线之后，依次缝合距骨与楔骨、跟骨与骰骨关节囊，缝合 Z 形切断的拇长伸肌腱、趾总伸肌腱，以及腓骨长肌腱、短肌腱。接着，将胫前肌腱向后方移位，缝合至距骨颈的跖侧面，而胫后肌腱缝合到“距楔关节”的跖侧面。最后，于踝关节伸展与屈曲中立位缝合 Z 形延长的跟腱，并常规缝合皮肤切口。

【术后处理】

术后用小腿石膏固定，保持踝关节和前足与后足中立位。术后 8 周拆除石膏，取出经皮固定的克氏针。然后，再用小腿石膏固定 4 周。X 线检查证实距骨-楔骨和跟骨-骰骨获得稳定后，方可开始穿戴足踝支具或高帮鞋负重行走。

参考文献

[1] KODROS S A, DIAS L S. Single-stage surgical correction of congenital vertical talus [J]. J Pediatr Orthop, 1999, 19(1): 42-48.

[2] MCKIE J, RADOMISLI T. Congenital vertical talus: a review [J]. Clin Podiatr Med Surg, 2010, 27(1): 145-156.

[3] STERN H J, CLARK R D, STROBERG A J, et al. Autosomal dominant transmission of isolated congenital vertical talus [J]. Clin Genet, 1989, 36(6): 427-430.

[4] OGATA K, SCHOENECKER P L, SHERIDAN J. Congenital vertical talus and its familial occurrence: an analysis of 36 patients [J]. Clin Orthop, 1979, 139: 128-132.

[5] ALAEE F, BOEHM S, DOBBS M B. A new approach to the treatment of congenital vertical talus [J]. J child Orthop, 2007, 1(3): 165-174.

[6] MILLER M, DOBBS M B. Congenital vertical talus: etiology and management [J]. J Am Acad Orthop Surg, 2015, 23(10): 604-611.

[7] DOBBS M B, SCHOENECKER P L, GORDON J E. Autosomal dominant transmission of isolated congenital vertical talus [J]. Iowa Orthop J, 2002, 25: 25-27.

[8] FAIYAZ-UL-HAQUE M, AHMAD W, WAHAB A, et al. Frame shift mutation in the cartilage-derived morphogenetic protein 1 (CDMP1) gene and severe acromesomelic chondrodysplasia resembling Grebe-type chondrodysplasia [J]. Am J Med Genet, 2002, 111(1): 31-37.

[9] DOBBS M B, GURNETT C A, PIERCE B, et al. HOXD10 M319K mutation in a family with isolated congenital vertical talus [J]. J Orthop Res, 2006, 24(3): 448-453.

[10] MORRIS H, NAVARRE P. Bilateral congenital vertical talus in association with beals contractural

arachnodactyly: a case report [J]. JBJS Case Connect, 2018, 8 (4): e97 (1−5).
[11] COLEMAN S S, STELLING F H, JARRETT J. Pathomechanics and treatment of congenital vertical talus [J]. Clin Orthop, 1970, 70: 62−72.
[12] SCHWERING L. Surgical correction of the true vertical talus deformity [J]. Operat Orthop Traumatol, 2005, 17 (2): 211−231.
[13] THOMETZ J G, ZHU H, LIU X C, et al. MRI pathoanatomy study of congenital vertical talus [J]. J Pediatr Orthop, 2010, 30 (5): 460−464.
[14] HAMANISHI. Congenital vertical talus: classification with 69 cases and new measurement system [J]. J Pediatr Orthop, 1984, 4 (3): 318−326.
[15] HARRIS E J. The oblique talus deformity. What is it, and what is its clinical significance in the scheme of pronatory deformities? [J]. Clin Podiatr Med Surg, 2000, 17 (3): 419−442.
[16] MCCARTHY J J, DRENNAN J C. Drennan's the child's foot & ankle [M]. 2nd ed. Philadephia: Lippincott Williams & Wilkins, 2010: 126−127.
[17] EBERHARDT O, FERNANDEZ F F, WIRTH T. The talar axis-first metatarsal base angle in CVT treatment: a comparison of idiopathic and non-idiopathic cases treated with the Dobbs method [J]. J Child Orthop, 2012, 6 (6): 491−496.
[18] SUPAKUL N, LODER R T, KARMAZYN B. Dynamic US study in the evaluation of infants with vertical or oblique talus deformities [J]. Pediatr Radiol, 2013, 43 (3): 376−380.
[19] SANKAR W N, WEISS J, SKAGGS D L. Orthopaedic conditions in the newborn [J]. J Am Acad Orthop Surg, 2009, 17 (2): 112−122.
[20] SHAH H H, DODDABASAPPA S N, JOSEPH B. Congenital posteromedial bowing of the tibia: a retrospective analysis of growth abnormalities in the leg [J]. J Pediatr Orthop B, 2009, 18 (3): 120−128.
[21] ZORER G, BAGATUR A E, DOGAN A. Single stage surgical correction of congenital vertical talus by complete subtalar release and peritalar reduction by using the Cincinnati incision [J]. J Pediatr Orthop B, 2002, 11 (1): 60−67.
[22] DOBBS M B, PURCELL D B, NUNLEY R, et al. Early results of a new method of treatment for idiopathic congenital vertical talus [J]. J Bone Joint Surg Am, 2006, 88 (6): 1192−1200.
[23] SAINI R, GILL S S, DHILLON M S, et al. Results of dorsal approach in surgical correction of congenital vertical talus: an Indian experience [J]. J Pediatr Orthop B, 2009, 18 (2): 63−68.
[24] ADELAAR R S, WILLIAMS R M, GOULD J S. Congenital convex pes valgus: results of an early comprehensive release and a review of congenital vertical talus at Richmond Crippled Children's Hospital and the University of Alabama in Birmingham [J]. Foot Ankle, 1980, 1 (2): 62−73.
[25] CHALAYON O, ADAMS A, DOBBS M B. Minimally invasive approach for the treatment of non-isolated congenital vertical talus [J]. J Bone Joint Surg Am, 2012, 94 (11): e73 (1−7).
[26] WRIGHT J, COGGINGS D, MAIZEN C, et al. Reverse Ponseti-type treatment for children with congenital vertical talus: comparison between idiopathic and teratological patients [J]. Bone Joint J Br, 2014, 96 (2): 274−278.
[27] RODRIGUEZ N, CHOUNG D J, DOBBS M B. Rigid pediatric pes planovalgus: conservative and surgical treatment options [J]. Clin Podiatr Med Surg, 2010, 27 (1): 79−92.
[28] 王志强，王旭，张建兵．Cincinnati 入路治疗儿童先天性垂直距骨 [J]．中国矫形外科杂志，2004, 12

(1): 811-813.
[29] 闫桂森，俞志涛，杨征，等. 一期距骨复位联合胫前肌腱移位术治疗先天性垂直距骨[J]. 中华医学杂志，2012, 94(17): 1322-1325.
[30] NAPIONTEK M. Congenital vertical talus: a retrospective and critical review of 32 feet operated on by peritalar reduction [J]. J Pediatr Orthop B, 1995, 4(2): 179-187.
[31] MAZZOCCA A D, THOMSON J D, DELUCA P A, et al. Comparison of the posterior approach versus the dorsal approach in the treatment of congenital vertical talus [J]. J Pediatr Orthop, 2001, 21(2): 212-217.
[32] STRICKER S J, ROSEN E. Early one-stage reconstruction of congenital vertical talus [J]. Foot Ankle Int, 1997, 18(9): 535-543.
[33] GRIFFIN D W, DALY N, KARLIN J M. Clinical presentation of congenital convex pes valgus [J]. Foot Ankle Surg, 1995, 34(2): 146-152.
[34] COLTON C L. The surgical management of congenital vertical talus [J]. J Bone Joint Surg Br, 1973, 55: 566-574.
[35] JACOBSEN S T, CRAWFORD A H. Congenital vertical talus [J]. J Pediatric Orthop, 1983, 3(3): 306-310.
[36] ELLIS J N, SCHEER G E. Congenital convex pes valgus [J]. Clin Orthop, 1974, 99: 168-174.
[37] BOSKER B H, GOOSEN J H M, CASELEIN R M, et al. Congenital convex pes valgus (congenital vertical talus) the condition and its treatment: a review of the literature [J]. Acta Orthop Belg, 2007, 73(3): 366-372.
[38] MALLON W J, NUNLEY J A. The Grice procedure. Extra-articular subtalar arthrodesis [J]. Orthop Clin N Am, 1989, 20(4): 649-654.
[39] DODGE L D, ASHLEY R K, GIBERT R J. Treatment of the congenital vertical talus: a retrospective review of 36 feet with long-term follow-up [J]. Foot Ankle, 1987, 7(6): 326-332.
[40] CLARK M W, D'AMBROSIA R D, FERGUSON A B. Congenital vertical talus: treatment by open reduction and navicular excision [J]. J Bone Joint Surg Am, 1977, 59(6): 816-824.
[41] EL-SOBKY T A, SAMIR S, MAHMOUD S. Naviculectomy for two ambulatory children with intractable congenital vertical talus: redefining the indications of an old technique [J]. J Pediatr Orthop B, 2020, 29(4): 387-391.

第三节 先天性跖骨内收

一、定义与流行病学

先天性跖骨内收（congenital metatarsus adductus）是新生儿时期颇为常见的前足畸形。前足5个跖骨在跗跖关节平面，相对于中足及后足向人体中线偏移，抑或处于持续性内收状态（图2-181），称为先天性跖骨内收[1,2]。在早期文献中，对跖骨内收畸形曾有多种称谓，例如Madier和Massart于1923年首次使用足部内收（pes adductus）描述其临床特征，Peabody和Muro于1933年首次使用跖骨内翻（metatarsus varus）描述本病[4]，Ponseti于1966年首次将本病命名为先天性跖骨内收，并描述其治疗结果[5]。Kite[6]于1967年以先天性跖骨内翻为论著题目，但在引言中指出本病又称先天性跖骨内收。然而，Rushforth[4]于1978年仍然以前足钩状畸形（hooked forefoot）为名，讨论其自然病史与预后问题。由此可见，即使同一足部疾病，在医学文献中却有各种不同的称谓，表明学者们对本病认知所经历的过程。熟悉在每个历史阶段曾经使用的疾病名称，无疑有助于避免概念的混淆，防止产生认知的歧义。先天性跖骨内收的发生率为0.1%~0.3%，远高于先天性马蹄内翻足（发生率约为0.1%）[5,7]。Berg[8]于1986年曾描述一组84例（124足）婴幼儿跖骨内收的X线评价，可作为流行病学的参考资料。该组年龄介于2月龄至1.4岁，男性与女性分别为50例（60%）和34例（40%），单足与双足受累分别为44例（52%）和40例（48%）。

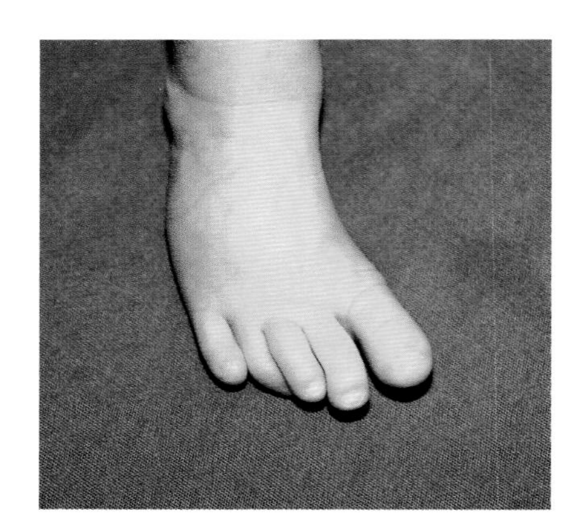

图2-181 新生儿先天性跖骨内收的大体照其前足有明显的内收畸形

二、病因与发病机制

跖骨内收的病因尚未阐明。Kite[6]曾经以先天性跖骨内翻描述本病病因与发病机制。该作者临床检查2818例儿童先天性跖骨内收，其中4例有阳性家族史，因此否认先天性跖骨内收与遗传因素相关联。文献资料提供3种可能的发病机制，第一种是子宫内受压学说，因为双胎新生儿跖骨内收发生率，明显高于单胎新生儿。这种学说认为随着胎儿生长，子宫没有足够的空间容纳日渐增大的胎儿，迫使患足在较长的时期内处于内收的位置，进而产生前足内收[9-11]。Hunziker[12]曾从事一项出生后至5岁的纵向观察研究，研究对象包括足月分娩新生儿114例、早产新生儿484例，发现双胎与单胎跖骨内收发生率分别为41%、16%，具有显著性统计学差异。足月新生儿与早产新生儿之间的发病率并无明显差别，分别为12%、16%。

第二种学说认为楔骨发育异常、楔跖关节半脱位是发生跖骨内收的可能原因[12,13]。Morcuende和Ponseti[13]曾经对2例跖骨内收胎儿进行形态学研究，发现内侧楔骨存在形态异常，内侧楔跖关节向足内侧及背侧倾斜，以及第二~五跖骨在干骺端水平出现轻度内收改变，因此他们提出楔骨发育异常是引发跖骨内收的原因。Reimann[14]描述1例新生儿先天性跖骨内收的病理解剖研究，该新生儿出生后24小时内因窒息而死亡。他发现楔跖关节半脱位是主要的解剖学异常，推测内侧楔骨形态异常是继发性改变。第三种学说认为肌力不平衡与胫后肌腱止点异常也是产生跖骨内收的可能原因。Browne[15]曾经手术治疗10例15足跖骨内收，手术中发现胫后肌腱的主要止点并非舟骨结节，而是止于第二跖骨和第三跖骨基底，特别是牵拉胫后肌腱时，可产生前足内收活动。综上所述，楔骨发育异常、楔跖关节半脱位、胫后肌腱止点异常，只包括个别病例或少数病例，尚不足以代表先天性跖骨内收整体发病机制，需要继续开展病因学研究。

三、病理解剖学改变

Morcuende和Ponseti[13]于1966年曾对2例前足内收畸形的流产胎儿进行了组织形态学研究，2例胎儿的胎龄分别为16周和19周。他们发现内侧楔骨存在形态异常，内侧楔跖关节向足内侧及背侧倾斜（图2-182）[13]，第二~五跖骨在干骺端平面出现轻度内收改变，而第一跖骨正常，楔跖关节或舟楔关节也没有半脱位。该作者由此做出楔骨发育异常是引发跖骨内收的结论。Reimann[14]报道1例先天性右足跖骨内收的病理解剖学研究（图2-183），该患儿因窒息，于出生后24小时内死亡。该作者对双足进行大体解剖和组织学观察，发现双足肌肉、韧带及关节囊，特别是胫前肌腱止点，两足并没有明显差别，而组织学观察双足的肌肉也未发现间质增生、肌肉失神经萎缩等改变。切除患足软组织之后，其跖骨内收并未改善或消失，但是楔跖关节却有半脱位，尤以第一楔跖关节半脱位更为明显，并有跖骨内收与外旋的方向扭转（图2-184）[14]。切除双足楔骨后，患侧遗留的间隙明显大于正常一侧，两侧楔骨的大小与形状也有明显的不同（图2-185）[14]，患侧楔骨与跖骨相对应的关节面增宽，可见脊样结构将关节面分成内侧与外侧两个部分，而舟骨与第2楔骨相对应的关节面也明显增宽。基于上述观

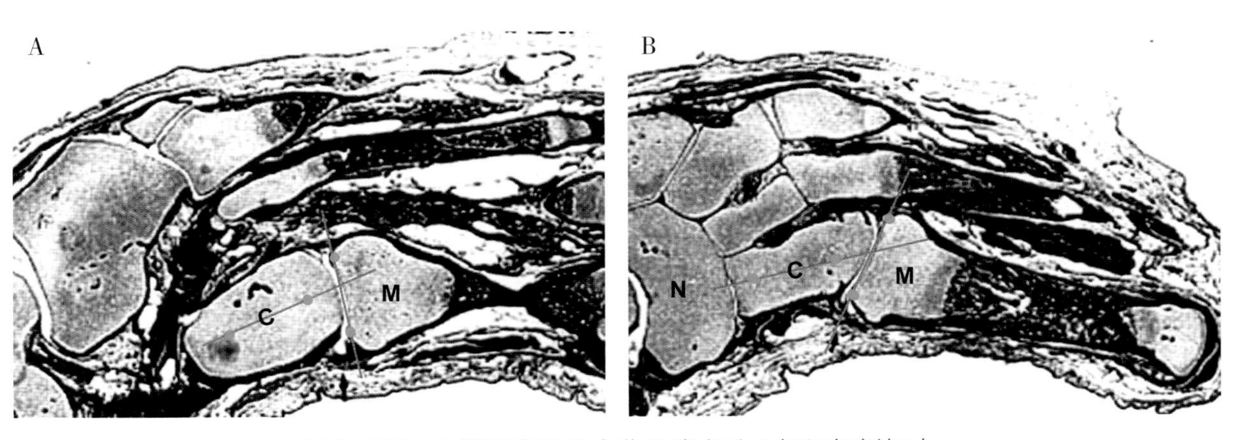

图2-182　2例罹患跖骨内收的流产胎儿组织解剖标本

胎龄分别为16周（A）和19周（B）。在第一跖骨与内侧楔骨关节背侧平面，可见内侧楔骨关节面在冠状位向前内侧倾斜45°。

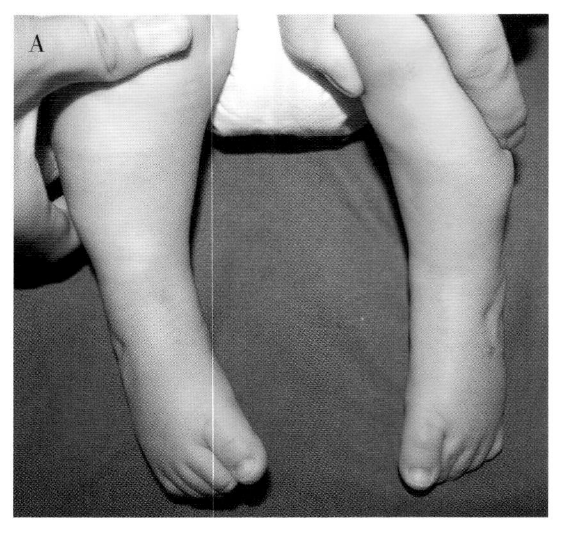

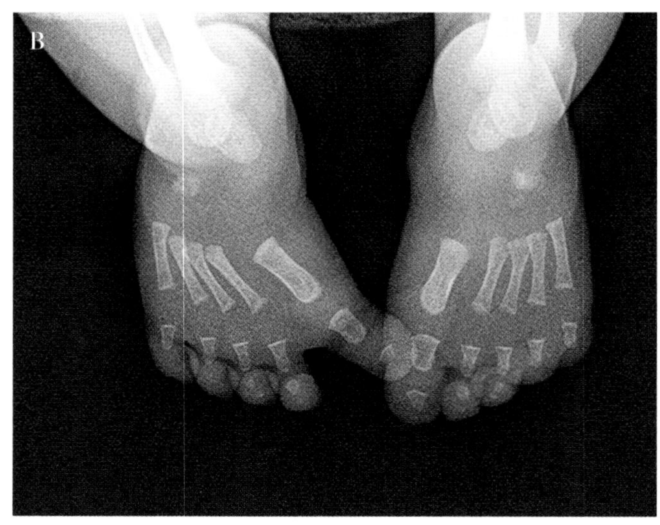

图 2-183　新生儿双足临床照片（A）与 X 线片（B）

其右足为跖骨内收，而左足没有任何异常。

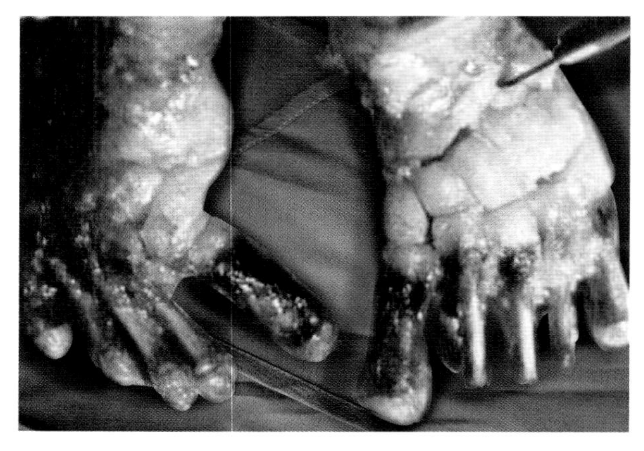

图 2-184　切除软组织后，右侧前足内收并未发生改变

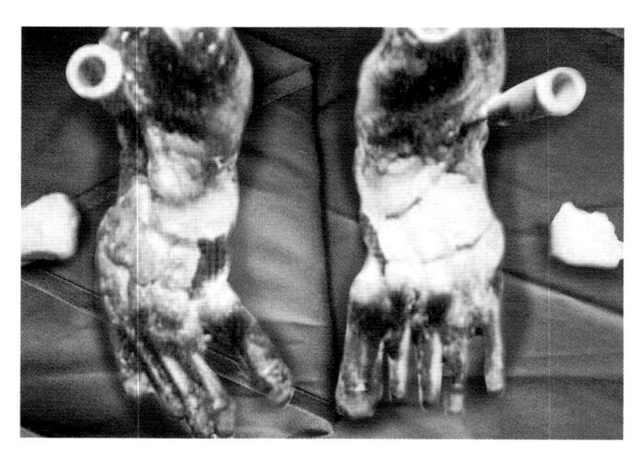

图 2-185　出生后 1 天的双足尸体解剖学研究

比较右足（跖骨内收）与左足（正常足）的解剖学改变。将双侧内侧楔骨切除后，可见右足楔骨体积较小，形态也明显异常。

察，该作者提出楔跖关节不明原因的半脱位，是发生跖骨内收的原因，而跗骨及软组织挛缩则属于继发性改变。Browne[15]曾经手术治疗 10 例 15 足前足内收，手术时年龄平均 1.7 岁。手术之前曾经石膏矫形治疗，但患儿仍有 > 30° 固定性前足内收畸形。该作者在手术中发现，胫后肌腱的主要止点并非止于舟骨结节，而是止于第二跖骨和第三跖骨基底部，特别是牵拉胫后肌腱时，可产生前足内收活动（图 2-186）。将胫后肌腱异常止点切断，转移至舟骨结节缝合固定，10 例儿童跖骨内收获得完全矫正。为了确定婴幼儿胫后肌腱的正常止点，该作者对 6 例幼儿尸体实施足部解剖学研究，确定胫后肌腱大部分止于舟骨内下方，1 束止于内侧楔骨，另有细弱的 1 束向前外侧走形，止于第二跖骨基底部。Browne 由此提出胫后肌腱止点异常，是部分儿童跖骨内收的病因，也是患者站立时增加前足内收的动力学因素。

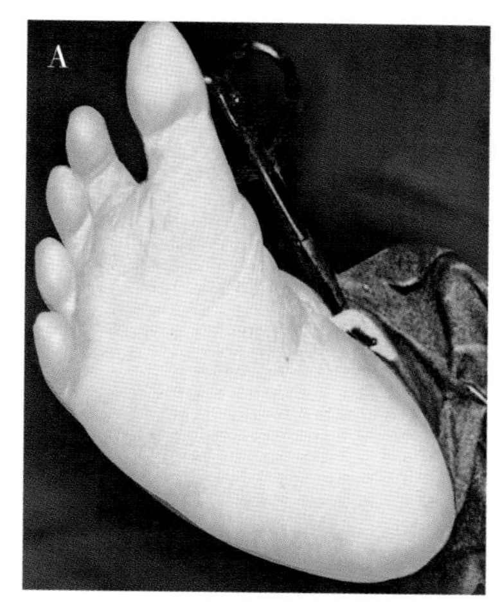

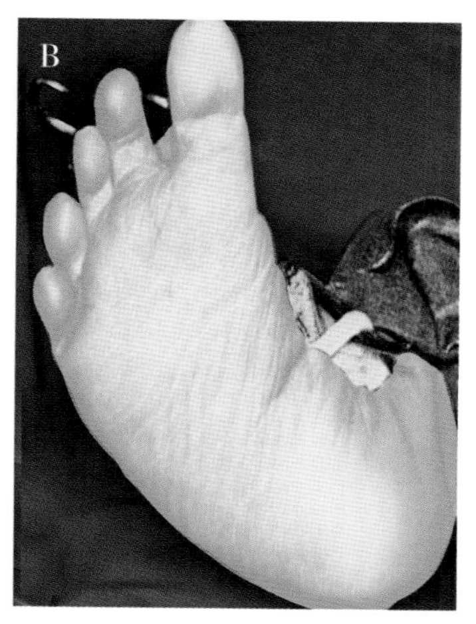

图 2-186　18 月龄儿童的前足内收

术中将止血钳置于胫后肌腱深面（A），牵拉胫后肌腱可引发前足内收幅度增加（B）。

四、临床特征

临床上以前足在跗跖关节水平相对于后足向人体中线倾斜，即前足处于内收状态，足部内侧缘出现凹陷，以及足部外侧缘向外侧凸出为特征。足部外侧缘凸出的顶点位于第五跖骨基底或骰骨，从足底观察患足呈现 C 形外观（图 2-187）。部分病例还有前足轻度外旋，拇趾与第二足趾的趾蹼间隙增宽，前足与中足内侧缘出现皮肤皱褶（图 2-188）[3,5,6]。尽管某些病例在出生后即刻便有前足内收畸形，多数病例于 3 月龄至 1 岁期间才逐渐出现。随着年龄增加，其前足内收通常更为明显（图 2-189），但跟骨始终处于中立位，抑或有轻度的外翻。如果为持续前足内收，行走时表现为足趾向人体中线旋转的步态（in-toeing），容易出现反复跌倒现象[16-18]。

临床检查应该关注将前足被动外展观察前足内收是完全矫正还是部分矫正，这有助于确定其柔韧程度（flexibility），也是选择治疗方法的主要依据之一。在婴幼儿时期，多数病例为柔韧性前足内收。在保持踝关节跖屈与背伸中立位、前足内旋与外旋中立位时，测量前足被动外展

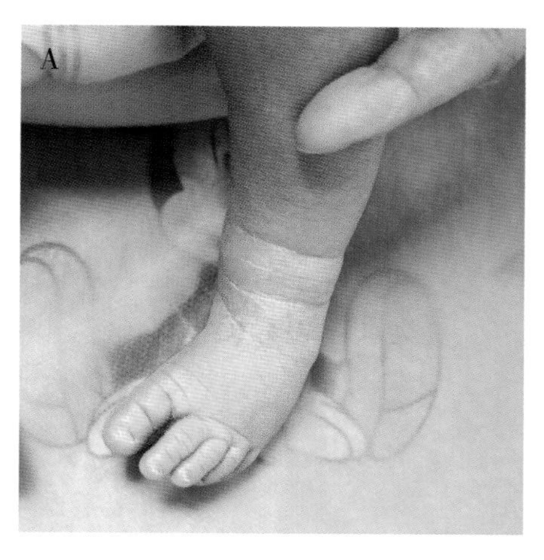

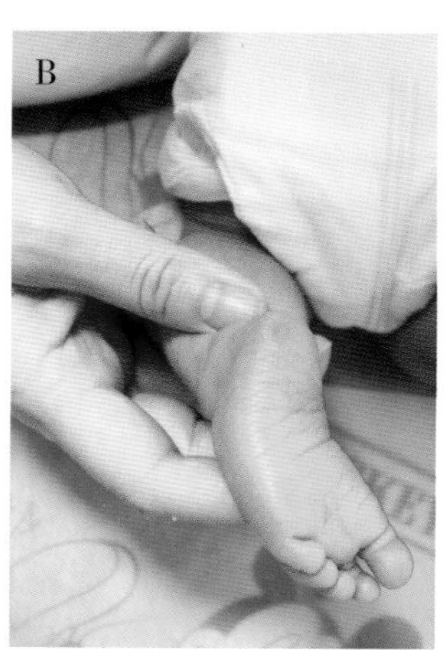

图 2-187　新生儿前足内收临床大体照

从背侧观察可见足内侧缘凹陷，而外侧缘凸出（A），而足底观察显示足部外侧缘凸出的顶点位于第五跖骨基底（B）。

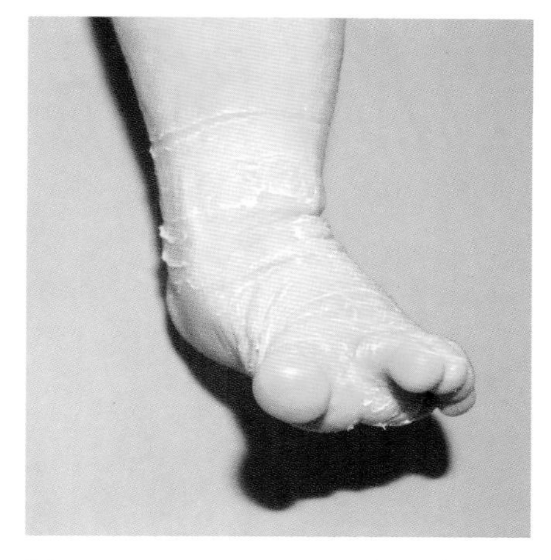

图 2-188　婴儿跖骨内收合并拇趾与第二足趾的趾蹼间隙增宽的大体照

活动范围（图 2-190）。

测量踝关节被动背伸与跖屈活动范围，因为先天性前足内收畸形并不累及踝关节和后足，其踝关节仍在正常范围，特别是踝关节背伸活动范围正常，则有助于诊断与鉴别诊断。

手指 V 形试验（V-finger test）是诊断新生儿跖骨内收的可靠方法，因为正常新生儿足部内侧缘与外缘均为斜行的线段（图 2-191）。医生用右手示指与中指夹持新生儿左足内侧缘和外侧缘（检查新生儿右足时，医生使用左手操作），从足底观察医生示指与中指恰似 V 形。正常情况下，足部内侧和外侧缘分别与示指及中指相对应的皮肤相接触。如果足部外侧缘与医生中指桡侧缘之间存在一定间隙（图 2-192），表明前足内收畸形，因此定义为手指 V 形试验阳性[19]。

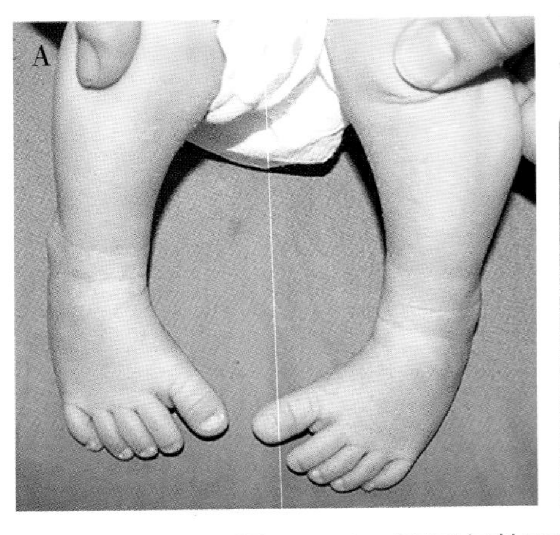

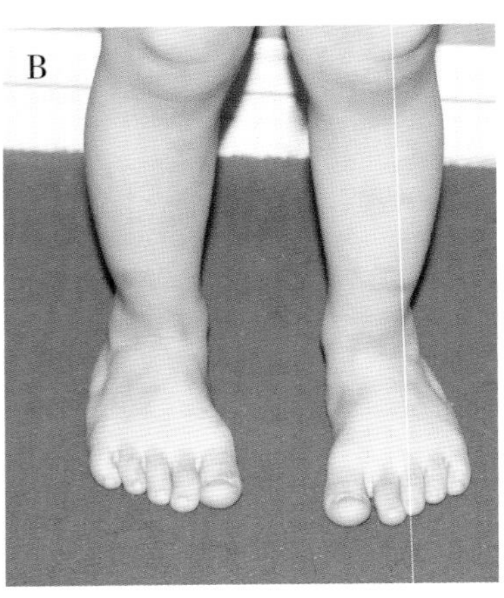

图 2-189　不同年龄跖骨内收的大体照

A.10 月龄婴儿模拟站立位，显示双足前足内收；B.5 岁儿童的双侧跖骨内收畸形。

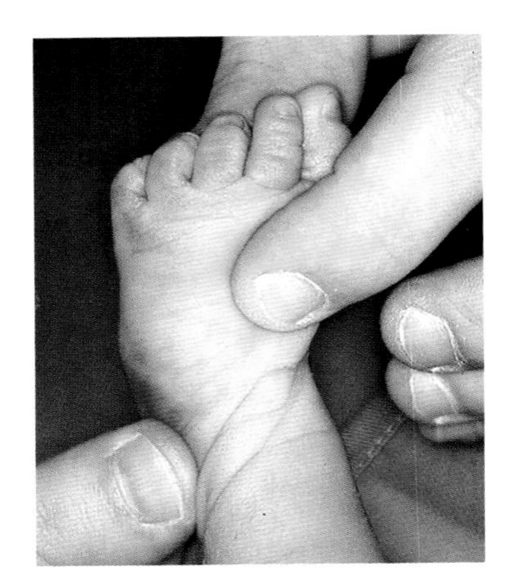

图 2-190　前足内收柔韧程度的检查

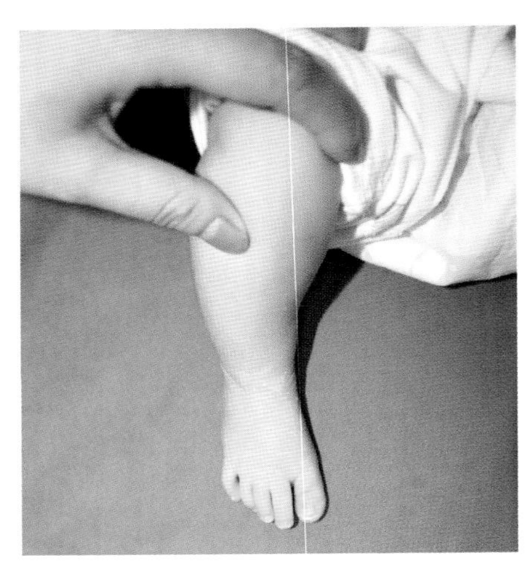

图 2-191　新生儿的正常足的大体照

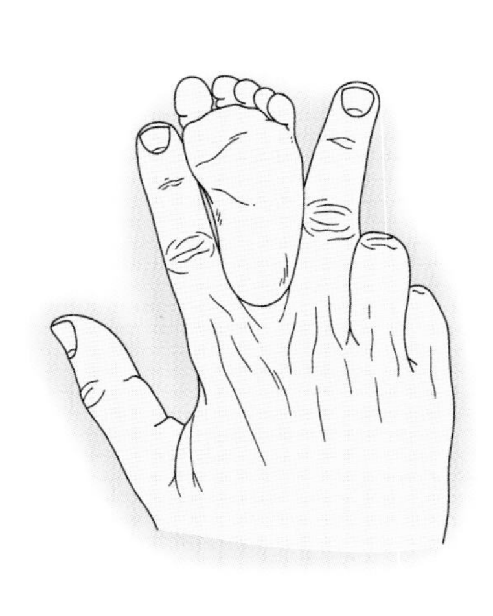

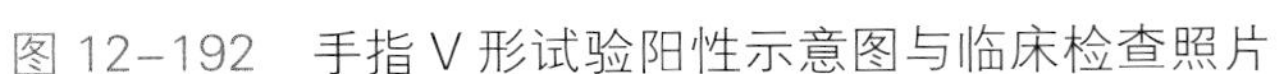

图 12-192　手指 V 形试验阳性示意图与临床检查照片

五、X 线检查

X 线检查对诊断跖骨内收畸形具有不可或缺的作用，不仅能够确定跖骨相对于中足在横断面产生内收偏移的严重程度，也是鉴别诊断的客观依据。在婴幼儿时期，前足趾骨、跖骨和后足的距骨及跟骨，在出生之前已经骨化。但是，中足的跗骨通常在出生后不同年龄阶段分别开始骨化，例如骰骨在 1 月龄，外侧楔骨在 4 月龄至 1.7 岁，内侧楔骨在 2 岁，中间楔骨在 3 岁，舟骨在 2～5 岁，方开始分别骨化。因此，应用 X 线评价婴幼儿跖骨内收尚有某些困难，通常需要依照儿童的年龄，选择间接或直接的 X 线测量方法，特别是年龄＜ 3 岁者适用间接 X 线测量方法，确定前足与后足相互解剖轴线的改变，而年龄＞ 4 岁者则可直接测量跖骨内收角（metatarsus adductus angle，MA）。

间接 X 线测量方法：在足正位 X 线片上，测量距骨－第一跖骨角＜ −15°（正常值介于 −15° ～5°，负值代表前足内收）、跟骨－第二跖骨角＞ 10°（正常值介于 0° ～5°）、跟骨－第五跖骨角＞ 6°（正常值介于 −5° ～6°）（图 2–193），都具有诊断意义。而在足正位 X 线片上，测量距骨－跟骨角（正常值介于 15° ～35°）和侧位距骨－跟骨角（正常值介于 23° ～50°）、距骨－第一跖骨角（正常值介于 8° ± 6°），通常没有异常改变，但有助于鉴别诊断和评价治疗结果[21,22]。

直接 X 线测量方法：在足正位 X 线片上，跖骨内收角是由第二跖骨中轴线与中跗骨横向切线所形成的夹角（图 2–194），4～6 岁儿童的正常值为 10° ～15°，通常将该角＞ 20° 作为诊断前足内收的 X 线标准。跖骨内收角是诊断＞ 4 岁患儿前足内收的可靠方法。

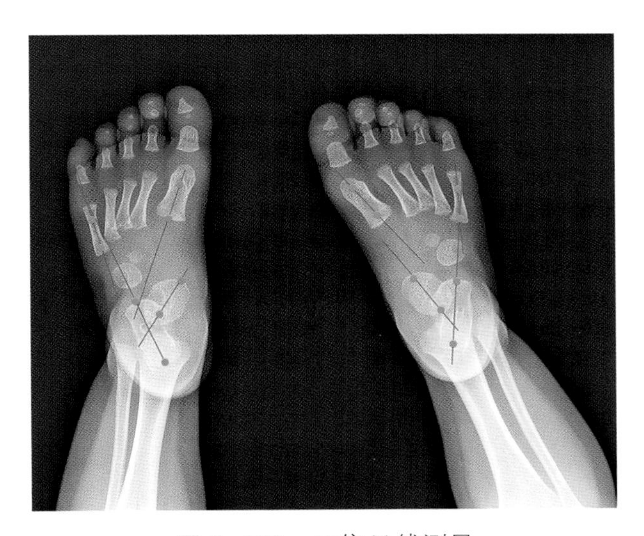

图 2–193　正位 X 线测量

距骨－第一跖骨角、跟骨－第五跖骨角、距骨－跟骨角。左图为跖骨内收畸形，右图为正常足。

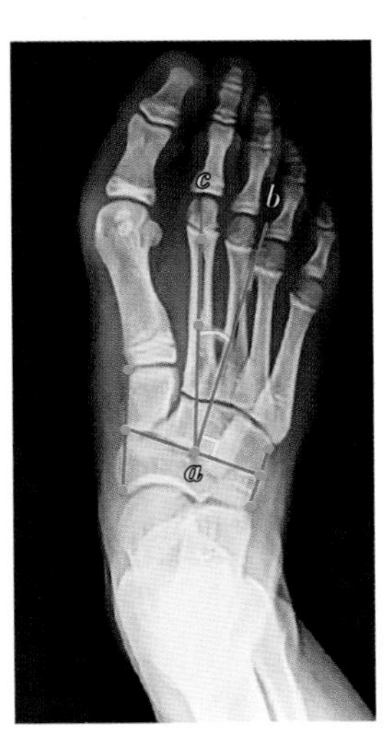

图 2–194　跖骨内收角

在足正位 X 线片上，由第二跖骨中轴线与中跗骨横向切线所形成的夹角。a 线为中跗骨横向切线（由第一楔骨远端内侧点及舟骨近端内侧点形成的连线与骰骨近端及远端外侧缘连线中点所形成的横行线段），b 是垂直于 a 线的线段，c 为第二跖骨中轴线，b 线与 c 线形成的夹角即为跖骨内收角。

六、诊断与鉴别诊断

儿童跖骨内收畸形具有特征的临床与 X 线表现，临床检查可见前足相对于后足产生内收畸形、足外侧缘呈现 C 形凸出、后足通常处于中立位或有轻度外翻，尤其是踝关节背伸与跖屈活动都在正常范围。X 线片测量时，只有距骨－第一跖骨角、跟骨－第二跖骨角和跟骨－第五跖骨角增大，特别是＞ 4 岁者的跖骨内收角＞ 20°，是确定诊断的重要参数。由于儿童某些足畸形与跖骨内收有相似的形态异常，抑或前足内收是儿童复杂足畸形的组成部分，因此需要与下述足部畸形相鉴别。

（一）动态性拇趾内翻（dynamic hallux varus）

患儿行走时出现拇趾向人体中线偏移，但前足没有内收畸形。足部正位 X 线片测量距骨-第一跖骨角在正常范围。此种拇趾内翻畸形原因尚不明确，但几乎能够自然消失[23]。

（二）第一跖骨内翻（metatarsus primus varus）

临床上只有第一跖骨向足部内侧偏移，而外侧 4 个跖骨的解剖轴线保持正常，导致拇趾与第二趾的蹼间隙增宽。足部正位 X 线片测量显示第一跖骨与第二跖骨夹角＞ 10°，但跟骨-第二跖骨角＜ 15°。在 20 世纪 90 年代之前，第一跖骨内翻被视为一种独立性前足畸形[24]，当代临床研究提示第一跖骨内翻是产生儿童拇趾外翻的危险因素，抑或是拇趾外翻的前期改变，通常在拇趾外翻的文献中一并讨论[25]。

（三）蛇形足畸形（serpentine foot）

临床上以前足内收合并后足外翻为特征（图 2-195、图 2-196），容易与跖骨内收相混淆，特别在婴幼期后足外翻尚不严重者[26,27]。Kite 报道一大组儿童跖骨内收 2818 例次，其中 12 例诊断为蛇形足畸形[6]。关于儿童蛇形足的诊断与治疗，请参阅第三章“蛇形足”相关内容。

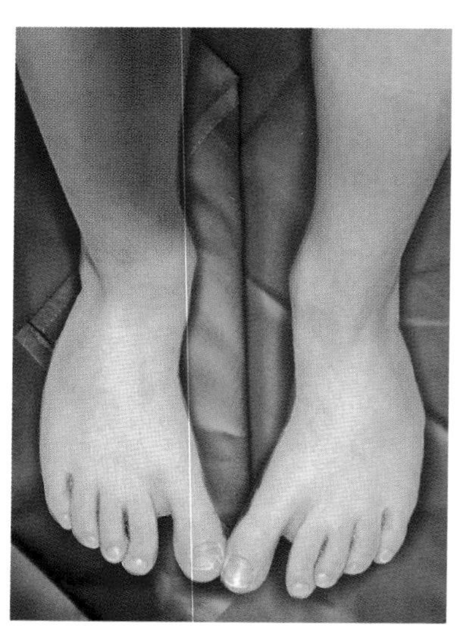

图 2-195　儿童蛇形足临床照片
显示前足内收合并后足外翻。

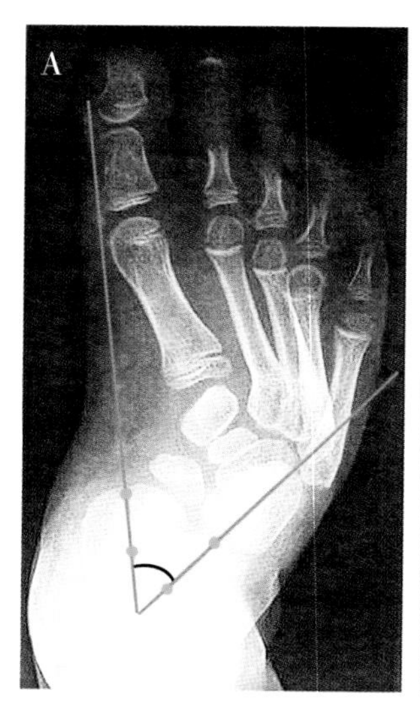

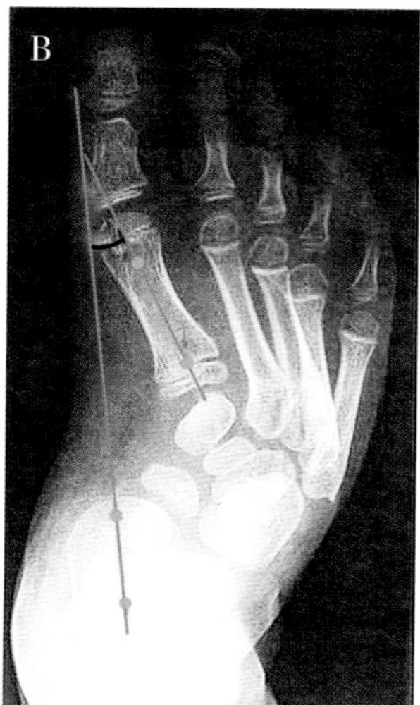

图 2-196　蛇形足的正位 X 线片检查
显示距骨-跟骨角（A）、距骨-第一跖骨角明显增大（B）。

七、临床分类

（一）前足相对后足内收程度分类

Bleck[23]于 1983 年提出以跟骨跖侧面中轴线（平分线）作为参照线，将前足内收畸形分为轻度、中度和严重 3 种类型，迄今仍是临床上广泛应用的分类方法[17,27,28]。该作者从临床观察 1000 例儿童正常足中，发现 85% 受检儿童跟骨跖侧面中轴线的延长线，位于第二足趾与第三足趾之间，因此建立以跟骨中轴线与足趾的相互关系，作为确定前足内收畸形的严重程度的方法。前足正常：跟骨中轴线的延长线位于第二足趾与第三足趾之间；轻度跖骨内收：跟骨中轴线的延长线位于第三足趾；中度跖骨内收：跟骨中轴线的延长线位于第三足趾与第四足趾之间；严重跖骨内收：跟骨中轴线的延长线位于第四足趾与第五足趾之间（图 2–197）。

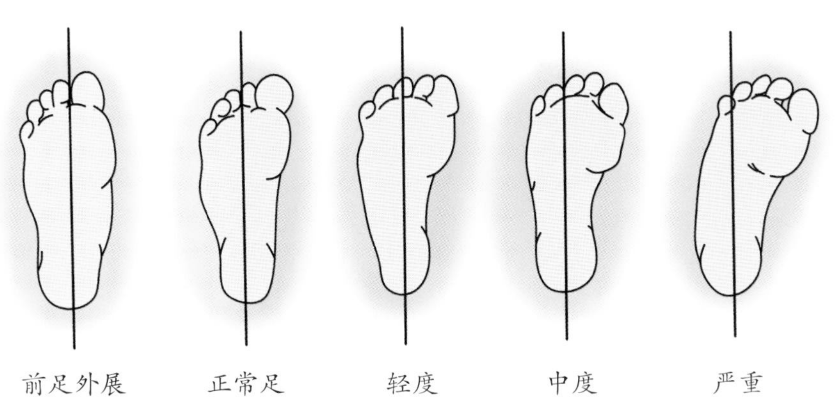

图 2–197　Bleck 前足内收临床分类标准

（二）跖骨内收的柔韧程度分类

此种分型也是普遍被接受的评价方法，对选择治疗方法、判断预后都具有指导作用。在实施此项评价时，检查者用其一手示指与拇指握持后足以保持后足处于中立位，其另一只手则握持前足内侧缘和外侧缘，对前足实施被动外展活动。根据前足内收可被动矫正的程度，分为柔韧型、半柔韧型和僵硬型。柔韧型：当前足被动外展活动时，其前足外侧缘可超过后足外侧缘；半柔韧型：当前足被动外展活动时，其前足外侧缘与后足外侧缘形成一条直线；僵硬型：前足内收为固定畸形，即前足被动外展活动完全丧失（图 2–198、图 2–199）[4,25,29]。

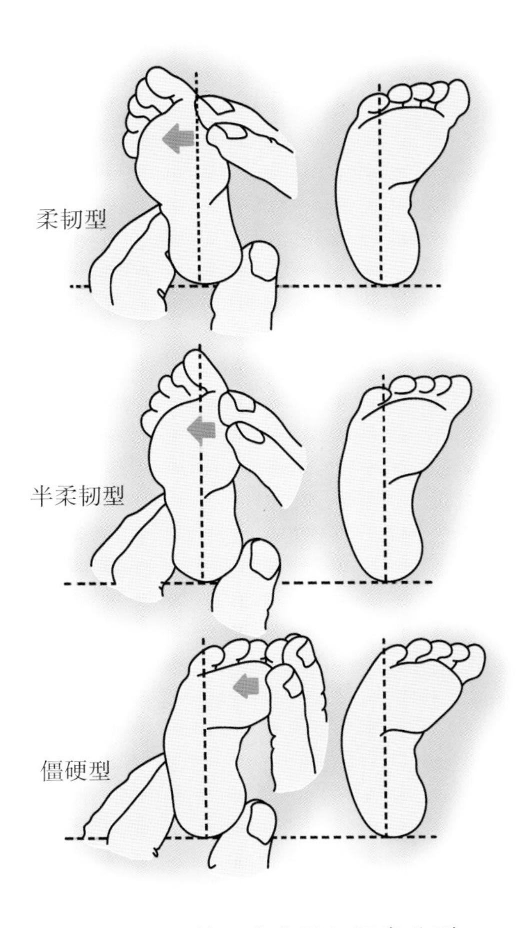

图 2–198　前足内收柔韧程度分型

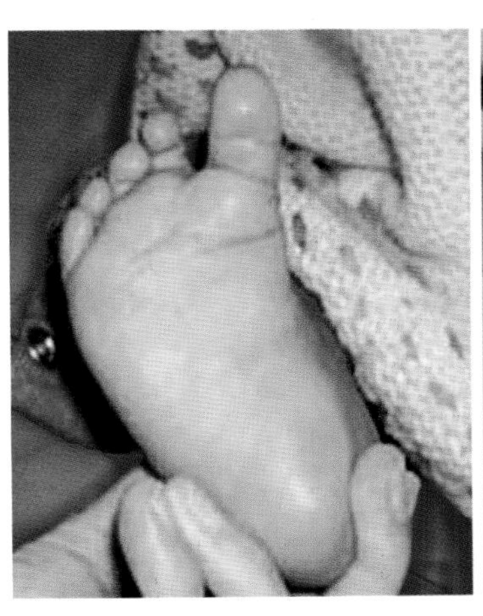

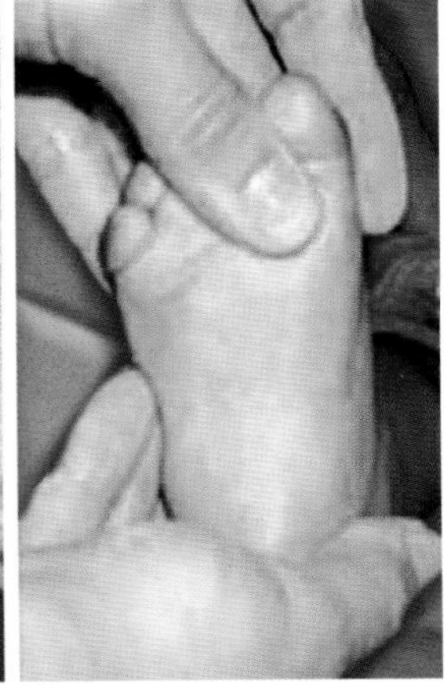

图 2–199　评价前足内收畸形柔韧型的操作方法

八、治疗与预后

婴幼儿前足内收畸形具有自然矫正的倾向，已被许多临床研究所证实[4,5,20]。Ponseti[5]于1966年报道包括379例儿童前足内收病例，提出以前足内收畸形不能被动矫正者作为需要治疗的标准，只有44例（11.6%）符合治疗标准而采取石膏矫形。经过平均10年的随访，未予治疗的335例中，只有少数病例遗留轻度前足内收或后足外翻。接受石膏矫形治疗，随访时间＞7年者36足，32足跖骨内收畸形完全矫正，4足遗留轻度前足内收。Rushforth[4]于1978年描述一项观察自然病史的前瞻性观察研究结果，纳入标准为前足内收畸形可被动矫正至中立位，对研究对象只是定期检查而不作任何治疗。该组总计83例130足，年龄最小为出生后1天，最大者为12月龄，平均观察时间为7年。最后随访时，86%的病例前足内收畸形自然矫正，14%的病例仍有前足内收，中度与严重者各占10%与4%。Bleck[23]回顾性总结160例（265足）婴幼儿前足内收的临床经验，提出跖骨内收柔韧程度分型不是预测能否自然矫正的可靠指标，强调轻度前足内收只是需要临床观察，但中度与严重型跖骨内收者，在8月龄之前开始石膏矫形，才能获得完全矫正的结果。纽约足病医学院（New York College of Podiatric Medicine）曾于1998年在美国足病医学协会杂志发表包括前足内收的儿童5种常见足畸形治疗指南，主张根据患儿年龄与前足内收畸形严重程度，选择石膏矫形或手术治疗[16]。如果患者＞12月龄，轻度前足内收畸形，建议进行被动手法牵伸和支具治疗，而中度和严重型跖骨内收，建议实施石膏矫形。当患儿年龄＞12月龄者，严重型跖骨内收经石膏矫形2个月仍无明显改善者，则应开始手术治疗。另有文献资料提示，儿童跖骨内收畸形中有4%~14%者，随着年龄增加而呈现进行性加重，通常在4岁左右发展为僵硬型畸形，终将需要手术治疗[2-6,30]。Williams[2]于2013年开展一项有关儿童跖骨内收畸形非手术治疗的荟萃分析，强调初期准确分型对决定是否需要治疗发挥着至关重要的作用，建议轻度和柔韧型前足内收只需临床观察，而中度和严重型或非柔韧型的前足内收，则应该尽早开始石膏或支具矫形治疗。该作者同时指出，目前缺乏前瞻性随机临床试验研究。

（一）非手术治疗

采取手法牵伸和系列石膏矫形，是治疗婴幼儿前足跖骨内收的传统方法[4,5]。早在20世纪80年代，某些学者开始尝试采用矫形鞋、足踝支具和绷带固定等简便的方法，替代石膏矫形治疗本病，也获得满意的治疗结果[17,32-34]。Allen[32]应用可调节的足部矫形器治疗120例210足婴幼儿前足内收畸形，96%的病例获得完全矫正的结果。该作者发现矫形器或矫形支具与石膏矫形相比较，具有使用方便、缩短治疗时间、费用低廉等优势。为了弥补缺乏前瞻性对照研究的不足，Herzenberg描述一组前瞻性Bebax矫形器与石膏矫形对照研究，发现足部矫形器具有与石膏矫形相似的结果[17]。本节将介绍矫形器与石膏矫形的方法。

1. Bebax矫形器治疗　Allen[32]应用Bebax矫形器治疗120例200足，只是包括中度与严重的跖骨内收病例，两者分别为80%与20%。开始治疗年龄为4.5月龄（2~9月龄），治疗时间平均为2.7个月（1~7个月）。虽然没有发生皮肤刺激或压疮并发症的病例，但约10%的病例因矫形器滑脱而需要更换矫形器。该作者以跟骨平分线的延长线位于第二~三足趾之间，作为前足内收畸形完全矫正的评价标准，其中115例（96%）获得完全矫正，另有4例（5%）诊断为僵硬型跖骨内收畸形，因为还需要石膏矫形，确定为失败病例，但没有复发病例。Herzenberg[17]报道一组矫形器治疗 15 例 22 足僵硬型前足内收畸形，平均随访时间为 1.5 年，没有发生任何并发症，22 足均获得完全满意的矫正结果。

Bebax 足部矫形器（Camp Industries，Jackson，MI）外观类似于足趾开口的高帮鞋，实际上可分为前足与后足两个单元，在两个单元之间的跖侧，由具有多方向调节的铰链连接（图 2-200）。调节铰链由一连接杆和前足、后足的球形关节 3 个部分所组成，而球形关节表面的塑料罩由 2 个螺丝钉固定，松开或锁定螺丝钉作为调节前足与后足相互方向的机制。Herzenberg 提出年龄＜ 9 月龄、诊断为半僵硬或僵硬型前足内收畸形，适用于足部矫形器治疗[17]。在应用之前，依照患儿足部长度选择尺寸合适的矫形器。选择足部矫形器之后，首先松开矫形器跖侧调节螺丝钉，将患足置入矫形器内，注意始终保持后足处于中立位。在开始穿用的数天内，也允许前足处于适当的内收状态。继之，在患儿适应穿着矫形器之后，应教会患儿父母熟悉调节足底铰链和增加前足外展的方法，即先将矫形器足底前足单元 2 个螺丝钉松开，增加前足单元的外展及内旋角度之后，再锁定螺丝钉。此项操作可由其父母实施，采取渐进性增加前足外展或内旋的角度的原则，以避免皮肤发生压疮。通常需要 10 天左右，可实现前足内收畸形完全矫正。此时，将穿着矫形器时间延长至每天 23 小时，每天允许数次脱下矫形器，以便为患儿洗澡和卫生护理，实施手法被动牵伸活动。被动牵伸操作方法，要求操作者左手示指握持内踝与跟骨内侧以保持后足中立位，拇指置于骰骨外侧施加对抗压力，其右手拇指、示指握持前足进行前足外展活动（图 2-201）。Herzenberg 建议采用模拟负重获取足印的方法，确定跟骨平分线的延长线位于第二～三足趾之后，更改为夜间穿着矫形器，直到矫形器不足以容纳患足为止。通常需要使用 4～5 个月，夜间穿着矫形器阶段只是作为防止复发的措施。

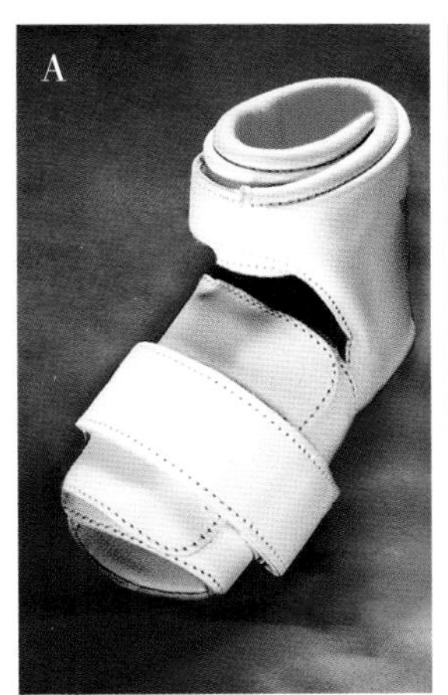

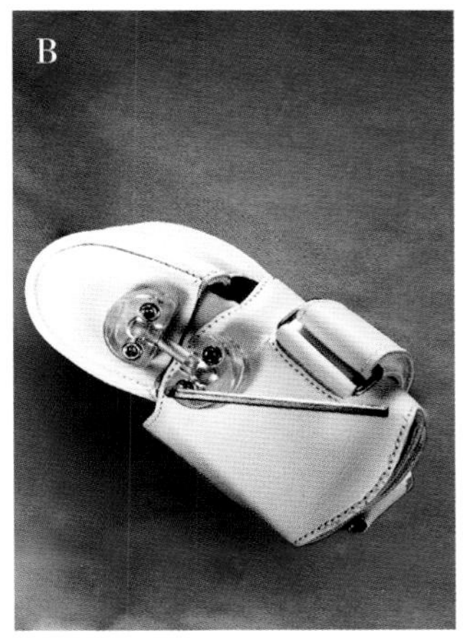

图 2-200　Bebax 矫形器的结构

正面观察类似于高帮鞋（A）。从足底观察，可见鞋底分为前足与后足两个部分，两者由可调节的铰链连接（B）。

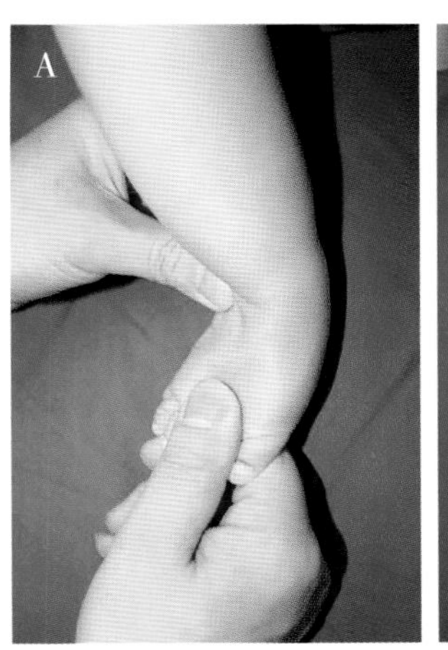

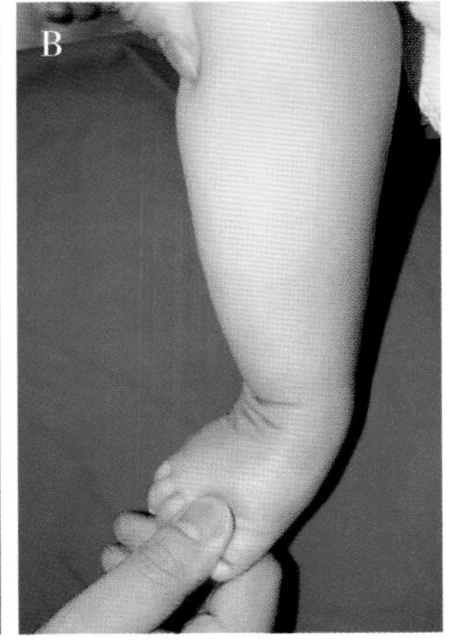

图 2-201　被动牵伸操作方法

操作者左手示指握持内踝，拇指置于骰骨外侧施加对抗压力，其右手拇指、示指握持前足跖骨头颈部，施加产生前足外展的压力（A）。B 图为错误的操作方法，因为将患足整体外展，容易产生医源性足外翻畸形。

2. 石膏矫形治疗　Ponseti[5]应用石膏矫形治疗 36 足非柔韧型跖骨内收畸形，随访时间平均＞ 7 年，32 足跖骨内收获得完全矫正，4 足遗留轻度前足内收。

Farsetti 报道石膏矫形治疗 20 例 28 足跖骨内收长期随访结果，中度和严重跖骨内收分别为 18 足和 10 足，开始石膏矫形年龄平均为 8 月龄（1 月龄至 2.8 年），石膏固定时间平均为 5.5 周（2～14 周），石膏矫形次数平均为 3 次（1～7 次），随访时间平均为 32.5 年（18～69.5 年），随访时年龄平均为 32 岁（19～70 岁）。依照足部外观形态、改良于 Iowa 马蹄内翻足评分标准的先天性跖骨内收的评价方法（表 2–10），将远期结果分为 3 级：优级，足部外观形态正常，功能评分介于 90～100 分；可级，前足遗留轻度跖骨内收，功能评分介于 80～89 分；差级，前足遗留中度和严重内收，功能评分＜ 80 分。最后随访时，19 例 26 足（92.9%）评定为优级，1 例 2 足（7.1%）评定为可级，没有差级结果。

表 2–10　Iowa 先天性跖骨内收的功能评分标准

相关项目	分值
患者满意度（20 分）	
a. 非常满意	20 分
b. 满意	16 分
c. 既满意又不满意	12 分
d. 不满意	8 分
e. 非常不满意	4 分
足部对功能活动的影响（20 分）	
a. 不受任何限制	20 分
b. 偶有限制剧烈运动	16 分
c. 通常限制剧烈运动	12 分
d. 偶有限制日常运动	8 分
e. 限制行走活动	4 分
疼痛（30 分）	
a. 从未疼痛	30 分
b. 偶有剧烈活动时轻度疼痛	24 分
c. 常有剧烈活动后疼痛	18 分
d. 偶有日常活动时轻度疼痛	12 分
e. 行走时疼痛	6 分
站立时足跟姿势（10 分）	
a. 跟骨外翻角 0°～10°	10 分
b. 跟骨外翻角 10°～15°	5 分
c. 跟骨外翻角 15°～20°	3 分
d. 跟骨外翻角 > 20°	0 分
被动活动范围（10 分）	
a. 后足内翻–外翻活动	每 10° 活动范围加 2 分，最多为 6 分
b. 前足内旋–外旋活动	每 25° 活动范围加 2 分，最多为 4 分
步态（10 分）	
a. 正常	10 分
b. 足趾负重行走	2 分
c. 足跟负重行走	2 分
d. 跛行	–2 分

Katz[31]采取小腿石膏治疗 62 例中度与严重的跖骨内收畸形（中度与严重分别为 35 足与 27 足），随访时间平均为 4 年，中度跖骨内收 35 足中 31 足获得完全矫正，4 足仍有轻度前足内收畸形；严重跖骨内收畸形 27 足，6 足遗留中度跖骨内收畸形，1 例遗留严重的跖骨内收畸形，但没有发生足外翻并发症。

（1）石膏矫形的适应证：①年龄介于 4～9 月龄。因为 Eamsobhana 在一项随机对照研究中发现，婴幼儿前足内收畸形能够自然矫正者，通常发生于出生后 4 个月之内[35]。Bleck 临床研究结果也证明，开始石膏矫形的年龄＞ 9 月龄者，其跖骨内收畸形通常不能获得完全矫正[23]。② 临床分型为中度和严重的跖骨内收畸形者。

（2）石膏矫形的操作：在进行石膏矫形时，由助手一只手拇指及示指握持足趾，其另一只手则保持膝关节屈曲 60° ～90° 。此时由操作者从足趾开始，向近端小腿及大腿中段包裹石膏 2～3 层衬垫，助手拇指及示指也应包裹在衬垫之内；继之，在保持踝关节轻度跖屈和内翻状态下，从足趾开始向膝关节下方包裹石膏。然后，开始对石膏塑形，以矫正前足内收畸形，即将后足适当跖屈和内翻，以矫正后足外翻。在骰骨外侧施加对抗的压力的同时，于第一跖骨头颈的内侧施加压力，以实现前足处于外展的位置，但应避免前足固定在内旋的位置，以防止发生足部高弓畸形（图 2–202、图 2–203）。最后，对足部纵弓及横弓处的石膏进行塑形[24,25]。Ponseti[5]主张将足部和小腿适当外旋，以矫正同时存在的胫骨内向扭转，再包裹膝部及大腿石膏。完成矫形石膏操作后，需要修剪覆盖足趾的石膏，保持足趾适当暴露，以便观察下肢血运状态。

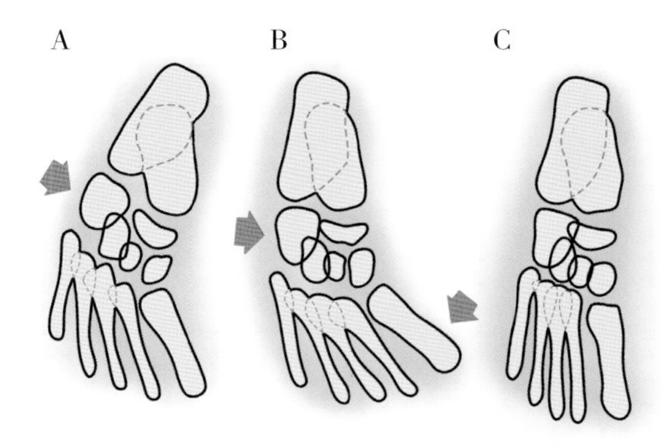

图 2–202　跖骨内收的石膏矫形作用机制示意图

在骰骨施加对抗压力（A），可使跟骨内翻（B），再于第一跖骨头内侧施加压力，可恢复跖骨正常的解剖轴线（C）。

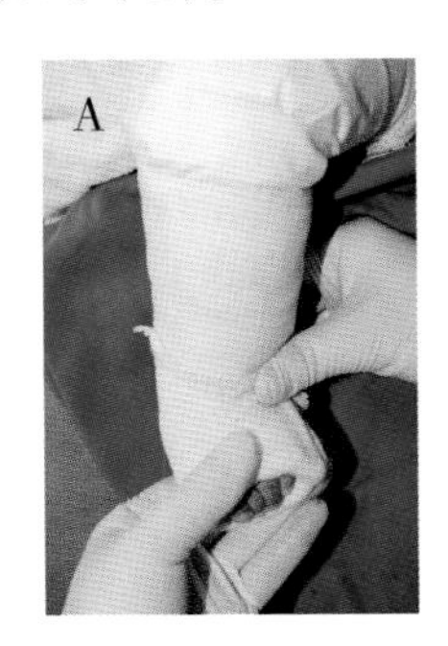

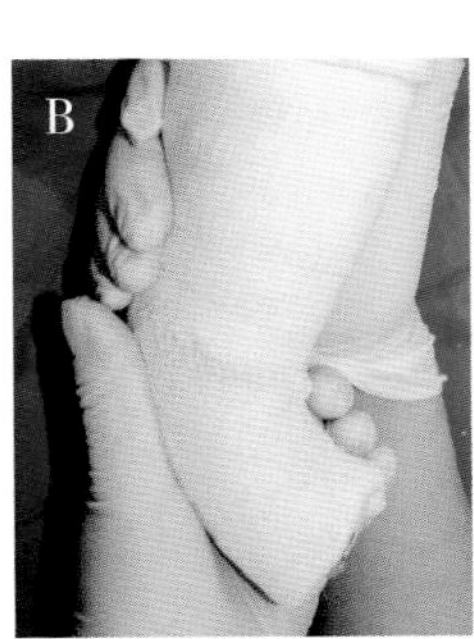

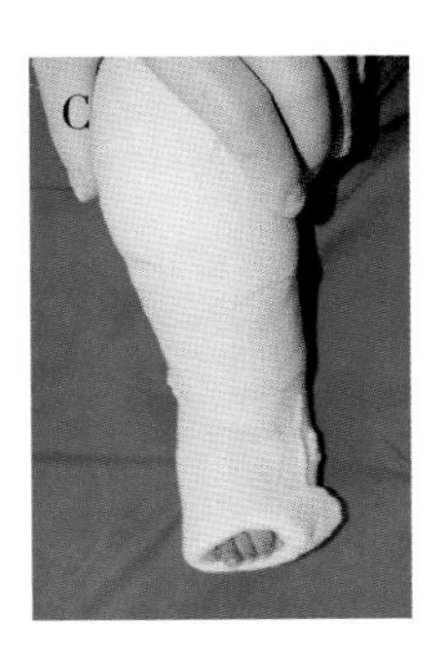

图 2–203　跖骨内收的石膏矫形要点

首先进行前足塑形（A），继之将足及小腿适当外旋，以矫正胫骨内向扭转（B），最后包裹膝部及大腿石膏（C）。

（3）石膏矫形周期与后期处理：多数学者主张每2周更换一次石膏，但石膏固定次数尚未形成一致。Ponseti主张4次石膏矫形，前3次每2周更换一次矫形石膏，第4次则固定3周[5]。Wan则主张＜3月龄者每周更换一次矫形石膏，而＞3月龄者每2周更换一次矫形石膏[3]。关于石膏固定的次数，该作者将矫形石膏分为矫形与维持矫形2个阶段，强调维持矫形阶段所需要的时间，只是矫形阶段的1/2。石膏矫形后是否还需要辅助性处理，学者之间也有不同意见。Wan[3]建议完成维持矫形阶段之后，在用夜间石膏后托固定3～4个月。Herzenberg对石膏矫形之后，采取日间穿着直帮鞋或左足与右足反向穿鞋作为辅助性措施，但没有提及所需的时间[17]。Ponseti明确反对应用足部外展支具（denis browne splint）固定，因为容易导致足外翻畸形。他采取石膏矫形治疗的36足，都未采取辅助性措施[5]。

3. 手术治疗 某些临床观察证明，少数儿童跖骨内收畸形，即有4%～14%者，随着年龄增加而进行性加重。年龄＞2岁再用石膏矫形，通常不能获得满意的结果[29, 36]。而4岁以后则将演变成僵硬型跖骨内收畸形，特别是伴有足背疼痛和穿鞋困难者，通常需要手术治疗[2-4, 29]。Katz[31]应用石膏矫形治疗44例严重跖骨内收，只有7例（16%）遗留中度和严重跖骨内收而需要手术治疗。Pentz[29]临床观察795例儿童跖骨内收畸形，只有1%者因非手术治疗失败而需要手术治疗，其中年龄＞2岁者约占83%。正是因为多数病例不需要手术治疗，文献中缺乏手术方法与治疗结果的相关论著。迄今只能检索到几种手术方法，特别是软组织松解手术。20世纪90年代曾经开展2种手术方法，即跗关节囊松解手术和趾展肌与内侧跖跗及跗横关节内侧囊松解手术[36,38]，适用于年龄＜4岁、中度或严重的跖骨内收畸形。曾经被视为经典的Heyman-Herndon[36]跗跖关节囊松解手术，历经约30年的临床观察，证明其总体成功率较低，而并发症却居高不下，已被多数学者所扬弃。Stark[37]随访观察Heyman-Herndon手术治疗48足跖骨内收的远期结果。术后随访时间平均为11.4年，只有53%获得满意的结果，而失败率却多达41%，并有50%病例并发足背隆凸及疼痛。他认为Heyman-Herndon手术虽然能够解决跗跖关节囊挛缩，但是没有研究资料证明儿童跖骨内收畸形存在跗跖关节囊挛缩的病理解剖学改变。如果年龄＞4岁，诊断为严重跖骨内收畸形，出现足背疼痛和穿鞋困难者，则需要手术治疗。目前，治疗儿童跖骨内收的手术方法，包括拇趾外展肌与跗横关节内侧囊松解、拇趾外展肌腱切断、内侧楔骨撑开楔形截骨与第二跖骨－第五跖骨基底截骨，以及内侧楔骨撑开与外侧骰骨闭合性楔形截骨等。

（1）拇趾外展肌与跗横关节内侧囊松解：Ghali和Silk[38]首次采取拇趾展肌与内侧跗跖及跗横关节内侧囊松解，治疗21例38足跖骨内收，手术时年龄平均为1.7岁（9月龄至5.5岁），术后随访时间平均为4.3年（1.2～17年）。临床评价分为4级：优级，足部外观形态正常，足部没有疼痛，X线检查前足解剖轴线正常；良级，前足只有轻度内收，足部没有疼痛，医生和患者家长认为满意；可级，医生并不完全满意，但足部没有疼痛，也不需要手术治疗；差级，跖骨内收没有矫正，X线检查证明跗跖关节轴线异常，即使患者没有症状。X线评价借鉴Lowe正位足部X线测量舟骨－第一跖骨角的方法（图2-204）[39]，正常足

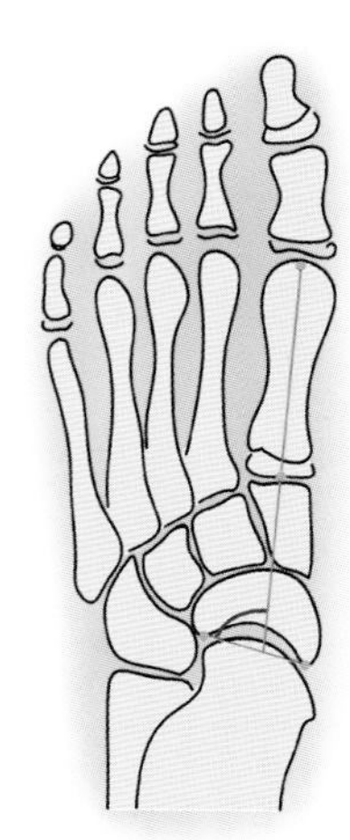

图2-204　舟骨－第一跖骨角的测量方法示意图

部舟骨–第一跖骨角 93.3°（正常值介于 86° ～100° ）。该组 38 足均获得与正常足相似的优良结果，既没有手术并发症，也无晚期复发病例。Asirvatham[40]报道拇趾展肌与内侧跖跗及跗横关节内侧囊松解，治疗儿童跖骨内收 12 足。手术时年龄平均为 3.6 岁（9 月龄至 5.5 岁），术后随访时间平均为 3.6 年（1～8 年），足部正位 X 线片距骨–第一跖骨角由术前平均为 20° 下降至 8°，但有 1 足遗留持续性前足内收畸形。该作者认为，本手术是治疗儿童跖骨内收简便有效的方法。

【手术适应证】

僵硬或半僵硬型跖骨内收畸形，年龄介于 12 月龄至 4 岁。

【手术操作】

①将患儿置于仰卧位。于膝关节上方捆扎充气止血带后，常规进行手术野的皮肤准备。

②切口与显露：沿着足部内侧作一纵向切口，从内踝尖端前缘开始，纵行向足趾方向延伸，终止于第一跖骨颈处。切开皮肤及浅筋膜，将切口皮瓣向足背与足底两侧适当游离，以显露拇趾外展肌、舟楔关节和第一跖楔关节。

③拇趾展肌松解：于舟骨结节跖侧将拇趾外展肌适当游离（图 2–205），在肌肉与肌腱移行部位，以间隔 2 cm 的两个平面切断腱膜结构，以实现延长该肌的目的。此时将前足被动外展，如果拇趾展肌仍然紧张，则允许在其近端完全切断，但需要注意保护其深面的足底内侧血管神经束。

④切断胫前肌腱在内侧楔骨的附着点：胫前肌腱在距舟关节背侧分为浅侧束与深侧束，前者继续向远端走行而止于第一跖骨基底的背侧及跖侧面，而其深侧束通常比正常者增厚，则直接向跖侧走行而止于内侧楔骨的内侧及跖侧面。于胫前肌腱浅侧束与深侧束交叉部位的跖侧，锐性游离胫前肌腱深侧束，然后在其止点处直接切断（图 2–206）。

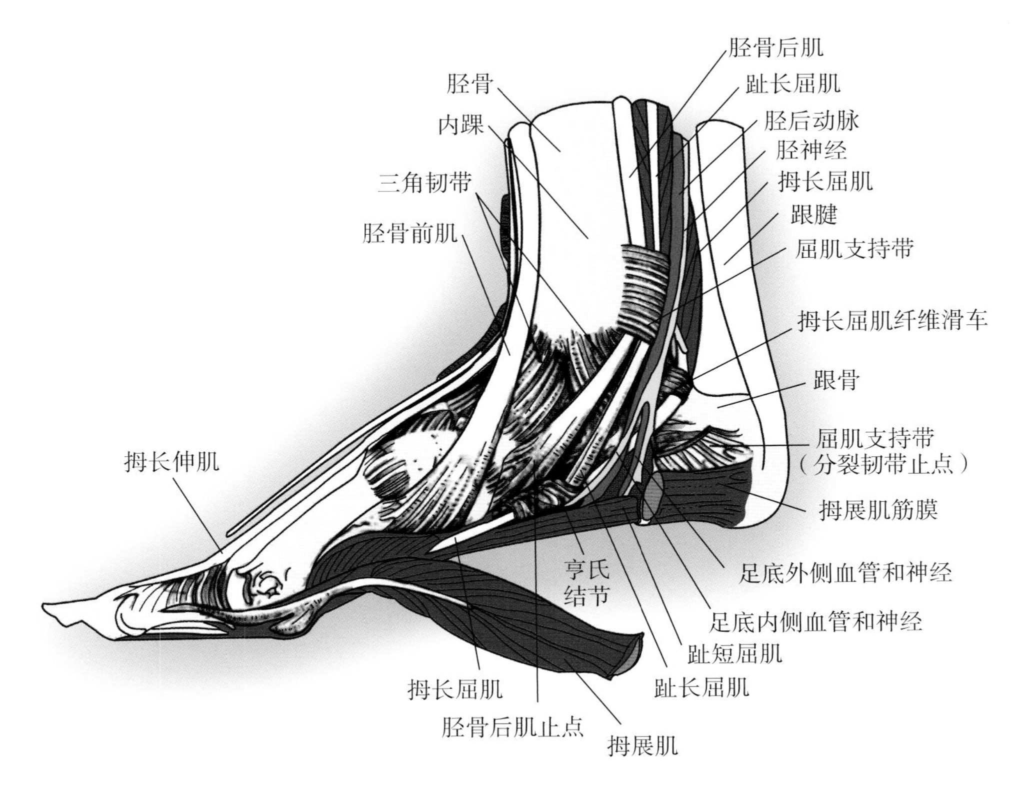

图 2–205　拇趾展肌解剖示意图

⑤第一跖楔关节和舟楔关节囊切开：提起胫前肌腱深侧束的断端，可使第一跖骨外旋而显露第一跖楔关节囊，切开该关节囊的内侧部分及背侧和跖侧的 2/3，此时注意避免损伤第一跖骨生长板。接着，采取同一方式切开舟楔关节囊（图 2–207）。然后，将前足被动外展，可见第一跖楔关节和舟楔关节内侧张开，其前足内收畸形也获得满意的矫正（图 2–208），最后常规缝合切口皮肤[38–41]。

【术后处理】

术后早期使用长腿石膏后托，于足部内侧切口无张力下固定 2 周。其后，用长腿管型石膏于前足外展位固定 3 个月。Asirvatham[40]则用克氏针对跖楔及舟楔关节进行固定。在保持前足适当外展时，从第一跖骨颈部的背侧置入 1 根直径为 1.6 mm 的克氏针，经过跖楔、舟楔关节而止于距骨体内，再用小腿石膏固定。术后 4 周拔出克氏针，再用小腿石膏固定 4 周。拆除石膏之后，如果出现前足内收反跳现象，则将左足和右足鞋反向穿着（reverse shoes）数月，而不必应用足外展支具。

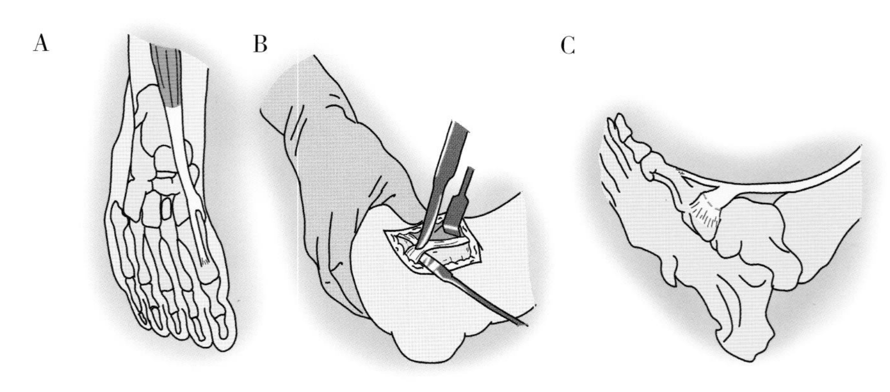

图 2–206　胫前肌腱正点显露与松解示意图

A 显示胫前肌腱浅侧束与深侧束分叉处，在其分叉处的跖侧切断深侧束肌腱（B 和 C）。

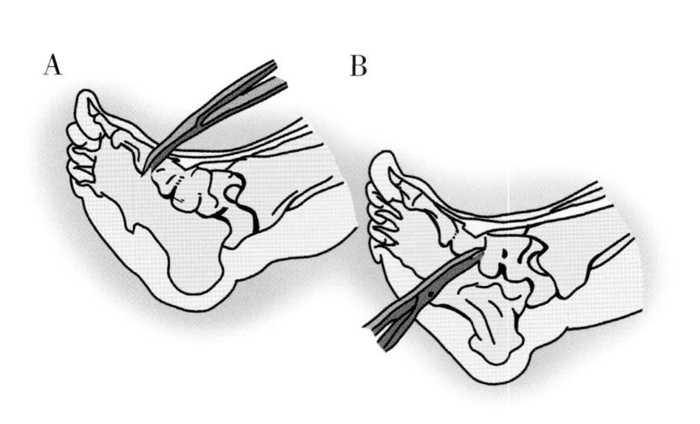

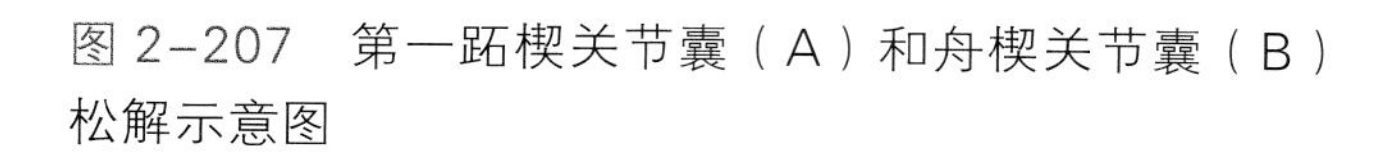

图 2–207　第一跖楔关节囊（A）和舟楔关节囊（B）松解示意图

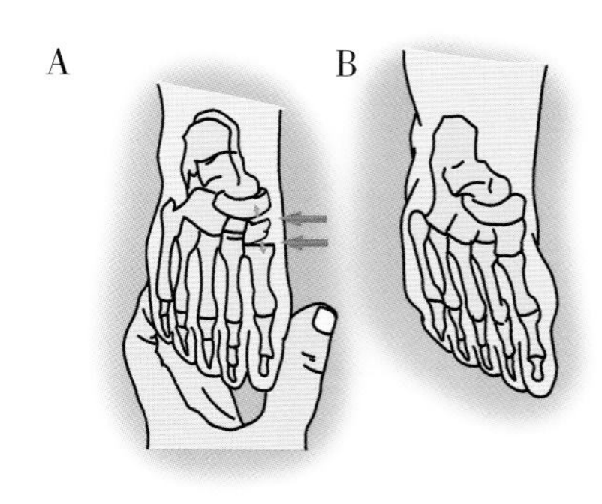

图 2–208　跗跖与舟楔关节内侧松解后（A）与松解前（B）的比较示意图

（2）拇趾外展肌腱切断：Lichtblau[42]在临床检查时，发现儿童跖骨内收主要累及第一列跖楔关节，而外侧列跖骨内收程度则逐次减弱，他提出拇趾外展肌挛缩是产生第一列跖楔关节内收的主要原因。如果拇趾外展肌应力试验阳性（图 2–209），则应视为拇趾外展肌腱切断的适应证。该作者选择拇趾外展肌腱切断治疗跖骨内收 26 足，其原发性足部疾病包括先天性马蹄内翻足遗留前足内收畸形、特发性前足内收畸形和神经肌肉性足部畸形。手术时年龄介于 9 月龄至 11 岁，术后随访时间介于 6 个月至 1.5 年。最后随访时，14 足跖骨内收获得完全矫正，9 足仍有轻度前足内收畸形，另外 3 足遗留中度或重度前足内收畸形。该作者认为 3 例失败者是手术适应证选择失当所致，因为 3 例是继发于脊髓脊膜膨出、多发性关节挛缩症和骶管脂肪瘤所致的前足内收。Mitchell[43] 采取拇趾外展肌切除和拇趾外展肌腱切断，治疗儿童僵硬型跖骨内收 17 足，均获得满意的矫形结果，也没有复发病例。但是，该作者并未详尽描述手术时年龄和术后随访时间。

【手术适应证】

僵硬或半僵硬型跖骨内收畸形，拇趾外展肌应力试验阳性（图 2-209），年龄介于 12 月龄至 11 岁。

【手术操作】

将患儿置于仰卧位。于膝关节上方捆扎充气止血带后，常规进行手术野的皮肤准备。

沿着第一跖骨头内侧缘向近端作长约 3 cm 的皮肤切口，将前足外展时可见该肌腱被动拉紧，用一弯头止血钳置于其深面（图 2-210）。将拇趾展肌肌腱完整牵拉至切口之外，在直视下将其切断。为了防止术后肌腱重新连接或粘连，再把肌腱远端予以适当切除。然后，常规缝合切口皮肤。

【术后处理】

Lichtblau 主张术后用小腿石膏固定 4 周。然后，穿用外侧鞋帮展开而内侧鞋帮直线状矫形鞋（outflare shoes），要求持续穿用 6 个月，以防止跖骨内收复发。Mitchell 则用小腿石膏固定 2 个月，强调保持前足过度外展[42,43]。

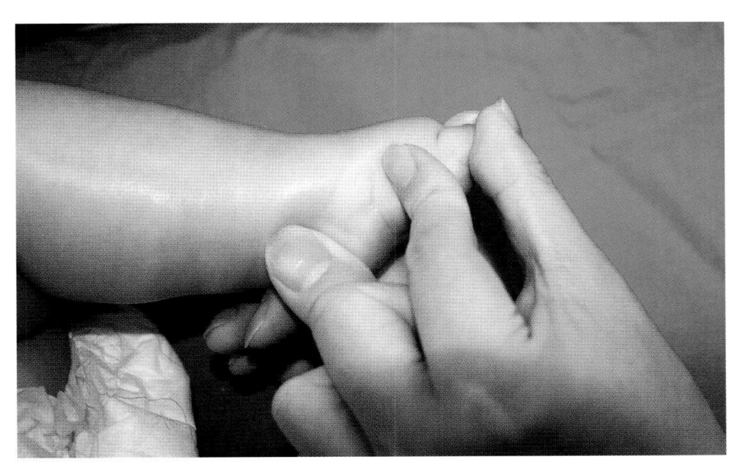

图 2-209　拇趾外展肌应力试验

医生用一只手稳定足跟，另一只手拇指与示指置于第一楔跖内侧。拇指向外侧推挤跖骨头时，示指可感知拇趾展肌肌腱张力增加，抑或出现弓弦样改变。

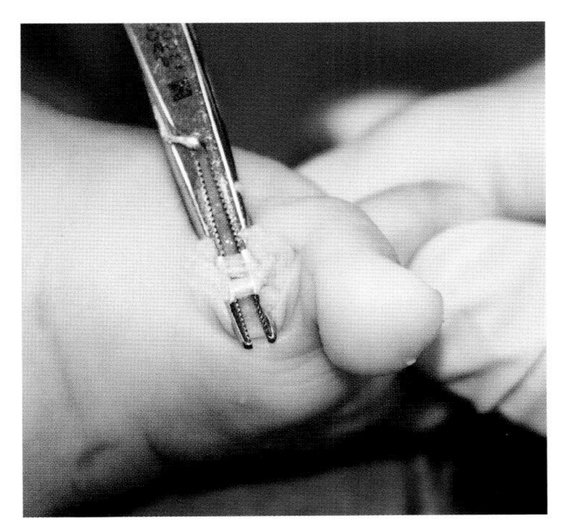

图 2-210　拇趾外展肌腱的显露

（3）第一跖楔关节囊松解与第二～四跖骨基底截骨：Cahuzac[44] 首创第一列跖楔关节囊松解与第二～四跖骨基底截骨，治疗前足内收畸形 21 例 31 足，其中 16 足为特发性跖骨内收，15 足为先天性马蹄内翻足遗留跖骨内收畸形。手术时年龄平均为 4.3 岁（1.7～7.8 岁），术后随访时间平均为 4.1 年（1～7.8 年）。将足部正位 X 线片测量距骨－第一跖骨角，跟骨－第五跖骨角、距骨-跟骨角、第一跖骨-第二跖骨角和第一跖骨-趾骨角，作为评价治疗结果的参数。最后随访时，27 足外观正常，既无疼痛也没有穿鞋困难，足部正位 X 线片测量距骨-第一跖骨角由术前平均为 -18°，增加至平均为 5°，结果评定为优级；4 例术后遗留轻度前足内收，另 2 例跖骨内收合并后足外翻（蛇形足）者结果评定为差级。总计 93 处跖骨截骨并无 1 处发生不愈合，但有 6 足出现内侧楔骨及第一跖骨基底过度生长现象。Cahuzac 认为本手术是治疗儿童跖骨内收畸形安全可靠的方法，避免第一跖骨基底截骨可能引发第一跖骨近端骺板损伤，进而产生第一跖骨短缩畸形的严重并发症[45,46]。Knŏrr[30]选择经皮手术方式实施 Cahuzac 手术，治疗僵硬型跖骨内收 26 例 34 足，包括先天性跖骨内收 9 足，继发于手术治疗马蹄内翻足的跖骨内收 25 足，手术时年龄平均为 5.7 岁（3～8.5 岁）。手术后随访时间平均为 4.6 年（2～6.6 年）。临床以美国矫形外科足-踝学会评分，评价治疗结果。X 线评价测量第一跖骨-楔骨角（first cuneometatarsal angle，CM1），即楔骨中轴线与第一跖骨中轴线形成的夹角，作为内侧列跗跖关节内收严重程度的参数，同时测量跖骨干骺端-骨干角（metatarsal metaphyseal angle，M），即第四跖骨干骺端中心线与跖骨干中轴线形成的夹角，作为评价第二跖骨-第四跖骨内收严重程度的参数（图 2-211）。最后随访时，美国矫形外科足-踝学会评分，由术前平均为 78 分，增加至术后平均为 98.7 分，具有统计学意义。X 线测量 CM1 角由术前平均为 131.6°，降低至平均为 23.6°，M 角由术前平均为 6.4°，降低至平均为 5.8°，两者均有统计学意义。该作者由此认为，经皮实施第一跖楔关节囊松解与第二～四跖骨基底截骨，是容易操作的手术技术，其临床和 X 线检查结果都相当于切开手术，却明显减少手术及住院时间，足部皮肤美观效果也优于切开手术。

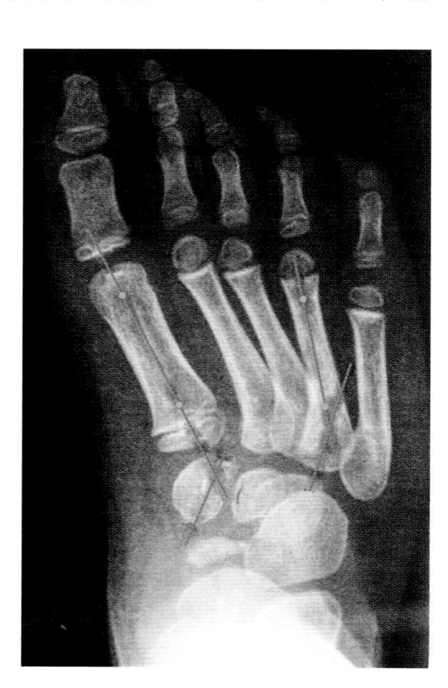

图 2-211　足部正位 X 线片测量第一列楔骨-跖骨角和第四跖骨干骺端-骨干角的方法

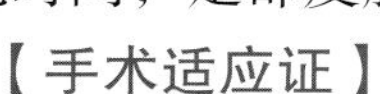

【手术适应证】

严重和持续性跖骨内收，伴有足背疼痛或穿鞋困难；年龄 3～5 岁，因为年龄＜ 3 岁者，适用于拇趾外展肌和内侧跖楔关节囊松解等软组织松解手术。

【手术操作】

①将患儿置于仰卧位。于膝关节上方捆扎充气止血带后，常规进行手术野皮肤准备。

②内侧楔跖关节松解：于第一跖骨与第二跖骨近端作纵行皮肤切口，将拇长伸肌及拇短伸肌向外侧牵拉，显露内侧楔跖关节囊及韧带。依次切开楔跖关节囊及韧带的内侧部分、跖侧及背侧的 2/3，但应保留该关节囊背侧面及跖侧面的外侧 1/3 完整。继之，利用同一皮肤切口或另作皮肤切口，在第一跖骨近端内侧分离和切断拇趾外展肌（图 2-210）。

③第二～四跖骨基底截骨：当完成楔跖关节囊及拇趾展肌松解之后，仍然在第 1 个皮肤切口处把拇长伸肌腱向内侧牵拉，显露第二跖骨基底。在 X 线透视监视下，确定并标记第二跖骨基底截骨线，使用弧形骨刀进行骨膜下杵臼截骨。接着，在第三跖骨与第四跖骨近端作第 2 个纵行皮肤切口，将各自的趾长伸肌及趾短伸肌腱分别向两侧牵拉，以充分显露第三跖骨和第四跖骨近端。在 X 线透视下，用克氏针分别在第三跖骨和第四跖骨基底钻孔，作为截骨的标记线。然后，用弧形窄骨刀沿着第三跖骨和第四跖骨基底所标记骨孔完成杵臼截骨（图 2-212）。

④克氏针固定：完成第二～四跖骨基底截骨之后，容易将前足外展至中立位。经过 X 线透视确认前足内收畸形已被完全矫正之后，在保持前足轻度外展时，从第一跖骨远端置入 1 根直径为 1.5 mm 的克氏针，经内侧楔骨、舟骨而终止于距骨体内，尾端折弯后保留于皮肤之外。但是，Knŏrr 采取经皮斜行克氏针固定第一跖骨和跗骨，即于第一跖骨远端内侧插入直径为 2 mm 的克氏针，其近端置入外侧楔骨和骰骨内固定（图 2-213）[30,44]。

【术后处理】

常规缝合皮肤切口之后，用小腿石膏于踝关节背伸与跖屈中立位、前足轻度外展位固定。术后 6 周拆除石膏，拔出克氏针。当 X 线检查显示跖骨截骨愈合之后，方可允许开始负重行走。Knŏrr 则建议拆除石膏固定后，使用夜间足踝支具固定 2 个月，以防止跖骨内收畸形复发。

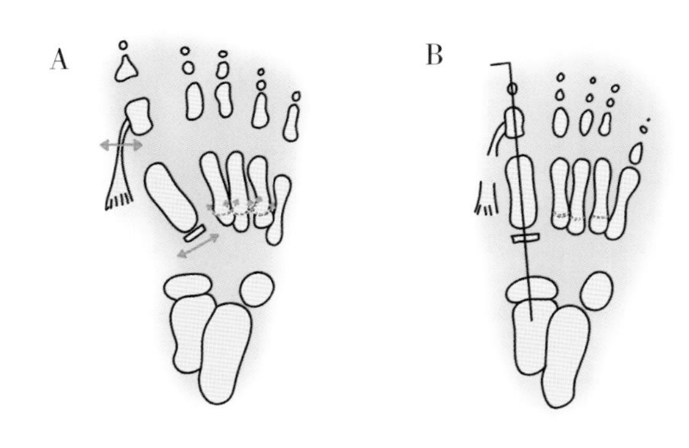

图 2-212　内侧楔跖关节松解与第二～四跖骨跖骨基底截骨示意图

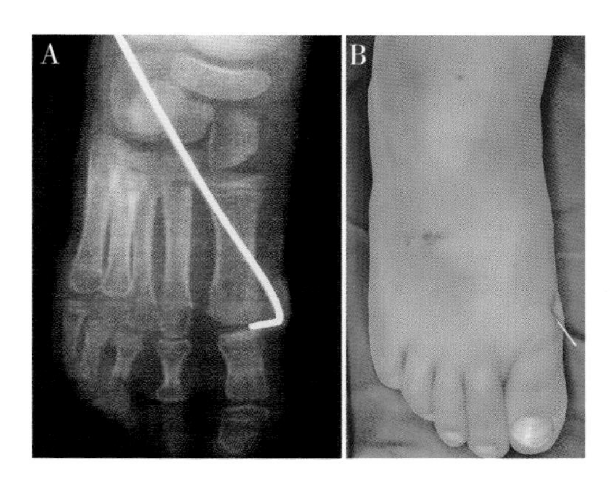

图 2-213　克氏针置入外侧楔骨和骰骨内固定后的 X 线片（A）和大体照（B）

（4）内侧楔骨撑开楔形截骨与第二～五跖骨基底截骨：Feng 和 Sussman[47] 首创内侧楔骨撑开截骨与第二～五跖骨基底截骨，治疗跖骨内收 16 例 25 足，其中 6 例为双侧先天性跖骨内收。手术时年龄平均为 7.1 岁（6.5～9.4 岁），术后随访时间平均为 2.9 年（2.5 个月至 10.7 年）。最后随访时，临床检查前足内收畸形都获得满意的矫正，只有 4 例先天性马蹄内翻足遗留轻度跖骨内收，并在较长距离行走后出现疼痛。X 线检查包括正位 X 线片测量距骨-第一跖骨角由术前平均为 -12.9°，增加至平均为 2.7°；距骨-跟骨角由术前平均为 28.5°，降低至平均为 24.2°；跟骨-第二跖骨角由术前平均为 35.8°，降低至平均为 14.5°；跟骨-第五跖骨角由术前平均为 9.1°，降低至平均为 3.8°。上述确定跖骨内收的正位 X 线参数，都有统计学意义的改变。但是，侧位 X 线参数，例如距骨-第一跖骨角，距骨-跟骨角、胫骨-跟骨角和跟骨背伸角却没有改变。手术并发症包括 1 例切口感染、1 例跖骨截骨处延迟愈合和 2 例发生第四跖骨与第五跖骨基底骨性连接，但后者并无临床症状。该作者认为本手术截骨平面位于畸形的顶点，适用矫正病因各异的跖骨内收畸形，而且比内侧楔骨张开和骰骨闭合联合截骨治疗跖骨内收畸形更为有效，因为后者的第二跖骨和第三跖骨仍处于僵硬状态，影响治疗结果。

【手术适应证】

持续性跖骨严重内收畸形，伴有足背疼痛或穿鞋困难；足部正位 X 线检查证明跖骨内收的顶点位于内侧楔骨者；年龄＞ 6 岁，因为内侧楔骨骨化中心在 4 岁以后才能获得充分的发育，上限年龄可至 9 岁。

【手术操作】

①将患儿置于仰卧位。于膝关节上方捆扎充气止血带后，常规进行手术野的皮肤准备。

②第二～五跖骨基底截骨：通常需要 2 个皮肤切口，分别于第二跖骨与第三跖骨、第四跖骨与第五跖骨近端之间，作 2 个 3～4 cm 的纵行皮肤切口，将各自的趾长伸肌腱和趾短伸肌腱分别向两侧牵拉，显露第二～五跖骨近端。在 X 线透视监视下，用克氏针分别在第二～五跖骨的骨干与基底交界处连续钻孔，使用窄骨刀沿着所标记的骨孔进行杵臼截骨（图 2–214），或者采取基底位于外侧的楔形截骨，楔形截骨的基底宽度限定在 2～5 mm。

③内侧楔骨撑开性楔形截骨：在内侧楔骨内侧缘作 3 cm 的纵向皮肤切口。切开皮肤及深筋膜后，将胫前肌腱止点向背侧牵拉，充分显露内侧楔骨。在 X 线透视监视下，将 1 根克氏针置入内侧楔骨冠状面的中央，用骨刀或微型骨锯沿着克氏针截断内侧楔骨，注意保留胫前肌腱止点仍然附着于截骨远端。此时，应用 2 把骨刀或椎板牵开器，撑开内侧楔骨截骨间隙，确认前足已经外展至中立位或轻度外展位，再将体积适当的同种异体楔形骨块置入截骨间隙（图 2–214）[47]。

④克氏针交叉固定：如果 X 线透视证明跖骨内收畸形已被矫正，内侧楔骨截骨间隙所置入的骨块位置满意，以及第二～五跖骨基底截骨间隙也未分离，分别从足部内侧和外侧，经第一跖骨和第五跖骨近端，置入交叉克氏针固定（图 2–214）。2 根克氏针分别终止于舟骨和外侧楔骨之内，而尾端折弯后保留于皮肤之外。

【术后处理】

常规缝合皮肤切口之后，用长腿或小腿石膏固定，保持踝关节背伸与跖屈中立位，可使前足轻度外展。术后 6 周拆除石膏和拔出克氏针，再用小腿行走石膏固定 2 周。

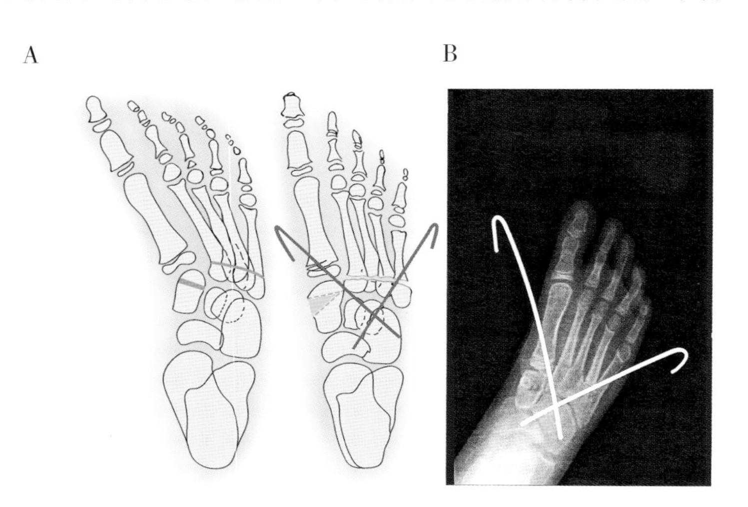

图 2–214　内侧楔骨撑开性楔形截骨与第二～五跖骨基底截骨示意图

（5）内侧楔骨撑开与外侧骰骨闭合性楔形截骨：McHale[48] 于 1991 年首次描述内侧柱延长与外侧柱缩短联合截骨手术，试图经过一次手术矫正前足内收与中足外旋两个部位、两个平面畸形，即所谓的蚕豆足畸形（bean-shaped foot）。McHale 采取上述手术方法治疗 6 例 7 足，手术时年龄介于 4～10 岁，术后随访时间均＞ 2 年。临床检查足部形态接近正常，步态也明显改善，下肢内旋步态完全消失。既能够穿着普通鞋，膝部和足部疼痛症状也完全消失。

Gordon[49] 选择内侧楔骨撑开和外侧骰骨闭合性联合截骨，治疗儿童跖骨内收 33 例 50 足，包括先天性马蹄内翻足遗留跖骨内收 34 足，特发性严重的跖骨内收 11 足，蛇形足畸形 4 足。手术时年龄平均为 5.5 岁（3.1～17.8 岁），术后随访时间平均为 3.9 年（2～6.8 年）。最后随访时，足部外观形态正常 28 足（56%），后足轻度内翻 19 足（38%），后足明显内翻 2 足（4%），后足外翻 1 足（2%）；46 足（92%）没有疼痛，4 足有轻度疼痛。X 线测量距骨-第一跖骨角由术前平均为 16°，降低至平均为 3°；跟骨-第二跖骨角由术前平均为 37°，降低至平均为 18°，提示跖骨内收获得完全矫正。内侧柱长度由术前 3 cm 增加至 3.9 cm，而骰骨术前长度 2.5 cm，随访时仍然是 2.5 cm，因此内侧柱与外侧柱长度比值由术前平均为 1.2 cm 增加至平均为 1.6 cm（增加 33%）。该作者认为内侧柱与外侧柱联合手术，将明显改善或恢复内侧柱与外侧柱的解剖关系，是矫正原发性和继发性前足内收的可靠方法，特别是随访期间＞ 6 年者，前足内收及外旋畸形均获得矫正，足部疼痛消失，穿鞋状态明显改善，也没有复发病例。该作者强调内侧楔骨在 5 岁之后才获得充分骨化，建议年龄＞ 5 岁，方可实施内侧楔骨撑开和外侧骰骨闭合性联合截骨，治疗严重的跖骨内收畸形。

内侧楔骨撑开和外侧骰骨闭合联合截骨的手术操作，参阅“先天性马蹄内翻足”的相关内容。

参考文献

[1] RAMPAL V, GIULIANO F. Forefoot malformations, deformities and other congenital defects in children [J]. Orthop Traumatol Surg Res, 2020, 106(1S): S115-S123.

[2] WILLIAMS C M, JAMES A M, TRAN T. Metatarsus adductus: development of a non-surgical treatment pathway [J]. J paediatr child health, 2013, 49(9): E428-E433.

[3] WAN S C. Metatarsus adductus and skewfoot deformity [J]. Clin Podiatr Med Surg, 2006(1): 23: 23-40.

[4] RUSHFORTH G F. The natural history of the hooked forefoot [J]. J Bone Joint Surg Br, 1978, 60-B(4): 530-532.

[5] PONSETI I V, BECKER J R. Congenital metatarsus adductus: the results of treatment [J]. J Bone Joint Surg Am, 1966, 48(4): 702-711.

[6] KITE J H. Congenital metatarsus varus [J]. J Bone Joint Surg, 1967, 49(2): 388-397.

[7] DAWOODI A I S, PERERA A. Radiological assessment of metatarsus adductus [J]. Foot Ankle Surg, 2012, 18(1): 1-8.

[8] BERG E E. A reappraisal of metatarsus adductus and skewfoot [J]. J Bone Joint Surg Am, 1986, 68(8): 1185-1196.

[9] WYNNE-DAVIS R. Etiology and interrelationship of some common skeletal deformities [J]. J Med Genet, 1982, 19(5): 321-328.

[10] GREENE W B. Metatarsus adductus and skewfoot [J]. Instr Course Lect, 1994, 43: 161-177.

[11] DELPONT M, LAFOSSE T, BACHY M, et al. Congenital foot abnormalities [J]. Archives De Pediatrie, 2015, 22(3): 331-336.

[12] HUNZIKER U A, LARGO R H, DUC G, et al. Neonatal metatarsus adductus, joint mobility, axis and rotation of the lower extremity in preterm and term children 0—5 years of age [J]. Eur J Pediatr, 1988, 148(1): 19-23.

[13] MORCUENDE J A, PONSETI IV. Congenital metatarsus adductus in early human fetal development: a histologic study [J]. Clin Orthop, 1996, 333: 261–266.
[14] REIMANN I, WERNER H H. The pathology of congenital metatarsus varus. A post-mortem study of a newborn infant [J]. Acta Orthop Scand, 1983, 54(6): 847–849.
[15] BROWNE R S, PATON D F. Anomalous insertion of the tibialis posterior tendon in congenital metatarsus varus [J]. J Bone Joint Surg Br, 1979, 61(1): 74–76.
[16] CONNORS J F, WERNICK E, LOWY L J, et al. Guidelines for evaluation and management of five common podopediatric conditions [J]. J Am Podiatr Med Assoc, 1998, 88(5): 206–222.
[17] HERZENBERG J E, BURGHARDT R D. Resistant metatarsus adductus: prospective randomized trial of casting versus orthosis [J]. J Orthop Sci, 2014, 19(2): 250–256.
[18] HUTCHINSON B. Pediatric metatarsus adductus and skewfoot deformity [J]. Clin Podiatr Med Surg, 2010, 27(1): 93–104.
[19] GORE A I, SPENCER J P. The newborn foot [J]. Am Fam Physician, 2004, 69(4): 865.
[20] FARSETTI P, Weinstein S L, Ponseti I V. The long-term functional and radiographic outcomes of untreated and non-operatively treated metatarsus adductus [J]. J Bone Joint Surg Am, 1994, 76(2): 257–265.
[21] FRIDMAN M W, DE ALMEIDA FIALHO H S. The role of radiographic measurements in the evaluation of congenital clubfoot surgical results [J]. Skeletal Radiol, 2007, 36(2): 129–138.
[22] FRENCH S, NIESPODZIANY J, WYSONG D, et al. A radiographic study of infant metatarsus adductus treatment by serial casting [J]. J Foot Ankle Surg, 1985, 24(3): 222–229.
[23] BLECK E E. Metatarsus adductus: classification and relationship to outcomes of treatment [J]. J Pediatr Orthop, 1983, 3(1): 2–9.
[24] KILMARTIN T E, BARRINGTON R L, WALLACE W A. Metatarsus primus varus: a statistical study [J]. J Bone Joint Surg Br, 1991, 73(6): 937–940.
[25] BENARD M A. Differential diagnosis of metatarsus adductus [J]. Podiatry Management, 2014, 33: 139–144.
[26] SORENSEN M D, GRADISEK B, COTTOM J M. Metatarsus primus varus correction [J]. Clin Podiatr Med Surg, 2015, 32(3): 355–374.
[27] HAGMANN S, DREHER T, WENZ W. Skewfoot [J]. Foot Ankle Clin N Am, 2009, 14(3): 409–434.
[28] SMITH J T, BLECK E E, GAMBLE J G, et al. Simple method of documenting metatarsus adductus [J]. J Pediatr Orthop, 1991, 11(5): 679–80.
[29] PENTZ A, WEINER D S. Management of metatarsus adductovarus [J]. Foot Ankle, 1993, 14(5): 241–246.
[30] KNŎRR J, SOLDADO F, PHAM T T, et al. Percutaneous correction of persistent severe metatarsus adductus in children [J]. J Pediatr Orthop, 2014, 34(4): 447–452.
[31] KATZ K, DAVID R, SOUDRY M. Below-knee plaster cast for the treatment of metatarsus adductus [J]. J Pediatr Orthop, 1999, 19(1): 49–50.
[32] ALLEN W D, WEINER D S, RILEY P M. The treatment of rigid metatarsus adductovarus with the use of a new hinged adjustable orthoses [J]. Foot Ankle, 1993, 14(8): 450–454.
[33] CAMIN M, VANGELISTA A, COSENTINO A, et al. Early and delayed orthotic treatment in congenital metatarsus varus: effectiveness of two types of orthoses [J]. Europa medicophysica, 2004, 40(4): 285–291.

[34] UTRILLA-RODRÍGUEZ E, GUERRERO-MARTÍNEZ-CAÑAVETE M J, ALBORNOZ-CABELLO M, et al. Corrective bandage for conservative treatment of metatarsus Adductus: retrospective study [J]. Physical therapy, 2016, 96(1): 46–52.

[35] EAMSOBHANA P, ROJJANANUKULPONG K, ARIYAWATKUL T, et al. Does the parental stretching programs improve metatarsus adductus in newborns?[J]. J Orthop Surg, 2017, 25(1): 230–235.

[36] HEYMAN C H, HERNDON C H, STRONG J M. Mobilization of the tarsometatarsal and intermetatarsal joints for the correction of resistant adduction of the fore part of the foot in congenital clubfoot or congenital metatarsal varus [J]. J Bone Joint Surg Am, 1958, 40-A(2): 299–309.

[37] STARK J G, JOHANSON J E, WINTER R B, et al. The Heyman-Herndon tarsometatarsal capsulotomy for metatarsus adductus: results in 48 feet [J]. J Pediatr Orthop, 1987, 7(3): 305–310.

[38] GHALI N N, ABBENTON M J, SILK F F, et al. The management of metatarsus adductus et supinatus [J]. J Bone Joint Surg Br, 1984, 66(3): 376–380.

[39] LOWE L W, HANNON M A. Residual adduction of the forefoot in treated congenital club foot [J]. J Bone Joint Surg Br, 1973, 55(4): 809–813.

[40] ASIRVATHAM R, STEVENS P M. Idiopathic forefoot-adduction deformity: medial capsulotomy and abductor hallucis lengthening for resistant and severe deformities [J]. J Pediatr Orthop, 1997, 17(4): 496–500.

[41] KENDRICK R E, NARESH S K, HASSLER W L, et al. Tarsometatarsal mobilization for resistant adduction of the fore part of the foot [J]. J Bone Joint Surg Am, 1970, 52(1): 61–71.

[42] LICHTBLAU S. Section of the abductor hallucis tendon for correction of metatarsus varus deformity [J]. Clin Orthop, 1975, 110: 227–232.

[43] MITCHELL G P. Abductor hallucis release in congenital metatarsus varus [J]. Int Orthop, 1980, 3(4): 299–304.

[44] CAHUZAC J P, LAVILLE J M, DE GAUZY S J, et al. Surgical correction of metatarsus adductus [J]. J Pediatr Orthop B, 1993, 2: 176–181.

[45] BERMAN A, GARTLAND J. Metatarsal osteotomy for the correction of adduction of the fore part of the foot in children [J]. J Bone Joint Surg Am, 1971, 53(3): 498–506.

[46] HOLDEN D, SIFF S, BUTLER J, et al. Shortening of the first metatarsal as a complication of metatarsal osteotomies [J]. J Bone Joint Surg Am, 1984, 66(4): 582–587.

[47] FENG L, SUSSMAN M. Combined medial cuneiform osteotomy and multiple metatarsal osteotomies for correction of persistent metatarsus adductus in children [J]. J Pediatr Orthop, 2016, 36(7): 730–735.

[48] MCHALE K A, LENHART M K. Treatment of residual clubfoot deformity-the "bean-shaped" foot-by opening wedge medial cuneiform osteotomy and closing wedge cuboid osteotomy: clinical review and cadaver correlations [J]. J Pediatr Orthop, 1991, 11(3): 374–381.

[49] GORDON J E, LUHMANN S J, DOBBS M B, et al. Combined midfoot osteotomy for severe forefoot adductus [J]. J Pediatr Orthop, 2003, 23(1): 74–78.

第四节　先天性跟骨外翻

一、定义与流行病学

将出生后即有踝关节过度背伸和足跟外翻，称先天性跟骨外翻（congenital calcaneovalgus）[1,2]。某些学者将其称为先天性柔韧性扁平外翻足（congenital flexible flatfoot deformity）[3]。文献资料证明，本病是最为常见的足部畸形，其新生儿发生率为1‰～2‰。Larsen[4]报道86例（125足）新生儿跟骨外翻，男性与女性分别为36例（41.9%）和50例（58.1%）；39例（45.3%）为双足病例，而单足病例中右足24例、左足23例。86例中6例（7.0%）合并下肢异常，包括跖骨内收3例、先天性垂直距骨1例、并趾1例和髋关节脱位1例。Paton[6]描述11年纵向观察新生儿足部畸形与髋关节发育不良相关性的结果，在614例新生儿足部畸形中，93例（15%）诊断为先天性跟骨外翻，其中合并髋关节发育不良18例占93例的（19.3%），即Graf超声分型Ⅱ型和Ⅲ型髋关节发育不良分别为12例和6例，由此推断跟骨外翻是发生髋关节发育不良的危险因素之一。

二、病因

普遍认为，足部胚胎期形成或发育正常，出生后也未发现结构异常，而且跟骨外翻容易被动矫正，因而说明先天性跟骨外翻是一种姿势性足部畸形[1,2]。一般认为在胎儿期晚期或在妊娠最后数周内，足部在子宫内位置异常，或者因母体羊水减少，导致患足被限制在踝关节过度背伸和足跟外翻的异常位置。相对于胚胎形成异常的先天性马蹄内翻足而言，某些学者将其称为足部包裹性畸形（packaging deformity）[4,5]。

三、临床特征与X线检查

出生时或出生后1周之内，患足处于极度背伸状态，甚至足背可与小腿前外侧面相接触，在踝关节前方有数个横向皮肤皱纹，而足跟则处于外翻的位置（图2-215）[1,2]。临床检查可见足部跖屈活动明显受限，如将患足被动跖屈活动，通常只能达到中立位，而后足外翻却容易矫正至中立位，尤其是后足相对于前足并无解剖轴线偏移（图2-216）[3,4,5]。上述特征表明本病是一种柔韧性足外翻，也是与先天性垂直距骨的区别。X线检查不是诊断本病的必要条件，而是为了鉴别诊断。典型的先天性跟骨外翻，在足部侧位X线检查，可见距骨中轴线位于骰骨的跖侧面，距骨头颈与跟骨前部相重叠（图2-217）[3]，而与新生儿正常足有所不同，后者距骨中轴线与骰骨中线相交叉，距骨与跟骨也不相重叠（图2-218）[7]。根据临床特征，特别是柔韧型足部形态异常，容易做出先天性跟骨外翻的诊断，但延迟就诊或严重病例，有时需要与先天性垂直距骨、先天性胫骨后内侧成角畸形相鉴别。前者是一种先天性僵硬性外翻足，即使新生儿期也存在距骨-舟骨脱位，并有足部背侧肌腱、韧带及关节囊挛缩。临床检查发现患足过度背伸和后足外翻，因为舟骨脱位至距骨颈的背侧，导致距骨头向足底凸出，是本病的特有体征（图 2-219A）。X 线检查可见距骨处于垂直状态，距骨中轴线与跟骨远端 1/3 相交叉（图 2-219B）[8]。先天性胫骨后内侧成角畸形非常少见，在新生儿期也有足部过度背伸和后足外翻，只要注意其成角顶点位于胫骨（图 2-220），则容易与本病相鉴别。X 线检查可发现胫骨远端 1/3 向后内侧成角畸形（图 2-221）[9]。

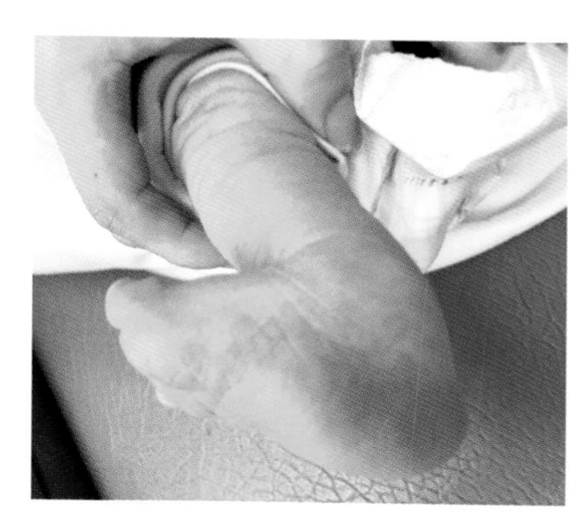

图 2-215　新生儿跟骨外翻临床照片

可见踝关节极度背伸，踝关节前方有数个横向皮肤皱纹。

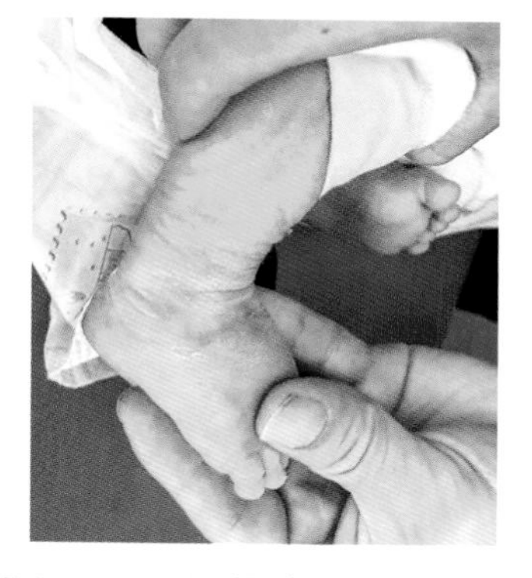

图 2-216　跟骨外翻的手法矫形

将患足被动跖屈，可使踝关节矫正至中立位，后足外翻也随之恢复至中立位。

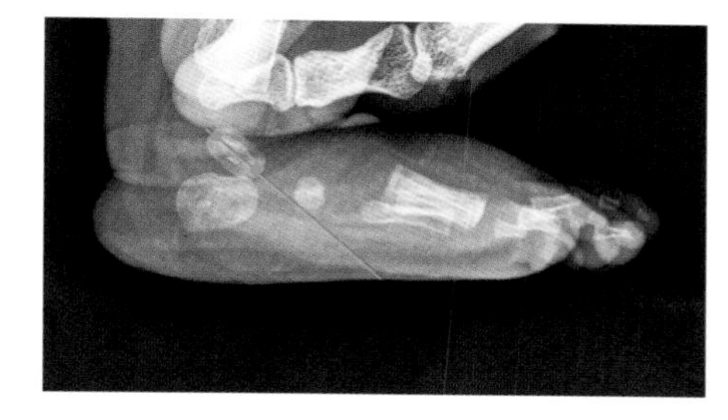

图 2-217　新生儿跟骨外翻足侧位 X 线片

可见距骨中轴线位于骰骨的跖侧面，而距骨头颈与跟骨前部相重叠。

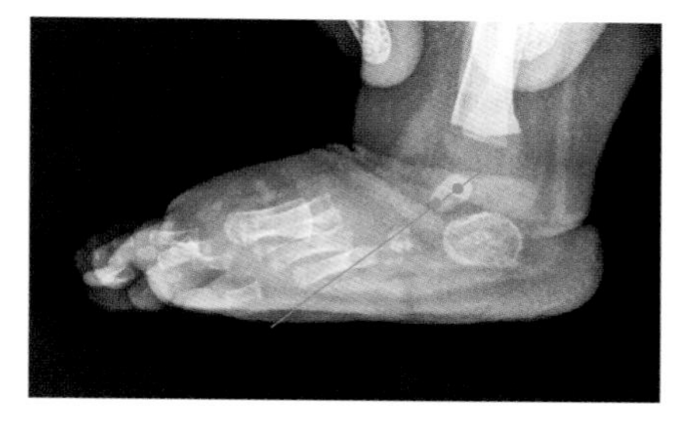

图 2-218　新生儿正常足的侧位 X 线片

可见距骨中轴线与骰骨中轴线相交叉，而距骨与跟骨不相重叠。

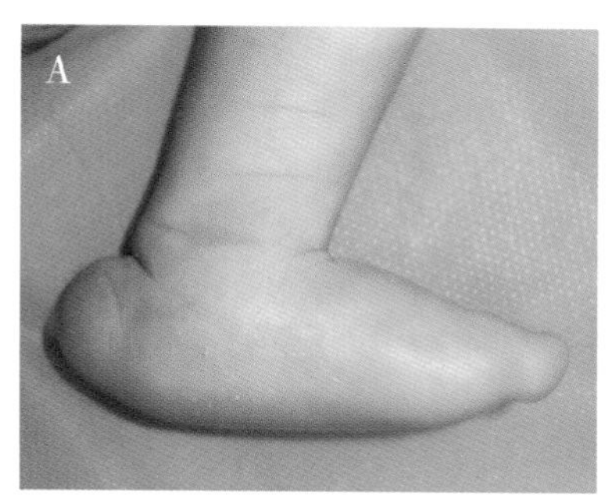

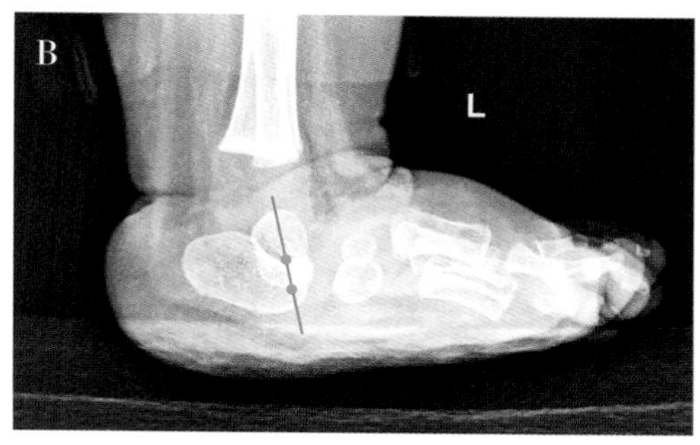

图 2-219　新生儿先天性垂直距骨的临床大体照与侧位 X 线片

A. 患足过度背伸和跟骨外翻，足底凸出；B. 在侧位 X 线片显示距骨处于垂直状态，其中轴线与跟骨前中部相交叉。

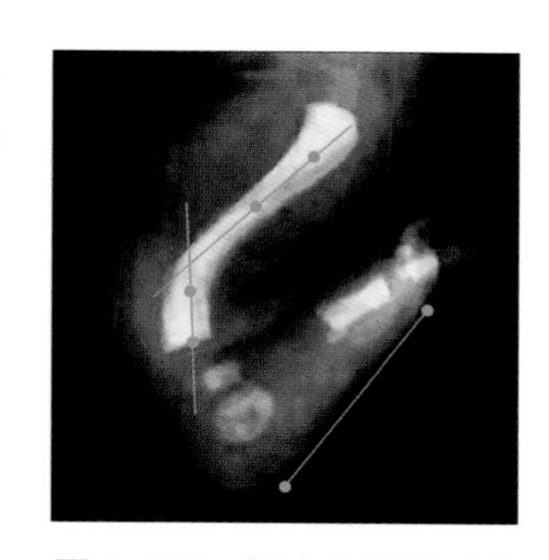

图 2-220　新生儿胫骨后内侧成角畸形的侧位 X 线片

注意其成角顶点位于胫骨。

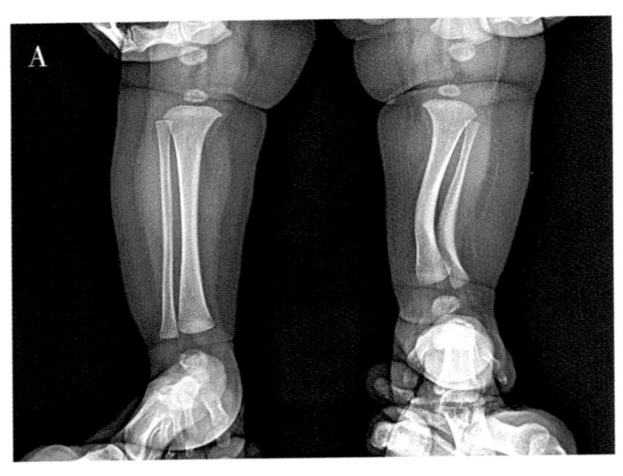

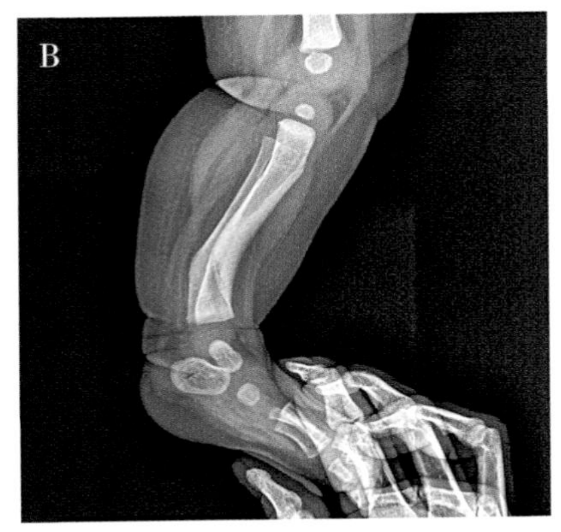

图 2-221　2 月龄新生儿胫骨正侧位 X 线片

显示胫骨远端 1/3 向后内侧成角畸形。

四、治疗与预后

在 20 世纪 70 年代初期，Giannestras[3] 主张从新生儿期开始手法牵伸和系列足踝矫形石膏固定治疗，每 4 天或 5 天更换一次石膏。矫正踝关节过度背伸或患足达到跖屈 10° ~ 15° 之后，再用系列小腿石膏矫正后足外翻畸形；他强调需要保持石膏矫形 4 ~ 6 个月。Larsen[4] 于 1974 年描述一组 86 例（125 足）新生儿跟骨外翻，就诊年龄均在生后 1 周之内，其中 49% 的病例接受手法牵伸和弹性绷带固定，治疗时间介于 3 ~ 5 周，另外 51% 的病例未曾接受任何治疗。最后随访 75 例（110 足），年龄介于 3 ~ 11 岁（50% 病例 > 6 岁），足内侧纵弓和步态完全正常，83 足（75%）站立位跟骨外翻角 < 10°，另 27 足（25%）站立位跟骨外翻角 > 10°，但只有 5 例（5 足）主诉长时间行走后足部不适或压痛。然而，将治疗者与未治疗相比较，两组的跟骨外翻角没有统计学差异，该作者由此认为，先天性跟骨外翻足既没有距骨 - 舟骨关节半脱位，也不存在适应性跗骨改变，建议采取手法牵伸治疗，反对进行矫形石膏治疗。Connors[7] 推荐根据儿童年龄和跟骨外翻的严重程度（表 2-11）选择治疗方法。婴儿期轻度或中度病例，建议采取手法牵伸和 J 形弹力绷带固定，抑或使用矫形石膏治疗，而对重度跟骨外翻病例，则建议采取系列矫形石膏治疗，直到跟骨外翻获得完全矫正。然而，近年来的文献缺乏临床观察或比较研究的资料，但在综述类文献中，多数学者认为采取手法牵伸治疗或不予治疗，都将获得满意的结果。前者是由操作者（医生或父母）握持前足及中足，将患足向跖侧和内翻的方向徐缓牵伸，有助于尽早矫正踝关节过度背伸和后足外翻。然而，即使未做任何治疗，多数病例通常在 3 ~ 6 月龄时，踝关节背伸及跟骨外翻也会自然消失。基于其自然病史的观察，目前多数学者主张，无须选择积极的治疗方法[1,2,6,8]。

表 2-11　先天性跟骨外翻严重程度分级

严重程度	临床检查	X 线参数（足部侧位片）
轻度	踝关节被动跖屈范围 > 90°	距骨中轴线通过骰骨下 1/3 上方
中度	踝关节被动跖屈范围介于 80° ~ 90°	距骨中轴线通过骰骨下 1/3 下方
重度	踝关节被动跖屈范围 < 80°	距骨中轴线通过骰骨下方

参考文献

[1] SANKAR W N, WEISS J, SKAGGS D L. Orthopaedic conditions in the newborn [J]. J Am Acad Orthop Surg, 2009, 17(2): 112-122.

[2] RODRIGUEZ N, VOLPE R G. Clinical diagnosis and assessment of the pediatric pes planovalgus Deformity [J]. Clin Podiatr Med Surg, 2010, 27(1): 43-58.

[3] GIANNESTRAS N J. Recognition and treatment of flatfeet in infancy [J]. Clin Orthop, 1970, 70: 10-29.

[4] LARSEN B, REIMANN I, BECKER-ANDERSEN H. Congenital calcaneovalgus: with special reference to treatment and its relation to other congenital foot deformities [J]. Acta Orthop Scand, 1974, 45(1): 145-151.

[5] WENGER D R, LEACH J. Foot deformities in infants and children [J]. Pediatr Clin North Am, 1986, 33(6): 1411-1427.

[6] PATON R W, CHOUDRY Q. Neonatal foot deformities and their relationship to developmental dysplasia of the hip: An 11-year prospective, longitudinal observational study [J]. J Bone Joint Surg Br, 2009, 91(5): 655-658.

[7] CONNORS J F, WERNICK E, LOWY L J, et al. Guidelines for evaluation and management of five common podopediatric conditions [J]. J Am Podiatr Med Assoc, 1998, 88(5): 206-222.

[8] MILLER M, DOBBS M B. Congenital vertical talus: etiology and management [J]. J Am Acad Orthop Surg, 2015, 23(10): 604-611.

[9] WRIGHT J, HILL , EASTWOOD D M , et al. Posteromedial bowing of the tibia: a benign condition or a case for limb reconstruction? [J]. J Child Orthop, 2018, 12(2): 187-196.

第五节　先天性斜行距骨

一、定义与临床特征

先天性斜行距骨（congenital oblique talus）或斜行距骨是否为独立性足部疾病或畸形，在学者之间并未形成共识，因为只有数位学者在讨论先天性垂直距骨的鉴别诊断中，提及斜形距骨的概念[1,2]。根据有限的文献资料，Jaygkumar 于 1976 年首次提出先天性垂直距骨与斜行距骨鉴别诊断问题，强调认知斜行距骨只有距舟关节半脱位合并后足固定性跖屈畸形时，则有助于与先天性垂直距骨相鉴别（图 2–222）[1,3]。Hamanishi[2] 在描述垂直距骨 69 例和斜行距骨 25 例的诊断与治疗一文中，提出斜行距骨可能是轻型或临界性垂直距骨畸形。Harris[4] 认为斜行距骨是介于严重的柔韧型扁平足和先天性垂直距骨之间的儿童足部畸形，在侧位 X 线片距骨表现斜向走行，既有距骨–水平角增大，还有距舟关节半脱位，是其与先天性垂直距骨最重要的区别，因为后者的距骨不仅处于垂直状态，其舟骨还向距骨颈的背侧及外侧脱位，导致距骨–舟骨和跟骨–骰骨关节向足底凸出[1]。

临床上以踝关节向背侧伸展、跟骨外翻，以及前足外展为特征（图 2–223），尤其在婴儿期踝关节背伸及后足外翻畸形比较僵硬（手法不能将其完全矫正），只凭临床检查很难与先天性垂直距骨相鉴别。但是，在开始负重行走之后，踝关节背伸畸形可自然改善，而后足外翻和前足外展可能持续存在。临床检查可发现跟骨外翻＞ 15°，踝关节背伸范围减少或＜ 15°[4]。但是，在现代文献中缺乏流行病学及临床治疗的原始报道。

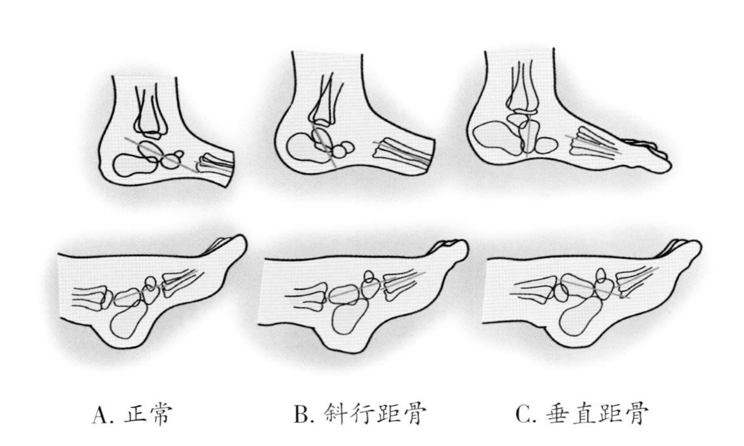

图 2–222　足部侧位 X 线片显示距骨位置正常（A）、斜行距骨（B）和垂直距骨（C）的鉴别诊断示意图

斜行距骨在跖屈位时，距舟关节可自然复位（距骨–第一跖骨角恢复正常），但垂直距骨仍然处于完全脱位状态。

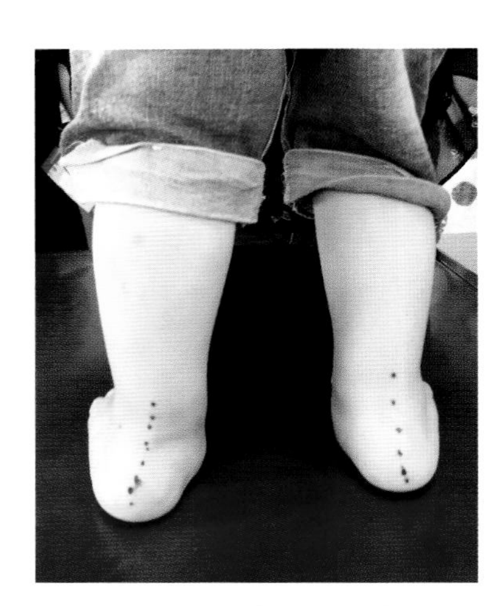

图 2–223　3 岁儿童双侧跟骨外翻大体照

足外侧缘未完全接触地面。

二、病因与发病机制

病因尚未阐明，其发病机制或许兼有先天性跟骨外翻和先天性垂直距骨两者共有的某些因素。在胎儿时期，在子宫内患足踝关节处于背伸和后足外翻的异常位置，导致出生后患足跟骨处于外翻这一姿势性畸形，可能是本病的发病机制[1]。先天性垂直距骨的发病机制有两种假说，一种是患足在子宫内受压引发关节囊、跗骨间韧带和肌腱挛缩[1,5]；另一种假说认为，在妊娠期第 7～12 周期间，胚胎出现抑制足部正常发育的不良事件，导致患足距骨发育不良、距舟关节脱位，以及跟骰关节半脱位等结构性畸形[6]。某些学者指出先天性斜行距骨处于先天性外翻足谱系的中间位置或临界状态，而且先天性斜行距骨本身也有两种类型，Ⅰ型在足部正位 X 线片显示距骨–跟骨角增大，侧位 X 线片显示距骨–舟骨半脱位、跟骨背伸角正常；Ⅱ型在足部正位 X 线片显示距骨–跟骨角增大，侧位 X 线片显示距骨–舟骨半脱位，但跟骨背伸角减少或反向成角。后者与先天性垂直距骨更为接近，因此有理由推测，先天性斜行距骨是因患足在子宫内受到更长时间的压迫，引发关节囊及韧带挛缩，但并未达到足以产生距舟关节脱位的严重程度[1,2]。Hamanishi[2] 诊断斜行距骨 25 足，其中 13 足有神经肌肉系统的基础性疾病，例如脊髓脊膜膨出、脊髓栓系、脑性瘫痪，以及弗里曼–谢尔登综合征（Freeman-Sheldon syndrome）、多发性关节挛缩症及唐氏综合征。该作者认为先天性斜行距骨与垂直距骨存在共同的病理基础。

三、临床与影像学检查

先天性斜行距骨是一种非僵硬性扁平外翻足，因踝关节没有严重的背伸畸形，在出生后早期通常不会受到父母的关注。婴儿开始站立时，其跟骨出现明显的外翻，前足也有明显外展畸形。一旦进入独立行走阶段，其步态与同龄者则有所不同，包括患足内侧缘负重，足趾处于背伸状态，跟骨提早离开地面，因而产生步态紊乱。站立位或模拟站立位时，其跟骨外翻 ≥ 15°，前足过度外展导致足内侧缘明显凸出。正常儿童在 3～10 岁，其距下关节内翻与外翻活动范围分别为 30° 和 10°，而斜行距骨者距下关节外翻活动通常＞ 10°[4,7]。将跟骨置于中立位时，检查踝关节背伸活动范围＜ 20° 时，则提示腓肠肌或比目鱼肌挛缩。神经系统检查也不可忽视，约有 50% 的病例存在神经肌肉性疾病。常规神经系统检查，包括皮肤痛觉、肌力测量、髌腱和跟腱反射。

X 线及 B 超检查具有确定诊断的作用，抑或只有经过 X 线或 B 超检查，才能做出斜行距骨的诊断，因为斜行距骨与某些轻型垂直距骨有着相似的临床表现。Supakul[7] 采取动态 B 超检查，对年龄＜ 6 月龄、疑似垂直距骨或斜行距骨者，常规进行动态 B 超检查，目的是确定动态 B 超的诊断作用。在一组 10 例 13 足中，7 例 10 足确诊为垂直距骨，3 例 3 足确诊为斜行距骨。该作者发现即使在距骨初期骨化，在侧位 X 线片难以确定距骨中轴线时，动态 B 超也容易鉴别可复位和不可复位的距舟关节脱位（图 2–224、图 2–225）。Hamanishi[2] 在站立时侧位 X 线片，测量距骨中轴线与第一跖骨基底角（talar axis-first metarsal base angle，TAMBA）、跟骨中轴线与第一跖骨基底角（calcaneal axis-first metarsal base angle，CAMBA）（图 2–226），作为婴儿期鉴别垂直距骨与斜行距骨的 X 线参数。该作者发现正常足 TAMBA 和 CAMBA 分别为 3.3° ± 6.4° 和 –9° ± 4.5°，垂直距骨者 TAMBA 和 CAMBA 分别为 87.2° ± 16.4° 和 40.4° ± 15.0°，

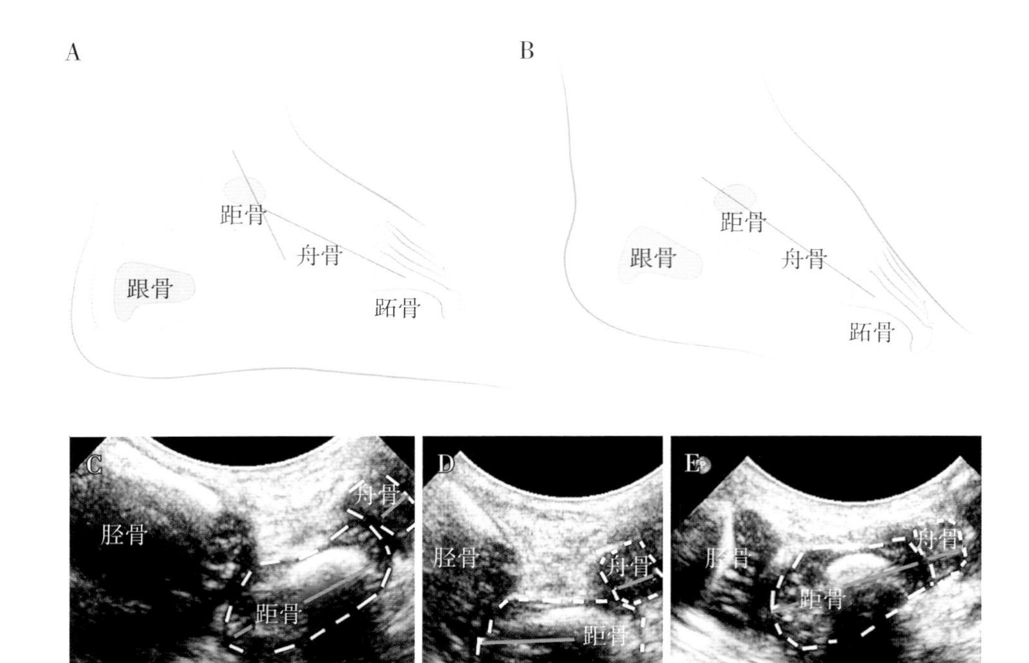

图 2-224　斜形距骨的动态 B 超检查

出生后 7 天新生儿斜行距骨（A、C、D），将前足跖屈后可使距舟关节半脱位自然复位（B、E）。

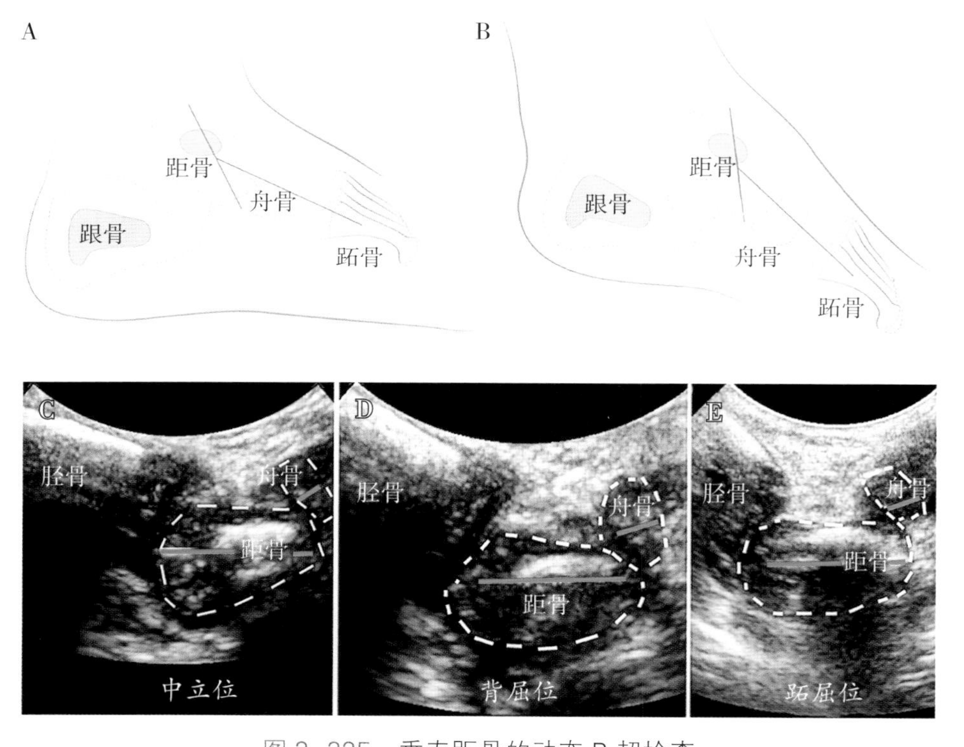

图 2-225　垂直距骨的动态 B 超检查

出生后 51 天婴儿的垂直距骨（A、C、D），在前足跖屈时距舟关节仍然处于脱位状态（B、E）。

而斜行距骨者 TAMBA 和 CAMBA 分别为 47.5° ± 9.4° 和 8.9° ± 8.3° 。当 TAMBA=60° 和 CAMBA=20° 时，定义为临界值或灰色区，需要在患足最大跖屈时侧位 X 线片测量 TAMBA。当 TAMBA 介于 35° ~ 100°（平均值为 61.5°）者可诊断垂直距骨，而 TAMBA 介于 5° ~ 30°（平均值为 17.3°）可诊断斜行距骨。该作者由此提出，TAMBA > 70°、CAMBA > 30° 和 TAMBA < 60°、CAMBA < 20°，分别是诊断垂直距骨和斜行距骨的可靠指标。常规负重时正位和侧位 X 线检查，适用于 > 3 岁的儿童，因为距骨比正常足更加向跖侧与内侧倾斜，在正位和侧位 X 线片显示距骨-跟骨角增大（正常值为 40°，27° ~ 50°）和距骨-第一跖骨角增大（正常值为 15°，2° ~ 27°），而在侧位 X 线片还可发现距骨水平角或距骨跖屈角明显增大（正常值为 26.5° ± 5.3°）、跟骨背侧倾斜角减少（正常值为 17° ± 6.0°）（图 2-227、图 2-228）[8,9,10]。

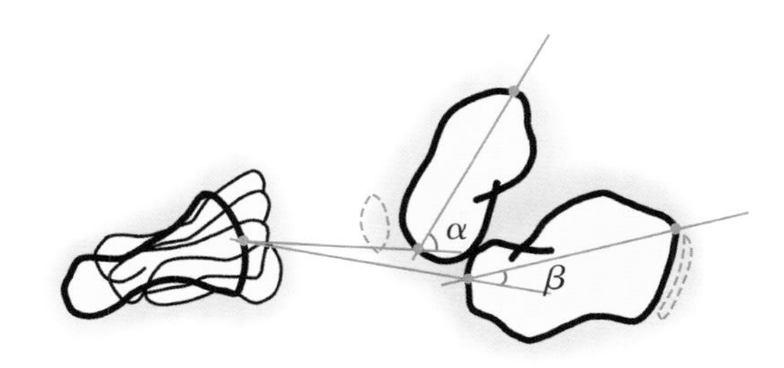

图 2-226　TAMBA 与 CAMBA 的测量方法示意图

距骨中轴线与第一跖骨基底中心点，形成距骨中轴线-第一跖骨基底角（α），跟骨中轴线与第一跖骨基底中心点，形成跟骨中轴线-第一跖骨基底角（β）。

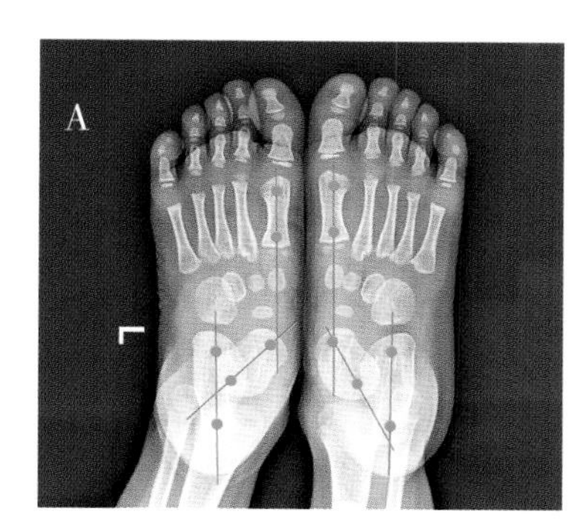

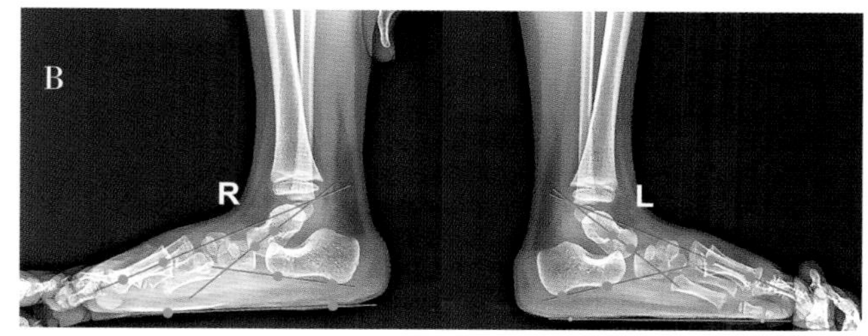

图 2-227　3 岁儿童双足正位与负重侧位 X 线片

显示双足距骨-跟骨角和距骨-第一跖骨角增大（A），距骨-跟骨角、距骨-第一跖骨角增大，而跟骨背侧倾斜角减少（B）。

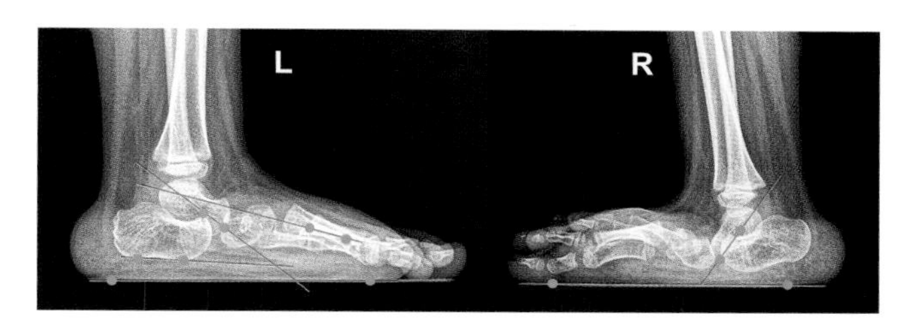

图 2-228　5 岁儿童负重时侧位 X 线片

左足距骨-跟骨角及距骨-第一跖骨角增大，跟骨背侧倾斜角消失，符合Ⅱ型斜行距骨畸形，而右足则是典型的垂直距骨。

诊断斜行距骨必须与生理学足外翻及下述疾病相鉴别：

1. 生理学足外翻 多见于 1～3 岁儿童，但其前足没有明显的外展，后足外翻角＜5°（图 2-229）。负重时侧位 X 线片测量 TAMBA 和 CAMBA，分别在 3.3°±6.4° 和 -9°±4.5° 的范围之内[2,4]。

2. 先天性跟骨外翻 一种常见的先天性外翻足畸形，在出生后即可发现患足极度背伸，其足背几乎与小腿远端前外侧面相接触，而跟骨也有严重外翻。医生握持前中足向足跖侧及内侧徐缓牵拉，可见足外翻畸形有明显的改善。即使不采取治疗措施，此种足外翻畸形也会自然矫正[5]。

3. 先天性垂直距骨 是一种少见的僵硬型先天性足外翻畸形，其轻度病例与斜行距骨有着相似的临床特征。患足有明显背伸、前足外展，以及后足外翻畸形。鉴别诊断依赖 B 超或 X 线检查，最大跖屈位 B 超或侧位 X 线片，显示距骨-舟骨仍然处于脱位状态，或者最大跖屈侧位测量距骨-第一跖骨角＞35°，则可诊断为垂直距骨（图 2-229、图 2-230）[5,10]。

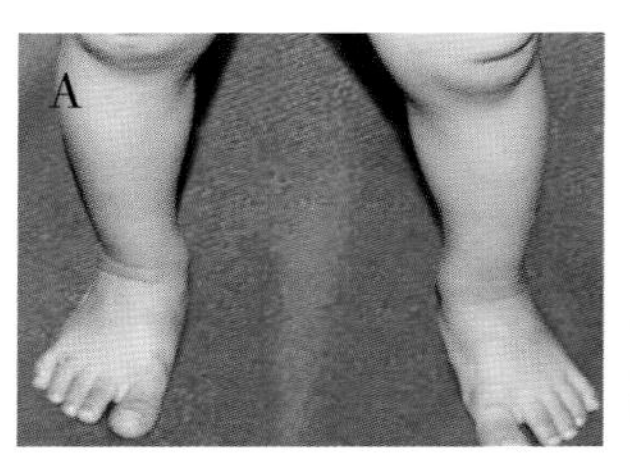

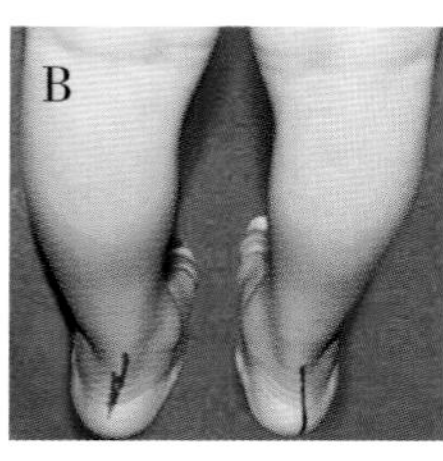

图 2-229 儿童生理性扁平足外翻足

可见前足并无外展，其跟骨外翻＜5°。

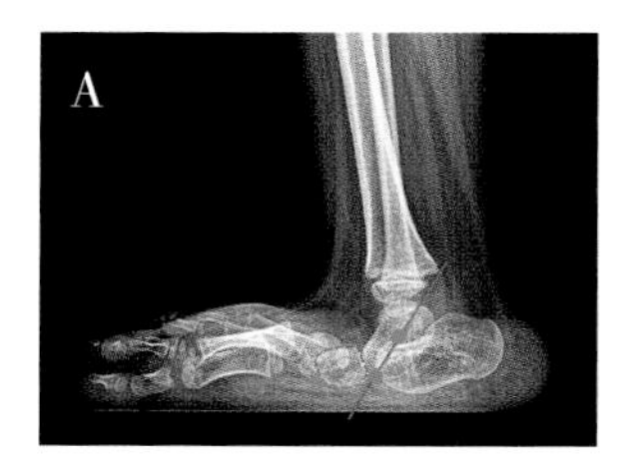

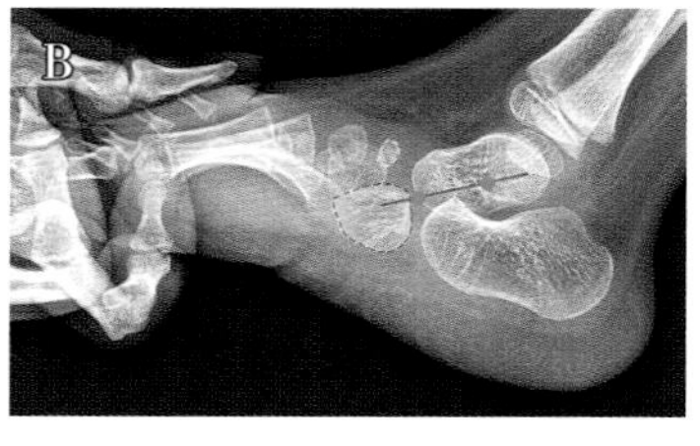

图 2-230 6 岁儿童站立时侧位 X 线片

其右足为垂直距骨，并有距骨与舟骨脱位（A），而最大跖屈时侧位 X 线检查，距舟关节仍然处于脱位状态（B）。

四、治疗与预后

先天性斜行距骨是否需要治疗，哪种治疗方法更为有效，迄今仍然缺乏可供借鉴的文献资料。Harris[4] 只是强调遵循足外翻畸形的治疗原则，即矫正距骨倾斜，保持舟骨对距骨的正常覆盖。建议根据患儿年龄与斜行距骨畸形的柔韧程度，选择足踝支具或矫形石膏治疗，前者适用于Ⅰ型斜行距骨畸形（正位 X 线片显示距骨-跟骨角增大，侧位 X 线片显示距骨-舟骨半脱位，但跟骨背侧倾斜角在正常范围）的治疗，保持后足跖屈及内翻、前足及中足内收与外展或内旋-外旋中立位。Ⅱ型斜行距骨畸形（正位 X 线片显示距骨-跟骨角增大，侧位 X 线片显示距骨-舟骨半脱位，但跟骨背侧倾斜角减少或消失），可借鉴 Giannestras 治疗严重先天性跟骨外翻的矫形石膏方法。Giannestras[8] 于 1970 年描述应用系列石膏矫形，治疗严重型先天性跟骨外翻。该论著中所列举正位 X 线片都有距骨-跟骨角增大，而侧位 X 线片也都有距骨跖屈角增大，以及距骨-舟骨半脱位。依照目前斜行距骨的诊断标准，推测其中部分病例可能是先天性斜行距骨畸形。该作者采取系列矫形石膏方法，即于后足跖屈、前足及中足内收-外展中立位，使用小腿石膏固定，每周更换一次矫形石膏。4 次矫形石膏之后，经 X 线检查证明距骨跖屈角及距骨-跟骨角恢复正常者，则每月更换一次石膏，通常需要 4 次，目的是防止复发。该作者治疗 82 足，72% 恢复正常，23% 有明显改善，只有 5% 治疗失败。Bleck[9] 应用 Helfet 和 UCBL（University of California Biomechanics Laboratory）跟骨矫形鞋垫（图 2-231），治疗 71

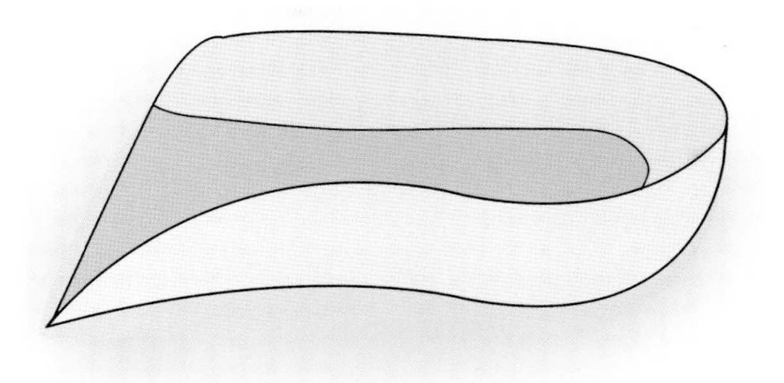

图 2-231　用于治疗足外翻的 UCBL 鞋垫

例（142 足）柔韧性距骨跖屈型扁平外翻足（pes valgus with a plantar flexed talus of the flexible type）。该作者将侧位 X 线片距骨跖屈角（plantar flexion angle of talus，TPF）≥ 35°、正位 X 线片距骨-跟骨分散角（calcaneo-talar divergence angle，CT）≥ 25°，界定为柔韧性距骨跖屈型扁平外翻足，其诊断标准接近斜行距骨的 X 线特征。开始治疗年龄为（4.7 ± 5.8）岁（1 ~ 12 岁，其中＜ 3 岁者 33 例），治疗时间为（14.5 ± 9.97）个月，从终止治疗至最后随访时间介于 1 个月至 6.5 年。评价标准分为 3 级：① TPF 和 CT 分别为≤ 35° 和＜ 25° 者为正常足。② TPF 和 CT 分别减少≥ 3° 者，评定为改善。③未达到第二项指标者，评定为无变化或无治疗效果。结果显示 32% 评定为正常足，48% 为有某些改善，20% 为治疗没有效果。另一可借鉴的石膏矫形方法，即 Dobbs 创用的反向 Ponseti 矫形石膏治疗[11]。在矫形石膏固定之前，采取手法牵伸足背伸侧软组织，操作者将其一只手拇指放置在距骨头内侧作为支点，第 2 ~ 5 指稳定踝关节，另一只手握持前中足，将后足向跖侧及内翻的位置牵拉。继之，于患足跖屈及内翻位，如同 Ponseti 矫形石膏技术，从足趾向大腿进行缠绕石膏。每周更换一次矫形石膏，4 ~ 5 次矫形石膏治疗之后，X 线检查确认距骨跖屈角及距骨-跟骨角恢复正常者，可改用夜间中立足踝支具固定，但使用方法与治疗先天性马蹄内翻足有所不同，应该保持后足中立位，踝关节背伸 10° ~ 15°。Dobbs 主张使用夜用足踝支具需要持续 2 年。张菁[12]报道石膏矫形治疗斜行距骨 6 例 10 足，男性和女性分别为 4 例（7 足）和 2 例（3 足），开始治疗年龄平均为 11.3 月龄（6 ~ 15 月龄）。采取膝关节屈曲、足部跖屈和外旋位石膏固定，每 2 ~ 3 周更换一次石膏，石膏矫形持续时间 12 周。该作者并未说明随访时间，但 X 线检查证实，TAMBA 由治疗前平均为 48.7°，降低至 13.7°，CAMBA 由治疗前平均为 12.2°，降低至平均为 -8.6°，正位距骨-跟骨角由治疗前平均为 48.7°，降低至 36.5°，但 1 足仍有距舟关节半脱位。

综上所述，这些所谓的借鉴治疗方法，只是在没有确定性或规范化治疗操作之前，提供参考作用，至于是否能够实现预期结果，抑或是否过于复杂而导致过度治疗，则需要学者继续深入研究。

参考文献

[1] ADELAAR R S, WILLIAMS R M, GOULD J S . Congenital convex pes valgus: results of an early comprehensive release and a review of congenital vertical talus at Richmond Crippled Children's Hospital and the University of Alabama in Birmingham [J]. Foot Ankle, 1980, 1 (2): 62-73.

[2] HAMANISHI C. Congenital vertical talus: classification with 69 cases and new measurement system [J]. J Pediatr Orthop, 1984, 4 (3): 318-326.

[3] JAYGKUMAR S. Vertical' and oblique talus: a diagnostic dilemma [C]. Scientific Exhibit. Annual Meeting of the American Academy of Orthopaedics, 1976.

[4] HARRIS E J. The oblique talus deformity. What is it, and what is its clinical significance in the scheme of pronatory deformities ? [J]. Clin Podiatr Med Surg, 2000, 17 (3): 419-442.

[5] SANKAR W N, WEISS J, SKAGGS D L. Orthopaedic condition in the newborn [J]. J Am Acad Orthop Surg, 2009, 17 (2): 112-122.

[6] ALAEE F, BOEHM S, DOBBS M B. A new approach to the treatment of congenital vertical talus [J]. J Child Orthop, 2007, 1 (3): 165-174.

[7] SUPAKUL N, LODER R T, KARMAZYN B. Dynamic US study in the evaluation of infants [J]. Pediatr Radiol, 2013, 43 (3): 376-380.

[8] GIANNESTRAS N J. Recognition and treatment of flatfeet in infancy [J]. Clin Orthop, 1970, 70: 10-29.

[9] BLECK E E, BERZI U J. Conservative management of pes valgus with plantar flexed talus, flexible [J]. Clin Orthop, 1977, 122: 85-94.

[10] MCKIE J, RADOMISLI T. Congenital vertical talus: a review [J]. Clin Podiatr Med Surg, 2010, 27 (1): 145-156.

[11] DOBBS M B, PURCELL D B, NUNLEY R, et al. Early results of a new method for treatment for idiopathic congenital vertical talus [J]. J Bone Joint Surg, 2006, 88 (6): 1192-1200.

[12] 张菁，沈品泉，陈珽，等．婴幼儿先天性垂直距骨与斜形距骨的诊治 [J]. 中华小儿外科杂志，2005, 26 (3): 141-144.

第六节 新生儿姿势性马蹄内翻足

一、定义与流行病学

临床上将出生时患足仍然保持在胎儿时期跖屈与内翻的位置，但具有柔韧性及外观正常，既容易被矫正至正常的位置，也不存在固定性结构异常，称为姿势性马蹄内翻足[1-3]。Wynne-Davies 曾经指出，出生时患足处于跖屈及内翻的位置，但在出生后数周内容易完全矫正，也没有复发的倾向[2]。Paton 在一项前瞻性新生儿足部畸形纵向观察研究中，11 年期间诊断 614 例婴幼儿足部异常，其中 436 例（71%）被诊断为姿势性马蹄内翻足[4]。

二、病因

发病病因尚未完全阐明。某些学者推测出生时，患足仍然保持胎儿晚期的位置，可能是主要致病因素[3,4]。足部在子宫内形成和发育通常分成 3 个阶段[5]：

（1）在胚胎初始阶段期，足部与小腿处于直线关系。

（2）在胚胎中期及晚期，后足有明显的跖屈内翻和前足内收。

（3）妊娠后第 9 周进入胎儿期，后足跖屈、内翻和前足内收则有明显改善。在胚胎第 11 周时，胎儿足部转变至最终的正常位置。

如果在第三阶段出现干扰因素，便可产生姿势性马蹄内翻足。究竟是哪些因素妨碍胎儿足部姿势或位置的转变，迄今也未确定[1,3,5]。

三、临床特征

临床以柔韧性后足跖屈及内翻、前足轻度的内收为基本特征（图 2-232）。临床检查时可发现，将后足做被动背伸和外翻活动，容易将后足置于外翻的位置。将前足置于外展的位置之后，从足底观察足内缘和外缘则形成前足宽和后足窄的直线关系，而且在足背外侧也触摸不到距骨头，也不存在皮肤皱襞[1-3]。本病所存在的三种畸形容易被手法矫正，是与先天性马蹄内翻的本质区别，后者通常存在后足跖屈、内翻、前足内收，以及中足高弓四种畸形，而这些足部畸形通常不能被手法所矫正[3,6]。典型病例还有足内侧皮肤和足跟上方皮肤横行皱襞。根据前述的临床特征，通常无须 X 线检查，也可做出正确诊断。为了与半僵硬性先天性马蹄内翻足进行鉴别，有时也需要进行 X 线检查。在足部正位和侧位 X 线测量距骨-跟骨角、距骨-第一跖骨角，都在正常范围之内。

四、治疗与预后

普遍认为姿势性马蹄内翻足具有良好的柔韧性，采取简单的手法牵伸治疗，在出生后数周内便可完全矫正，而且也不出现复发现象[3,4]。Chaweerat[6]开展一项比较研究，新生儿姿势性马蹄内翻足组 92 例 169 足（双足 77 例），对照组为 92 例新生儿正常足，两组年龄介于出生后 1～7 天。为了比较手法整复的效果，又将姿势性马蹄内翻足分为治疗组（A 组）和观察组（B 足），2 组分别包括 85 足和 84 足。A 组整复操作包括手法牵伸和刺激足背诱发足背伸活动及外展活动两项内容，而 B 组则不予任何治疗。A 组手法牵伸操作方法：以右足为例，操作者将左手拇指放置在患儿骰骨外侧、示指放置在跟骨内侧，作为稳定后足和对抗矫正前足外展活动的支点，而其右手拇指及示指抓持前足，徐缓向外展方向推压前足及中足（图 2-233），每天至少重复 20 次；B 组则是父母用手指摩擦足背外侧，诱发足背伸活动和外展活动。评价方法以 3 种畸形消失定义治疗成功。在治疗 4 个月时，治疗组与观察组的成功率分别为 71.8% 和 81%；随访 1 年时，几乎所有马蹄内翻畸形完全消失，只有 A 组中 1 例需要石膏矫形，B 组中 1 例需要穿用矫形鞋。该作者由此做出以下结论：新生儿姿势性马蹄内翻足具有自然恢复的潜力，手法整复对其自然恢复没有作用，因此无须任何治疗。

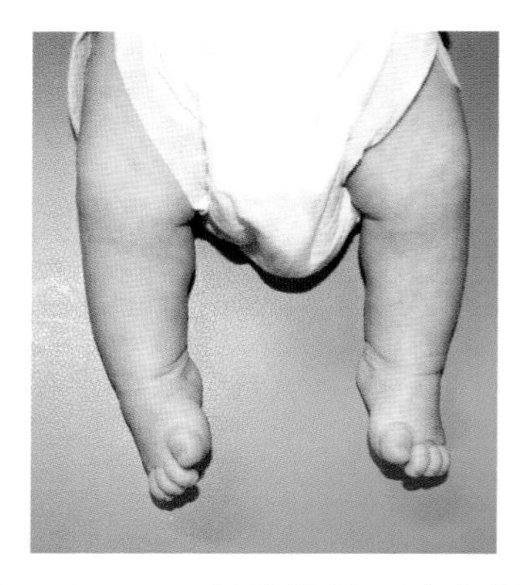

图 2-232　双侧姿势性马蹄内翻足

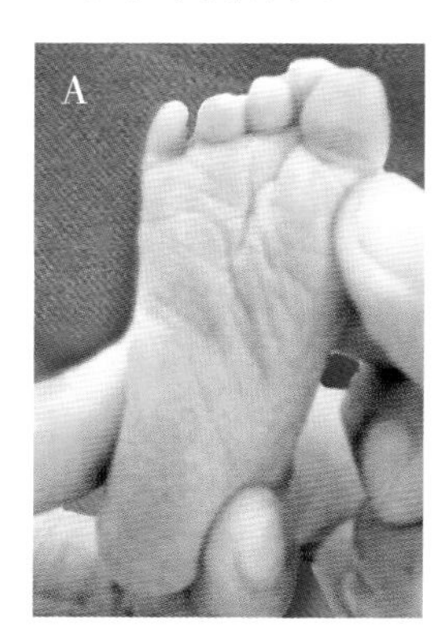

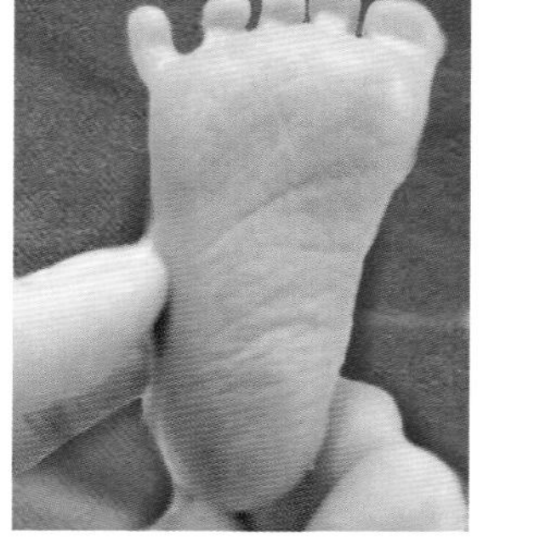

图 2-233　手法牵伸与刺激足背外侧的方法

A. 手法矫正前足内收与后足内翻操作方法；B. 保持后足中立位时，用手指摩擦足背外侧，诱发腓骨长肌及短肌收缩。

参考文献

[1] PANDEY S, PANDEY A. The classification of clubfoot: a practical approach [J]. Foot, 2003, 13: 61-65.

[2] WYNNE-DAVIES R. Genetic and environmental factors in the etiology of talipes equinovarus [J]. Clin Orthop, 1972, 84: 9-13.

[3] WENGER D R, LEACH J. Foot deformities in infants and children [J]. Pediatr Clin North Am, 1986, 33(6): 1411-1427.

[4] PATON R W, CHOUDRY Q. Neonatal foot deformities and their relationship to developmental dysplasia of the hip: An 11-year prospective, longitudinal observational study [J]. J Bone Joint Surg B, 2009, 91(5): 655-658.

[5] BAR-HAVA I, BRONSHTEIN M, ORVIETO R, et al. Caution: prenatal clubfoot can be both a transient and a late-onset phenomenon [J]. Prenatal Diagnosis, 1997, 17(5): 457-460.

[6] CHAWEERAT R, KAEWPORNSAWAN K, WONGSIRIDEJ P, et al. The effectiveness of parent manipulation on newborns with postural clubfoot: a randomized controlled trial [J]. J Med Assoc Thai, 2014, 97(Suppl 9): S68-S72.

第七节　跗骨连接

一、定义与流行病学

跗骨连接（tarsal coalition）是指足部跗骨之间发生异常连接，所连接的组织包括骨骼、软骨，抑或纤维组织，通常将这些连接跗骨的结构称为骨桥或纤维软骨桥。跗骨连接主要累及中足或后足两个跗骨（图 2-234），但也有跗骨-跖骨连接，甚至有多个跗骨之间发生连接。后者主要见于某些综合征，例如腕骨融合、手指足趾关节粘连、腓骨发育不全，以及 Nievergelt 综合征[1-3]。文献中论述或报道的跗骨连接，通常是指单发性跗骨连接。一般认为胚胎期间充质缺陷引发异常分化，是儿童足跗骨连接的病因，文献中因此称为先天性跗骨连接[4]。儿童中足或后足特发性关节炎、感染、肿瘤、创伤，也可引发跗骨连接，通常称为获得性跗骨连接（acquired tarsal coalition），但临床上非常少见[5]。本节只限于描述先天性跗骨连接，在文献中通常将其称为跗骨连接。根据文献资料记载，Bussine 于 1750 年首次描述足跗骨连接[6]，Zuckerkand（1877 年）和 Anderson（1879 年）又相继报道距骨-跟骨连接和距骨-舟骨连接[7]，Kirmission 于 1898 年首次用 X 线证实足跗骨连接[8]。Slomann（1921 年）和 Badgley（1927 年）确定跗骨连接与腓骨肌痉挛性外翻足相互关联[7]。流行病学研究资料提出跗骨连接发病率为 1%[9]，但有学者报道其发病率可高达 13%[10,11]。距骨-跟骨连接（37%）和跟骨-舟骨连接（53%）最为常见，约占跗骨连接的 90%，50% 者为双侧发病[9,12]，而其他跗骨连接诸如距骨-舟骨、跟骨-骰骨、舟骨-楔骨、舟骨-骰骨、楔骨-跖骨连接也有报道（图 2-235、图 2-236），但非常少见或罕见[13,14]。跗骨连接男性与女性发病率没有差别，抑或男性略多女性[15,16]，但 Stormont 报道 43 例（60 足）足跗骨连接，男性占比 79%，双侧占比 68%，右侧与左侧分别为 61.5% 和 38.5%[9]。

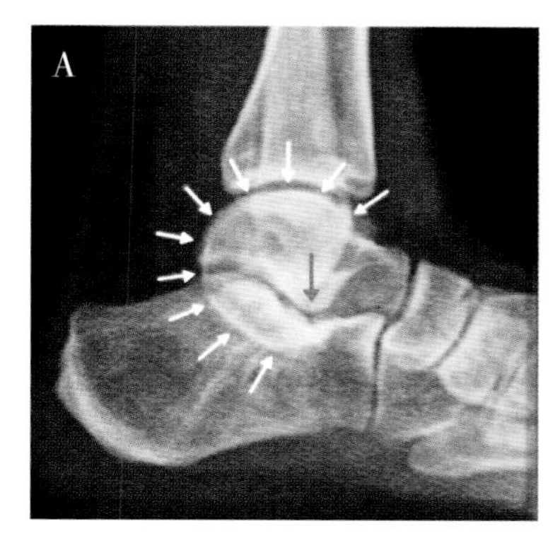

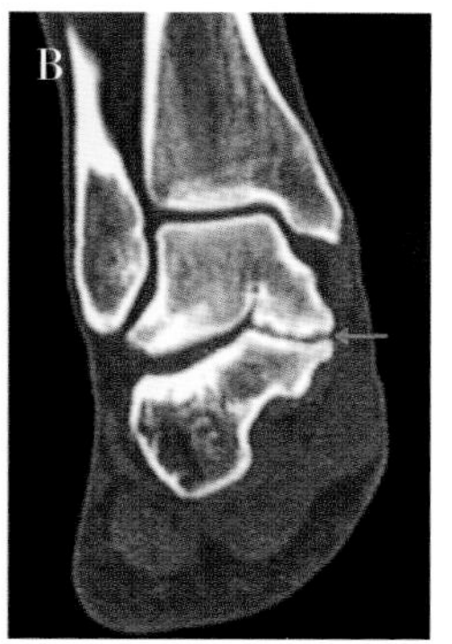

图 2-234　距骨-跟骨连接

足侧位 X 线片（A）显示距骨外侧突增宽，距舟关节背侧突起，并有足外翻，而冠状面 CT 扫描（B）显示距骨跟骨中关节面有纤维性连接。

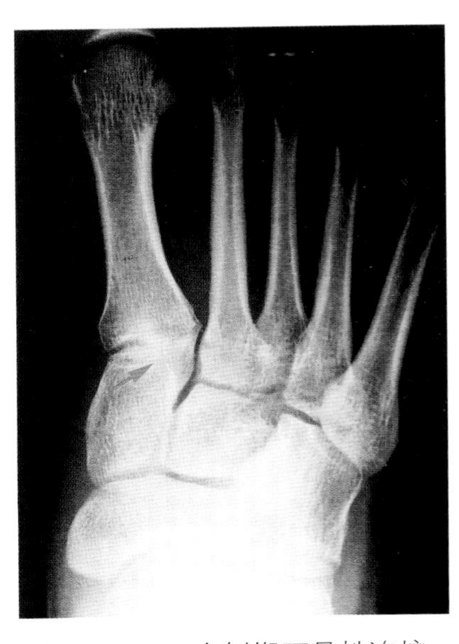

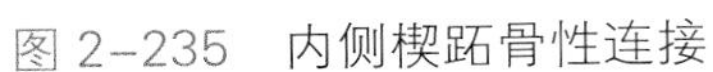
图 2-235　内侧楔跖骨性连接

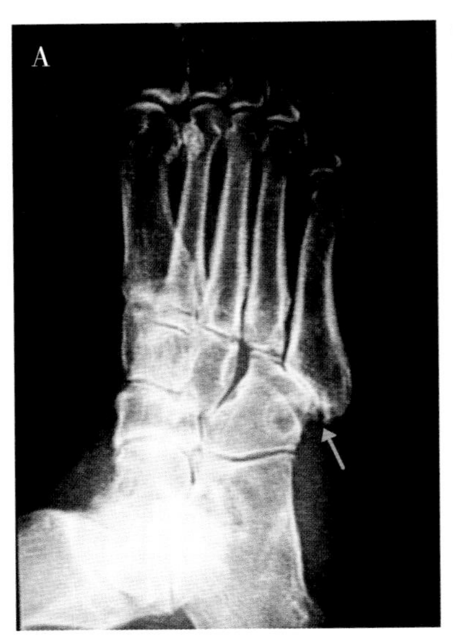

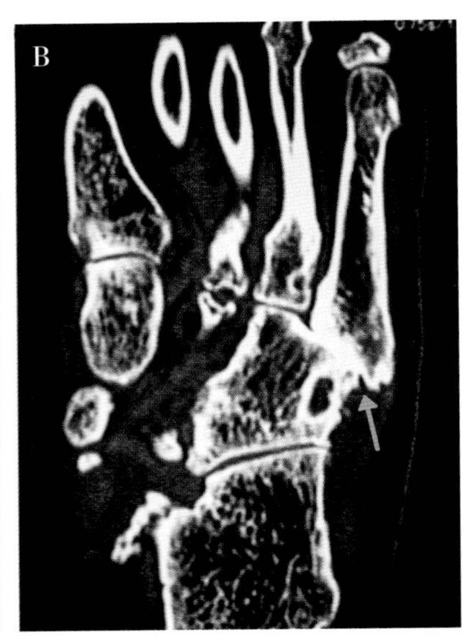

图 2-236　骰骨-第五跖骨连接

二、病因与发病机制

跗骨连接致病原因主要有 2 种学说，Pfitzner 最早于 1896 年提出足籽骨或副骨与邻近跗骨逐渐发生融合，是发生跗骨连接的原因[1]。籽骨与跗骨融合理论曾经被普遍接受，直到 Harris 于 1955 年尸检胎儿 20 足中，发现 6 足存在跗骨连接[15]，籽骨与跗骨融合理论方开始备受质疑。Leboucq（1890 年）、Dwight（1907 年）、Trolley（1948 年）和 Jack（1954 年）相继提出，在胚胎第 9~10 周期间，因为遗传性缺陷或环境因素，引发胚芽间充质分化异常和节段性分化失败，是产生跗骨连接的原因[16-19]。Harris 于 1955 年发现胎儿存在跗骨连接，间接证明胚胎期间充质缺陷引发异常分化是本病的原因[20]。Wray[18]报道一家子孙三代 3 人罹患跟骨-舟骨连接，先证者为 32 岁男性，因为足踝部疼痛和足外翻畸形求助治疗，最后诊断为跟骨-舟骨连接。在随访时患者提及 13 岁儿子时有足部疼痛，经临床与 X 线检查证实此例 13 岁男童也是跟骨-舟骨连接。Wray 由此产生家系调查的兴趣，对其家系 8 个成员进行了系统检查，发现只有先证者父亲罹患跟骨-舟骨连接，而其母亲、姐妹、妻子、弟弟及子侄都没有跗骨连接。依照三代连续罹患同种疾病，该作者推测这是一种遗传性疾病。鉴于 3 例患者的父母均无血缘关系和父子患病，可以除外隐性遗传和性连锁遗传方式，因而推测跟骨-舟骨连接是常染色体显性遗传疾病，而家系中只有男性病例则可能是概率或外显率问题。Leonard[19]曾对 31 例有症状的跗骨连接进行家系调查。从一级亲属 98 人的 X 线筛查中发现，其中 39% 有跗骨连接，但无任何临床症状，而且家系中无论是距骨-跟骨连接还是跟骨-舟骨连接，都缺乏一致性问题。该作者由此提出本病是一种常染色体显性遗传，不仅外显率不同，也缺乏相关基因的特异性表达。Plotkin 报道 1 对单卵双生兄弟均有跟骨-舟骨连接[21]。然而，迄今尚未找到真正的致病基因。

三、病理解剖与生物力学改变

病理解剖学研究证实，跗骨连接早期为纤维性或纤维软骨组织，随着儿童骨骼的生长，纤维组织和软骨组织逐渐发生骨化，最终演变为骨性连接。某些学者推测跗骨连接是基因程序控制的演变过程，在初始阶段受累的两个跗骨之间几乎均由纤维组织连接，纤维组织经历化生改变形成软骨组织，最终演变为骨性连接[22]。通常从年幼儿童开始的纤维连接，在16岁左右才可能演变成骨性连接，但有少数病例始终保持纤维软骨连接。从纤维性或软骨连接向骨性连接转化，与其解部位也有着密切的关系。距骨-舟骨连接的骨化年龄介于3～5岁，跟骨-舟骨连接骨化年龄介于8～12岁，而距骨-跟骨连接骨化年龄则介于12～16岁[23,24]。Solomon[10]在50例100足成人尸检标本研究中，发现7足跟骨-舟骨连接，2足距骨-跟骨连接，死亡年龄平均为（77±10.4）岁。该作者将跗骨之间关节间隙＜1 mm（正常为3 mm），伴有软骨下骨硬化、囊肿形成，以及软骨下骨终板连续性中断，则定义为纤维软骨连接。Kumai[24]曾经治疗127例202足非骨性跗骨连接，其中74例119足为距骨-跟骨连接，13例21足跟骨-舟骨连接，40例62足为舟骨-楔骨连接。该作者对手术治疗时获得标本48例55足进行了病理形态学研究。手术时年龄平均为19.8岁（5～61岁），距骨-跟骨连接27例31足，跟骨-舟骨连接8例9足，舟骨-第一楔骨连接13例15足。病理检查证明跗骨连接均为纤维软骨组织。3例年龄介于5～11岁者几乎均为软骨组织，在骨组织与软骨组织临界部位可见丰富的血管增生，其间还有纤维组织侵入骨组织，以及破骨细胞吸收和成骨细胞的成骨活动（图2-237、图2-238）。但是，无论在软骨连接处，还是软骨组织与骨组织临界部位，都没有炎细胞浸润（图2-239）。跗骨连接部位纤维组织中并无神经纤维，但在软骨连接的骨膜及周围关节囊，可见

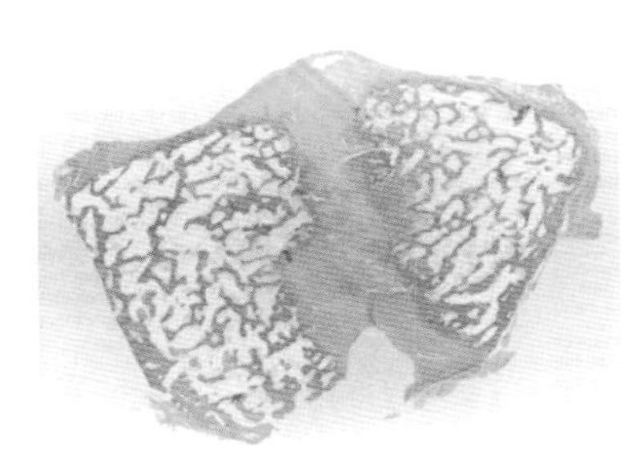

A. 巨视解剖证明纤维组织连接。

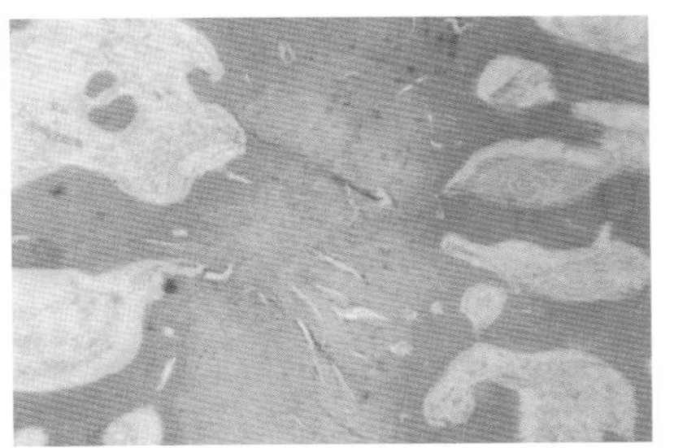

B. 低倍镜检显示两侧骨骼完全由纤维组织连接，偶见不连续或间隙。

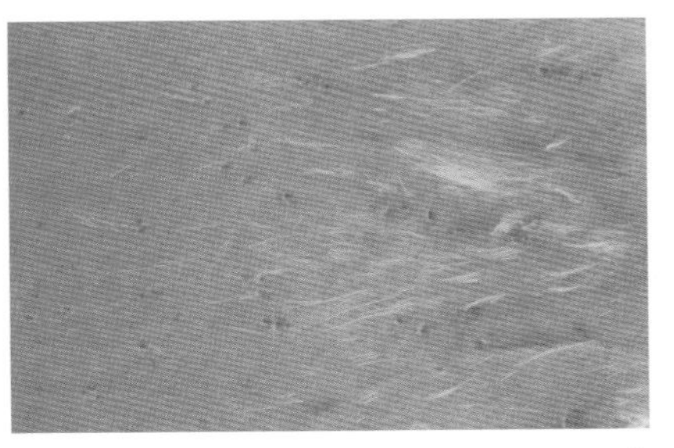

C. 高倍镜检则显示为纤维软骨组织。

图2-237 跗骨连接的病理检查

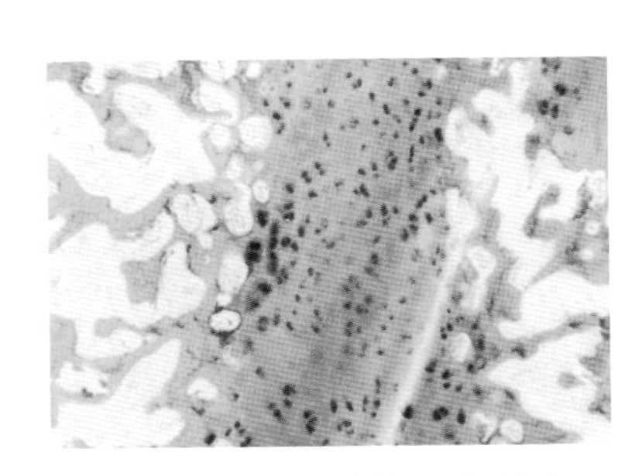

图2-238 跗骨连接的病理检查

10岁儿童跗骨连接病理学检查显示100%为软骨细胞组织。

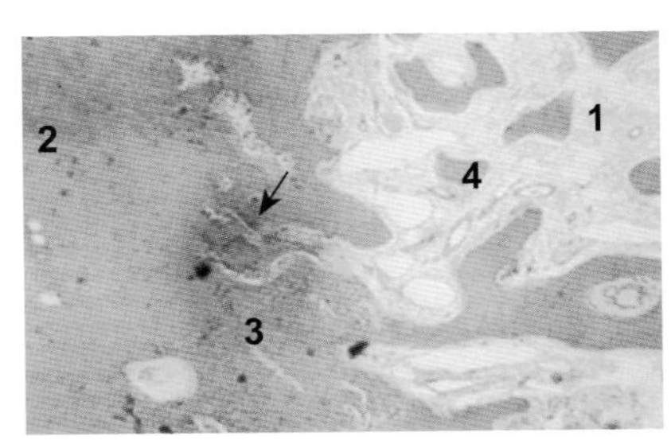

A. 骨组织（1）与软骨连接（2）临界部位可见血管增生（3），含有众多细胞成分的纤维组织（4）侵入骨组织（HE×40）。

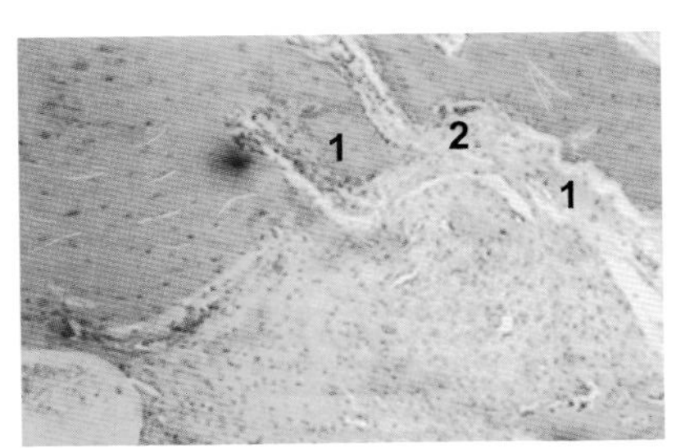

B. 高倍镜检显示上图纤维组织中（箭头）有活跃的成骨细胞（1）和破骨细胞（2），但未见炎性细胞（HE×100）。

图2-239 跗骨连接的病理检查

神经纤维和鲁菲尼受体（Ruffini receptors）。Kumai 将上述病理学特征，归因于软骨连接及临近骨组织，遭致反复应力作用和显微性骨折，诱发修复或塑形的反应，推论患足疼痛既非炎性改变，也不是神经介导所致，而是软骨连接邻近的骨膜及关节囊遭受异常机械应力刺激的结果。Katayama[25]从 1 例 11 岁儿童距骨–跟骨连接，观察到进行性骨化的证据。患者以左踝内后侧疼痛为主诉，经 X 线检查和 CT 扫描诊断为左足距骨–跟骨连接，但右足 X 线和 CT 扫描并无异常（图 2–240）。在左足距骨–跟骨连接切除术后 6 个月，其右踝内后侧开始出现疼痛，经过 6 个月非手术治疗疼痛并未缓解，再次 X 线检查和 CT 扫描，发现右足距骨–跟骨内侧出现不规则骨化，术后病理检查发现软骨连接中有较多骨小梁，但没有炎性细胞浸润（图 2–241）。该作者由此提出软骨连接可发生进行性骨化，并与临床症状有因果关系。Masquijo[26]采取距骨–跟骨连接切除与后足外翻矫形联合手术治疗 14 例 14 足，年龄介于 11～16 岁，除 1 例 16 岁儿童诊断为软骨连接，另 13 足均为骨性连接，但作者没有描述其病理学改变。此项研究表明，青春期前儿童也可发生距骨–跟骨骨性连接。

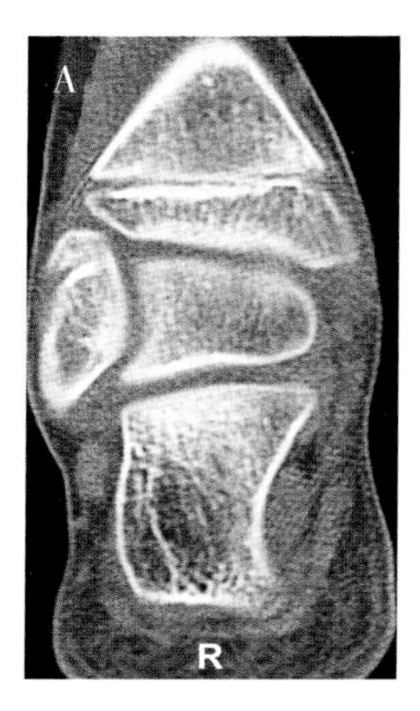

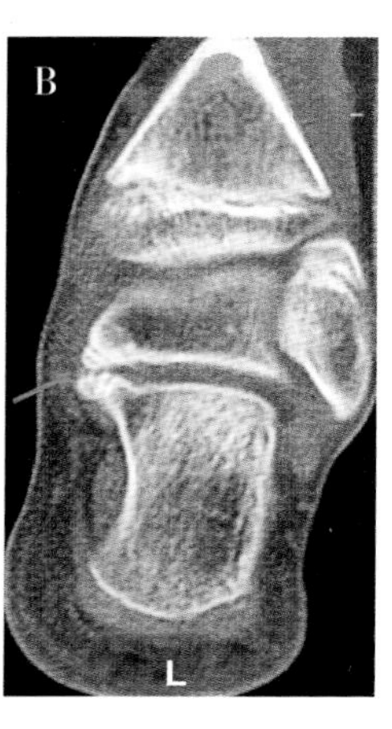

图 2–240　足部 CT 检查

右足距骨–跟骨关节正常（A），但左足距–骨跟骨内侧有纤维软骨连接（B）。

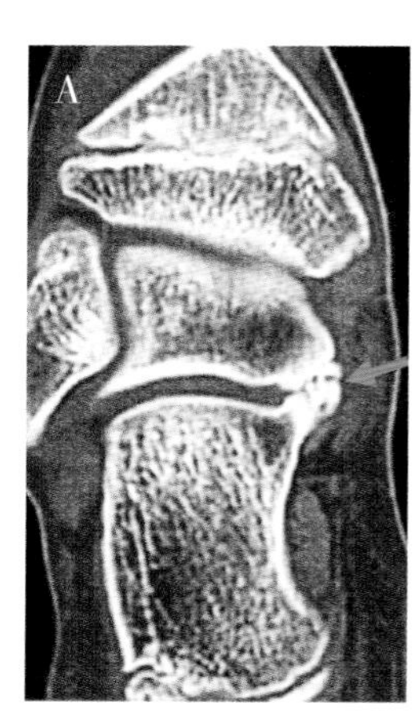

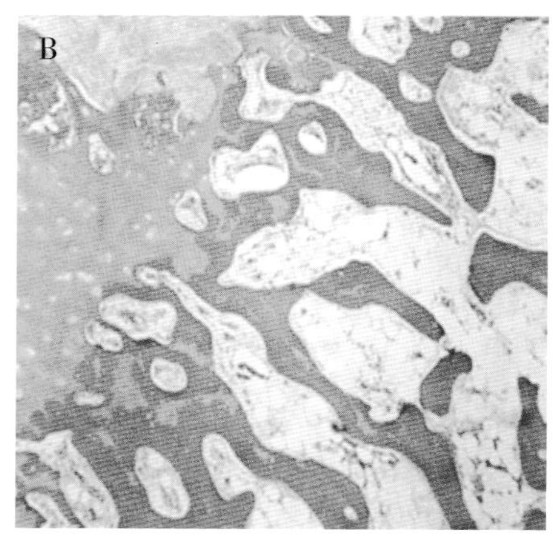

图 2–241　右足 CT

显示距骨–跟骨内侧不规则骨化（A）；病理学检查证明软骨连接中有较多骨小梁（B），但没有炎性细胞（HE×40）。

生物力学异常改变，是跗骨连接引发足踝疼痛、扁平足畸形和腓骨肌痉挛的基本原因。临床与生物力学研究表明，距下关节正常活动受到限制，必将引发足踝关节生物力学异常[27–31]。从功能解剖学界定，距下关节又有狭义与广义之分，前者是指距骨跖面前方、中间和后方 3 个关节面与跟骨背侧面 3 个相对应的关节面所组成距跟关节（图 2–242），后者则包括距骨–跟骨–舟骨，抑或由距骨–跟骨关节和跗横关节所组成的距下关节复合结构（图 2–243）。距下关节复合结构的正常活动包括旋转活动与滑移活动两种方式，前者是沿着距下关节轴线所发生的外旋和内旋活动。距下关节活动轴线在冠状位上介于跟骨中轴线与第一跖骨头及第二跖骨头之间，在矢状位上却从后下方向前上方倾斜 42°（图 2–244）[27,31]。足外旋活动包括跟骨内翻、距骨背伸及外展，导致跗横关节、跗跖关节紧密接触，又称关节锁定状态，形成刚性力学杠杆，通常处于足跟触地时相，有利于下肢推进人体向前行走，但在足部完全触地时相，该足又转变为内旋活动，产生跟骨外翻、距骨跖屈及内收，导致跗横关节、跗跖关节松散接触，称为柔韧位置。距下关节滑移活动包括跟骨相对于距骨向足趾方向滑动，舟骨和骰骨相对于距骨和跟骨向足背侧滑动。前者发生于在足背伸活动的初始期，后者则出现在足背伸活动的末期。某些学

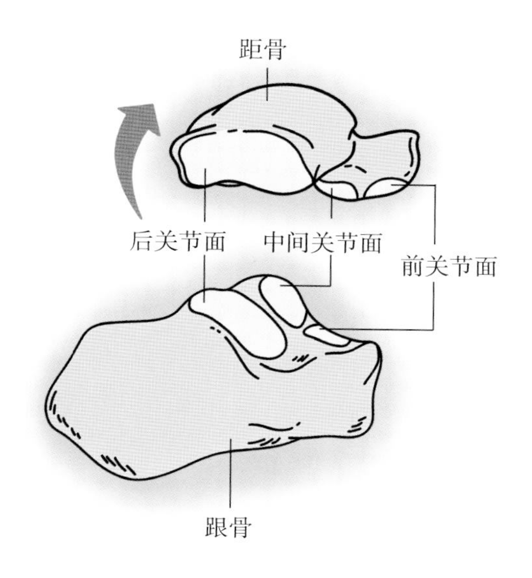

图 2-242 从外侧面观察距骨与跟骨的前方、中间和后方 3 个关节面的解剖关系示意图

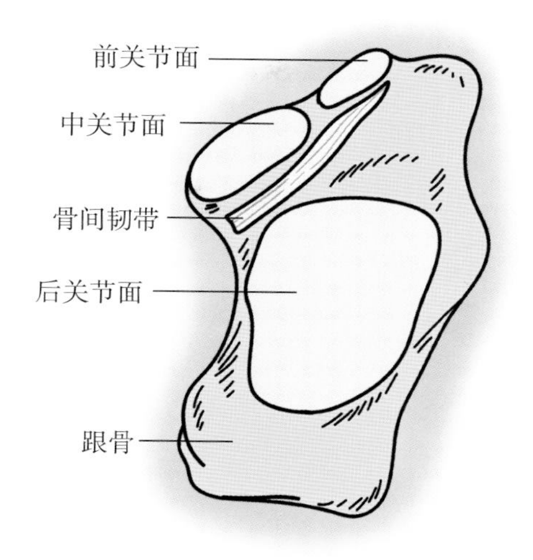

图 2-243 从背侧面观察跟骨前方、中间、后方关节面示意图

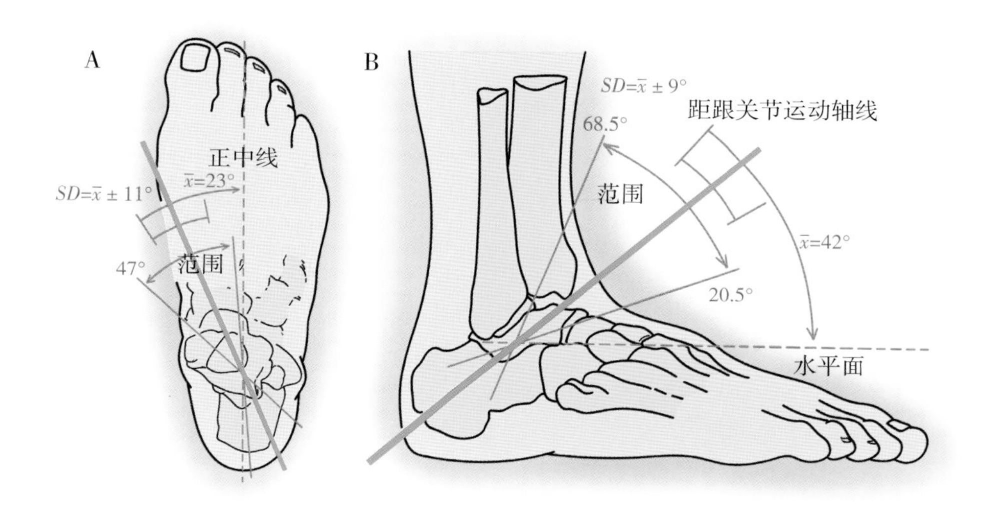

图 2-244 距下关节运动轴线

者将距下关节旋转活动与舟骨和骰骨滑动称为偶联活动。Ramsey（美国罗切斯特大学）应用荧光图电影摄影技术（cinè-fluorographic）观察足背伸活动时跟骨与舟骨位移的时相关系。当踝关节开始背伸活动时，跟骨随之向足趾方向滑移，直到受到关节囊及韧带的约束作用方可终止。在踝关节背伸接近停止之前，跟骰关节和距舟关节向足背侧滑移，最后舟骨关节面最宽的背侧部分则略微滑移至距骨头的背侧。距下关节因跗骨连接引发距下关节活动消失，跗横关节滑移活动被折页样活动（hinge motion）所替代，后者在足跖背伸活动时，关节间隙出现背侧狭窄和跖侧增宽，舟骨向足部背侧滑动对距骨头产生撞击作用，导致距骨头发生塑形改变[7]。Outland[28]认为距下关节发挥着下肢扭矩转换器的作用，可将胫骨扭转力向足部传导，因为距下关节的位置决定着跗横关节的活动范围。当后足进入外翻位置时，跗横关节处于松弛状态，允许前足有更大活动范围，有助于吸收更多的地面反作用力。与此相反，当距下关节内旋时，

跗横关节则呈现紧密接触（或者成为僵硬状态），必然导致距下关节和跗横关节活动范围减少。由于跗骨连接限制距下关节和跗横关节的正常活动，特别是距下关节一旦失去代偿性内旋活动，抑或失去外翻活动，因为外翻活动恰是行走站立相的正常活动，包括跟骨前端、跳跃韧带和舟骨围绕距骨头发生背伸、外旋及滑移活动。一旦旋转和滑移活动遭受限制或消失，前述的足部背伸活动应力集中于距舟关节和跟骰关节，引发距舟背侧韧带和距骨颈背侧骨膜剥离，继而发生的修复反应，终将产生足部侧位 X 线片所见的距骨头背侧鸟嘴样突起。Mosier[8]强调跗骨连接限制距下关节复合结构的正常活动，足踝关节必将承受更多的应力作用，不仅可诱发踝关节不稳定、足踝部疼痛，还将引发下述 4 种结构性改变，即足内侧纵弓降低，腓骨肌适应性缩短，距骨-跟骨后关节面间隙狭窄，以及距骨与跟骨沟相撞击，后者导致距骨外侧突增宽扁平。踝关节反复扭伤可产生继发性韧带松弛，增加跟骨外翻严重程度，尤其是距骨-跟骨中关节面连接，对距下关节活动产生更大的限制，其跟骨外翻也更为严重。

四、临床特征

跗骨连接以足踝部疼痛、僵硬性足外翻和腓骨肌痉挛三联征为典型的临床表现[22,32,34]。Mahan[32]指出跗骨异常连接在跗骨未完成骨化之前，中跗关节或距下关节尚保留某种程度的活动，通常不产生临床症状。随着足部跗骨的生长和软骨连接进行性骨化，跗横关节或距下关节活动受到某种程度的限制，方可出现与患足活动相关的后足或中足疼痛。一般认为跗骨连接部位与初期纤维或软骨性连接开始骨化年龄，可决定其临床症状出现的时间，距骨-舟骨连接早在 3～5 岁便已开始骨化，跟骨-舟骨连接骨化年龄介于 8～12 岁，而距骨-跟骨连接骨化年龄介于 12～16 岁。

（一）典型性跗骨连接：腓骨肌痉挛性扁平外翻足

跗骨连接通常以足踝部疼痛、腓骨肌痉挛和足外翻畸形为典型特征。早期文献将其命名为腓骨肌痉挛性扁平外翻足（peroneal spastic flat foot，PSFF），以与柔韧性扁平外翻足、先天性垂直距骨（先天性摇椅形外翻足），脑瘫性外翻足相鉴别[22, 33]。临床检查应该包括足踝部疼痛与压痛部位、距下关节活动范围、站立时足内侧纵弓高度改变与后足位置，以及腓骨长肌及短肌的功能状态[33-35]。足踝部疼痛是最为常见的主诉或首发症状，通常为隐匿性疼痛或踝部扭伤后出现疼痛，具有休息后缓解，长时间行走或体育活动后加重的现象[35]。疼痛部位取决于跗骨连接部位，距骨-舟骨连接在内踝前方或距舟关节背侧出现隐性疼痛和压痛；跟骨-舟骨连接在跗骨窦和舟骨外侧出现表浅疼痛和压痛；距骨-跟骨连接在内踝下方或跟骨载距突处出现明显的疼痛与压痛。距下关节内翻-外翻活动范围减少或完全消失（距下关节正常时，内翻活动与外翻活动范围分别为 20° 和 10°），是跗骨连接常见的临床体征，而踝关节伸屈活动通常在正常范围。跟骨-舟骨和距骨-舟骨连接者，距下关节内翻与外翻活动明显减少，但距骨-跟骨连接可导致距下关节内翻与外翻活动完全消失，并可诱发内踝周围疼痛。在实施距下关节外翻与内翻活动时，检查者用一只手握持中足与距骨头，以保持中足稳定，消除踝关节发生内外翻活动，另一只手握持跟骨并分别进行跟骨被动外翻与内翻（图 2-245），再使用手持量角器测量其活动范围[34]。站立时足部纵弓降低与后足外翻，也是诊断距骨-跟骨连接和跟骨-舟骨连接的必要条件。从足部内侧观察可见足部内侧纵弓降低或消失、足部内侧内缘凸出和前足过度外展，而从后方观察可见跟骨明显外翻，其跟骨中轴线与小腿中轴线＞ 10°（图 2–246）[22]。为了与柔韧型扁平外翻足相鉴别，应该常规进行足趾负重试验和足趾抬高试验。前者目的是观察足趾负重、足跟离地时，后足外翻是否消失或转变为后足内翻。如果后足外翻仍然存在，则可界定为足趾负重试验阴性，由此可确定为僵硬型扁平外翻足（图 2–247）[1]。拇趾抬高试验也是诊断僵硬型扁平外翻足的可靠方法。在患者站立时，将拇趾被动过度伸展，观察足纵弓是否再现。若拇趾伸展试验并未产生足内侧纵弓重现的效应（图 2–248），强烈提示为僵硬型扁平外翻足[32]。其实两项临床试验都是基于卷扬机作用机制，而把起始于跟骨结节、止于跖趾关节的跖筋膜比拟为卷扬机的牵引缆绳。在距下关节活动正常时，拇趾伸展可牵引跖筋膜沿着跖骨头发生旋转活动，缩短了跟骨与跖骨头的实际距离，从而产生足部纵弓升高的作用。一旦距下关节活动范围减少或消失，跖筋膜的卷扬机缆绳效应则将失去作用。

腓骨肌痉挛虽然是足跗骨连接所致外翻足的临床体征之一，但既不常见也不是本病特征性表现。所谓典型腓骨肌痉挛性扁平外翻足，是指即使在休息位仍然保持后足外翻及前足外展状态（图 2–249）[34]。试图将后足被动内翻时，可诱发腓骨肌保护性收缩。某些学者从生物力学机制推测，腓骨肌痉挛是减少距下关节压力的保护性反应，抑或是长时间后足外翻所产生的适应性短缩改变[36]。尽管肌电图检查已经证实跗骨连接存在腓骨长肌、腓肠肌和比目鱼肌痉挛，足踝部扭伤或距下关节特发性关节炎，也可产生继发性腓骨肌痉挛[35,37]。Cass

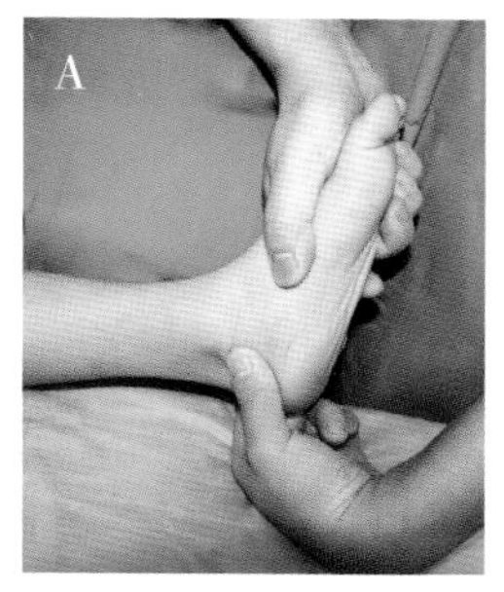

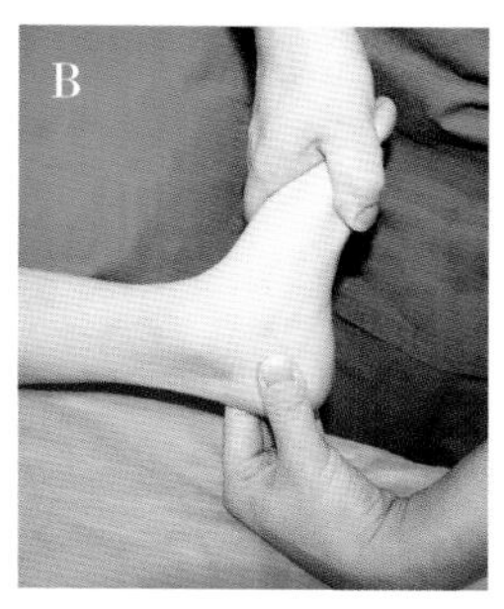

图 2–245　距下关节内翻与外翻的检查方法

医生用一只手握持踝关节，另一只手将跟骨内翻（A）和外翻（B），以确定其距下关节活动范围。

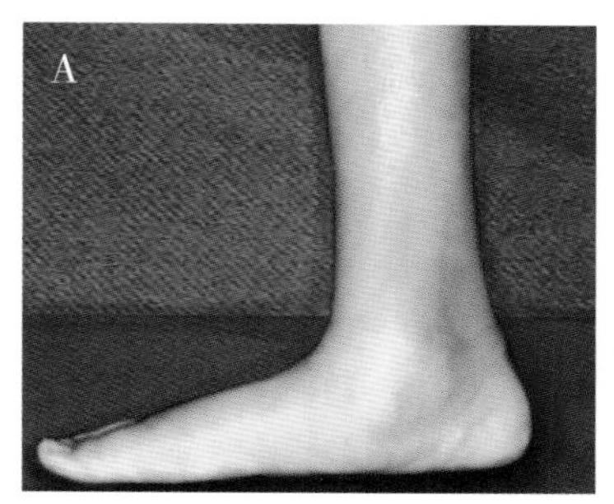

图 2–246　距骨–跟骨连接

引发足内侧纵弓消失（A）和右侧后足严重外翻（B）。

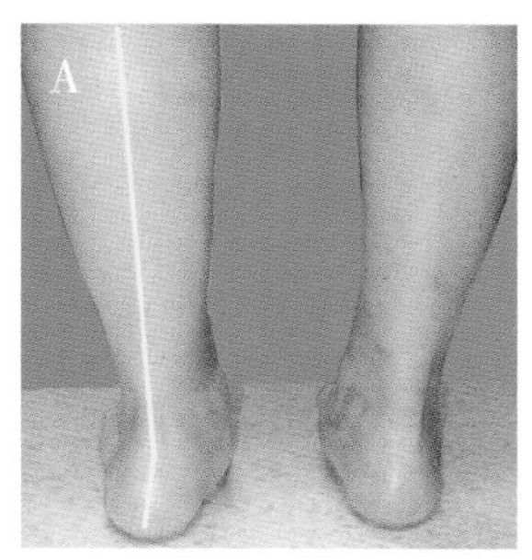

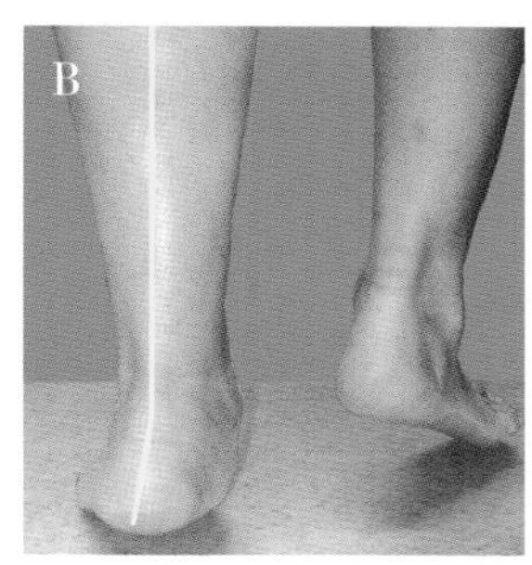

图 2–247　足趾负重试验

站立时左侧后足外翻（A），足趾负重时其左侧后足仍然外翻（B）。

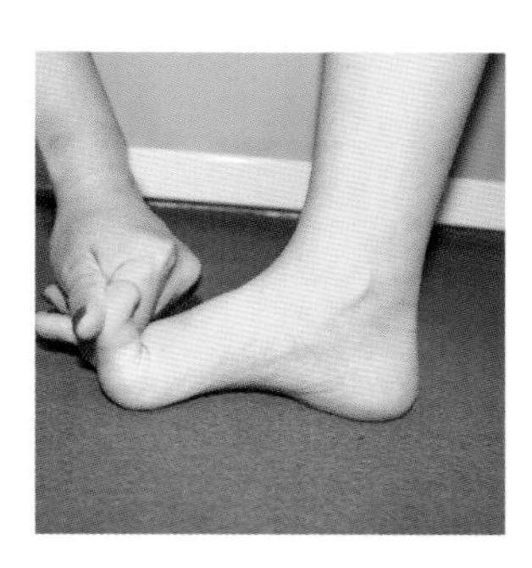

图 2–248　拇趾抬高试验

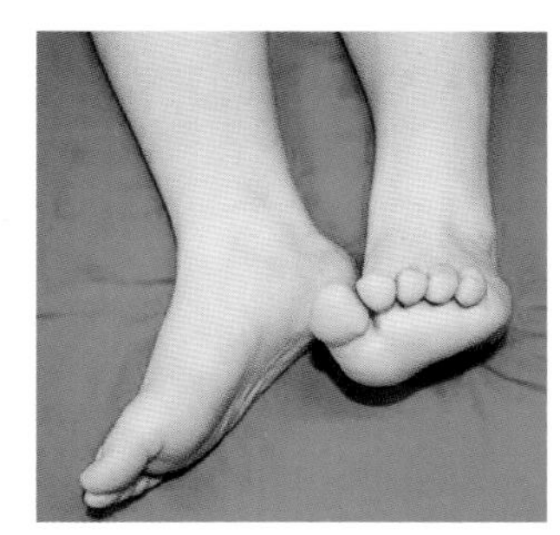

图 2–249　腓骨肌痉挛性足外翻

在休息位时，左足因跟骨–舟骨连接其后足仍然外翻和前足外展。

曾描述1例4岁儿童右侧腓骨肌痉挛并有足外翻畸形，但影像学检查证明没有跗骨连接。手术延长第3腓骨肌腱和趾长伸肌腱，术后1年其右足仍然保持正常。该作者将其诊断为特发性腓骨肌痉挛[35]。

（二）非典型性跗骨连接

1. 跗骨连接并发高弓内翻足 儿童跗骨连接合并高弓内翻足非常少见，但跟骨-舟骨连接、距骨-跟骨连接合并高弓内翻足均有文献报道[38-41]。此种非典型跗骨连接并发高弓内翻足的发病机制尚不明确。Stuecker[38]描述3例儿童跗骨连接（2例距骨-跟骨连接，1例跟骨-舟骨连接）并发高弓内翻足畸形，切除跗骨连接后高弓内翻足畸形基本消失。该作者由此提出足部内翻肌发生适应性短缩，是产生高弓内翻足畸形的机制。Barrett和Knapp[39]认为跗骨连接并发跗骨窦损伤，诱发胫前肌和胫后肌反射性痉挛，是产生高弓内翻足的发病机制。胫后肌张力增强产生前足内收及后足内翻，而胫前肌反射性张力增强，进而发生肌肉短缩，导致足部纵弓增高。

临床以踝部及跗骨窦处疼痛、慢性反复性踝关节扭伤、站立位后足内翻为特征（图2-250）[40]。临床检查可发现足部内侧纵弓增高、第一跖骨跖屈、后足内翻，以及距舟关节背侧明显突出。距下关节活动或者踝关节背伸活动范围减少者，既是主要体征也是诊断本病的线索。因为高弓内翻足通常继发于神经肌肉疾病，必须进行全面的神经系统评价，包括下肢肌力及肌张力、肌腱反射、痛觉及触觉检查，以及肌电图评价，以除外儿童某些神经肌肉疾病，例如遗传性运动感觉神经病［又称沙尔科-马里-图思（Charcot-Marie-Tooth）病］、神经管闭合不全等。跗骨连接合并高弓内翻足者，虽然可能存在胫前肌或胫后肌反射性痉挛，但神经系统检查均在正常范围。然而，当X线检查、CT扫描或MRI扫描证实跟骨-舟骨或距骨-跟骨连接（图2-251），方能做出确定性诊断[39,41]。

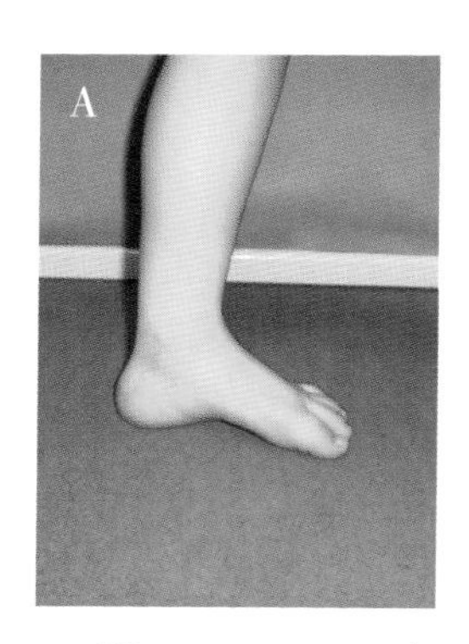

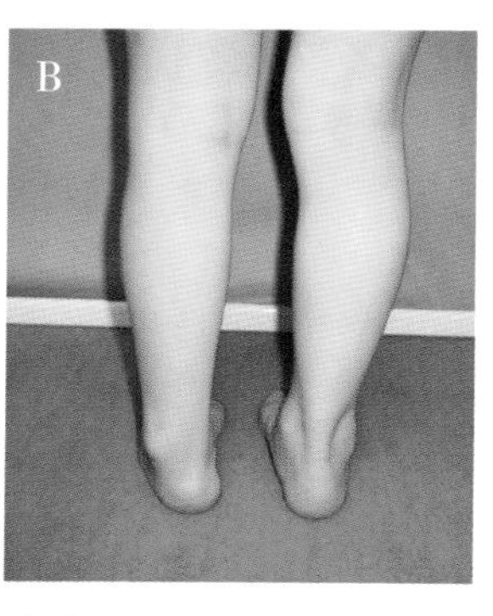

图2-250 10岁儿童左足高弓内翻畸形

从足内侧面观察足弓增高（A），足后侧面观察可见右足跟骨明显内翻（B）。

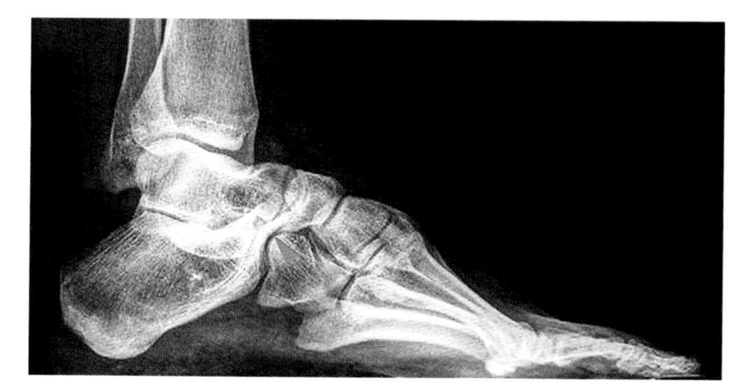

图2-251 图2-250病例，14岁时的左足侧位X线片

显示跟骨-舟骨连接，并有距骨形态异常。

2. 跗骨连接并发内翻足 Simmons[42]于1965年报道3例儿童跟骨-舟骨连接并发胫骨肌痉挛和足内翻畸形，切除跗骨连接后前述的足内翻、胫骨肌痉挛完全消失。借鉴最为常见抑或典型性跗骨连接并发腓骨肌痉挛性外翻足的命名方法，Simmons将其称为胫骨肌痉挛性足内翻（tibialis spastic varus foot，TSVF）。其后，Inoue[43]和Irvine[44]分别描述1例和2例跟骨-舟骨连接引发胫骨肌痉挛性足内翻。Nabeshima[45]于2007年描述5例胫骨肌痉挛性足内翻（4例

距骨-跟骨连接，1 例跟骨-舟骨连接），是迄今最多一组胫骨肌痉挛性足内翻病例。该作者推测胫前肌痉挛是规避距下关节外翻应力引发的疼痛，称为逃逸现象，而不是疼痛引发的反射性痉挛。

临床以跗骨连接的部位疼痛及压痛与后足内翻为特征。跟骨-舟骨连接有跗骨窦周围疼痛，而距骨-跟骨连接却局限于内踝疼痛和压痛。站立位可见后足内翻（图 2-252），行走时足外侧缘负重，以规避外翻应力诱发的疼痛[45]。临床检查可发现后足出现固定性内翻畸形，主动外翻活动消失，被动活动不仅不能将后足内翻矫正至中立位，而且诱发足踝部疼痛。距下关节内翻-外翻活动范围明显减少或消失，但踝关节伸屈活动，特别是足部背伸活动基本正常[46]。应该进行常规神经系统检查，特别是需要与脑瘫性内翻足畸形相鉴别，后者有早产、难产或窒息病史，临床检查既有后足内翻和胫骨肌痉挛，但通常还有足趾屈畸形，因此不难做出正确诊断。除此之外，儿童距骨骨软骨病、距下关节炎性病变也可引起胫骨肌痉挛性足内翻。Kanzaki[47]曾经介绍年龄为 9 岁和 11 岁的 2 例儿童，在足部撞击和扭伤之后出现典型的胫骨肌痉挛性足内翻畸形。因为足踝疼痛不能缓解，高度疑似跗骨连接，依次进行 X 线检查、CT 和 MRI 扫描，2 例儿童均没有跗骨连接。MRI 检查却意外发现了 11 岁儿童的左侧距骨滑车内上缘骨软骨病（图 2-253），而 9 岁儿童右足距下关节在 T_2 加权脂肪抑制图像显示信号增高，诊断为距下关节炎性病变。由于持续性胫骨肌痉挛和足部内翻，Kanzaki 采取全身麻醉下手法矫形和小腿石膏固定，术中意外发现麻醉之后，其胫骨肌痉挛和足内翻自然消失。

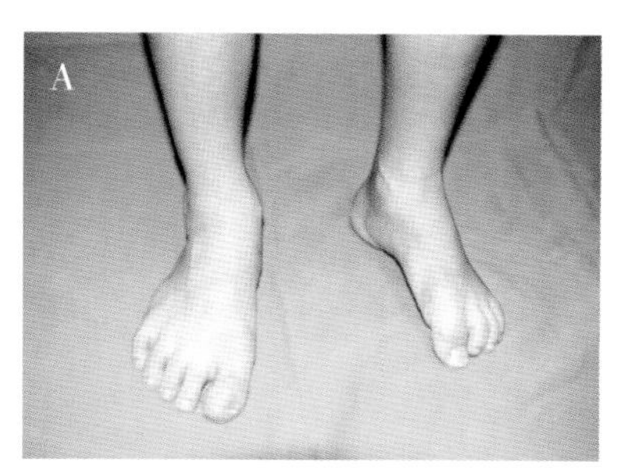

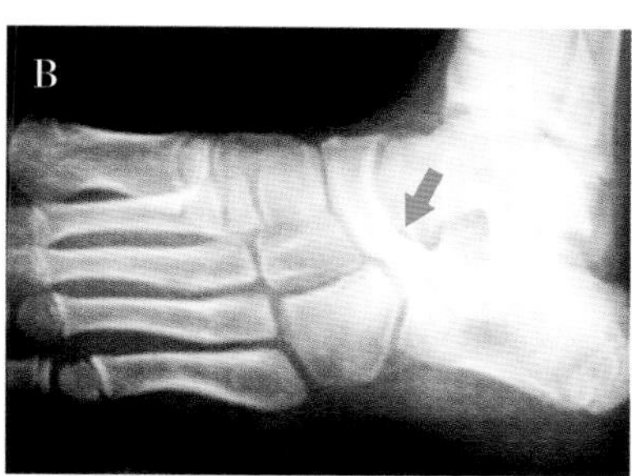

图 2-252　跟骨-舟骨连接的临床大体照和 X 线片

10 岁儿童后足内翻并有胫后肌痉挛（A），而斜位 X 线显示跟骨-舟骨连接（B）。

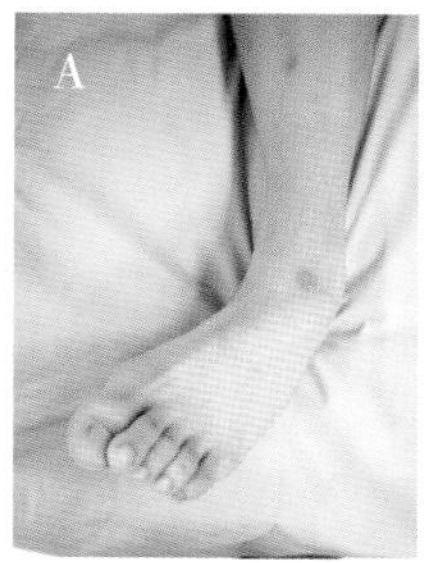

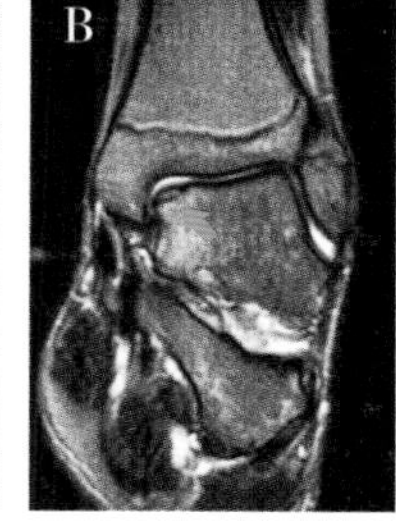

图 2-253　距骨滑车骨软骨病的足部大体照和 MRI 检查

13 岁儿童左足撞击床角后出现持续后足内翻和前足内旋（A），MRI 扫描发现距骨滑车内上缘骨软骨病（红色箭头）（B）。

五、影像学检查

跗骨连接的确定诊断依赖影像学检查。鉴于足跗骨相互重叠的复杂解剖关系，常规 X 线检查通常只能提供某种间接征象作为诊断线索，抑或作为排除诊断的方法[48]。CT 扫描既能清楚显示跗骨之间解剖关系，又能确定跗骨连接的准确位置及其范围，可视为诊断各种跗骨连接的金标准[48,49]。MRI 扫描对诊断跗骨纤维性连接的敏感性更高，而且对鉴别与跗骨连接相似表现的韧带或肌腱损伤有着重要作用[35,49]。为了帮助理解各种跗骨连接的影像学特征，本节将分门别类地介绍跗骨连接的影像学特征与诊断标准。

（一）距骨-跟骨连接

距骨-跟骨连接占跗骨连接的37%~48%[8,13,17]，通常将其分为纤维性、纤维软骨和骨骼连接[5,7]，也有学者将其分为关节内和关节外跗骨连接[50-53]。关节内连接累及距骨-跟骨中间关节面最为多见（70.2%），后关节面连接最为少见（1.4%），而关节外距骨-跟骨连接通常累及载距突后缘与距骨后内侧突之间，又称距骨-跟骨后内侧连接（posteromedial subtalar coalitions），其发生率约占距骨-跟骨连接的28.2%[7,54,64]。

1. 距骨-跟骨中间关节面连接

（1）X线诊断：距骨-跟骨连接产生的X线改变，包括关节软骨下硬化、关节间隙狭窄，或骨性连接，即所谓基本的X线征象，常规X线检查通常（>50%的病例）难以识别或不能作出中肯的判断。然而，长期临床与X线观察研究，发现距骨-跟骨中关节面连接所引发距下关节异常活动，可引发某些继发性X线征象（secondary signs），包括侧位X线片显示的距骨-跟骨C形征、距骨头背侧鸟嘴样突起、距骨外侧突肥大增宽，踝关节出现球臼样改变（ball and socket ankle），以及后足轴位X线片所见距骨-跟骨中关节间隙狭窄和跟骨载距突改变。透过这些继发性X线征象，则有助于做出跗骨连接的可能诊断，为CT扫描或MRI检查提供筛查作用。

1）距骨-跟骨C形征和距骨头背侧鸟嘴样突起。所谓C形征，最早由Lateur描述和命名，是在足部侧位X线片显示距骨滑车软骨下骨板与跟骨载距突下方骨板，因骨性连接所形成的连续轮廓线（图2-254、图2-255）[51]。Lateur[55]临床病例研究证实，C形征诊断距骨-跟骨连接的敏感性为86.6%（真阳性），特异性为93.3%（真阴性），由此认为其是诊断距骨-跟骨连接的可靠指标。但是，也有学者认为C形征并不具有特征性意义。Brown[56]观察和评价一组48例足外翻畸形，其中8例C形征阳性者，只有4例（50%）最后诊断为距骨-跟骨连接，但是10例距骨-跟骨连接中只有4例（40%）为C形征阳性，该作者由此做出C形征对诊断距骨-跟骨连接，既不敏感也无特异性的结论。Lawrence[57]开展一项回顾性比较研究，探讨C形征的诊断价值。以88足经CT扫描证明为距骨-跟骨连接作为研究对象，另用260足柔韧型外翻足作对照，结果显示距骨-跟骨连接中13足（14.8%）C形征阳性，另23足（26.1%）为非连续性C形征，后者在足部侧位X线片上显示距骨-跟骨后关节面后方有线状裂隙，定义为非连续性C形征A型（图2-256）。该作者指出C形征阳性（包括非连续性C形征A型）是诊断距骨-跟骨连接的征象，与柔韧型外翻足不相关联，但其出现率只有41%。Taniguchi[58]研究发现C形征的敏感性与特异性分别为49%和91%，但年龄<12岁、距骨-跟骨后关节面连接者的敏感性和特异性分别为5%和0%，从而证明其假阴性更高。距骨头背侧鸟嘴样突起是第2个常见的X线征象（图2-257），推测距骨头背侧骨膜和韧带受到异常应力作用，抑或距骨头与舟骨撞击所引发的反应性肥大，其敏感性与特异性分别为58%和89%[16]。

2）中间关节面缺失和距骨外侧突肥大。在足部侧位X线所显示的距骨外侧突是一个重要的X线解剖标志，恰是距骨-跟骨关节中间关节面与后方关节面的分界线（图2-258、图2-259），而距骨-跟骨连接通常累及中间关节面，既可直接产生中间关节面融合，也可导致距骨外侧突继发性肥大反应[59,60]。Liu曾经对比观察足部侧位X线中间关节面缺失征与C形征、距骨头背侧鸟嘴样突起三种X线征象在距骨-跟骨连接中出现的频度。该作者发现中间关节面缺失征，诊断距骨-跟骨连接的敏感性、特异性和准确性分别为75%、98%和90%，C形征分别为56%、100%和85%，而距骨头鸟嘴征分别为53%、90%和78%。该作者认为中关节缺失

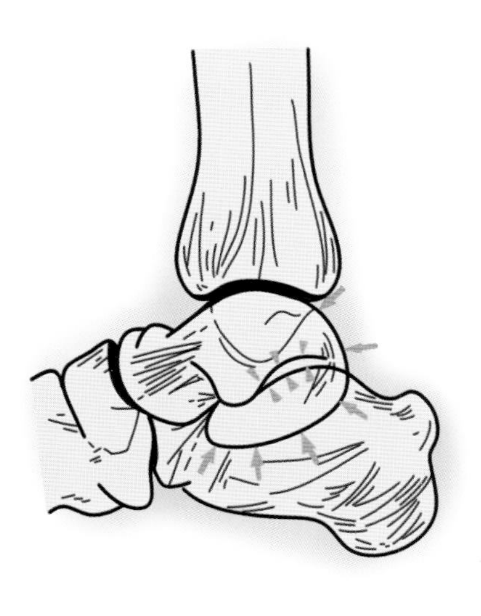

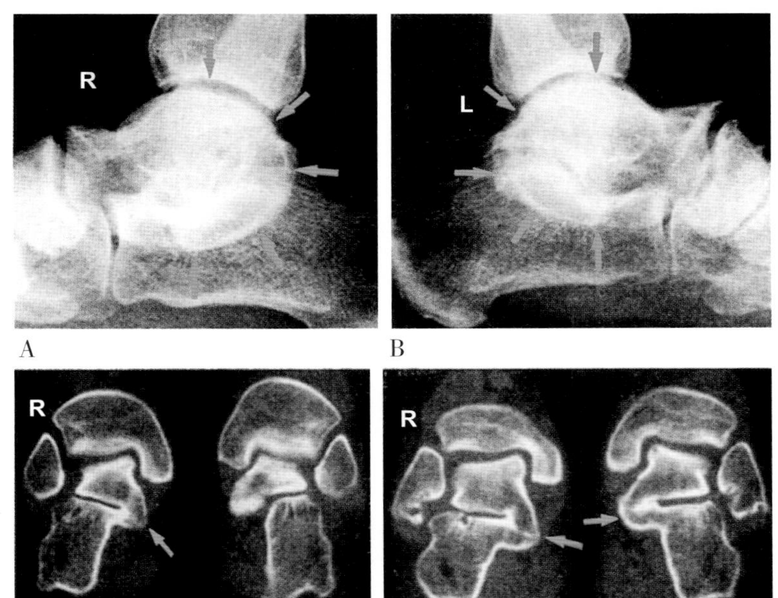

图 2-254　距骨-跟骨关节 C 形征示意图和 X 线表现

距骨滑车软骨下骨板与跟骨载距突下方骨板因中间关节面骨性连接所形成的连续轮廓线（↑），但仍然清晰显示距下关节后方关节间隙（►）。

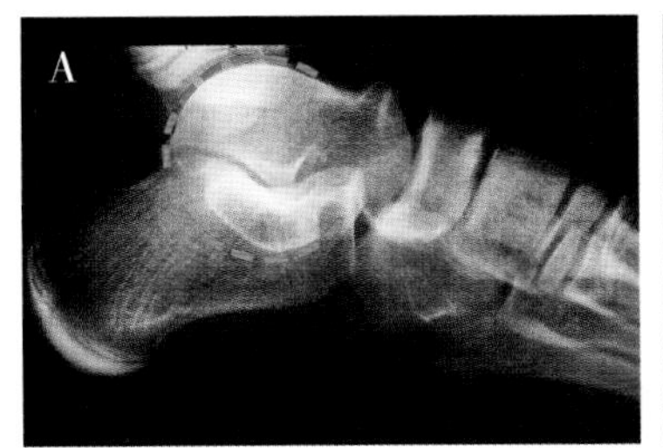

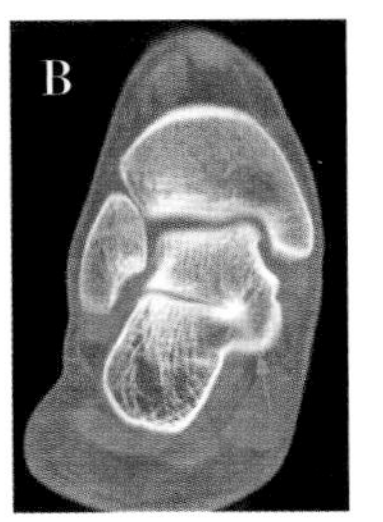

图 2-255　距骨-跟骨连接的 X 线片与 CT 检查

距骨-跟骨连接出现 C 形征（A，短虚线），CT 扫描显示距骨-跟骨中间关节面骨性连接（B，红色箭头）。

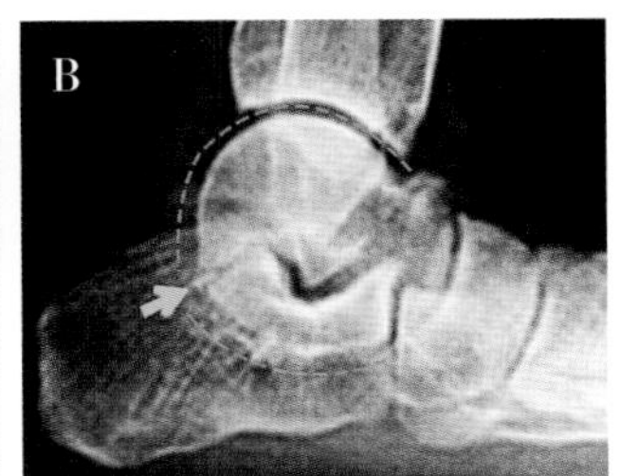

图 2-256　非连续性 C 形征 A 型

A. 为连续性 C 形征；B. 在距骨-跟骨后方关节面的后方有线状裂隙（绿色箭头）。

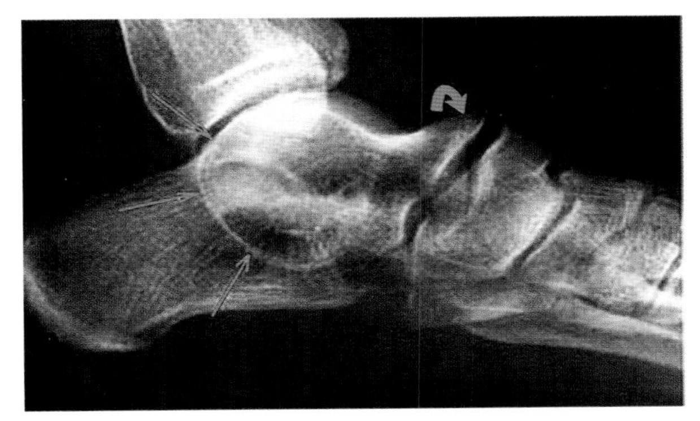

图 2-257　足侧位片显示

距骨头背侧鸟嘴样突起，注意距舟关节间隙保持正常。

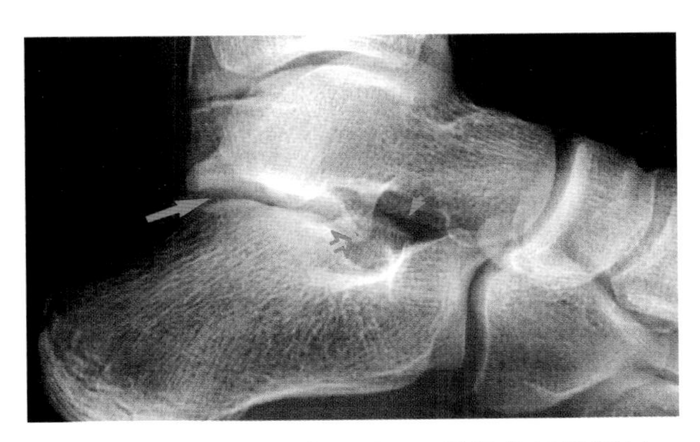

图 2-258　正常儿童距骨-跟骨关节 X 线解剖

长箭头标识后方关节面的间隙，双线箭头指示距骨外侧突，短箭头指向中间关节面。注意距骨外侧突尖端为三角形，其前缘为中间关节面。

征对诊断距骨–跟骨连接的准确率更高。

3）距骨–跟骨中间关节面形态异常或有骨性连接。在后足轴位线片可显示载距突向内下方倾斜、关节间隙狭窄，提示为纤维软骨连接，而后者则是骨性连接的直接证据（图 2–260）[12，35]。

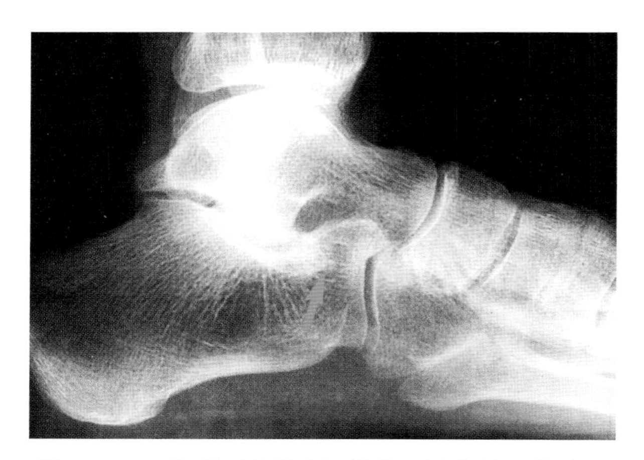

图 2–259　距骨–跟骨中间关节面缺失的 X 线表现

本例为 CT 扫描确定诊断的距骨–跟骨连接，其侧位 X 线片显示中间关节面消失，距骨外侧突增宽和尖端圆钝改变。

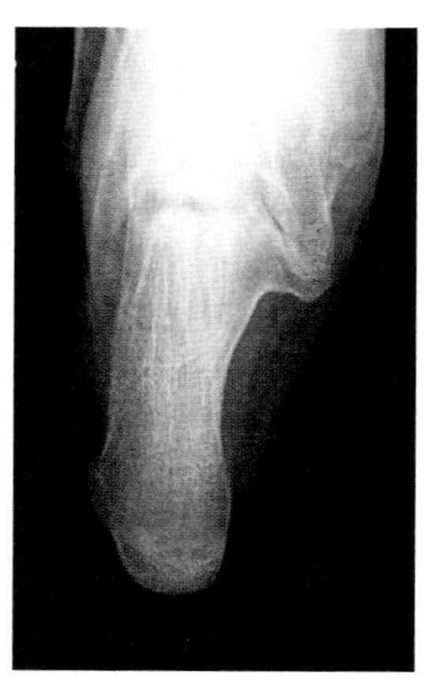

图 2–260　距骨–跟骨中间关节面形态异常

后足轴位 X 线片显示距骨–跟骨中间关节面向内下方倾斜，并有关节间隙狭窄（红色箭头），提示为纤维软骨连接。

（2）CT 扫描与诊断价值：CT 扫描诊断距骨–跟骨连接具有 X 线检查不可比拟的优点，既能清楚显示跗骨之间解剖关系，又能确定跗骨连接的准确位置及范围，可视为诊断各种跗骨连接的金标准[49，61，62]。CT 冠状位扫描容易识别距骨–跟骨中间关节面的骨性连接，并且能够显示后足外翻和距骨形态改变（图 2–261）[62]。距骨–跟骨中间关节面间隙狭窄，软骨下骨板不规则硬化或囊肿形（图 2–262），则是诊断纤维性或纤维软骨连接的标准[11，35，49]。Rozansky[63]依照 CT 三维重建所显示距骨–跟骨中间关节面连接的形态特征，将其分成 5 种亚型（图 2–263）。该组病例包括 35 例 54 足，男性和女性分别为 14 例和 21 例，年龄平均 13.5 岁（8.5～18.6 岁），

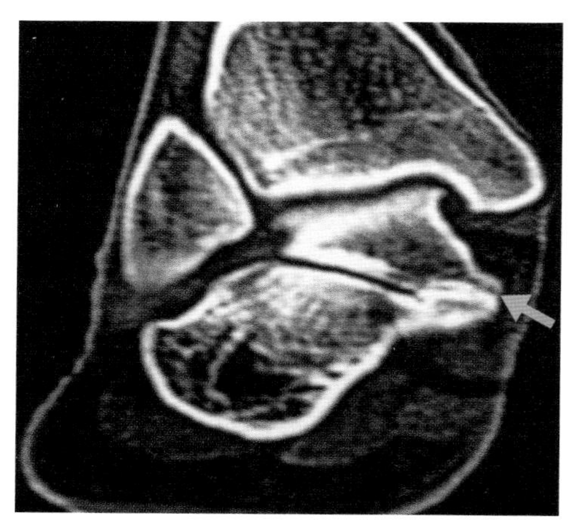

图 2–261　CT 证实距骨–跟骨中间关节面骨性连接

有后足外翻和距骨楔形改变。

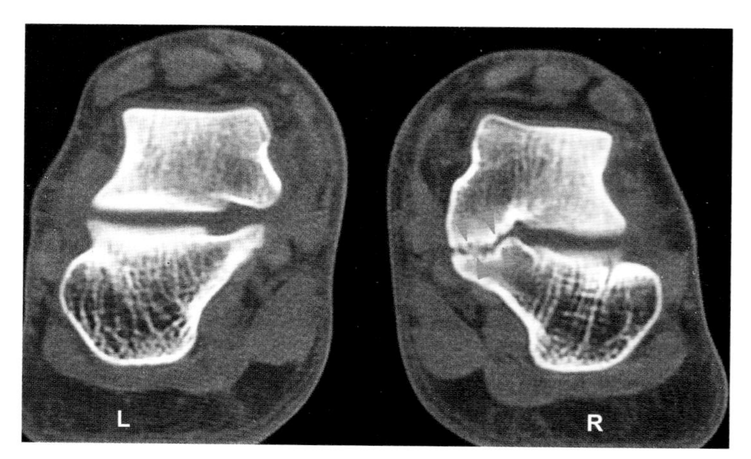

图 2–262　CT 冠状位显示

右足距骨–跟骨中间关节面纤维软骨连接，左足为正常对照。

双侧受累者占 63%。Ⅰ型（线型）：为距骨-跟骨中间关节面纤维软骨连接，其走行方向与距下关节相平行，年龄平均为 13.4 岁，占 40.7%；Ⅱ型（钩型）：也是距骨-跟骨中间关节纤维软骨连接，其前方与距下关节相平行，而后部则出现钩状弯曲并延伸至跟骨载距突内后方，年龄平均为 13.9 岁，占 16.7%；Ⅲ型（叠瓦型）：距骨-跟骨中关节面纤维软骨连接，但距骨关节面呈叠瓦状，覆盖于跟骨中关节面，年龄平均为 15.8 岁，占 14.8%；Ⅳ型（骨性连接）：距骨-跟骨中关节面完全性骨骼连接，约占 11.1%；Ⅴ型（后内侧连接）：距骨-跟骨后内侧的关节外连接，年龄平均为 10.8 岁，占 16.7%。

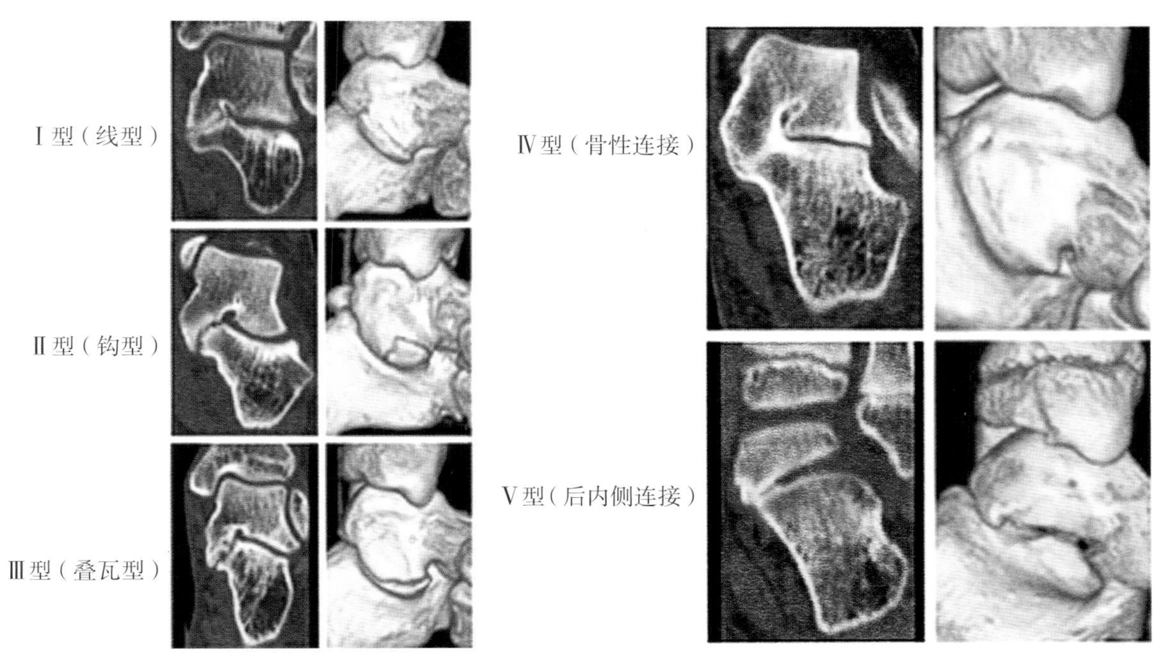

图 2-263　CT 三维扫描显示距骨-跟骨中间关节面连接的 5 种类型

（3）MRI 扫描的诊断作用：Nalaboff[10] 借鉴文献资料提供 MRI 诊断跗骨连接的标准[11,52]，将跗骨连接的 MRI 特征归纳为直接征象与间接征象两种。前者是 MRI 扫描能够识别位于关节间隙中的异常纤维组织、软骨或骨骼组织，因为在正常距骨-跟骨关节间隙中并没有这些组织，由此允许做出距骨-跟骨关节存在纤维、软骨或骨骼连接的诊断。在梯度回波系列 T_1 加权、T_2 加权或快速反转恢复系列（STIR）图像为低信号，提示为纤维连接，T_2 加权或 STIR 扫描图像为高信号，提示为软骨连接。质子密度或脂肪抑制质子密度 MRI 扫描，也是诊断跗骨连接的常用方法。距骨-跟骨骨性连接在质子密度扫描下图像显示为高信号，既有关节间隙消失也有骨髓相互连续的现象（图 2-264）。软骨连接在质子密度扫描图像显示为中等信号或低信号，并可见软骨下骨板不规则，但质子密度脂肪抑制图像则显示高信号，软骨连接边缘有囊性改变及骨髓水肿（图 2-265）。纤维连接在质子密度扫描图像显示为低信号，纤维连接边缘有点状高信号，提示为骨髓水肿。而间接或继发性征象，则是跗骨连接引发关节及周围结构改变，例如距骨头鸟嘴样改变（图 2-266）、醉酒服务生征（“drunken waiter” sign）（图 2-267）和骨髓水肿，可视为距骨-跟骨中间关节面异常连接的间接征象。冠状位质子密度图像，可显示纤维连接下方的载距突有明显形态异常，因为载距突向上方倾斜，如同醉酒后服务生手举菜盘不稳状态，因此某些学者形象地称为醉酒服务生征[52]。

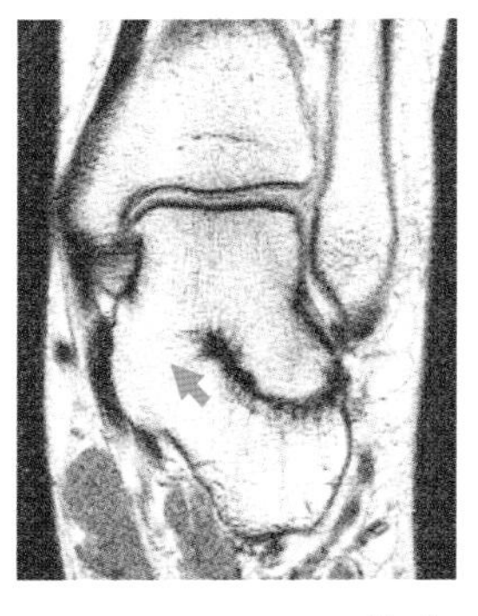

图 2-264 冠状位 MRI 质子密度图像

显示距骨与跟骨关节间隙消失，并有骨髓组织相互连续，证实为距骨-跟骨骨性连接。

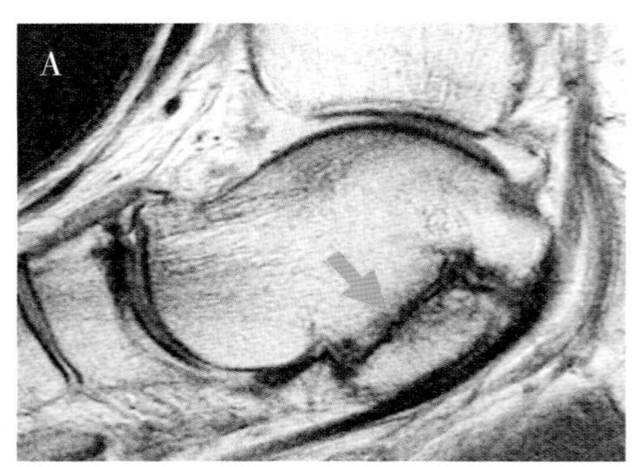
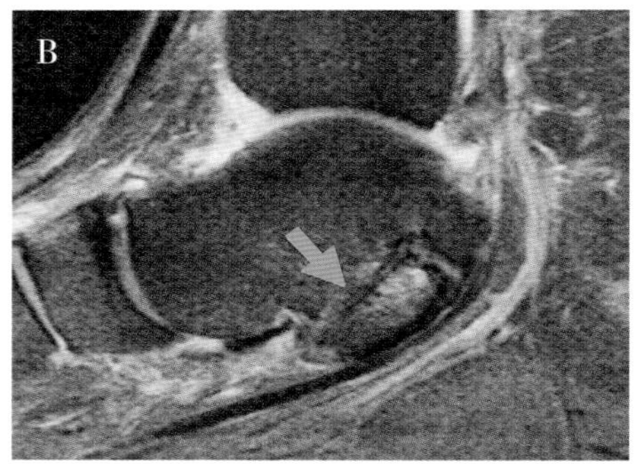

图 2-265 距骨-跟骨中间关节面软骨连接

A. 矢状位质子密度图像显示中间关节面为中等信号（箭头）、软骨下骨板不规则；B. 矢状位质子密度脂肪抑制图像显示为高信号，软骨连接边缘有囊性改变及骨髓水肿（箭头）。

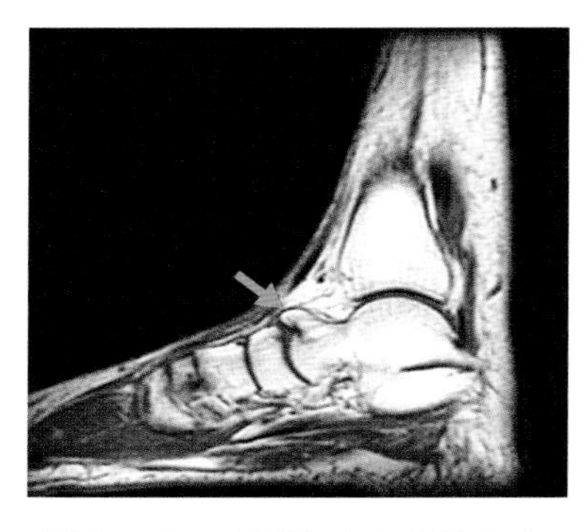

图 2-266 距骨头鸟嘴样突起

矢状位 T_1 加权图像显示距骨头背侧鸟嘴样高信号，并与距骨头相连接。

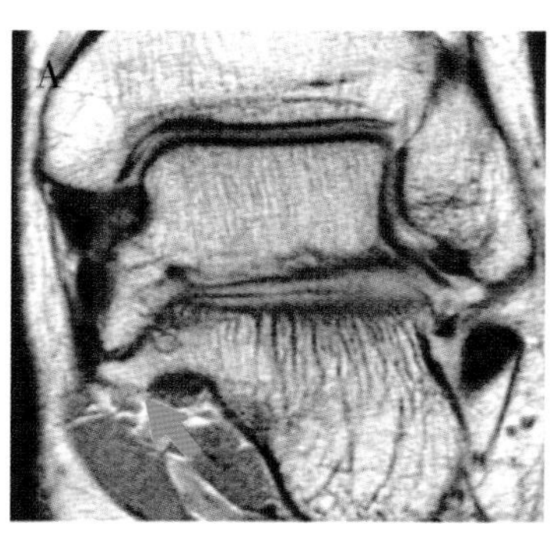

图 2-267 醉酒服务生征

A. 冠状位质子密度图像显示中间关节软骨连接，并有载距突明显钩状变形，即所谓醉酒服务生征（箭号）；B. 正常的距骨-跟骨中间关节面（箭号）。

2. 距骨-跟骨后方关节面连接

（1）X 线诊断：足部常规侧位 X 线片通常不足以清楚显示其后关节面，只能透过间接征象判断是否存在软骨或骨性连接，从而为 CT 和 MRI 检查提供有价值的线索。这些征象包括后关节间隙狭窄及关节走行方向改变（图 2-268）、跟骨结节前上方的背侧出现驼峰样突起（图 2-269），以及踝关节形态改变（图 2-270），后者是指踝关节因距下关节活动消失所产生的生物力学代偿改变，即由屈戌或铰链型关节（hinge-type joint）转变为球臼型关节（ball-and-socket joint）[65,66]。

（2）CT 扫描的诊断价值：CT 扫描能够清楚显示后方关节间隙是否有骨骼连接，具有确定诊断的作用（图 2-271）。如果关节间隙仍然存在，但有狭窄、硬化以及软骨下骨板不规则，则是纤维或软骨连接的间接征象[66,67]。

（3）MRI 检查的诊断作用：如同 CT 断层扫描能够清楚显示后方关节面及关节间隙，但 MRI 检查则有助于纤维软骨与骨骼连接的鉴别。假若 MRI 扫描 T_1 加权图像显示后方关节间隙内组织为低信号（图 2-272），允许做出纤维或纤维软骨连接的诊断，而在 T_1 加权图像显示高信号，距骨-跟骨骨髓组织相互连续（图 2-273），则是骨性连接的特征[66,67]。

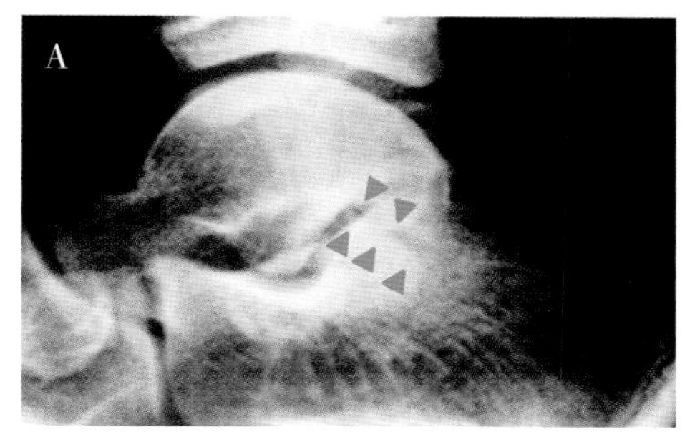

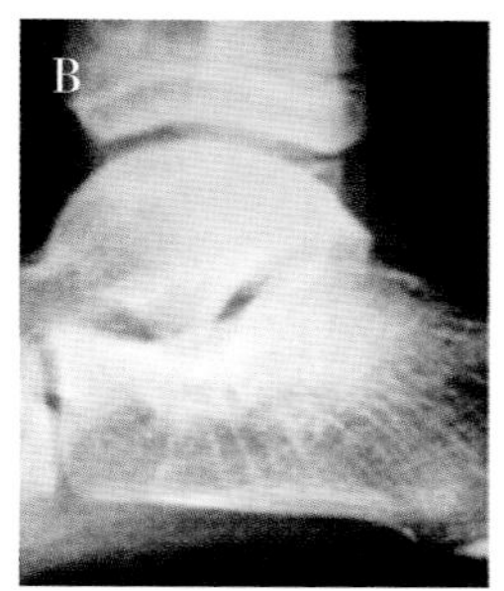

图 2-268　足侧位 X 线片

A. 显示距骨-跟骨后方关节间隙狭窄，并向后下方倾斜（箭头）；B. 正常足的后关节面走行方向。

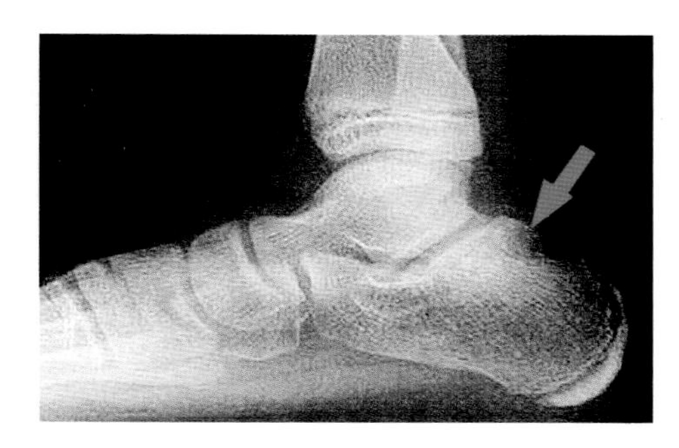

图 2-269　足侧位 X 线片显示

跟骨结节前上方可见骨性突起或称驼峰样改变（箭头）。

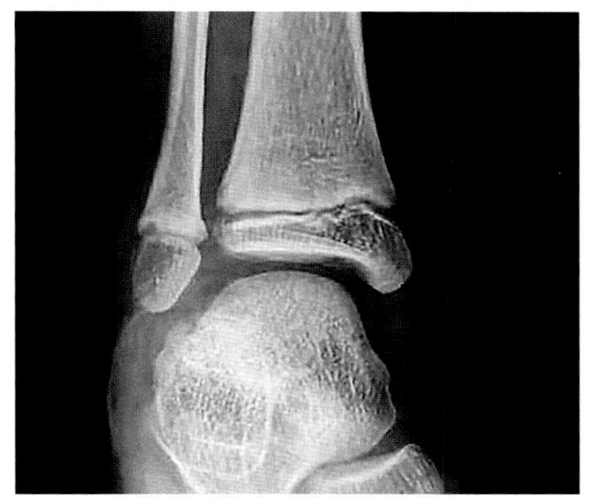

图 2-270　踝关节正位片显示

踝节由屈戌关节转变为球臼型关节。

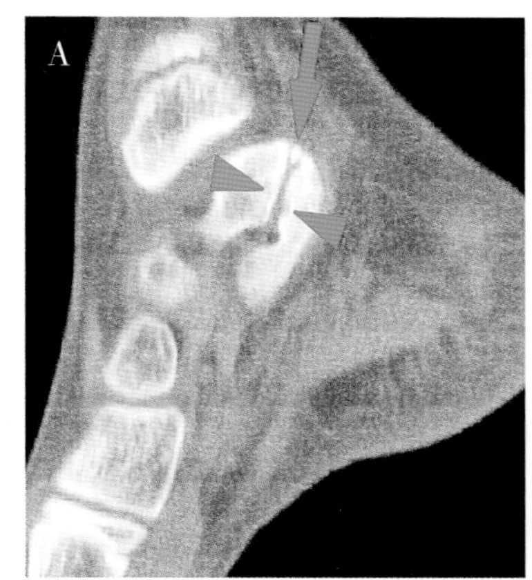

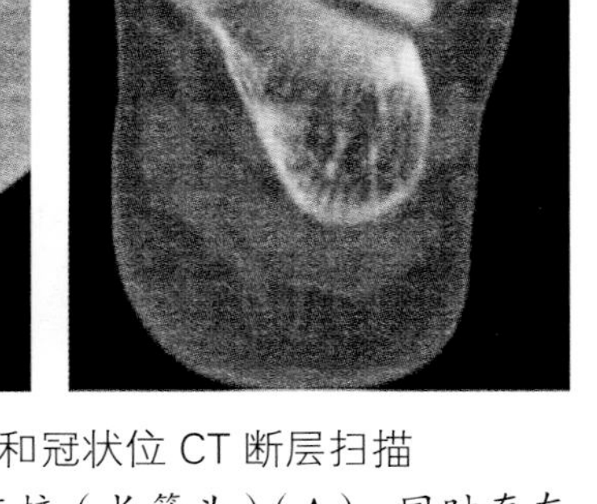

图 2-271　足矢状位和冠状位 CT 断层扫描

显示后方关节面为骨性连接（长箭头）(A)，同时存在关节间隙狭窄、硬化和软骨下骨板不规则（短箭头），提示为纤维性连接（B）。

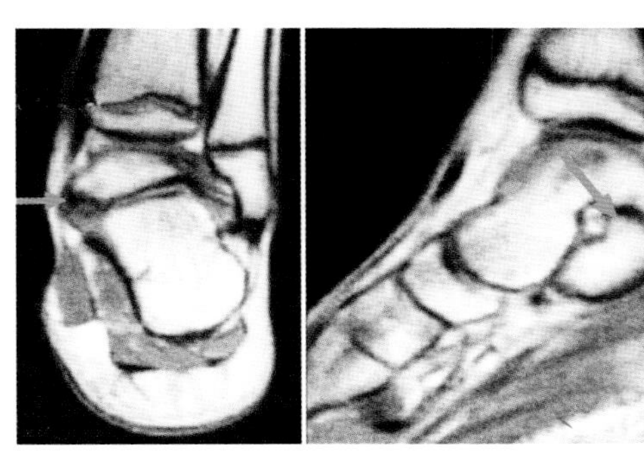

图 2-272　足冠状位与矢状位 MRI 检查

在 T_1 加权图像显示后关节间隙内侧充满低信号异常组织，提示为纤维软骨连接（箭头）。

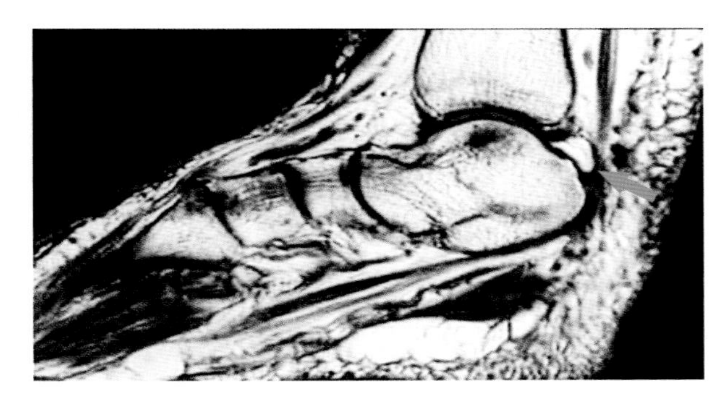

图 2-273　足 MRI 矢状位扫描

在 T_1 加权图像显示后方关节间隙有连续性高信号，表明为骨性连接。

3. 距骨-跟骨关节外连接　距骨-跟骨连接位于载距突后缘与距骨后内侧突之间，定义为关节外连接（图 2-274），其发生率仅次于中间关节面连接，约占距骨-跟骨连接的 28.2%[31,52,54]。在文献中称谓也不一致，包括关节外距骨-跟骨连接[52]、载距突后方连接[68]、合并副载距突骨的关节外连接[69]，以及距骨-跟骨内后侧连接[31,70]。值得强调的是，此型关节外连接合并副载距突骨并非少见，Yun[69]描述一组 54 例距骨－跟骨连接，其中 13 例（24.1%）关节外连接合并副载距突骨。鉴于此型距骨－跟骨连接通常为纤维性或纤维软骨连接，其临床疼痛症状和足外翻畸形并不严重；其次，因其特殊的受累部位及范围，往往只有微妙或不甚明显的解剖学改变，影像学诊断也面临一些困难，容易发生遗漏或错误诊断[31,68]。

（1）X 线诊断：常规侧位 X 线检查并不能直接显示关节外纤维或纤维软骨连接，但出现后关节面模糊不清，而中间关节面却清晰可见（图 2–275），抑或距骨后内侧突肥大，距骨后内侧突与载距突后缘间隙狭窄（图 2–276），以及正位和侧位 X 线片显示副载距突骨（图 2–277），提示可能存在距骨－跟骨关节外连接，则需要实施 CT 扫描和 MRI 扫描，以确定诊断[5,69,70]。

（2）CT 扫描的诊断价值：CT 扫描既能确定关节外连接的解剖部位，直接显示跟骨副载距突骨（图 2–278），又能显示纤维或纤维软骨连接所产生的某些继发性结构异常，包括载距突及中间关节面发育不良、跟骨载距突后缘过长（图 2–279）、距骨后外侧突肥大，以及在中间关节后方、后关节面内侧形成异常关节（图 2–280）[31,69,70]。

（3）MRI 扫描的诊断作用：在诊断足部跗骨连接时，MRI 扫描只是作为 CT 检查的补充，因为 MRI 扫描具有组织学分辨作用，既有助于识别纤维组织（图 2–281）或软骨组织连接（图 2–282），也有助于确定病变的范围[31,52,57]。

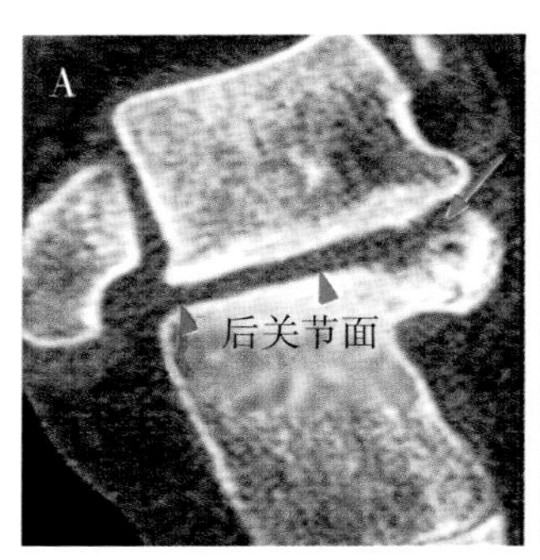

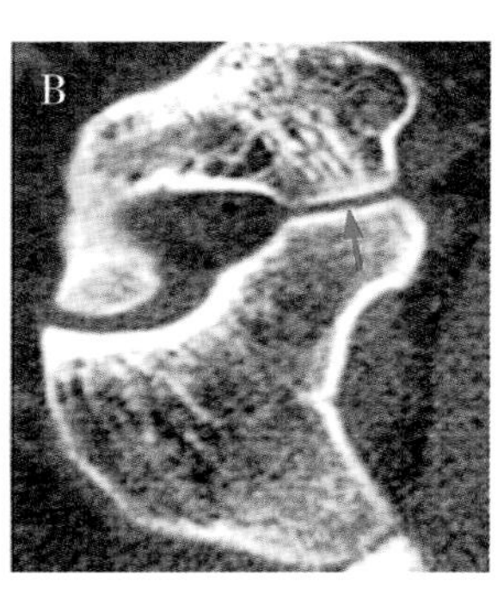

图 2–274　距骨－跟骨关节处连接

CT 冠状位扫描显示距骨－跟骨关节连接（A），B 为正常侧距骨－跟骨中间关节面。

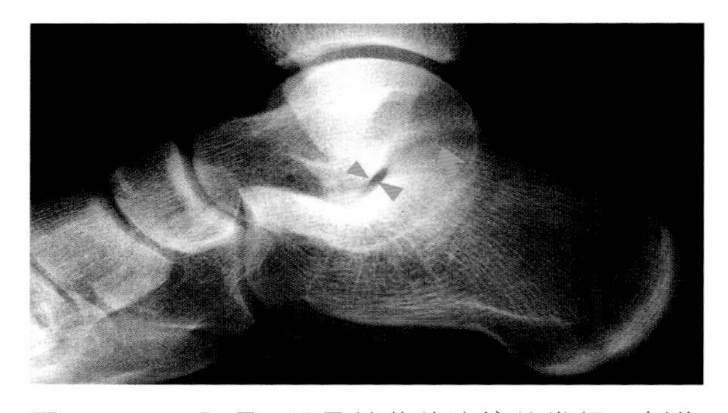

图 2–275　距骨－跟骨关节处连接的常规足侧位 X 线检查

后关节面模糊不清（↑），而中关节面则清晰可见（▲）。

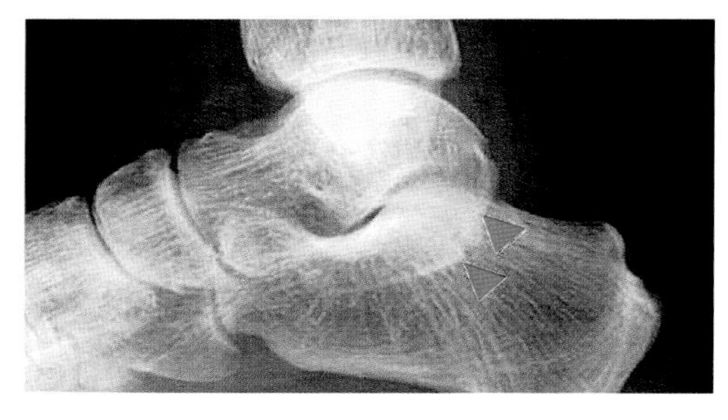

图 2–276　距骨－跟骨关节处连接的常规足侧位 X 线检查

距骨后内侧突肥大（上方箭头），并与载距突后缘（下方箭头）之间出现狭窄间隙。

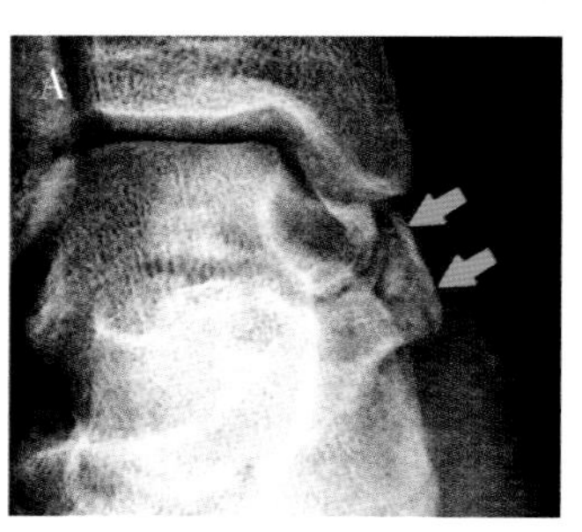

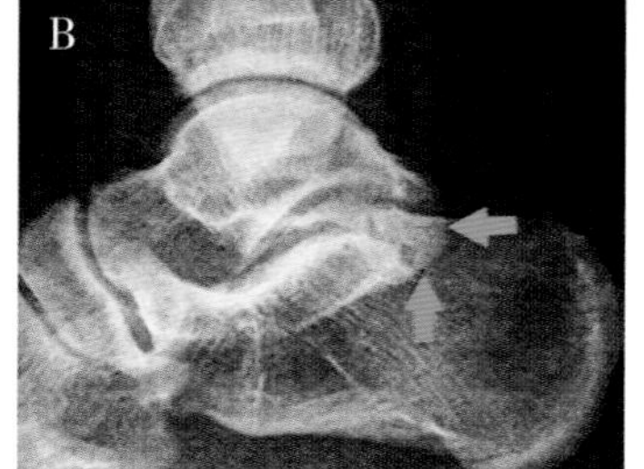

图 2–277　足正位（A）和侧位 X 线片（B）显示副载距突骨

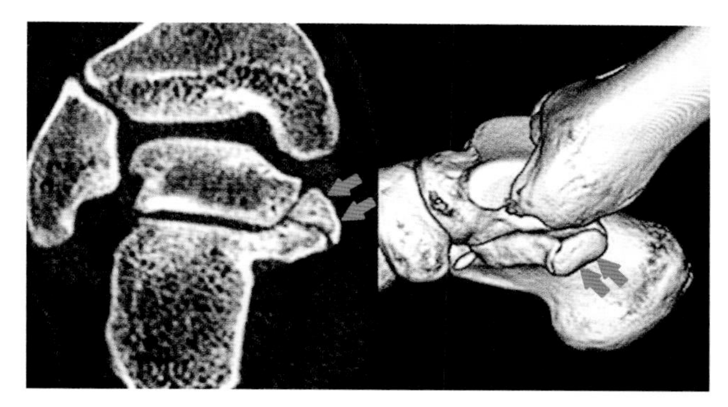

图 2-278　足冠状位 CT 扫描和矢状位 CT 三维重建

可清晰显示副载距突骨（双箭头）。

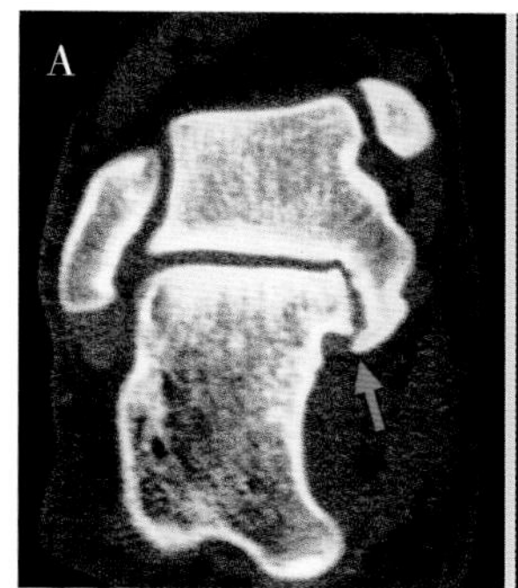

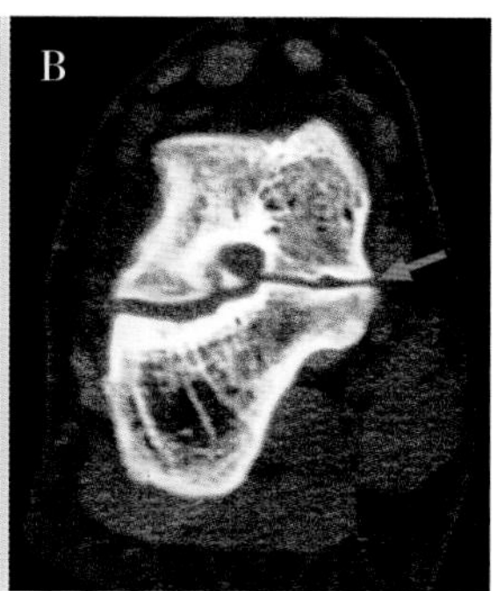

图 2-279　足冠状位 CT 扫描

显示中间关节面后方距骨后内侧突肥大，并与其下方跟骨形成假关节（A），而距骨中间关节面只有轻度的不规则（B）。

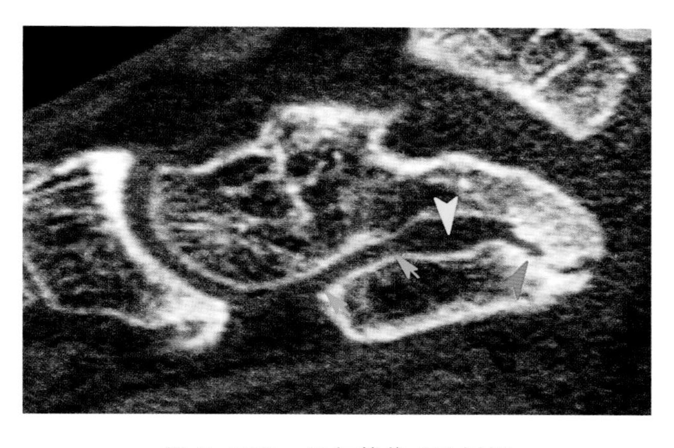

图 2-280　足矢状位 CT 扫描

显示跟骨载距突后侧缘与距骨后外侧突形成关节，其间隙狭窄和边缘硬化（红色箭头），但中间关节面（绿色箭头）和跗骨管（黄色箭头）却没有异常。

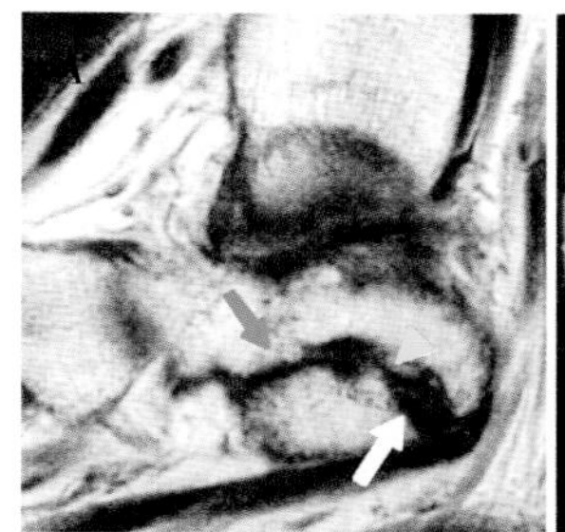

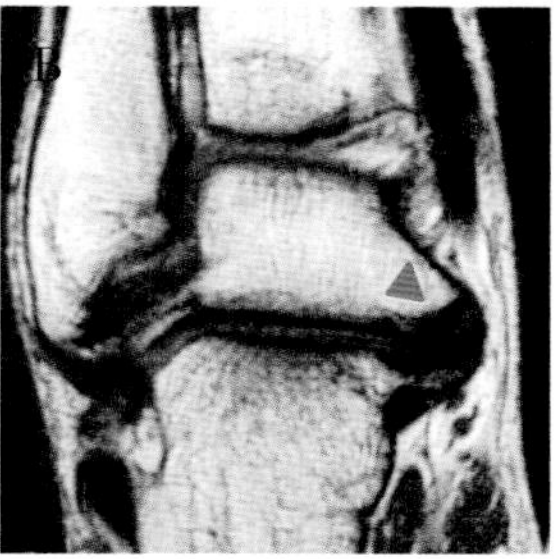

图 2-281　足 MRI 扫描显示距骨-跟骨纤维性关节外连接

矢状位质子密度扫描（A）显示载距突后方有异常低信号的纤维组织（白色箭头），边缘骨组织不规则（黄色箭头），中间关节面发育不良（绿色箭头）；冠状位质子密度（B）扫描显示距骨后内侧突（红色箭头）向内侧凸出。

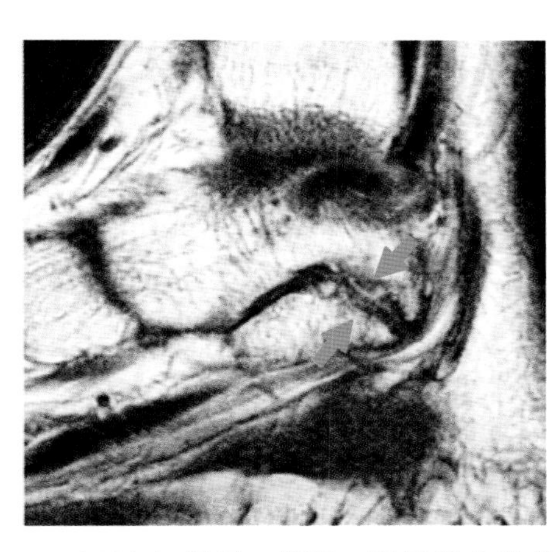

图 2-282　MRI 扫描显示距骨-跟骨关节外软骨连接

在矢状位质子密度扫描，显示跟骨载距突后方（或称后载距突）与距骨后内侧突之间有中等信号的软骨组织，其上下缘的骨组织有轻度不规则（红色箭头）。

（二）跟骨-舟骨连接

跟骨-舟骨连接最为多见，占跗骨连接的 43.6%～53%[8,11]，双足受累者介于 60%～86%[71,72]。Upasani[72] 根据 69 足 CT 三维重建图像所显示跟骨-舟骨连接的形态特征，将其分为顿挫型（Ⅰ型）、纤维型（Ⅱ型）、软骨型（Ⅲ型）和骨组织型（Ⅳ型）连接 4 种亚型。软骨连接最为多见（45%），其次为顿挫型（28%），而骨组织连接最为少见（4%）。饶有兴趣地是顿挫型连接，所谓顿挫型是指跟骨与舟骨并没有异常组织连接，通常在跟骨与舟骨之间有较小的三角形副骨，或跟骨前突皮质不规则，但此型 19

例中只有 8 例出现足踝疼痛和足外翻畸形。

临床表现与距骨-跟骨连接相似，通常于 8～12 岁出现足踝部疼痛和痉挛性足外翻畸形，但确定诊断仍然依赖于 X 线检查、C T 扫描和 MRI 扫描等影像学检查[19,22,73]。

1. X 线检查 应该常规摄取足部正位、侧位与外斜位 X 线片，方能满意显示距下关节和跟骨与舟骨的解剖关系，其中外斜位 X 线片最能满意地显示跟骨与舟骨的解剖关系，而正位及侧位 X 线片虽然不能满意显示跟骨与舟骨之间异常改变，却能清楚显示距下关节，具有不可忽视的鉴别诊断作用[74,75]。正常足部跟骨与舟骨并不形成关节，两者之间存在 5～10 mm 的间隙，三角形跟骨前突与扁平的舟骨外侧缘相互对应（图 2-283）[19,74]。一旦出现跟骨-舟骨连接，斜位 X 线片既可识别跟骨与舟骨之间的骨骼连接（图 2-284）[74]，又能清楚显示跟骨-舟骨连接的间接 X 线征象。后者包括跟骨前突过长，在距骨与骰骨之间向内侧延伸，导致跟骨舟骨间隙狭窄（图 2-285）。由于跟骨前突过长，其尖端向舟骨背侧翘起，在侧位 X 线片所显示的形态改变，酷似食蚁兽的鼻体，某些学者将其称为食蚁兽鼻体征（anteater nose sign）（图 2-286）；跟骨与舟骨间隙狭窄，相对应骨皮质硬化或不规则，以及舟骨外侧过度生长，产生所谓反向食蚁兽鼻体征（reverse anteater sign）（图 2-287、图 2-288）[75-78]。

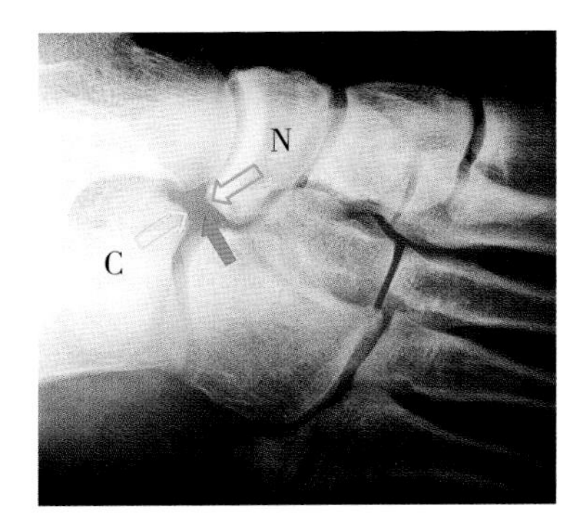

图 2-283　正常足部斜位 X 线片

正常跟骨与舟骨之间的间隙为 5～10 mm（红色实心箭头），跟骨前突（跟骨侧黄色空心箭头）为三角形突起，而舟骨外侧缘（舟骨侧绿色空心箭头）则为扁平结构。C 代表跟骨，N 代表舟骨。

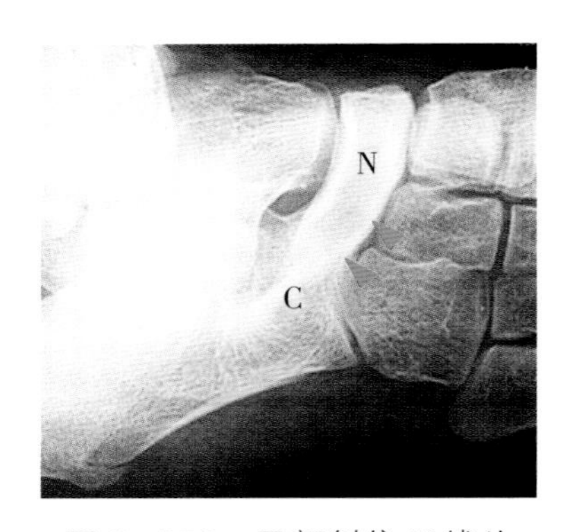

图 2-284　足部斜位 X 线片

显示跟骨-舟骨骨性连接。N 代表舟骨，C 代表跟骨，红色箭头为骨性连接部位。

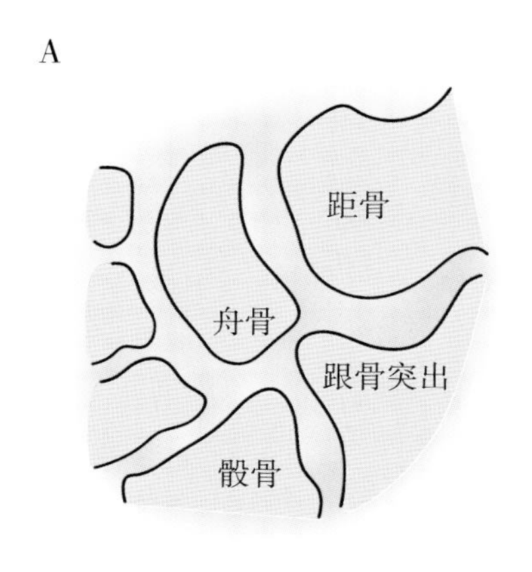

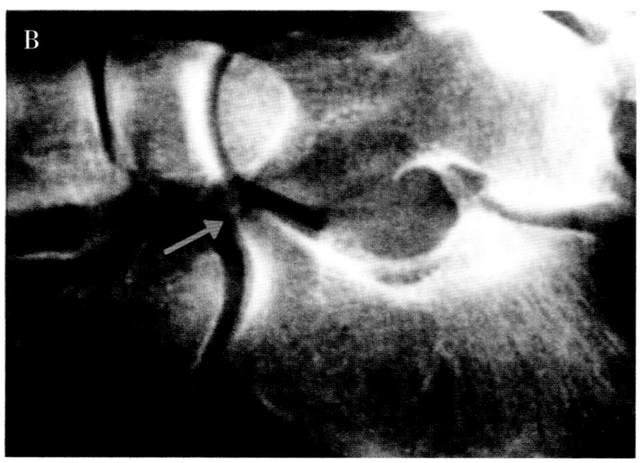

图 2-285　跟骨-舟骨连接的间隙 X 线征象

A. 显示跟骨前突过长的示意图；B. 斜位 X 线骨前突过长，跟骨舟骨间隙几近消失。

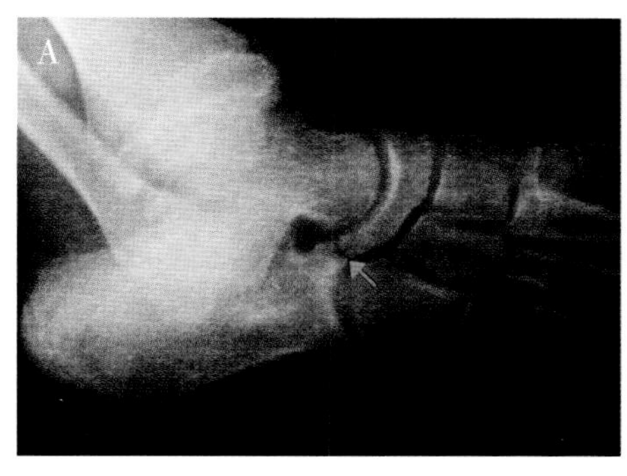

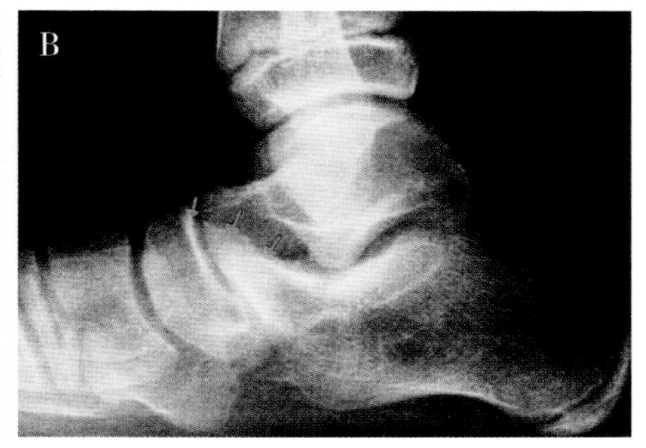

图 2-286 食蚁兽鼻体征

A. 斜位 X 线片显示跟骨-舟骨不完全连接；B. 侧位 X 线片显示典型的食蚁兽鼻体征（双箭头）。

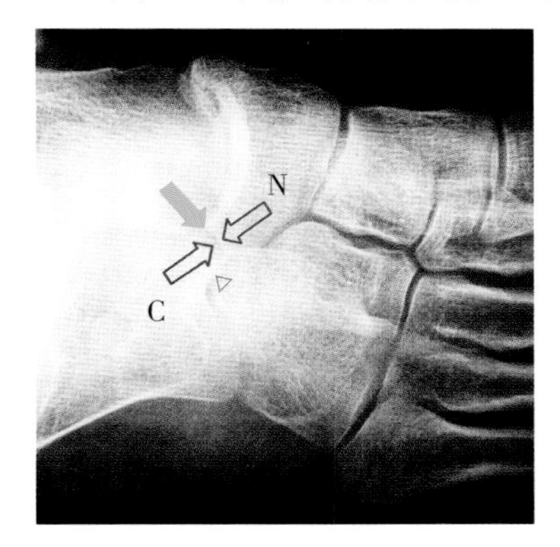

图 2-287 足内斜位 X 线片

显示跟骨-舟骨间隙狭窄（绿色实体箭头），跟骨前突扁平样增宽（红色箭头），跟骨与舟骨相互对应的骨皮质也不规则（空心箭头）。

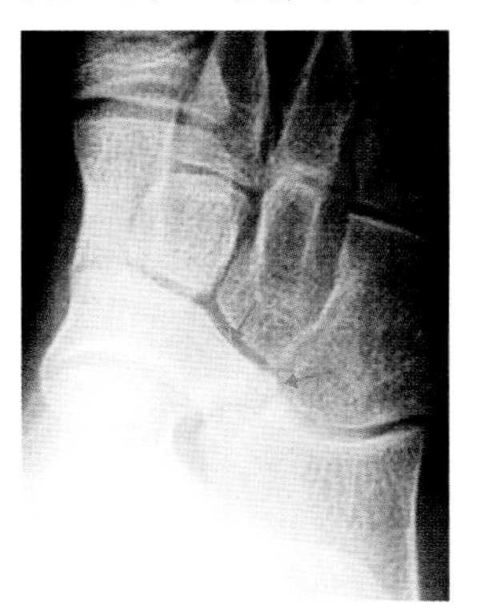

图 2-288 反向食蚁兽鼻体征

舟骨外侧过度生长，引发跟骨-舟骨间隙狭窄。

2.CT 扫描的诊断价值 CT 扫描是影像学诊断跟骨-舟骨连接的金标准，既能精准地确定跟骨-舟骨连接的部位及受累面积，又具有识别软组织连接或骨组织连接的作用[78,79]。Upasani[72] 建议采取层厚≤ 3 mm 的 CT 扫描，方可避免遗漏诊断，因为跟骨-舟骨连接并非垂直于矢状位或冠状位，而是位于跟骨的前内侧和舟骨后外侧之间，呈现斜向走行的特征。常规轴位和矢状位 CT 断层扫描，能够满意显示跟骨与舟骨的解剖关系。鉴于跟骨-舟骨骨性连接极为少见（约占 4%）[72,74]，CT 扫描主要观察跟骨-舟骨连接的间接征象，例如跟骨前突过长、跟骨-舟骨间隙狭窄，以及相互对应的骨皮质呈现锯齿样改变，可视为跟骨舟骨纤维或软骨连接的可靠征象（图 2-289、图 2-290）[80]。Upasani[72] 以 37 例（69 足）儿童跟骨-舟骨连接 CT 三维重建图像为基础，根据跟骨-舟骨连接部位外侧面的形态和距侧面骰骨形状改变两个特征，将其分为顿挫型（Ⅰ型）、纤维型（Ⅱ型）、软骨型（Ⅲ型）和骨组织型（Ⅳ型）连接 4 种类型（图 2-291）。从跟骨-舟骨外侧面观察，正常足的跟骨与舟骨相互对应的骨皮质完整而规则；而从距侧面观察，正常足的骰骨内侧端延伸至舟骨距侧面。Ⅰ型（顿挫型）：所谓顿挫型是指跟骨-舟骨并没有任何组织连接，只有跟骨前突皮质不规则，或在跟骨与舟骨之间出现一个较小骨块，骰骨内侧端向舟骨距侧面延伸长度缩短；Ⅱ型：（纤维型）：跟骨与舟骨间隙缩窄，骰骨内侧端向舟骨距侧面延伸长度明显缩减；Ⅲ型（软骨型）：跟骨与舟骨间隙几近消失，骰骨内侧端出现矩形改变；Ⅳ型（骨组织型）：跟骨与舟骨出现骨骼连接，骰骨内侧端已经不再向舟骨距侧面延伸，两者存在一定的间隙。

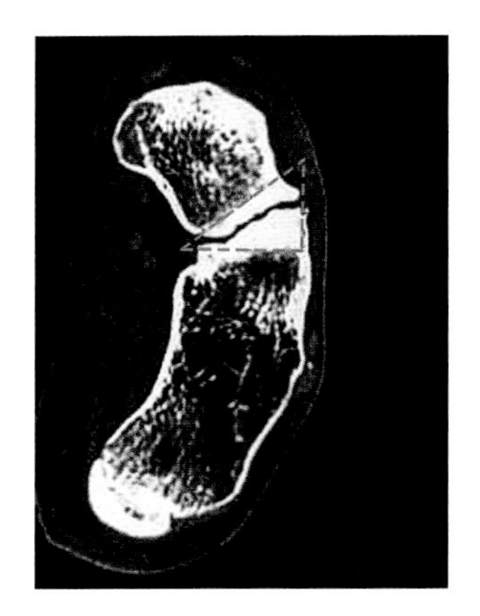

图 2-289　足轴位 CT 扫描图像

显示跟骨-舟骨间隙狭窄，相对应的皮质有明显硬化反应，提示为纤维组织或软骨组织连接。图中红色间断连字符号所标注的三角形空间，正常时应由软组织充填。

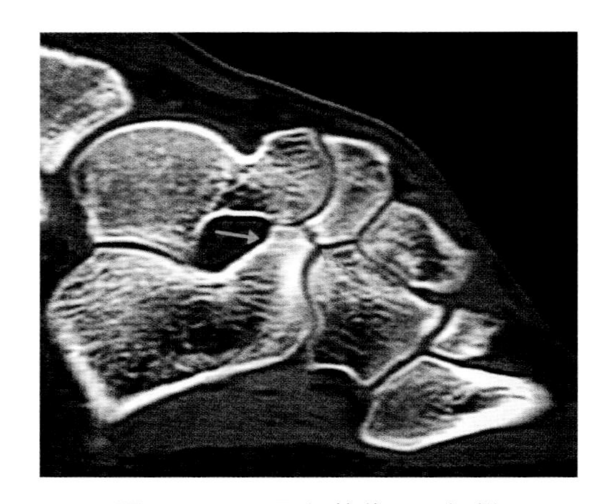

图 2-290　足矢状位 CT 扫描

显示跟骨前突过长（食蚁兽鼻体征），跟骨-舟骨相对应皮质呈现锯齿样改变。

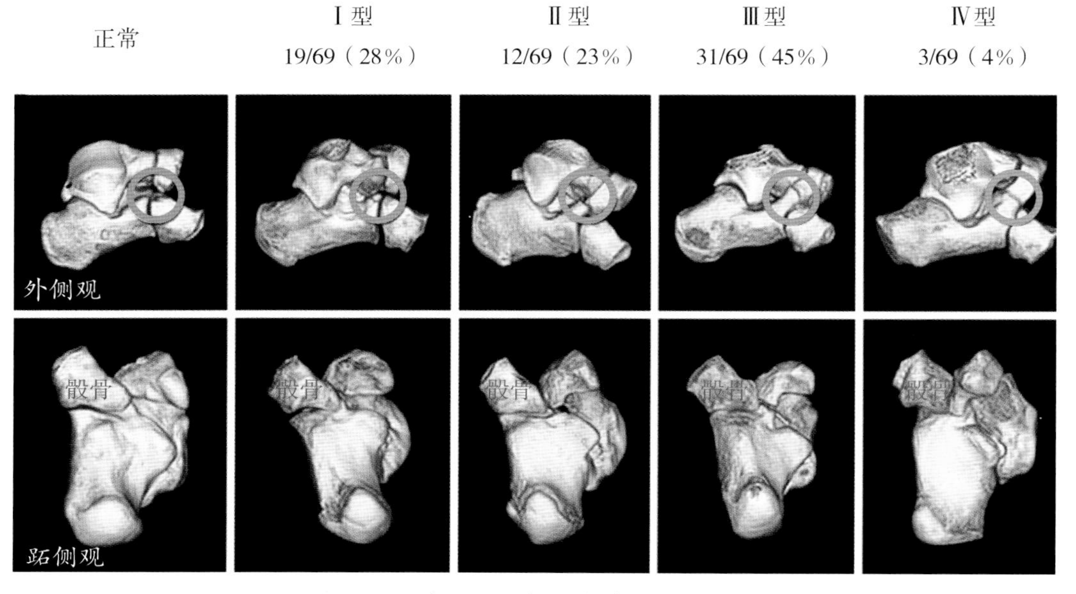

图 2-291　Upasani 儿童跟骨-舟骨连接 CT 三维重建的分类方法

3. MRI 扫描的诊断作用　多数跟骨-舟骨连接为纤维或纤维软骨连接，常规 X 线检查和 CT 扫描通常不能满意地识别这些非骨骼连接，容易出现遗漏诊断[10]。Guign[81]曾对一组 14 例（19 足）经过手术证实的跟骨-舟骨连接，回顾性分析 X 线检查、CT 扫描和 MRI 扫描的诊断作用。结果显示常规 X 线检查 19 足，只有 9 足（47.4%）做出了正确诊断，CT 扫描 11 足中 7 足（63.6%）做出了正确诊断，而 MRI 扫描 8 足均做出了正确诊断。该作者因此强调 MRI 扫描能够避免遗漏诊断。MRI 扫描 T_1 加权图像显示跟骨与舟骨间隙缩窄，跟骨前突过长，以及由低信号结构连接，则提示为纤维组织连接（图 2-292），但在矢状位短时反转恢复（STIR 序列）图像，表现跟骨-舟骨间隙缩窄，跟骨前突顿挫，跟骨、舟骨及骰骨骨髓水肿（图 2-293、图 2-294），也是纤维组织连接的可靠征象。矢状位 T_1 加权图像显示跟骨前突过长，而矢状位短时反转恢复图像（STIR）显示跟骨-舟骨间隙出现线形高信号及邻近骨髓水肿（图 2-295），则提示为软骨连接[82]。

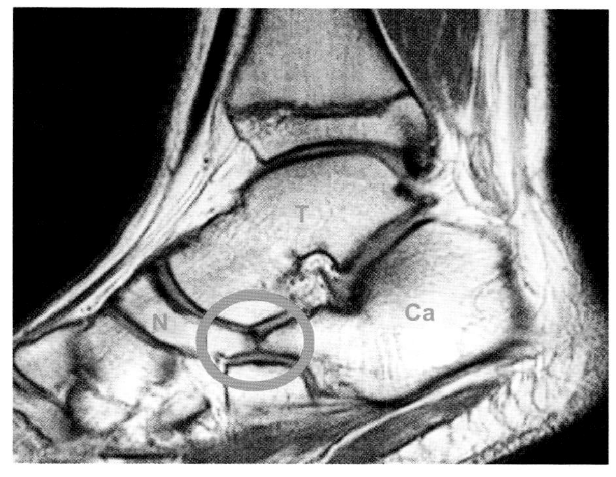

图 2-292 足矢状位 T_1 加权扫描

显示跟骨-舟骨间隙低信号（红色圆），提示跟骨-舟骨纤维性连接。

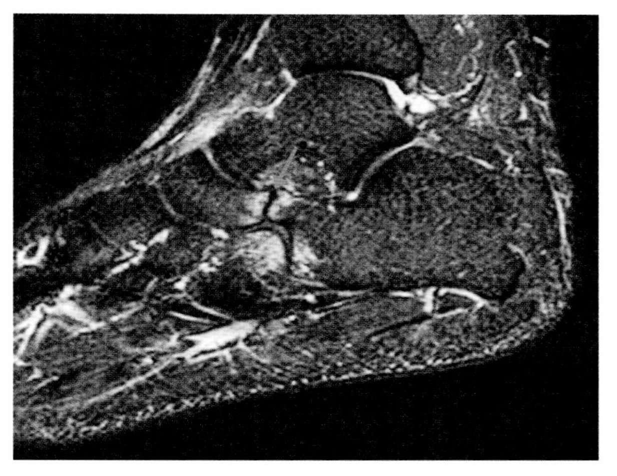

图 2-293 足矢状位短时反转恢复（STIR MRI）图像

显示跟骨-舟骨间隙缩窄，跟骨前突顿挫，跟骨、舟骨及骰骨骨髓水肿，提示为纤维性连接。

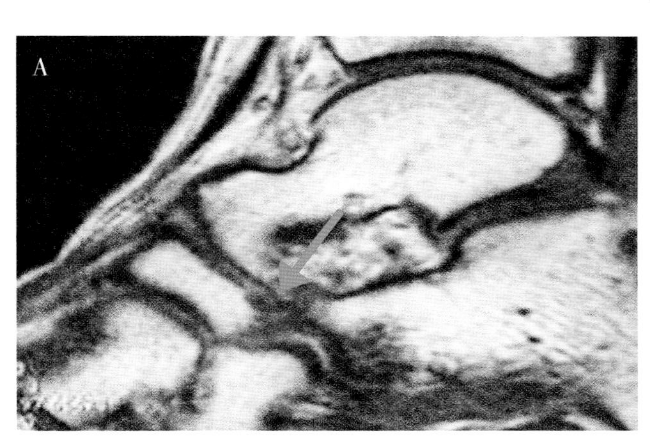

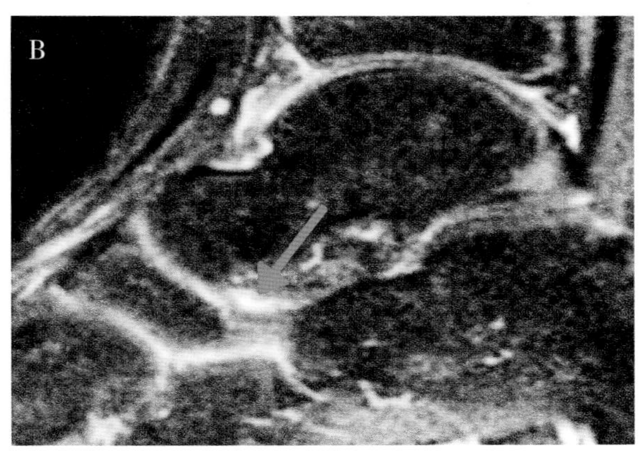

图 2-294 跟骨-舟骨纤维连接

T_1 加权图像（A）显示跟骨-舟骨之间为低信号，跟骨前突及舟骨外下缘软骨下骨板不规则；T_2 加权脂肪抑制图像（B）显示跟骨-舟骨间隙低信号并有邻近骨髓水肿。

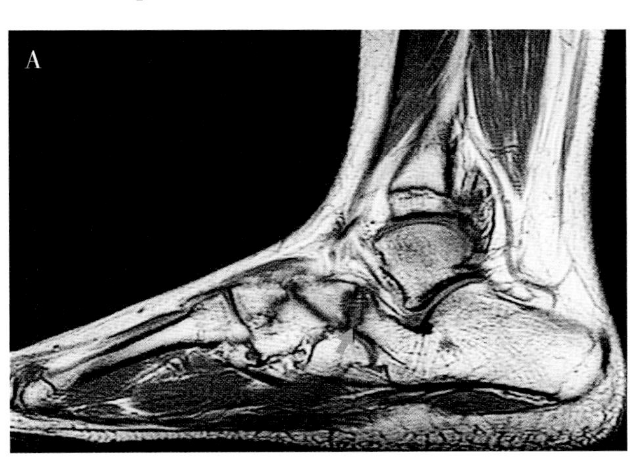

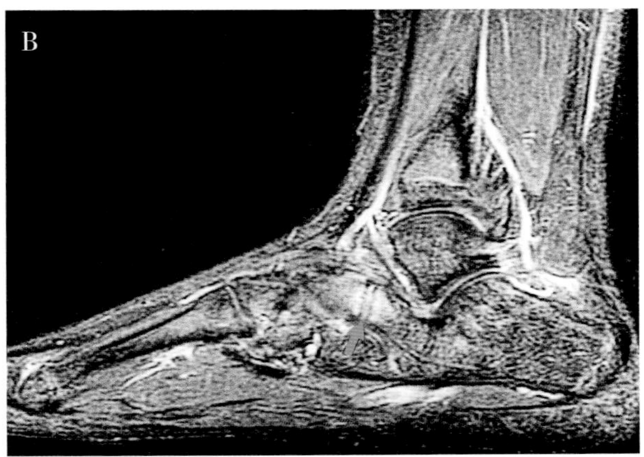

图 2-295 跟骨-舟骨软骨连接

A. 矢状位 T_1 加权图像显示跟骨前突过长（箭头），而矢状位短时反转恢复图像（STIR）；B. 显示跟骨-舟骨间隙线形高信号（箭头）及邻近骨髓水肿，提示为软骨连接。

（三）临床少见的跗骨连接

1. 距骨–舟骨连接 距骨–舟骨连接相当少见，通常合并手指屈曲畸形、足趾关节粘连、足拇趾短于第二足趾，以及踝关节球臼样改变[83]。Brennan[84]曾经系统复习文献，发现在1943—2012年期间，约有38例距骨–舟骨连接的报道。尽管距骨–舟骨连接通常于3～5岁开始骨化，38例中只有21例（55%）在运动后出现踝部或足背疼痛，或者表现为轻度后足外翻畸形，另17例却没有任何临床症状。Zeide[85]于1997年描述4例距骨–舟骨连接，其中3例为兄妹关系，提示为常染色体隐性遗传。Doyle[86]描述3例（5足）距骨–舟骨连接，年龄分别为2.5岁、8岁和14岁。3例5足均有中足背侧疼痛、后足外翻，以及拇趾短于第二足趾。David[87]报道1例5岁儿童罹患双侧距骨–舟骨连接，以中足内侧缘骨性凸起及压痛为主诉，临床检查发现距下关节及跗横关节活动范围减少，足纵弓降低和后足外翻畸形。

常规X线检查即可做出距骨–舟骨连接的诊断，正位X线片可见距骨–舟骨关节间隙消失、舟骨远端增宽，以及前足外展畸形（图2–296），而侧位X线片可显示距骨–舟骨完全融合（图2–297）。CT扫描能够更好显示距骨–舟骨骨性连接（图2–298）。

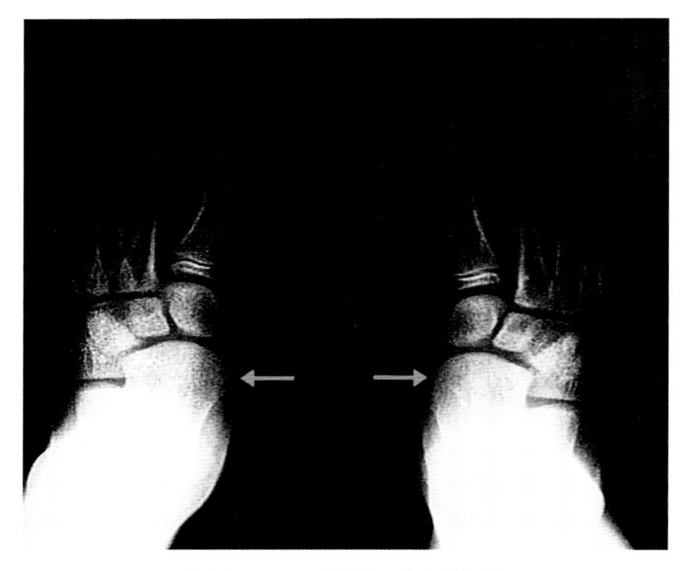

图2–296　距骨–舟骨连接
双足正位X线片显示双侧距骨–舟骨骨性连接，并有舟骨远端明显增宽。

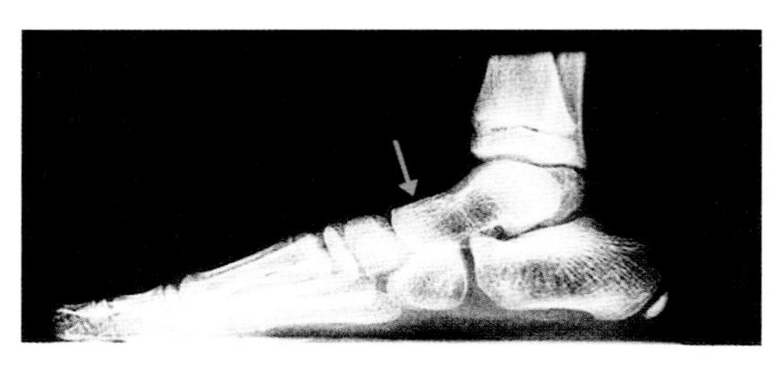

图2–297　距骨–舟骨连接
5岁儿童侧位X线片显示距骨–舟骨连接。

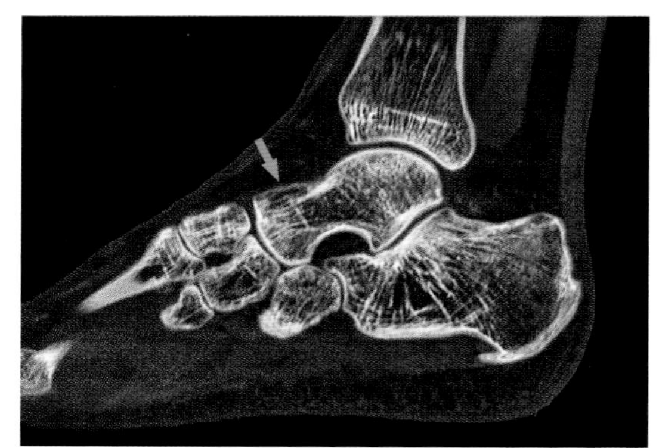

图2–298　足矢状位CT扫描图像
显示距骨–舟骨骨性连接（年龄27岁）。

2. 舟骨–骰骨连接 Worsham[88]从MEDLINE数据库检索到总计17例24足舟骨–骰骨连接，时间跨度为58年（1957—2015年），其中年龄≤18岁者有11例17足。加之该作者本人所见的2例4足，总共13例21足舟骨–骰骨连接。患者年龄平均为14.7岁，8例（62%）为双足受累，男性与女性分别为54%和46%。临床表现有足部背侧及后侧疼痛、距下关节活动范围减少，部分病例出现腓骨肌痉挛性足外翻畸形。Sarage[89]于2012年报道4例舟骨–骰骨连接，其中3例年龄分别为15岁、16岁和18岁。该作者指出，舟骨–骰骨连接以跗骨窦周围疼痛为主诉，反复出现踝关节扭伤症状，体育活动或长时间行走可诱发或加重足部背侧疼痛，偶有发生后足外翻畸形或其他固定畸形。

X 线检查应该常规摄取足部外斜 45° X 线片，方可清楚显示舟骨-骰骨的解剖间隙改变。舟骨-骰骨之间正常间隙消失（图 2–299）或狭窄（图 2–300），而轴位和矢状位 CT 扫描可清楚显示舟骨-骰骨间隙狭窄，相对应的骨皮质有锯齿样改变及硬化现象（图 2–301），则是诊断舟骨-骰骨的可靠征象。MRI 扫描则有助于纤维性连接与骨性连接的鉴别[90]（图 2–302）。

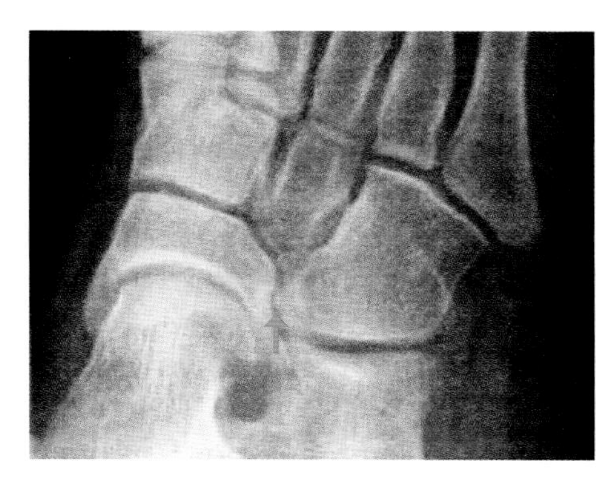

图 2–299 40 岁患者足斜位 X 线片
显示舟骨-骰骨间隙狭窄，邻近骨皮质有硬化现象。

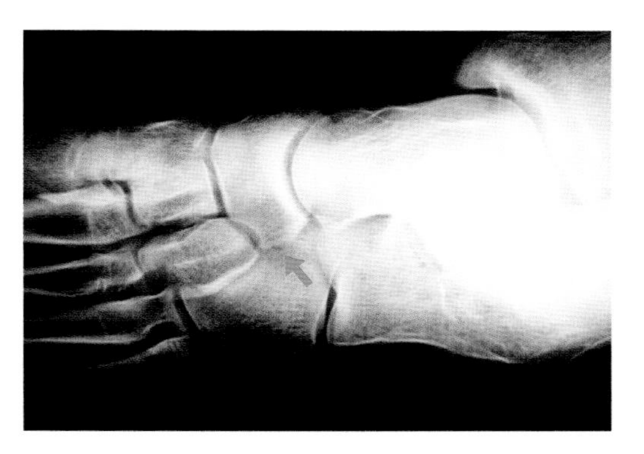

图 2–300 左足外斜位 X 线片
显示舟骨-骰骨间隙消失。

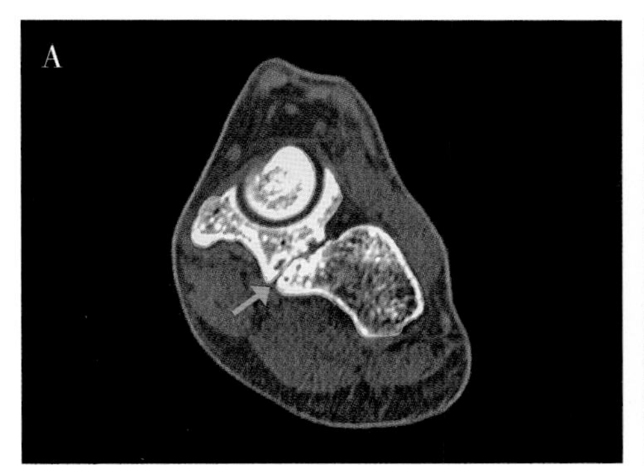

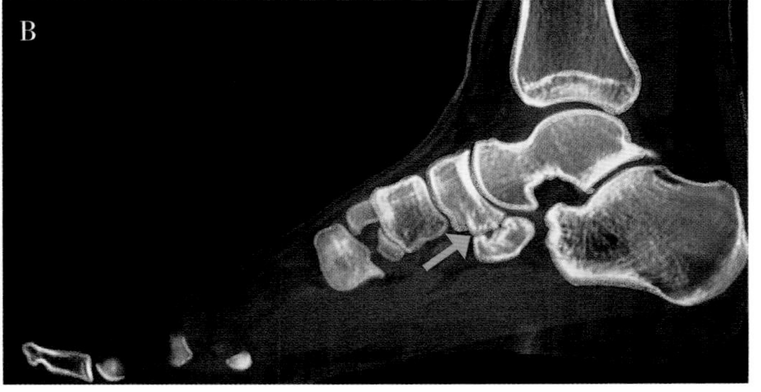

图 2–301 CT 轴位（A）和矢状位（B）扫描
显示舟骨-骰骨间隙狭窄，相对应的骨皮质有锯齿样改变及硬化现象。

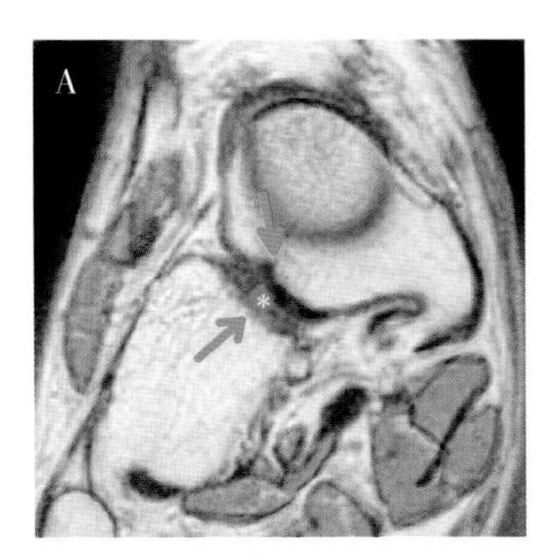

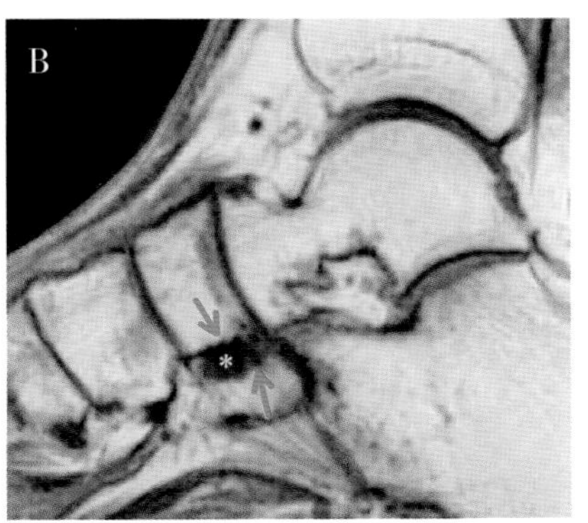

图 2–302 舟骨-骰骨纤维性连接的 MRI 表现
40 岁男性 MRI 足轴位（A）和矢状位（B）加权扫描，可见舟骨-骰骨间隙为低信号（*）、邻近皮质不规则（箭头）。

3. 舟骨–第一楔骨连接 舟骨–楔骨连接在亚洲国家相对常见，尤其是日本国发病率最高[93]。日本学者Kumai统计202例127足部跗骨连接，其中40例62足（48.9%）为舟骨–第一楔骨连接（年龄为8～80岁），约占所有跗骨连接的30.7%[94]。舟骨–第一楔骨连接多为纤维或纤维软骨连接，通常在10岁以后出现舟骨–第一楔骨关节疼痛和压痛，通常踝关节及距下关节活动正常，也没有腓骨肌痉挛性外翻足畸形[93-96]。

足部正位X线片显示舟骨–第一楔骨间隙模糊和囊肿样改变（图2–303），但在侧位X线片可见舟骨–第一楔骨关节跖侧1/4关节间隙不规则，边缘有明显硬化现象（图2–304）。矢状位CT扫描显示舟骨–第一楔骨关节间隙狭窄和硬化（图2–305），但矢状位MRI扫描则显示舟骨–楔骨关节面跖侧1/3在T_1加权为低信号，T_2加权则为不规则高信号，提示为纤维性连接（图2–306）。

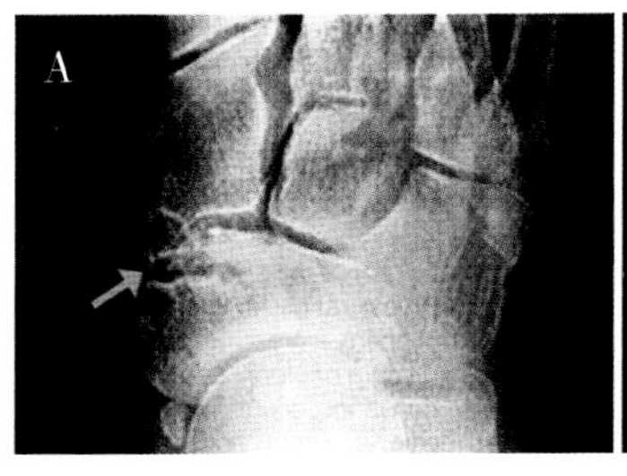

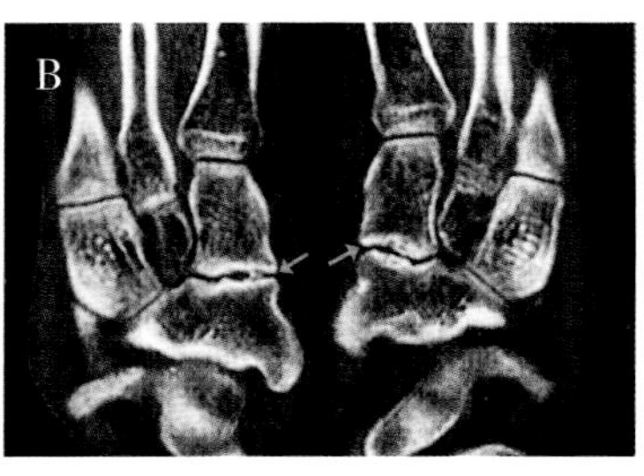

图2–303 足正位X线片

显示舟骨–第一楔骨关节间隙模糊，似有囊肿样改变（A），但CT扫描（B）显示舟骨–第一楔骨关节间隙狭窄和硬化。

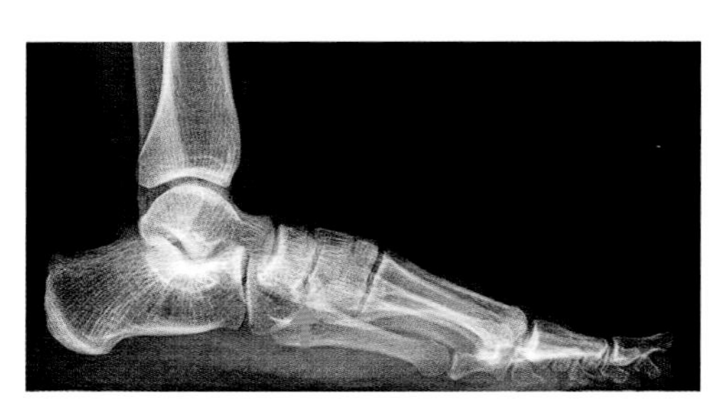

图2–304 足侧位X线片

显示舟骨–第一楔骨关节跖侧1/4不规则，边缘还有明显硬化现象。

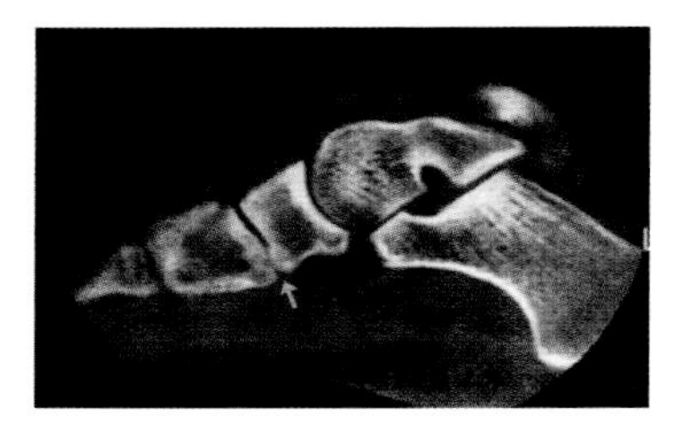

图2–305 足矢状位CT扫描

显示舟骨–第一楔骨关节的跖侧1/3狭窄和硬化。

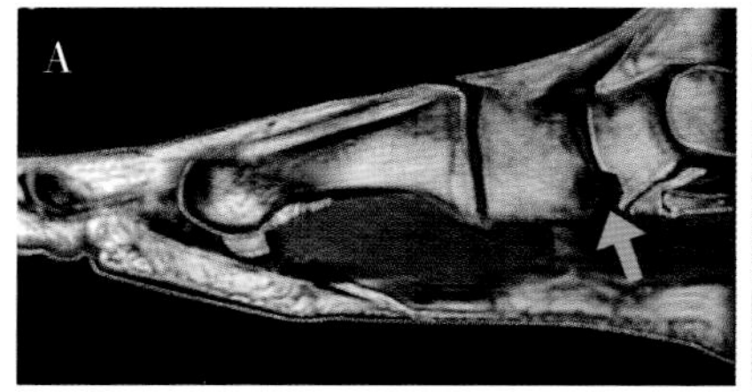

图2–306 足矢状位MRI扫描

显示舟骨–第一楔骨关节面跖侧1/3有信号异常，T_1加权为低信号（A），而T_2加权则为不规则高信号（B），提示为纤维性连接。

4. 楔骨–跖骨连接 楔骨–跖骨连接非常少见，第一楔骨–跖骨连接、第三楔骨–跖骨连接，只有个例报道。临床以局部凸起（图2–307）、疼痛及压痛为主诉，踝关节及距下关节活动均在正常范围，也不产生足外翻畸形。凡是经过手术治疗者，其病理检查结果为纤维或纤维软骨连接的诊断[97-100]。

常规正位及斜位X线片检查可发现第一楔骨–跖骨或第三楔骨–跖骨间隙狭窄，抑或有楔骨–跖骨皮质相连续（图2–308、图2–309），但确定诊断依赖CT扫描，因为CT扫描能够更清楚显示相邻关节及骨皮质的改变（图2–310、图2–311）。

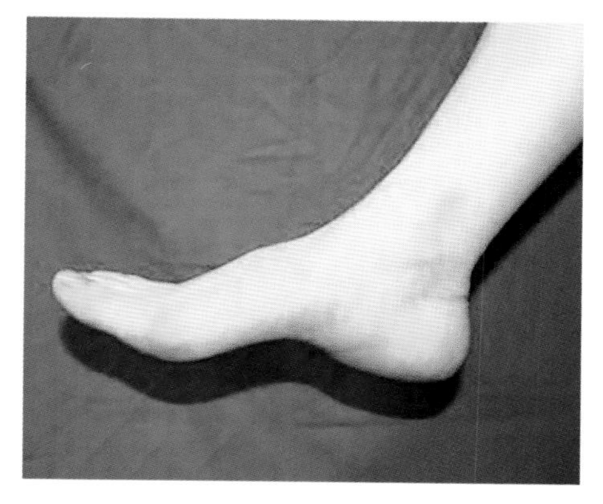

图 2-307　13 岁女性儿童右足大体照

右足第一楔骨-跖骨关节背侧凸起和疼痛。

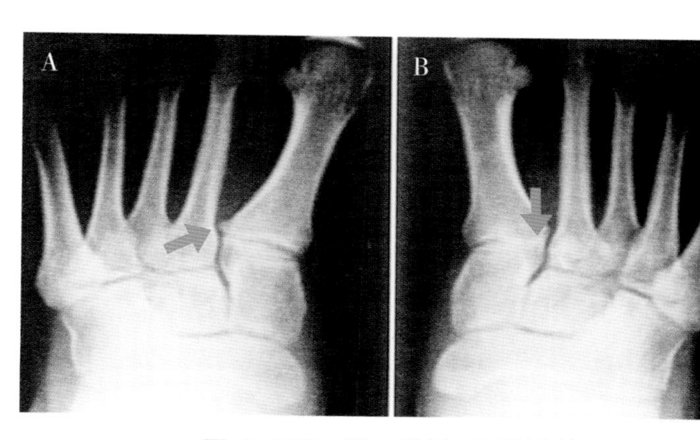

图 2-308　第一楔骨-跖骨连接

16 岁儿童双侧足正位 X 线片显示左足第一楔骨-跖骨关节外侧间隙狭窄，第一跖骨近端外侧骨皮质有唇样改变（A），而右足第一楔骨-跖骨关节外侧间隙消失（B）。

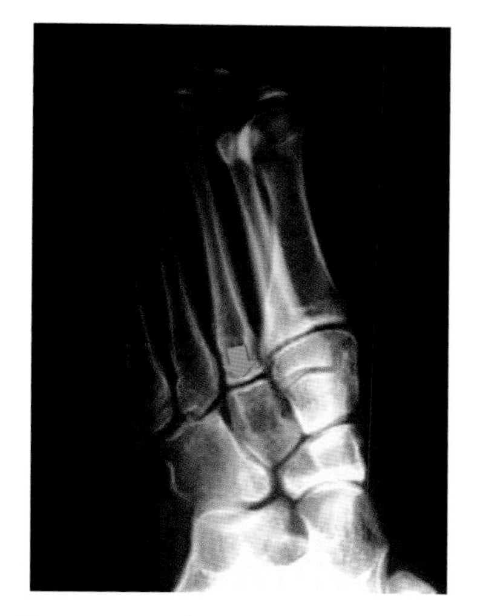

图 2-309　左足外斜位 X 线片

显示第三楔骨-跖骨间隙狭窄。

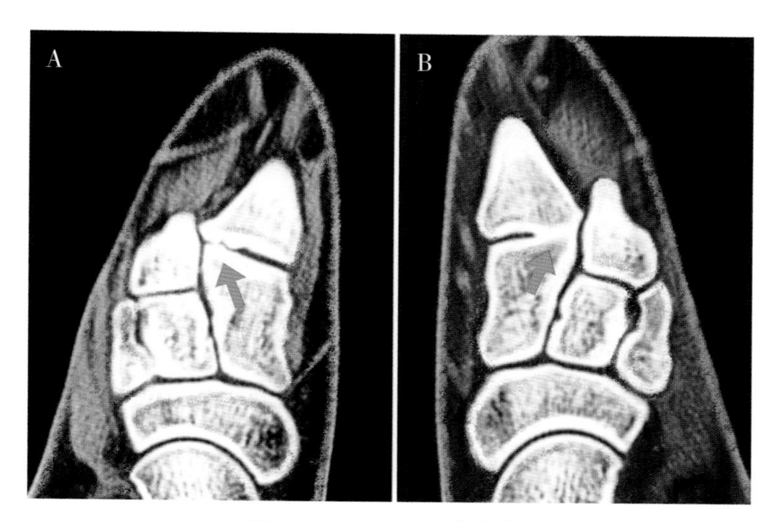

图 2-310　CT 轴位扫描

显示左足第一楔骨-跖骨外侧间隙狭窄及不规则（A），提示为纤维软骨连接；右足则清楚显示其外侧 1/2 骨性连接（B）。

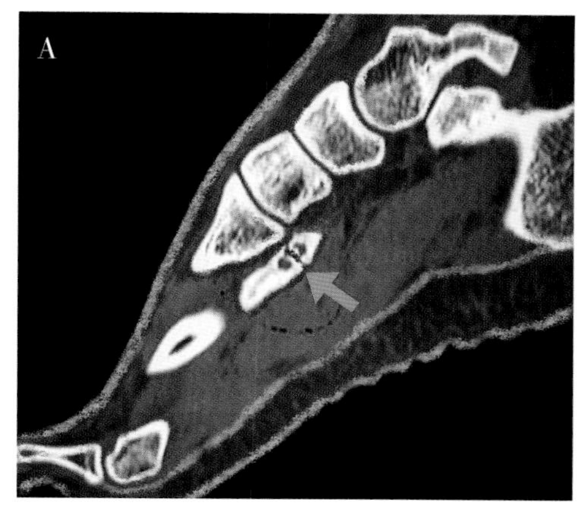

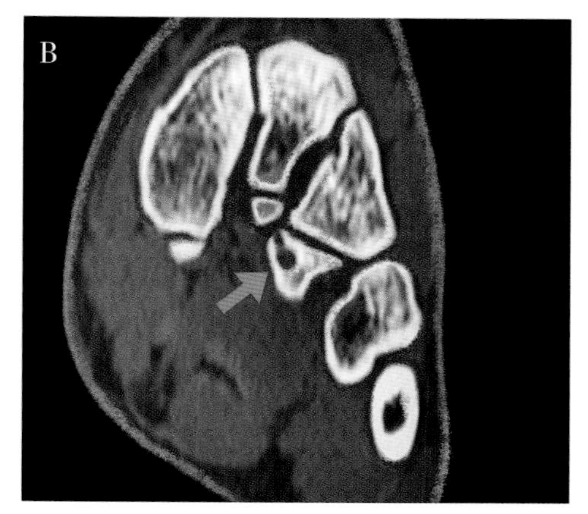

图 2-311　足 CT 矢状位与轴位扫描

显示第三楔骨-跖骨间隙狭窄（A），楔骨侧还有囊肿形成（B）。

六、诊断与鉴别诊断

足部跗骨连接者通常在10岁之后，临床表现为足部背侧、后足内侧或跗骨窦疼痛，同时或其后相继出现僵硬性后足外翻畸形，而影像学检查发现足跗骨之间存在异常连接，包括纤维、纤维软骨或骨性连接[101]。综合上述临床与影像学特征，容易做出本病的诊断。

鉴别诊断通常包括两种疾病：

1. 儿童柔韧型扁平外翻足 在休息位或足趾负重时，患侧足弓正常或接近正常，但负重时足弓消失、中足内侧缘突出，以及后足外翻。X线检查可发现正位距骨-跟骨角增大，侧位距骨-第一跖骨角减少，以及侧位距骨水平角增大和跟骨背伸角减少[102]。

2. 腓骨肌痉挛性扁平外翻足 这是一组累及距下关节的不同疾病所产生的足部畸形，因为凡是对距下关节活动产生限制作用，抑或改变距下关节生物力学机制的疾病，均可产生腓骨肌保护性收缩，继而发生腓骨肌痉挛或挛缩。例如距骨剥脱性骨软骨病（talar osteochondral lesion）、骨样骨瘤，以及儿童类风湿关节炎。其临床表现与跗骨连接所引发的僵硬型扁平外翻足极为相似，但影像学检查可排除跗骨连接，因此在文献中称为儿童腓骨肌痉挛性扁平外翻足（pediatric peroneal spastic flatfoot）[103-105]。Luhmann[106]曾经描述9例13足儿童僵硬性扁平外翻足，年龄介于10岁3月龄至19岁9月龄，7例体重>第75百分位数，2例>第95百分位数。患者都有后足疼痛、腓骨肌痉挛、僵硬性扁平外翻足畸形，其临床表现与跗骨连接极为相似，但影像学与实验室检查，既可排除跗骨连接，也可排除潜在的发病原因。该作者由此将其定义为伴有疼痛的特发性僵硬性扁平外翻足（painful idiopathic rigid flatfoot in children and adolescents），指出本组病例均为超体重的肥胖儿童，其足部过度负荷，可能是产生僵硬性扁平外翻足的促发因素。

七、治疗与预后

儿童跗骨连接并非都需要治疗，自然病史观察表明，只有25%的病例出现足踝部疼痛或僵硬性扁平外翻足畸形，其出现临床症状和扁平外翻足畸形的年龄与纤维软骨组织发生骨化时间有着密切关联，跟骨-舟骨连接和距骨-跟骨连接分别在8~12岁和12~16岁开始骨化。初期表现为足部背侧、跗骨窦和后足内侧疼痛，继之，逐渐出现后足外翻、足内侧纵弓降低，以及距下关节活动范围减少或消失[19,22,23,84]。Leonard[19]调查31例儿童跗骨连接直系亲属，发现98例有跗骨连接。在总计129例跗骨连接中，只有31例（24%）出现临床症状。当患足出现频发或持续性疼痛，抑或产生妨碍负重行走功能的僵硬性扁平外翻足畸形，方可考虑予以治疗[102,107,108]。缓解或消除足踝部疼痛，恢复足部正常或接近正常的功能活动，矫正引发疼痛或妨碍穿着普通鞋型的严重性扁平外翻足畸形，则是治疗本病的目标[54,84,102]。

（一）非手术治疗

应用小腿石膏固定，鞋内置入矫形鞋垫，口服非甾体抗炎药物，以及改变活动方式等措施，被视为治疗儿童跗骨连接的首选方法[88,106-108]。Braddock[107]采取麻醉下手法整复距下关节和石膏固定的方法，治疗距骨-跟骨连接和跟骨-舟骨连接28例43足，治疗后随访时间平均为21年。最后随访时，只有50%患足有轻度症状，10%病例有妨碍功能活动的严重疼痛。

目前多数学者主张使用杯状足跟垫（图 2-312）和中足内侧楔形足弓支持垫（图 2-313），治疗足部轻度疼痛的病例，而严重疼痛者使用小腿管型石膏固定[109,110]。首先使用小腿管型石膏固定，于后足轻度内翻位固定 2～4 周，随后使用 UCBL 矫形器，保持后足中立位负重，可能缓解腓骨肌痉挛。如果出现复发性疼痛，再次石膏固定 2～4 周。经过上述治疗之后，如果又出现复发性疼痛，则是手术治疗的指征。然而，迄今尚未发现有关非手术治疗儿童跗骨连接远期结果的原始文献[111]。

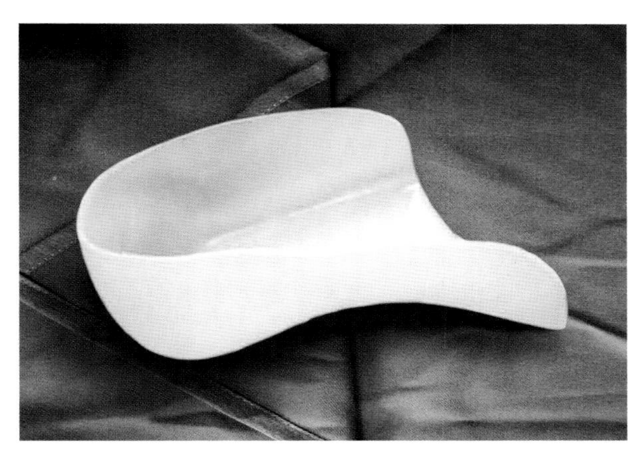
图 2-312　杯状跟骨垫（UCBL 矫形器）

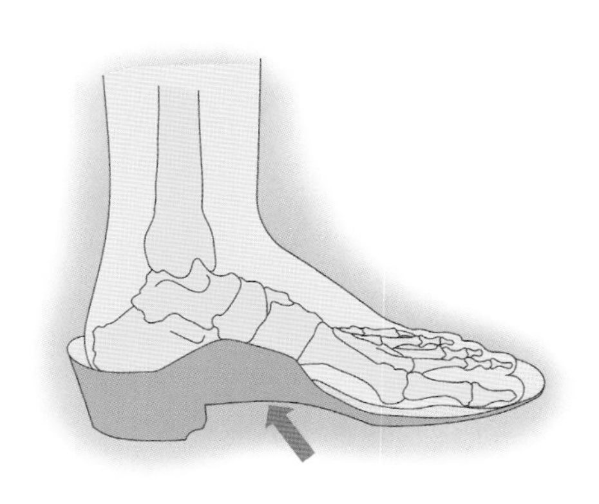
图 2-313　中足内侧楔形足弓支持垫示意图

（二）手术治疗与预后

手术是治疗儿童跗骨连接的常规方法。历史上曾经开展许多手术方法，包括足跗骨截骨矫形[112,113]、距下关节固定及足三关节固定[5,7,114]、骨桥切除与自体脂肪或肌肉填塞[115-118]，以及骨桥切除与截骨矫形或距下关节稳定器置入联合手术[119,120]。跟骨-舟骨连接、距骨-跟骨连接最为多见，其发生率分别为 53% 和 37%[8]，临床研究也大多集中在上述两种类型跗骨连接，进而形成规范性手术方法。跟骨-舟骨骨桥切除和趾短伸肌填塞，通常能够获得满意的结果。Gonzalez[117] 于 1991 年报道跟骨-舟骨骨桥切除和趾短伸肌填塞，治疗儿童跟骨-舟骨连接 20 足。手术时年龄介于 8～17 岁，其中 20 足术后随访时间平均为 10 年，患足仍然保持优良的结果，即保留＞ 50% 的距下关节活动范围、没有或偶有疼痛，允许参加体育活动，但没有评价后足外翻是否获得改善。截至 2015 年，骨桥切除与趾短伸肌或自体脂肪填塞，一直被视为治疗跟骨-舟骨连接的标准手术方式[22,121]。Quinn[73] 于 2016 年介绍单纯骨桥切除与一期骨桥切除和扁平外翻足重建手术的比较研究。手术时年龄下限为 14 岁，而上限年龄则高达 61.3 岁，术后随访时间平均为 10.2 个月。X 线评价参数证明，手术前和手术后跟骨倾斜角（正常值介于 18°～21°）、距骨-舟骨未覆盖百分比（正常值介于 0%～5%），2 项指标具有统计学差异。该作者由此认为一期骨桥切除和扁平外翻足矫形联合手术的指征、患者的满意率，还需要继续研究。距骨-跟骨中间关节面连接的手术治疗却比较复杂，因为单纯骨桥切除与自体脂肪填塞并未产生一致的满意结果[22]。尽管早在 20 世纪 80 年代，骨桥切除治疗距骨-跟骨连接已经广泛开展，早期研究者认为，骨桥宽度与距下关节后关节面的保留宽度比值＜ 0.5，采取单纯骨桥切除都会获得满意的结果[114,115]。McCormack[122] 采取单纯骨桥切除与自体脂肪填塞治疗距骨-跟骨连接，术后随访 10 年的成功率为 89%。Comfort[123] 采取相同的手术方法治疗距骨-跟骨连接 20 足，术后随访时间平均为 2.4 年，发现骨桥面积<距下关节面积 1/3 者，77% 的病例获得满意的结果。Wilde[115] 对一组 17 例 20 足距骨-跟骨骨桥切除做出评价，10 足（50%）随访 9 年仍然没有或偶有疼痛，保持良好的功能活动，视为优良的结果，而另 10 足（50%）在术后数月又出现疼痛、腓骨肌痉挛和僵硬型扁平外翻足，却被评定为可差的结果。比较两组手术前和手术后 CT 扫描相关参数，该作者发现优良组手术前 CT 测量距骨-跟骨中间关节面骨桥宽度与后关节面宽度比值< 50%（图 2-314）、跟骨外翻< 16°，以及距骨-跟骨后关节间隙正常或轻度狭窄。该作者由此提出中间关节面骨桥宽度与后关节面宽度比值< 50%、跟骨外翻< 16°、距骨-跟骨后关节间隙正常或轻度狭窄，是预测单纯骨桥切除获得成功的三项标准。

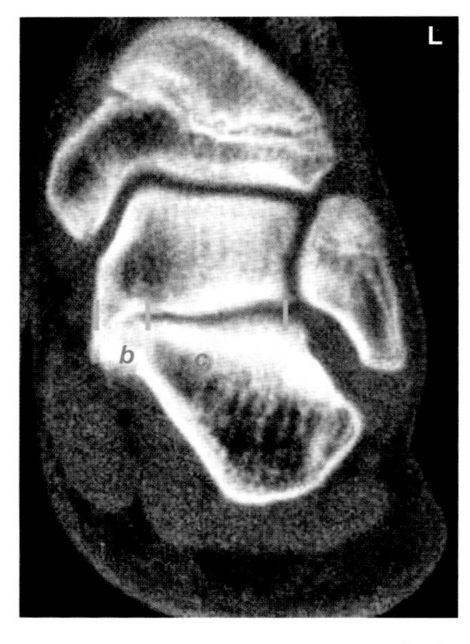

图 2-314　测量距骨-跟骨骨桥宽度与后关节面保留的宽度比值方法

在冠状位 CT 扫描，b 和 c 分别代表骨桥和后关节面保留的宽度，b/c 为骨桥与后关节面的宽度比值。

继其之后，Luhmann 研究发现，中关节骨桥宽度与后关节面宽度比值< 50% 和跟骨外翻< 21°，也能获得满意的结果[116]。晚近，Gantsoudes[124] 详尽描述骨桥切除和自体脂肪填塞治疗距骨-跟骨连接的手术操作与治疗结果。该组包括距骨-跟骨连接 49 足，手术时年龄平均为 13.1 岁，术后随访时间平均为 3.6 年。应用美国足踝外科协会（American Orthopaedic Foot and Ankle Society，AOFAS）踝与后足临床评分标准评价治疗结果[125]。AOFAS 评分标准分为 4 个级别：90～100 分为优级，80～90 分为良级，70～80 分为可级，70 分以下为差级。该组优良率为 86%，而且优良率并未随着随访时间延长而下降。但是，其中 9 例（18%）需要进行跟骨-骰骨-楔骨联合截骨[126]，矫正僵硬性扁平外翻足畸形，作者既未提及手术指征，术前也没有对僵硬性扁平外翻足做出评价。Mosca[119] 提出疼痛部位和扁平外翻足严重程度，至少与骨桥面积具有相等的重要性，采取单独性跟骨延长截骨、腓肠肌腱膜或跟腱延长手术，治疗 5 例 9 足骨桥面积> 50% 距骨-跟骨连接合并严重扁平外翻足。术后随访 2～16 年，AOFAS 评分由术前 65 分提高到 94 分，X 线评价参数也都在正常值范围。Masquijo[26] 于 2015 年回顾性分析两种方法治疗儿童距骨-跟骨连接的结果，第 1 组 7 例（8 足）因为其骨桥宽度与后关节面宽度比值≤ 45%，采取骨桥切除与截骨矫形联合手术，包括 2 足跟骨内移截骨、2 足跟骨截骨-延长 + 内侧楔骨跖侧闭合性截骨、4 足跟骨内移截骨 + 跟骨截骨-延长 + 内侧楔骨跖侧闭合性截骨；第 2 组 6 例（6 足），其骨桥宽度与后关节面宽度比值> 67%，只是实施截骨矫形而不实施骨桥切除，包括跟骨截骨-延长 + 跟腱延长 1 足、跟骨内移截骨 + 跟骨截骨-延长 + 内侧楔骨截骨 + 跟腱延长 3 足、跟骨延长、内侧楔骨截骨、跟腱延长 2 足。手术时年龄平均为 14 岁，随访时间平均为 3.7 年，2 组 AOFAS 评分分别由术前平均的 45 分和 60 分，提高到术后平均的 98 分和 92.3 分，3 项 X 线评价参数（距骨-第一跖骨角、距骨水平角和跟骨倾斜角）都达到正常值范围。该作者由此认为，两组虽然都获得满意的结果，但需要设计前瞻性比较研究，以界定骨桥切除及后足外翻矫形联合手术与单纯性后足重建手术的手术适应证。El Shazly[127] 选择骨桥切除和跟骨内移截骨，治疗距骨-跟骨连接 27 例 30 足，手术时年龄平均为 12.9 岁（11～16 岁），术后随访时间平均为 2.3 年（1.9～2.8 年）。站立时后足外翻角由术前平均 15.03° 下降至平均 3.09°，疼痛视觉模拟评分（visual analogue scale）由术前平均 8.48 分下降至平均 3.70 分，AOFAS 评分由术前平均 39.88 分，提高至平均 84.37 分。站立时中足足底压力测定由术前平均 48.05 kPa，下降至平均为 35.30 kPa，而行走时足底压力由术前平均为 148.08 kPa，下降至平均为 90.22 kPa。19 足（63%）距下关节活动范围活动明显改善（相对于正常足 75% 以上）。Giannini[128] 选择骨桥切除与距下关节稳定器置入治疗 12 例 14 足，手术时平均年龄 14 岁（9～18 岁），术后随访时间平均 3.3 年（2.5～5.3 年）。依照 AOFAS 评分标准，其优良率为 78.5 分。

根据距跟中间关节面连接是否合并扁平外翻足或距下关节骨性关节病，Blitz 和 Kernbach 将距跟中间关节面连接分为 3 种类型，并对每种类型推荐了手术方法。Ⅰ型：单纯性跗骨连接，既不合并扁平外翻足畸形，距下关节也未出现骨性关节病，适应于独立性骨桥切除；Ⅱ型：跗骨连接合并扁平外翻足畸形，但后足并未出现骨性关节病，适应于一期骨桥切除和矫正扁平外翻足的重建手术，所谓扁平外翻足矫形重建手术，是指保留距跟关节及跗横关节的各种截骨矫形手术；Ⅲ型：跗骨连接合并扁平外翻足畸形和后足骨性关节病，适应于截骨矫形与距跟关节固定，或者截骨矫形、距跟关节固定和距舟关节固定，以及三关节固定手术，而无须切除骨桥[137]。

这里重点介绍几种常见跗骨连接切除的手术指征与手术操作。

1. 跗骨骨桥切除与自体脂肪或肌肉填塞

（1）跟骨－舟骨连接切除与趾短伸肌填塞：

【手术指征】

常规 X 线检查或 CT 扫描证明为孤立性跟骨－舟骨连接，除外距舟关节和跟骰关节退行性关节病变，因为后者被视为骨桥切除的禁忌证；患足持续性疼痛并妨碍正常行走或体育活动；年龄介于 8～16 岁[116,117]。

【手术操作】

常规进行下肢及足部皮肤准备，于大腿近端捆扎充气止血带。

①切口与显露：采取足背前外侧斜行皮肤切口，起始自于跟骰关节与外踝前下缘之间，向足背斜行延长约 5 cm，终止于距舟关节外侧缘（图 2-315）。切开皮肤及深筋膜，注意保护腓肠神经及腓骨长肌和短肌腱。寻找和确认趾短伸肌在跟骨颈部背侧的起点，用不可吸收缝线缝合肌腱起点，作为游离该肌的牵引线，仔细将其从跟骨颈部向远端完整游离备用。

②骨桥切除与趾短伸肌填塞：将趾短伸肌向远端牵拉，便可满意显露跟骨－舟骨连接部位的软骨或骨组织。于跟骨颈前上方进行仔细游离，容易找到跟骨前突前上缘与舟骨外下缘，再把骨膜剥离器分别置入跟骨前突两侧，便可标记切除范围（图 2-316）。继之，使用 2 把宽度 10 mm 骨刀分别垂直于舟骨外侧缘和跟骨内侧缘，保持两把骨刀相隔 10～12 mm 距离，用 2 把骨刀相继截断骨桥上方及下方两侧的舟骨与跟骨部分（图 2-317），再用刮匙清除跟骨和舟骨间隙跖侧面的软骨或松质骨，直到可见跟骨－舟骨跖侧韧带及邻近软组织（图 2-318），务必注意不可切开距骨－舟骨关节背侧及外侧关节囊。Mosca[22] 强调指出，骨桥切除范围达到宽度 1.2 cm、深度 2.5 cm，形成矩形而不是三角形的骨块，才能实现手术目标。假如骨桥切除所形成的间隙能够容纳术者的示指，则是骨桥彻底切除的标志之一，此时可发现后足内翻与外翻活动范围获得改善或明显增加。在完成骨桥切除之后，先用骨蜡紧实均匀涂抹在裸露的松质骨表面，再填入切取于自体臀部的大块脂肪组织，抑或应用趾短伸肌作为生物间置物。后者是将缝

合至趾短伸肌起点肌腱的可吸收缝线穿入长直针，将该针穿透骨桥切除后的间隙，再从足底内侧皮肤引出（图 2-319）。拉紧外露于皮肤的缝线尾端，可使趾短伸肌完全填塞在舟骨-跟骨间隙之内，以防止新骨形成而导致复发。缝线尾端依次穿入保护皮肤的软性泡沫材料与纽扣，最后拉紧并打结固定[22,117,129,131]。晚近，Masquijo[130]临床比较研究，证明骨蜡和脂肪填塞比趾短伸肌置入，具有更有效地防止再骨化的作用。

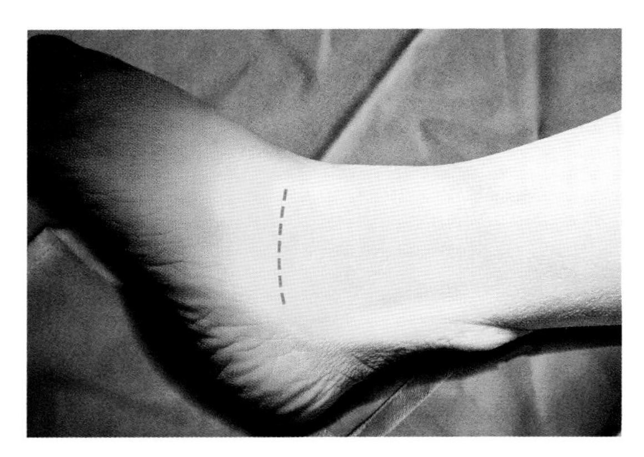
图 2-315　足背前外侧斜行切口

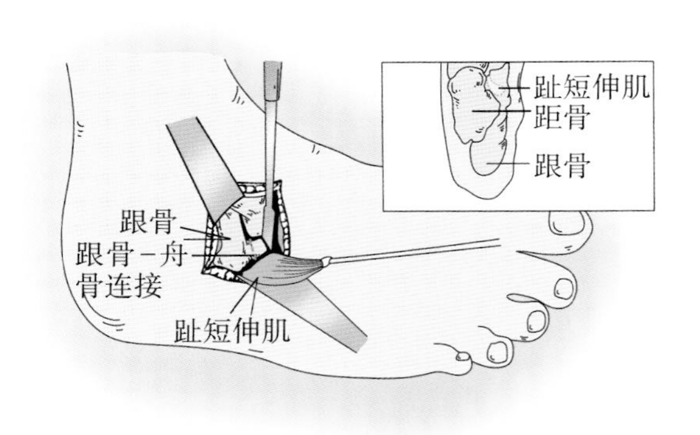

图 2-316　跟骨-舟骨骨桥切除示意图

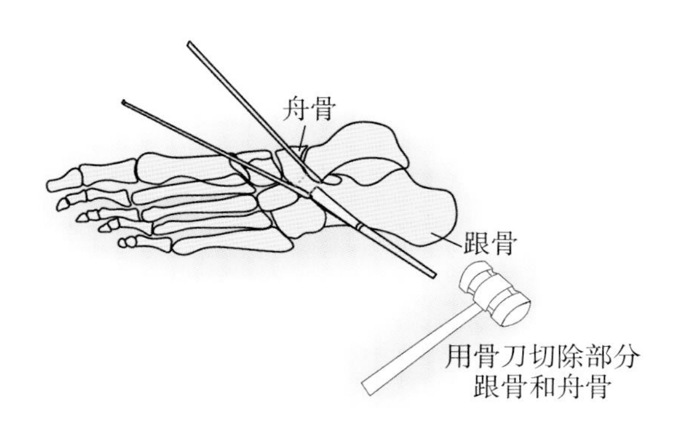

图 2-317　用骨刀切除跟骨-舟骨骨桥两侧部分跟骨和舟骨的示意图

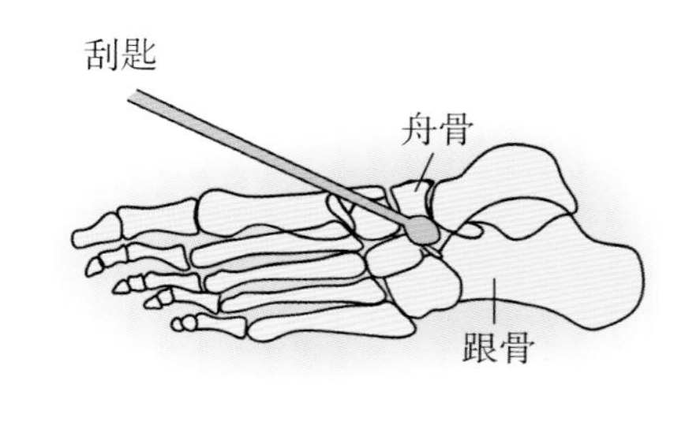

图 2-318　用刮匙向足底深度刮出纤维软骨组织的示意图

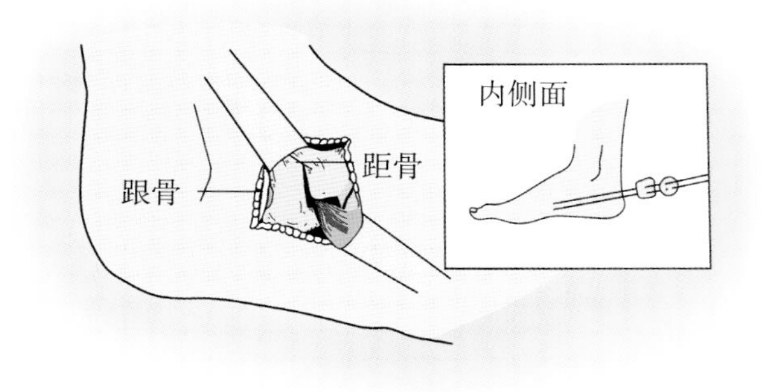

图 2-319　趾短伸肌填塞与皮肤外固定示意图

【术后处理】

依次缝合皮肤之后，应用短腿管型石膏固定 3 周。拆除石膏后，再用足踝支具固定 3 周，每天解除支具进行踝关节伸屈活动 4 次。术后 6 周允许逐渐负重行走。

（2）距骨-跟骨骨桥切除与自体脂肪填塞：

【手术指征】

患足持续性疼痛并妨碍正常行走或体育活动，冠状位 CT 测量距骨-跟骨中间关节骨桥宽度与后关节宽度比值＜ 50%、跟骨外翻＜ 16°（图 2-314、图 2-320）[136]；临床与影像学检查可除外踝关节和距下关节间隙明显狭窄；年龄介于 8～16 岁[134]。

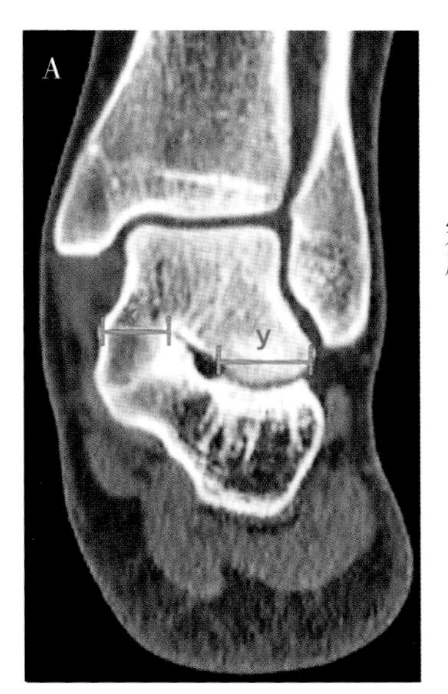

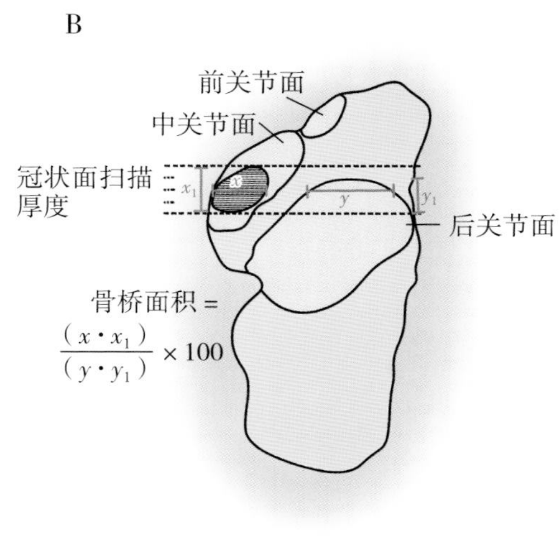

图 2-320　测量中间关节面骨桥面积（$x \cdot y_1$）与后方关节面面积（$y \cdot y_1$）比值方法

在 CT 扫描冠状位和轴位图像，x 和 y 分别代表冠状位骨桥宽度和后方关节面宽度（A），x_1 和 y_1 则分别代表轴位骨桥宽度和后方关节面宽度（B）。

【手术操作】

常规进行下肢及足部皮肤准备，于大腿近端捆扎充气止血带。

①切口与显露：足部内侧横向切口以载距突为中心，于内踝下缘沿着趾长屈肌腱下缘向足趾方向延长 5 cm，终止于距舟关节（图 2-321）。切开皮肤及屈肌支持带，纵向切开趾长屈肌腱鞘，钝性分离胫后肌腱与拇长屈肌腱鞘，用橡皮条牵拉保护胫后神经血管束。使用角状拉钩将趾长屈肌腱与拇长屈肌腱及胫后神经血管束，分别向足背与足底方向牵拉，以显露载距突及其上方中关节面骨桥（图 2-322）。

②骨桥切除与自体脂肪填塞：将 1 根克氏针插入载距突后方的正常后方关节间隙内，用于标记中间关节面骨桥的后侧缘，再尝试将另 1 根克氏针插入距骨头下方的关节间隙内，由此可确定骨桥的部位及宽度（图 2-323），或者在 X 线透视监视下，将 2 根克氏针分别插入骨桥的前缘和后缘作为定位标记。横向切开骨桥表面的骨膜或纤维组织，将骨膜或纤维分别向足背和足底方向牵拉，便可清楚显露中关节面软骨或骨性连接。此时，使用宽度 8 mm 骨刀和刮匙逐渐切除这些异常组织（图 2-324），直到能够直视后方关节面和前方关节面的正常软骨，通常需要切除包括距骨及跟骨，其厚度 5～7 mm，深度＞ 8 mm 的骨骼。为了保留载距突稳定距下关节的功能，注意切除的距骨要多于跟骨。一旦在骨桥切除床周围看到正常软骨组织，或者被动活动距下关节可产生内翻或外翻活动，则表明中间关节面骨桥已被彻底切除。Mosca[22]将 2 根克氏针分别置入距骨与跟骨体内，再对后足进行内翻与外翻活动。如果置入距骨与跟骨内 2

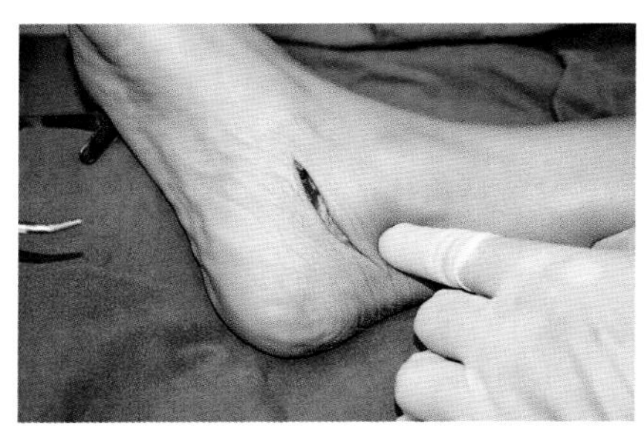

图 2-321　足内侧横向皮肤切口

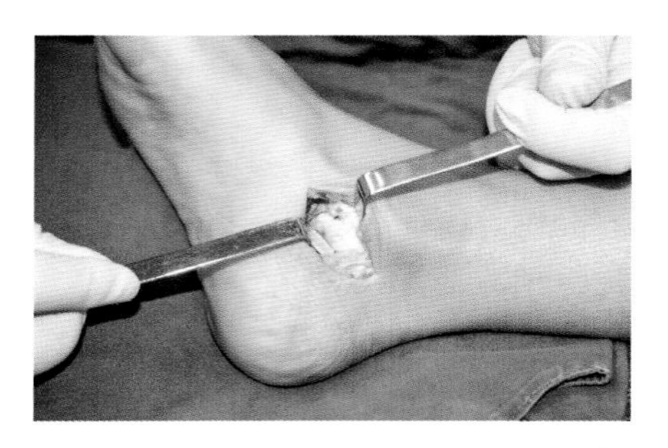

图 2-322　显露中关节面骨性连接

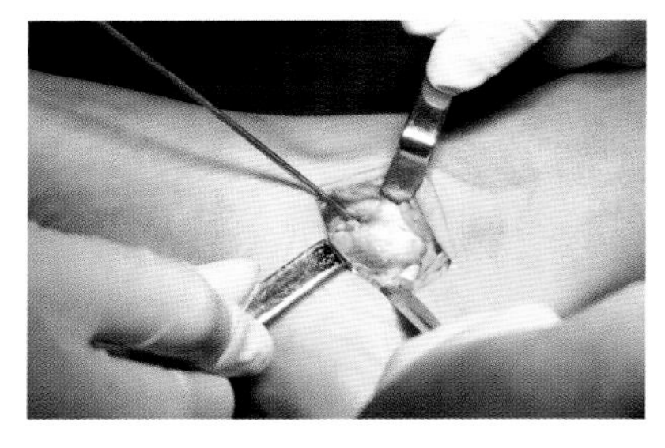

图 2-323　用克氏针标记骨桥的前缘和后缘

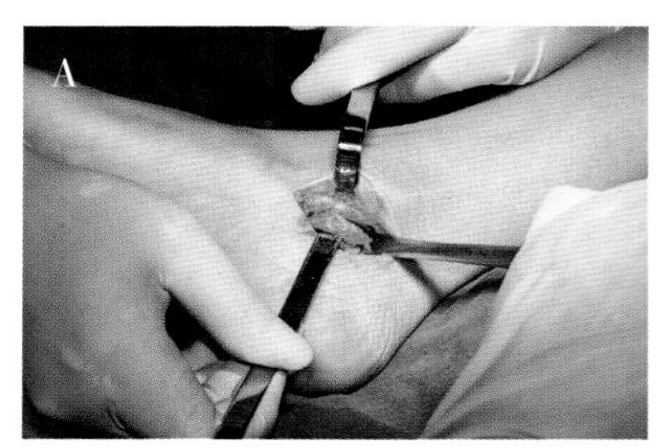

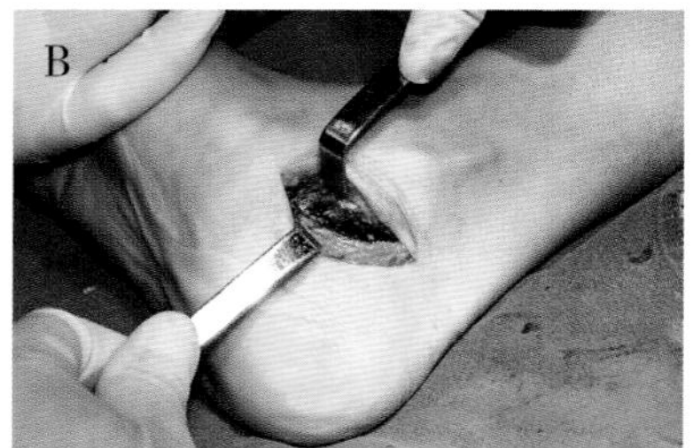

图 2-324　中关节面骨桥切除

根平行克氏针发生汇聚和分离现象，证明中间关节面骨桥已被彻底切除。为了防止骨桥切除所产生的松质骨床出血和新骨形成，先用骨蜡紧实均匀涂抹在裸露的松质骨表面，再填入切取于自体臀部的大块脂肪组织，紧密缝合骨膜或纤维组织和趾屈长肌腱鞘，防止填入的脂肪组织脱出，以防止术后骨桥复发[22,132-136]。Kumar 将拇长屈肌腱背侧半肌腱填入骨桥切除床内作为填塞材料[133]。Tower[134] 和 Krief[135] 则分别选择异体透明软骨或硅胶片作为填塞材料，也能发挥防止骨桥复发的作用。

【术后处理】

依次缝合皮肤之后，应用短腿管型石膏固定 2～3 周。拆除石膏后，再用足踝支具固定 3～4 周，每天解除支具进行踝关节伸屈活动 4 次。术后 6 周允许逐渐负重行走。

（3）骰骨-舟骨骨桥切除与自体脂肪填塞：

【手术指征】

X 线检查或 CT 扫描诊断为孤立性骰骨-舟骨连接（图 2-325），并有中足背侧持续性疼痛；CT 扫描证明距下关节并没有骨性关节炎，因为已经发生距下关节骨性关节炎，单纯性骨桥切除则不能缓解足踝部疼痛，通常需要实施距下关节固定手术[88,89]。

【手术操作】

常规进行下肢及足部皮肤准备，于大腿近端捆扎充气止血带。

①切口与显露：于骰骨上缘作一长 6～8 cm 纵向皮肤切口。切开皮肤及足背筋膜，将趾长伸肌腱向内侧牵拉，寻找及确认趾短伸肌，并将后者从中央横向切断；继之，锐性分离骰骨与跖骨、骰骨与跟骨浅面的骨膜及纤维组织，便可满意地显露骰骨-舟骨之间的骨性或纤维软骨结构（图 2-326）。

②骨桥或纤维软骨切除与自体脂肪填塞：从骰骨内侧缘开始，用骨刀和咬骨钳逐次切除骨桥，直到满意显示舟骨外侧皮质下松质骨，注意切勿损伤距骨关节软骨。经 X 线透视证明骰骨

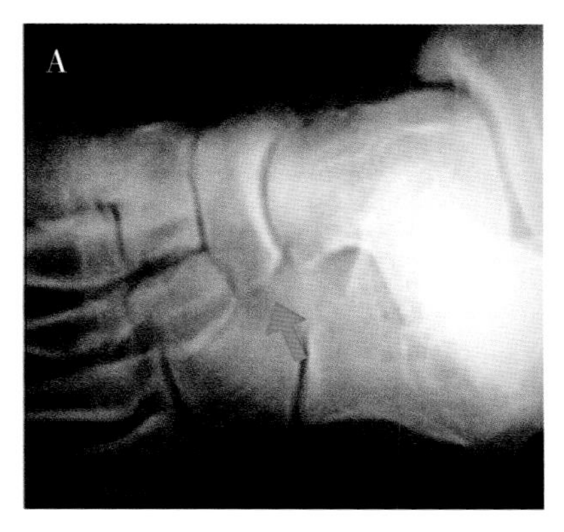

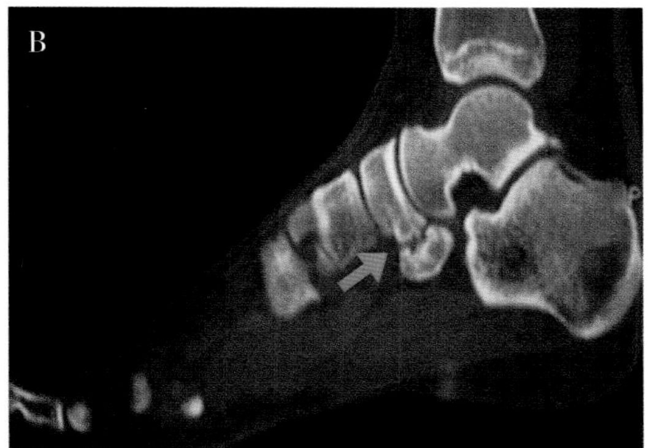

图 2-325 孤立性骰骨-舟骨连接

足斜位 X 线片显示骰骨-舟骨间隙消失（A），而 CT 扫描显示骰骨-舟骨间隙狭窄和骨皮质锯齿样改变（B）。

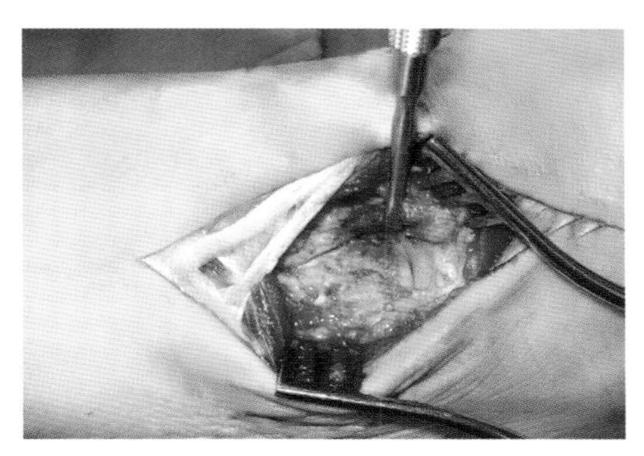
图 2-326 骨桥显露的大体照

骨膜剥离器指向骰骨与舟骨连接部位，其外后方为跟骰关节。

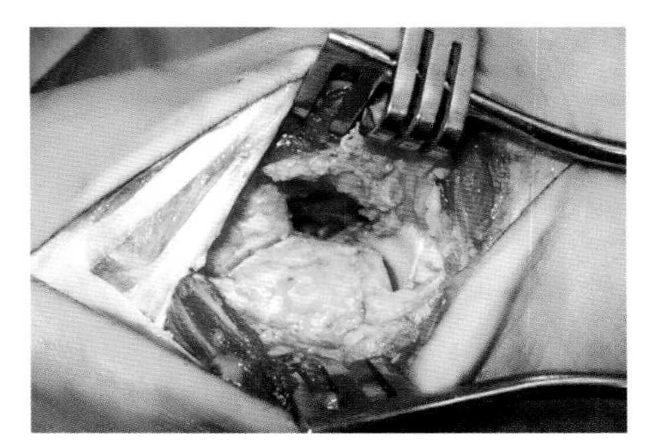
图 2-327 骨桥切除的大体照

将骨桥完全切除之后，在骰骨与舟骨之间形成间隙。

与舟骨之间已产生间隙（图 2-327），并且证明距下关节内翻与外翻活动范围有明显增加。此时，将切取自小腿前方或臀部的脂肪组织置入骰骨与舟骨之间，再将横行切断的趾短伸肌紧密缝合，以防止填塞的脂肪组织脱出[89,91,92]。

【术后处理】

常规缝合皮肤切口后，用小腿管型石膏于足踝中立位固定 2 周。术后 2 周拆除石膏，开始穿戴足踝行走支具 2～4 周。然后，逐渐开始正常负重行走。

（4）舟骨-内侧楔骨连接切除与自体脂肪填塞：

【手术指征】

X 线或 CT 诊断为孤立性舟骨-内侧楔骨连接（图 2-328），非手术治疗 6 个月后仍有舟骨-内侧楔骨关节持续性疼痛；CT 扫描排除舟骨-楔骨关节骨性关节炎[94,95]。

【手术操作】

常规进行下肢及足部皮肤准备，于大腿近端捆扎充气止血带。

①切口与显露：沿着舟骨-第一楔骨关节内侧缘作一长约 5 cm 的纵向皮肤切口。切开皮肤及足背筋膜，横行切开舟楔关节背侧及内侧关节囊，分别形成远端与近端两个关节囊瓣。

②骨桥切除与自体脂肪填塞：舟骨-第一楔骨关节连接通常为纤维性连接，其累及范围大多局限于该关节跖侧及内侧 1/4（图 2-329）。切开舟骨-第一楔骨关节囊后，应以保留的正常

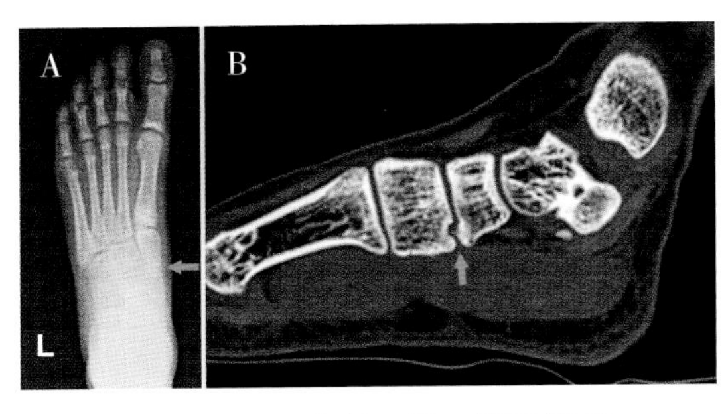

图 2-328　舟骨-第一楔骨连接

正位 X 线片显示左足舟骨-第一楔骨关节间隙模糊不清（A），而 CT 扫描可见左足舟骨-第一楔骨关节跖侧间隙不规则，提示为纤维组织连接（B）。

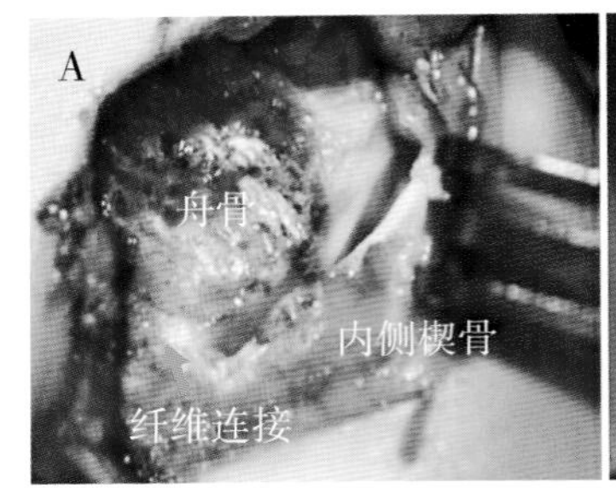

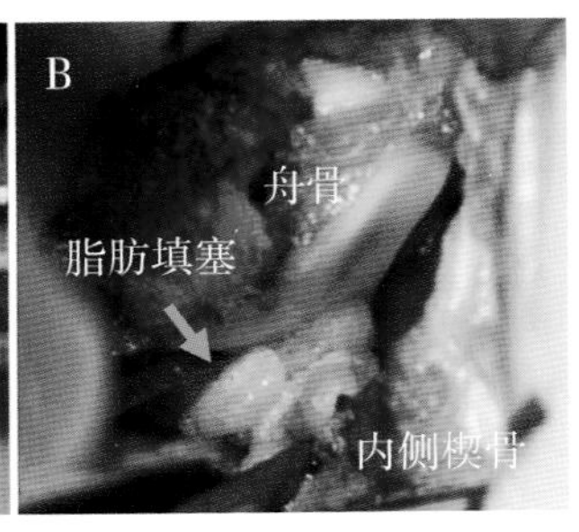

图 2-329　术中照片

显示纤维连接位于舟楔关节内侧及跖侧（A），而纤维连接切除之后，可见关节间隙明显增宽，自体脂肪组织已经置入舟楔关节切除床（B）。

关节软骨为导向，用骨刀将纤维性连接整体切除。一旦恢复舟骨-第一楔骨关节的跖屈活动，或经 X 线透视证明骨桥已被彻底切除，即另在跟腱远端内侧作一纵行切口，切取自体脂肪组织作为填塞材料。将自体脂肪组织紧密置入骨桥切除床，依次缝合关节囊及切口皮肤[96,137]。

【术后处理】

术后用小腿管型石膏固定 2 周。拆除小腿石膏后，再用小腿行走石膏或允许负重的足踝支具固定 2 周。术后 4 周开始进行踝关节伸屈功能训练，并允许逐渐负重行走。

2. 跗骨骨桥切除与截骨矫形或关节固定手术

（1）距骨-跟骨骨桥切除与跟骨截骨-延长联合手术：Mosca[119] 于 2012 年报道一期骨桥切除和跟骨延长，治疗 1 例 2 足距跟中间关节面连接，CT 扫描测量骨桥面积< 20%，后足外翻角> 20°，手术年龄为 10.9 岁，随访时间为 9.1 年。最后随访时，正位 X 线片测量距骨-第一跖骨角由术前平均 -28°，增加至平均 -13°，侧位 X 线片距骨-第一跖骨角由术前平均 -16.5°，增加至平均 2.5°；距骨-水平角术前平均 33°，术后降低至平均 19.5°；跟骨背伸角由术前平均 12.5°，增加至平均 19°。AOFAS 评分由术前平均 64 分，增加至平均 92 分。该作者认为，矫正后足外翻畸形，与跗骨骨桥切除具有相同的重要性，因为距跟关节连接合并严重后足外翻畸形，只是实施骨桥切除并不能消除踝关节、跗骨窦处疼痛。

Masquijo[26] 采取距跟中间关节面骨桥切除和后足截骨矫形联合手术，治疗 7 例 8 足距跟中间关节面骨桥合并后足外翻畸形，术前 CT 扫描测量骨桥宽度与后关节面宽度比值 45%，后足外翻> 16°。后足截骨矫形手术包括跟骨内移截骨 2 足、跟骨截骨-延长 + 内侧楔骨跖侧闭合性截骨 2 足、跟骨内移截骨 + 跟骨截骨-延长 + 内侧楔骨跖侧闭合性截骨 4 足。手术时年龄平均 14 岁，随访时间平均 3.7 年，AOFAS 评分由术前平均 45 分，术后提高到平均 98 分，3 项 X 线评价参数（距骨-第一跖骨角、距骨水平角和跟骨倾斜角）都达到正常值范围。

【手术指征】

CT 测量距骨-跟骨中关节面骨桥宽度与后关节面宽度比值< 0.5、跟骨外翻角> 21°，或者跟骨外翻伴有矢状面距骨跖屈和横断面中足外展及外旋畸形；CT 扫描证明距骨-跟骨后关节间隙正常或 I 期关节病（图 2-330）[119,138]；手术年龄似乎没有严格的限制，Masquijo 介绍的手术年龄为 11～16 岁[26]。

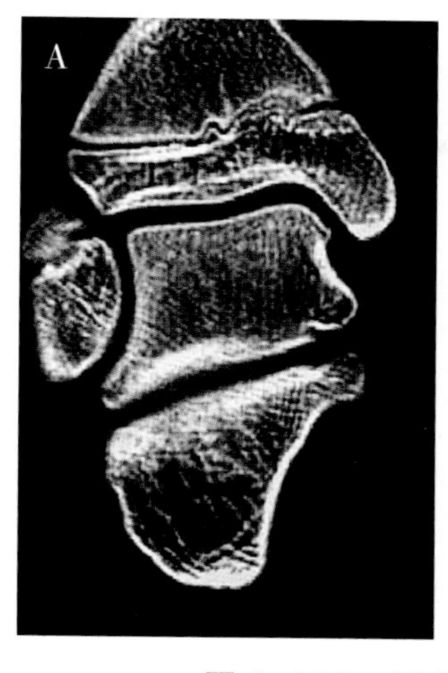

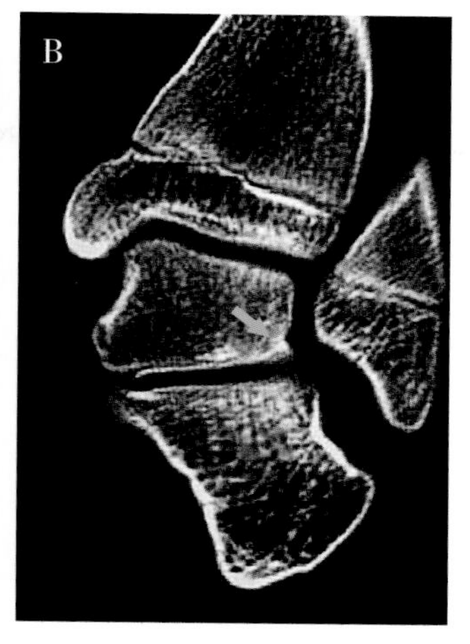

图 2-330 双足冠状位 CT 扫描

正常足距下关节后关节面间隙均匀一致（A），而患侧关节间隙相对变窄，并有微小唇样突起（箭号）(B)，定义为 I 期骨关节病。

【手术操作】

①距骨－跟骨骨桥切除：参照“距骨－跟骨骨桥切除与自体脂肪填塞”相关内容。

②跟骨截骨－延长：参照“柔韧性扁平足”相关内容。

（2）距骨－跟骨骨桥切除与跟骨内移截骨：Masquijo[26] 采取骨桥切除和跟骨内移截骨联合手术，治疗距骨－跟骨中间关节面连接 2 足，术后随访 3.7 年，获得满意的结果。El Shazly[127] 选择距骨－跟骨骨桥切除和跟骨内移截骨，治疗距骨－跟骨连接合并严重后足外翻畸形 27 例 30 足，男性和女性分别为 16 例（59.3%）和 11 例（40.7%），手术时年龄平均 12.9 岁（11～16 岁），术后随访时间平均 2.3 年（1.9～2.8 年）。最后随访时，跟骨外翻角由术前平均 15°，降低至平均 3°；足部疼痛依照视觉模拟量表（visual analogue scale，VAS）评分，由术前平均 8.5 分降低至平均 3.7 分；中足站立时足底压力由术前平均 48.05 kPa 降低至平均 35.3 kPa，中足行走时足底压力由术前平均 148.08 kPa 降低至平均 90.22 kPa；距下关节活动范围获得部分改善，19 例（73%）有明显改善（相当于正常距下关节活动范围的 75%），5 例（17%）有中度改善（相当于正常距下关节范围的 25%～75%），3 例（10%）活动范围严重减少（相当正常距下关节范围的 25%）；足部功能活动，即 AOFAS 评分由术前平均 39.9 分增加至平均 84.4 分。El Shazly 认为，距骨骨桥切除与跟骨内移截骨联合手术，对缓解足部疼痛，改善足部功能活动，以及降低中足站立及行走时足底压力，都具有统计学意义。

【手术指征】

CT 测量距骨－跟骨中关节面骨桥宽度与后关节面宽度比值＜ 0.5、跟骨外翻角＞ 16°，但不合并距骨跖屈和中足外展畸形，即所谓冠状面主导的跟骨外翻畸形；CT 评价距骨－跟骨后关节间隙正常或接近正常（图 2-330）[137,142]；手术年龄没有严格的限制，El Shazly 报道一组 27 例 30 足，其手术时年龄介于 11～17 岁[127]。

【手术操作】

①距骨－跟骨骨桥切除：参照“距骨－跟骨骨桥切除与自体脂肪填塞”相关内容。

②跟骨内移截骨：采取跟骨外侧、与腓骨长短肌腱相平行的斜行切口，起始于外踝下方、跟腱外侧缘，终止于足背与足底皮肤移行部位。切开皮肤及深筋膜，将腓肠神经和腓骨长肌及

短肌腱向足底牵拉。继之，斜行切开跟骨骨膜后，将骨膜分别向跟骨背侧与足底剥离，显露距跟后关节的后方与跟骨结节之间背侧皮质，而跟骨跖侧剥离需要抵达跟骨内侧缘。应用 2 个骨膜剥离器分别置入跟骨背侧与跖侧，以保护截骨线两侧软组织。跟骨斜行截骨线从跟骨结节与距跟后方关节后缘之间开始，以倾斜 45° 向前下方延伸，终止于跟骨腓骨肌结节下缘（图 2–331）。为了确定截骨线的理想位置，可在 X 线透视下将 2 根克氏针分别置入预设截骨线的起始处和终止点，作为跟骨截骨的参照物。用电动骨锯或骨刀，沿着标记的截骨线完成跟骨截骨。首先用椎板牵开器撑开截骨间隙，继之用骨刀通过截骨间隙推开内侧软组织。此时容易将截骨远端向内侧滑移，其滑移幅度应该依照术前冠状位 CT 测量所确定的数值，通常需要内侧移位 2 cm。然而，即使内移幅度为跟骨宽度的 1/2，也能获得良好的愈合[140]。临床检查或 X 线透视证明跟骨外翻已经完全矫正，其跟骨外翻角＜ 5°，用 2 个直径 4.5 mm 或 6.5 mm 的松质骨拉力螺钉，从跟骨远端经皮置入至跟骨近端，实现加压固定。在用松质骨拉力螺钉时，必须防止截骨远端向背侧移位，也要避免螺钉远端进入距下关节[113,139,140]。

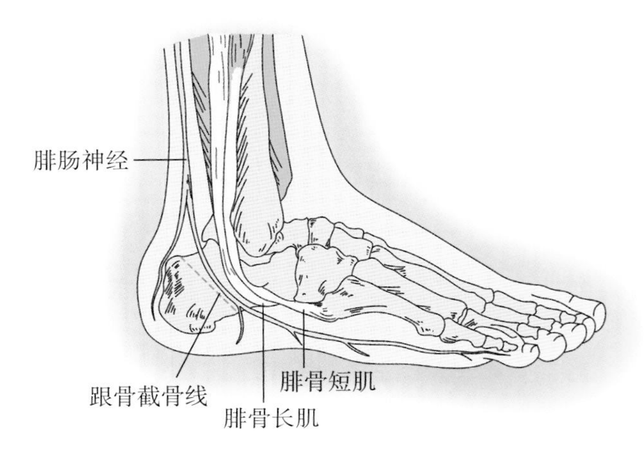

图 2–331　跟骨截骨线示意图

【术后处理】

缝合皮下组织和切口皮肤后，用小腿管型石膏固定，通常需要固定 6 周。拆除石膏后，再用允许行走支具保护性负重行走 4 周，同时进行踝关节伸屈功能训练。X 线检查证实跟骨截骨完全愈合后，方可负重行走和参加体育活动。

（3）独立性跟骨截骨–延长：Mosca[119] 在临床观察中发现，距骨–跟骨中间关节面连接所引发距骨头内下方、跗骨窦背外侧和踝关节疼痛，是严重的后足外翻产生的撞击性疼痛，抑或是跗横关节（距舟关节和跟骰关节）继发性骨性关节炎引发的疼痛，因为距骨–跟骨连接产生的疼痛，通常位于跗骨连接的部位。该作者对 CT 测量距骨–跟骨骨桥面积与后方关节平均比值为≥ 50%、后足外翻角≥ 16°，CT 扫描证明跗横关节没有骨性关节炎者，首次采取独立性跟骨截骨–延长和跟腱延长或腓肠肌腱膜松解，但不实施骨桥切除手术，目的是矫正后足外翻畸形，进而消除足部撞击性疼痛。采取此种手术方式，Mosca 治疗距骨–跟骨中间关节面连接 5 例 9 足，手术年龄平均 13.5 岁（11.1～15.7 岁），术前 CT 测量骨桥宽度与后方关节比值平均 89%（65%～105%），后足外翻角平均 31°（16° ～50° ），术后随访时间平均 3.7 年（2～5.2 年）。最后随访时，除了 1 足外，其余术前距骨头跖侧或跗骨窦疼痛都消失。正位 X 线片测量距骨–第一跖骨角由术前平均 –27.4° ，增加至平均 –0.5° ；侧位 X 线片距骨–第一跖骨角由术前平

均 -18.4°，增加至平均 1.4°；距骨-水平角术前平均 34.7°，降低至平均 21.7°；跟骨背伸角由术前平均 10.8°，增加至平均 16.3°。AOFAS 评分由术前平均 61.3 分，增加至平均 90.7 分。该作者由此认为，独立性跟骨截骨-延长和跟腱延长或腓肠肌腱膜松解，矫正距骨-跟骨中间关节面骨桥合并僵硬性后足外翻畸形，正如矫正治疗柔韧型扁平外翻足，既能矫正后足外翻，也能有效地消除足部疼痛。Masquijo[26]于 2017 年描述距骨-跟骨骨桥切除和矫正后足外翻联合手术，与独立性矫正后足外翻畸形的比较研究。其中 6 例 6 足骨桥宽度与后关节面宽度比值> 67%，只是实施截骨矫形而不实施骨桥切除，包括跟骨截骨-延长 + 跟腱延长 1 足，跟骨内移截骨 + 跟骨截骨-延长 + 内侧楔骨截骨 + 跟腱延长 3 足，跟骨延长 + 内侧楔骨截骨 + 跟腱延长 2 足。手术时年龄平均 14 岁，术后随访时间平均 3.7 年，AOFAS 评分由术前平均 60 分，提高到平均 92.3 分，3 项 X 线评价参数，即距骨-第一跖骨角、距骨水平角和跟骨倾斜角，都达到正常值范围。该作者由此认为，独立性后足重建手术也能获得满意的结果。

【手术指征】

CT 测量距骨-跟骨中关节面骨桥宽度与后关节面宽度比值> 0.5、跟骨外翻角> 21°；CT 测量距舟关节和跟骰关节间隙正常，也没有软骨下硬化反应；手术年龄没有严格的限制，Mosca 描述手术时年龄介于 11 ~ 15.7 岁[26,119]。

【手术操作】

参照“柔韧性扁平足”相关内容。

（4）独立性距骨-跟骨关节固定：某些临床研究证明，当距骨-跟骨中间关节面骨性连接面积> 50%，或者已经发生骨性关节炎者，采取骨桥切除和矫正后足外翻的联合手术，都不能消除踝关节和跗骨窦持续性疼痛，因此，某些学者选择独立性距下关节固定，既可消除足部疼痛，也能矫正后足外翻畸形。Takakura[138]描述手术治疗距骨-跟骨连接 29 例 36 足，其中骨桥切除治疗 26 例 33 足，年龄平均 12.5 岁（5 ~ 21 岁），术后随访时间平均 5.3 年（2.3 ~ 11.2 年）；距骨-跟骨固定治疗 3 例 3 足，手术年龄 25 ~ 40 岁，术后随访 5.2 年（4.4 ~ 7 年）。最后随访时，距骨-跟骨关节固定者足疼痛消失，足部形态恢复正常，X 线检查证明没有距舟关节和跟骰关节退行性关节病。该作者认为，保留跗横关节活动功能优先于足部其他关节活动，强调距骨-跟骨关节固定手术，只适用于治疗距骨-跟骨中间关节面骨性连接合并距下关节骨性关节炎者。Schwartz[62]采取独立性距骨-跟骨关节固定，治疗距骨-跟骨中间关节面骨性连接 8 例 9 足，患足既有后足严重外翻也有疼痛。手术时年龄平均 11.9 岁（9.8 ~ 14.7 岁），术后随访时间平均 2.1 年（6.3 个月至 6.3 年），无 1 足发生延迟愈合，也没有需要返修性手术者。最后随访时，后足外翻获得满意矫正，其中 7 足功能活动不受限制，也没有踝关节和跗骨窦疼痛，1 例 2 足虽然功能活动没有受限，但长距离跑步后出现轻度疼痛。AOFAS 评分平均 90.1 分。但是，9 足都实施了辅助性手术，即腓肠肌松解 6 足，内侧柱稳定手术 9 足，后者包括距舟关节固定手术 3 足，第一楔骨背侧撑开性截骨 5 足，胫后肌腱紧缩手术 1 足。Schwartz 指出，距骨-跟骨关节固定和中足辅助性手术，具有矫正距骨-跟骨骨性连接合并后足外翻畸形，有效消除踝关节和跗骨窦疼痛的作用。

【手术指征】

CT 测量距骨-跟骨中关节面骨桥宽度与后关节面宽度比值> 0.5、跟骨外翻角> 21°；CT 评价距骨-跟骨后关节间隙明显狭窄或硬化反应（图 2-332）[137,138,143-146]；手术年龄没有严格的限制，Schwartz[62]采取距下关节撑开固定 8 例 9 足，其手术时年龄为 11 ~ 17 岁。

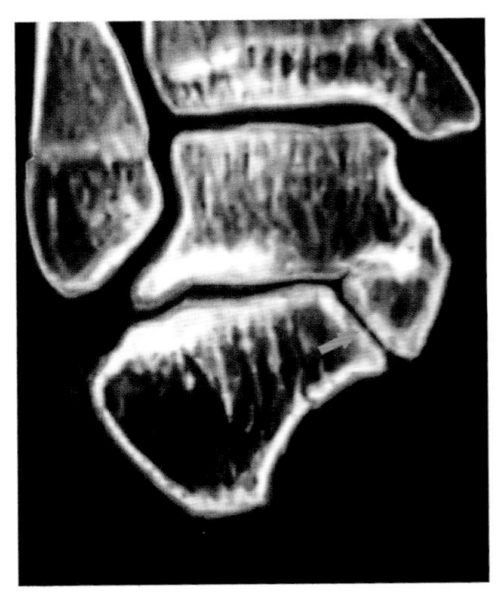

图 2-332　足冠状位 CT 扫描

距骨-跟骨关节纤维性连接合并后方关节间隙狭窄和软骨下方硬化反应。

【手术操作】

①切口与显露：皮肤切口起始于外踝后下方，沿着跗骨窦向足趾方向延长，终止于跟骰关节近端（图 2-333）。切开皮肤及深筋膜后，将腓骨长肌及短肌腱和腓肠神经一并向足底牵拉，纵行切开趾短伸肌及距下关节囊，便可显露距骨-跟骨关节。为了满意进入距骨-跟骨关节，分别切断距骨-跟骨之间的骨间韧带和位于腓骨远端后方的跟腓韧带（图 2-334）。

②切除骨桥与关节软骨：切断距骨-跟骨骨间韧带和跟腓韧带之后，将后足置于最大内翻的位置，在直视下用骨刀切除距骨-跟骨骨桥（图 2-335）。此时，将椎板牵开器置入跗骨窦，撑开距骨-跟骨关节间隙，并在直视下切除距骨-跟骨关节后关节面的软骨组织，注意保持软骨下松质骨的平整轮廓。

③撑开性骨骼移植与内固定：撑开性骨骼移植既能矫正后足外翻又能保持后足的高度，是目前备受推荐的手术方式。距骨-跟骨关节固定的位置也发生了相当的改变，因为生物力学研究发现距骨-跟骨关节固定在跟骨外翻 5° 时，可产生最大的踝关节背伸效果，而发挥踝关节最大跖屈活动则要求跟骨外翻 10°，因此将距跟关节固定在跟骨外翻 5° ~ 10°，被视为距跟关节固定的理想位置[141, 145]。用椎板牵开器将距骨-跟骨关节间隙徐缓撑开，直到后足外翻获得满意的矫正，即保持冠状位跟骨中轴线与小腿中轴线形成 5° ~ 10° 的外翻角。此时测量距骨-跟骨后关节面张开的外侧间隙宽度，作为置入楔形骨块基底的宽度（图 2-336）。继之，将经过修剪、含有 3 面皮质的异体髂骨块，紧密嵌入距骨-跟骨后方关节间隙内，因其楔形基底位于距骨-跟骨关节的外侧，一旦撑开距骨-跟骨后方关节间隙，则可实现矫正后足外翻的手术目标（图 2-337），必要时另用 1 个楔形骨块置入距骨-跟骨中间关节间隙，以增加距骨-跟骨关节固定面积。Moss 的经验表明，即使不用内固定也能保持置入骨块的稳定[144]。Chou[146]则主张使用 1 个直径 6.5 mm 的松质骨拉力螺钉，从跟骨非负重区经皮置入进行加压固定，既可保持植入骨块的稳定，也有助于促进距骨-跟骨愈合。

④辅助性手术操作：依照是否存在后足跖屈、中足冠状面外展畸形，以及舟楔关节矢状位塌陷等问题，允许同时进行相应的矫形手术操作，例如跟腱延长、舟楔关节固定和楔骨背侧撑开性截骨[62, 138]。

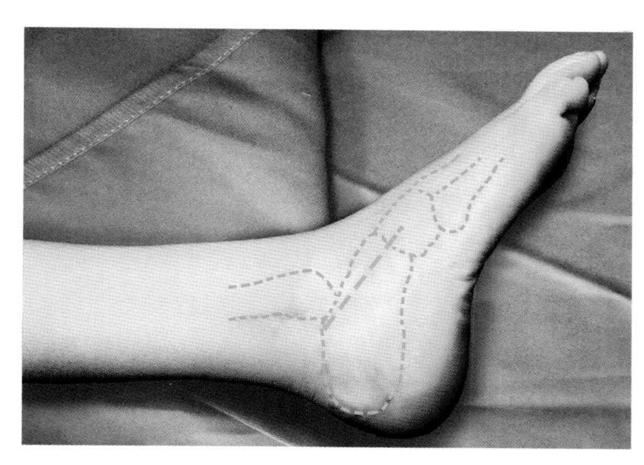

图 2-333　皮肤切口线

起始于外踝后下方，沿着跗骨窦向足趾方向延长，终止于跟骰关节近端。

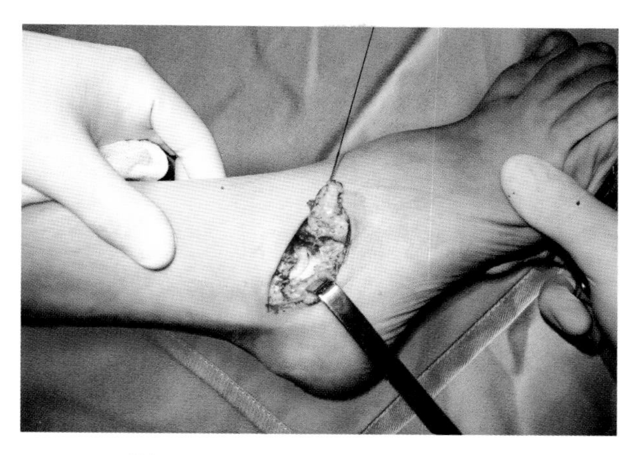

图 2-334　显露距骨-跟骨关节

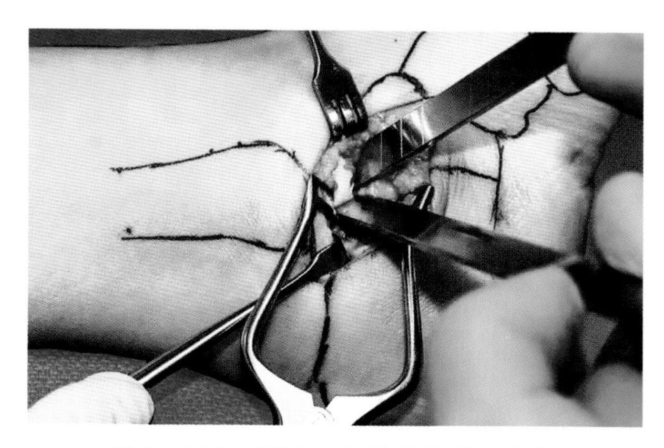

图 2-335　用骨刀切除中关节面骨桥

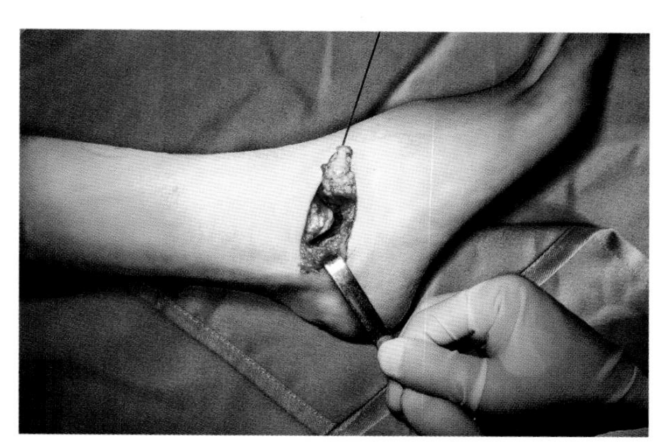

图 2-336　测量距骨-跟骨后方关节间隙撑开后的宽度

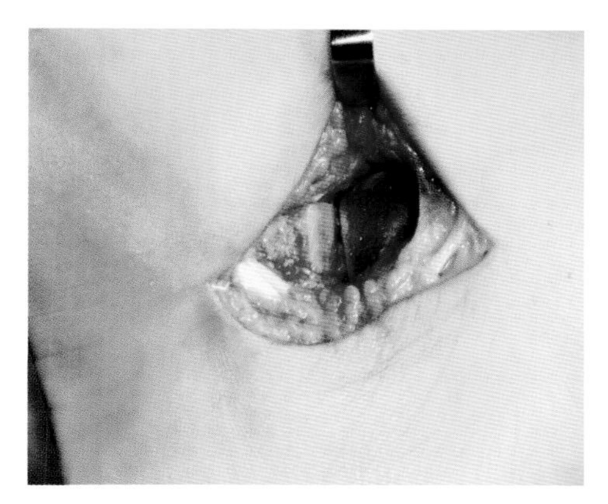

图 2-337　撑开性骨骼移植

将基底位于外侧的楔形骨块嵌入距骨-跟骨后方关节间隙。

【术后处理】

常规缝合皮肤切口，使用小腿石膏托或管型石膏于踝关节伸展-屈曲中立位固定。Chou[146]主张术后用小腿石膏后托固定 2 周，然后改用小腿管型石膏固定 6 周。术后 8 周更换行走石膏继续固定。通常于术后 12 周摄取 X 线片，如果显示距骨-跟骨完全融合，方可允许开始负重行走。

参考文献

[1] AFOLAYAN J O, DINNEEN A, SAKELLARIOU A. Tarsal coalitions-what you need to know [J]. Orthop Trauma, 2016, 30 (1): 30-40.

[2] MURPHY J S, MUBARAK S J. Talocalcaneal coalitions [J]. Foot Ankle Clin N Am, 2015, 20 (4): 681-691.

[3] RICHERA E J, PAWLEYB B K. Multiple unilateral tarsal coalitions in a nonsyndromic patient [J]. Clinical Imaging, 2016, 40 (2): 247-250.

[4] NEWMAN J S, NEWBERG A H. Congenital tarsal coalition: multimodality evaluation with emphasis on CT and MR imaging [J]. Radiographics, 2000, 20 (2): 321-322.

[5] RANKIN E A, BAKER G I. Rigid flatfoot in the young adult [J]. Clin Orthop, 1974, 104: 244-248.

[6] COWELL H R. Talocalcaneal coalition and new cause of peroneal spastic flatfoot [J]. Clin Orthop, 1972, 85: 16-22.

[7] LEMLEY F, BERLET G, HILL K, et al. Current concepts review: tarsal coalition [J]. Foot Ankle Int, 2006, 27 (12): 163-169.

[8] MOSIER K M, ASHER M. Tarsal coalitions and peroneal spastic flat foot. A review [J]. J Bone Joint Surg Am, 1984, 66 (7): 976-984.

[9] STORMONT D M, PETERSON H A. The relative incidence of tarsal coalition [J]. Clin Orthop, 1983, 181: 28-36.

[10] SOLOMON L B, RÜHLI F J, TAYLOR J, et al. A dissection and computer tomograph study of tarsal coalitions in 100 cadaver feet [J]. J Orthop Res, 2003, 21 (2): 352-358.

[11] NALABOFF K M, SCHWEITZER M E. MRI of tarsal coalition: frequency, distribution, and innovative signs [J]. Bull NYU Hosp Jt Dis, 2008, 66 (1): 14-21.

[12] RODRIGUEZ N, CHOUNG D L, DOBBS M B. Rigid pediatric pes planovalgus: conservative and surgical treatment options [J]. Clin Podiatr Med Surg, 2010, 27 (1): 79-92.

[13] FUJISHIRO K, NABESHIMA Y, YASUI S, et al. Coalition of bilateral first cuneometatarsal joints: a case report [J]. Foot Ankle Int, 2003, 24 (10): 793-795.

[14] KOBAYASHI H, KAGEYAMA Y, SHIDO Y. Isolated fifth metatarsocuboid coalition: a case report [J]. J Foot Ankle Surg, 2015, 54 (4): 734-738.

[15] HARRIS B. Anomalous structures in the developing human foot [J]. Anat Rec, 1955, 121: 399.

[16] CONWAY J J, COWELL H R. Clinical significance and roentgenographic demonstration [J]. Radiology, 1969, 92 (4): 799-811.

[17] KULIK M S A, CLANTON T. Tarsal coalition [J]. Foot Ankle Int, 1996, 17 (5): 286-296.

[18] WRAY J B, HERNDON C N. Hereditary transmission of congenital coalition of the calcaneum to the navicular [J]. J Bone Joint Surg, 1963, 45-A (2): 365-372.

[19] LEONARD M A. The inheritance of tarsal coalition and its relationshipto spastic flat foot [J]. J Bone Joint Surg Br, 1974, 56 (3): 520-526.

[20] HARRIS R I. Rigid valgus foot duo to talocalceal bridge [J]. J Bone joint Surg Am, 1955, 37 (1): 169-183.

[21] PLOTKIN S. Case presentation of calcaneonavicular coalition in monozygotic twins [J]. J Am Podiatr Med Assoc, 1996, 86 (9): 433-438.

[22] MOSCA V S. Subtalar coalition in Pediatrics [J]. Foot Ankle Clin N Am, 2015, 20(2): 265-281.
[23] JAYAKUMAR S, COWELL H R. Rigid flatfoot [J]. Clin Orthop, 1977, 122: 77-84.
[24] KUMAI T, TAKAKURA Y, AKIYAMA K, et al. Histopathologic study of nonosseous tarsal coalition [J]. Foot Ankle Int, 1998, 19(8): 525-531.
[25] KATAYAMA T, TANAKA Y, KADONO K, et al. Talocalcaneal coalition: a case showing the ossification process [J]. Foot Ankle Int, 2005, 26(6): 490-493.
[26] MASQUIJO J J, VAZQUEZ I, ALLENDE V, et al. Surgical reconstruction for talocalcaneal coalitions with severe hindfoot valgus deformity [J]. J Pediatr Orthop, 2017, 37(4): 293-297.
[27] SARRAFIAN S K. Biomechanics of the subtalar joint complex [J]. Clin Orthop, 1993, 290: 17-26.
[28] OUTLAND T, MURPHY I D. The pathomechanics of peroneal spastic flat foot [J]. Clin Orthop, 1960, 16: 64-73.
[29] SAKELLARIOU A, CLARIDGE R J. Tarsal coalition: aetiology, diagnosis and treatment [J]. Curr Orthop, 1998, 12: 135-142.
[30] SAKELLARIOU A, CLARIDGE R J. Tarsal coalition [J]. Orthopedics, 1999, 22(11): 1066-1076.
[31] BIXBY S D, JARRETT D, JOHNSTON P, et al. Posteromedial subtalar coalitions: prevalence and associated morphological alterations of the sustentaculum tali [J]. Pediatr Radiol, 2016, 46(8): 1142-1149.
[32] MAHAN S T, SPENCER S A, VEZERIDIS P S, et al. Patient-reported outcomes of tarsal coalitions treated with surgical excision [J]. J Pediatr Orthop, 2015, 35(6): 583-588.
[33] KERNBACH K J. Tarsal coalitions: etiology, diagnosis, imaging, and stigmata [J]. Clin Podiatr Med Surg, 2010, 27(1): 105-117.
[34] DENNING J R. Tarsal coalition in children [C]. Pediatr Ann, 2016, 45(4): e139-e143.
[35] CASS A D, CAMASTA A. Review of tarsal coalition and pes planovalgus: clinical examination, diagnostic, imaging, and surgical planning [J]. J Foot Ankle Surg, 2010, 49(3): 274-293.
[36] LYON R, LIU X, CHO S. Effect of tarsal coalition resection on dynamic plantar pressures and electromyography of lower extremity muscles [J]. J Foot Ankle Surg, 2005, 44(4): 252-258.
[37] LOWY L J. Pediatric peroneal spastic flatfoot in the absence of coalition: a suggested protocol [J]. J Am Podiatr Med Assoc, 1998, 88(4): 181-191.
[38] STUECKER R D, BENNETT J T. Tarsal coalition presenting as a pes cavo-varus deformity: report of three cases and review of the literature [J]. Foot Ankle, 1993, 14(9): 540-544.
[39] BARRETT S E, JOHNSON J E. Progressive bilateral cavovarus deformity: an unusual presentation of calcaneonavicular tarsal coalition [J]. Am J Orthop (Belle Mead NJ), 2004, 33(5): 239-242.
[40] CHARLES Y P, LOUAHEM D, DIMÉGLIO A. Cavovarus foot deformity with multiple tarsal coalitions: functional and three-dimensional preoperative assessment [J]. Foot Ankle Surg, 2006, 45(2): 118-126.
[41] KNAPP H P, TAVAKOLI M, LEVITZ S J, et al. Tarsal coalition in an adult with cavovarus feet [J]. J Am Podiatr Med Assoc, 1998, 88(6): 295-300.
[42] SIMMONS E H. Tibialis spastic varus foot with tarsal coalition [J]. J Bone Joint Surg Br, 1965, 47: 533-536.
[43] INOUE A. A case report of tibialis spastic varus foot with tarsal coalition [J]. Kurume Med J, 1985, 32(2): 147-149.
[44] IRVINE G B, FIXSSEN J A, PENSON R T. Atypical foot deformity and tarsal coalitions: a report of two cases [J]. Foot, 1991, 1: 11-13.

[45] NABESHIMA Y, FUJII H, OZAKI A, et al. Tibialis spastic varus foot with tarsal coalition: a report of five cases [J]. Foot Ankle Int, 2007, 28(6): 731-734.
[46] KURASHIGE T, SUZUKI S. Tibialis spastic varus foot with calcaneonavicular coalition: a case report and review of the literature [J]. Foot Ankle Spec, 2105, 8(6): 532-536.
[47] KANZAKI N, NISHIYAMA T, TAKAKURA Y. Tibialis spastic varus foot without tarsal coalition: a report of two cases [J]. J Orthop Sci, 2015, 20(3): 551-554.
[48] WARREN M J, JEFFREE M A, WILSON D J, et al. Computed tomography in suspected tarsal coalition [J]. Acta Orthop Scand, 1990, 61(6): 554-557.
[49] EMERY K H, BISSET Ⅲ G S, Johnson N D, et al. Tarsal coalition: a blinded comparison of MRI and CT [J]. Pediatr Radiol, 1998, 28(8): 612-616.
[50] DOWNEY M S. Tarsal coalitions: a surgical classification [J]. J Am Podiatr Med Assoc, 1991, 81(4): 187-197.
[51] SCRANTON P E Jr, MCDERMOTT J E. Pathologic anatomic variations in subtalar anatomy [J]. Foot Ankle Int, 1997, 18(8): 471-476.
[52] LINKLATER J, HAYTER C L, VU D, et al. Anatomy of the subtalar joint and imaging of talo-calcaneal coalition [J]. Skeletal Radiol, 2009, 38(5): 437-449.
[53] BOHNE W H. Tarsal coalition [J]. Curr Opin Pediatr, 2001, 13(1): 29-35.
[54] DARE D M, DODWELL E R. Pediatric flatfoot: cause, epidemiology, assessment, and treatment [J]. Curr Opin Pediatr, 2014, 26(1): 93-100.
[55] LATEUR L M, VAN HOE L R, VAN GHILLEWE K V, et al. Subtalar coalition: diagnosis with the C sign on lateral radiographs of the ankle [J]. Radiology, 1994, 193(3): 847-851.
[56] BROWN R R, ROSENBERG Z S, THORNHILL B A. The C sign: more specific for flatfoot deformity than subtalar coalition [J]. Skeletal Radiol, 2001, 30(2): 84-87.
[57] LAWRENCE D A, ROLEN M F, HAIMS A H, et al. Tarsal coalitions: radiographic, CT, and MR imaging findings [J]. HSS J, 2014, 10(2): 153-166.
[58] TANIGUCHI A, TANAKA Y, KADONO K, et al. C sign for diagnosis of talocalcaneal coalition [J]. Radiology, 2003, 228(2): 501-505.
[59] SAKELLARIOU A, SALLOMI D, JANZEN D L, et al. Talocalcaneal coalition. diagnosis with the C-sign on lateral radiographs of the ankle [J]. J Bone Joint Surg Br, 2000, 82(4): 574-578.
[60] LIU P T, ROBERTS C C, CHIVERS F S, et al. "Absent middle facet" : a sign on unenhanced radiography of subtalar joint coalition [J]. AJR Am J Roentgenol, 2003, 181(6): 1565-1572.
[61] WECHSLER R J, SCHWEITZER M, DEELY D M, et al. Tarsal coalition: depiction and characterization with CT and MR imaging [J]. Radiology, 1994, 193(2): 447-452.
[62] SCHWARTZ J M, KIHM C A, CAMASTA C A. Subtalar joint distraction arthrodesis to correct calcaneal valgus in pediatric patients with tarsal coalition: a case series [J]. J Foot Ankle Surg, 2015, 54(6): 1151-1157.
[63] ROZANSKY A, VARLEY E, MOOR M, et al. A radiologic classification of talocalcaneal coalitions based on 3D reconstruction [J]. J Child Orthop, 2010, 4(2): 129-135.
[64] NYSKA M, HOWARD C B, KOLLANDER Y, et al. Posterior talocalcaneal coalition [J]. Foot, 1996, 6: 178-180.

[65] BREKKE M K, LIEBERMAN R, WRIGHT E, et al. Posterior facet talocalcaneal coalition [J]. J Am Podiatr Med Assoc, 2001, 91 (8): 422-426.
[66] STASER J, KARMAZYN B, LUBICKY J. Radiographic diagnosis of posterior facet talocalcaneal coalition [J]. Pediatr Radiol, 2007, 37 (1): 79-81.
[67] TSANG A Y, CHEUK Y Y, AU-YEUNG A W. Posterior facet talocalcaneal non-osseous coalition: an uncommon but easily missed cause of hindfoot pain [J]. Hong Kong Med J, 2016, 22 (6): 623 (e1-e2) .
[68] LEE M S, HARCKE H T, KUMAR S J, et al. Subtalar joint coalition in children: new observations [J]. Radiology, 1989, 172 (3): 635-639.
[69] YUN S J, JIN W, KIM G Y, et al. A different type of talocalcaneal coalition with os sustentaculum: the continued necessity of revision of classification [J]. AJR Am J Roentgenol, 2015, 205 (6): W612-W618.
[70] MCNALLY E G. Posteromedial subtalar coalition: imaging appearances in three cases [J]. Skeletal Radiol, 1999, 28 (12): 691-695.
[71] GESSNER A J, KUMAR S J, GROSS G W. Tarsal coalition in pediatric patients [J]. Semin Musculoskelet Radiol, 1999, 3 (3): 239-245.
[72] UPASANI V V, CHAMBERS R C, MUBARAK S J. Analysis of calcaneo-navicular coalition using multi-planar three-dimensional computed tomography [J]. J Child Orthop, 2008, 2 (4): 301-307.
[73] QUINN E A, PETERSON K S, HYER C F. Calcaneonavicular coalition resection with pes planovalgus reconstruction [J]. Foot Ankle Surg, 2016, 55 (3): 578-582.
[74] LYSACK J T, FENTON P V. Variations in calcaneonavicular morphology demonstrated with radiography [J]. Radiology, 2004, 230 (2): 493-497.
[75] OESTEREICH A E, MIZE W A, CRAWFORD A H, et al. The "anteater nose": a direct sign of calcaneonavicular coalition on the lateral radiograph [J]. J Pediatr Orthop, 1987, 7 (6): 709-711.
[76] POULIQUEN J C, DURANTHON L D, GLORION C H, et al. The too long anterior process calcaneus: a report of 39 cases in 25 children and adolescents [J]. J Pediatr Orthop, 1998, 18 (3): 333-336.
[77] EL HAYEK T, D'OLLONE T, RUBIO A, et al. A too-long anterior process of the calcaneus: a report of 31 operated cases [J]. J Pediatr Orthop B, 2009, 18 (4): 163-166.
[78] SWENSEN S J, OTSUKA N Y. Tarsal coalitions-calcaneonavicular coalitions [J]. Foot Ankle Clin, 2015, 20 (4): 669-679.
[79] HERZENBERG J E, GOLDNER J L, MARTINEZ S, et al. Computerized tomography of talocalcaneal tarsal coalition: a clinical and anatomic study [J]. Foot Ankle, 1986, 6 (6): 273-288.
[80] HOCHMAN M, REED M H. Features of calcaneonavicular coalition on coronal computed tomography [J]. Skeletal Radiol, 2000, 29 (7): 409-412.
[81] GUIGN D, JOURNEAU P, MAINARD-SIMARD L, et al. Child calcaneo-navicular coalitions: MRI diagnostic value in a, 19-case series [J]. Orthopa Traumatol Surg Res, 2011, 97 (1): 67-72.
[82] PATEL C V. The foot and ankle: MR imaging of uniquely pediatric disorders [J]. Magn Reson Imaging Clin N Am, 2009, 17 (3): 539-547.
[83] MIGUES A, SLULLITEL G, SUÁREZ E, et al. Symptomatic bilateral talonavicular coalition [J]. Clin Orthop, 2009, 467 (1): 288-292.
[84] BRENNAN S A, KIERNAN C, MALEKI F, et al. Talonavicular synostosis with lateral ankle instability: a case report and review of the literature [J]. Foot Ankle Surg, 2012, 18 (3): e34-e36.

[85] ZEIDE M S, WIESEL S W, TERRY R L. Talonavicular coalition [J]. Clin Orthop, 1977, 126: 225-227.
[86] DOYLE S M, KUMAR S J. Symptomatic talonavicular coalition [J]. J Pediatr Orthop, 1999, 19(4): 508-510.
[87] DAVID D R, CLARK N E, BIER J A. Congenital talonavicular coalition: review of the literature, case report, and orthotic management [J]. J Am Podiatr Med Assoc, 1998, 88(5): 223-227.
[88] WORSHAM J, NEAL K, HAHN G, et al. Cuboid-navicular coalition in pediatrics: a systematic review and report [J]. Curr Orthop Prac, 2016, 27(2): 206-211.
[89] SARAGE A L, GAMBARDELLA G V, FULLEM B, et al. Cuboid-navicular tarsal coalition: report of a small case series with description of a surgical approach for resection [J]. Foot Ankle Surg, 2012, 51(6): 783-786.
[90] AWAN O, GRAHAM J A. The rare cuboid-navicular coalition presenting as chronic foot pain [J]. Case Reports Radiology, 2015, 2015: 625285.
[91] PIQUERES X, DE ZABALA S, TORRENSE C, et al. Cubonavicular coalition: a case report and literature review [J]. Clin Orthop, 2002, 396: 112-114.
[92] JOHNSON T R, MIZEL M S, TEMPLE H T. Cuboid-navicular tarsal coalition-presentation and treatment: a case report and review of the literature [J]. Foot Ankle Int, 2005, 26(3): 264-266.
[93] SAXENA A, FOURNIER M. Naviculocuneiform coalition: case reports of two sibling soccer players [J]. J Foot Ankle Surg, 2016, 55(5): 1013-1017.
[94] KUMAI T, TANAKA Y, TAKAKURA Y, et al. Isolated first Naviculocuneiforrn Joint coalition [J]. Foot Ankle Int, 1996, 17(10): 635-640.
[95] GREGERSEN H N. Naviculocuneiform coalition [J]. J Bone Joint Surg Am, 1977, 59(1): 128-130.
[96] ROSS J R, DOBBS M B. Isolated navicular-medial cuneiform tarsal coalition revisited: a case report [J]. J Pediatr Orthop, 2011, 31(8): 85-88.
[97] TAKAKURA Y, NAKATA H. Isolated first cuneometatarsal coalition [J]. Foot Ankle Int, 1999, 20(12): 815-817.
[98] DAY F N Ⅲ, NAPLES J J, WHITE J. Metatarsocuneiform coalition [J]. J Am Podiatr Med Assoc, 1994, 84(4): 197-199.
[99] TANAKA Y, TAKAKURA Y, SUGIMOTO K, et al. Non-osseous coalition of the medial cuneiform-first metatarsal joint: a case report [J]. Foot Ankle Int, 2000, 21(12): 1043-1046.
[100] STEVENS B W, KOLODZIE J P. Non-osseous tarsal coalition of the lateral cuneiform-third metatarsal joint [J]. Foot Ankle Int, 2008, 29(8): 867-870.
[101] KERNBACH K J. Tarsal coalitions: etiology, diagnosis, imaging, and stigmata [J]. Clin Podiatr Med Surg, 2010, 27(1): 105-117.
[102] MOSCA V S. Management of the painful adolescent flatfoot [J]. Tech Foot Ankle, 2014, 13(1): 3-13.
[103] JOHNSON J C. Peroneal spastic flatfoot syndrome [J]. South Med J, 1976, 69(6): 807-809.
[104] LOWY L J. Pediatric peroneal spastic flatfoot in the absence of coalition: a suggested protocol [J]. J Am Podiatr Med Assoc, 1998, 88(4): 181-191.
[105] BLAIR J, PERDIOS A, REILLY C W. Peroneal spastic flatfoot caused by a talar osteochondral lesion: a case report [J]. Foot Ankle Int, 2007, 28(6): 724-726.
[106] LUHMANN S J, RICH M M, SCHOENECKER P L. Painful idiopathic rigid flatfoot in children and adolescents [J]. Foot Ankle Int, 2000, 21(1): 59-66.
[107] BRADDOCK G T F. A prolonged followup of peroneal spastic flat foot [J]. J Bone Joint Surg Br, 1961,

43B(4): 734-737.
[108] VINCENT K A. Tarsal coalition and painful flatfoot [J]. J Am Acad Orthop Surg, 1998, 6(5): 274-281.
[109] SHEYKHI-DOLAGH R, SAEEDI H, FARAHMAND B, et al. The influence of foot orthoses on foot mobility magnitude and arch height index in adults with flexible flat feet [J]. Prosthet Orthot Int, 2015, 39(3): 1-7.
[110] AHN S Y, BOK S K, KIM B O, et al. The effects of talus control foot orthoses in children with flexible flatfoot [J]. J Am Podiatr Med Assoc, 2017, 107(1): 46-53.
[111] THOMASON K, STEPHENS M M. Tarsal coalition [J]. Curr Orthop Prac, 2012, 23(3): 229-234.
[112] DWYER F C. President's address: causes, significance and treatment of stiffness of the subtaloid joint [J]. Proc R Soc Med, 1976, 69(2): 97-102.
[113] CAIN T J, HYMAN S. Peroneal spastic flat foot: its treatment by osteotomy of the os calcis [J]. J Bone Joint Surg Br, 1978, 60-B(4): 527-529.
[114] SCRANTON P E. Treatment of symptomatic talocalcaneal coalition [J]. J Bone Joint Surg, 1987, 69(4): 533-539.
[115] WILDE P H, TORODE I P, DICKENS D R, et al. Resection for symptomatic talocalcaneal coalition [J]. J Bone Joint Surg Br, 1994, 76(5): 797-801.
[116] LUHMANN S J, SCHOENECKER P L. Symptomatic talocalcaneal coalition resection: indications and results [J]. J Pediatr Orthop, 1998, 18(6): 748-754.
[117] GONZALEZ P, KUMAR S J. Calcaneonavicular coalition treated by resection and interposition of the extensor digitorum brevis muscle [J]. J Bone Joint Surg Am, 1990, 72(1): 71-77.
[118] EFSTATHOPOULOS N, NIKOLAOU V, LAZARETTOS J, et al . Calcaneonavicular coalition: a case report and a literature review article [J]. Eur J Orthop Surg Traumatol, 2006, 16: 70-74.
[119] MOSCA V S, BEVAN W P. Talocalcaneal tarsal coalitions and the calcaneal lengthening osteotomy: the role of deformity correction [J]. J Bone Joint Surg, 2012, 94(17): 1585-1594.
[120] BAUER K, MOSCA V S, ZIONTS L. What's new in pediatric flatfoot? [J]. J Pediatr Orthop, 2016, 36(8): 865-869.
[121] MAHAN S T, SPENCER S A, VEZERIDIS P S, et al. Patient-reported outcomes of tarsal coalitions treated with surgical excision [J]. J Pediatr Orthop, 2015, 35(6): 583-588.
[122] MCCORMACK T, OLNEY B, ASHER M. Talocalcaneal coalition resection: a 10-year follow-up [J]. J Pediatr Orthop, 1997, 17(1): 13-15.
[123] COMFORT, THOMAS K, JOHNSON, et al. Resection for symptomatic talocalcaneal coalition [J]. J Pediatri Orthop, 1998, 18(3): 283-288.
[124] GANTSOUDES G D, ROOCROFT J H, MUBARAK S J. Treatment of talocalcaneal coalitions [J]. J Pediatr Orthop, 2012, 32(3): 301-307.
[125] KITAOKA H B, ALEXANDER I J, ADELAAR R S, et al. Clinical rating systems for the ankle-hindfoot, midfoot, hallux, and lesser toes [J]. Foot Ankle, 1994, 15(7): 349-353.
[126] RATHJEN K E, MUBARAK S J. Calcaneal-cuboid-cuneiform osteotomy for the correction of valgus foot deformities in children [J]. J Pediatr Orthop, 1998, 18(6): 775-782.
[127] EL SHAZLY O, MOKHTAR M, ABDELATIF N, et al. Coalition resection and medial displacement calcaneal osteotomy for treatment of symptomatic talocalcaneal coalition: functional and clinical outcome [J]. Int Orthop 2014, 38(12): 2513-2517.

[128] GIANNINI S, CECCARELLI F, VANNINI F, et al. Operative treatment of flatfoot with talocalcaneal coalition [J]. Clin Orthop, 2003, 411: 178-187.
[129] MOYES S T, CRAWFURD E J, AICHROTH P M. The interposition of extensor digitorum brevis in the resection of calcaneonavicular bars [J]. J Pediatr Orthop, 1994, 14(3): 387-388.
[130] MASQUIJO J, ALLENDE V, TORRES-GOMEZ A, et al. Fat graft and bone wax interposition provides better functional outcomes and lower reossification rates than extensor digitorum brevis after calcaneonavicular coalition resection [J]. J Pediatr Orthop, 2017, 37(7): e427-e431.
[131] MUBARAK S J, PATEL P N, UPASANI V V, et al. Calcaneo-navicular coalition Treatment by excision and fat graft [J]. J Pediatr Orthop, 2009, 29(5): 418-426.
[132] OLNEY B W, ASHER M. Excision of symptomatic coalition of the middle facet of the talocalcaneal joint [J]. J Bone Joint Surgery, 1987, 69(4): 539-544.
[133] KUMAR S J, GUILLE J T, LEE M S, et al. Osseous and non-osseous coalition of the middle facet of the talocalcaneal joint [J]. J Bone Joint Surg Am, 1992, 74(4): 529-535.
[134] TOWER D E, WOOD R W, VAARDAHL M D. Talocalcaneal joint middle facet coalition resection with interposition of a juvenile hyaline cartilage graft [J]. Foot Ankle Surg, 2015, 54(6): 1178-1182.
[135] KRIEF E, FERRAZ L, APPY-FEDIDA B, et al. Tarsal coalitions: preliminary results after operative excision and silicone sheet interposition in children [J]. Foot Ankle Surg, 2016, 55(6): 1264-1270.
[136] CARLI A, LEBLANC E, AMITAI A, et al. The evaluation and treatment of pediatric tarsal coalitions: a critical analysis review [J]. JBJS Rev, 2014, 2(8): 1-12.
[137] KERNBACH K J, BARKAN H, BLITZ N M. A critical evaluation of subtalar joint arthrosis associated with middle facet talocalcaneal coalition in 21 surgically managed patients: a retrospective computed tomography review, investigations involving middle facet coalitions-part Ⅲ [J]. Clin podiatry Med Surg, 2010, 27(1): 135-143.
[138] TAKAKURA Y, SUGIMOTO K, TANAKA Y, et al. Symptomatic talocalcaneal coalition: its clinical significance and treatment [J]. Clin Orthop, 1991, 269: 249-256.
[139] STUFKENS S A, KNUPP M, HINTERMANN B. Medial displacement calcaneal osteotomy [J]. Tech Foot Ankle, 2009, 8: 85-90.
[140] TOROSIAN C M, DIAS L S. Surgical treatment of severe hindfoot valgus by medial displacement osteotomy of the os calcis in children with myelomeningocele [J]. J Pediatr Orthop, 2000, 20(2): 226-229.
[141] HENTGES M J, GESHEFF M G, LAMM B M. Realignment subtalar joint arthrodesis [J]. J Foot Ankle Surg, 2016, 55(1): 16-21.
[142] BLITZ N M. Pediatric & adolescent flatfoot reconstruction in combination with middle facet talocalcaneal coalition resection [J]. Clin Podiatr Med Surg, 2010, 27(1): 119-133.
[143] GREEN D R, CAROL A. Planal dominance [J]. J Am Podiatry Assoc, 1984, 74(2): 98-103.
[144] MOSS M, RADACK J, ROCKETT M S. Subtalar arthrodesis [J]. Clin Podiatr Med Surg, 2004, 21(2): 179-201.
[145] JASTIFER J R, GUSTAFSON P A, GORMAN R R. Subtalar arthrodesis alignment: the effect on ankle biomechanics [J]. Foot Ankle Int, 2013, 34(2): 244-250.
[146] CHOU L B, HALLIGAN B W. Treatment of severe, painful pes planovalgus with hindfoot arthrodesis and wedge-shaped tricortical allograft [J]. Foot Ankle Int, 2007, 28(5): 569-574.

第八节　先天性距下关节脱位

一、定义

跟骨从距骨下方向外侧脱位并产生严重的跟骨外翻，称为距下关节脱位。当患者既无创伤病史，也不合并其他先天性足部畸形、神经肌肉性疾病，以及全身综合征者，则称为先天性距下关节脱位（congenital subtalar dislocation）[1,2]。Kaufmann[1]将其视为独立性疾病，于2002年首次报道1例2.5岁幼儿罹患双侧先天性距下关节。Sainia于2009年描述1例18月龄幼儿罹患左侧先天性距下关节脱位[2]，作者于2012年治疗1例3岁儿童右侧距下关节脱位（未发表）。临床上以出生后即可发现跟骨外翻畸形，独立行走时由内踝及足内侧缘负重，而下肢长度对称、髋关节及膝关节功能正常为特征。本病罕见，迄今在英美文献中只有3例报告。

二、临床特征与X线检查

临床检查可发现后足严重外翻、前足及中足明显内旋，其跟骨位于外踝下方，腓骨长肌腱及短肌腱也向前脱位至外踝前方，而患足站立时只有内踝及足内侧缘负重（图2-338、图2-339）。距下关节内翻与外翻活动完全消失，试图手法复位却不可矫正后足外翻畸形，表明为僵硬性距下关节脱位。患儿虽然能够负重行走，但足跟触地及向前迈进均有困难[1,2]。除了仔细检查踝关节与距下关节，还应常规检查下肢长度、髋关节、膝关节活动范围，神经肌肉功能状态，以除外神经肌肉性疾病和全身综合征。

X线检查包括负重时足部正位和侧位X线片，观察距骨-跟骨解剖关系的改变。负重时足部正位X线片显示跟骨向外侧完全脱位，但距骨-舟骨仍然保持正常的解剖轴线（图2-340），负重时侧位X线片显示患足于踝关节下方向外侧旋转，距骨与跟骨出现重叠，提示跟骨向外侧脱位，而跖骨完全重叠，骰骨也位于踝穴的背侧，则提示前中足存在内旋畸形（图2-341）[1,2]。鉴于先天性距下关节脱位是一种罕见的足部畸形，确定诊断需要与下列疾病相鉴别：

1. 创伤性距下关节脱位　婴幼儿创伤性距下关节脱位非常少见，Dougherty[3]曾于2003年报道1例19月龄女性幼儿发生创伤性左足距下关节脱位，其父亲目睹患儿从座椅上跌落，其左足最先接触地面的整个过程。初诊为左踝关节扭伤，但一周后患儿仍然拒绝左足负重，再次临床检查发现内踝后方和后足外侧有皮肤瘀斑与肿胀，跟骨向外侧明显移位，X线检查证明跟骨向外侧脱位。

2. 某些临床综合征也可能合并距下关节　Mikalef[4]报道1例儿童韦弗综合征（Weaver syndrome）出现双侧髋关节脱位和右足距下关节脱位。Weaver综合征以智力缺陷、呼吸系统异常、肌肉骨骼发育异常为主要特征。患儿3岁时仍不能站立，扶持站立时出现后足外翻，X线检查确定为双侧髋关节脱位和右足距下关节脱位。

3. 先天性垂直距骨 通常于出生后即可发现双侧或单侧后足外翻畸形（图 2–342），其临床外观酷似先天性距下关节脱位，但侧位 X 线片显示距骨处于垂直状态，其距骨–跟骨角和距骨–第一跖骨角均有异常增大（图 2–343），通常容易做出正确的诊断[5,6]。

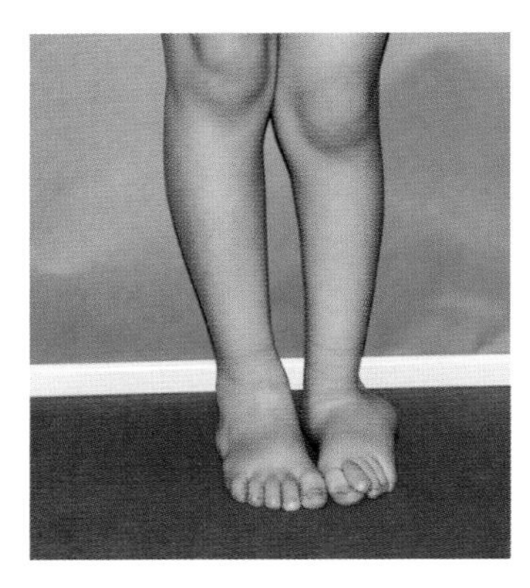

图 2–338 双足站立时临床照片

可见左足内侧缘负重，严重跟骨外翻，前足及中足也有明显的内旋。

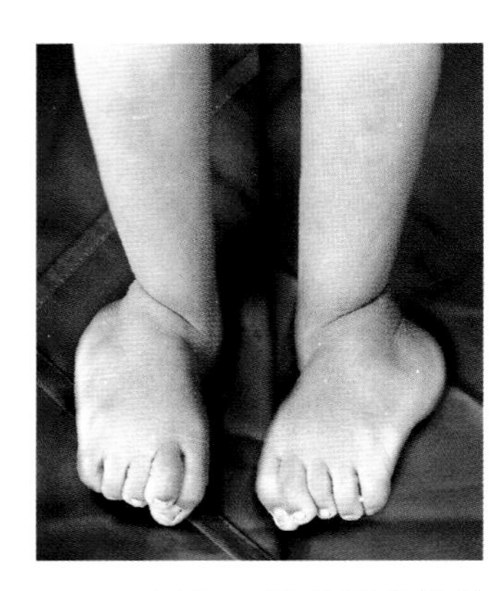

图 2–339 双足距下关节脱位的临床照片

2.5 岁幼儿双侧跟骨严重外翻、前足及中足明显内旋，但没有足弓增高或后足跖屈内翻畸形。

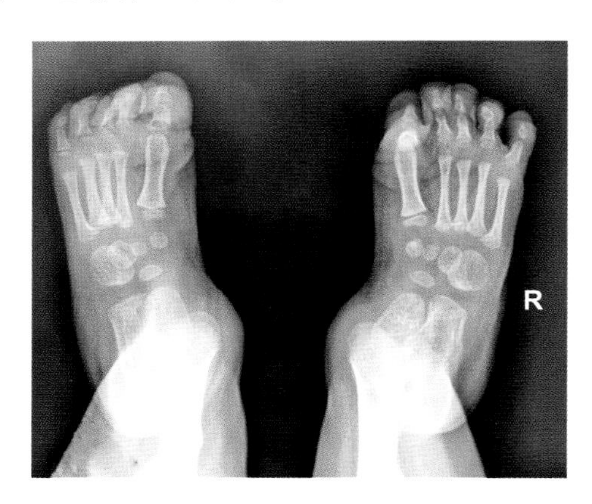

图 2–340 站立时双足正位 X 线片

显示跟骨向外侧完全脱位，而距骨–舟骨仍然保持正常的解剖关系。

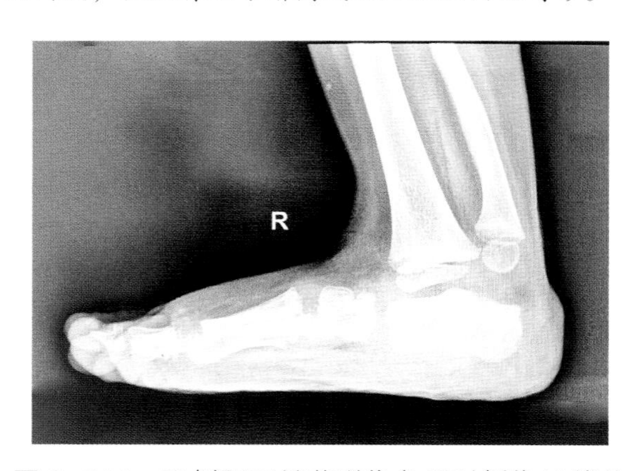

图 2–341 双侧距下关节脱位负重时侧位 X 线片

显示双足于踝关节下方向外侧旋转，而距骨与跟骨出现重叠，提示跟骨向外侧脱位。双侧跖骨完全重叠，骰骨也位于踝穴的背侧，提示前足及中足存在内旋畸形。

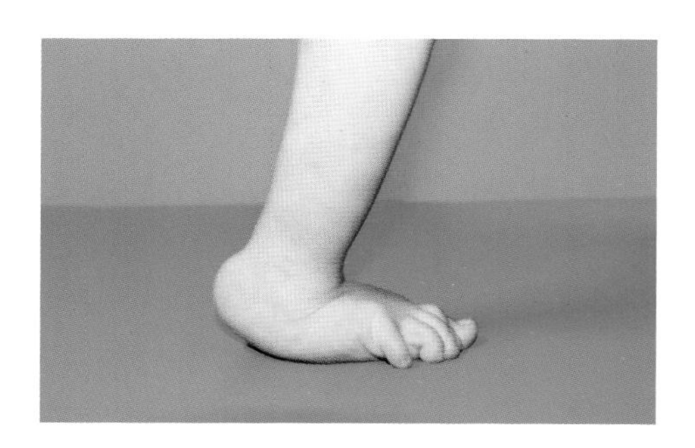

图 2–342 右足先天性垂直距骨的临床照片

4 月龄幼儿其后足有严重外翻，而前足有明显外展。

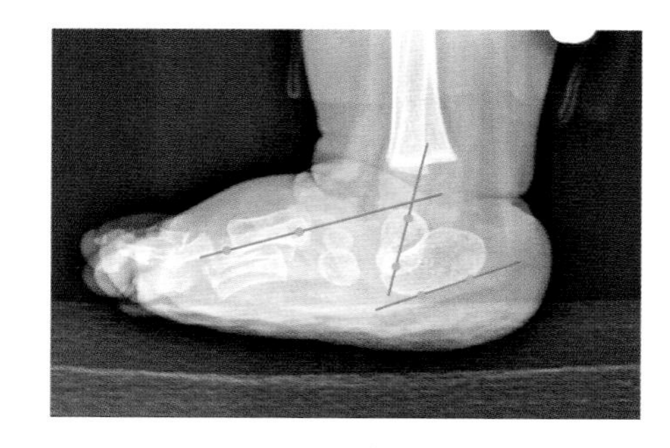

图 2–343 足侧位 X 线片

显示距骨处于垂直状态，其距骨–跟骨角 > 45°，距骨–第一跖骨角 > –30°。

三、手术治疗与预后

本病是一种僵硬性后足外翻畸形，需要采取软组织松解、切开复位和内固定。Kaufmann 选择标准的足部 Cincinnati 切口进行广泛的软组织松解，继之将跟骨复位至距骨的下方，使用 2 根克氏针分别固定距骨–舟骨关节和距骨–跟骨[1]。Sainia 认为距骨–舟骨关节并无半脱位，采取足部后外侧切口进行相对有限的软组织松解，使用 1 根克氏针固定复位后的距跟关节，也获得了与 Kaufmann 相似的满意结果。作者曾经采取切开复位和克氏针固定 2 年，治疗 1 例 3 岁儿童先天性距下关节脱位，术后随访 3 年时距下关节仍然保持稳定。Kaufmann 手术操作类似先天性马蹄内翻足软组织松解手术操作，读者可参考本书相关章节，因此，这里只描述 Sainia 手术操作。

【手术操作】

①麻醉与体位：将患儿置于俯卧位，于膝关节上方扎缚充气止血带，常规完成手术野的皮肤准备。

②足部后外侧软组织松解：采取足部后外侧横行皮肤切口，起始于外踝后下方，向足趾方向延长至跟骰关节。依次切开皮肤及皮下组织，可见腓骨长肌及短肌腱移位至外踝的前方，其表面由增厚的纤维组织束带所覆盖。先于切口后侧显露跟腱，实施跟腱“Z”形切断，注意保留跟腱内侧 1/2 仍然附着在跟骨结节。Z 形切断腓骨长肌及短肌腱之后，依次切断跟骨–腓骨韧带，切开距下关节后外侧关节囊。此时可发现跟骨上关节面从距骨下方向外侧脱位，连接距骨与跟骨的骨间韧带出现增厚并挛缩，从而阻碍距下关节复位。

③距骨—跟骨复位与克氏针固定：切除阻碍跟骨复位的骨间韧带，将跟骨复位至距骨下方，恢复距骨–跟骨的解剖关系。为了保持距骨–跟骨关节复位的稳定，使用 1 根直径 1.5 mm 的克氏针，从足底向足背方向纵向置入跟骨和距骨内。依次缝合 Z 形切断的跟腱、腓骨长肌及短肌腱，注意将腓骨长肌及短肌腱复位至外踝后侧腓骨肌沟内，利用腓骨远端增厚软组织形成适当宽度的软组织瓣，向外踝后方反转覆盖腓骨长肌及短肌腱，再于与腓骨后方骨膜间断缝合。

【术后处理】

术后用小腿管型石膏固定，每 3 周更换一次石膏。Sainia 于术后 6 周拔出克氏针，再用小腿管型石膏固定 6 周。其后，使用足踝矫形器进行负重行走，足踝矫形器使用时间持续 3 年。Kaufmann 则使用小腿管型石膏固定 12 周，术后 12 周拔出克氏针后，在足踝矫形器保护下负重行走，足踝矫形器使用时间持续 8 年[1,2]。

四、疗效评价

Kaufmann 对手术治疗 1 例 2 足随访观察 9 年，双足不仅外观正常（图 2–344），双侧踝关节和距下关节活动在正常范围之内，X 线检查也显示双足距骨–跟骨关节稳定，其距骨–跟骨角也在正常范围（图 2–345、图 2–346）[1]。

Sainia 手术治疗 1 例 1 足经过 3 年随访观察，患侧踝关节和距下关节活动范围接近正常，患足也能够用其足趾或足跟负重站立。X 线检查和 CT 扫描证明距骨–跟骨关节稳定，其后足也未发生外翻畸形[2]。总之，手术治疗先天性距下关节脱位，可能会获得令家长和医生都很满意的结果。但是，需要积累更多的病例，才能做出更为科学的结论。

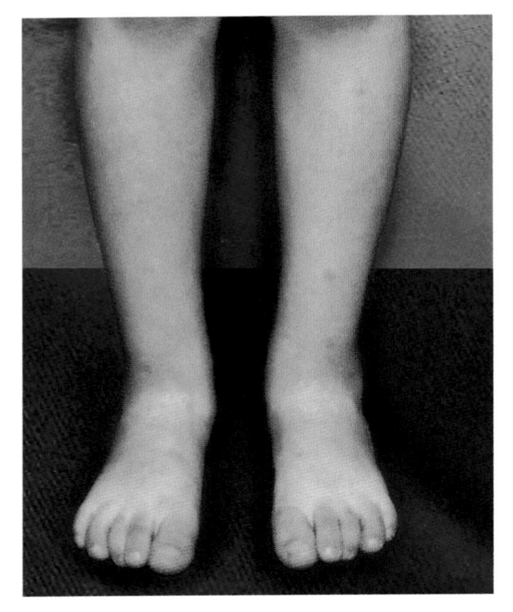

图 2-344　术后 9 年的临床照片

可见双足外形正常，其后足也没有外翻畸形。

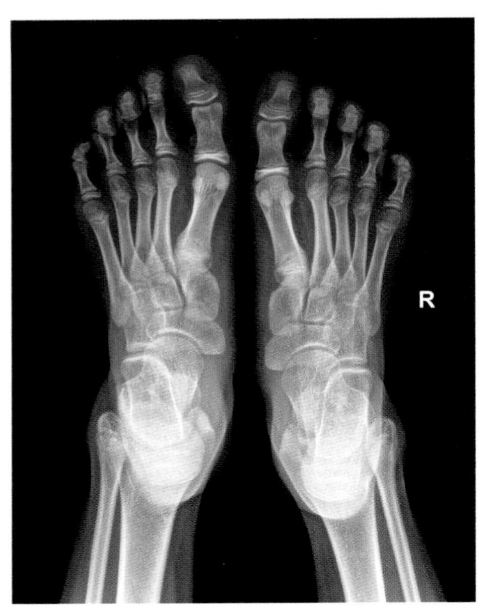

图 2-345　术后 10 年双足正位 X 线片

显示双足距骨-跟骨关节稳定，其距骨-跟骨角也在正常范围。

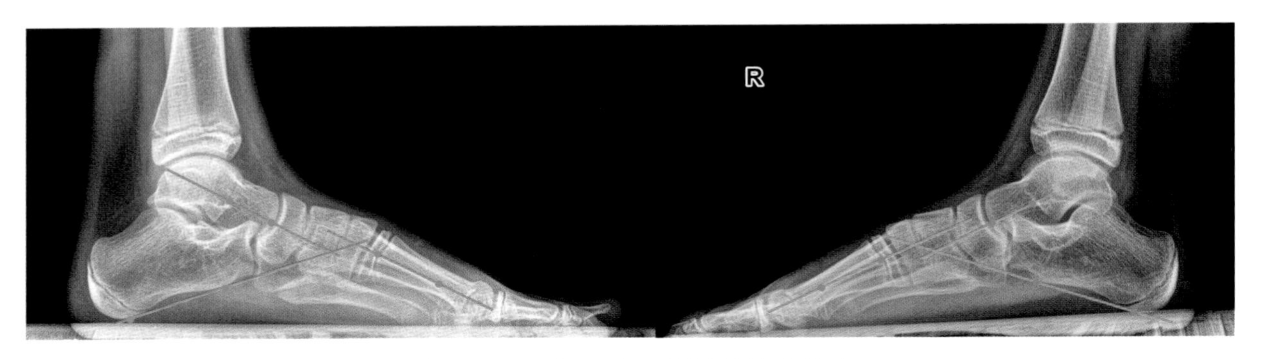

图 2-346　术后 10 年双足侧位 X 线片

显示距骨-跟骨角、距骨-舟骨角均在正常范围，也没有骨性关节炎的征象。

参考文献

[1] KAUFMANN R A, DAVIDSON R, MCCARTHY J. Bilateral congenital subtalar dislocation: a case report [J]. Clin Orthop, 2002, 397: 381-384.

[2] SAINIA R, DHILLONA M S, GILL S S. Congenital subtalar dislocation: a case report [J]. Foot (Edinb), 2009, 19 (3): 181 - 185.

[3] DOUGHERTY C P, NEBERGALL R W, CASKEY P M. Lateral subtalar dislocation in a 19-month-old female [J]. Am J Orthop (Belle Mead NJ) , 2003, 32 (12): 598-600.

[4] MIKALEF P, BESLIKAS T, GIGIS I, et al. Weaver syndrome associated with bilateral congenital hip and unilateral subtalar dislocation [J]. Hippokratia, 2010, 14 (3): 212-214.

[5] HARROLD A J. Congenital vertical talus in infancy [J]. J Bone Joint Surg Br, 1967, 49 (4): 634-643.

[6] DUNCAN R D D, FIXSEN J A. Congenital convex pes valgus [J]. J Bone Joint Surg Br, 1999, 81 (2): 250-254.

第九节 先天性裂足

一、定义与流行病学

临床以前足中央锥形缺陷（conical defect），产生 1 列或数列足趾及跖骨部分或完全性缺失，称为先天性裂足（cleft foot）（图 2–347）[1,2]。Cruveilhier 于 1829 年首先将其命名为龙虾足（lobster claw foot）[3]。裂足畸形可能是某种综合征的组成部分。伦敦畸形学数据库记录 50 余种综合征中存在裂手或裂足畸形，其中手部缺指和足部缺趾、外胚层发育不良和唇裂或腭裂综合征［ectrodactyly ectodermal dysplasia clefting（EEC）syndrome］最为多见[4,5]。单发性裂足罕见，其发病率约为 1/15 万，双侧裂足合并裂手者发病率约为 1/9 万[3,6]。Blauth[7]描述 24 例 45 足裂足畸形，男性与女性分别为 17 例和 7 例，双侧 21 例，单侧 3 例，5 例合并手指缺指。

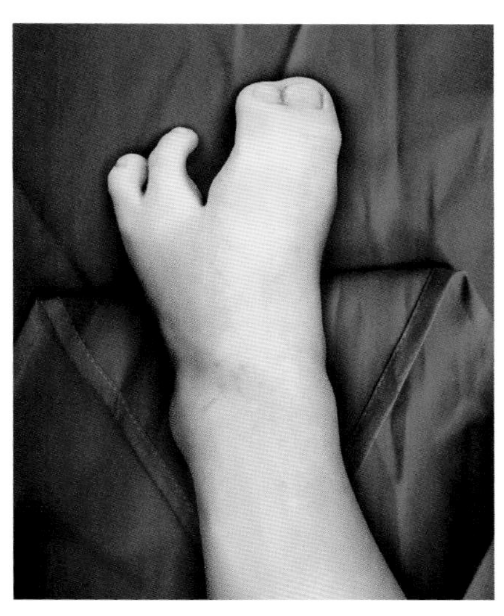

图 2–347 先天性裂足

3 岁儿童左足第 3 列足趾缺失，第 1 和第二足趾并趾畸形。

二、病因

本病是一种常染色体显性遗传，致病基因位于 7 号染色体长臂 21 区 2 带至 21 区 3 带（7q21.2 ~ 7q21.3），但其外显率却有所不同[3]。另有学者发现 4 个基因位点 Xq26、10q24、3q27 和 2q31 异常，也与本病有相关性[8,9]。胚胎学研究证明，胚胎肢体的正常发育依赖外胚层顶嵴（apical ectodermal ridge）、增长区（progress zone）和极化活跃区（zone of polarizing activity）3 组特殊细胞团。这些细胞团产生信号蛋白，指示邻近细胞保持不分化状态，抑或分化为特殊细胞类型。外胚层顶嵴与深面间充质细胞相互作用，是诱导胚胎肢芽正常发育的关键结构。基因异常或细胞毒素作用，可引发外胚层顶嵴缺陷，导致过度分化产生多趾，分化缺陷可产生骨性并趾，甚至引发中央型缺趾[4,8,9]。

三、分类

Blauth 和 Borisch[10]依照缺趾平面和足趾的多寡，将先天性裂足分为 6 个类型（图 2–348）。Ⅰ型，为第二 ~ 四足趾中 1 个足趾部分或完全缺失，其中第二足趾或第三足趾发育不全更为常见，偶有趾骨连接或异常趾骨横向交叉连接邻近趾骨，但其相应的跖骨正常。Ⅱ型，为第二趾骨或第三趾骨缺失，或者第二趾骨和第三趾骨两者缺失，而跖骨虽然存在，但相应的跖骨可能发育不良，或者与邻近跖骨形成骨性连接。Ⅲ型，为第二足趾或第三足趾缺失。虽有4个跖骨，但存在第一跖骨与第二跖骨连接。2个足趾缺失比较常见，有时中央3个足趾缺失。Ⅳ型，通常只有3个跖骨，第二跖骨和第三跖骨或第三跖骨和第四跖骨缺失，第一跖骨和第二跖骨通常存在连接，有时第四～五跖骨存在连接，并有中间楔骨发育不良，而第二～四足趾则完全缺失。Ⅴ型，为第二～四趾列缺失，跗骨也有发育不全和缺失，或者内侧楔骨与骰骨形成骨性连接。由于只保留内侧第一列和外侧第五列足趾及跖骨，形成所谓的龙虾足。Ⅵ型，为单趾型缺趾，只有第五趾骨及跖骨，而骰骨、楔骨和舟骨可能发生骨性连接。

Abraham[11]根据16例32足X线表现，将裂足分为3种类型（图2-349）。Ⅰ型，表现第二趾列或第三趾列缺失，抑或第二趾列和第三趾列均有缺失（16足，50%），前足裂隙位于跖骨中1/3平面，而内侧列足趾和外侧列足趾却没有向两侧离心样展开。Ⅱ型，其足趾缺失相似于Ⅰ型（14足，44%），但前足裂隙深达跗骨平面，并有内侧列足趾和外侧列足趾向两侧展开。Ⅲ型，表现第一～四足趾完全缺失（2足，6%）。

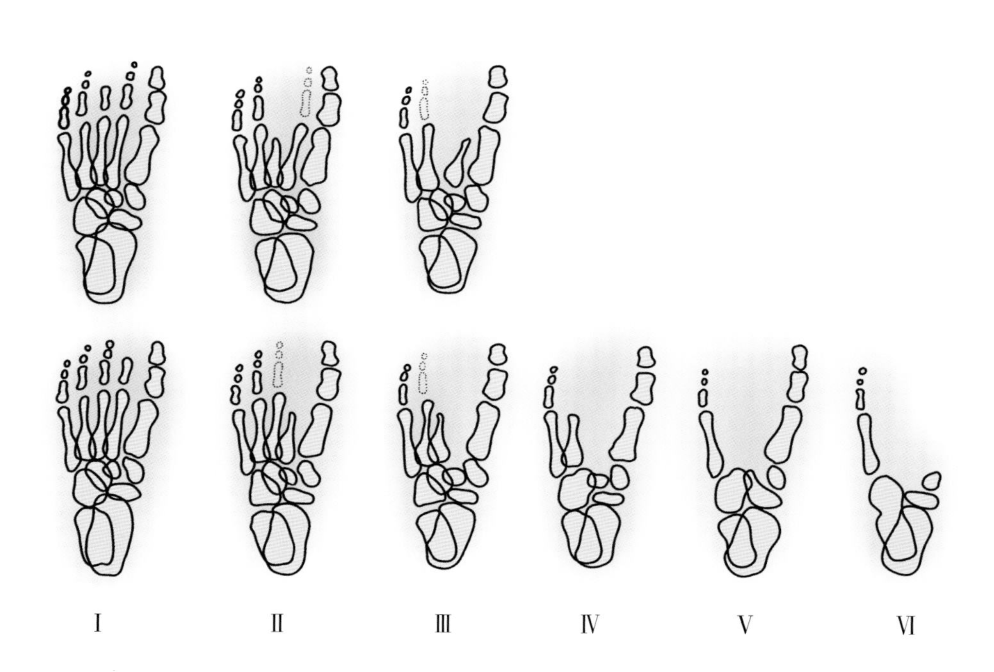

图2-348　Blauth分型方法示意图

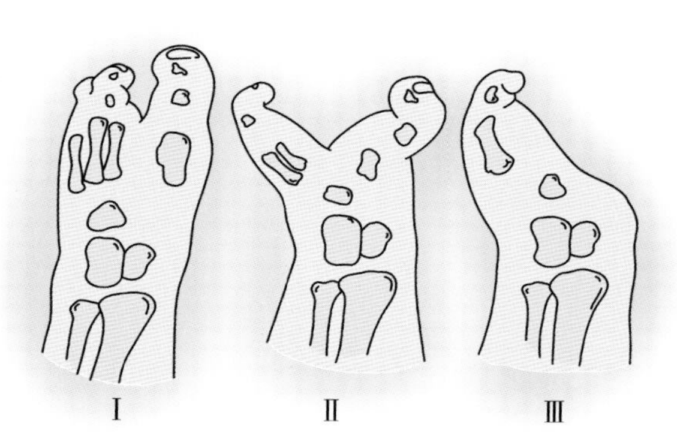

图2-349　Abraham分型方法示意图

四、临床特征与 X 线检查

临床以前足皮肤裂隙（裂缝）和中央性足趾缺失为基本特征（图 2-350），某些患者通常伴有双侧裂手畸形[1,12]。前足裂隙宽度取决于中央性缺趾的多寡，轻者只有第二～三足趾缺失，可伴有相应的跖骨部分缺失，而严重者可能只保留第五趾列，第一～四趾列则完全缺失[8,11]。中央型缺趾不仅产生外观异常，还可导致负重行走不稳定和穿鞋困难。临床检查可见前足软组织中央有不同宽度的部分裂隙，而完全性前足软组织裂隙可达到跗跖关节平面[3,12]。踝关节和距下关节通常无异常[7]。

X 线检查有助于确定趾骨和跖骨缺失或保留的数量（图 2-351），界定裂足类型（图 2-352），测量保留的趾骨和跖骨解剖轴线，以及第一～五跖骨的宽度，为制订手术计划提供依据[1,3,7]。

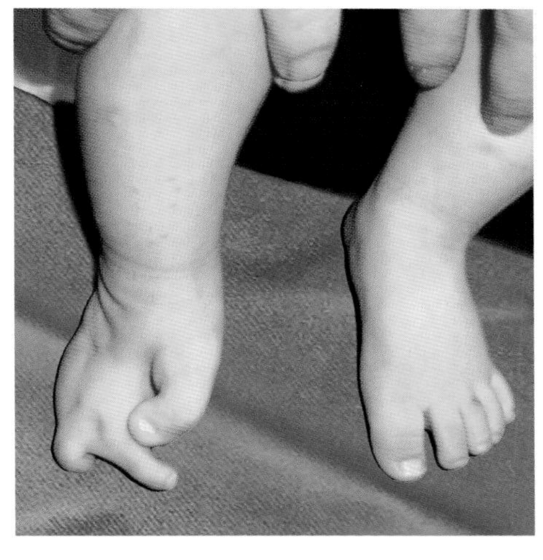

图 2-350　双足大体照

右足第二～三趾列足趾缺失，伴有拇趾外翻。

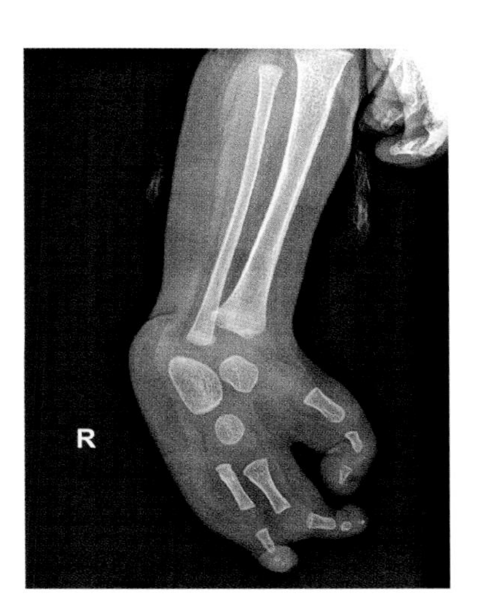

图 2-351　右足正位片

2.5 岁男童右足中央缺趾，右足第二～三足趾缺失，并有相应跖骨缺如，在拇趾与第四趾之间形成纵向软组织裂隙。

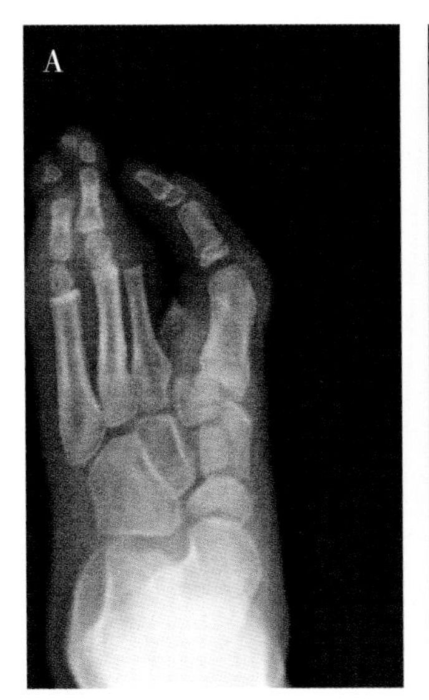

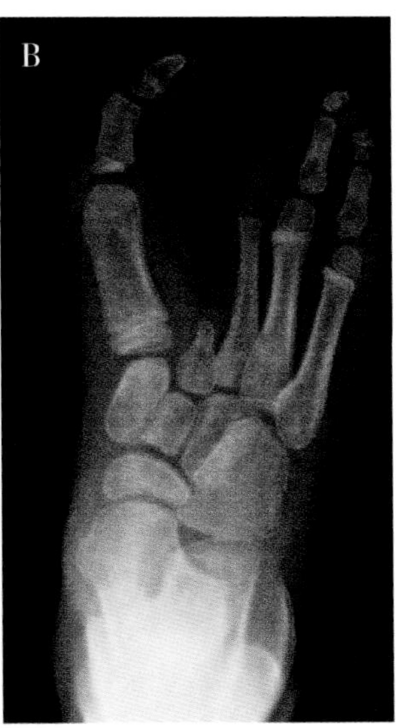

图 2-352　双侧裂足畸形的正位 X 线片

五、治疗与预后

儿童裂足畸形通常需要手术治疗，目标是改善足部外观，容易穿着普通鞋型，矫正步态异常，进而舒缓或消除自卑心理[12-15]。手术方法包括单纯性修复前足裂隙[12]、修复前足裂隙与跖骨截骨，恢复趾列的解剖轴线，以增加前足宽度[3, 12]。Wood[15]采取矩形皮瓣与跖骨截骨治疗7例儿童裂足，获得满意的结果，因而推荐6月龄时开始手术治疗。Abraham[11]推荐裂足部软组织并联或与第一跖骨截骨治疗Ⅰ型裂足，而Ⅱ型裂足因前足裂隙深达跗骨平面者，建议5岁之前完成软组织并联和第一跖骨截骨，而第一列趾骨截除手术应该推迟至5岁之后。Ⅲ型因第一～四趾列缺失，则不需手术治疗。该作者采取前足软组织并联或第一跖骨近端截骨联合手术治疗Ⅰ型和Ⅱ型裂足24足，手术时年龄平均4岁（介于5月龄至13岁），术后随访时间平均7.8年（2～45年）。按照满足裂足没有复发、不需要再次手术、能够穿着普通鞋型三项标准，在最后随访时，23足获得满意的结果。另1例结果不满意者为Ⅱ型裂足，在6岁时只做了第一跖骨截骨而未进行软组织并联。术后逐渐出现第一跖骨向内侧倾斜，导致负重时第一跖骨头不能接触地面，而且穿鞋也困难。Tani[12]描述单纯性裂足软组织并联、双蒂皮瓣成形和硅胶假体置入3种手术方法，治疗14例21足（9足为1列中央足趾缺失，另12足有2列或3列中央足趾缺失）的随访结果。手术时年龄平均2.3岁（7月龄至6岁），术后随访时间平均8.8年（最短随访时间＞12个月）。应用外观形态、功能状态和X线测量参数三项指标10分制标准，分别评定为优级（9分或10分）、良级（7分或8分）、可级（5分或6分）和差级（＜5分）。单纯软组织并联手术治疗9足，只有1列趾骨缺失者评定为优级；单纯软组织并联或双蒂皮瓣成形治疗8足2列或3列趾骨缺失，4足为良级、3足为可级、1足为差级；硅胶假体置入治疗4足，3足为优级、1足为良级。该作者由此提出，软组织并联手术只适于1列足趾及跖骨缺失者，而用于治疗2列和3例中央型缺趾，则很难获得满意结果，此情况建议实施硅胶块置入手术。Choudry[3]采取中央列跖骨截除和裂足并联手术治疗3例5足，获得外观满意、步态正常，穿鞋也无困难的结果。

1. 裂足软组织并联与第一跖骨截骨

【手术适应证】

Abraham Ⅰ型或Ⅱ型裂足畸形；年龄＜3岁[3,11]。

【手术操作】

①麻醉与体位：将患儿置于仰卧位，于膝关节上方扎缚充气止血带，常规完成手术野的皮肤准备。

②切除裂足间隙皮肤与软组织并联缝合：沿着裂足间隙背侧与跖侧标记V形切口线（图2-353），切开皮肤及皮下组织，注意保护神经血管束。继之，切除裂足间隙多余皮肤，切除没有趾骨的近端跖骨（发育不全的跖骨），将前足内侧与外侧向中央推挤，确认裂足处并无分离性张力后，则采取横褥式方式，缝合背侧与跖侧皮下组织和皮肤（图2-354）。

③跖骨截骨与软组织并联缝合：如果切除裂足间隙多余皮肤之后，裂足两侧跖骨之间存在较大的张力，抑或两侧跖骨分别向内侧和外侧倾斜，或者有明显的拇趾外翻，则需要进行跖骨基底，矫正跖骨成角畸形。完成跖骨截骨并用克氏针纵向固定（图2-355），利用局部肌腱或关节囊组织，抑或不可吸收缝线为材料，重建跖骨头横韧带，即在裂足两侧跖骨颈处分别钻2个

横向骨孔，将肌腱或不可吸收性缝合线穿入两侧跖骨相应的骨孔，拉紧后打结固定。最后，采取横褥式缝合背侧与跖侧皮下组织和皮肤[11]。

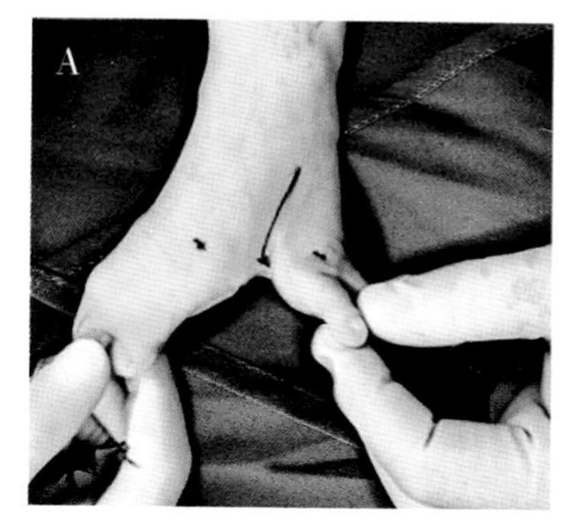

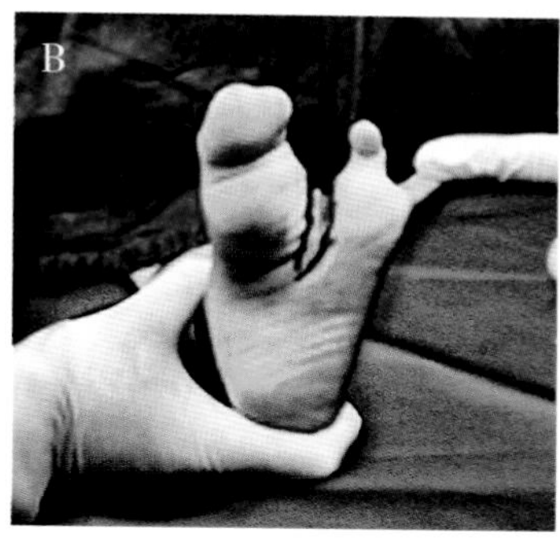

图 2-353　设计背侧和跖侧的皮肤切口线

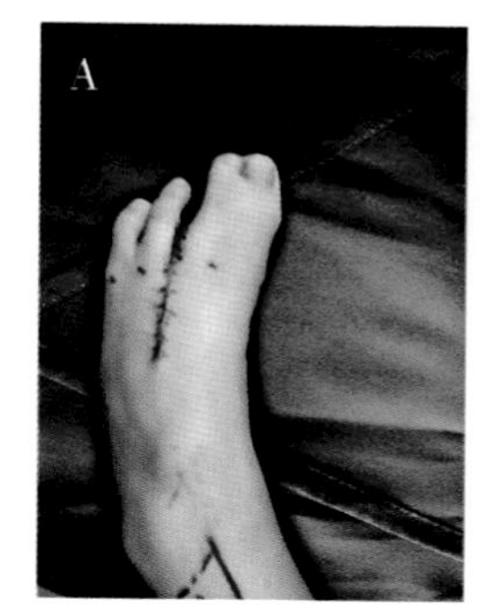

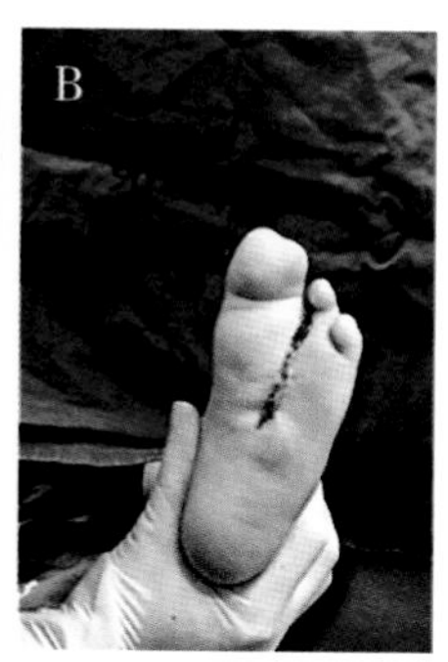

图 2-354　完成背侧和跖侧软组织及皮肤缝合

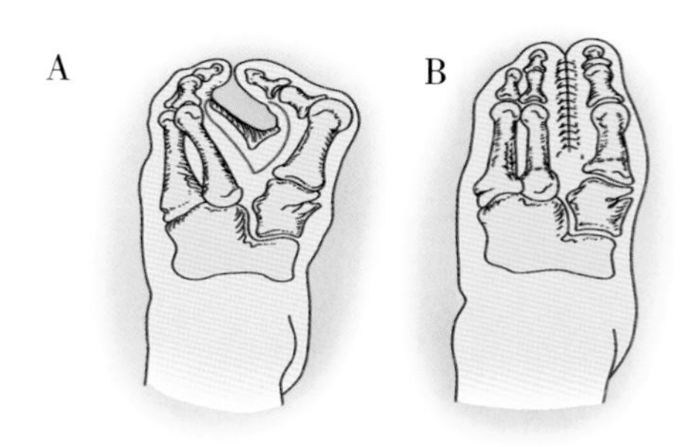

图 2-355　跖骨截骨与足趾并联手术示意图

【术后处理】

术后用小腿石膏固定。软组织并联缝合者，于术后 4 周拆除石膏，而同时进行跖骨截骨者，于术后 6 周拆除石膏、拔出克氏针。X 线检查证明跖骨截骨已经愈合后，开始正常负重行走。

2. 矩形皮瓣成形与跖骨截骨

【手术适应证】

Abraham Ⅰ型或Ⅱ型裂足畸形，抑或至少保留 2 列跖骨；年龄 > 6 月龄。

【手术操作】

①麻醉与体位：将患儿置于仰卧位，于膝关节上方扎缚充气止血带，常规完成手术野的皮肤准备。

②切口与皮瓣设计：沿着拇趾外侧与第五趾内侧，分别标记相互对应的多个矩形皮瓣（图 2-356A），注意保证皮瓣长宽比例 < 1.5，皮瓣内不包含深筋膜，但尽可能保留更厚的脂肪组织。

③矩形皮瓣成形：首先沿着第五趾内侧面所标记的皮瓣切口线，切开皮肤及脂肪层，形成 2 个皮瓣蒂部位于跖侧和 1 个蒂部位于背侧矩形皮瓣，其皮瓣背侧面终止于足趾中线（图 2-356B）。继之，沿着拇趾内侧面所标记的皮瓣切口线，切开皮肤及脂肪层，形成 2 个皮瓣蒂部位于背侧和 1 个蒂部位于跖侧的矩形皮瓣。

④跖骨截骨与重建跖骨横韧带：如果第一跖骨与第五跖骨向两侧离心样张开，尝试将内侧和外侧跖骨向中央推压，仍然不能消除过宽的裂隙，抑或跖骨之间存在较大的张力，则应该实施跖骨近端杵臼截骨（图 2-357A）；继之，开始重建跖骨横韧带的操作。首先分别在第一跖骨和第五跖骨颈部钻 2 个横向骨孔，使用局部肌腱或关节囊，抑或使用不可吸收性缝合线，作为重建跖骨横韧带的材料。将上述材料分别穿入第一跖骨和第五跖骨颈预制骨孔，采取横褥式缝合方式打结固定（图 2-357A），再用横向交叉克氏针对第一跖骨和第五跖骨固定（图 2-357B）。此时，放松止血带，观察皮瓣和足趾供血状态。确认皮瓣和足趾供血良好，将皮瓣适当修剪后间断缝合皮瓣[15]。

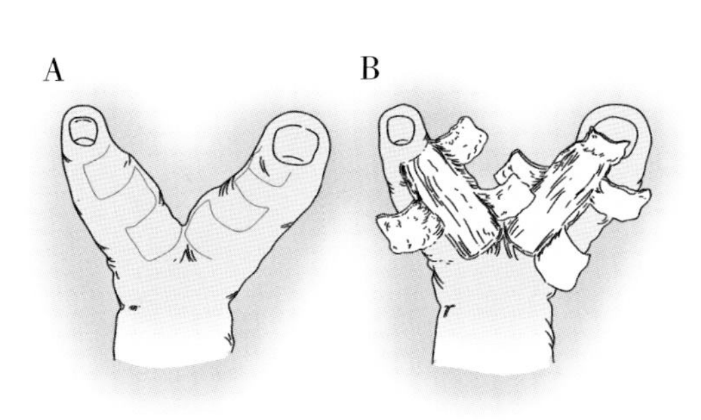

图 2-356　矩形皮瓣设计示意图

沿着矩形皮瓣标记线（A），切开皮肤并形成多个矩形皮瓣（B）。

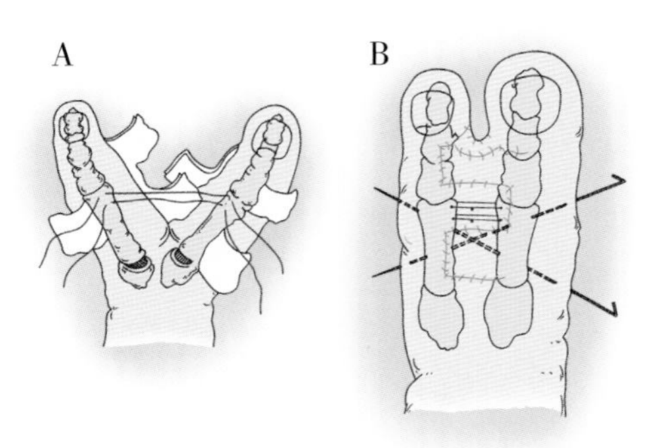

图 2-357　跖骨截骨、重建跖骨横韧带示意图

跖骨近端杵臼截骨和跖骨颈部预制骨孔（A），B 显示可吸收缝线重建跖骨颈横韧带和交叉克氏针固定。

【术后处理】

术后用小腿石膏固定。术后 3 周允许借助行走石膏进行部分负重行走。术后 6 周拆除石膏、拔出克氏针。X 线检查证明跖骨截骨已经愈合后，开始正常负重行走。

参考文献

[1] TALUSAN P G, TELLES C, PEREZ1 J L, et al. Treatment of cleft foot deformity with a suture-button construct in the pediatric foot: a case report [J]. Foot Ankle Int, 2013, 34(9): 1299-1304.

[2] COLEMAN W B, ARONOVITZ D C. Surgical management of the cleft foot deformity [J]. J Foot Surg Am, 1988, 27(6): 497-502.

[3] CHOUDRY Q, KUMAR R, TURNER P G. Congenital cleft foot deformity [J]. Foot Ankle Surgery, 2010, 16(4): e85-e87.

[4] DUIJF P H, VAN BOKHOVEN H, BRUNNER H G. Pathogenesis of split-hand/split-foot malformation [J]. Hum Mol Genet, 2003, 12 spec No 1: R51-R60.

[5] ELMANN S, HANSON S A, BUNCE C N, et al. Ectrodactyly ectodermal dysplasia clefting (EEC) syndrome: a rare cause of congenital lacrimal anomalies [J]. Ophthal Plast Reconstr Surg, 2015, 31(2): e35-e37.

[6] EDWARD A, BRYAN W, SWATI S, et al. Congenital cleft-foot deformity treatment [J]. J Pediatr Orthop, 1999, 19(3): 404-410.

[7] DURMAZA M S, DEMIRTAŞB H , HATTAPOĞLUC S, et al. Bilateral cleft foot: radiographic and prenatal ultrasound features of two siblings with a review of literature [J]. Medicina, 2016, 52(4): 257-261.
[8] KANG Y S, CHEONG H M, MOON Y, et al. Molecular genetic characterization of a Korean split hand/split foot malformation(SHFM) [J]. Mol Cells, 2004, 17(3): 397-403.
[9] ASWINI S, AMBIKA S, POOJA K S, et al. Split hand/foot malformation type 1 associated with 7q21. 3 deletion-a case report [J]. Molecular Cytogenetics, 2014, 7(Suppl 1): 57.
[10] BLAUTH W, BORISCH N C. Cleft feet: proposals for a new classification based on roentgenographic morphology [J]. Clin Orthop, 1990, 258: 41-48.
[11] ABRAHAM E, WAXMAN B, SHIRALI S, et al. Congenital cleft foot deformity treatment [J]. J Paediatr Orthop, 1999, 19(3): 404-410.
[12] TANI Y, IKUTA Y, ISHIDA O. Surgical treatment of the cleft foot [J]. Plast Reconstr Surg, 2000, 105(6): 1997-2002.
[13] LIBBIE J C. Ectrodactyly: a unique case presentation [J]. J Am Podiatr Med Assoc, 1996, 86(8): 398-400.
[14] SUMIYA N, ONIZUKA T. Seven years' survey of our new cleft foot repair [J]. Plast Reconstr Surg, 1980, 65(4): 447.
[15] WOOD V E, PEPPERS T A, SHOOK J. Cleft foot closure: a simplified technique and review of the literatures [J]. J Pediatr Orthop, 1997, 17(4): 501-504.

第十节 跖骨短缩畸形

一、定义与流行病学

当某个跖骨的头部位于 5 个跖骨头弓形连线的近端距离＞ 5 mm 者，称为跖骨短缩（brachymetatarsia）[1-3]。跖骨短缩畸形相当少见，其发生率为 1∶625～1∶4586，男性与女性比例约为 1∶25。第四跖骨短缩（14%）最为常见，其次为第五跖骨短缩，双侧受累者约为 72%[4-6]。Shim[7]报道一组 17 例（39 个跖骨）跖骨短缩畸形，男性与女性比例为 2∶15；12 例（70.6%）为双侧跖骨短缩，其中 8 例有 2 个跖骨短缩，3 例有 4 个跖骨短缩，1 例有 6 个跖骨短缩；跖骨受累依次为第四跖骨（20 例次，51.3%）、第一跖骨（16 例次，41%）、第五跖骨（2 例次，5.1%）和第二跖骨（1 例次，2.6%）；平均年龄 19.5 岁（11～41 岁）。16 例为先天性跖骨短缩，1 例为创伤性跖骨短缩，5 例（29.4%）有阳性家族史。

二、病因与病理解剖

跖骨短缩畸形并非独立性疾病，目前已知有多种疾病可产生跖骨短缩。跖骨骺板提前闭合是先天性或获得性跖骨短缩的常见病因，前者包括骨骼发育不良和某些综合征，例如多发性骨骺发育不良、甲状腺功能减退症（hypothyroidism）、假性甲状旁腺功能减退症（pseudohypoparathyroidism）、遗传性骨软骨瘤病、唐氏综合征（Down syndrome）和特纳综合征（Turner syndrome）（图 2–358）。通常在 10 岁左右出现日趋明显的跖骨短缩，但其骺板提前闭合的发生机制尚不清楚[5-8]。创伤、肿瘤和第二跖骨头骨软骨病，则是获得性跖骨短缩的常见病因[7,9]。

病理解剖改变包括跖骨短缩的近节趾骨退缩至邻近跖骨头的近端，邻近跖骨头迫使足趾向背侧移位，导致足趾向足背翘起，抑或跖趾关节极度背伸畸形，进而导致趾伸肌腱、关节囊及皮肤等软组织挛缩。跖骨短缩畸形还将跖骨头负重区转移，从而在相邻跖骨头下方形成疼痛性胼胝体，严重者甚可出现步态异常[8,9]。

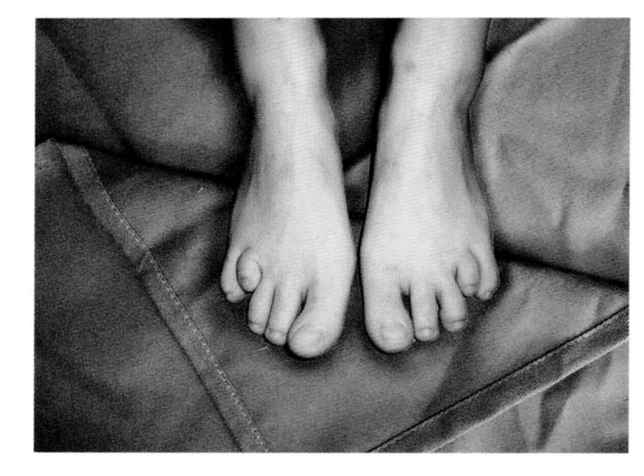

图 2–358 特纳综合征的双足大体照
12 岁儿童其双侧第四趾短缩畸形。

三、临床特征

临床以足趾短缩、足趾极度背伸或足趾向足背翘起（图 2-358），以及邻近跖骨头形成疼痛性胼胝体为基本特征[1-3]。除了外观异常外，患足因负重区转移可引发相邻跖骨头疼痛、相邻足趾内翻或外翻，足趾极度背伸还将产生穿鞋困难，甚则产生步态异常。临床检查受累跖趾关节背伸畸形能否被动矫正，邻近跖趾关节伸展和跖屈活动范围，以及压痛及胼胝体的部位[11,12]。与此同时，应该关注患者身高、面容、四肢及脊柱的临床检查，以及某些综合征相关体征[7,8,12]。

四、X 线检查

常规摄取足部正位和侧位 X 线片，前者用于确定跖骨短缩的部位与短缩长度（图 2-359），而侧位 X 线片有助于确定受累跖趾关节脱位或半脱位[9]。正常第一跖骨长度为第二跖骨的 86%，而第四跖骨长度为第三跖骨长度的 78%，而第二～五跖骨长度则依次递减，其长度公式是 1 ＞ 2 ＞ 3 ＞ 4 ＞ 5[2]。但是，Lauf 等学者测量 1000 例跖骨长度的研究，发现第一跖骨与第二跖骨长度关系有 3 种类型：第一跖骨＜第二跖骨者为 56%，第一跖骨＝第二跖骨者为 28%，第一跖骨＞第二跖骨者为 16%[10]。在正位 X 线片，正常足部的 5 个跖骨头连线为一连续的弓形线，通常称为跖骨头抛物线（metatarsal parabola）。当某个跖骨发生短缩畸形时，测量该跖骨头与跖骨头抛物线之间距离，即可确定跖骨短缩的实际长度（图 2-360）[11-13]。

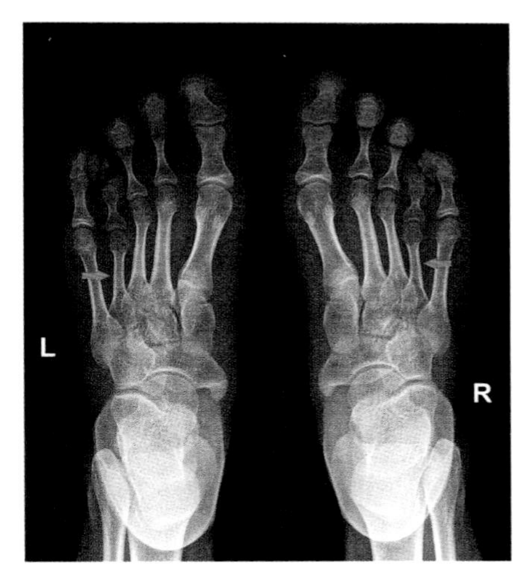

图 2-359　图 2-358 病例的双侧足部正位 X 线

可见第四跖骨短缩，其远端骺板完全闭合。

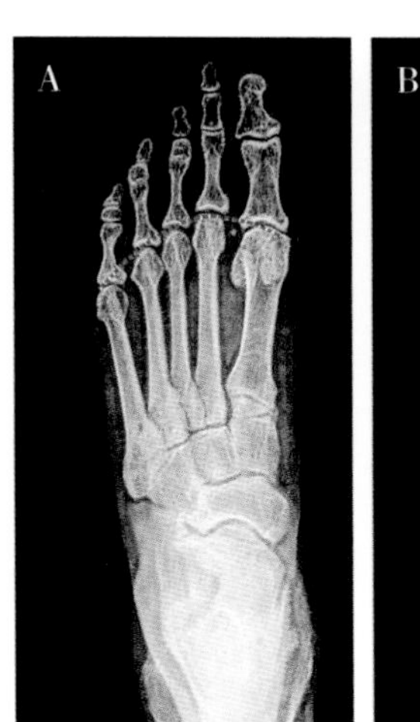

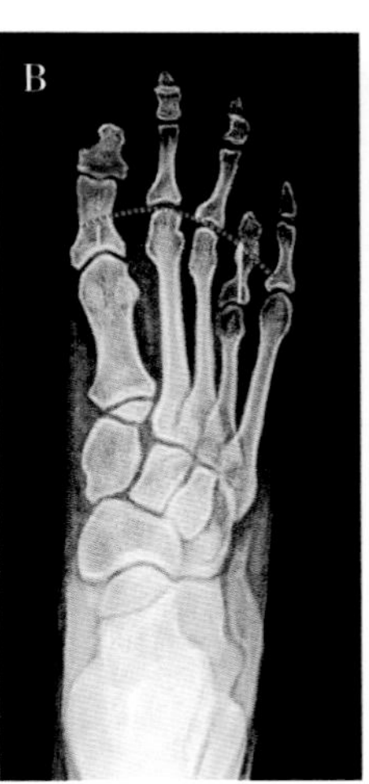

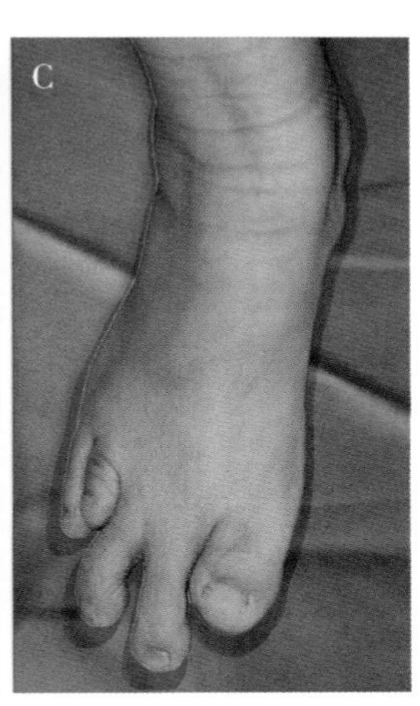

图 2-360　跖骨头抛物线

A. 正常跖骨头抛物线处于连续状态；B. 跖骨头抛物线连续性出现中断，黄色线段代表第一跖骨和第四跖骨短缩长度；C. 临床照片显示拇趾和第四趾短缩。

五、手术治疗与预后

恢复跖骨正常长度，改善前足美观形态，消除因跖骨短缩引发的邻近跖骨头疼痛及胼胝体，以及方便穿着时尚鞋类，是手术治疗本病的目标[1,2,6]。一期跖骨延长及间置性骨移植（intercalary bone graft）和跖骨截骨与骨痂逐渐牵伸延长，是目前治疗跖骨短缩两种最为常用的手术方法，前者采取跖骨近端截骨、术中撑开截骨间隙与嵌入自体或异体骨段以实现延长跖骨，而后者是利用外固定器对跖骨进行逐渐骨痂牵伸延长[3,12-17]。

Jones[3]系统回顾1945—2014年期间手术治疗跖骨短缩的英文文献，总计检索到跖骨骨痂延长、一期跖骨延长，或者联合手术的原始论著61篇，分别为27篇、29篇和5篇，累计457例683足（761例次跖骨延长），手术时年龄平均21.7岁（2～55岁），上述3种手术方法依次平均延长17.5 mm、13.2 mm和14.0 mm，相当于跖骨延长之前长度的37.36%、25.98%和36.00%。骨痂牵伸延长的主要优点，包括不需要骨骼移植、极少发生神经血管损伤，以及允许术后早期负重行走，却也有骨痂皮质化时间冗长，针道感染概率较高，以及趾间关节僵硬或跖趾关节半脱位等并发症。当跖骨延长超过跖骨术前长度的40%，则容易发生趾间关节僵硬或跖趾关节半脱位等并发症[11,13]。Masada[14]建议骨痂延长避免超过跖骨长度40%。一期跖骨延长具有愈合时间短，趾间关节僵硬或跖趾关节半脱位发生率低，但较长的跖骨延长却明显增加了神经血管损伤的危险[13,15]。专注于儿童跖骨延长的论著比较少见，一般认为年龄＞12岁方可视为跖骨延长的手术适应证，因为在跖骨发育成熟之前实施延长，邻近跖骨继续生长可导致再次出现跖骨短缩[13-17]。

Choi[13]开展一期跖骨延长与跖骨骨痂延长的比较研究，总计治疗儿童先天性跖骨短缩15例24例次，手术时年龄平均12.4岁（8.1～13.9岁）。一期跖骨延长是经过跖骨干中点横行截骨、徐缓撑开截骨间隙、自体髂骨植入（intercalary bone graft）和克氏针纵向固定的技术，治疗10例15例次跖骨短缩（第四跖骨12例次、第三跖骨2例次和第一跖骨1例次）。跖骨骨痂延长组使用Orthofix微型单臂外固定器、直径3 mm半针跖骨内固定与跖骨中段骨皮质切开，术后1周开始逐渐骨痂延长，治疗5例9例次跖骨短缩（第四跖骨5例次、第三跖骨2例次和第一跖骨2例次）。一期跖骨延长组术后随访时间平均3年（1.5～6.5年），平均延长13.6 mm（11～21 mm），相当于跖骨原来长度的30.8%（22%～51%），愈合指数平均为1.5个月/cm（1.0～2.0个月/cm），术后出现跖趾关节僵硬2例（13.3%）。跖骨骨痂延长组随访时间平均4.6年（1.5～7.6年），平均延长17.6 mm（13～23 mm），相当于跖骨原来长度的39.1%（36%～51%），愈合指数平均2.6个月/cm（1.7～3.4个月/cm），术后出现跖趾关节僵硬1例（11.1%）。该作者认为，一期跖骨延长和间置性骨移植是治疗跖骨短缩的理想方法，而骨痂逐渐牵伸延长，适用于治疗多处跖骨短缩，尤其对需要较长的跖骨延长，则是比一期跖骨延长更为安全可靠的技术。

Giannini[15]采取一期跖骨延长治疗29例（41足）先天性跖骨短缩，手术时年龄平均27岁（12～42岁），随访时间平均5年（3～11年），平均延长13 mm（10～15 mm），相当于跖骨原来长度的23%，每例跖骨与移植骨骼两端连接部位均在3个月内实现愈合。36足完全恢复跖趾关节抛物线的连续性，5例因严重的跖骨短缩，跖骨虽然延长了原来长度的27%，却仍然有4 mm短缩而没有恢复跖趾关节抛物线的连续性，但没有1例出现跖趾关节僵硬和趾间关节半脱位。

Wada[17]描述跖骨骨痂牵伸延长，治疗7例12足儿童先天性跖骨短缩骨，手术时年龄平均12岁（11.1～14.5岁），术后随访时间平均5.2年（1.2～13.5年），跖骨平均延长20 mm（15～30 mm），相当于跖骨术前长度的45%（37%～61%），平均愈合时间162天（95～259 d），愈合指数73 d/cm（41～98 d/cm）。术后并发症包括：1例跖趾关节脱位，因为延长长度超过术前长度的61%；10例在延长过程中，发生趾间关节僵硬或关节间隙狭窄、跖趾关节向跖侧半脱位，但去除外固定器后逐渐自然恢复；5例发生表浅性针道感染，经口服抗生素而治愈。

鉴于跖趾关节僵硬、趾间关节半脱位、趾长屈肌腱或趾长伸肌腱挛缩，是跖骨骨痂延长的常见并发症，Peña-Martínez[18]在跖骨骨痂延长时，使用克氏针固定趾间关节及跖趾关节，即1根克氏针从趾端插入趾间关节和跖趾关节，治疗26例（48例次）跖骨短缩，手术时年龄平均17岁（11～24岁），平均延长18.6 mm（±6.7 mm），相当于术前跖骨长度的38.2%（±3.1%），平均愈合时间71天（±7天），平均延长指数38.4 d/cm（±6.8 d/cm）。6例（12%）出现并发症，包括趾长伸肌腱挛缩、趾长屈肌腱挛缩、跖趾关节僵硬和趾间关节半脱位也只各有1例。该作者认为使用1根克氏针经趾间关节、跖趾关节固定，是一种防止趾间关节、跖趾关节僵硬或脱位的可靠技术。

1. 一期跖骨延长与间置性骨骼移植

【手术适应证】

跖骨短缩引发足趾严重背伸畸形、邻近跖骨头下方疼痛，抑或患者不可接受的足趾外观异常；年龄＞12岁，因为在跖骨发育成熟之前实施延长，邻近跖骨继续生长可导致再次出现跖骨短缩[13,15]。

【手术操作】

①麻醉与体位：将患儿置于仰卧位，于膝关节上方扎缚充气止血带，常规完成手术野的皮肤准备。

②切口与显露：沿着受累跖骨近端1/3背侧做长约3 cm的纵向皮肤切口（图2-361A）。切开皮肤和浅筋膜，锐性分离和牵开趾长伸肌腱，或者将趾长伸肌腱Z形切断和延长，以防止术后因趾长伸肌腱挛缩引发足趾伸展畸形。

③跖骨截骨与间置性骨骼移植：切开和骨膜下分离显露跖骨近端1/3之后，用电动微型骨锯截断跖骨。为了保持跖趾关节和趾间关节的解剖轴线，方便骨骼移植内固定，将直径1.8 mm的克氏针从截骨远端逆行置入跖骨髓腔，经过跖趾关节、趾间关节后，使克氏针从足趾皮肤引出，其近端退缩至截骨远端平面；继之，用椎板牵开器徐缓撑开截骨间隙至预期延长的长度（图2-361B），注意保持撑开状态30分钟，以降低跖骨周围软组织张力，产生软组织蠕变和应力松弛作用。继之，将自体髂骨或异体骨块适当修剪（其长度通常＜2 mm），在骨块中央预制骨孔后置入截骨间隙。最后，把保留在截骨远端的克氏针近端，从足趾顺行插入植入骨块预制骨孔和截骨近端，终止于近端跗骨之内（图2-361C、D），而克氏针尾端留置趾端皮肤之外[13-15]。

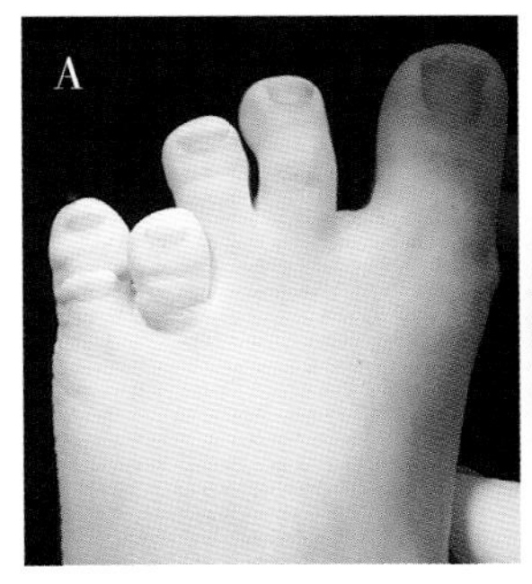

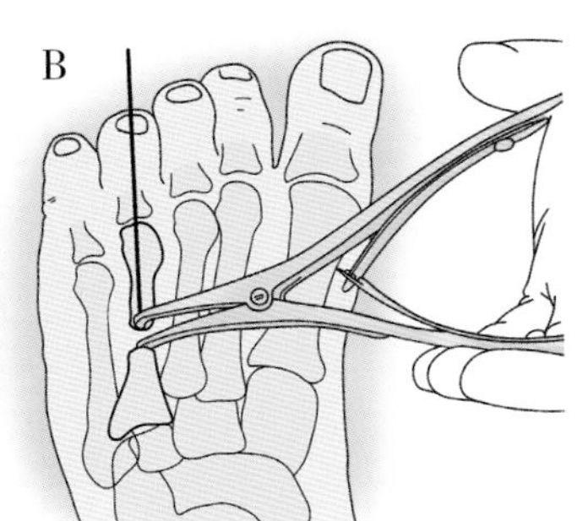

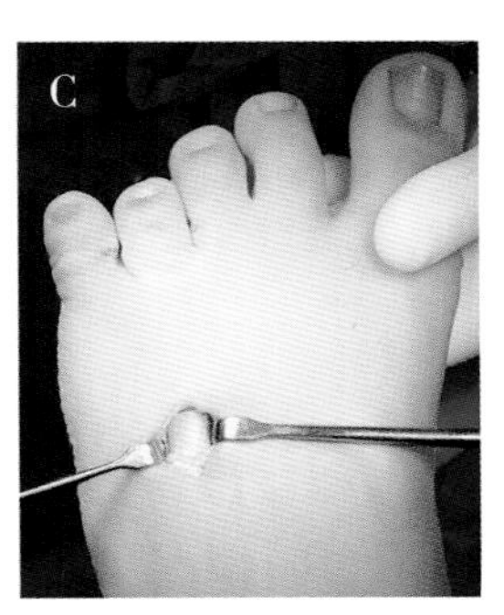

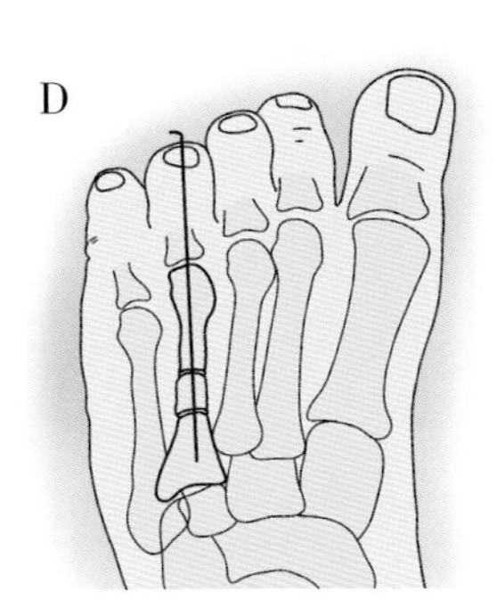

图2-361 一期跖骨延长、间置性骨骼移植手术示意图

一期跖骨延长治疗第四跖骨短缩（A）：从趾端预置克氏针后，跖骨横行截骨与撑开截骨间隙（B），将异体骨段嵌入截骨间隙后（C），使用克氏针内固定（D）。

【术后处理】

常规缝合皮肤切口。术后用小腿石膏固定 8 周左右，在此期间允许部分负重。X 线检查证实骨骼移植处愈合之后，方可负重行走。

2. 跖骨截骨与骨痂牵伸延长

【手术适应证】

与“一期跖骨延长与间置性骨骼移植”相同。

【手术操作】

①麻醉与体位：将患儿置于仰卧位，于膝关节上方扎缚充气止血带，常规完成手术野的皮肤准备。

②置入半针与跖骨皮质切开：在计划跖骨延长的两侧，分别经皮将 2 根直径 3 mm 的半针（mini-half pin），经皮垂直置入跖骨中央背侧及跖骨皮质内，其近端 2 个半针可置入跖骨近端和跗骨内，务必保持置入的 4 个半针与跖骨轴线垂直，也应保持半针之间相互平行。继之，在第 2～3 半针之间切开皮肤（长约 2 cm），锐性分离和牵开趾长伸肌腱。纵向切开骨膜和骨膜下剥离，用微型骨锯横行截断跖骨。最后，缝合骨膜与切口皮肤之后，将单臂外固定器的针夹，与 4 根半针依次连接与锁定。

③骨痂牵伸延长：术后 1 周软组织肿胀消退之后，开始以每天 0.5 mm 或 0.7 mm（每天 2 次）的速率进行跖骨延长。在跖骨延长期间，允许并鼓励负重行走。强调在骨痂延长过程中，应该每 2 周摄取一次 X 线片，监视骨痂生长状态（图 2–362）。根据骨痂形成状态、足趾软组织及血管的耐受状况，适当地调整延长速度，抑或间歇性停止延长。一旦实现术前计划的延长长度，经 X 线证实有 2 个骨皮质出现连续性骨痂或皮质化，则可拆除外固定器，逐渐开始负重行走。

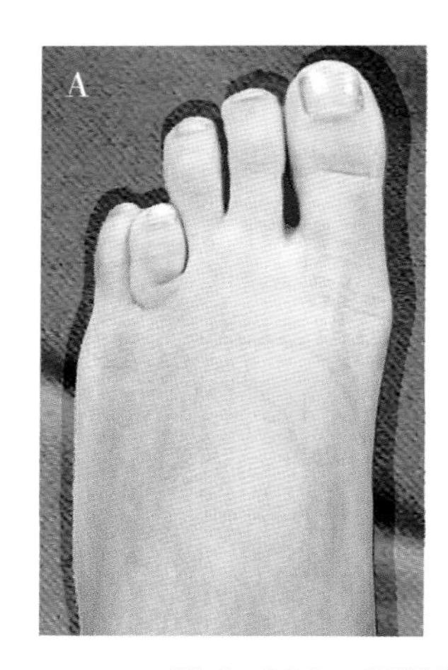

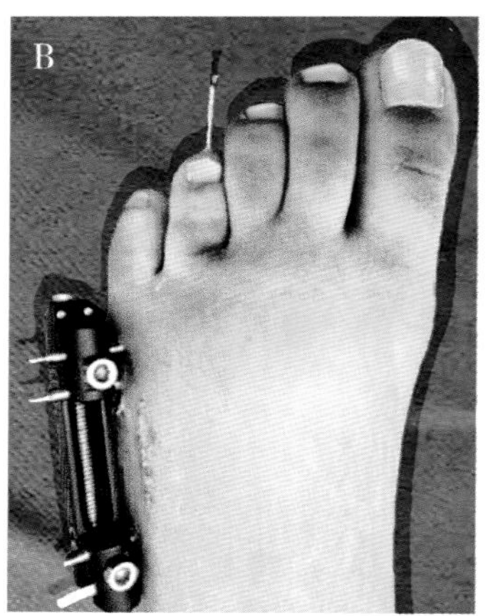

图 2–362　跖骨截骨、骨痂牵伸延长

18 岁女性第四跖骨短缩的临床照片（A），骨痂延长过程中保持良好的解剖轴线（B）。

参考文献

[1] HOSNY G A, AHMED A S A. Distraction osteogenesis of fourth brachymetatarsia [J]. Foot Ankle Surg, 2016, 22(11): 12-16.

[2] MAGNAN B, BRAGANTINI A, REGIS D, et al. Metatarsal lengthening by callotasis during the growing phase [J]. J Bone Joint Surg Br, 1995, 77(4): 602-607.

[3] JONES M D, PINEGAR D M, RINCKER S A. Callus distraction versus single-stage lengthening with bone graft for treatment of brachymetatarsia: a systematic review [J]. Foot Ankle Surg, 2015, 54(5): 927-931.

[4] MARTINEZ P V M, SOTILLOS G L, MALDONADO G D, et al. Morphofunctional study of brachymetatarsia of the fourth metatarsal [J]. J Am Podiatr Medical Assoc, 2004, 94(4): 347-352.

[5] KAWASHIMA T, YAMADA A, UEDA K, et al. Treatment of brachymetatarsia by callus distraction (callotasis) [J]. Ann Plast Surg, 1994, 32(2): 191-199.

[6] SCHIMIZZI A, BRAGE M. Brachymetatarsia [J]. Foot Ankle Clin N Am, 2004, 9(3): 555-570.

[7] SHIM J S, PARK S J. Treatment of brachymetatarsia by distraction osteogenesis [J]. J Pediatr Orthop, 2006, 26(2): 250-254.

[8] FORMOSA N, BUTTIGIEG M, TORPIANO J. Congenital brachymetatarsia and Turner syndrome [J]. Arch Dis Child, 2016, 101(4): 332.

[9] ALTER S A, FEINMAN B, ROSEN R G. Chevron bone graft procedure for the correction of brachymetatarsia [J]. J Foot Ankle Surg, 1995, 34(2): 200-205.

[10] LAUF E, WEINRAUB G M. Asymmetric "V" osteotomy: a predictable surgical approach for chronic central metatarsalgia [J]. J Foot Ankle Surg, 1996, 35(6): 550-559.

[11] HALEEM A M, ELLIS S J, FRAGOMEN A T. Distraction osteogenesis for brachymetatarsia [J]. Tech Foot Ankle, 2014, 13: 184-190.

[12] DAVIDSON R S. Metatarsal lengthening [J]. Foot Ankle Clin N Am, 2001, 6(3): 499-518.

[13] CHOI I H, CHUNG M S, BAEK G H, et al. Metatarsal lengthening in congenital brachymetatarsia: one-stage lengthening versus lengthening by callotasis [J]. J Pediatr Orthop, 1999, 19(5): 660-664.

[14] MASADA K, FUJITA S, FUJI T, et al. Complications following metatarsal lengthening by callus distraction [J]. J Pediatr Orthop, 1999, 19(3): 394-397.

[15] GIANNINI S, FALDINI C, PAGKRATI S, et al. One-stage metatarsal lengthening by allograft interposition: a novel approach for congenital brachymetatarsia [J]. Clin Orthop, 2010, 468(7): 1933-1942.

[16] KIM H T, LEE S H, YOO C I, et al. The management of brachymetatarsia [J]. J Bone Joint Surg Br, 2003, 85(5): 683-690.

[17] WADA A, BENSAHEL H, TAKAMURA K, et al. Metatarsal lengthening by callus distraction for brachymetatarsia [J]. J Pediatr Orthop B, 2004, 13(3): 206-210.

[18] PEÑA-MARTÍNEZ V M, PALACIOS-BARAJAS D, PALACIOS-BARAJAS J C, et al. Results of external fixation and metatarsophalangeal joint fixation with K-wire in brachymetatarsia [J]. Foot Ankle Int, 2018, 39(8): 1-7.

第十一节　第一跖骨纵向托状骨骺

一、定义与流行病学

正常第一跖骨的骨骺位于跖骨近端，其骨骺与干骺端之间的生长板担负着跖骨纵向生长的作用。如果在第一跖骨内侧及近端，另有一个C形连续性骨骺（次级骨化中心）和生长板，如同托架环绕第一跖骨骨干与干骺端内侧，称为纵向托状骨骺（longitudinal epiphyseal bracket）[1-3]。此种C形骨骺异常通常累及儿童手部和足部短管状骨，包括手部指骨及掌骨或足部跖骨及趾骨，对受累骨骼纵向生长产生栓系作用，导致本为管状的骨骼产生短缩、增宽，进而形成三角形或梯形结构异常[4-6]。本病最早由Jones于1964年描述5例男性儿童多指畸形合并指骨三角形改变，发现在三角形指骨的一侧另有1个连续性骨骺，从近端向远端延伸，并将其命名为三角形指骨（delta phalanx）畸形[7]。Jaeger[8]于1971年描述13例手指与足趾三角形骨骼异常，因为3例累及手部指骨或足部趾骨，建议命名为手部及足部管状骨三角形畸形（triangular deformity of the tubular bones）。鉴于托状骨骺也可发生于跖骨和掌骨，Carstam将其命名为纵向托状骨干（longitudinal bracket diaphysis）[9]。Light提出在跖骨或掌骨初级骨化中心（骨干及干骺端部分）的近端与远端都有骨骺（次级骨化中心），而且在骨干及干骺端的侧方另有纵向骨骺与近端及远端骨骺相连续，建议将此种短管状骨结构异常命名为纵向托状骨骺（图2-363），能够更为准确地表达其病理解剖改变[10]。如果在手部和足部短管状骨两侧存在异常骨骺，则称为重复性纵向骨骺（duplicated longitudinal epiphysis），或者称为吻式托状骨骺（kissing bracket）[11]。

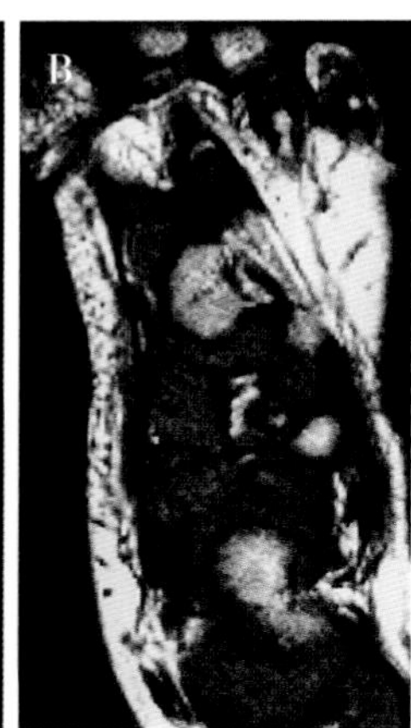

图2-363　第一跖骨托状骨骺

A. 16月龄儿童正位X线片显示第一跖骨呈现D形短粗异常；B. T_1加权MR扫描可见跖骨初级骨化中心内侧与近端有C软骨结构（箭号标记为骨化中心）。

足部跖骨或趾骨托状骨骺都非常少见，通常合并手指多指或足趾多趾畸形，但在文献上多为个例报道。另有学者推测先天性足部畸形中12%合并跖骨或趾骨托状骨骺[3,5]。Watson[5]在154例儿童先天性手部和足部畸形中，发现22例出现此类畸形，而且与手部多指或足部多趾同时存在，由此认为这是一种累及手部和足部管状骨的重复畸形。Bor[1]描述2例（3足）第一跖骨托状骨骺手术治疗的远期随访结果，其中3足均合并拇趾多趾，2足出现拇趾内翻。Shea[6]报道4例（7足）第一跖骨和趾骨托状骨骺，其中3例（5足）累及第一跖骨，另1例

（2 足）累及拇趾近节趾骨，并有拇趾内翻畸形。Mubarak[12] 描述 4 例（5 足）第一跖骨托状骨骺伴有拇趾内翻，此外还合并拇趾多趾、胫侧半肢畸形、跖骨-内侧楔骨及楔骨-舟骨跗骨连接，以及跖骨内收畸形。

二、病因与病理解剖

病因尚未完全阐明。鉴于托状骨骺通常发生于骨骺位于近端的跖骨及掌骨或趾骨及指骨，Light[10] 推测胚胎期跖骨初级骨化中心未完全发育，即初级骨化中心发生缺陷，可能是产生跖骨或掌骨托状骨骺的原因，而手足托状骨骺通常伴有多指及多趾、并指及并趾，抑或出现于某些临床综合征，例如阿佩尔综合征（Apert syndrome）、鲁宾斯坦-泰比综合征（Rubinstein-Taybi syndrome）和安特利-比克斯勒综合征（Antley-Bixler syndrome），也支持胚胎期跖骨初级骨化中心发生缺陷的假说[2]。儿童跖骨近端骨骺通常在 2 岁左右开始骨化，2 岁之前 X 线检查并不能显示托状骨骺，只是根据本为管状的跖骨出现 D 形或三角畸形的间接征象，推测可能存在托状骨骺。随着跖骨骨骺开始骨化，位于侧方的托状骨骺也随之骨化，此时方能做出 X 线诊断（图 2-364）[13]。Ogden[14] 曾报道 1 例 10 岁儿童右足第一跖骨重复畸形合并托状骨骺，实施了病理解剖学研究。术前 X 线检查发现右足第一跖骨重复畸形。饶有兴趣的是该重复跖骨并有托状骨骺，此外还伴有内侧楔骨重复畸形和多趾（图 2-365）。托状骨骺位于额外跖骨的外侧，其近端与远端各有 1 个次级骨化中心，其中央部分有软骨连接，但在 7 个月之后，托状骨骺的软骨部分已经骨化，但尚未与所谓的跖骨完全融合。病理解剖学观察证实整个托状骨骺周围有软骨组织，

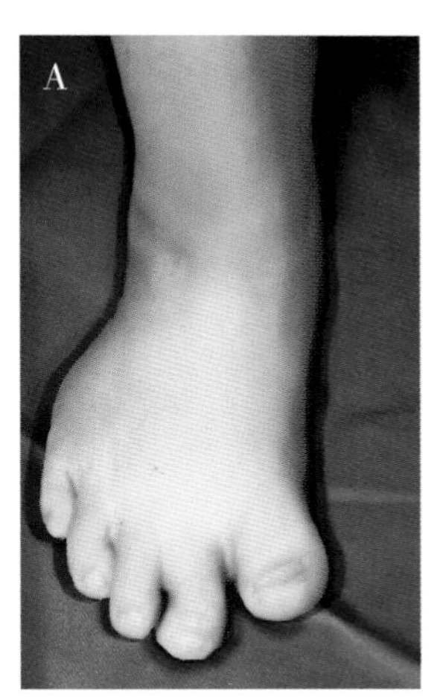

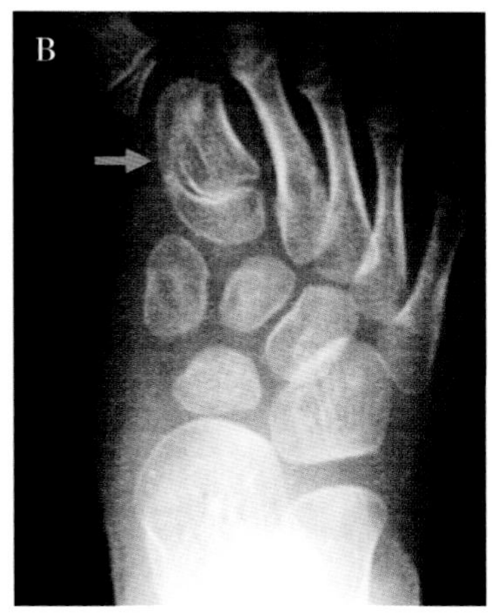

图 2-364　右足大体照和正位 X 线片

6 岁儿童右足拇趾内翻与短缩畸形（A），X 线检查显示第一跖骨 C 形改变，并且在跖骨内侧可见已经骨化的纵向骨骺（B）。

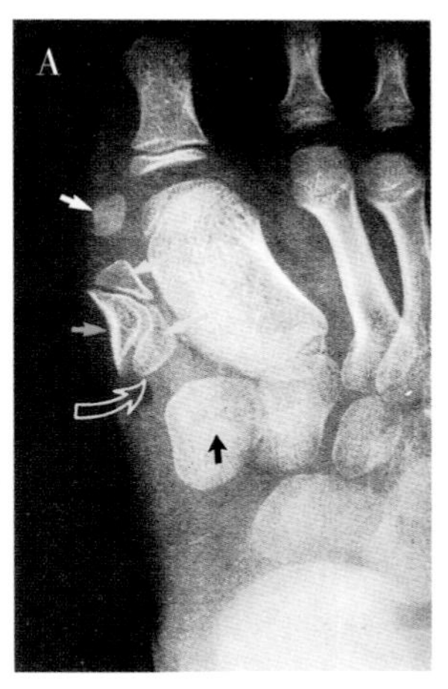

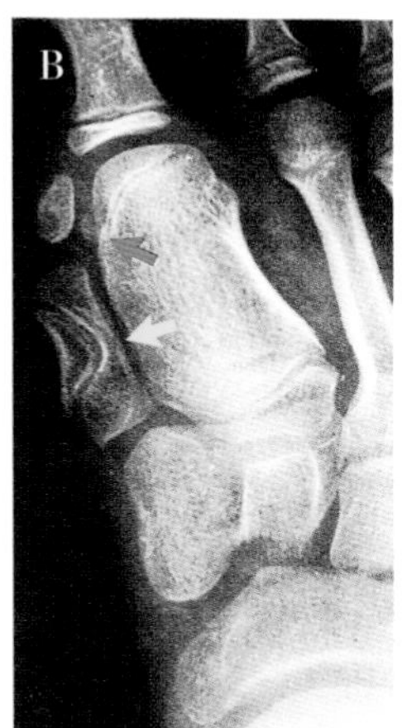

图 2-365　右足正位 X 线片

A. 显示 10 岁儿童右足正位 X 线片第一跖骨重复畸形，伴有多趾（白色箭头）及内侧楔骨重复畸形（黑色箭头）。绿色箭头指向额外的跖骨，空心黄色箭头指向位于外侧的托状骨骺；托状骨骺的近端与远端各有 1 个次级骨化中心（黄色直箭头），其中央部分有软骨连接（黄色双线箭头）；B. 7 个月之后 X 线片，显示托状骨骺的软骨部分已经骨化，但尚未与所谓的跖骨完全融合。

在托状骨骺与额外跖骨之间有纵向走行的生长板，额外跖骨侧方骨膜结构，但在托状骨骺侧方只有软骨结构（图 2-366）。组织学观察证明，托状骨骺的生长板软骨细胞呈现不规则的柱状排列，却有活跃的骨骺内骨化，也存在明显的生发层细胞（图 2-367）。

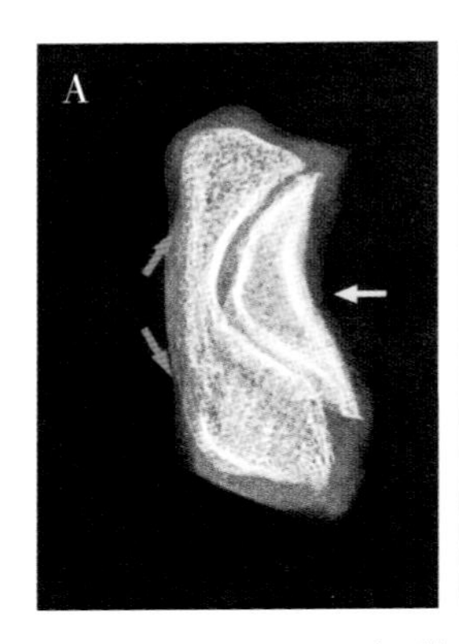

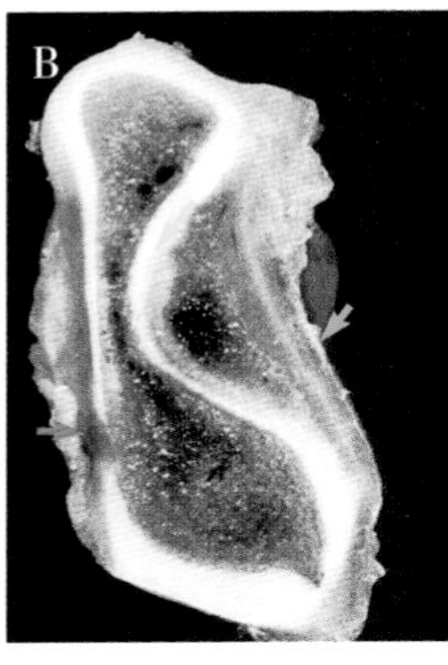

图 2-366 托状骨骺与额外跖骨

A. X 线观察所谓的额外跖骨标本：红色箭头指向托状骨骺骨化中心，而黄色箭头所指则是额外跖骨骨干及干骺端，两者之间有弧形低密度线。B. 矢状剖面图：红色箭头指向包绕整个托状骨骺的软骨结构，黄色箭头所指代表介于托状骨骺与跖骨之间的生长板，其纵向走行方向替代了正常的横向结构。绿色箭头所标注的是“额外跖骨”侧方骨膜结构，而在托状骨骺侧方只有软骨结构。

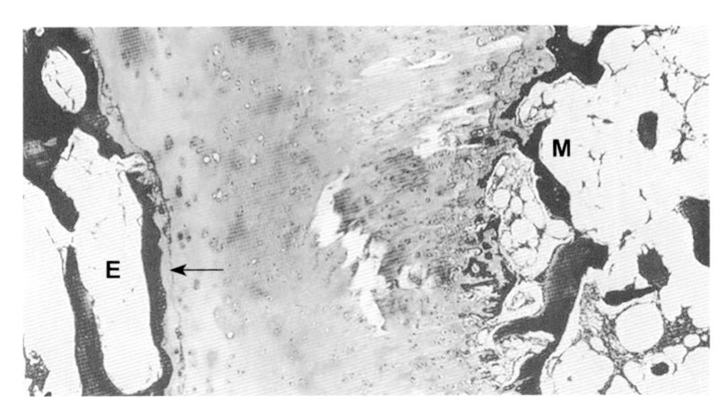

图 2-367 托状骨骺的组织学检查

显示骨骺的生长板有不规则的软骨细胞柱（中央部分），干骺端（M）初级骨小梁横向排列，而骨骺（E）邻近生长板一侧形成成熟的软骨下骨板（黑色箭头）。

三、临床特征与 X 线检查

临床上以拇趾内翻和短缩为特征（图 2-364），或者合并拇趾多趾和并趾畸形。确定诊断依赖 X 线检查，在跖骨或趾骨骨骺出现之前，X 线检查并不能发现骨骺异常，因此早期 X 诊断依赖间接征象，包括跖骨或趾骨骨骺三角形或 D 形异常、跖骨或多趾短缩并增宽，以及由其引发的拇趾内翻，进而推测可能存在托状骨骺[1,12]。但是，早期 MRI 扫描能够识别由软骨构成的托状骨骺（图 2-368）[2]。当儿童年龄超过 2 岁之后，其跖骨近端骨骺已经开始骨化，在足正位 X 线片能够清楚显示跖骨或趾骨托状骨骺（图 2-364）。除了跖骨或趾骨呈现 C 形改变外，通常在跖骨内侧可见另一纵向骨骺开始骨化，其近端通常与跖骨近端的正常骨骺相连接，而远端也可能出现通常并不存在的骨骺（图 2-369）[6,12]。

某些学者根据自然病史的观察，提出手足托状骨骺的 X 线分期，目的是有助于选择手术方法。Ⅰ期，即骨化前期，因为次级骨化中心尚未骨化，在 X 线片只能显示跖骨或趾骨骨干呈现三角形或 D 形异常；Ⅱ期，即多个骨骺期，骨骺次级骨化中心与骨干侧方异常骨骺远端开始骨化；Ⅲ期，托状骨骺骨化期，骨干侧方骨骺骨化并与两端骨骺相连接，进而形成所谓的托状骨骺，但在托状骨骺与骨干之间、两端骨骺与骨干之间仍然存在尚未骨化的生长板；Ⅳ期，即终末期，托状骨骺与骨干之间、两端骨骺与骨干之间的生长板完全骨化而闭合，通常遗留跖骨或趾骨短缩、成角畸形（图 2-370）[6,15-17]。

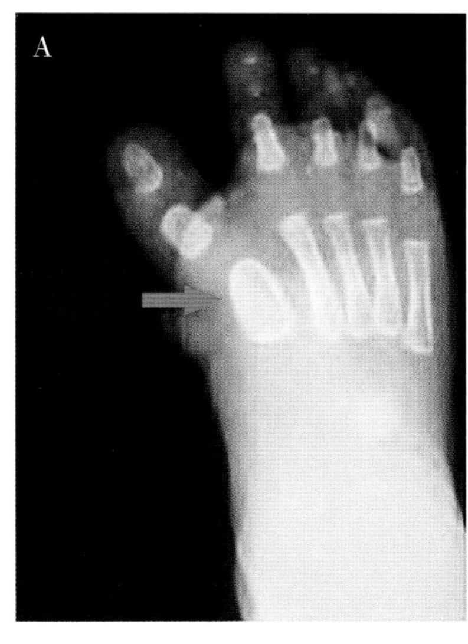

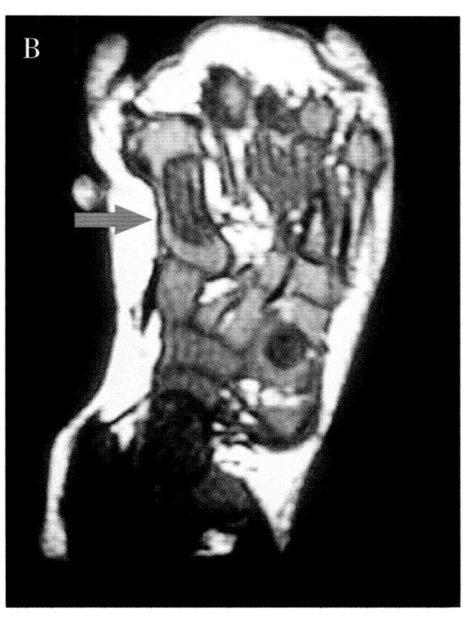

图 2-368　左足正位 X 线片与 MRI 扫描

左足第一跖骨短缩并增宽（A），但 MRI 扫描（T_1 加权）显示跖骨内侧及两端有 C 形软骨结构环绕（B）。

图 2-369　第一跖骨 C 形托状骨骺

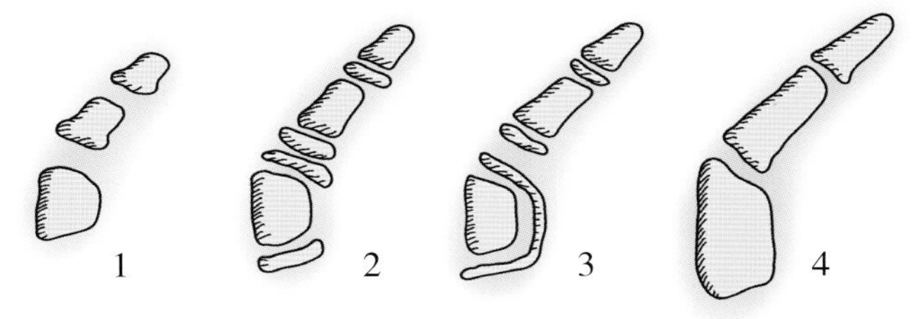

图 2-370　跖骨托状骨骺 X 线分期示意图

足部跖骨托状骨骺通常累及第一跖骨，由于第一跖骨近端骨骺在 2 岁左右才开始骨化，2 岁之前足正位 X 线片只能显示第一跖骨呈现 D 形或三角形改变（图 2-363），提示可能存在托状骨骺，但在 2 岁之后足正位 X 线片方可显示托状骨骺（图 2-364）[2]。

四、手术治疗与预后

足部托状骨骺是一种先天性结构性异常，足部矫形支具或物理治疗等非手术治疗，都不能有效防止进行性跖骨或趾骨短缩及成角畸形，以及由其引发的拇趾内翻，只有手术治疗方能实现恢复管状骨的纵向生长，矫正已经出现的成角畸形的治疗目标[12,18,19]。然而，跖骨或趾骨托状骨骺的手术治疗相当复杂，因为跖骨托状骨骺虽有单发病例，但多数合并多趾或并趾畸形。除此之外，由于早期跖骨托状骨骺（Ⅰ期），通常尚未出现明显的继发性骨骼短缩和软组织挛缩，而在托状骨骺骨化之后的晚期，可能出现严重的继发性问题。因此，手术治疗可分为针对托状骨骺的治疗和由其产生的继发性足趾畸形的治疗。Jones 最早采取指骨截骨矫正手指三角形畸形[7]。Flatt 介绍一种反向楔形截骨方法，即从三角形指骨切除基底位于长边的楔骨骨块，于水平位反转 90° 后置入短边一侧（图 2-371），目的是矫正成角畸形，增加指骨长度[10]。Smith[20] 采取撑开性楔形截骨（open wedge osteotomy）治疗 2 例指骨三角畸形。但是，上述方法都存在复发的危险，因为托状骨骺并未完全切除，在托状骨骺与正常骨骺之间形成骨桥，仍然妨碍跖骨或趾骨正常纵向生长。Light[10]借鉴Langenskiold治疗创伤性骺板骨桥的手术方法，采取刮除纵向托状骨骺和自体脂肪填塞，治疗3例儿童指骨托状骨骺，但缺乏远期随访结果。Vickers[21]选择托状骨骺切除和自体脂肪填塞方法，治疗6例双侧小指中节指骨的托状骨骺，最长随访时间6年，所有病例都产生了成角畸形减少和指骨长度增加的结果。Mubarak[12]于1993年描述创新性托状骨骺切除与骨水泥填塞的方法，治疗4例5足拇趾跖骨托状骨骺。手术时年龄平均3岁（1岁2个月龄至6岁），术后随访时间平均5年5个月（1.5～14年）。术前拇趾跖骨-趾骨角平均为54°，最后随访时拇趾跖骨-趾骨角为19°，但缺乏跖骨纵向生长的评价。Shea[6]曾经详尽描述在托状骨骺骨化之前，实施托状骨骺切除和骨水泥填塞的手术方法。该作者采用此种方法治疗3例5足第一跖骨托状骨骺、1例双侧拇指近节指骨托状骨骺，手术时年龄平均1.3岁（0.5～1.7岁），术后随访时间平均5.2年（2.8～6.7年），并且于手术前和手术后测量跖骨自身成角幅度（intraosseous angulation，IOA）和跖骨骨干及干骺端的内侧与外侧长度比值（meta-diaphyseal length index，MDLI）（图2-372），评价手术治疗效果。最后随访时，第一跖骨成角幅度由术前35°下降至术后24°，跖骨内侧与外侧长度比值由术前0.6增加至0.75。跖骨成角幅度和长度，随着随访时间延长而逐渐改善，跖骨托状骨骺也无1例复发。即使获得满意的治疗效果，跖骨成角畸形也并未完全消失，该作者由此认为跖骨持续性成角畸形，并有临床症状者，应该在适当的年龄实施跖骨截骨矫形手术。对于早期错过手术治疗时机，抑或托状骨骺切除复发的病例，通常随着儿童年龄增加而出现跖骨短缩和成角畸形，即可

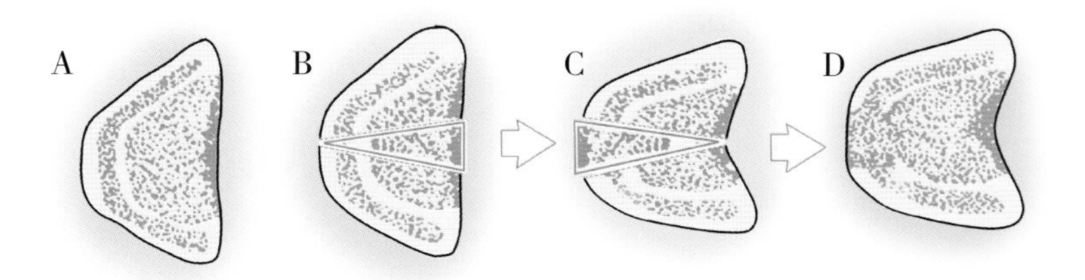

图2-371　反转性截骨示意图

A.托状骨骺呈现C形异常；B.基底位于皮质一侧的楔形截骨；C.截除楔形骨块反转180°后插入截骨间隙，该骨块与生长板软骨相连接（箭头）；D.在置入骨块与近端骨骺形成骨性连接，从而抑制骨骼横向生长。

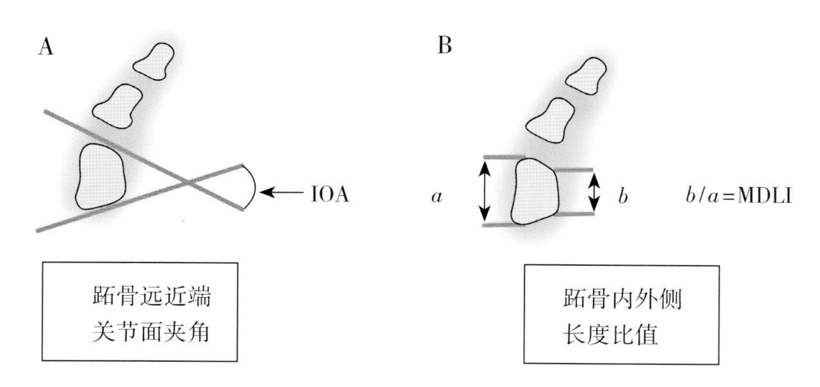

图2-372　IOA与MDLI的测量方法示意图

跖骨自身成角测量幅度方法（B），A图即在足正位X线片分别沿着近端与远端关节面画出平行线段，再测量两线相交所形成角度；B图跖骨骨干及干骺端的内侧与外侧长度比值测量方法，用以评价手术治疗结果。正常时跖骨长度比值=1，而有跖骨托状骨骺的长度比值则＜1。

出现不可接受的拇趾外观丑陋，又有穿鞋困难和拇趾负重行走时疼痛，某些学者主张使用单臂外固定器或 Ilizarov 环形外固定器进行跖骨骨痂延长、矫正成角畸形。此种方法既能延长跖骨，也有延长挛缩软组织的作用，因此，值得在临床上推广应用[22-25]。本节将介绍早期托状骨骺刮除、中期托状骨骺刮除与骨水泥填塞，以及晚期跖骨延长 3 种手术方法。

1. 跖骨托状骨骺刮除

【手术指征】

①足部正位 X 线显示拇趾跖骨或趾骨三角形或 C 形异常，其纵向托状骨骺尚未骨化（X 线分期：Ⅰ期），抑或 MRI 扫描证明在跖骨或趾骨存在 C 形或 L 形软骨结构。

②年龄≤ 6 月龄。

【手术操作】

①麻醉与体位：将患儿置于仰卧位，于膝关节上方扎缚充气止血带，常规完成手术野的皮肤准备。

②切口与显露：从第一跖骨-楔骨关节开始，沿着跖骨内侧中心线的背侧缘，切开皮肤及皮下组织，终止于跖趾关节近端。注意保护拇趾背侧血管及神经，将血管神经束和拇长伸肌腱一并向足部背侧牵拉，仔细分离直到显露第一跖骨内侧面软骨组织。

③刮除第一跖骨骨干内侧软骨组织：为了避免损伤跖骨近端及远端骨骺，首先在 X 线透视监视下，分别在跖骨近端及远端插入 1 个注射针头（图 2-373A），标记跖骨近端及远端骨骺与跖骨侧方骨骺相移行的位置。继之，沿着插入 2 个注射针头之间，锐性切开侧方骨骺软骨的近端及远端（图 2-373B），逐次刮除跖骨侧方的软骨组织，直到清楚看到跖骨侧方骨皮质（图 2-373C）。除此之外，如果能够看到跖骨近端及远端横向走行的骨骺及生长板软骨，方能证明托状骨骺已被完全切除。鉴于跖骨两端骨骺尚未开始骨化，术后不可能在骨骺与干骺端之间形成骨性连接，Choo 等人不主张对托状骨骺切除床使用脂肪组织或骨水泥填塞[2,6]。

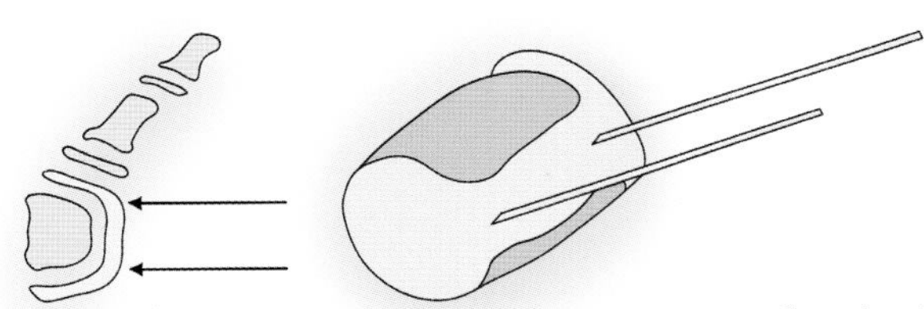

A. 使用注射针头标记跖骨内侧托状骨骺与跖骨近端及远端骨骺相移行的位置。

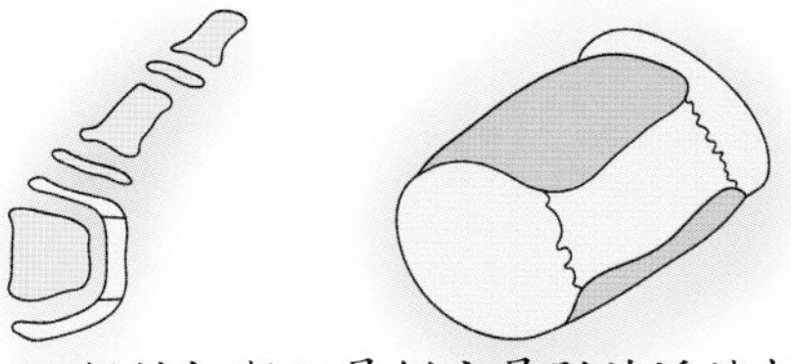

B. 锐性切断跖骨侧方骨骺的近端与远端。

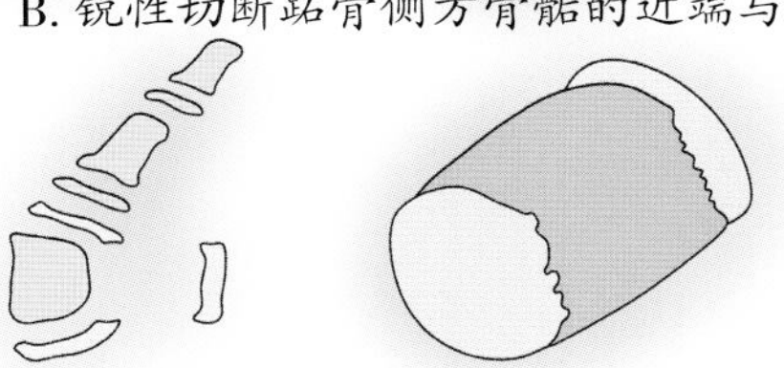

C. 逐次刮出跖骨侧方软骨组织，保留两端的正常骨骺。

图 2-373 第一跖骨托状骨骺定位与刮除骨干侧方软骨组织示意图

【术后处理】

常规缝合皮肤切口，用纱布加压包扎切口，不需要使用石膏或支具固定。

2. 托状骨骺刮除与骨水泥填塞

【手术指征】

①足部正位X线片显示拇趾跖骨或趾骨三角形或C形异常，侧方纵向托状骨骺虽已开始骨化（X线分期：Ⅲ期），但近端及远端生长板尚未闭合。

②年龄介于2~6岁。

【手术操作】

①麻醉与体位、切口与显露，与跖骨托状骨骺刮除操作完全相同。

②托状骨骺刮除与骨水泥填塞：在实施侧方骨骺切除之前，需要在X线透视监视下，分别在跖骨近端及远端生长板水平各插入1个直径为0.8 mm的克氏针，标注侧方骨骺刮除范围。使用咬骨钳逐次去除跖骨侧方骨骺及深面软骨组织，直到显露跖骨侧方骨皮质，并能清楚看到两端横向走行的生长板。经X线透视确认跖骨侧方异常骨骺已经完全切除后，彻底冲洗骨骺切除床，再从跖骨中心的内侧横向插入1根直径为1.8 mm的螺纹克氏针至对侧骨皮质外缘，作为固定骨水泥的材料。最后，将调和成形的骨水泥填入克氏针周围的骨骺切除床，注意保持填入的骨水泥与跖骨近端及远端骨骺相互齐平（图2-374），即避免骨水泥过多而超过两端骨骺的宽度，剪除外露于骨水泥内侧面的克氏针尾端。如果合并的拇趾内翻允许被动矫正，可从拇趾末端逆行置入1根直径为1.8 mm的克氏针，纵向固定拇趾趾间关节及跖趾关节[2,6,12,13]。

【术后处理】

常规分层缝合皮肤切口之后，用小腿管型石膏固定6周。术后6周拆除石膏，拔出纵向固定拇趾的克氏针。其后，再用行走支具固定4周。

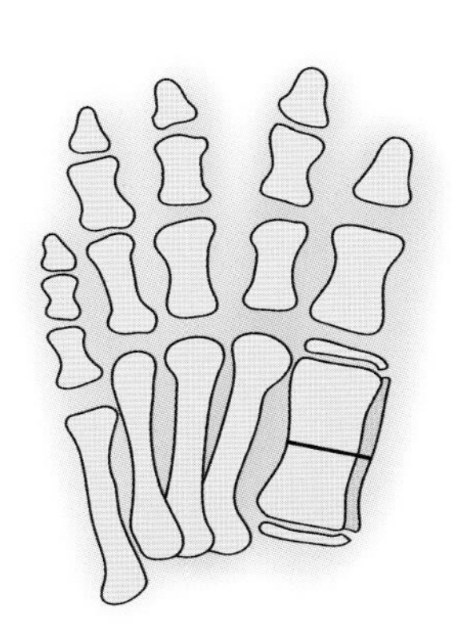

图2-374　跖骨托状骨骺切除与骨水泥填塞示意图
注意保持所填入的骨水泥与跖骨近端及远端骨骺相齐平。

3. 应用微型单臂外固定器延长跖骨

【手术指征】

①足部正位X线显示拇趾跖骨纵向托状骨骺已完全骨化（X线分期：Ⅴ期），其跖骨明显短缩和增宽，引发严重的外观异常和拇趾疼痛（图2-375）。

②跖骨长度至少＞30 mm，才能容纳4根克氏针和尚茨针（Schanz pin）或所谓的半螺纹针。

③年龄＞ 6 岁。

【手术操作】

①麻醉与体位：将患儿置于仰卧位，于膝关节上方扎缚充气止血带，常规完成手术野的皮肤准备。

②置入尚茨针与跖骨截骨：根据跖骨截骨的部位，确定置入尚茨针的部位。Scott [23] 主张采取跖骨近端干骺端横向截骨，允许跖骨延长并同时矫正跖骨成角畸形。一般需要在截骨两端各置入 2 根直径为 2.5 mm 的尚茨针，其近端尚茨针分别从足背垂直置入内侧楔骨与跖骨近端，而远端尚茨针则从足背垂直置入跖骨截骨远端的骨干部位。继之，在第一跖骨内侧作一长为 3～5 cm 的皮肤切口，尽可能显露跖骨及内侧骨化的骨骺，仔细纵向切开骨膜并向两侧牵拉，尽可能保留骨膜的完整。切除已经骨化的托状骨骺之后，在计划跖骨近端截骨的部位，用克氏针多方向钻通两侧骨皮质，再用骨刀沿着所钻骨孔截断跖骨。

③外置单臂外固定器：依照术前设计，将单臂外固定器放置在第一跖骨背侧，依次与 4 根尚茨针相连接（图 2–376）。然后，常规缝合皮肤切口，用纱布或特殊皮肤生物膜封闭尚茨针与皮肤的界面。

【术后处理】

依照标准的骨骼延长原则，于术后第 2 周开始以 1 mm / d 的速率、分成 4 次间隔时间，实施骨痂牵张延长。开始阶段需要每周复查 1 次 X 线片，目的是观察骨痂生长状态。如果整体骨痂生长稀少或单侧骨痂生长缺乏，则应暂时停止延长，或者以 0.5 mm / d 的速率延长。因为直轨型单臂外固定器不具矫正成角畸形的作用，Scott [23] 则在跖骨延长接近预期长度之前，改用有关节的单臂外固定器矫正成角畸形之后，继续进行骨痂延长。一旦延长后的第一跖骨头达到第二跖骨头的水平，便可终止跖骨延长，因为第一跖骨长于第二跖骨是拇趾外翻的病因之一。当 X 线检查证明延长节段的三侧皮质有连续性骨痂时，可去除外固定器和拔出尚茨针，再用小腿管型石膏固定 3～5 周。其后，可借助行走支具开始负重行走 [22-25]。

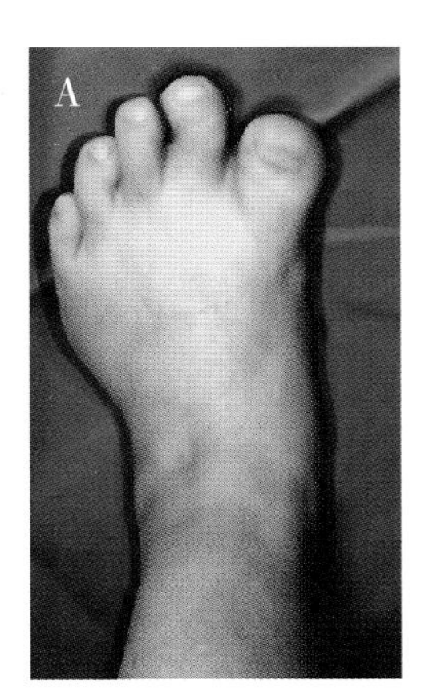

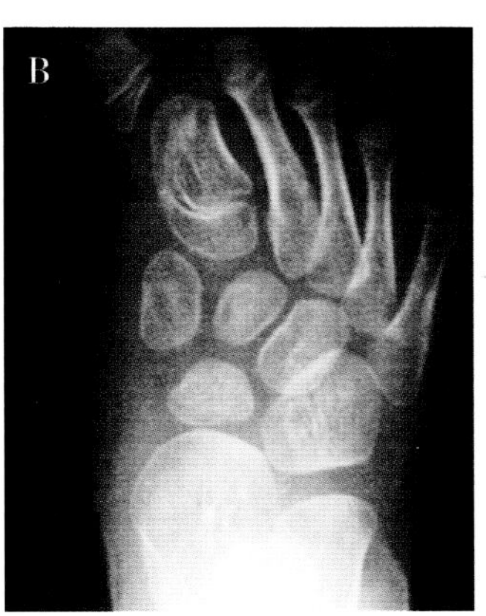

图 2–375　左足临床照片与正位 X 线片

9 岁儿童左足正位 X 线显示第一跖骨托状骨骺引发跖骨短缩和成角畸形（A），而临床照片可见拇趾短缩和内翻畸形（B）。

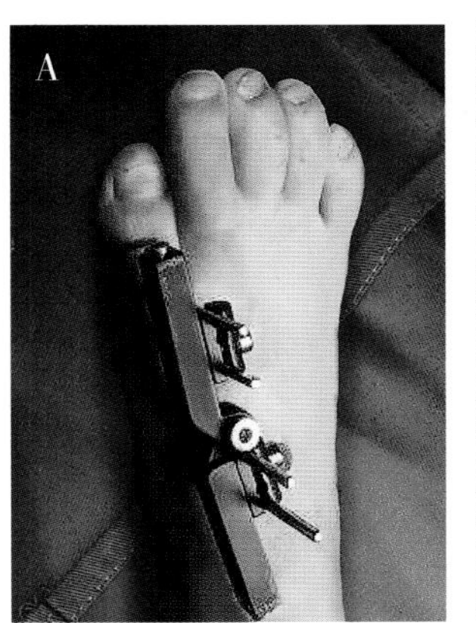

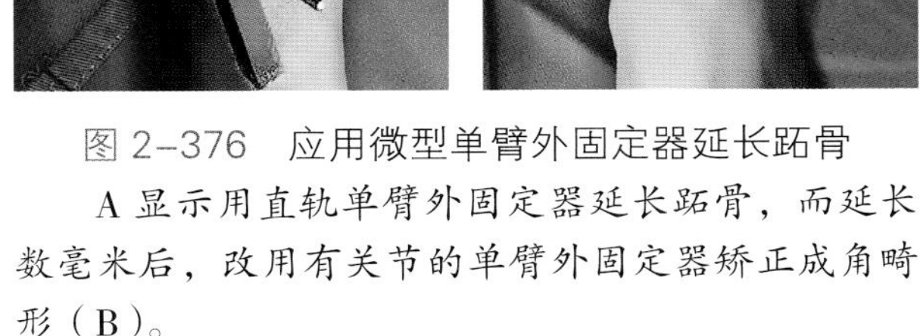

图 2–376　应用微型单臂外固定器延长跖骨

A 显示用直轨单臂外固定器延长跖骨，而延长数毫米后，改用有关节的单臂外固定器矫正成角畸形（B）。

参考文献

[1] BOR N, ROZEN N, RUBIN G. Treatment of longitudinal epiphyseal bracket by excision and polymethylmethacrylate insertion at the preossified disease stage [J]. Foot Ankle Surg, 2015, 54(6): 1136-1140.

[2] CHOO A D, MUBARAK S J. Longitudinal epiphyseal bracket [J]. J Child Orthop, 2013, 7(6): 449-454.

[3] SOBEL E, LEVITZ S, COHEN R, et al. Longitudinal epiphyseal bracket: associated foot deformities with implications for treatment [J]. J Am Podiatr Med Assoc, 1996, 86(4): 147-155.

[4] MAHBOUBI S, DAVIDSON R. MR imaging in longitudinal epiphyseal bracket in children [J]. Pediatr Radiol, 1999, 29(4): 259-261.

[5] WATSON H K, BOYES J H. Congenital angular deformity of the digits [J]. J bone Joint Surg Am, 1967, 49(2): 333-338.

[6] SHEA K G, MUBARAK S J, ALAMIN T. Preossified longitudinal epiphyseal bracket of the foot: treatment by partial bracket excision before ossification [J]. J Pediatr Orthop, 2001, 21(3): 360-365.

[7] JONES G B. Delta phalanx [J]. J Bone Joint Surg Br, 1964, 46: 226-228.

[8] JAEGER M, REFIOR H J. The congenital triangular deformity of the tubular bones of the hand and foot [J]. Clin Orthop, 1971, 81: 139-151.

[9] CARSTAM N, THEANDER G. Surgical treatment of clinodactyly caused by longitudinally bracketed diaphysis Orthop [J]. Scand J Plast Reconstr Surg, 1975, 9(3): 199-202.

[10] LIGHT T R, OGDEN J A. The longitudinal epiphyseal bracket: implications for surgical correction [J]. J Pediatr Orthop, 1981, 1(3): 299-305.

[11] ELLIOTT A M, EVANS J A, CHUDLEY A E, et al. The duplicated longitudinal epiphysis or "kissing delta phalanx": evolution and variation in three different disorders [J]. Skeletal Radiol, 2004, 33(6): 345-351.

[12] MUBARAK S J, O'BRIEN T J, DAVIDS J R. Metatarsal epiphyseal bracket: treatment by central physiolysis [J]. J Pediatr Orthop, 1993, 13(1): 5-8.

[13] LAMPROPULOS M, PUIGDEVALL M, ZAPOZKO D, et al. Treatment of first metatarsal longitudinal epiphyseal bracket by excision before closure [J]. Foot Ankle Surg, 2007, 46(4): 297-301.

[14] OGDEN J A, LIGHT T R, CONLOGUE G J. Correlative roentgeno-graphy and morphology of the longitudinal epiphyseal bracket [J]. Skeletal Radiol, 1981, 6(2): 109-117.

[15] SCHRECK M A. Pediatric longitudinal epiphyseal bracket: review and case presentation [J]. Foot Ankle Surg, 2006, 45(5): 342-345.

[16] OLASON A T, DÖHLER J R. Delta formation in foot polydactyly [J]. Arch Orthop Trauma Surg, 1988, 107(6): 348-353.

[17] THEANDER G, CARSTAM N. Longitudinally bracketed diaphysis [J]. Ann Radiol, 1974, 17(4): 355-360.

[18] THEANDER G, CARSTAM N, RAUSING A. A longitudinally bracketed diaphysis in young children [J]. Acta Radiol Diag, 1982, 23(3B): 293-299.

[19] NEIL M J, CONACHER C. Bilateral delta phalanx of the proximal phalanges of the great toes: a report on an affected family [J]. J Bone Joint Surg Br, 1984, 66(1): 77-80.

[20] SMITH R J. Osteotomy for delta-phalanx deformity [J]. Clin Orthop, 1977, 123: 91-94.

[21] VICKERS D. Clinodactyly of the little finger: a simple operative technique for reversal of the growth

abnormality [J]. J Hand Surg Br, 1987, 12(3): 335−342.

[22] KUCUKKAYA M, KABUKCUOGLU Y, TEZER M, et al. Correcting and lengthening metatarsal deformity with circular fixator by distraction osteotomy: a case of longitudinal epiphyseal bracket [J]. Foot Ankle Int, 2002, 23(5): 427−432.

[23] SCOTT R T, KISSEL C, MILLER A. Correction of longitudinal epiphyseal bracket disease with external fixation: a case report with 6-year follow-up period [J]. Foot Ankle Surg, 2011, 50(6): 714−717.

[24] VERMA V, BATRA A, SINGLA R, et al. Longitudinal bracketed epiphysis of proximal phalanx of the great toe with congenital hallux varus managed simultaneously with monorail external fixator: a case report [J]. Foot Ankle Spec, 2014, 7(1): 68−70.

[25] TAKAKURA Y, TANAKA Y, FUJII T, et al. Lengthening of short great toes by callus distraction [J]. J Bone Joint Surg Br, 1997, 79(6): 955−958.

第十二节　先天性多趾

一、定义与流行病学

足部多趾（polydactyly）是一种先天性足趾分化异常所产生的足趾重复畸形，通常将足趾数目多于 5 个或者出现额外的足趾，称为多趾或足趾重复畸形[1,2]。足部多趾可分为单发性多趾、多发性多趾，以及手部多指合并足部多趾[3,4]。多发性多趾通常指一侧足部出现内侧列（轴前）和外侧列（轴后）多趾，又被称为混合型多趾，而手部多指合并足部多趾则称为交叉型多指及多趾[5,6]。临床上以单发性多趾最为常见，其发生率与种族有相关性，白种人发生率为新生儿的（0.3～1.3）/ 1000，但东方人和非洲黑种人可高达新生儿的（3.6～13.9）/ 1000；双足多趾介于 25%～50%，单足多趾者左足与右足比例约为 4.9：5.1，男性与女性发病率几乎相等[6,7]。

二、病因

足部多趾是最常见的先天性足趾形成异常之一，通常可分为综合征型、手部多指合并足部多趾和单发性多趾[8]。文献资料记载约有 290 个临床综合征中存在足部多趾或手部多指，其中多数已找到致病基因[9]。足部多趾可合并手指多指或并指，其发生率可高达 34%[10]，此类足部多趾合并手部多指，或者足部并趾合并手指并指可能是某些基因突变的结果[11,12]。定位于染色体 2q31 的 HOXD 基因（同源框基因）突变，所引发足部多趾合并手部多指，或者足部并趾合并手部并指已在某些家系获得证实[13]。Fujioka[14]指出核转录因子 Gli3 蛋白无义突变，可能是某些足部多趾合并手指多指的致病基因，因为肢体和手足胚胎形成受制于音猬因子（sonic hedgehog，Shh）控制。Shh 信号通路是确定足趾及手指数量的中枢，而 Gli3 蛋白（核内转录因子）是 Shh 信号通路下游介导因子，其主要作用是激活 Shh 信号通路，但截短后形成 Gli3R 则成为 Shh 信号通路的抑制因子。Gli3 与 Gli3R 适当平衡是决定足趾正常数目的分子机制[3,8]。Phelps[10]报道 125 例足趾多趾，其中 38 例（30%）有阳性家族史，符合常染色体显性遗传方式，但外显率却有明显不同。然而，单发性多趾是否有遗传因素尚未确定，因为此组病例基因突变阳性率很低[15]。

三、分类

为了指导选择手术方法，帮助判断预后，客观评价与比较不同手术方法的结果，许多学者致力于足部多趾的分类研究[5,16-21]。早期分类是依照多趾的解剖学部位，Tetamy 和 McKusick[16]将足部多趾分成 3 大类别：①拇趾内侧多趾为轴前型（preaxial polydactyly）；②邻近第二～四趾的多趾为中央型（central polydactyly）；③第五趾外侧多趾称为轴后型（postaxial polydactyly）。上述 3 型所占百分比分别 16%、7% 和 77%。鉴于轴后型多趾更为多见，又把轴后型多趾分成 A 型和 B 型，前者是指足趾获得充分发育，具有骨骼与关节结构，而 B 型则是发育不完全的足趾。A 型与 B 型所占百分比为 83.6% 和 16.4%。Venn-Watson[17] 则根据多趾近端跖骨的形态，将轴前多趾分成 2 个类型：跖骨短缩型和跖骨头增宽型；轴后多趾分成 4 个类型：Y 形、T 形、跖骨头增宽型和跖骨完全重复型，后者有 2 个跖骨（图 2-377）。Watanabe[19] 以日本儿童足部多趾 265 例为基础，依照受累趾列和多趾的部位，将内侧列多趾分为跗骨、跖骨、近节趾骨及远节趾骨多趾，共计有 15 个亚型。但是，因其分型种类繁多，各种类型之间又缺乏清晰的界定，在临床并未受到普遍接受。Lee 以 113 例轴后型足部多趾为基础，依照多趾起始部位和平面，将轴后型多趾分为漂浮型（floating type）（图 2-378）、中节趾骨、近节趾骨、第五跖骨或第四跖骨多趾四大类别[20,21]。起始于中节趾骨多趾通常位于内侧，其第五趾（多趾）与第六趾（正常趾）为完全并趾，而第五趾（多趾）与第四趾多为不完全并趾（图 2-379、图 2-380）。近节趾骨多趾依照多趾部位又可分为 3 个亚型：①近节趾骨外侧型，其多趾位于第五趾的外侧（图

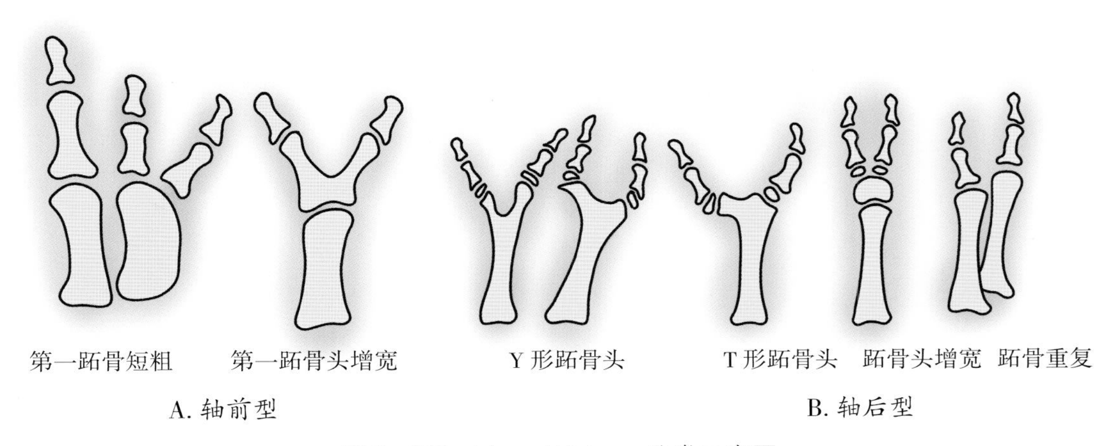

图 2-377　Venn-Watson 分类示意图

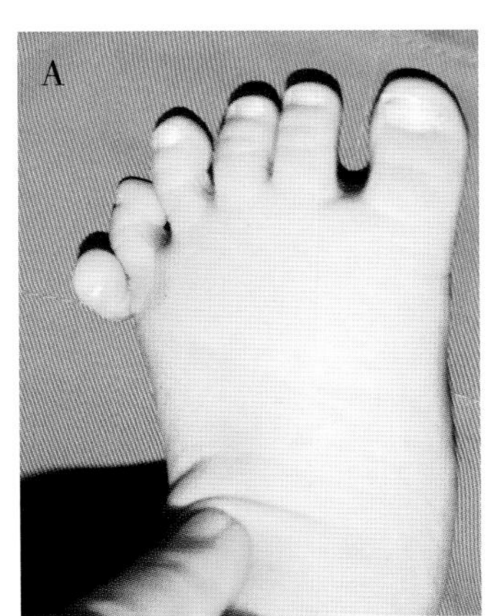

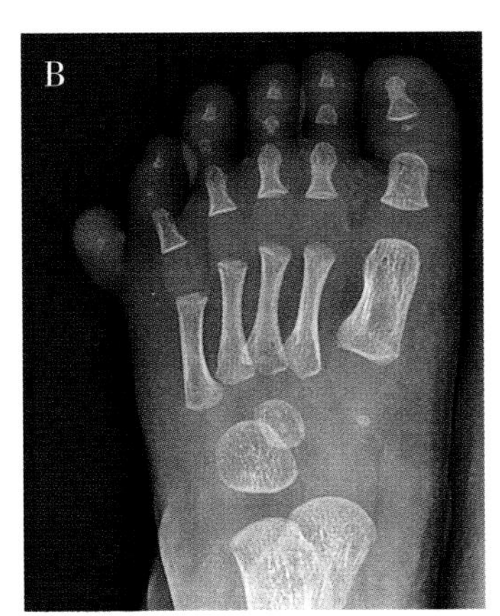

图 2-378　漂浮型多趾的大体照与 X 线片

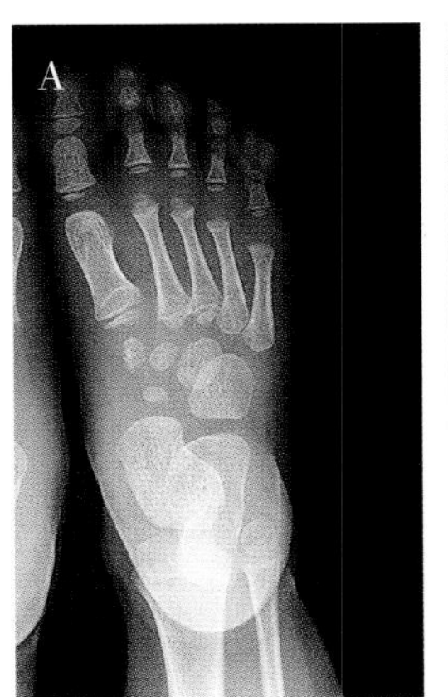

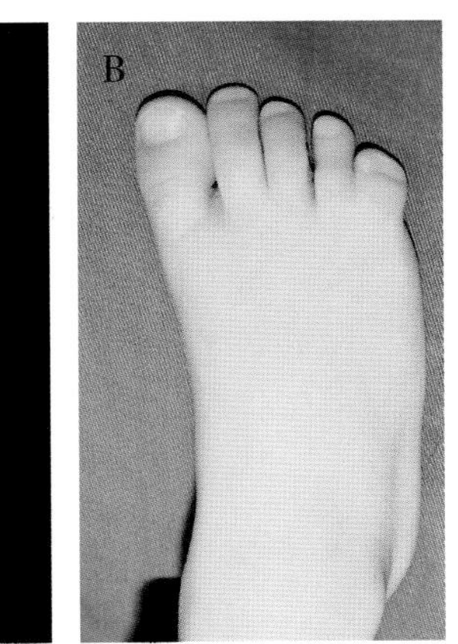

图 2-379　中节趾骨型多趾

A. 位于第五趾列的内侧，第五趾（多趾）与第六趾（所谓的正常趾）趾蹼完全并联，正常的第四趾与第五趾（多趾）趾蹼部分并联；B. 正位 X 线片显示多趾有中节和远节趾骨。

2-381）。②近节趾骨内侧型，其多趾位于第五趾的内侧（图 2-382）。③近节趾骨头型，其多趾位于近节趾骨远端，但近节趾骨头内侧有一明显的凸起（图 2-383）。第五跖骨型多趾，其多趾位于最外侧，可能起始于跖骨干，或存在两个对称性跖骨头及关节面，但多趾与第五足趾并无软组织并联（图 2-384）。第四跖骨型多趾起始于第四跖骨，位于正常第五趾骨内侧的多趾，既有外观形态异常，也有不同形式的软组织并联现象（图 2-385）。

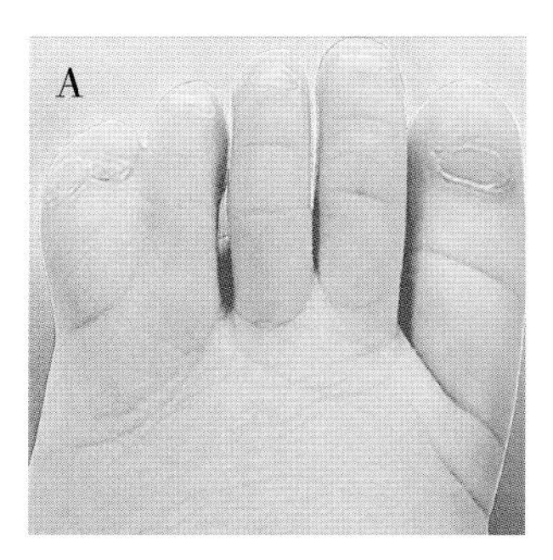

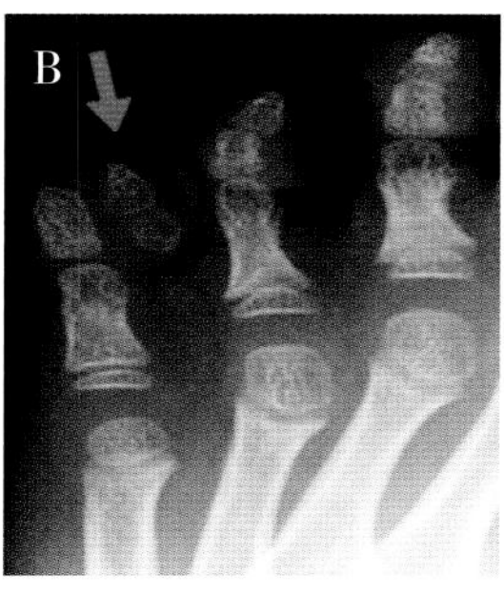

图 2-380　中节趾骨型

A.1 岁儿童中节趾骨型多趾；B.10 岁时 X 线片显示位于第五趾列内侧者为多趾，其中有中节和远节趾骨。

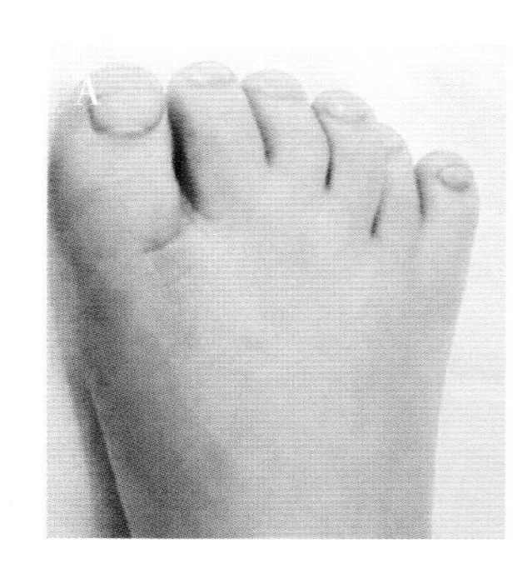

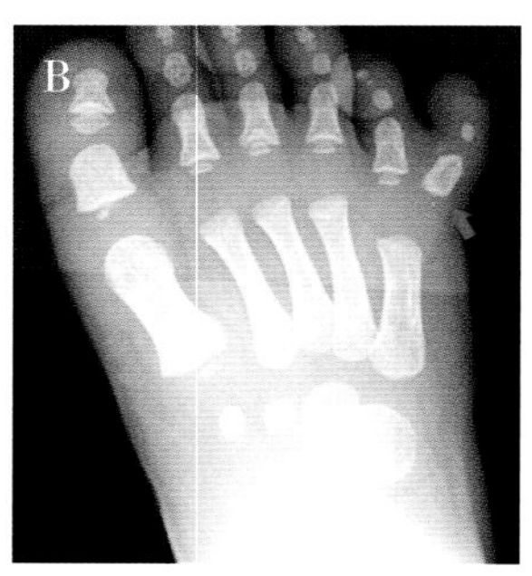

图 2-381　近节趾骨外侧型

A. 多趾与第五趾并没有软组织并联；B. X 线片显示多趾位于第五趾骨的外侧。

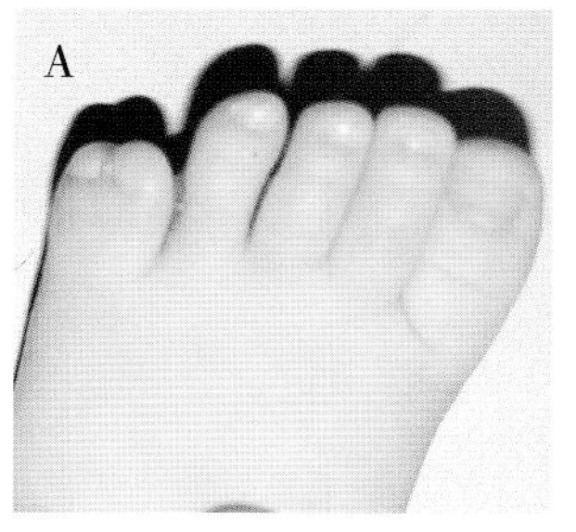

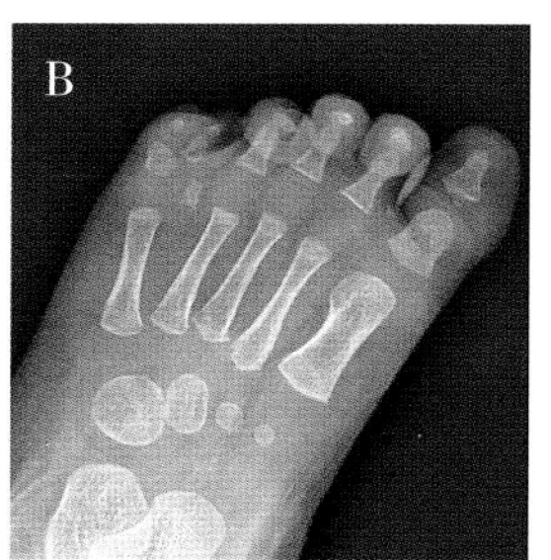

图 2-382　近节趾骨内侧型

A. 多趾与第五趾完全并联；B. X 线片显示内侧多趾发育不全。

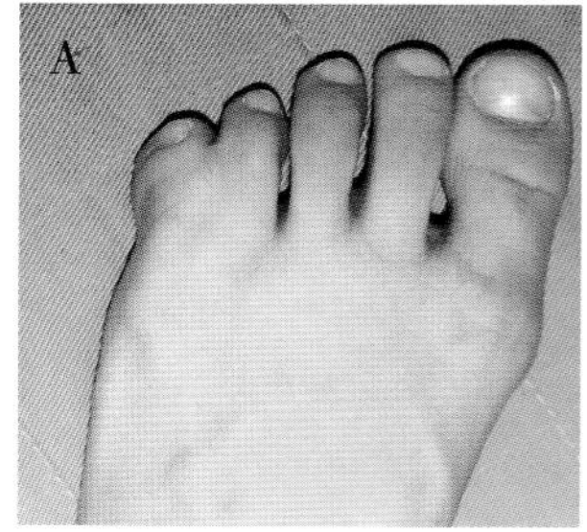

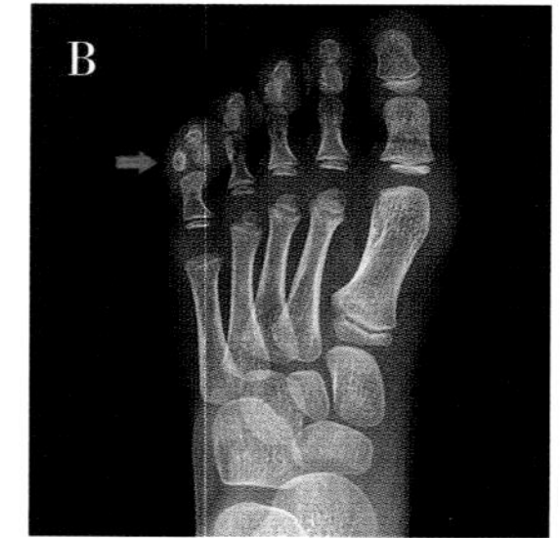

图 2-383　近节趾骨头型

A. 第五趾（多趾）与第六趾（正常足趾）完全并联，而第四趾蹼也大部分并联；B. 正位 X 线片显示多趾位于内侧，并有近节趾骨头骨软骨瘤样改变。

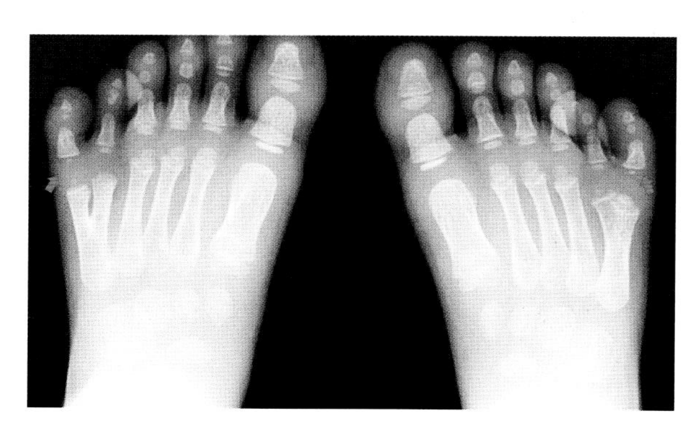

图 2-384　第五跖骨型多趾

正位 X 线片显示多趾起始于第五跖骨，而多趾与第五趾并无软组织并联现象。

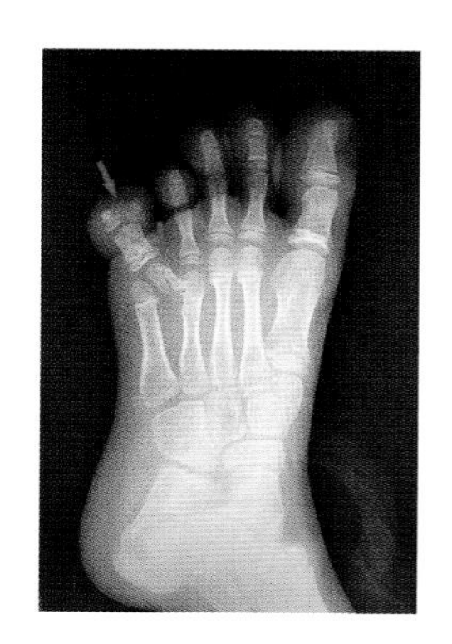

图 2-385　第四跖骨型多趾

多趾与正常第五趾骨完全并联，而且还有第四趾蹼并联现象；X 线片显示多趾及其发育不全的跖骨来自第四跖骨。

Burger[22]于 2016 年描述一种轴前型多趾新分类方法，因为该作者来自鹿特丹伊拉斯姆斯大学（Erasmus Universiteit Rotterdam），故将其称为鹿特丹足部多趾分型（Rotterdam foot classification）。该分类借鉴 Wassel 手部拇指分类方法，依照多趾所累及的趾列平面、多趾与邻近足趾软组织并联状态、趾列发育不全的解剖部位、足趾解剖轴线异常 4 个参数，对 73 例多趾进行综合分类。①根据多趾所累及的趾列平面，按照从远节趾骨向近端内侧楔骨的顺序，将其分成 Ⅰ ~ Ⅷ型（图 2-386）。如果多趾没有骨骼结构则称为 0 型（所谓软组织型多趾或赘生趾）。Ⅰ型和Ⅱ型分别代表远节趾骨部分重复和完全重复性多趾，Ⅲ型和Ⅳ型分别代表累及近节趾骨的部分重复或完全重复性多趾，Ⅴ和Ⅵ型代表累及跖骨的部分重复或完全重复性多趾。Ⅶ型和Ⅷ型则代表累及内侧楔骨的部分重复或完全重复性多趾。②根据多趾与邻近足趾软组织并联状态 S 代表有足趾并联（syndactyly）分为 4 种类型（图 2-387），S0 代表拇趾增宽而无并联现象，S1 代表外侧的多趾与内侧“正常拇趾”存在皮肤并联，S2 代表外侧多趾与正常第二趾有皮肤并联，S1S2 代表外侧多趾与“正常第二趾”及“正常拇趾”存在皮肤并联。③趾列骨骼发育不全包括远节趾骨、近节趾骨和跖骨 3 个结构，用 H（hypoplastic ray）代表存在趾列骨骼发育不全，HM（medial ray）代表内侧列拇趾骨骼发育不全，而 HL（lateral ray）代表外侧列拇趾骨骼发育不全（图 2-388）。④拇趾解剖轴线异常分为 2 种类型，依照临床检查或临床照片，确定拇趾远端与近端跖骨是否存在解剖轴线异常（用 D 代表，deviation），而不是比较与其他足趾之间的解剖轴线异常（图 2-388）。将上述 4 项参数予以综合，则可全面评价轴前型多趾的所有解剖学异常。例如轴前型多趾分类为Ⅵ -S2-HL-D，则可做出Ⅵ型多趾并有 S2 型并趾、外侧列拇趾发育不全（HL）和拇趾解剖轴线异常（D）的诊断。与其他轴前型多趾分型相比较，此种分类方法对术前设计手术方案，包括确定多趾切除范围、是否需要进行趾蹼分离，以及可能需要截骨矫正保留足趾的解剖轴线异常，提供更为全面的指导作用。Osborn[6]描述一组 22 例 27 足中央型多趾，13 足累及第 2 列足趾（48%），1 足累及第 3 列足趾（4%），另 13 足累及第 4 列足趾（48%）；5 足多趾（19%）则延伸至近节趾骨，22 足多趾（81%）延伸跖骨平面。

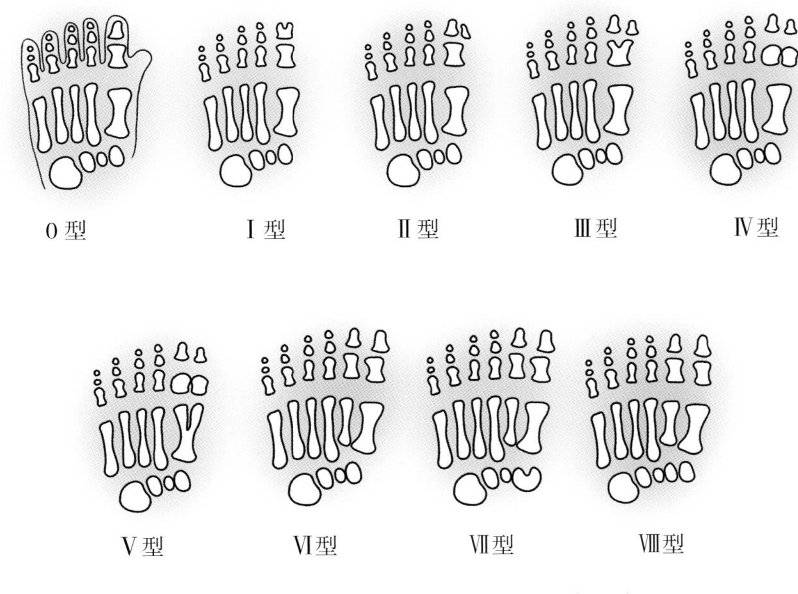

图 2-386 多趾累及平面的分类方法示意图

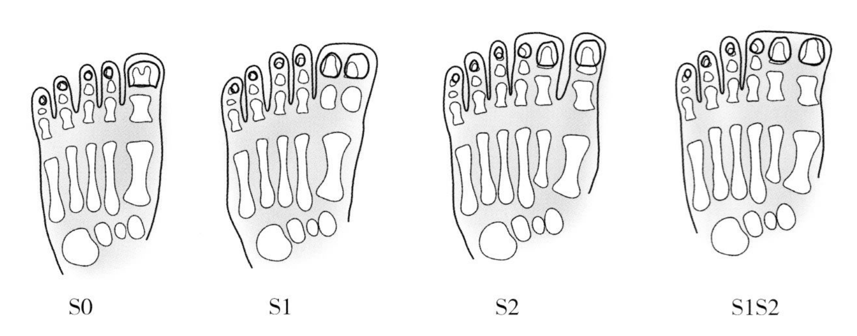

图 2-387　多趾与邻近足趾并联分类方法示意图

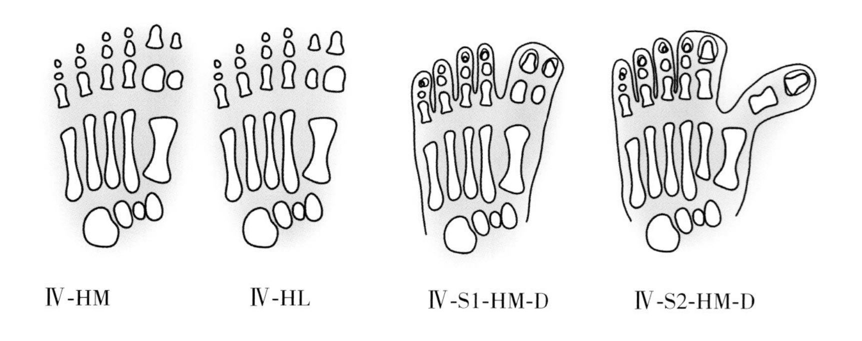

图 2-388　趾列发育不全与拇趾解剖轴线异常

Ⅳ-HM 代表Ⅳ型拇趾多趾并有内侧列拇趾发育不全（HM）；Ⅳ-HL 代表Ⅳ型拇趾多趾并有外侧列拇趾发育不全；Ⅳ-S1-HM-D 代表Ⅳ型多趾并有 S1 型并趾、内侧列拇趾发育不全和拇趾解剖轴线异常；Ⅵ-S2-HL-D 代表Ⅵ型多趾并有 S2 型并趾、外侧列拇趾发育不全和拇趾解剖轴线异常。

四、手术治疗

足部多趾通常需要手术治疗，目的是容易穿着普通鞋类，改善足部外观形态，解除患者及其父母可能存在的自卑心理[21,23,24]。值得强调的是，首先，应该充分认知，多趾手术治疗绝非简单的多趾切除，而是在切除多趾的同时，通常需要进行截骨矫形和整形操作，方能实现容易穿着各种鞋类，改善足部美观的治疗目标[1,25]；其次，多趾类型繁多，复杂性多趾也绝非罕见，迄今尚未建立针对某一类型多趾的标准手术方法，抑或某种或几种手术方法也不可能适用于不同类型多趾的治疗。为了评价和比较各种手术的治疗结果，Phelps[10]于 1985 年提出优级、良级和差级 3 个级别的评价标准。优级，患足没有疼痛，没有胼胝体形成，穿鞋也没有任何困难，其足部外观形态可被患者及其父母所接受；良级，患足偶有疼痛，穿着某种款式鞋类有一定困难，遗留不甚明显的足趾形态异常；差级，患足持续性疼痛，存在疼痛性胼胝体，穿鞋存在严重的困难，足趾也有严重的形态异常。这种疗效评价标准曾经获得普遍接受，至今仍被视为普遍遵循的标准[1]。鉴于治疗足部多趾的手术方法繁多，新手术方法也层出不穷，本节只能介绍几种治疗复杂性多趾的手术方法。

1. 轴前型多趾切除、内侧跖骨近端与外侧跖骨近端融合

【手术适应证】

轴前型多趾（拇趾内侧多趾）累及跖骨（鹿特丹分型：Ⅵ），其跗跖关节结构正常并仍然稳定，但外侧所谓正常拇趾却有跖骨发育不全；年龄介于 1.5～2.5 岁[1]。

【手术操作】

①麻醉与体位：将患儿置于仰卧位，于膝关节上方扎缚充气止血带，常规完成手术野的皮肤准备。

②切口与显露：沿着多趾内侧缘标记多个Z形皮肤切口线，终止于跖骨基底。切开皮肤及皮下组织之后，向足背侧和跖侧游离，形成背侧与跖侧两个皮瓣，并从内侧拇趾切断拇趾外展肌腱和拇长伸肌腱止点；继之，切断内侧拇趾跖骨头与正常拇趾跖骨头之间可能存在的软骨连接，钝性分离内侧跖骨与外侧跖骨间隙。

③跖骨并联截骨与跖骨融合：内侧和外侧跖骨获得充分显露之后，首先切断外侧发育不全的跖骨与楔骨之间韧带及关节囊，于内侧跖骨生长板远端进行跖骨斜行截骨（图2-389A），依次游离和切断内侧拇趾血管神经束、拇长屈肌腱。此时，内侧拇趾已经完全分离，将其与正常拇趾之间的趾总神经（common digital nerve）锐性分离之后，可将内侧拇趾从术野中移除。接着，在保留外侧列拇趾适当长度的条件下，于外侧跖骨远端进行斜行截骨（图2-389B）。将外侧跖骨近端取出之后，将外侧跖骨远端直接嵌入内侧跖骨近端髓腔，Boyle将其称为拼接截骨（amalgamating osteotomy）[1]。为了保持跖骨相互嵌入部位的稳定，用1个克氏针经皮斜行固定。最后，将跖骨嵌入部位周围骨膜予以完整缝合，把从内侧拇趾切断的拇趾外展肌腱，缝合至保留的拇趾近节趾骨的内侧，常规缝合切口皮肤。

【术后处理】

术后用小腿管型石膏固定。6周后拆除石膏，拔出克氏针。X线片检查证实跖骨截骨处完全愈合，允许逐渐开始负重行走。

【并发症与结果评价】

Boyle[1]采取此种手术方法治疗2例4足轴前型多趾，术后分别随访2.8年和7.3年，依照Phelps评价标准[10]，4足均获得优级结果。X线检查证明第一跖骨和跖趾关节解剖轴线完全正常，跖骨近端生长板也无提早闭合的征象（图2-390）。临床上也未出现切口愈合不良、跖骨嵌入部位延迟愈合，抑或拇趾短缩等并发症。

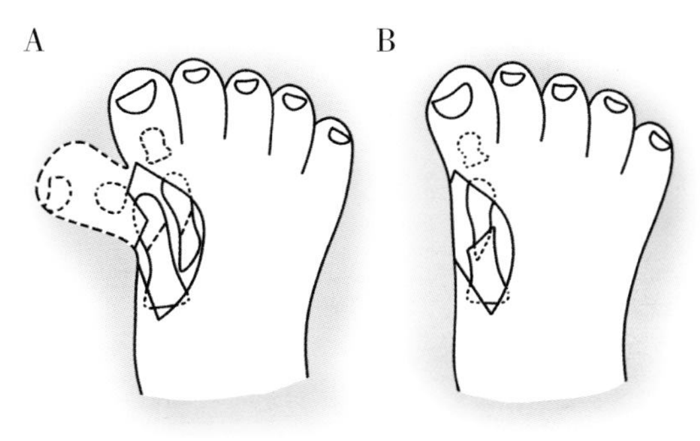

图2-389　轴前型多趾切除，内侧跖骨近端与外侧跖骨近端融合的手术示意图

A. 内侧跖骨近端和外侧跖骨斜行截骨；B. 外侧跖骨远端嵌入内侧跖骨近端。

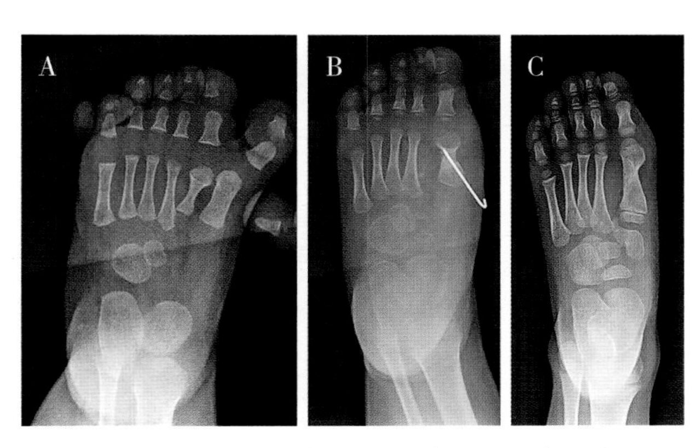

图2-390　轴前型多趾手术前后足正位X线片

A.6月龄时足正位X线片显示累及跖骨的轴前型多趾、外侧跖骨发育不全；B. 术后足正位X线片（年龄1.6岁），显示其轴前型多趾已被切除，外侧跖骨远端嵌入内侧跖骨近端及克氏针固定；C. 术后2.8年足正位X线片，显示跖骨和跖趾关节解剖解剖轴线基本正常。但外侧跖骨所遗留的近端有进行性骨化现象，需要以后切除。

2. 轴后型多趾切除与足趾移位

【手术适应证】

①轴后型多趾：根据临床观察，判断第五趾或第六趾哪个趾甲接近正常，X 线检查有助于确定第五趾还是第六趾的趾骨长度和解剖轴线接近正常，进而将趾甲和趾骨接近正常者移位至另一足趾近节趾骨远端，切除另一足趾的远端部分，既可增加足趾长度（图 2-391B），也允许保留接近正常趾甲。

②年龄 12 月龄左右[26,27]。

【手术操作】

①麻醉与体位：将患儿置于仰卧位，于膝关节上方扎缚充气止血带，常规完成手术野的皮肤准备。

②切口与显露：如果术前计划将第五趾移位至第六趾近节趾骨远端，应在第四～五跖骨之间背侧，标记多个锯齿形皮肤切口线（图 2-391A）。切开皮肤及皮下组织之后，向深部继续分离，显露将要移位趾列的近节趾骨和跖骨头，并在跖趾关节平面分离血管神经束。

③趾骨移位与克氏针内固定：在第五趾骨移位之前，于同一切口或于第六足趾外侧另作辅助皮肤切口，切除第六趾中节、远节趾骨及发育不良的趾甲，并在保留的第六趾近节趾骨的远端切除关节软骨。继之，将第五趾及伴随的血管神经束移位至第六趾近端趾骨的远端，从足趾末端逆行插入 1 根克氏针至近节趾骨，保持移位后足趾解剖轴线（图 2-392、图 2-393）。为了增强移位后近端趾间关节的稳定性，应将剩余的韧带及关节囊缝合至近端趾间关节周围。最后，切除多余的皮肤和修整皮瓣，常规缝合皮肤切口。由于第五趾移位明显增加了足趾长度，可能增加血管的张力而产生足趾血供不足，因此，应该常规放松止血带，观察足趾血供状态。如果足趾皮肤颜色出现苍白或青紫，则需要立即进行近节趾骨短缩截骨[27]。

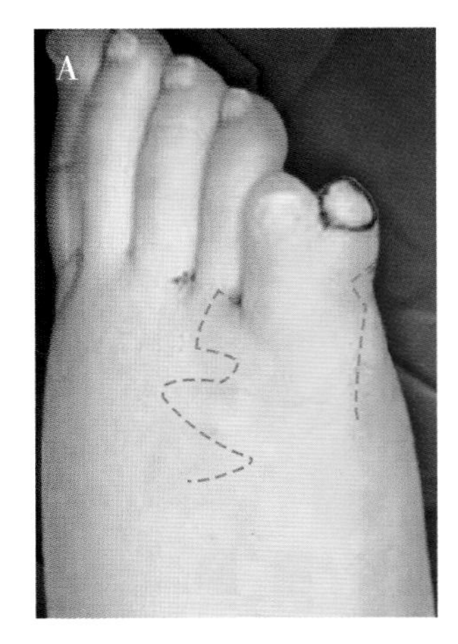

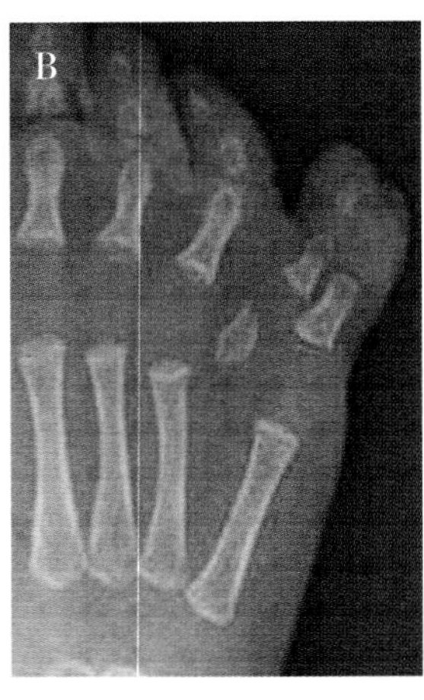

图 2-391　皮肤切口线（A）与足正位 X 线片（B）

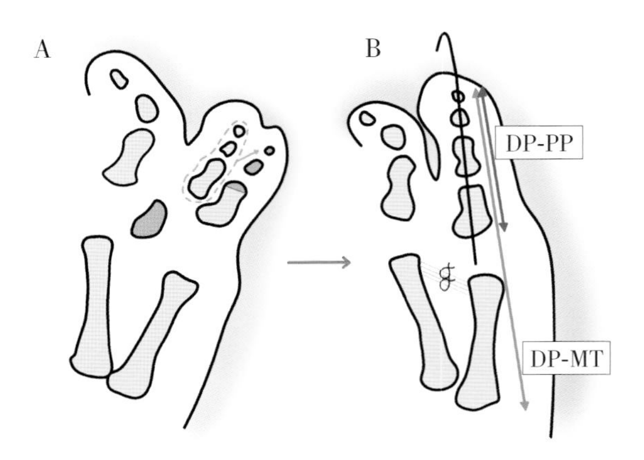

图 2-392　轴后型多趾切除与足趾移位的手术示意图

A. 显示轴后型多趾，外侧足趾（第六趾）趾骨发育不全；B. 显示第五趾移位至第六趾近节趾骨远端和克氏针内固定。DP-PP 指足趾末端至近节趾骨近端长度；DP-MP 指足趾末端至跖骨近端长度。

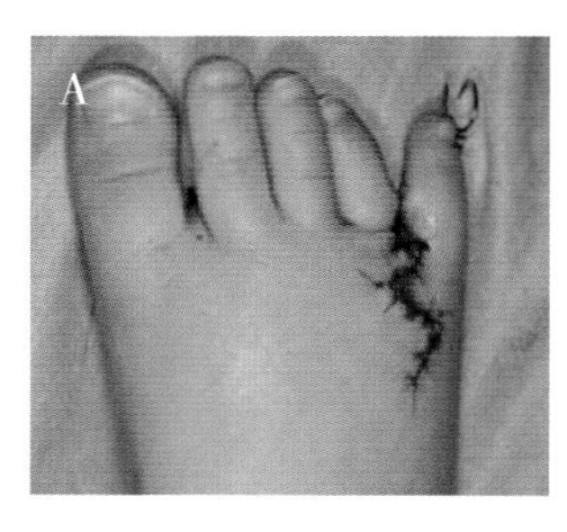

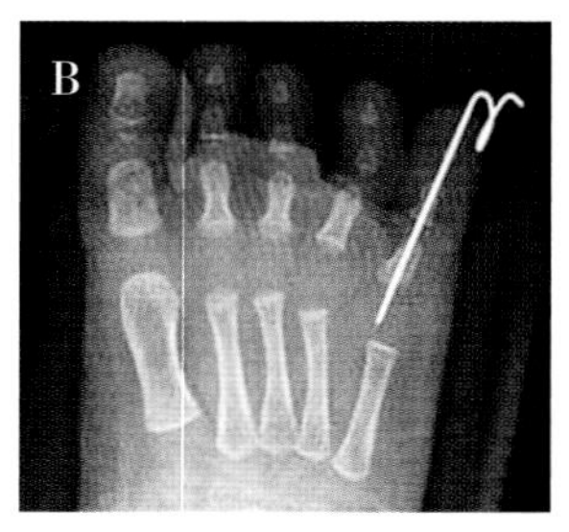

图 2-393　手术后右足大体照与足正位 X 线片

第五足趾移位后临床照片（A），而正位 X 线片显示移位后趾骨解剖轴线正常（B）。

【术后处理】

术后用小腿管型石膏固定。术后 4 周可拔出克氏针，再用小腿石膏或支具保护 2 周。

【并发症与结果评价】

Usami[27]采取此种手术方法治疗 4 例 4 足轴后型多趾，术后平均随访 2.1 年。在足部正位 X 线片比较患足与正常侧足趾长度，即足趾末端至近节趾骨近端长度和足趾末端至跖骨近端长度比值，分别由术前平均为 84.8%、93.3% 增加至术后平均为 115.1% 和 104%。移位后足趾外观正常，无 1 例发生近端跖趾关节脱位或不稳定。X 线检查发现移位后近节趾骨生长板仍保持开放（图 2-394）。临床上也未出现切口愈合不良、足趾血供不足等并发症。

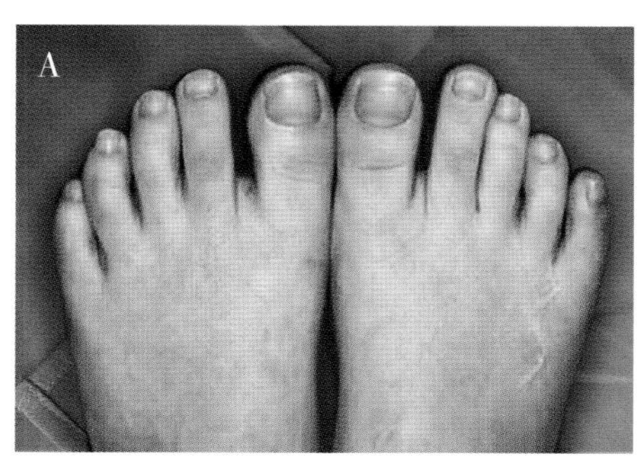

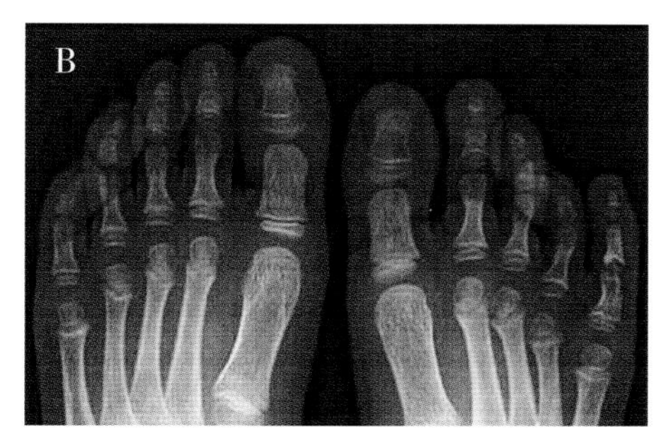

图 2-394　手术后双足大体照与足正位片

右足第五趾外观正常（A），而 X 线片显示移位的近节趾骨生长板仍保持开放（B）。

3. 足背及足底联合推移皮瓣与中央型多趾切除

【手术适应证】

中央型多趾并有前足明显增宽，妨碍穿着普通鞋类，或因足趾拥挤而引发足趾疼痛（图 2-395）；年龄在 12 月龄左右，而年长者也可实施此种手术[28]。

【手术操作】

①麻醉与体位：将患儿置于仰卧位，于膝关节上方扎缚充气止血带，常规完成手术野的皮肤准备。

②皮肤切口与皮瓣设计：以第二趾多趾为例，设计足背和足底联合皮瓣。首先在前足内侧缘中央标记线形切口线，从第一跖骨基底开始向远端延长至跖趾关节平面。继之，将切口线分别向足背和足底横向延长至第三跖骨头内侧缘，从而形成类似网球拍样切口线（图 2-396）。

③皮瓣成形与多趾切除：沿着标记切口线切开皮肤及浅筋膜之后，首先沿着深筋膜向近端游离足背皮瓣，终止于第二多趾的跗跖关节平面（图 2-397）。接着进行分离足底皮瓣，其游离范围限定于跖趾关节平面（图 2-398）。在游离足背与足底皮瓣过程中，注意保留供应第一跖骨的动脉及静脉血管。此时，可将多趾的所有骨性结构切除，注意尽可能保留跖骨头横韧带（图 2-399）。为了缩减前足宽度，尝试徒手将前足内侧缘和外侧缘向中央推挤，如能缩减前足宽度，抑或切除中央多趾遗留的间隙完全消失，则利用保留在第一跖骨头和第二跖骨头横韧带进行韧带重建，也可使用不可吸收性缝合线，作为跖骨头横韧带的替代材料。首先，在 2 个相邻的跖骨颈钻孔，采取 8 字缝合的方式，以缩减相邻跖骨头的间隙。其次，假若向中央推挤前足内侧缘和外侧缘，却不能消除 2 个相邻跖骨间隙，则可在第二～三楔骨的远端进行楔形切除，进而实现缩减跖骨间隙的目的。最后，将足背和足底皮瓣向第一跖骨前内侧适当推移（图 2-400），修剪多余的皮肤后，常规缝合皮肤切口而结束手术操作，跖骨之间不需要克氏针内固定[6,28]。

【术后处理】

术后用小腿石膏固定 4 周左右，允许逐渐开始站立或行走。

【并发症与结果评价】

Osborn[6]采取足背和足底皮瓣推移皮瓣，切除 22 例 27 足中央多趾，手术时年龄平均 2

岁 1 月龄（8 月龄至 10.9 岁），术后随访时间平均 8.3 年（7 个月至 16.2 年）。除了术后早期只有 1 足出现浅表切口感染外，既没有出现皮瓣供血不足而产生皮瓣坏死，也没有皮瓣感觉异常的现象。Osborn 选择跖骨宽度比值评价术后前足宽度缩减的幅度。跖骨宽度比值测量公式 = 第一跖骨与第二跖骨间隙宽度 / 第一跖骨内侧缘与第五跖骨外侧缘之间宽度（图 2-401）。跖骨宽度比值由术前平均为 0.26 缩减至术后平均为 0.21，而 7 例单侧病例的前足宽度比正常侧前足宽度只增加 2%，两者测量方法表明中央型多趾切除能够有效缩减前足宽度。

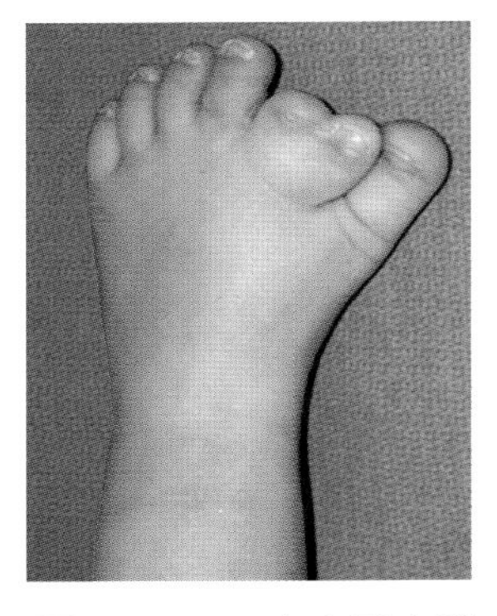

图 2-395　中央型多趾

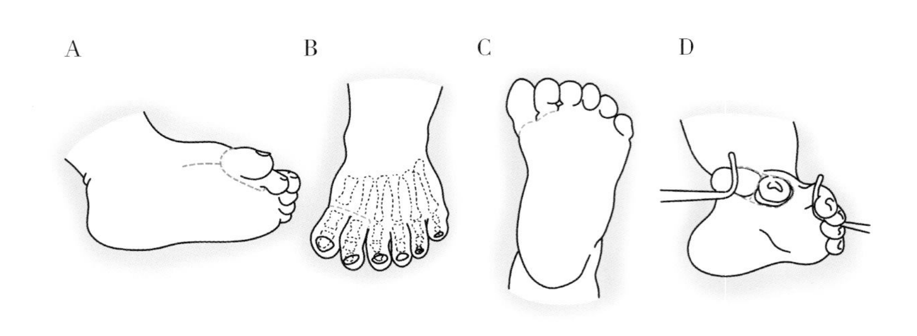

图 2-396　足背与足底皮瓣切口线示意图

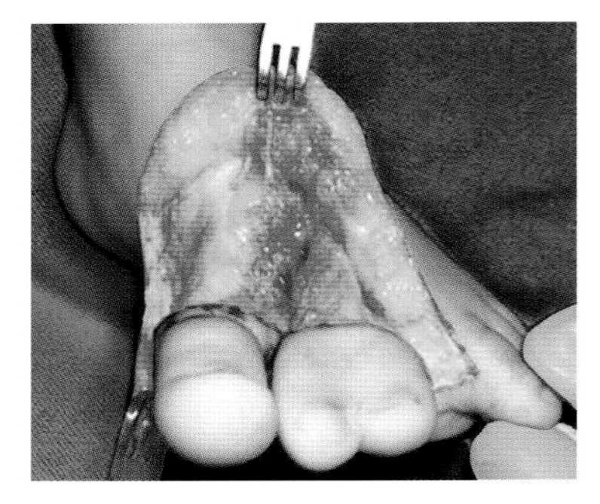

图 2-397　足背皮瓣成形

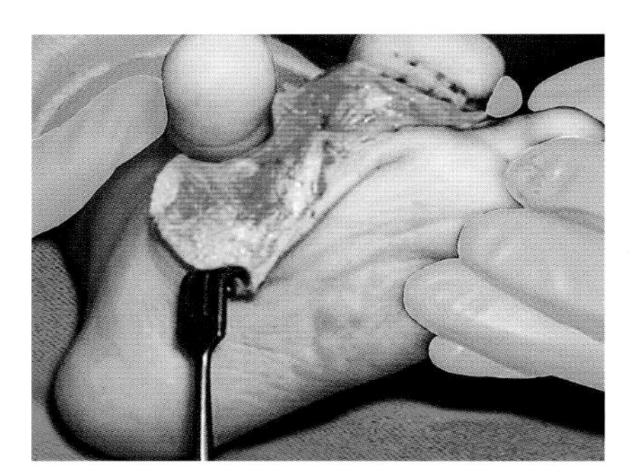

图 2-398　足底皮瓣成形

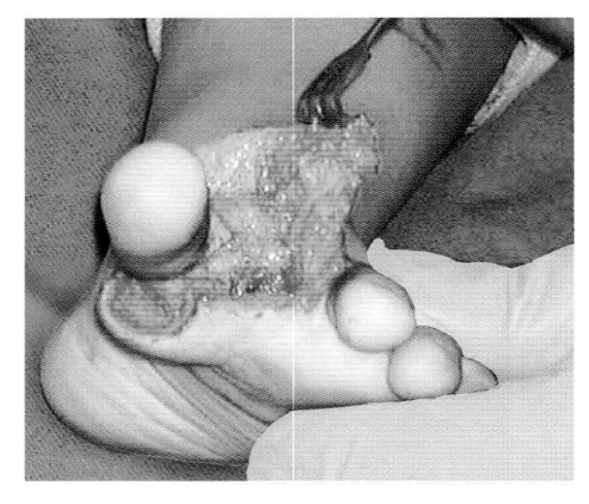

图 2-399　多趾已被完全切除

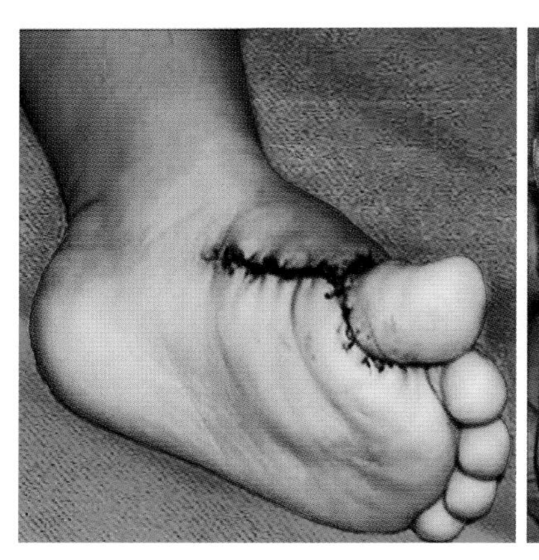

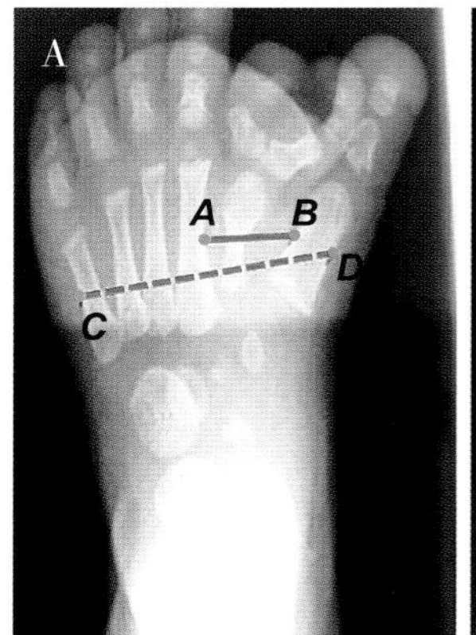

图 2-400　足背侧与足底皮瓣向前推移而缝合皮肤切口

A 图显示侧面皮肤切口，而 B 图显示足底皮肤切口。

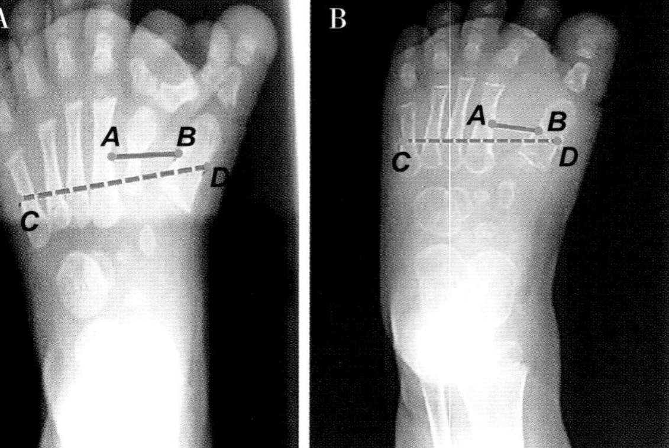

图 2-401　跖骨宽度比值测量方法

第一跖骨（*A*）与第二跖骨（*B*）间隙宽度 / 第一跖骨内侧缘（*D*）与第五跖骨外侧缘（*C*）之间宽度。术前跖骨宽度比值为 0.33（A），而术后跖骨宽度比值为 0.27（B）。

参考文献

[1] BOYLE M J, HOGUE G D, KASSER J R. Surgical reconstruction of metatarsal type preaxial polydactyly using an amalgamating osteotomy [J]. J Pediatr Orthop, 2016, 36 (6): e66−e70.

[2] TURRA S, GIGANTE C, BISINELLA G. Polydactyly of the foot [J]. J Pediatr Orthop B, 2007, 16 (3): 216−220.

[3] MALIK S. Polydactyly: phenotypes, genetics and classification [J]. Clin Genet, 2014, 85 (3): 203−212.

[4] GALOIS L, MAINARD D, DELAGOUTTE J P. Polydactyly of the foot: literature review and case presentations [J]. Acta Orthop Belg, 2002, 68 (4): 376−380.

[5] HABER L L, ADAMS H B, THOMPSON G H, et al. Unique case of polydactyly and a new classification system [J]. J Pediatr Orthop, 2007, 27 (3): 326−328.

[6] OSBORN E J, DAVIDS J R, LEFFLER L C, et al. Central polydactyly of the foot: surgical management with plantar and dorsal advancement flaps [J]. J Pediatr Orthop, 2014, 34 (3): 346−351.

[7] KELLY D M, MAHMOUD K, MAUCK B M. Polydactyly of the foot: a review [J]. J Am Acad Orthop Surg, 2021, 29 (9): 361−369.

[8] BURGER E B, BAAS M, HOVIUS S E R, et al. Preaxial polydactyly of the foot [J]. Acta Orthop, 2018, 89 (1): 113−118.

[9] BIESECKER L G. Polydactyly: how many disorders and how many genes? [J]. 2010 update. Dev Dyn, 2011, 240 (5): 931−942.

[10] PHELPS D A, GROGAN D P. Polydactyly of the foot [J]. J Pediatr Orthop, 1985, 5 (4): 446−451.

[11] VENN-WATSON E A. Problems in polydactyly of the foot [J]. Orthop Clin North Am, 1976, 7 (4): 909−927.

[12] SELEVERA J, LIUA W, LUA M F, et al. Bmp4 in limb bud mesoderm regulates digit pattern by controlling AER development [J]. Dev Biol, 2004, 276 (2): 268−279.

[13] GOODMAN F R, SCAMBLER P J. Human HOX gene mutations [J]. Clin Genet, 2001: 59 (1): 1−11.

[14] FUJIOKA H, ARIGA T, HORIUCHI K, et al. Molecular analysis of nonsyndromic preaxial polydactyly: preaxial polydactyly type-Ⅳ and preaxial polydactyly type-Ⅰ [J]. Clin Genet, 2005, 67 (5): 429−433.

[15] FURNISS D, KAN H, TAYLOR I B, et al. Genetic screening of 202 individuals with congenital limb malformations and requiring reconstructive surgery [J]. J Med Genet, 2009, 46 (11): 730−735.

[16] TEMTAMY S A, MCKUSICK V A. The genetics of hand malformations [J]. Birth Defects Orig Artic Ser, 1978, 14 (3): Ⅰ−XVIII, 1−619.

[17] VENN-WATSON E A. Problems in polydactyly of the foot [J]. Orthop Clin North Am, 1976, 7 (4): 909−927.

[18] BLAUTH W, OLASON A T. Classification of polydactyly of the hands and feet [J]. Arch Orthop Trauma Surg, 1988, 107 (6): 334−344.

[19] WATANABE H, FUJITA S, OKA I. Polydactyly of the foot: an analysis of 265 cases and a morphological classification [J]. Plast Reconstr Surg, 1992, 89 (5): 856−877.

[20] LEE H S, PARK S S, YOUM Y S, et al. Classification of postaxial polydactyly of the foot [J]. Foot Ankle Int, 2006, 27 (5): 356−362.

[21] LEE H S , LEE W C . Congenital lesser toe abnormalities [J]. Foot Ankle Clin N Am, 2011, 16 (4): 659−678.

[22] BURGER E B, HOVIUS S E R, BURGER B J, et al. Rotterdam foot classification: a classification system for medial polydactyly of the foot [J]. J Bone Joint Surg Am, 2016, 98 (15): 1298−1306.

[23] WASSEL H D. The results of surgery for polydactyly of the thumb: a review [J]. Clin Orthop, 1969, 64: 175-193.
[24] MASADA K, TSUYUGUCHI Y, KAWABATA H, et al. Treatment of preaxialpolydactyly of the foot [J]. Plast Reconstr Surg, 1987, 79 (2): 251-258.
[25] BELTHUR M V, LINTON J L, BARNES D A. The spectrum of preaxial polydactyly of the foot [J]. J Pediatr Orthop, 2011, 31 (4): 435-447.
[26] TOGASHI S, NAKAYAMA Y, HATA J, et al. A new surgical method for treating lateral ray polydactyly with brachydactyly of the foot: lengthening the reconstructed fifth toe [J]. J Plast Reconstr Aesthet Surg, 2006, 59 (7): 752-758.
[27] USAMI S, KODAIRA S, OKAZAKI M. Primary on-top plasty for treatment of short-type postaxial polydactyly of the foot [J]. Ann Plast Surg, 2016, 77 (2): 223-225.
[28] ALLEN B L Jr. Plantar-advancement skin flap for central ray resections in the foot: description of a technique [J]. J Pediatr Orthop, 1997, 17 (6): 785-789.

第十三节　足趾并联

一、定义与流行病学

临床上将 2 个或多个相邻足趾之间有蹼状皮肤或皮肤及骨骼相连接，称为足趾并联（syndactyly of the toes），或简称为并趾[1,2]。并趾是一种常见的先天性足趾分离障碍所产生的解剖学异常。并趾也是某些临床综合征的体征之一，而单纯性并趾则只有足趾局部解剖学异常，其发生率为 1/2000～1/2500[2]。Kim[3] 描述一组包括 111 例 142 足 158 个并趾，男性与女性所占百分比为 53.2% 与 46.8%，单侧与双侧分别为 72.2% 与 27.8%，单侧者左足与右足所占百分比为 47.5% 与 52.5%。

二、病因

目前普遍认为，在胚胎器官形成节段，是足趾分离障碍所产生的出生缺陷。文献资料记载约有 300 个临床综合征中存在足趾或并趾畸形，其中多见于格雷格头多指 / 趾综合征（Greig cephalopolysyndactyly syndrome）、Pallister-Hall 综合征、Seathre-Chotezen 综合征，多数致病基因已被确定[1]。单发性并趾通常为常染色体显性遗传，第二趾与第三趾并趾是最常见的足趾并趾，其致病基因定位于 3p21，第四趾与第五趾并趾是第二常见的足趾并趾，也证明是常染色体显性遗传，但其致病基因尚未确定[4,5]。

三、分类

足部并趾通常与手指并指合并分类。Temtamy 和 McKusick 于 1978 年描述一种以手部并指和足趾并趾的部位和遗传方式，将单发性并指和并趾分成 5 种类型，其中只有 1 型和 5 型存在足趾并趾，另 Ⅱ～Ⅳ 只有手指并联[1, 6]。Aizawa[7] 根据临床特征，将足趾并趾分为独立性并趾和综合征性并趾，后者包括格雷格头多指 / 趾综合征、Pallister-Hall 综合征、Seathre-Chotezen 综合征和 Pfeiffer 综合征[8]。根据局部解剖特征，可分为皮肤性并联和骨骼并联，前者又有完全性和不完全性皮肤并联。文献中将双手 3 指与 4 指并指合并足部 2 趾与 3 趾并趾，因为 Lueken 于 1938 年首次描述此种并趾，文献中称为 Lueken 型并指和并趾，是一种常染色体显性遗传，致病基因位于 2q34–q35[5]。如果只有第四足趾与第五足趾并联，而不伴有手指并联者，称为 Castilla 型足趾并联[1, 9, 10]。Aizawa[7] 报道 66 例 88 足独立性并趾，均为皮肤性足趾并联，无 1 例为骨性并趾，而 6 例双足并趾者有阳性家族史，包括兄妹和母亲罹患多趾。Castilla[9] 描述一组 174 例新生儿并指和并趾，133 例为单发性并指和并趾，41 例为综合征型并指和并趾，其中 103 例为单发性足趾并趾。该作者依照足部并趾部位和受累趾蹼数量予以分类，单个趾蹼受累者依次为第二趾与第三趾并趾（68%）、第四趾与第五趾并趾（13%）、第三趾与第四趾并趾（7%）；2 个以上趾蹼并联只占 12%，其中 2 例有 3 个趾蹼并联现象。Kim[3]将 111 例 142 足 158 个并趾做出解剖学分类：80 例（72.1%）为单侧并趾，31 例（27.9%）为双侧并趾，10 例（6.3%）为复杂的骨性并趾。

四、手术治疗

足部并趾并非都需要手术治疗，因为多数病例既不影响负重行走，也不产生穿鞋困难。然而，出于足部美观的考虑、患儿及家长心理需求，通常还是需要手术治疗[11-12]。足趾并趾分离技术与手指分离技术相比较，虽有异曲同工之处，但技术要求相对简单，通常能够实现改善足部美观的治疗目标。因此，本节将介绍晚近出现的新手术方法。

1. 足趾背侧横向旋转皮瓣重建趾蹼间隙

【手术适应证】

单发性足趾并趾，或者并趾合并多趾；年龄在 12 月龄左右[13]。

【手术操作】

①麻醉与体位：将患儿置于仰卧位，于膝关节上方扎缚充气止血带，常规完成手术野的皮肤准备。

②切口与皮瓣设计：于受累趾蹼背侧近端标记带部位于趾蹼的横向皮瓣，其宽度> 5 mm，末端终止于邻趾内侧或外侧缘。继之，于并趾之间背侧与跖侧标记多个 Z 形皮肤切口线，但 Z 形切口线的方向恰应相反或互相对应，并于足趾末端相汇合（图 2-402）。

③皮瓣成形与趾蹼分离：首先，沿着足趾横向皮瓣切口线，切开皮肤及皮下组织，强调保留皮瓣内皮下脂肪组织及浅筋膜内血管网。其次，从足趾远端开始，切开并趾之间背侧皮肤及浅筋膜。然后，沿着足趾跖侧切口线切开皮肤及浅筋膜。

④皮瓣转位与自体皮肤移植：一旦完成并趾分离，将足趾背侧横向皮瓣旋转 90° 覆盖趾蹼间隙顶端，注意把背侧横向皮瓣 V 形末端修剪成矩形，以避免末端皮肤缺血性改变。用可吸收缝线直接缝合供区皮肤之后，将并趾之间侧方多个三角皮瓣相互缝合，覆盖并趾分离所产生的创面

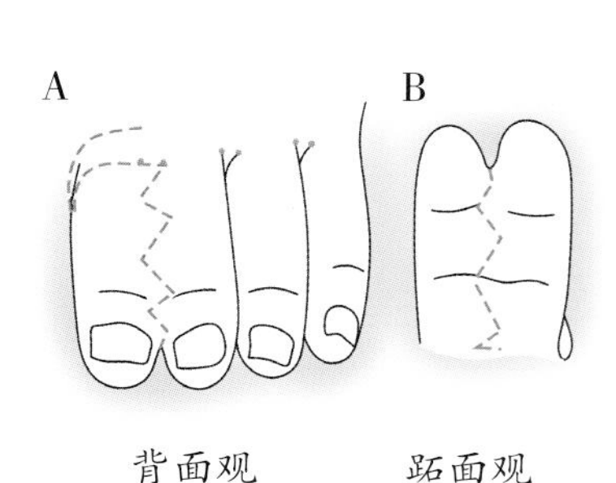

图 2-402　足趾背侧横向皮瓣设计示意图

A. 近端两条横行线为皮瓣起点与止点、并趾之间背侧标记多个 Z 形切口线，而成对圆点代表趾蹼间隙顶端；B. 标注与足背相反的并趾之间多个 Z 形切口线。

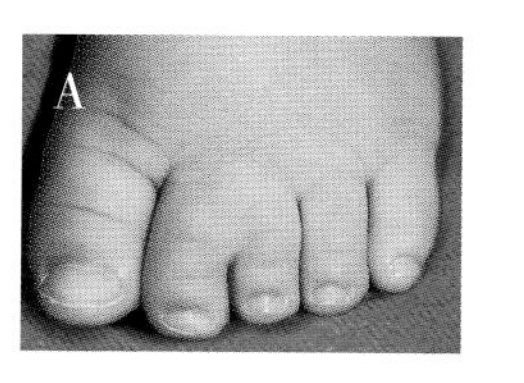

1 岁男性儿童右足第二～三足趾不完全并趾。

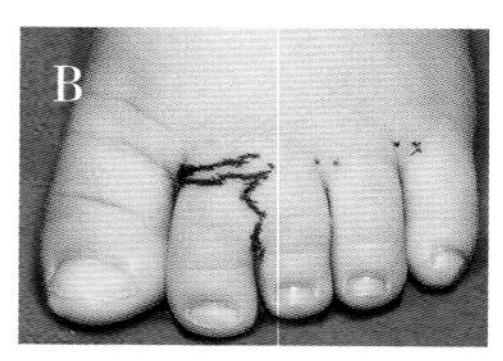

并趾背侧横向皮瓣与并趾之间多个 Z 形切口标记线。

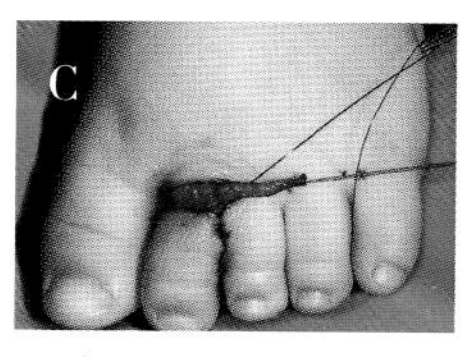

横向皮瓣成形。

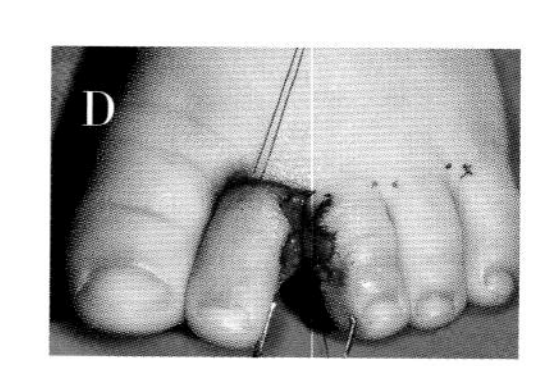

横向皮瓣移位和并趾分离之后。

图 2-403　足趾背侧横向旋转皮瓣重建趾蹼间隙

（图 2-403）。如果仍有裸露的创面，可用切取踝关节下方或腹股沟处全厚皮片修复创面[13]。

【术后处理】

趾蹼间隙用纱布加压包扎后，用小腿石膏固定 3 周。术后 3 周解除石膏固定和拆除缝线。此后，Saito[13]强调使用趾蹼间隙海绵加压垫持续固定 3 个月或 6 个月，有助于防止局部瘢痕形成或趾蹼蠕变（web creep）现象。趾蹼蠕变是并趾手术分离之后，新形成的趾蹼缓慢向趾端方向延伸，从而导致并趾复发。一般认为并趾分离时所移植的自体皮肤生长速度，相对于并趾两侧正常皮肤更为缓慢，抑或移植的皮肤发生挛缩，导致趾蹼如同爬行而逐渐向趾端延伸[14]。

【并发症与结果评价】

Saito 应用此种手术方法治疗 8 例 11 足儿童并趾与多趾，9 足单发性并趾，2 足为轴后型多趾与并趾。既无皮瓣丢失也没有延迟愈合。供区皮肤切口线比较隐蔽，新建趾蹼形态接近正常。术后平均随访 2.2 年，无 1 例发生瘢痕挛缩或趾蹼向趾端爬行现象。因此，该作者认为长期使用趾蹼间隙海绵加压垫，是产生良好结果的促发因素[13]。

2. 足趾背侧多边形岛状皮瓣与趾蹼间隙重建

【手术适应证】

单发性足趾并趾，或者并趾合并多趾；年龄在 12 月龄左右[15-17]。

【手术操作】

①麻醉与体位：将患儿置于仰卧位，于膝关节上方扎缚充气止血带，常规完成手术野的皮肤准备。

②切口与皮瓣设计：于受累趾蹼背侧近端标记多边形岛状皮瓣。岛状皮瓣近端以 V 字形起始于并趾的跖骨骨干部位，V 字形远端两侧边沿着相邻的跖骨中线向远端延长，最后在跖骨头平面以横形线段相连接（图 2-404A），注意保持岛状皮瓣长度是宽度的 1.5 倍（长宽比例为 1.5：1）。继之，在岛状皮瓣远端的内侧开始，标记 3 个三角皮瓣切口线，务必保持三角皮瓣顶角为 45°～60°。继之在并趾跖侧，从跖骨头平面开始，向远端标记 2 个 Z 形切口线，形成 5 个三角形皮瓣（图 2-404B），切记跖侧 Z 形切口线与背侧 Z 形切口线走行方向恰好相反，以便形成相互交叉的皮瓣。

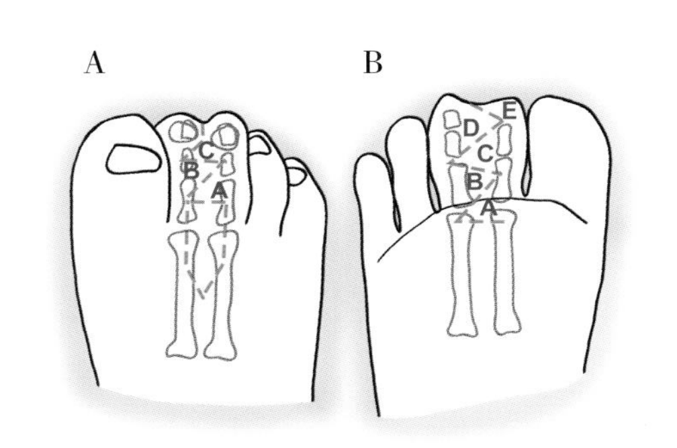

图 2-404　切口与皮瓣设计

A. 标记并趾背侧多边岛状皮瓣与 Z 形成形切口线；B. 标记并趾跖侧多个 Z 形成形切口线。

③皮瓣成形与趾蹼分离：沿着标记的 Z 形切口线，依次从远端向近端的方式，切开并趾之间背侧与跖侧的皮肤，在并趾相对应的侧方形成多个三角皮瓣，注意尽可能少地保留皮瓣的脂肪组织，致使所形成的三角皮瓣相似于全厚皮片。继之，沿着皮肤切口线切开岛状皮瓣的皮肤，注意保留皮瓣深面的皮下组织作为岛状皮瓣的软组织蒂，以便允许岛状皮肤向前推移（图 2-405），因为软组织蒂内有丰富的来自第二跖动脉穿支小血管，足以满足皮瓣的供血需要。完成足趾分离之后，将岛状皮瓣向前推移覆盖趾蹼间隙，其末端缝合至跖侧皮肤，而供区允许直接缝合，形成传统的 V-Y 成形方式。然后，从趾蹼近端开始，依次缝合并趾侧方背侧相互对应三角皮瓣，然后缝合跖侧相互对应三角皮瓣（图 2-406），以完全覆盖并趾分离所产生的创面，通常不需要皮肤移植，但必须保持足背岛状皮瓣和足趾间三角皮瓣无张力缝合[15,16]。

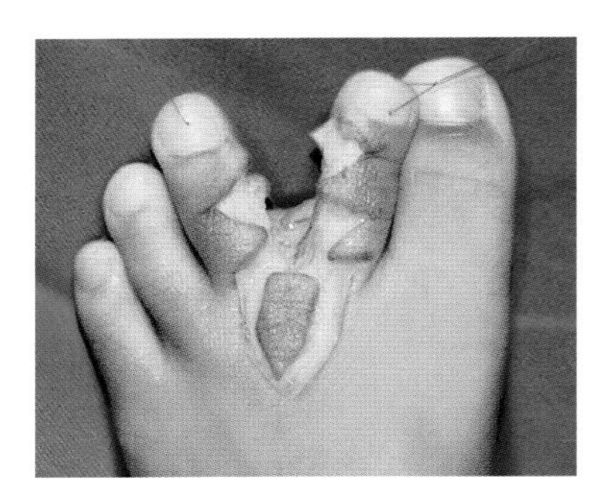

图 2–405　切口与皮瓣设计

完成并趾分离之后，可见并趾之间多个三角皮瓣，但足背侧岛状皮瓣尚未向前推移。

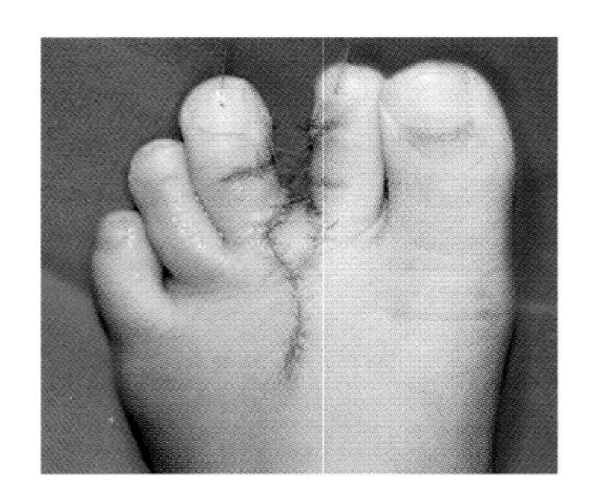

图 2–406　岛状皮瓣推移与缝合

足背岛状皮瓣向前推移而覆盖趾蹼间隙，而供区直接缝合形成传统的 V-Y 成形方式，而足趾侧方完全由三角皮瓣所覆盖。

【术后处理】

在包扎切口之前，放松止血带，以观察足背岛状皮瓣和足趾之间三角皮瓣的供血状态。如果皮瓣颜色正常，毛细血管充血反应时间＜ 2 秒，表明皮瓣供血良好。然后，使用绉纱覆盖对足趾间隙适当加压包扎，务必注意足趾末端供血正常。术后用小腿石膏固定 3 周，有助于防止加压包扎滑脱。

【并发症与结果评价】

Liu[17] 报道本手术治疗 4 足均未出现皮瓣边缘坏死、切口感染，以及瘢痕挛缩等并发症，重建趾蹼间隙形态也接近正常。Lim[15] 治疗 4 足并趾，3 足没有出现任何并发症，其趾蹼形态也接近正常；1 例术后早期出现蜂窝织炎，继而形成瘢痕疙瘩（图 2–407），经过 2 次局部注射曲安奈德（每次注射 4 mg）和硅凝胶膜加压包扎，其左足瘢痕疙瘩消失（图 2–408）。

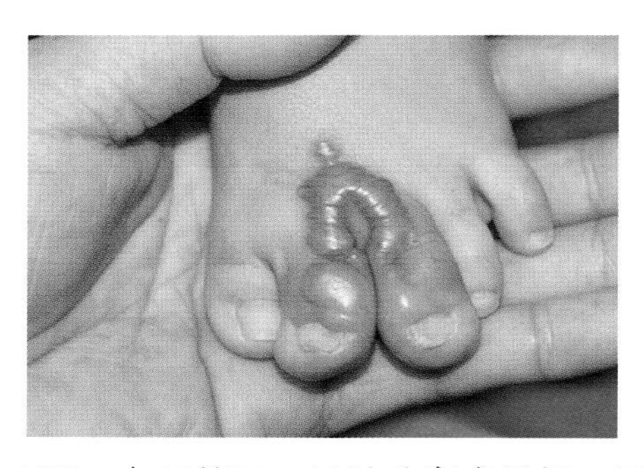

图 2–407　左足第二～三趾分离术后切口周围瘢痕疙瘩形成的大体照

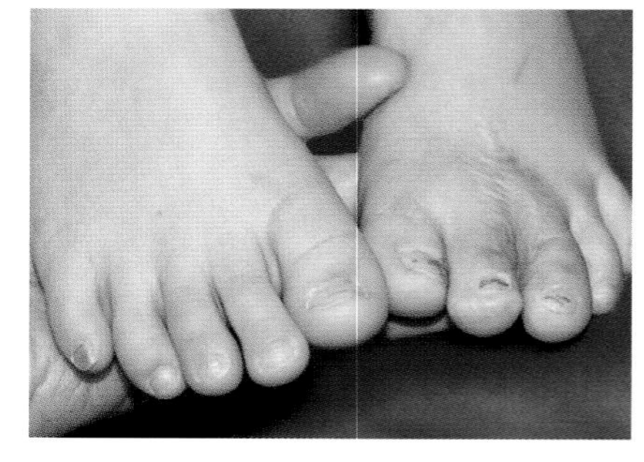

图 2–408　瘢痕疙瘩治疗后的足部大体照

经过 2 次局部注射曲安奈德和硅凝胶加压包扎，其左足瘢痕疙瘩消失。

3. 并趾线形分离与保留皮下血管网的自体皮肤移植

【手术适应证】

①单发性足趾并趾，或者并趾合并多趾。

②年龄在 12 月龄左右[1,18]。

【手术操作】

①麻醉与体位：将患儿置于仰卧位，于膝关节上方扎缚充气止血带，常规完成手术野的皮肤准备。

②切口与皮瓣设计：在并趾之间的背侧与跖侧中线标记线形切口线，另于并趾趾蹼平面的背侧和跖侧分别标记三角皮瓣，其基底位于趾蹼平面（图 2-409A）。

③并趾分离与保留皮下血管网的自体皮肤移植：沿着并趾线形切口线切开皮肤，在趾蹼平面形成三角皮瓣，进而完成并趾分离（图 2-409B）。首先，将趾蹼背侧与跖侧三角皮瓣相互交错缝合，完成趾蹼重建；继之，根据并趾相对应侧方裸露面积，切取保留皮下血管网的自体皮肤，以覆盖创面。所谓保留皮下血管网的皮肤，是由 Tsukada 于 1980 年描述的一种皮肤移植技术[18]。该作者认为真皮下方的蜂窝组织内有丰富的血管网，保留真皮下方蜂窝组织内的血管网，有助于避免传统全厚皮肤移植所产生的真皮层损伤，而保持真皮下血管网完整不仅增加了移植的皮肤与受区毛细血管直接吻合的机会，还能保持移植皮肤的弹性与质地。因此，在切取保留皮下血管网的自体皮肤时，应该保留薄层皮下蜂窝组织（图 2-409C），尤其是在双目放大镜下切取自体皮肤，能够更好地保留真皮血管网。Aizawa[7] 推崇在内踝下方切取皮肤（图 2-409D），主要考虑如下 3 个因素：①在同一手术野完成切取皮肤操作；②踝部皮肤色泽、质地与足趾更为匹配；③踝部供区皮肤可直接缝合（图 2-409E）。最后，将切取自踝部或腹股沟处的皮肤，依次缝合至相邻足趾的侧方（图 2-409F）。

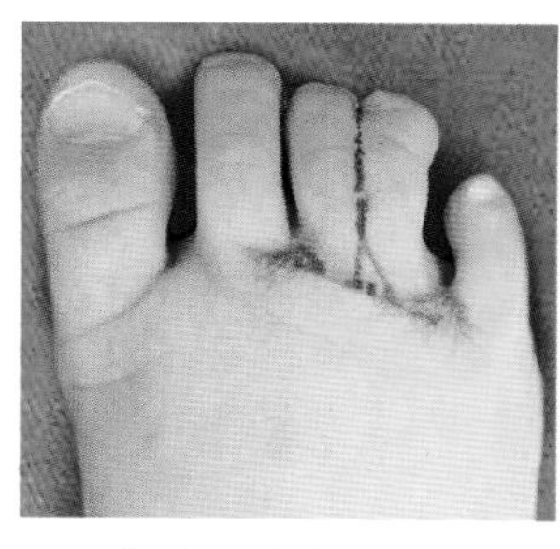

A. 皮肤及皮瓣切口线

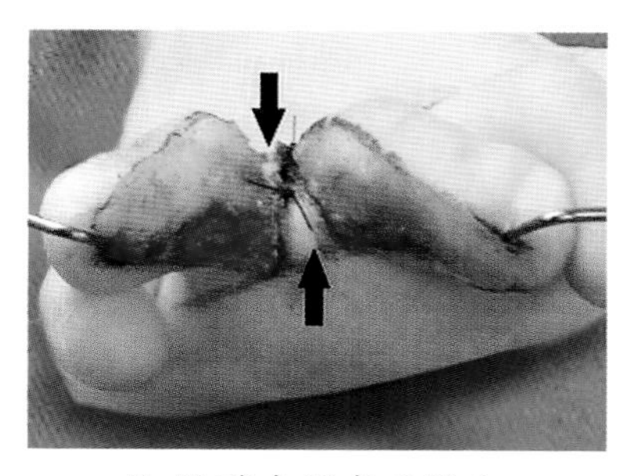

B. 趾蹼皮瓣交叉缝合

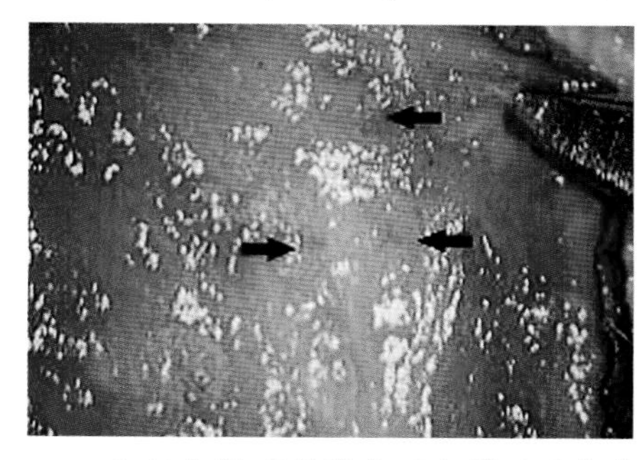

C. 放大镜下所见皮下血管网的颜色与形态，箭头指向蜂窝组织内网状血管

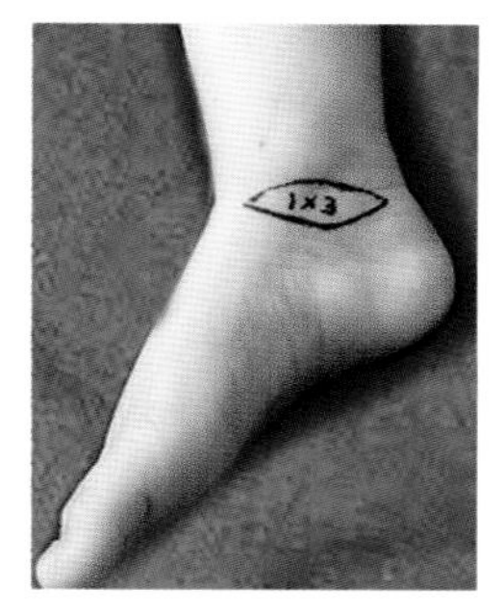

D. 内踝下方供区切口线

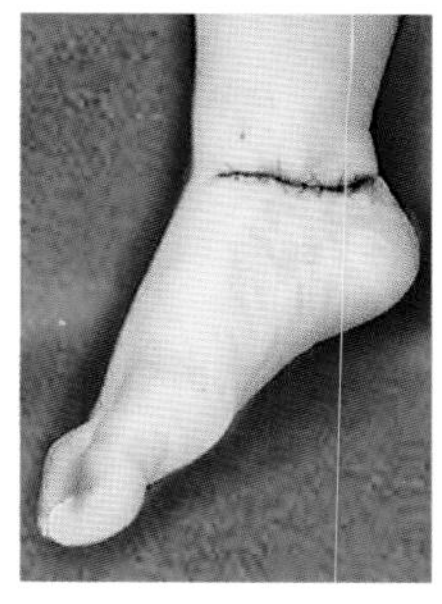

E. 供区皮肤直接缝合

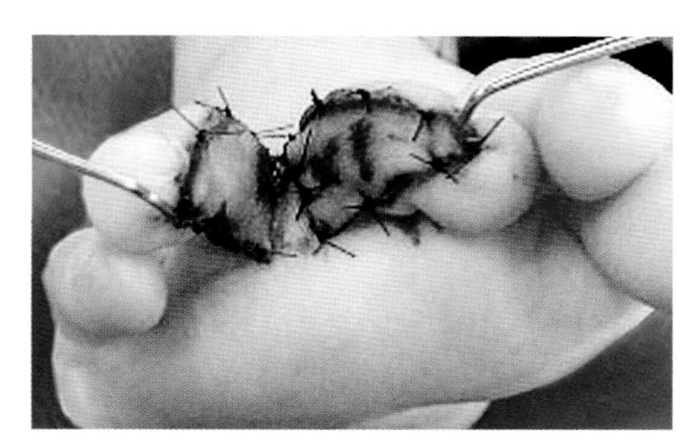

F. 邻近足趾侧方皮肤移植

图 2-409　并趾线形分离与保留皮下血管网的自体皮肤移植

【术后处理】

使用数层湿润纱布覆盖邻趾侧方皮肤移植区，另用大量干燥纱布覆盖湿润纱布上方，再用绷带予以轻度加压固定。术后 7 天更换敷料，并用外科胶带进行趾蹼加压固定，或者在趾蹼间隙用海绵加压垫（sponge-pad）持续固定 3 个月。

【并发症与结果评价】

Aizawa 采取此种手术方法治疗 66 足并趾，术后没有出现瘢痕挛缩或瘢痕疙瘩形成。3 足多个足趾并趾术后出现足趾轻度解剖轴线异常，既没有功能障碍也未产生生长异常，因此也不需要再次手术治疗[7]。

参考文献

[1] MALIK S. Syndactyly: phenotypes, genetics and current classification [J]. Eur J Hum Genet, 2012, 20 (8): 817-824.

[2] MARSH D J, FLOYD D. Toe syndactyly revisited [J]. J Plast Reconstr Aesthet surg, 2011, 64 (4): 535-540.

[3] KIM J H, KIM B J, KWON S T. Foot syndactyly: a clinical and demographic analysis [J]. Arch Plast Surg, 2016, 43 (3): 559-563.

[4] MONDOLFI P E. Syndactyly of the toes [J]. Plast Reconstr Surg, 1983, 71 (2): 212-218.

[5] MALIK S, SCHOTT J, ALI S W, et al. Evidence for clinical and genetic heterogeneity of syndactyly type Ⅰ: the phenotype of second and third toe syndactyly maps to chromosome 3p21. 31 [J]. Eur J Hum Genet, 2005, 13 (12): 1268-1274.

[6] TEMTAMY S A, MCKUSICK V A. The genetics of hand malformations [J]. Birth Defects Orig Artic Ser, 1978, 14 (3): Ⅰ-XVIII, 1-619.

[7] AIZAWA T, TOGASHI S, HAGA Y, et al. Linear separation of toe syndactyly with preserved subcutaneous vascular network skin grafts [J]. Ann Plast Surg, 2017, 78 (3): 311-314.

[8] AHMED H, AKBARI H, EMAMI A, et al. Genetic overview of syndactyly and polydactyly [J]. Plast Reconstr Surg Glob Open, 2017, 5 (11): e1549.

[9] CASTILLA E E, PAZ J E, ORIOLI-PARREIRAS I M. Syndactyly: frequency of specific types [J]. Am J Med Genet, 1980, 5 (4): 357-364.

[10] FAHIM R, THOMAS Z, DIDOMENICO L A. Pediatric forefoot pathology [J]. Clin Podiatr Med Surg, 2013, 30 (4): 479-490.

[11] KAJIKAWA A, UEDA K, KATSURAGI Y, et al. Aesthetic repair for syndactyly of the toes using a plantar rectangular flap [J]. Plast Reconstr Surg, 2010, 126 (1): 156-162.

[12] MIYANAGA T, SHIMADA K, KISHIBE M, et al. The double volar flap technique for aesthetic repair of syndactyly and polysyndactyly of toe without skin grafting [J]. Plast Reconstr Surg Glob Open, 2017, 5 (4): e1293-e1299.

[13] SAITO S, SUZUKI Y, SUZUKI S. Technique of dorsal transversely oriented transposition flap for web reconstruction in toe syndactyly surgery [J]. Foot Ankle Surg, 2015, 54 (6): 1119-1123.

[14] MERCER N S G, TAN K K, MOSS A L H. Web creep: the role of infection and delayed healing [J]. Eur J Plast Surg, 1992, 15 (2): 69-71.

[15] LIM Y J, TEOH L C, LEE E H. Reconstruction of syndactyly and polysyndactyly of the toes with a dorsal pentagonal island flap: a technique that allows primary skin closure without the use of skin grafting [J]. J Foot Ankle Surg, 2007, 46 (2): 86-92.

[16] GAO W, YAN H, ZHANG F, et al. Dorsal pentagonal local flap: a new technique of web reconstruction for syndactyly without skin graft [J]. Aesthetic Plast Surg, 2011, 35 (4): 530-537.

[17] LIU J, ZHENG H, CHEN Z, et al. Dorsal plane-shaped advancement flap for the reconstruction of web space in syndactyly without skin grafting: a preliminary report [J]. J Plast Reconstr Aesthet Surg, 2015, 68 (11): e167-e173. b

[18] TSUKADA S. Transfer of free skin grafts with a preserved subcutaneous vascular network [J]. Ann Plast Surg, 1980, 4 (6): 500-506.

第十四节　第二～五足趾畸形

一、定义与分类

在经典的足外科文献中，将第二～五足趾通称为小趾（lesser toe），以资与拇趾相区别，因为两者在疾病谱系与发病率都有明显差异[1,2]。儿童先天性或获得性小趾异常相对少见[3,4]。根据发生部位和移位方向，通常将小趾疾病或形态异常分为卷曲趾、重叠趾、锤状趾、棒槌趾和爪形趾5种小趾异常[4,5]。卷曲趾（curly toe）是指远节足趾在远端趾间关节平面，出现屈曲、内翻或内收畸形[3]。重叠趾（overriding of toe）是指足趾在跖趾关节平面产生过度伸展、内收，并围绕其解剖轴线产生外旋异常，导致该趾重叠于邻近足趾的背侧。因其通常累及第五趾，因此又称第五趾重叠畸形（overriding of the fifth toe）[4]。锤状趾（hammer toe）是指近端趾间关节屈曲、远端趾间关节伸展畸形[1,5]。棒槌趾（mallet toe）是指远端趾间关节屈曲，而跖趾关节和近端趾间关节仍然保持中立位（图2-410）[6,7]。爪形趾（clawing of toe）是指跖趾关节过伸和近端趾间关节屈曲畸形（图2-411）[1,5]。

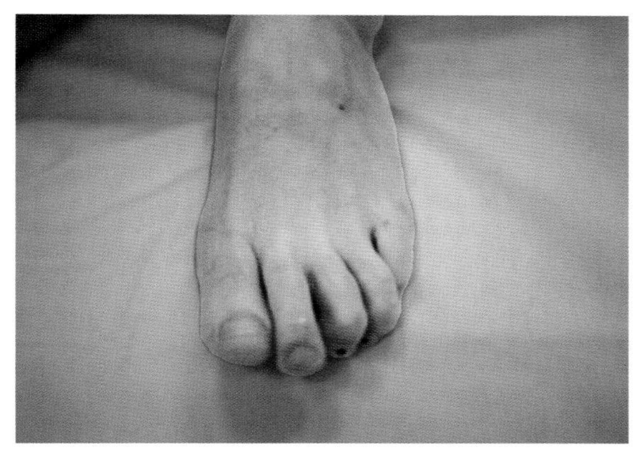

图2-410　左足大体照

第三趾和第四趾远端趾间关节屈曲畸形。

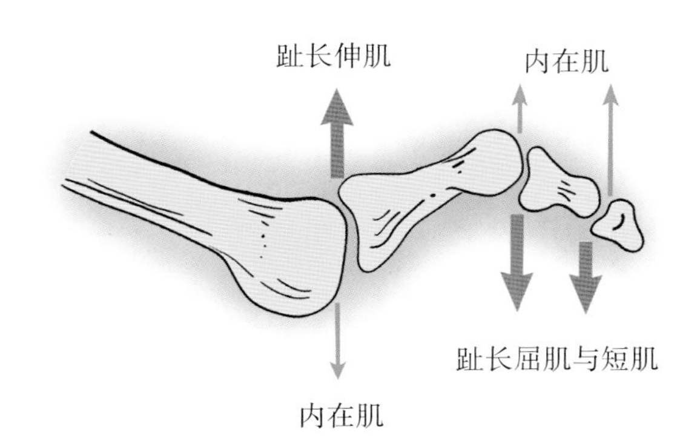

图2-411　爪形趾畸形示意图

足内在肌与外在肌肌力失去平衡，导致跖趾关节过伸和近端趾间关节屈曲畸形。

二、病理解剖学改变

第二～五趾与拇趾的根本区别，是每个小趾均有近节、中节和远节趾骨，其近节趾骨与相应的跖骨构成跖趾关节，而近节趾骨与中节趾骨、中节趾骨与远节趾骨分别构成近端和远端趾间关节[2,5]。由于足趾关节的匹配性较差，每个关节通常借助于两侧副韧带、跖侧纤维软骨板、关节囊，以及担负关节活动功能的肌腱，方可维持关节的稳定[1,2]。作用于足趾关节活动的肌腱分为足部外在肌（起始起点位于小腿）和内在肌（起始起点位于足跗骨），前者又分为趾屈肌腱和趾伸肌腱。趾屈肌腱包括趾长屈肌腱和趾短屈肌腱（足内在肌），趾长屈肌腱止于远节趾骨的基底，而趾短屈肌腱位于趾长屈肌腱的跖侧面向足趾方向走行，通常在近节趾骨平面分成内侧束与外侧束，在止于中节趾骨之前又合并成一束（图 2–412）。趾伸肌腱则比较复杂，趾长伸肌腱于跖趾关节背侧的中央向足趾方向延伸，而恰在跖趾关节远端有趾短伸肌肌腱（足内在肌）的内外侧束加入，趾伸肌腱进而形成中央束和 2 个侧方束（第五趾没有侧方束），其中央束止于近节趾骨基底，而 2 个侧方束在止于远节趾骨近端之前合并为 1 束（图 2–413）[2,5]。趾伸长肌腱与来自关节囊、跖侧板状纤维、趾屈肌腱鞘及跖骨头横韧带共同组成内侧和外侧横向纤维腱，在跖趾关节背侧形成悬索腱膜结构，而在远端的斜形纤维，则在近端趾间关节背侧形成腱帽（extensor hood）（图 2–414）[5]。足内在肌包括趾短屈肌及趾短伸肌、4 个蚓状肌、3 个跖侧骨间肌和 4 个背侧骨间肌。蚓状肌起始于趾长伸肌腱，于跖趾关节内侧走行，分别止于第二～五趾腱帽和趾伸肌腱内侧束（图 2–413），而 3 个跖侧骨间肌起始于第三～五跖骨内侧面，分别止于相应跖趾关节的腱帽、趾伸肌腱内侧束和近节趾骨基底外侧的跖侧面[2]。蚓状肌和骨间肌位于跖趾关节旋转轴的跖侧，因此对跖趾关节施加屈曲的作用。另因蚓状肌和骨间肌与腱帽及趾长伸肌腱内侧和外侧束有纤维连接，后者位于近端和远端趾间关节旋转轴的背侧面，蚓状肌和骨间肌在屈曲跖趾关节的同时，又有伸展趾间关节的作用[2,5,8]。

前述各种足趾畸形的病因和发病机制相当复杂，既有先天性发育异常、创伤、神经源性基础疾病，又有鞋类限制或挤压的因素，但是足部跖趾关节和趾间关节囊及韧带结构异常、趾屈肌与趾伸肌肌力不平衡，以及足内在肌肌力减弱或麻痹，却是其共同的病理解剖学改变[8,9]。例

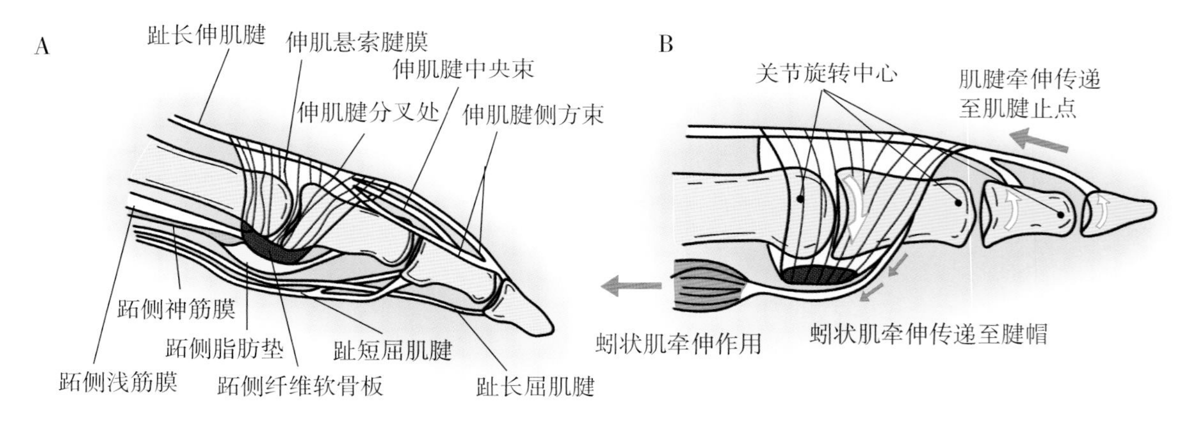

图 2–412　小趾趾伸肌腱、趾屈肌腱的解剖示意图

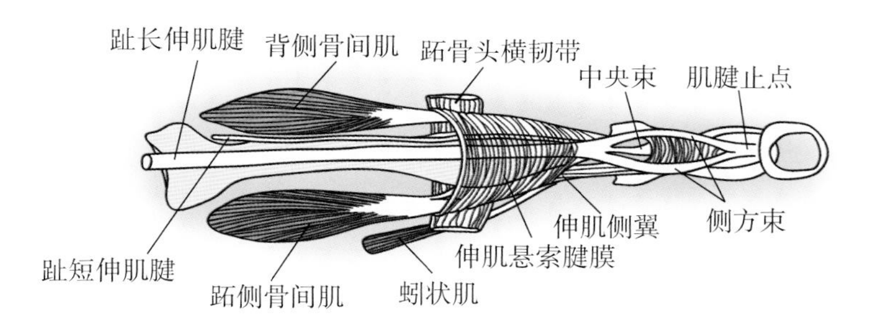

图 2–413　小趾伸肌腱、骨间肌及蚓状肌示意图

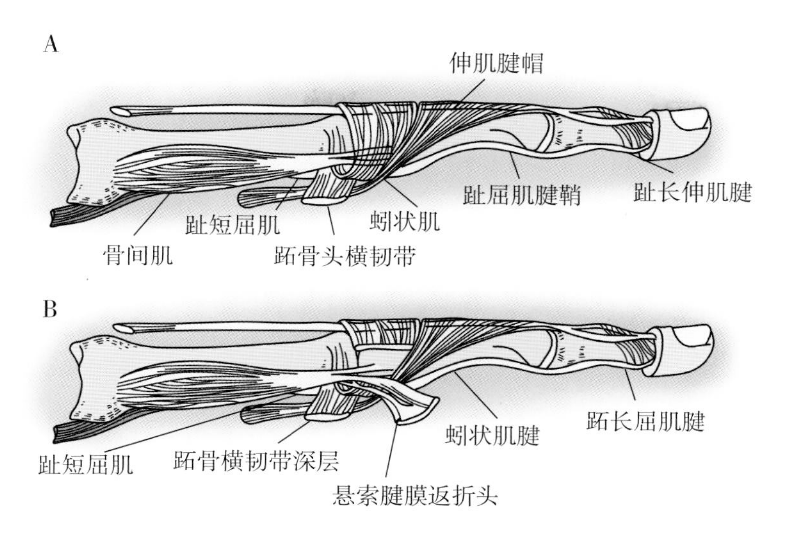

图 2-414　小趾伸肌腱、悬索腱膜和腱帽示意图

如棒槌趾表现为远端趾间关节屈曲，而近端趾间关节与跖趾关节仍然保持中立位，趾短伸肌腱在远端趾间关节平面断裂或撕裂，是其主要的病理改变[5,7]。爪形趾以跖趾关节过度伸展、近端及远端趾间关节屈曲为特征。足内在肌肌力减弱或麻痹，削弱了跖趾关节屈曲和趾间关节伸展的作用，而趾伸肌腱失去前者的拮抗作用，则产生爪形趾畸形，并间接表明存在神经源性疾病，例如遗传性运动感觉神经病［又称沙尔科–马里–图思病（Charcot-Marie-Tooth disease）］[5,6,8]。锤状趾以近端趾间关节屈曲、远端趾间关节伸展，而跖趾关节仍保持中立位为特征。创伤或慢性炎性疾病致使趾伸肌腱中央束断裂，是锤状趾的基本病理改变[6]。重叠趾病理改变包括跖趾关节囊挛缩、趾伸长肌腱短缩并向内侧移位，抑或跖趾关节向背侧脱位[4,6]。卷曲趾以远节足趾在远端趾间关节平面，出现屈曲、内翻或内收畸形为特征，趾长屈肌腱和趾短屈肌腱短缩，引发足趾屈曲和伸展肌力不平衡是其主要的病理改变[5,10]。

足趾卷曲畸形

一、定义与病因

足趾卷曲（curly toe）或足趾内翻（varus toes）又称足趾屈曲和内翻（flexion and varus of toes），临床将远节足趾在远端趾间关节平面，产生屈曲、内翻或内收畸形，定义为足趾卷曲，严重者其趾甲位于邻近足趾的跖侧[11-13]。本病是一种常见先天性足趾异常，胎儿超声检查证实其发生率为32.6‰，通常为双侧对称性累及第三趾和第四趾，或第四趾和第五趾（图2-415）[3,12]。病因尚未阐明，早期认为足部内在肌麻痹，或者屈趾肌腱短缩为致病因素。然而，趾长屈肌腱切断，抑或趾长屈肌腱移位至趾伸肌腱键帽，都能获得一致的长期矫正结果，间接证明趾长屈肌腱短缩，引发足趾屈曲和伸肌力不平衡是主要的致病因素[14,15]。Boc[12]报道1例2岁男性儿童双侧第三和第四足趾屈曲和内翻畸形，其出生后即被父母发现，而且患儿姐姐、母亲和外祖母均有相同的足趾屈曲和内翻畸形，推测为X连锁或常染色体显性异常。

二、临床特征

在初期阶段，足趾远节足趾为柔韧型屈曲和内翻方向移位。通常在踝关节和跖趾关节屈曲时，被动牵拉足趾可恢复其解剖轴线，足趾也没有疼痛或肿胀。Turner[15]描述一组 56 例足趾卷曲畸形，只有 5 例因严重的足趾屈曲和内翻（足趾 1/2 趾甲与邻近足趾跖侧相重叠），主诉穿鞋引发足趾疼痛。随着足部生长，则可能演变为僵硬性远节足趾屈曲和内翻畸形，不仅妨碍穿鞋，而且引发足趾疼痛，甚至妨碍负重行走。为了评价治疗结果，Tokioka[13]将足趾屈曲和内翻严重程度分成 3 级：1 级为轻度足趾屈曲和内翻，与邻近足趾没有重叠；2 级为中度足趾屈曲和内翻，足趾 1/2 趾甲与邻近足趾的跖侧相重叠（图 2–416）；3 级为重度足趾屈曲和内翻，足趾的趾甲完全与邻近足趾的跖侧面相重叠（图 2–417、图 2–418）。

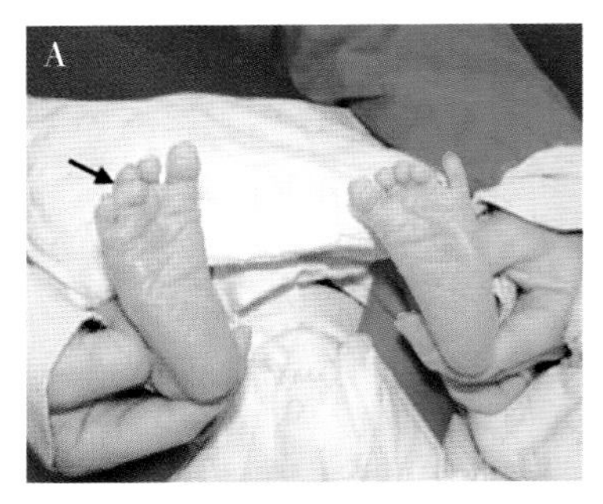

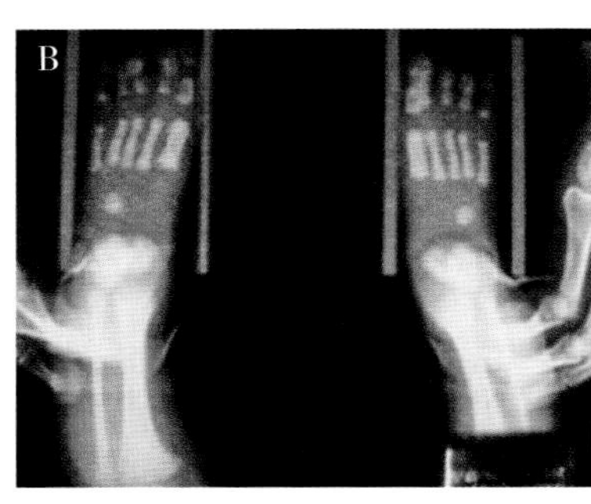

图 2–415　足趾卷曲畸形的大体照与 X 线片

新生儿右侧第四趾卷曲畸形（A，箭头），而正位 X 线片却未见趾骨异常（B）。

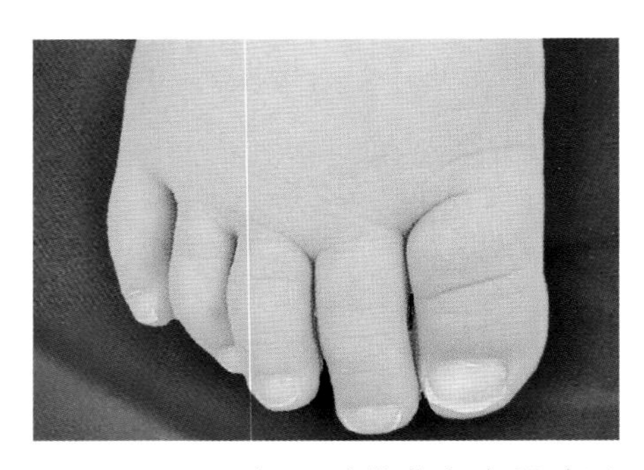

图 2–416　1 级足趾卷曲和内翻畸形

8 月龄儿童右足第四趾轻度屈曲和内翻，其外侧半趾甲位于第三趾的跖侧。

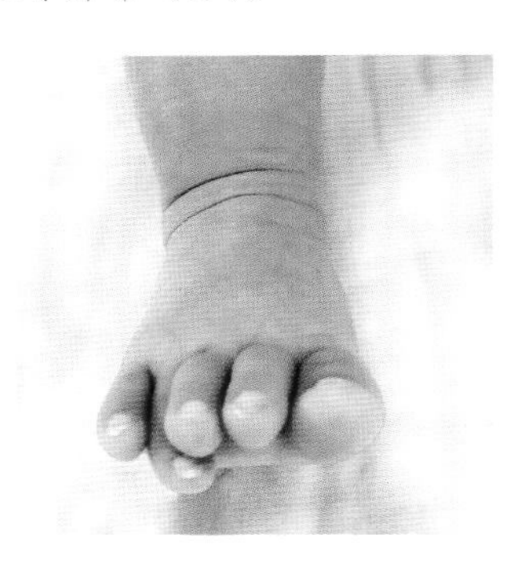

图 2–417　3 级足趾卷曲和内翻畸形

10 月龄儿童右足第四趾屈曲和内翻，其趾甲完全重叠于第三趾跖侧。

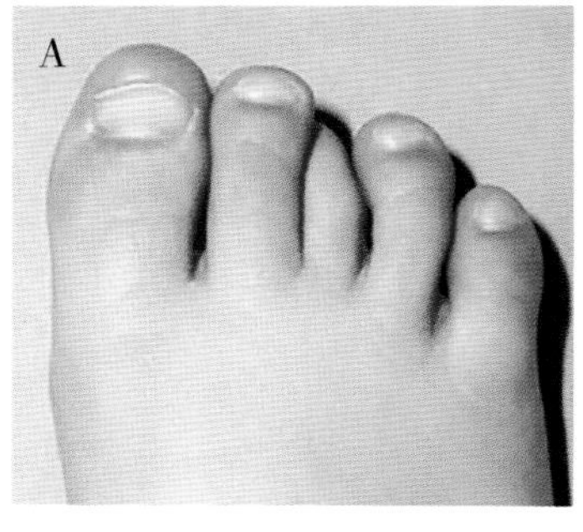

图 2–418　3 级足趾卷曲和内翻畸形

3 岁 7 月龄儿童双足第三趾严重屈曲和内翻，其趾甲完全位于第二趾的跖侧。

三、治疗与预后

Sweetnam[14]曾于 1958 年报道儿童足趾屈曲和内翻的自然病史的研究，发现 25% 病例自然消失，而采取胶带固定者并未增加矫形成功率。Biyani[16]指出轻度或中度足趾屈曲和内翻，通常在 6 岁之前将自然矫正，主张年龄＞ 6 岁者仍有明显的足趾屈曲或内翻，应该选择手术治疗。非手术治疗如胶带固定，虽能矫正中度畸形，但终止治疗后容易复发，因此，目前多数学者主张手术治疗[15]。手术方法包括趾长屈肌腱转移至足趾伸肌腱帽[16]、单纯趾屈肌腱切断[11,13]、趾屈肌腱延长[17]，以及近节趾骨楔形截骨[18]。Biyani[16]选择足趾背外侧皮肤切口，实施趾长屈肌腱移位至趾伸肌腱，总计治疗 43 例 103 足趾，手术时年龄平均 8 岁（3～16 岁），术后随访时间平均 8 年（1～25 年）。依照足趾疼痛、足趾畸形、关节僵硬、患者与家长满意度 4 项评价标准，最后随访时其优良、尚可和较差者，分别为 73%、19% 和 8%。Hamer[11] 于 1993 年描述 13 例双侧对称性足趾内翻，11 例双侧第三趾和第四趾受累，2 例为双侧第五趾受累，比较单纯性趾长屈肌腱切断与趾长屈肌腱转移至足趾伸肌腱帽治疗结果。手术时年龄平均 7.3 岁（3～14 岁），术后随访时间平均 4 年。最后随访时，两组获得相似的满意结果。该作者由此认为，趾长屈肌腱切断足以实现矫形目标，而趾长屈肌腱移位至趾伸肌腱腱帽则没有必要。Zafiropoulos[18] 实施趾长屈肌腱移位与中节趾骨楔形截骨的比较研究，前者包括 7 例 24 趾足趾屈曲和内翻畸形，手术时年龄平均 9 岁（3～15 岁）。另 7 例 13 趾则选择中节趾骨楔形截骨，手术时年龄平均 19 岁（7～34 岁）。两组术后随访时间分为 9.5 年和 6 年 1 个月，所有病例的足趾屈曲畸形均获得满意的矫正，也没有出现关节僵硬的病例。除此之外，趾长屈肌腱移位治疗 24 足趾，11 足趾有跖屈肌力减弱，9 足趾仍有内翻畸形，而趾骨楔形截骨组却没有出现上述现象。该作者因此做出趾骨楔形截骨既能获得满意的矫形效果，又可保留更好功能的结论。Tokioka[13] 采取足趾内侧及跖侧倒 V 形切口，显露和切断趾短屈肌腱内侧束（图 2-419），治疗 7 例（8 足）足趾卷曲畸形，手术时年龄介于 8 月龄至 5.4 岁，术后随访 1 年至 4.1 岁，只有 4 足趾遗留轻度足趾屈曲和内翻。

鉴于上述 4 种手术方法所获得的远期结果，本文作者推荐选择近节足趾跖侧近端横行或纵行切口，显露并切断趾长屈肌腱和趾短屈肌腱内侧束及外侧束，治疗年龄 3 岁左右的足趾屈曲和内翻畸形。对于年龄＞6 岁者则应进行 X 线检查，评价趾骨解剖形态和解剖轴线。若有解剖轴线异常，则是足趾中节趾骨楔形截骨的手术指征，术中用克氏针轴向固定，术后应用小腿石膏固定 4 周。

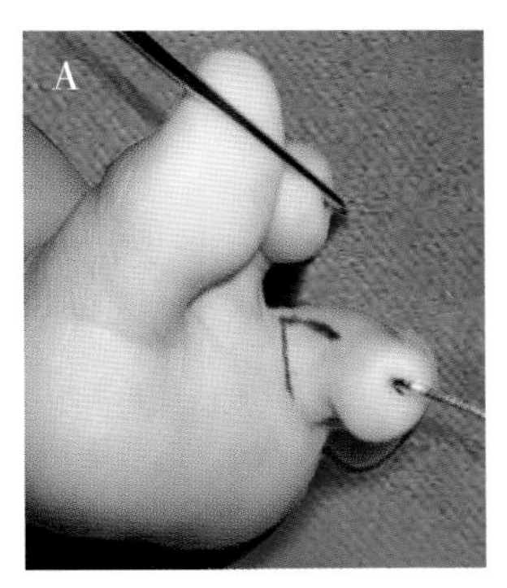

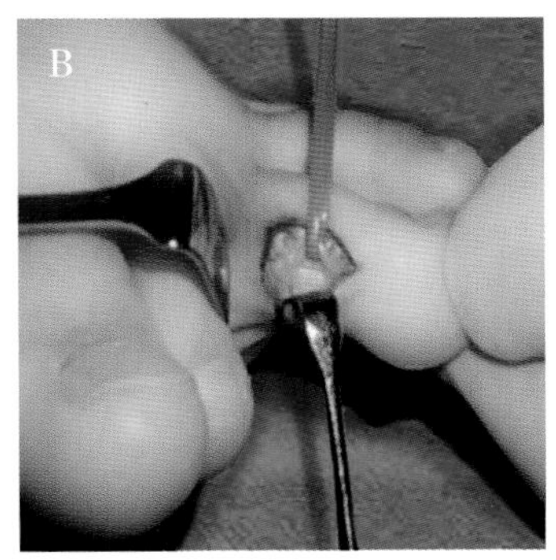

图 2-419　足趾内侧及跖侧倒 V 形切口的设计与显露

足趾内侧及跖侧倒 V 形切口（A）显露趾短屈肌腱内侧束（B）。

第五趾重叠畸形

一、定义与病因

临床上将第五趾在跖趾关节平面过度伸展、内收，以及围绕解剖轴线向外侧面旋转，使第五趾与第四趾背侧相重叠，称为第五趾重叠畸形（图 2-420）[19,20]。本病是一种先天性足趾畸形，25% 病例为双侧受累，男女发病率相似[21]。Black[22] 描述 30 例儿童第五趾重叠畸形，男性与女性各为15例，其中6例双侧受累。该病流行病学资料比较缺乏，只有Smith在一项1588例新生儿普查中，确认3例为第五趾重叠畸形，其发生率为1.8‰。尽管病因尚未确定，却有明显的家族集聚现象[21]。病理改变包括跖趾关节囊挛缩、趾伸长肌腱短缩，抑或跖趾关节向背侧脱位[22]。

二、临床特征

第五趾通常处于过度伸展、内收与外旋的异常位置，导致患趾移位至第四趾的背侧（图2-421）[21]。在婴幼儿期，只有明显的外观异常，而不存在皮肤异常和疼痛。本病自然矫正的可能性很低，随着长期穿鞋和负重行走，终将产生第五趾固定性过伸、内收和外旋畸形，进而引发穿鞋困难、足趾背侧滑囊炎及疼痛性胼胝体形成，抑或趾甲变形[24,25]。

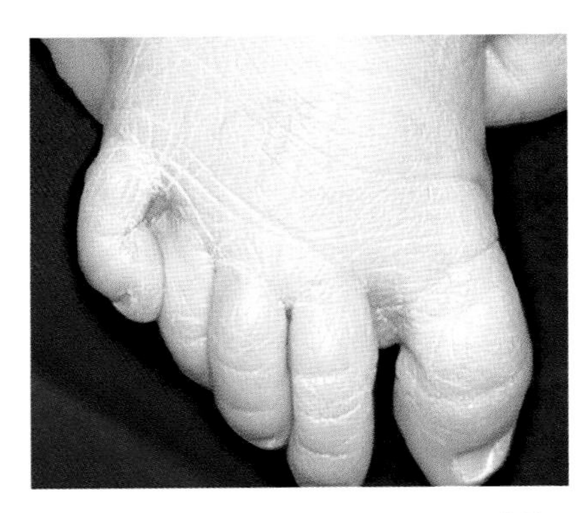

图2-420 新生儿期第五趾过伸、内收和外旋畸形

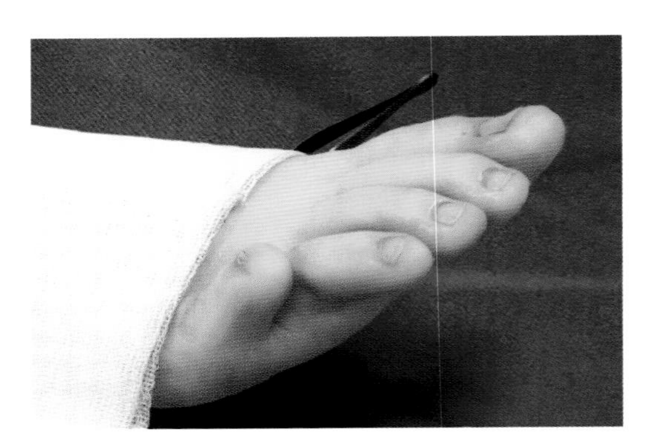

图2-421 第五趾过度伸展、内收和外旋畸形

三、治疗与预后

矫正足趾过度伸展、内收及旋转畸形，改善足部外观异常，是本病的治疗目标[22,25]。尽管有人尝试手法牵伸、绷带或夹板固定等非手术治疗，其治疗作用却缺乏充分的临床证据[22]。当第五趾出现疼痛、穿鞋困难，抑或不能接受其外观异常，则需要手术治疗[10,25-27]。趾长伸肌腱切断和背侧跖趾关节囊切开（Butler′s procedure）[22,23]和趾长伸肌腱移位至小趾外展肌（Zanoli procedure）[24]，是治疗本病的常用手术方法，但文献中只有Butler手术治疗儿童病例的报道。Black[22]选择Butler手术治疗30例36趾儿童第五趾重叠畸形。手术时男性与女性平均年龄分别为9.2岁（4～18岁）和10.5岁（3～16岁），术后随访时间平均为2.4年（6个月至13年）。依照足趾美观状态、能否穿着正常鞋类、家长满意度，评价手术结果。最后随访时，28趾（77.8%）足趾恢复正常解剖轴线被评定为优级；6趾（16.6%）虽能够穿着普通鞋型，但其外旋或内收畸形未完全矫正而评定为良级；另2趾（5.6%）因皮肤瘢痕形成或复发而评定为差级。De Boeck[23]描述16例22足趾儿童第五趾重叠畸形的随访结果。手术时年龄平均8岁（5～15岁），术后随访时间平均4年（1～7年）。最后随访时，17个足趾（77.3%）完全矫正，4个足趾（18.2%）遗留轻度跖趾关节伸展和外旋异常，但不影响穿鞋也没有疼痛，另有1个足趾（4.5%）出现复发。Gollamudi[26]描述11个足趾远期治疗结果，其优良率只有81%，但有3例遗留趾间关节过度伸展和内收畸形，其手术时年龄＜5岁1例，年龄＞15岁2例，

该作者由此将 10～15 岁作为适宜手术年龄。

【Butler 手术手术适应证】

第五趾疼痛、穿鞋困难，抑或不能接受其外观异常；年龄介于 10～15 岁[23,26]。

【手术操作】

①切口与显露：从第五趾跖趾关节背侧至外侧标记双柄网球拍样皮肤切口线，另从横向 C 形切口开始向足趾跖侧作一斜形皮肤切口（图 2-422），前者由包括跖趾关节背侧及外侧标记横向 C 形切口线（球拍部分）和趾长伸肌腱内侧纵形切口线组成。

②足趾背侧软组织松解：切开跖趾关节背侧及跖侧皮肤之后，沿着趾长伸肌腱内侧纵行切开皮肤。继之，依次切断趾长伸肌腱、切开跖趾关节背侧及内侧关节囊，以及跖趾关节内侧副韧带，注意避免损伤神经血管束。

③跖趾关节外侧及跖侧皮肤松解：沿着第 2 个切口线切开皮肤之后，容易将足趾置于跖屈、外展及旋转中立位的位置，恢复第五跖趾关节正常解剖解剖轴线（图 2-423）[22,23]。

【术后处理】

依次缝合皮肤切口后，用无菌纱布和绷带包扎。术中不需克氏针内固定，术后也不用石膏外固定。

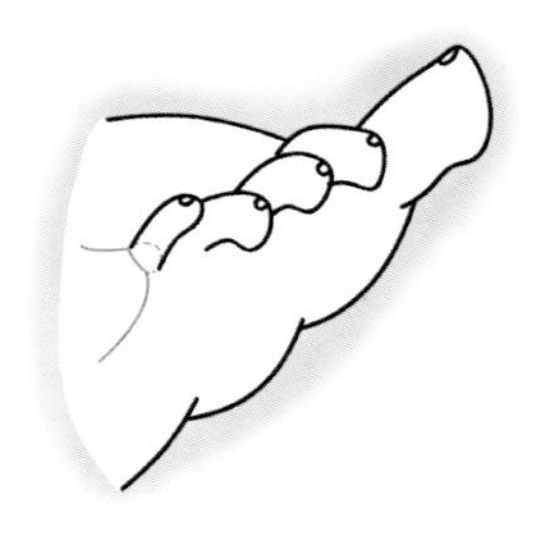

图 2-422　双柄球拍状皮肤切口线示意图

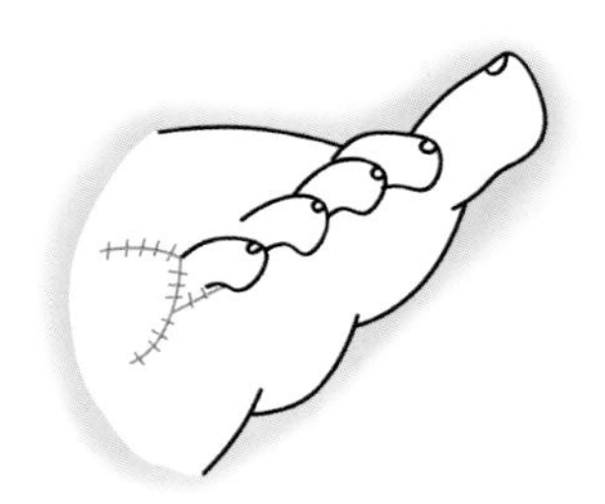

图 2-423　缝合皮肤切口示意图
可见恢复第五趾的解剖轴线。

锤状趾畸形

一、定义与病因

临床将近端趾间关节屈曲、远端趾间关节伸展，而跖趾关节保持中立位者，称为锤状趾畸形（图 2-424）[1,28]。本病多见于中年女性。文献中通常将锤状趾与爪形趾畸形合并统计，其发病率为 2%～20%。目前普遍认为，足趾遭受鞋型的限制或挤压是主要的致病因素，因为足趾被持续地强迫在某种异常位置，引发足趾屈曲与伸展肌力不平衡，进而导致近端趾间关节跖屈畸形[6]。由于儿童锤状趾畸形非常少见，迄今只能检索到 2 篇治疗儿童锤状趾的相关论著，Ross[29] 于 1984 年报道趾屈长肌腱切断治疗 62 例（188 足）锤状趾和卷曲趾畸形，手术时年龄平均 4.2 岁（1 岁 2 月龄至 11 岁 1 月龄），随访时间平均 9.3 年（3～14 年），95% 足趾外观形态接近正常，但并未说明锤状趾与卷曲趾的足趾数量。Jacobs[17] 描述趾长屈肌腱 Z 形延长治疗 11 例（15 趾）锤状趾与卷曲趾，也未详尽地描述锤状趾的数量。上述两种手术方法都获得满意的结果，提示锤状趾与卷曲趾畸形有着相似的致病因素，即趾长屈肌腱短缩，引发近端趾间关节屈曲畸形。

二、临床特征

足趾在近端趾间关节平面出现跖屈畸形，但没有旋转和内翻及外翻异常，通常在踝关节和跖趾关节屈曲时，被动牵拉足趾可将足趾完全伸直。年幼儿童受累的足趾，通常没有疼痛或肿胀症状，但随着儿童年龄增长，受累足趾可出现趾甲变形、趾端疼痛、足背胼胝体形成，进而引发穿鞋困难[29]。

三、治疗与预后

Ross 强调手术治疗应该考虑趾间关节屈曲严重程度和足趾外观异常两个因素，因为患儿及父母通常不能接受明显的外观异常[29]。如果足趾出现趾端疼痛或背侧胼胝体形成，则是明确的手术指征。Ross 采取在跖趾关节跖侧面横纹远端 1 cm 处做横向切口，纵行切开屈趾肌腱腱鞘，用弯头止血钳将中央的趾长屈肌腱及其两侧的趾短屈肌腱，一并挑至切口皮肤之外，直视下切断 3 条肌腱。术中不用克氏针固定，术后也无须石膏或夹板外固定[29]。Jacobs 选择远端趾间关节跖侧面横切口，只对趾长屈肌腱进行 Z 形延长。在其治疗 5 足锤状趾中，1 趾术后出现复发[17]。

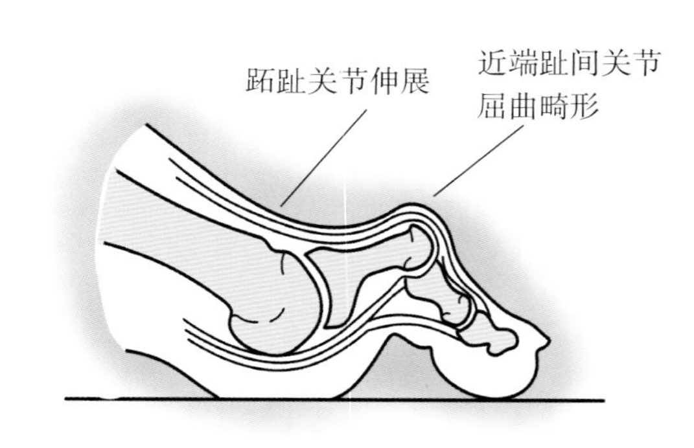

图 2-424　锤状趾
以近端趾间关节屈曲和跖趾关节伸展为特征。

儿童足外科学

参考文献

[1] FREY-OLLIVIER S, CATENA F, HÉLIX-GIORDANINO M, et al. Treatment of flexible lesser toe deformities [J]. Foot Ankle Clin, 2018, 23(1): 69-90.

[2] MALHOTRA K, DAVDA K, SINGH D. The pathology and management of lesser toe deformities [J]. EFORT Open Rev, 2017, 1(11): 409-419.

[3] CHO J Y, PARK J H, KIM J H, et al. Congenital curly toe of the foetus [J]. Ultrasound Obstet Gynaecol, 2004, 24(4): 417-420.

[4] SIMÕES R, ALVES C, TAVARES L, et al. Treatment of the overriding fifth toe: Butler's arthroplasty is a good option [J]. J Child Orthop, 2018, 12(1): 36-41.

[5] SHIRZAD K, KIESAU C D, DEORIO J K, et al. Lesser toe deformities [J]. J Am Acad Orthop Surg, 2011, 19(8): 505-514.

[6] SCHRIER J C M, VERHEYEN C C, LOUWERENS J W. Definitions of hammer toe and claw toe: an evaluation of the literature [J]. J Am Podiatr Med Assoc, 2009, 99(3): 194-197.

[7] MOLLOY A, SHARIFF R. Mallet toe deformity [J]. Foot Ankle Clin N Am, 2011, 16(4): 537-546.
[8] LOUWERENS J W, SCHRIER J C M. Lesser toe deformities [J]. Eur Orthop Traumatol, 2014: 3469-3501.
[9] HARMONSON J K, HARKLESS L B. Operative procedures for the correction of hammertoe, claw toe, and mallet toe: a literature review [J]. Clin Podiatric Med Surg, 1996, 13(2): 211-220.
[10] SMITH W, SEKI J T, SMITH R W. Prospective study of a noninvasive treatment for two common congenital toe abnormalities (curly/varus/underlapping toes and overlapping toes) [J]. Paediatr Child Health, 2007, 12(9): 755-759.
[11] HAMER A J, STANLEY D, SMITH T W. Surgery for curly toe deformity: a double-blind, randomised, prospective trial [J]. J Bone Joint Surg Br, 1993, 75(4): 662-663.
[12] BOC S F, MARTONE J D. Varus toes: a review and case report [J]. Foot Ankle Surg, 1995, 34(2): 220-222.
[13] TOKIOKA K, NAKATSUKA T, TSUJI S, et al. Surgical correction for curly toe using open tenotomy of flexor digitorum brevis tendon [J]. J Plast Reconstr Aesthet Surg, 2007, 60(12): 1317-1322.
[14] SWEETNAM R. Congenital curly toes, an investigation into the value of treatment [J]. Lancet, 1958, 23 (7043): 398-400.
[15] TURNER P L. Strapping of curly toes in children [J]. Aust N Z J Surg, 1987, 57(7): 467-470.
[16] BIYANI A, JONES D A, MURRAY J M. Flexor to extensor tendon transfer for curly toes [J]. Acta Orthop Scand, 1992, 63(4): 451-454.
[17] JACOBS R, VANDEPUTTE G. Flexor tendon lengthening for hammer toes and curly toes in paediatric patients [J]. Acta Orthop Belg, 2007, 73(3): 373-376.
[18] ZAFIROPOULOS G, HENRY A P J. Wedge osteotomy for curly toes gave better results than tendon transfer [J]. Foot, 1994, 4: 20-24.
[19] TALUSAN P G, MILEWSKI M D, REACH Jr J S. Fifth Toe deformities: overlapping and underlapping toe [J]. Foot Ankle Spec, 2013, 6(2): 145-149.
[20] COCKIN J. Butler's operation for an overriding fifth toe [J]. J Bone Joint Surg Br, 1968, 50(1): 78-81.
[21] MURGIER J, KNÖRR J, SOLDADO F, et al. Percutaneous correction of congenital overlapping fifth toe in paediatric patients [J]. Orthop Traumatol Surg Res, 2013, 99(6): 737-740.
[22] BLACK G B, GROGAN D P, BOBECHKO W P. Butler arthroplasty for correction of the adducted fifth toe: a retrospective study of 36 operations between, 1968 and, 1982 [J]. J Pediatr Orthop, 1985, 5(4): 439-441.
[23] DE BOECK H. Butler's operation for congenital overriding of the fifth toe: retrospective 1—7 year study of 23 cases [J]. Acta Orthop Scand, 1993, 64(3): 343-344.
[24] DE PALMA L, ZANOLI G. Zanoli's procedure for overlapping fifth toe: retrospective study of 18 cases followed for 4—17 years [J]. Acta Orthop Scand, 1998, 69(5): 505-507.
[25] PATON R W. V-Y plasty for correction of varus fifth toe [J]. J Pediatr Orthop, 1990, 10(2): 248-249.
[26] GOLLAMUDI S, TURNBULL T J. Butler's procedure for correction of overriding fifth toe: a retrospective study [J]. Foot Ankle Surg, 2007, 13: 67-68.
[27] ABUHASSAN F O, SHANNAK A, STEPHENS M. V-Y arthroplasty for congenital overriding fifth toe: a retrospective study of 34 operations between 1986 and 2000 [J]. Foot Ankle Surg, 2002, 8: 49-52.
[28] SMITH B W, COUGHLIN M J. Disorders of the lesser toes [J]. Sports Med Arthrosc Rev, 2009, 17(3): 167-174.
[29] ROSS E R, MENELAUS M B. Open flexor tenotomy for hammer toes and curly toes in childhood [J]. J Bone Joint Surg Br, 1984, 66(5): 770-771.

第十五节　先天性巨趾

一、定义与流行病学

先天性足趾骨骼和肌腱、神经、血管、皮肤及皮下组织过度生长引发足趾异常增大，但并不伴有同侧肢体肥大或血管异常，称为先天性足趾巨趾或原发性巨趾畸形（congenital of macrodactyly of the foot）（图 2–425）[1-4]。足趾巨趾发病率 1/1.8 万，男性略多于女性，第二趾巨趾最为多见，其次是第三趾巨趾[5]。Chang[6]曾经描述 15 例 17 个足趾巨趾，15 例中 2 例双足巨趾，13 例单足巨趾中右足巨趾（8 例）多于左足（5 例），男性（8 例）略多女性（7 例）。17 足巨趾畸形中拇趾巨趾 5 足，第二趾巨趾 7 足，第三趾巨趾 5 足。依照文献统计资料，在 34 个足趾巨趾畸形中，第二趾巨趾最为多见（14 趾，41.2%），其次为第三趾巨趾（7 趾，20.6%）[3]。

二、病因与病理解剖

足趾巨趾可分为独立型和综合征型，抑或称为原发性巨趾（primary）和继发性巨趾（secondary）。原发性巨趾的病因尚未阐明[7-9]。Kalen[5]描述一组 15 例儿童手指巨指和足趾巨趾畸形，既未发现神经纤维瘤病，也没有家族史，而以前文献报道 167 例中也无家族史，因此否认是遗传性疾病。关于巨趾病因与病理改变，长期存在神经源性和脂肪纤维瘤两种学说。然而，其中任何一种学说都不能解释所有的病例。早期研究认为神经纤维瘤是唯一的致病原因，Inglis[10]于 1950 年提出神经纤维瘤产生神经内在因子（neuro-intrinsic factor）的局部作用，是原发性巨趾的病因。Pellerin 报道 29 例足趾肥大，20% 为继发性神经纤维瘤[11]。Turra[12]曾经手术治疗 1 例 8 岁儿童右足第三趾巨趾畸形，术后病理诊断为足底内侧神经丛状神经纤维瘤。尽管神经纤维瘤与巨趾的相关性未获证明，Kelikian（1974 年）仍然认为巨趾是神经纤维瘤病的顿挫型或是非典型的神经纤维瘤病[9]。Sobel[13]报道 1 例 8 岁儿童右足第一趾和第二趾巨趾畸形，术后病理检查发现有脂肪组织和硬韧纤维束增生，但以神经束增大及周围纤维化为突出病理学改变（图 2–426），因此诊断为局部神经纤维瘤病。Barsky 提出趾骨和软组织所有间叶组织成分增殖是巨趾的致病病因，脂肪组织过度增殖是巨趾的基本组织学改变[8]。Thorne 于 1968 年描述 13 例先天性巨趾畸形，经过详尽的临床与组织学检查，均未发现神经纤维瘤的任何证据[14]。Dennyson[15]分析一组 7 例 8 足巨趾畸形的病理学检查结果，提出纤维脂肪大量增生是巨趾的基本病理改变，而且骨皮质与骨膜之间有梭形细胞增殖（图 2–427、图 2–428），可能是骨膜细胞或成纤维细胞，是导致骨皮质增厚和足趾增大的病理基础。Herring 曾经与儿童骨科专家讨论 1 例儿童巨趾的病理改变，最后发现只有外观看似正常的脂肪组织，而无其他异常组织[16]。Noh 描述 1 例 7 岁儿童巨趾的术中所见和病理检查结果，术中发现巨趾跖侧有大量的脂肪纤维组织（图 2-429），而病理检查也证实为脂肪纤维组织，并有透明及嗜碱性变性（图 2-430）[17]。

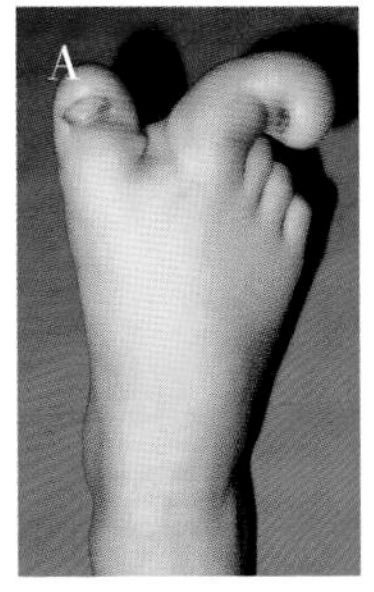

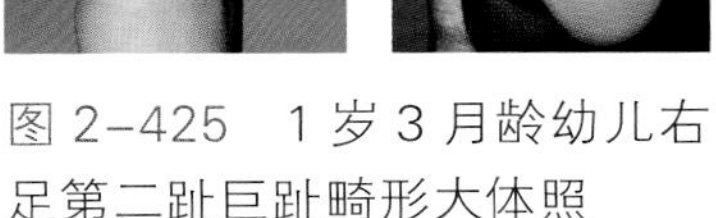

图 2-425　1 岁 3 月龄幼儿右足第二趾巨趾畸形大体照

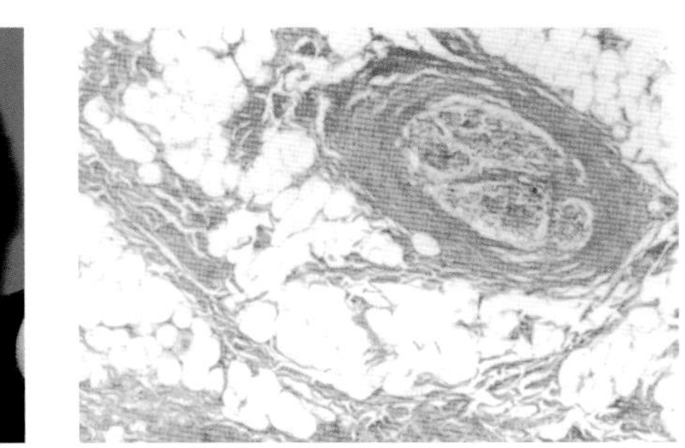

图 2-426　组织学检查

可见脂肪纤维组织和神经束增大及周围组织纤维化（HE 染色，×40）。

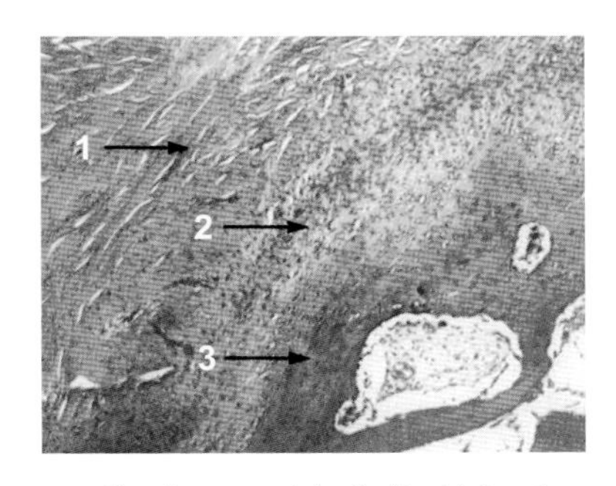

1. 骨膜；2. 增殖梭形细胞；3. 骨皮质。

图 2-427　组织学检查

骨皮质与骨膜之间有梭形细胞增殖（HE 染色，×15）。梭形细胞可能是骨膜细胞或成纤维细胞。

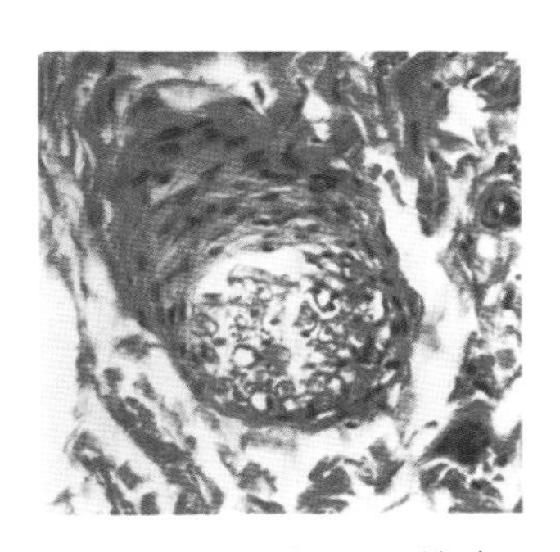

图 2-428　组织学检查

梭形细胞具有骨膜细胞和成纤维细胞的特征。

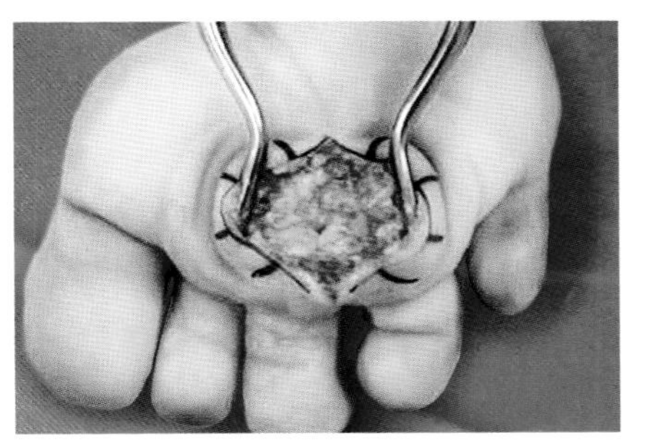

图 2-429　术中大体照

7 岁儿童左足第三趾和第四趾巨趾，术中可见大量的脂肪纤维组织。

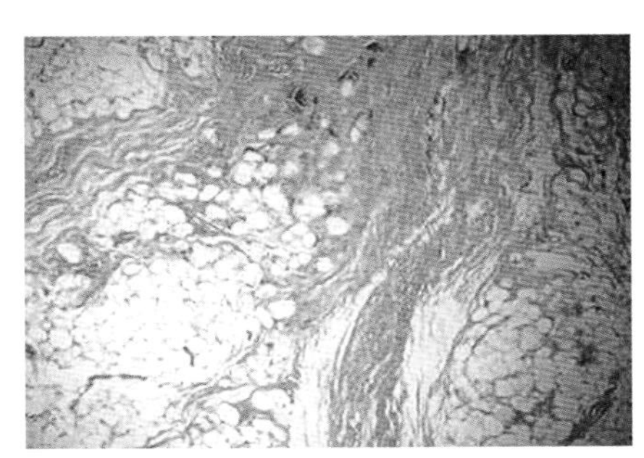

图 2-430　病理学检查

显示脂肪纤维组织，伴有区域性透明及嗜碱性变性（HE 染色，×40）。

三、临床特征

临床上以某一足趾或多个足趾异常增粗及过长、足趾过度伸展和足底肥厚为特征。原发型巨趾通常在出生后即有足趾增大（图 2-431），随着身体生长而继续增大[13]。Barsky 将原发型巨趾分为静止性（static）和进行性增大（progressive）两种类型，前者与其他足趾依照一定比例增大，而后者则表现为巨趾快速生长或与正常足趾比例增大[8]。原发性巨趾以进行型比较多见[13]，Dennyson[15]报道 7 例中 4 例为进行型巨趾。在婴幼儿时期，除了跖趾关节和趾间关节屈曲活动范围减少，巨趾本身并无疼痛或局部感觉异常，但开始负重行走后，不仅出现穿鞋困难，而且因足趾过度伸展和侧方屈曲畸形而引发步态异常。

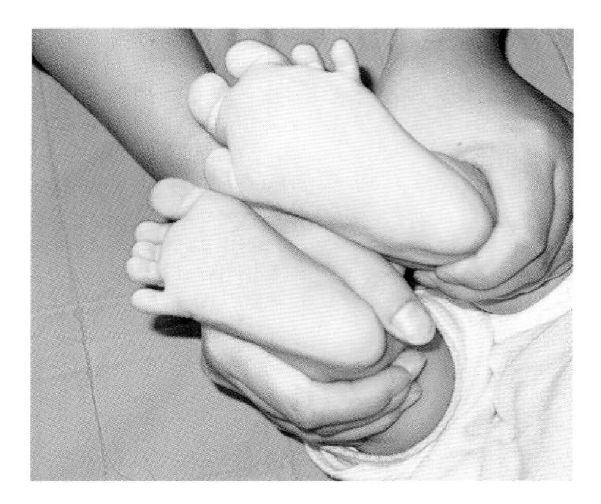

图 2-431　双足大体照

1 月龄新生儿左足第二趾和第三趾巨趾畸形，足底软组织肥大，伴有侧方屈曲畸形。

四、影像学检查

X 线检查可显示巨趾既有软组织肥厚，也有受累趾骨不同程度的增粗和长度增加，以及前足宽度增加（图 2-432）。测量巨趾与邻趾长度比值，或者测量患侧与正常侧足趾长度比值，有助于鉴别静止型与进行型巨趾畸形。Kim 在手术前和手术后测量第一跖骨头与第五跖骨头中心点的直线距离（mm）代表跖骨间宽度，再除以正常侧跖骨间宽度，建立跖骨宽度比值，用于评价趾列截除的治疗结果（图 2-433）[4]。Chang 采取测量跖骨分散角（图 2-433），比较手术前和手术后的改变（图 2-434）[6]。MRI 扫描具有良好的组织分辨率，术前 MRI 扫

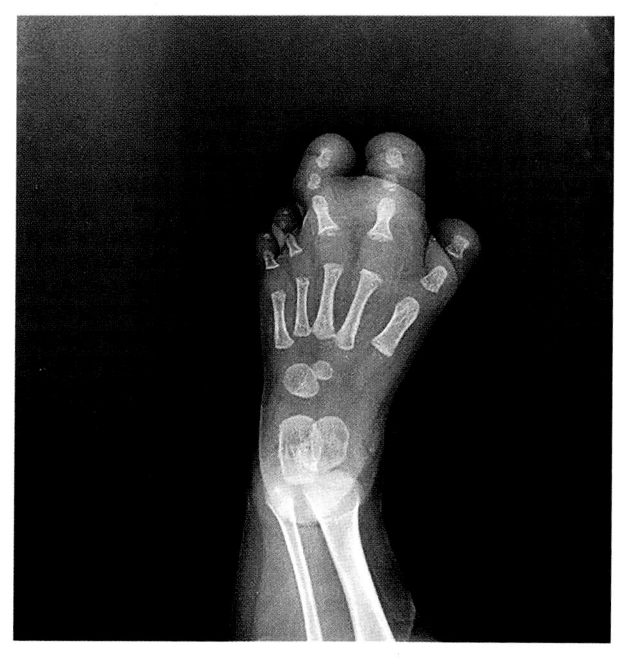

图 2-432　足部巨趾 X 线片

1 岁 3 月龄患儿左足第二趾和第三趾巨趾，可见足趾软组织肥大、趾骨增粗和增长。

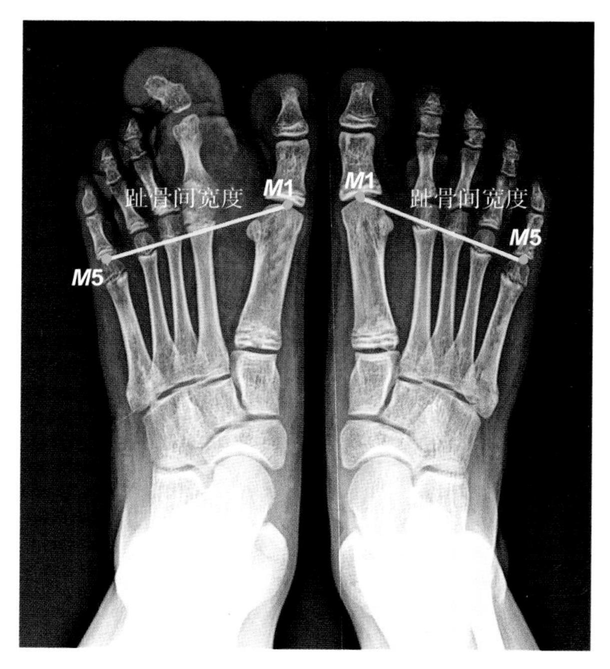

图 2-433　跖骨宽度测量方法与比值

在足部正位 X 线片，分别标记第一跖骨头与第五跖骨头中心点，测量两个中心点的直线距离（mm）。患足跖骨宽度 / 正常侧跖骨宽度 = 跖骨宽度比值。

描既能确定肥大软组织的性质，又可界定软组织肥大所累及的范围，为手术设计提供帮助（图2-435）。

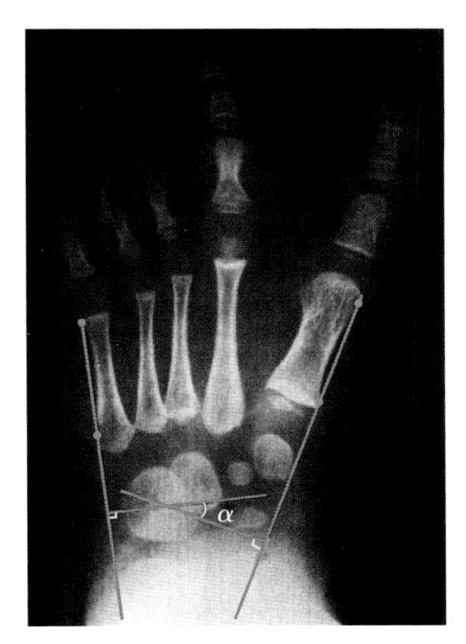

图 2-434　跖骨分散角的测量方法

在足正位 X 线片，分别沿着第一跖骨内侧皮质与第五跖骨外侧皮质各画 1 条平行线，测量 2 条平行线相应的垂直线所形成的夹角（α）。

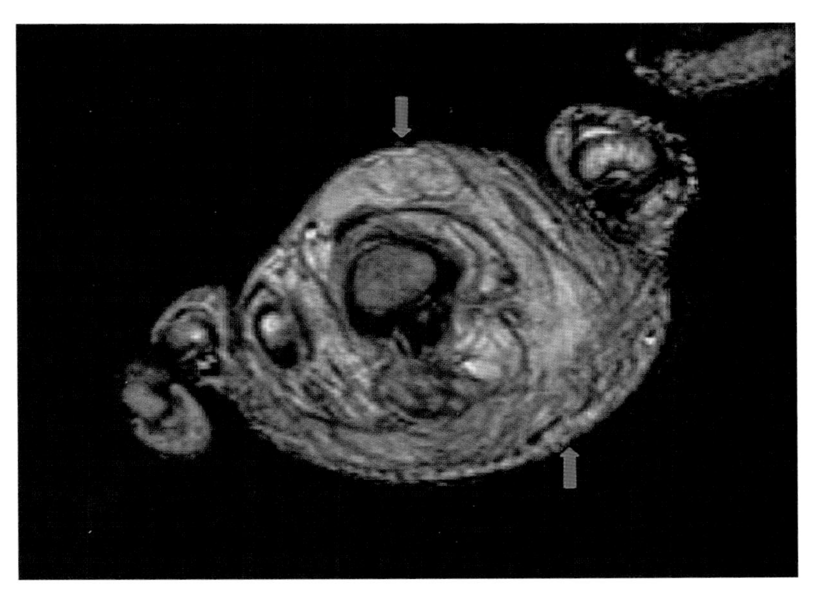

图 2-435　巨趾的 MRI 扫描

7 岁儿童第二足趾 MRI 扫描 T_2 加权图像显示巨趾周围软组织高信号，提示为脂肪组织。

五、诊断与鉴别诊断

儿童足趾巨趾畸形是一种先天性发育异常，出生后即有足趾增粗及过度增长，通常随着身体生长而日趋明显。X 线检查证明既可显示局部软组织肥大，也有趾骨甚至跖骨增粗变长，因而容易做出诊断。但是，儿童巨趾也是某些综合征的组成部分，例如 Proteus 综合征、神经纤维瘤病、班纳扬-赖利-鲁瓦卡巴综合征（Bannayan-Riley-Ruvalcaba sydrome，BRRS）、血管骨肥大综合征（Klippel-Trenaunay-Weber syndrome），以及足趾软组织肿瘤例如血管及淋巴管瘤、婴幼儿足趾纤维性错构瘤。因此，全面而细致的全身检查和选择性影像学检查，方能避免延误诊断或遗漏诊断[2,17,19]。

六、手术治疗与预后

手术治疗儿童巨趾畸形的目标，是缩减受累足趾的长度及周长，以方便穿着普通的布鞋或皮鞋，改善患足的外观形态，允许幼儿步态的正常发育[4,18]。手术方法包括骺板阻滞、骨骼短缩、软组织缩减，以及趾列截除[6,15,18,20,21]。多数学者的经验表明，趾列切除是治疗第二～五足趾巨趾的最好选择，因为趾列截除不仅去除过长足趾所产生的一切困扰，也有效地缩窄了前足宽度，通常能够获得满意的外观形态，消除穿鞋困难，保留足部负重功能[3,5,6]。但是，拇趾巨趾趾列切除将严重影响患足负重功能，产生明显的步态异常，某些学者因此主张将保留拇趾结构及功能的重建手术列为首选的策略，例如趾骨缩短与岛状趾甲皮瓣移位，足趾骺板与部分趾骨截除，Tsuge 软组织缩减与部分趾骨截除，都是治疗拇趾巨趾可供选择的手术方法[3,6,21-23]。

关于手术治疗时机或手术年龄，学者之间尚未形成共识[3,6,12]。某些学者主张在患儿独立行走之前，尽早开始实施手术治疗，以减少或防止巨趾所产生足趾进行性过长、关节僵硬、足趾解剖轴线异常等继发性改变，因为这些继发性异常对儿童步态发育通常产生负面作用[3,6,24-26]。另有学者则推荐将手术治疗延迟至 3 岁或 4 岁，有助于监测和判断巨趾所有肥大组织的生长速率，进而选择适当的手术方法[12]。

1. 岛状趾甲皮瓣移位与趾骨部分切除

【手术适应证】

拇趾巨趾畸形出现外观明显异常，抑或妨碍穿鞋和步态异常。由于拇趾及第一跖骨对足部负重和保持正常步态，具有非常重要作用，因此，应该首选拇趾结构及功能重建的手术方法，尽可能避免趾列截除。年龄＞ 2 岁[6,21,22]。

【手术操作】

①麻醉与体位：将患儿置于仰卧位，于膝关节上方扎缚充气止血带，常规完成手术野的皮肤准备。

②切口与皮瓣设计：在趾甲远端及两侧标记网球拍样切口线，而趾甲内侧纵向标记允许切除 2 mm 左右的趾甲及加床组织。将趾甲内侧和外侧切口线，沿着拇趾内侧缘和外侧缘向近端延长，终止于跖趾关节近端（图 2–436）。

③岛状趾甲皮瓣成形：沿着拇趾背侧切口线，切开皮肤及浅筋膜，在拇趾背侧仔细解剖，识别、分离和保护拇趾背侧唯一的回流静脉（图 2–437），以保证趾甲皮瓣的静脉回流。继之，继续向深部解剖和分离，在拇趾外侧寻找和分离足底外侧动脉和神经（图 2–438），并将足底外侧神经从足底外侧动脉仔细分离，后者是足趾跖侧的感觉神经，务必予以保留。与此同时，在继续解剖和分离过程中，务必保留拇趾足底外侧动脉内侧分支与趾甲皮瓣之间的血管，在足底外侧动脉接近拇趾末端，即趾腹血管吻合弓水平处予以结扎和切断。为了保留拇趾的供血，拇趾内侧跖趾动脉（medial plantar digital artery）不必显露及游离。

④岛状趾甲皮瓣移位与趾骨部分切除：首先将岛状趾甲皮瓣从拇趾远节趾骨骨膜深面游离，形成只有带血管蒂的游离岛状趾甲皮瓣。继之，将趾甲皮瓣向近端移位（图 2–439），继续解剖以显露拇趾远节趾骨。此时，用电锯截除 2/3 的拇趾远节趾骨，保留其近端骺板和拇长伸肌腱和屈肌腱的止点。另在足底皮瓣形成蒂部位于内侧的三角皮瓣，用以覆盖拇趾末端（图 2–440），切除足底多余的皮肤及皮下组织。最后放松止血带，观察趾甲皮瓣和拇趾的供血状态。如果迅速恢复供血，趾甲皮瓣颜色正常，毛细血管充盈时间并无延迟现象，则用可吸收缝线间断缝合皮肤切口（图 2–441）[27]。

【术后处理】

术后使用纱布包扎而不用石膏固定，但应密切观察趾甲皮瓣和拇趾的供血状态，包括皮肤颜色和毛细血管充盈时间。

【并发症与结果评价】

文献报道 4 例中 3 例没有出现并发症[21,27]。1 例 6 岁儿童术后 10 个月时趾甲消失，Downey-Carmona 认为是以前手术治疗导致供血异常，再次岛状趾甲皮瓣手术未能保证趾甲皮瓣的供血所致，但患者穿鞋没有困难，步态也接近正常[21]。4 例患者及家长对手术结果都比较满意，拇

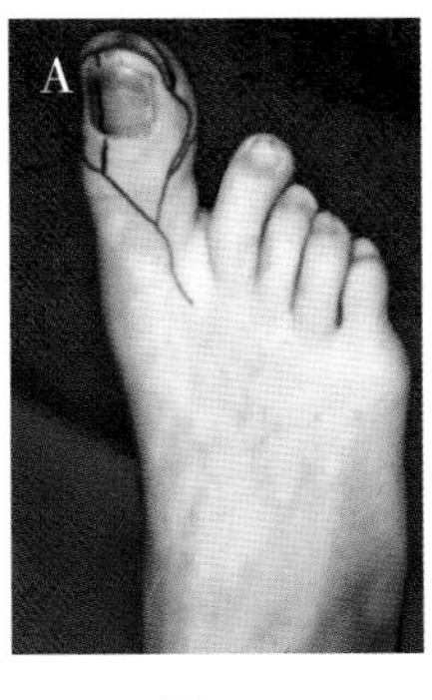

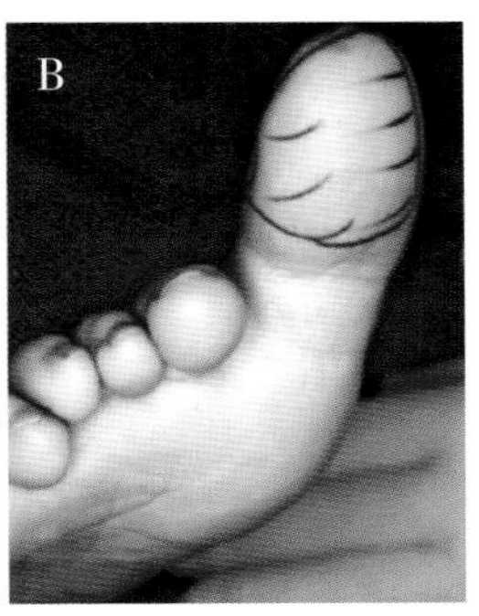

图 2-436　切口与皮瓣设计

A 图标记趾甲皮瓣背侧切口线，B 图标记足底阴影线，是拇趾趾腹将被切除的部分。

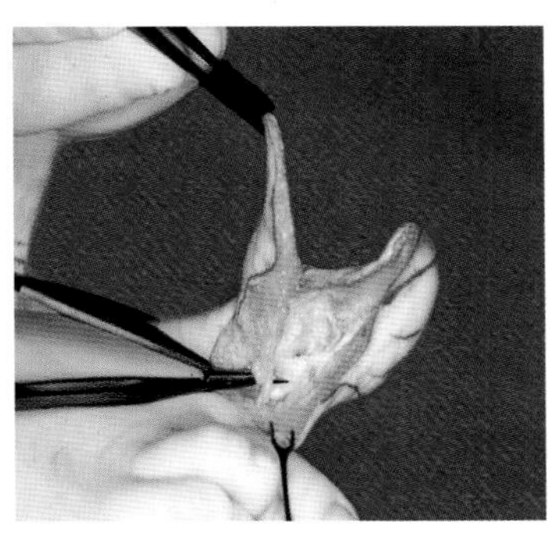

图 2-437　切开与显露

注意保护拇趾背侧唯一的回流静脉（手术镊所指处），其向远端走行至甲皱襞近端皮肤。

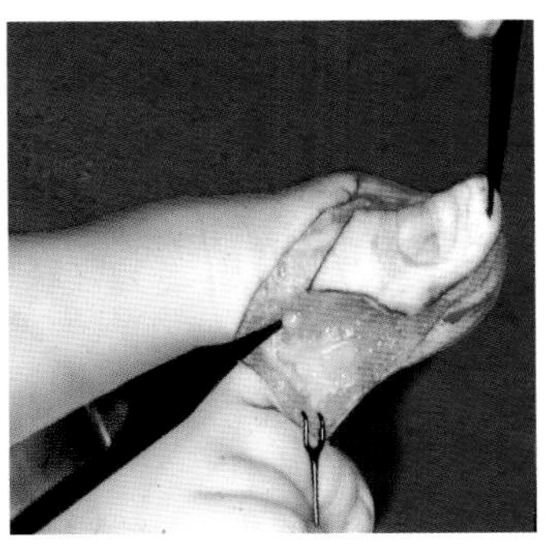

图 2-438　分离皮瓣

注意保护侧副动脉（手术剪刀处）。

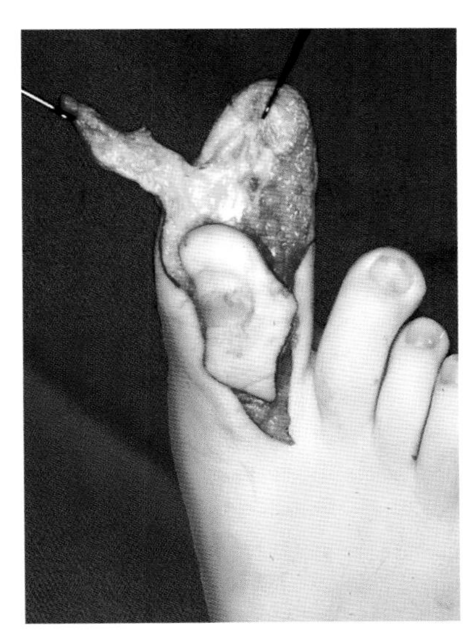

图 2-439　趾甲皮瓣移位

趾甲皮瓣移位至拇趾近端后，将足底内侧三角皮瓣移位至拇趾末端。

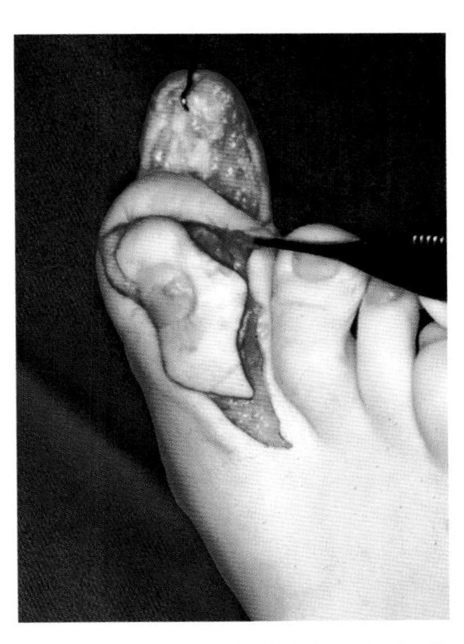

图 2-440　足底内侧三角皮瓣移位

切除多余的足底皮肤及皮下组织。

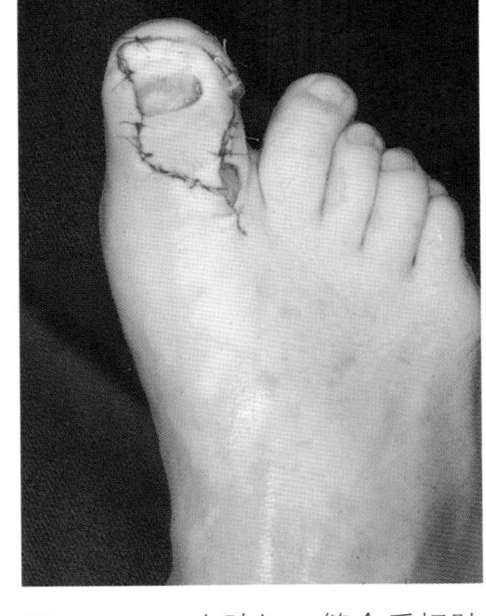

图 2-441　皮肤切口缝合后拇趾的外观形态

趾长度与前足宽度接近正常，穿鞋没有困难，步态也接近正常，但远期结果尚不能确定[21,27]。

2. Tsuge 软组织缩减和远节趾骨切除

【手术适应证】

第二～五趾静止型或进行型巨趾，影响患足穿鞋，并引发步态异常；年龄＞10 月龄[17,23]。

【手术操作】

①麻醉与体位：将患儿置于仰卧位，于膝关节上方扎缚充气止血带，常规完成手术野的皮肤准备。

②切口与显露：在足趾末端及两侧中线标记鱼嘴样切口线，足趾侧方中线切口线终止于跖趾关节近端（图 2-442）。沿着切口线切开皮肤及皮下组织，并在趾骨跖侧形成足底皮瓣，注意仔细分离和保护足趾两侧足趾血管神经束。

③趾骨缩短截骨：从跖骨头平面显露近节及远节趾骨，将血管神经束向背侧牵拉保护。继

之，从远节趾骨近端切断拇长伸肌腱和拇长屈肌腱的止点腱，并在肌腱末端缝合标记线以备重建肌腱止点。为了保留远节趾骨远端 2/3 与近节趾骨跖侧 2/3 相互融合，先将远端趾间关节离断，但注意保留远节趾骨仍然附着于甲板及甲基质。在远节趾骨骺板远端进行横行截断之后，从趾端开始进行冠状面远节趾骨截骨，只保留远节趾骨 2/3 的背侧趾骨（图 2–443）。然后，从近节趾骨截除远端 2/3 的背侧趾骨，形成与保留远节趾骨背侧部分相匹配的骨床（图 2–444）。

④趾骨缩短与固定：将远节趾骨保留的背侧趾骨，向近端移位至近节趾骨背侧骨床内，允许进行适当的修剪，使其相互紧密接触，或者适当截除近节趾骨远端部分，以获得更为满意趾骨缩短效果。此时，使用 2 根克氏针或不可吸收缝线捆扎固定缩短的趾骨，然后将拇长伸肌腱和拇长屈肌腱缝合至近节趾骨背侧与跖侧。

⑤切除跖侧脂肪纤维组织和缝合切口：放松止血带，观察趾端及甲床的供血状态。确定足趾供血正常后，切除跖侧异常的脂肪纤维组织和多余的皮肤，常规缝合切口皮肤[18]（图 2–445）。

【术后处理】

术后使用小腿石膏固定 4 周左右，X 线检查证实趾骨融合处愈合后，方可允许负重行走。

【并发症与结果评价】

Tsuge[7]曾报道软组织缩减和远节趾骨切除，治疗 3 例足趾巨趾畸形手术早期结果，声称实现了缩短足趾的作用，但没有介绍远期随访结果。值得指出的是，该作者于术后 5～6 周，

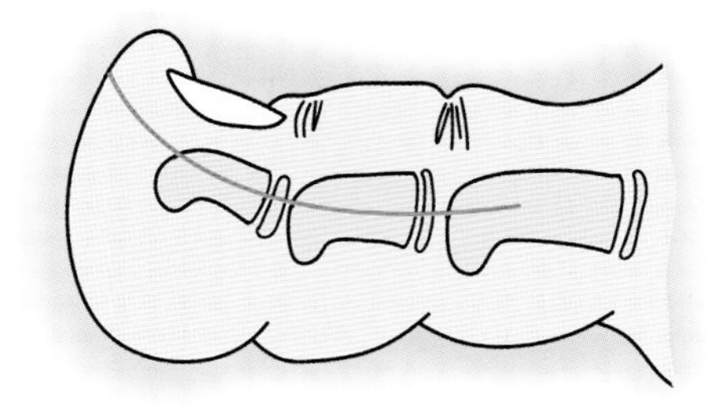
图 2–442　足趾两侧鱼嘴样皮肤切口线示意图

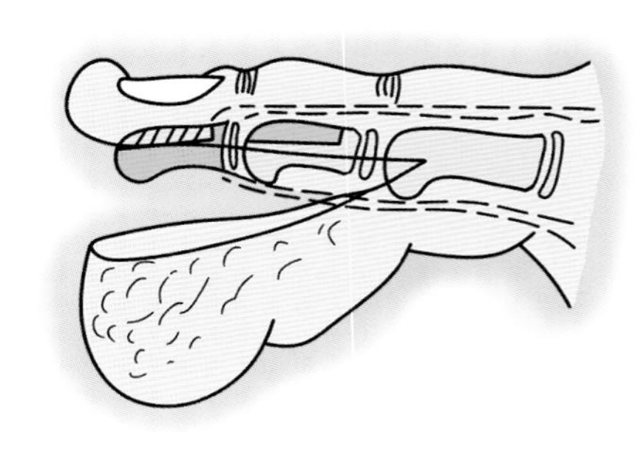
图 2–443　远节趾骨与近节趾骨部分趾骨截除示意图

橙色标记为远节与近节趾骨截除部分，保留远节趾骨背侧 2/3 与近节趾骨跖侧 2/3 相融合。

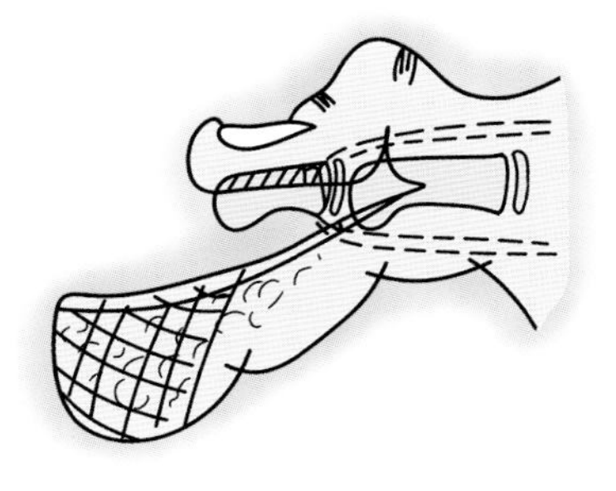
图 2–444　远节趾骨背侧 2/3 移位至近节趾骨背侧示意图

而阴影线标记部分是足趾跖侧肥大的脂肪纤维软组织。

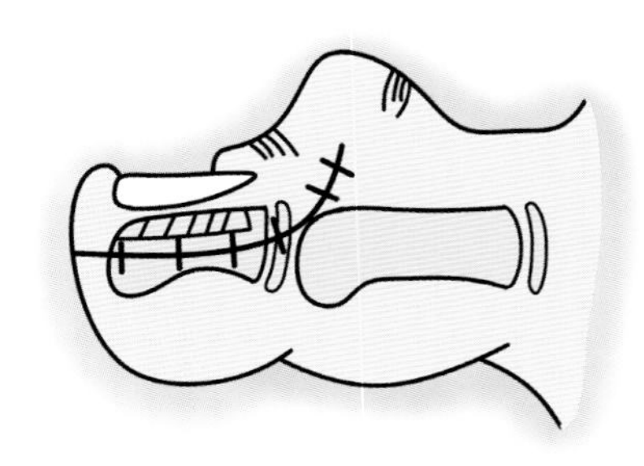
图 2–445　趾骨固定与切口皮肤缝合示意图

在足趾背侧多余皮肤形成驼峰改变。

对足趾背侧驼峰样突出采取手术切除。Morrell[18]选择此种手术治疗 4 例 6 足，术后随访时间平均 2.9 年（5 个月至 6.3 年）。术后没有出现切口感染、皮肤坏死、趾甲脱落等并发症。术后随访时间＞ 6 个月者，患足长度与正常侧没有明显差别，趾甲生长正常，穿着与正常侧相同大小的鞋类，足趾背侧驼峰样突出自然消失，儿童及家长对手术结果也都满意。

3. 趾列截除

【手术适应证】

第二～五足趾巨趾畸形，其巨趾累及跖骨，距趾长度＞正常侧足趾 2 倍，或者跖骨分散角＞ 10°（图 2-434）；软组织缩减和趾骨缩短术后复发者；年龄＞ 10 月龄[6,28]。Kim 描述 16 例 18 足趾列截除，手术时年龄平均 3.8 岁（12 月龄至 12.6 岁）[4]。

【手术操作】

①麻醉与体位：将患儿置于仰卧位，于膝关节上方扎缚充气止血带，常规完成手术野的皮肤准备。

②切口与显露：从足趾末端两侧的跖骨基底，分别标记足背和足底 V 形切口线（图 2-446A、B）。沿着皮肤切口线切开皮肤及深筋膜，切除足底异常脂肪纤维组织。

③趾列截除：继续向深部解剖和分离，显露所要截除足趾及跖骨，注意显露和保护邻趾血管神经束。继之，从跗跖关节平面将整列足趾截除之后，分别缝合足背和足底切口皮肤（图 2-446C）[4,28]。

【术后处理】

术后用小腿石膏固定 6 周左右，以保护足底与足背切口。

【并发症与结果评价】

Bulut[28]采取趾列截除治疗 3 例 3 足多趾和巨趾畸形，通常截除其中 1 个趾列，而其他趾列采取软组织缩减和趾骨缩短手术。术后没有出现切口感染、切口皮肤坏死等并发症。术后分别随访 2～8 年，患足均能穿着普通鞋型，步态也基本正常（图 2-447）。Kim[4]描述趾列切除治疗 16 例 18 足，术后随访时间平均 6.7 年（2 年 1 个月至 16.5 年）。10 例有足底瘢痕处轻微疼痛，但步态正常，穿鞋也没有任何困难。跖骨宽度比值由术前平均 1.31（1.09～1.69），术后 2 年降低至平均 1.11（0.97～1.26），具有显著性统计学差异。16 例中 14 例对手术结果满意，但该作者并未指出 2 例不满意手术结果的原因。由于缺乏长期随访结果，进入成年之后是否还将出现步态异常，抑或发生骨性关节炎，值得长期随访和深入研究。

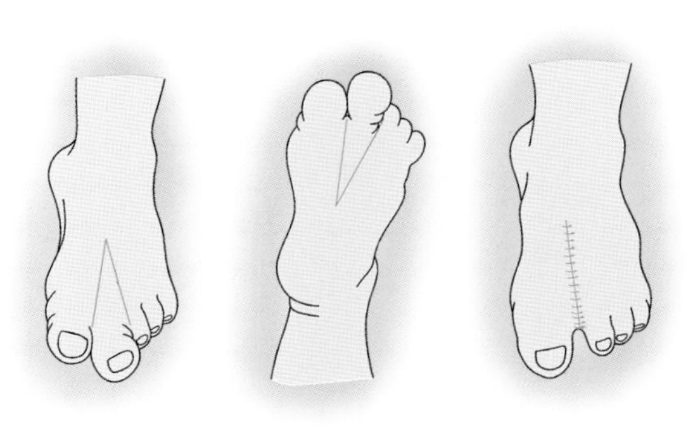

A. 足背 V 形切口　B. 足底 V 形切口　C. 趾列切除和切口缝合后外观形态

图 2-446　趾列截除手术示意图

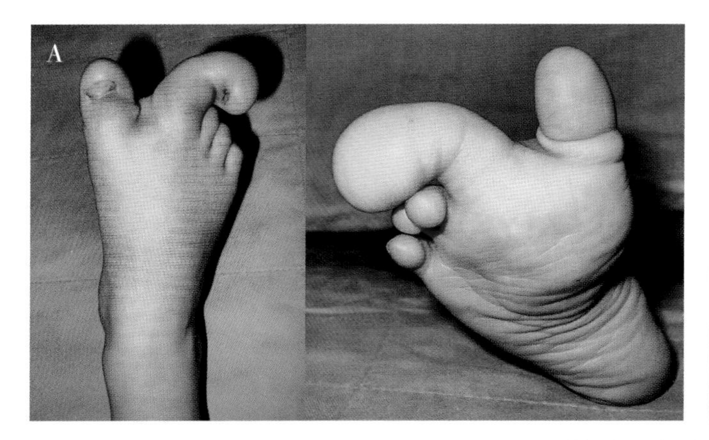

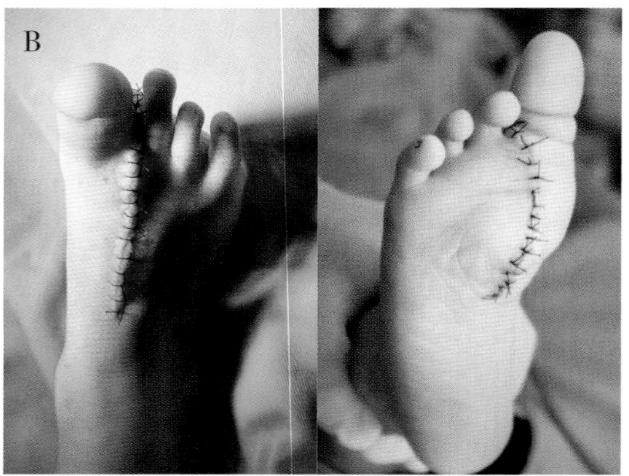

图 2-447　趾列截除手术前后的临床大体照
3 岁儿童右足第二趾巨趾术前（A）和术后 1 年临床照片（B）。

参考文献

[1] CERRATO F, EBERLIN K R, WATERS P, et al. Presentation and treatment of macrodactyly in children [J]. J Hand Surg Am, 2013, 38(11): 2112-2123.

[2] YÜKSEL A, YAGMUR H, KURAL L B S. Prenatal diagnosis of isolated macrodactyly [J]. Ultrasound Obstet Gynecol, 2009, 33(3): 360-362.

[3] HOP M J, VAN DER BIEZEN J J. Ray reduction of the foot in the treatment of macrodactyly and review of the literature [J]. J Foot Ankle Surg, 2011, 50(4): 434-438.

[4] KIM J, PARK J W, HONG S W, et al. Ray amputation for the treatment of foot macrodactyly in children [J]. Bone Joint J, 2015, 97-B(10): 1364-1369.

[5] KALEN V, BURWELL D S, OMER G E. Macrodactyly of the hands and feet [J]. J Pediatr Orthop, 1988, 8(3): 311-315.

[6] CHANG C H, KUMAR S J, RIDDLE E C, et al. Macrodactyly of the foot [J]. J Bone Joint Surg Am, 2002, 84(7): 1189-1194.

[7] TSUGE K. Treatment of macrodactyly [J]. Plast Reconstr Surg, 1967, 39(6): 590-599.

[8] BARSKY A J. Macrodactyly [J]. J Bone Joint Surg Am, 1967, 49(7): 1255-1266.

[9] MATSUZAKI T, HITORA T, AKISUE T, et al. Massive heterotopic ossification around the ankle in a patient with macrodactyly of the foot: a case report [J]. Foot Ankle Surg, 2012, 51(5): 648-651.

[10] INGLIS K G. Local gigantism (a manifestation of neurofibromatosis) : its relation to general gigantism and to acromegaly illustrating the influence of intrinsic factors in disease when development of the body is abnormal [J]. Am J pathol, 1950, 26(6): 1059-1083.

[11] PELLERIN D, MARTELLI H, LATOUCHE X, et al. Congenital soft tissue dysplasia: a new malformation entity and concept [J]. Prog Pediatr Surg, 1989, 22: 1-29.

[12] TURRA S, FRIZZIERO P, CAGNONI G, et al. Macrodactyly of the foot associated with plexiform neurofibroma of the medial plantar nerve [J]. J Pediatr Orthop, 1986, 6(4): 489-492.

[13] SOBEL E, GIORGINI R J, POTTER G K, et al. Progressive pedal macrodactyly surgical history with 15 year follow-up [J]. Foot Ankle Int, 2000, 21(1): 45-50.

[14] THORNE F L, POSCH J L, MIADICK R A. Megalodactyly [J]. Plast Reconstr Surg, 1968, 41(3): 232-239.

[15] DENNYSON W G, BEAR J N, BHOOLA K D. Macrodactyly in the foot [J]. J Bone Joint Surg Br, 1977, 59(3): 355-359.

[16] HERRING J A. Macrodactyly [J]. J Pediatr Orthop, 1984, 4(4): 503-506.

[17] NOH K H, NAM K Y, YOO J C, et al. Macrodystrophia lipomatosa of the foot (a case report) [J]. J Korean Foot Ankle Soc, 2009, 13: 103-105.

[18] MORRELL N T, FITZPATRICK J, SZALAY E A. The use of the Tsuge procedure for pedal macrodactyly: relevance in pediatric orthopedics [J]. J Pediatr Orthop B, 2014, 23(3): 260-265.

[19] ZHANG X, LIU Y, XIAO B, et al. Two cases of macrodactyly of the foot: relevance in pediatric orthopedics [J]. J Pediatr Orthop B, 2016, 25(2): 142-147.

[20] DIKKERS R, VAN DER BIEZEN J J, VAN DER LEI B. Surgical treatment of macrodactyly in Proteus syndrome [J]. Eur J Plast Surg, 2005, 28: 299-303.

[21] DOWNEY-CARMONA F J, LAGARES A, FARRINGTON-RUEDA D, et al. Island nail flap in the treatment of foot macrodactyly of the first ray in children: report of two cases [J]. J Child Orthop, 2015, 9(4): 281-285.

[22] TOPOLESKI T A, GANEL A, GROGAN D P. Effect of proximal phalangeal epiphysiodesis in the treatment of macrodactyly [J]. Foot Ankle Int, 1997, 18(8): 500-503.

[23] KOTWAL P P, FAROOQUE M. Macrodactyly [J]. J Bone Joint Surg Br, 1998, 80(4): 651-653.

[24] MCGRORY B J, AMADIO P C, DOBYNS J H, et al. Anomalies of the fingers and toes associated with Klippel-Trenaunay syndrome [J]. J Bone Joint Surg Am, 1991, 73(10): 1537-1546.

[25] KRENGEL S, FUSTES-MORALES A, CARRASCO D, et al. Macrodactyly: report of eight cases and review of the literature [J]. Pediatr Dermatol, 2000, 17(4): 270-276.

[26] SABAPATHY S R, ROBERTS J O, REGAN P J, et al. Pedal macrodactyly treated by digital shortening and free nail graft: a report of two cases [J]. Br J Plast Surg, 1990, 43(1): 116-119.

[27] DAUTEL G, VIALANEIX J, FAIVRE S. Island nail transfer in the treatment of macrodactyly of the great toe: a case report [J]. J Foot Ankle Surg, 2004, 43(2): 113-118.

[28] BULUT M, KARAKURT L, BELHAN O, et al. Ray amputation for the treatment of macrodactyly in the foot: report of three cases [J]. Acta Orthop Traumatol Turc, 2011, 45(6): 458-462.

第十六节　拇趾内翻

一、定义与流行病学

临床上将拇趾在跖趾关节平面出现严重的向内侧成角畸形、第一趾蹼明显增宽和拇趾向外侧旋转（图 2-448）称为拇趾内翻（hallux varus）[1-3]。拇趾内翻分为先天性和获得性两个类别，后者是外科治疗拇趾外翻的常见并发症，其发生率为 2%～15.4%[1,3,4]。先天性拇趾内翻则少见，其真正的发病率尚不得而知。根据可靠的文献资料，Horwitz Sloane 于 1935 年报道拇趾内翻的手术治疗结果，可能是最早治疗拇趾内翻的外科医生[5]。McElvenny 于 1941 年报道软组织松解与拇短伸肌腱移位，成功治疗 1 例 18 岁儿童拇趾内翻[5]。Farmer[6] 于 1958 年描述治疗 8 例儿童拇趾内翻，可能是早期最多的一组病例，但没有详细描述手术时的年龄和性别。直到 1987 年，印度学者 Joseph[7] 报道一组 69 例拇趾内翻，其中 43 例先天性拇趾内翻，年龄＜ 4 岁有 19 例，另 24 例是未曾治疗的成人病例，并确认出生时即有拇趾畸形。然而，该文却未提及患者年龄、性别、侧别等流行病学数据。Mills[8] 于 1989 报道一组 12 例 22 足先天性拇趾内翻术后长期随访结果，12 例中男性与女性分别为 8 例和 4 例，双侧 19 例，单侧 2 例；手术时年龄介于 8 月龄至 8 岁。Shim 描述手术治疗 8 例 10 足先天性拇趾内翻，年龄介于 7 月龄至 8.5 岁，男性与女性分别为 7 例和 1 例，双侧受累 2 例，单侧受累者右足和左足分别 4 足和 2 足[9]。

二、病因与病理解剖

先天性拇趾内翻被视为一种畸胎性发育缺陷，但致病基因或环境因素作用均无相关的研究报道。临床观察证明，既有独立性或称为原发性拇趾内翻，也有合并其他畸形的复杂性拇趾内翻。Tachdjian 将拇趾内翻分成 3 种类型：Ⅰ型，原发性或独立性拇趾内翻；Ⅱ型，拇趾内翻伴有前足畸形；Ⅲ型，拇趾内翻伴有广泛性骨骼发育异常[2]。Mills[8] 描述 12 例中 7 例为独立性拇趾外翻，另 5 例分别为痣样基底细胞癌综合征［又称戈林综合征（Gorlin sydrome）］、丹迪-沃克综合征（Dandy-Walker syndrome）、手足多指（趾）、手指屈曲畸形的组成部分。第一跖骨纵向托状骨骺首先引发跖骨短缩，继而产生拇趾内翻（图 2-448）[10,11]。Miura 曾报道 18 例轴前型和轴后型多趾合并拇趾内翻[12]。

先天性拇趾内翻的病理解剖学改变相当复杂。从理论上推测，只要在拇趾跖趾关节平面的骨骼、肌腱和关节囊韧带结构出现失衡状态，均可产生进行性拇趾内翻，但Ⅰ型与Ⅱ型的病理解剖学改变具有较大的差别。McElvenny[5] 将先天性拇趾内翻的病理解剖改变，归纳为 4 种结构异常：①第一跖骨短缩并增粗。②拇趾近节趾骨与第一跖骨基底内侧有硬韧的纤维束带（图 2-449）。③跖骨两侧存在副跖骨或副趾骨。④第一跖骨或其他 4 个跖骨有内翻改变。Verma[13]

描述 1 例 6 岁儿童拇趾增宽和拇趾向内侧成角畸形，因穿鞋困难并产生拇趾背侧肿痛。X 线检查发现第一跖骨不完全重复畸形、拇趾近节趾骨三角形改变，以及远节趾骨分叉畸形。先天性拇趾内翻伴有籽骨缺失也有报道，但罕见[14]。

三、临床特征

儿童拇趾内翻具有多种不同的临床表现，往往因为拇趾严重内翻导致穿鞋困难，或因拇趾异常引发局部疼痛而寻求治疗。独立性拇趾内翻通常在出生后，即可发现拇趾向足内侧倾斜和成角畸形、第一趾蹼增宽，以及拇趾有不同程度地向外侧旋转（图 2–448），但没有前足异常[5,7]。Ⅱ型拇趾内翻则以拇趾短缩（图 2–450）、拇趾多趾（图 2–451）和拇趾副趾，具有种类繁多、形态各异的临床表现[10–15]。

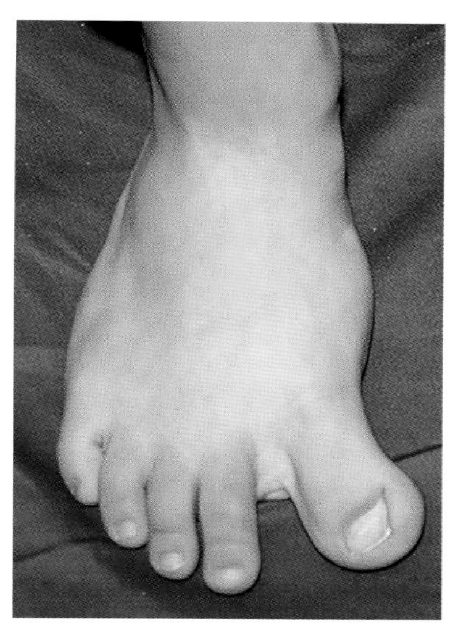

图 2–448　独立性右足拇趾内翻大体照

可见拇趾相对于跖骨向内侧成角与拇趾外旋。

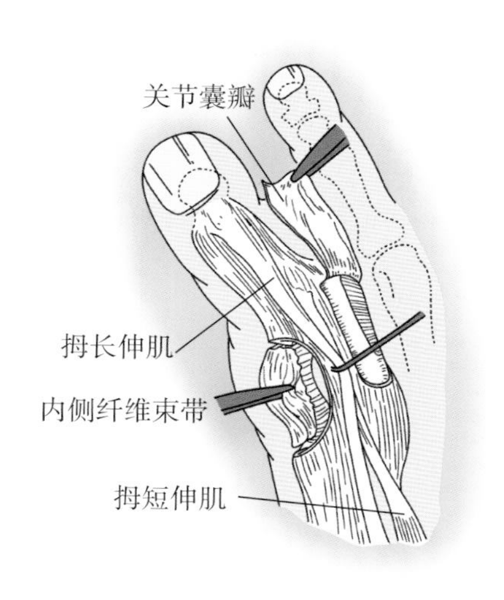

图 2–449　跖趾关节内侧纤维束带

手术镊子夹持结构。

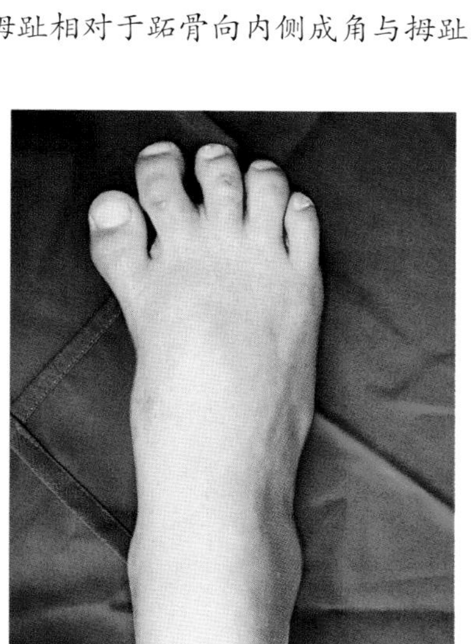

图 2–450　第一跖骨短缩引发拇趾内翻

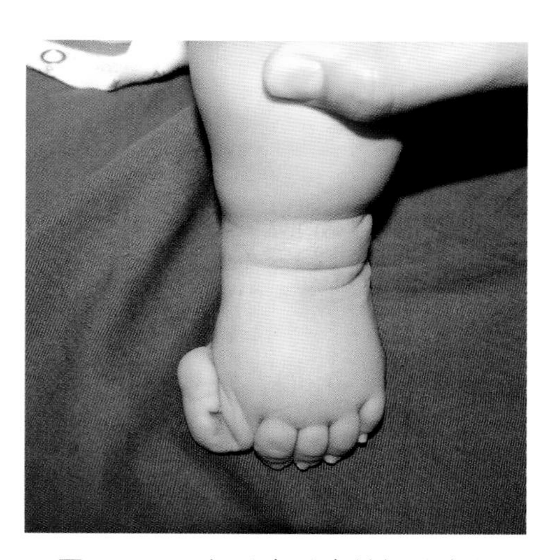

图 2–451　拇趾多趾合并拇趾内翻

四、影像学检查

正位 X 线片测量第一跖骨中央解剖轴线与近节趾骨中央解剖轴线所形成的跖骨-趾骨角，其正常值为 5° ~15° 。当跖骨-趾骨角等于 0° 或呈现负值（顶角位于外侧）时，可作为诊断拇趾内翻的 X 线标准[1,21]。但是，先天性拇趾内翻的跖骨-趾骨角几乎接近 -90°(图 2-452)。儿童拇趾内翻通常伴有跖骨短缩或副跖骨（图 2-453）、多趾或副趾（图 2-454）[15,16]。某些跖骨短缩是因跖骨纵向托形骨骺引发跖骨生长异常，进而产生拇趾内翻。正常第一跖骨骨骺位于跖骨近端，其骨骺与干骺端之间的生长板担负着跖骨纵向生长的作用。跖骨托形骨骺是指在正常跖骨内侧，另有与跖骨相平行的骨骺与生长板，该骨骺与近端骨骺相连接，形成 C 形骨骺软骨。这是跖骨少见的结构异常，抑制或改变跖骨正常生长及生长方向，进而产生跖骨 D 形改变（delta metatarsal）。尽管在出生后即有此种结构异常，但在 2 岁之前为软骨结构，普通 X 线检查不能显示此种结构异常，MRI 扫描和 CT 三维重建却可显示跖骨内侧纵向骨骺软骨（图 2-455）。在托状骨骺完成骨化之后，跖骨必然产生 D 形或楔形异常，并有跖骨短缩和增宽，进而引发拇趾内翻畸形[17,18]。

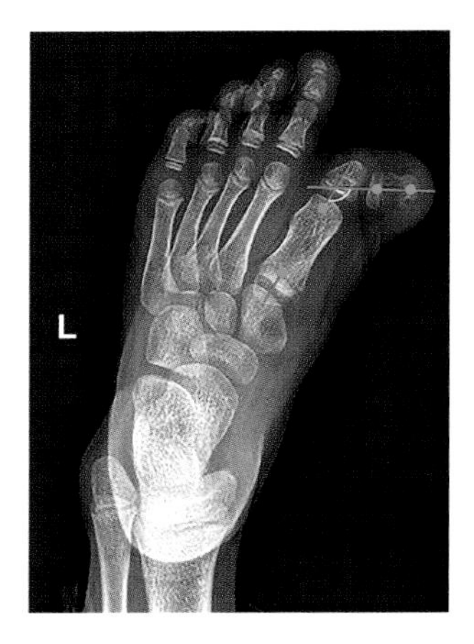

图 2-452　先天性拇趾内翻

其跖骨-拇趾角接近 -90°。

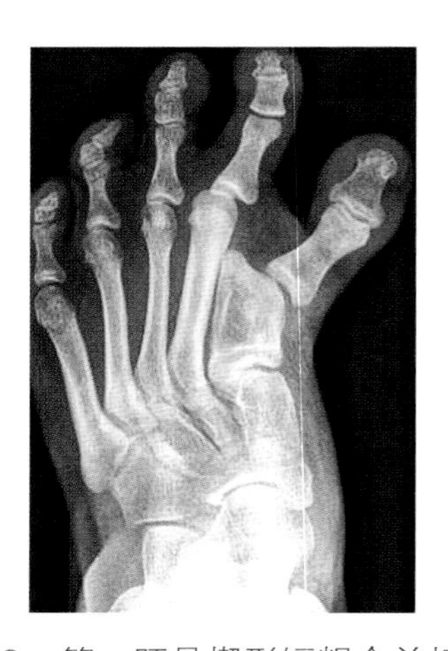

图 2-453　第一跖骨楔形短粗合并拇趾内翻

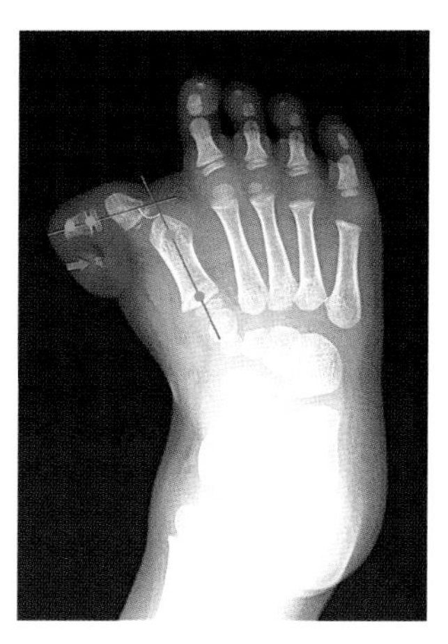

图 2-454　拇趾副趾与拇趾内翻

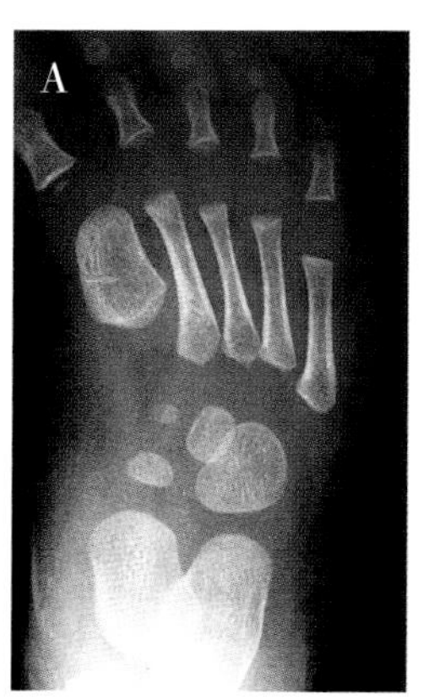

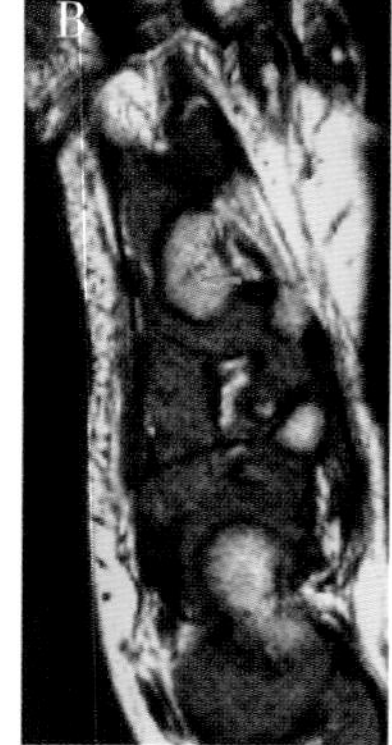

图 2-455　16 月龄儿童跖骨托状骨骺

A. 正位 X 线显示第一跖骨 D 形短粗异常；B. T_1 加权 MRI 扫描可见跖骨骨化中心内侧与近端有 C 形软骨结构（箭头标记为骨化中心）。

五、手术治疗与预后

拇趾内翻不仅产生外观异常，更为严重的问题是妨碍患足穿鞋、负重时跖骨头疼痛，甚者导致步态异常，因此需要矫形外科治疗。由于拇趾内翻具有高度异质化特征，即独立性拇趾内翻与拇趾内翻合并拇趾多趾、副趾与跖骨纵向托状骨骺所引发D形跖骨等畸形之间，存在很多病理解剖学差别，因此，矫形外科治疗必须坚持个体化的原则，方能实现改善外观形态，方便穿着普通鞋型，消除拇趾疼痛等治疗目标[1,5,6]。McElvenny和Farmer于20世纪40年代和50年代所创用软组织松解、副骨切除和拇趾与第二趾皮肤并联缝合手术技术，曾经被视为治疗儿童拇趾内翻的经典矫形手术方法[5,6]。然而，上述手术技术虽然能够满意地矫正拇趾内翻，但拇趾与第二趾并联缝合所产生的外观异常，已经不再被21世纪的患儿及其家长所接受。Mills[8]于1989年报道澳大利亚皇家儿童医院31年期间（1952—1983年），手术治疗16例儿童拇趾内翻，其中12例20足获得远期随访结果。手术时年龄平均2.8岁，手术方法包括McElvenny和Farmer两种手术技术，随访时间4~35年。将满足下述4项标准：偶有拇趾疼痛、穿鞋基本没有困难、拇趾外观形态大致正常，以及患儿及家长能够接受的拇趾外观形态，评定为矫形结果满意。如果其中1项没有达到标准，则定义为不满意。最后随访时，20足中13足（65%）评定为结果满意，另7足（35%）评定为结果不满意。该作者指出，Farmer手术既可产生外观异常，也有穿鞋困难问题。Shim[9]对Farmer手术方法做了部分改良，治疗8例10足中3足因为Farmer手术仍有明显的拇趾内翻，采取软组织松解和跖骨撑开截骨，解决跖骨短缩和拇趾内翻两个问题，从而获得满意的结果。该作者强调跖骨纵向托状骨骺所引发跖骨短缩合并拇趾内翻者，应该一期实施软组织松解、托状骨骺切除和跖骨撑开截骨，方能获得满意的矫形结果，并且有助于防止复发。某些学者对跖骨纵向托状骨骺所引发跖骨短缩合并严重拇趾内翻者，采用微型单臂外固定器进行跖骨牵伸延长，也获得了比较满意的结果[10,11,13]。但是，这些文献资料通常为个例报道，大多是一种补救性治疗措施。有关跖骨延长的手术时年龄、跖骨短缩严重程度等手术适应证，尚缺乏一致或可遵循标准。

1. 软组织松解与克氏针内固定

【手术指征】

①拇趾内翻并有穿鞋困难。

②年龄介于6月龄至4岁。因为年长儿童可能存在第一跖骨成角或短缩畸形，通常需要一期软组织松解与截骨矫形[9,15]。

【手术操作】

①麻醉与体位：将患儿置于仰卧位，于膝关节上方扎缚充气止血带，常规完成手术野的皮肤准备。

②设计拇趾背侧与跖侧皮瓣（图2-456）：皮瓣*A*起始于第一~二跖骨之间的背侧，其蒂部位于第二跖骨内侧缘的跖侧；皮瓣*B*起始处应该包括切除拇趾副趾的马蹄形切口线，于副趾近端转向足底，与皮瓣*A*相连接；皮瓣*C*与皮瓣*B*为同一起始点，先呈弧形向足背外侧延长，继而转向足背近端内侧缘，终止于拇趾的跖侧。

③切除副趾和拇趾内侧纤维软骨束带：沿着标记的切口线切开皮肤，游离和形成*A*、*B*和*C* 3个皮瓣，以便充分显露位于拇趾跖骨与近节趾骨内侧硬韧的纤维软骨束带，而此束带恰是引发拇趾内翻的主要病理结构。依次切除副趾及附属肌腱或软骨结构、彻底切除而不是切断纤

维软骨束带、Z 形切断短缩的拇趾外展肌腱（图 2–457）。

④侧副韧带延长与克氏针内固定：一旦完成上述操作，将拇趾被动外展时，可发现拇趾跖趾关节胫侧副韧带短缩而限制拇趾充分外展，此时应将该韧带从跖骨近端连带一束骨膜一并剥离，以便其后缝合。继之，将拇趾置于中立位或恢复正常解剖轴线的位置时，从足趾插入 1 根直径为 1 mm 的克氏针，逆行置入趾间关节和跖趾关节，终止于跖骨近端（图 2–458）。在保持正常张力时，分别缝合胫侧副韧带和 Z 形切断的拇趾外展肌肌腱。如果腓侧副韧带有明显松弛，则可进行紧缩缝合，以保持跖趾关节的稳定。最后，采取间断缝合技术，依次缝合 3 个皮瓣。坚持无张力缝合的原则，对可能存在的皮肤缺损，可利用切除多余的皮肤，或切取自体腹股沟皮肤，予以全厚皮肤移植（图 2–459）[15,16]。

【术后处理】

术后用小腿石膏后托或管型石膏固定 3～4 周。术后 6 周拔出克氏针，然后用弹力绷带适当加压固定数周，并逐渐开始行走。

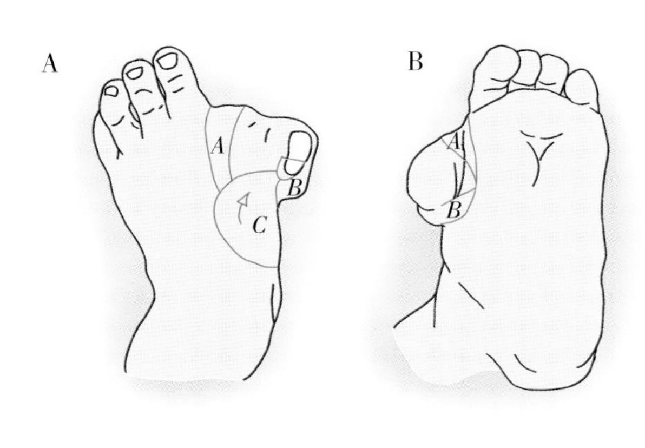

图 2–456　设计拇趾背侧与跖侧皮瓣示意图

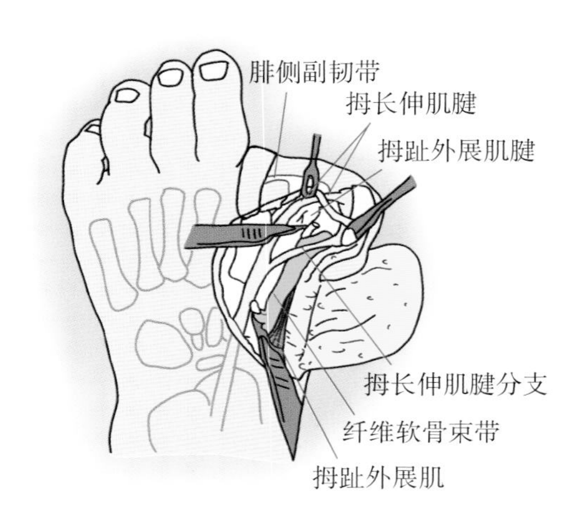

图 2–457　切除副趾及内侧纤维软骨束带、拇趾外展肌腱延长示意图

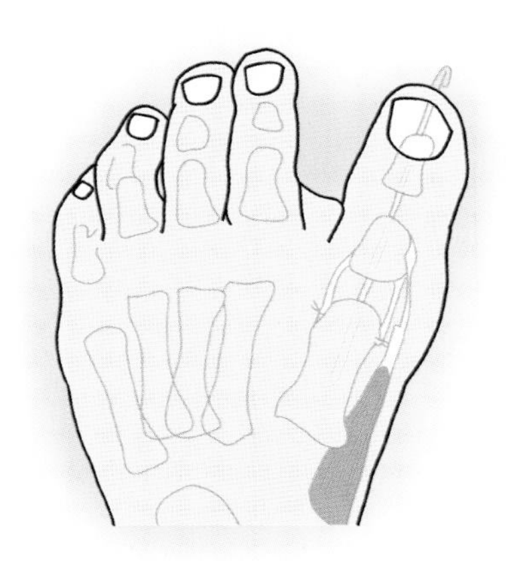

图 2–458　修复侧副韧带、拇趾外展肌腱与克氏针内固定示意图

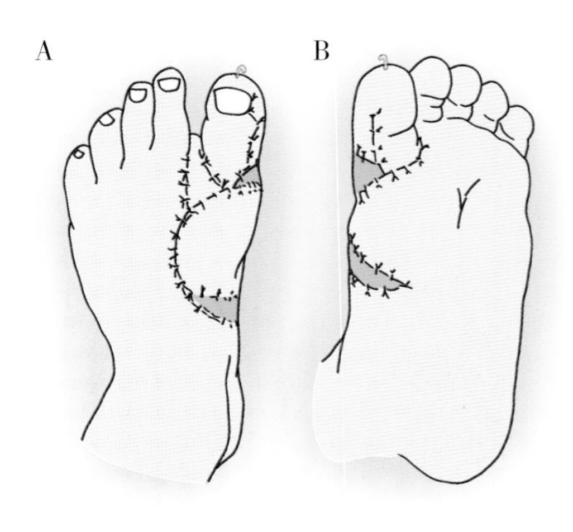

图 2–459　手术后足部外观示意图
图中红色区域为自体皮肤移植区。

2. 软组织松解与第一跖骨撑开截骨

【手术指征】

①拇趾内翻并有穿鞋困难。

② X 线检查或 MRI 扫描证明第一跖骨因纵向托状骨骺而产生三角形或 D 形异常，第一跖骨头比第二跖骨头短缩＜ 15 mm，因为跖骨 1 次延长＞ 15 mm，可产生神经血管损伤[11,19-21]。

③年龄介于 4～8 岁[9,20]。

【手术操作】

①麻醉与体位：将患儿置于仰卧位，于膝关节上方扎缚充气止血带，常规完成手术野的皮肤准备。

②软组织松解的皮瓣设计与手术操作，参考“软组织松解与克氏针内固定”。

③骨撑开截骨与克氏针内固定：依照术前 X 线测量跖骨成角和短缩幅度，确定植入骨块的形状与长度。跖骨成角又称跖骨内成角（IOA），其测量方法是测量平行于跖骨近端与远端关节面的两个线段，在跖骨外侧相交的角度（图 2-460），而第一跖骨短缩长度则是平行于第一跖骨与第二跖骨远端关节面两个线段之差（mm）。如果以矫正成角畸形为主要目的，适用于置入基底位于内侧的楔形骨块，而成角合并短缩畸形则是置入矩形骨块的适应证。完成拇趾跖趾关节内侧松解之后，确定跖趾关节仍有明显的内翻，应在跖骨中段内侧进行跖骨横行截骨，使用骨刀或手巾钳徐缓撑开截骨间隙，直到拇趾内翻获得满意矫正。此时，将基地宽度适当的楔形或矩形自体或异体骨块置入截骨间隙，再从足趾插入 1 根直径 1.2 mm 的克氏针至跖骨髓腔，逆性置入跖骨、内侧楔骨及舟骨内（图 2-461），以保持跖骨截骨及置入骨块的稳定[9,15,19]。

【术后处理】

常规缝合切口皮肤和纱布包扎之后，使用小腿管型石膏固定 4～6 周。根据 X 线检查显示跖骨截骨愈合状态，确定拔出克氏针和解除石膏外固定的时机。解除石膏外固定之后，使用足踝支具 3～4 周予以保护。X 线检查证明跖骨截骨完全愈合之后，允许逐渐开始负重行走。

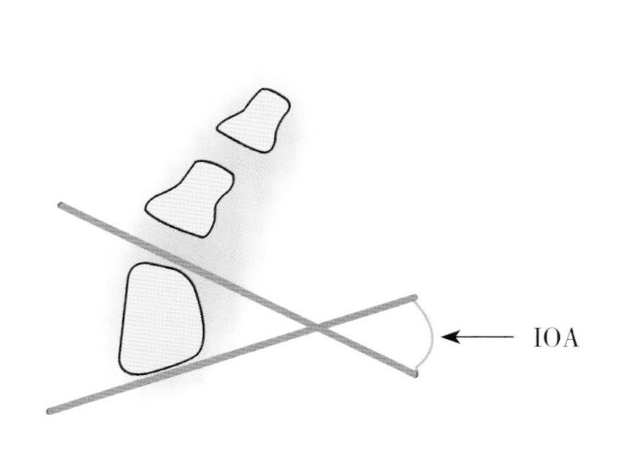

图 2-460　测量跖骨成角畸形示意图

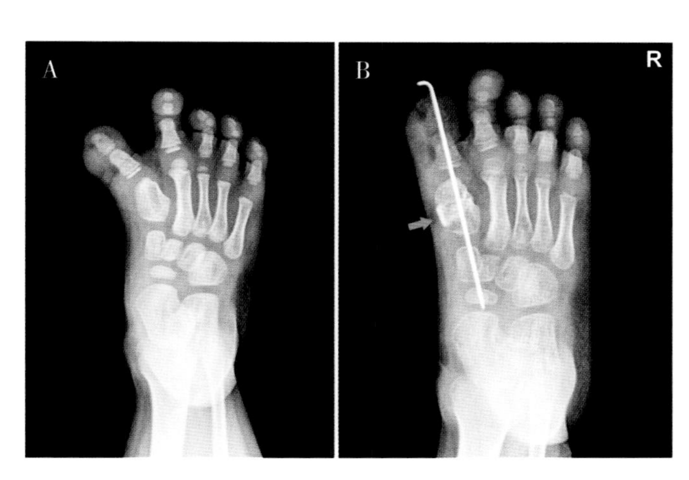

图 2-461　第一跖骨撑开截骨与克氏针固定前后足正位 X 线片

参考文献

[1] BEVERNAGE B D, LEEMRIJSE T. Hallux varus: classification and treatment [J]. Foot Ankle Clin N Am, 2009, 14 (1): 51-65.

[2] HERRING J A. Tachdjian's pediatric orthopaedics [M]. 4th ed. Philadelphia, PA: Saunders, 2008: 1172-1173.

[3] JOHNSON K A, SPIEGL P V. Extensor hallucis longus transfer for hallux varus deformity [J]. J Bone Joint Surg, 1984, 66 (5): 681-686.

[4] GOLDMAN F D, SIEGEL J. Extensor hallucis longus tendon transfer for correction of hallux varus [J]. J Foot Ankle Surg, 1993, 32 (2): 126-131.

[5] MCELVENNY R T. Hallux varus [J]. Q Bull Northwest Univ Med Sch, 1941, 15: 277-280.

[6] FARMER A W. Congenital hallux varus [J]. Am J Surg, 1958, 95 (2): 274-278.

[7] JOSEPH B, CHACKO V, ABRAHAM T, et al. Pathomechanics of congenital and acquired hallux varus: a clinical and anatomical study [J]. Foot Ankle, 1987, 8 (3): 137-143.

[8] MILLS J A, MENELAUS M B. Hallux varus [J]. J Bone Joint Surg Br, 1989, 71 (3): 437-440.

[9] SHIM J S, LIM T K, KOH K H, et al. Surgical treatment of congenital hallux varus [J]. Clin Orthop Surg, 2014, 6 (2): 216-222.

[10] SCOTT R T, KISSEL C, MILLER A. Correction of longitudinal epiphyseal bracket disease with external fixation: a case report with 6-year follow-up period [J]. Foot Ankle Surg, 2011, 50 (6): 714-717.

[11] FROEHLICH V, WUENSCHEL M A. Rare combination of brachymetatarsia and congenital hallux varus [J]. Am Podiatr Med Assoc, 2014, 104 (1): 85-89.

[12] MIURA T, NAKAMURA R, TORII S, et al. Preaxial polydactyly and hallux varus: classification of hallux varus and relationship between hallux varus and preaxial polydactyly [J]. Congenital Anomalies, 1986, 26: 85-92.

[13] VERMA V, BATRA A, SINGLA R, et al. Longitudinal bracketed epiphysis of proximal phalanx of the great toe with congenital hallux varus managed simultaneously with monorail external fixator [J]. Foot Ankle Spec, 2014, 7 (1): 68-70.

[14] WRIGHT S M. Congenital hallux varus deformity with bilateral absence of the hallucal sesamoids [J]. Am Podiatr Med Assoc, 1998, 88 (1): 47-48.

[15] TORIYAMA K, KAMEI Y, MORISHITA T, et al. Z-plasty of dorsal and plantar flaps for hallux varus with preaxial polydactyly of the foot [J]. Plast Reconstr Surg, 2006, 117 (6): 112e-115e.

[16] BUCK-GRAMCKO D . Congenital hallux varus [J] . Operative Orthopädie und Traumatologie, 2003, 15: 463-472.

[17] MAHBOUBI S, DAVIDSON R. MR imaging in longitudinal epiphyseal bracket in children [J]. Pediatr Radiol, 1999, 29 (4): 259-261.

[18] CHOO A D, MUBARAK S J. Longitudinal epiphyseal bracket [J]. J Child Orthop, 2013, 7 (6): 449-454.

[19] SCHIMIZZI A, BRAGE M. Brachymetatarsia [J]. Foot Ankle Clin, 2004, 9 (3): 555-557.

[20] JONES M D, PINEGAR D M, RINCKER S A. Callus distraction versus single-stage lengthening with bone graft for treatment of brachymetatarsia: a systematic review [J]. Foot Ankle Surg, 2015, 54 (5): 927-931.

[21] SHEA K G, MUBARAK S J, ALAMIN T. Preossified longitudinal epiphyseal bracket of the foot: treatment by partial bracket excision before ossification [J]. J Pediatr Orthop, 2001, 21 (3): 360-365.

第十七节　拇趾趾间关节外翻

一、定义与流行病学

临床上将拇趾远节趾骨在冠状面上相对于近节趾骨向外侧倾斜，其近节与远节趾骨之间的外翻角＞10°者，称为拇趾趾间关节外翻（juvenile hallux valgus interphalangeus）（图 2–462）[1,2]。根据文献记载，最早由 Daw 于 1935 年所描述 2 例（1 例为 12 岁儿童）拇趾趾间关节向外侧倾斜，命名为拇趾远节趾骨外翻[3]。拇趾趾间关节外翻是一种罕见病例，在相关文献中多为 1 例或数例报道。Shimizu[4] 于 2005 年报道 1 例儿童拇趾近节趾骨骨软骨骨折，导致拇趾趾间关节外翻。Nnene[5] 描述 1 例 15 岁儿童双侧拇趾趾间关节外翻。Kubo[6] 于 2011 年报道 1 例 9 岁儿童双侧拇趾趾间关节外翻。Grawe 于 2012 年描述 3 例儿童单侧拇趾趾间关节外翻[1]。晚近，Griend[3] 描述一组包括儿童病例的拇趾趾间关节外翻 33 例 33 足的手术结果，手术时年龄介于 16～80 岁，男性和女性病例分为 9 例和 24 例，左足和右足分别为 9 足和 24 足。

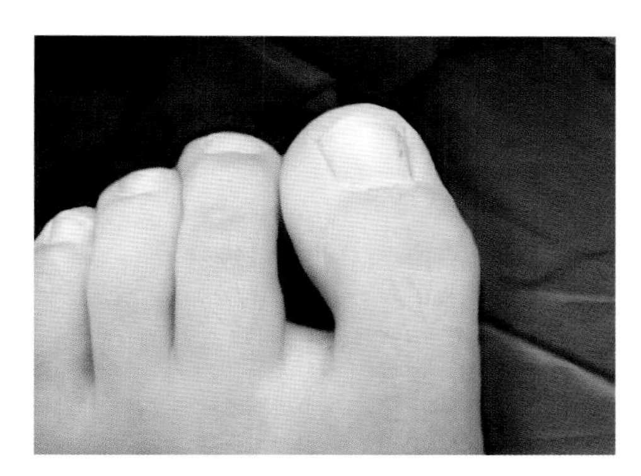

图 2–462　拇趾趾间关节外翻

二、病因与病理解剖

一般认为多种因素均可引发拇趾趾间关节内翻，包括骨软骨骨折、半侧骨骺发育不良、关节内骨软骨瘤。Barnett 指出早期研究证明，人类胎儿期即有此种拇趾畸形，推断只有双足行走的人类才可能罹患本病[7]。Sorto[8] 认为拇趾趾间关节外翻在出生时已存在，在足部活跃的生长时期，远节趾骨骨骺外侧部分受到鞋帮挤压而产生发育不全（hypoplasia），导致拇趾趾间关节进行性外翻畸形。Nnene[5] 描述 1 例 15 岁儿童双侧拇趾趾间关节外翻，X 线检查证实拇趾近节趾骨外髁发育不良、远端关节面的外侧有多个点状钙化。病理检查证实手术标本为软骨瘤。Kubo[6] 报道 1 例 9 岁儿童双侧拇趾趾间关节外翻，X 线和 CT 扫描发现近节趾骨外髁发育不良，并伴有椭圆形骨片。Grawe[1] 发现 3 例儿童拇趾趾间关节外翻具有相似的 X 线特征，即近节趾骨远端关节面内侧存在骨疣（exostosis）或骨刺（spur）（图 2–463），该作者由此推测是半侧骨骺发育不良（dysplasia epiphysealis

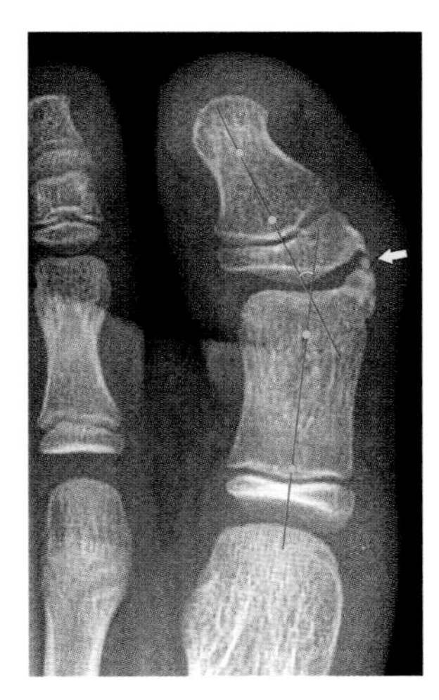

图 2–463　拇趾趾间关节外翻

8 岁儿童左足趾骨外翻角为 32°，其近节趾骨远端关节面内侧存在骨疣样异常。

hemimelica，又称 Trevor's disease）或关节软骨的骨软骨瘤，引发近节趾骨内侧发育异常，进而引发拇趾趾间关节外翻，但是并未进行病理检查。成人拇趾趾间关节外翻的病因，可能与儿童有所不同，前者通常伴有拇趾外翻、拇趾跖趾关节僵硬，抑或伴有拇趾外翻及第二～四足趾畸形，提示可能是一种继发性拇趾畸形[3,9]。

三、临床特征

临床以拇趾畸形与局部疼痛为主诉，拇趾疼痛与行走活动相关联，或者因拇趾外翻挤压和撞击第二趾，进而引发后者不适。发病隐匿，多数病例没有创伤、感染的病史，是本病的另一特征。临床检查可发现拇趾远节足趾向外侧倾斜，并对第二趾产生挤压（图 2–462），拇趾趾间关节跖屈活动范围也有明显的减少。如果有骨软骨瘤病变，其拇趾趾间关节内侧有明显凸起，因鞋子摩擦作用而产生局部软组织肿胀与压痛[1,3,5]。

四、X 线检查

首先在足部正位 X 线片测量拇趾趾间关节外翻角（hallux valgus interphalangeus angle，HVIA），其测量方法是在近节趾骨和远节趾骨中轴线分别画出 1 个线段，2 个线段在趾间关节处相交所形成的夹角，即为拇趾趾间关节外翻角，其正常值＜ 10°（图 2–464）[1,3]。其次，应该观察近节趾骨或趾间关节面是否存在其他异常，包括骨软骨瘤（图 2–463）、内生软骨瘤（图 2–465），以及骨软骨骨折[4,5,8]。

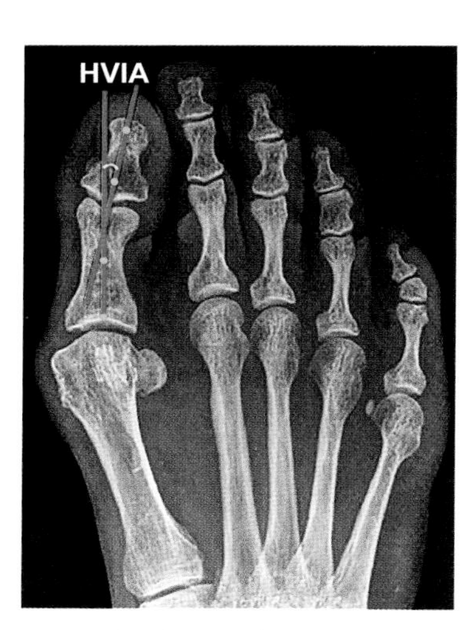

图 2–464　测量拇趾趾间关节外翻角的方法

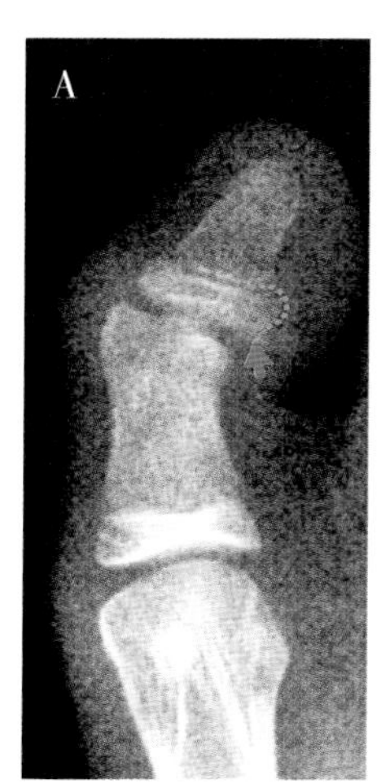

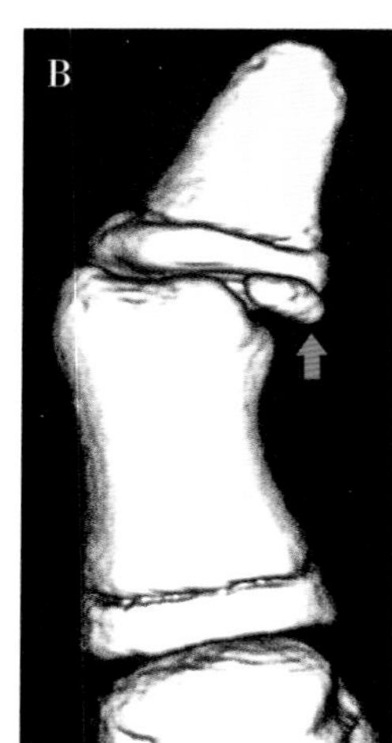

图 2–465　足正位 X 线片（A）与 CT 扫描（B）显示近节趾骨外髁发育不良，并伴有椭圆形骨片。

五、矫形外科治疗

尽管拇趾趾间关节外翻角＞ 10° 或更多，只要拇趾没有持续性疼痛，拇趾也未对第二趾产生挤压或撞击，患足能够穿着普通的鞋型，通常不需要治疗，但应予以密切观察，抑或适当限制活动[1,3]。当患足拇趾出现进行性趾间关节外翻，并有拇趾或第二趾出现持续性疼痛，拇趾跖屈活动严重减少，或者妨碍穿着普通鞋型，则需要矫形外科治疗。手术方法包括趾间关节内骨软骨瘤样切除、近节趾骨闭合性楔形截骨（又称 Akin 趾骨截骨）[2,3]，前者只能切除病变结构，而不能矫正趾间关节外翻畸形。Grawe[1] 对 1 例 8 岁儿童拇趾近节趾骨远端关节骨疣伴有趾间关节外翻（外翻角为 32°），采取骨疣切除和克氏针内固定，有效地消除拇趾疼痛，改善了拇趾趾间关节屈曲活动范围，部分恢复趾间关节解剖轴线，趾间关节外翻角由手术前降低至 20°。术后随访 2.4 年，其拇趾疼痛并未复发，趾间关节外翻角也没有继续增大。拇趾近节趾骨闭合性楔形截骨是矫正趾间关节外翻的可靠方法，Gökse[2] 对 1 例 14 岁儿童拇趾趾间关节外翻，实施近节趾骨闭合性楔形截骨（Akin 趾骨截骨），其拇趾趾间关节外翻角由术前 26° 矫正至 14°。术后随访 2 年，其趾间关节外翻角仍然保持 14°，拇趾和第二趾均没有疼痛，趾间关节屈曲活动范围也恢复正常。Griend[3] 选择近节趾骨闭合性楔形截骨治疗 33 足，其趾间关节外翻角由术前平均 16°（7°～32°）降低至术后平均 2°（-5°～5°），拇趾疼痛完全消失，也没有发生任何并发症。由此可见，近节趾骨闭合性楔形截骨，是矫正拇趾趾间关节外翻可靠的方法，也允许在切除近节趾骨关节面骨软骨瘤的同时，实施此种矫形手术。

【近节趾骨闭合性楔形截骨手术适应证】

拇趾趾间关节外翻角＞10°，并有明显的外观异常，或妨碍穿着普通鞋型；拇趾内侧疼痛，非手术治疗并未缓解；拇趾趾间关节外翻导致拇趾与第二足趾产生碰撞并疼痛[2,3]。

【手术操作】

①麻醉与体位：将患儿置于仰卧位，于膝关节上方扎缚充气止血带，常规完成手术野的皮肤准备。

②切口与显露：沿着近节趾骨背侧中线做一直切口，起始于趾间关节，终止其近端 3 cm。切开皮肤之后，纵向切开拇长伸肌腱膜，将拇长伸肌腱向外侧牵拉，纵向切开并向两侧剥离趾骨背侧骨膜，以显露近节趾骨远端 2/3。

③闭合楔形截骨与内固定：用手持爪形拉钩，将近节趾骨骨膜分别向足趾外侧与跖侧牵开，注意保护足底神经血管和拇长屈肌腱。继之，在近节趾骨远端 1/3 部分标记基底位于内侧的楔形截骨线，其远侧支保持于远端关节面相互平行，再于近端标记斜行截骨线。依照术前计划矫正的角度，确定两条截骨线的宽度。Griend[3] 指出楔形基底宽度 3 mm，具有矫正 10° 成角畸形的作用。然后，用微型电锯沿着标记的截骨线，首先截断远侧支，务必保持外侧骨皮质的完整，继之以同样的方式截断其近侧支，也要注意保持外侧骨皮质的完整。然后，取出截骨间隙的楔形骨块，有时不能完整取出骨块，可用咬骨钳逐次取出截断间隙的骨块或骨片，适当修正截骨断端的表面。此时，采取推压截骨远端而闭合截骨间隙，经 X 线透视证明拇趾趾间关节外翻异常满意的矫正，使用 1 根直径为 1.6 mm 的克氏针，从足趾插入近节趾骨的近端（图 2-466）。Göksel[2] 选择从拇趾外侧置入无螺帽加压螺钉固定，其固定作用更为稳定[2,3]。

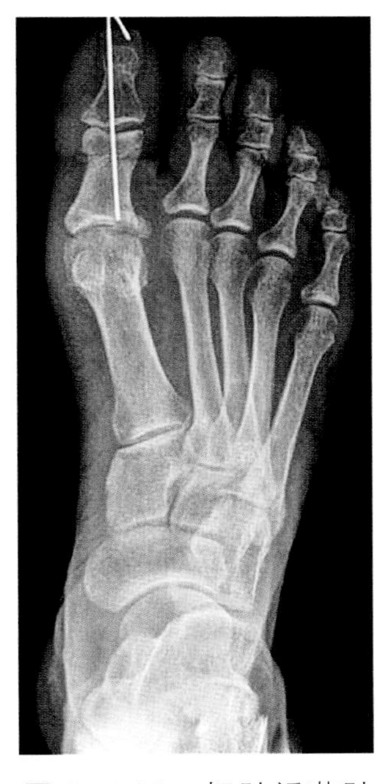

图 2-466　拇趾近节趾骨截骨与克氏针内固定

【术后处理】

常规分层缝合骨膜、拇长伸肌腱膜和切口皮肤。术后用小腿石膏固定 4 周。根据 X 线显示截骨愈合状况，确定拔出克氏针的时机，通常在术后 4 周可拔出克氏针，再使用足踝行走支具保护 3～5 周。

参考文献

[1] GRAWE B, PARIKH S, CRAWFORD A, et al. Hallux valgus interphalangeus deformity: a case series in the pediatric population [J]. Foot Ankle Surg, 2012, 18(1): e4-e8.

[2] GÖKSEL F, ERMUTLU C, GÖLGE U H, et al. Treatment of juvenile hallux valgus interphalangeus with a double compression headless bone screw [J]. BMJ Case Rep, 2015, doi : 10.1136/bcr-2015-210204.

[3] GRIEND R V. Correction of hallux valgus interphalangeus with an osteotomy of the distal end of the proximal phalanx(distal Akin osteotomy)[J]. Foot Ankle Int, 2017, 38(2): 153-158.

[4] SHIMIZU A, WANTANABE S, KAMADA K, et al. Hallux valgus interphalangeus following osteochondral fracture of the proximal phalanx: a case report [J]. Foot Ankle Int, 2005, 26(1): 994-996.

[5] NNENE C O, FERNANDEZ G N. Enchondroma causing Juvenile Hallux Interphalangeus [J]. Foot, 1998, 8: 173-175.

[6] KUBO M, MIYAMOTO W, TAKAO M, et al. Valgus deformity of the great toe interphalangeal joint treated by reversed sliding osteotomy of the proximal phalanx: a case report [J]. Foot Ankle Int, 2011, 32(4): 448-451.

[7] BARNETT C H. Valgus deviation of the distal phalanx of the great toe [J]. J Anat, 1962, 96(pt2): 171-177.

[8] SORTO Jr L A, BALDING M G, WEIL L S, et al. Hallux abductus interphalangeus: Etiology, X-ray evaluation and treatment [J]. J Am Podiatr Med Assoc, 1992, 82(2): 85-97.

[9] MARTINELLI N, GIACALONE A, BIANCHI A, et al. Distal akin osteotomy for hallux valgus interphalangeus [J]. Foot Ankle Surg, 2018, 24(3): 205-207.

第三章　发育期足部疾病

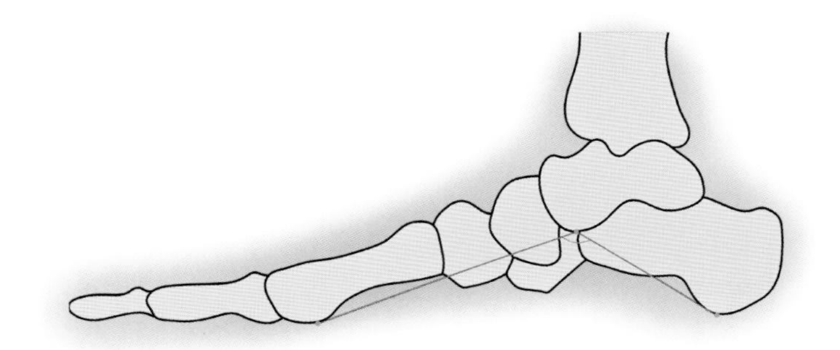

第一节 柔韧性扁平足

一、定义与流行病学

柔韧性扁平足又称柔韧性扁平外翻足（flexible pes planovalgus deformity），是中足与后足三个平面的复合性畸形。临床上以站立负重时，足部内侧纵弓降低或消失、足内侧缘凸出、前足外展和跟骨外翻（图 3-1），而非负重时足部内侧纵弓接近正常，抑或用足趾站立负重又能重现足内侧纵弓为其特征（图 3-2），进而表明足内侧纵弓降低和后足外翻是一种柔韧性改变[1,2,3]。Whitman 于 1889 年在美国骨关节杂志首期增刊中发表治疗扁平足的论著，可能是最早论述本病的文献[4]。尽管经历一个多世纪的临床与理论研究，儿童柔韧性扁平足畸形的发病率尚未确定，首要原因是该病缺乏统一而严格的诊断标准。Harris[5]指出学术界对扁平外翻足的认知存在巨大分歧，因为相当长时期内并无统一名称，曾经使用的名称包括扁平足（flatfoot）、平底足（pes planus）、外翻平底足（pes valgoplanus）、扁平外翻足（pes planovalgus）、马蹄外翻足（talipes valgus）、足内旋综合征（pronation syndrome）等，均有文献记录[2]。再则，临床上没有任何症状的扁平足，是幼年儿童的普遍现象。普遍认为婴幼儿童足部皮下脂肪较多而掩盖了足内侧纵弓[6]。Staheli[7]研究发现足部内侧纵弓形成与年龄有着密切关系，新生儿期足部内侧纵弓尚未开始发育，5 岁左右方逐渐形成足部内侧纵弓。Hirris[5]总结儿童柔韧性扁平外翻足的自然病史研究，证明 3 岁时扁平足的发生率为 54%，3～6 岁期间则降低至 24%。另有研究发现 6～12 岁期间，扁平外翻足发生率降低至 17%[8]。Pfeiffer[9]调查学龄前男性与女性儿童扁平外翻足的发病率，证明男性与女性有较大的差别，男性高达 52%，而女性为 36%。虽然没有严格和一致的评价标准，许多学者相信，青春期儿童和成人柔韧性扁平足的发生率至少为 20%[1]。

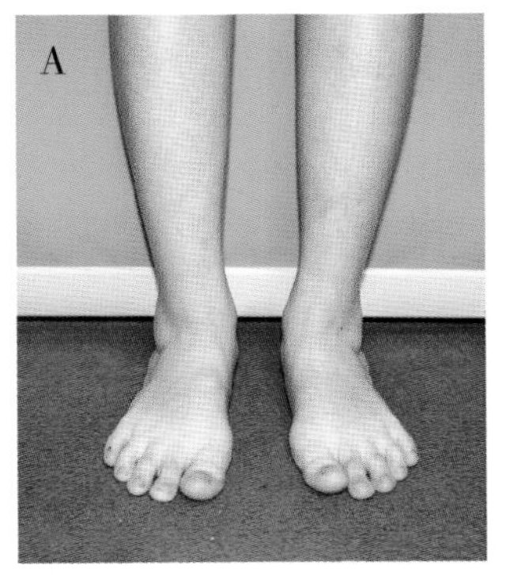

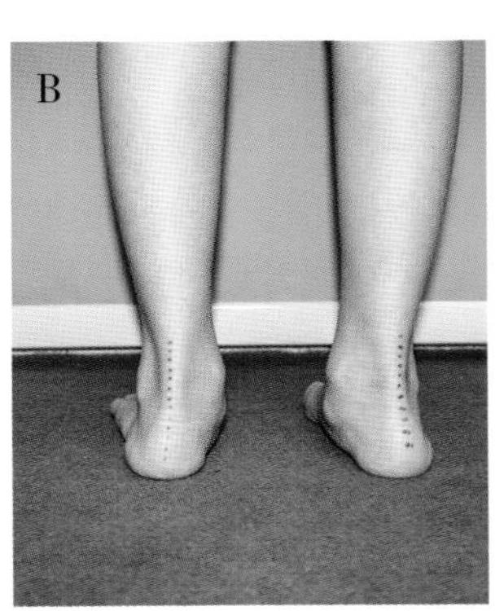

图 3-1 儿童柔韧性扁平外翻足

前面观察显示足部内侧纵弓消失和前足外展，背面观察可见跟骨外翻与足内侧缘凸出。

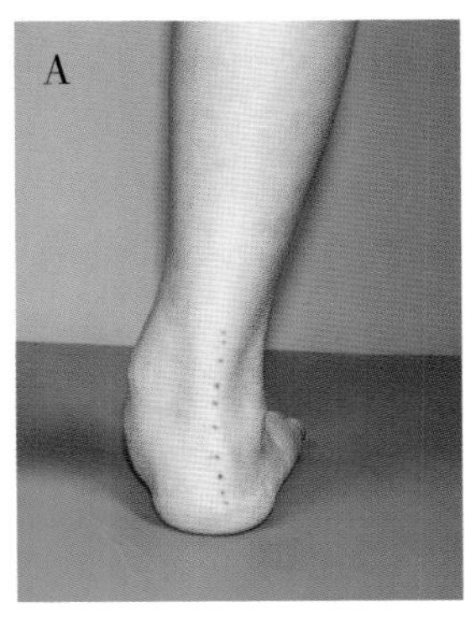

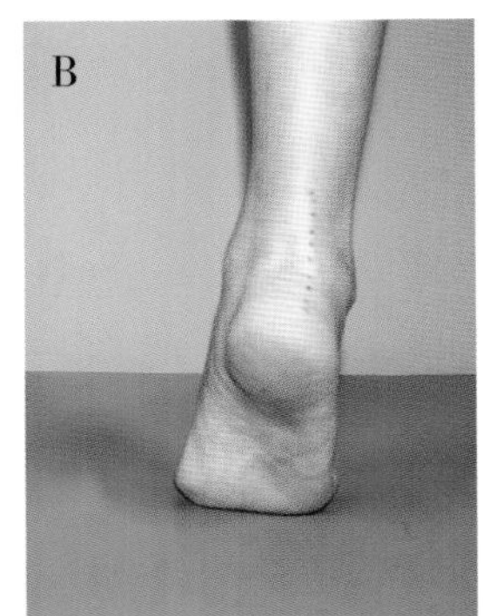

图 3-2 足趾负重站立实验

足趾负重站立时重现足部内侧纵弓，同时可见跟骨内翻。

二、病因与发病机制

在专业期刊中有关儿童柔韧性扁平足的文献相当丰富，但其发病原因尚未阐明。迄今，有两种解释其发病机制的学说受到普遍重视，一种学说提出柔韧性扁平足出生时即已存在，通常具有良好的关节活动，作用于足踝的肌肉功能也很正常。控制足部活动的正常肌肉之间具有良好的协调功能，才能担负维持足部内侧纵弓的作用。恰是某些肌肉出现轻度减弱，所谓亚临床肌力减弱（sub-clinical muscle weakness），是产生柔韧性扁平足的原因。

Duchenne 于 1959 年应用感应电流刺激扁平足患儿的腓骨长肌，产生重现足内侧纵弓的效应，因此提出亚临床肌力减弱，是产生柔韧性扁平足的原因[1,3]。

Mann 和 Inman 的研究证明，在静止负荷状态下，足部外在肌不是维持足内侧纵弓的必要条件，而足部内在肌才是稳定足部内侧纵弓的最重要结构。为了稳定跗横关节和距下关节，与足部内侧纵弓正常的儿童相比较，扁平足患者更需要足部内在肌的活动[10]。

晚近，Vittore[11]基于足背伸肌功能缺陷和韧带松弛，是产生扁平足的病因的假说，提出伸肌功能缺陷是儿童柔韧性扁平足的第一个原因。该作者采取正常对照的比较研究，应用皮肤表面电极，对 10 例柔韧性扁平足儿童（年龄 5～15 岁）站立时、自由行走和仰卧位 3 种状态下，测量足背伸活动时胫前肌、拇长伸肌和趾长伸肌的肌电活动强度。与对照组相比较，柔韧性扁平足儿童在仰卧位与站立时，胫前肌和拇长伸肌肌电活动强度降低，并且与扁平足的严重程度成正比关系。

早在 20 世纪 60 年代，Basmajian[12]从足部周围肌肉的电生理研究结果，提出另一种学说，即骨骼-韧带才是维持足部内侧纵弓的主要结构。跗骨形状、跗骨之间相互关系，以及连接跗骨的韧带强度与伸缩幅度，是决定静态负荷时足部内侧纵弓的形态与高度。作用于足部肌肉的功能，只是调节足部内侧纵弓的前方和后方 2 个节段的平衡，以适应在高低不平的路面行走，保护韧带遭受异常应力的作用。每个跗骨形态与跗骨间关节异常是原发性改变，还是持续性扁平足外翻引发的继发性改变，并没有翔实的研究资料，但跗骨间韧带过度松弛是原发性病变，则是多数学者一致的结论[1,3]。

然而，Graham[4]于 2013 年提出距骨与跗骨之间的结构存在先天性异常，可能发生 1 个或多个关节部分移位，是儿童柔韧性扁平足发病机制的理论，将目前所接受的软组织异常视为是一种次要作用，更可能是跗骨本身异常所遗留的继发性改变。毫无疑问，这是解释儿童柔韧性扁平足病因的新理论。所谓距骨与跗骨之间的结构，是指距骨与跟骨组成的距跟前方、中间和后方 3 个距下关节面，加上舟骨与距骨组成的距舟关节共有 4 个关节（图 3-3）。

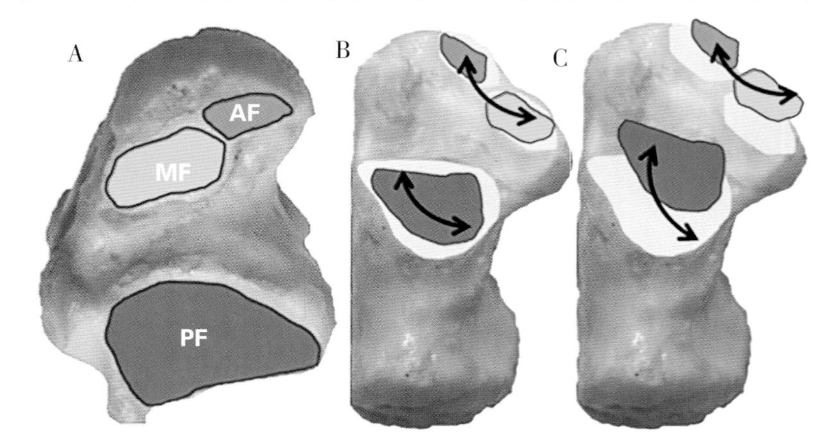

图 3-3　距骨-跟骨间的结构关系示意图

A. 距骨跖侧面：PF 为后关节面，MF 为中关节面，AF 为后关节面；B. 跟骨背侧面与距骨相对应的前方、中间和后方关节面，正常时是完全匹配的关系；C. 距跟关节发生部分移位，产生距跟关节移位。

该作者认为距骨与跗骨间结构的匹配程度，是决定后足解剖轴线正常与否，最为重要的单一因素。距骨与跗骨间关节的持续性匹配关系，是保持足部正常形态与功能的解剖学及生物力学的基础。一旦这些关节发生部分移位或半脱位，将产生一系列病理性连锁反应，例如在距下关节远端可引发跗横关节和跗跖关节异常改变，向近端也可引发下肢骨骼及肌肉的相应反应。如果与僵硬性或不可复位的距骨周围跗骨脱位相比较，动态性或可复性距骨与周围跗骨部分移位，更具产生继发性足部异常的潜在危险。正是因为柔韧性扁平外翻足是一种动态性足部异常，每当站立或在行走过程中，过大异常压力将作用于足部骨性结构及其周围软组织，而僵硬性畸形因为失去了骨骼和韧带的弹性，引发变形的压力却不能传导至其他支持结构。由于距骨与跗骨之间发生部分移位，允许来自足部上方体重的压力向着异常方向传导，即改变正常时通过跟骨向后外侧传导，而转变为向足内侧柱传导，导致过大的压力被稳定的距骨与跗骨周围的韧带所代偿。这些韧带一旦失去代偿作用，距骨与跗骨的异常活动，则将增加跟舟弹簧韧带的张力，跟骨因压力作用向后外侧移位，舟骨则向前内侧和跖侧移位，从而导致足部内侧纵弓降低或消失。距骨与周围跗骨发生部分移位，不仅产生步态异常，还将延长步态周期中后足内旋活动的时长，后者也被称为足部过度内旋活动（overpronation or hyperpronation）。每当距骨与周围跗骨之间关节恢复稳定，这些引发变形的压力也随之减少，反之亦然，并周而复始。

Bruckner[13]指出跟骨关节面解剖变异，特别是跟骨前关节面缺失，是距下关节不稳定的因素，因为跟骨前关节面是足髋臼的组成部分。该作者将跟骨上方关节面分为4种类型，即正常跟骨背侧前方和中间关节面相互分离、跟骨背侧前方和中间关节面相互连接、跟骨背侧的前方和中间关节面相互融合、跟骨背侧前方关节面缺失（图3-4）。

Kothari[14]应用MRI扫描探讨跟骨前关节面缺失对儿童扁平足的发病作用，研究对象为84例儿童，年龄平均为12岁（8.1～16岁），男性与女性分别为46例和38例。MRI扫描检查84例127足，最后发现28例（42足，33%）跟骨前关节面缺失，证实距下关节形态异常，可能是儿童扁平足的致病因素。另有一些研究表明，关节韧带松弛、肥胖、习惯于跪坐是儿童发生扁平外翻足的危险因素[5]。

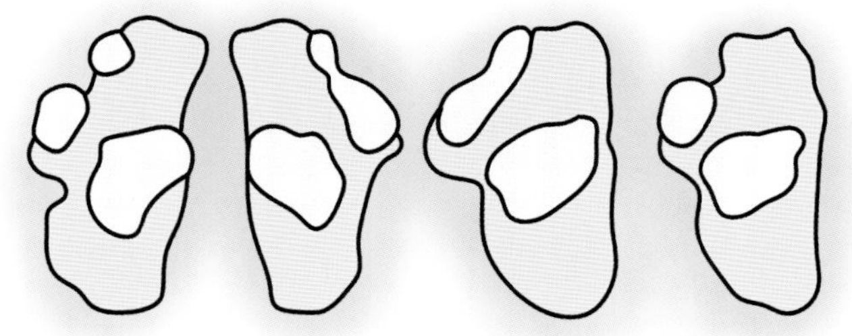

A. 正常跟骨背侧的前方、中间关节面相互分离　B. 跟骨背侧的前方和中间关节面相互连接　C. 跟骨背侧的前方和中间关节面相互融合　D. 跟骨背侧前方关节面缺失

图3-4　跟骨背侧关节面的解剖变异分型

Pfeiffer[9]曾经开展儿童柔韧性扁平足发病率与相关因素的研究，研究对象是835例儿童，年龄介于3～6岁。研究结果表明年龄、性别、体重与扁平足均有明显的相关性。3岁组儿童柔韧性扁平足发生率为54%，6岁组发生率为24%，男性与女性发生率分别为52%和36%，超重、肥胖与正常体重儿童扁平足发病率，分别为51%、62%和42%。

为了探讨学龄前儿童柔韧性扁平足的促发因素，Chen[15]观察儿童体重、全身关节活动度，以及是否有跪坐习惯3个指标。研究对象是中国台湾地区的学龄前儿童1598例，年龄介于3～6岁，男性与女性分别为833例和765例。该作者参照Pfeiffer目测足部内侧纵弓的方法[9]，做出正常足或扁平足的临床诊断。站立时足部内侧纵弓仍然存在，确定足部内侧纵弓正常，站立时足部内侧纵弓有明显降低者诊断为中度扁平足，而足内侧纵弓完全消失，并有足部内侧缘凸出，则诊断为严重型扁平足。与此同时，依照 Beighton 诊断标准[16]，判定受试儿童是否罹患全身关节松弛综合征，其分值≥ 4 分者，诊断为全身关节松弛综合征。最后，将 1598 例儿童分为正常足、单侧扁平足和双侧扁平足 3 组，正常足部内侧纵弓者 733 例（45.9%），单侧扁平足 266 例（16.6%），双侧扁平足有 599 例（37.5%）。该作者发现，双侧扁平足发生率随着年龄增长明显降低（3 岁组 54.5%，6 岁组为 21%），但单侧扁平足发生率并未随着年龄增加而减少（3 岁组 14.2%，6 岁组为 17.5%）；超重或肥胖者双侧扁平足发生率明显高于正常儿童（分别为 26% 和 19%）；29.7% 儿童罹患全身关节松弛综合征，其中 46.7% 为双侧扁平足；17.3% 儿童有跪坐习惯（图 3-5），其中 41.2% 为双侧扁平足。该作者由此指出，超重或肥胖、全身关节松弛和跪坐习惯，是学龄前儿童扁平足的促发因素。

Hosalkar[17]指出儿童扁平足促发因素中，除了儿童年龄，还有遗传因素，因为≥ 10 岁儿童的扁平足，其足部内侧纵弓发育潜力降低而不能自然矫正，特别是有阳性家族史的儿童柔韧性扁平足，更不可能自然矫正，通常如同成人的持续性柔韧性扁平足，成人柔韧性扁平足发生率介于 15%～23%。

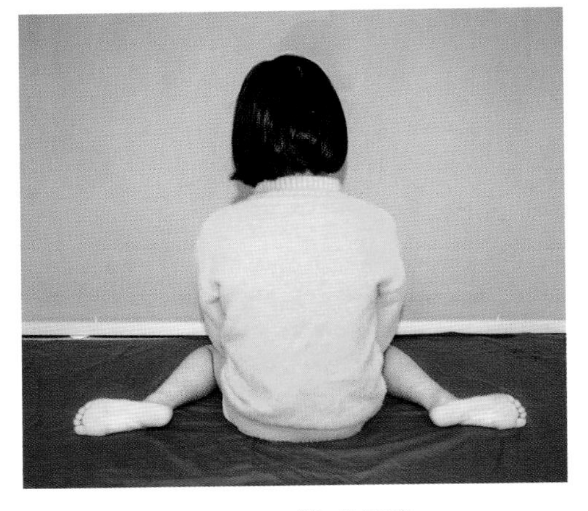

图 3-5　跪式坐姿

Yin[18]应用动态性足印技术，开展一项儿童柔韧性扁平足相关因素的横断面研究，对象为中国西安中学和小学儿童 1059 例，年龄介于 6～13 岁，目的是确定儿童柔韧性扁平足发生率与年龄、性别、侧别、体重指数的相关性。结果显示儿童扁平足发生率，随着年龄增加而明显下降，6 岁儿童发生率为 39.5%，12 岁儿童发生率却下降至 11.8%，12～13 岁则进入稳定期。体重超重和肥胖与儿童扁平足发生率也具有明显的相关性，但与性别和侧别没有相关性。

三、病理解剖与生物力学改变

儿童柔韧性扁平足的病理解剖学改变，包括距下关节不稳定和足外侧柱短缩 2 种基本改变。距下关节担负足部与小腿的机械性连接作用，是人体最为复杂的复合关节，通常由跟骨-距骨-舟骨 3 个跗骨（有学者将骰骨作为距下关节的组成部分）和若干韧带及关节囊所组成的功能单位，后者主要包括位于内下方的跟舟跖侧韧带、外上方的分歧韧带（跟舟外侧韧带和跟骰韧带）、舟骨-骰骨跖侧韧带，以及距跟关节囊和距舟关节囊。

Scarpa 早在 200 前观察到距下关节与髋关节两者在结构上有某些相似性，提出“足髋臼”（acetabulum pedis）的概念，将距骨头比作股骨头，而把舟骨-跟骨及相关韧带组成杯口结构比拟髋臼，后者被称为足髋臼[19]。“足髋臼”是由舟骨后关节面、跟舟跖侧韧带（又称跳跃韧带）和跟骨前端及其节面组成的杯状结构（图 3-6、图 3-7）[20,21]。两者在结构上虽有很多相似之处，但距下关节功能活动，远比髋关节的单纯球臼关节的活动更为复杂。距下关节活动轴线为单一斜向走行轴线，沿着跟骨跖侧的后外方，通过距跟关节向足背的前内侧走行，在矢状面向足背侧倾斜，与足跖侧水平面形成 42° 背倾角，而在冠状面向足内侧

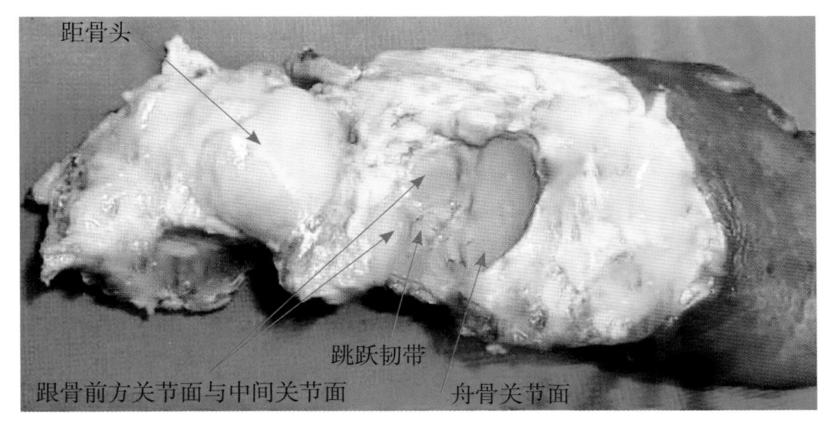

图 3-6 大体解剖上所显露的足髋臼

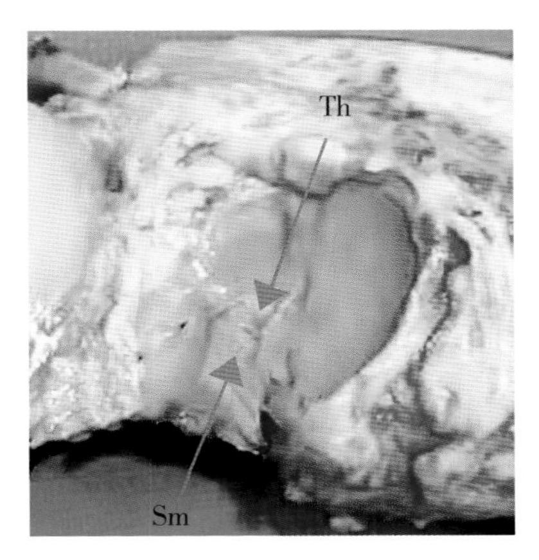

图3-7 跟舟跖侧韧带
Sm 为跟舟跖侧韧带内上方部分，Th 为跟舟第三韧带。

倾斜，与跟骨后缘平分线与第二跖骨中轴线形成 16° 内倾角（图 3-8）[22-24]。髋臼是维持髋关节稳定的结构，而距下关节稳定则依赖距骨。距下关节活动是所谓的足髋臼（舟骨后关节面、跟舟跖侧韧带和跟骨前端及其关节面）围绕距骨头产生内旋与外旋活动。由于距下关节运动轴为斜向走行，无论内旋活动还是外旋活动都是一种联合活动，前者有跟骨外翻、距骨跖屈和中足外展活动，外旋活动则包括跟骨内翻、距骨背伸和中足内收活动。距下关节骨骼的结构匹配，足底韧带静态稳定作用，是维持足部内侧纵弓稳定的两个解剖学因素（图 3-8）[25,26]。距下关节不稳定，既有跟舟跖侧韧带、分歧韧带、跖长韧带过度松弛，又有距下关节过度内旋，跟骨相对于距骨外旋和外翻，舟骨向距骨头背外侧半脱位，进而迫使距骨处于跖屈及内收的位置。

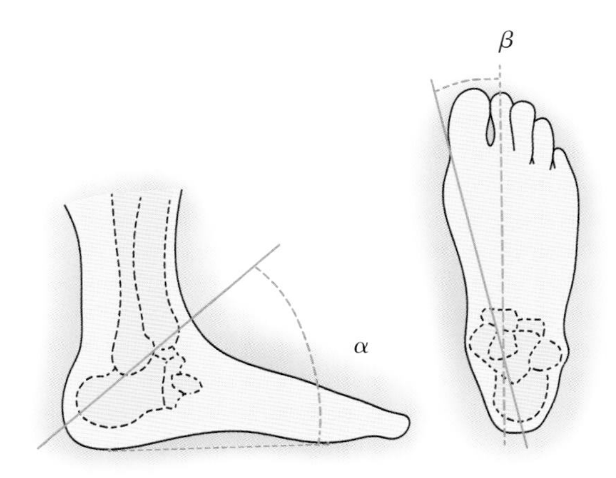

α 代表距下关节运动轴，在矢状面向背侧 42° 倾斜角；β 代表冠状位向内侧 16° 倾斜角。
图 3-8 距下关节运动轴线示意图

足外侧柱短缩是柔韧性扁平足的另一解剖学改变。Evans[27] 从足外侧柱缩短手术治疗年长儿童先天性马蹄内翻足的失败病例受到启发，发现过多的外侧柱缩短，可产生足部内侧纵弓塌陷、跟骨外翻畸形，由此推测外翻足是高弓内翻足相反畸形，尝试采取跟骨截骨延长足外侧柱手术，矫正这些因外侧柱过多短缩引发的足外翻畸形。临床结果证明跟骨外翻、距舟关节垂陷，以及舟骨向外侧半脱位，都获得满意的矫正。Evans 于 1959 年开始跟骨截骨-延长足外侧柱，作为治疗扁平外翻的手术方式，于 1975 年发表了 56 例柔韧性外翻足的治疗结果。Evans 由此指出足外侧柱既是足部骨骼构筑的基础，也是足部站立负重的基础。一旦足外侧柱发生短缩，却对足形态结构产生极大的负面作用。Armstrong 和 Carruthers 于 1975 年在同期杂志以 Evans 足外侧柱延长手术治疗外翻足畸形为题，发表推荐 Evans 手术的述评[28]。Mosca[29] 对 Evans 跟骨截骨-延长做了某些改进，在临床上推广了此种手术方法，使其成为目前治疗儿童柔韧性扁平足的主要手术方法之一[30,31]。

儿童柔韧性扁平足的解剖学异常，必然产生足的生物力学改变，而生物力学改变既是产生步态异常、足部疼痛等症状的直接原因，也是矫形外科治疗的主要目标。距下关节是三平面关节，允许人体依照三个基本平面进行活动。在步态周期或行走过程中，距下关节凭借闭合运动链的活动，通常定义为足部内旋与外旋活动。内旋活动包括跟骨外翻、距骨跖屈及内收活动，允许人体适应于凹凸不平路面的行走，吸收地面反作用所产生的震荡[32,33]。外旋活动则由跟骨内翻、距骨背伸及外展所构成，为人体行走提供稳定的力学杠杆，有利于足跟触地时相推进人体向前行走。当在足部进入触地时相，该足又转变为内旋活动，产生跟骨外翻、距骨跖屈及内收活动，产生跗横关节、跗跖关节段松散接触，称为足部的柔韧位置（supple position）[34]。柔韧性扁平足被认为是一种后足过度内旋畸形，引发生物力学的异常改变，主要表现为触地相过多吸收震荡，在摆动相削弱刚性力学杠杆形成机制，同时也改变了肌肉–肌腱活动与去活动的平衡，两者叠加作用而导致步态异常[33]。

Aharonson[34]应用足底压力测量仪器，测量年龄4～6岁儿童柔韧性扁平足的足底压力分布，并与早期测量儿童正常足底压力分布进行比较。结果显示舒适站立时，柔韧性扁平足的后足、中足、前足3个压力分布区的百分比，分别为54%、17%（严重者可高达30%）和29%。但是，在足底内侧加入楔形鞋垫矫正足外翻之后，中足压力则减少为6%。对照组儿童正常足的足底压力分布，后足占61%，中足占4%，前足占35%。该作者因此认为柔韧性扁平足的足底压力分布异常，以中足压力明显增高为特征。

Hösl[35]曾于2013年开展一组儿童有症状柔韧性扁平足（symptomatic flexible flatfoot，SFF）与无症状柔韧性扁平足（asymptomatic flexible flatfoot，AFF）的生物力学比较研究，研究对象为满足柔韧性扁平足诊断的35例儿童，其中21例是双侧受累的SFF，年龄平均11岁，足底疼痛或疲劳感持续6个月以上，另14例（26足）为AFF，年龄平均11.6岁。与此同时，将11例年龄相似、足部发育正常的儿童（typically developing feet，TDF）设为正常对照。采用Vicon Nexus系统，捕捉赤足自选行走速度时，足部运动学和踝关节动力学参数。柔韧性扁平足运动学参数，例如后足背伸活动比正常足有明显减少，前足外旋和外展却有明显的增加，但SFF与AFF两组之间却没有明显差异。SFF与AFF在步态周期中后足都有明显的外翻，但柔韧度有所降低。在矢状面后足背伸活动减少，产生代偿性前足活动增加和拇趾过度活动。踝关节动力学参数，在负荷反应过程中，AFF与SFF之间只存在可忽略不计的差异，只有AFF比TDF吸收更多的能量。SFF向前推进时相却缺乏关节运动的能量，但AFF在负荷反应中踝关节需要吸收更多的负向能量。该作者由此认为，AFF虽然缺乏临床症状，但影响其功能活动，并存在遭致疲劳及胫前综合征的危险。基于SFF与AFF两者在足部三维运动学参数，并未显示明显的差别，SFF的临床症状则取决足部组织损伤程度和个体疼痛阈值的差异。

Moraleda[36]应用X线测量学方法，比较有症状柔韧性扁平足与无症状柔韧性扁平足，在足部每个节段的相对轴线是否有所不同。研究对象为135例儿童柔韧性扁平足，分为无症状组（45例）、有症状并接受非手术治疗组（45例）、有症状并接受手术治疗组（45例）。三组年龄分为（11.4±3）岁、（11.7±2）岁和（11.1±3）岁。所有病例均有负重时正位和侧位X线片，分别测量前足、中足和后足的解剖轴线。①在侧位X线片测量距骨–跟骨角、距骨水平角和跟骨背向倾斜角，用于评价后足解剖轴线。②在正位X线片测量距骨–舟骨覆盖角，侧位X线片测量舟骨–骰骨重叠百分比，用于评价中足解剖轴线。③在正位X线片测量距骨–第五跖骨角、侧位 X 线片测量距骨–第一跖骨角及跟骨–第五跖骨角，用于评价前足相对后足的解剖轴线。④在侧位 X 线片测量第一跖骨与第五跖骨角，用于评价前足内侧相对于前足外侧的解剖轴线。⑤在正位 X 线片测量内侧柱与外侧柱比值，用于评价是否有外侧柱短缩。收集测量上述 X 线参数后，使用多变量分析的统计学方法，比较三组 X 线参数的异同。结果显示三组 8 个参数都有明显的不同，但在有症状与无症状两组之间，只有正位距骨–舟骨覆盖角和侧位跟骨–第五跖骨角之间存在明显的差异。该作者做出如下结论，有症状与无症状的儿童柔韧性扁平足之间，在后足解剖轴线、足部内侧纵弓、外侧柱长度、前足内旋与外旋诸项参数都无差异，但正位 X 线距骨–舟骨覆盖角增加，提示舟骨向外侧移位，似乎与柔韧性扁平足产生临床症状存在相关性。

四、临床特征

儿童柔韧性扁平足具有鲜明的特征，通常在休息时可见足部内侧纵弓，站立负重时足部内侧纵弓消失、前足外展、中足内侧缘凸出和跟骨外翻，但足趾负重站立又再现足部内侧纵弓，伴有跟骨内翻（图 3–9）[1,29,37]。

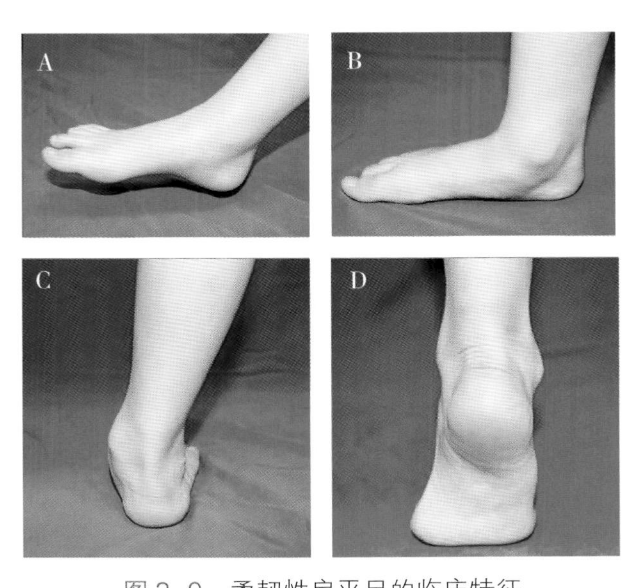

图 3–9 柔韧性扁平足的临床特征

患足不负重时足部内侧纵弓仍然存在（A），站立负重时，足部内侧纵弓消失、前足外展、中足内侧缘凸出（B）和跟骨外翻（C）。足趾站立负重时再现足部内侧纵弓，并有跟骨内翻（D）。

儿童柔韧性扁平足通常没有明确病史，因为儿童足部内侧纵弓在 10 岁左右才能完成自然升高的发育过程[7,38]，况且扁平足还是多数儿童和部分成人的正常足型，几乎终生不出现疼痛和功能异常[39,40]。少数年长儿童柔韧性扁平足，可能产生与后足解剖轴线异常相关的症状，主要表现为长时间负重行走或体育运动后，足部内侧疼痛、患侧下肢容易疲劳、夜间小腿肌肉痉挛性疼痛等症状。如果患儿日间活动减少，其夜间小腿疼痛的次数也随之减少，甚至不出现夜间疼痛[41]。Evans[42]发现儿童生长性下肢痛者，多数存在足部解剖轴线异常，而距下关节不稳定，将产生长时间的足部内旋活动，导致小腿肌肉过度活动，肌肉牵拉增加了骨膜的张力，从而产生夜间肌肉痉挛性疼痛。这些即使没有足部不适主诉的患者，与同龄儿童比较，还可能出现长时间站立或行走耐受性减弱、行走或奔跑速度缓慢，抑或不愿意参加体育活动[43,44]。

临床评价包括足部检查与全身检查。足部检查应该从赤足行走开始，观察患足行走过程中后足过度内旋活动严重程度，包括足部内侧纵弓降低或消失、跟骨外翻，以及前足外展及前足内翻[37,38]。前足内翻是指第一到五跖骨头跖侧面，沿着人体中线旋转并朝向内侧，该平面与水平面形成的角度，称为前足内翻角，但早期文献也将其称为前足外向旋转（forefoot supination）[1]。当跟骨内翻时，前足内翻通常更为明显（图 3–10）。足部动态观察有助于判断是否存在跟腱短缩、足部外在肌的肌力是否正常。如果患者能够用足跟站立，证明跟腱并无短

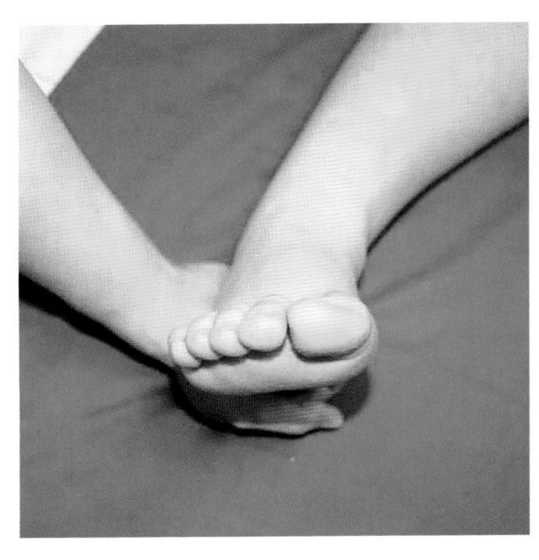

图 3-10　当跟骨内翻位时前足内翻更为明显的大体照

缩问题，若还能用足内侧缘或外侧缘站立，则表明胫后肌、胫前肌、腓骨长肌及短肌肌力基本正常。静态检查包括测量前足与后足解剖轴线的改变、踝关节及距下关节活动范围、鞋底过多磨损的部位，以及足踝压痛部位。测量舒适站立时跟骨外翻角（图 3-11）、距骨内旋和前足外展角，前者测量跟腱近端与其远端所形成的夹角，其正常值为 4° ±5.2°（正常值范围为 0° ~9° ）[45,46]，而距骨内旋和前足外展角，是从足背侧面观察距骨与跟骨解剖轴线的变化。在儿童坐位时，内踝与外踝之间中分线（代表距骨中轴线）与第二跖骨中轴线几乎成一条直线，但在站立时产生顶端位于内侧的夹角（图 3-12），表明有前足外展和距骨内旋[4]。鞋底过多磨损通常位于鞋跟外侧和鞋底中部内侧缘，若无鞋跟外侧磨损，而鞋底中部内侧缘磨损严重，则提示有跟腱挛缩。足踝部压痛通常位于足部内侧缘、跖骨头、跗骨窦，抑或踝关节的前内侧。临床检查踝关节活动范围，应该将跟骨置于内翻的位置，保持距下关节锁定在中立位的前提下，测定踝关节被动背伸-跖屈活动，才能确定其真实的活动范围（图 3-13）。保持距下关节锁定于中立位，分别在膝关节完全伸展和屈曲 90° 时，测量踝关节被动背伸与屈曲活动范围（称为 Silfverskiöld 试验），测量足底外侧缘与胫骨前缘所形成的夹角。如果在膝关节屈曲时，踝关节背伸活动＞ 15° ，而膝关节伸展时踝关节背伸活动＜ 15° ，表明只有腓肠肌挛缩，反之则有小腿三头肌挛缩。临床测量距下关节活动范围，应在患者俯卧位时，保持髋关节伸展及膝关节屈曲 90° ，再使踝关节背伸＞ 90° 以消除踝关节侧方活动。检查者用其拇指和示指确认距骨内侧缘与外侧缘相互平行，以此表明距下关节处于中立位。在保持距下关节中立位时，用量角器分别测量跟骨内翻与外翻角度，代表距下关节内翻和外翻活动范围（图 3-14）[47-49]。距下关节内翻活动范围，通常是外翻活动的 2 倍，成人距下关节内翻与外翻范围分别为 20° 与 10° 左右，迄今尚未有儿童距下关节活动范围的文献资料。但有文献资料提示，柔韧性扁平足的距下关节外翻活动范围大于内翻活动范围[23,48]。

临床特殊试验对鉴别柔韧性扁平足与僵硬性扁平足具有诊断意义。

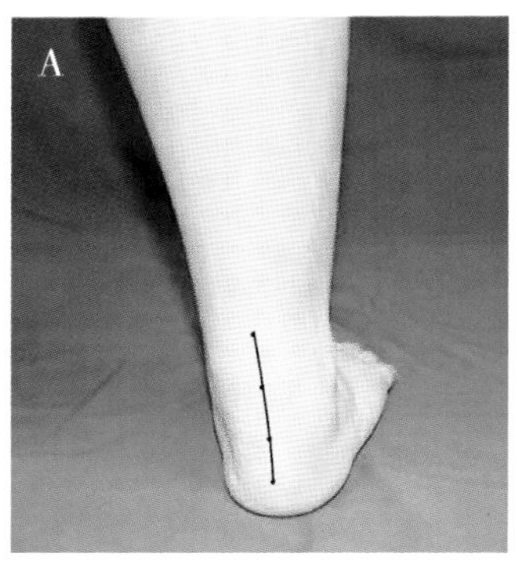

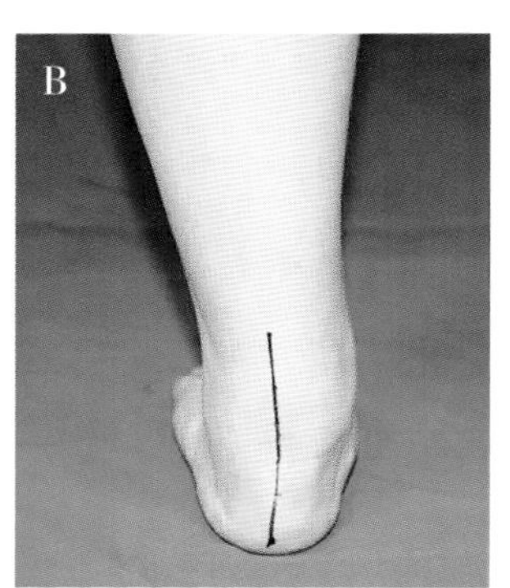

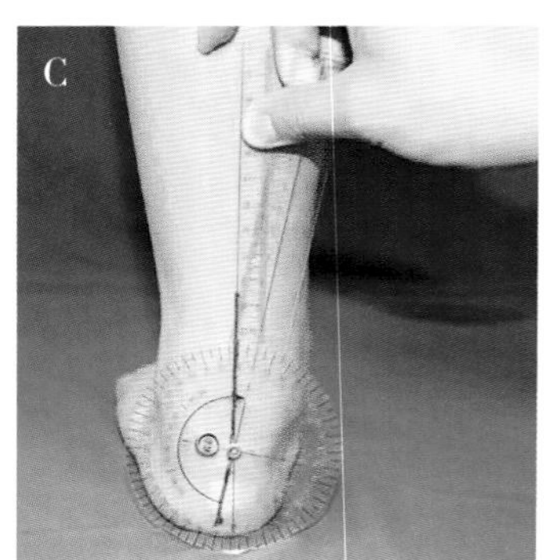

图 3-11　测量跟骨外翻角的方法

非负重时标记跟腱中轴线（A），站立时显示该线近端与跟骨后方平分线形成夹角，定义为跟骨外翻角（B），用量角器测量其实际数值（C）。

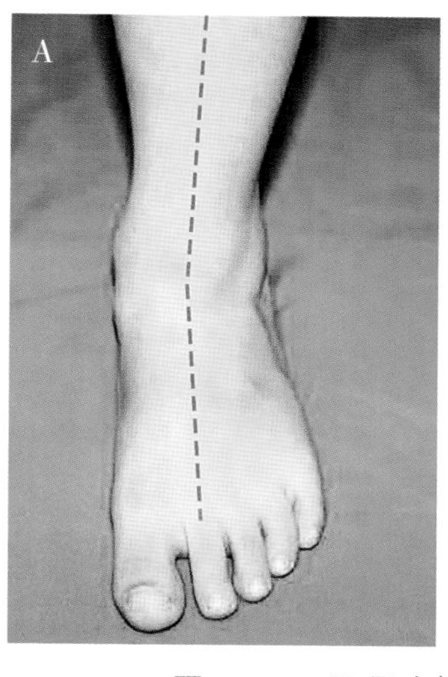

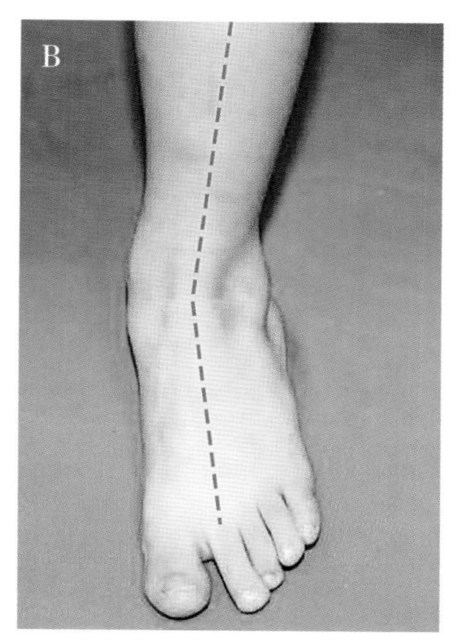

图 3-12　距骨内旋与前足外展角的检查

从足背侧面观察距骨与跟骨解剖轴线的变化，休息位时内踝与外踝平分线（代表距骨中轴线）与第二跖骨中轴线几乎成一条直线（A），但在站立时产生顶端位于内侧的夹角（B），表明有前足外展和距骨内旋。

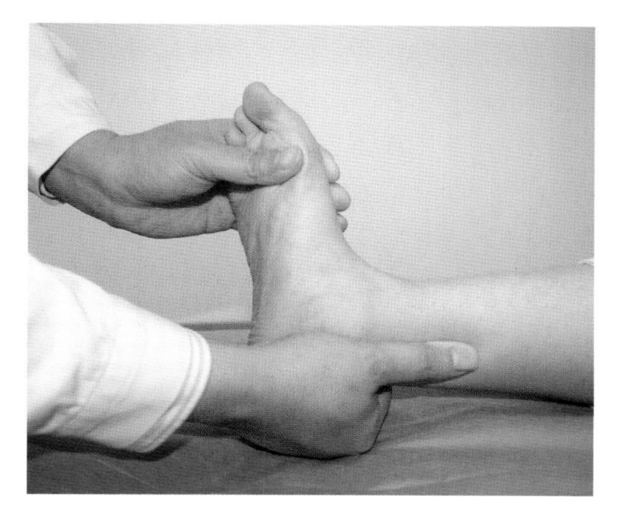

图 3-13　踝关节活动范围的检查

将跟骨内翻及前足外旋时，可使距下关节处于锁定中立位，此时测定踝关节被动背伸-跖屈活动，则能真实地确定其活动范围。

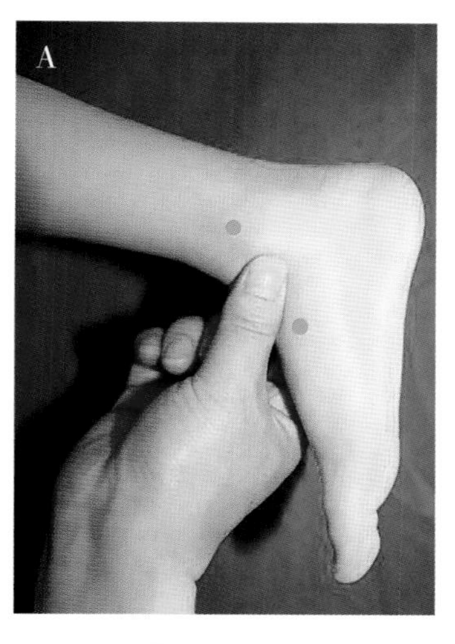

图 3-14　测量距下关节活动范围

将距下关节置于中立位后（A），用量角器测量跟骨内翻与外翻角（B）。

1. 拇趾抬高试验　于患者站立时，医生将拇趾跖趾关节被动过度伸展，产生足部内侧纵弓再现的现象（图 3-15），称为拇趾抬高试验。因为 Jack 于 1953 年首先描述此种检查方法，文献中将其称为 Jack 拇趾抬高试验（Jack's toe-raising test）。拇趾的跖趾关节过度背伸活动，将起止于跟骨与跖骨头的跖筋膜，在跖骨头处产生的绞盘效应，缩短了跟骨与跖骨头的距离，导致足内侧纵弓升高，进而证明扁平足是一种柔韧性畸形。

2. 足趾负重站立试验（toe-standing test）　当患者只用足趾站立时，既有足内侧纵弓重现，还有跟骨适当内翻活动，称为足趾负重试验阳性（图 3-16）。其产生机制和临床意义，与拇趾抬高试验完全相同。

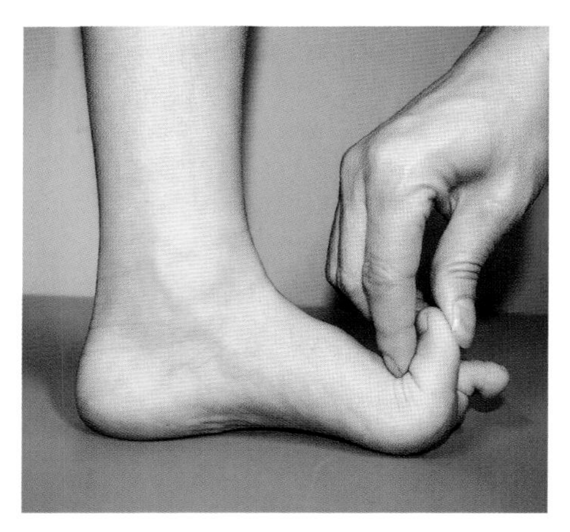

图 3-15　拇趾抬高试验的方法

儿童站立时将其拇趾被动过度背伸，跖筋膜张力增加产生绞盘作用，导致足内侧纵弓升高。

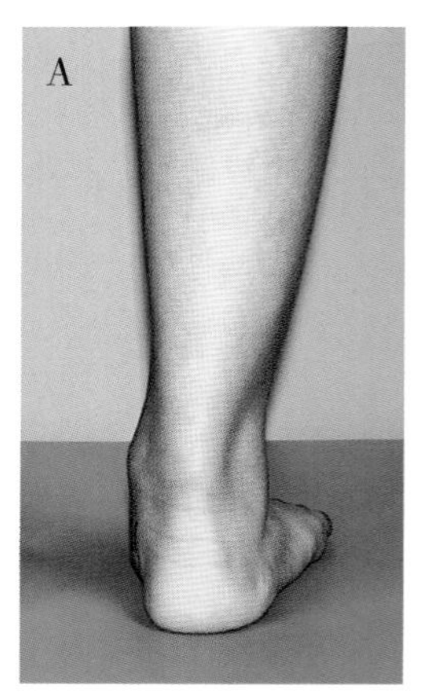

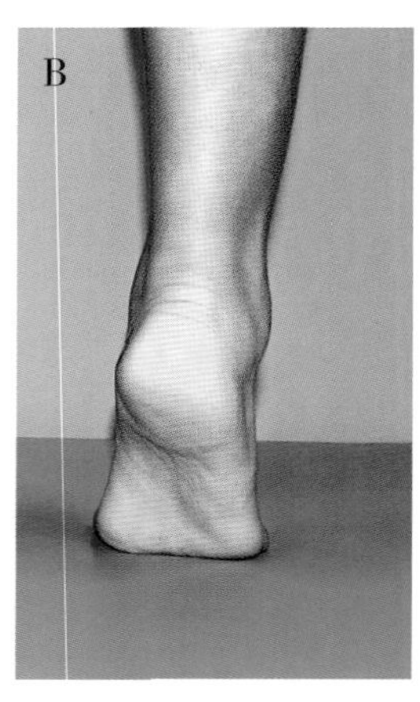

图 3-16　足趾负重站立试验

足趾负重站立、足跟离开地面时，可重现足内侧纵弓，并有跟骨内翻（B）。

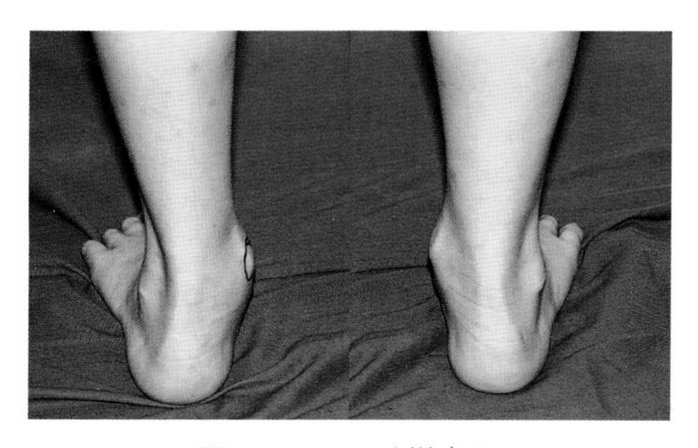

图 3-17　足趾增多征

从足部后方观察，第三～五趾位于跟腱的外侧。

3. 多趾征（too many toes sign）　当从足部后方观察可见到的足趾，因为正常足或高弓足畸形，往往只能看到第五趾。由于柔韧性扁平足普遍存在前足外展畸形或合并胫骨外向旋转，从足部后方观察通常可以看到第四趾和第五趾，严重者可见第三～五趾位于跟骨的外侧（图 3-17），似乎足趾有所增多，实际是假性足趾增多，简称多趾征[50]。

临床检查肌肉骨骼系统与下肢解剖轴线，有助于识别继发性或代偿性扁平外翻足畸形。某些扁平外翻足畸形是儿童某些神经肌肉基础性疾病或结缔组织疾病的组成部分，抑或称为继发性扁平足畸形。例如扁平外翻足是儿童脑性瘫痪中比较常见的足畸形[51,52]。遗传性运动感觉神经病产生持续性小腿肌力不平衡，也可产生扁平足畸形。Wines[53]报告一组遗传性运动感觉神经病 52 例 104 例次足部畸形，23 足为扁平外翻足畸形。全身韧带松弛（generalized ligamentous laxity）又称关节过度活动综合征（joint hypermobility syndrome），是一种少见的结缔组织疾病，其发病率尚不清楚，但扁平足却是该病的常见畸形。Mato[54]描述一组 52 例学龄儿童关节活动综合征，66% 为女性儿童，48% 有阳性家族史，98% 的病例有扁平足畸形。

Brighton 提出关于全身韧带松弛或关节过度活动综合征的 5 项评价方法与 9 分制诊断标准[16]：

（1）第五手指被动背伸＞ 90°。

（2）拇指被动向前臂屈侧面屈曲，其拇指与前臂相平行。

（3）肘关节被动伸展＞ 10°。

（4）膝关节被动伸展＞ 10°。

（5）躯干在膝关节伸展时，向前方屈曲可将手掌触及地面。

总计检查四个关节，每个关节达到上述标准计 1 分，再加躯干前屈阳性计 1 分，最高值为

9 分。多数学者主张满足 5/9 分作为诊断本病的标准[55,56]。

下肢解剖轴线的检查除了常规检查髋关节、膝关节的活动范围，应该着重评价股骨前倾角、胫骨扭转角的方向与幅度[57]。下肢扭转轴线异常既可引发代偿性扁平外翻足，又能增加扁平外翻足的严重程度，而扁平外翻足还可引发下肢扭转畸形[58,59]。

五、X 线检查

儿童柔韧性扁平足的诊断并非依赖影像学检查，足部动态与静态检查足以做出临床诊断。但是，足部负重时正位和侧位 X 线检查，却有助于估计其柔韧程度，确定主要畸形的所在平面，更能为选择个体化治疗、评价治疗结果提供客观证据。整体而言，柔韧性扁平足通常存在三个平面的异常，在冠状面上距下关节过度外翻，引发跟骨外翻，于矢状面上距骨跖屈引发内侧柱塌陷，而横断面因距舟关节不稳定而引发前足过度外展。鉴于并非每例患者都有三个平面异常，或者以某一个平面的异常为最为严重，这个平面对扁平足的定位诊断，选择个体化的治疗方法，却发挥着主导作用，Green 将这种平面主导现象升华为主导平面（planal dominance）理论，目前已被学界所接受[60]。依照主导平面理论，在负重时摄取足部正位和侧位 X 线片，分别评价冠状面、矢状面和横断面足部解剖轴线的异常改变。由于扁平足为三个平面的畸形，需要在负重正位和侧位 X 线片测量多项参数，才能真实地反映其解剖轴线的异常改变，因此，要求临床医生熟知复杂繁多的测量方法，再与其正常值或术后参数进行比较，有助于对治疗前和治疗后做出客观评价。

（一）负重侧位 X 线片

一般在负重侧位 X 线片，需要测量 4 项参数（图 3-18）。

1. 跟骨背伸角或称跟骨倾斜角（calcaneal pitch angle） 沿着跟骨最近端跖侧突至跟骰关节跖侧最低点连接成一条直线（*a*），再沿足底软组织的跖侧画一条直线（*b*），线 *a* 与线 *b* 形成的夹角为跟骨背伸角，其正常值为 17°（±6.0°）。

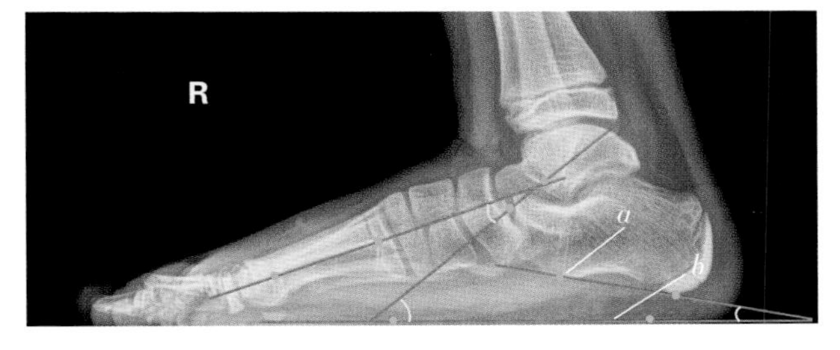

图 3-18 足负重侧位片需测量 4 项参数

跟骨背伸角，距骨水平角，距骨-第一跖骨角，距骨-跟骨角。

2. 距骨水平角 距骨中轴线与足底软组织的跖侧面线段，形成距骨水平角，其正常值为 28°（±7°）。

3. 距骨-第一跖骨角 由距骨中轴与第一跖骨中轴线所形成的夹角，其正常值为 13°（±7.5°）。

4. 距骨-跟骨角 由距骨中轴线与跟骨跖侧前后缘连线形成夹角，其正常值为 49°（±6.9°）[3,61,62]。

（二）负重正位 X 线片

在负重时正位 X 线片通常测量 3 项 X 线参数（图 3-19）。

1. 距骨-舟骨覆盖角 沿着距骨头关节面内侧与外侧缘画一条平行线（*AB* 线），再沿着舟

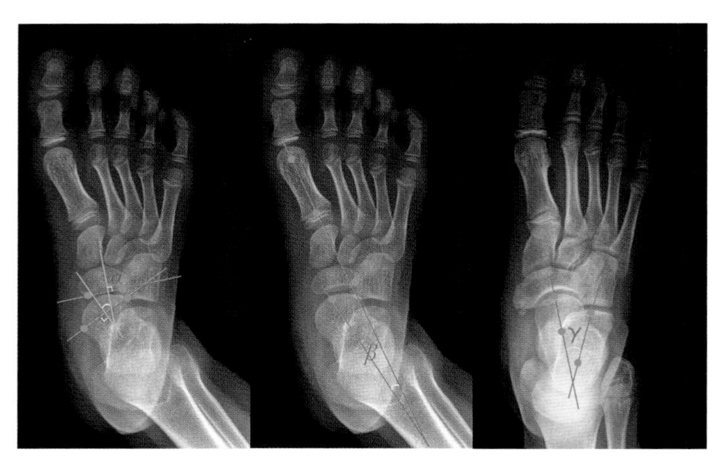

图 3-19　足负重正位片需测量 3 项参数

距骨-舟骨覆盖角（α）、距骨-第一跖骨角（β）和距骨-跟骨角（γ）。

骨后关节面内侧缘与外侧缘画一条平行线（*CD* 线），由 *AB* 线中心点相垂直的 *a* 线与 *CD* 相垂直的 *b* 线相交，形成距骨-舟骨覆盖角。其正常值为 20°（±9.8°）。

2. 距骨-第一跖骨角　由距骨中轴线与第一跖骨中轴线所形成的夹角，正常值为 10°（±7°）。

3. 距骨-跟骨角　由距骨中轴线与跟骨中轴线形成距骨-跟骨角，其正常值为 49°（±6.9°）[57,61,62]。

为了深度理解平面主导的概念，更好地应用于临床诊断，此处分别描述每个主导平面的主要 X 线参数异常。

冠状面为主导平面的异常，以跟骨外翻为其主要特征。临床测量跟骨外翻角＞15°，在负重时侧 X 线片显示跟骨倾斜角减少（正常值为 17±6.0°）（图 3-20），但测量侧位距骨-跟骨角、距骨-第一跖骨角均在正常范围，而正位测量距骨-第一跖骨角、距骨-跟骨角也可完全正常[3,60]。

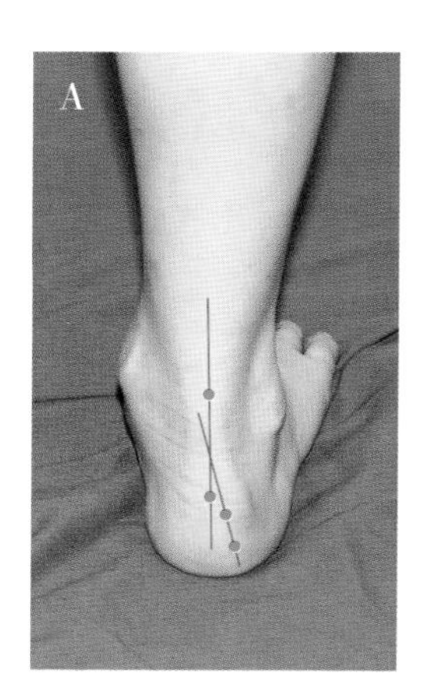

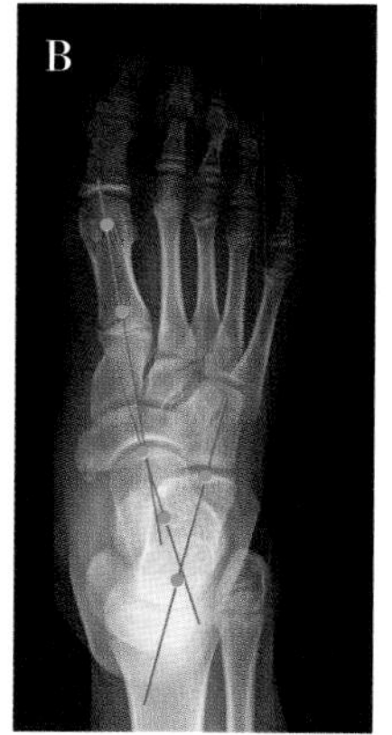

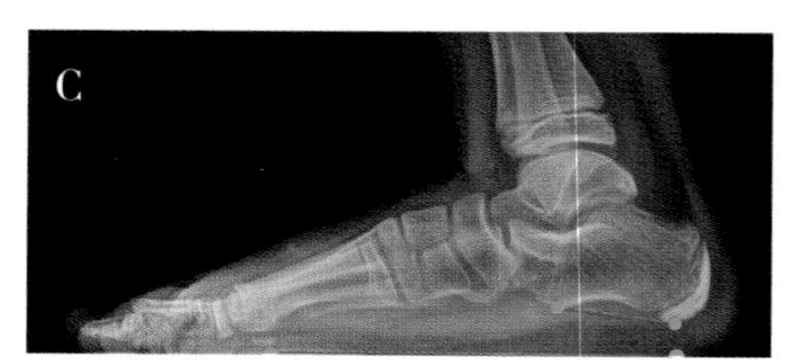

图 3-20　冠状面主导的扁平足

A. 临床检查跟骨外翻有＞15°；B. 正位 X 线测量前足、中足及后足解剖轴线均显示正常；C. 但侧位 X 线片显示跟骨背伸角明显减少。

横断面主导的扁平足，以距骨头在距舟关节平面向内侧倾斜和跟骨外翻为特征。在负重正位显示距舟覆盖角、距骨-第一跖骨角和跟距角都有明显增大，提示外侧柱短缩。但负重侧位片显示内侧柱完整，只有距骨-第一跖骨角、距骨水平角轻度增加（图 3-21）。Moraleda 在比较儿童柔韧性扁平足 X 线参数，发现没有临床症状者的距骨-舟骨覆盖角≤ 25°，而有临床症状者通常＞ 36°，具有统计学意义差异[36]。

矢状面主导的扁平足可累及两个平面，在侧位 X 线片以距舟关节、舟楔关节水平或两处同时存在内侧柱塌陷为特征，距骨-第一跖骨角、距骨-跟骨角均有明显增大，跟骨背伸角也明显减少（图 3-22）[60]。

三平面均被累及为严重型扁平足，在冠状位上有跟骨外翻，横断位上有距骨向内侧倾斜，矢状位上有内侧柱塌陷。这种类型的扁平足其实并不存在平面主导的机制（图 3-23）[60]。

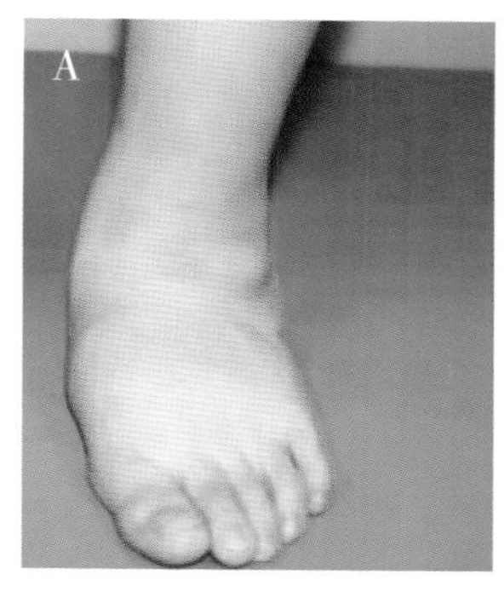

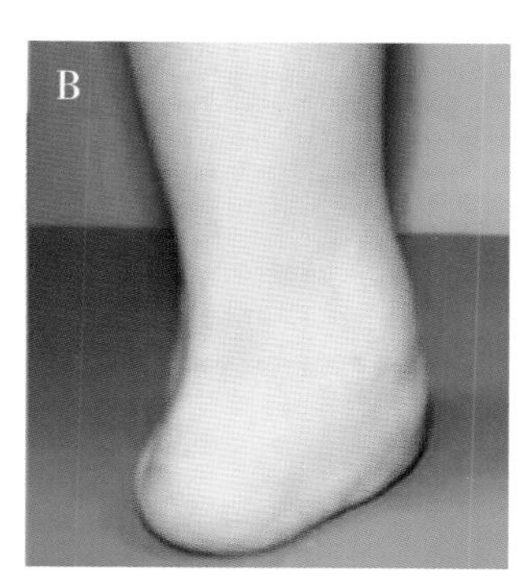

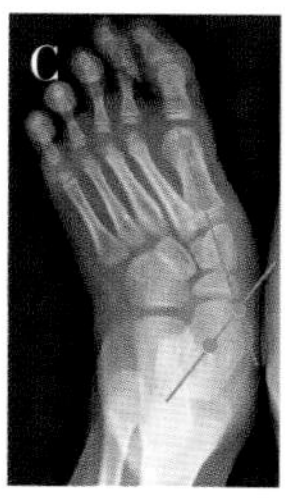

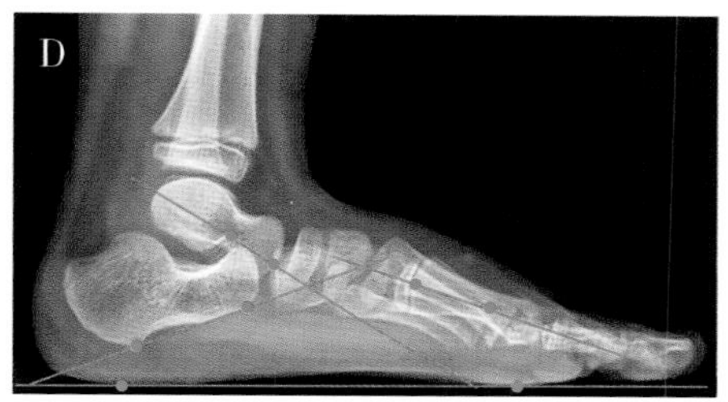

图 3-21　横断面主导的扁平足

临床照片可见前足外展（A）和跟骨外翻（B）。负重正位 X 线片显示距骨-第一跖骨角、距骨-舟骨覆盖角均明显增大和外侧柱缩短（C）；负重侧位 X 线片只有距骨-第一跖骨角、距骨水平角轻度增加（D）。

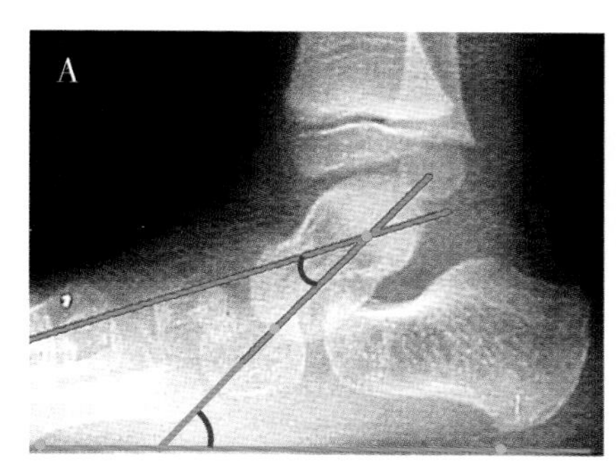

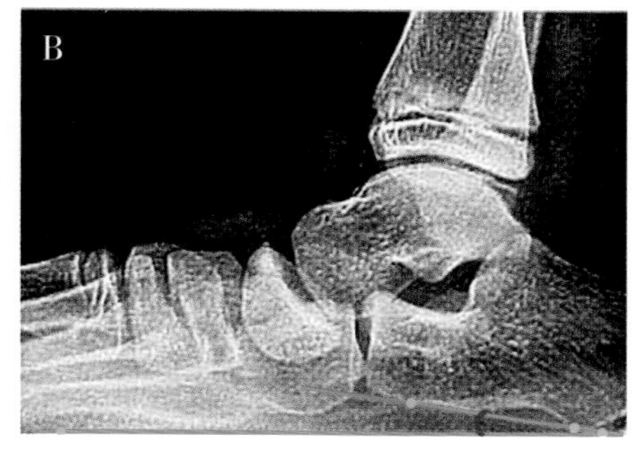

图 3-22　矢状面主导的扁平足

A. 负重侧位 X 线片显示距骨-第一跖骨角和距骨水平角增大；B. 距舟关节和舟楔关节的跖侧连续性中断，跟骨背伸角减少。

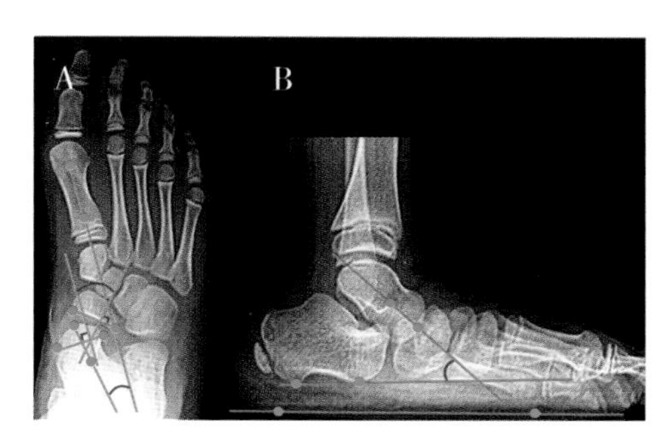

图 3-23　三平面扁平足

A. 负重时正位 X 线片，显示距骨-第一跖骨角及距骨-舟骨覆盖角增大，并有外侧柱短缩现象；B. 负重侧位片可见距骨水平角增大，跟骨背伸角减少，舟楔关节连续性中断。

六、诊断与鉴别诊断

儿童柔韧性扁平足具有特征性临床与X线表现。临床检查发现非负重时或足趾负重时可见足内侧纵弓，但负重时足内侧纵弓消失、中足内侧缘突出，并有跟骨外翻。负重时正位和侧位X线检查，通常显示三个平面异常，其中距骨-舟骨覆盖角、距骨-第一跖骨角、距骨水平角增大，具有确定性诊断意义。

鉴别诊断应该包括下列疾病：

1. 儿童生理性扁平足 多数学者认为年龄< 6岁的儿童几乎都有柔韧性扁平足，因为儿童足部内侧纵弓发育是与年龄密切相关的缓慢过程，通常在10岁左右方能达到成人的水平，因此，对年龄< 10岁的儿童诊断柔韧性扁平足应持慎重态度[9,15]。

2. 先天性垂直距骨 患儿出生时即有足内侧纵弓消失、跟骨外翻和足背伸畸形，但踝关节跖屈活动几近消失，容易与本病相鉴别。延迟就诊者，摄取最大跖屈侧位X线片，其距骨仍然处于垂直状态（图3-24）[63]。

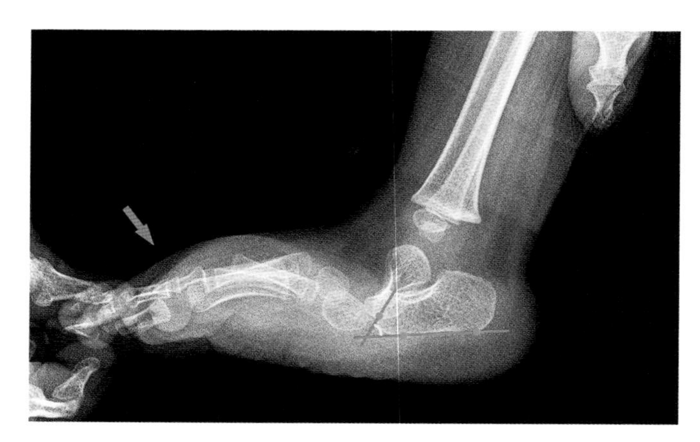

图3-24 先天性垂直距骨

患足最大跖屈侧位X线片，显示距骨仍保持垂直状态，其距骨头与跟骨相重叠。

3. 先天性足部跗骨连接 该病是一种少见的僵硬型扁平外翻足畸形，即非负重时患足仍有扁平外翻畸形。X线及CT检查容易发现距跟、跟舟关节骨性连接（图3-25）[64]。

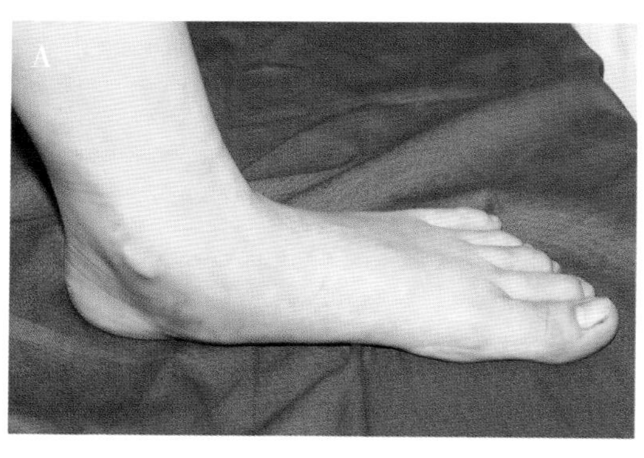

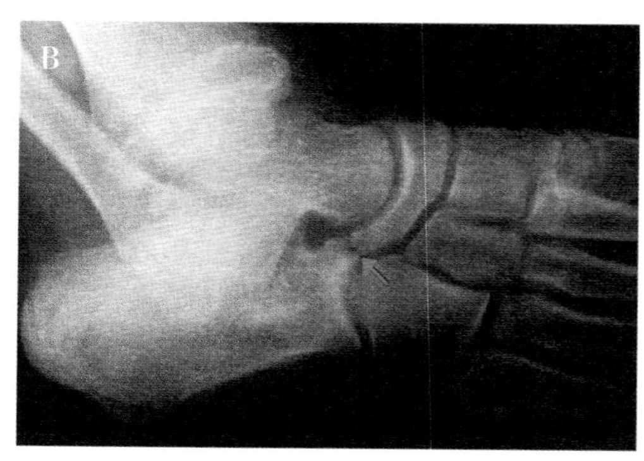

图3-25 先天性足部跗骨连接的临床和X线表现

左足为跟舟骨性连接引发扁平外翻足畸形（A），斜位X线片显示跟舟骨性连接（B）。

七、临床分类

（一）临床严重程度分类方法

Rodriguez依照足部内侧纵弓降低严重程度、站立时跟骨外翻角［或称休息位跟骨站立姿势角（resting calcaneal stance position）］和足趾增多症3个因素，将其分为轻、中和重3种类型（表3-1）[57,65]。

表 3-1　柔韧性扁平足严重程度分类

参数	轻度	中度	重度
足部内侧纵弓	明显降低，但仍然可见	消失	消失，距骨头凸向内侧
跟骨外翻角（年龄 > 7 岁）	2° ~ 5°	6° ~ 10°	> 10°
多趾征	第四 ~ 五趾	第三 ~ 五趾	第二 ~ 五趾

（二）病理生理学分类方法

1. 无症状柔韧性扁平足（asymptomatic flexible flatfoot） 患者虽有扁平足畸形，通常没有足部疼痛，其踝关节和距下关节活动在正常范围。此型扁平足是儿童生理性扁平足，还是非生理性扁平足，通常需要临床观察才能做出判断。假若经过数年临床观察，其足内侧纵弓并未随着足部骨骼发育而获得改善，则可诊断为非生理性柔韧性扁平足畸形[37]。

2. 有症状柔韧性扁平足（symptomatic flexible flatfoot） 患者既有柔韧性扁平足畸形，也有明显的临床症状，后者表现为足底内侧缘、跗骨窦、踝部疼痛，行走耐受性降低和步态紊乱，甚至还有跟腱短缩及由其引发的足背伸活动受限，某些学者将后者命名为柔韧性扁平足并有跟腱短缩（flexible flatfoot with short tendo-achilles，FFF-STA）[37,65]。

八、治疗与预后

（一）概述

儿童柔韧性扁平足通常没有明显的临床症状，多数学者主张无症状者无须治疗[1,4]。另有学者经过步态分析，发现即使没有症状的年幼儿童，与足部内侧纵弓正常的同龄儿童相比较，其行走速度相对缓慢，在日常生理活动也显笨拙[66]。某些学者发现儿童无症状的扁平足未予以治疗者，进入成人期可发生拇趾外翻、跖骨头疼痛、跗骨管综合征，或者步态紊乱[67-69]。Benedetti[70]对 53 例儿童柔韧性扁平足，年龄介于 10～14 岁进行系统评价，结果证明 65.3% 有临床症状，68.3% 有功能异常，40.6% 既有症状又有功能异常。临床症状包括不能坚持长时间行走，足底及后足内侧疼痛。功能异常表现为跑步、跳跃，以及参与体育活动能力及耐力降低。由于缺乏长期对照研究，尚无证据表明无症状儿童扁平足进入成年必将产生疼痛或功能异常。与此同时，目前尚没有可靠的预测方法，对无症状的儿童扁平足的预后，做出明确的判断和预测。对于儿童柔韧性扁平足的处理原则，专业医生已经形成共识，只有出现足部疼痛、夜间肌肉痉挛性下肢疼痛，抑或影响跑步及跳跃，或者妨碍参加体育活动，方可考虑予以非手术或手术治疗[1,35,37,65]。

（二）非手术治疗

年幼儿童扁平足通常被专业医生视为一种生理性的足部类型，但多数儿童的父母认为扁平足是一种足部畸形，往往怀着非常关切的心理前去儿童骨科或综合骨科门诊寻求治疗。对此现象如何处理，专业医生已经达成共识，一致认为首要任务是为这些家长提供专业知识的普及宣教，应该毫不犹豫地告知年龄＜ 6 岁，甚至年龄＜ 10 岁的儿童扁平足，如果没有任何症状者，是儿童足部内侧纵弓发育过程的生理现象，而并非异常，强调或反复确认 80% 以上此类儿童将出现正常的足部内侧纵弓[9,37]。假若儿童扁平足出现足部疼痛、步态异常等症状，在除外下肢扭转角度异常、生长性下肢疼痛，以及神经肌肉类疾病之后，应该选择非手术治疗。非手术治疗包括加强小腿肌肉强度训练和穿用矫形鞋垫，这是以前常用的两种方法。Basmajian 和 Stecko[12]早期进行有关肌肉活动对足部内侧纵弓作用的研究，证明骨骼与其有关韧带是维持足内侧纵弓形态的主要结构，肌肉只是在超量负荷发挥一定的作用。其后临床观察也证明加强肌肉强度不具升高足内侧纵弓的作用，因而医生不再将其作为非手术治疗的手段。迄今使用各种矫形鞋或鞋垫，是非手术治疗的主要措施。尽管其作用与效果尚未形成一致，甚至可能出现相左的治疗结果。

Bleck[71]曾经于 20 世纪 70 年代，开展 UCBL 鞋垫或跟骨鞋垫治疗儿童柔韧性扁平足的临床研究，研究对象为 71 例儿童柔韧性扁平足，年龄平均 4.7 岁（1～12 岁）。在治疗前和治疗之后，采取同一临床与 X 线诊断标准，后者测量侧位距骨水平角、跟骨背伸角和正位测量距骨－跟骨角 3 项 X 线参数。43 例穿用 Helfet 跟骨鞋垫（图 3–26），23 例穿着 UCBL 鞋垫（图 3–27），另 7 例曾使用上述 2 种鞋垫。使用矫形鞋垫时间平均 14.5 个月。在 71 例中 23 例（32%）恢复正常，34 例（48%）获得改善，14 例（20%）没有变化。以 7～9 岁组的效果最为明显，92% 恢复正常或明显改善，但年龄＞ 9 岁者却无矫形作用。该作者认为 UCBL 鞋垫比跟骨垫矫形作用更好，前者适用于距骨水平角＞ 45° 的扁平足畸形，而后者只适用于距骨水平角介于 35° ～45° 的扁平足畸形。

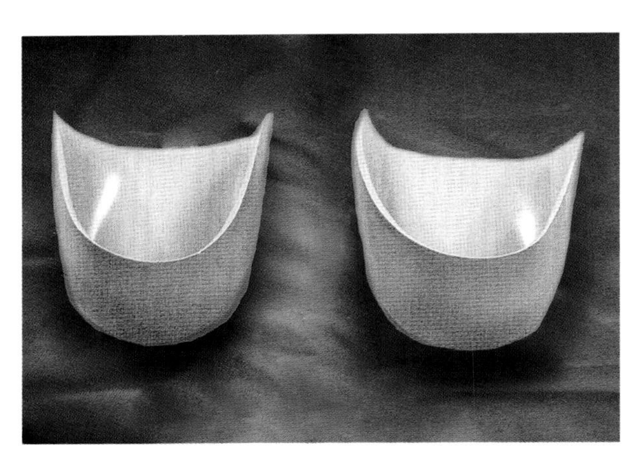

图 3–26　Helfet 跟骨鞋垫

Helfet 医生于 1965 年所研发用于保持距下关节中立位的鞋垫。

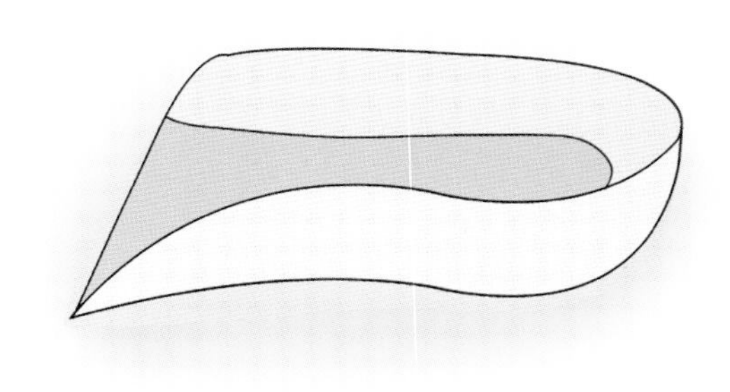

图 3–27　UCBL 鞋垫

由加州大学生物力学实验室于 1967 年发明的一项专利产品，由硬质材料做出的矫正扁平足鞋垫。以加州大学生物力学实验室首个字母命名（University of California Biomechanics Laboratory，UCBL）。

Wenger[72]于 1989 年描述使用矫形鞋垫，治疗儿童柔韧性扁平足的前瞻性比较研究。入选标准：①年龄＜ 6 岁，除外罹患神经肌肉性疾病或综合征者。②站立时跟骨外翻、足部内侧纵弓消失，而足趾负重时重现足部内侧纵弓并跟骨内翻。③负重时侧位 X 线测量距骨水平角> 35°、距骨-第一跖骨角> 10°。满足入选标准的129例儿童柔韧性扁平足，随机被分为对照组、矫形鞋垫组、Helfet跟骨垫组、UCBL鞋垫组。3个治疗组至少使用矫形鞋垫3年，每3个月门诊随访一次。依照治疗之前的临床与X线评价方法，该作者做出下述结论：3个治疗组与对照组没有统计学差异，矫形鞋垫不能改变儿童柔韧性扁平足的自然发展过程。

Whitford和Esterman开展一项与Wenger相似的前瞻性比较研究，探讨两种矫形鞋垫对7～11岁儿童柔韧性扁平足的矫形作用，结果证明两种鞋垫对儿童柔韧性扁平足都没有矫形作用[73]。

Powell[74]报道使用定制矫形支具、橡胶鞋垫和运动鞋，治疗儿童特发性关节炎合并疼痛性扁平足，证明确有缓解疼痛，改善生活质量的作用。矫形鞋垫用于治疗有症状的柔韧性扁平足，具有缓解疼痛，改善下肢活动功能的作用，的确是毋庸置疑的事实。

不过，多数学者主张，不应将矫形鞋垫或支具作为儿童柔韧性扁平足的常规治疗方法[75,76]。

（三）手术治疗

儿童柔韧性扁平足外科治疗已获令人瞩目的进展，近10年对发生机制与病理及生物力学的深度理解，手术方法随之发生具有划时代意义的改进，创新出一些操作简单、创伤轻微、康复迅速、疗效稳定的手术方式，放弃了一些实践证明远期结果不尽满意或与初衷相反的手术方法。手术治疗目标也更加明确，一是有效地解除足踝部疼痛、下肢疲劳等症状，改善行走及运动活动能力；二是精准矫正结构上的异常，重建足部解剖轴线，获得正常或接近正常足的形态与功能，从而防止进入成年期或成年晚期发生足部和膝关节及踝关节退行性病变[5,77-79]。

临床医生面对每例儿童柔韧性扁平足，通常会遇到一些困惑：其一是患儿虽有明显的扁平足，但临床症状却不明显，是否应该选择手术治疗；其二是患儿虽有严重的扁平足畸形，足部疼痛症状也不明显，却有明显的步态异常——此类病例进入成年后，是否会产生继发性拇趾外翻、跗骨管综合征或距下关节及跗横关节骨性关节炎，仍然缺乏可靠的预测指征，因而衍生出是否应在儿童生长期进行手术治疗的问题。儿童柔韧性扁平足并有临床症状者，需要手术治疗是目前多数学者的共识；对于虽有严重扁平足畸形，临床症状并不明显者，只有少数学者积极主张矫形外科治疗[80]。

手术治疗儿童柔韧性扁平足的方法，在传统上分为软组织手术和骨骼手术两个类别。前者包括关节囊韧带紧缩、肌腱延长和肌腱移位手术，后者包括保留关节的重建性截骨（reconstructive osteotomies）、距下关节稳定（arthroereisis）和后足关节固定（arthrodesis）手术。经过数十年长期随访观察，以及持续改进的临床研究，更多的证据表明独立性软组织手术治疗扁平足，通常不能获得长期改善的作用，只能作为跗骨截骨、跟骨延长手术的辅助性措施[1,4]。20世纪曾经广泛开展的距骨及舟骨切除手术、距下关节复合结构中两个以上关节固定手术也被放弃，因为手术并非直接矫正距下关节不稳定所引发的足部内侧纵弓塌陷，而是矫正继发性前足内收及后足外翻畸形，而且还将严重削弱足部吸收震荡功能，转移应力负荷至踝关节或跗横关节，进而导致这些关节早期发生退行性改变[76,78,92]。

本节只介绍现代普遍应用、远期结果满意的手术方法。原则上根据儿童柔韧性扁平足的严重程度，受累平面的多寡，出现症状时年龄3个因素选择手术方法。

1. 跟骨截骨-延长手术（calcaneal lengthening osteotomy） 足外侧柱短缩理论是本项手术的理论基础，足外侧短缩足以引发距下关节不稳定，导致距骨跖屈及内收畸形，进而产生足部内侧弓塌陷、跟骨外翻和前足外展三平面畸形[82-84]。跟骨延长可增强“足髋臼”对距下关节的稳定作用，进而矫正距骨跖屈、前足及中足外展和跟骨外翻畸形。但是，前足外展和外旋畸形严重者，抑或跟腱明显短缩，还需要采取相应的跗骨截骨及软组织等辅助性手术，才能实现重建足部解剖轴线的目标[79,81]。

跟骨截骨-延长是 Evans（1975 年）基于外侧柱相对于内侧柱短缩的理论，首创跟骨截骨-延长治疗扁平足，但没有描述治疗结果。Phillips[32]描述 Evans 所治疗病例平均 15 年（7～20 年）的随访结果。跟骨截骨-延长治疗 20 例 23 足，其中 17 足（74%）获得优良结果，表现患足外观形态接近正常，保留距下关节 25° 的活动范围，没有行走时疼痛和穿鞋问题，X 线检查只有轻度的跟骰骨性关节炎。该作者由此认为，跟骨延长是治疗原发性或继发性外翻足有效的方法，并经受住了时间的检验。Mosca[29]将 Evans 手术技术进行改进，包括改变手术入路、跟骨截骨部位和截骨方向（Evans 截骨保持与跟骰关节面相平行，而 Mosca 截骨从跟骨后外侧斜向前内侧）、植入骨块形状（Evans 使用同侧长方形胫骨皮质，而 Mosca 选择矩形髂骨块）和使用内固定（Evans 不用内固定，而 Mosca 使用克氏针固定），于 1995 年首次报道跟骨截骨-延长治疗严重的儿童扁平外翻足和 Z 形足 20 例 31 足。手术时年龄介于 4 岁 7 月龄至 16 岁，术后随访时间介于 2 年至 2 年 7 个月。29 足后足外翻获得矫正，足部内侧纵弓形成，距骨头凸出消失，皮肤胼胝体消失也无复发，而 3 项 X 线参数（侧位距骨-第一跖骨角、距骨水平角、跟骨背伸角）也有明显的改善。因此，临床与 X 线的结果满意率高达 93.5%。

Moraleda[86]设计了一项前瞻性临床研究，比较跟骨截骨-延长和跟骨内移截骨、内侧楔骨跖侧闭合性楔形截骨和骰骨外侧撑开截骨联合手术（简称 3C 手术），治疗儿童柔韧性扁平足的结果。两组手术时年龄、性别和足部内侧纵弓的状态大致相同。跟骨截骨-延长组 21 例 33 足，手术时年龄平均 11.6 岁，术后随访时间平均 5.3 年；3C 手术组 21 例 30 足，手术时年龄平均 11.2 岁，术后随访时间平均 2.7 年。从临床功能与 X 线参数评价结果。跟骨延长组：足部内侧纵弓恢复正常 38.9%，足部内侧纵弓仍然扁平 61.1%，后足外翻 55.5%，后足内翻 5%；前足中立位 77.8%，前足内收畸形 10.5%。3C 手术组：足部内侧纵弓恢复正常 47.4%，足部内侧纵弓仍然扁平 47.4%，后足外翻 36.8%，后足内翻 5%，前足中立位 84.2%，前足内收畸形为 10.5%。X 线评价术前两组没有明显差异，术后测量 12 项 X 线参数，证明 3C 组对前足和中足 X 线参数有明显改善，而后足正位跟骨-距骨解剖轴线没有明显改善，但侧位距骨水平角、跟骨背伸角都有明显改善；而跟骨延长组前足、中足和后足均获得明显改善。该作者认为跟骨截骨-延长部位恰好位于距舟关节水平，对前足外展能够获得更多的矫正，而 3C 组进行骰骨延长位于距舟关节平面远端，虽然也能矫正前足外展，却低于跟骨截骨-延长矫形效果。该作者指出，跟骨截骨-延长和 3C 手术治疗儿童特发性柔韧性扁平足，都获得良好的临床与 X 线评价结果。跟骨截骨-延长能够更好地改善舟骨与距骨解剖轴线，但可发生较多和严重的并发症，增加软组织手术并未改善临床与 X 线片结果。

为了探讨跟骨截骨-延长矫正扁平足的作用机制，Dumontier[26]用尸体制作扁平足模型，发现跟骨截骨-延长产生骰骨向足内侧移位幅度最大。骰骨与舟骨作为一个单元向内侧移位，跟骨延长产生舟骨向距骨头的内侧和跖侧移位，因而能够更好地矫正前足外展畸形。Kumar[87]系统复习文献，收集跟骨截骨-延长治疗 103 例 156 足青春期儿童特发性柔韧性扁平足，手术时年龄平均 13.3 岁，术后随访时间平均 5.8 年（2 年 9 个月至 13 年）。术后 X 线片测量侧位距骨-第一跖骨角、跟骨背伸角、足正位距骨-第一跖骨角，都获得显著改善。依照美国足踝外科学会评分（AOFAS score），71 足术前平均分数为 85 分，91 足术后平均分数为 92.5 分。108 足中 18 足（16.7%）发生跟骨截骨不愈合，以及与内固定相关及神经有关的并发症。该作者做出下述结论：跟骨截骨-延长治疗青春期儿童特发性扁平足，通常能够获得良好的临床与 X 线结果，具有很高的患者满意率，可接受的手术并发症。

【手术适应证】

儿童柔韧性扁平足伴有足部内侧、跗骨窦疼痛，抑或伴有跟腱挛缩；允许矫正多平面畸形，因为本手术具有矫正扁平足所有异常改变的作用，诸如距骨跖屈及内旋、跟骨外翻及中足外展及外旋畸形；手术年龄似乎没有严格的限制。Mosca 报道一组年龄介于 4～16 岁[29]，Anderson 建议 6～10 岁为适当的手术年龄[82]。

【手术禁忌证】

儿童虽有明显的柔韧性扁平足，但无任何症状者；医源性扁平足畸形，即先天性马蹄内翻过度矫正所产生的继发性扁平足，因其只有后足轴线异常，而距舟关节轴线和大腿-足中轴角都在正常范围[4,77]。

【手术操作】

将患者置于仰卧位，手术侧臀部垫高。如果选用自体髂骨作为置入材料，术野准备包括髂骨至足趾，并在大腿近端系缚无菌止血带。如果使用异体冻干骨块，只需进行整个下肢皮肤消毒与无菌手术单保护。

①切口与显露：沿着跟骨外侧表面，介于外踝末端与跟骨前突之间，向足背延伸至跗骨窦的皮肤切口，注意保护切口上方和下方的腓浅神经和腓肠神经（图 3-28）。切开皮肤及浅筋膜后，从跟骨远端背侧面上缘切开趾短伸肌附着点，钝性游离后并向远端牵拉，务必注意保持跟骰关节囊完整。

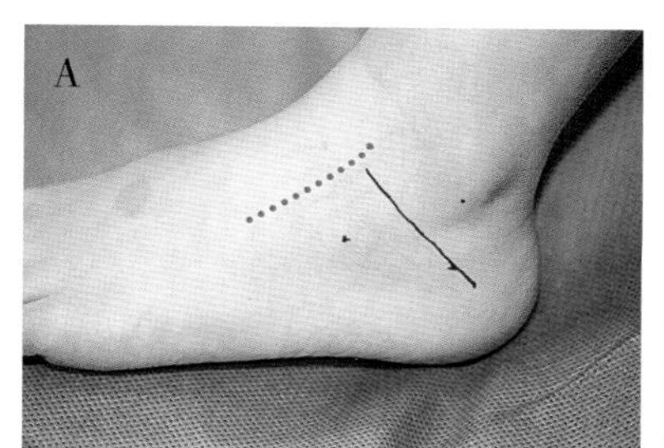

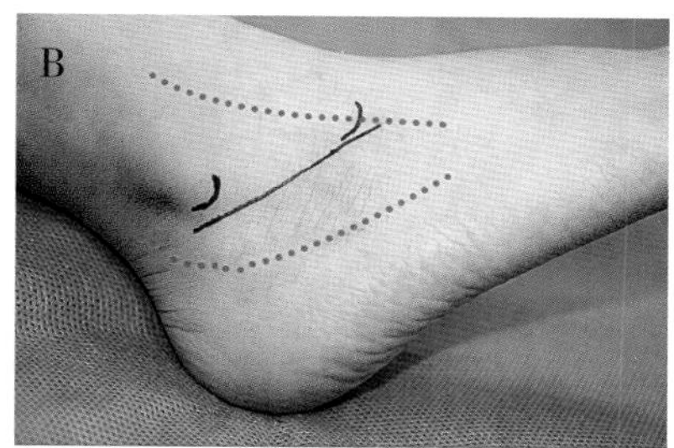

图 3-28 皮肤切口线

A. 介于外踝末端与跟骨外侧突之间，从腓肠神经上方开始向足背延长至腓浅神经（点状虚线）；B. 标记为腓浅神经（上方虚线）和腓肠神经体表投影（下方虚线）。

②腓骨短肌延长：切开腓骨长短肌腱腱鞘，Z 形切断腓骨短肌腱，以避免对跟骨延长起着栓系作用。腓骨长肌腱则不必进行延长，因为该肌腱不仅对跟骨延长不具阻碍作用，反而使外侧柱延长后保持适当张力，有助于逆转前足外翻畸形，因为该肌腱属于足内翻肌。将腓骨长肌腱向跖侧牵拉，于跟骰关节近端 2 cm 处，显露与横向切断小趾外展肌（图 3-29）。

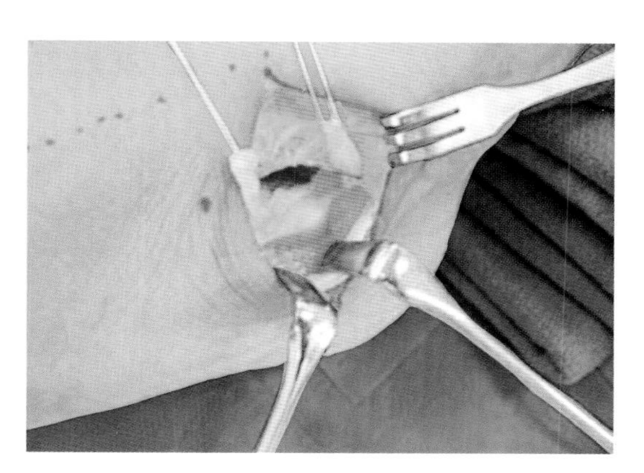

图 3-29 腓骨短肌延长

将腓骨短肌腱 Z 形延长，向跖侧牵拉腓骨长肌腱，切断小趾展肌。

③定位距跟前、中关节面间隙：在跟骨背侧皮质最低点（即跟骨峡部），将骨膜剥离器在保持与跟骨外侧皮质相平行的方向插入跗骨窦，同时前后成角摆动骨膜剥离器，使其进入跟骨前方关节面与

中关节面间隙（图 3–30），需要 X 线透视确认其准确位置。继之，将另一骨膜剥离器从骨膜外置入跟骨跖侧，以显露跟骨截骨部位的跖侧面，注意保持与置入跟骨前方关节面、中关节面间隙内骨膜剥离器相平行。完成跟骨截骨的准备操作后，取出跟骨背侧与跖侧的骨膜剥离器，暂且不做跟骨截骨操作。

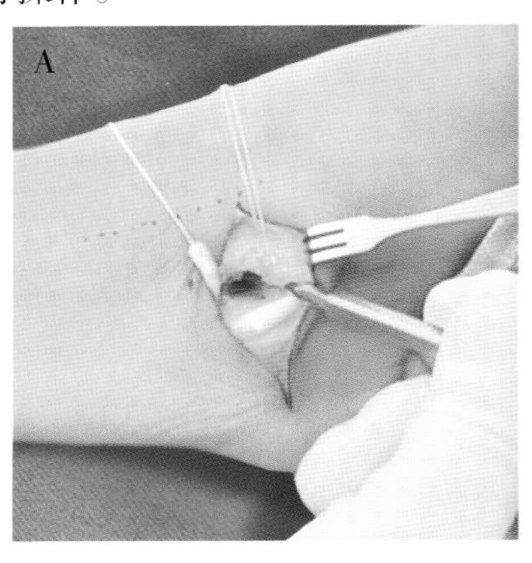

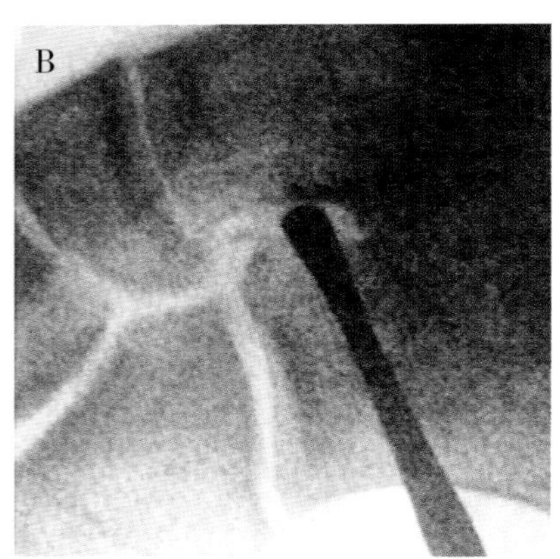

图 3–30　定位距 – 跟前、中关节面间隙

Z 形切断腓骨短肌腱（A）之后，将骨膜剥离器经跗骨窦置入距跟前方关节面与中关节面间隙（B）。

④胫后肌腱 Z 形切断与距舟关节囊部分切除：从内踝正前方向第一跖骨基底作一纵向皮肤切口，首先显露、纵向切开胫后肌腱腱鞘，Z 形切断胫后肌腱，注意将胫后肌腱背侧半从舟骨结节处切断，保留该肌腱的跖侧半仍然附着在舟骨的止点。继之，游离和松解距舟关节囊及跟舟跖侧韧带，设计切除宽约 5 mm 的长条形关节囊及跟舟跖侧韧带，从背面外侧开始而终止于跖面内侧（图 3–31）。

根据膝关节伸展与屈曲位时，足部被动背伸活动幅度（Silfverskiold 试验），决定实施腓肠肌腱膜松解，还是进行 Z 形跟腱延长。如果膝关节伸展与屈曲状态下，足背伸活动均$< 10°$，表明有跟腱挛缩，常规经皮或切开延长跟腱；反之，膝关节屈曲位时，足背伸$> 10°$而伸展时$> 10°$，则提示为只有腓肠肌短缩，允许采取腓肠肌腱膜松解手术。

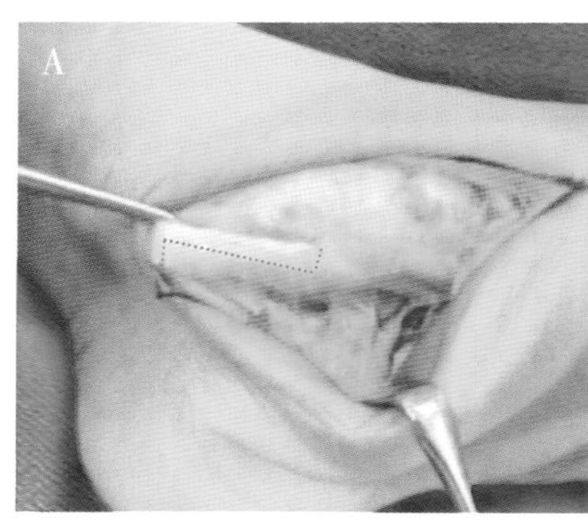

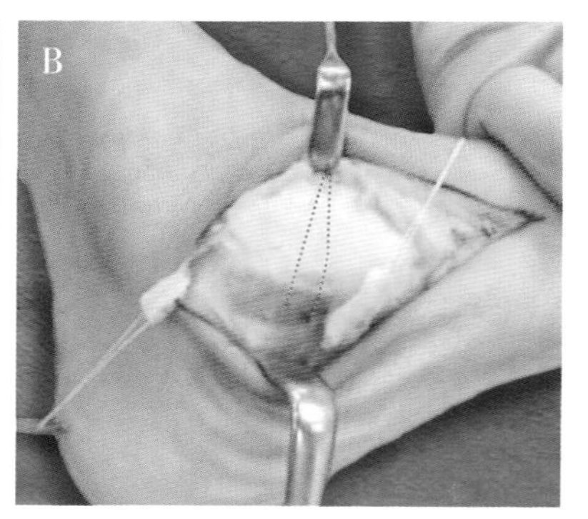

图 3–31　胫后肌腱切断与距舟关节囊部切除

Z 形切断和延长胫后肌腱（A）之后，切除松弛的多余距舟关节囊及跟舟跖侧韧带（B）。

⑤跟骨截骨与矩形骨块置入延长：返回操作步骤③，再次将骨膜剥离器分别置入距跟关节前方关节面与中关节面间隙和跟骨跖侧，于跟骰关节后方 2 cm 处标记截骨线，相当于跟骨前

突近端的最低点，作为跟骨截骨的切入点。用电动骨锯或骨刀从后外侧向前内侧斜形截断跟骨外侧与内侧皮质，并直视下切开骨膜和跖长韧带。注意这是一种斜向截骨而不是垂直截骨（图 3–32）。在跟骨截骨近端与远端，可分别从外侧向内侧插入直径为 2 mm 克氏针作为控制杆，有助于防止截骨间隙撑开时发生旋转移位。为了使跟骨截骨和置入骨块后获得稳定的内固定，在截骨间隙撑开之前，从骰骨近端背侧逆向插入施氏针，经过跟骰关节解剖轴线中央，止于截骨间隙近端。此时需要经 X 线透视，确定施氏针处于理想的位置，以防止跟骨延长时发生跟骰关节半脱位。继之，使用椎板牵开器，将截骨间隙徐缓撑开，注意避免发生截骨两端发生压缩性骨折。在截骨间隙置入骨块之前，保持椎板撑开器处于撑开状态，再次进行正位和侧位 X 线透视，确定正位距骨–舟骨覆盖角，正位和侧位距骨–第一跖骨角矫正至正常范围（图 3–33），跟骰关节也未发生半脱位。然后，依照截骨间隙外侧的宽度，修剪取自自体髂骨或用冷冻干燥的矩形骨块。矩形骨块外侧宽度通常为 12 mm，内侧宽度为 4 mm。跟骨截骨延长并非为简单的开放性楔形截骨，其旋转中心位于距骨头而不是跟骨内侧皮质，因此要求矩形骨块的内侧宽度相当于外侧宽度的 20%～30%。完成骨块修剪后，操纵截骨远端和近端预先插入的克氏针保持截骨间隙张开，取出椎板牵开器，将矩形骨块置入和嵌进截骨间隙内，注意矩形骨块外侧皮质与其前方和后方跟骨外侧面保持完全平行（图 3–34）。此时可将预置在跟骰关节的施氏针逆行置入跟骨近端，保持跟骰关节和跟骨截骨–延长部位的稳定，通常不再需要额外的内固定。用可吸收缝线，将 Z 形切断的腓骨短肌腱延长 5～7 mm 后缝合。

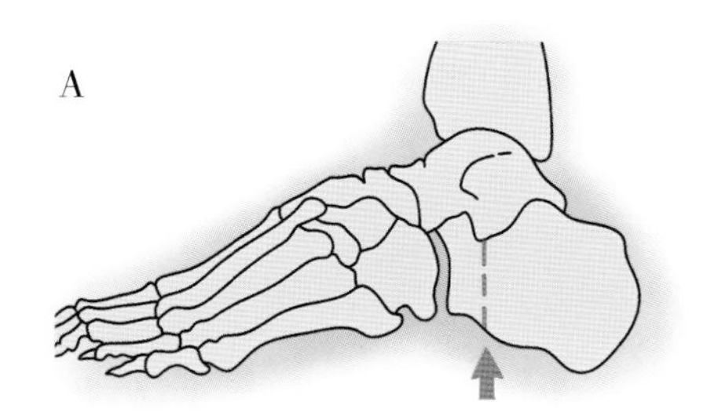

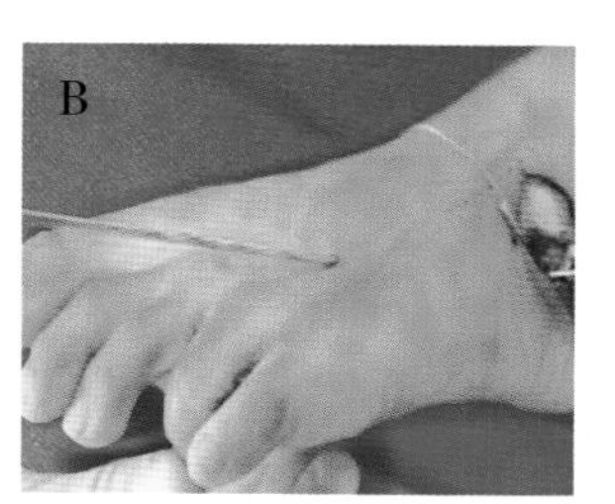

图 3–32　跟骨截骨与固定
A. 标记跟骨截骨线；B. 逆行插入施氏针固定跟骰关节。

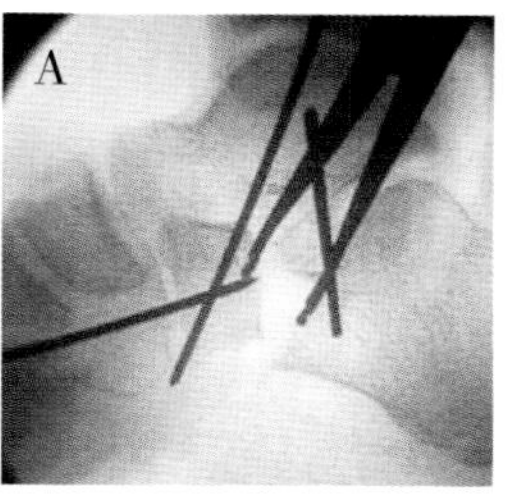

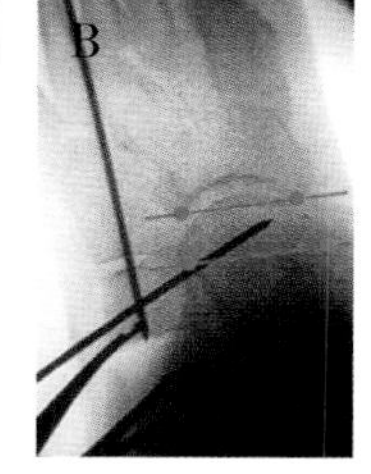

图 3–33　术中足正侧位透视检查
A. X 线侧位透视证实施氏针位于跟骰关节的中央，距舟关节解剖轴线已恢复正常；B. 正位 X 线透视证实截骨间隙撑开后，距骨–舟骨覆盖角及距骨–第一跖骨角矫正至正常范围。

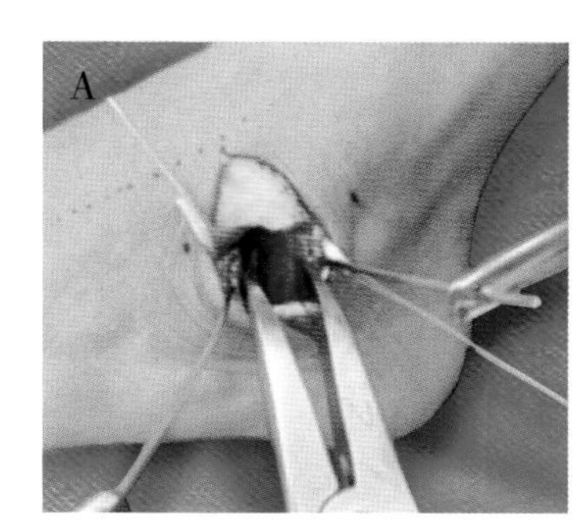

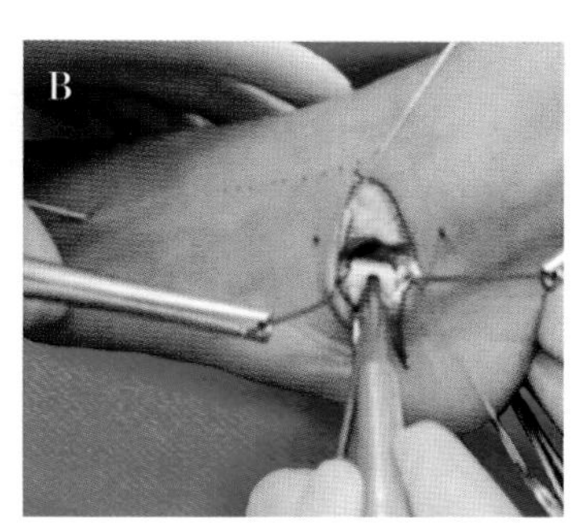

图 3–34　跟骨截骨与矩形骨块植入
使用椎板牵开器撑开截骨间隙（A）之后，将矩形骨块嵌入截骨间隙（B）。

⑥距舟关节囊紧缩成形与胫后肌腱前置缝合：返回操作步骤④，只需将距舟关节囊的内侧及跖侧部分进行紧缩缝合，而背面外侧部分只需端–端间断缝合。接着，于Z形切断的胫后肌腱远端中央戳一长约5 mm裂孔，把胫后肌腱近端穿过裂孔并前置或重叠5～7 mm后，予以编织缝合，从而实现胫后肌腱紧缩的目的（图3–35）。

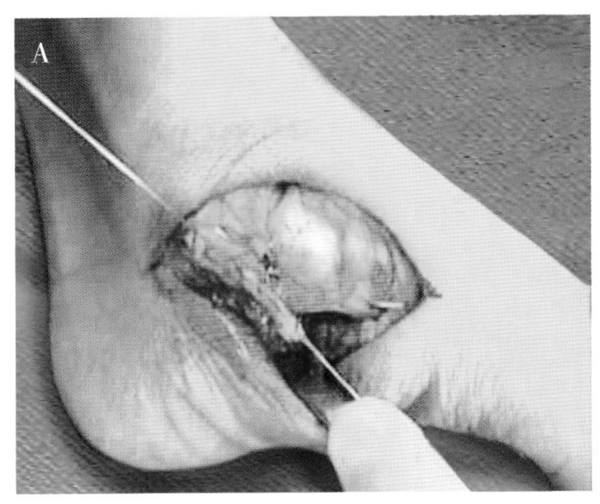

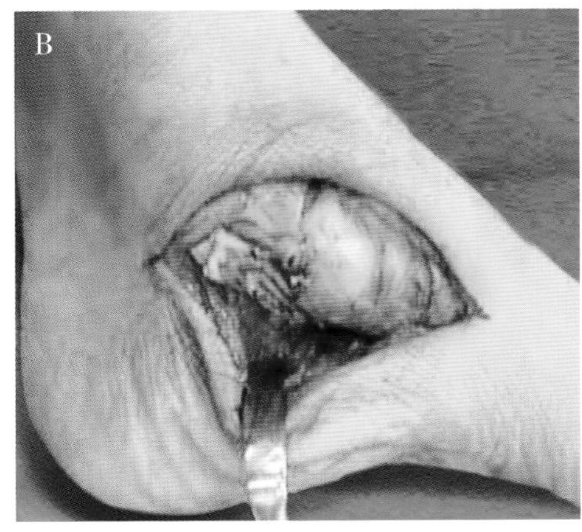

图3–35　距舟关节囊紧缩与胫后肌腱前置缝合

将胫后肌腱近端穿过其远端的裂孔（A），重叠5～7 mm后进行编织缝合（B）。

⑦内侧楔骨闭合楔形截骨：实现后足畸形获得满意矫正，挛缩的跟腱已被延长之后，应该评价前足外翻畸形是否获得满意的矫正。术者握持跟骨时将足背伸90°，从足趾向足跟方向直视观察前足与后足的解剖轴线，跖骨头平面与胫骨纵轴是否相互垂直，以及内侧楔骨与第一跖骨关节的背伸与跖屈活动范围。假如前足仍有内翻畸形（或称外旋畸形），则需要实施内侧楔骨闭合楔形截骨。应用足部内侧皮肤切口显露内侧楔骨，于内侧楔骨中央切除基底位于跖侧的楔形骨块，其楔形骨块基底宽度通常为4～7 mm（图3–36）。切除楔形骨块后，将第一跖骨跖屈可闭合截骨间隙，同时显现前足内翻畸形获得满意矫正（图3–37），再从楔骨跖侧向背侧置入U形钉固定截骨间隙，或者使用克氏针固定。然后，用可吸收缝线缝合Z形切断延长的腓骨短肌腱[77,82]。

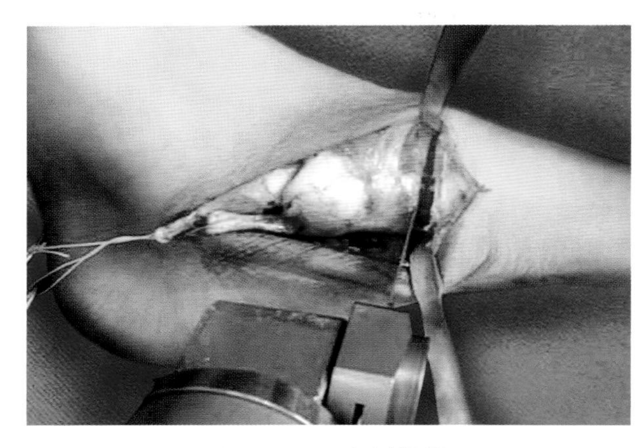

图3–36　内侧楔骨

跖侧闭合楔形截骨，其楔形基底位于跖侧面。

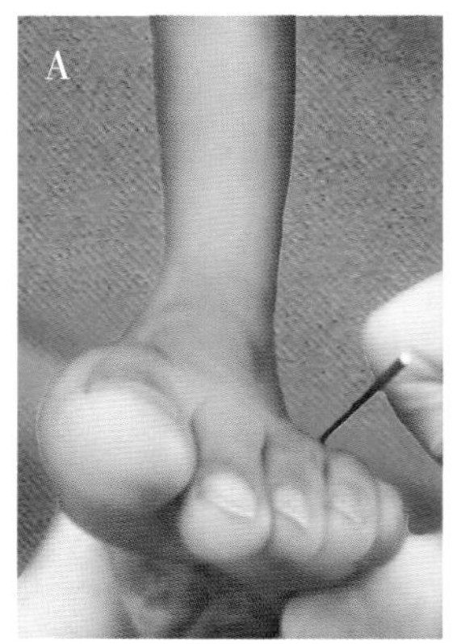

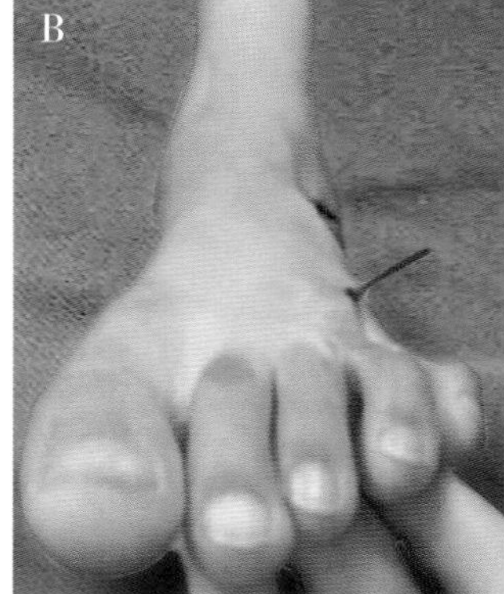

图3–37　内侧楔骨截骨前后的大体照

前足仍有明显的内翻畸形（或称外旋畸形）（A），但在内侧楔骨截骨之后，前足内翻获得满意矫正（B）。

【术后处理】

依次用可吸收缝线缝合所有的皮肤切口，将跟骨内固定的施氏针针尾折弯后埋在皮下组织内，再用短腿管型石膏固定。术后 6 周拆除石膏，拔出施氏针，摄取足正位和侧位 X 线片，评价前足与后足解剖轴线，跟骨植骨延长的愈合状况。通常需要再用短腿管型石膏固定 6 周。确定跟骨截骨愈合后，才允许负重行走。

Mosca 报道一组 31 足跟骨截骨延长的结果，确定所有的跟骨植入骨块在术后 2 个月内完全愈合，自体髂骨与骨库的同种异体骨块在愈合时间上没有差别。术后 1 年完成植入骨块融入跟骨及其塑形过程[29]。

【手术相关并发症】

手术并发症发生率较低，但类别相当宽泛。

①跟骰关节半脱位：Ahn 描述一组 44 例跟骨截骨-延长，在术后侧位 X 线片分别测量跟骨关节面在骰骨上方的高度（a）和骰骨关节面高度（b）。“$a/b \times 100$”定义为跟骨向背侧脱位百分比，作为判断其严重程度的标志（图 3-38）。作者发现术后即刻、3 个月时所有病例都有跟骰关节向背侧半脱位，但随着观察时间延长，其半脱位的程度有自然改善的趋向，即由术后即刻半脱位均值为 26%，3 个月时减低至 16.5%，25 个月时降低至 11%[83]。

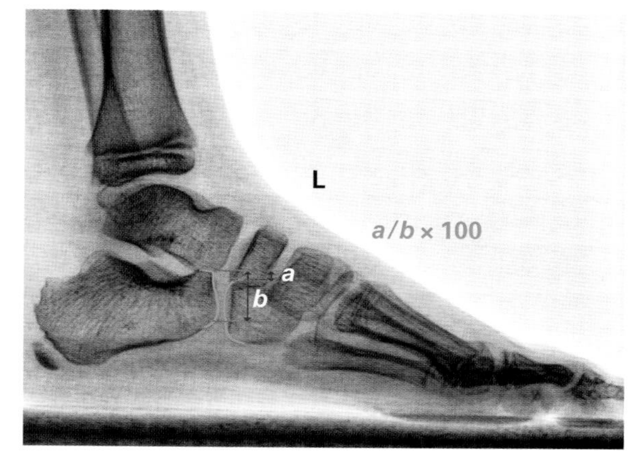

图 3-38　跟骨截骨-延长并发跟骰关节半脱位的评价方法

a 代表跟骨关节面在骰骨上方的高度，b 代表骰骨关节面高度，$a/b \times 100$= 跟骨半脱位的百分比。

为了防止发生此种并发症，在跟骨截骨延长之前，先将腓骨短肌腱进行 Z 形延长，松解小趾展肌腱膜，切开跟骨跖侧骨膜，切断跖长韧带，均有预防作用。更为重要的是，在保持跟骨外翻的位置时，逆向预置施氏针至跟骰关节解剖轴中央，可避免在置于施氏针内固定时发生跟骰关节半脱位。

②扁平足畸形未能完全矫正：在跟骨截骨之前，预置施氏针至跟骰关节中心，紧缩缝合距舟关节囊及前置胫后肌腱，都是为了获得满意的矫形结果。另一因素是跟骨截骨断端植入的骨块过短，不足以矫正外侧柱短缩或距骨屈曲畸形，因而未能使正位距骨-舟骨覆盖角和距骨-第一跖骨角矫正至正常范围。增加矩形骨块的宽度，能够防止发生此种并发症[77]。

③遗留前足内翻畸形：又称前足外旋畸形。如果在跟骨延长和跟腱延长之后，前足还有明显的内翻畸形（图 3-37），则需要进行内侧楔骨跖侧闭合截骨[77]。

④后足内翻畸形：Yoo 报道跟骨截骨-延长治疗 56 例（92 足），5 例 7 足术后出现后足内翻畸形。该作者认为胫后肌痉挛引发肌力不平衡和植入矩形骨块过大，是导致后足内翻的 2 个因素[88]。

⑤第五跖骨应力骨折：Davitt[85]报道 2 例于术后 6 个月发生第五跖骨应力性骨折，经石膏固定获得愈合。作者认为术后前足仍有内翻畸形和内侧柱不稳定，特别是第一跗跖关节不稳定，导致第五跖骨应力增加。

2. 跟骨、骰骨与楔骨联合截骨术　本手术是保留距下关节和跗中关节功能的矫形外科技术，因为跟骨、骰骨和楔骨的首个英文字母都是 C（calcaneo-cuboid-cuneiform osteotomies），文献中也称其为“3C 手术”。Rathjen 和 Mubarak[89]借鉴 Koutsogiannis 跟骨内移截骨矫正足外翻畸形的经验[90]，参考 McHale 内侧楔骨和骰骨联合截骨矫正马蹄内翻足遗留前足内收畸形手术技术[91]，于 1987 年设计跟骨内移截骨、骰骨撑开楔形截骨和内侧楔骨闭合性楔形截骨联合手术，治疗儿童柔韧性扁平外翻足。该作者自从 1987 年开展 3C 手术治疗 18 例（26 足）严重扁平外翻足（临床检查后足外翻≥ 15°，定义为严重外翻足畸形）。手术时年龄平均 11.5 岁（6.5～15.2 岁），17 例（24 足）获得平均 1.4 年（1～5 年）的随访。临床评价评定为优级 7 足（29.2%），其后足和中足解剖轴线近似正常，患者没有疼痛也不妨碍负重行走；良级 16 足（66.7%），后足轻度外翻和偶有疼痛，或者行走有轻度不适；可级 1 足（4.1%），遗留明显的后足外翻，并有疼痛或妨碍负重行走，但没有差级，即术后与术前相似或比术前更差。X 线测量 19 足负重时距骨水平角，15 足侧位距骨水平角达到正常值范围，另 4 足中 3 足有明显改善，1 足侧位距骨水平比术前有所增大而评定为差级。该作者由此认为，3C 手术能够恢复后足及中足解剖轴线，减少距骨下方疼痛和皮肤胼胝体形成，有助于穿鞋或使用支具，避免三关节固定所产生的骨性关节炎及功能障碍等相关问题，是治疗儿童严重扁平外翻足的可靠技术。

Kim 曾开展跟骨截骨-延长与 3C 手术治疗柔韧性扁平外翻足的临床比较研究[93]。该作者将 38 例（60 足）随机分为跟骨截骨-延长组——特发性柔韧性扁平足 7 足，继发于脑性瘫痪 21 足；手术时年龄平均 10.4 岁（5～16 岁），术后随访时间平均 3 年（2～6.1 年）。3C 手术组——特发性柔韧性扁平足 9 足，继发于脑性瘫痪 23 足；手术时年龄平均 11.5 岁（7～14 岁），术后随访时间平均 2.3 年（2～3.3 年）。手术之后的临床评价，疼痛与胼胝体消失，前足外展和后足外翻都获得完全矫正或者有明显改善、足内侧纵也明显恢复，定义为结果满意，反之为结果不满意。X 线评价包括 4 项参数：站立时 X 线片测量正位距骨-第一跖骨角、距骨-舟骨覆盖角；侧位测量跟骨背伸角、距骨-第一跖骨角，比较手术前后的改变。最后随访时，该作者发现治疗轻度和中度扁平外翻足，跟骨截骨-延长和 3C 手术没有明显区别，但治疗严重扁平外翻足，跟骨截骨-延长组治疗 11 足，4 足（36%）满意，7 足（64%）不满意，而 3C 手术组治疗 21 足，18 足（86%）满意，3 足（14%）不满意，两组具有统计学差异。X 线测量正位距骨-第一跖骨角、测量侧位跟骨背伸角及距骨-第一跖骨角 3 项参数，3C 手术治疗轻度和中度扁平外翻足，术后 3 项 X 线参数没有统计学意义的改善，而严重性扁平外翻足，3 项 X 线参数具有统计学意义的改善。跟骨截骨-延长组截骨愈合时间为（6.78 ± 1.10）周，3C 手术组愈合时间为（7.25 ± 1.04）周，两组没有统计学差异。跟骨截骨-延长组 3 足出现跟骰关节半脱位，但没有临床症状，而 3C 手术组未发生任何并发症。该作者由此做出 3C 手术适用于治疗严重性扁平外翻足的结论。

Kim[94]选择 3C 手术技术与副舟骨切除、胫后肌腱前置（Kidner 手术）联合手术，治疗 13 例（21 足）严重扁平足合并副舟骨，手术时年龄平均 12.7 岁（10～16 岁），术后随访时间平均 1.9 年（1～3 年）。临床依照美国足踝外科协会（ACFAS）评分标准，评价治疗结果。X 线评价包括 12 项参数。最后随访时，临床检查 17 例重建中性足内侧纵弓，只有 3 例足部内侧纵弓低于正常，1 例过度矫正产生后足内翻，而前足均矫正至中立位，评定为优良结果。8 项达到或接近正常约为 70%。该作者认为，3C 手术与舟骨切除、胫后肌腱前置（Kidner 手术），是治疗副舟骨合并严重扁平外翻足有效的方法。

【手术适应证】

儿童柔韧性扁平外翻足畸形伴有疼痛、皮肤经常因摩擦产生红肿，鞋底非均匀磨损；年龄＞6 岁，或者＜15 岁[86,89]。

【手术操作】

①跟骨滑移截骨：采取跟骨外侧切口，从跟骨结节后上缘开始，沿着腓骨长肌腱及短肌腱下缘作一斜行切口，止于第五跖骨基底。切开皮肤后，游离腓肠神经、纵向切开腓骨肌腱鞘。将腓肠神经与腓骨长肌腱及短肌腱一并向足背牵拉，再将跟腱向后方牵拉，显露跟骨外侧面（图 3–39A）。沿着跟骨外上缘至跟骰关节后下方标记截骨线，注意保持截骨线与距骨–跟骨后方关节面相平行。开始使用电锯截断跟骨外侧皮质及其松质骨，保持内侧皮质完整。继之，在直视下用骨刀或咬骨钳截断跟骨内侧皮质（图 3–39B）之后，将骨膜剥离器置入截骨远端内侧皮质表面，剥离跟骨内侧骨膜（图 3–40），有时需要切除基底位于内侧的楔形骨条，以便更容易使跟骨截骨远端向内侧滑移，又能保证截骨两端紧密接触。将跟骨截骨远端向内侧适当推移，直视观察跟骨截骨远端平分线与小腿中线的夹角（正常值为 2°～5°），确定跟骨外翻是否获得满意的矫正。通常需要截骨远端向内侧滑移其矢状面宽度的 1/2。最后，使用 2 根直径 2.5 mm 克氏针或直径为 4.5 mm 松质骨螺钉，对跟骨截骨两端进行交叉固定。

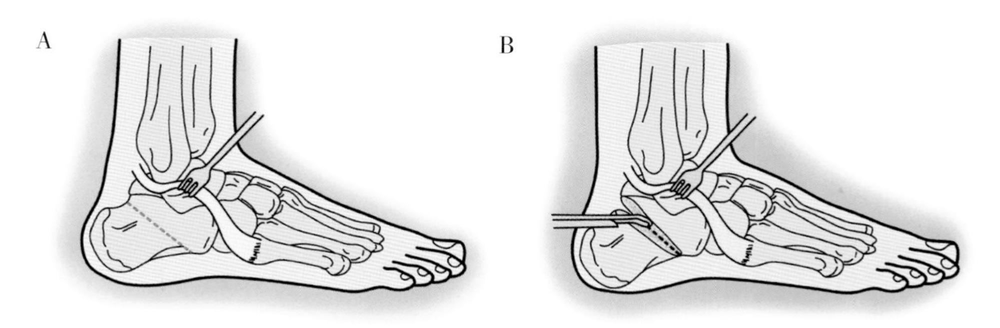

图 3–39　跟骨滑移截骨示意图

A. 标记跟骨截骨线；B. 跟骨外侧皮质截骨。

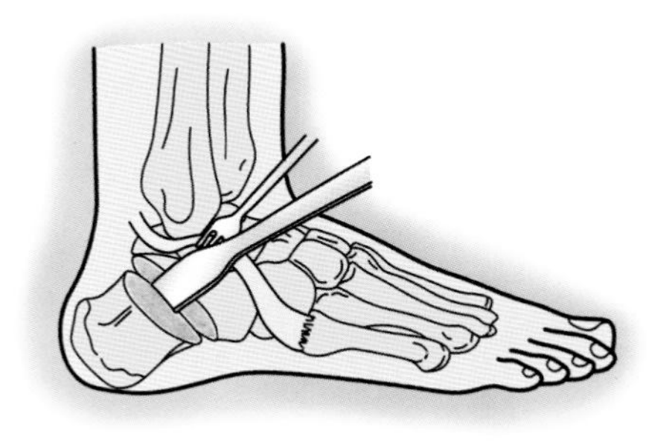

图 3–40　跟骨截骨处内侧骨膜的处理示意图

用骨膜剥离器，经截骨间隙分离跟骨内侧骨膜。

②内侧楔骨闭合性楔形截骨：于内侧楔骨内侧面作一线形皮肤切口，切开皮肤与深筋膜，锐性分离楔骨跖侧胫后肌腱，显露内侧楔骨内侧及跖侧面。经 X 线透视确定内侧楔骨在矢状位中心线，设计其基底位于跖侧的闭合性楔形截骨线，其基底宽度占楔骨跖面 1/3～1/2（图 3–41）。在直视下用电锯完成楔形截骨，注意保证截除楔形骨块的完整，以备用于骰骨撑开楔形截骨。接着，将前足跖屈并外翻（或称为内旋），使截骨间隙完全闭合，此时见足内侧纵弓明显升高。使用 1 根直径为 1.5 mm 克氏针纵向固定内侧楔骨。

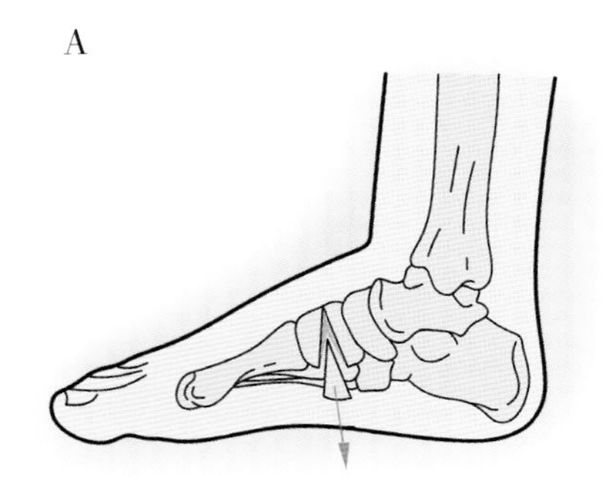

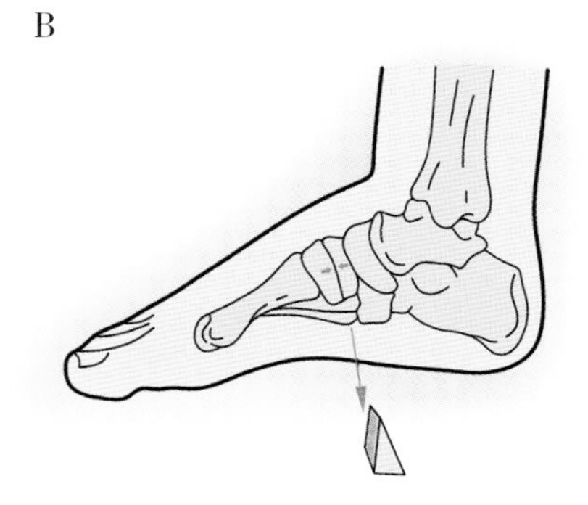

图 3-41　内侧楔骨闭合性楔形截骨示意图

截除内侧楔骨跖侧楔形骨块（A），将前足跖屈和外翻（或称为内旋），闭合截骨间隙（B）。

③骰骨撑开楔形截骨：返回至跟骨外侧切口，将腓骨肌腱向跖侧牵拉，纵向切开骰骨中央部分的背面、外侧及跖面骨膜，但应保持跟骰及骰跖关节囊的完整。于骰骨外侧面中心线，用电锯或骨刀横向截断骰骨外侧皮质，注意保留内侧皮质完整。继之，将椎板牵开器插入截骨间隙，使截骨间隙适当张开，以便接受来自内侧楔形截除的楔形骨块（图 3-42、图 3-43）。然后，将楔形骨块嵌入骰骨截骨间隙，可见前足外展畸形获得满意的矫正，使用 1 根直径为 1.5 mm 的克氏针经跟骨固定骰骨。

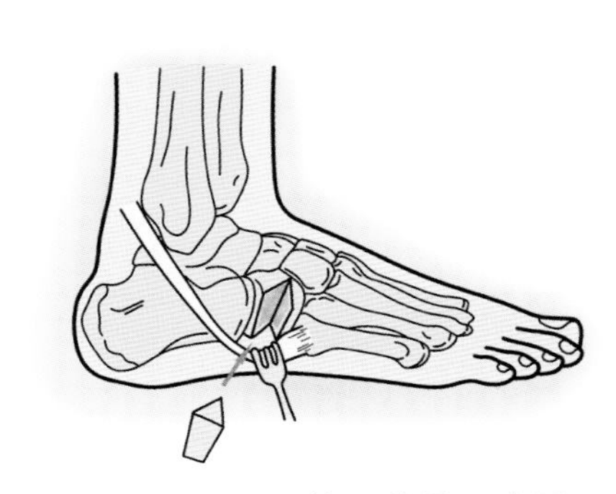

图 3-42　骰骨撑开截骨示意图

骰骨外侧横向截骨（A），将内侧楔骨截除的楔形骨块置入截骨间隙（B）。

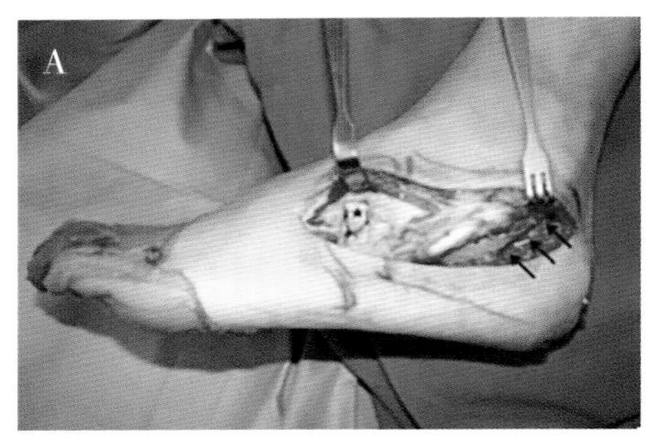

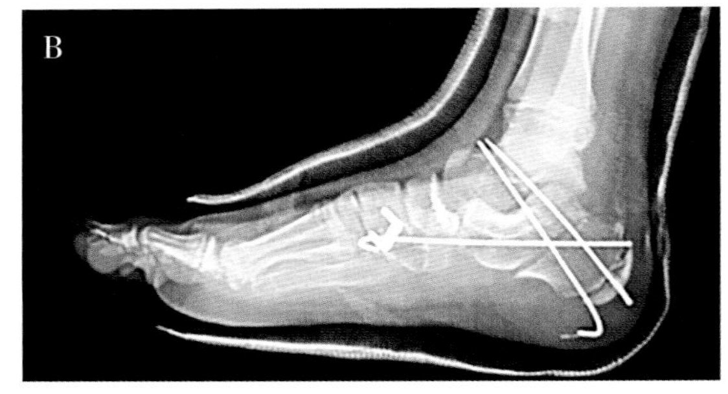

图 3-43　跟骨、骰骨截骨后的大体照 与 X 线片

跟骨及骰骨截骨后的足外侧观大体照（A），使用克氏针与 U 形钉固定后的足侧位 X 线片（B）。

④辅助性软组织手术：如果术前在距下关节中立位、膝关节完全伸展时，足部背伸活动范围＜ 10°，表明存在跟腱短缩，因此需要进行跟腱延长，目标是使足部背伸活动≥ 20°。除此之外，当完成 3 处截骨手术操作后，如果距舟关节囊有明显松弛现象，应该将距舟关节囊部分切除与关节囊紧缩缝合，或者将胫后肌腱缩短缝合（图 3-31、图 3-35）[86,89,94]。

【术后处理】

依次缝合皮肤切口。术后使用小腿管型石膏固定，术后 1 周剖开石膏换药，更换管型石膏固定 5 ~ 6 周。然后，拔出经皮固定的克氏针后，再用小腿管型石膏固定 3 周。通常在术后 8 周解除外固定，开始踝关节伸展和屈曲功能活动，同时进行增强肌肉力量的训练，穿用行走支具 6 ~ 8 周。X 线检查证明 3 处截骨获得愈合后，允许逐渐穿着普通鞋负重行走。

【并发症与可能的不良结果】

手术并发症比较少见。Moraleda[86]采取3C手术治疗儿童扁平足30例，只有1例发生外侧切口裂开，另1例于术后3个月发生胫骨应力性骨折，该作者认为与长时间外固定有关，但无1例发生截骨延迟愈合或不愈合。Rathjen[89]治疗18例26足，其中1例骰骨截骨发生延迟愈合，直至手术后7个月才获得愈合，另1例发生切口感染。可能发生的不良结果：本手术是20世纪末所开展的联合手术方法，随访时间都不足5年。近期随访结果表明，在临床检查与X线参数测量两个方面，都实现了矫正扁平足畸形的治疗目标，获得了与跟骨截骨延长相比拟的满意结果[89,93]。对于是否会发生复发或产生继发性关节炎等不良结果，尚需要长期随访观察的文献资料。

3. 距下关节稳定性手术 距下关节不稳定引发距下关节过度内旋活动，是柔韧性扁平足的基本病理解剖学改变。距下关节过度内旋活动，可导致足部内侧纵弓降低、距骨向内侧及跖侧移位，以及跟骨外翻畸形[95,96]。几十年的临床研究证明，距下关节稳定性手术（subtalar arthroereisis），既能限制距下关节过度内旋活动而矫正扁平足畸形，又能保留距下关节相对正常范围的活动，是目前矫正儿童柔韧性扁平足畸形颇具价值，并广泛使用的治疗方法。

Chamber早在1946年开始尝试使用骨条撑开跟骨后关节面，改变距下关节活动轴线，限制距下关节内旋活动，以实现矫正扁平足畸形的目的，但因植入骨条吸收导致畸形复发，或因骨条长期原位存在而严重限制了距下关节的功能活动[95]。这些不良结果及并发症，既限制了临床使用，也激发了学者探索新型材料与技术[96]。Le Lievre[97]于1970年首先使用U形钉跨越跗骨窦暂时性固定，提出距下关节外侧稳定手术（lateral arthroereisis）治疗扁平足的新概念。Subotnik[98]于1974年将硅胶制作弹性球体（silicone elastomer）置入跗骨窦以限制距骨移动，被认为是临床应用距下关节稳定术的第一位外科医生。Smith于1983年使用超高分子聚乙烯制成内置物（STA-peg）（图3-44），矫正儿童后足过度内旋畸形[99]。在继承这些早期代表性技术后，近30年本病的治疗获得令人瞩目的进展。许多学者不仅接受了距下关节稳定治疗扁平足的概念，还试图研发新型内置矫形器具（endoorthosis）置入距下关节，以便获得更为满意的治疗结果。所谓新型内置矫形器具，包括由硅橡胶、聚乙烯、可吸收合成材料、钛合金和不锈钢为材料，设计出形状各异的10余种置入物，以提高儿童柔韧性扁平足、成人获得性扁平足的治疗效果[100]。然而，终因各种并发症或成功率较低等问题，例如生物相容性产生异物反应、置入器具断裂及吸收，以及操作错误产生矫正不足或过度矫正，明显制约了临床上的应用[101]。由于材料学的进步，理论的更新，以及手术技术持续改进，终于使此类技术从20世纪末开始被普遍接受，临床应用也日益增多，甚至预期成为治疗儿童柔韧性扁平足的首选方法[95,102]。尽管经过50多年的演变或发展，距下关节稳定的理论基础尚不十分明确，早期机械性阻挡的理论，不能解释取出内置物后仍然具有矫形作用，因此某些学者提出了新理论。目前普遍认为距下关节置入螺钉或稳定器，对足跗骨窦周围丰富的本体感受器产生刺激作用，促使距下关节产生主动外旋活动，同时阻挡跟骨过度外

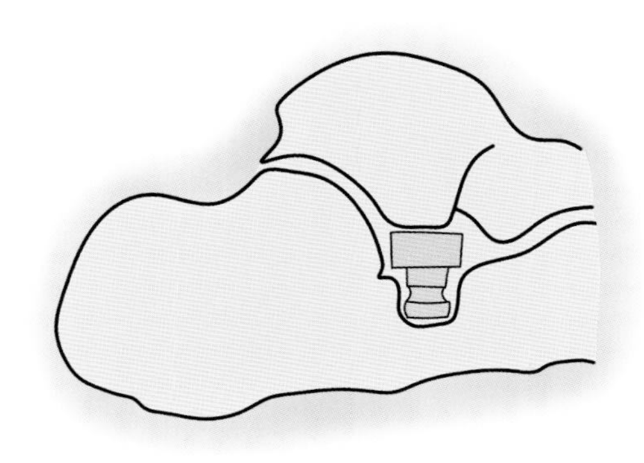

图3-44 STA-peg稳定器
该材料置入跗骨窦内，以撑开距骨外侧突。

翻活动[103,104]。对儿童病例使用内置稳定器或跟骨螺钉，既可使足部骨骼在正常的位置上产生骨骼塑形作用，也能促使软组织发生适应性改变，因而产生持续矫正的结果[103,105]。对成年病例使用内置物 8 个月可使足部关节囊与韧带产生塑型效应，从而降低了距下关节过度活动[104,106]。临床上用于治疗扁平足的稳定关节内置物（arthroereisis implants），有人将其称为内置矫形器（endoorthosis），但多数学者将其称为距下关节稳定器（subtalar arthroereisis）。鉴于足部内置物的作用是稳定距下关节，为了避免误解或歧义，本文将此类内置器具统一称为距下关节稳定器。

经过数十年的争相改进和甄选，目前在临床上普遍使用的稳定器，包括 Maxwell Brancheau 稳定器（Maxwell-Brancheau arthroereisis implant，MBA）、Kalix 稳定器、HyProCure 稳定器，以及距下关节螺钉（subtalar screw arthroereisis）。MBA 稳定器由 Maxwell 和 Brancheau 于 20 世纪 80 年代开始研发，于 1999 年报道临床治疗扁平外翻足的结果[106]。以钛合金为材料制作成中空的圆柱体，沿其长轴的横向深螺纹具有自锁性能，纵向 3 个凹槽用于吸收行走所产生的震荡，而中央空芯设计为插入导针孔，有助于置入操作（图 3-45）。临床研究证明，MBA 稳定器能够有效矫正扁平足畸形[107-111]。

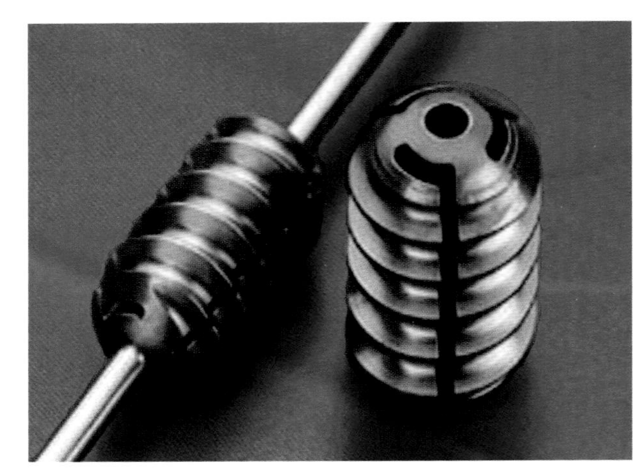
图 3-45　MBA 稳定器的外观结构特征

Kalix 稳定器是由西班牙人 Viladot 于 1998 年设计研发的一种新型内置器具，分为内层和外层两个锥形结构，内层中空锥形体为钛合金材料，外层锥形体由超高分子量聚乙烯构成。由于内层钛合金锥形体由两个尺寸相同半管状结构所组成（图 3-46），将螺钉拧入中空结构中，可产生外层锥形体及其外层翼片膨胀效应，有助于防止从跗骨窦中脱出。Kalix 稳定器目前主要在欧洲国家用于治疗成人获得性扁平足和儿童柔韧性扁平足[111,112]。为了克服 Kalix 稳定器和 MBA 稳定器术后提前取出率（Kalix 为 11%，MBA 为 39%）居高不下，可吸收材料制成稳定器，引发局部明显的异物反应问题，Graham 于 20 世纪初开始代研发了一种新型称为 HyProCure 稳定器，于 2004 年获得美国食品药品监督管理局认证而在临床应用[113,114]。基于跗骨窦外侧部分为圆锥形，内侧则是圆柱形又称跗骨管（canalis portion）的解剖学特征，Graham 选用医用钛合金作材料，克服非金属类的生物降解问题，目的是在患者生存期间长期保留在患者体内。依照其几何结构可分为头端、中央和尾端 3 部分（图 3-47），头端螺纹发挥锚定作用。中央部分为无螺纹的锥形结构，是防止距骨外侧突向前下方及跖侧异常滑动，即是稳定距下关节核心部分，但可保留距下关节的正常范围的活动。尾端部分为圆柱几何体，为其独特的设计，追求与跗骨窦及跗骨管在解剖形态上高度匹配。沿着跗骨窦走行方向，从前外侧向后内侧置入稳定器，保持其处于斜向的位置，允许跗骨窦前方与后方受力的均匀分布，稳定距下关节，消除距下关节的过度内旋，以及由其产生的临床症状。中央预制插入定位克氏针细孔，有助于准确置入的手术操作。此型稳定器主要用于治疗成人扁平足和跗骨窦综合征[114]。

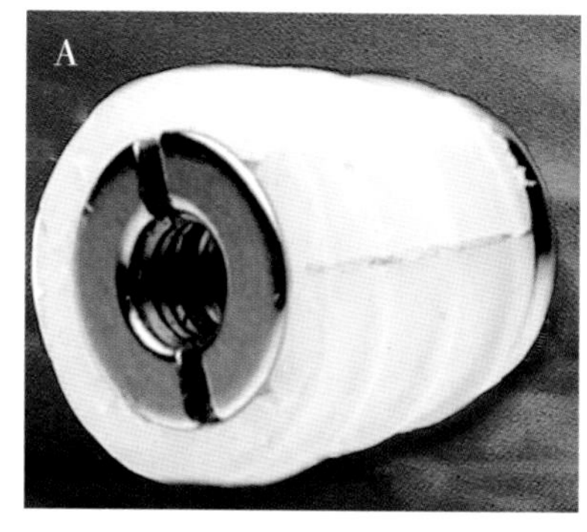

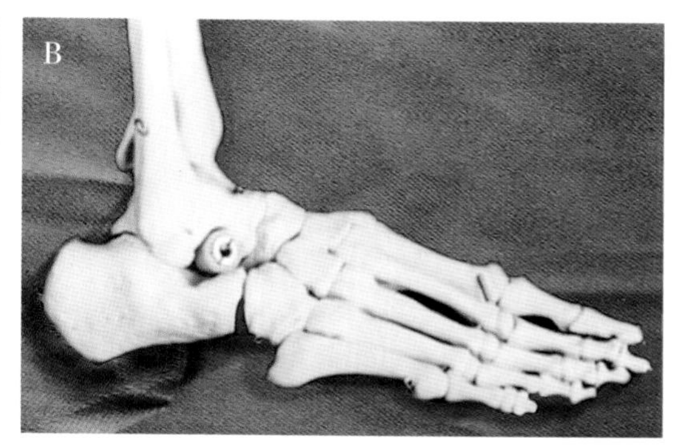

图 3-46 Kalix 稳定器

A. 显示 Kalix 稳定器的外观；B. 显示其置入跗骨窦的位置。

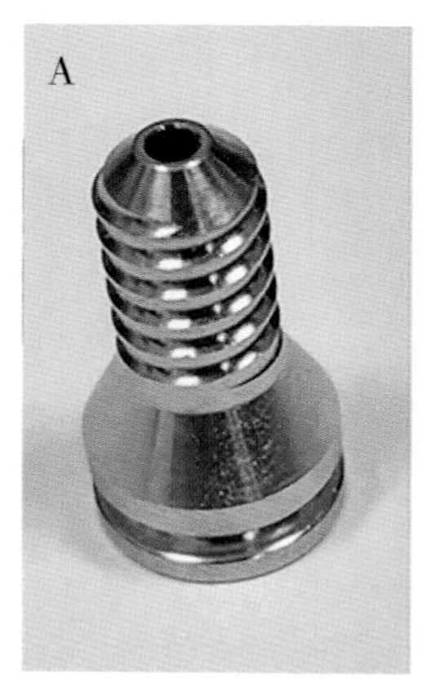

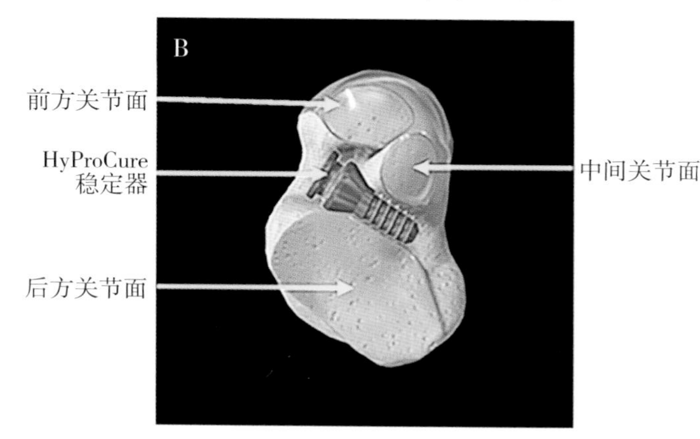

图 3-47 HyProCure 稳定器

A.HyProCure 稳定器的外观照；B. 显示置入跗骨窦及跗骨管的位置示意图。

螺钉阻遏技术是将螺钉置入跟骨或距骨内（图 3-48），以实现矫正柔韧性扁平足的治疗目标，使用者声称其作用机制与其他距下关节稳定器并无区别[115-117]。该项技术是由意大利医生 Pisani 于 20 世纪 80 年代从西班牙引入意大利，继之，开始在欧洲普及应用。螺钉距下关节稳定技术，具有手术操作简单、术后康复迅速、效果确实、费用低廉等优点，因而在欧洲国家备受推崇，是欧洲国家目前普遍使用的距下关节稳定技术。跟骨螺钉置入是以距下关节稳定为目的，因而命名为跟骨螺钉阻遏技术（stop screw technique）。因为在距下关节外置入螺钉，又称关节外距下关节稳定技术（subtalar extra-articular screw arthroereisis，SESA）[116]。Alvarez 最早使用松质骨或皮质骨螺钉置入跟骨内（称为 Alvarez 技术）。Castaman 对该技术进行了改良，将松质骨螺钉置入距骨体内，称为顺行螺钉阻遏术[117,118]。临床观察证明跟骨螺钉与距骨螺钉技术，在治疗结果与并发症发生率并无明显的区别[119]。

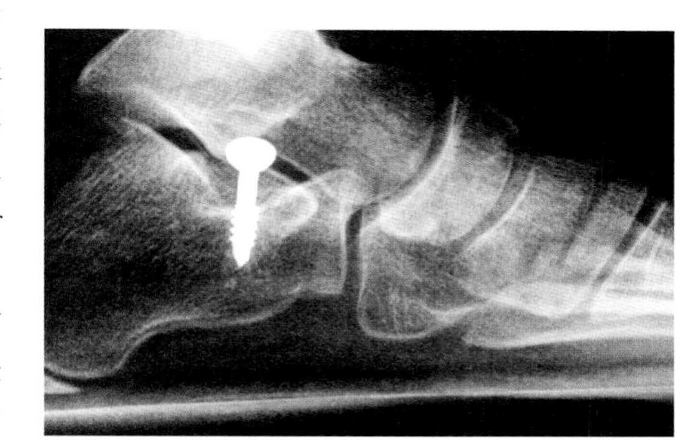

图 3-48 跟骨螺钉阻遏技术

足负重侧位 X 线片显示跟骨螺钉置入的位置。

辅助性手术是对距下关节稳定器置入手术的补充性手术操作。早期临床研究支持距下关节稳定器置入手术，具有矫正柔韧性扁平足3个平面畸形的作用，主张只用距下关节稳定技术，治疗儿童柔韧性扁平足畸形[116,122]。然而，随着治疗病例数量增多、随访观察时间延长，特别是发生非计划地提前取出稳定器或螺钉、扁平足畸形矫正不足，以及术后遗留某些畸形等术后并发症，促使学者们努力寻找产生这些并发症的相关因素，尝试在完成距下关节稳定器置入后与手术结束之前，从临床与X线透视两个方面，评价扁平足三平面畸形的矫形效果和存在的问题，针对存在的问题采取相应的软组织松解或截骨手术操作，解决了某一平面畸形矫正不足的问题，进而确定距下关节稳定器置入手术，并不具有矫正扁平足所有平面畸形的能力，尤其是某一平面畸形相对严重者，从而建立了以距下关节稳定术为核心，同时增加辅助性手术的概念，确定了辅助性手术的指征与相应的手术方法[107,126]。

辅助性手术包括：① Evans 跟骨延长术。如果患者有横断面上前足过度外展畸形，表明存在外侧柱短缩畸形，需要一期实施 Evans 跟骨延长手术[125,126]。②腓肠肌腱膜松解或跟腱延长术。尽管患者存在腓肠肌或比目鱼肌挛缩，因其明显的跟骨外翻畸形，往往产生足背伸活动正常的假象，因此完成距下关节稳定手术操作后，应该在距下关节中立位检查足背伸活动。如果在膝关节伸直时检查足背伸活动＜10°，但膝关节屈曲90°时足背伸＞10°，即 Silfverskiold 试验阳性，提示只有腓肠肌挛缩，也是腓肠肌腱膜松解的指征。反之，则表明比目鱼肌也有挛缩，需要经皮或切开跟腱延长手术[107,120]。③张开性或闭合性内侧楔骨截骨术。在完成距下关节稳定器置入手术之后，如果前足还存在明显外展或内翻畸形，则是内侧楔骨截骨的手术指征[127]。

并发症是稳定器置入后所产生的不良结果。多年临床研究证明，稳定器置入可能产生多种并发症。①跗骨窦疼痛，是一种颇为常见的术后并发症。Needleman 使用 MBA 稳定器治疗28足柔韧性扁平足畸形，其中13足（46%）出现跗骨窦持续性疼痛[105]。Zaret[120]应用稳定器治疗43例柔韧性扁平足，7例于术后5~11个月期间出现此种并发症。稳定器对软组织，抑或与距骨、跟骨产生机械性刺激，是产生跗骨窦疼痛的主要原因。Dockery[121]指出稳定器置入位置异常，也可产生跗骨窦撞击现象，提出跗骨窦外侧撞击综合征的概念。持续性跗骨窦疼痛，采取石膏固定、穿用矫形支具保护，以及局部注射泼尼松龙，都有助于缓解疼痛。上述措施仍不能缓解跗骨窦疼痛时，最终需要提前取出稳定器。Needleman[105]在手术取出稳定器手术时，发现3例跗骨窦有草莓样液体积聚，1例跟骨顶壁受到稳定器压迫产生沟槽样骨缺损。局部组织学检查则显示局部有纤维组织增生，含铁血黄素巨噬细胞积聚，提示与术后血肿相一致的病理改变。②提前取出稳定器。Scharer 在一组68足稳定器置入术后，确认10足因 MBA 稳定器移位或矫正不足，需要再次置入稳定器[108]。Zaret 应用 MBA 稳定器治疗43例扁平足，4例因跗骨窦疼痛，分别于术后5个月和11个月期间，提前取出稳定器，但3例依然保持了矫形效果[120]。Graham[122]应用 HyProCure 稳定器治疗117例扁平足，其中7例（6%）因胫腓前韧带处疼痛及心理因素而提前取出稳定器。③螺钉断裂。Roth 采取跟骨螺钉置入治疗94例儿童柔韧性扁平足，其中9例（9.6%）发生螺钉断裂[103]。④距骨与跟骨继发性改变。Kumar[123]报道1例17岁女性在跟骨螺钉置入术后3年，因骑马坠落性损伤，发生无移位的距骨颈骨折（图3-49），非手术治疗4个月骨折完全愈合。Corpuz[124]描述1例儿童 MBA 稳定器置入术后10年，发生距骨颈骨折，而且只是从坐位起立时出现足踝部疼痛。X线检查证实在 MBA 稳定器上方出现距骨颈应力性骨折，并有稳定器向外侧旋转移位。在试图更换稳定器过程中，发生距骨颈骨折远端向背侧移位，最后选择距跟关节固定而治愈。Bouchard 发现1例儿童 MBA 稳定器置入术后，出现稳定器临近的距骨与跟骨皮质吸收现象（图3-50）[3]。

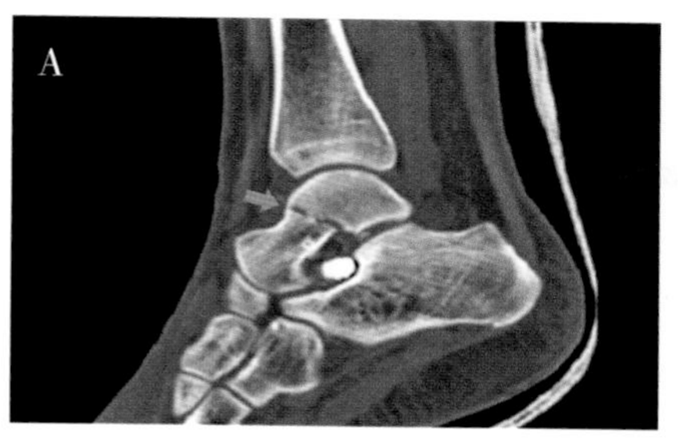

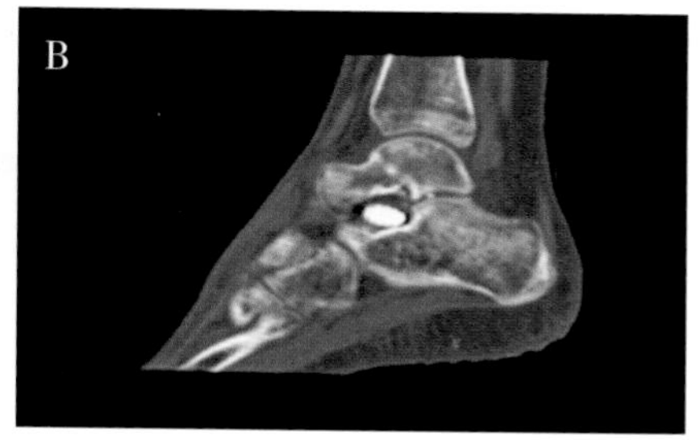

图 3-49　继发距骨颈骨折

17 岁女性距下关节螺钉稳定术后 3 年，发生无移位的距骨颈骨折。

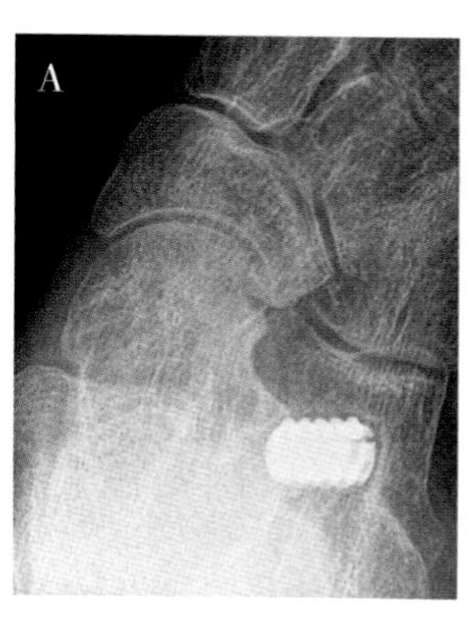

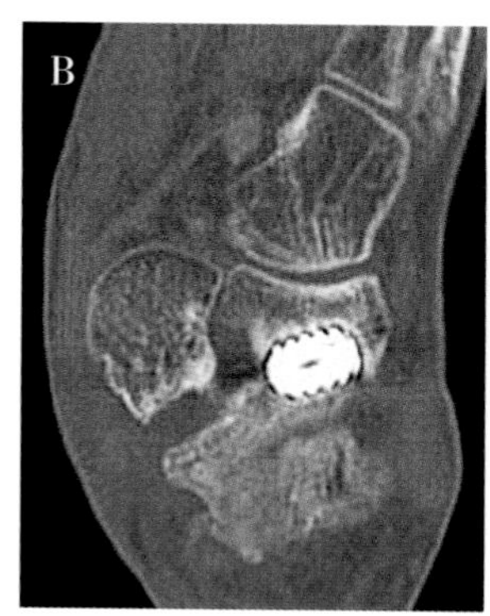

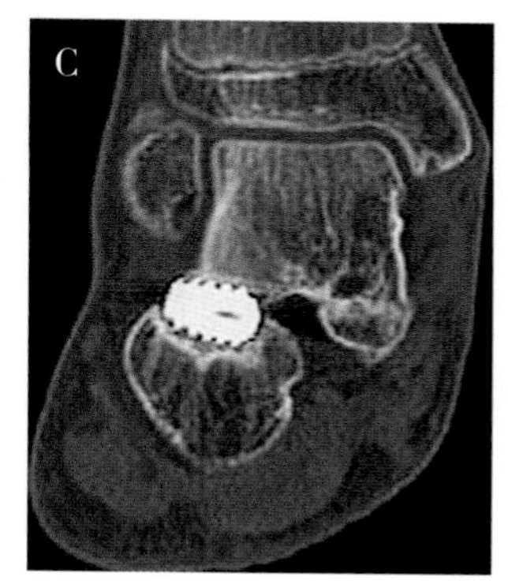

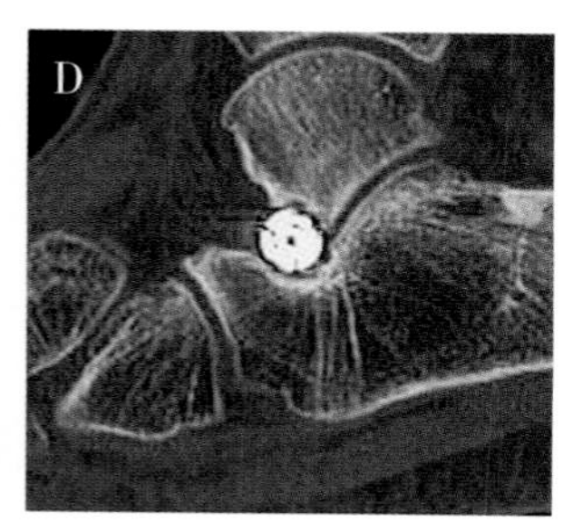

图 3-50　跟骨继发性改变

CT 扫描证明稳定器临近的距骨与跟骨皮质有吸收现象。

鉴于 MBA 稳定器和跟骨螺钉技术是治疗儿童柔韧性扁平足应用相对较多的方法，本节将扼要介绍这 2 种方法的治疗结果，尽可能详尽描述手术指征和操作技术。

（1）MBA 稳定器置入治疗儿童柔韧性扁平足：Nelson[109] 应用 MBA 稳定器置入治疗柔韧性扁平足 37 例（67 足），34 例为儿童病例。儿童病例手术时年龄平均 11.9 岁（6～17 岁）。在实施稳定器置入手术时，25 例增加了辅助性手术，以增加踝关节和跖趾关节背伸活动范围。临床采取儿童健康问卷（child health questionnaire，CHQ）方法以评价治疗结果，因为儿童健康问卷包含 14 类有关儿童生理、心理健康状态，以及家庭的影响等指标，能够全面反映儿童健康状态。最后随访时，儿童健康问卷结果不仅与术前比较具有统计学意义，而且接近正常儿童水平。X 线检查 4 项参数也有显著改善，其侧位距骨-第一跖骨角由术前 11.3° 下降至术后 3.7°，侧位距骨水平角由术前 27.5° 下降至术后 21.9°；正位距骨-第一跖骨角由术前 13.8° 下降至术后 6.4°，正位距骨-跟骨角由术前 25.6° 下降至术后 19.4°。以上变化均具有统计学差异。其中 4 足（6%）出现并发症，2 例（3%）因为局部疼痛，需要提前取出稳定器，另 2 例因为稳定器置入位置异常，需要采取返修性手术。该作者在临床检查时发现，跟骨外翻角明显减少，足部内侧纵弓获得重建，前足外展也获得满意的矫正，因此相信距下关节稳定器置入手术，是治疗儿童柔韧性扁平足确实有效的方法。

Chong[125] 开展一项前瞻性对照研究，比较外侧柱延长与稳定器治疗儿童柔韧性扁平足的治疗结果。15 例 24 足柔韧性扁平足并有疼痛，经非手术治疗 6 个月症状没有缓解。手术时年龄平均为 12.8 岁（8～17 岁）。稳定器置入组 7 例 13 足，外侧柱延长组 8 例 11 足。应用 X 线检查、足部运动学和足底压力测定，评价治疗结果。X 线侧位片测量跟骨背伸角、距骨-跟骨角、距骨-第一跖骨角，正位片测量距骨-舟骨覆盖角、距骨-第一跖骨角。两组术前正位距骨-第一跖骨角有所不同，跟骨延长组此角比稳定器组＞9.3°。手术前和手术后相比较，5个参数都有显著减少，两组有显著差异的是跟骨背伸角，因为跟骨延长组此角增加更为明显。运动学结果两组没有差异，因为两组都能保留距下关节活动。后足外翻活动减少4°，足背伸活动增加8°，中足减少前足内翻活动4°，中足背伸活动增加4°(跟骨延长组)，中足外展下降至7°～8°；足底压力测定证实2组后足负重时间都有减少，中足负重时间却有增加。还有2组都有并发症，延长组2例出现并发症（1例移植骨块部分突出，1例皮肤切口裂开），还有2例为稳定器置入相关并发症，因为局部疼痛分别于术后24个月和31个月取出稳定器，患者疼痛消失，也仍然保持良好的矫形结果。该作者做出下述结论：2种治疗方法在运动学、足底压力测定、X线测量和临床检查（图3-51）方面，都没有明显差异，2组都没有减少距下关节活动范围。

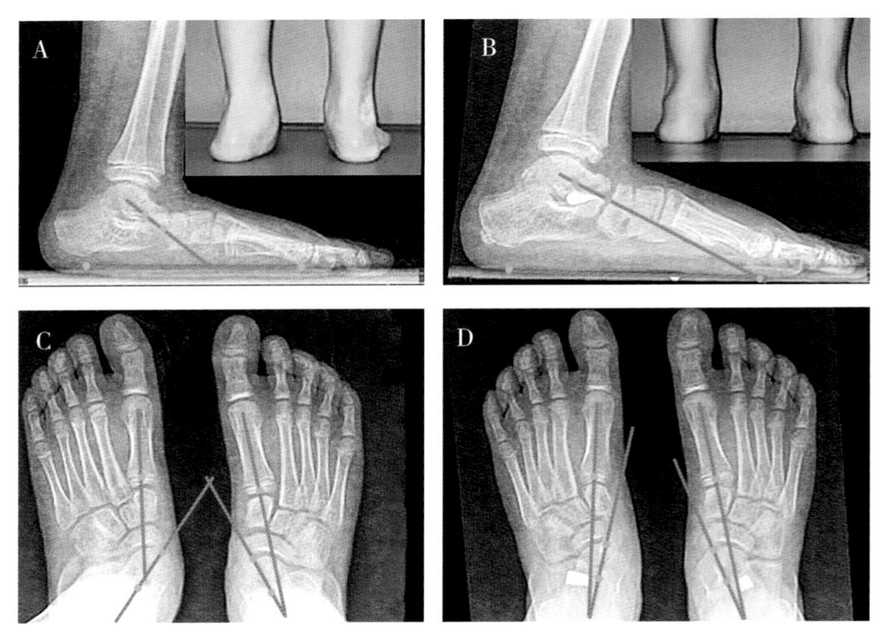

图3-51　稳定器植入前后的临床与X线评价

临床检查跟骨外翻、正位和侧位线测量距骨水平角和距骨-第一跖骨角，都有明显改善。

Scharer[108]回顾性分析MBA置入手术，治疗儿童柔韧性扁平足的X线参数变化。该组包括39例68足，男性和女性分别为24例（62%）和女性15例（38%）。手术时年龄平均12岁（6～16岁），术后随访时间平均2年（6个月至5年）。在稳定器置入手术的同时，20足需要辅助性手术[腓肠肌腱膜松解12足（18%），跟腱延长6足（9%），Kidner手术4足（6%）]。侧位X线片测量距骨-跟骨角、距骨-第一跖骨角，正位片测量距骨-跟骨角、距骨-舟骨覆盖百分比4项参数，术后都有显著改善，特别是距骨-舟骨覆盖百分比，由术前51.5%增加至术后70.8%。但是，10足（15%）出现并发症，9足因为矫正不足或过度矫正，发生稳定器移位而需要再次置入稳定器，另1足跗骨窦持续疼痛，提前取出稳定器。

【手术适应证】

儿童柔韧性扁平足伴有足内侧、足底内侧或跗骨窦疼痛；柔韧性扁平足伴有跟腱挛缩，但需要一期进行腓肠肌腱膜松解或跟腱延长；儿童年龄介于8～12岁，因为年龄＜8岁者的骨骼强度不足以保持稳定器或螺钉在距下关节内的稳定，而年龄＞12岁者足部骨骼已发育成熟，其塑形作用明显下降[100,108,109]。

【手术禁忌证】

儿童僵硬型扁平足畸形，例如先天性垂直距骨、跗骨间骨性连接；儿童横断面主导型柔韧性扁平足畸形，即患者前足有严重外展、多趾征阳性，但跟骨外翻则不明显，其正位 X 线片上表现为距骨-第一跖骨角或距骨-跟骨角增大。距下关节稳定术不足以矫正横断面外展畸形，因为外侧柱短缩是横断面畸形的主要解剖学改变，通常需要一期实施 Evens 跟骨延长辅助性手术[3,115]。

【手术操作】

将患者置于仰卧位，手术侧臀部垫高以保持下肢及足部内旋，以方便手术操作。常规皮肤准备与铺盖无菌巾单。

①切口与显露跗骨窦：于外踝前下方、与跗骨窦相垂直的方向，作一长为 2～3 cm 的斜向切口（图 3-52）。切开皮肤及深筋膜后，使用弧形剪刀沿着跟骨背侧面，剪断距骨-跟骨之间后方的骨间韧带及前方的颈韧带（cervical ligament），直到可直视跟骨后关节面。

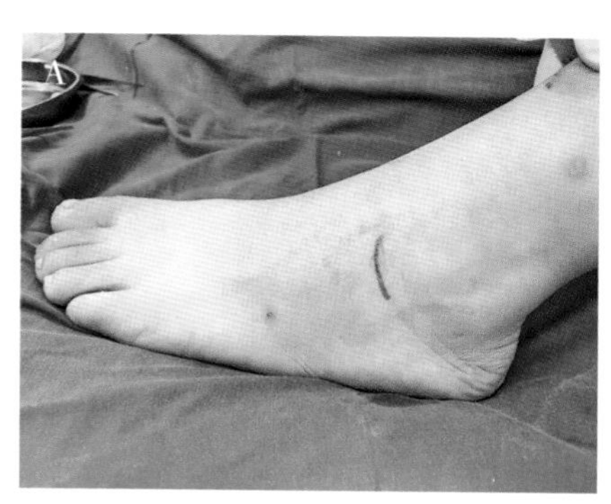

皮肤切口线

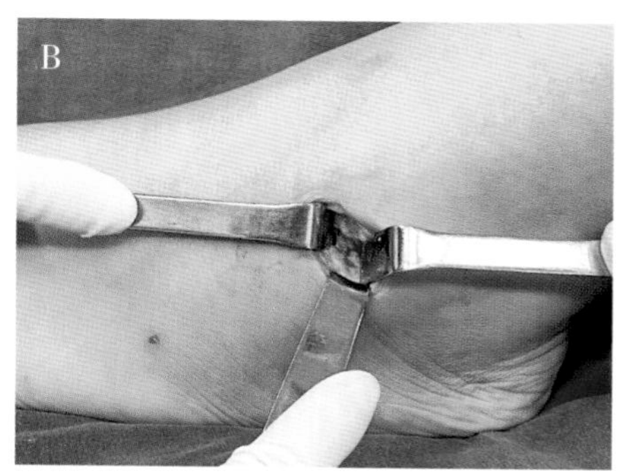

显露跗骨窦

图 3-52　切口与显露

②跗骨窦定位与置入稳定器：选用大小适当的探针或克氏针，沿着跗骨窦入口的前下方，向距下关节后上方徐徐插入，注意避免碰撞或损伤距下关节中间关节面和后方关节面。克氏针的前端需要抵达跗骨管的内侧缘，允许触及但不穿透皮肤，其正确位置应该位于胫后肌腱内上方与内踝的前下方之间（图 3-53A）。此时将有空芯的置入器与适配器，套在定位克氏针上，再用置入器将适配器徐缓拧入跗骨窦内，测定所需稳定器的规格（图 3-53B）。所谓规格合适的稳定器，是指稳定器置入跗骨窦后，跟骨外翻角介于 2°～5°。继之，将规格适当的稳定器，沿着导针徐缓置入跗骨窦，强调稳定器不可向距下关节内侧置入过深，其尾端应在跟骨外侧皮质的内侧≥ 1 cm，头端则应在距骨中分线的外侧，才能保证稳定器锁定距

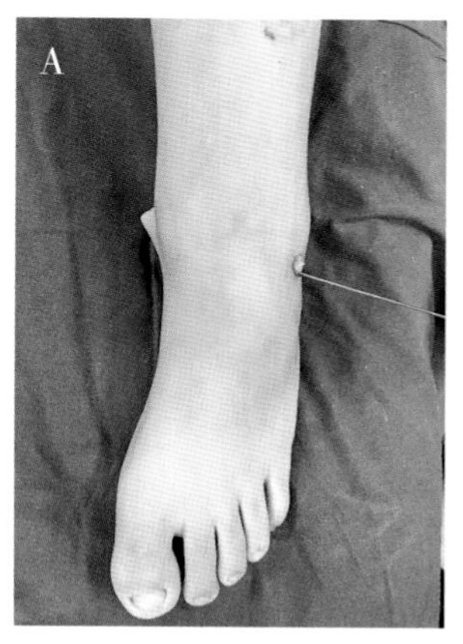

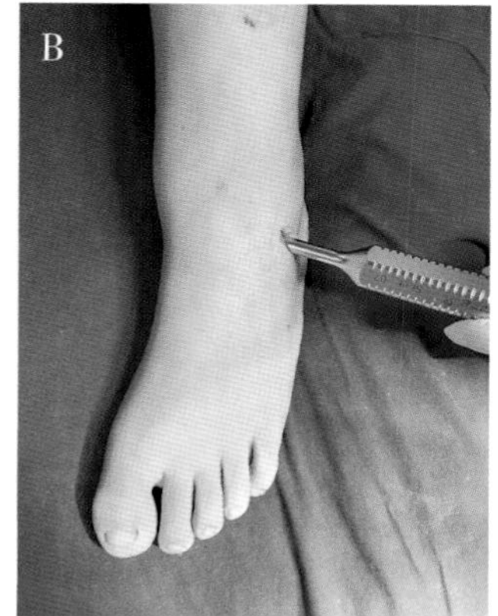

图 3-53　跗骨窦定位与稳定器的选配

A. 显示探针触及跗骨管内侧皮肤；B. 使用适配器测定所需稳定器的规格。

骨外侧突的前方，从而避免距下关节过度内旋活动（图 3–54）。如果稳定器置入过深，将在距骨与跟骨之间产生楔形作用，迫使距骨向内侧及跖侧半脱位，反而加剧了跟骨外翻。反之，稳定器置入过浅，则不可有效地锁定距骨外侧突，导致术后稳定器移位，抑或不能实现治疗目标。最后，采取 X 线透视确认稳定器已经置入合适的位置，距骨–舟骨覆盖角、距骨–第一跖骨角也改善至预期目标（图 3–55）[108, 113, 115]。

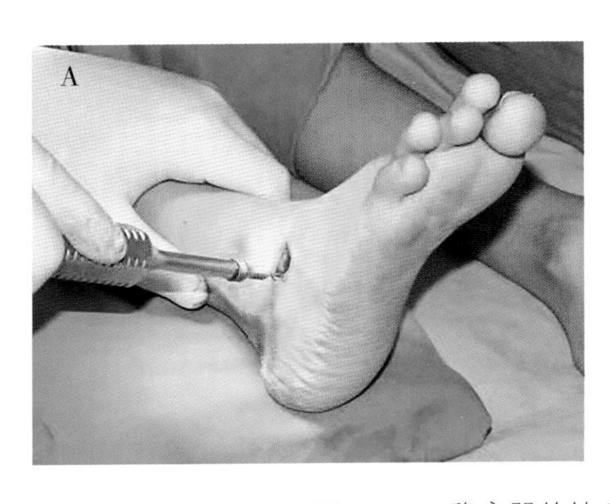

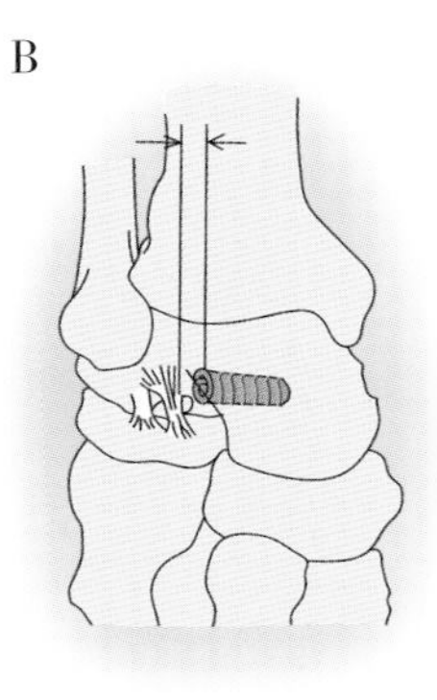

图 3–54　稳定器的植入

A. 置入规格合适的稳定器；B. 提示稳定器尾端与跟骨外侧皮质距离应该＜ 1 cm，才能保证稳定器锁住距骨外侧突。

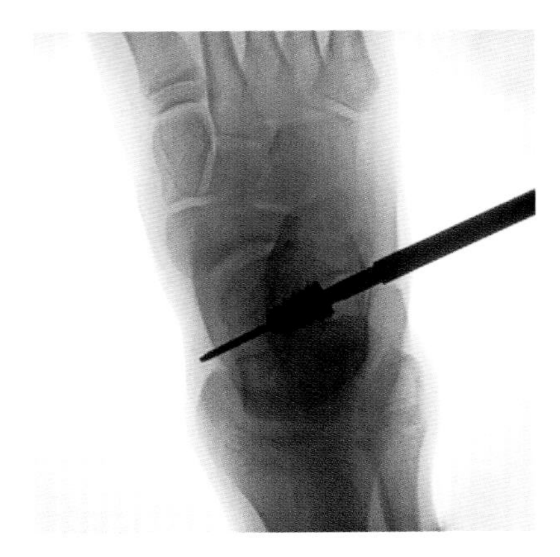

图 3–55　手术中 X 线透视检查

可见稳定器头端在距骨中分线外侧，尾端在跟骨中分线内侧。

【术后处理】

常规缝合皮肤切口后，使用大量无菌纱布加压包扎。术后 2 周允许借助行走石膏或足踝支具保护下负重行走。术后 4 周可以正常负重行走。术后 6 个月内，每 4～6 周门诊复查一次；术后 6～12 个月，每 3 个月门诊复查一次，术后 12 个月以上者，每 6 个月复查一次。关于稳定器在距下关节内的保留时间，目前尚无明确的时间表，原则上尽可能保留时间＞ 2 年[128]。

（2）跟骨螺钉阻遏术治疗儿童柔韧性扁平足：应用螺钉作为距下关节稳定器，或者称为跟骨螺钉阻遏术，治疗儿童柔韧性扁平足，是欧洲国家的常用技术。目前有两种螺钉置入方法，最早是将螺钉置入跟骨内作为矫正扁平足的内置物，其后有人将螺钉置入距骨内（又称跟骨阻遏术），声称可以减少跟骨内螺钉的并发症。但是，Usuelli 指出两者在手术适应证、操作技术难易程度、术后并发症，以及治疗结果诸方面，都没有明显的区别[117]。Recaredo 于 1995 年首次描述应用跟骨螺钉置入手术，治疗矫正柔韧性扁平足的矫形结果[117]。

Magnan[129] 于 1997 年报道应用跟骨螺钉置入手术，治疗 475 例儿童扁平足，术后随访时间介于 12 个月至 9 年 3 个月，83% 病例获得优良结果。Roth[103] 选择距骨螺钉置入术，治疗 48 例（94 足）儿童柔韧性扁平外翻足。男性与女性分别为 31 例和 17 例，手术时年龄为（11.4 ± 1.5）岁，螺钉保留时间为（31.8 ± 7.4）个月，随访时间平均为 5 年（3.2～9.3 年）。以负重时足踝部疼痛消失、足弓重建、跟骨外翻矫正程度、功能活动改善，以及侧位 X 线片上距骨–第一跖骨角，本评价治疗结果。最后随访时，94 足距骨螺钉都已取出，86 足（91%）获得优良结果，8 足（9%）评定为差级结果。9 足（10%）发生螺钉断裂，其中 2 足有疼痛症状，分别于术后 3 周和 6 个月取出螺钉。7 足螺钉置入位置异常，2 足（2%）需要重置螺钉。该作者认为，螺钉阻遏手术属于微创手术，是治疗儿童柔韧性扁平外翻足的效果确实可靠的方法，具有术后康复时间短、费用低廉的优点。

Pavone[118]应用跟骨螺钉阻遏术，治疗儿童柔韧性扁平足 68 例（136 足），男性和女性分别为 38 例（55.9%）和 30 例（44.1%）。手术时年龄平均为 12.7 岁（9～15 岁）。临床以美国足踝外科协会（AOFAS）足踝评分标准判定治疗结果。与此同时，测定患者参加各种球类和骑自行车等体育活动的耐受时间，作为主观评价方法。X 线检查参数包括：测量正位距骨-跟骨角，测量侧位 Costa-Bertani 角、距骨水平角和跟骨背伸角。术后随访时间平均为 4.8 年（1 年 3 个月至 8 年）。术后 1 年 134 足（98.6%）的跟骨外翻角矫正到正常范围，另 2 足（1.4%）也有改善，132 足（97.1%）获得满意治疗结果；AOFAS 评分由术前 79.3 分，术后 1 年和 3 年分别增加至 96.4 分和 97.3 分；参与体育活动的耐受能力，由术前每周 2.5 小时增加到术后 5.6 小时；X 线检查测量正位距骨-跟骨角，侧位足部内侧纵弓角（Costa-Bertani 角）、距骨水平角和跟骨背伸角的改善程度（图 3-56～图 3-58），均有统计学意义的改善，接近或恢复至正常值范围。该组发生如下并发症：17 例（12.5%）发生轻度并发症，包括 5 例（3.7%）手术瘢痕疼痛，4 例（2.9%）有不适症状，3 例（1.2%）螺钉松动，4 例（2.9%）局部表浅感染，1 例（0.73%）螺钉断裂。11 例（22 足）骨骼发育成熟而取出螺钉，4 例（8 足）因持续疼痛、螺钉松动或螺钉断裂，提前取出螺钉，其中 3 足螺钉周围有骨骼溶解改变。

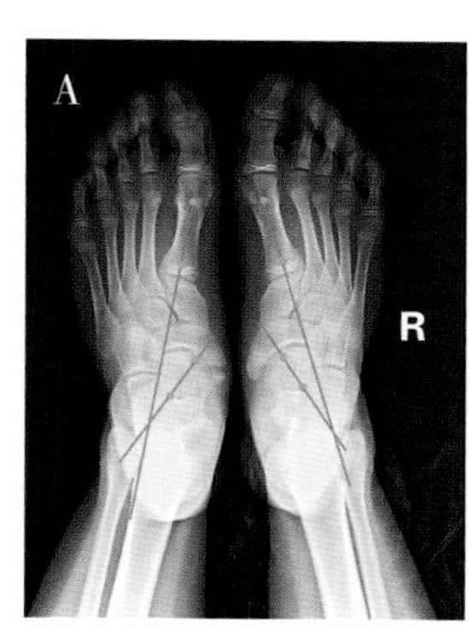

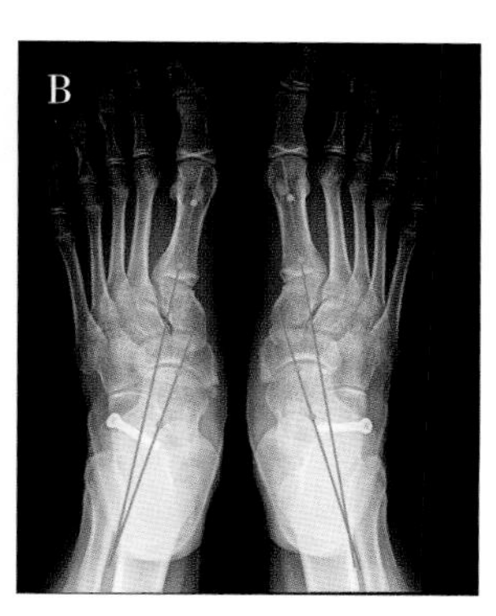

图 3-56 X 线测量正位距骨-跟骨角

手术前（A）和手术后 1 年（B）相比较，该角显示明显减少。

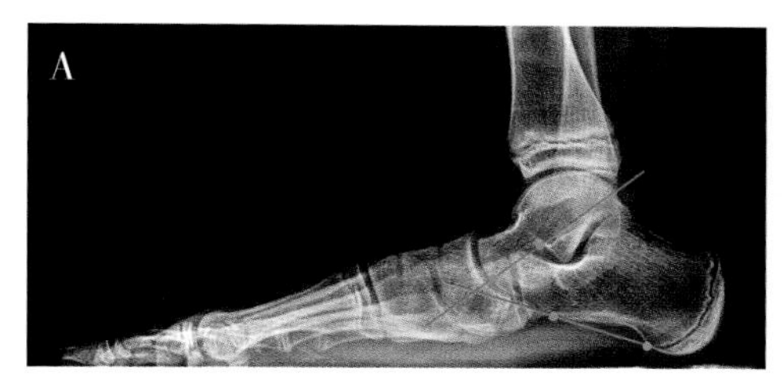

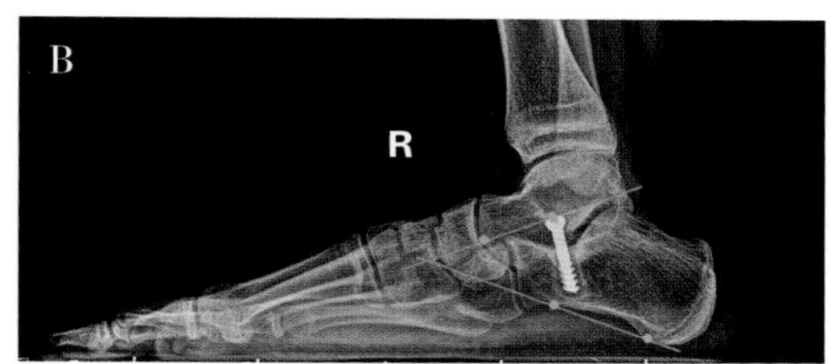

图 3-57 X 线测量侧位距骨水平角和跟距角

手术前（A）和手术后（B）比较，也有明显改善。

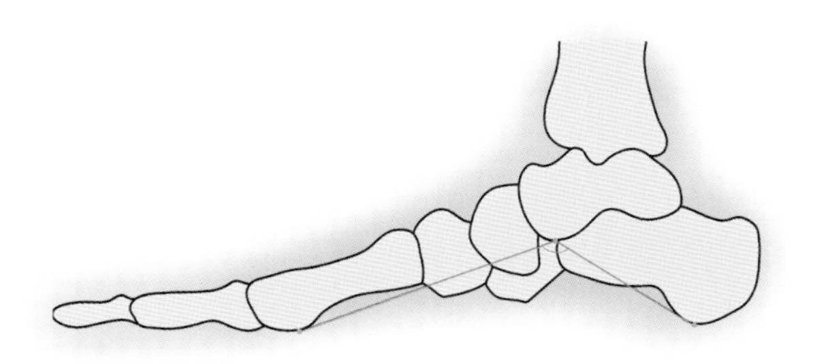

图 3-58 足内侧纵弓角（Costa Bertani 角）示意图

由第一跖骨头跖侧最低点和距骨头最低点连线，与跟骨跖侧最低点和距骨头最低点连线所形成的夹角，其正常参考值为 125°～130°。

【手术适应证】

柔韧性扁平外翻足，站立时距骨头向足内侧凸出，足部内侧纵弓消失，跟骨外翻角＞5°（图3–59）；负重侧位X线片测量距骨–第一跖骨角≤10°；年龄介于8～14岁，因为年龄＜8岁者骨骼强度不足以支撑螺钉，而年龄＞14岁者骨骼生长接近成熟，而不能利用生长矫正足部畸形[103,117]。

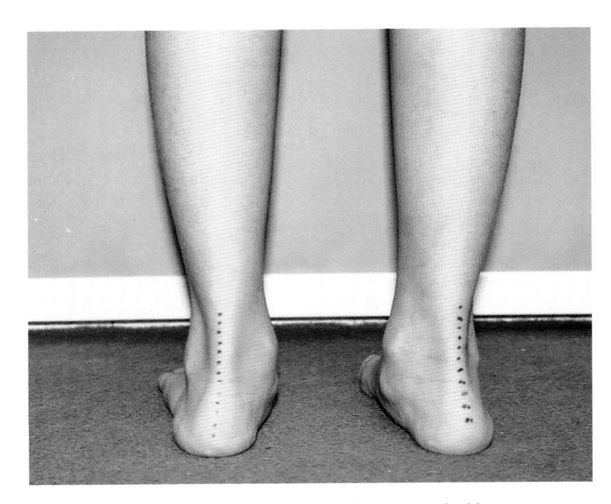

图3–59 从后方观察的足大体照
双足跟骨外翻角明显增大。

【手术操作】

患者置于仰卧位，将手术侧臀部垫高致使小腿及足部内旋，有利于手术操作。如果进行辅助性手术，需要于大腿近端系缚止血带，常规下肢皮肤准备。

①切口与克氏针定位：将下肢轻度内旋，保持距下关节处于内旋的位置，于跗骨窦表面作长约2 cm横向切口。切开皮肤后，钝性分离跗骨窦内脂肪组织（图3–60）。在置入导针之前，由助手将前足及中足内收，保持跟骨外翻角＜5°，可重现足内侧纵弓，从足底观察可同时看到内踝与外踝（图3–61），被称为跖面内踝和外踝可视征（plantar malleoli view sign）[103,116]。如果矫正不足时，从足底观察只能看到内踝；反之，过度矫正则只能看到外踝。继之，在X线透视监视下，在距跟关节后关节面前方与距骨外侧突后方之间，将克氏针从外侧向内侧方向插入跟骨内，注意保持与跟骨后方关节面相垂直的方向（图3–62）。

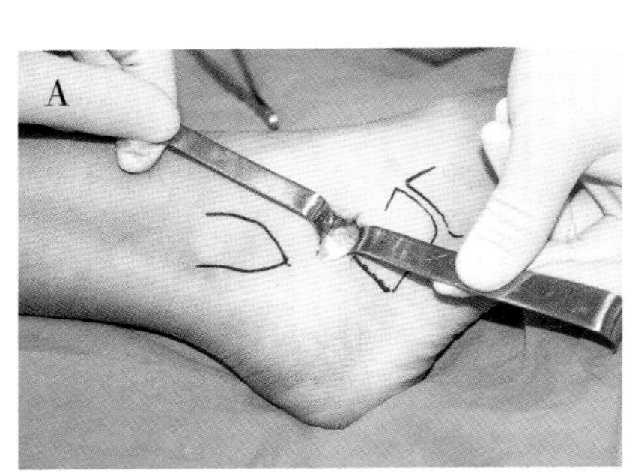

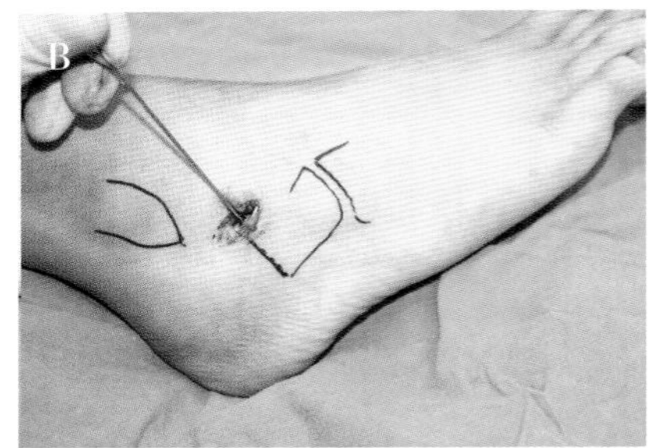

图3–60 切口与克氏针定位
A. 显示皮肤切口；B. 可见克氏针插入方向。

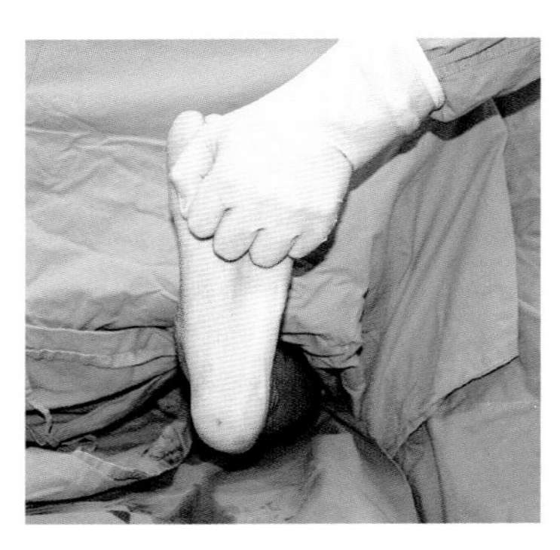

图3–61 跖面内踝与外踝可视征

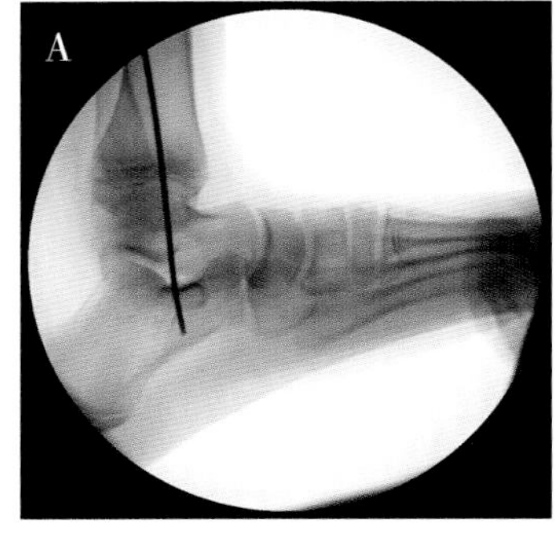

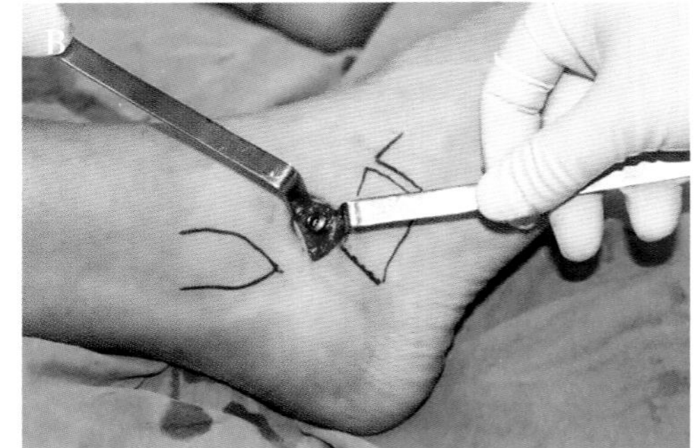

图3–62 定位确认与松质骨螺钉置入
A. X线透视显示克氏针置入跟骨的部位；B. 螺钉置入后的大体照。

②置入松质骨螺钉：经X线透视证实，克氏针置入跟骨的位置满意后，使用直径为3.2 mm空心钻套上克氏针预制骨孔。接着，测量所需螺钉长度，要求螺钉尖端深达跟骨跖侧皮质上方5 mm，尾端位于距骨外侧突前外侧，有助于防止距下关节发生过度内旋。然后，将长度适当、直径为6.5 mm的空心松质骨螺钉套上定位克氏针，徐缓置入跟骨内。通常需要置入长为30～35 mm螺钉。再次X线透视确认螺钉置入跟骨的位置（图3-63）。如果出现矫正不足时，应将跟骨内螺钉退出数个螺纹；反之，过度矫正时在需要将螺钉向跟骨内置入数个螺纹。跟骨螺钉置入之后，将踝关节背伸90°时，从足底观察可见内踝凸出消失（跖面内踝与外踝可视征），跟骨外翻也获得矫正（图3-64）[103,109,117,130]。

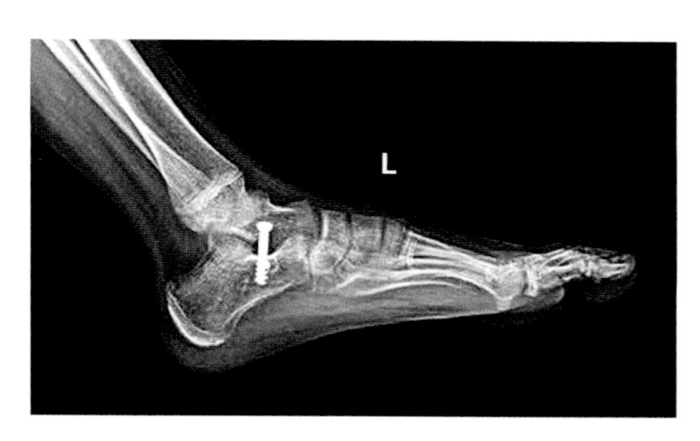

图3-63 跟骨螺钉置入后X线片

显示螺钉位于距骨外侧突前方。

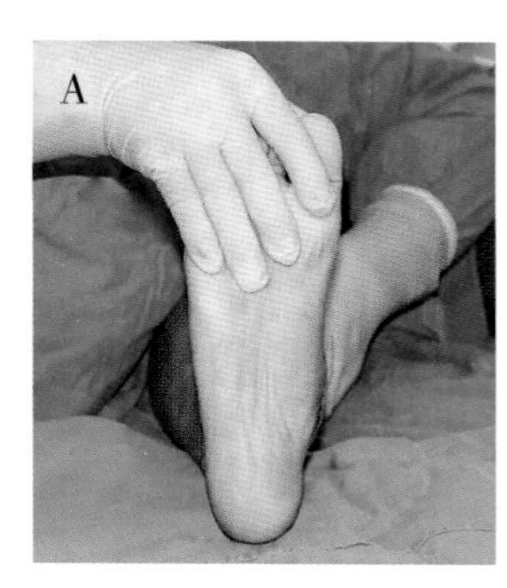

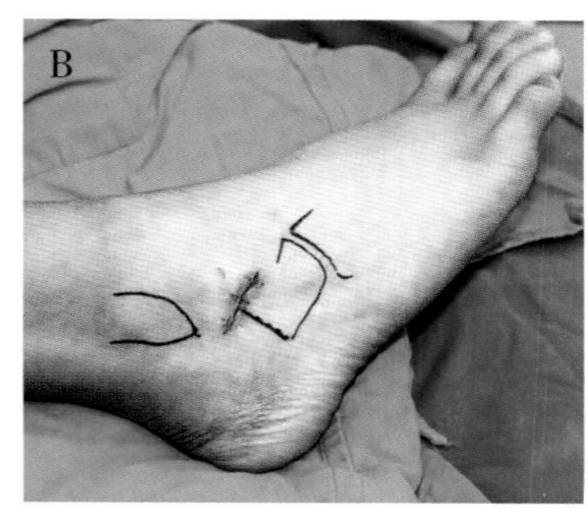

图3-64 跟骨螺钉置入后的足底观与足外侧观

跟骨螺钉置入之后，将踝关节背伸90°时，从足底观察内踝凸出消失（跖面内踝与外踝可视征）（A），跟骨外翻也获得矫正（B）。

【术后处理】

术后通常不用石膏固定。如果术后第3天没有明显疼痛，或者能够耐受疼痛，允许负重行走。术后2个月内避免跑步和跳跃。假若足部有明显疼痛，则应推迟负重行走。跟骨螺钉保留时间＞2.5年，以实现持续矫形作用。Roth[103]建议依照儿童年龄确定跟骨螺钉保留时间，年龄较大者保留时间需要延长，建议应用公式：年龄×2＋6＝螺钉保留时间（月）。术后6个月内每4周门诊复查一次；术后6～12个月者，每3个月门诊复查一次；术后12个月以上者，每6个月复查一次。

参考文献

[1] MOSCA V S. Flexible flatfoot in children and adolescents [J]. J Child Orthop, 2010, 4(2): 107-121.

[2] HERRING J A. Tachdjian's Peadiatric Orthopaedics: Flexible flatfoot (pes calcaneovalgus) [M] //Herring J A. Tachdijan's pediatric orthopedics. 4th ed. Amsterdam: Saunders/Elsevier Health Sciences, 2008 : 908-921.

[3] BOUCHARD M, MOSCA V S. Flatfoot deformity in children and adolescents: surgical indications and management [J]. J Am Acad Orthop Surg, 2014, 22(10): 623-632.

[4] GRAHAM M E.Congenital talotarsal joint displacement and pes planovalgus evaluation, conservative management, and surgical management [J]. Clin Podiatr Med Surg, 2013, 30(4): 567-581.

[5] HARRIS E J. The natural history and pathophysiology of flexible flatfoot [J]. Clin Pod Med Surg, 2010, 27 (1): 1-23.
[6] SULLIVAN J A. Pediatric flatfoot: evaluation and management [J]. J Am Acad Orthop Surg, 1999, 7 (1): 44-53.
[7] STAHELI L T, CHEW D E, Corbett M. The longitudinal arch: A survey of eight hundred and eighty-two feet in normal children and adults [J]. J Bone Joint Surg Am, 1987, 69(3): 426-428.
[8] EL O, AKCALI O, KOSAY C, et al. Flexible flatfoot and related factors in primary school children: a report of a screening study [J]. Rheumatol Int, 2006, 26(11): 1050-1053.
[9] PFEIFFER M, KOTZ R, LEDL T, et al. Prevalence of flatfoot in preschool-aged children [J]. Pediatrics, 2006, 118(2): 634-639.
[10] MANN R, INMAN V T. Phasic activity of intrinsic muscles of the foot [J]. J Bone Joint Surg Am, 1969, 46: 469-481.
[11] VITTORE D, PATELLA V, PETRERA M, et al. Extensor deficiency: first cause of childhood flexible flat foot [J]. Orthopedics, 2009, 32(1): 1-6.
[12] BASMAJIAN J V, STECKO G. The role of muscles in arch support of the foot: an electromyographic study [J]. J Bone Joint Surg Am, 1963, 45: 1184-1190.
[13] BRUCKNER J. Variations in the human subtalar joint [J]. J Orthop Sports Phys Ther, 1987, 8(10): 489-494.
[14] KOTHARI A, BHUVA S, STEBBINS J, et al. An investigation into the aetiology of flexible flat feet: the role of subtalar joint morphology [J]. Bone Joint J Br, 2016, 98(4): 564-568.
[15] CHEN K C, YEH C J, TUNG L C, et al. Relevant factors influencing flatfoot in preschool-aged children [J]. Eur J Pediatr, 2011, 170(7): 931-936.
[16] SIMPSON M R. Benign joint hypermobility syndrome: evaluation, diagnosis, and management [J]. J Am Osteopath Assoc, 2006, 106(9): 531-536.
[17] HOSALKAR H S, SPIEGEL D, DAVIDSON R. The foot and toes [M]//KLIEGMAN R M, STANTON B F, SCHOR N F, et al. Nelson textbook of pediatrics. 19th ed. Philadelphia: Elsevier Saunders, 2011: 2335-2344.
[18] YIN J, ZHAO H, ZHUANG G, et al. Flexible flatfoot of 6-13-year-old children: a cross-sectional study [J]. J Orthop Sci, 2018, 23(3): 552-556.
[19] EPELDEGUI T, DELGADO E. Acetabulum pedis, part I: talocalcaneo-navicular joint socket in normal foot [J]. J Pediatr Orthop B, 1995, 4(1): 1-10.
[20] SARRAFIAN S K. Biomechanics of the subtalar joint complex [J]. Clin Orthop, 1993, 290: 17-26.
[21] TANIGUCHI A, TANAKA Y, TAKAKURA Y, et al. Anatomy of the spring ligament [J]. J Bone Joint Surg Am, 2003, 85(11): 2174-2178.
[22] LUNDBERG A, SVENSSON O K. The axes of rotation of the talocalcaneal and talonavicular joints [J]. Foot, 1993, 3: 65-70.
[23] REULE C A, ALT W W, LOHRER H, et al. Spatial orientation of the subtalar joint axis is different in subjects with and without Achilles tendon disorders [J]. Br J Sports Med, 2011, 45(13): 1029-1034.
[24] DAWE E J C, DAVIS J. Anatomy and biomechanics of the foot and ankle [J]. Orthop Trauma, 2011, 25(4): 279-286.

[25] MOSS M, RADACK J, ROCKETT M S. Subtalar arthrodesis [J]. Clin Podiatr Med Surg, 2004, 21 (2): 179-201.

[26] DUMONTIER T A, FALICOV A, MOSCA V S, et al. Calcaneal lengthening: investigation of deformity correction in a cadaver flatfoot model [J]. Foot Ankle Int, 2005, 26(2): 166-170.

[27] EVANS D. Calcaneo-valgus deformity [J]. J Bone Joint Surg B, 1975, 57(3): 270-278.

[28] ARMSTRONG G, CARRUTHERS C C. Evans elongation of lateral column of the foot for valgus deformity: in proceeding of the Canadian Orthopaedic Association [J]. J Bone Joint Surg Br, 1975, 57 : 530.

[29] MOSCA V S. Calcaneal lengthening for valgus deformity of the hindfoot: results in children who had severe, symptomatic flatfoot and skewfoot [J]. J Bone Joint Surg Am, 1995, 77(4): 500-512.

[30] ZEIFANG F, BREUSCH S J, DODERLEIN L. Evans calcaneal lengthening procedure for spastic flexible flatfoot in 32 patients (46 feet) with a follow up of 3 to 9 years [J]. Foot Ankle Int, 2006, 27(7): 500-507.

[31] DOGAN A, ZORER G, MUMCUOGLU E I, et al. A comparison of two different techniques in the surgical treatment of flexible pes planovalgus: calcaneal lengthening and extra-articular subtalar arthrodesis [J]. J Pediatr Orthop B, 2009, 18(4): 167-175.

[32] PHILLIPS G E. A review of elongation of os calcis for flat feet [J]. J Bone Joint Surg Br, 1983, 65(1): 15-18.

[33] ROOT M. Planovalgus foot deformity revisited [J]. J Am Podiatr Med Assoc, 1999, 89(5): 268-269.

[34] AHARONSON Z, ARCAN M, STEINBACK T V. Foot-ground pressure pattern of flexible flatfoot in children, with and without correction of calcaneovalgus [J]. Clin Orthop, 1992, 278 : 177-182.

[35] HÖSL M, HÖHM H, MULTERER C, et al. Does excessive flatfoot deformity affect function? A comparison between symptomatic and asymptomatic flatfeet using the Oxford Foot Model [J]. Gait Posture, 2014, 39 (1): 23-28.

[36] MORALEDA L, MUBARAK S J. Flexible flatfoot: differences in the relative alignment of each segment of the foot between symptomatic and asymptomatic patients [J]. J Pediatr Orthop, 2011, 31(4): 421-428.

[37] HARRIS E J, VANORE J V, THOMAS J L, et al. Diagnosis and treatment of pediatric flatfoot [J]. J Foot Ankle Surg, 2004, 43(6): 341-373.

[38] CAPPELLO T, SONG K M. Determining treatment of flatfeet in children [J]. Curr Opin Pediatr, 1998, 10 (1): 77-81.

[39] GOULD N, MORELAND M, ALVAREZ R, et al. Development of the child's arch [J]. Foot Ankle, 1989, 9 (5): 241-245.

[40] VANDERWILDE R, STAHELI L T, CHEW D E, et al. Measurements on radiographs of the foot in normal infants and children [J]. J Bone Joint Surg Am, 1988, 70(3): 407-415.

[41] HUSAIN Z S, FALLAT L M. Biomechanical analysis of Maxwell-Brancheau arthroereisis implants [J]. J Foot Ankle Surg, 2002, 41(6): 352-358.

[42] EVANS A, SCUTTER S, LANG L, et al. "Growing pains" in young children: a study of the profile, experiences and quality of life issues of four to six year old children with recurrent leg pain [J]. J Foot Ankle Res, 2006, 16 : 120-124.

[43] SMITH S D, MILLAR E A. Arthroereisis by means of subtalar polyethylene peg implant for correction of hindfoot pronation in children [J]. Clin Orthop, 1983, 181 : 15-23.

[44] KOTHARI A, DIXON P C, STEBBINS J, et al. The relationship between quality of life and foot function in

children with flexible flatfeet [J]. Gait Posture, 2015, 41 (3): 786−790.
[45] SOBEL E, LEVITZ S, CASELLI M, et al. Natural history of the rearfoot angle: preliminary values in 150 children [J]. Foot Ankle Int, 1999, 29 (2): 119−125.
[46] KANATLI U, GÖZIL R, BESLI K, et al. The relationship between the hindfoot angle and the medial longitudinal arch of the foot [J]. Foot Ankle Int, 2006, 27 (8): 623−627.
[47] ELVERU R A, ROTHSTEIN J M, LAMB R L, et al. Methods for taking subtalar joint measurements: a clinical report [J]. Phys Ther, 1988, 68 (5): 678−682.
[48] KONING P M, HEESTERBEEK P J, De Visser E. Subtalar arthroereisis for pediatric flexible pes planovalgus: fifteen year experience with the cone-shaped implant [J]. J Am Podiatr Med Assoc, 2009, 99 (5): 447−453.
[49] KANATLI U, GOZIL R, BESLI K, et al. The relationship between the hindfoot angle and the medial longitudinal arch of the foot [J]. Foot Ankle Int, 2006, 27 (8): 623−627.
[50] VULCANO E, MACCARIO C, MYERSON M S. How to approach the pediatric flatfoot [J]. World J Orthop, 2016, 7 (1): 1−7.
[51] KAROL L A. Surgical management of the lower extremity in ambulatory children with cerebral palsy [J]. J Am Acad Orthop Surg, 2004, 12 (3): 196− 203.
[52] ETTL V, WOLLMERSTEDT N, KIRSCHNER S, et al. Calcaneal lengthening for planovalgus deformity in children with cerebral palsy [J]. Foot Ankle Int, 2009, 30 (5): 398−404.
[53] WINES A P, CHEN D, LYNCH B, et al. Foot deformities in children with hereditary motor and sensory neuropathy [J]. J Pediatr Orthop, 2005, 25 (2): 241−244.
[54] MATO H, BERDE T, HASSON N, et al. A review of symptoms associated with Benign Joint Hypermobility [J]. Pediatric Rheumatology, 2008, 6 (1): 155.
[55] DECOSTER L C, VAILAS J C, LINDSAY R H, et al. Prevalence and features of joint hypermobility among adolescent athletes [J]. Arch Pediatr Adolesc Med, 1997, 151 (10): 989−992.
[56] SCHER D L, OWENS B D, STURDIVANT R X, et al. Incidence of joint hypermobility syndrome in a military population: impact of gender and race [J]. Clin Orthop, 2010, 468 (7): 1790−1795.
[57] RODRIGUEZ M, VOLPE R G. Clinical diagnosis and assessment of the pediatric pes planovalgus deformity [J]. Clin Podiatr Med Surg, 2010, 27 (1): 43−58.
[58] AKCALI O, TINER M, OZAKSOY D. Effects of lower extremity rotation on prognosis of flexible flatfoot in children [J]. Foot Ankle Int, 2000, 21 (9): 772−774.
[59] REISCHL S F, POWERS C M, RAO S, et al. Relationship between foot pronation and rotation of the tibia and femur during walking [J]. Foot Ankle Int, 1999, 20 (8): 513−520.
[60] GREEN D R, CAROL A. Planal dominance [J]. J Am Podiatry Assoc, 1984, 74 (2): 98−103.
[61] DAVIDS J R, GIBSON T W, PUGH L I. Quantitative segmental analysis of weight-bearing radiographs of the foot and ankle for children: normal alignment [J]. J Pediatr Orthop, 2005, 25 (6): 769−776.
[62] NELSON S C, HAYCOCK D M , LITTLE E R. Flexible flatfoot treatment with arthroereisis: radiographic improvement and child health survey analysis [J]. J Foot Ankle Surg, 2004, 43 (3): 144−155.
[63] DOBBS M B, PURCELL D B, NUNLEY R, et al. Early results of a new method of treatment for idiopathic congenital vertical talus [J]. J Bone Joint Surg Am, 2006, 88 (6): 1192−2000.
[64] MUBARAK S J, PATEL P N, UPASANI V V, et al. Calcaneonavicular coalition: treatment by excision and fat graft. [J] J Pediatr Orthop, 2009, 29 (5): 418−426.

[65] BOURDET C, SERINGE R, ADAMSBAUM C, et al. Flatfoot in children and adolescents: analysis of imaging findings and therapeutic implications [J]. Orthop Trauma, 2013, 99(1): 80–87.
[66] LIN C, LAI K, KUAN T, et al. Correlating factors and clinical significance of flexible flatfoot in preschool children [J]. J Pediatr Orthop, 2001, 21(3): 378–382.
[67] DYAL C M, FEDER J, DELAND J T, et al. Pes planus in patients with posterior tibial tendon insufficiency: asymptomatic versus symptomatic foot [J]. Foot Ankle Int, 1997, 18(2): 85–88.
[68] CONNORS J F, WERNICK E, LOWY L J, et al. Guidelines for evaluation and management of five common podopediatric conditions [J]. J Am Podiatr Med Assoc, 1998, 88(5): 206–222.
[69] KALEN V, BRECHER A. Relationship between adolescent bunions and flatfeet [J]. Foot Ankle, 1988, 8(6): 331–336.
[70] BENEDETTI M G, CECCARELLI F, BERTI L, et al. Diagnosis of flexible flatfoot in children: a systematic clinical approach [J]. Orthopedics, 2011, 34(2): 94–98.
[71] BLECK E E, BERNINZ U J. Conservative management of pes valgus with plantar flexed talus [J]. Clin Orthop, 1977, 122 : 85–94.
[72] WENGER D R, MAULDIN D, SPECK G, et al. Corrective shoes and inserts as treatment for flexible flat foot in infants and children [J]. J Bone Joint Surg Am, 1989, 71(6): 800–810.
[73] WHITFORD D, ESTERMAN A. A randomized controlled trial of two types of in-shoe orthoses in children with flexible excess pronation of the feet [J]. Foot Ankle Int, 2007, 28(6): 715–723.
[74] POWELL M, SEID M, SZER I S. Efficacy of custom foot orthotics in improving pain and functional status in children with juvenile idiopathic arthritis: a randomized trial [J]. J Rheumatol, 2005, 32(5): 943–950.
[75] DARE D M, DODWELL E R. Pediatric flatfoot: cause, epidemiology, assessment,and treatment [J]. Curr Opin Pediatr, 2014, 26(1): 93–100.
[76] BLITZ N M, STABILE R J, GIORGINI R J, et al. Flexible pediatric and adolescent pes planovalgus: conservative and surgical treatment options [J]. Clin Podiatr Med Surg, 2010, 27(1): 59–77.
[77] MOSCA V S. Management of the painful adolescent flatfoot [J]. Tech Foot Ankle, 2014, 13 : 3–13.
[78] KWON J Y, MYERSON M S. Management of the flexible flat foot in the child: a focus on the use of osteotomies for correction [J]. Foot Ankle Clin N Am, 2010, 15(2): 309–322.
[79] OH I, WILLIAMS B R, ELLIS S J, et al. Reconstruction of the symptomatic idiopathic flatfoot in adolescents and young adults [J]. Foot Ankle Int, 2011, 32(3): 225–232.
[80] GIANNINI B S, CECCARELLI F, BENEDETTI M G, et al. Surgical treatment of flexible flatfoot in children a four-year follow-up study [J]. J Bone Joint Surg Am, 2001, 83 (Suppl pt2): 73–79.
[81] VIEGAS G V. Reconstruction of the pediatric flexible planovalgus foot by using an Evans calcaneal osteotomy and augmentative medial split tibialis anterior tendon transfer [J]. J Foot Ankle Surg, 2003, 42(4): 199–207.
[82] ANDERSON A F, FOWLER S B. Anterior calcaneal osteotomy for symptomatic juvenile pes planus [J]. Foot Ankle, 1984, 4(5): 274–283.
[83] AHN J Y, LEE H S, KIM C H, et al. Calcaneocuboid joint subluxation after the calcaneal lengthening procedure in children [J]. Foot Ankle Int, 2014, 35(7): 677–682.
[84] THOMAS R L, WELLS B C, GARRISON R L, et al. Preliminary results comparing two methods of lateral column lengthening [J]. Foot Ankle Int, 2001, 22(2): 6107–6119.
[85] DAVITT J S, MORGAN J M. Stress fracture of the fifth metatarsal after Evans calcaneal osteotomy [J]. Foot

Ankle Int, 1998, 19(10): 710-712.
[86] MORALEDA L, SALCEDO M, BASTROM T P, et al.Comparison of the calcaneo-cuboid-cuneiform osteotomies and the calcaneal lengthening osteotomy in the surgical treatment of symptomatic flexible flatfoot [J]. J Pediatr Orthop, 2012, 32(8): 821-829.
[87] KUMAR S, SONANIS S V. Lateral column lengthening for adolescent idiopathic pes planovalgus deformity-systematic review [J]. J Orthop, 2017, 14(4): 571-576.
[88] YOO W J, CHUMG C Y, CHOI I H, et al. Calcaneal lengthening for the planovalgus foot deformity in children with cerebral palsy [J]. J Pediatr Orthop, 2005, 25(6): 781-785.
[89] RATHJEN K E, MUBARAK S J. Calcaneal-cuboid-cuneiform osteotomy for the correction of valgus foot deformities in children [J]. J Pediatr Orthop, 1998, 18(6): 775-782.
[90] KOUTSOGIANNIS E. Treatment of mobile flat foot by displacement osteotomy of the calcaneus [J]. J Bone Joint Surg Br, 1971, 53(1): 96-100.
[91] MCHALE K A, LENHART M K. Treatment of residual clubfoot deformity-the "bean shaped" foot-by opening wedge medial cuneiform osteotomy and closing wedge cuboid osteotomy [J]. J Pediatr Orthop, 1991, 11(3): 374-381.
[92] ADELAAR R S, DANNELLY E A, MEUNIER P A, et al. A long term study of triple arthrodesis in children [J]. Orthop Clin North Am, 1976, 7(4): 895-908.
[93] KIM J R, SHIN S J, WANG S I, et al Comparison of Lateral opening wedge calcaneal osteotomy and medial calcaneal sliding-opening wedge cuboid-closing wedge cuneiform osteotomy for correction of planovalgus foot deformity in children [J]. J Foot Ankle Surg, 2013, 52(2): 162-166.
[94] KIM J R, PARK C, MOON Y J, et al. Concomitant calcaneo-cuboid-cuneiform osteotomies and the modified Kidner procedure for severe flatfoot associated with symptomatic accessory navicular in children and adolescents [J]. J Orthop Surg Res, 2014, 9: 131-138.
[95] HIGHLANDER P, SUNG W, WEIL Jr L. Subtalar Arthroereisis [J]. Clin Podiatr Med Surg, 2011, 28(4): 745-754.
[96] MAZZOTTI A, MARTINO A D, GERACI G,et al.Long-term results of subtalar arthroereisis for the treatment of symptomatic flexible flatfoot in children: an average fifteen year follow-up study [J]. Int Orthop, 2021, 45(3): 657-664.
[97] LE LIEVRE J. Current concepts and correction in the valgus foot [J]. Clin Orthop, 1970, 70: 43-55.
[98] SUBOTNICK S L. The STJ lateral extraarticular arthroereisis: a preliminary report [J]. J Am Podiatr Assoc, 1974, 64(9): 701-711.
[99] SMITH S D, MILLAR E A. Arthroereisis by means of a subtalar polyethylene peg implant for correction of hindfoot pronation in children [J]. Clin Orthop, 1983, 181: 15-22.
[100] HUSAIN Z S, FALLAT L M. Biomechanical analysis of Maxwell-Brancheau arthroereisis implants [J]. J Foot Ankle Surg, 2002, 41(6): 352-358.
[101] HAYNES D R, ROGERS S D, HAY S, et al. The differences in toxicity and release of bone-resorbing mediators induced by titanium and cobalt-chromium-alloy wear particles [J]. J Bone Joint Surg Am, 1993, 75(6): 825-834.
[102] SCHON L C. Subtalar arthroereisis: a new exploration of an old concept [J]. Foot Ankle Clin N Am, 2007, 12(2): 329-339.

[103] ROTH S, SESTAN B, TUDOR A, et al. Minimally invasive calcaneo-stop method for idiopathic, flexible pes planovalgus in children [J]. Foot Ankle Int, 2007, 28 (9): 991–995.

[104] ARANGIO G A, REINERT K L, SALATHE E P. A biomechanical model of the effect of subtalar arthroereisis on the adult flexible flat foot [J]. Clin Biomech, 2004, 19 (8): 847.

[105] NEEDLEMAN R L. A surgical approach for flexible flatfeet in adults including a subtalar arthroereisis with the MBA sinus tarsi implant [J]. Foot Ankle Int, 2006, 27 (1): 9–18.

[106] MAXWELL J R, CARRO A, SUN C. Use of the Maxwell-Brancheau arthroereisis implant for the correction of posterior tibial tendon dysfunction [J]. Clin Podiatr Med Surg, 1999, 16 (3): 479–489.

[107] BRANCHEAU S P, WALKER K M, NORTHCUTT D. An analysis of outcomes after use of the Maxwell-Brancheau arthroereisis implant [J]. J Foot Ankle Surg, 2012, 51 (1): 3–8.

[108] SCHARER B M, BLACK B E, SOCKRIDER N. Treatment of painful pediatric flatfoot with Maxwell-Brancheau subtalar arthroereisis implant a retrospective radiographic review [J]. Foot Ankle Spec, 2010, 3 (2): 67–72.

[109] NELSON S C, HAYCOCK D M , LITTLE E R. Flexible flatfoot treatment with arthroereisis: radiographic improvement and child health survey analysis [J]. Foot Ankle Surg, 2004, 43 (3): 144–155.

[110] METCALFE S A, BOWLING F L, REEVES N D. Subtalar Joint arthroereisis in the Management of Pediatric Flexible Flatfoot: A Critical Review of the Literature [J]. Foot Ankle Int, 2011, 32 (12): 127–139.

[111] BLACK P R, BETTS R P, DUCKWORTH T, et al. The Viladot implant in flatfooted children [J]. Foot Ankle Int, 2000, 21 (6): 478–481.

[112] VILADOT R, PONS M, ALVAREZ F, et al. Subtalar arthroereisis for posterior tibial tendon dysfunction: a preliminary report [J]. Foot Ankle Int, 2003, 24 (8): 600–606.

[113] GRAHAM M E, JAWRANI N T, CHIKKA A. Radiographic evaluation of navicular position in the sagittal plane-correction following an extraosseous talotarsal stabilization procedure [J]. J Foot Ankle Surg, 2011, 50 (5): 551–557.

[114] GRAHAM M E, JAWRANI N T, GOEL V K. The effect of HyProCure® sinus tarsi stent on tarsal tunnel compartment pressures in hyperpronating feet [J]. J Foot Ankle Surg, 2011, 50 (1): 44–49.

[115] NEEDLEMAN R L. Current topic review: subtalar arthroereisis for the correction of flexible flatfoot [J]. Foot Ankle Int, 2005, 26 (4): 336–344.

[116] PELLEGRIN M D, MOHARAMZADEH D, STROBL W M, et al. Subtalar extra-articular screw arthroereisis (SESA) for the treatment of flexible flatfoot in children [J]. J Children Orthop, 2014, 8 (6): 479–487.

[117] USUELLI F G, MONTRASIO U A. The calcaneo-stop procedure [J]. Foot Ankle Clin N Am, 2012, 17 (2): 183–194.

[118] PAVONE V, VESCIO A, SILVESTRI C A D, et al. Outcomes of the calcaneo-stop procedure for the treatment of juvenile flatfoot in young athletes [J]. J Child Orthop, 2018, 12 (6): 582–589.

[119] JEROSCH J, SCHUNCK J, ABDEL-AZIZ H. The stop screw technique: a simple and reliable method in treating flexible flatfoot in children [J]. Foot Ankle Surg, 2009, 15 (4): 174–178.

[120] ZARET D I, MYERSON M S. Arthroereisis of the subtalar joint [J]. Foot Ankle Clinics N Am, 2003, 8 (3): 605–617.

[121] DOCKERY, G L, CRAWFORD M E. The Maxwell-Brancheau arthroereisis (MBA) implant in pediatric and adult flexible flatfoot conditions [J]. Foot Ankle Quarterly, 1999, 12 : 107–120.

[122] GRAHAM M E, JAWRANI N T, CHIKKA N T, et al. Surgical treatment of hyperpronation using an extraosseous talotarsal stabilization device: radiographic outcomes in 70 adult patients [J]. J Foot Ankle Surg, 2012, 51(5): 548-555.

[123] KUMAR V, CLOUGH T M. Talar neck fracture-a rare but important complication following subtalar arthroereisis [J]. Foot, 2014, 24(4): 169-171.

[124] CORPUZ M, SHOFLER D, LABOVITZ J, et al. Fracture of the talus as a complication of subtalar arthroereisis [J]. J Foot Ankle Surg, 2012, 51(1): 91-94.

[125] CHONG D Y, MACWILLIAMS B A, HENNESSEY T A, et al. Prospective comparison of subtalar arthroereisis with lateral column lengthening for painful flatfeet [J]. J Pediatr Orthop B, 2015, 24(4): 345-353.

[126] COOK E A, COOK J J, BASILE P. Identifying risk factors in subtalar arthroereisis explantation: a propensity-matched analysis [J]. J Foot Ankle Surg, 2011, 50(4): 395-401.

[127] CICCHINELLI L D, HUERTA J P, CARMONA F J G, et al. Analysis of gastrocnemius recession and medial column procedures as adjuncts in arthroereisis for the correction of pediatric pes planovalgus: a radiographic retrospective study [J]. J Foot Ankle Surg, 2008, 47(5): 385-391.

[128] DE RETANA P F, ALVAREZ F, VILADOT R. Subtalar arthtoereisis in pediatric flatfoot reconstruction [J]. Foot Ankle Clin N Am, 2010, 15(2): 323-335.

[129] MAGNAN B, BALDRIGHI C, PAPADIA D. Flatfeet: comparison of surgical techniques.Result of study group into retrograde endorthesis with calcaneus-stop [J]. Ital J Pediatr Orthop, 1997, 13: 28-33.

[130] ELMARGHANY M, ABD EL-GHAFFAR T M, ELGEUSHY A, et al. Is subtalar extra articular screw arthroereisis (SESA) reducing pain and restoring medial longitudinal arch in children with flexible flat foot? [J]. J Orthop, 2020, 20: 147-153.

第二节　高弓足与高弓内翻足

一、定义与流行病学

临床上以足部内侧纵弓异常升高，前足及中足，特别是第一跖骨明显降低，跖趾关节背伸，引发跖骨头疼痛，第一跖骨头跖侧胼胝体形成为特征，称为高弓足（cavus foot）[1]。前足特别是第一跖骨固定性跖屈，足弓顶点位于跖楔关节，称为前足性高弓足（forefoot cavus）（图 3-65）。当高弓足顶点位于跗跖关节后方，但在跟骨结节前方，称为中足高弓足（midfoot cavus）。跟骨过度背伸，即跟骨背伸角＞30°，称为后足高弓足（hindfoot cavus）或跟骨高弓足（calcaneocavus）。高弓足通常合并后足跖屈和内翻，则称为高弓内翻足畸形（cavovarus foot）（图 3-66）[1, 2]。本病最早由美国学者 Shaffer 于 1885 年描述其临床特征，Steindler 于 19 世纪 20 年代初期发表多篇有关高弓足诊断与治疗的论著，开创了跖筋膜剥离（stripping of the plantar fascia）和距骨颈背侧截骨，治疗高弓足畸形的新方法，后人将跖筋膜松解手术称为 Steindler 手术[3-5]。

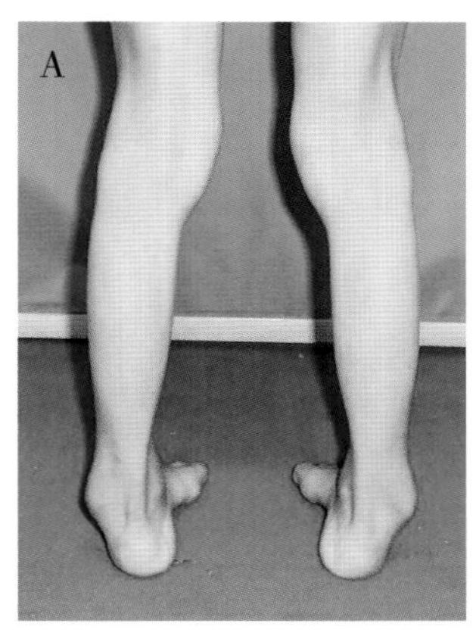

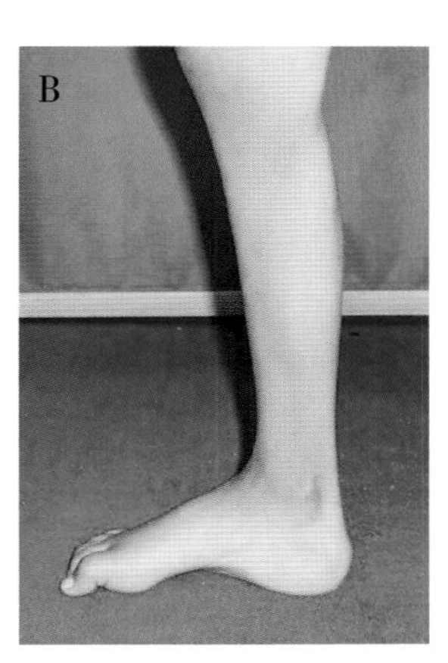

图 3-65　高弓足的大体照

从后方观察，可见第一跖骨头降低（A），从内侧观察，可见足部内侧纵弓升高（B）。

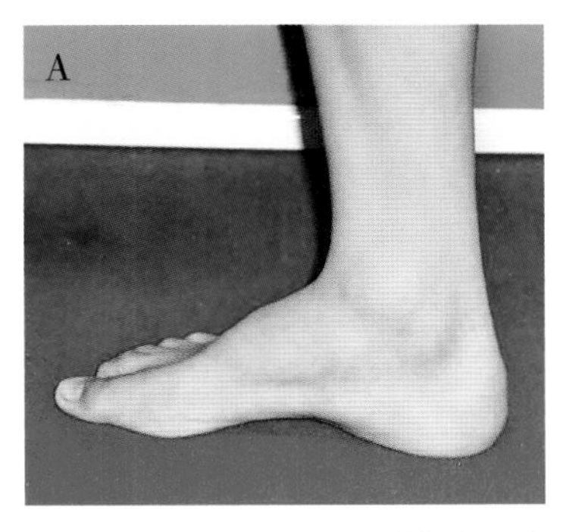

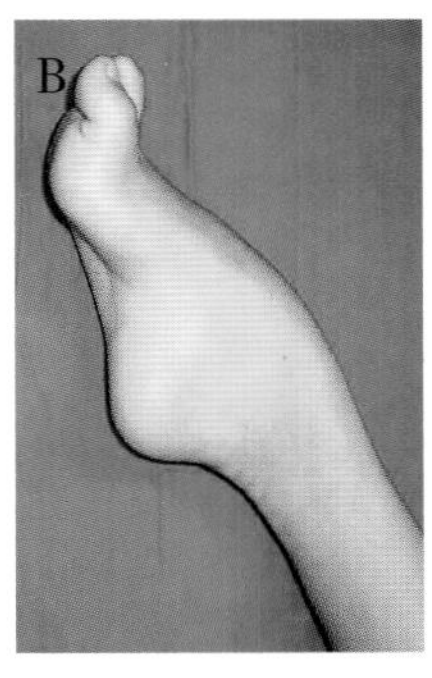

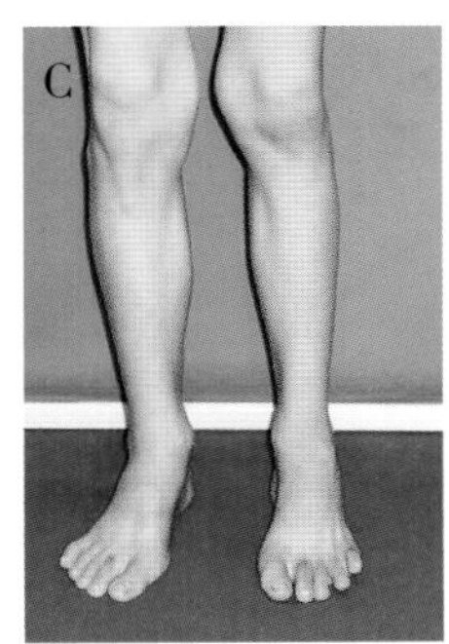

图 3-66　双侧高弓内翻足

从足内侧观察，可见足部内侧纵弓升高（A），足底观察，可见第一跖骨头降低（B），从前方观察，可见双侧跟骨内侧突出（C）。

高弓足和高弓内翻足流行病学资料相当缺乏，其发生率尚不清楚。Kim[5] 指出高弓内翻足如同扁平足一样多见，估计整体发病率介于 10%～25%。一般认为年龄＜ 3 岁儿童的足部并无异常，但随着儿童生长发育，其前足跖屈和足弓升高日益显现。Reimers[6]曾开展儿童足部内侧纵弓发育的流行病学调查，采集1520例（年龄为3～17岁）足印，以Chippaux-Smirak足弓指数作为参照标准，发现年龄平均为3岁7月龄时，足内侧纵弓异常升高发生率为2%，但在年龄平均16岁时，足内侧纵弓异常升高发生率却增加至7%。多数高弓足和高弓内翻足是继发于神经肌肉性疾病的病变，其中遗传性运动感觉神经病［又称沙尔科－马里－图思病（Charcot-Marie-Tooth disease，CMT）］约占50%。美国杜邦儿童医院Nagai在10年期间诊断148例CMT，其中116例（78%）有双侧高弓足或高弓内翻足，发病年龄平均为10岁（3～18岁），男性与女性发病率分别61%和39%[7]。

二、病因与发病机制

高弓足和高弓内翻足致病原因与发病机制尚未完全阐明。一般认为足部肌肉（足内肌与足外肌）、韧带及筋膜等软组织，与骨骼的相互解剖关系始终处于平衡状态，才能保持足部正常解剖结构与外观形态。一旦作用于足部的内在肌和外在肌失去平衡，将导致前足特别是第一跖骨产生固定性跖屈及内旋状态，从而引发足内侧纵弓异常升高[8-10]。腓骨长肌肌力正常与胫前肌力减弱将引发第一跖骨跖屈，是现在普遍被接受的理论。前足跖屈引发的高弓内翻足，通常继发于神经疾病。作用于足部的主动肌与拮抗肌的肌力失去平衡，尤其是腓骨长肌、腓骨短肌、胫前肌和胫后肌，对发生高弓内翻足起着重要作用。由于腓骨长肌在跖骨和内侧楔骨有数个附着点，腓骨长肌相对正常与其拮抗肌的肌力减弱，导致第一跖骨跖侧屈曲。胫前肌和腓骨短肌肌力减弱，而腓骨长肌和胫后肌的肌力相对增强，可产生特征性高弓内翻足畸形，典型表现是站立期前足内旋，中足外旋，足部内侧纵弓升高和内侧柱短缩，后者因为足部内侧纵弓升高，跟骨结节与跖骨头距的距离明显缩短。为了代偿第一跖骨跖屈和跖趾关节背伸，站立时跟骨发生外旋而出现内翻。前足跖屈引发的高弓内翻足，既有前足跖屈和内收，也有中足内旋和后足内翻（图3-67）[11，12]。儿童高弓足和高弓内翻足是一种进行性疾病，早期高弓内翻足可

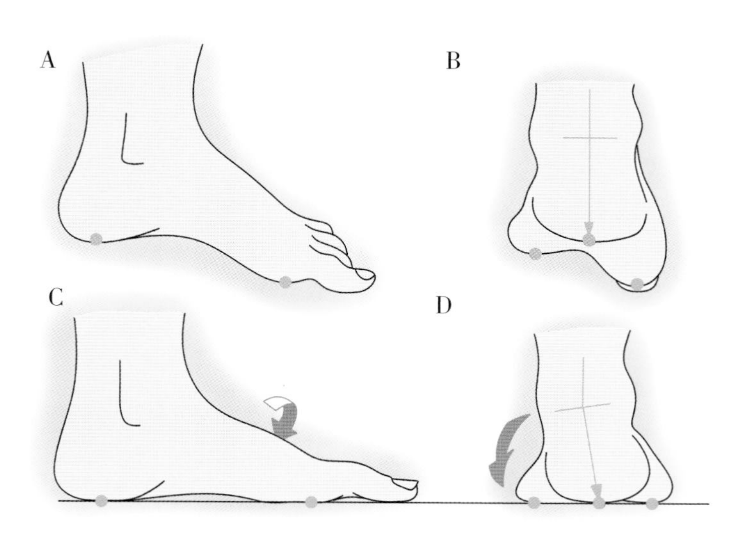

图3-67　前足跖屈引发高弓内翻足的发生机制示意图

从内侧观察可见第一列跖骨向跖侧屈曲更为明显（A）；而在非负重时，从后方观察后足如箭头所示，仍保持中立的位置（B）；在站立负重时，从内侧观察可见后足如箭头所示，产生外旋活动而出现代偿性内翻（C）；从后方观察跟骨处于内翻的位置（D）。

能是代偿性异常，但随着时间推移，便可转变为僵硬性跟骨内翻畸形。儿童时期跗骨和跖骨继续生长，高弓内翻畸形必将影响骨骼正常发育，进而导致足部形态改变[13,14]。

长期临床研究表明，80%的高弓足继发于神经系统疾病，大脑、脊髓、周围神经疾病为其常见的基础性疾病，只有少数病例是足部结构异常，即特发性高弓内翻足[12]。脑性瘫痪、弗里德赖希共济失调（Friedreich ataxia）、脊髓纵裂、脊髓发育不良、脊髓栓系综合征、脊髓积液、脊髓灰质炎、多发性神经根炎［吉兰－巴雷综合征（Guillain-Barré syndrome）］等神经疾病，特别是脊髓疾病是发生单侧高弓足的常见原因之一。周围神经疾病以遗传性运动感觉神经病（hereditary motor-sensory neuropathy，HMSN）为儿童高弓足的常见病因[14, 15]。根据病理学与电生理检查，已将 HMSN 分类为 7 种类型，其中Ⅰ型（沙尔科–马里–图思病 A 型，神经脱髓鞘改变）和Ⅱ型（沙尔科–马里–图思病 B 型，神经元轴突变性）是儿童高弓足的最常见的病因[7]，而Ⅲ型［德热里纳－索塔斯病（Dejerine-Sottas disease），肥大性间质神经炎］和Ⅳ型［雷夫叙姆病（Refsum disease），植烷酸代谢障碍引起神经脱髓鞘和轴突变性］虽可产生高弓足，但临床上相当少见。先天性马蹄内翻足后遗畸形、足部骨折、足踝筋膜室综合征，以及注射性腓总神经损伤，也可引发高弓足畸形，仔细询问病史容易做出诊断[3, 11]。

当除外上述疾病之后，或者患者不存在其他疾病，特别是肌电图检查证明周围神经正常时，方可考虑特发性高弓足的诊断。特发性高弓足非常少见，其实际发病率尚不得而知。Mubarak 治疗一组 13 例儿童高弓足，只有 3 例诊断为特发性或先天性高弓足[16]。Hewitt[17]推荐 Krajewski 高弓足病因分类方法（表 3–2）[18]。Wicart 对 262 例儿童高弓足或高弓内翻足，予以比较详尽的分类（表 3–3）[19]。

表 3–2　高弓足或高弓内翻足病因学分类

类别	病因
Ⅰ型：神经肌肉疾病	
a. 肌肉疾病	肌营养不良
b. 周围神经与腰骶部脊神经病变	沙尔科–马里–图思病，神经管闭合不全，多发性神经炎，椎管内肿瘤
c. 脊髓前角细胞病变	脊髓灰质炎，神经管闭不全，脊髓纵裂，脊髓空洞，脊髓肿瘤，脊髓性肌萎缩
d. 脊髓锥体束与中枢神经病变	弗里德赖希共济失调，遗传性共济失调伴肌萎缩［又称鲁西－莱维综合征（Roussy-Lévy syndrome）］，原发性小脑疾病，脑性瘫痪
Ⅱ型：先天性疾病	特发性高弓足，先天性马蹄内翻遗留畸形，多发性关节挛缩症
Ⅲ型：创伤后病变	小腿骨筋膜室综合征遗留畸形，严重烧伤，跖跗骨骨折畸形愈合

表 3-3　Wicart 262 例高弓足畸形病因分类

病因	例数（发生率）
神经性疾病	173（66%）
沙尔科-马里-图思病	108
其他神经疾病	11
神经管闭合不全	16
中枢神经疾病	20
肌肉疾病	6
未确定	12
非神经性疾病	89（34%）
特发性马蹄内翻足遗留高弓足	40
其他先天性畸形	9
综合征合并高弓内翻足	17
创伤后	4
不能分类者	19

三、病理解剖学改变

高弓内翻足是累及前足、中足及后足的多平面畸形，其矢状面异常包括足部内侧纵弓升高、前足跖屈和内旋（又称外翻）、跟骨过度背伸、跖趾关节背伸和趾间关节屈曲，后者可产生爪状趾畸形。前足过度跖屈是各种类型高弓足共有的病理解剖学改变。由于前足跖屈引发前足内旋，在站立时可迫使柔韧性后足发生内翻或外旋，是所谓的三脚架效应（so-called tripod effect）。由此可见，后足内翻是继发于三脚架效应的。随着足部生长和病程延长，前足和后足逐渐发生骨骼结构性或适应性改变，导致前足固定性跖屈，后足固定性内翻畸形[3]。爪状趾是肌力平衡紊乱的结果，因为足部内在肌在踝关节跖屈与足趾伸展过程中，具有稳定跖趾关节的作用。足部内在肌一旦发生麻痹，不仅产生跖趾关节背伸畸形，而且骨间肌肌腱在足背侧面产生新的运动轨迹，进而产生跖趾关节过度伸展和趾间关节屈曲畸形（图 3-68）。在冠状面上，以前足内收和跟骨内翻为主要的解剖学改变。在横断面上，前足和中足发生过度内旋，而距骨和跟骨却向外侧旋转[11]。

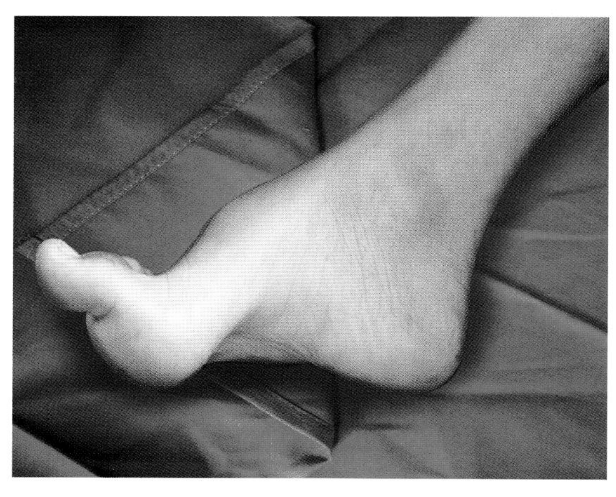

图 3-68　爪状趾畸形大体照

足部内侧纵弓升高，跖趾关节过伸和趾间关节屈曲引发爪状趾畸形。

高弓足或高弓内翻足的病理学研究，包括神经电生理和病理解剖学研究[12]。传统理论认为，高弓内翻足是第一跖骨主要背伸肌即胫前肌肌力减弱，而第一跖骨跖屈肌即腓骨长肌肌力相对正常，是产生第一跖骨跖屈的主要原因。跖趾关节过度伸展，则是伸趾肌群代偿性过度活动的结果[19]。但是，CMT 患者失神经病变首先累及足部内在肌，包括蚓状肌、骨间肌、跖方肌和趾短屈肌，继之为趾长伸肌及趾长屈肌、腓骨长肌及短肌和胫后肌，而胫前肌是最后出现失神经支配的肌肉。因此，以胫前肌失神经改变，不能完全解释高弓内翻足的发生与发展。另有研究发现腓骨长肌比腓骨短肌、胫前肌失神经改变更轻，拇长屈肌可能免于受累，而小腿后侧肌群，诸如腓肠肌、比目鱼肌、趾长屈肌和胫后肌直到晚期病变之前仍保持正常[17,19]。

CMT 所引发的高弓内翻足，初始多为扁平足者，随着周围神经病变的发展，往往在 3～6 岁期间演变成高弓内翻足（图 3-69）[19]。

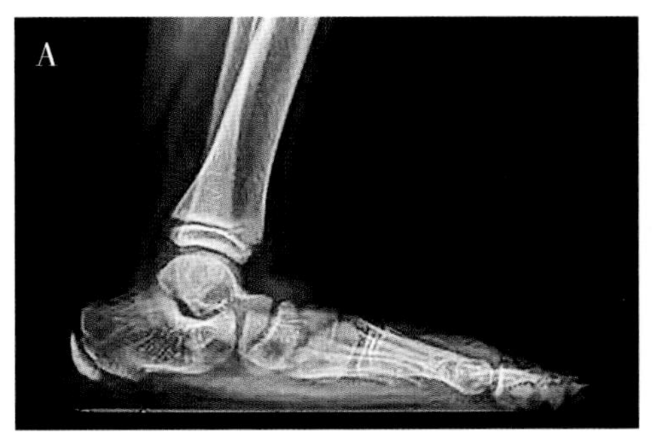

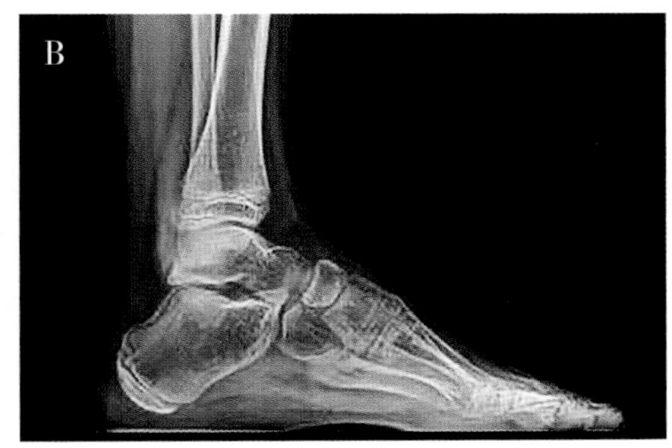

图 3-69　CMT 足畸形的发展变化

6 岁时 X 线表现为扁平外翻足（A），但 10 岁时发展为高弓足（B）。

跖筋膜是维持足部内侧纵弓的主要结构，其内侧束和中央束起始于跟骨结节内侧，向足趾方向延伸过程中分成 5 个腱束，其部分纤维束终止于跖骨头横韧带，主要部分经趾长屈肌腱鞘两侧，终止于近节趾骨近端（图 3-70）。稳定足弓的作用机制，通常称为卷扬机机制（windlass mechanism）。跖筋膜象征卷扬机的缆绳，跖骨头代表卷扬机的卷筒（drum）。在正常负重行走时，跖骨头受到体重的压力作用，足趾保持伸展是一种被动现象，跖筋膜也在跖骨头受到被动牵伸，引发前足在跗横关节产生屈曲活动，进而导致足部内侧纵弓升高，同时限制跟骨外翻。跖筋膜发生挛缩是高弓内翻足的病理改变组成部分，跖趾关节过度伸展必将增加跖筋膜的张力，即使没有严重的跖筋膜挛缩，也将产生足部内侧纵弓升高和跟骨内翻[3, 13, 20]。

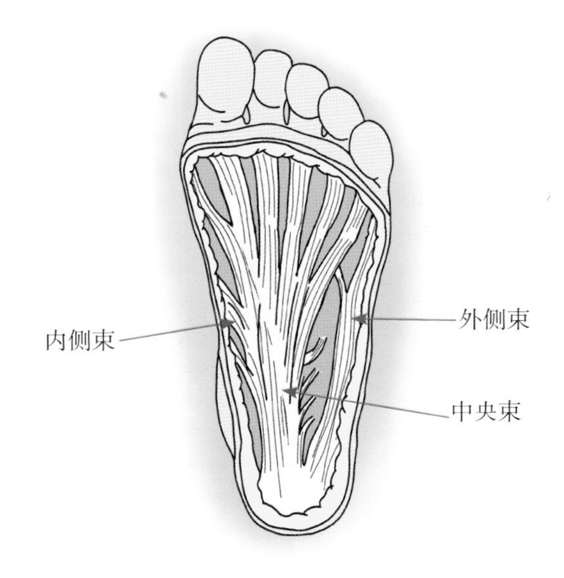

图 3-70　跖筋膜示意图

跖筋膜起始跟骨结节，分成内侧束、中央束和外侧束，终止于跖骨头横韧带和近节趾骨的近端。

应用 CT 三维重建的方法，有助于观察高弓内翻足的生物力学和解剖学改变。Aminian[21]发现前足在跖跗关节向跖侧屈曲时，可将舟骨推向距骨的内上方，并从骰骨内侧移位至骰骨的背侧，因而阻碍跗横关节的功能活动。在足部正常或扁平足时，跟骨和舟骨围绕距骨产生旋转活动，骰骨遵循跟骨活动轨迹。然而，在高弓足或高弓内翻足畸形时，跟骨在距骨下方产生内旋活动，引致跟骨-距骨角在冠状面减少，骰骨也从舟骨的外侧移位至舟骨的跖侧，导致跗横关节处于锁定状态。随着时间的推移，柔韧性前足跖屈特别是第一跖骨跖屈状态，转变为固定性跖屈畸形，进而产生继发性后足内翻畸形，跟腱和跖筋膜也发生挛缩改变。

四、临床特征

儿童高弓足或高弓内翻足，以发病隐匿，足部异常缓慢加重，足踝部疼痛，以及足底胼胝体形成为主要特征。儿童高弓足多继发于神经肌肉性疾病，即使是所谓的先天性（或特发性）高弓足，在 3 岁之前，其足部发育通常没有明显的异常。早期因为踝关节不稳定或第一跖骨头、第五跖骨头处疼痛，或者步态异常而受到家长的注意，但是家长通常不能确定其发病时间。单侧高弓足步态异常，表现为患足负重期缩短，而双侧高弓足则以步幅缩短，行走速度缓慢的笨拙步态异常[1, 3, 19]。

足部外观形态异常，因为病程长短、高弓足类型，以及罹患不同的基础性疾病，而不尽一致。单纯性高弓足（前足型高弓足）以足部内侧纵弓升高、第一跖骨头降低和前足内旋（或外翻）为典型特征（图 3-71）。高弓内翻足在临床上更为多见，罹患 CMT 引发的高弓内翻足最为多见，通常为双足受累。除了足部内侧纵弓升高和第一跖骨头降低，还有后足内翻及跖屈畸形。严重或病程冗长者，从第一～五跖骨头都有明显的降低，甚至产生爪状趾畸形，后者表现为跖趾关节过度背伸和远端趾间关节跖屈畸形。爪状趾畸形是足部蚓状肌及骨间肌等足内在肌与协同肌肌力减弱，拇长伸肌和趾长伸肌代偿性活动增强的结果（图 3-72、图 3-73）。跟性高弓足（又称后足高弓畸形）多见于脑性瘫痪、脊髓脊膜膨出等疾病，因为小腿三头肌麻痹和足部跖屈肌力减弱，导致跟骨过度背伸而呈半垂直状态，临床上表现为足内侧纵弓升高，跟骨处于相对垂直状态，前足及中足有明显背伸，足趾严重跖屈畸形，抑或伴有踝关节代偿性跖屈等异常[10, 11, 20-23]。

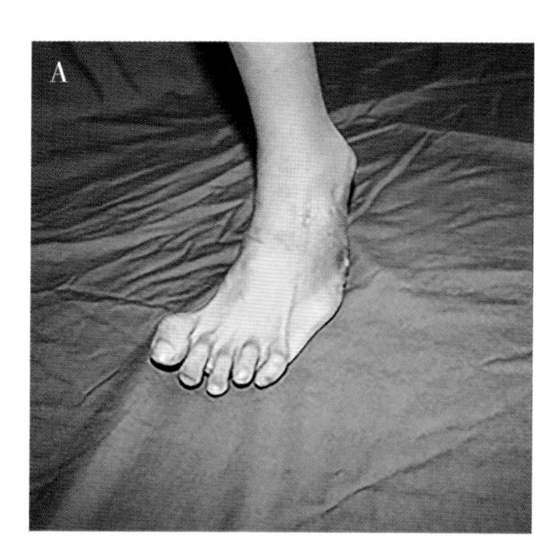

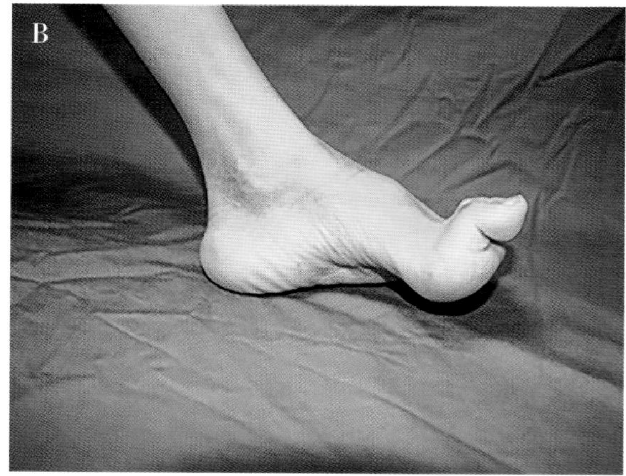

图 3-71　单纯性高弓足的典型外观特征

A. 正面观察有前足内旋；B. 内侧面观察显示足弓升高和第一跖骨降低。

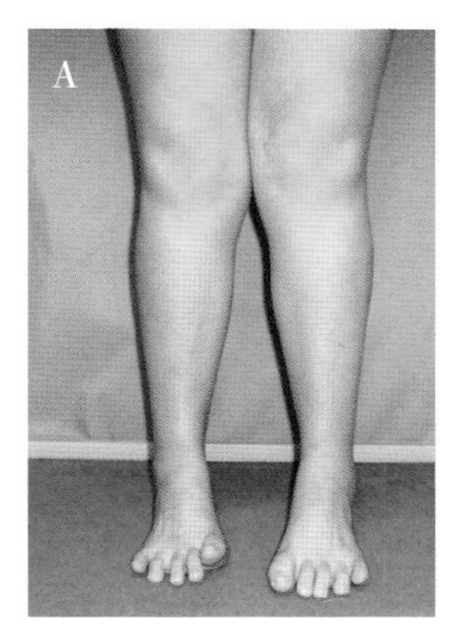

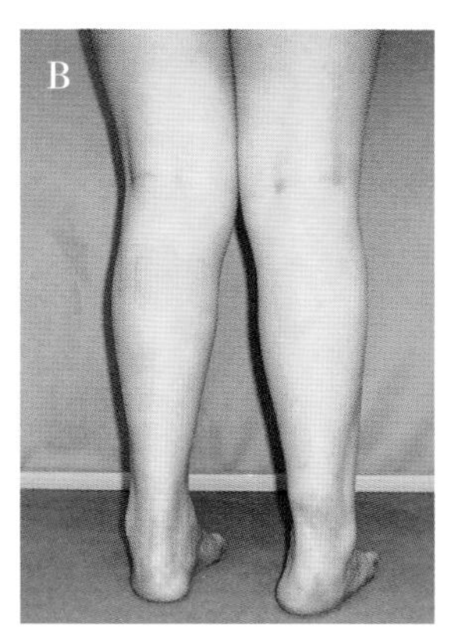

图 3-72　双侧高弓内翻足的外观特征

从前方观察可见足弓内侧纵弓升高，第一跖骨头跖侧软组织肥厚（A）。从后方观察，双侧跟骨明显内翻，前足也有内向旋转（B）。

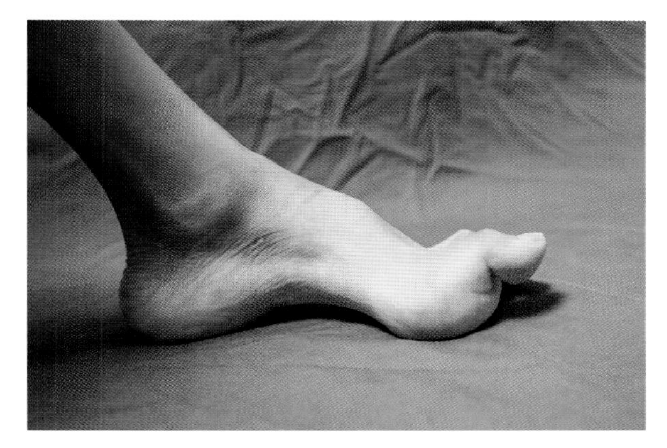

图 3-73　高弓内翻足的典型爪状趾畸形

其第一～五趾的跖趾关节背伸和近端趾间关节背伸畸形。

踝部慢性疼痛和足底胼胝体形成及疼痛，是高弓足或高弓内翻足比较常见的症状与体征。踝部疼痛是因踝关节继发性不稳定，容易发生扭伤的结果。高弓内翻足的胼胝体主要位于足底外侧缘和第五跖骨基底处，单纯性高弓足的胼胝体则位于第一跖骨头的跖侧面。高弓足出现爪形趾畸形，既妨碍穿鞋又容易使足趾背侧受到鞋帮的挤压，形成滑囊炎或皮肤溃疡[16, 19]。

临床检查应该包括足部检查和全身检查，前者旨在确定高弓足的严重程度与类型，后者是为了寻找患者所存在的基础性疾病，以期了解其所患疾病是静止性还是进行性疾病，从而有助于预测治疗结果。足部检查应该在患者坐位、站立状态，观察患足的外观形态与存在的异常。坐位检查包括评估高弓足畸形所累及范围与部位，诸如足弓升高是否伴有前足跖屈、跖趾关节背伸和后足内翻畸形。在高弓内翻足的早期阶段，其后足内翻并不明显，某些学者将其称为隐匿性高弓足畸形（subtle cavus foot）。从足部前方观察，仍看到足跟脂肪垫，被称为足跟脂肪垫窥视征（"peak-a-boo" heel pad，直译是捉迷藏的意思）。足跟脂肪垫窥视征是高弓内翻足的早期体征（图 3-74）[11,20,25]。

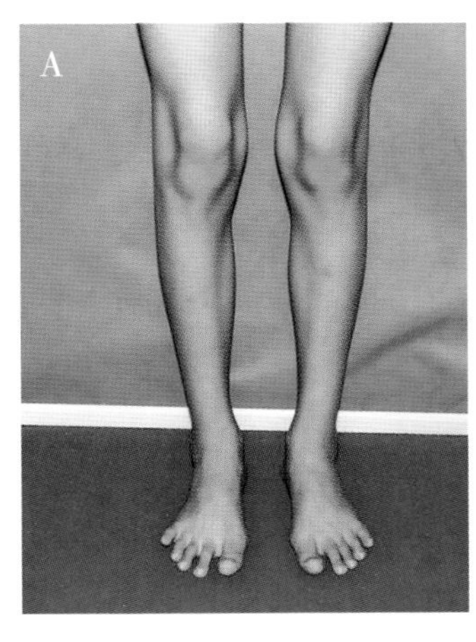

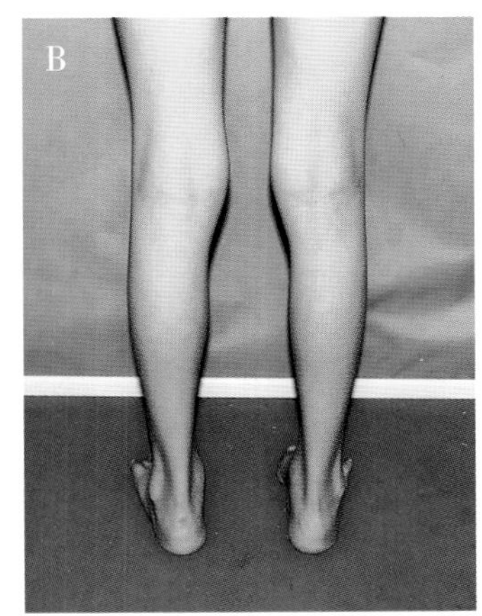

图 3-74　双侧高弓内翻足

从足部前方可见足跟内侧脂肪垫（足跟脂肪垫窥视征阳性，A），提示后足有不明显的内翻。从足部后方观察，其后足只有轻度内翻（B）。

前足跖屈可引发跖骨头向跖侧凸出，某些患儿只有第一跖骨头向足底凸出，另一些患儿可能所有的跖骨头均向足底凸出。如果在患儿仰卧位，膝关节屈曲和跟骨置于中立位时，从足底观察有助于确定前足跖屈及第一跖骨屈曲畸形。检查足底皮肤胼胝和足底压痛点分布，两者通常累及第一跖骨头或第五跖骨头，后足内翻畸形在足底外侧缘也有胼胝体形成。足底结构除了跖筋膜挛缩之外，拇短展肌、拇短屈肌、趾短屈肌及小趾外展肌，也可能发生短缩或挛缩，特别是跖趾关节背伸时，上述结构可呈现弓弦样绷紧[22, 24]。足踝部检查需要测量与记录踝关节、距下关节及跗横关节主动与被动活动范围，测量与记录作用于足踝部肌肉的肌力。注重检查小腿、踝部及足部感觉神经功能状态，特别是痛觉检查尤为重要，因为失去痛觉保护作用将限制矫形手术的选择。

临床特殊试验是临床鉴别柔韧性与僵硬性足部畸形的方法：

1. Coleman 木板试验（wooden block test of Coleman） 是 Coleman 于 1977 年描述用于鉴别柔韧性高弓内翻足和僵硬性高弓内翻足的方法[26]。该试验依据三脚架效应，假定初期高弓足和高弓内翻足，是前足跖屈引发的代偿性跟骨内翻。正常足负重行走时，由足底第一跖骨头、第五跖骨头和跟骨后方三点负重。但在前足僵硬性跖屈畸形时，其站立时可迫使柔韧性后足发生代偿性内翻。Coleman 木板试验操作方法：将厚度 2.5 cm 的长方形木板置于足跟及前足外侧的跖侧面，保持第一趾列和第二趾列处于悬空状态，要求患者用力使其第一跖骨头接触地面或桌面。从后方观察跟骨与小腿后方纵轴线的相互关系。如果跟骨与小腿后方纵向轴线连接为一条直线，抑或跟骨中轴线向外侧倾斜，证明后足是柔韧性内翻畸形（图 3-75），反之，则为后足僵硬性内翻畸形（图 3-76）。

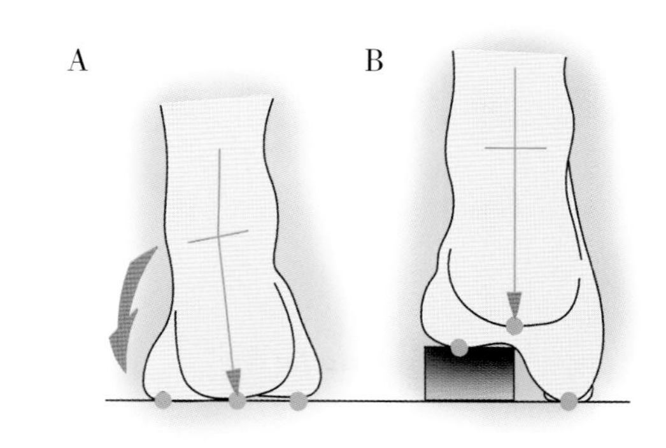

图 3-75　Coleman 木板试验示意图

前足跖屈引发后足内翻（A），前足外侧抬高后，后足内翻完全消失（B），证明是柔韧性高弓内翻足，或者是代偿性后足内翻。

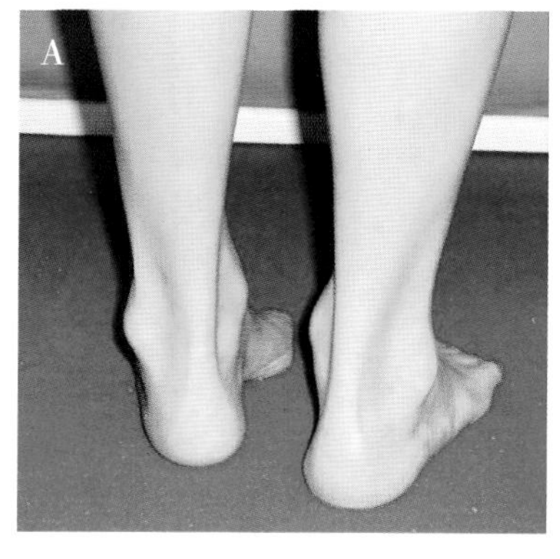

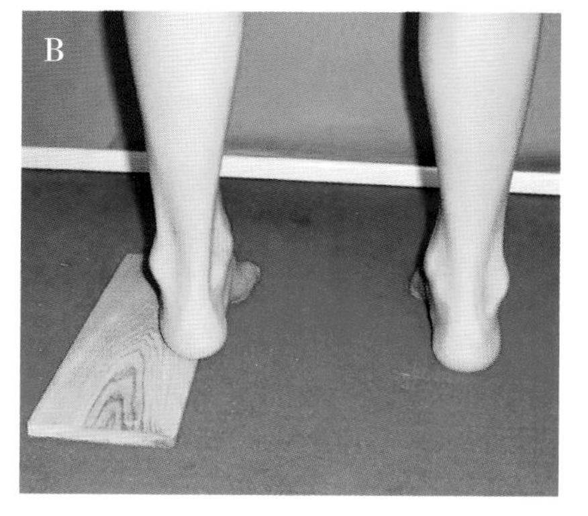

图 3-76　僵硬性高弓内翻畸形（A）

Coleman 木板试验证明其后足仍然处于内翻状态（B）。

2. 跪式试验（kneeling method） 是从足底观察跟骨是否为僵硬性内翻畸形[17]。首先将患者置于跪姿体位，检查者将其前足被动外展，观察跟骨是否发生外翻。如果跟骨未发生外翻，表明跟骨内翻为固定性畸形（图 3-77）[16]。

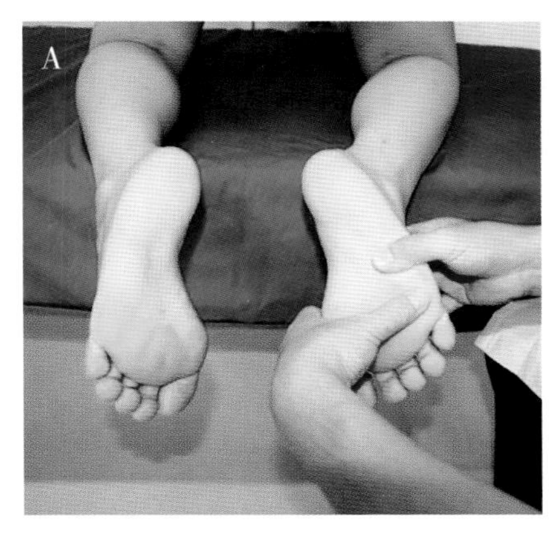

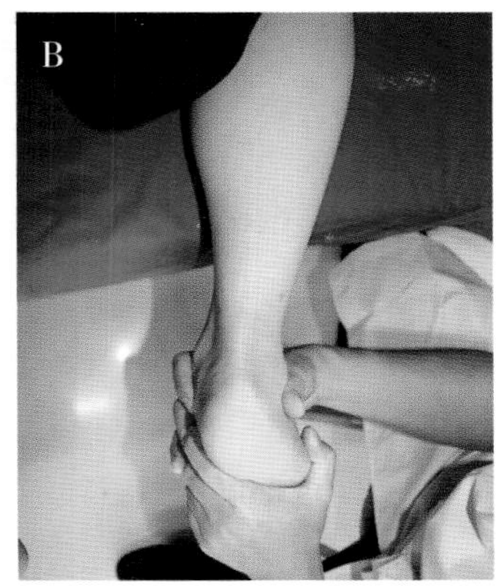

图 3-77 跪式试验

A. 令患者采取跪姿体位；B. 检查者将其前足被动外展，观察跟骨是否发生外翻。如果跟骨并未发生外翻活动，表明是固定性跟骨内翻畸形。

3. 跖骨头抬高试验（Kelikian test） 是确定前足跖屈柔韧程度的可靠方法，将跖骨头从足底托起时，跖筋膜受到牵拉而张力增强，产生跖趾关节过伸畸形（爪形趾）获得矫正，表明是柔韧性跖骨头降低（图 3-78）[20]。

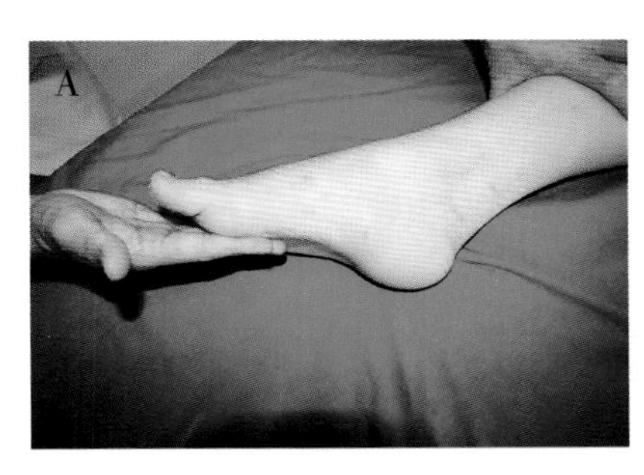

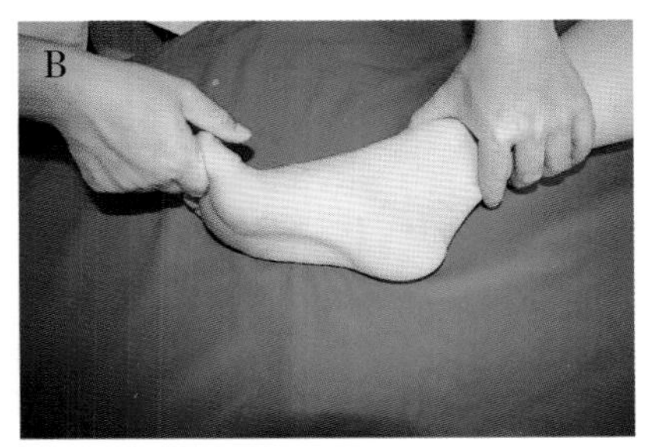

图 3-78 跖骨头抬高试验

将跖骨头从足底托起时，跖筋膜受到牵拉而张力增强。如果跖趾关节过伸畸形（爪形趾）可获得矫正（A），表明是柔韧性跖骨头跖屈，反之则是僵硬性跖骨头跖屈畸形（B）。

全身检查对评价高弓足或高弓内翻足至关重要。许多研究表明，80% 高弓足继发于神经或肌肉等基础疾病。明确发病原因既能及时治疗原发性疾病，还有助于判断和预测治疗结果。例如脊髓栓系综合征所引发的高弓足，早期可能只有单侧高弓足畸形，而排尿急促或遗尿现象并不突出。又如脑瘫儿童罹患高弓足畸形，患儿还有运动功能发育异常的症状与体征。因此，在实施临床系统检查之前，需要仔细询问出生史，了解儿童正常发育标志性事件出现的大致时间，高弓足出现的时间，排便排尿是否异常，以及家族中是否有相似的病例。脊柱和周围神经功能检查，是全身检查的重点内容。前者观察腰骶部是否有簇状毛发、皮肤表浅凹陷和肿块。周围神经功能检查应该检查常规下肢（有时包括上肢）运动、感觉、肌张力、肌力及肌腱反射之外，还应注意是否存在肌肉萎缩。CMT 通常有明显的小腿肌肉萎缩，严重者变细的小腿与相对正常大腿对比鲜明，形似鹳鸟下肢，因此称为鹳肢（stork's leg）样外观。感觉异常以震动觉、位置觉和运动觉等深感觉减退为主要改变，其痛觉减退则不明显。而脑性瘫痪和脊髓疾病通常有腱反射亢进，肌张力增高，病理反射阳性。弗里德赖希共济失调除了腱反射减弱，还有共济失调体征和构音障碍。下肢肌力测定应该常规测定胫前肌、胫后肌、腓骨长肌及短肌，以及小腿三头肌的肌力，这对选择治疗方法具有至关重要的作用，因为重建足部肌力平衡，是治疗本病重要的组成部分，只有肌力达到4级的肌肉，方可作为备选移位的肌肉[23, 24, 27]。

五、影像学检查

（一）X线检查

应该常规摄取站立时正位与侧位X线片，分别测量某些参数，既有助于柔韧性高弓足与僵硬性高弓内翻足的鉴别诊断，也是确定高弓内翻足畸形顶点所在部位及其严重程度的工具，为选择治疗方法提供可靠的证据[27-29]。

1. 在足负重侧位X线片上需要测量的参数

（1）胫骨-跟骨角（图3-79）：胫骨远端1/3的中轴线与跟骨跖侧缘平行线所形成的夹角，其正常值平均69°（44°～86°）。该角度愈大提示后足跖屈愈加严重。

（2）距骨-跟骨角（图3-79）：距骨头及颈部中轴线与跟骨结节跖侧缘及跟骰关节跖侧缘形成的夹角，称为距骨-跟骨角，其正常值平均49°（36°～61°）。该角减少表明后足内翻，反之则提示后足外翻。

（3）距骨-第一跖骨角（meary angle）：距骨头及颈部中轴线与第一跖骨中轴线相交，形成距骨-第一跖骨角，其正常值为0°～5°（图3-79）。文献上将第一跖骨背伸时所测量的角度定义为正值（例如扁平足），反之为负值。高弓足都有明显的跖骨跖屈畸形，以负值表示该角的改变，例如-30°表明前足特别是第一跖骨有30°跖屈畸形。

（4）跟骨背伸角：跟骨结节跖侧缘与跟骰关节跖侧缘的连接线，与足底水平线相交形成的夹角，其正常值范围介于21.0°～29.0°（图3-80）。该角度＞30°提示跟骨有严重背伸畸形，又称跟性高弓足。

（5）跟骨-第一跖骨角（Hibb′s angle）：跟骨结节跖侧缘与跟骰关节跖侧缘的连接线，与第一跖骨中轴线形成的角度，其正常值范围介于121.5°～132.5°。此角增大是评价高弓足的可靠参数（图3-81、图3-82）。

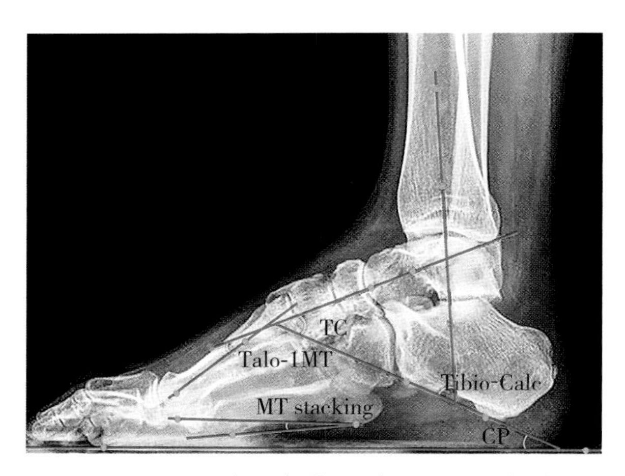

图3-79 足负重侧位X线片测量的参数

距骨-第一跖骨角（Talo-1MT）、距骨-跟骨角（TC）、胫骨-跟骨角（Tibio-Calc）、跖骨堆砌角（MT-Staking）（正常值为10°±7°）。

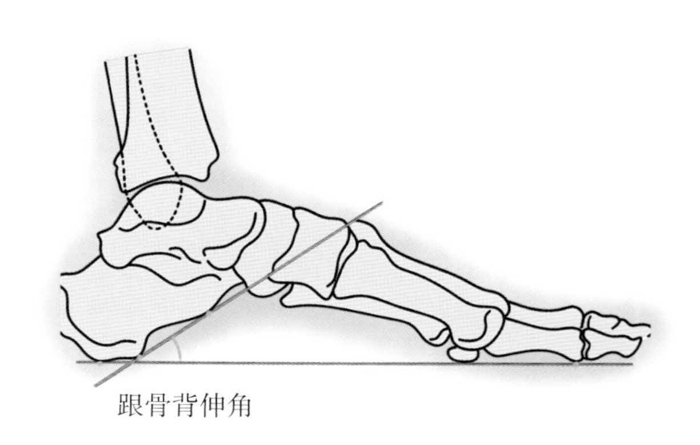

图3-80 跟骨背伸角的测量方法

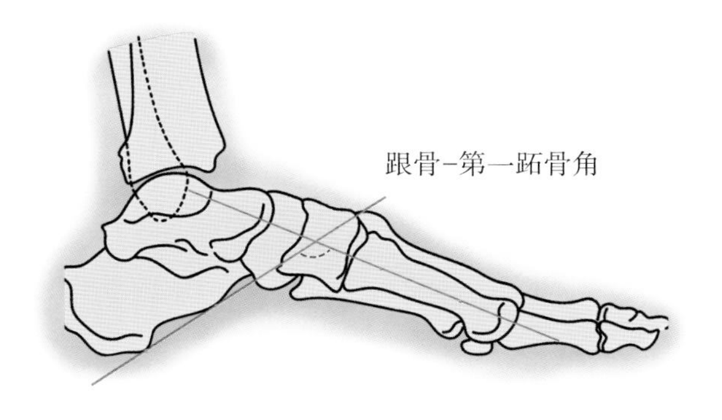

图 3-81 跟骨-第一跖骨角的测量方法

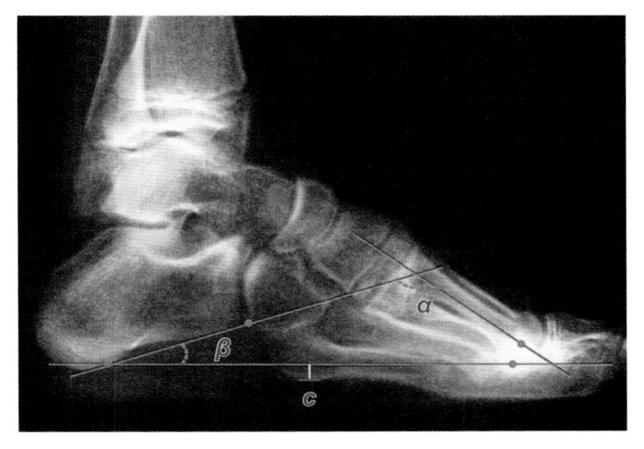

图 3-82 足负重侧位 X 线片

α 为跟骨-第一跖骨角；β 为跟骨背伸角；c 为第五跖骨基底与足底水平线距离。第一跖骨基底位于足底水平线下方（负值），表明前足外旋畸形。

（6）第五跖骨基底与足底水平线距离：用于测量前足外旋程度（图 3-82）。第五跖骨基底位于足底水平线下方（负值），表明前足外旋畸形，行走时由足部外侧缘负重。有学者测量跖骨堆砌角（metatarsal stacking angle，MT-Staking），评价前足外旋或内旋的程度（正常值为 10°±7°，图 3-79）。

2. 在负重时位正位 X 线片需要测量的参数

（1）距骨-跟骨角：距骨中轴线与跟骨中轴线形成的夹角，其正常值＞25°。此角减少表明后足内翻（图 3-83）。

（2）距骨-第一跖骨角：距骨中轴线与第一跖骨中轴线形成的夹角，其正常值为 13°±7.5°。该角度降低表明前足内收畸形（图 3-83）。

3. 脊柱 X 线检查 通常需要进行全脊柱 X 线检查，旨在除外或确定可能存在神经管闭合不全、腰骶部椎管脂肪瘤，以及脊柱侧凸。

（二）CT 扫描或 MRI 扫描

某些高弓内翻足是脊髓纵裂、脊髓脂肪瘤及脊髓综合征的主要临床表现。单侧高弓足或高弓内翻足畸形，更需高度警惕脊髓疾病所致[30, 31]。如果临床常规体格检查时，发现腰骶部有皮肤凹陷，皮下软组织肿块，异常毛发生长，脊柱侧凸畸形，通常需要进行 CT 扫描或 MRI 扫描，以便及时地确定诊断或排除诊断。除此之外，CT 扫描三维重建能够更清楚显示第一跖骨跖屈和后足内翻严重程度（图 3-84）[22]。MRI 扫描却有助于确定 CMT 肌肉受累范围。正常肌肉在 MRI 扫描 T_1 加权图像表现为低信号和中等信号，而失神经支配的肌肉被脂肪组

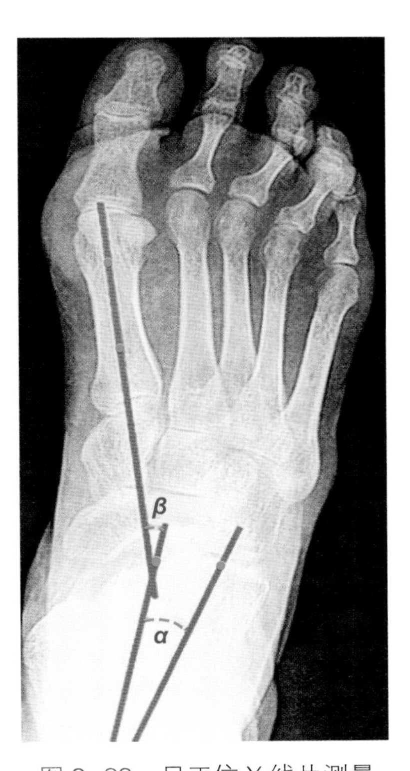

图 3-83 足正位 X 线片测量

（1）距骨-跟骨角：距骨中轴线与跟骨中轴线形成的夹角（α），其正常值＞25°。此角减少表明后足内翻。（2）距骨-第一跖骨角：距骨中轴线与第一跖骨中轴线形成的夹角（β），其正常值为 13±7.5°。此角减少表明前足内收。

织所替代，则表现为高信号。Tynan 探讨 CMT 的 MRI 扫描信号改变，发现足底内在肌、胫前肌和腓骨短肌，最早出现脂肪浸润信号，而小腿后方肌群则是最后发生失神经改变[15]。

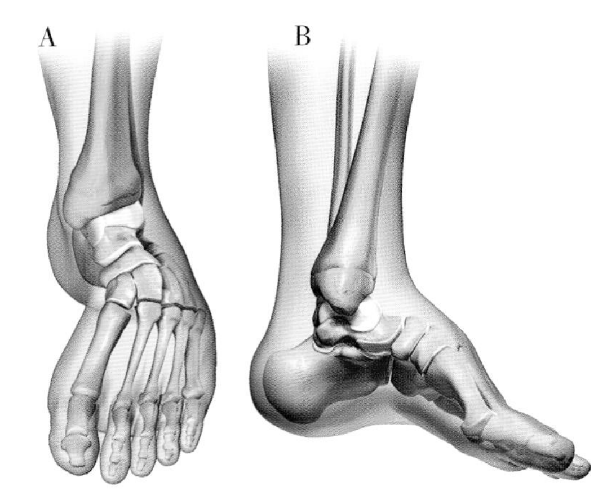

图 3-84　CT 扫描三维重建图像

正位图像显示前足内收和后足内翻（A），侧位图像显示第一跖骨跖屈、跟骨内翻，足内侧纵弓升高，其足弓顶点舟楔关节（B）。

（三）肌电图检查

儿童高弓足畸形多数继发于周围神经或脊神经病变，其中以遗传性运动感觉神经病（hereditary sensorimotor neuropathy，HSMN）最为多见，患者早期往往只有高弓足或高弓内翻足畸形，而没有其他明显的临床表现。所以，周围神经传导速率、肌电图检查，是诊断高弓足的原发性疾病不可或缺的项目[14, 32]。周围神经根型病变的病理改变，可为髓鞘变性脱失和神经轴突变性（wallerian axonal degeneration）两种类型，前者在肌电图检查可发现运动神经传导速度（motor nerve conduction velocity，MCV）和感觉神经传导速度（sensory nerve conduction velocity，SCV。正常神经传导速率为 50～70 m/s）下降，但没有肌肉失神经支配的改变。神经轴突变性的肌电图检查，可发现肌肉失神经支配的电生理改变，主要有正向锐波、纤颤电位和束颤电位。神经传导速率和肌电图检查证实，只有髓鞘变性脱失而无肌肉失神经支配改变者，预示其有更好的远期结果。

六、诊断与鉴别诊断

患者具备以下临床与 X 线特征，则强烈支持高弓足或高弓内翻足的诊断：

（1）足部内侧纵弓异常升高，行走时由足底外侧负重，进而产生蹒跚步态。

（2）跖骨头，特别是第一跖骨头和第五跖骨头跖面有胼胝体形成，行走时出现跖骨头疼痛。

（3）多数患者还有明显的跟骨内翻。

（4）测量负重时侧位 X 线片的相关参数，例如距骨-第一跖骨角、跟骨-第一跖骨角，以及跟骨背伸角都有明显异常[10, 19]。

鉴别诊断的目的是对其基础疾病做出诊断，因为多种疾病可以引发高弓足或高弓内翻足畸形，换而言之，足部畸形只是这些疾病的主要临床表现之一，各种基础性疾病都有其自身的病理过程与预后，例如罹患脊髓栓系综合征者，高弓足可能是最早出现的异常体征，及时确定诊断，尽早进行脊髓终丝松解，能够防止高弓足进行加重[31]。其次，确定基础性疾病的诊断，对选择治疗方法也具有指导作用，例如 CMT 是最为常见的基础性疾病，自然病程具有缓慢而进行性发展的特征，初期采取软组织手术治疗，通常能够满意地矫正高弓内翻足，但随着患者年龄增长和病程延长，可能出现足畸形的复发[30]。再则，脑性瘫痪是一种静止性疾病，其足部畸形外科矫形治疗后复发率很低[14, 17]。由此可见，对基础性疾病进行鉴别诊断是不可忽视的内容。

七、临床分类

（一）病理解剖学分类

依照X线参数测量确定的受累部位及节段，将本病分为前足型高弓足、高弓内翻足和跟骨型高弓内翻足3种类型[2, 19]。

1. 前足型高弓足 前足相对于后足过度跖屈，特别是第一跖骨过度跖屈，导致足部内侧纵弓升高，而跟骨既无内翻也无过度背伸，文献中将其称为单纯性高弓足或前足型高弓足畸形。临床上多见于特发性或先天性高弓足畸形。在站立时侧位X线检查，通常只有距骨-第一跖骨角增大（图3-85），但跟骨-距骨角，跟骨背伸角，以及跟骨-第一跖骨角，都在正常范围之内。

2. 高弓内翻足 临床上最为多见，通常继发于神经肌肉性疾病，CMT是其中更为多见的基础性疾病。临床上以跖骨特别是第一跖骨跖屈、爪形趾和跟骨内翻为特征。测量站立时侧位X线参数，其距骨-第一跖骨角、跟骨-第一跖骨角、距骨-跟骨角和跟骨背伸角，都有明显异常增高（图3-86）。足部负重时正位X线显示跟骨-距骨角＜20°，表明跟骨有明显的内翻畸形。

3. 跟骨型高弓内翻足 临床上相当少见，多为小腿三头肌肌力减弱或完全麻痹，产生跟骨过度背伸，其基础性疾病包括脊髓灰质炎、高位脊髓脊膜膨出，或者继发于脑瘫性足部跖屈畸形跟腱延长术后。在足部负重侧位X线片，显示跟骨背伸角＞30°，跟骨-距骨角＞45°，跟骨还有不同程度的内翻畸形（图3-87）。

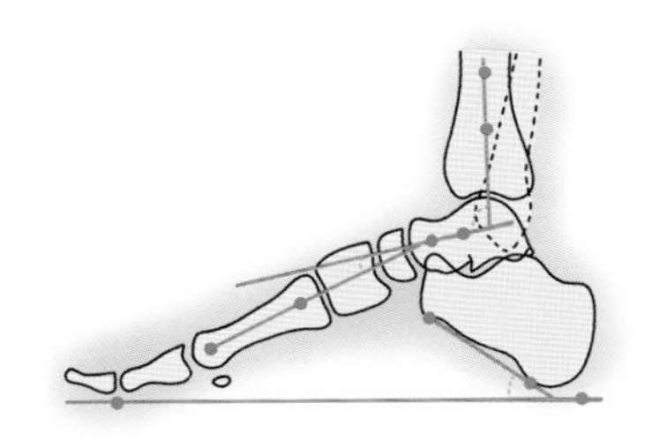

图3-85　前足型高弓足

距骨-第一跖骨角增大，但跟骨背伸角基本正常。

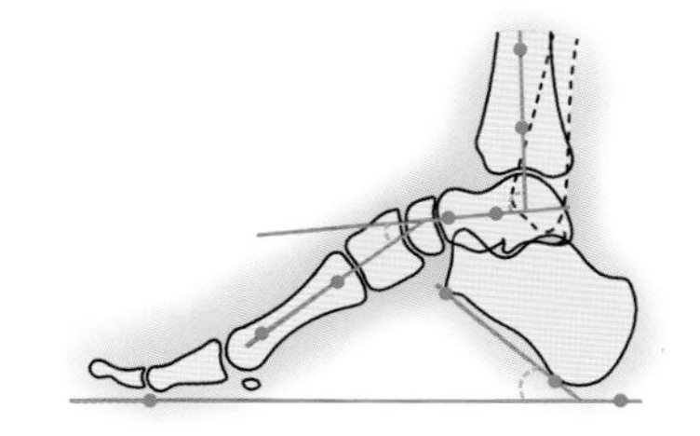

图3-86　高弓内翻足

距骨-第一跖骨角和跟骨背伸角都明显增大。

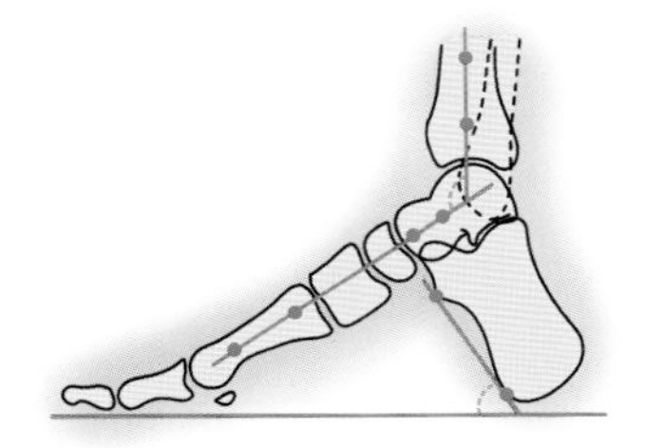

图3-87　跟骨型高弓足

跟骨背伸角增大，但距骨-第一跖骨角正常。

（二）病理生理学分类

一般从临床检查和临床特殊试验的结果，将本病又分为柔韧性高弓足和僵硬性高弓内翻足两种类型，既有助于评价高弓足畸形的严重程度，也为选择治疗方法提供依据。前者通过医生手法被动活动检查，或经临床特殊试验，使前足跖屈、后足内翻畸形获得明显改善。例如医生用其手指，从足底向足背侧托起跖骨头，模拟患足负重的姿势或体位，可使足部纵弓明显下降（图3-77、图3-78），或经木板试验，证明其后足内翻获得完全矫正（图3-75）。僵硬性高弓足因软组织挛缩，足部多个关节发生了适应性改变，上述方法对其结构异常者，不能产生任何改变[10, 20, 26, 33]。

八、治疗与预后

儿童高弓足或高弓内翻足是一组神经疾病中的主要表现之一，具有起病隐匿、缓慢及逐渐加重的特征。通常因步态笨拙、跖骨头疼痛，足底胼胝体形成，或者穿鞋困难等诸多问题，引起家长关注和寻求治疗。

（一）治疗目标

首先，矫正高弓内翻足的所有畸形，实现足底均匀负重，消除胼胝体形成，改善足踝关节的功能活动，恢复正常或接近正常的步态。

其次，重建肌力平衡，削弱或消除引发畸形的足部内肌或足部外肌的肌力，增强对抗引发畸形的肌肉肌力，防止畸形复发，期望患儿即使进入成年期，其足部畸形也不至于发展为严重而僵硬的畸形，以及由其促发的骨关节炎。

为了实现上述目标，在制订治疗计划时，应该依照患者的年龄，基于临床检查与 X 线测量结果，对患足受累节段及严重程度做出恰当的分类，例如是单纯性高弓足还是高弓内翻足畸形，对高弓足或高弓内翻足畸形部位做出判断。继之，确定患足是柔韧型还是僵硬型高弓内翻足。综合考虑这些因素，制订相对合理的方案，选择适当的治疗方法。在医学文献中，有关高弓足的临床论著非常丰富，治疗方法也相当繁杂，提示本病的异质性、个体差异性，以及治疗结果不确定性，都是值得仔细斟酌、反复权衡的问题[1, 3, 33-35]。尽管本病通常需要手术治疗，在疾病早期阶段，采取非手术治疗，能够有效地缓解足部疼痛，改善步态，推迟手术治疗年龄。

（二）非手术治疗

关于非手术治疗儿童高弓足畸形的作用，尚未形成共识。某些学者认为矫形鞋垫、矫形支具等非手术方法，对儿童高弓足、高弓内翻足畸形既没有矫形作用，也不具有防止畸形进行性加重的自然病程[36, 37]。另有学者却在临床观察中发现，采取物理治疗、定制的特殊鞋垫，以及使用矫形支具等非手术治疗方法，对柔韧性后足内翻的单纯性高弓足，具有延缓后足发生固定性内翻畸形的作用。尽管非手术治疗的作用尚存争论，非手术治疗年幼儿童或者柔韧型高弓足畸形，有助于消除跖骨头疼痛，改善步态，以及缓解因步态异常所引发的疲劳等，则是无须质疑的事实[38-40]。

Manoli[39]研发一项享有专利的高弓足矫形鞋（图 3-88），足跟部垫高以降低腓肠肌的张力，在第一跖骨头处有与跖骨头跖屈畸形相适应的隐窝，允许第一列跖骨及趾骨保持跖屈状态，保持后足适当的外翻。另从第一足趾隐窝开始，向足外侧缘呈现楔形增高，实际上降低了足部内侧纵弓高度，从而产生后足外翻的作用。足踝矫形支具也是辅助治疗高弓内翻足的常用方法，既有助于改善足背伸肌力减弱所致的前足跖屈畸形，也能保持后足适当的外翻（图 3-89）。

迄今，在文献中只检索到一组非手术治疗儿童高弓内翻足的研究报道。Rampal[40]采取矫形石膏和夜用矫形支具，治疗 23 例 35 足神经源性高弓内翻足，其中 24 足（69%）被诊断为 CMT 病。治疗时年龄平均 8.8 岁（5～15 岁）。治疗方案包括应用两次解除扭转的小腿行走石膏固定，每次持续 3 周。所谓解除扭转石膏（untwisting cast），是保持踝关节背伸至中立位 0°，将前足外旋和后足内旋的位置固定。解除石膏固定后，使用夜用解除扭转支具固定，直到骨骼

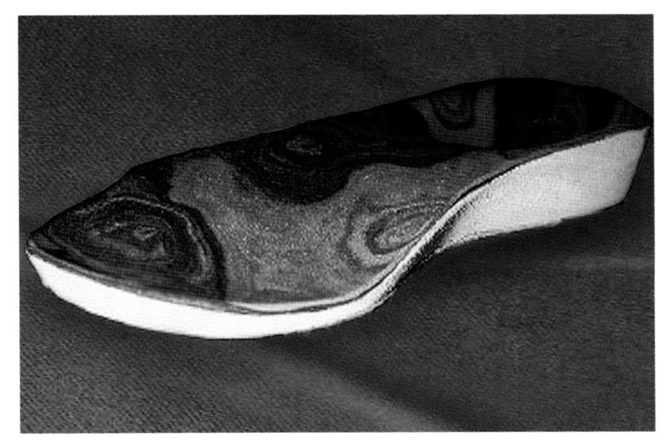

图 3-88　矫形鞋垫的结构特征

第一跖骨头处形成隐窝，前足外侧楔形增高，足跟平行垫高。

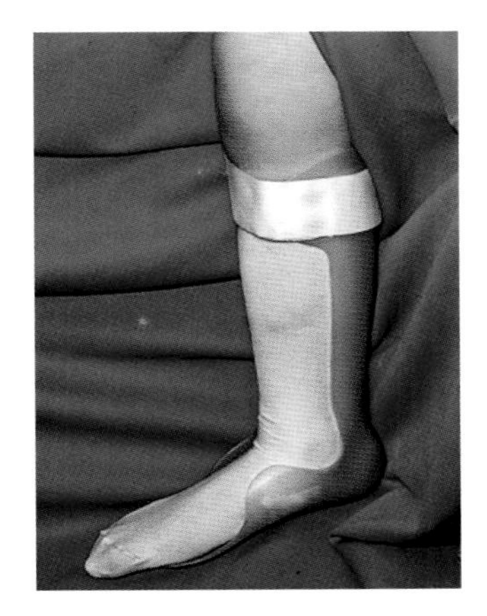

图 3-89　足踝矫形支具

具有保持后足外翻，踝关节背伸 90°，以及前足外旋的足踝支具。

发育成熟。该组随访时间平均 4.5 年（1～12 年），最后随访时，患者年龄平均 13.5 岁（11～20 岁）。应用临床与 X 线参数评价，23 足（66%）获得优级和良级结果，其跟骨内翻完全矫正或有轻度外翻，X 线侧位距骨-第一跖骨角由治疗前平均为 16°（12°～30°），下降至最后随访 7.5°（0°～28°）。12 足因为依从性较差被评定可级和差级结果。最后随访时，10 足（29%）不需要手术治疗，另 10 足（29%）于治疗后 4.5 年需要手术治疗。开始治疗年龄较小和使用夜用支具依从性差者，是影响治疗结果的两个因素，但高弓内翻足的严重程度，却不是影响因素。该作者由此做出下述结论：非手术方法能够有效矫正神经源性高弓内翻足，50% 病例可避免手术治疗，另 50% 却可推迟手术治疗时间。

（三）手术治疗

手术治疗是矫正儿童高弓足或高弓内翻足畸形的基本方法。只有选择适当的手术方式，才能实现矫正高弓内翻足所有畸形，保留足踝关节功能活动，保持足底均衡负重行走的治疗目标[38,35,42,43]。由于儿童高弓足或高弓内翻足受累节段与范围，畸形的严重程度，以及病理基础等方面都存在很多差异，为了满足个体化治疗原则的要求，追求获得更为理想的治疗结果，矫形外科医生已经开展或创新了举不胜举的手术技术。手术方式越多，间接表明高弓内翻足畸形异质性越强，手术治疗的不确定性也愈加明显。

Mosca[41] 将临床普遍应用的手术方法，从整体上分成 4 个类别：①软组织松解与肌腱移位重建肌力平衡，治疗柔韧型高弓足。②楔骨或跖骨近端截骨与软组织松解及肌腱移位，矫正前足固定性跖屈和柔韧性后足内翻畸形。③楔骨或跖骨截骨与跟骨截骨联合手术，矫正前足固定性跖屈或僵硬型高弓内翻足。④中跗骨 V 形和穹顶状截骨，以及三关节固定，治疗更为复杂的高弓内翻足，后者以牺牲某些关节结构和足部长度为代价，也被称为补救性手术方法。

面对如此众多的手术技术，如何做出恰当的选择，究竟哪种治疗技术更适合治疗某一具体病例，对临床医生是一种不可回避的挑战。多数学者主张在选择治疗技术时，应该遵循下述原则：①首先考虑手术时年龄，因为年龄越小，其复发的可能性越大。②高弓足或高弓内翻足畸形累及足部节段和严重程度，特别需要界定是单纯型高弓足，还是高弓内翻足畸形，是柔韧型还是僵硬型高弓内翻足，上述因素是选择手术方式的主要依据。③基础性疾病的性质，某些基础性疾病是一种进行疾病，例如 CMT，是判断远期疗效的重要因素[24, 38, 43, 44]。

Mosca[41]建议尽可能选择①类和②类手术方法，而将③类和④类手术视为二线治疗的选择。然而，绝大多数病例需要采取软组织与跗骨截骨联合手术，才能获得矫正畸形，重建肌力平衡的治疗目标。

为了增强可操作性与借鉴作用，本节依照基本的手术操作，定向矫正足部某个节段畸形为治疗目标，将高弓足和高弓内翻足手术方式分成下述 4 个类别，尽可能详尽描述手术适应证和手术操作，以及可能出现的并发症。

1. 软组织松解与肌腱移位 早在 20 世纪 90 年代之前，多数学者倡导选择软组织松解或一期进行肌腱移位，以治疗前足型高弓足。Sherman 于 1981 年描述软组织松解治疗高弓足的治疗结果[44]。该作者认为，跖筋膜、拇趾外展肌、趾短屈肌和小趾外展肌挛缩，是产生前足内收、足部内侧纵弓升高和后足内翻畸形的主要因素。该作者采取跖筋膜松解与拇趾外展肌、趾短屈肌和小趾外展肌松解，治疗 47 例 54 足。术后在前足外展和后足外翻的位置，用小腿石膏固定。每 2 周更换一次行走石膏，多数病例需要 8 次石膏固定。手术时年龄平均 12.4 岁。术后随访 3 年时，51 足（94%）获得满意的结果。该作者提出术后早期不会发生显著改善，依靠石膏施加纵向和内侧牵伸力量，逐渐矫正中足和后足关节囊及韧带挛缩。但是，这组病例多数是脊髓灰质炎，或者是先天性马蹄内翻足遗留高弓足畸形。

Vlachou[45]选择跖筋膜松解、趾长伸肌移位和拇长伸肌腱固定，后者旨在稳定趾间关节，代替趾间关节融合的方法，治疗高弓足 19 例 23 足。男性与女性分别为 7 例和 12 例，手术时年龄平均 12 岁（6～21 岁）。原发性疾病包括脑瘫性高弓内翻足、CMT、脊髓栓系综合征等神经肌肉性疾病。手术指征包括：年龄＞ 6 岁，侧位 X 线片测量距骨-第一跖骨角＜ 40°，趾长屈肌肌力≥ 4 级，Kelikian 试验证明前足跖屈可被动矫正，或者站立时跖趾关节背伸畸形减轻或消失，但跨越期又出现跖趾关节背伸畸形，而 Coleman 木板试验证明后足柔韧性内翻。采取下述评价标准，将治疗结果分为：优级，足部疼痛消失，足部内侧纵弓下降至正常，爪形趾获得矫正，踝关节活动范围接近正常，或有显著改善；满意，临床症状明显改善，但遗留有某些畸形，功能活动仍然受到某种限制；不满意，遗留足部内侧纵弓升高或爪形趾，足底胼胝体形成和穿鞋困难。随访时间介于 2～17 年。最后随访时，优级 11 足（47.8%），满意 9 足（39.2%），只有 3 足（13.0%）不满意。优级和满意 20 足（87.0%），18 足爪形趾完全矫正，19 足踝关节活动范围明显改善，距骨-第一跖骨角由术前平均 15°（0° ～34° ）下降至术后平均 3°（1° ～22° ）。然而，多数病例需要实施辅助性手术，对评价治疗结果增加了某些不确定因素。因此，跖筋膜松解和趾长肌腱移位的矫形作用，值得讨论和质疑。

Azmaipairashvili[30]描述跖筋膜松解和胫后肌移位至骰骨背侧，治疗儿童高弓内翻足 25 例 41 足，其中只有 5 例 9 足木板试验阳性，前足跖屈也可被动矫正。25 例均是继发于 CMT。手术时年龄平均 14.1 岁（5.2～15.5 岁），术后随访时间平均 17.3 年（12.7～20.9 年）。最后随访时，X 线测量侧位距骨-第一跖骨角、跟骨-第一跖骨角、第五跖骨基底与足底水平面距离，手术前后没有明显改变，表明足部内侧纵弓并没有明显降低，前足仍存在内旋问题，但足部疼痛却有明显改善。该作者认为，柔韧性前足跖屈和足内侧纵弓升高，但后足没有内翻者，适用于跖筋膜松解和胫后肌移位。

Boffeli[46]报道跖筋膜松解、腓骨长肌移位和趾长伸肌移位，治疗 2 例继发于 CMT 的高弓足畸形，术后分别随访 4 年和 9 年。患足疼痛和第五跖骨基底复发性皮肤溃疡消失。该作者将其称为微创手术，适用于柔韧性前足型高弓足的治疗。

【手术适应证】

患者足部内侧纵弓异常增高，并有跖骨过度跖屈、爪状趾畸形；跖骨头抬高试验产生足内侧纵弓降低，其跖趾关节过伸畸形也明显改善；跟腱虽有挛缩，但跟骨没有内翻畸形[45，46]；手术年龄没有严格限制，Azmaipairashvili 建议手术时年龄< 12 岁[30]。

【手术操作】

①将患者置于仰卧位，手术侧臀部垫高。在大腿近端系缚无菌止血带。常规进行下肢皮肤消毒与无菌手术单保护。

②跖筋膜或跖侧软组织松解：于跟骨内侧缘作 2 cm 纵向切口，切开皮肤后显露跖筋膜。在保持踝关节与跖趾关节背伸体位时，将跖筋膜横行切断（图 3-90），直至达到其深面肌肉的表面，以矫正第一跖骨跖屈畸形。假若切断跖筋膜后，仍不能满意地矫正跖骨头下降，可考虑实施跖侧软组织彻底松解（即 Steindler 手术），使用骨膜剥离器将拇短展肌、趾短屈肌、跖方肌及小趾展肌，从跟骨跖面的内侧结节进行骨膜外剥离，再向足趾方向推移。此时将跖骨头推向背侧，可见足跖侧面软组织呈现松弛现象[44，45，47]。

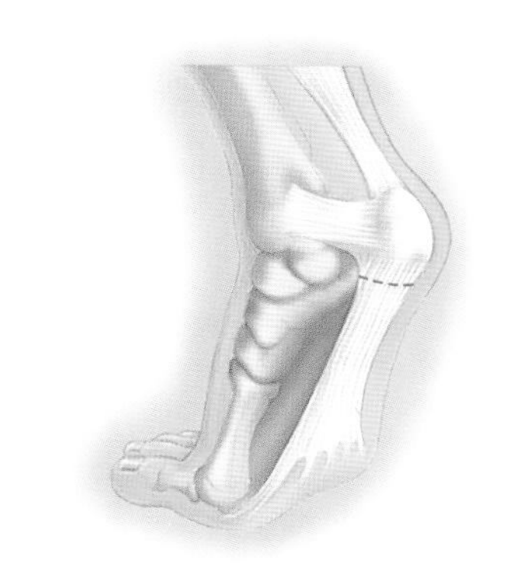

图 3-90　跖筋膜松解示意图

③腓骨长肌移位至腓骨短肌：于外踝前下方作斜行切口，起于外踝下方，向足趾及足底方向斜向延伸，止于跟骨外侧面腓骨结节。切开皮肤与腓骨长级及短肌腱鞘，将骨膜剥离器置于其深面（图 3-91A），用不可吸收缝线，将腓骨长肌腱与腓骨短肌腱进行侧方与侧方重叠缝合（图 3-91B），使用 Krackow 锁边缝合技术以保证更好地愈合。继之，在肌腱缝合的远端，即相当第五跖骨基底近端切断腓骨长肌腱[46-48]。

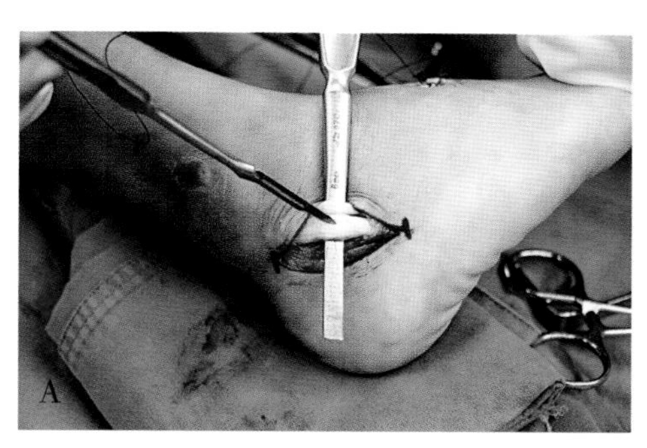

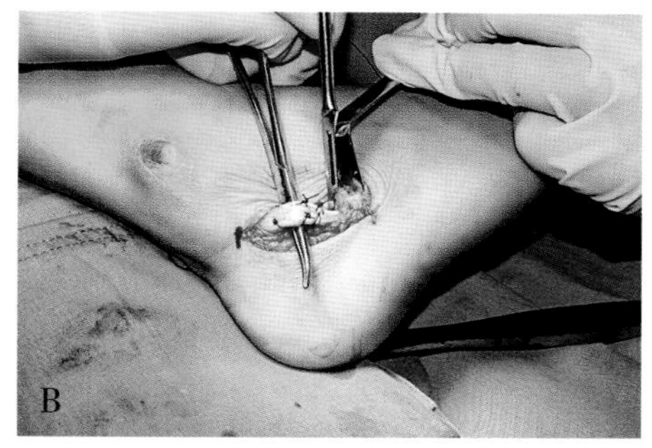

图 3-91　腓骨长肌移位至腓骨短肌

A 图显露腓骨长短肌腱后，将腓骨短肌腱（PB）与腓骨长肌腱（PL）侧方与侧方重叠缝合，再将腓骨短肌腱横行切断（B）。

④胫后肌腱移位至骰骨背侧：在舟骨内侧做纵行皮肤切口，尽可能从舟骨的跖侧切断胫后肌腱止点，并在末端缝合 1 号不可吸收牵引线；于踝关节上方 10 cm 左右、小腿内后侧作第 2 个纵向皮肤切口，将胫后肌腱抽入切口内（图 3-92）；第 3 个皮肤切口位于胫骨前外侧、踝关节上方 10 cm 左右。切开皮肤和深筋膜，分离胫前肌与趾长伸肌间隙，采取卵圆形切除小腿骨间膜，以形成椭圆形窗口。术者使用长弯止血钳，经皮下脂肪隧道和骨间膜窗，将胫后肌腱抽

入第 3 个切口；然后，在足背骰骨表面做第 4 个皮肤切口，切开皮肤和深筋膜，十字形切开骰骨背侧骨膜。用直径 3.5 mm 的骨钻，从骰骨背侧向足底预制骨孔。将胫后肌腱经皮下脂肪隧道、伸肌支持带的浅面或深面（图 3-93），引入骰骨预制骨孔，再将肌腱牵引线从足底皮肤穿出。此时，把牵引线穿入纽扣作为足底皮肤的保护垫。最后，在保持踝关节背伸 90° 时，拉紧牵引线后打结固定[30, 48]。

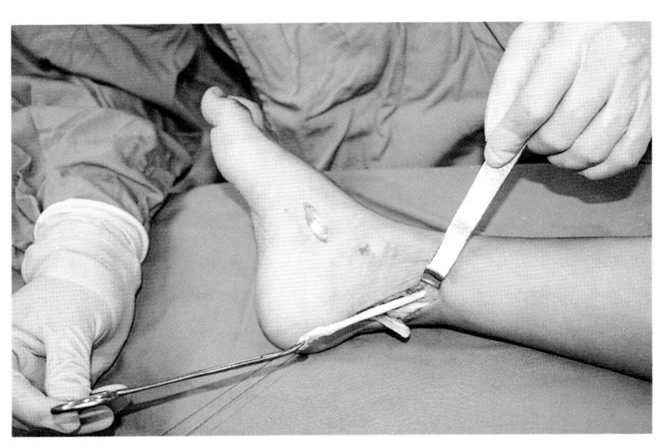

图 3-92　胫后肌腱的显露

从舟骨跖侧切断胫后肌腱后，将胫后肌腱拉入小腿后侧切口。

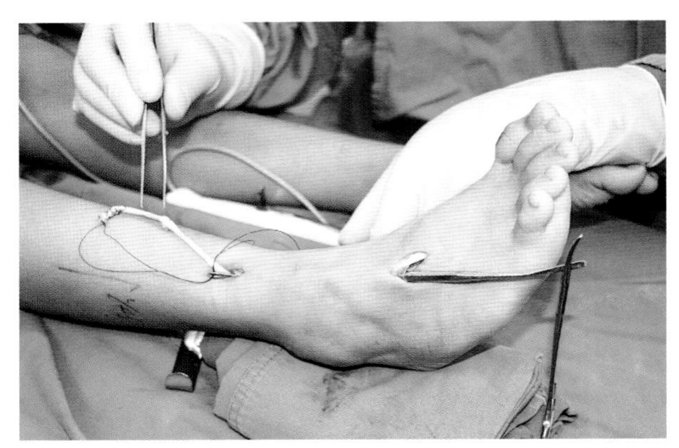

图 3-93　胫后肌腱的移位

将胫后肌腱经皮下脂肪隧道，拉入足背切口。

⑤拇长伸肌腱移位至第一跖骨颈与趾间关节肌腱固定（Jones 手术）：沿着拇趾背侧中线作一纵行切口，以显露拇长伸肌腱、跖趾关节及趾间关节。锐性解剖拇长伸肌腱，将其在跖趾关节远端横行切断。将该肌腱缝合牵引线并向近端牵拉，显露跖趾关节和趾间关节。继之，用直径为 2.5 cm 的骨钻于跖骨颈处钻 1 个横行骨孔，把拇长伸肌腱穿入跖骨颈预制骨孔（图 3-94）。此时，从足底将第一跖骨头向背侧托起，以矫正第一跖骨跖屈畸形。在保持适当张力的条件下，将拇长伸肌腱远端与其近端进行自身缝合。为了更确实地将拇长伸肌腱固定，也有医生使用界面螺钉技术进行肌腱固定。最后，将已经切断的拇长伸肌腱远端，与拇短伸肌腱编织缝合，以维持趾间关节的稳定。另有学者选择拇长伸肌腱劈开移位，将其劈开大致相等的两半，只用其中半个肌腱穿过跖骨颈预制骨孔，通过悬吊跖骨颈而发挥矫正跖屈畸形的作用，保留另一半肌腱完整，则有助于保持趾间关节的稳定[47, 48]。

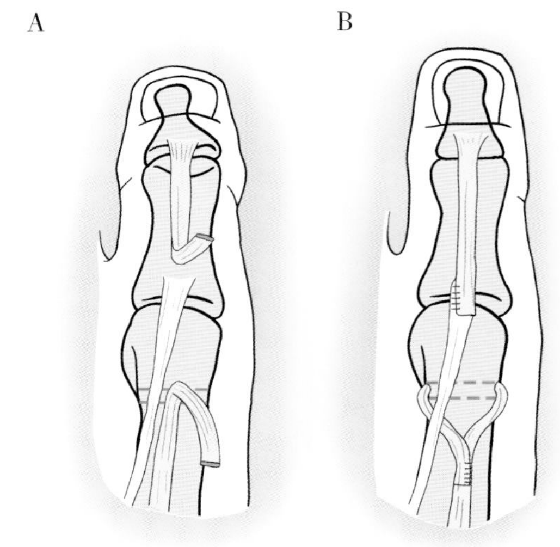

图 3-94　拇长伸肌腱移位至第一跖骨颈与肌腱固定方法示意图

【术后处理】

常规缝合皮肤切口后，用长腿管型石膏固定，保持膝关节屈曲 60°，踝关节背伸 90°。术后 3 周更换短腿管型石膏固定 3 周，抑或选择可负重行走的小腿管型石膏固定。通常在术后 6 周解除外固定，开始下肢康复训练，包括膝关节、踝关节主动和被动伸屈活动，增强股四头肌、足背伸肌等长和等张收缩训练。此时允许穿戴足踝支具开始行走，术后3个月后可以开始穿鞋行走。

【手术并发症与可能发生的不良结果】

手术并发症少见，可能发生切口愈合缓慢、切口感染。跖侧软组织松解可损伤足底外侧动静脉，产生足底深部血肿，因此强调术中彻底止血。切口周围皮肤感觉减退或不适，通常在3个月后自然消失[48]。

可能发生的不良结果：①肌腱移位时张力过大可产生相应的畸形，例如趾长伸肌腱移位张力过大，可引发足趾背伸畸形，而腓骨长肌移位张力过大，可导致前足过度外展。②高弓内翻足畸形复发是值得重视的不良结果，适应证把握失准和神经疾病进行性加重，是导致畸形复发的两个主要因素。当X线测量距骨-第一跖骨角＞40°，或者第一跖骨跖屈畸形不能被动矫正，即跖骨头抬高试验阴性者，应视为手术禁忌证[46]。对于CMT引发的高弓足畸形，术前需要临床观察6～12个月，证明高弓足畸形或神经疾病仍然保持稳定，方可考虑手术治疗[30]。

2. 跖骨近端伸展截骨与软组织联合手术 应用跖骨近端截骨矫正前足跖屈和内旋畸形，始于19世纪60年代，因为前足僵硬性跖屈畸形比较多见。跖骨近端背侧面闭合性楔形截骨，又称跖骨近端伸展截骨（metatarsal extension osteotomy），具有保留跗横关节和跗跖关节的优点[49，50]。Wang[49]于1977年报道跖筋膜松解与5个跖骨近端杵臼形截骨联合手术，治疗高弓足11例14足。3例继发于弗里德赖希共济失调，3例继发于CMT，1例马蹄内翻足后遗畸形，另2例为特发性高弓足。手术时年龄介于11～30岁，手术后随访时间＞3年。从足部外观形态，胼胝体处疼痛和步态，都有明显改善。12足术后获得满意结果，不妨碍参加日常工作。该作者指出采取5个跖骨近端杵臼形截骨，能够矫正高弓足畸形，保留足部长度和宽度，跗横关节也未受干扰，而且还可能重建足部内在肌和外在肌的肌力平衡。

Watanabe[50]采取软组织松解和跖骨背侧面闭合性楔形截骨，治疗39例50足高弓内翻足。原发性疾病包括先天性高弓足9例18足，CMT 2例，脊髓灰质炎16例16足，先天性马蹄内翻足后遗高弓内翻足7例，创伤后高弓内翻足5例。手术时年龄平均20岁（6～49岁），其中10例年龄＜15岁的儿童组，年龄平均10.7岁；成人组29例，年龄平均28.1岁（18～49岁）。术后随访时间平均15年。依照麻省总医院评分标准，分为足部解剖形态、功能状态和参与社会活动能力（工作或上学）3个范畴。最后随访时，跖骨截骨在6～8周获得愈合，86%病例既没有足部疼痛，也没有胼胝体形成和鞋底异常磨损。但是，1足跖骨截骨延迟愈合，8足跖骨头疼痛，4足遗留后足外翻畸形。该作者认为跖骨截骨具有容易操作和安全可靠的优点，因为跖骨截骨部位的跖侧神经血管和肌腱受到足内在肌妥善保护，而且不进入跗跖关节，因而既不影响关节功能活动，也不产生跖骨短缩问题。

Leeuwesteijn[51]描述第一跖骨近端背侧楔形截骨和软组织联合手术，治疗CMT引发柔韧性高弓内翻足33例52足。手术时年龄平均28.1岁（13～59岁），手术后随访时间平均4.7年（1年1个月至12.8年）。软组织手术包括拇长伸肌移位至胫前肌，趾长伸肌移位至第三腓骨肌或腓骨短肌，腓骨长肌移位至腓骨短肌，以及胫后肌移位至足部背侧。依照是否疼痛、行走功能、使用支具与否，是否还有爪形趾和胼胝体来评价临床结果。随后随访时，5例主诉跖骨胼胝体疼痛，3例因为持续性后足内翻，引发足部外侧缘负重和第五跖骨基底跖侧胼胝体疼痛；2例于第二跖骨头下方形成胼胝体及疼痛，称为转移性跖骨头疼痛（transfer metatarsalgia）；17例术后需要使用矫形支具，另2例术后复发需要进行三关节固定手术。该作者指出，肌腱移位没有出现负面作用，6例胫后肌腱移位至足部背侧，并未发生扁平足，而腓骨长肌移位至腓骨短肌，并未产生增强足部外翻活动。推测肌腱移位有两个作用，除了削弱其引发畸形的作用，还发挥了肌腱固定的作用。该作者认为，第一跖骨截骨与肌腱移位联合手术，治疗前足固定性跖屈畸形，通常能够获得良好的短期和中期结果，多数病例可避免三关节固定手术。

【手术适应证】

前足固定性跖屈畸形，第一跖骨头或第五跖骨基底胼胝形成并疼痛；后足柔韧性内翻，Coleman木板试验证明后足内翻消失；年龄＞12岁者[23, 52]。

【手术操作】

①将患者置于仰卧位，手术侧臀部垫高。在大腿近端系缚无菌止血带。常规进行下肢皮肤消毒与无菌手术单保护。

②软组织手术：首先进行跖筋膜和跖侧软组织松解，然后将腓骨长肌移位至腓骨短肌。如果手术之前检查，确定胫前肌肌力不足3级，应将胫后肌腱经小腿骨间膜，移位至骰骨背侧，以期重建肌力平衡。手术操作参考足底软组织松解与肌腱移位手术。

③跖骨近端背侧楔形截骨：采取第一跖骨背侧纵向切口，起始于内侧楔骨远端，向足趾方向延长，终止于跖趾关节近端。切开皮肤和浅筋膜后，分离胫前肌腱和拇长伸肌腱间隙，分别向两侧牵拉，以显露内侧跗跖关节和第一跖骨近端背侧。如果第一跖骨近端骺板仍然开放，用1根直径1.2 mm的克氏针在骺板远端5 mm，纵向置入跖骨近端，注意保持与跗跖关节相平行。X线侧位透视证明克氏针的位置满意后，用直径2 mm螺钉替代克氏针，置入第一跖骨近端。继之，在螺钉远端5 mm的部位，分别标注2个截骨线，2个截骨线通常相距5 mm左右。首先，用电锯沿着近端截骨线，从跖骨背侧向跖侧进行垂直截骨，注意保留跖侧皮质完整。远端截骨为斜向截骨，应该保证其抵达跖侧皮质时，恰好与近端截骨会聚。继之，取出楔形骨块，用电锯或克氏针钻孔削弱跖侧骨皮质，再将第一跖骨头向背侧抬高而闭合截骨间隙，用张力带螺钉固定，有助于避免跖侧截骨间隙发生分离（图3-95）。此时，将踝关节和后足置于中立位，评估前足内旋畸形是否获得矫正。如果从足底观察第一跖骨头与第二跖骨头处于相同水平，表明第一跖骨屈曲和前足内旋畸形已经矫正，否则需要实施第二～五跖骨近端截骨。选择2个足背纵向皮肤切口，实施跖骨近端截骨。第1个切口起始于第二与第三跗跖关节之间，向足趾方向延长5 cm。第2个皮肤切口起始于第四～五跗跖关节之间，也向足趾方向延长5 cm。分别显露第二～五跖骨近端之后，采取第一跖骨近端截骨的操作方法，完成第二～五跖骨近端截骨与内固定[23, 50]。

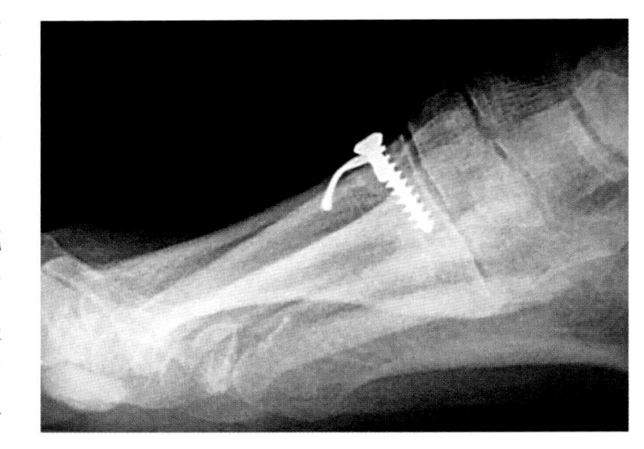

图3-95　足侧位片显示第一跖骨近端截骨与张力带螺钉固定。

【术后处理】

常规缝合皮肤切口，用小腿石膏后托固定，保持踝关节背伸90°、前足内旋与外旋中立位、后足轻度外翻的位置固定。术后第3周更换小腿行走石膏固定4周。然后，穿用足踝支具负重行走。术后X线检查证明跖骨近端截骨愈合，通常需要8周时间，方可解除足踝支具独立负重行走。

3. 楔骨或跖骨截骨与跟骨外移截骨联合手术 前足固定性跖屈及内旋畸形，合并僵硬性后足内翻畸形，通常需要采取跖骨背侧或楔骨跖侧楔形截骨与跟骨外移截骨联合手术。这种联合手术是保留跗横关节和距下关节的手术方式，多数学者将其视为治疗僵硬型高弓内翻足的首选方法[16，42]。

Sammarco[52]采取跖骨近端背侧闭合性楔形截骨与跟骨外移截骨，治疗15例（21足）继发于神经肌肉疾病的高弓内翻足，其中10例15足继发于CMT。男性与女性分别为7例9足和8例12足。手术时年龄平均33岁（15～61岁），13例19足随访时间平均4.2个月（8个月至8.4年）。采取下述评定标准：①美国足踝外科协会关节-后足-中足评分（ankle-hindfoot and midfoot scale），分为优级≥90分，良级80～89分，可级70～79分，差级＜70分。②马里兰大学足踝评分标准（Maryland foot and ankle score），评价踝关节、距下关节、跗横关节和跗跖关节活动范围。最后随访时，所有患者对结果都感到满意，声称如果需要，还愿意进行此种手术。X线测量侧位距骨-第一跖骨角减少6.5°，距骨-跟骨角减少10.1°，跟骨-第一跖骨角减少15°，跟骨背伸角减少9.1°，足弓高度即舟骨与足底距离减少6.8 mm；正位测量距骨-第一跖骨角增加11.9°，跟骨-第一跖骨角增加11.9°，这些X线参数在手术前与手术后均有统计学意义的变化。但是，出现下述并发症：3足跖骨截骨不愈合，2足延迟愈合，经过骨骼移植或加压螺钉内固定而完全愈合；1足于术后2年出现后足内翻复发，另1足在术后1.4年，发生楔骨间关节和舟楔关节退行性关节炎，需要实施三关节融合手术。该作者由此认为，联合手术是目前可以接受的手术方法，因为能够矫正高弓内翻足所有畸形，产生稳定并有功能的足部和踝关节功能活动，消除了跖骨头疼痛和胼胝体形成及疼痛，尤其是美国足踝外科协会关节-后足-中足评分平均高达89分。

Wicart[53]提出前足跖屈是高弓内翻足的原发性异常，距下关节和中跗骨结构异常是适应性改变，而高弓内翻畸形顶点通常位于内侧楔骨或3个楔骨。该作者设计3个楔骨跖侧面撑开楔形截骨、选择性跖侧软组织松解和跟骨外移截骨联合手术，矫正儿童僵硬性高弓内翻足26例36足。原发性疾病包括CMT 16例、神经管闭合不全4例、脑性瘫痪3例，其他3例。17例（65%）27足（75%）是进行性神经疾病。在实施楔骨截骨和跟骨截骨时，还采取下列辅助性手术：①距舟关节囊切开和胫后肌腱延长17足（47%），以矫正中足内收畸形。②跟骰关节切除7足（19%），目的是缩短足部外侧柱。③第一跖骨背侧截骨22足（61%），因为楔骨截骨后第一跖骨头仍然低于第二～五跖骨头。手术时年龄平均10.3岁（5.5～13.6岁），随访时间平均6.9年，最后随访时年龄平均17.2岁。采取下述标准评定治疗结果：①优级，距骨-第一跖骨角为0°或＜15°，后足保持轻度外翻；或距骨-第一跖骨角为0°或＜15°，后足保持中立位，患足也没有疼痛，日常活动不受限制，踝关节不稳定的症状消失。②良级，距骨-第一跖骨角≤15°或＜20°，后足处于外翻的位置，或距骨-第一跖骨角为5°或＜20°，后足保持中立位。③可级，距骨-第一跖骨角＞20°，后足处于中立位，或者距骨-第一跖骨角＞15°，但后足处于内翻的位置。④差级，X线检查证实高弓内翻足复发，足部有胼胝体形成并疼痛。最后随访时，24足（67%）评定为优良级结果（图3-96），既保留了距下关节活动，患足也没有疼痛，日常活动不受任何限制，踝关节不稳定的症状消失，术前距骨-第一跖骨角由平均为22.1°降低至术后平均为6°(图3-97)。但是，2例并发扁平足畸形而需要返修性手术，4足术后仍然有第一跖骨跖屈畸形，12足（33%）术后复发需要进行三关节固定。该作者指出本组优良率明显高于文献资料，儿童进行性神经疾病引发的高弓内翻足优良率通常低于40%。该作者由此认为，楔骨跖侧楔形撑开截骨、选择性足底软组织松解和跟骨外移截骨联合手术，对治疗儿童期神经源性高弓内翻足，提供了效果良好的中期结果，多数病例可避免在儿童期实施足三关节固定手术。

Mubarak[16]指出高弓内翻足畸形顶点位于内侧楔骨，第一跖骨背侧楔形闭合截骨，偏离了畸形的顶点，而独立性楔骨跖侧撑开截骨，却不允许矫正50°～60°的前足跖屈畸形，因此设计前述的两者联合截骨，同时实施骰骨外侧闭合性楔形截骨，矫正前足内收及内旋畸形，

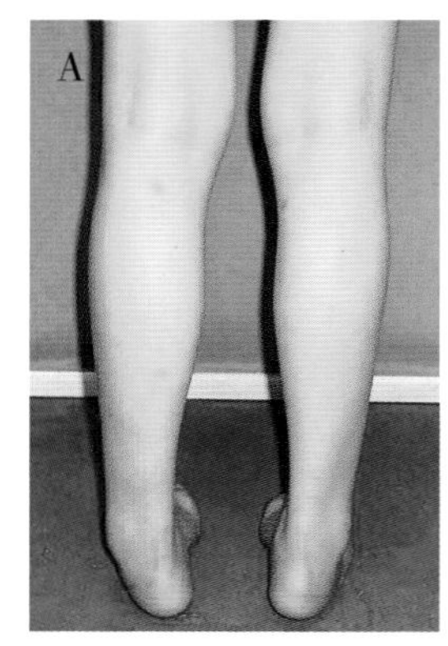

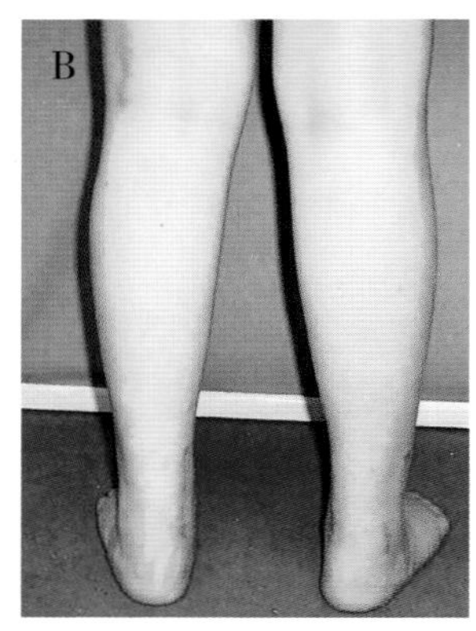

图 3-96　双侧高弓内翻足临床照片

术前大体照显示跟骨内翻、足部内侧纵弓升高、前足内收及内旋畸形（A），术后随访时上述畸形都获得完全矫正（B）。

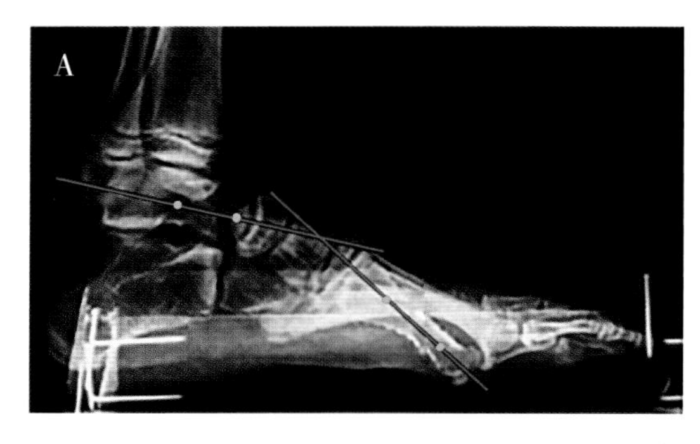

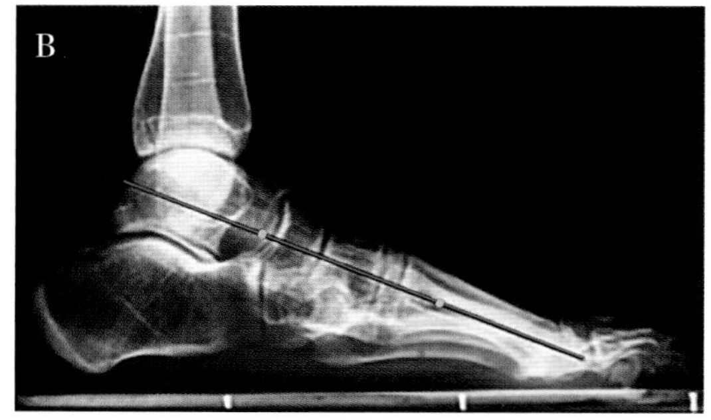

图 3-97　手术前后足侧位片比较

A. 术前站在Coleman木板摄取侧位X线片，显示距骨-骨角为28°；B. 术后5年距骨-第一跖骨角为0°。

同时进行跟骨外翻截骨，矫正后足内翻畸形。该作者选择上述联合手术方式，治疗儿童高弓内翻足13例20足，其中CMT 3例，特发性高弓足3例，马蹄内翻足后遗高弓足2例，其他5例为脑部外伤和脊髓脂肪瘤。对部分病例还实施跖筋膜松解、腓骨长肌腱移位至腓骨短肌腱等辅助性手术。手术时年龄平均（11±3）岁，男性与女性分别为7例与6例，双侧7足，单侧者右侧和左侧分别为4足和2足。应用临床及X线检查（客观指标）和患足或家长满意度（主观指标），评价治疗结果（表3-4）。术后随访时间平均为4年（2～8.3年），距骨-第一跖骨角由术前平均为20°降低至术后平均为8°，跟骨-第一跖骨角由术前平均为48°降低至术后平均为35°。20足外观形态均有明显改善，1例后足至矫正至中立位，另1例因为进行性脊髓栓系综合征，于术后1年复发而需要再次手术治疗。本组优良率为95%。

表 3-4　评价结果的分级标准

级别	前足内收及内旋	后足内翻	患者或家长的满意度
优级	完全矫正	完全矫正	满意
良级	完全矫正	未完全矫正	满意
差级	未完全矫正	未完全矫正	不满意

【手术适应证】

患者年龄≥ 10 岁；僵硬型高弓内翻足畸形，跖骨头抬高试验不能消除前足跖屈畸形，或者跖趾关节有过伸畸形，而 Coleman 木板试验阴性，证明为僵硬性跟骨内翻畸形[16, 54]。

【手术操作】

①将患者置于仰卧位，手术侧臀部垫高。在大腿近端系缚无菌止血带。常规进行下肢皮肤消毒与无菌手术单保护。

②内侧楔骨跖侧撑开性截骨与第一跖骨背侧闭合性截骨：沿足内侧缘做一直行切口，起始于舟楔关节，终止于跖趾关节近端。切口皮肤后，适当游离背侧与跖侧皮肤，锐性游离附着于内侧楔骨的胫前肌腱，充分显露内侧楔骨与第一跖骨近端 1/3。接着，在 X 线透视监视下，用直径为 1.2 mm 的克氏针标定两处截骨的部位（图 3–98）。楔骨截骨线应该位于楔骨的中心点，而第一跖骨截骨线则在骺板线远端 1 cm。两个截骨线至少相距 2.5 cm，避免剥离骺板周围软组织，以防止产生骺板损伤。最后，用电锯或骨刀于第一跖骨近端背侧，实施基底位于背侧闭合性楔形截骨，其基底宽度为 10 ~ 15 mm。将取出跖骨楔形骨块，作为内侧楔骨撑开截骨的移植材料（图 3–99）。此时，沿着已经标记的截骨线，用电锯从跖侧截断内侧楔骨的跖侧皮质与松质骨，注意保持其背侧皮质的连续，再将取自第一跖骨的楔形骨块嵌入截骨间隙。一旦完成两处截骨，从第一跖骨颈部向距舟关节方向，置入 1 根直径为 1.5 mm 的克氏针固定两处截骨线。完成内侧柱截骨操作之后，应该从足底观察，第一跖骨头是否与第二跖骨头及第三跖骨头处于相同平面。如果仍有第二和第三跖骨头向足底突出，Mubarak 主张在第二跗跖与第三跗跖关节之间，向足趾方向作长约 5 cm 的直切口，实施第二和第三跖骨近端背侧楔形截骨[16]。

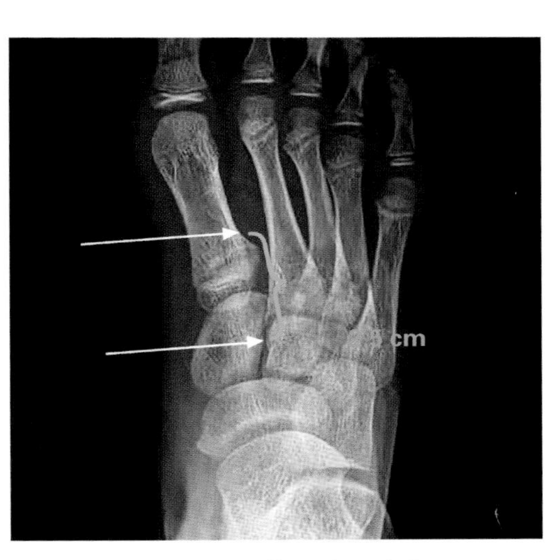

图 3–98 截骨线的定位

在 X 线透视监视下，用克氏针分别标记第一跖骨近端截骨线与内侧楔骨截骨线。

③骰骨闭合性楔形截骨与腓骨长肌移位至腓骨短肌：如果前足仍有明显的内收或内旋畸形，需要实施骰骨闭合型截骨。选择后足外侧直行切口，起始于外踝下方，向足趾及足底斜形延伸，止于跟骰关节的远端。切开皮肤与腓骨肌腱鞘，将腓骨长肌

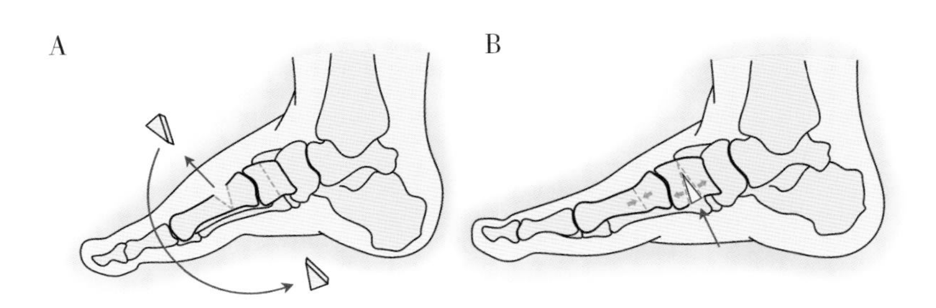

图 3–99 第一跖骨近端背侧闭合楔形截骨（A）与内侧楔骨跖侧撑开楔形截骨（B）示意图

将取自第一跖骨的楔形骨块，作为内侧楔形跖侧撑开截骨的移植材料。

腱和腓骨短肌腱向跖侧牵拉。于骰骨中 1/3 截出基底位于外侧的楔形骨块，其宽度约为 10 mm（图 3–100）。继之，将前足外展的同时，向足背侧伸展，使截骨间隙完全闭合，使用 1 根直径为 1.5 mm 的克氏针经第五跖骨及跟骨固定。对神经疾病引发的高弓内翻足畸形，还需要进行腓骨长肌腱移位至腓骨短肌腱，有助于削弱对第一跖骨的跖屈作用，增强前足外展作用。首先，将腓骨长肌腱从骰骨跖侧游离后切断，再把该肌腱拉紧后与腓骨短肌腱作编织缝合（图 3–101）。

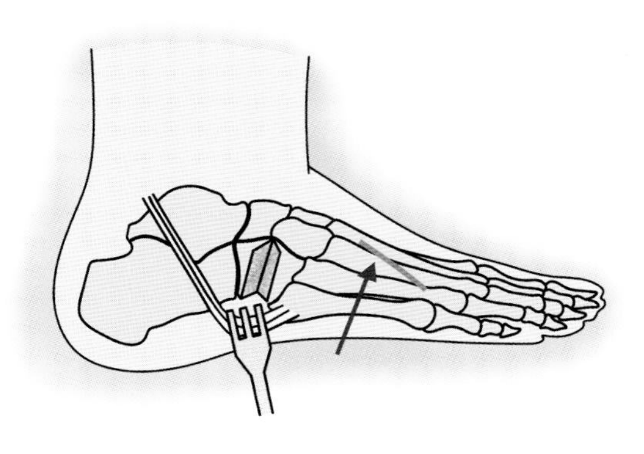

图 3–100 骰骨闭合性楔形截骨

箭头指向第二和第三跖骨近端截骨切口线。

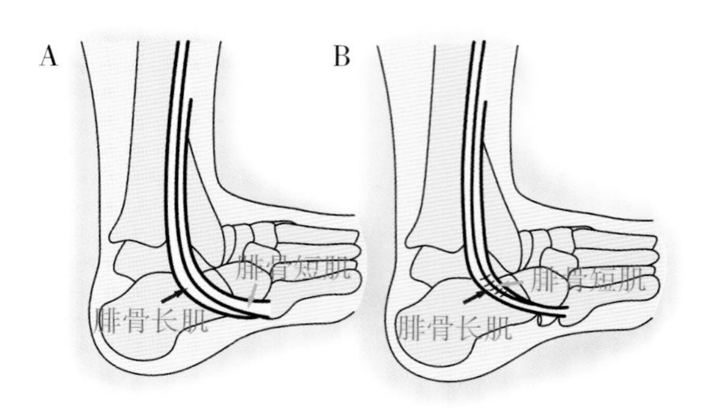

图 3–101 腓骨长肌移位至腓骨短肌示意图

游离腓骨长肌腱（A）后，将其与腓骨短肌腱编织缝合（B）。

④跟骨外上方滑移截骨：采取跟骨外侧面长约 5 cm 的斜行皮肤切口，起始外踝后下方 2 cm，向前下方倾斜以避开腓肠神经（图 3–102）。切开跟骨骨膜后，标记横向截骨线（图 3–103），注意保证截骨线位于跟腱止点与跟骨负重区的前方，并与跟骨长轴相垂直。用电锯或骨刀截断跟骨后，用椎板牵开器撑开截骨间隙，使跟骨内侧面骨膜发生部分剥离，有助于截骨远端向外上方滑移，通常需要向足部外侧滑移 1 cm，向足背侧滑移 1 cm，既可矫正跟骨内翻也能矫正跟骨背伸畸形（图 3–104）。经临床观察或 X 线透视，证实后足畸形获得满意矫正，用 2 个直径为 6.5 mm 的空心螺钉从跟骨后内侧与后外侧置入，对截骨间隙形成交叉固定（图 3–105）。最后放松止血带，彻底止血后，依次分层缝合皮肤切口[16, 53]。

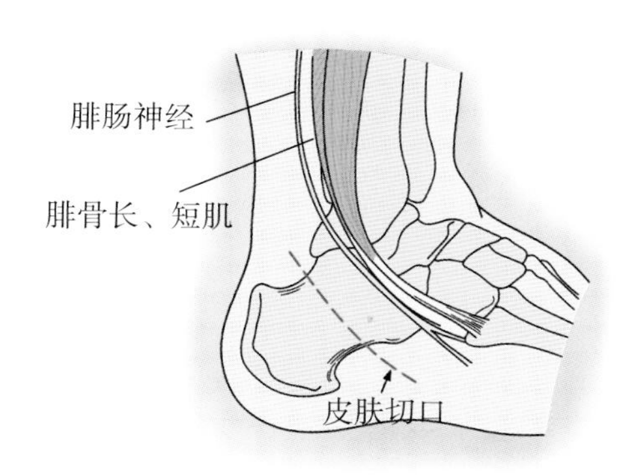

图 3–102 跟骨截骨的皮肤切口线示意图

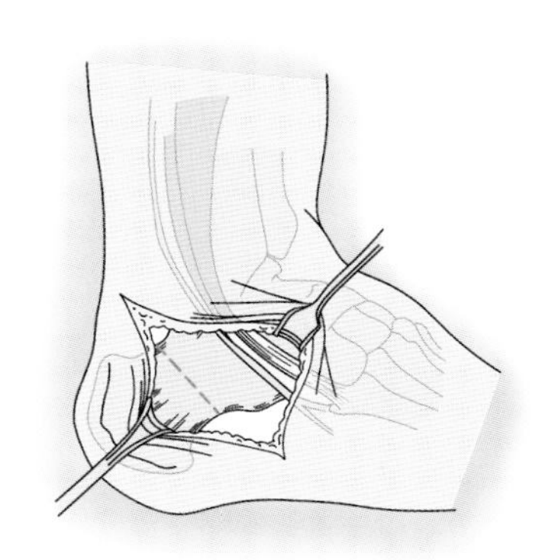

图 3–103 标记跟骨截骨线示意图

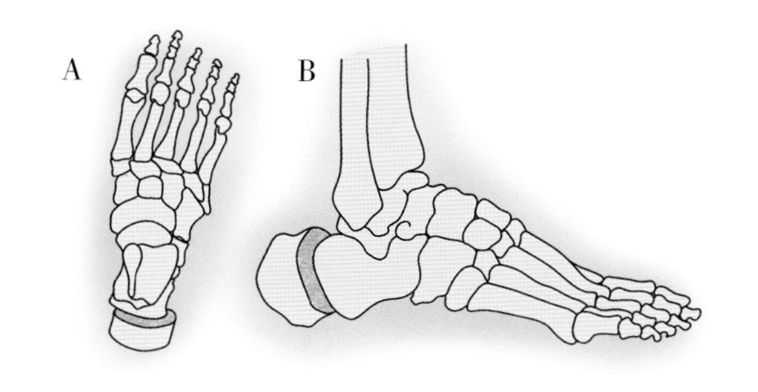

图 3-104 跟骨截骨示意图

A. 显示跟骨截骨近端向外侧移位；B. 显示跟骨截骨近端向背侧滑移。

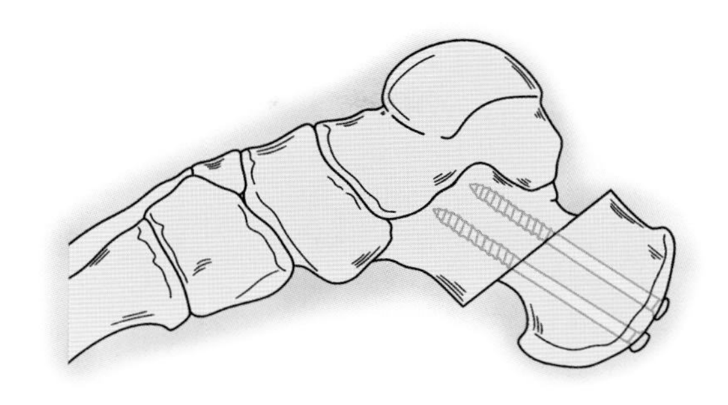

图 3-105 跟骨截骨处固定方法示意图

用 2 根空心螺钉固定。

【术后处理】

术后用长腿石膏固定，保持踝关节与足部处于中立位。术后 2 周剖开石膏观察切口愈合状况。继之，改用短腿管型石膏继续固定 4~6 周，注意保持前足外旋和后足外翻。在术后 6~8 周，X 线检查显示有桥梁骨痂通过截骨线，此时允许进行康复治疗，包括进行踝关节伸屈活动，增强小腿肌肉强度的训练。术后 8 周在行走支具保护下开始负重行走，术后 12 周允许去除支具行走。

4. 中跗骨截骨与三关节固定手术 两者是治疗高弓足或高弓内翻足的传统手术方法。由于手术需要切除关节软骨，因而牺牲相应的关节结构和功能活动，被学界视为补救性手术方式，也被视为矫正高弓内翻足畸形的次选或二线手术方法[42, 43, 55]。即使如此，中跗骨截骨作为矫正僵硬性前足、中足高弓和跖骨严重跖屈畸形，仍然具有不可替代的作用。

中跗骨截骨经历多次改进，最初几种中跗骨背侧矢状面楔形截骨，都存在缩短足部长度的缺陷[55]。为了克服这个问题，Japas[56]于 1968 年设计中跗骨冠状面 V 形截骨，其 V 形顶点位于舟骨，而内侧支和外侧支，分别终止于内侧楔骨和骰骨，既可矫正前足跖屈与内收 2 个平面畸形，又能保留足部长度的优点。Japas 报道中跗骨 V 形截骨（tarsal V osteotomy），治疗高弓足 13 例 17 足的结果，术后随访时间介于 2~6 年。12 足前足型高弓畸形完全矫正，行走时没有疼痛，保留了距下关节功能和跗横关节某些活动，另 5 足高弓内翻畸形部分矫正，行走时跖骨头出现疼痛。Wilcox[57]和 Weiner[22]认为，中跗骨 V 形截骨虽能矫正 2 个平面的足部畸形，但截骨部位偏离高弓畸形的顶点，其内侧支和外侧支截骨两侧可能发生碰撞，是限制矫形幅度的 2 个缺陷。

为了获得更好的矫正结果，美国俄亥俄州阿克伦儿童医院 Wilcox 和 Weiner 等学者，于 1970 年代设计中跗骨圆顶形截骨（dome midfoot osteotomy），又称阿克伦中跗骨圆顶形截骨（Akron dome midfoot osteotomy），治疗儿童僵硬性高弓足畸形[22]。圆顶形截骨线位于高弓足畸形的顶点，切除背侧面宽于跖侧面的矩形楔骨和骰骨部分骨骼，具有短缩中足长度，降低足部纵弓增高，同时矫正前足内收或内旋畸形的作用。Wilcox 于 1985 年首次报道应用中跗骨圆顶形截骨治疗儿童高弓足 22 例 35 足，手术时年龄平均为 8.7 岁（2~20 岁）。多数病例是先天性马蹄内翻足遗留畸形（14 例 20 足），少数是脑性瘫痪或临床综合征引发的高弓内翻足。该作者将足底负重面积＞65%，行走时没有疼痛，也没有遗留畸形，定义为结果满意，对还需要手术治疗者确定为不满意。术后平均随访时间3.4年（2个月至7年），22足（62.9%）获得满意结果，另13足（37.1%）的结果不满意。不满意组中7足已经矫形手术治疗，包括跖骨截骨1例2足，跟骨截骨1足，三关节固定4足；另有5足遗留后足畸形，预期将来需要三关节固定手术。不满意组中除了1例年龄10岁之外，手术时年龄≤7岁。该作者认为中足骨骼尚未完成骨化，足部骨骼继续生长是引发畸形复发的因素。年龄>8岁者11例16足，10例15足（94%）获得满意结果。该作者认为圆顶形中跗骨截骨具有下述优点：①允许同时矫正前足和中足跖屈-背伸、内收-外展，以及内旋-外旋3个平面畸形。②增加截骨两端的接触面积，有助于截骨愈合。③足部关节活动丧失较少，因为正常足部跗横关节活动幅度相当有限，该手术所牺牲的跗横关节活动，对足部整体活动范围的负面影响微不足道。初期结果提示本手术是矫正严重高弓足或中足型高弓内翻足可靠的方法，特别适用于年龄>8岁儿童，但是不能矫正后足内翻和跖骨内收畸形。

Weiner于2008年详细描述中跗骨圆顶形截骨，治疗儿童高弓内翻足89例139足的远期结果[22]。手术时年龄平均9.7岁（1.9~24.7岁），男性与女性分别为88例和51例。基础性疾病包括先天性马蹄内翻足86足，CMT13足，先天性跖骨内收及内翻7足，脑性瘫痪6足，多发性关节挛缩症5足，另22足是继发于默比乌斯征（Mobius' sign）、唐氏综合征（Down syndrome）、普拉德-威利综合征（Prader-Willi syndrome，PWS）等。采取下述评价标准评价结果：①足底负重面积>75%。②行走时没有疼痛、足底没有异常压力分布区。③足部既没有遗留需要手术治疗的畸形，也不需要穿戴矫形支具。④回归日常活动，包括行走、跑步、休闲性娱乐活动。满足上述标准定义为满意，否则为不满意。术后随访时间平均7.6年，其中85足（61%）随访时年龄平均17.3岁，表明其骨骼已经发育成熟。106足（76%）获得满意结果，另33例（24%）为不满意组。为了深入分析治疗结果，该作者依照手术时年龄分成2组，即年龄≤8岁组和年龄>8岁组。年龄>8岁组共计87足，71足（82%）结果满意，每例需要再次手术为0.6次。年龄≤8岁组总计52足，35足（67%）结果满意，每例需要再次手术为1.8次，都是因为高弓内翻足复发，术后复发时间平均为3.73年。Weiner指出，文献中介绍的中跗骨截骨手术，只有中跗骨圆顶形截骨线位于高弓内翻足畸形顶点，其弧形截骨线和切除少量背侧、内侧和外侧骨骼，允许矫正中足及前足跖屈、旋转和内收等多平面畸形，是治疗僵硬性高弓足极具价值的补救性手术方法。对手术时年龄>8岁者，预期获得82%的优良结果。作者强调手术时年龄<8岁者，因为足部骨骼继续生长，更可能出现术后复发。继发于神经肌肉性疾病的高弓足畸形，肌力进行性减弱也是导致畸形复发的主要因素之一。但是，后足内翻和前足远端跖屈畸形，需要采取联合手术治疗，才能避免产生不良的结果。除此之外，该作者声明原发性疾病是否与复发相关联是不能回答的问题，因为本组病例多数是先天性马蹄内翻足遗留畸形，只有少数神经肌肉性疾病病例，而且手术时年龄接近骨骼发育成熟。

（1）中跗骨圆顶形截骨手术：

【手术适应证】

患者年龄>8岁；前足型高弓内翻足畸形，即前足和中足僵硬性跖屈、内收和内旋畸形，跖骨头抬高试验不能完全纠正前足跖屈及内旋畸形；后足没有内翻畸形，或者Coleman木板试验证明后足是代偿性内翻畸形[22]。

【手术操作】

将患者置于仰卧位，手术侧臀部垫高。在大腿近端系缚无菌止血带。常规进行下肢皮肤消毒与无菌手术单保护。

①切口与显露：以高弓畸形顶点为中心，设计横向皮肤弧形切口，其内侧终止于舟楔关节远端，而外侧终止于跟骰关节远端。切开皮肤及深筋膜，沿着拇长伸肌腱与趾长伸肌腱间隙作纵向切开，注意保护位于拇长伸肌腱外侧的足背动脉。继之，使用骨膜剥离器，在拇长伸肌腱和趾长伸肌腱的深面与楔骨、骰骨及关节囊之间作钝性分离，将拇长伸肌腱、足背动脉与拇短伸肌腱一并向内侧牵拉，把趾长伸肌腱向外侧牵拉，使内侧 3 个楔骨和外侧骰骨获得满意的显露。

②设计与标记截骨线：用标记笔在中跗骨背侧，设计和标记两条大致平行的截骨线，两条截骨线的宽度取决于高弓畸形严重程度（通常为 5～8 mm），又因此种截骨具有短缩中足长度，同时矫正高弓、前足内收或内旋的作用，不仅要求足部背面宽度大于跖侧面宽度，还应根据前足内收程度，适当增加两个截骨线的外侧宽度（图 3-106A）。

③截骨操作与内固定：使用宽约 2 cm 骨刀，沿着近端截骨线进行截骨操作，注意将骨刀刃面向足趾方向倾斜 15° 左右，再用相似的手术操作完成远端截骨。将穹顶状截断的骨块取出之后，使用咬骨钳或电动骨锯对截骨断端作适当的修正，以便适应降低足弓高度。矫正前足内收及内旋后，截骨两端截骨面获得良好的接触与稳定。此时，助手用其一只手保持踝关节于背伸 90°，另一只手固定后足及截骨近端，术者握持截骨远端的前足，从足底向足背侧推挤前足，以矫正前足跖屈畸形，进而降低足弓高度。继之，根据是否存在前足内收或内旋畸形，将前足进行相应的外展或外旋方向的操作，致使截骨远端处于满意的位置（图 3-106B、C）。先从前足向后足观察，再从足内侧缘与足外侧缘观察，证实前足跖屈、中足高弓、前足内收或内旋等畸形均获得了满意的矫正，确认截骨面完全闭合，截骨远端也不存在向跖侧或内侧及外侧移位之后，经皮用 2 根克氏针，分别从足部内侧和外侧固定截骨两端。内侧克氏针经皮插入第一跖骨基底，保持与第一跖骨向内侧倾斜 45° 的方向，向足部后外侧经过截骨两端，最后穿透跟骨外侧骨皮质；外侧克氏针则从第五跖骨基底插入，保持与向足内侧缘倾斜 45°，经过截骨两端后终止于跟骨内侧皮质[22, 58]。

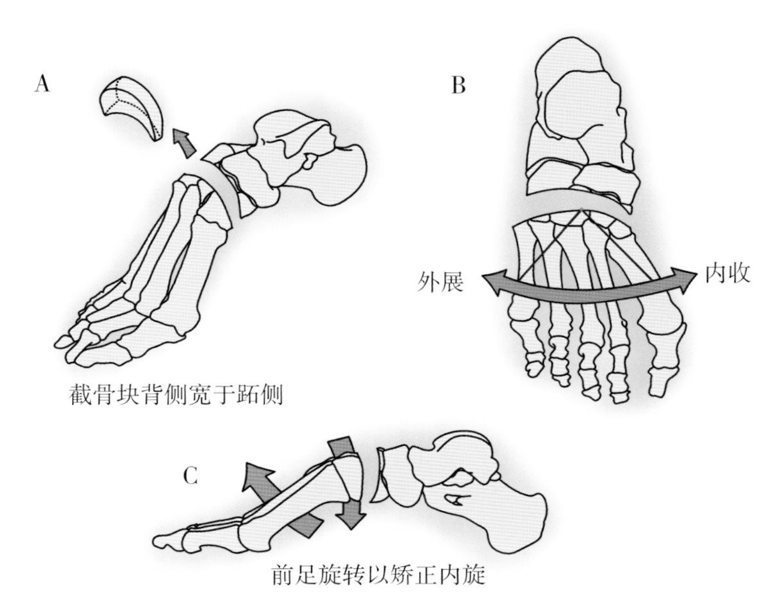

图 3-106　中跗骨圆顶形截骨的手术示意图

A. 截骨线位于内侧楔骨和外侧骰骨，切除足背侧面宽于跖侧面的矩形骨块；B. 取出骨块后，允许矫正前足内收或外展畸形；C. 将前足旋转，能够矫正前足内旋或外旋畸形。

④胫后肌腱向足背移位：对于神经源性高弓足畸形，通常需要将胫后肌腱通过骨间膜移位至骰骨背侧，旨在重建肌力平衡。于内踝至舟楔关节之间作 3 cm 切口显露胫后肌腱，从舟骨结节内侧与跖侧剥离、切断该肌腱，在肌腱末端缝合不可吸收缝线作为牵引线。继之，于内踝后内侧作长约 6 cm 的纵向切口，切开皮肤和深筋膜，游离胫后肌腱，将其远端肌腱抽入此切口内（图 3–107）。然后，于踝关节上方的前外侧作第 3 个皮肤切口，切开皮肤及深筋膜，分离胫前肌与拇长伸肌间隙以显露骨间膜，切除部分骨间膜，形成 5 mm × 8 mm 的卵圆形骨间膜窗。用长止血钳经骨间膜窗进入小腿后方切口，钳夹胫后肌腱的牵引线，把该肌腱抽入前方切口。最后，将胫后肌腱经小腿支持带的深面抽入足背侧切口，将该肌腱经中跗骨截骨间隙，使用其尾端牵引线从足底拉出，穿过纽扣后打结固定[48]。

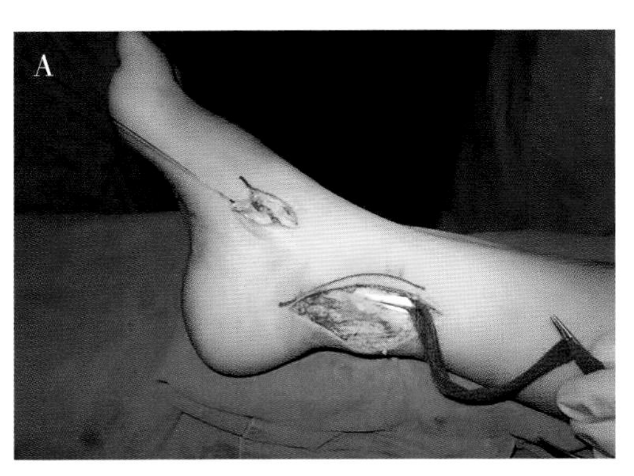

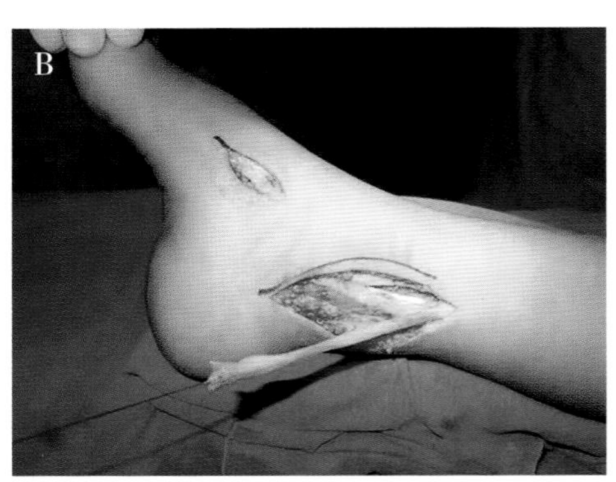

图 3–107　胫后肌腱向足背移位的术中大体照

在舟骨止点处切断胫后肌腱（A），将胫后肌腱抽入小腿后侧切口（B）。

【术后处理】

经 X 线透视证明高弓足或高弓内翻足获得满意的矫正，内侧和外侧克氏针以 45° 交叉通过截骨两端，实现了稳定的内固定。用可吸收缝线分层缝合切口。完成上述手术操作后，患足用短腿管型石膏固定。术后 6 周拆除石膏，拔出克氏针，再用小腿行走管型石膏固定 4 周。解除石膏固定之后，穿戴足踝矫形器，直到 X 线检查证明截骨端获得骨性愈合，通常需要 3～4 个月。

足部三个关节固定，即距跟、距舟和跟骰三关节固定（triple arthrodesis），则是治疗僵硬型后足畸形的常用方法。自从 Hoke 于 1921 年首次描述足部三关节固定或融合技术，历经多次技术改良，已经成为矫正成人和儿童僵硬性后足内翻、后足外翻和高弓内翻足畸形的最后选择，被用以缓解足部疼痛，改善行走功能。然而，足部三关节固定治疗儿童高弓内翻足，其远期结果并不满意[59-61]。

Wukich[58] 对三关节固定治疗高弓内翻足 22 例 34 足，进行平均 12 年 7 个月（2 年 6 个月至 40 年）的随访观察。该组病例均为 CMT 引发的高弓内翻足，手术时年龄平均为 16 岁 10 个月（12 岁 6 个月至 22 岁 1 个月）。尽管是僵硬性高弓内翻足，其临床症状却不一致，23 足踝不稳定，9 足步态异常，3 足疼痛，11 例（50%）术前依赖足踝支具负重行走。其中 7 例 9 足在三关节固定之前，曾经实施胫后肌腱移位（6 足）、胫前肌腱移位（1 足）、第一跖骨截骨和拇长伸肌腱移位（2 足）。最后随访时，21 例能够独立行走，其中 16 例不佩戴支具的行走距离 > 800 m，5 例能行走 400～800 m，后 5 例中的 2 例不借助足踝支具行走。15% 的病例距舟关节融合失败而有假关节形成，70% 的病例仍有足部和踝关节疼痛，其中 6 例需要长期服用止痛药。X 线检查证明，24% 的病例有踝关节退行性关节炎，62% 的有舟楔关节炎。56% 的病例结果并不满意，因为胼胝体形成及疼痛、遗留后足内翻畸形，以及退行性关节炎。作者认为，即使三关节固定手术之后，胫后肌、胫前肌、腓骨长肌和趾长伸肌，仍然是产生中足畸形的变形力，是导致畸形复发的主要因素。

Wetmore[59]报道足三关节固定治疗继发于 CMT 高弓内翻畸形 30 足的长期随访结果。手术时年龄平均 15 岁（12～30 岁），术后随访时间平均 21 年（6～51 年）。应用下述标准评价治疗结果：①优级，三关节完全融合，其步态和功能活动正常，既没有遗留畸形也没有胼胝体形成及疼痛，日常活动不受任何限制。②良级，足部解剖轴线接近正常，没有胼胝体形成，行走仍为足跟-足趾步态，能够穿用普通鞋型。只是偶有疼痛，但不能参加休闲娱乐活动，X 线检查证明三关节完全融合，但有轻度退行性改变。③可级，后足内翻未被完全矫正，有胼胝体形成及诱发的中等程度疼痛，妨碍参加休闲娱乐活动，足踝部不稳定而需要穿戴矫形器，其 X 线检查证明中等程度退行性关节炎，距舟关节偶有假关节形成。④差级，后足内翻矫正不足或过度矫正，行走时表现为严重的不稳定步态，站立和行走时出现中度或严重疼痛，X 线检查有严重退行性关节炎，并有 1 个或多个假关节。最后随访时，优级 2 足（6.6%），良级 5 足（16.7%），可级 9 足（30%），差级 14 足（46.7%）。差级中 4 足出现进行性踝关节炎，5 足疼痛并有复发性高弓内翻足，2 足有持续性足下垂并踝关节不稳定，1 足过度矫正产生后足外翻，并有踝关节炎和距舟假关节。踝关节和中足退行性关节炎是最常见的并发症，23 足（76.7%）有退行性关节炎，其 X 线检查表现关节间隙消失，距骨和胫骨或者舟骨-楔关节有骨赘形成。最后进行踝关节融合 3 例，1 例于三关节融合手术后 44 年实施左侧踝关节融合，但在踝关节融合术后 7 年发生严重的膝关节炎，另 1 例于三关节融合术后 16 年发生双侧踝关节炎，在 2 年期间尝试数次踝关节融合手术，但都未成功，依然需要借助矫形器负重行走。2 足于三关节融合术后 21 年，距舟关节出现假关节，但没有疼痛症状，1 足在三关节融合术后 18 年，出现距舟假关节并有严重疼痛，另 1 足在三关节融合术后 16 年出现距骨坏死，并有踝关节炎。作者指出，随访时间延长，其结果越差，术后＜ 10 年者的优良率为 60%，术后 10～20 年优良率下降至 45%，而术后＞ 20 年的优良率只有 12.5%。该作者认为三关节固定适用于严重的固定后足畸形，并且能够接受长期使用矫形器者，强调术前应该考虑实施肌力平衡和软组织辅助性手术，才可能避免产生不良结果。

为探讨三关节固定后假关节形成，是否与足部畸形复发和足部疼痛存在相关性，以及三关节融合失败的相关因素，Wicks[60]回顾性分析儿童足部三关节融合治疗 159 足的结果。原发性疾病包括先天性马蹄内翻足、CMT、脑性瘫痪、跗骨连接，以及脊髓损伤。从临床与 X 线两个方面评价结果：①临床检查有足部疼痛，其功能活动仍然为术前活动水平，还需要手术治疗者，定义为三关节未融合失败。② X 线检查证实：距跟、距舟和跟骰关节间隙骨小梁连接面积＞ 80%，定义为三关节完全融合，而关节间隙骨性连接＜ 80% 者为部分融合，而关节间隙没有骨骼连接，定义为融合失败或未融合。手术时年龄平均 11.4 岁（7.0～15.9 岁），术后临床随访时间平均 6.1 年（0.2～18.3 年），X 线随访时间平均 4.1 年（0.2～16.4 年）。最后随访时，只有 14 足（8.8%）X 线检查证实没有完全融合，其中 9 足为部分融合，5 足为未融合。14 足未完全融合者，86% 的病例没有疼痛或偶有疼痛，与完全融合者没有差别，只有 1 足需要再次手术治疗。该作者做出下述结论：本组是文献中关于儿童足部三关节固定病例数量最多的大组病例，即使 X 线检查证明没有完全实现三关节融合，也能获得满意的治疗结果。

（2）足三关节固定手术：

【手术适应证】

年龄≥ 12 岁；后足僵硬性内翻畸形，即 Coleman 木板试验阴性[62，63]。

【手术操作】

将患者置于仰卧位，手术侧臀部垫高。在大腿近端系缚无菌止血带。常规进行下肢皮肤消毒与无菌手术单保护。

①切口与显露：可选择足部外侧跗骨窦单个弧形切口，但有损伤跗骨窦内为距骨供血的血管之虞，多数学者主张采取足部内侧与外侧两个皮肤切口。首先，于后足外侧标注弧形切口，起自于外踝下方 1 cm，经过跟骰关节背侧，终止于第四跖骨基底（图 3–108）。沿着腓浅神经与腓肠神经间隙，切开皮肤及浅筋膜，于腓骨短肌腱上缘，U 形切开伸肌下支持带及深筋膜（图 3–109），充分显露趾短伸肌与跟骰关节囊。沿着跗骨窦上缘与后缘，横向 U 形切开伸趾短肌止点和距下关节及跟骰关节囊，再将上述组织形成的肌肉及关节囊瓣翻向远端，分别显露跟骰关节、跟距关节和距舟关节的外侧部分。继之，在足部内侧标注皮肤切口线，起自内踝前上方，沿着胫后肌腱与胫前肌腱间隙向远端延长，终止于舟楔关节下方（图 3–110）。切开皮肤及浅筋膜时，注意保护大隐静脉及足背静脉。切开深筋膜后，将胫前肌腱向足背方向牵拉，于胫后肌腱上缘纵向切开距舟关节囊，以显露距舟关节。

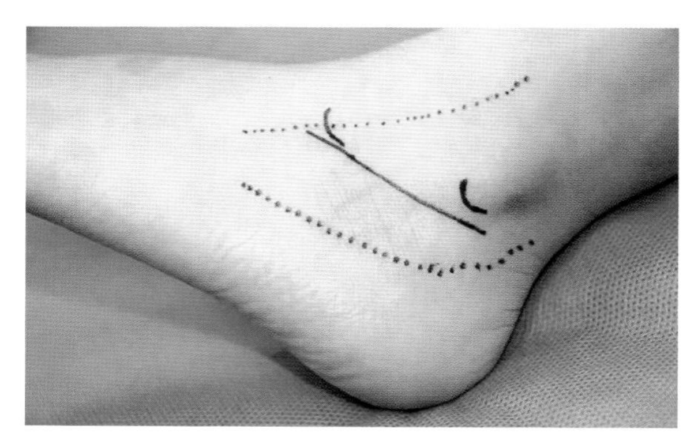

图 3–108　后足外侧切口线

上方虚线标注腓浅神经，下方虚线标注腓肠神经。

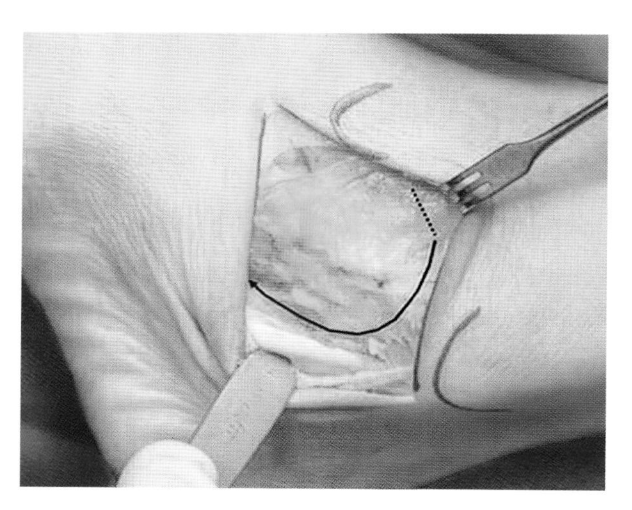

图 3–109　横向 U 形切开伸肌下支持带及深筋膜

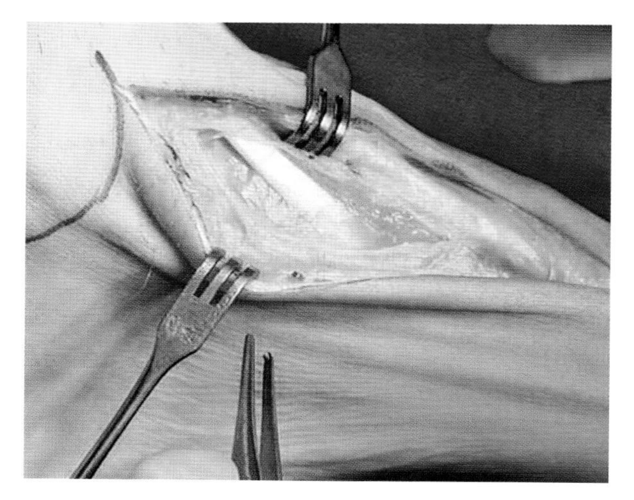

图 3–110　足内侧皮肤切口

起自内踝前上方，沿着胫前肌腱与胫后肌腱间隙向足趾方向延长至舟骨结节。

②切除关节软骨与矫形截骨：为了有效地降低足弓，传统的三关节固定手术，需要楔形切除距舟关节（图 3–111）。Siffert[61]指出距骨颈部分切除将破坏距骨的供应血管，主张避免切除

距骨头，只将关节软骨切除，或者只是切除距骨头跖侧 2/3 骨骼，保留其背侧 1/3 骨骼的完整，形成鸟嘴样背侧缘（图 3–112）。首先在足部外侧切口，从跗骨窦插入椎板牵开器，撑开距跟关节间隙后，锐性切断骨间韧带，用咬骨钳或窄骨刀，逐一去除前方、中间和后方关节面的软骨和软骨下骨板。为了矫正后足内翻及跟骨背伸畸形，在跟骨上方切除基底位于外侧及后侧楔形骨块。然后，用骨膜剥离器，钝性剥离跟骰关节外侧骨膜，切开跟骰关节囊，再将椎板牵开器置入跟骰关节，用骨刀切除关节软骨及其深面骨板，有时需要切除楔形基底位于背侧及外侧的骰骨近端骨骼，以缩短足外侧柱，矫正中足内旋和前足内收畸形。继之，返回足内侧切口，切除距舟关节软骨及软骨下骨板，用窄骨刀或电动骨锯横向切除舟骨背侧皮质，以倒 L 形切除距骨头背侧皮质下方矩形骨块，保留距骨头背侧 1/3 骨皮质，距骨头形成鸟嘴样形状（图 3–112）。

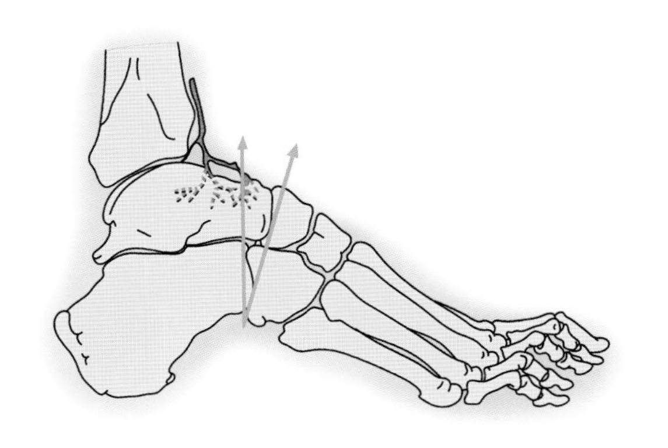

图 3–111　传统三关节固定需要切除距骨头

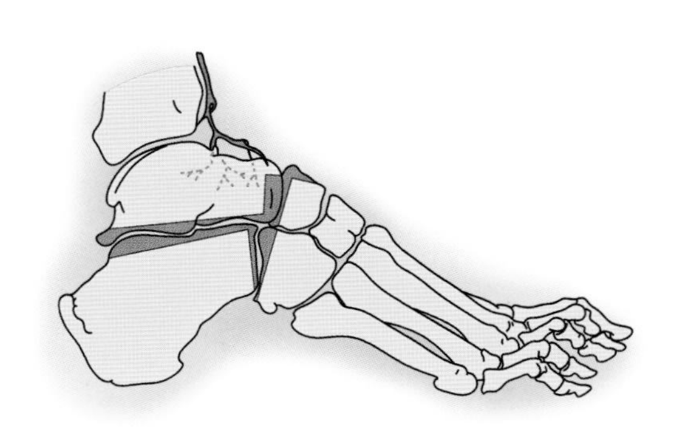

图 3–112　鸟嘴样三关节固定技术

切除距骨头跖侧 2/3 骨骼，保留其背侧 1/3 骨骼的完整，类似于鸟嘴样形状，图中阴影部分为需切除的关节软骨和骨骼。

③重建后足及前足解剖轴线与内固定：完成上述操作之后，依次闭合跟距、跟骰和距舟截骨间隙，确认高弓足或高弓内翻足畸形已获得满意的矫正，即足弓已接近正常，前足处于旋转与外展–内收中立位，后足处于外翻 5° ~8°（图 3–113），暂时使用克氏针分别固定足内侧柱、外侧柱和距跟关节。此时需要 X 线透视，分别测量正位距骨–第一跖骨角、距骨–跟骨角和侧位跟骨背伸角、跟骨–第一跖骨角等参数。假如侧位 X 线透视，显示跟骨背伸角 > 35°，应做跟骨后侧楔形切除。继之，从距骨头背侧面的内侧缘，向跟骨结节置入用 1 根直径为 6.5 mm 的空心螺丝钉固定距跟关节，从舟楔为关节内侧缘向距骨体置入直径为 6.5 mm 的螺丝钉固定距舟

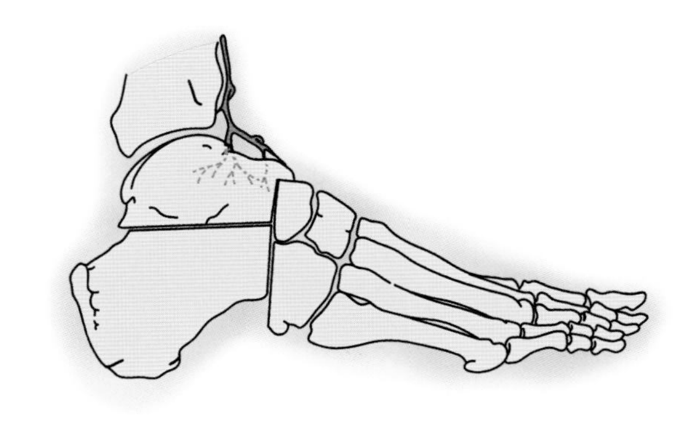

图 3–113　重建后足及前足解剖轴线与内固定

完成三关节截骨操作后，将跟骨适当外翻，从跖骨头向足背侧和后方推挤闭合截骨间隙，使舟骨背侧位于距骨头下方，进而矫正后足内翻和中足高弓畸形。

关节，最后从跟骨前突向骰骨平行置入直径为 4.5 mm 的皮质骨螺钉固定跟骰关节（图 3-114）[59, 62, 63]。

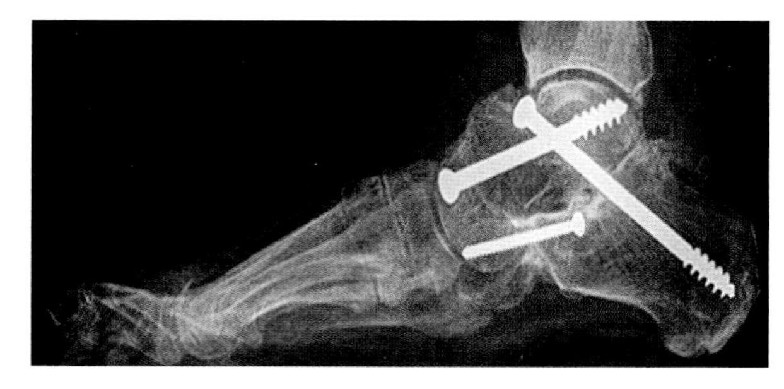

图 3-114　足三关节固定术的螺钉固定方法
用螺钉分别将距跟、距舟和跟骰关节固定。

④辅助性软组织手术：对于神经肌肉疾病引发的高弓内翻足，独立性三关节固定，不足以获得足部和踝关节稳定，而且存在畸形复发、假关节形成的危险。某些学者强烈推荐，一期实施胫后肌腱移位至骰骨背侧，腓骨长肌移位至腓骨短肌，或者实施拇趾外展肌筋膜和跖筋膜松解。其手术操作参照本章软组织松解和肌腱移位手术[56]。

【术后处理】

常规缝合皮肤切口后，用短腿管型石膏固定，保持踝关节背伸 90°，后足外翻 5°～8°，前足旋转及外展-内收中立位。术后 8～10 周去除石膏固定，摄取足正位和侧位 X 线片，了解截骨愈合状况。如果截骨间隙有丰富的桥梁骨痂形成，可在足踝支具保护下，开始负重行走。术后 X 线检查证实三关节固定实现了骨性愈合，才允许穿着普通鞋负重行走，通常需要 10～12 周。

参考文献

[1] ZIEBARTH K, KRAUSE F. Updates in pediatric cavovarus deformity [J]. Foot Ankle Clin N Am, 2019, 24(2): 205-217.

[2] SAMILSON R L, DILLIN W. Cavus, cavovarus, and calcaneocavus [J]. An update Clin Orthop, 1983, 177 : 125-132.

[3] WEINER D S, JONES K, JONAH D, et al. Management of the rigid cavus foot in children and adolescents [J]. Foot Ankle Clin N Am, 2013, 18(4): 727-741.

[4] MYERSON M S, MYERSON C L. Cavus foot: deciding between osteotomy and arthrodesis [J]. Foot Ankle Clin Am, 2019, 24(2): 347-360.

[5] KIM B S. Reconstruction of cavus foot: a review [J]. Open Orthop J, 2017, 11: 651-659.

[6] REIMERS J, PEDERSEN B, BRODERSEN A. Foot deformity and the length of the triceps surae in Danish children between 3 and 17 years old [J]. J Pediatr Orthop B, 1995, 4(1): 71-73.

[7] NAGAI M K, CHAN G, GUILLE J T. Prevalence of Charcot-Marie-Tooth disease in patients who have bilateral cavovarus feet [J]. J Pediatr Orthop, 2006, 26(4): 438-443.

[8] SAMMARCO V J. The talonavicular and calcaneocuboid joints: anatomy, biomechanics, and clinical management of the transverse tarsal joint [J]. Foot Ankle Clin Am, 2004, 9(1): 127-145.

[9] OLNEY B. Treatment of the cavus foot: deformity in the pediatric patient with Charcot-Marie-Tooth [J]. Foot Ankle Clin Am, 2000, 5(2): 305-315.

[10] WARD C M, DOLAN L A, BENNETT L D, et al. Long-term results of reconstruction for treatment of a flexible cavovarus foot in Charcot-Marie-Tooth disease [J]. J Bone Joint Surg, Am, 2008, 90: 2631-2642.

[11] KRÄHENBÜHL N, WEINBERG M W. Anatomy and biomechanics of cavovarus deformity [J]. Foot Ankle

Clin N Am, 2019, 24 (2): 173－181.
[12] HELLIWELL T R, TYNAN M, HAYWARD M, et al. The pathology of the lower leg muscles in pure forefoot pes cavus [J]. Acta Neuropathol, 1995, 89 (6): 552－559.
[13] SCHWEND R M, DRENNAN J C. Cavus foot deformity in children [J]. J Am Acad Orthop Surg, 2003, 11 (3): 201－211.
[14] MOHAMED A R, RODRIGUEZ-CASERO M V, KORNBERG A J, et al. Neurophysiologic findings in children presenting with pes cavus [J]. J Peripher Nerv Syst, 2010, 15 (3): 238－240.
[15] TYNAN M C, KLENERMAN L, HELLIWELL T R, et al. Investigation of muscle imbalance in the leg in symptomatic forefoot pes cavus: a multidisciplinary study [J]. Foot Ankle, 1992, 13 (9): 489－501.
[16] MUBARAK S J, VAN VALIN S E. Osteotomies of the foot for cavus deformities in children [J]. J Pediatr Orthop, 2009, 29 (3): 294－299.
[17] HEWITT S M, TAGOE M. Surgical management of pes cavus deformity with an underlying neurologicaldisorder: a case presentation [J]. J Foot Ankle Surg, 2011, 50 (2): 235－340.
[18] ROSENBAUM A J, LISELLA J, PATEL N, et al. The cavus foot [J]. Med Clin N Am, 2014, 98 (2): 301－312.
[19] WICART P. Cavus foot, from neonates to adolescents [J]. Orthop Traumatol Surg Res, 2012, 98 (7): 813－828.
[20] NOGUEIRA M P, FARCETTA F, ZUCCON A. Cavus foot [J]. Foot Ankle Clin N Am, 2015, 20 (4): 645－656.
[21] AMINIAN A, SANGEORZAN B J. The anatomy of cavus foot deformity [J]. Foot Ankle Clin N Am, 2008, 13 (2): 191－198.
[22] WEINER D S, MORSCHER M, JUNKO J T, et al.The Akron dome midfoot osteotomy as a salvage procedure for the treatment of rigid pes cavus: a retrospective review [J]. J Pediatr Orthop, 2008, 28 (1): 68－80.
[23] DEVRIES G, MCALISTER J E. Corrective osteotomies used in cavus reconstruction [J]. Clin Podiatr Med Surg, 2015, 32 (3): 375－387.
[24] ELESWARAPU A S, YAMINI B, BIELSKI R J. Evaluating the cavus foot [J]. Pediatr Ann, 2016, 45 (6): e18–e22.
[25] DEBEN S E, POMEROY G C. Subtle cavus foot: diagnosis and management [J]. J Am Acad Orthop Surg, 2014, 22 (8): 512－520.
[26] COLEMAN S S, CHESNUT W J. A simple test for hindfoot flexibility in the cavovarus foot [J]. Clin Orthop, 1977, 123 : 60－62.
[27] AKOH C C, PHISITKUL P. Clinical examination and radiographic assessment of the cavus foot [J]. Foot Ankle Clin N Am, 2019, 24 (2): 183－193.
[28] PERERA A, GUHA A. Clinical and radiographic evaluation of the cavus foot： surgical implications [J]. Foot Ankle Clin N Am, 2013, 18 (4): 619－628.
[29] AKTAS S, SUSSMAN M D. The radiological analysis of pes cavus deformity in Charcot-Marie-Tooth disease [J]. J Pediatr Orthop B, 2000, 9 (2): 137－140.
[30] AZMAIPAIRASHVILI Z, RIDDLE E C, SCAVINA M, et al. Correction of cavovarus foot deformity in Charcot-Marie-Tooth disease [J]. J Pediatr Orthop, 2005, 25 (3): 360－365.
[31] GOURINENI P, DIAS L, BLANCO R, et al. Orthopaedic deformities associated with lumbosacral spinal lipomas [J]. J Pediatr Orthop, 2009, 29 (8): 932－936.
[32] PAREYSON D, SCAIOLI V, LAURA M. Clinical and electrophysio-logical aspects of Charcot-Marie-Tooth disease [J]. Neuromolecular Med, 2006, 8 (1－2) : 3－22.

[33] ALEXANDER I J, JOHNSON K A. Assessment and management of pes cavus in Charcot-Marie-Tooth disease [J]. Clin Orthop, 1989, 246: 273–281.

[34] SHAPIRO F, SPECHT L.The diagnosis and orthopaedic treatment of childhood spinal muscular atrophy, peripheral neuropathy, Friedreich ataxia, and arthrogryposis [J]. J Bone Joint Surg Am, 1993, 75 (11): 1699–1714.

[35] CROSBIE J, BURNS J. Predicting outcomes in the orthotic management of painful, idiopathic pes cavus [J]. Clin J Sport Med, 2007, 17(5): 337–342.

[36] NAJAFI B, WROBEL J S, BURNS J. Mechanism of orthotic therapy for the painful cavus foot deformity [J]. J Foot Ankle Res, 2014, 7(1): 2–11.

[37] VANDERHAVE K L, HENSINGER R N, KING B W. Flexible cavovarus foot in children and adolescents [J]. Foot Ankle Clin N Am, 2013, 18(4): 715–726.

[38] WEGENER C, BURNS J, PENKALA S. Effect of neutral-cushioned running shoes on plantar pressure loading and comfort in athletes with cavus feet: a crossover randomized controlled trial [J]. Am J Sports Med, 2008, 36(11): 2139–2146.

[39] MANOLI A M, GRAHAM B. The Subtle cavus foot, "the underpronator" a review [J]. Foot Ankle Int, 2005, 26(3): 256–263.

[40] RAMPAL H V, SERINGE R, GLORION C, et al. Is non-operative management of childhood neurologic cavovarus foot effective? [J]. Orthop Traumatol Surg Res, 2016, 102(8): 1087–1091.

[41] MOSCA V S. The cavus foot [J]. J Pediatr Orthop, 2001, 21(4): 423–424.

[42] BARTON T, WINSON I. Joint sparing correction of cavovarus feet in Charcot-Marie-Tooth disease: what are the limits? [J]. Foot and ankle clinics, 2013, 18(4): 673–688.

[43] FALDINI C, TRAINA F, NANNI M, et al. Surgical treatment of cavus foot in Charcot-Marie-Tooth Disease: a review of twenty-four cases [J]. J Bone Joint Surg Am, 2015, 97(6):e30(1–10).

[44] SHERMAN F C, WESTIN G W. Plantar release in the correction of deformities of the foot in childhood [J]. J Bone Joint Surg Am, 1981, 63(9): 1382–1389.

[45] VLACHOU M, BERIS A, DIMITRIADIS D. Modified Chuinard-Baskin procedure for managing mild-to-moderate cavus and claw foot deformity in children and adolescents [J]. J Foot Ankle Surg, 2008, 47 (4): 313–320.

[46] BOFFELI T J, TABATT J A. Minimally invasive early operative treatment of progressive foot and ankle deformity associated with Charcot-Marie-Tooth disease [J]. J Foot Ankle Surg, 2015, 54(4): 701–708.

[47] DREHER T, WOLF S I, Heitzmann D, et al.Tibialis posterior tendon transfer corrects the foot drop component of cavovarus foot deformity in Charcot-Marie-Tooth Disease [J]. J Bone Joint Surg Am, 2014, 96 (6): 456–462.

[48] JUNG H G, PARK J T, LEE S H. Joint-sparing correction for idiopathic cavus foot: correlation of clinical and radiographic results [J]. Foot Ankle Clin N Am, 2013, 18(4): 659–671.

[49] WANG G J, SHAFFER L W. Osteotomy of the metatarsals for pes cavus [J]. South Med J, 1977, 70(1): 77–79.

[50] WATANABE R S. Metatarsal osteotomy for the cavus foot [J]. Clin Orthop, 1990, 252 : 217–230.

[51] LEEUWESTEIJN AEEPM, DE VISSER E, LOUWERENS J W K. Flexible cavovarus feet in Charcot-Marie-Tooth disease treated with first ray proximal dorsiflexion osteotomy combined with soft tissue surgery: a short-

term to mid-term outcome study [J]. Foot Ankle Surg, 2010, 16 (3): 142−147.
[52] SAMMARCO G J, TAYLOR R. Cavovarus foot treated with combined calcaneus and metatarsal osteotomies [J]. Foot Ankle Int, 2001, 22 (1): 20−29.
[53] WICART P, SERINGE R. Plantar opening-wedge osteotomy of cuneiform bones combined with selective plantar release and dwyer osteotomy for pes cavovarus in children [J]. J Pediatr Orthop, 2006, 26 (1): 100−108.
[54] LEVITT R, CANALE S, COOKE A J, et al. The role of foot surgery in progressive neuromuscular disorders in children [J]. J Bone Joint Surg Am, 1973, 55 (7): 1396−1410.
[55] ZIDE J R, MYERSON M S. Arthrodesis for the Cavus Foot: When, Where, and How [J]? Foot Ankle Clin N Am, 2013, 18 (3): 755−767.
[56] JAPAS L M. Surgical treatment of pes cavus by tarsal V-osteotomy preliminary report [J]. J Bone Joint Surg Am, 1968, 50 (5): 927−944.
[57] WILCOX P G, WEINER D S. The Akron midtarsal dome osteotomy in the treatment of pes cavus a preliminary review [J]. J Pediatr Orthop, 1985, 5 (3): 333−338.
[58] WUKICH D K, BOWEN J R. A long-term study of triple arthrodesis for correction of pes cavovarus in Charcot-Marie-Tooth disease [J]. J Pediatr Orthop, 1989, 9 (4): 433−437.
[59] WETMORE R S, DRENNAN J C. Long-term results of triple arthrodesis in Charcot-Marie-Tooth disease [J]. J Bone Joint Surg Am, 1989, 71 (3): 417−422.
[60] WICKS E D, MORSCHER M A, NEWTON M, et al. Partial or non-union after triple arthrodesis in children: does it really matter ? [J]. J Child Orthop, 2016, 10 (2): 119−125.
[61] SIFFERT R S, TORTO U D. Beak Triple Arthrodesis for Severe Cavus Deformity [J]. Clin Orthop, 1983, 181 : 64−67.
[62] DEVRIES J G, SCHARER B. Hindfoot deformity corrected with double versus triple arthrodesis: radiographic comparison [J]. J Foot Ankle Surg, 2015, 54 (3): 424−427.
[63] LI S, MYERSON M S. Failure of surgical treatment in patients with cavovarus deformity: why does this happen and how do we approach treatment? [J]. Foot Ankle Clin N Am, 2019, 24 (2): 361−370.

第三节　儿童拇趾外翻

一、定义与流行病学

临床上将拇趾在跖趾关节平面向外侧倾斜，第一跖骨向内侧偏移，第一跖骨头向内侧缘凸起或囊肿形成组成的三联征，定义为拇趾外翻（图 3–115）。当患者年龄≤ 20 岁，通常称为少年或青春期儿童拇趾外翻（juvenile or adolescent hallux valgus，JHV），因为在 20 岁之前，足部骨骼仍有生长潜力，软骨和软组织也有塑形能力[1-3]。在既往的文献中，曾将年龄介于 10～16 岁者拇趾外翻，称为青春期儿童拇趾囊肿（adolescent bunion）、第一跖骨内翻（metatarsus primus varus）、第一跖骨内收（metatarsus primus adductus）[2]。当患者只有拇趾外翻，并不伴有临床综合征［例如埃勒斯–当洛综合征（Ehlers-Danlos syndrome）］或神经肌肉性疾病（例如脑性瘫痪），通常称为特发性拇趾外翻[4]。Volkmann 于 1856 年首先描述其病理解剖特征[5]。Carl Heuter 于 1871 年将本病命名为拇趾外翻[6]。儿童拇趾外翻发病率各家报道存有明显的差异。Nix 曾系统复习拇趾外翻流行病文献，提出儿童拇趾外翻发生率为 7.8%[7]，但某些学者指出儿童拇趾外翻发病率介于 22%～46%，女性病例约占 87%，单侧病例约占 69%，左侧与右侧患病比例约为 1.1 ∶ 0.92[2,8]；Coughlin 于 1995 年报道一组 45 例 60 足青少年拇趾外翻，也是文献中最多一组病例。男、女比例分别为 12% 和 88%，发病年龄平均 11.8 岁（2～18 岁），其中年龄≤ 10 岁的少年型拇趾外翻为 24 足（40%）[9]。

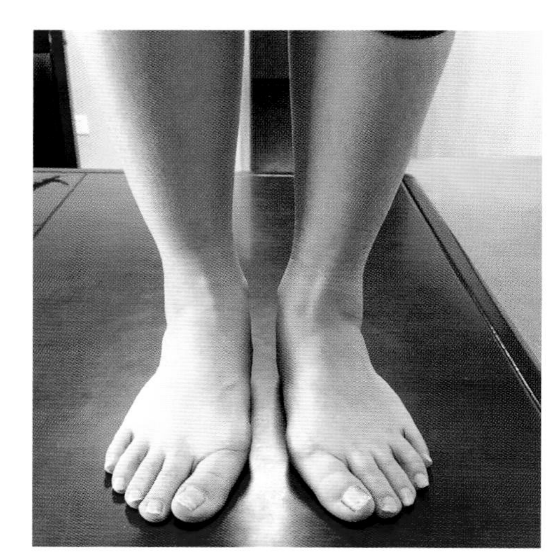

图 3–115　12 岁女性儿童双侧拇趾外翻的大体照

二、病因与发病机制

病因尚未完全阐明，多数为特发性拇趾外翻[10]。儿童拇趾外翻与成人拇趾外翻的病因不尽相同，后者通常为获得性拇趾外翻，穿着瘦窄时装鞋可能是主要致病因素[11]，而儿童拇趾外翻通常存在某些结构异常[12，13]。一般认为儿童拇趾外翻可能有多种致病因素或危险因素，可分为内在因素和外部因素，内在因素又可分为遗传因素和解剖结构异常。某些临床研究证明，母系遗传可能是为最为常见的致病因素。Coughlin 于 2007 年报道 103 例拇趾外翻，女性病例占 92%，86 例（83%）有阳性家族史，其母亲患病为 63 例（73%），推测为 X 连锁显性遗传或常染色体显性遗传[6]。

解剖结构异常包括第一跖骨内翻及第一跖骨-楔骨关节异常、扁平外翻足、韧带松弛，以及第一跖骨过长，都曾被视为儿童拇趾外翻的致病因素[14-16]。第一跖骨内翻又称第一跖骨内收，即X线正位片测量第一跖骨与内侧楔骨中轴线所形成的第一跖骨内翻角（angle of metatarsus primus varus）增大，与拇趾外翻的相关性，最早受到关注。通常将第一跖骨与第二跖骨角（inter-metatarsal angle，IMA）> 9°，定义为第一跖骨内翻，是诊断本病的标准之一，早期文献曾将本病称为第一跖骨内翻，更容易产生混淆或误解。至于第一跖骨内翻是拇趾外翻的促发因素还是继发性改变，仍然存有争议，因为每种理论都有文献资料支持。Houghton[14]对照测量儿童拇趾外翻病例与年龄相当的正常儿童的拇趾外翻角（hallux valgus angle，HVA）、第一跖骨-第二跖骨角（IMA）、第一跖骨中轴线-内侧楔骨角（first metatarsal long axis to medial cuneiform articular surface，1MCA），目的旨在确定儿童拇趾外翻是否存在第一跖骨内翻，结果显示患者-正常对照组并无区别，由此否定第一跖骨内翻是致病因素，推测拇趾外翻患者第一跖骨与第二跖骨角增加，是第二跖骨外翻引发的继发性改变。Vyas于2010年开展一项对照研究，目的是确定儿童拇趾外翻是否存在第一跖楔关节结构异常。儿童拇趾外翻组29例（46足），年龄平均14.2岁；正常儿童对照组26例（36足），年龄平均13.2岁。常规测量HVA、IMA、DMAA之外，重点测量第一跖骨中轴线-内侧楔骨角（第一跖骨中轴线与内侧楔骨关节面平行线形成的夹角，简称1MCA）、第二跖骨中轴线-内侧楔骨关节面角（第二跖骨中轴线与内侧楔骨关节面平行线形成的夹角，简称2MCA）、内侧楔骨关节面倾斜角（楔骨纵轴线与关节面形成的夹角，简称COA）。测量结果证明，拇趾外翻组的第一跖骨-楔骨角明显增大，提示第一跖楔关节结构异常，而内侧楔骨关节面角，在二组之间则没有差别，表明内侧楔骨并没有结构异常[15]。

Kilmartin[16]基于儿童拇趾外翻通常为双侧发病的事实，假设单侧拇趾外翻者的对侧足（所谓正常足）第一跖骨-第二跖骨角有所增大，第一跖骨-楔骨关节面倾斜角增大，其第一跖骨内翻可能是原发性缺陷，或者是儿童拇趾外翻的促发因素。该作者用X线测量36例单侧拇趾外翻者，患侧与正常侧第一跖骨-第二跖骨角分别为10.4° ± 1.7°和9.1° ± 1.5°。该作者由此指出第一跖骨-第二跖骨角增大，即第一跖骨-楔骨关节面倾斜和第一跖骨内翻，既是儿童拇趾外翻的早期改变，也是危险因素，但并不能确定为拇趾外翻的病因。另有资料提示采取第一跖趾关节固定治疗拇趾外翻，术后第一跖骨-第二跖骨角也明显减小，间接证明第一跖骨内翻是足趾畸形的继发性改变[17,18]。

扁平外翻足和韧带松弛综合征合并拇趾外翻相对常见。Inman于1974年提出扁平外翻足是拇趾外翻的致病因素，声称从未见过高弓足合并拇趾外翻的病例[19]。Scranton[20]报道一组青春期儿童拇趾外翻，其中51%的病例合并扁平外翻足，由此推断扁平外翻足是拇趾外翻的诱发因素。Kilmartin[21]比较研究年龄11岁儿童拇趾外翻与11岁儿童正常足的足弓指数，每组各有32例，非配对样本T检验证明两组不具统计学差异，否定扁平外翻足是拇趾外翻的诱发因素。Coughlin对45例60足青少年拇趾外翻开展病因学研究，提出扁平外翻足既不是拇趾外翻的诱发因素，也不是拇趾外翻术后复发的危险因素[9]。Kim[22]于2019年报道一项临床对照研究，测量足部正位及侧位X线8项有关诊断扁平足和拇趾外翻的参数，以回答儿童拇趾外翻与扁平足是否存在相关性问题。该作者将163例儿童足拇趾外翻（HVA > 20°，IMA > 10°），年龄平均11.8岁（8~14岁），女性和男性分别为134例和29例，双侧受累120例（73.6%），分成无症状组（130 足）、手术治疗组（33 足），另设正常对照组（55 足）。测量结果显示，与正常对照组比较，拇趾外翻组中足有明显内旋（舟骨-骰骨重叠角）及内收（正位距骨-第一跖骨降低），也有前足内旋异常（侧位距骨-第一跖骨角增大），但是后足解剖轴线（跟骨背伸角、胫骨-跟骨角和距骨-跟骨角）与正常对照组却没有差别。该作者由此做出下述结论：儿童拇趾外翻 X 线参数不具扁平足特征，因为后者仍然保持中立位。

跖骨内收和第一跖骨过长对拇趾外翻的致病作用，多数研究支持两者都是致病因素。Banks[23] 手术治疗 40 例 72 足儿童拇趾外翻，其中 48 足（66.7%）跖骨内收角> 15°，统计学检查跖骨内收角增加与拇趾外翻角增加的相关性具有显著意义。Pontious[24] 报道一组 34 足青春期儿童拇趾外翻，女性和男性分别为 37 足和 17 足，其中 75.4% 合并跖骨内收，提出合并跖骨内收是青春期儿童拇趾外翻术后复发的原因之一。Ferrari[25] 设计对照比较跖骨内翻与拇趾外翻的相关性，随机选择 100 例足正位 X 线，入选标准包括年龄< 40 岁，存在拇趾外翻或没有拇趾外翻，除外足部疾病例如类风湿关节炎、骨性关节炎和糖尿病。结果显示拇趾外翻组 55% 的病例有跖骨内收，而没有拇趾外翻组，跖骨内收发生率为 19%。X^2 检验具有统计学差异。

McCluney[26] 开展了一项对照测量 X 线参数的队列研究，病例组包括 35 足拇趾外翻，平均年龄 13.45 岁（9～16 岁），男、女比例为 1 : 3.25，而对照组年龄与性别比例和病例组相匹配者 23 足。X 线测量 8 项参数，目的旨在评价第一跖骨内翻、第一跖骨突出距离或第一跖骨长于第二跖骨、第一跖骨-楔骨关节面倾斜角，以及跖骨内收在拇趾外翻发病中的作用。统计学分析表明，只有第一跖骨过长具有统计学差异。Coughlin 发现第一跖骨与第二跖骨的相对长度，即第一跖骨过长、过短和第一跖骨与第二跖骨等长各占 1/3。第一跖骨过长者，其跖骨远端关节面倾斜角明显增大，但没有统计学意义[9]。Mancuso[27] 对照 X 线测量第一与第二跖骨相对长度，病例组与正常对照组分别包含 110 足与 100 足，发现病例组第一跖骨过长或第一跖骨与第二跖骨等长占 77%，而正常对照组第一跖骨过长或第一跖骨与第二跖骨等长只占 28%。病例组第一跖骨比第二跖骨平均过长 1.58 mm，正常对照组第一跖骨比第二跖骨平均短缩 2.05 mm，两组具有统计学意义的差别，由此推定第一跖骨过长是拇趾外翻的致病因素。外部因素是指足部以外的因素，包括鞋类对足的约束作用、过大体重增加足部负荷、芭蕾舞运动，都曾视为拇趾外翻的诱发此病因素[28,29]。然而，文献资料并未证实上述外部因素，是儿童拇趾外翻的诱发因素[2,9]。

三、病理解剖学改变

软组织改变主要累及拇趾跖趾关节的静力性稳定结构，包括关节囊及侧副韧带、拇趾-籽骨韧带、跖骨-籽骨韧带（图 3-116、图 3-117）。疾病早期第一跖骨头在冠状面向内侧偏移，并与其跖侧籽骨结构相脱离。由于附着在近节趾骨的拇趾-籽骨韧带、跖侧关节囊及横韧带（介于外侧籽骨与第二跖趾关节囊之间），以及内收肌腱的联合栓系作

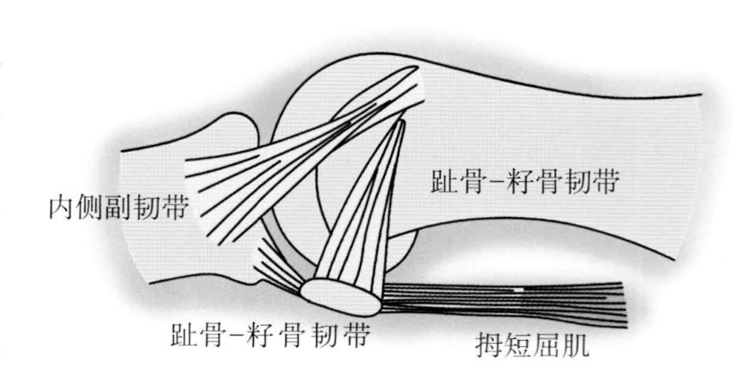

图 3-116　第一跖趾关节内侧稳定结构示意图

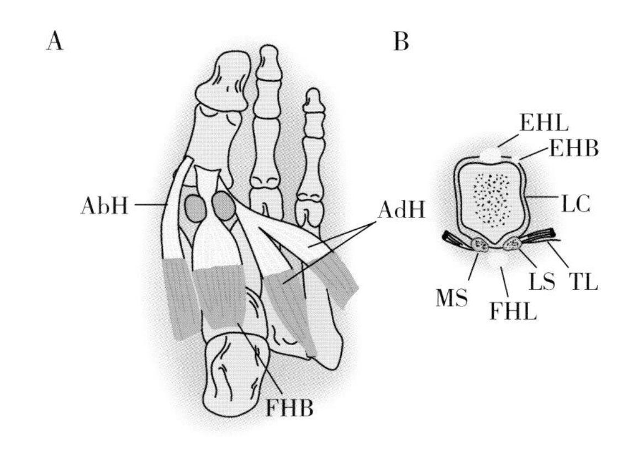

AbH：拇趾外展肌腱；AdH：拇趾内收肌腱；FHB：拇短屈肌腱；EHL：拇长伸肌腱；EHB：拇短伸肌腱；LC：外侧关节囊与外侧籽骨悬韧带；TL：跖骨头横韧带；LS：外侧籽骨；FHL：拇长屈肌腱；MS：内侧籽骨。

图 3-117　第一跖趾关节的解剖结构示意图

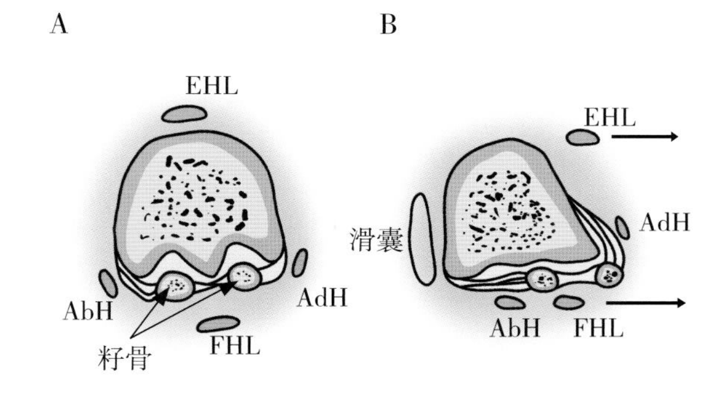

AbH：拇趾外展肌腱；EHL：拇长伸肌腱；AdH：拇趾内收肌腱；FHL：拇长屈肌腱；Sesamoinds：胫侧与腓侧籽骨。

图 3-118　拇趾外翻的病理解剖学改变示意图

A. 显示第一跖骨头、籽骨、拇趾外展肌腱、拇趾内收肌腱、拇长屈肌腱和拇长伸肌腱的解剖位置；B. 显示第一跖骨头内向旋转，导致上述结构向外侧移位。

用，近节趾骨发生外翻移位，导致内侧籽骨、外侧籽骨分别位于跖骨头中线下方和第一趾蹼间隙（图 3-118）。随着跖骨头在冠状面向内侧偏移，拇趾近节趾骨因籽骨附着则向外侧移位，其动力性稳定结构发生继发性改变，例如拇趾内收肌腱和拇长伸肌腱向外侧偏移产生弓弦样作用，不仅减弱拇趾伸展功能，反而起着拇趾内收作用。又因拇长伸肌腱呈现弓弦样改变，增强其杠杆力臂长度，进而加重拇趾外展畸形。拇趾过度伸展及内旋，足趾脂肪垫将失去功能，也增加了第一趾列的压力。拇长屈肌腱向外侧移位，却起着拇趾内收肌作用，而拇短屈肌腱及拇趾内收肌腱，将腓侧籽骨拉向外侧，导致拇趾外展肌腱及拇趾短屈肌腱附着胫侧籽骨部分，失去外展力臂长度。上述肌肉向量的改变破坏了肌力平衡状态，进而导致拇趾向内侧旋转。拇趾近节趾骨外翻偏移，跖骨头产生内翻移位，引发跖骨头向内侧凸起，加之鞋子的挤压作用，在跖骨头内侧凸起处形成滑囊[30-33]。

Eustace[30]研究发现第一跖骨基底结节向外侧偏移，可产生第一跖骨内向旋转，跖骨内向旋转却可增加第一跖骨-第二跖骨角，而且两者有直接关联，即第一跖骨-第二跖骨角为 14° 时，第一跖骨内向旋转约为 30°（图 3-119），表明第一跖骨内向旋转是拇趾外翻的病理改变之一。当第一跖骨向内侧脱逸，籽骨随之向外侧相对移位，通常伴

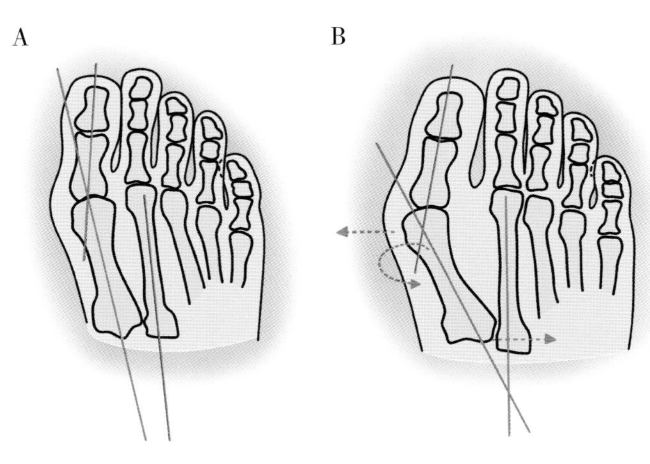

图 3-119　第一跖骨内向旋转示意图

A. 正常足部第一跖骨基底结节位于第一跖骨中心；B. 可见第一跖骨基底结节向外侧移位，间接证明第一跖骨内向旋转 30°。

有第一跖骨内向旋转，严重者拇趾趾甲处于跖侧负重区。

骨骼异常包括第一跖骨过长、第一跖骨关节面向外侧倾斜、第一跖骨近端关节面异常。正常跖骨长度存在递减的次序，即第二跖骨＞第一跖骨＞第三跖骨＞第四跖骨＞第五跖骨，或者第一与第三跖骨长度相等[34]。Coughlin 于早期观察一组儿童拇趾外翻 60 足，第一跖骨长于第二跖骨、两者相等和第一跖骨短于第二跖骨者，分别为 30%、28% 和 42%。第一跖骨与第二跖骨相对长度（mm），又称跖骨头突出距离（图 3-120）。第一跖骨长于第二跖骨为阳性值，反之为阴性值。Coughlin 发现第一跖骨长于第二跖骨者，其拇趾外翻角比另外两组＞ 5°[9]。Mancuso[27] 在 110 例拇趾外翻病例中，发现 88 例（80%）病例的第一跖骨长度≥第二跖骨长度，而对照组 100 例中 80 例（80%）的第一跖骨长度＜第二跖骨长度。当第一跖骨长于第二跖骨 1.32 mm 时，第一跖骨-第二跖骨角为 9° ～15°，而第一跖骨长于第二跖骨 3.5 mm 时，第一跖骨-第二跖骨角＞ 15°。McCluney 实施一项 X 线对比研究，在 37 足儿童拇趾外翻中，发现 94.3% 的第一跖骨长于第二跖骨（5.5 ± 2.1）mm，而正常对照组第一跖骨短于第二跖骨（-2.3 ± 2.4）mm。该作者确定第一跖骨过长是儿童拇趾外翻的重要病理解剖学改变[26]。

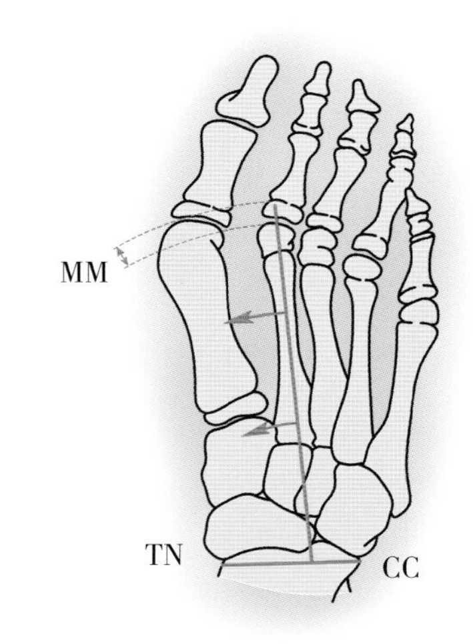

TN：距骨远端内侧皮质；CC：跟骨远端外侧皮质。

图 3-120　第一与第二跖骨相对长度测量方法

沿着第二跖骨中轴线的远端关节面，向第一跖骨画一弧线，再从第一跖骨远端关节面最远端向第二跖骨中轴线画出另一弧线，两线距离（MM）定义为两者相对长度，第一跖骨长于第二跖骨为阳性值，反之则为阴性值。

第一跖骨头关节面形状在拇趾外翻发病中的作用，也曾经受到广泛关注。正常人群第一跖骨头关节面形状也并非一致，可分为球形（round）、扁平形（flattened）、方形（square）、人字形（chevron-shaped），或有脊的矩形（square with a ridge）（图 3-121）[35-38]。Mancuso[27] 在一组拇趾外翻病例与正常足部拇指的比较研究，发现跖骨头呈现圆顶形、方形和人字形，分别为 91%、6.3% 和 2.7%，在正常对照组中分别为 20%、46% 和 34%。Heden[35] 指出第一跖骨头球形关节面常见于拇趾外翻，在 100 例拇趾外翻中 90% 为球面形，而正常对照组 210 例中只有 20%。球形关节面可引发关节不稳定，并与术后复发有着相关性。由于拇长伸肌和拇长屈肌沿着关节的垂直轴产生折页或铰链运动，跖骨头越接近圆形，其垂直轴越接近关节面，拇长伸肌和拇长屈肌即使发生较小的内侧或外侧移位，也比扁平形关节面产生更大的成角畸形。

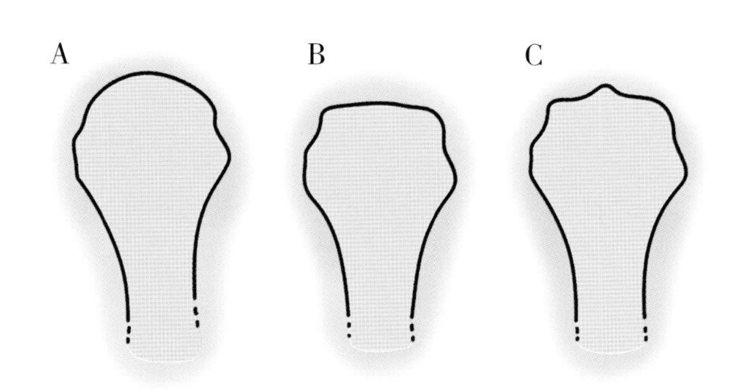

图 3-121　第一跖骨远端关节面形状

分为球形（A）、矩形或扁平形（B）和扁平并有中央脊或人字形（C）。

第一跖骨近端关节面倾斜度，也被视为拇趾外翻的解剖学异常，但第一跖骨近端关节面倾斜度，在个体中有明显的差异[6,31]。McCluney 以第一跖骨-楔骨角代表第一跖骨近端关节面倾斜角，将 37 例儿童拇趾外翻（37 足）与

18 例儿童正常足（18 足）予以比较，两者并无明显差别[26]。Vyas[15]应用 X 线测量方法，对照比较儿童拇趾外翻足与年龄相匹配正常足的某些 X 线参数，以期评价内侧楔骨形态和第一跖骨-楔骨关节解剖结构，在拇趾外翻发病中的作用。除了常规测量拇趾外翻角、第一跖骨 - 第二跖骨角、第一跖骨远端关节面角之外，还增加 4 种新的测量方法，即第一跖骨基底-内侧楔骨关节面角（base of first metatarsal to articular surface of medial cuneiform angle，1MBCA）；第一跖骨中轴线-内侧楔骨关节面角（first metatarsal long axis to medial cuneiform articular surface，1MCA，图 3-122）；第二跖骨中轴线-内侧楔骨关节面角（second metatarsal axis to medial cuneiform articular surface，2MCA）；内侧楔骨关节面倾斜角（intrinsic medial cuneiform obliquity angle，COA），或内侧楔骨中轴线与远端关节面角。Vyas 做出如下结论：除了常规测量 HVA、IMA 和 DMAA 都具有统计学差异，患足第一跖骨中轴线-内侧楔骨关节面角，患足为 90.10° ± 5.7°，正常足为 86.64° ± 7.2°，该角增加也具有统计学意义。而第二跖骨中轴线-内侧楔骨关节面角与第一跖骨 - 第二跖骨角也为正相关，支持第一跖骨近端关节面倾斜是致病因素。楔骨自身倾斜角两组之间没有统计学意义，提示内侧楔骨形态并不是致病因素。

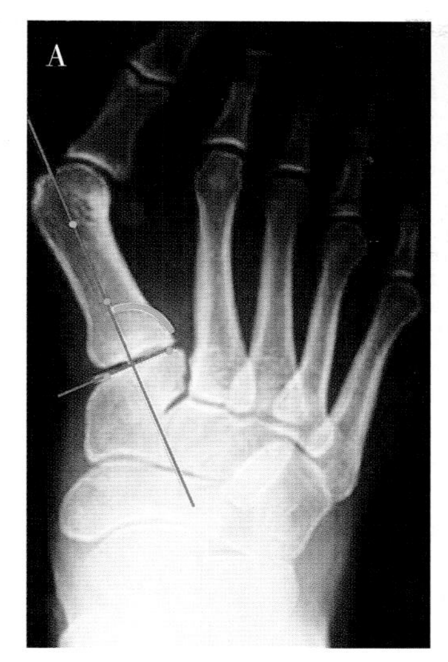

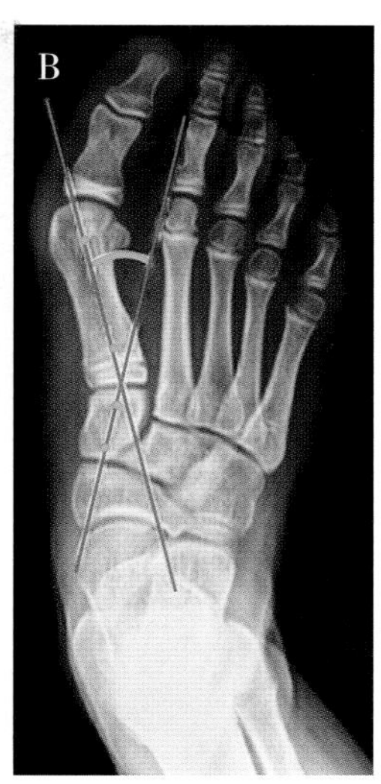

图 3-122　足正位 X 线测量方法

A. 测量第一跖骨近端关节角，正常值为 90° ±2.7°；B. 测量第一跖骨-楔骨角，其正常值为 15.9° ±4.6°。两者代表第一跖骨近端关节面倾斜度。

四、临床特征

拇趾外翻以拇趾在冠状面向外侧倾斜（外翻）、第一跖骨向内侧偏移（跖骨内翻或内收），以及第一跖骨头向内侧凸出为临床特征（图 3-123）[34,39,40]。依照发病年龄，将 6～10 岁儿童拇趾外翻称为少年拇趾外翻（juvenile hallux valgus，JHV），而 10～18 岁（20 岁）拇趾外翻称为青春期儿童拇趾外翻（adolescent hallux valgus）[40]。

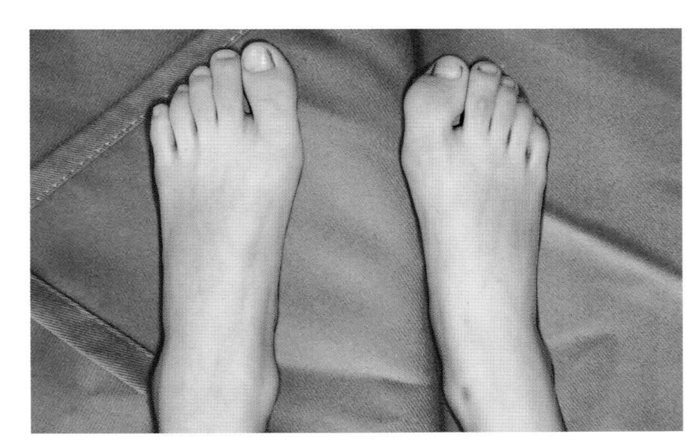

图 3-123　10 岁女童双侧拇趾外翻大体照

其第一跖骨头明显向内侧凸起。

儿童拇趾外翻通常以拇趾外观异常为主诉，而不是足趾疼痛，有时因不能穿着某种鞋类而寻求治疗。拇趾外翻因第一跖骨头内侧凸出引发足背疼痛，特别是穿着瘦窄的时装鞋，可加重第一跖骨头疼痛，有时疼痛可位于跖趾关节或者第二跖骨头。一般将拇趾外翻引发足部疼痛分为 4 个水平：体育运动或剧烈活动时疼痛；日常穿着普通鞋行走时疼

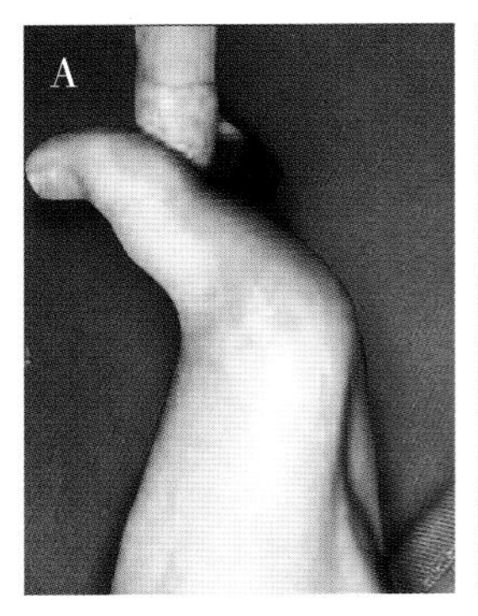
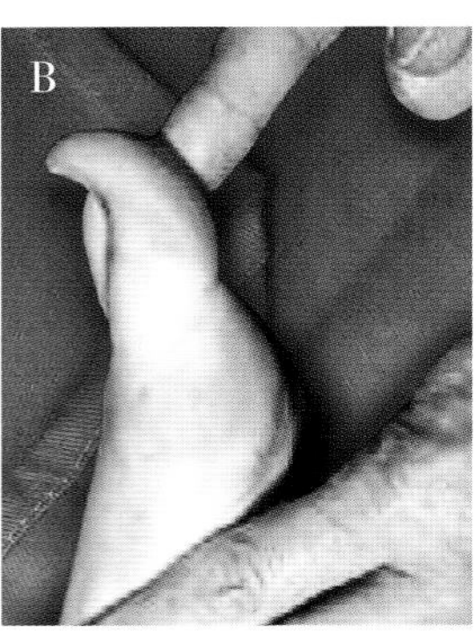

图 3-124　跖趾关节背伸活动检查方法

A. 显示拇趾外翻者自然状态的跖趾关节背伸活动角度；B. 显示第一跖骨与第二跖骨角减少之后，其跖趾关节背伸活动角度也明显减少。

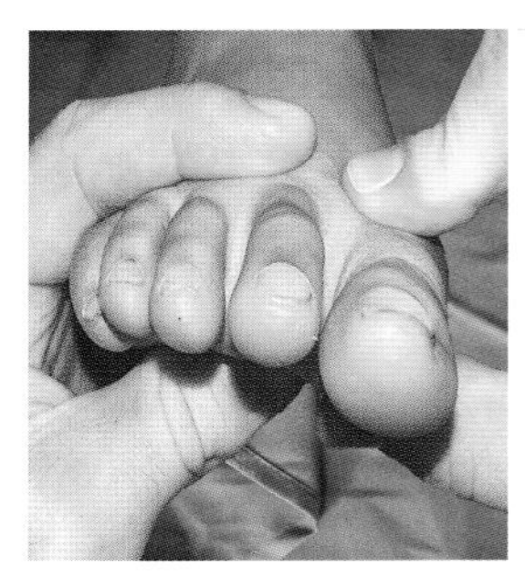
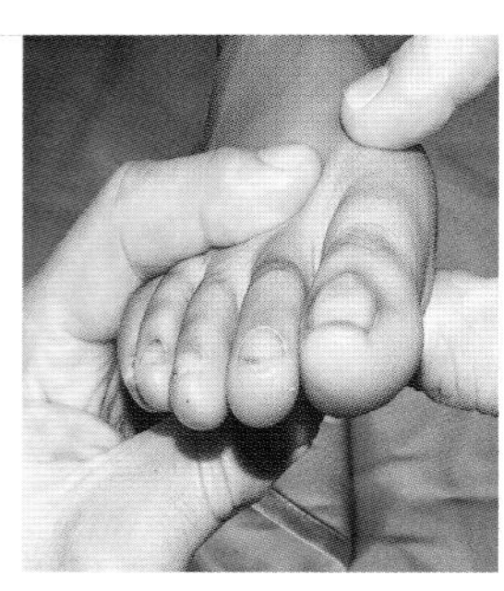

图 3-125　第一跖楔关节背伸与跖屈检查方法

痛；赤足行走时疼痛；休息时疼痛[39-41]。

临床检查应该从患者站立时观察开始，负重站立或行走时可使拇趾外翻更为明显，也可观察到可能合并的跖骨内收和扁平外翻足畸形[9,40]。坐位检查用于评价第一跖骨头内侧及跖侧压痛范围、拇趾外翻被动矫正的程度。第一跖趾关节伸展与屈曲活动范围、第一跖骨-楔骨关节（简称跖楔关节）活动范围，都值得需要特别关注，因为第一跖楔关节活动范围增加，曾被视为致病因素之一[7]。儿童第一跖趾关节背伸和跖屈正常活动范围分别为 25° 和 15°，而拇趾外翻者跖趾关节背伸活动将有明显的减少，特别是将第一跖骨向外侧挤压时更为明显（图 3-124），有学者将其归因于跖筋膜内侧束挛缩[40]。第一跖楔关节活动检查方法，有别于跖趾关节伸屈活动，而是测量第一跖骨在矢状面被动移动距离，即医生用其一手拇指与示指固定患足第二～五跖骨，用另一只手的拇指与示指抬高和下压第一跖骨头（图 3-125），估计跖骨向背侧移动距离（mm）[42]。Glasoe 应用仪器测量的方法，比较足部正常与拇趾外翻第一跖骨向背侧移动距离，发现拇趾外翻者第一跖骨背侧活动范围明显增大（平均为 5.9 mm），而正常足的平均值为 4.2 mm[43,44]。

扁平外翻足和跖骨内收的相关评价方法也应列入常规检查，Scranton[20] 报告一组青春期儿童拇趾外翻，其中 51% 的病例合并扁平外翻足。Pontious[24] 描述一组 34 足青春期儿童拇趾外翻，女性与男性分别为 37 足和 17 足，其中 75.4% 的病例合并跖骨内收。对前者需要检视足部内侧纵弓、足部内侧缘距骨头的位置、跟骨外翻角度。如果足趾负重站立试验（tip-toestanding test）可再现足内侧纵弓，并有跟骨轻度内翻，提示为柔韧性扁平外翻足[40]。合并跖骨内收者，除了拇趾外翻外，足外侧缘还有明显凸出，从足底观察患足呈现 C 形外观[45]。Garrow[46] 从观察足部临床照片，将拇趾外翻分为轻度、中度和重度 3 种类型（图 3-126），但无文字说明其分型标准，

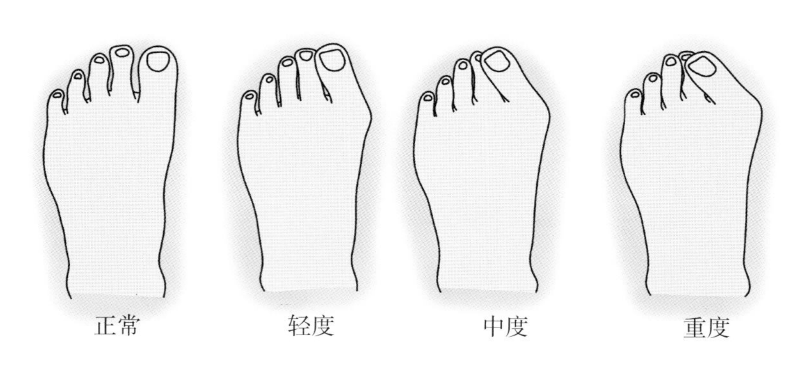

图 3-126　拇趾外翻的临床分类示意图

根据跖趾关节内侧凸出程度，Garrow 将其分成轻度、中度和重度 3 种类型，文献上又称曼彻斯特临床分类。

但文献中将其称为曼彻斯特分型（Manchester Grading Scale）。D'Arcangelo 发现曼彻斯特分型与 X 线测量 HVA 和 IMA 密切的相关性[47]，但 Menz 报道曼彻斯特分型与 HVA 有密切的相关性，但与 IMA 存在微弱的相关性[48]。Iliou 指出曼彻斯特分型是一种有用的临床评价工具，既有助于确定拇趾外翻的严重程度，也为评价足部疼痛及步态异常提供客观指征[49]。

五、X 线检查

拇趾外翻的 X 线诊断，常规测量负重时正位 X 线片 3 个参数，即拇趾外翻角（hallux HVA）、第一趾骨-第二跖骨角（IMA）、第一跖骨远端关节面角（distal metatarsal articular angle，DMAA）。HVA 是由第一跖骨中轴线与拇趾近节趾骨中轴线形成的夹角，代表拇趾外翻的严重程度，其正常值为 10° ~ 15° 。IMA 是由第一跖骨与第二跖骨中轴线形成的夹角，代表第一跖骨内收（称内翻）的幅度，其正常值为 7° ~ 9°（图 3-127）。DMAA 是由第一跖骨远端关节面平行线与第一跖骨中轴线形成的夹角，其正常值< 10°（图 3-128）[4,9,26]。Robinson[50]指出多数病例 DMAA 正常，但第一跖趾关节却有半脱位，称为非匹配性拇趾外翻（incongruent hallux valgus）。青春期儿童拇趾外翻，通常没有跖趾关节半脱位，称为匹配性拇趾外翻（congruent hallux valgus），其 DMAA 却有增大，第一跖骨关节面向外侧倾斜更为明显。与非匹配性拇趾外翻比较，DMAA 增大的匹配性拇趾外翻，通常不具有进行性加重的倾向。

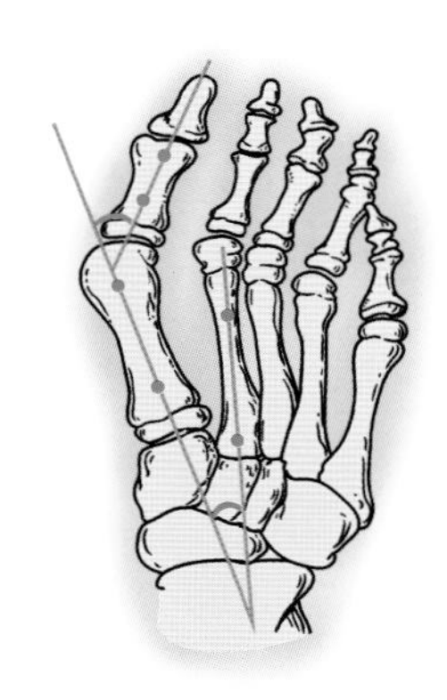

图 3-127　拇趾外翻角和第地跖骨 - 第二跖骨角测量方法

前者由第一跖骨与近节趾骨中轴线所形成的夹角，后者由第一跖骨与第二跖骨中轴线所形成的夹角。

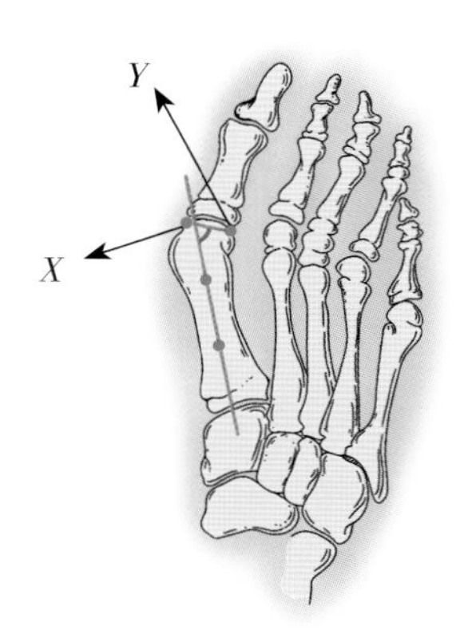

图 3-128　第一跖骨远端关节面角测量方法

X 为第一跖骨远端关节面远端最内点，*Y* 为远端关节面最外点，两点连线代表关节面平行线，该线与第一跖骨中轴线形成夹角，定义为第一跖骨远端关节面角。

内侧籽骨（胫骨侧）在冠状面的位置，也是 X 线评价拇趾外翻严重程度的主要参数[51]。在第一跖趾关节跖侧面通常有 2 个籽骨，分别命名为内侧（胫骨侧）和外侧（腓骨侧）籽骨。内侧和外侧籽骨除了背侧面与第一跖骨头跖侧脊的内侧与外侧形成关节结构（图 3-129），其余部分则埋入拇短屈肌腱内侧头和外侧头之内，属于肌腱内结构。籽骨通常于 10 ~ 12 岁开始骨化，其功能包括吸收足部第一列跖趾及跖跗关节所承受的重力，保护跖骨头下方拇长屈肌腱免遭损伤，增强跖趾关节屈曲活动范围。内侧籽骨向外侧移位或半脱位，表明跖骨头向内侧倾斜（图 3-130），是拇趾外翻或第一跖趾关节解剖轴线异常的主要病理改变，而恢复籽骨正常

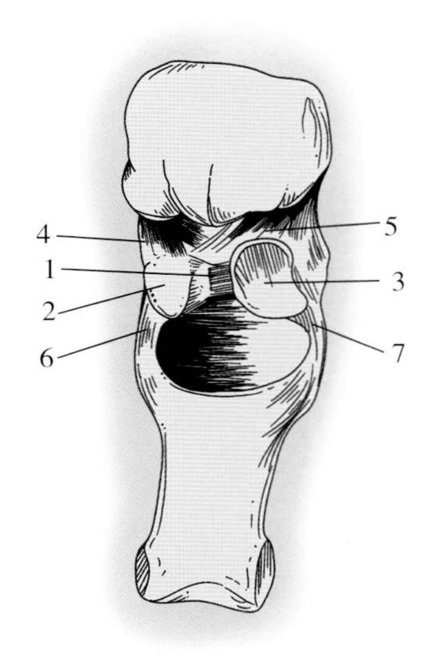

1. 籽骨间韧带，指向不清晰；2. 内侧籽骨；3. 外侧籽骨；4. 内侧跖骨－籽骨韧带；5. 外侧跖骨－籽骨韧带；6. 内侧关节囊；7. 外侧关节囊。

图 3–129　从跖侧面观察拇趾跖趾关节与籽骨的解剖结构示意图

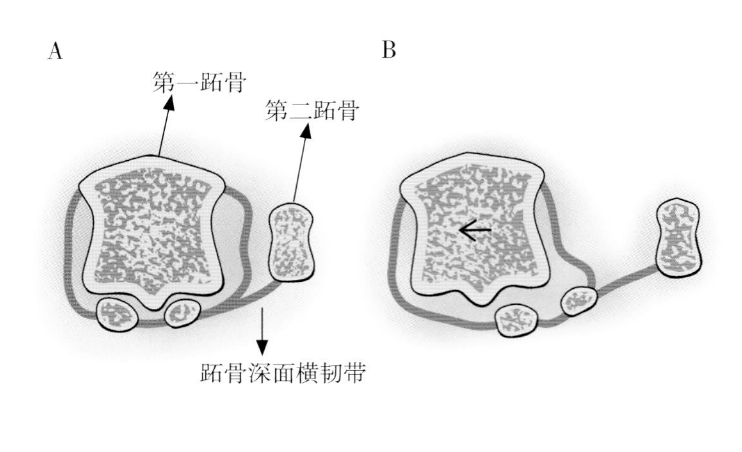

图 3–130　籽骨向外侧移位或半脱位的示意图

A 图表示籽骨的正常位置，而 B 图显示籽骨因跖骨头向内侧偏移而向外侧脱位。

位置，通常被视为手术治疗的目标之一，而持续性籽骨半脱位则是术后复发的危险因素[52,53]。美国足踝外科协会（AOFAS）将内侧籽骨移位分为 3 级：其与第一跖骨中轴线重叠＜ 50% 为 1 级，＞ 50% 为 2 级，内侧籽骨位于第一跖骨中轴线外侧为 3 级（图 3–131）[54]。

测量跖骨内收角也被列为术前 X 线评价的参数之一，因为不仅多数儿童拇趾外翻合并跖骨内收（介于 66.6%～75.4%），而且还是青春期儿童拇趾外翻术后复发的原因之一[23,24]。跖骨内收角测量方法：在负重时足正位 X 线片，首先在距舟关节内侧缘与第一跖楔关节内侧缘画一直线，代表中跗骨内侧缘，另在跟骰关节最外缘与第五跖骰关节外侧缘画一直线，代表中跗骨外侧缘。于中跗骨内侧缘线段与中跗骨外侧缘线段之中心点连接的横向线段，代表中跗骨中央参照线，与中跗骨中央参照线垂直相交之线段代表中跗骨中轴线，将第二跖骨中轴线与中跗骨中轴线所形成夹角，称为跖骨内收角（图 3–132），其正常值为 0° ～15° 。Coughlin 将跖骨内收角介于 16° ～ 19° 者称为轻度跖骨内收，而跖骨内收角介于 20° ～ 25° 和＞ 25° 者，则称为中度和重度跖骨内收。

拇趾外翻严重程度既是选择手术方法的依据，也比较手术治疗结果的重要证据。Coughlin 依照 HVA、IMA 和籽骨半脱位 3 项 X 线参数，将拇趾外翻分为轻度、中度、重度 3 种类型（表 3–5）。多数病例中 DMAA 在正常范围之内，只是少数青春期儿童拇趾外翻出现 DMAA 增大，因而 X 线分类并未将其列入必要的参数[9]。

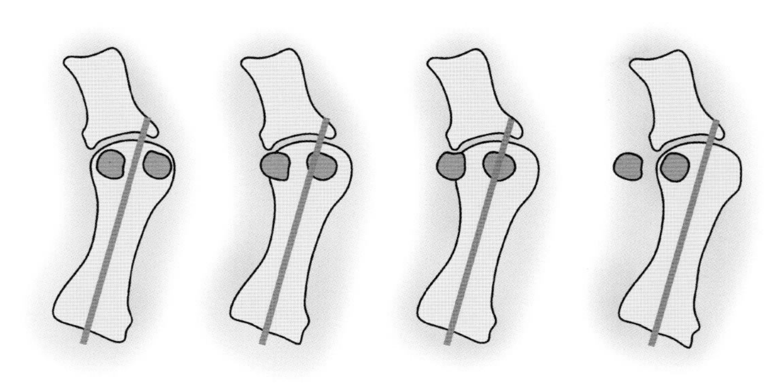

图 3-131　内侧籽骨半脱位分级

籽骨的正常位置应在第一跖骨中轴线的内侧，评定为 0 级；内侧籽骨与第一跖骨中轴线相重叠为 1 级；内侧籽骨与第一跖骨中轴线外缘相重叠为 2 级；内侧籽骨位于第一跖骨中轴线外侧为 3 级。

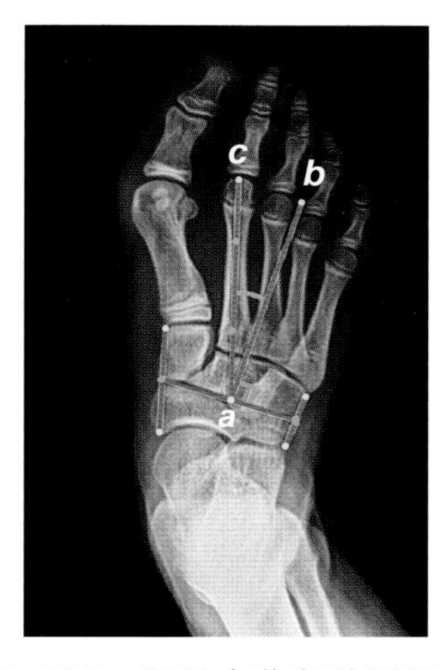

图 3-132　跖骨内收角的测量方法

图中 *a* 线为中跗骨横向中央参照线，*b* 线为中跗骨纵向中轴线，*c* 线为第二跖骨中轴线。

表 3-5　拇趾外翻的 X 线分类

	轻度	中度	重度
HVA	15° ～20°	21° ～40°	> 40°
IMA	< 13°	13° ～20°	> 20°
籽骨半脱位	1 级	2 级	3 级
DMAA 正常值 ≤ 10°，PPAA 正常值≤ 5°，IA 正常值 ≤ 10°。			

注：HVA，拇趾外翻角（hallux valgus angle）；IMA，第一跖骨－第二跖骨间角（inter-metatarsal angle）；DMAA，第一跖骨远端关节面角（distal metatarsal articular angle）；PPAA，近节趾骨关节面角（proximal phalangeal articular angle）；IA，趾骨间角（interphalangeal angle）。

六、鉴别诊断

少年或青春期儿童拇趾外翻是一种特发性拇趾疾病。临床做出确定诊断之前，需要与下列疾病产生的继发性拇趾外翻相鉴别：神经肌肉性疾病，包括脑性瘫痪、肌肉营养不良、遗传性周围神经病；系统性结缔组织疾病，例如埃勒斯－当洛综合征（Ehler-Danlos syndrome），马方综合征（Marfan syndrome）；儿童特发性关节炎。上述各种疾病除了拇趾外翻，还有每种疾病特有的临床体征和 X 线征象，容易做出相应的临床诊断[20,55]。

七、治疗

拇趾外翻是一种儿童与成人共患的疾病，其治疗年龄跨度介于 9 岁 7 月龄至 78 岁[6]。但是，儿童或青春期儿童拇趾外翻的治疗，具有某些特殊问题。早期临床研究证明，各种软组织重建或截骨手术治疗的复发率高达 20%～40%[56]。一般认为关节囊韧带普遍松弛，第一跖骨骺板尚未闭合，以及生理性或发育性扁平外翻足，是术后复发的主要因素。Scranton[56] 和

Luba[57]强调第一跖骨骺板尚未闭合者，术后将产生代偿性过度生长，因而容易产生复发性拇趾外翻。许多学者主张尽可能推迟手术年龄，因为随着儿童年龄的增长，其软组织发育趋向成熟，韧带松弛现象将自然减轻，足弓进行性发育也使扁平外翻足有所改善[2,9]。然而，近10年期间，由于临床医生对儿童拇趾外翻发病机制及病理解剖更为深入理解，手术技术也在不断进步，儿童拇趾外翻手术治疗结果获得明显的提高，实现了与成人拇趾外翻相媲美的满意结果[1,40,58]。

（一）非手术治疗

穿着鞋帮宽松、鞋底柔软的低跟鞋，或者使用矫形夹板或支具（图 3-133），都有助于缓解拇趾疼痛，消除局部的刺激症状，改善日常活动所需要的行走功能，因此，应该被视为儿童拇趾外翻的一线治疗，或者是初期治疗的首选方法[39,59]。

Groiso[59]应用前足矫形器与跖趾关节被动牵拉训练相联合的方法，治疗儿童拇趾外翻25 例 48 足。开始治疗年龄平均为 10 岁，并有＞ 2 年的病史，其正位 X 线测量 HVA ＞ 15°，IMA ≥ 9°。夜用矫形支具由塑料板材构成前足跖面托板和半环形趾套，前者附加内侧翼和外侧翼作为支撑结构，而半环形趾套为前足跖面托板向足趾延伸部分，发挥保持拇趾中立位的作用（图 3-133）。拇趾活动被动活动由家长实施，首先，握持前足 5 个跖骨，将拇趾及其他足趾向外侧反复推挤数次，以松弛跖趾关节内侧关节囊的作用；其次，在踝关节背伸、拇趾背伸并内翻的位置时，从跖趾关节跖侧面向背侧推挤数次，以牵拉拇趾内收肌和拇短屈曲；再次，教导患者于站立位进行拇趾主动内收活动。治疗时间持续 2 年，平均随访 3 年 4 个月。最后随访时，48 足中，28 足 HVA 平均减少 6°，13 足无变化，7 足增加 5°；7 足治疗前 IMA 角＞ 9° 者，治疗后 12 足平均减少 3°，17 足 IMA 无变化，8 足平均增加 3°。总体 X 线评价结果，50% 者 HVA 减少，32% 者 IMA 减少，该作者由此做出非手术是一种有效方法的结论。

Kilmartin[60]曾经实施临床比较研究，发现穿着宽松、低跟鞋型，或使用鞋内矫形鞋垫（图 3-134），并不能防止青春期儿童拇趾外翻进行性加重。

为了比较手术、矫形器治疗成人拇趾外翻的效果，Torkki 设计一项前瞻性为期 1 年的临床研究，包括跖骨远端 V 形截骨组（71 例）、矫形器组（69 例）和不予治疗组（69 例）。总计209 例都有足部疼痛、HVA ≤ 35°。经过 12 个月的治疗与观察，用患足疼痛天数、拇趾外观异常、足部活动受限和穿鞋问题作为 4 项指标评价，手术治疗组满意度最好，而矫形器只能短期缓解疼痛症状[61]。

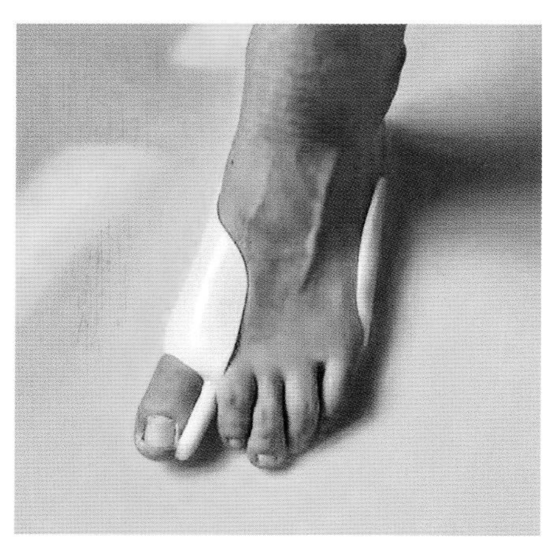

图 3-133　拇趾外翻矫形支具

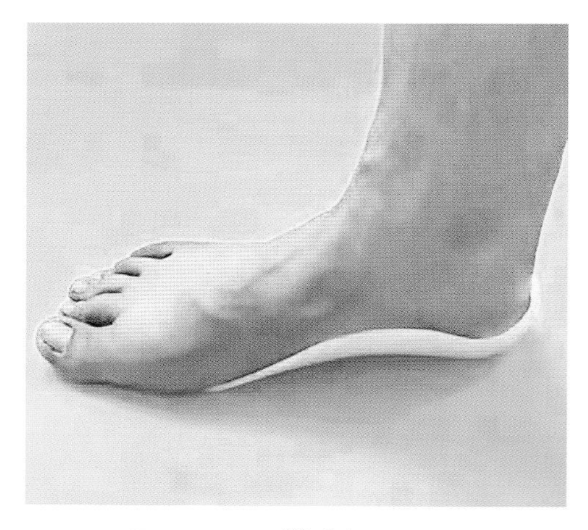

图 3-134　鞋内矫形支具

（二）手术治疗

应用矫形支具、改变鞋的类型，并不能控制儿童拇趾外翻畸形的进行性发展，只有手术治疗才能实现消除足部疼痛，恢复拇趾跖趾关节正常活动范围，改善拇趾外观形态，进而方便穿着普通鞋型或各种时尚鞋类的治疗目标[10,59,62]。迄今，在医学文献中可检索到130多种治疗拇趾外翻的手术方法，足以说明并不存在优先选择的最好方法，抑或意味着各种手术技术都有某些局限性和适应证[1,39,46]。

手术治疗儿童拇趾外翻的方法可归纳为5个类别：①第一跖骨近端外侧骺板阻滞和骨骺-干骺端固定手术。②跖骨头部分切除和关节囊成形及软组织松解。③软组织松解和跖骨截骨联合手术。④跖骨远端或跖骨干部截骨。⑤跖骨两处截骨手术[4,50,63]。

面对如此众多的手术技术，选择适宜治疗儿童拇趾外翻的手术方法，既是充满困难又是必须谨慎对待的课题，因为以往研究证明儿童拇趾外翻术后复发率明显高于成人，特别是进入快速生长期，体重增加和足部承受更大压力的综合作用，可导致拇趾外翻畸形继续加重[20,39]。Marshall[62]主张依照儿童拇趾外翻的严重程度选择手术方法，建议选择跖骨远端截骨治疗轻度和中度拇趾外翻；选择跖骨干部截骨和跖骨远端及近端两处截骨治疗严重拇趾外翻。但是，某些学者主张放弃Mitchell手术技术儿童拇趾外翻的建议，因为复发率高达60%[10,56]。Mitchell手术（1958年）包括第一跖骨头内侧骨凸切除，跖骨头近端楔形截骨和跖趾关节内侧韧带重建。Edmonds[4]提出外科治疗儿童拇趾外翻主要依赖于第一跖骨截骨，包括跖骨远端截骨（V形截骨）、跖骨干部截骨（Z形截骨）和跖骨远端与近端两处截骨。临床回顾性病例分析，证明这些跖骨截骨方法都能实现预期的治疗目标。但是，从理论上推断，跖骨近端截骨矫正IMA优于矫正HVA和DMAA，跖骨远端截骨矫正HVA和DMAA优于矫正IMA，而跖骨远端与近端两处截骨则能矫正这3个角度异常[4,58]。Jeuken采取对比观察跖骨远端V形截骨和跖骨干部Z截骨的近期与远期结果，发现随访2年时两者结果极为相似，而随访14年则证明两者在防止畸形复发也没有优劣之分[64]。

1.第一跖骨近端外侧骺板阻滞术　骺板部分阻滞和骨骺-干骺端固定，是矫正儿童下肢成角畸形的传统方法，现代文献将其定义为引导性生长技术[63]。早在20世纪50年代，Ellis借鉴U形钉矫正儿童胫骨内翻［又称布朗病（Blount disease）］技术，率先应用U形钉技术阻滞第一跖骨近端骺板外侧生长，以矫正儿童拇趾外翻[65]。晚近研究证明，儿童拇趾外翻是一种进行性疾病，传统软组织松解和截骨手术治疗儿童拇趾外翻，其术后复发率介于20%～40%，而足部骨骼继续生长是术后复发的主要因素[20,39,66]。

Sung[66]对一组69例133足儿童拇趾外翻进行自然病史观察，年龄平均10.2岁（±4.0岁），随访时间平均2.8年（1～9.6年）。结果显示拇趾外翻角（HVA）和第一跖骨远端关节角（DMAA）增加0.8°/年，而IMA和MAA却没有明显改变；年龄＜10岁组，HVA增加1.5°/年，而年龄＞10岁组，HVA却没有明显增加；初诊HVA＜15°、IMA≥10°者，HVA增加0.8°/年，而初诊HVA≥15°，即使IMA正常，HVA也增加0.5°/年。该作者指出，青少年拇趾外翻是一种进行性疾病，在10岁之前发病者，多数拇趾外翻呈现进行性发展。

Davids[63]采取第一跖骨近端外侧骺板-干骺端固定治疗7例11足儿童拇趾外翻，手术时年龄平均为10岁4个月（9岁7个月至11岁1个月）。术后随访时间平均为4年2个月（1年7个月至7年6个月），其中3例（6足）骨骼已经发育成熟。最后随访时，IMA平均减少2.32°（0°～4.5°）有统计学意义，其中9足明显减少，2足没有变化；HVA平均减少3.45°

（0° ~ 9° ），7 足有明显减少，4 足没有变化，11 足中 6 足的 IMA 和 HVA 都有明显改善；7 例中 5 例患者认为足部外观有明显改善，2 例没有改善，但都没有疼痛和穿鞋困难，也没有需要再次手术治疗者。该作者指出，当儿童骨骼还有 2 年生长时间者，建议采取骺板部分阻滞或骨骺-干骺端固定手术，将软组织松解和截骨手术作为复发病例的保留手术。

Schlickewei[67] 应用螺钉阻滞第一跖骨近端外侧骺板技术，治疗儿童拇趾外翻 22 例 39 足。双足病例 17 例，单侧者左侧和右侧分别为 2 足和 3 足。手术时年龄平均 11.1 岁（8 ~ 15 岁），随访时间平均 2.3 年（1 ~ 4.8 年）。最后随访时，10 足（25.6%）拇趾外翻被完全矫正，而未完全矫正 29 足（74.4%），其 HVA 由术前平均 26.5° 降低至术后平均为 20.2° ，平均降低 5.5° ，每月平均矫正 0.17° ；IMA 由术前平均为 14.1° 降低至术后平均为 10.5° ，每月矫正 0.12° ；跖骨近端关节角由术前内翻 1.1° ± 5.3° 矫正至术后外翻 1.0° ± 5.5° 。5 足出现并发症，2 例 3 足因为螺钉产生疼痛，提前取出螺钉而采取跖骨近端截骨与远端外侧软组织松解联合手术治疗，另 2 例 2 足螺钉因跖骨生长而移位至骨骺远端。该作者指出，第一跖骨近端外侧骺板阻滞，是一种有效、安全和容易操作的微创技术，适用于治疗儿童进行性拇趾外翻。

Chiang[68] 应用第一跖骨近端外侧骺板螺钉阻滞和近节趾骨内侧骺板切除，治疗儿童拇趾外翻 21 例 37 足，男性和女性分别为 9 例和 12 例，手术时年龄平均 12 岁（9.5 ~ 14.5 岁），术后随访时间平均 2.9 年（2.2 ~ 4.3 年），手术至骺板闭合间隔时间平均 15 个月（8.9 ~ 26.2 个月）。最后随访时，37 足中 33 足（89%）获得明显改善，HVA 由术前平均为 25.1° 降低至术后平均为 20.4° ，平均矫正 4.7° ，但 4 足有所增加；IMA 由术前平均为 12.3° 降低至术后平均为 10.0° ，平均矫正 2.2° ，但 5 足没有改善；第一跖骨近端关节角（PMAA）由术前平均为 91.9° 降低至术后平均为 89.4° ，平均矫正 2.5° ；近端趾骨关节角（PPAA）由术前平均为 97.4° 减少至术后平均 95.4° ，平均矫正 1.9° 。该作者认为螺钉穿通骺板阻滞方法，比 U 形钉技术和骺板-干骺端固定操作更为简便，允许早期负重行走，适用于治疗有临床症状的儿童拇趾外翻。其中 4 例没有实现预期结果，因为手术时与骺板闭合间隔时间只有 9 个月。

【手术适应证】

儿童进行性拇趾外翻，其 HVA ＞ 16° ，IMA ＞ 9° ；女性年龄＜ 10 岁，男＜ 12 岁[67,68]。

【手术操作】

将患者置于仰卧位，手术侧臀部垫高，常规进行下肢皮肤消毒与无菌手术单保护。

①置入定位导针：在 X 线透视监视下，将克氏针从第一跖骨近端与中间 1/3 移行部位的内侧皮质，逆行置入跖骨近端骺板外侧作为导针，要求导针远端在正位 X 透视穿过骺板外侧 1/4，在侧位 X 透视则位于骺板的中央（图 3-135）。

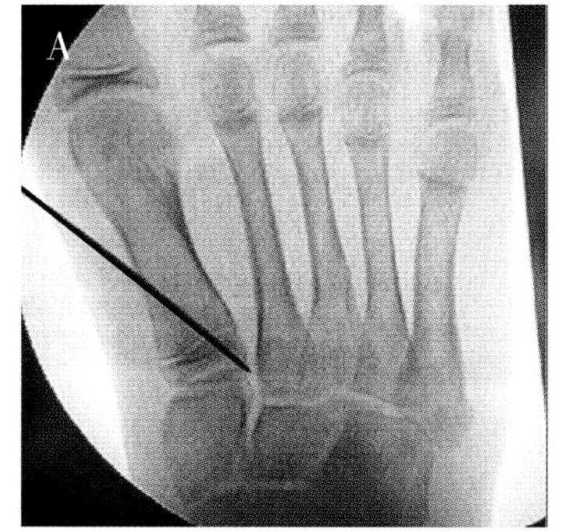

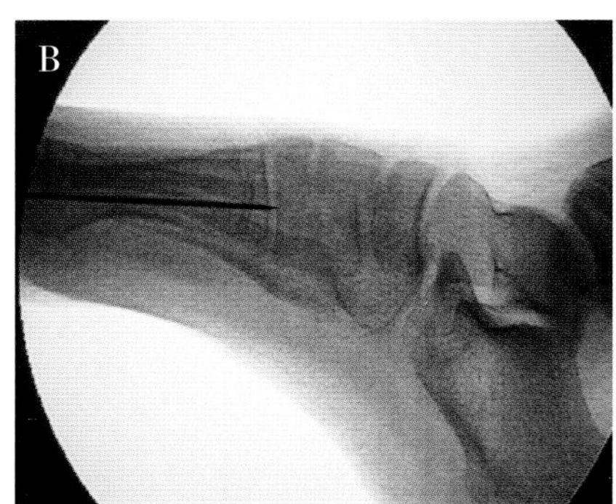

图 3-135　术中 X 线正侧位透视

确认导针置入第一跖骨近端骺板外侧 1/4 及骨骺内（A），在侧位 X 线透视证明导针位于骺板的中央（B）。

②空心螺钉骺板固定：确认导针置入理想的位置后，在导针进入点切开皮肤，使用直径

2.0 mm 或 4.0 mm 的空心钻，沿着导针预制骨孔，最后，将长度适当的空心螺钉，沿着导针置入第一跖骨近端、骺板和骨骺内，要求至少有 3 个螺纹穿过骺板。为了避免螺钉头端刺激皮肤，应将螺钉头端置入皮质内，或使用无头螺钉（图 3-136）[67,68]。

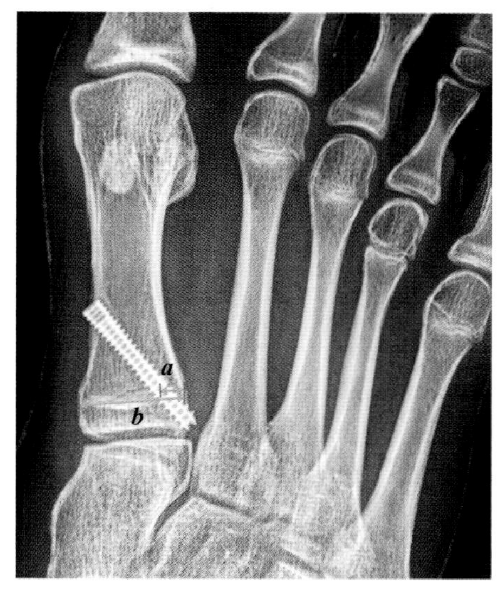

图 3-136 确定螺钉进入骺板外侧 1/4 的方法

a 为螺钉占据骺板宽度，*b* 为跖骨近端骺板宽度，$a/b \leqslant 0.25$。

【术后处理】

术后使用夜用石膏托或足踝支具固定 3～4 周，日间允许适当地负重行走。

2. 第一跖骨远端 V 形截骨 Austin 于 1968 年首创第一跖骨远端 V 形截骨治疗拇趾外翻，文献中通常称 Austin 跖骨截骨或跖骨远端 V 形截骨（chevron osteotomy）[69]。由于跖骨远端 V 形截骨具有内在的稳定、愈合迅速等优点，在 20 世纪 90 年代之后日益普及，成为外科治疗拇趾外翻的常用手术技术[70]。

Schneider[71] 采取第一跖骨远端 V 形截骨治疗 73 例 112 足成人拇趾外翻的远期结果。手术时平均年龄 48.1 岁（21.7～69.1 岁），最短随访时间 10 年（平均为 12.7 年）。美国足踝矫形外科学会评分由术前 46.5 分增加至 88.8 分，HVA 和 IMA 分别由术前 27.6° 和 13.8° 下降至 14.0° 和 8.7°，籽骨半脱位评级由术前平均 1.7 级下降至 1.2 级。只有 1 例出现复发性拇趾外翻而需要手术治疗，2 足发生跖骨头部分缺血性坏死。

Zimmer[72] 选择跖骨远端 V 形截骨治疗 20 例 30 足青春期儿童拇趾外翻。手术时年龄平均 15.6 岁（12～18 岁），术后随访时间平均为 5.3 年（1.3～7.9 年），总体满意率为 85%。X 线测量 HVA 和 IMA，分别由术前平均为 28.6 ° 和 12.3° 降低至术后平均为 20.5° 和 7.5° 。足部外观满意度为 90%，17 例（85%）足部完全疼痛消失，3 例在长时间站立或行走时跖趾关节内侧或跖骨头出现轻度及中度疼痛，13 例（65%）能够穿着各种鞋类，7 例穿着时尚鞋仍有疼痛，4 例（20%）主观认定拇趾外翻复发，术后 X 线检查证实其 HVA 和 IMA 均未矫正至正常范围。该作者由此认为，跖骨远端 V 形截骨适宜治疗儿童拇趾外翻。

Kraus[73] 对跖骨远端 V 形截骨治疗儿童拇趾外翻的远期结果做出评价。该组包括 12 例 15 足儿童拇趾外翻，手术时年龄平均 14.2 岁（11.8～17.3 岁），术前 HVA ＞ 16°、IMT ＞ 10°。术后随访时间平均 7.3 年（2.2～11.2 年）。X 线测量 HVA 和 IMT 分别由术前的 31.5° ± 8.6° 和 13.2° ± 2.1°，下降至 14.4° ± 4.6° 和 6.1° ± 2.1°。美国足踝外科协会（AOFAS）中足和拇趾跖趾关节及趾间关节评分，分别为（85.3 ± 4.9）分和（94.5 ± 7.7）分（表 3-6）。第一跖骨相对长度无变化占 47%，缩短占 40%，增长占 13%。15 足中 12 足的籽骨位置有明显改善，2 足无改变，1 足有向外侧移位，但远期随访则有 7 足（47%）籽骨向外侧明显移位。3 例（5 足）在天气变化时有轻度跖骨头疼痛，1 例（2 足）参加娱乐活动时疼痛，但 4 例日常活动均无疼痛。该作者做出如下结论：跖骨远端 V 形截骨是治疗轻度和中度儿童拇趾外翻行之有效的方法，既不引发跖骨生长紊乱，也能长期保持其矫形结果。

表 3-6　美国足踝外科协会关于拇趾跖趾关节及趾间关节疗效评定标准

参　数	分　值
疼痛	
无	40
轻度，偶有疼痛	30
中度	20
重度，几乎总有疼痛	0
功能状态	
功能活动没有限制	10
日常活动或工作不受限制，但体育运动等娱乐活动受限	7
日常活动与娱乐活动受到限制	4
日常活动与娱乐活动严重限制	0
穿鞋受限程度	
可穿时装鞋，不需要增加鞋垫	10
只能穿舒适鞋，可不增加或增加鞋垫	5
必须穿着特殊鞋类或支具	0
跖趾关节活动范围	
正常或保留 75° 活动范围	10
中度活动受限（活动范围介于 30° ～74° ）	5
重度活动受限（活动范围 < 30° ）	0
趾间关节跖屈活动范围	
正常	5
重度受限，跖屈活动 < 10°	0
跖趾关节与趾间关节是否稳定	
各个方向都保持稳定	5
不稳定	0
跖趾关节或趾间关节胼胝体	
无胼胝体形成，或有胼胝体而无临床症状	5
胼胝体形成并有疼痛	0
解剖轴线	
良好，拇趾解剖轴线正常	15
一般，拇趾解剖轴线只有某些异常，但无临床症状	8
合计	

注：评定级别标准：优级，90～100 分；良级，80～89 分；可级，70～79 分；差级，< 70 分。

【手术适应证】

儿童拇趾外翻伴有拇趾内侧疼痛；轻度或中度拇趾外翻，HVA ＜ 40°、IMA ＜ 15°，而 DMMA 在正常范围；跖趾关节具有良好功能活动，其伸展与屈曲活动范围＞ 60°；年龄＞ 8 岁，因为截骨位于第一跖骨远端，无须考虑第一跖骨近端骺板是否闭合问题[69,71]。

【手术操作】

将患者置于仰卧位，手术侧臀部垫高。在大腿近端系缚无菌止血带。常规进行下肢皮肤消毒与无菌手术单保护。

①切口与显露：以跖趾关节为中心的内侧缘，作一长约 5 cm 的纵行皮肤切口。切开皮肤及皮下组织，注意保护拇趾背侧神经血管，将神经血管束和拇长伸肌腱一并向足背侧牵拉，可以满意显露跖趾关节内侧关节囊。从近端 U 形切开关节囊，形成基底位于近节趾基底部的关节囊瓣（图 3–137）。

②经跖趾关节松解外侧软组织：当跖趾关节满意显露之后，将拇趾向远端牵拉增大关节间隙，把 15 号手术刀片插入关节间隙，逐次切开外侧关节囊和拇趾内收肌腱止点（图 3–138），而不必松解跖骨–籽骨韧带。

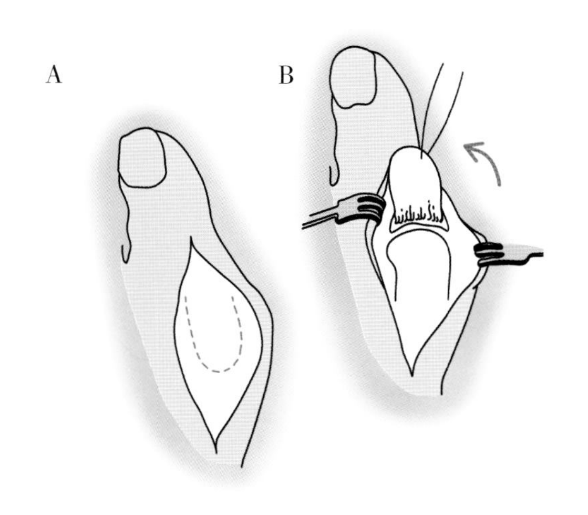

图 3–137　U 形切开关节囊和显露第一跖骨头示意图

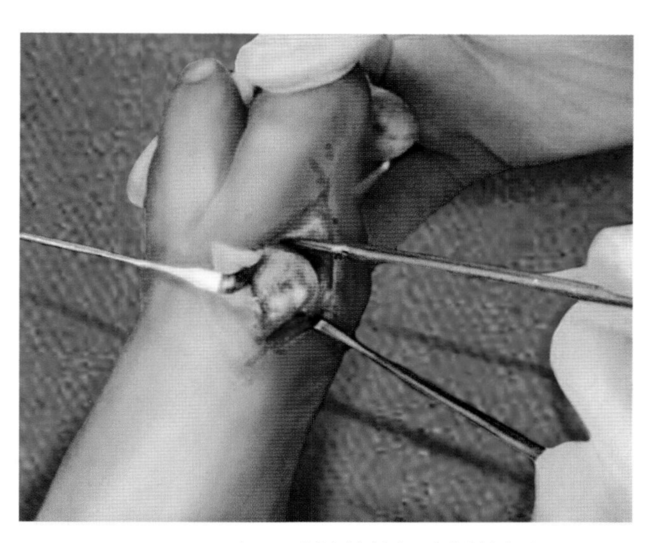

图 3–138　经跖趾关节松解外侧软组织

③跖骨远端 V 形截骨：在实施跖骨截骨之前，使用微型电锯从跖骨远端干骺端开始，纵向切除跖骨头内侧缘的骨性凸起。继之，于跖骨远端设计矢状面 V 形截骨线，其顶点应该位于跖骨头矢状面的中心，分别向跖骨背侧和跖侧近端皮质延伸，形成 60° ～80° 的 V 形截骨线（图 3–139）。为了保证截骨线顶端位于跖骨头中央，首先在 X 线透视监视下，将直径 1.5 mm 的克氏针置入 V 形截骨线的顶点，

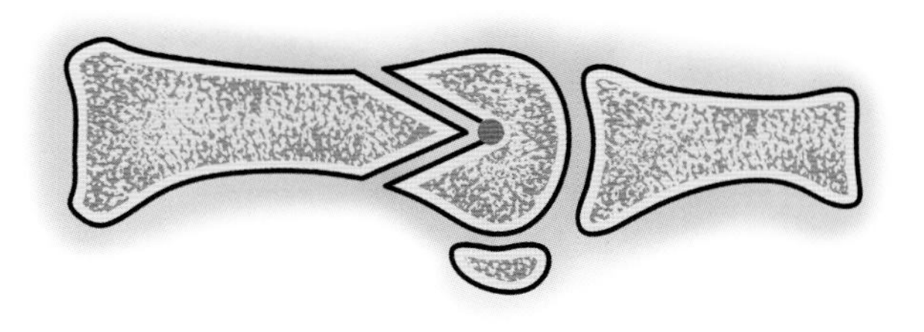

图 3–139　跖骨远端 V 形截骨示意图

矢状面 V 形截骨顶点位于跖骨头中心，分别向跖骨背侧和跖侧近端皮质延伸，形成 60° ～80° V 形截骨线。

或者用手巾钳固定跖骨头（图 3–140）；接着，沿着标记的截骨线截断 V 形截骨的背侧和跖侧支。然后，将跖骨头向外侧推移 5 ~ 7 mm，或者将跖骨头向外侧平行移位至跖骨远端干骺端宽度的 1/4 或 1/2，可使增大的 HVA 和 IMA 获得满意的矫正。如果跖骨远端关节面角（DMMA）仍然＞ 8°，可将截骨远端适当向内侧旋转（图 3–141）。

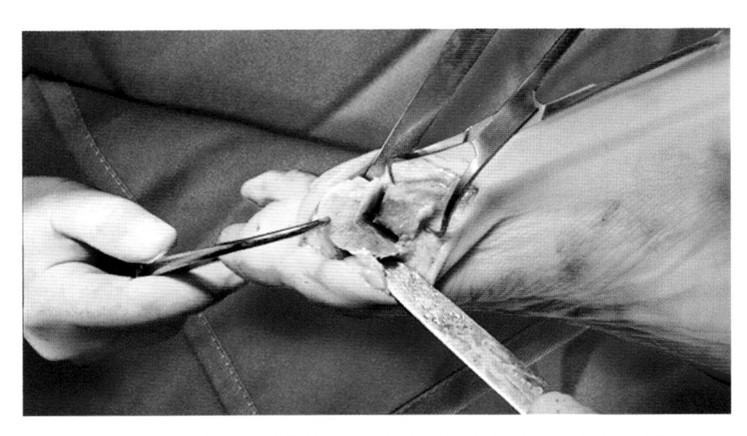

图 3–140　跖骨远端 V 形截骨和骨凸切除的术中大体照

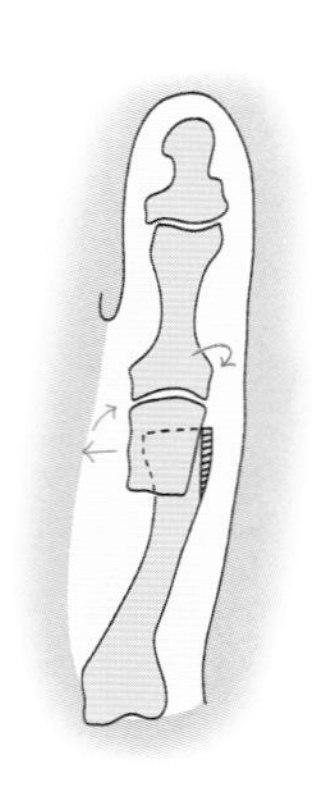

图 3–141　截骨后平行和旋转移位示意图　将截骨远端向外侧推移的同时，适当向内侧旋转，有助于矫正增大的第一跖骨远端关节角（DMAA）。

④紧缩缝合关节囊和截骨内固定：首先切除截骨近端内侧骨性凸起。切除多余的关节囊后，褥式缝合关节囊。Austin 强调重新建立关节囊的骨性止点，即在截骨近端钻数个骨孔，经过骨孔紧缩缝合关节囊。最后，使用 2 根直径 2.0 mm 的克氏针或 2 个直径 1.8 mm 的螺钉，从截骨近端内侧置入，终止于截骨外端外侧皮质，进而固定截骨两端，均能获得截骨端的稳定[69,71,73]。

【术后处理】

缝合切口皮肤和局部加压包扎之后，用小腿行走石膏固定 6 周。术后 6 周拆除石膏和拔出克氏针，开始拇趾跖趾关节主动或被动伸屈活动康复训练，允许穿着运动鞋开始行走。

【并发症和可能产生的不良结果】

早期并发症包括切口感染、拇趾背侧神经损伤产生可逆性局部皮肤感觉减退，以及截骨延迟愈合，既比较少见也容易处理，通常对治疗结果不产生负面影响。可能产生的不良结果则是值得高度关注的问题。

①跖骨头坏死：跖骨远端截骨与跖趾关节外侧松解联合手术，具有损害跖骨头血供的危险，进而产生跖骨头坏死。Meier 在一组 60 足 V 形截骨中，确定 12 足（20%）发生跖骨头坏死。该作者建议选择跖骨远端截骨时，应将外侧内收肌松解列为禁忌证[74]。Schneider[71]采取第一跖骨远端 V 形截骨治疗 73 例（112 足）成人拇趾外翻，2 足发生跖骨头部分缺血性坏死。Edmonds 报告 24 足青春期儿童拇趾外翻，术后 1 例发生跖骨头坏死，并且出现拇趾外翻复发[4]。

②拇趾内翻：Choi[75]回顾分析 68 例 103 足跖骨 V 形截骨手术的结果。术后 X 线检查发现 6 例 HVA 介于 3° ~ 10° 而诊断拇趾内翻，但患足没有症状而不需要治疗。该作者指出拇趾内收肌腱和外侧关节囊过度松解，是产生拇趾内翻的可能原因。Edmonds 报道第一跖骨远端截骨治疗 24 足青春期儿童拇趾外翻，其中 3 足（13%）出现 HVA 过度矫正，但临床上并无明显的拇趾内翻畸形[4]。

③转移性跖骨头疼痛：一般认为跖骨远端截骨可产生第一跖骨短缩，进而增加了第二跖骨负荷，从而引发第二跖骨头疼痛。Ahn[76]采取第一跖骨远端 V 形截骨与近节趾骨闭合截骨治疗 138 例（185 足）拇趾外翻，手术时年龄平均为 51.7 岁，术后随访时间平均为 2.3 年，只有 5 足（2.7%）出现转移性第二跖骨头疼痛或胼胝体形成。该作者深入比较研究发现，第一跖骨短缩＜ 5.8 mm 者与转移性第二跖骨头疼痛并无相关性。

④复发性拇趾外翻：Edmonds 报道第一跖骨远端截骨治疗 24 足青春期儿童拇趾外翻，2 例出现复发而需要再次手术治疗[4]。Zimmer 描述跖骨远端 V 形截骨治疗 20 例 30 足青春期儿童拇趾外翻，4 例（20%）拇趾外翻复发，术后 X 线检查证实其 HVA 和 IMA 均未矫正至正常范围[72]。

3. 第一跖骨 Z 形截骨与近节趾骨闭合性截骨 现在文献中通常将第一跖骨干部位 Z 形截骨称为 Scarf 截骨。Scarf 是指英国 12～14 世纪木工通常使用八字嵌接的木工技术（scarf joint），使 2 块木制品重叠镶嵌产生对抗压力与张力的稳定构型[77]。

在 20 世纪 70 年代，Burutaran 引入此种技术治疗拇趾外翻，90 年代之后在美国和欧洲普遍接受，逐渐演变为治疗儿童和成人拇趾外翻的常用方法[78]。由于 Scarf 截骨线恰似英文“Z”字形，文献也将其称为 Z 形截骨，更有助于理解此种手术技术[3]。Scarf 第一跖骨截骨不仅允许截骨远端获得较大的平行移位，而且具有机械性稳定，容易实施内固定，防止第一跖骨短缩，以及允许早期负重等诸多优点[10,77,79]。

当跖骨 Z 形截骨重建跖趾关节解剖轴线之后，近节趾骨仍有明显的外翻，即近节趾骨近端与远端关节面角（interphalangeal angle，IPA）＞ 10°，则需要实施近节趾骨截骨。Akin 于 1925 年创用近节趾骨基底闭合性楔形截骨，以矫正拇趾外翻的趾骨外翻畸形，因此文献中通常称为 Akin 截骨（Akin osteotomy）[79]。文献资料显示，采取跖骨 Z 形截骨治疗儿童拇趾外翻者，有 17%～90% 的病例需要一期实施近节趾骨截骨[79,80]。

George[77]选择 Z 形截骨治疗青春期儿童拇趾外翻 13 例 19 足，手术时年龄平均 14.3 岁（12～18 岁），术后随访时间平均 3.1 年（1.9～6.4 年）。术前 HVA 平均 34° 降低至术后随访时平均 25°，术前 IMA 平均 14° 降低至术后随访时平均 8.5°，术前 DMAA 平均为 17.4° 降低至术后随访时平均 15.6°。7 例 12 足没有任何临床症状，其 AOFAS 评分平均为 94 分（72～100 分），但 6 例 7 足（36.8%）术后出现疼痛和畸形复发，其 AOFAS 评分平均为 68 分（54～80 分）。该作者建议，尽可能推迟手术年龄，在骨骼发育成熟之后实施手术治疗，方可获得预期的治疗结果。

John[79]将中度和严重拇趾外翻，并有足部疼痛者，作为跖骨 Z 形截骨的适应证。该组包括 7 例 14 足，男性和女性分别为 6 例和 1 例，手术时年龄平均 14.43 岁（12～17 岁），术后随访时间平均 4.8 年。3 例手术时跖骨近端骺板仍然开放，3 足同时实施 Askin 近节趾骨闭合楔形截骨。术后 7 天允许穿着运动跑鞋，术后平均 5.9 周可以正常行走活动。最后随访时，HVA 由术前平均 27.43° 降低至 12.79 °，IMA 由术前平均 14.29 ° 降低至 5.64°，DMAA 由术前 24.50° 降低至 8.79°。AOFAS 评分平均 96.43 分。患者自我评价均为满意，愿意向亲属推荐此种方法，但有 1 足于术后 18 年复发而再次手术治疗。该作者认为，跖骨 Z 形截骨允许矫正拇趾外翻的三种异常，适用于治疗中度和严重拇趾外翻，强调骺板开放并不影响也不限制矫正畸形，是一种安全有效、适应证宽泛的手术技术。

Farrar[80]回顾性分析跖骨 Z 形截骨和近节趾骨楔形截骨（Akin 截骨），治疗青春期儿童拇趾外翻 29 例 39 足的结果。根据手术时年龄分成 2 组：第 1 组年龄≤ 14 岁，15 例 20 足，4 例

5 足同时实施 Akin 手术；第 2 组年龄介于 15～17 岁，14 例 22 足，7 例 7 足同时实施 Akin 手术。手术后临床随访时间平均 3.2 年（0.5～5 年），X 线随访时间平均 1.2 年（0.5～5 年）。最后随访时，AOFAS 评分平均 94.2 分（54～100 分），26 例（90%）评定为满意和非常满意，2 例结果不满意，其中 1 例为 15 岁女性，术后 3 年出现复发而列入需要手术治疗，另 1 例为 17 岁术后出现轻度复发症状，但不需要手术治疗。作者将临床检查拇趾解剖轴线只有某些异常，但无临床症状者，称为轻度复发。本组 5 足轻度复发，有症状和无症状复发 7 足，其复发率 18%。术前 HVA、IMA 和 DMAA 平均分别为 34.8°、15.9° 和 16.0°，最后随访时 HVA、IMA 和 DMAA 平均分别为 16.3°、8.8° 和 9.2°，都有显著的降低（$P < 0.001$）。该作者指出，Z 形截骨是治疗青春期儿童拇趾外翻并有明显临床症状者的合理选择。但是，5% 的病例出现有症状复发，13% 的病例出现无症状复发，强调术前应该告知患者和家长，儿童拇趾外翻术后复发明显高于成人。

Agrawal[81] 认为跖骨 Z 形截骨具有不可比拟的优点，其截骨方向允许产生明显的移位，因而可以矫正严重的跖骨内翻畸形，其次是截骨两端有较大面积重叠，既可增加截骨两端的稳定，也有助于截骨愈合。Agrawal 选择此种手术方法，治疗儿童拇趾外翻 39 例 47 足，确诊时年龄平均 11.7 岁（±2.4 岁），手术时年龄平均 12.7 岁（±2.0 岁）。该作者将术后 6 个月内出现跖趾关节内侧肿胀、疼痛和不可穿着时装类鞋等临床症状，而 X 线检查 HVA > 15° 和 IMA > 9°，称为复发性拇趾外翻。为了深入分析治疗结果与术后复发的相关因素，将 39 例儿童拇趾外翻分为 3 组。①术后并未复发组：包括 22 例 33 足（70.2%），确诊时年龄平均 12.4 岁（±2.1 岁），手术时年龄平均 13 岁（±2.0 岁），术后随访时间平均 2.7 年（1.2～7 年）。IMA 由术前平均 11.4° 降低至术后平均 6.7°，HVA 由术前平均 26.1° 降低至术后平均 11.6°，DMAA 由术前平均 11.1° 降低至术后平均 9.4°，IPA 由术前平均 14.3° 降低至术后平均 12.1°，AOFAS 评分平均 97.8 分。②复发组：包括 10 例 14 足（29.8%），确诊时年龄平均 9.5 岁（±2.7 岁），手术时年龄平均 11.4 岁（±2.4 岁），术后至复发间隔时间平均 2.3 年（9 个月至 4.1 年）。IMA 由术前平均 14.6° 降低至术后平均 9.5°，HVA 由术前平均 30.5° 降低至术后平均 18.4°，DMAA 由术前平均 11.4° 降低至术后平均 10.4°，IPA 由术前平均 14.3° 降低至术后平均 12.1°。HVA 具有较高的阳性预测值，即预测复发的指标，HVA 由术后平均 18.4°（2°～40°）增加至最后随访时平均 31.4°（22°～47°）。③术后复发并需要手术治疗组：复发性拇趾外翻 10 例 14 足（29.8%），其中 7 例 10 足（21.4%）拇趾外翻呈现进行性发展，因此需要返修性手术治疗。第 1 次手术与返修性手术间隔时间平均 2.2 年（1 年 2 个月至 3.5 年）。经过返修性手术治疗，IMA、HVA、DMAA 和 IPA 都获得满意的矫正，但是 3 例 5 足在第 2 次手术后平均 2.2 年（1 年 1 个月至 3.2 年）后，出现临床症状，其中 1 例于术后 2.3 年时，出现持续性疼痛和穿鞋问题，而需要再次手术治疗。本组跖骨截骨全部愈合，没有发生截骨移位，也没有发生关节僵硬和转移性跖骨头疼痛者。该作者指出，Scarf 和 Akin 联合截骨是治疗儿童拇趾外翻效果良好的方法，适用于青少年进行性拇趾外翻，并有疼痛的治疗方法。本组复发率 14 足 /47 足（29.8%），而复发原因尚不清楚，患者年龄偏小只是一个因素，而不是手术方法本身矫形强度问题。鉴于成人复发率很低，建议尽可能将手术年龄推迟至骨骼发育成熟。

【手术适应证】

拇趾外翻并有跖趾关节内侧或跖侧疼痛、穿着低跟软帮鞋或者支具等非手术治疗，仍然不能缓解拇趾疼痛者；中度及重度拇趾外翻，即 HVA ≥ 40°，IMA > 20°，DMAA > 10°，IPA > 10°；年龄 > 12 岁[77,79,81]。

【手术操作】

将患者置于仰卧位，手术侧臀部垫高。在大腿近端系缚无菌止血带。常规进行下肢皮肤消毒与无菌手术单保护。

①切口与显露：于前足内侧缘作一长为5～7 cm纵行皮肤切口，即从拇趾近节趾骨基底，向近端延长至第一跖骨近端（图3-142）。切开皮肤及皮下组织，识别并游离第一跖骨背部内侧血管神经束，将其向足背外侧牵拉予以保护。将切口皮肤向两侧牵拉，可以满意显露跖趾关节囊。在锐性切开关节囊时，注意对跖骨头内侧关节囊做适当的梭形切除。

②经关节内松解外侧籽骨：将已经切开的关节囊分别向足背与足底牵开，充分显露跖骨头，利用置于跖骨头下方的弧形板状拉钩的稳定作用，再把拇趾向外侧推挤，以松解外侧籽骨悬韧带（图3-143）。经关节内松解，既能使向外侧移位的籽骨恢复正常的位置，保留外侧关节囊韧带完整，因而有助于维持跖趾关节的稳定。更为重要的是能够避免损害第一跖骨的供血血管。但是，经关节内松解之后，其拇趾外翻不能矫正至10°内翻位置时，Bock等主张在第一跖骨与第二跖骨头之间的背侧，另作5 mm的纵行切口进行跖骨头-籽骨外侧韧带和第一跖趾关节外侧关节囊松解，但应避免过度松解拇趾内收肌及外侧关节囊，防止发生医源性拇趾内翻畸形[82]。

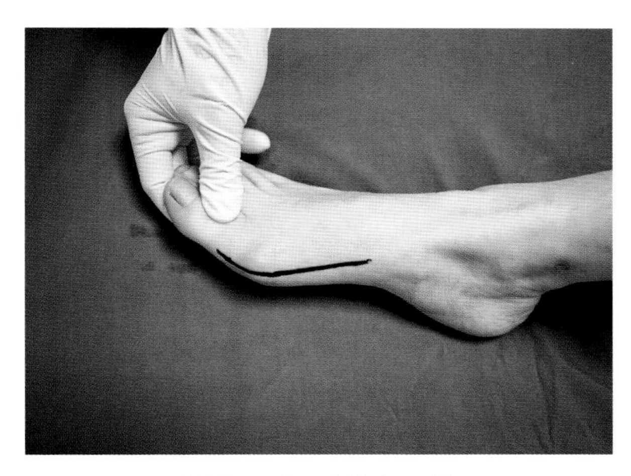

图3-142　皮肤切口线

起自第一跖趾关节远端，沿着前足内侧缘向近端延长至内侧楔骨。

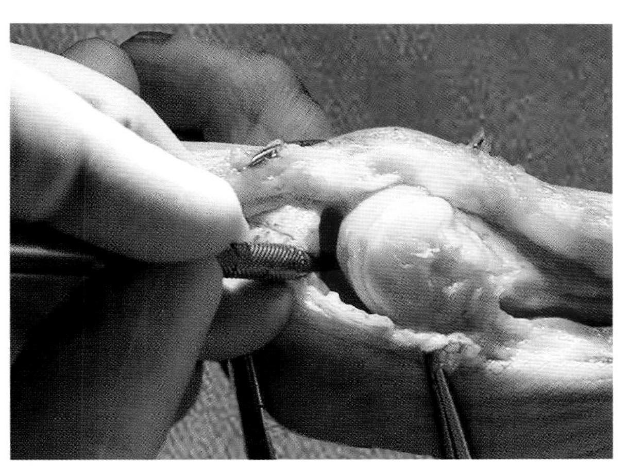

图3-143　经关节松解外侧悬韧带

③跖骨Z形截骨：跖骨Z形截骨线包括矢状面纵向长支、近端跖侧短支和远端背侧短支（图3-144）。在实施截骨之前，从跖骨内侧面标记纵向截骨线。纵行截骨线从跖骨头关节面近端背侧1/3开始，向跖骨近端斜行延长，终止于距离近端骺板15 mm的跖侧1/3。纵向截骨线长度不同，可直接影响IMA矫正的幅度，短者矫正IMA $<$ 13°，中等长度可矫正IMA 14°～16°，而最大长度可矫正IMA 17°～23°。远端背侧支向跖骨背侧面倾斜，与纵向支形成70°～90°，而近端跖侧支则向跖侧面的远端倾斜，与纵向支形成45°～60°。继之，使用宽度12 mm的电锯，沿着标记的截骨线，依次完成跖骨纵行支、远端背侧支和近端跖侧支截骨操作，从而使第一跖骨形成远端跖侧和近端背侧两个节段。

④截骨段内固定与缝合关节囊：应用持骨钳抓持跖骨近端背侧节段，将远端跖侧截骨节段推向外侧，使其向外侧平行移位，允许最大平行移位为跖骨宽度的1/2，注意避免内向或外向

旋转移位，以实现重建第一跖趾关节和第一与第二跖骨的正常解剖关系。X 线透视证明 HVA < 15° 和 IMA < 9°，此时使用 2 个直径为 2.5 mm 的松质骨螺钉分别固定截骨两端。首先置入远端螺钉，注意从远端截骨线的近端背侧进入，向跖侧及跖骨头方向置入螺钉，但不可进入跖侧骨皮质，避免损伤其深面的肌腱结构。近端螺钉应该从跖骨背侧及内侧进入，向跖侧及外侧置入螺钉，要求穿入背侧与跖侧双层骨皮质（图 3–145）。在保持跖趾关节伸展时，用电锯切除跖骨头及跖骨干内侧突出的部分骨骼。如果第一跖骨 DMAA 明显增大，在实施螺钉固定之前，可在背侧支远端截除基底位于内侧直径为 2 ~ 5 mm 的骨片，有助于增加跖骨头向外侧平行移位，可使跖骨头 DMAA 恢复正常。最后，仔细缝合跖趾关节内侧关节囊，因为缝合关节囊具有保持矫形跖趾关节稳定，防止术后复发的作用。推荐垂直褥式锁边缝合的方法，使用 2–0 可吸收缝线，从内侧籽骨内侧缘跖侧作为进针点，从跖侧关节囊深面拉出，穿过背侧关节囊，转而从背侧关节囊进针，再从内侧籽骨内侧缘适当位置引出，但暂时不要打结固定。依次从足趾方向向近端缝合数针后，在保持跖趾关节伸展和轻度内翻的位置时，分别将从跖侧拉出的缝针穿入背侧缝线环后，再与跖侧缝线尾端打结固定。另一选择是 V–Y 关节囊成形并紧缩缝合关节囊。

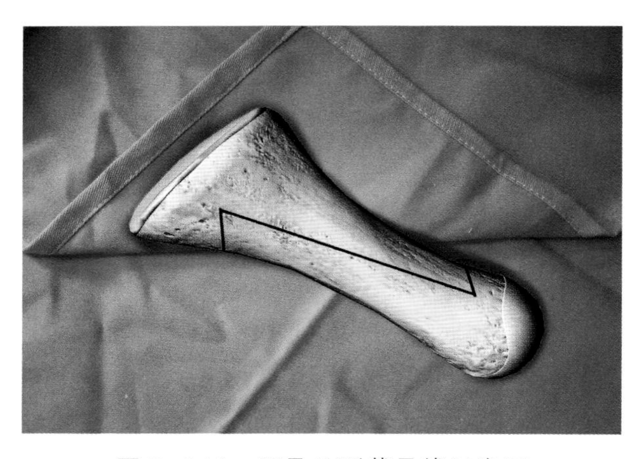

图 3–144　跖骨 Z 形截骨线示意图

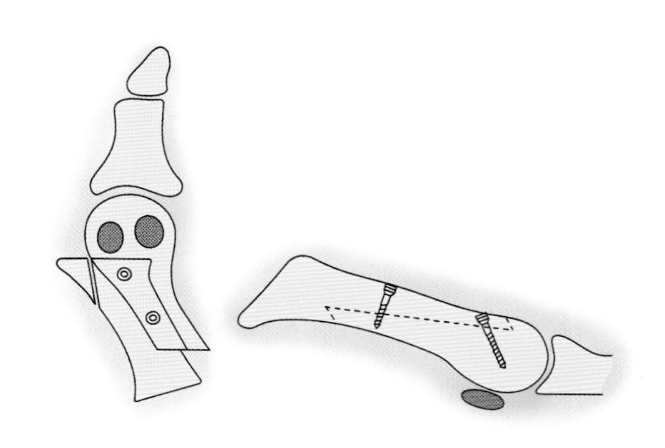

图 3–145　跖骨 Z 形截骨与固定的手术示意图
使用 2 个直径为 2.5 mm 松质骨螺钉分别固定截骨两端，注意远端螺丝钉不可穿入跖侧骨皮质。

⑤近节趾骨闭合性截骨：将跖骨内侧皮肤切口向近节足趾延长，仔细分离拇长伸肌腱和拇长屈肌腱，再将 2 个肌腱分别向足背和足底牵拉，骨膜下显露近节趾骨近端 2/3。继之，在趾骨近端关节面远端 10 mm 标记基底位于内侧的楔形截骨线（拇短屈肌腱位于近节趾骨近端 7 mm），其近端截骨线保持与关节面相平行，而远端截骨线则根据术前计划，确定截除三角骨块基底宽度。沿着标记的截骨线，使用电锯依次进行近端与远端横向截骨，但必须保持外侧骨皮质的完整，最后使用直径 2.5 mm 的松质骨拉力螺钉固定（图 3–146）[83–85]。

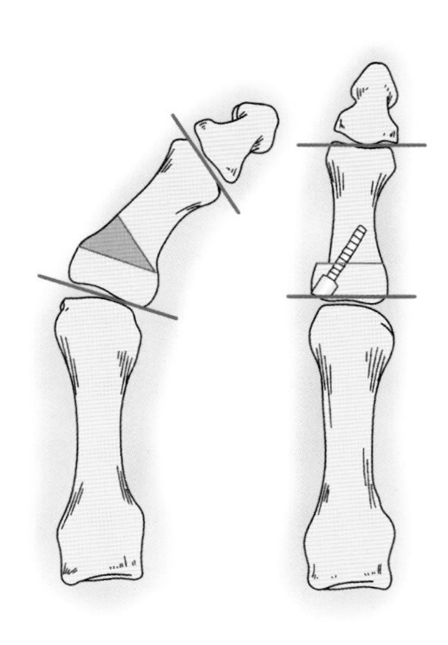

图 3–146　近节趾骨内侧楔形截骨与内固定示意图

【术后处理】

常规缝合切口皮肤之后，先用纱布包裹切口，最后用普通或弹力绷带顺时针或逆时针加压包扎前足及拇趾，以控制术后局部软组织肿胀。但要避免拇趾处于过度矫正的位置。术后 1 周可解除绷带加压固定，穿戴拇趾外翻专用支具，保持踝关节中立位时进行拇趾屈曲与伸展活动，通常要求持续 60～75 分钟，以增强拇趾长伸肌和拇趾长屈肌的肌力，而后者对防止关节僵硬更为重要。与此同时，允许开始拇趾跖趾关节被动活动等物理治疗。John 主张术后 1 周用行走石膏，或穿着靴型支具，开始部分负重行走。术后 6 周后 X 线检查证明截骨愈合后，方可允许正常负重行走[84]。

【并发症与可能产生的不良结果】

术后早期并发症包括切口感染、拇趾局部痛觉减退。George[77]描述跖骨 Z 形截骨治疗 13 例 19 足，6 例术后早期发生切口表浅感染，1 例于术后 6 周出现复杂性区域疼痛综合征（complex regional pain syndrome），后者经过物理治疗和口服非甾体抗炎药治疗 6 个月后完全康复。

可能产生的不良结果：

①复发性拇趾外翻：跖骨 Z 形截骨治疗成人严重拇趾外翻，普遍获得令医生与患者都很满意的远期效果。例如 Aminian 治疗 27 足成人拇趾外翻，其复发率不足 1%[86]。然而，跖骨 Z 形截骨治疗儿童拇趾外翻，却存在术后复发的危险。各家所报道的发病率却有很大差异，其复发率介于 18%～36.8%[77,81]。

②拇趾内翻：跖骨远端 Z 形截骨可产生拇趾内翻并发症（图 3-147）。成人病例的发生率介于 1%～5%。Akhtar[87]采取跖骨远端 Z 形截骨治疗 402 足成人拇趾外翻，4 足（1%）发生拇趾内翻。该作者回顾性分析认为，3 例因为跖趾关节外侧结构包括拇趾内收肌、籽骨悬韧带、外侧关节囊及侧副韧带松解，内侧关节囊过紧缝合所致，另 1 例则因跖骨头内侧凸出切除过多，导致近端趾骨失去跖骨头的约束作用。Farrar 报道跖骨 Z 形截骨治疗 29 例 39 足儿童拇趾外翻，手术时年龄介于 10～17 岁，术后随访 6 个月至 5 年，但没有发生拇趾内翻的病例[80]。

③转移性第二跖骨疼痛：Weil 报道第一跖骨 Z 形截骨并发转移性第二跖骨疼痛的发生率为 2%[88]。

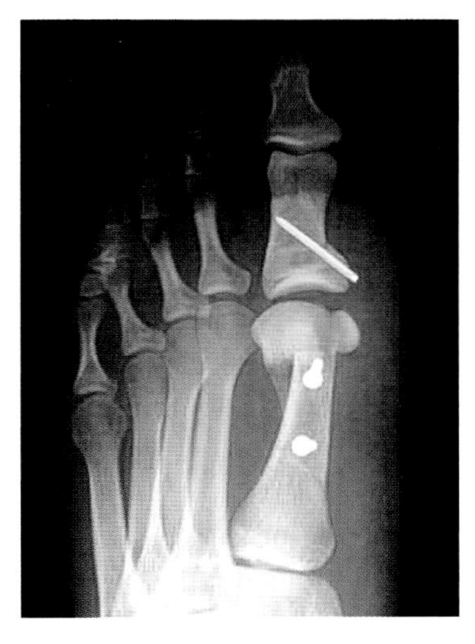

图 3-147 跖骨 Z 形截骨术后并发拇趾内翻

4. 第一跖骨远端与近端两处截骨 第一跖骨远端闭合性楔形截骨和近端撑开性截骨，称为第一跖骨两处截骨。跖骨两处截骨最早由法国医生 Logròscino 于 1948 年首创治疗拇趾外翻的新方法[89]。

Peterson 和 Newman[89]于 1993 年详尽描述改良式第一跖骨两处截骨的手术操作与治疗结果。他们治疗 10 例 15 足青春期儿童拇趾外翻，手术时年龄平均 16 岁 10 个月（12 岁 5 个月至 20 岁 8 个月），术后随访时间平均 2.7 年（4 个月至 8.8 年），术后石膏固定时间平均 6 周（4～7.7 周），其后行走石膏再固定平均 5.3 周（4～8.4 周）。最后随访时，HVA 由术前平均为 38.0° 降低至术后平均 14.1°，IMA 由术前平均 14.1° 降低至术后平均 5.9°，第一跖骨与第二跖骨长度比值，由术前 0.86 减少至术后 0.83。家长和患者自我评定为满意者为 13 足（86.7%），既没有疼痛也没有日常活动受限，外观形态也得到明显改善。1 例 1 足脑性瘫痪者将拇趾内收肌腱移位至内侧关节囊，导致拇趾内翻畸形，另 1 足跖骨头骨突切除过多，产生轻度拇趾内翻。跖趾关节背伸活动范围没有减少，跖趾关节跖屈活动范围却明显减少，但是没有影响功能活动。跖骨 2 处截骨均于术后 11 周愈合，也没有出现复发病例。该作者指出，第一跖骨 2 处截骨具有操作相对容易、矫正幅度较大、复发率更低 3 个优点。

Aronson[58] 对 Peterson 第一跖骨 2 处截骨方法进行改良，即选择钢板替代施氏针作为内固定方法，治疗青春期儿童拇趾外翻 16 例 18 足。手术时年龄平均 14.9 岁（9.7～17.9 岁），术后随访时间平均 1.95 年（1～4.7 年）。最后随访时，HVA 由术前平均 34° 降低至术后平均 16°，IMA 由术前平均 13.8° 降低至术后平均 6°，DMAA 由术前平均 28.5° 降低至术后平均 11°。临床评价都没有疼痛，日常活动也未受限制，拇趾跖趾关节活动范围有所减少，其背伸活动范围由术前平均 60° 减少至术后平均 48°，而跖屈活动范围由术前平均 27°，减少至术后平均 21°，但没有产生跛行步态。2 例 3 足（16.7%）因为术中矫正不足，导致术后拇趾外翻复发。

Marshall[62] 选择第一跖骨 2 处截骨和钢板固定，治疗青春期儿童中度和重度拇趾外翻、伴有足部疼痛和穿鞋困难 18 例 22 足，女性与男性分别为 16 例和 2 例。手术时年龄平均 15 岁（12～18 岁）。采取 AOFAS 评分和 X 线测量 HVA、IMA 和 DMAA 3 项参数评价治疗结果。术后随访时间平均 2 年 1 个月（5 个月至 5 年）。最后随访时，HVA 由术前平均 33° 降低至术后平均 15.5°，最终矫正 17.5°；IMA 由术前平均 17.0° 降低至术后平均 6.5°，最终矫正 10.5°；DMAA 由术前平均 28.9° 降低至术后平均 6.3°，最终矫正 22.6°。AOFAS 评分平均 88 分（17 足），包括优级 11 足（65%），良级 1 足（6%），可级 2 足（12%），差级 3 足（18%）。中度拇趾外翻平均得分为（93.3 ± 8.2）分，而严重性拇趾外翻得分为（77.4 ± 12.8）分。跖趾关节活动范围等于 30°，背伸和跖屈活动范围等于 74°，但有 1 足跖趾关节背伸与跖屈活动明显受限。该组 5 足（22.7%）出现并发症，2 足因钢板突出而取出内固定，1 足发生神经纤维瘤需要手术切除，1 足截骨延迟愈合，1 足截骨不愈合而需要内固定和骨骼移植手术，但没有复发病例。Marshall 认为改良式 Peterson 第一跖骨 2 处截骨，是治疗青春期儿童中度和重度拇趾外翻安全有效的手术技术，具有克服或消除关节僵硬和防止复发的优点。

【手术适应证】

拇趾外翻伴有跖趾关节内侧疼痛，穿鞋也有困难；中度和重度拇趾外翻，其 HVA ＞ 25° 和＞ 40°，IMA ＞ 11° 和＞ 16°，DMMA ＞ 15°；跖趾关节具有良好功能活动，其伸屈活动范围＞ 60°；年龄＞ 12 岁，因为截骨位于第一跖骨－楔骨关节之外，无须考虑第一跖骨近端骺板是否闭合问题[58,89]。

【手术操作】

将患儿置于仰卧位，于膝关节上方扎缚充气止血带，常规完成手术野的皮肤准备。

①切口与显露：在第一跖骨内侧作一纵向皮肤切口，起始于跖骨骺板远端，向足趾方向延长，注意呈弧形转向跖趾关节背侧，终止于近节趾骨基底内侧缘。切开皮肤及皮下组织之后，将皮瓣向背侧与跖侧游离，钝性分离和显露背侧神经血管束、拇趾长伸肌腱，以及跖侧内侧籽骨和拇趾外展肌，使用奥曼牵开器（Hohman retractors）将这些结构分别向背侧与跖侧牵拉，充分显露跖骨骨膜和跖趾关节内侧关节囊。用记号笔标记纵行切开跖骨内侧骨膜，V 形切开跖趾关节内侧关节囊。沿着标记线切开骨膜及关节囊，在跖趾关节平面形成基底位于远端的 V 形骨膜及关节囊瓣，以便其后紧缩缝合关节囊。继之，采取骨膜下剥离，显露骺板远端的跖骨背侧与跖骨骨皮质。

②跖骨远端闭合楔形截骨与近端撑开截骨：在实施跖骨截骨之前，先将 V 形骨膜及关节

囊瓣向足趾方向牵拉，从跖骨头远端或近端，使用低速电锯或骨刀，切除跖骨头内侧凸起，保持跖骨头内侧缘与跖骨颈内侧缘相互平行（图 3-148），但应保留跖骨头的跖侧内侧沟（medial groove 或 groove of Clark）。跖骨远端闭合性楔形截骨线，应该位于跖骨头与跖骨颈交界部位。Aronson[58]强调在截骨远端保留足以置入 1 个直径为 3.5 mm 螺钉的空间。应该在 X 线透视监视下，用 1 根克氏针标记远端截骨线，务必保证远端截骨线与跖骨头关节面相互平行，而其近端截骨线则与跖骨内侧皮质保持垂直（图 3-149）。楔形截骨基底宽度，应该依照术前 X 线测量跖骨宽度和 HVA 的幅度，Peterson 指出截除基底角度 20°，通常能够满足恢复正常 HVA 的需要[89]。Aronson[58]应用数学公式计算，楔形基底宽度 =1/2 跖骨宽度时，能够矫正 HVA 30°。用低速电锯沿着克氏针标记的截骨线完成截骨操作，注意保持外侧皮质的完整。将截除的楔骨骨块完整取出，作为跖骨近端撑开截骨的植入材料。继之，于跖骨近端设计横行截骨线，保持与跖骨基底相平行，截骨部位应在跖骨近端骺板远端 5～8 mm，预留置入 1 个直径为 3.5 mm 螺钉的空间，注意保持外侧皮质的完整。将两把骨刀或椎板牵开器插入近端截骨间隙，徐缓撑开截骨间隙，将取自于跖骨远端楔形骨块置入截骨间隙内，或者另用尺寸适当的异体骨块置入截骨间隙，以保证矫形效果。

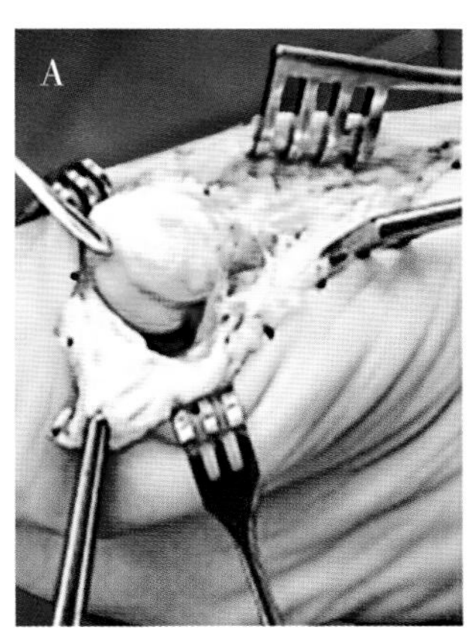

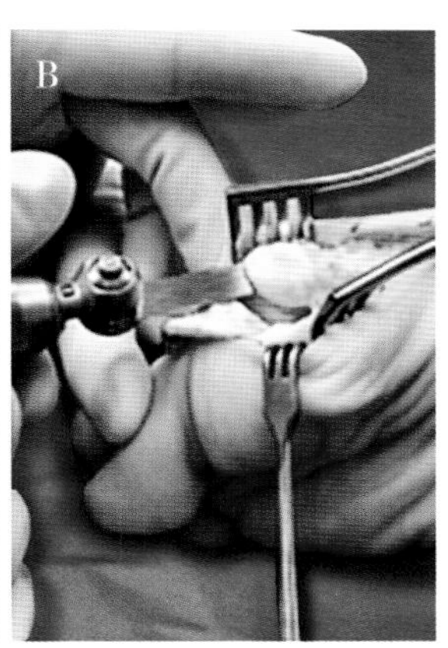

图 3-148　跖骨头内侧凸起切除

A 图显示跖骨头跖侧沟；B 图显示在跖骨头内侧沟的内侧切除骨凸。

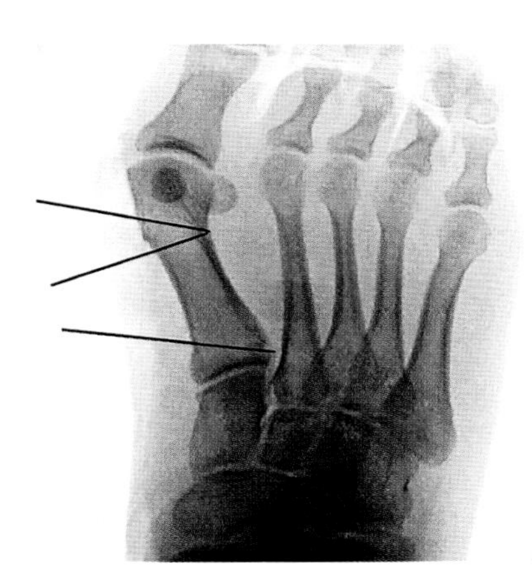

图 3-149　X 线透视监视下用克氏针标记与定位截骨线

③施氏针或钢板螺钉固定：经 X 线透视证明，HVA、IMA 和 DMMA 恢复或接近正常范围，使用 1 根直径为 4.5 mm 的施氏针从足趾末端置入至跖骨基底，固定跖骨两处截骨（图 3-150），将施氏针尾端外露于皮肤，但应注意保持跖趾关节和趾间关节中立位，截骨远端也包括发生旋转，或者注意矫正跖趾内外旋转畸形。Aronson[58]和 Marshall[62]选择适当宽度的钢板和 4 个直径为 3.5 mm 螺钉固定（图 3-151），即在跖骨颈和跖骨基底分别用 1 个螺钉固定，再将 2 个或 3 个螺钉拧入跖骨干内，以保证两处截骨的稳定，又可避免施氏针纵行固定可能产生跖趾关节和趾间关节僵硬。继之，在保持跖趾关节过度矫正时，用不可吸收缝线把关节囊瓣缝合至钢板未被螺钉穿入的孔内固定，拉紧骨膜并包裹钢板进行间断缝合，再将关节囊瓣的边缘与骨膜加强缝合。Aronson 主张把拇趾外展肌止点从近节趾骨跖侧切断，然后移位至近节趾骨内侧缘与骨膜固定，以削弱其拇趾外展作用[58]。

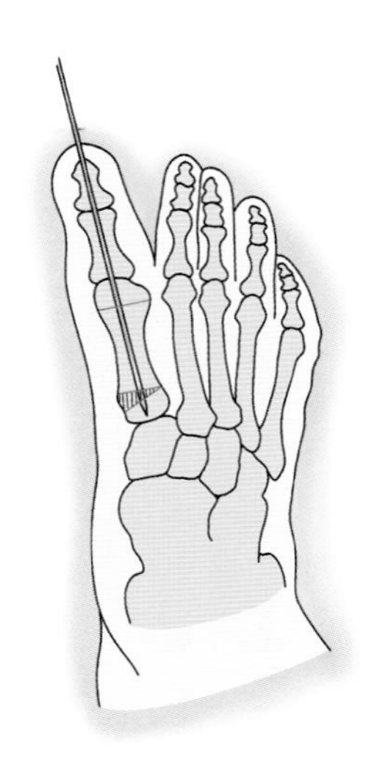

图 3-150　跖骨两处截骨与固定的示意图

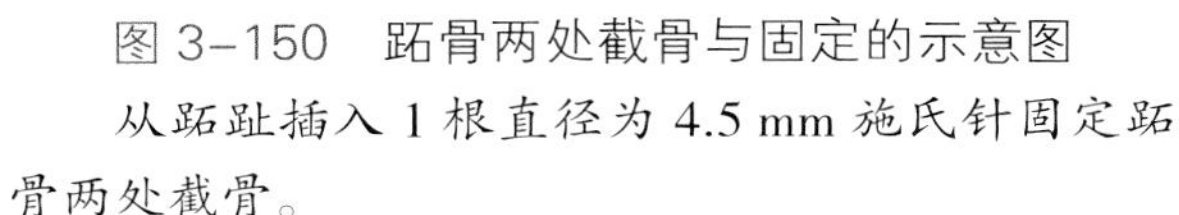

从跖趾插入 1 根直径为 4.5 mm 施氏针固定跖骨两处截骨。

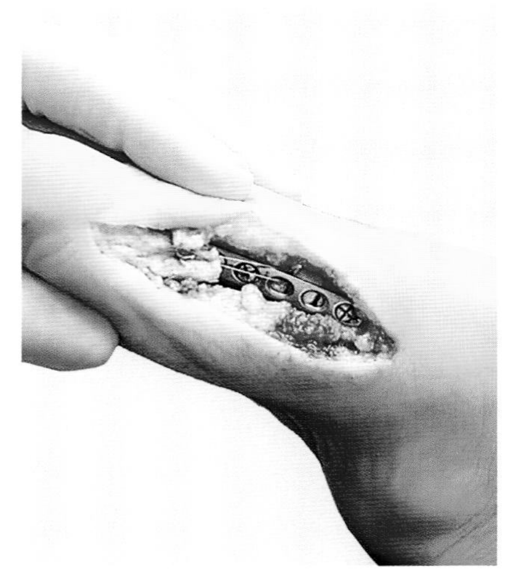

图 3-151　应用钢板与 4 个螺钉固定

【术后处理】

常规分层缝合切口皮肤，用纱布松弛包扎拇趾切口及第一趾蹼间隙之后，用小腿管型石膏于踝关节中立固定。术后 6 周拆除石膏，摄取 X 线观察截骨愈合状态。如果使用施氏针固定，此时也可拔出施氏针，再用行走管型石膏固定 4 周。如果使用钢板及螺钉固定，术后 6 周开始穿着硬底鞋，并至少持续 4 周。

【并发症与可能发生的不良结果】

术后早期可能发生并发症例如切口感染、截骨延迟愈合，以及拇趾皮肤痛觉减退，但都很少见。

可能发生的不良结果：例如术后出现拇趾内翻、跖趾关节僵硬，以及复发性拇趾外翻，其发生率均明显低于跖骨远端 V 形截骨和跖骨 Z 形截骨，特别是没有发生跖骨头坏死和转移性跖骨头疼痛的病例。

①跖趾关节僵硬：Peterson 最初使用施氏针经足趾向近端固定跖骨截骨，发现术后跖趾关节跖屈活动范围减少，但保留接近正常的背伸活动，因此不产生功能障碍[89]。Aronson 使用钢板螺钉替代施氏针内固定，有效地克服施氏针内固定可能产生跖趾关节僵硬的潜在危险[58]。

②复发性拇趾外翻：Aronson[58]报道 16 例 18 足中有 2 例 3 足术后复发，其发生率为 16.7%。尽管文献上报道术后跖骨延长、手术时年龄偏小，是术后复发的两个重要的危险因素。但该作者否认复发与上述因素有关联，因为术后测量跖骨长度并未增加。在复发病例中，1 例 2 足手术时年龄 9.7 岁，术后出现复发性拇趾外翻，而另 1 足术后复发，其手术时年龄 14.9 岁。回顾性分析之后，该作者发现 3 足均在术后 6 周出现复发，即在石膏固定时所测量的 HVA 和 IMA 分别为 28° 和 10°，作者由此将术后复发归因于术中并未完整矫正的结果。

③拇趾内翻：Peterson 最初报道 15 足中 2 足（13.3%）术后发生拇趾内翻。该作者认为 1 足因拇趾内侧凸起过多切除，另一重型拇趾外翻因内收肌环绕跖骨头后与内侧关节囊缝合，拇趾内收肌过度作用而导致跖趾关节内与关节外侧软组织失去平衡[89]。Edmonds 选择第一跖骨两处截骨，治疗儿童拇趾外翻 68 足，术后只有 1 足（1.5%）发生拇趾内翻，远比跖骨近端 V 形截骨或跖骨 Z 形截骨的发生率低[4]。

参考文献

[1] HARB Z, KOKKINAKIS M, ISMAIL H, et al. Adolescent hallux valgus: a systematic review of outcomes following surgery [J]. J Child Orthop, 2015, 9(2): 105-112.
[2] CHELL J, DHAR S. Pediatric hallux valgus [J]. Foot Ankle Clin N Am, 2014, 19(2): 235-243.
[3] GEISSELE A E, STANTON R P. Surgical treatment of adolescent hallux valgus [J]. J Pediatr Orthop, 1990, 10(5): 642-648.
[4] EDMONDS E W, EK D, BOMAR J D, et al. Preliminary radiographic outcomes of surgical correction in juvenile hallux valgus: single proximal, single distal versus double osteotomies [J]. J Pediatr Orthop, 2015, 35(3): 307-313.
[5] CANALE P B, ARONSON D D, LAMONT R L, et al. The Mitchell procedure for the treatment of adolescent hallux valgus: a long term study [J]. J Bone Joint Surg Am, 1993, 75(11): 1610-1618.
[6] COUGHLIN M J, JONES C P. Hallux valgus: demographics, etiology, and radiographic assessment [J]. Foot Ankle Int, 2007, 28(7): 759-177.
[7] NIX S, YOUNG K W, SMITH M, et al. Prevalence of hallux valgus in the general population: a systematic review and metaanalysis [J]. J Foot Ankle Res, 2010, 3 : 21.
[8] JOHNSON A E, GEORGOPOULOS G, ERICKSON M A, et al. Treatment of adolescent hallux valgus with the first metatarsal double osteotomy: the Denver experience [J]. J Pediatr Orthop, 2004, 24(4): 358-362.
[9] COUGHLIN M J. Juvenile hallux valgus:etiology and treatment [J]. Foot Ankle Int, 1995, 16: (11)682-697.
[10] DAS DE S. Distal metatarsal osteotomy for adolescent hallux valgus [J]. J Pediatr Orthop, 1984, 4(1): 32-38.
[11] KATO T, WATANABE S. The etiology of hallux valgus in Japan [J]. Clin Orthop, 1981, 157 : 78-81.
[12] KALEN V, BRECHER A. Relationship between adolescent bunions and flatfeet [J]. Foot Ankle, 1988, 8(6): 331-336.
[13] AGNEW P. Pediatric first ray deformities [J]. Clin Podiatr Med Surg, 2013, 30(4): 491-501.
[14] HOUGHTON G R, DICKSON R A. Hallux valgus in the younger patient: the structural abnormality [J]. J Bone Joint Surg Br, 1979, 61(2): 176-177.
[15] VYAS S, CONDUAHD A, VYASB N, et al. The role of the first metarsocuneiform joint in juvenile hallux valgus [J]. J Pediatr Orthop B, 2010, 19(5): 399-402.
[16] KILMARTIN T E, BARRINGTON R L, WALLACE W A. Metatarsus primus varus: a statistical study [J]. J Bone Joint Surg Br, 1991, 73(6): 937-490.
[17] SNIJDERS C J, SNIJDER J G, PHILIPPENS M M. Biomechanics of hallux valgus and spread foot [J]. Foot Ankle, 1986, 7(1): 26-39.
[18] FEILMEIER M, DAYTON P, WIENKE J C Jr. Reduction of intermetatarsal angle after first metatarsophalangeal joint arthrodesis in patients with hallux valgus [J]. J Foot Ankle Surg, 2014, 53(1): 29-31.
[19] INMAN V T. Hallux valgus: a review of etiologic factors [J]. Orthop Clin North Am, 1974, 5(1): 59-66.
[20] SCRANTON P. Adolescent bunions: diagnosis and management [J]. Pediatr Ann, 1982, 11(6): 518-520.
[21] KILMARTIN T, WALLACE W. The significance of pes planus in juvenile hallux valgus [J]. Foot Ankle, 1992, 13(2): 53-56.
[22] KIM H W, PARK K B, KWAK Y H, et al. Radiographic assessment of foot alignment in juvenile hallux

valgus and its relationship to flatfoot [J]. Foot Ankle Int, 2019, 40 (9): 1079−1086.
[23] BANKS A S, HSU Y S, MARIASH S, et al. Juvenile hallux abducto valgus association with metatarsus adductus [J]. J Am Podiatr Med Assoc , 1994, 84 (5): 219−243.
[24] PONTIOUS J, MAHAN K T, CARTER S. Characteristics of adolescent hallux abducto valgus: a retrospective review [J]. J Am Podiatr Med Assoc, 1994, 84 (5): 208−218.
[25] FERRARI J, MALONELEE J. A Radiographic study of the relationship between metatarsus adductus and hallux valgus [J]. J Foot Ankle Surg, 2003, 42 (1): 9−14.
[26] MCCLUNEY J G, TINLEY P. Radiographic measurements of patients with juvenile hallux valgus compared with age-matched controls: a cohort investigation [J]. J Foot Ankle Surg, 2006, 45 (3): 161−167.
[27] MANCUSO J E, ABRAMOW S P, LANDSMAN M J, et al. The zero-plus first metatarsal and its relationship to bunion deformity [J]. J Foot Ankle Surg, 2003, 42 (6): 319−326.
[28] MANN R A, COUGHLIN M J. Hallux valgus-etiology, anatomy, treatment and surgical considerations [J]. Clin Orthop, 1981, 157 : 31−41.
[29] KERNOZEK T W, ELFESSI A, STERRIKER S. Clinical and biomechanical risk factors of patients diagnosed with hallux valgus [J]. J Am Podiatr Med Assoc, 2003, 93 (2): 97−103.
[30] EUSTACE S, O'BYRNE J, STACK J, et al. Radiographic features that enable assessment of first metatarsal rotation: the role of pronation in hallux valgus [J]. Skeletal Radiol, 1993, 22 (3): 153−156.
[31] STEPHENS M M. Pathogenesis of hallux valgus [J]. Eur J Foot Ankle Surg, 1994, 1 : 7−10.
[32] PERERA A M, MASON L, STEPHENS M M. The Pathogenesis of hallux valgus [J]. J Bone Joint Surg Am, 2011, 93 (17): 1650−1661.
[33] SCHNEIDER W. Influence of different anatomical structures on distal soft tissue procedure in hallux valgus surgery [J]. Foot Ankle Int, 2012, 33 (11): 991−996.
[34] EASLEY M E, TRNKA H J. Current concepts review: hallux valgus part 1: pathomechanics,clinical assessment and non-operative management [J]. Foot Ankle Int, 2007, 28 (5): 654−659.
[35] HEDEN R I, SORTO L A Jr. The buckle point and the metatarsal protrusion's relationship to hallux valgus [J]. J Am Podiatry Assoc, 1981, 71 (4): 200−208.
[36] BRAHM S M. Shape of the first metatarsal head in hallux rigidus and hallux valgus [J]. J Am Podiatr Med Assoc, 1988, 78 (6): 300−304.
[37] OKUDA R, KINOSHITA M, YASUDA T, et al. The shape of the lateral edge of the first metatarsal head as a risk factor for recurrence of hallux valgus [J]. J Bone Joint Surg Am, 2007, 89 (10): 2163−2172.
[38] ELSAID A G, TISDEL C, DONLEY B, et al. First metatarsal bone: an anatomic study [J]. Foot Ankle Int, 2006, 27 (12): 1041−1048
[39] WOOLDRIDGE A N, DIAB M G. The management of juvenile and adolescent hallux valgus: current concepts and treatment [J]. Curr Orthop Pract, 2013, 24 (6): 581−585.
[40] FALDINI C, NANNI M, TRAINA F, et al. Surgical treatment of hallux valgus associated with flexible flatfoot during growing age [J]. Inter Orthop (SICOT) , 2016, 40 (4): 737−743.
[41] HECHT P J, LIN T J. Hallux valgus [J]. Med Clin N Am, 2014, 98 (2): 227−232.
[42] SHIBUYA N, ROUKIS T S, JUPITER D C. Mobility of the first ray in patients with or without hallux valgus deformity: systematic review and meta-analysis [J]. J Foot Ankle Surg, 2017, 56 (5): 1070 −1075.
[43] GLASOE W M, GREBING B R, BECK S, et al.A comparison of device measures of dorsal first ray mobility

[J]. Foot Ankle Int, 2005, 26(11): 957–961.
[44] GLASOE W M, ALLEN M K, SALTZMAN C L, et al. Comparison of two methods used to assess first-ray mobility [J]. Foot Ankle Int, 2002, 23(3): 248–252.
[45] SHIBUYA N, JUPITER D C, PLEMMONS B S, et al. Correction of hallux valgus deformity in association with underlying metatarsus adductus deformity [J]. Foot Ankle Spec, 2017, 10(6): 1–5.
[46] GARROW A P, PAPAGEORGIOU A, SILMAN A J, et al. The grading of hallux valgus: the Manchester scale [J]. J Am Podiatr Med Assoc, 2001, 91(2): 74–78.
[47] D'ARCANGELO P R, LANDORF K B, MUNTEANU S E, et al. Radiographic correlates of hallux valgus severity in older people [J]. J Foot Ankle Res, 2010, 3 : 20.
[48] MENZ H B, MUNTEANU S E. Radiographic validation of the manchester scale for the classification of hallux valgus deformity [J]. Rheumatology, 2005, 44(8): 1061–1066.
[49] ILIOU K, PARASKEVAS G, KANAVAROS P, et al. Correlation between manchester grading scale and american orthopaedic foot and ankle society score in patients with hallux valgus [J]. Med Princ Pract, 2016, 25(1): 21–24.
[50] ROBINSON A H N, LIMBERS J P. Modern concepts in the treatment of hallux valgus [J]. J Bone Joint Surg Br, 2005, 87(8): 1038–1045.
[51] HUANG E D H, CHARLTON T P, Ajayi S, et al. Effect of various hallux valgus reconstruction on sesamoid location: a radiographic study [J]. Foot Ankle Int, 2013, 34(1): 99–103.
[52] CURTIN P, TAYLOR C, JEFFERS M , et al. Bilateral osteochondritis of the medial hallucial sesamoids in a 12-year-old [J]. Foot Ankle Surg, 2005, 11 : 109–111.
[53] ANWARA R, ANJUMB S N, NICHOLLC J E. Sesamoids of the foot [J]. Current Orthopaedics, 2005, 19 : 40–48.
[54] KRAUS T, SINGER G, ŠVEHLÍK M , et al. Long-term outcome of chevron-osteotomy in juvenile hallux valgus [J]. Acta Orthop Belg, 2013, 79(5): 552–558.
[55] RAIKIN S M, MILLER A G, DANIEL J. Recurrence of hallux valgus:a review [J]. Foot Ankle Clin N Am, 2014, 19(2): 259–274.
[56] SCRANTON P, ZUCKERMAN J. Bunion surgery in the adolescent: results of surgical treatment [J]. J Pediatr Orthop, 1984, 4(1): 39–43.
[57] LUBA R, ROSMAN M. Bunions in children: treatment with a modified Mitchell osteotomy [J]. J Pediatr Orthop, 1984, 4(1): 44–47.
[58] ARONSON J, NGUYEN L L, ARONSON E A. Early results of the modified Peterson bunion procedure for adolescent hallux valgus [J]. J Pediatr Orthop, 2001, 21(1): 65–69.
[59] GROISO J A. Juvenile hallux valgus: a conservative approach to treatment [J]. J Bone Joint Surg Am, 1992, 74(9): 1367–1374.
[60] KILMARTIN T E, BARRINGTON R L, WALLACE W A. A controlled prospective trial of a foot orthosis for juvenile hallux valgus [J]. J Bone Joint Surg Br, 1994, 76(2): 210–214.
[61] TORKKI M, MALMIVAARA A, SEITSALO S, et al. Hallux valgus: immediate operation versus 1 year of waiting with or without orthoses: a randomized controlled trial of 209 patients [J]. Acta Orthop Scand, 2003, 74(2): 209–215.
[62] MARSHALL T J, SHUNG J R, KHOURY J G. Adolescent hallux valgus revisited [J]. Orthopedics, 2014,

37(8): 531–535.
[63] DAVIDS J R, MCBRAYER D, BLACKHURST D W. Juvenile hallux valgus deformity:surgical management by lateral hemiepiphyseodesis of the great toe metatarsal [J]. J Pediatr Orthop, 2007, 27(7): 826–830.
[64] JEUKEN R M, SCHOTANUS M G M, KORT N P, et al. Long-term follow-up of a randomized controlled trial comparing scarf to chevron osteotomy in hallux valgus correction [J]. Foot Ankle Int, 2016, 37(7): 687–695.
[65] WERTHEIMER S J. Role of epiphysiodesis in the management of deformities of the foot and ankle [J]. J Foot Surg, 1990, 29(5): 459–462.
[66] SUNG K H, KWON S S, PARK M S, et al. Natural progression of radiographic indices in juvenile hallux valgus deformity [J]. Foot Ankle Surg, 2019, 25(3): 378–382.
[67] SCHLICKEWEI C, RIDDERBUSCH K, BREYER S, et al. Temporary screw epiphyseodesis of the first metatarsal for correction of juvenile hallux valgus [J]. J Child Orthop, 2018, 12(4): 375–382.
[68] CHIANG M H, WANG T M, KUO K N, et al. Management of juvenile hallux valgus deformity: the role of combined hemiepiphysiodesis [J]. BMC Musculoskelet Disord, 2019, 20(1): 472–480.
[69] AUSTIN D W, LEVENTEN E O. A new osteotomy for hallux valgus : a horizontally directed "V" displacement osteotomy of the metatarsal head for hallux valgus and primus varus [J]. Clin Orthop, 1981, 157 : 25–30.
[70] GRONINGEN B V, VAN DER STEEN M C, REIJMAN M, et al. Outcomes in chevron osteotomy for hallux valgus in a large cohort [J]. Foot, 2016, 29 : 18–24.
[71] SCHNEIDER W, AIGNER N, PINGGERA O, et al. Chevron osteotomy in hallux valgus: ten-year results of 112 cases [J]. J Bone Joint Surg Br, 2004, 86(7): 1016–1020.
[72] ZIMMER T J, JOHNSON K A, KLASSEN R A. Treatment of hallux valgus in adolescents by the chevron osteotomy [J]. Foot Ankle, 1989, 9(4): 190–193.
[73] KRAUS T, SINGER G, ŠVEHLÍK M , et al. Long-term outcome of chevron-osteotomy in juvenile hallux valgus [J]. Acta Orthop Belg, 2013, 79(5): 552–558.
[74] MEIER P J, KENZORA J E. The risks and benefits of distal first metatarsal osteotomies [J]. Foot Ankle, 1985, 6(1): 7–17.
[75] CHOI Y R , LEE H S, JEONG J J, et al. Hallux valgus correction using transarticular lateral release with distal chevron osteotomy [J]. Foot Ankle Int, 2012, 33(10): 838–843.
[76] AHN J, LEE H S, SEO J H, et al. Second metatarsal transfer lesions due to first metatarsal shortening after distal chevron metatarsal osteotomy for hallux valgus [J].Foot Ankle Int, 2016, 37(6): 589–595.
[77] GEORGE H L, CASALETTO J, Unnikrishnan P N, et al. Outcome of the scarf osteotomy in adolescent hallux valgus [J]. J Child Orthop, 2009, 3(3): 185–190.
[78] WEIL L S, BORELLI A N. Modified scarf bunionectomy: our experience in more than 1000 cases [J]. J Foot Surg, 1991, 30 : 609–622.
[79] JOHN S, WEIL L, WEIL L S, et al. Scarf osteotomy for the correction of adolescent hallux valgus [J]. Foot Ankle Spec, 2010, 3(1): 10–14.
[80] FARRAR N G, DUNCAN N, AHMED N, et al. Scarf osteotomy in the management of symptomatic adolescent hallux valgus [J]. J Child Orthop, 2012, 6(2): 153–157.
[81] AGRAWAL Y, BAJAJ S, FLOWERS M J. Scarf-Akin osteotomy for hallux valgus in juvenile and adolescent

patients [J]. J Pediatr Orthop B, 2015, 24 (6): 535−540.

[82] BOCK P, KLUGER R, KRISTEN K H, et al. The Scarf osteotomy with minimally invasive lateral release for treatment of hallux valgus deformity [J]. J Bone Joint Surg Am, 2015, 97 (5): 1238−1245.

[83] WEIL L, BOWEN M. Scarf osteotomy for correction of hallux abducto valgus deformity [J]. Clin Podiatr Med Surg, 2014, 31 (2): 233 −246.

[84] JONES S, HUSSAINY H, ALI F, et al. Scarf osteotomy for hallux valgus [J]. J Bone Joint Surg Br, 2004, 86 (6): 830−836.

[85] LARHOLT J, KILMARTIN T E. Rotational scarf and akin osteotomy for correction of hallux valgus associated with metatarsus adductus [J].Foot Ankle Int, 2010, 31 (3): 220−228.

[86] AMINIAN A, KELIKIAN A, MOEN T. Scarf osteotomy for hallux valgus deformity: an intermediate followup of clinical and radiographic outcomes [J]. Foot Ankle Int, 2006, 27 (11): 883−886.

[87] AKHTAR S, MALEK S, HARIHARAN K. Hallux varus following scarf osteotomy [J]. Foot, 2016, 29 (11): 1−5.

[88] WEIL L S. Scarf osteotomy for correction of hallux valgus: historical perspective, surgical technique, and results [J]. Foot Ankle Clin, 2000, 5 (3): 559−580.

[89] PETERSON H, NEWMAN S. Adolescent bunion deformity treated with double osteotomy and longitudinal pin fixation of the first ray [J]. J Pediatr Orthop, 1993, 13 (1): 80−84.

第四节 蛇形足

一、定义与流行病学

蛇形足（serpentine foot）在英美文献中通常称为Skew足畸形（skewfoot）。英语skew一词的基本含义为扭曲，此种足畸形是前足与后足出现方向相反的畸形，临床上以前足内收、后足外翻和中足内侧凹陷为基本特征（图3-152）[1-3]。若将英文称谓的skewfoot直译为中文，应称为足部扭曲畸形。此种称谓虽然符合英文翻译中文应该忠实原文的原则，但缺乏直观的形象感而容易产生误解。鉴于在英美文献中，对此种足部畸形存在多种称谓，例如蛇形足（serpentine foot），S形足（S-shaped foot）或Z形足部畸形（Z-foot deformity），本书使用蛇形足描述本病，既有文献根据，又可形象地定义其基本特征。文献资料记载，Henke于1863年最早描述此种罕见足部畸形。Peabody和Muro于1933年首次复习文献并报道14例新增病例，强调这是一种前足内收与后足外翻复合型足畸形，与独立性跖骨内收有显著的区别，因此，将其命名为先天性跖骨内翻（congenital metatarsus varus），以资与相对常见的跖骨内收（metatarsus adductus）相区别[4]。McCormick和Blount于1949年创用扭曲型足畸形（skewfoot）称谓本病[5,6]。另些学者将其称为蛇形足或Z形足部畸形（Z-shaped foot）[7]。

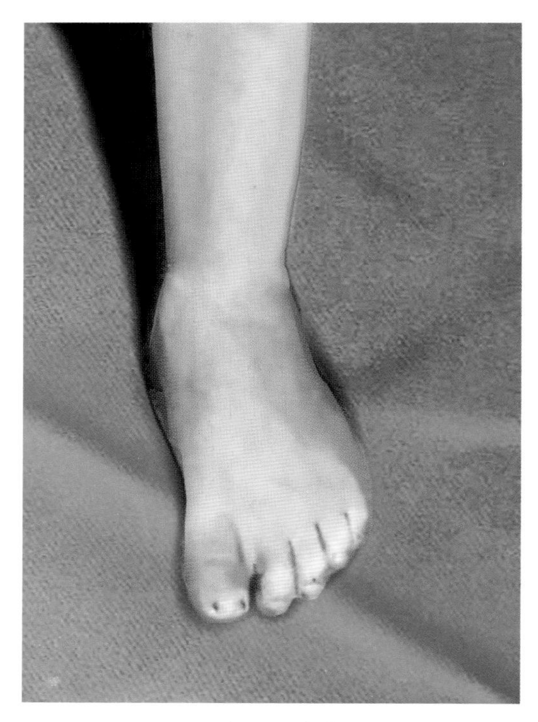

图3-152 6岁儿童左侧蛇形足畸形

表现为前足内收、跟骨外翻两个相反畸形，注意中足内侧有明显的凹陷。

本病是一种罕见的足部畸形，其发病率尚不清楚。Kite于1967年描述一组2818例跖骨内收畸形，只有12足满足蛇形足畸形的诊断标准[5]。儿童蛇形足的流行病学资料极端缺乏，Peterson于1986年复习时间跨度110年的12篇英美文献，总计也只有50例，足以证明此种足畸形罕见[6]。Peterson详尽介绍了其本人所治疗4例的临床过程与结果。4例患者中男性与女性各有2例，均为双足受累。1996年，Hubbard[8]曾对16例27足蛇形足进行了MRI检查，目的是评价尚未骨化的足部跗骨解剖关系改变。该组是迄今病例最多一组临床及影像学研究。16例年龄平均1.3岁（3月龄至6岁），双侧受累者9例，单侧受累者7例（左足4例，右足3例），但并未提及性别分布。

二、病因与病理解剖学改变

本病真正的病因尚未阐明，Napiontek[1]指出本病可见于先天性特发畸形、骨骼发育不良、临床综合征[9-11]、神经源性疾病，以及医源性蛇形足畸形，后者通常继发于石膏矫形治疗的先天性跖骨内收或先天性马蹄内翻足，因为前足内收矫正不足，同时出现后足内翻过度矫正（图3-153）[4]。

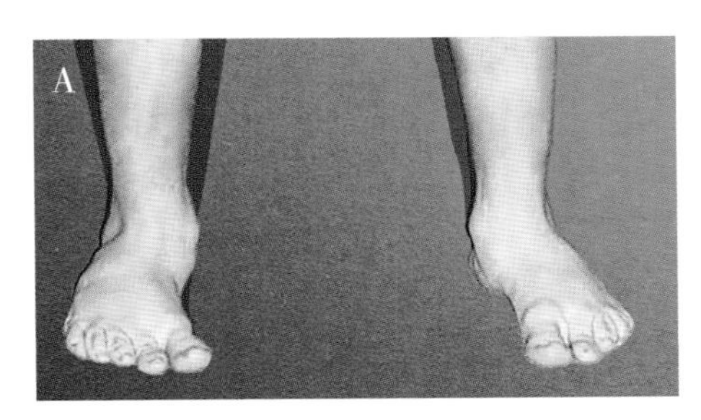

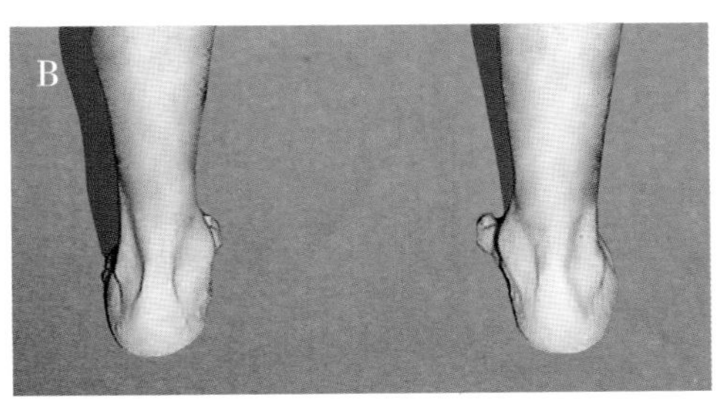

图 3-153　双足蛇形足畸形

继发于双侧先天性马蹄内翻足石膏矫形治疗，其右足前足内收与后足外翻更为严重。

某些学者推测，胎儿期患足在子宫内因位置异常而受到压迫，前足内收与跟腱挛缩是引发蛇形足的主要因素，进而导致前足与后足在冠状面上，产生方向相反的解剖学异常[3,4]。基于先天性跖骨内收在出生时就已存在，而在早产儿中从未发现有跖骨内收畸形，Kite 由此认为子宫内足部位置异常，在发生本病中发挥重要的作用[5]。

肌腱止点异常进而产生肌力不平衡，也是重要的致病因素。Peabody 和 Muro 描述胫前肌腱止点发生解剖变异，其止点比正常足更位于远端[4, 7]，但 Napiontek 在手术中发现胫前肌腱的止点更位于近端，经过舟楔关节内侧面向远端延伸，某些病例的内侧楔骨还存在严重的形态改变[1]。上述胫前肌腱止点异常及内侧楔骨形态改变，与 Mosca 所描述的基本一致，后者在手术中也观察到内侧楔骨形态存在不同的改变，而胫前肌腱位于内侧楔骨内侧面皮质的沟槽之内[2]。

迄今，文献资料中找不到有关蛇形足的病理解剖学研究，也没有尸体解剖研究的报道，只是在扁平外翻足和先天性跖骨内收的相关综述，或者外科治疗的论著中有所提及。如果将散在或不完整的病理解剖学资料归纳整理，大致可分为软组织异常与跖骨及跗骨的解剖关系紊乱。Asirvatham[12]在软组织松解治疗 12 足前足内收、17 足蛇形足的手术中，发现两种主要的软组织异常：①拇趾外展肌腱膜增厚，该肌表面有畸胎瘤样纤维结节。② 7 例胫前肌止点位于内侧楔骨及第一跖骨的跖侧面，5 例的胫前肌止点并入拇趾外展肌腱，1 例胫前肌止点移位至舟骨，另 1 例胫后肌止点移位至第一跖骨基底。然而，该作者并未分别说明上述软组织异常是蛇形足的特有病理解剖学改变，还是两种足畸形所共同存在的解剖学异常。

Ghali[13]提出内侧楔骨与第一跖骨、内侧楔骨与舟骨内侧关节囊挛缩，是产生前足内收及外旋的解剖学因素。跖骨及跗骨的解剖关系紊乱，即跖骨及跗骨在冠状面，经跗跖关节平面向内侧移位，引发前足内收，舟骨及骰骨通过跗横关节（chopart joint）平面向外侧移位即中足外展畸形，导致距舟关节半脱位，而跟骨经距下关节向外侧移位，引发跟骨外翻。在矢状面上，距骨与跟骨都有明显的跖屈畸形，前者在侧位 X 线片显示距骨水平角增大，后者则表现为跟骨背伸角减少[14,15]。除了上述跖跗关节解剖异常外，Asirvatham 发现某些病例内侧楔骨及骰骨内侧面出现楔形改变（图 3-154）[12]。

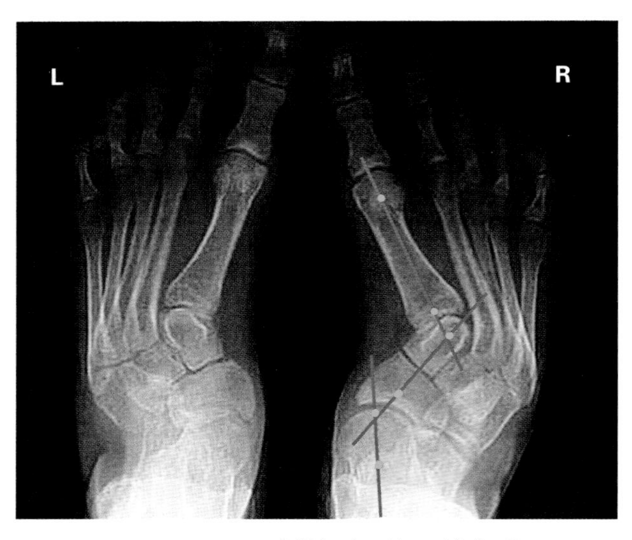

图 3-154　双侧蛇形足的 X 线表现

在正位 X 线片显示前足在跗跖关节平面内收，中足在跗横关节平面外展，以及内侧楔骨出现楔形改变。

三、临床特征

蛇形足以前足在跗跖关节平面内收，后足在距下关节平面外翻，中足内侧有明显的凹陷为基本特征（图 3-153），但在婴幼儿期主要表现为前足内收畸形，而后足外翻不甚明显，容易误诊为先天性跖骨内翻，或者先天性马蹄内翻足。此种足部畸形不仅临床上相当罕见，还是多种临床综合征的临床表现之一。即使是先天性蛇形足，出生后早期往往只有前足内收畸形，后足外翻畸形直到开始行走的年龄方逐渐显现[1,4]。在 1 岁之前，即使有跟骨外翻，也被足跟部丰厚的脂肪垫所掩盖（图 3-155）。

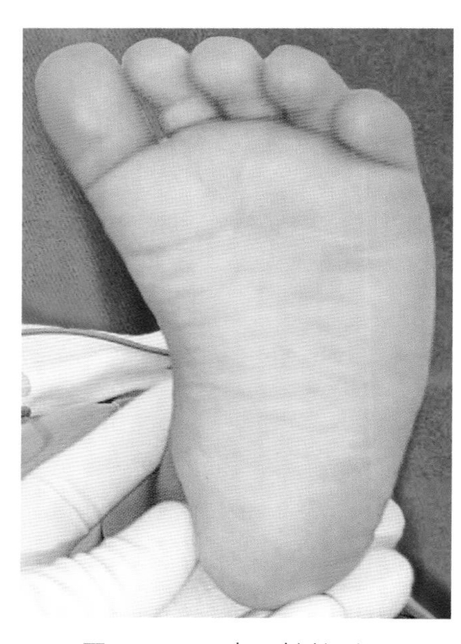

图 3-155　先天性蛇形足

婴幼儿（年龄＜ 12 月龄）前足内收畸形相当明显，而跟骨外翻却因足跟部有丰厚的脂肪垫，则很难做出正确判断。

临床检查包括观察足部形态和足踝关节被动活动范围。对于能够独立站立的儿童，从足部背侧面或跖侧面观察，容易发现前足内收、跟骨外翻、足外侧缘呈现 C 形突出，以及足内侧缘有明显的凹陷[4]。年长儿童在距骨头跖侧面、第五跖骨基底处，可见皮肤胼胝体或皮肤溃疡，抑或鞋底异常磨损。即使年幼儿童，其前足内收和跟骨外翻，都不能被手法操作完全矫正。年幼儿童的踝关节背伸和跖屈活动可在正常范围，但在 4 岁之后可因跟腱挛缩，导致足部背伸活动明显减少[1,6]。

鉴于脑性瘫痪、某些临床综合征、先天性马蹄内翻足和先天性跖骨内收畸形接受不正确的石膏矫形，也可产生蛇形足畸形，因此，应该详细询问出生时体重及身长、分娩是否发生不良事件等病史、出生后是否有足部畸形，以前是否使用石膏矫形。

全身系统的临床检查，包括神经系统检查和四肢关节检查，前者旨在确定或除外脑性瘫瘓、脊髓发育不良所引发的足畸形，而四肢关节的检查，应该关注每个关节的外观形态和被动活动范围。当腕关节、肘关节和膝关节被动活动范围明显大于同龄儿童，提示有关节囊及韧带松弛综合征，抑或可能存在变形型侏儒症（diastrophic dwarfism）、拉森综合征（Larsen syndrome）和 Freeman-Sheldon 综合征等基础性疾病。临床综合征所引发的蛇形足，通常为僵硬型畸形，其矫形治疗不仅更为困难，而且还需要综合考虑其他关节脱位的治疗[1,4]。

四、X 线检查

X 线检查不仅有助于蛇形足的诊断，还能确定前足、中足与后足 3 个节段受累部位与严重程度[14-16]。

应该摄取站立时或模拟负重位正位和侧位 X 线片。

1. 在正位 X 线片需要测量的参数

（1）距骨-第一跖骨角：为距骨中轴线与第一跖骨中轴所形成的夹角，是确定前足与后足解剖关节是否异常的可靠参数。正常足部的距骨中轴线应该位于第一跖骨中轴线的内侧，其正常均值约为 10°（23° ~28° ）。如果是先天性跖骨内收或先天性马蹄内翻足伴有的前足内收，其距骨中轴线则位于第一跖骨中轴线的外侧，通常以负值表示其角度大小。然而，蛇形足畸形既有前足内收，又有中足外展与后足外翻，形成前足与后足解剖轴线完全相反的 Z 形或 S 形的特征性改变（图 3-156）。由于跖骨相对于楔骨及舟骨处于内收状态，距骨及跟骨相对于楔骨及舟骨处于外翻状态，导致距骨与第一跖骨角仍为正值，但距骨中轴线与第一跖骨中轴线却在跖骨远端相互交汇（图 3-157），表明前足内收与后足外翻存在相互抵消的效应，因为足部正常或先天性跖骨内收者，其距骨中轴线与第一跖骨中线通常在跖骨近端相互交汇。如果距骨中轴线位于第一跖骨中轴线的内侧，但两个轴线相互平行，并从距骨头中心点与第一跖骨基底中心点形成一条斜行线段，表明前足内收、中足外展和后足外翻同时存在，称为复杂性蛇形足（图 3-158）。

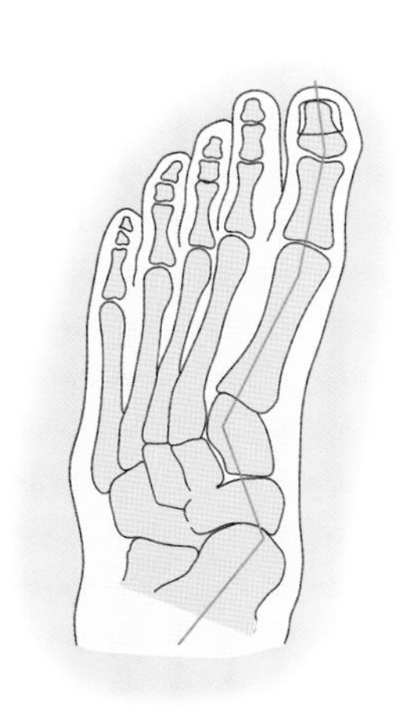

图 3-156 蛇形足示意图

由于后足外翻和中足外展，代表前足内收的第一跖骨中轴线，却位于距骨中轴线外侧，2 条轴线之间由一条斜向线段连接，形成横向的 S 形或蛇形扭曲。

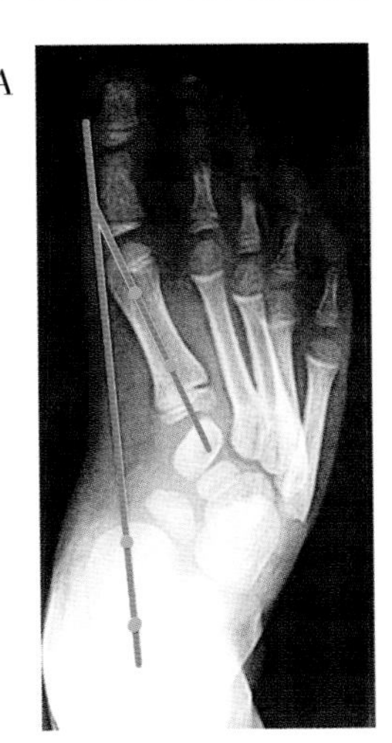

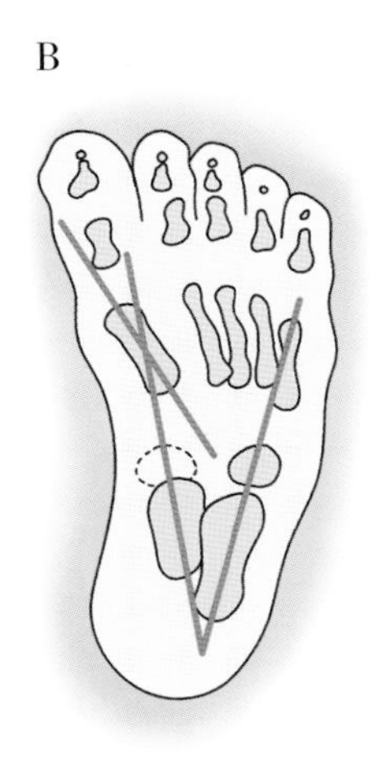

图 3-157 蛇形足与跖骨内收的 X 线表现

第一跖骨中轴线位于距骨中轴线的外侧，两者在跖骨远端相互交汇，表明蛇形足之前足内收与后足外翻存在相互抵消的效应（A）。而独立性跖骨内收者，距骨中轴线与第一跖骨中轴线近端相互交汇，而后足距骨-跟骨角正常（B）。

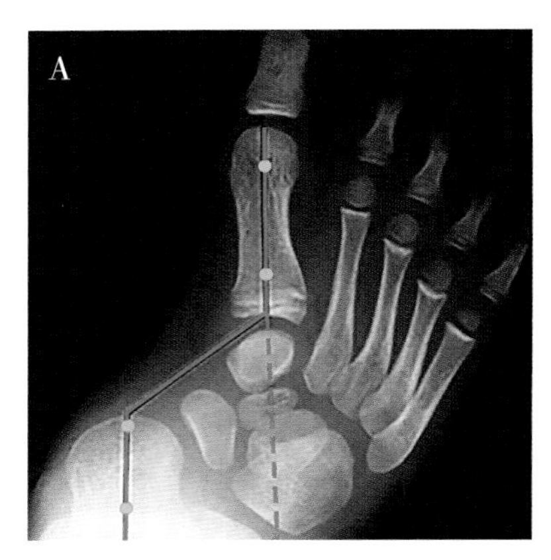

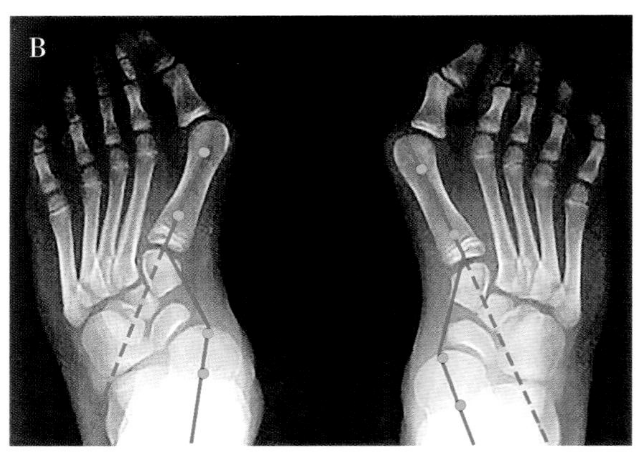

图 3-158　复杂性蛇形足的 X 线表现

正位 X 线片显示距骨中轴线与第一跖骨中轴线相互平行，提示距骨-第一跖骨角为 0°（注：点状连线为第一跖骨中轴线向后足的延长线），并有舟骨及骰骨向外侧脱位。

（2）距骨-跟骨角：由距骨中轴线与跟骨中轴线所形成的夹角，是评价后足内翻或外翻的常用参数，其正常值为 20° ~ 35°。如果此角＞ 35° 表明有后足外翻（图 3-159）。

（3）跟骨-骰骨-第四跖骨基底解剖轴线，用于评价中足的解剖轴线是否正常。如果跟骨中轴线通过骰骨中分线及第四跖骨基底的中心点，Mosca 将其称单纯性蛇形足畸形。当跟骨中轴线位于骰骨及第四跖骨基底的内侧，提示中足有明显的外展畸形（图 3-160），是复杂性蛇形足的 X 线特征之一[2,13,15]。

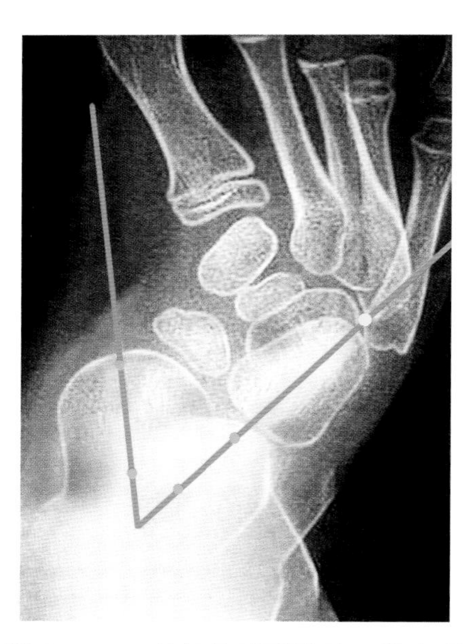

图 3-159　单纯性蛇形足的 X 线表现

正位 X 线片显示距骨-跟骨角增大，但跟骨中轴线经过骰骨及第四跖骨基底的中心点，提示中足没有明显的外展，或称为单纯性蛇形足畸形。

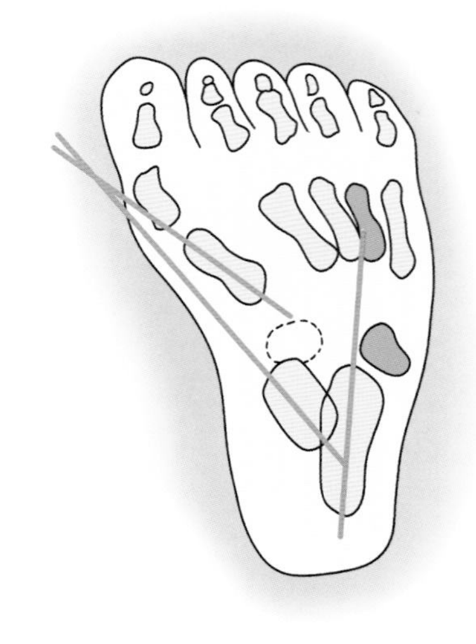

图 3-160　足负重正位片上，评价中足外展畸形的方法

正常足的跟骨中轴线通过骰骨平分线及第四跖基底的中点。当跟骨中轴线位于骰骨及第四跖骨基底的内侧，提示中足有明显的外展畸形。

2. 在足负重位侧位片需要测量的参数

（1）距骨-第一跖骨角：由距骨中轴线与第一跖骨中轴线所形成的夹角，其正常均值为 5°（-7° ~ 20°）。蛇形足畸形因有距骨向跖侧屈曲，而前足则有背伸畸形，导致距骨-第一跖骨角明显减少，即负值增加，表明既有距骨在跗横关节平面向跖侧屈曲，又有跖骨在跗跖关节平面出现背伸畸形（图 3-161）。

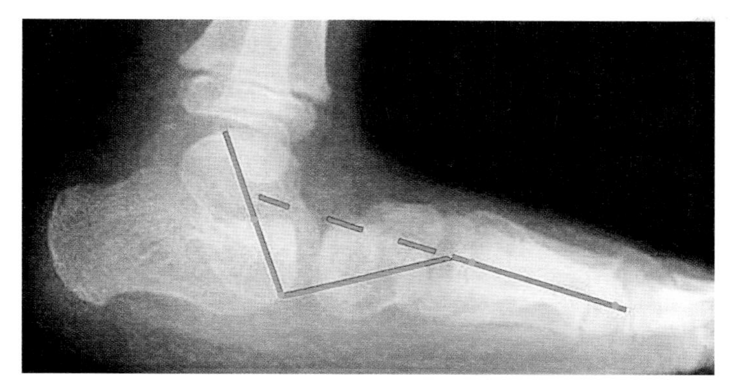

图 3-161 足负重侧位片上蛇形足的 X 线表现

距骨中轴线于距骨头近端与第一跖骨中轴线相互交叉，表明既有距骨在跗横关节平面向跖侧屈曲，又有跖骨在跗跖关节平面出现相对背伸畸形（虚线代表正常足距骨解剖轴线）。

（2）距骨-跟骨角：由距骨中轴线与跟骨跖面平行线所形成的夹角，其正常值为 25°～45°。距骨向跖侧屈曲或跟骨向背侧伸展，均可使此角增大，是确定后足外翻畸形的可靠指标（图 3-162）。

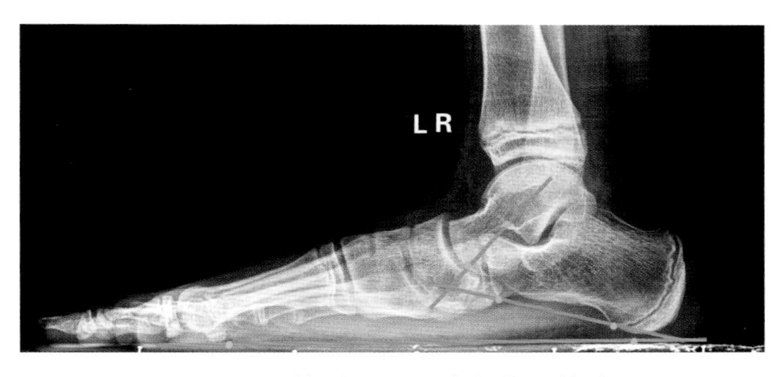

图 3-162 蛇形足后足外翻的 X 线表现

距骨-跟骨角明显增大，是距骨向跖侧屈曲的结果，而跟骨背伸角比正常足有所减少。

（3）距骨水平角和跟骨背伸角：蛇形足畸形因有距骨向跖侧屈曲，导致距骨水平角增大（正常值为 15°～37°），因而显示距骨-跟骨角增大（正常值为 25°～45°），而跟骨背伸角（正常值为 15°～30°）有所减少，提示跟骨跖屈畸形[2,16]。除外前足、中足与后足解剖关系异常外，Lloyd-Roberts 曾描述 3 例儿童蛇形足伴有踝关节球臼样 X 线改变（图 3-163），但作者并未对其发生机制做出解释[18]。

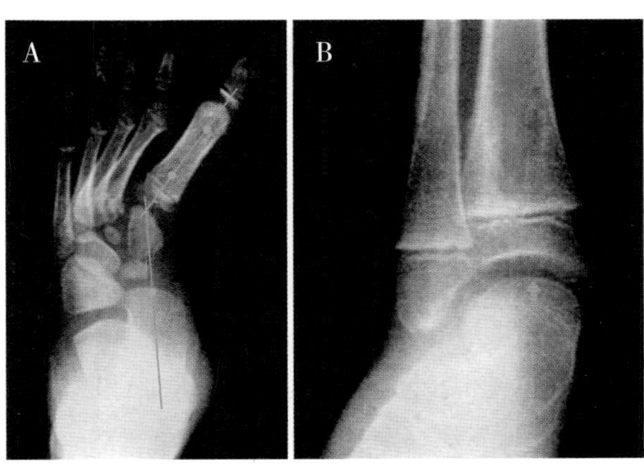

图 3-163 蛇形足伴踝关节球样 X 线表现

A 图显示前足内收和中足外展；B 图显示踝关节呈现球臼样改变。

五、诊断与鉴别诊断

蛇形足畸形同时存在前足内收与后足外翻两个方向相反的畸形，其临床表现极具特征性，在理论上很容易做出诊断。然而，由于此种足畸形相当罕见，又因前足内收与后足外翻畸形方向相反，可产生相互抵消的效应，在临床上也容易被忽略。其次，婴幼儿的蛇形足通常以前足内收畸形更为突出，也是容易误诊或遗漏诊断的因素。因此，在临床上遇到每例儿童足部畸形时，强调对前足与后足进行分别检查，必须摄取负重位或模拟负重位 X 线片，以便做出正确诊断。

一般需要与下述两种足部畸形相鉴别：

1. 先天性跖骨内收　患足只有前足内收畸形，以足外侧缘呈现 C 形凸出、拇趾与第二足趾的趾蹼间隙增宽为基本特征（图 3-164），从足底观察更容易做出诊断。如果患儿的前足内收伴有明显的外旋时，有学者将其称为跖骨内收及内翻（metatarsus adductus varus），可能是蛇形足的早期表现，因此，即使后足没有明显的外翻，也应该予以密切的随访观察。

2. 先天性马蹄内翻足　此种足畸形是出生后即有前足内收、足内侧纵弓升高、后足内翻与跖屈畸形（图 3-165）。典型或严重的先天性马蹄内翻足比较常见，也是临床医生最为熟悉的足部畸形，容易做出正确诊断。如果为柔韧性先天性马蹄内翻足，则需要与蛇形足相鉴别。

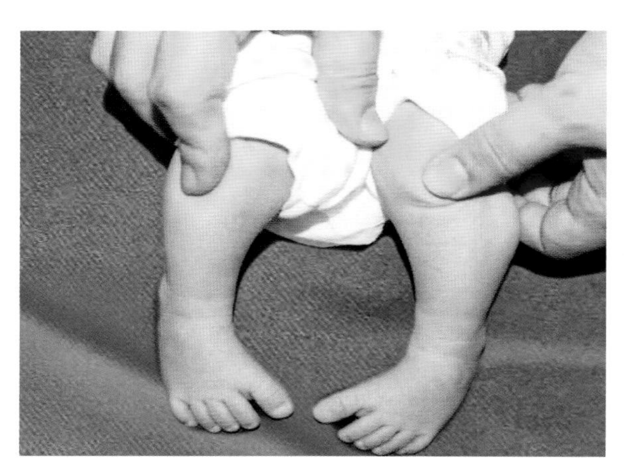

图 3-164　先天性跖骨内收的大体照

以足外侧缘呈现 C 形凸出、拇趾与第二足趾的趾蹼增宽为基本特征。

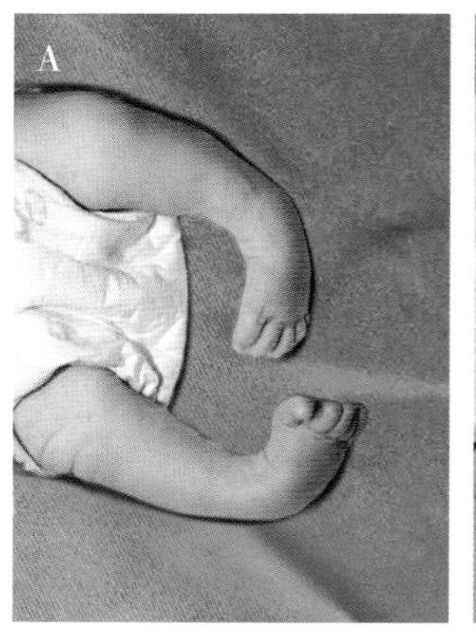

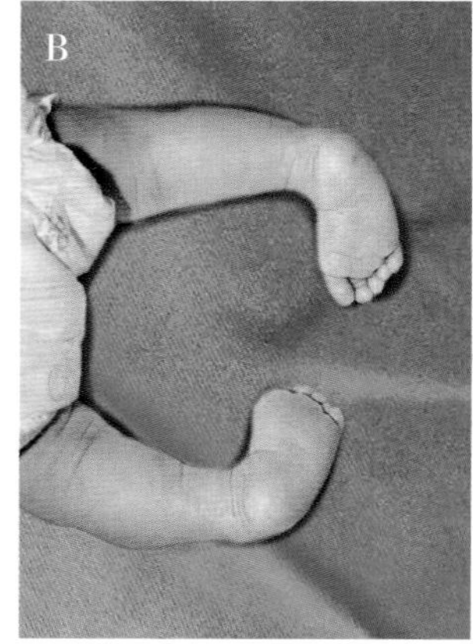

图 3-165　新生儿期先天性马蹄内翻足的大体照

六、分类

（一）依照病因分型

1. Ⅰ型　先天特发性蛇形足（congenital idiopathic skewfoot）。出生后即可发现患足窄长，前足有明显内收畸形与后足轻度外翻。此型的自然病史目前仍然备受争论，某些学者认为此型蛇形足如同先天性跖骨内收畸形，具有随着儿童生长而自然改善的倾向，主张无须积极治疗。然而，某些病例经过手法牵伸与石膏矫形治疗，临床上观察似乎获得完全矫正，但在 1 岁后开始行走一段时间之后，便可出现前足内收或拇趾内翻，同时伴有后足外翻。因此，某些病例还是需要手术治疗[1]。

2. Ⅱ型 临床综合征型蛇形足。某些蛇形足畸形是临床综合征或结缔组织疾病的组成部分。在变形型侏儒症中颇为多见，另在成骨不全、拉森综合征、Proteus 综合征，埃勒斯－当洛综合征也可发生蛇形足畸形。综合征病例的蛇形足畸形是更为僵硬的畸形，非手术治疗失败则不可避免此畸形[9-11]。

3. Ⅲ型 神经源性蛇形足。儿童中常见的神经系统疾病，诸如某些脑性瘫痪、脊髓发育不良患者，因存在肌力不平衡而引发罕见的蛇形足畸形，而且其畸形的发展速度难以预测[7,17]。

4. Ⅳ型 医源性蛇形足。某些经非手术治疗的先天性马蹄内翻足、先天性跖骨内收畸形，其僵硬性前足内收通过中足而并非经跗跖关节获得矫正，导致舟骨和骰骨在跗横关节平面向外侧横向移位，又有后足内翻过度矫正，从而产生蛇形足畸形[1,6]。

（二）依照受累范围分型

1. 单纯性 只有前足内翻和跟骨有外翻，而中足的舟骨与骰骨的解剖位置正常（图 3-159）[2]。

2. 复杂性 前足内收，中足的舟骨与骰骨向外侧平行移位，并有后足严重外翻（图 3-160）[12]。

七、治疗

蛇形足畸形的自然病史尚未阐明，其治疗问题在学者之间尚有不同意见，主要涉及是否需要治疗、需要治疗者从哪个年龄阶段开始治疗，以及选择治疗方法 3 个问题。

尽管某些学者主张对没有症状者无须治疗，如同儿童柔韧性扁平足或先天性跖骨内收畸形，随着患儿的生长将会自然矫正。但是，迄今还没有未治疗组与治疗组相互比较的长期随访结果，因此，既不能证明自然矫正的概率，也不能确定未治疗的蛇形足畸形是否能够长期保持无临床症状，抑或保留良好的负重行走功能。

鉴于前述的背景资料，多数学者相信需要进行积极的治疗，建议既要考虑患儿的年龄因素，也应根据其病因与分型，选择非手术与手术治疗，因为综合征型和神经源型蛇形足通常为僵硬性畸形，对手法牵伸与石膏矫形、矫形支具等非手术治疗具有很强的抗拒特性[4,6]。

（一）非手术治疗

蛇形足的非手术治疗文献非常稀缺，Peterson[6]曾经描述非手术治疗 4 例蛇形足的方法与结果。在 4 例双侧蛇形足畸形中，1 例 6 月龄时开始应用 3 次矫形石膏治疗，其后穿着足趾外露的矫形鞋 4 个月。随访观察至患者年龄为 13.6 岁，其临床与 X 线检查均为正常。另 3 例双侧蛇形足，开始治疗时年龄分别为 22 月龄、2 岁、3 岁，虽经矫形石膏治疗，但均未实现治疗目标，最终采取软组织松解或距下关节固定术。

Berg[14]应用矫形石膏治疗 31 例蛇形足，其中 16 例为单纯性蛇形足，15 例为复杂性蛇形足。经过 2 年的随访时间，结果显示前足内收获得了满意的矫正，但遗留后足外翻畸形分别为 30%（单纯性）和 100%（复杂性）。Wan 指出前足僵硬型或半僵硬型畸形，都不是矫形石膏或矫形支具治疗的适应证。该作者引用另两位学者的经验，提出前足内收畸形＞ 17° 者通常需要手术治疗[17]。

（二）手术治疗

手术治疗目标旨在矫正前足内收与后足外翻畸形，既要使患足保持满意外观形态，又要尽可能保留足踝关节的活动功能。尽管本病相当罕见，在文献中也有值得借鉴的手术方法，包括软组织松解和各种截骨手术。

Asirvatham[12]采取足部内侧关节囊切开、拇趾外展肌延长，治疗12例跖骨内收和17例蛇形足畸形。手术时年龄平均3.6岁，术后随访时间平均3.6年。X线检查显示正位距骨-第一跖骨角矫正至正常范围，但侧位距骨-跟骨角并未达到正常范围。因为这种软组织松解并未涉及矫正后足外翻畸形，后足外翻畸形即使获得改善，也可能是术后使用石膏固定的作用。

目前，蛇形足的治疗仍然没有标准的手术方法，临床医生通常凭借个人的经验选择手术方法。文献中备受推崇的足部截骨矫形手术，包括第一楔骨撑开截骨、第一楔骨撑开截骨与骰骨闭合性截骨，以矫正前足内收畸形，同时实施跟骨撑开截骨延长或跟骨内移截骨矫正后足外翻畸形。对于更为严重的蛇形足畸形，特别是神经源型或综合征型蛇形足，可能需要三关节固定与跖骨基底截骨联合手术，才能改善患足的负重行走功能[2,19-21]。

Hagmann强调同时矫正前足内收与后足外翻畸形，因为只矫正前足内收畸形，将加重后足外翻畸形，反之亦然[4]。依照患者年龄、蛇形足畸形的严重程度，选择手术方法是学者共同遵循的原则，因本病相当罕见之故，其中每种手术技术的指征及预后都没有做出清晰的界定，也缺乏翔实的文献资料。

1. 跟骨截骨延长、第一楔骨撑开楔形截骨或骰骨闭合性楔形截骨 Mosca[2]描述跟骨截骨-延长治疗扁平外翻足畸形20例31足，其中3例6足为蛇形足畸形，手术时年龄介于4岁至13岁7月龄，术后随访时间介于2年至3年7个月，获得一致的满意结果。

Napiontek主张年龄＞4岁者适用于第一楔骨撑开截骨和跟骨内移截骨，但没有报道治疗结果[20]。

Hagmann[4]和Hutchinson[7]认为经过矫形石膏治疗，患足有明显的前足内收与后足外翻畸形，即使患儿早期没有疼痛或不影响负重行走，也应选择截骨手术治疗，因为患足的生长会产生僵硬性足畸形。

【手术适应证】

蛇形足的前足内收和后足内翻，均不能被矫形石膏完全矫正；年龄＞4岁。

【手术操作】

①跟骨截骨-延长：其操作技术在柔韧性扁平足已详尽描述（参见“柔韧性扁平足”一节）。

②第一楔骨撑开截骨：于第一楔骨内侧缘沿着足弓作纵行皮肤切口（图3-166）。切开皮肤及浅筋膜后，在第一楔骨内侧寻找和切断拇趾外展肌，把胫前肌腱向足背侧牵拉，显露第一楔骨、跖楔与舟楔关节囊，将克氏针插入关节囊内作为标记关节间隙，以避免截骨线进入关节内（图3-167）。

继之，在第一楔骨内侧缘的中心点（冠状面），从足背侧向跖侧面标记横向截骨线，再于截骨线两侧插入克氏针，以便牵开截骨间隙（图3-168）。切开截骨线的骨膜，用霍曼氏拉钩保护两侧软组织，用电锯沿着截骨线截断第一楔骨。对于前足内收严重的病例，也允许截断第二楔骨。继之，将预置的克氏针分别向两侧徐缓牵拉，直至前足内收畸形获得满意的矫正（图3-169）。

③置入楔形骨块与克氏针内固定：测量截骨间隙的宽度后，选择异体或具有三面皮质的自

体髂骨楔形骨块，完全嵌入截骨间隙内（图 3-170）。最后用两根克氏针对第一楔骨及置入的骨块进行交叉固定（图 3-171）。常规缝合皮肤切口[4,7]。

【术后处理】

应用小腿石膏将患足于中立位固定 4 周。继之，拔出克氏针，更换小腿行走石膏继续固定 6～8 周。X 线检查证明截骨愈合后，方允许负重行走。

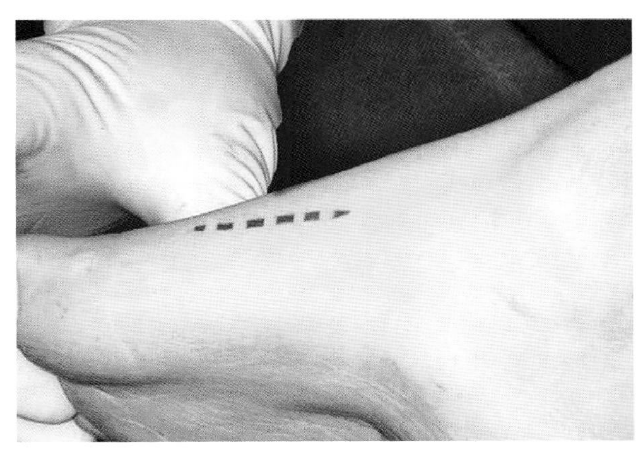

图 3-166　第一楔骨截骨皮肤切口线

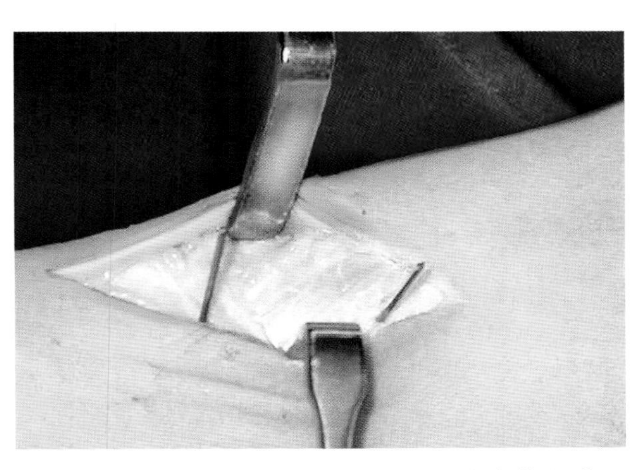

图 3-167　用克氏针标记跖楔关节与舟楔关节

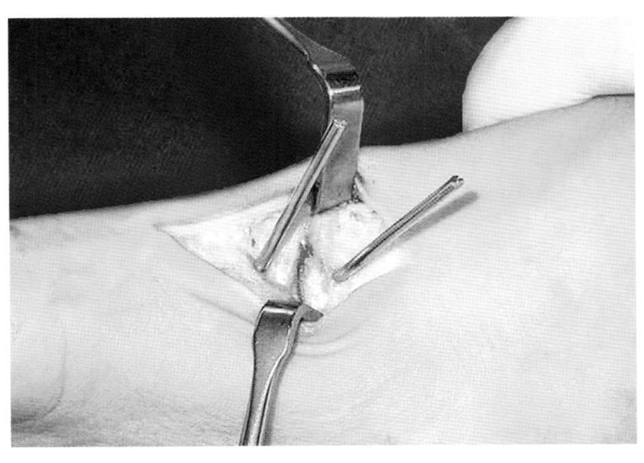

图 3-168　标记截骨线

在截骨线两侧插入克氏针，以控制截骨撑开的宽度。

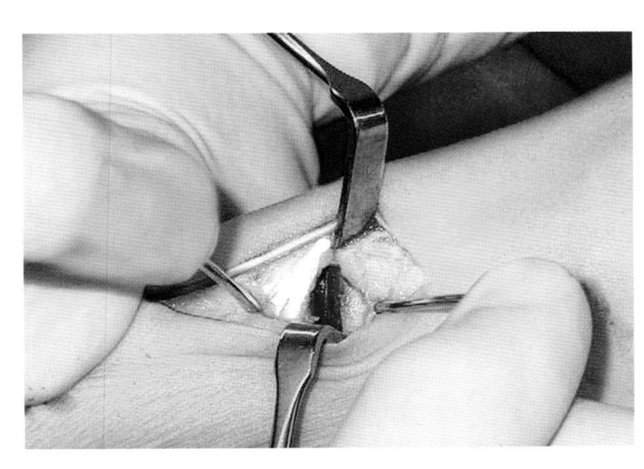

图 3-169　第一楔骨截骨

将克氏针向两侧牵拉，以确定置入楔形骨块的宽度。

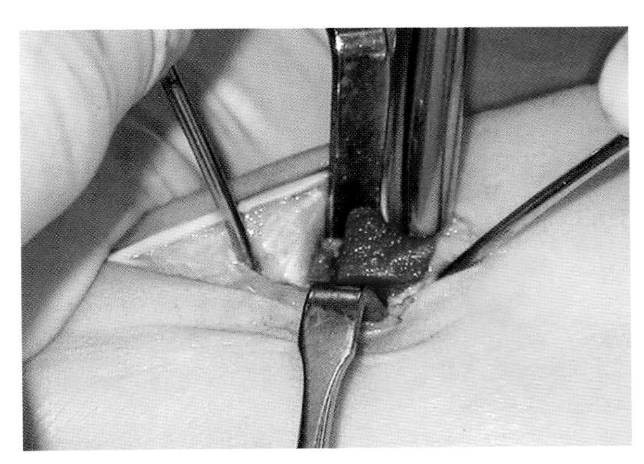

图 3-170　将楔形骨块嵌入截骨间隙

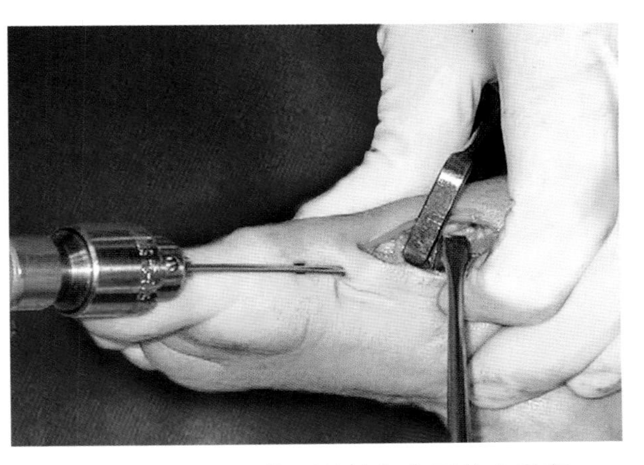

图 3-171　置入楔形骨块与克氏针内固定

2. 第一楔骨撑开截骨、骰骨闭合性楔形截骨与跟骨内移截骨 第一楔骨撑开截骨矫正前足内收畸形，通常不足以矫正＞ 20° 前足内收畸形[20]。

Hutchinson[7]指出严重前足内收畸形需要同时实施骰骨闭合性楔形截骨，才能使前足内收畸形获得满意的结果。因为蛇形足同时存在前足内收与后足外翻两个部位的畸形，只是矫正前足畸形，将使后足外翻畸形更加严重，因此需要一期实施后足矫形手术，即前足与后足联合矫形手术。除了前述的跟骨截骨-延长，跟骨内移截骨也是一种矫正后足外翻可供选择的手术方法。本手术适用于治疗严重前足内收（＞ 20° ）的蛇形足，其手术操作参照"3C 手术治疗柔韧性扁平足"相关内容。

参考文献

[1] NAPIONTEK M. Skewfoot [J]. J Pediatr Orthop, 2002, 22(11): 130-133.

[2] MOSCA V S. Calcaneal lengthening for valgus deformity of the hindfoot: results in children who had severe, symptomatic flatfoot and skewfoot [J]. J Bone Joint Surg Am, 1995, 77(4): 500-512.

[3] RAMPAL V, GIULIANO F. Forefoot malformations, deformities and other congenital defects in children [J]. Orthop trauma, 2020, 106(15): S115-S123.

[4] HAGMANN S, DREHER T, WENZ W. Skewfoot [J]. Foot Ankle Clin N Am, 2009, 14(3): 409-434.

[5] KITE J H. Congenital metatarsus varus [J]. J Bone Joint Surg Am, 1967, 49(2): 388-397.

[6] PETERSON H A. skewfoot (forefoot adduction with heel valgus) [J]. J Pediatr Orthop, 1986, 6(1): 24-30.

[7] HUTCHINSON B. Pediatric metatarsus adductus and skewfoot deformity [J]. Clin Podiatr Med Surg, 2010, 27(1): 93-104.

[8] HUBBARD A M, DAVIDSON R S, MEYER J S, et al. Magnetic resonance imaging of skewfoot [J]. J Bone Joint Surg Am, 1996, 78(3): 389-397.

[9] RYOPPY S, POUSSA M, MERIKANTO J, et al. Foot deformities in diastrophic dysplasia [J]. J Bone Joint Surg Br, 1992, 74(3): 441-444.

[10] MIRZAYAN R, CEPKINIAN V, YU J, et al. Skewfoot in patients with osteogenesis imperfecta [J]. Foot Ankle Int, 2000, 21(9): 768-771.

[11] KAISSI A A, KLAUSHOFER K, GRILL F. Severe skew foot deformity in a patient with Freeman-Sheldon syndrome [J]. J Clin Med Res, 2011, 3(5): 265-267.

[12] ASIRVATHAM R, STEVENS P M. Idiopathic forefoot-adduction deformity: medial capsulotomy and abductor hallucis lengthening for resistant and severe deformities [J]. J Pediatr Orthop, 1997, 17(4): 496-500.

[13] GHALI N N, ABBERTON M J, Silk F F. The management of metatarsus adductus et supinatus [J]. J Bone Joint Surg Br, 1984, 66(3): 376-380.

[14] BERG E E. A reappraisal of metatarsus adductus and skewfoot [J]. J Bone Joint Surg Am, 1986, 68(8): 1185-1196.

[15] CAVALIER R, LIPTON G E, BOWEN J R. Radiologic case study: skewfoot [J]. Orthopedics, 1997, 20(8): 728-730.

[16] OSBORN P M, LY J Q, KENDALL K R, et al. Quiz case: bilateral complex skewfoot [J]. Eur J Radiol,

2003, 47 (1): 60-63.

[17] WAN S C. Metatarsus adductus and skewfoot deformity [J]. Clin Podiatr Med Surg, 2006, 23 (1): 23-40.

[18] LLOYD-ROBERTS G C, CLARK R C. Ball and socket ankle joint in metatarsus adductus varus (S-shaped or serpentine foot) [J]. J Bone Joint Surg Br, 1973, 55 (1): 193-196.

[19] HIROSE C B, JOHNSON J E. Plantarflexion opening wedge medial cuneiform osteotomy for correction of fixed forefoot varus associated with flatfoot deformity [J]. Foot Ankle Int, 2004, 25 (8): 568-574.

[20] NAPIONTEK M, KOTWICKI T, TOMASZEWSKI M. Opening wedge osteotomy of the medial cuneiform before age 4 years in the treatment of forefoot adduction [J]. J Pediatr Orthop, 2003, 23 (1): 65-69.

[21] MCHALE K A, LENHART M K. Treatment of residual clubfoot deformity-the beanshapedfoot-by opening wedge medial cuneiform osteotomy and closing wedge cuboid osteotomy: clinical review and cadaver correlations [J]. J Pediatr Orthop, 1991, 11 (3): 374-381.

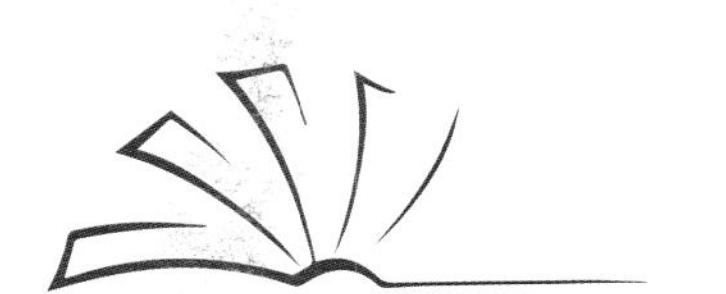

第四章　足部骨软骨病

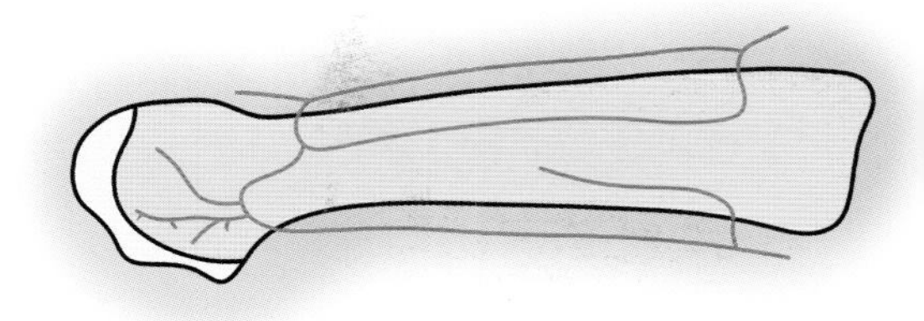

第一节 概 述

儿童足部跗骨或跖骨因非感染或非炎性疾病所引发的骨化或生长异常，进而产生一些临床症状，称为足部骨软骨病（osteochondroses of foot）。儿童足部骨软骨病包括下述 4 种疾病：舟骨骨软骨病（Kohler's disease）、跟骨骨软骨病（Sever's disease）、第五跖骨头骨软骨病（Freiberg's disease）、第五跖骨基底骨软骨病（Iselin's disease）[1,2,6]。

尽管曾经存在内分泌异常、遗传性疾病等学说，但局部供血异常和反复微弱创伤，导致缺血性损伤却是此类疾病的病理基础，也是目前普遍被接受的学说[4,5]。然而，真正的病因尚未确定。一般认为，缺血性损伤启动骨化中心坏死与修复过程，引发骨骺生长延迟或解剖形态改变。足部生物力学因素，在发生足部骨软骨病中起着重要的作用，抑或是普遍的致病因素，因为在足部负重时通常有两种应力作用，在足底结构产生地面的反作用力，另在骨突附着的肌腱和韧带产生张力。在行走或跑步过程中，足部负重所产生的应力，依照螺旋结构锁定机制，将高强度应力转移至足部骨骼结构。在负重初期即足跟接触地面时相，跟骨遭受较大的应力作用；继之，在跟骨结束触地相之后，距下关节继而发生内旋活动，负重应力则转移至舟骨；最后，在负重应力转移至拇趾之前的瞬间，纵向和水平方向应力集中作用于第二跖骨头的髁部。随着儿童体重增加和参加体育活动次数的增多，足部跗骨及跖骨必将遭致更大的应力作用，由此推断体育活动与足部骨软骨病之间可能存在某种相关性。

依照解剖学部位与可能产生的继发性畸形，Siffert 提出儿童骨软骨病分类系统（表 4–1），将其分为关节骨软骨病、非关节骨软骨病、骺板骨软骨病 3 个类别，每一类别又可分为 2 个或 3 个亚型。尽管是 20 世纪 80 年代的分类系统，迄今仍被普遍引用[2–5]。

表 4–1 Siffert 关于儿童骨软骨病分类

Ⅰ 关节受累的骨软骨病

A. 原发型：主要累及关节软骨、骨骺软骨及其深部的骨化中心（例如肱骨外髁、第二跖骨头骨软骨病）

B. 继发型：因为骨化中心缺血性坏死所产生的关节软骨和骨骺软骨病变［例如佩尔特斯（Perthes）病、Kohlers 病、剥脱性骨软骨炎］

Ⅱ 关节外骨软骨病

A. 肌腱附着点骨软骨病（例如胫骨结节骨骺炎）

B. 韧带附着点骨软骨病（例如椎体环状骨突、肱骨内上髁）

C. 遭致撞击部位（例如 Sever's 病）

续表

Ⅲ 骺板骨软骨病
A. 长管状骨骨软骨病：例如胫骨内翻（又称布朗病（Blount disease），马德隆畸形（Madelung deformity）
B. 椎体骨软骨病：例如舒尔曼病（Scheuermann disease）

参考文献

[1] SIFFERT R. Classification of the osteochondroses [J]. Clin Orthop, 1981, 158: 10-18.

[2] PAPPAS A M, GOLDBERG B. Osteochondroses: diseases of growth centers [J]. Phys Sportsmed, 1989, 17(6): 51-59.

[3] DOYLE S M, MONAHAN A. Osteochondroses: a clinical review for the pediatrician [J]. Curr Opin Pediatr, 2010, 22(1): 41-46.

[4] GIANNINI S, BUDA R E, PARMA A, et al. Ankle and Foot: Foot Abnormalities and Pathologies [M] // Guzzanti V. , Pediatric and Adolescent Sports Traumatology. 3rd ed. Milan: Springer-Verlag, 2014 : 223-235.

[5] BREWER P, FERNANDES J A. Osteochondroses [J]. Orthop Trauma, 2016, 30(6): 553-561.

[6] WEST E, JARAMILLO D. Imaging of osteochondrosis [J]. Pediatr Radiol, 2019, 49(12): 1610-1616.

第二节　足舟骨骨软骨病

一、定义与流行病学

临床上将足舟骨疼痛及压痛，局部软组织肿胀，X线检查显示舟骨骨化中心密度增高和扁平样改变，称为舟骨骨软骨病[1,2]。德国放射学家Kohler于1908年首先描述此病，文献上通常称为科勒病（Kohler's disease）[3-6]。Yale于1953年将其称为特发性舟骨缺血性坏死[7]。

一般认为典型病例的发病年龄为3～5岁，患者年龄跨度为2～10岁，男性与女性病例之比为（4～6）：1，但女性发病年龄（平均为4岁）通常比男性（平均5岁）＜1岁，单侧病例占75%[8,9]。Borges长期随访14例舟骨骨软骨病，男性与女性分别为10例和4例，右足与左足分别为7例和5例，双足2例[9]。

二、病因与自然病史

病因尚未确定。感染、炎性疾病、内分泌异常，以及营养因素，都曾被认为致病因素，但创伤导致舟骨供血紊乱，是被广泛接受的致病原因[1,3]。舟骨有足背动脉和足底内侧动脉两条主要动脉供血，两条血管在舟骨周围形成密集血管网，这些血管网发出的穿支血管进入舟骨骨化中心。一旦发生供血中断，将引发舟骨骨化中心产生缺血性坏死[4]。舟骨对足部负重过程中的应力分布发挥重要作用，舟骨位于足弓的顶点，又是最后开始骨化的跗骨（女性2～2.5岁，男性2.5～3岁方开始骨化）。前述两个因素导致舟骨相对比于已经骨化的楔骨和距骨对应力作用更显脆弱，致使舟骨的滋养血管受到挤压而中断供血，进而产生舟骨骨化中心缺血性改变，而邻近软组织因反应性充血，出现局部疼痛、压痛和肿胀。舟骨缺血性坏死改变了正常软骨内成骨机制，影响软骨组织和骨组织的正常生长[3]。Waugh[4]研究发现舟骨骨化延迟，是发生舟骨骨软骨病的危险因素，因为骨化延迟削弱了舟骨抵抗正常负荷的压力，致使进入舟骨骨化中心的血管受到挤压性损害，进而发生骨软骨病。Siffert认为软骨细胞层坏死，进而引发骨骺的骨化中心骨组织生长停滞[5]。

病理学资料极其缺乏，通常从X线表现的间接征象推论其病理学改变。Waugh[4]采取血管造影和系列X线片检查，将舟骨坏死的X线表现分为两种类型：Ⅰ型，是常见类型，圆饼样扁平的舟骨呈现片状密度增高，也失去正常骨小梁的纹理，此型舟骨总能均匀一致地恢复其正常形态；Ⅱ型，舟骨形状保持正常状态，但弥漫性密度增高，继之出现舟骨消失。经过血管造影检查，证明两种类型是舟骨供血方式不同的结果，因为Ⅰ型有多个营养血管，而血管损害只是累及某些血管，产生片状坏死；Ⅱ型则由单支血管为舟骨供血，一旦发生闭塞，整个舟骨发生坏死。无论哪种类型，舟骨的骨骺软骨周围有丰富的血管提供再血管化，进而使舟骨恢复至正常形态，因此将本病称为自限性疾病。Williams 指出，从有限的病理标本中，观察到舟骨片状破坏，骨小梁坏死，以及妨碍正常骨化过程的病理改变[3]。Ippolito[10]报道 12 例长期观察结果，随访时间平均 33 年。该作者发现从 X 线诊断舟骨坏死到恢复正常的 X 线形态，介于 6～13 个月（平均 8 个月）。进入成年期之后，舟骨形状完全正常，并无 1 例发生退行性关节病。

三、临床特征

临床以中足背侧及内侧（舟骨周围）局部疼痛、局部肿胀和跛行步态为主要特征，严重者则拒绝负重。发病隐匿，其临床症状可能持续数周或数月，但患者通常没有发热、创伤，以及全身不适的病史[2,9-11]。然而，个别病例也可表现为急性足背疼痛。晚近，Alhamdani[2]描述 1 例 5 岁儿童左足背部疼痛，并拒绝负重行走 2 天。此前有过多活动和患足碰撞床边栏杆的病史，因而初步诊断足部创伤。因为持续性足背疼痛、不能负重行走，而前往急诊科寻求治疗。最后，经 X 线检查而诊断为舟骨骨软骨病。

临床检查可发现中足背侧及内侧有明显的软组织肿胀，舟骨背侧压痛，但皮肤颜色正常，并无红斑或瘀斑。踝关节主动和被动活动，包括屈曲与伸展活动，也都在正常范围。负重行走时，则患足出现负重期缩短的跛行步态，即规避疼痛步态[11-13]。

四、影像学检查

舟骨骨软骨病的诊断依赖 X 线检查。

Waugh 依照 X 线表现，将本病分为两种类型：Ⅰ型为常见类型，舟骨呈现圆饼状扁平形态，其中有片状密度增高，失去正常骨小梁的纹理（图 4-1、图 4-2）。此型舟骨总能均匀一致地恢复正常形态。Ⅱ型早期舟骨形状及大小正常，但有弥漫性密度增高，继之舟骨被吸收而几近消失（图 4-3、图 4-4）[4]。经过血管造影检查，Waugh 发现两种类型是因舟骨供血方式不同，Ⅰ型有多个营养血管供血，而血管损害只是累及某些血管，进而产生片状坏死；Ⅱ型则是只有单支血管为舟骨供血，一旦发生闭塞则使整个舟骨发生坏死[2,4,9]。

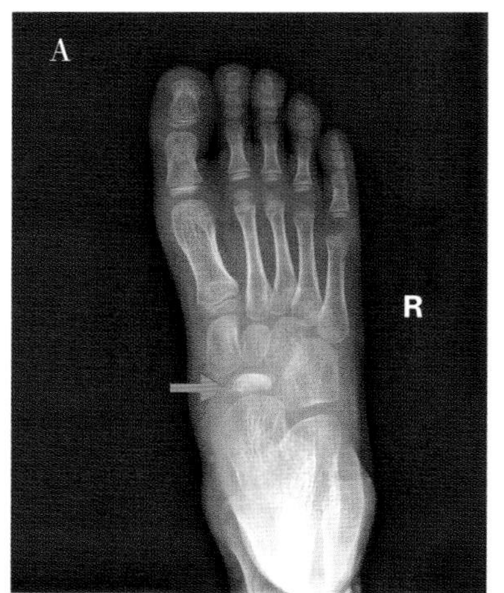

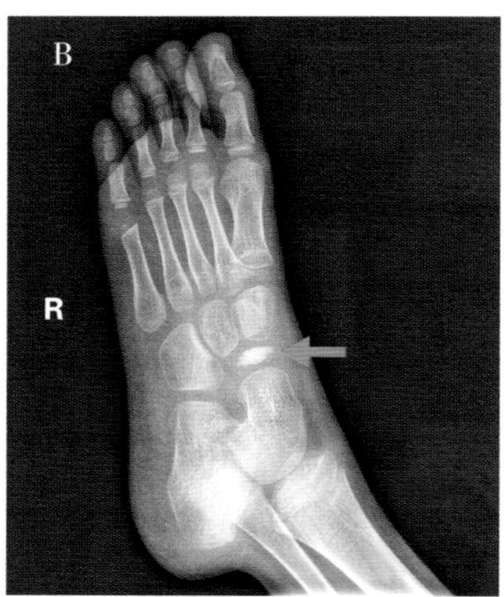

图 4-1 足舟骨骨软骨病的 X 线表现

6 岁男性儿童右足正位（A）和斜位（B）X 线片，显示舟骨呈现圆饼状扁平形态，既有密度增高，也失去正常骨小梁的纹理，内侧有小片骨质密度减低区。

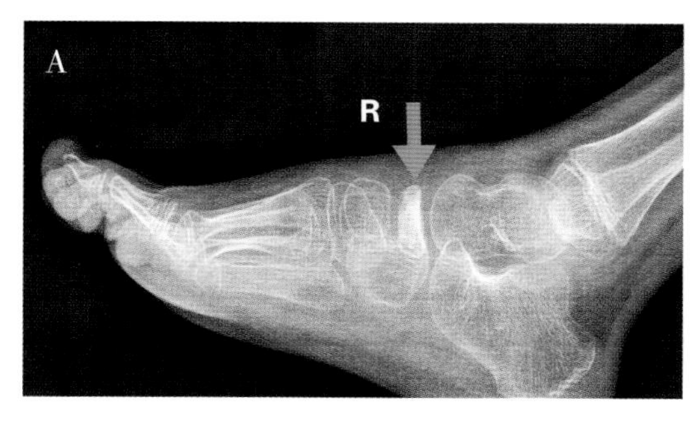

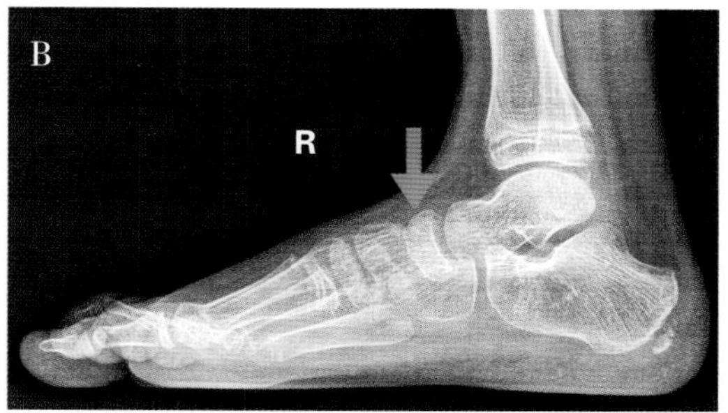

图 4–2　足舟骨骨软骨病的发生与恢复的 X 线表现

8 岁男性儿童右足侧位 X 线片（A）显示舟骨扁平改变，并有片状密度增高，正常骨小梁的纹理消失，但 12 个月后舟骨密度和骨小梁纹理恢复正常（B）。

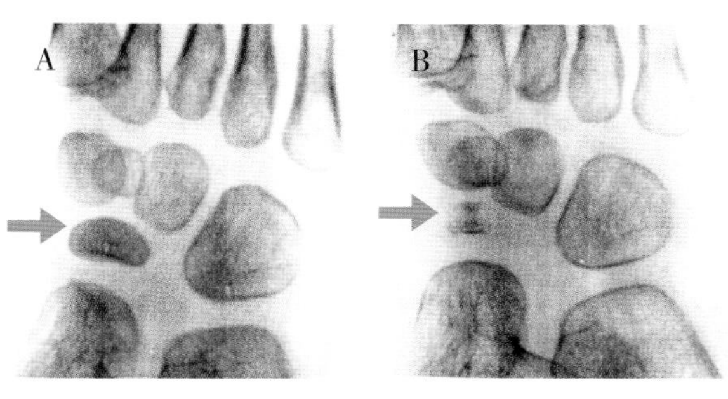

图 4–3　足舟骨骨软骨病的 X 线表现

5 岁儿童中足背侧及内侧疼痛 2 个月，其斜位 X 线片显示舟骨大小及形态正常，但有密度增高（A），而 4 个月后斜位 X 线片却显示舟骨被严重吸收（B）。

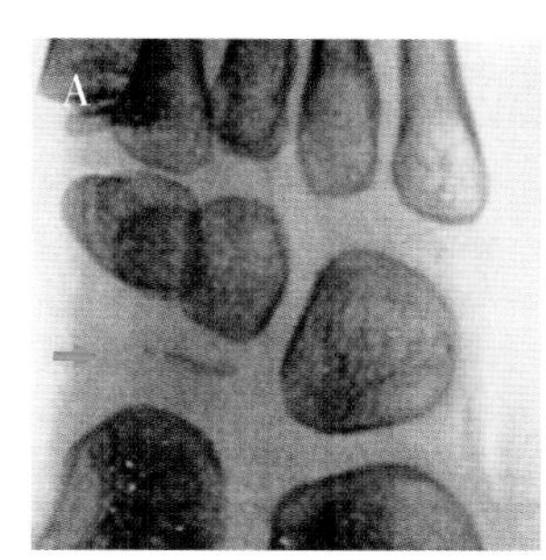

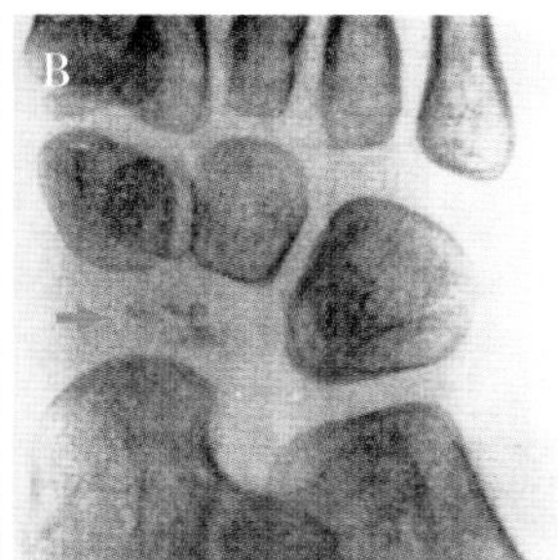

图 4–4　足舟骨骨软骨病的 X 线表现

图 4–3 病例 10 个月后斜位 X 线片（A），显示舟骨呈现线状低密度影像，而 11 个月后斜位 X 线片可见多个低密度片状影像，表明由多个骨化中心开始的再骨化（B）。

MRI 扫描不仅有助于早期诊断舟骨骨软骨病，还能显示舟骨周围软组织水肿的范围，尤其对有临床症状，而 X 线检查疑似舟骨骨软骨病者，MRI 扫描具有确定诊断的作用（图 4–5）。舟骨因缺血性坏死，MRI 扫描 T_1 加权图像通常显示舟骨骨化中心为弥漫性低信号，周围骨骺软骨为均匀一致的中等信号，而 T_1 加权增强扫描显示舟骨骨化中心并无强化，但周围软组织有明显强化现象，提示为软组织水肿[14]。

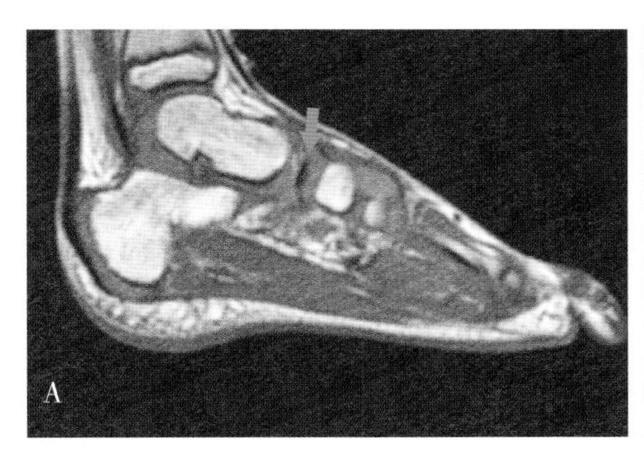

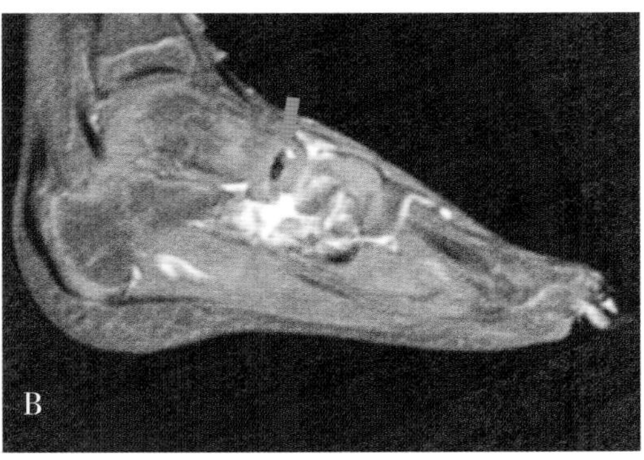

图 4–5　足舟骨骨软骨病的 MRI 扫描

7 岁男性儿童左足 MRI 扫描 T_1 加权图像（A）显示舟骨骨化中心为低信号；T_1 加权增强扫描图像（B）显示舟骨骨化中心并无强化，但其周围软组织有明显强化现象，提示为舟骨缺血性坏死，其周围软组织水肿改变。

骨骼核素扫描（bone scintigraphy）曾是诊断舟骨骨软骨病的传统方法，具有比X线检查更早地发现舟骨缺血性改变的作用。在舟骨骨软骨病初始阶段，X线检查显示舟骨密度和形态正常时，核素扫描可能发现舟骨并无核素摄入（所谓冷区），证明舟骨骨化中心出现缺血性坏死（图4-6）。舟骨一旦恢复正常核素摄入，则表明已经进入再血管化阶段（图4-7）[15]。

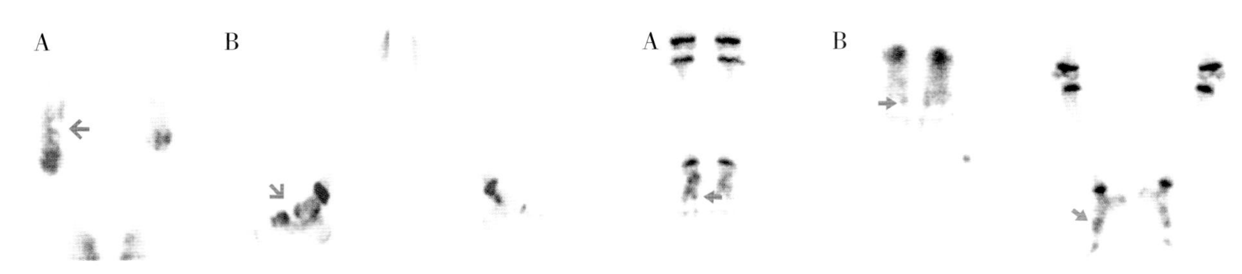

图4-6　足舟骨骨软骨病的骨骼核素扫描

右足跖侧位（A）和侧位（B）核素扫描检查显示：右足舟骨并无核素摄入（所谓冷区，箭头所指处），但其周围有核素聚集现象，提示软组织充血。

图4-7　图4-6患者石膏固定6周后双足核素扫描

显示右足舟骨核素摄入正常，提示已进入再血管化阶段。

五、诊断与鉴别诊断

具有典型的临床与X线表现者，即足背部压痛、局部软组织肿胀，X线检查显示舟骨密度增高或扁平改变，而实验室检查白细胞计数、红细胞沉降率和C反应蛋白，均在正常范围，容易做出舟骨骨软骨病的诊断[9,16]。

然而，儿童足副舟骨、跗骨连接，以及足部创伤，也可出现足背疼痛，应该选择适当的影像学检查，以资做出鉴别诊断。值得强调是，X线检查发现舟骨不规则骨化，抑或舟骨有多个骨化中心，可能是一种解剖学或舟骨发育的正常变异，容易误诊为舟骨骨软骨病[3]。Ferguson和Gingrich[17]曾经用X线观察研究100例儿童舟骨骨化过程，发现37例舟骨呈现不规则骨化或有多个骨化中心，但都没有临床症状与体征。因此，对X线检查偶然发现舟骨骨化中心不规则或有2个骨化中心者，而患者并没有足背压痛、软组织肿胀，切不可轻易做出舟骨骨软骨病的诊断，而应该进行深入的影像学检查（MRI扫描或核素扫描），寻找舟骨缺血性改变的证据，以避免错误诊断[14]。此外，Sunilkumar强调经过小腿石膏固定治疗6周，其足背疼痛持续6个月者，需要进行CT或MRI检查，以除外跗骨连接引发的继发性舟骨坏死[6]。

六、治疗与预后

舟骨骨软骨病是一种自限性疾病，临床症状通常在10个月左右自然消失，而舟骨恢复其正常X线形态通常需要6～18个月[10,18,19]。治疗目标是缓解或消除足背疼痛和肿胀，多数学者主张采取小腿石膏固定6～8周，之后使用足弓支持垫（arch supports），但必须避免剧烈体育活动6个月[1,2]。

Borges依照疼痛、距下关节活动范围、日常活动强度、行走距离和穿鞋状态5个评价指标

（表 4-2），对 14 例 16 足的治疗结果做出评价[9]。随访时间平均 31 年 6 个月（24~44 年），14 足评定为优级，2 足因日常活动受限和距下关节活动范围减少而评定为良级，最后分别诊断为副舟骨合并扁平外翻足和距骨-跟骨连接。该作者发现，使用石膏固定 8 周以上，其临床症状通常在 3 个月后消失，而未用石膏固定者，其临床症状则持续 10 个月。恢复正常舟骨形态平均需要 1 年 4 个月，最短者只需要 4 个月，而最长者则在 4 年后才恢复其正常形态。但是，14 例中最短随访时间 24 年，却无 1 例出现足骨关节病。

表 4-2　舟骨骨软骨病治疗结果评定标准

症状	优级	良级	差级
疼痛	无	偶有	持续
关节活动	正常	受限	无
日常活动	正常	受限	明显受限
体育活动	正常	受限	明显受限
长距离行走	正常	正常	明显受限
穿鞋状况	正常	正常	需矫形鞋或鞋垫

参考文献

[1] KHOURY J, JERUSHALMI J, LOBERANT N, et al. Kohler disease: diagnoses and assessment by bone scintigraphy [J]. Clin Nucl Med, 2007, 32 (3): 179-181.

[2] ALHAMDANI M, KELLY C. Kohler's disease presenting asacute foot injury [J]. Am J Emerg Med, 2017, 35 (11): 1787.e5-1787.e6.

[3] WILLIAMS G A, COWELL H R. Kohler's disease of the tarsal navicular [J]. Clin Orthop, 1981, 158 : 53-58.

[4] WAUGH W. The ossification and vascularization of thetarsal navicular and their relation to Kohler's disease [J]. J Bone Joint Surg Br, 1958, 40-B (4):765-777.

[5] SIFFERT R. Classification of the osteochondroses [J]. Clin Orthop, 1981, 158 : 10-18.

[6] SUNILKUMAR M N, AJITH T A. Kohler's disease of the tarsal navicular in a 7-years-old child [J]. Ann Paediatr Rheumatol, 2014, 3 (3): 135-137.

[7] YALE I. Kohler's disease of the tarsal navicular [J]. J Natl Assoc Chirop,1953, 43 (12): 33-35.

[8] SARA G, RICHARD B R, DAVID G. Bone imaging in Kohler's disease [J]. Clin Nucl Med,1997, 22 (9): 636-637.

[9] BORGES J L, GUILLE J T, BOWEN J R. Kohler's bone disease of the tarsal navicular [J]. J Pediatr Orthop, 1995, 15 (5): 596-598.

[10] IPPOLITO E, POLLINI P T R, FALEZ F. Kohler's disease of the tarsal navicular: long-termfollow-up of 12 cases [J]. J Pediatr Orthop, 1984, 4 (4): 416-417.

[11] SHANLEY J, JAMES D R, LYTTLE M, et al. Kohler's disease: an unusual cause for a limpingchild [J]. Arch Dis Child, 2017, 102 (1): 109.

[12] SANTOS L, ESTANQUEIRO P, MATOS G, et al. Kohler disease: an infrequent or underdiagnosed cause of child's limping? [J]. Acta Reumatol Port, 2015, 40(3): 304-305.
[13] TUTHILL H, FINKELSTEIN E, SANCHEZ A, et al. Imaging of tarsal navicular dsorders: a pictorial review [J]. Foot Ankle Spec, 2014, 7(3): 211-225.
[14] JAIMES C, CHAUVIN N A, DELGADO J, et al. MR imaging of normal epiphyseal development and common Epiphyseal disorders [J]. Radiographics, 2014, 34(2): 449-471.
[15] GIPS S, RUCHMAN R B, GROSHAR D. Bone imaging in Kohler's disease [J]. Clin Nucl Med, 1997, 22(9): 636-637.
[16] MCCAULEY R G, KAHN P C. Osteochondritis of the tarsal navicular: radioisotopic appearances [J]. Radiology, 1977, 123(3): 705-706.
[17] FERGUSON A B, GINGRICH R M. The normal and the abnormal calcaneal apophysis and tarsal navicular [J]. Clin Orthop, 1957, 10: 87-95.
[18] TSIRIKOS AI, RIDDLE E, KRUSE R. Bilateral Kohler's disease in identical twins [J]. Clin Orthop, 2003, 409: 195-198.
[19] SHASTRI N, OLSON L, FOWLER M. Kohler's disease [J]. West J Emerg Med, 2012, 13(1): 119-120.

第三节 跟骨骨突炎

一、定义与流行病学

临床上将负重活动时跟骨结节疼痛，休息后疼痛缓解，跟骨后方挤压试验阳性者，称为跟骨骨突炎[1-3]。Haglund 于 1907 年首先描述跟骨骨突炎[4]，而 Sever 于 1912 年以跟骨骨突炎（apophysitis of the os calcis）报道此病[5]，方受到普遍关注，因此文献上将跟骨骨突炎称为 Sever 病（Sever disease）或 Sever 损伤（Sever injury）[1,6,7]。但是，少数学者将儿童跟骨骨突炎归类于关节外骨突骨软骨病[8]。

跟骨骨突炎是儿童最常见的关节外骨软骨病，其发生率高达 3.7‰[8-11]。一般认为，体育活动过多或体重过大是主要致病因素，因此男性病例更为多见（约占 75%），而且男性与女性发病年龄也有所不同，前者介于 7～15 岁，而女性则介于 5～13 岁[1,12,13]。

Rachel[3]描述一组包括 98 例（134 足）儿童跟骨骨突炎，年龄平均 10.2 岁（5～15 岁），男性与女性分别为 64.5% 和 35.5%，单侧与双侧病例分别为 62 例（63%）和 36 例（37%），而单侧病例中左足与右足分别为 33 例（53.2%）和 29 例（46.8%）。

二、病因

跟骨骨突慢性炎性反应和跟骨骨突应力性骨折，是目前普遍被认同的 2 种学说。跟骨骨突慢性炎性反应学说，主要基于如下事实：①跟骨骨突炎常见于 8～15 岁儿童，恰是儿童体重较快增加、体育活动或户外跑跳活动明显增多的阶段。②跟骨骨突炎与跟骨骨突开始骨化与骨突骺板闭合之前这个特别时期相重合，因为跟骨骨突炎只发生在跟骨次级骨化中心开始出现与闭合之前的特定时期[14-16]。

跟骨骨突（calcaneal apophysis）是一种相当于管状骨的骨骺或次级骨化中心，是足部跗骨中唯一具有原发性骨化中心（primary ossification center）、骺板和次级骨化中心（secondary ossification center）3 个结构的骨骼。跟骨骨突通常在 5～7 岁开始骨化（图 4-8、图 4-9），女性 12 岁、男性 13 岁时骺板开始骨化，78% 者骺板在 14～15 岁完全闭合[17]。骨突骺板闭合之前，正是其生物力学相对脆弱时期。随着儿童户外活动增多，小腿三头肌反复牵拉，亚极限负荷（submaximal loading）所产生的高强度地面反作用力和跟骨触及地面的撞击压力，处于跟腱与足底肌肉之间的跟骨骨突招致方向相反的应力作用，可致使跟骨骨突的跟腱附着处产生慢性炎性反应[13,18,19]，但是 Micheli 将其称为过度活动综合征（overuse syndrome）[6]。

尽管缺乏组织学资料，MRI 扫描 T_2 加权和 T_1 加权增强图像，显示跟骨骨突骨髓高信号，而没有弥漫性低信号，提示是炎性病变所产生的骨髓水肿[21,22]。跟骨骨突应力性骨折也是儿

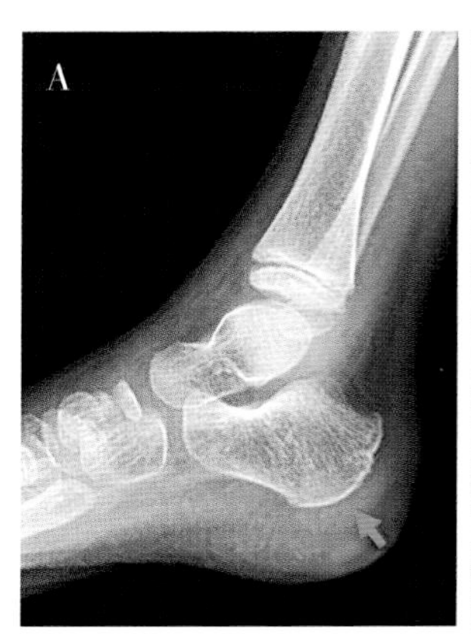

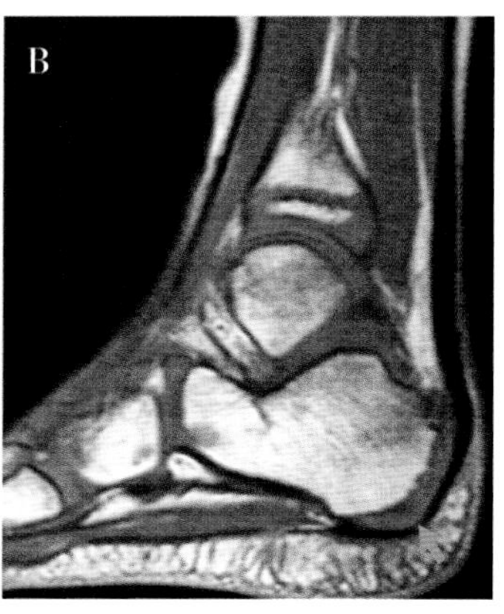

图 4-8 跟骨骨突的 X 线与 MRI 表现

5 岁男性儿童右足侧位 X 线片（A）显示跟骨骨突尚未开始骨化；MRI 扫描 T_1 加权图像（B）显示跟骨骨突为低信号，后者与胫骨远端骺板的信号完全一致。

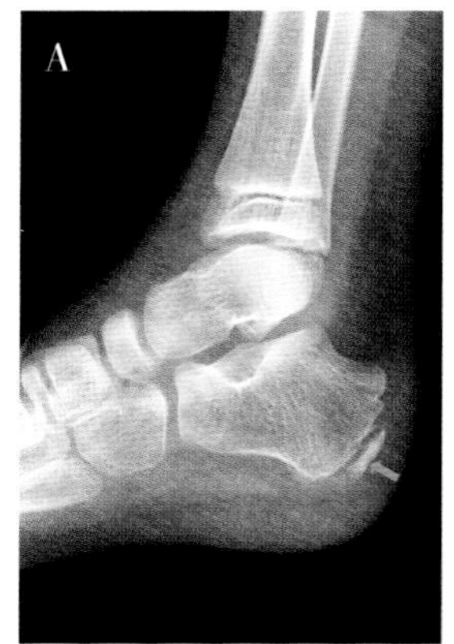

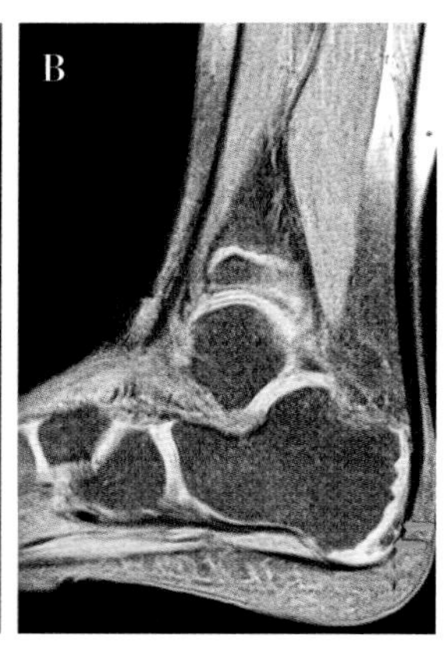

图 4-9 跟骨骨突的 X 线与 MRI 表现

6 岁女性儿童左足侧位 X 线片（A）显示跟骨骨突开始骨化（箭头所指处），MRI 扫描（STIR 序列，B）显示跟骨骨突远端 1/3 出现与跟骨骨髓相似的低信号（箭头所指处）。

童跟骨疼痛最常见的病因[14,16]。

Liberson[13]曾对 6 例儿童因交通事故死亡的跟骨骨突进行组织学检查，发现跟骨骨小梁结构和骨突骺板软骨组织完全正常。但是，在 X 线检查所显示骨突碎裂之间的密度减低区域，可见连续性纤维束、针状坏死骨小梁、沉积的血浆纤维蛋白，特别是在纤维束中还有纤维组织增殖、软骨组织化生，以及活跃的成骨细胞及破骨细胞增殖，由此推定跟骨骨突密度减低区的组织学改变是一种应力骨折的修复反应。

根据 14 例儿童临床诊断为跟骨骨突炎治疗前后 MRI 信号变化，Ogden 确定跟骨应力性骨折是跟骨骨突炎的病因，因而提出 Sever 损伤的概念[14]。在儿童足跟部疼痛治疗之前，MRI 扫描 T_2 加权脂肪抑制图像显示跟骨体（跟骨干骺端）出现水肿和出血的信号改变，此种信号改变从跟骨体外侧皮质扩展至跟骨骨突，同时向跟骨体内侧延伸（图 4-10）。跟骨骨突虽然为弥漫性高信号，但在 X 线片显示的碎裂部位却没有异常的信号改变。经过 3～4 周小腿石膏固定或足踝矫形器治疗之后，通常在 9～17 周期间足跟疼痛完全消失。此时 MRI 扫描则发现之前的水肿和出血的信号改变也完全消失（图 4-11）[20,21]。

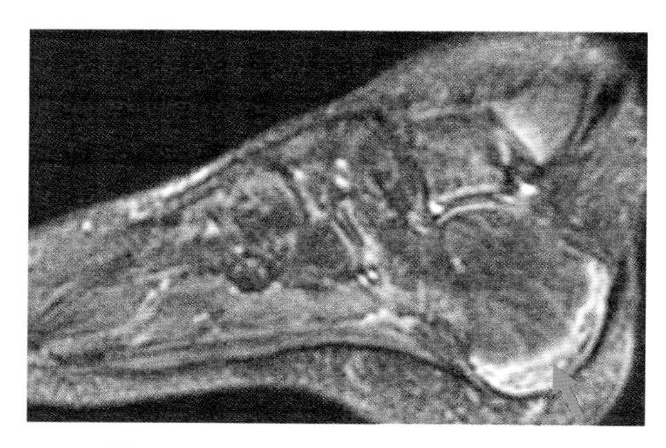

图 4-10 跟骨骨突的 MRI 信号变化

12 岁男性儿童足跟疼痛，矢状位 MRI 扫描 T_2 加权脂肪抑制图像显示跟骨骨突高信号，提示为骨髓水肿。

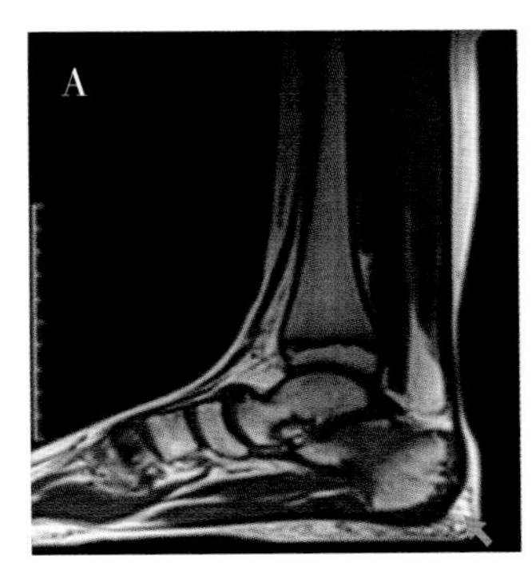
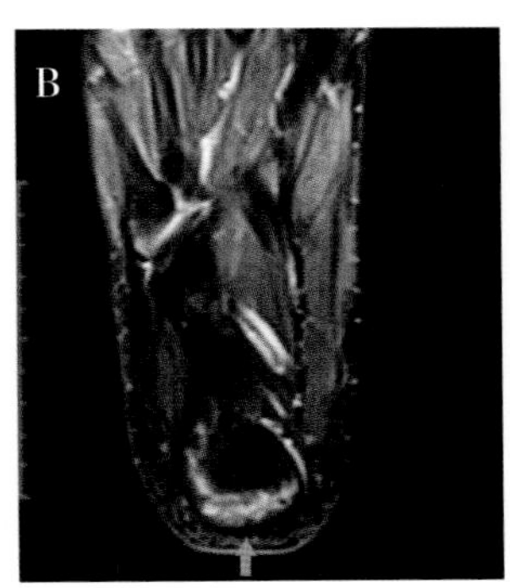
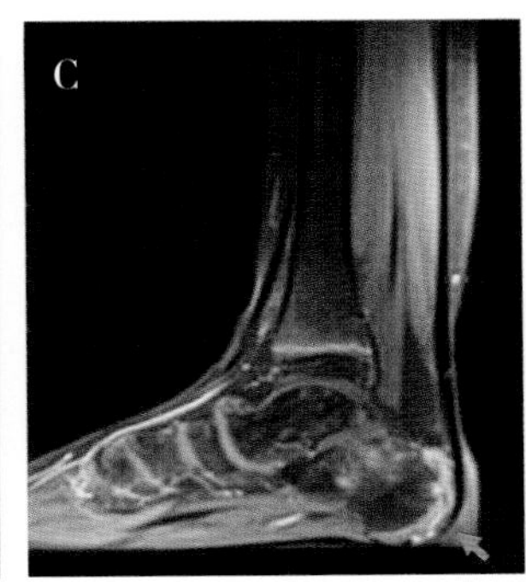
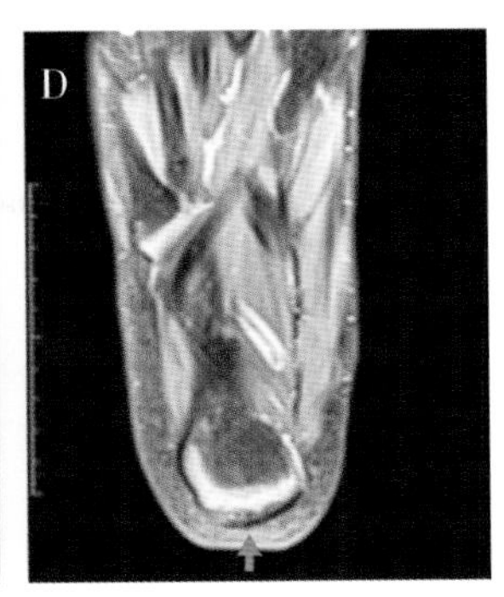

图 4-11　跟骨骨突的 MRI 表现

11 岁男性儿童右足跟部疼痛 2 周，矢状位 MRI 扫描 T_1 加权图像显示跟骨骨突为点状低信号，提示为骨突碎裂（A）；轴位 MRI 扫描 T_2 加权图像，显示跟骨骨突高信号，提示骨髓水肿（B）；矢状位 MRI 扫描 T_1 增强图像（C）和轴位 MRI 扫描 T_1 增强并脂肪抑制图像（D），显示跟骨骨突明显强化。

三、临床特征

临床上以足跟慢性疼痛为主诉，通常在行走和跑步时出现疼痛，参加各种球类体育活动可加剧疼痛，但休息后疼痛可完全消失。临床检查足跟皮肤并无红斑，也没有软组织肿胀，但从足跟两侧挤压可诱发疼痛，即挤压试验（squeeze test）阳性（图 4-12）[16]。踝关节被动伸展活动范围也明显减少，Micheli[6] 报道 62 例中双足跟骨骨突炎者，踝关节（膝关节伸展）被动伸展活动范围≤ 6°，而单侧病例左侧与右侧分别为 5° 和 4°。此外，Perhamre 发现单侧足跟负重时可诱发疼痛，即赤足足跟负重试验（barefoot standing on one heel）阳性（图 4-13）。该作者证明足跟挤压试验和足跟负重试验具有诊断作用，其敏感性分别为 97% 和 100%，而两者特异性均为 100%[16]。

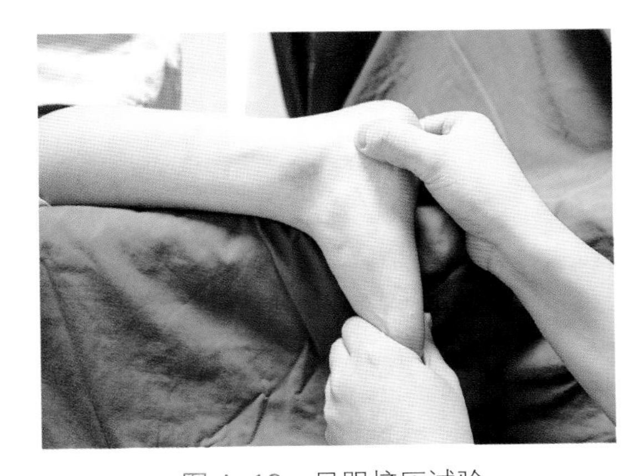

图 4-12　足跟挤压试验

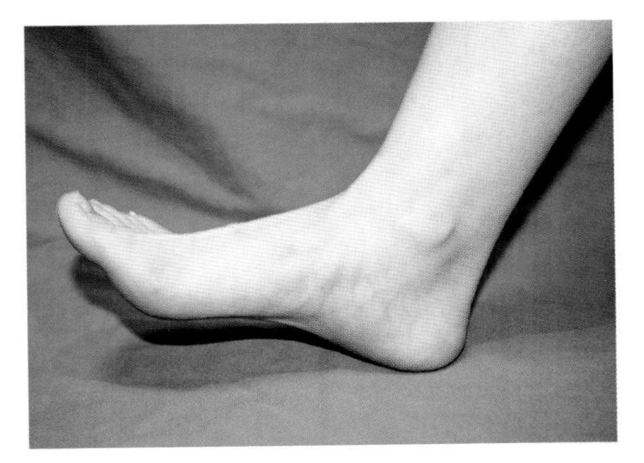

图 4-13　足跟负重试验

四、影像学检查

自从 Sever 于 1912 年描述 X 线检查显示跟骨骨突硬化和碎裂改变，在其后 50 余年仍将其作为诊断跟骨骨突炎的主要依据。Shopfner 于 1966 年发现跟骨骨突密度增高，是儿童跟骨骨突的正常 X 线表现[24]。继其之后，许多学者也证实儿童跟骨骨突硬化是一种普遍 X 线表现（图 4-14）[13,19,23]。Liberson[13] 开展一项对照研究儿童跟骨骨突 X 线特征，包括 35 例跟骨骨突炎和 52 例没有跟骨疼痛的正常儿童。结果证明所有 87 例都有跟骨骨突硬化，35 例患者都有跟骨骨突碎裂，但对照组 52 例中只有 14 例（26.9%）有跟骨骨突碎裂。Ogden 提出跟骨骨突碎裂并非病理性改变，而是跟骨骨突存在多个骨化中心的缘故[14]。目前，X 线检查不再视为诊断儿童跟骨骨突炎的必要检查，而是为了除外其他疾病引发儿童跟骨疼痛，例如跟骨骨折、肿瘤。

MRI 扫描虽然有助于儿童跟骨骨突炎（图 4-15）或跟骨应力性骨折（图 4-16）的诊断，Hendrix 不建议作为诊断本病的常规检查，强调只是适用持续性跟骨疼痛、肿胀，以资与跗骨连接、骨髓炎以及肿瘤相鉴别[19]。

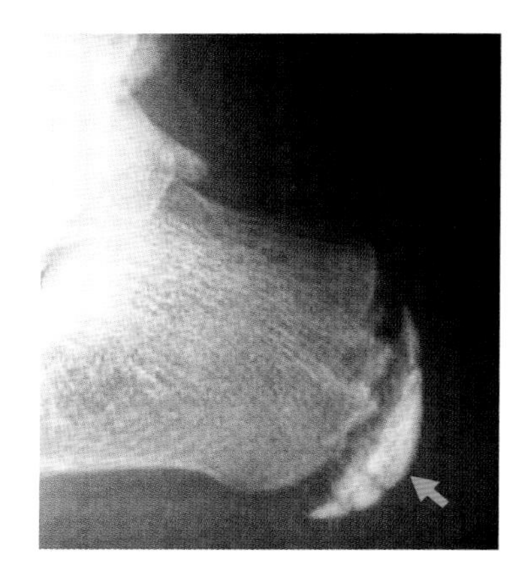

图 4-14　儿童跟骨骨突硬化是一种正常普遍的 X 线表现

儿童跟骨侧位 X 线显示骨突硬化和碎裂，但该儿童并没有足跟疼痛及其他症状。

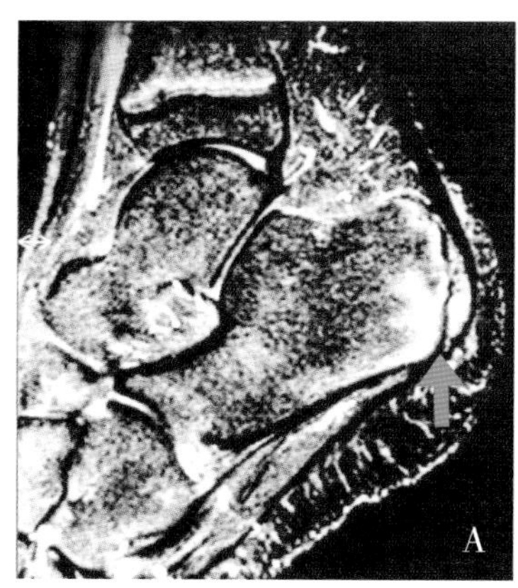

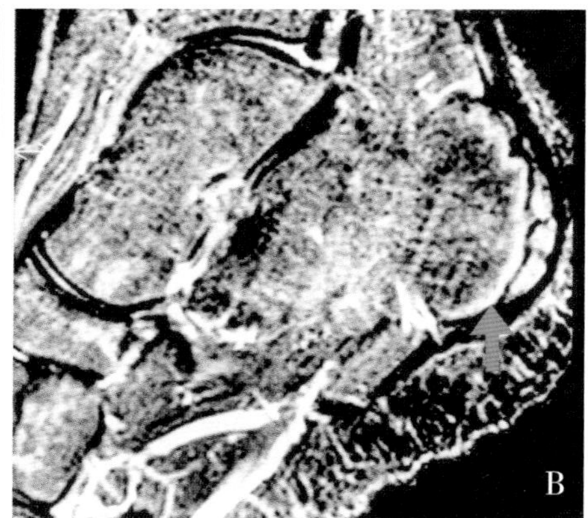

图 4-15　12 岁儿童足跟慢性疼痛的 MRI 扫描图像

T_2 加权脂肪抑制图像显示跟骨后下方及骨突呈现高信号（A）。经过穿用 3 周足踝矫形器和 7 周限制活动之后，即 10 周后 MRI 扫描图像（B）显示跟骨后下方及骨突高信号消失，只在跟骨体后缘与骨突之间保留线状高信号。

五、诊断与鉴别诊断

如果 8～15 岁儿童出现慢性足跟疼痛，局部软组织没有明显肿胀，足跟挤压试验阳性和单侧足跟负重试验阳性，而实验室检查白细胞计数、红细胞沉降率和 C 反应蛋白均在正常范围，容易做出跟骨骨突炎的诊断[6,16,19]。

跟骨骨髓炎、儿童特发性关节炎、骨囊肿，也可引起儿童足跟疼痛，需要与跟骨骨突炎进行鉴别。选择适当的影像学和实验室检查，通常能够做出正确的诊断[19]。

除此之外，跟骨骨突撕脱骨折（avulsion fracture）更需要与本病相鉴别。跟骨骨突撕脱骨折是罕见的运动损伤。如果初期疼痛症状和体征不甚严重，则容易被忽略。Jung 报道 2 例儿童体操运动员发生跟骨骨突撕脱骨折，分别在骨折后 10 周和 20 周，经过 X 线检查和 MRI 扫描（图 4-16）才做出诊断[24]。

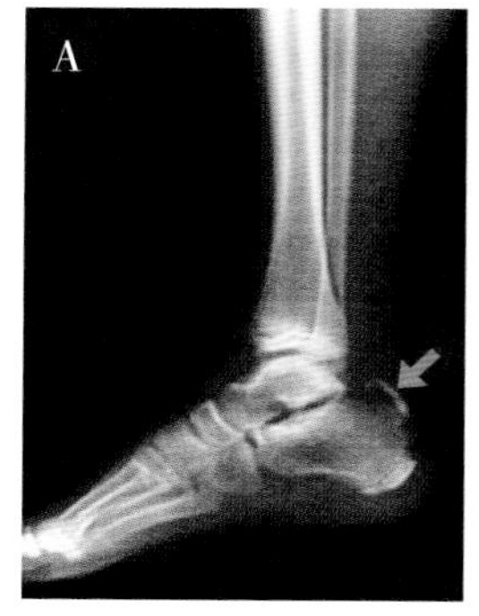

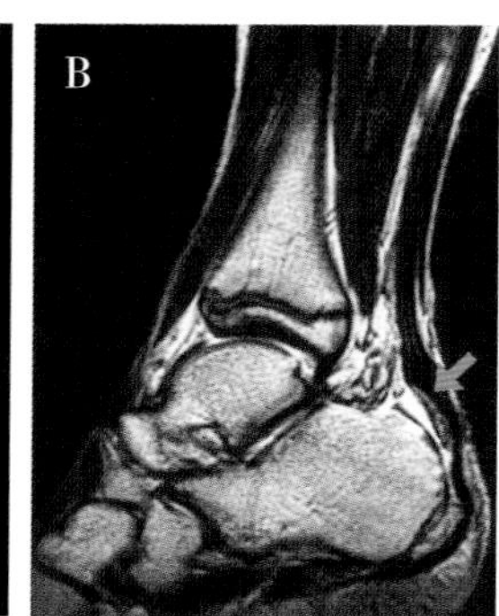

图 4-16　跟骨骨突撕脱骨折的 X 线与 MRI 表现

12 岁女性儿童（体操运动员）右足跟部持续疼痛 10 周。侧位 X 线片显示跟骨骨突近端 1/2 向近端移位（A），而矢状位 MRI 扫描 T_1 加权图像证实跟骨骨突近端 1/2 向近端移位，跟腱仍然附着在骨突上、而跟骨骨突有撕脱骨折（B）。

六、治疗与预后

跟骨骨突炎是一种自限性疾病，足跟疼痛通常在跟骨骨突与跟骨体融合后自然消失，而且几乎不会产生任何后遗症。因此，治疗的目的是消除疼痛，尽早恢复儿童的正常日常活动和体育活动[16,19]。治疗方法包括适当减少日常活动、足跟抬高鞋垫、小腿三头肌等长收缩和增强足背伸肌强度的物理治疗（图4-17）、小腿石膏固定3～4周，以及使用日间足踝行走支具4周，都可有效地缓解足跟疼痛[2,14,16,19]。

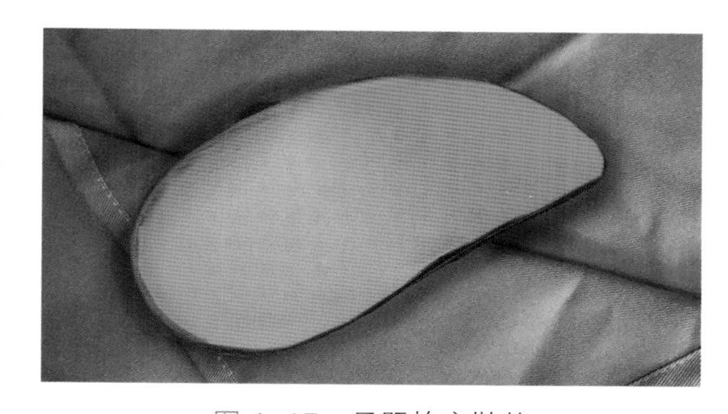

图4-17　足跟抬高鞋垫

由致密的乙烯醋酸乙烯酯材料制作，足跟垫高6 mm，其作用机制是降低小腿三头肌在跟骨骨突附着处的牵拉强度。

Ogden[14]采取小腿石膏固定3～4周或使用日间足踝行走支具3～4周，使14例儿童足跟疼痛完全消失。Micheli[6]应用足踝支具固定、足跟抬高鞋垫或足背伸肌和小腿三头肌等长收缩训练，治疗儿童足跟疼痛69例。最后随访证明50例在平均2个月后（1～6个月），足跟疼痛消失，并且恢复体育活动。其中2例于1年后出现复发性足跟疼痛，经过相似的治疗方法也获得了完全缓解。

Wiegerinck[1]于2016年开展一项临床随机对照研究，包括观察组（32例）、抬高跟骨鞋垫组（33例）、物理治疗组（33例）。对于观察组的病例，只是暂时停止能够引发足跟疼痛的各种活动，要求至少持续4周时间，但不采取其他治疗措施。应用局部压痛评分、牛津足踝问卷（OAFQ）和视觉模拟评分3种评价方法，确定6周与12周后足跟疼痛是否缓解或消失。开始观察或治疗6周后，抬高跟骨鞋垫组与观察组相比较，更为有效地缓解了足跟疼痛。但是，在观察与治疗12周之后，3种治疗方法在统计学上并没有差别。

参考文献

[1] WIEGERINCK J I, ZWIERS R, SIEREVELT I N, et al. Treatment of calcaneal apophysitis: wait and see versus orthotic device versus physical therapy: a pragmatic therapeutic randomized clinical trial [J]. J Pediatr Orthop, 2016, 36(2):152-157.

[2] KUYUCU E, GÜLENÇ B, BIÇER H, et al. Assessment of the kinesiotherapy's efficacy in male athletes with calcaneal apophysitis [J]. J Orthop Surg Res, 2017, 12(1):146-152.

[3] RACHEL J N, WILLIAMS J B, SAWYER J R, et al. Is radiographic evaluation necessary in children with a clinical diagnosis of calcaneal apophysis (sever disease)? [J]. J Pediatr Orthop, 2011, 31(6): 548-550.

[4] YAKEL J. Sever's disease (calcaneal apophysitis) [J]. Podiatry Management, 2012, 31: 163-166.

[5] SEVER J W. Apophysitis of the os calcis [J]. NY State J Med, 1912, 95 : 1025-1029.

[6] MICHELI L J, IRELAND M L. Prevention and management of calcaneal apophysitis in children: an overuse syndrome [J]. J Pediatr Orthop, 1987, 7(1): 34-38.

[7] PRICE R J, HAWKINS R D, HULSE M A, et al. The football association medical research programme: an audit of injuries in academy youth football [J]. Br J Sports Med, 2004, 38(4): 466-471.

[8] DOYLE S M, MONAHAN A. Osteochondroses: a clinical review for the pediatrician [J]. Curr Opin Pediatr, 2010, 22 (1): 41–46.
[9] BREWER P, FERNANDES J A. Osteochondroses [J]. Orthop Trauma, 2016, 30 (6): 553–561.
[10] SZAMES S F, FORMAN W M, Oster J, et al. Sever's disease and its relationship to equinus: a statistical analysis [J]. Clin Podiatr Med Surg, 1990, 7 (2): 377–384.
[11] WIEGERINCK J I, YNTEMA C, BROUWER H J, et al. Incidence of calcaneal apophysitis in the general population [J]. Eur J Pediatr, 2014, 173 (5): 677–679.
[12] JAMES A M, WILLIAMS C M, HAINEST P. Effectiveness of footwear and foot orthoses for calcaneal apophysitis: a 12-month factorial randomised trial [J].Br J Sports Med, 2016, 50 (20): 1268–1275.
[13] LIBERSON A, LIEBERSON S, MENDES D G, et al. Remodeling of the calcanealapophysis in the growing child [J]. J Pediatr Orthop, 1995, 4 (1): 74–79.
[14] OGDEN J A, GANEY T M, HILL J D, et al. Sever's injury: a stress fracture of the immature calcaneal metaphysis [J]. J Pediatr Orthop, 2004, 24 (5): 488–492.
[15] ISHIKAWA S N. Conditions of the calcaneus in skeletally immature patients [J]. Foot Ankle Clin N Am, 2005, 10 (3): 503–513.
[16] PERHAMRE S, LAZOWSKA D, PAPAGEORGIOU S, et al. Sever's injury: a clinical diagnosis [J]. J Am Podiatr Med Assoc, 2013, 103 (5): 361–368.
[17] ROSSI I, ROSENBERG Z, ZEMBER J. Normal skeletal development and imaging pitfalls of the calcaneal apophysis: MRI features [J]. Skeletal Radiol, 2016, 45 (4): 483–493.
[18] JAMES A M, WILLIAMS C M, LUSCOMBE M, et al. Factors associated with pain severity in children with calcaneal apophysitis (sever disease) [J]. J Pediatr, 2015, 167 (2): 455–459.
[19] HENDRIX C L. Calcaneal apophysitis (Sever disease) [J]. Clin Podiatr Med Surg, 2005, 22 (1): 55–62.
[20] LAWRANCE D A, ROLEN M F, MORSHED K A,et al. MRI of heel Pain [J]. AJR, 2013, 200 (4): 845–855.
[21] DOGAN M S, DOGANAY S, KOC G, et al. Calcaneal apophysitis (Sever's disease) : MRI findings [J]. J Nepal Paediatr Society, 2015, 35 (2): 172–174.
[22] CHIODO W A, COOKK D. Pediatric heel pain [J]. Clin Podiatr Med Surg, 2010, 27 (3): 355–367.
[23] VOLPON J B, DE CARVALHO FILHO G. Calcaneal apophysitis: a quantitativeradiographic evaluation of the secondary ossification center [J]. Arch Orthop Trauma Surg, 2002, 122 (6): 338–341.
[24] JUNG S, CHO S, KIM M, et al. Calcaneal apophyseal fractures in young athletes: two case reports [J]. J Pediatr Orthop B, 2008, 17 (1): 11–14.

第四节　第五跖骨基底骨突炎

一、定义与流行病学

临床上将青春期儿童体育活动或日常负重活动时足外侧缘疼痛，休息后疼痛缓解，第五跖骨基底出现突起及压痛，称为第五跖骨基底骨突炎[1-3]。第五跖骨基底骨骺（次级骨化中心）是一种牵拉型骨突，因此又称第五跖骨牵拉性骨突炎（traction apophysitis）[4]。Iselin 于 1912 年首先描述本病，文献上将其称为 Iselin 病[1]。

本病相当少见，文献中没有大组病例报道。Forrester 系统复习 1986—2014 年的文献，只检索出 4 篇关于 Iselin 病的论著或个例报道，总计 8 例 10 足 Iselin 病。患者年龄介于 10～20 岁，其中 6 例年龄≤ 13 岁；男性与女性比例为 3∶5[1]。

二、病因

儿童第五跖骨基底有一个次级骨化中心，男性与女性儿童分别在 11～14 岁和 8～11 岁开始骨化，形成与第五跖骨近端外侧相平行的骨突（图 4-18），通常在骨化后 2 年，该骨突与第五跖骨基底相融合[4,5]。

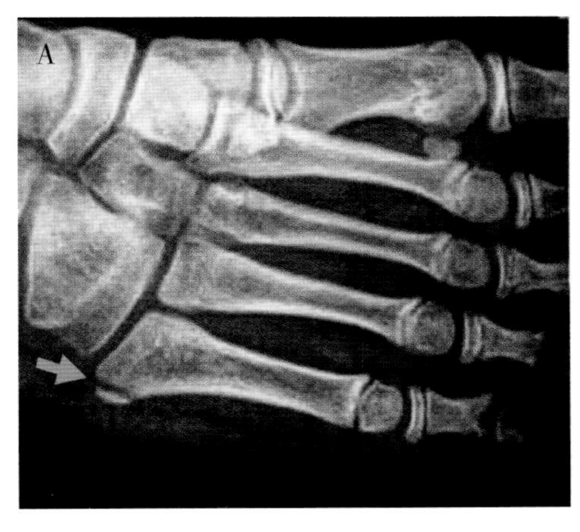

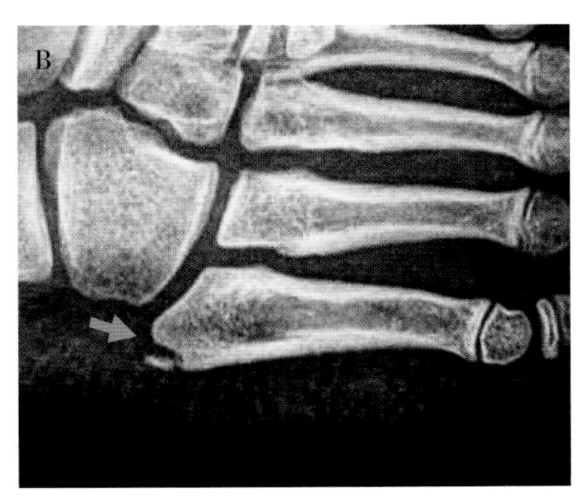

图 4-18　第五跖骨基底骨骺的 X 线表现

正位（A）和斜位（B）X 线片，可见正常的第五跖骨基底骨突（继发骨化中心）位于跖骨基底外侧，并与后者相互平行的薄层骨片，两者之间的低密度线是骺板软骨。

但是，并非所有适龄儿童都将出现第五跖骨基底骨突，Dameron 报道 164 例儿童第五跖骨 X 线检查，只有 36 例（22%）出现第五跖骨基底骨突[5]。Riccardi[6]复习 352 例儿童足部 X 线片，确认 132 例出现第五跖骨基底骨突，其出现率为 37.5%，男性与女性比例为 2∶1。

第五跖骨基底是韧带和肌腱附着部位，前者包括跖腱膜外侧束、第四跖骨与第五跖骨间背侧及跖侧韧带，而后者则有腓骨短肌腱和第三腓骨肌腱附着点。一般认为体力活动或体育活动，特别是患足遭致内翻应力作用，导致腓骨短肌肌腱止点周围显微骨折，抑或反复微弱创伤引发腓骨短肌止点骨突应力反应，进而产生炎性反应，可能是本病的致病因素[1-3,7]。

三、临床特征

临床上以第五跖骨近端慢性疼痛和肿胀为主要特征。在开始阶段，只在运动活动之后出现局部疼痛。继之，在跑步、跳跃或受到内翻应力作用，出现持续性疼痛，抑或骨突撞击物体产生疼痛，严重者妨碍日常活动和体育活动。临床检查可见在第五跖骨基底有明显突起，其表面皮肤光滑、质地硬韧，并不可移动。有时可见周围软组织肿胀，在跖骨-骰骨关节外侧及背侧皮肤有过度角化现象[2,3,8]。局部还有明显压痛，抗阻力外翻活动或极度跖屈活动均可诱发疼痛。偶有腓骨短肌紧张或痉挛，但距下关节活动正常[4,7]。

四、影像学检查

X 线检查是诊断本病的必要条件，尤其是其鉴别诊断作用，因为第五跖骨基底撕脱性骨折、第五跖骨基底副骨病变，可产生与本病相似的临床表现。常规摄取足部正位或斜位 X 线，可发现第五跖骨基底骨突硬化、轻度分裂改变、骺板线增宽，或者骨突有囊性改变（图 4-19 ~ 图 4-21）[1,6,9]。Canale[3] 报道 4 例中 1 例 13 岁开始出现双侧足外侧缘疼痛。5 年 3 个月后 X 线检查，发现双侧第五跖骨基底骨突增大、骺板线增宽，最后诊断为骨突持续性未融合（图 4-22）。MRI 扫描短时反转恢复图像，可见第五跖骨基底骨突及跖基底出现高信号，证明为炎性水肿。Gupta[10] 曾对 1 例 15 岁儿童左足第五跖骨近端疼痛数周者实施 MRI 扫描，因为其足斜位 X 线片并未发现明显异常。短时反转恢复 MRI 冠状位和轴位扫描，发现第五跖骨基底骨突和跖基底出现高信号，证明为炎性水肿（图 4-23），因而诊断为 Iselin 病。

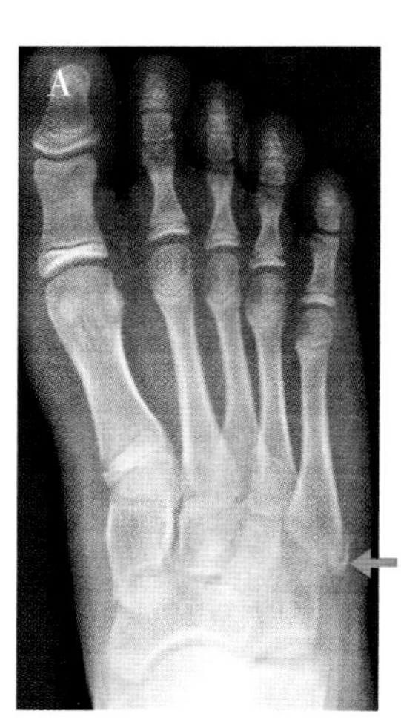

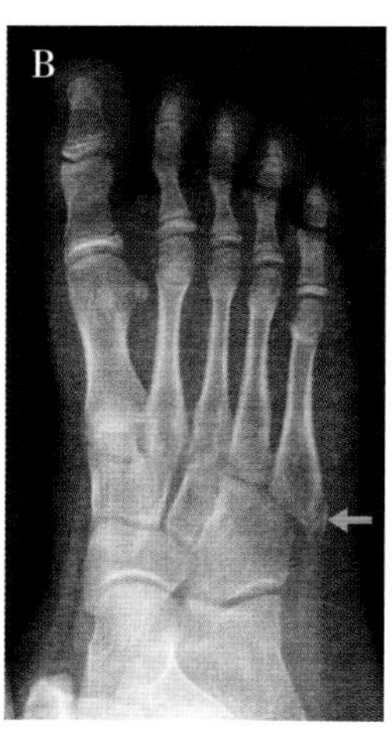

图 4-19　第五跖骨基底骨突炎

足正位（A）与斜位（B）X 线片显示第五跖骨基底骨突虽有碎裂，但骺板线并不增宽。

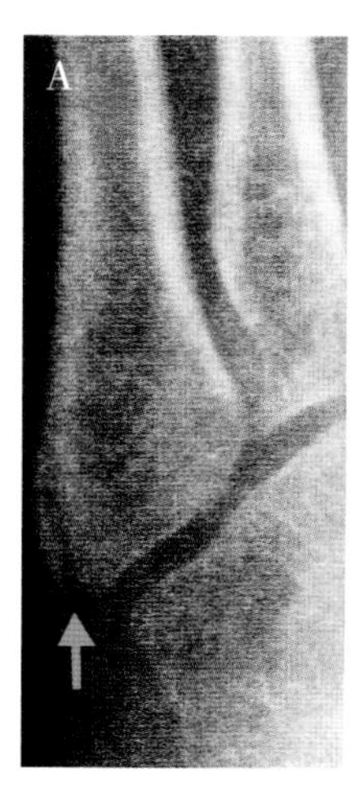

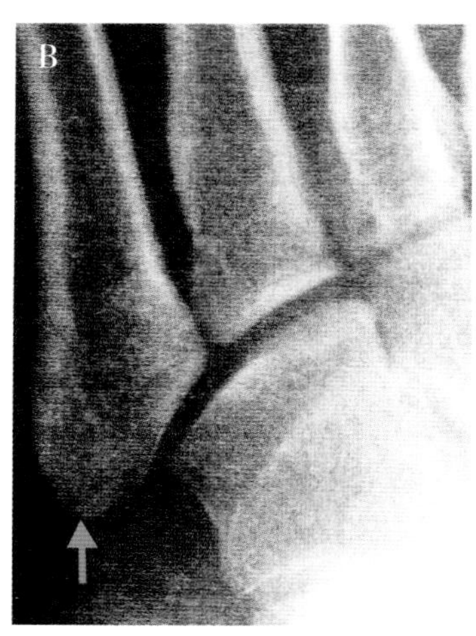

图 4-20　第五跖骨基底骨突炎

11 岁女性儿童（参加体操、篮球运动）主诉足外缘疼痛 2 周，X 线片（A）显示第五跖骨基底骨突有轻微碎裂和骺板线增宽；9 个月后 X 线检查可见骨突与跖骨基底相融合（B）。

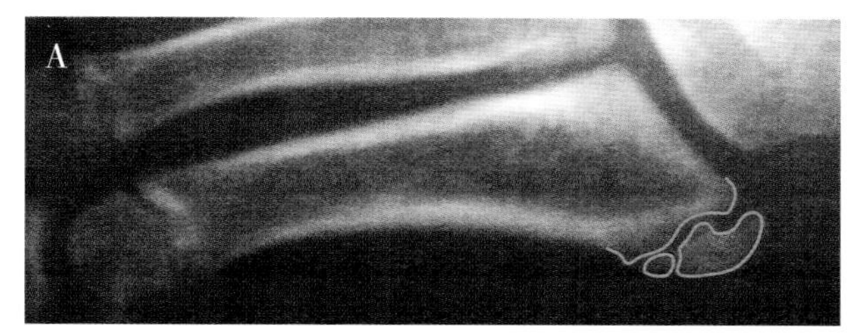

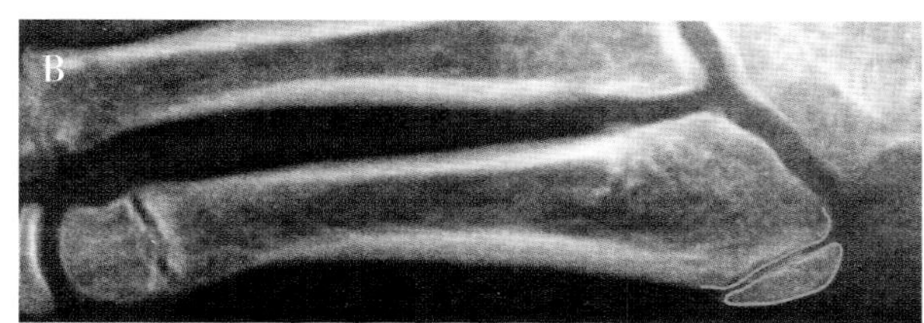

图 4-21　第五跖骨基底骨突炎与正常骨骨后的鉴别

10 岁儿童的足部斜位 X 线片，A 图显示第五跖骨基底骨突有硬化和裂隙改变，B 图为正常第五跖骨基底骨突形态。

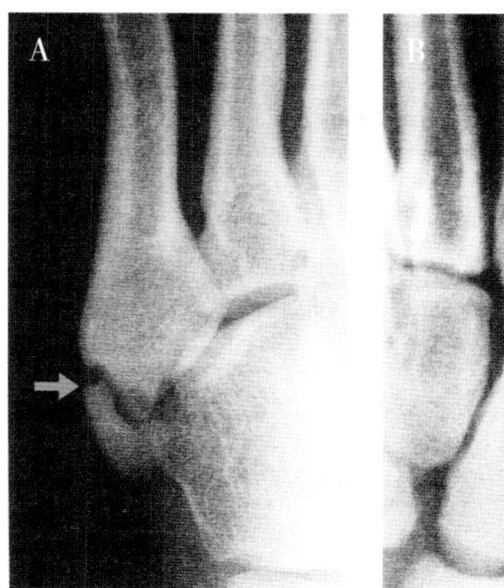

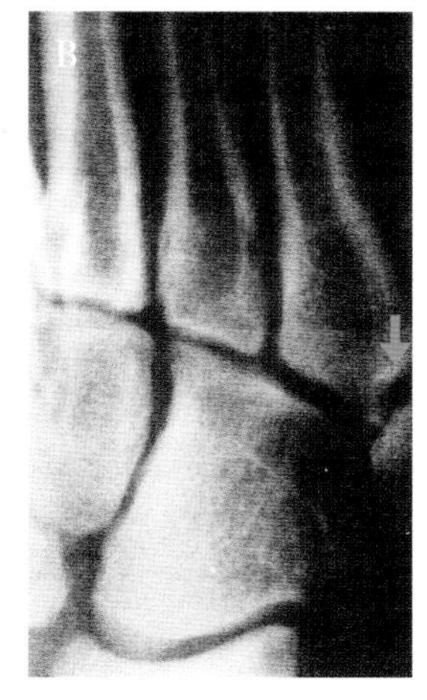

图 4-22　第五跖骨基底骨突持续性未融合

18 岁时双足斜位 X 线显示双侧第五跖骨基底骨突增大、骺板线增宽。

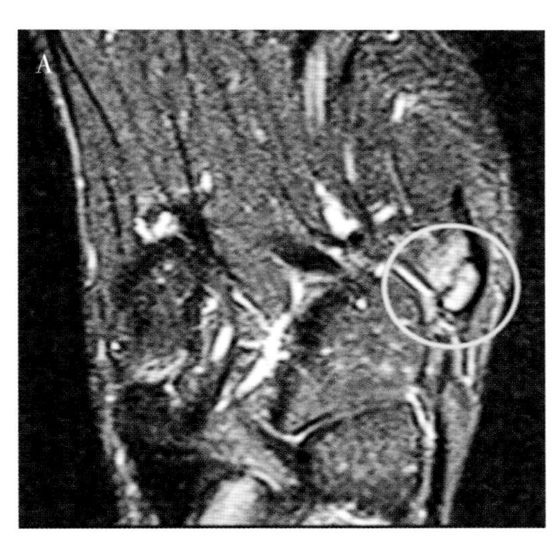

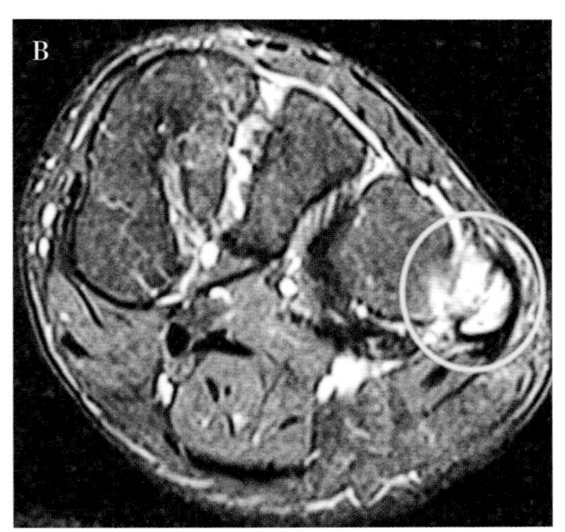

图 4-23　第五跖骨基底骨突炎的 MRI 表现

MRI 扫描短时反转恢复冠状位（A）和轴位（B）图像，显示第五跖骨基底骨突及跖基底出现高信号，证明为炎性水肿。

儿童第五跖骨基底骨突炎，只是儿童足外侧缘疼痛原因之一，而第五跖骨基底撕脱性或应力性骨折、第五跖骨基底副骨，可出现与本病相似的临床症状，X 线检查却有助于上述创伤与疾病的鉴别诊断[5,8]。

第五跖骨基底撕脱性骨折是儿童常见的运动学损伤，有时没有明确的创伤病史，但其 X 线检查可发现骨折线与跖骨解剖轴线相垂直，而且位于跖骨基底骨突远端（图 4-24、图 4-25），因而容易与本病相鉴别[5,8]。

第五跖骨基底副骨是足跗骨罕见的解剖变异，有时也将出现局部疼痛的症状，因此需要与本病相鉴别。第五跖骨基底副骨，是位于腓骨短肌腱止点内的三角形骨块，其周围有薄层完整的皮质骨，并与跖骨基底之间有骺板软骨构成的间隙（图 4-26、图 4-27）。因其位于第五跖骨近端和三角形状两个主要特征，通常能够做出鉴别诊断[9]。

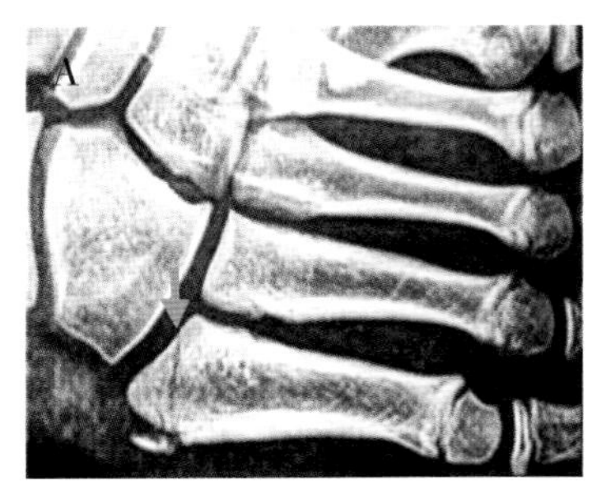
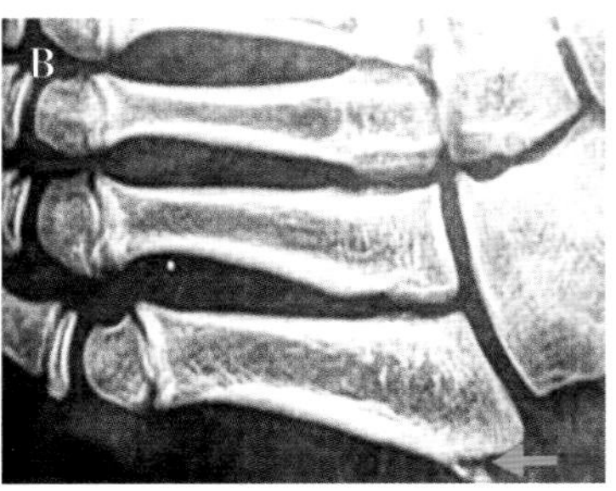

图 4-24　第五跖骨基底骨折

A. 显示骨折线并未通常骨突骨骺，而且与跖骨轴线相垂直；B. 为正常骨突骨骺。

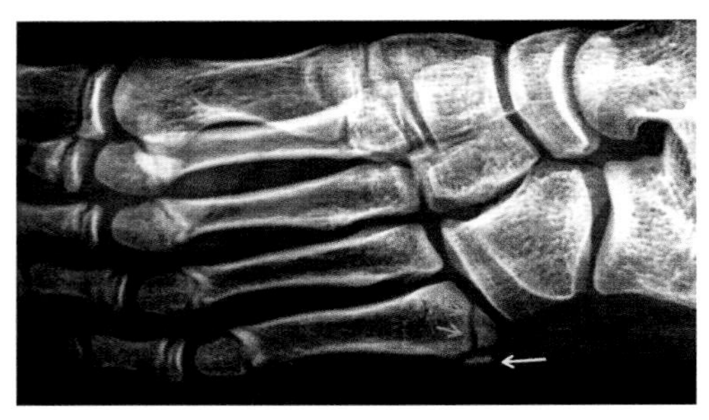

图 4-25　左足第五跖骨基底撕脱性骨折

其骨折线（红色箭号）与跖骨中轴线相垂直，而白色箭号指向正常的跖骨基底骨突骨骺。

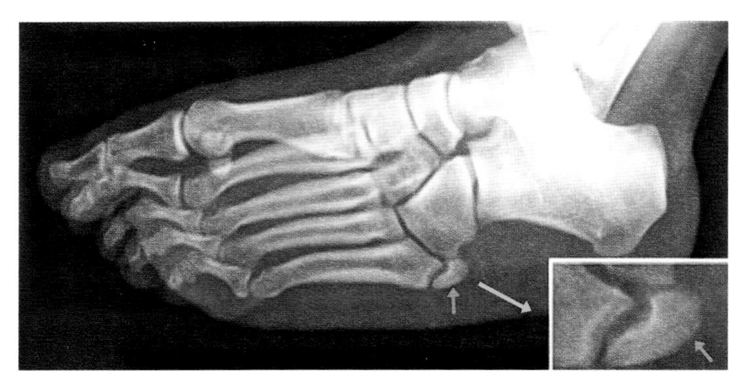

图 4-26　第五跖骨基底副骨

19 岁成人左足斜位 X 线片，可见第五跖骨近端有额外三角形骨块，该骨块有完整的骨皮质，且与跖骨基底之间有规则的间隙。

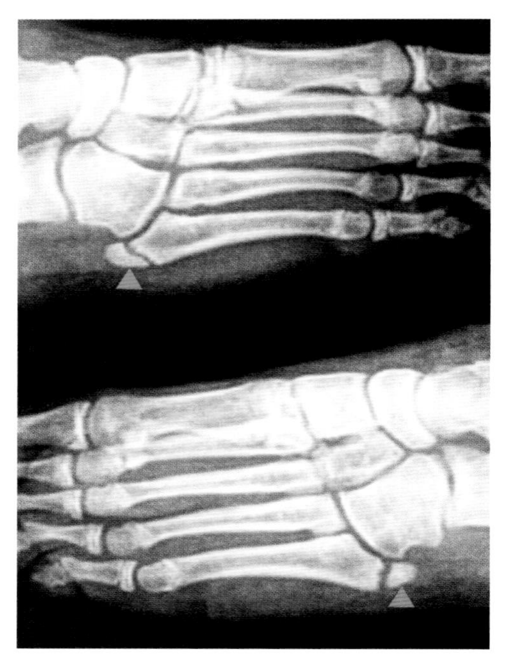

图 4- 27　双侧第五跖骨基底副骨

该额外三角形骨块位于腓骨短肌腱内，其周围有薄层皮质。跖骨近端副骨与跖骨基底之间有骺板构成的间隙。

五、治疗与预后

本病是一种自限性疾病，在第五跖骨基底骨突与跖骨基底融合之后，其临床症状通常会自然消失。因此，治疗的目的是消除局部疼痛，尽早返回之前从事的体育活动。文献中所介绍的治疗方法，包括暂时中止体育运动、口服非甾体抗炎药、进行小腿三头肌牵伸训练，严重者取用小腿石膏固定 4 周，都能有效地缓解疼痛和短期内恢复体育活动[3,4]。

Canale 采取小腿石膏固定 3～4 周，其后开始物理治疗 4 例第五跖骨近端骨突炎，临床疼痛完全消失，并能参加体育活动，但其中 1 例第五跖骨基底突起却持续存在[3]。

Deniz[8] 应用非甾体抗炎药，暂时中止体育运动，治疗 1 例 10 岁女性儿童第五跖骨近端骨突炎。治疗后 3 周局部疼痛获得缓解，但局部突起仍然存在。6 个月后局部疼痛完全消失，能够胜任以前所从事的体育运动。

Ralph[7] 报道 1 例 17 岁儿童左足 Iselin 病，虽经过 6 个月限制体育活动、穿用矫形鞋等非手术治疗，但局部仍然疼痛或肿胀。定期 X 线检查证实跖骨基底骨突持续未融合，因此选择手术切除。术后 4 周疼痛消失，能够正常负重行走，术后 8 周能够参加体育活动。术后随访 1

年，其左足既无复发性疼痛，也没有功能异常。该作者由此认为，第五跖骨基底骨突持续未融合，并有疼痛者，则是手术切除的适应证。

参考文献

[1] FORRESTER R A, EYRE-BROOK A I, MANNAN K. Iselin's disease: a systematic review [J]. J Foot Ankle Surg, 2017, 56(5): 1065-1069.

[2] LEHMAN R C, GREGG J R, TORG E. Iselin's disease [J]. Am J Sports Med, 1986, 14(6): 494-496.

[3] CANALE S T, WILLIAMS K D. Iselin's disease [J]. J Pediatr Orthop, 1992, 12(1): 90-93.

[4] GILLESPIE H. Osteochondroses and apophyseal injuries of thefoot in the young athlete [J]. Curr Sports Med Rep, 2010, 9(5): 265-268.

[5] DAMERON T B Jr. Fractures and anatomical variations of the proximalportion of the fifth metatarsal [J]. J Bone Joint SurgAm, 1975, 57(6): 788-792.

[6] RICCARDI G, RICCARDI D, MARCARELLI M, et al. Extremely proximal fractures of the fifth metatarsal in the developmental age [J]. Foot Ankle Int, 2011, 32(5): 526-531.

[7] RALPH B G, BARRETT J, KENYHERCZ C, et al. Iselin's disease: a case presentation ofnon-union and reviewof the differential diagnosis [J]. J Foot Ankle Surg, 1999, 38(6): 409-416.

[8] DENIZ G, KOSE O, GUNERI B, et al. Traction apophysitis of the fifth metatarsalbase in a child: Iselin's disease [J]. BMJ Case Rep, 2014, 2014. Doi : 10-1136/bcr-2014-204687.

[9] BEIL F T, BURGHARDT R D, STRAHL A, et al. Symptomatic os vesalianum： a case report and review of the literature [J]. J Am Podiatr Med Assoc, 2017, 107(2): 162-165.

[10] GUPTA N, SHARMA K, BANSAL I, et al. Kickboxing power hour: case report of fifth metatarsal apophysitis (Iselin disease) and its magnetic resonance imaging features [J]. Transl Pediatr, 2017, 6(2): 98-101.

第五节　第二跖骨头骨软骨病

一、定义与流行病学

临床上将第二跖趾关节慢性疼痛、肿胀和关节活动受限，X 线检查显示第二跖骨头出现扁平状和硬化改变，称为第二跖骨头骨软骨病[1-3]。Freiberg 于 1914 年首次描述 6 例儿童第二跖骨梗死（infract of the second metatarsal bone）。Kohler 于 1915 年以跖趾关节综合征（metatarsophalangeal syndrome）描述本病，提出第二跖骨头骨软骨病的概念。但是，文献上仍将本病称为 Freiberg 病（Freiberg′s disease）[4,5]。随着病例的积累，发现跖骨头骨软骨病不只是局限于第二跖骨头，第三～五跖骨头均可受累，但其发生率远低于第二跖骨头，通常以第二跖骨头骨软骨病描述其发病机制、临床与 X 线诊断，以及外科治疗问题[1,6,7]。

跖骨头骨软骨病相对少见，文献中也缺乏完整的流行病学资料。Gauthier[7] 报道 83 例（88 足）Freiberg 病，是文献中病例最多的一组。单侧病例 83 例，5 例有双侧病变；受累跖骨头分别为第二跖骨 60 足（68.2%）、第三跖骨 24 足（27.3%）、第四跖骨 3 例（3.4%）、第五跖骨 1 例（1.1%）；女性与男性比例为 5 : 1；但没有介绍年龄分布。Capar[8] 治疗 19 例 Freiberg 病，其中女性 17 例，男性 2 例；年龄平均 26 岁（年龄介于 13～49 岁），但未详细介绍儿童病例数量和年龄分布。Pereira[9] 报道一组 20 例儿童 Freiberg 病，包括第二跖骨头受累 17 例（85%），第三跖骨头受累 3 例（15%）；年龄平均为 15.2 岁（年龄介于 12～17 岁），男女分别为 2 例和 18 例；右足与左足分别为 14 例和 6 例，没有双足受累病例。

二、病因与病理改变

本病是缺血性坏死引发的骨软骨病。尽管其病因尚未阐明，但普遍认为慢性损伤、跖骨头供血相对薄弱，是发生第二跖骨头骨软骨病（第二跖骨头缺血性坏死）的两个主要因素。跖骨头骨骺供血薄弱是重要因素，尤其是第二跖骨头的供血更为薄弱[1,2]。Gauthier[7] 指出，首先发生跖骨头骨骺软骨下不完全骨折，继而导致局部血管损伤，引发跖骨头骨骺缺血性坏死。由于第二跖骨相对较长，其跖趾关节活动范围也是最少，致使日常行走活动的应力集中作用在第二跖骨头骨骺，因而容易遭致反复微弱损伤[8,9]。儿童跖骨尸体解剖研究证实第二～五跖骨有 3 个主要动脉弓提供血液，即足底表浅动脉弓、足底深部动脉弓和足背动脉弓，其中足背动脉弓解剖变异最多[4,10]。Petersen[11] 在尸体足部的血管灌注研究中证明，跖骨头供血来自跖骨背侧动脉和跖骨跖侧动脉分支，在跖骨头两侧形成动脉环，其分支在距离跖骨头关节面 2～7 mm 的部位进入跖骨头（图 4-28）。另有研究发现第二跖骨头几乎只有关节囊内侧和外侧细小血管提供血液[2]。综合上述研究结果，可将第二跖骨头坏死发生机制归结为下述几个阶段：跖骨头骨骺发生软骨下不完全骨折；骨折供血血管产生机械性压迫，引发血管痉挛或血管闭塞，导致跖骨头骨骺缺血性坏死；经由新生肉芽组织途径，跖骨头骨骺出现新生血管，进而引发失活的骨骼吸收、骨骼重建、骨骺塌陷；终将发生退行性关节病变[12-14]。

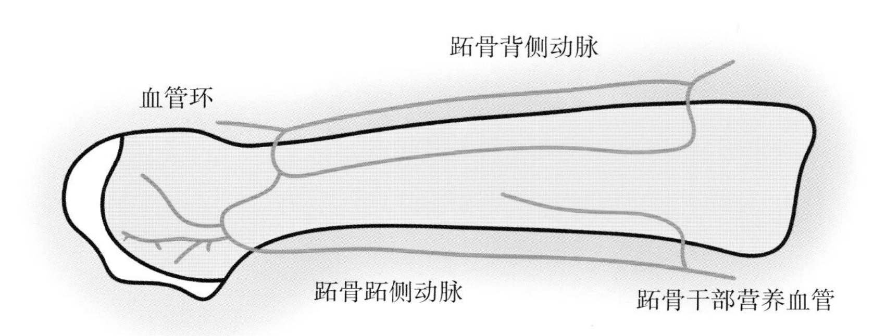

图 4-28　跖骨血管分布示意图

Smillie[15]依据手术中所见与 X 线表现，将第二跖骨头病理改变分成 5 期。Ⅰ期：发生缺血的跖骨头骨骺出现只有手术刀片厚度的裂隙，裂隙两侧松质骨有明显硬化（图 4-29）。Ⅱ期：跖骨头骨骺中央坏死区松质骨被吸收，软骨下骨骼下沉至跖骨头内。其表面关节软骨在骨吸收区周围形成折页样改变，进而改变了关节面的正常轮廓（图 4-30）。Ⅲ期：中央坏死区松质骨被继续吸收，加剧软骨下骨骼下沉至跖骨头内，在完整关节面两侧形成突起，但跖侧关节面仍然保持完整（图 4-31）。Ⅳ期：关节面两侧的突起发生骨折，跖侧关节软骨也完全分离，以前中央下沉的关节软骨则成为游离体（图 4-32）。在此阶段第二跖骨远端骺板或许已经闭合，也不可能恢复跖骨头的正常解剖形态。Ⅴ期：跖骨头扁平变形，而跖侧软骨骨折部位还可能保留其原有的轮廓，但游离体可完全被吸收，终将产生骨关节病。

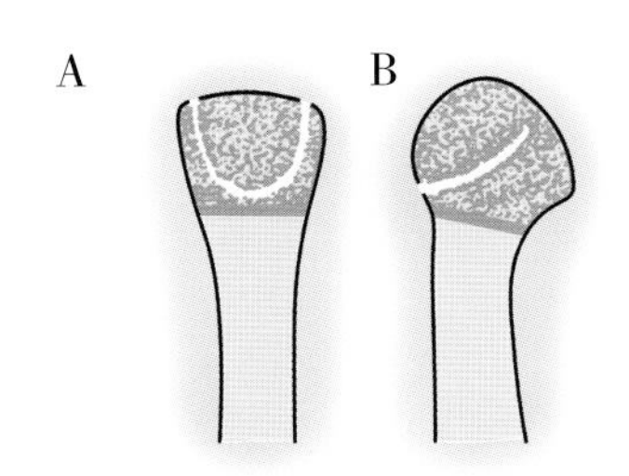

图 4-29　Smillie Ⅰ期

在正位（A）和侧位 X 线片（B）观察，在跖骨头骨骺出现细小裂隙，裂隙两侧松质骨有明显硬化。

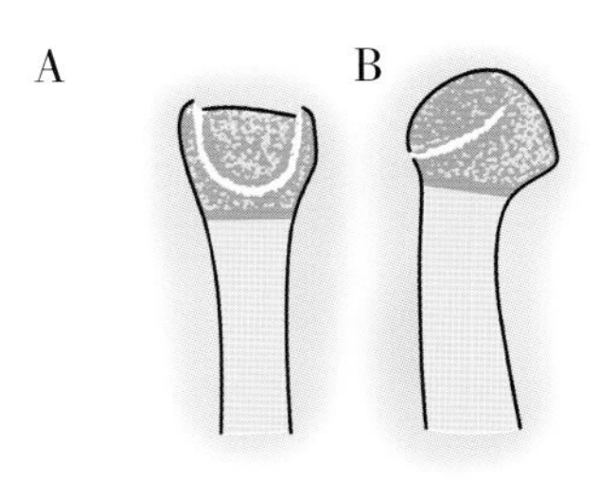

图 4-30　Smillie Ⅱ期

软骨下骨骼塌陷至跖骨头内，表面关节软骨在骨吸收区跖侧形成折页样改变，进而改变了关节面的正常轮廓。

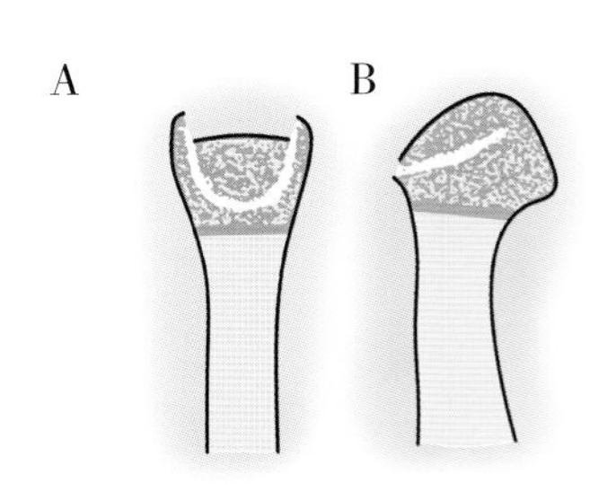

图 4-31　Smillie Ⅲ期

软骨下骨骼继续塌陷，在完整关节面两侧形成突起，但跖侧关节面仍然完整。

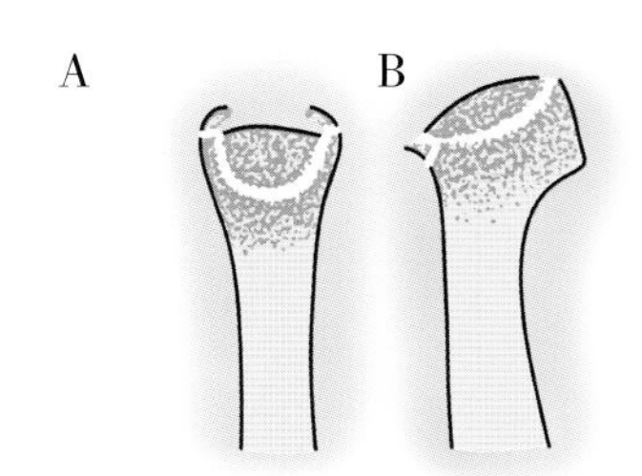

图 4-32　Smillie Ⅳ期

关节面两侧突起发生骨折，跖侧关节软骨也完全分离，以前中央下沉的关节软骨则成为游离体。

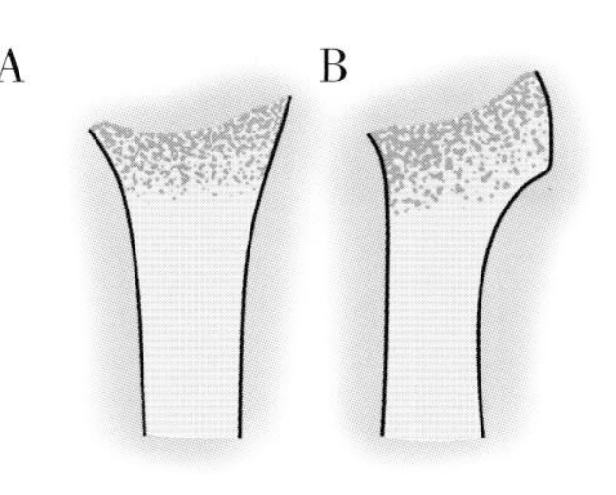

图 4-33　Smillie Ⅴ期

跖骨头扁平变形，而跖侧软骨骨折部位还可能保留其原有的轮廓，但游离体可完全被吸收。

三、临床特征

通常以第二跖骨头慢性疼痛为主诉，如同踩在石块上产生的局部疼痛，赤足行走往往加剧局部疼痛。临床检查可发现受累跖趾关节肿胀和压痛（图 4-34）、跖骨头下方皮肤增厚或胼胝体形成，有时可触及捻发音或游离体，跖趾关节活动范围通常有程度不同的减少。晚期就诊者因关节周围软组织挛缩，关节活动范围不仅几近消失，还可能出现冠状面或矢状面的轴线偏移，进而产生锤状趾（hammer toes）或交叉趾畸形（crossover deformities）[1-3]。

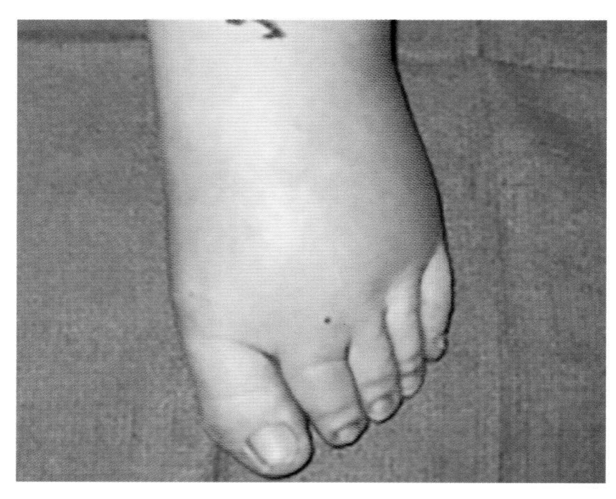

图 4-34　Freiberg 病的临床表现

第二跖趾关节肿胀，而第二足趾呈现梭形肿胀。

四、影像学检查

常规 X 线检查和选择性 MRI 扫描或 CT 扫描，具有确定或证实本病诊断的作用。X 线检查应该常规摄取足部正位和斜位 X 线片，早期只能显示跖骨头骨质疏松、关节间隙非对称性增宽、跖趾关节周围软组织肿胀，而跖骨头密度及形态却没有明显异常（图 4-35，Smillie Ⅰ期）[3,5]。随着病程继续发展，将依照 Smillie 所描述的病理分期，依次出现第二跖骨头扁平状异常（图 4-36，Smillie Ⅱ期）；第二跖骨头塌陷（Smillie Ⅲ期）；跖骨头中央继续塌陷，关节内游离体，以及关节面内侧突和外侧突骨折（图 4-37，Smillie Ⅳ期）；最终产生第 2 跖趾关节退行性关节病改变（图 4-38，第Ⅴ期），包括关节间隙狭窄、近节趾骨基底硬化，以及关节内游离体[1,16]。

MRI 扫描是早期诊断 Freiberg 病的金标准，因为 X 线检查受累跖骨头尚无异常改变时，MRI 扫描 T_1 加权图像显示低信号，而 T_2 加权图像则为异质性高信号，前者意味跖骨头骨骺缺血性改变，后者高信号部分是骨髓水肿的征象（图 4-39）[17-19]。有学者提出 CT 三维扫描能够更好显示较小的游离体、软骨下骨折，以及准确界定坏死范围（图 4-40），因而有助于制定手术计划[20-22]。Chun[21] 在 CT 扫描矢状位图像测量跖骨头坏死角比值（图 4-41），发现坏死角比值与 Smillie 病理分期存在较强的相关性，其Ⅰ～Ⅴ期病例的坏死角比值分别为 14%、21%、34%、43% 和 53%。

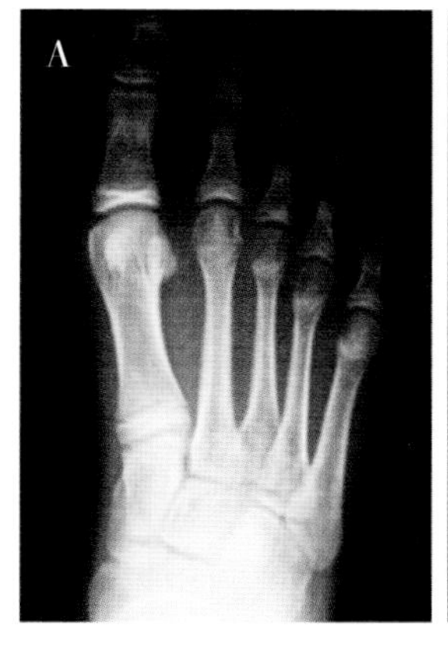

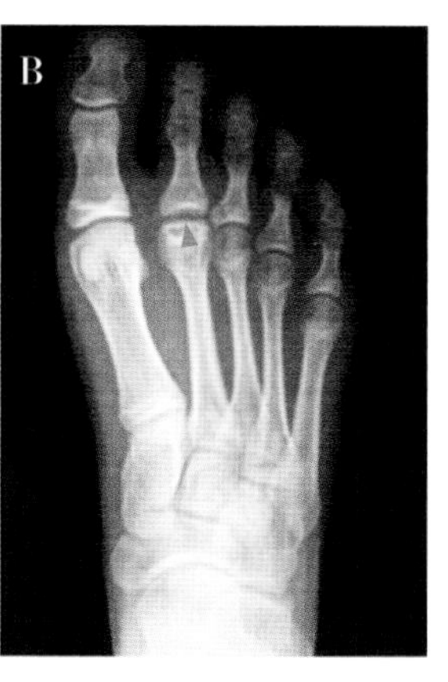

图 4-35　Freiberg 病的 X 线表现（Smillie Ⅰ期）

第二足趾疼痛数周后，X 线检查并无明显的异常（A），但 1 年后足部正位 X 线却显示第二跖骨头硬化和扁平状改变（B）。

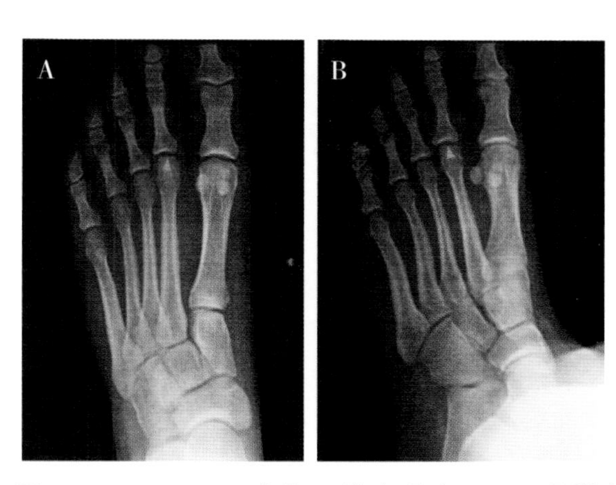

图 4-36　Freiberg 病的 X 线表现（Smillie Ⅱ期）

足部正位 X 线片（A）显示第二跖骨头有轻度扁平状异常，但斜位 X 线片（B）更容易发现第二跖骨头扁平状改变。

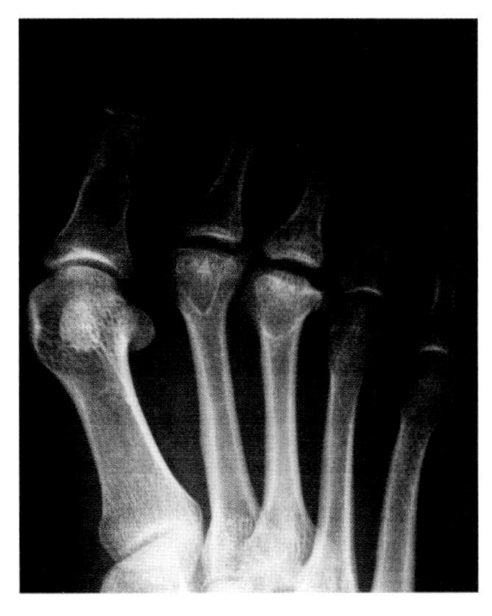

图 4-37　Freiberg 病的 X 线表现（Smillie Ⅲ、Ⅳ期）

正位 X 线片显示第二跖骨头塌陷，但其关节面外侧突仍然完整（Smillie Ⅲ期）；第三跖骨头中央塌陷，关节内游离体，以及关节面内侧突和外侧突骨折（Smillie Ⅳ期）。

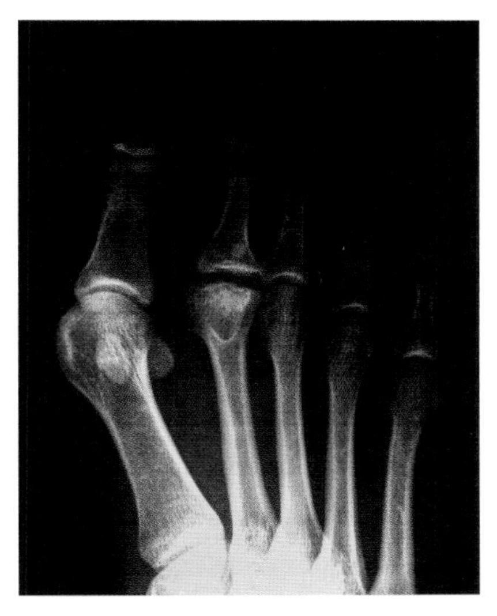

图 4-38　Freiberg 病的 X 线表现（Smillie Ⅴ期）

足正位 X 线片显示第二跖趾关节关节间隙狭窄、近节趾骨基底硬化，以及关节内游离体。

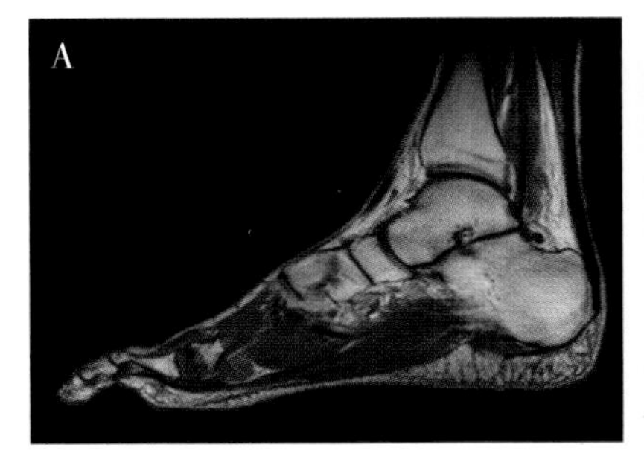

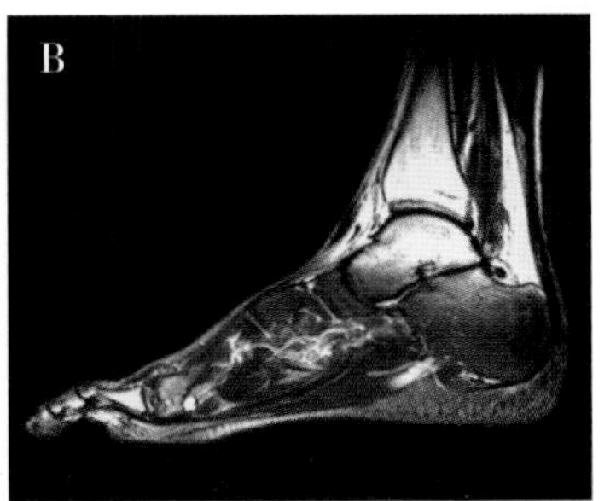

图 4-39　第二跖骨头 Freiberg 病

MRI 扫描 T_1 加权图像（A）显示第二跖骨头低信号，而 T_2 加权图像则显示软骨下区高信号（B）。

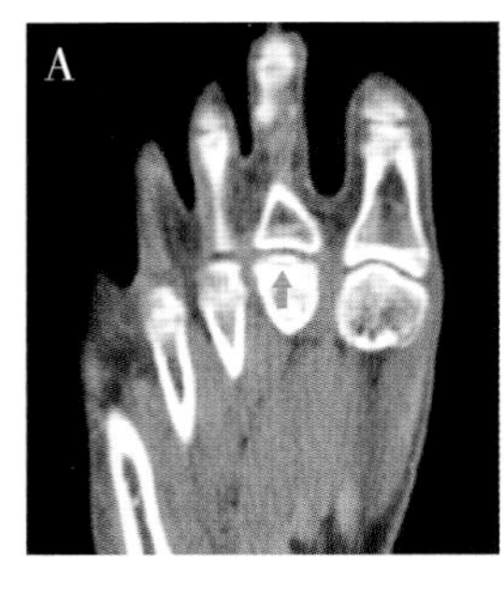

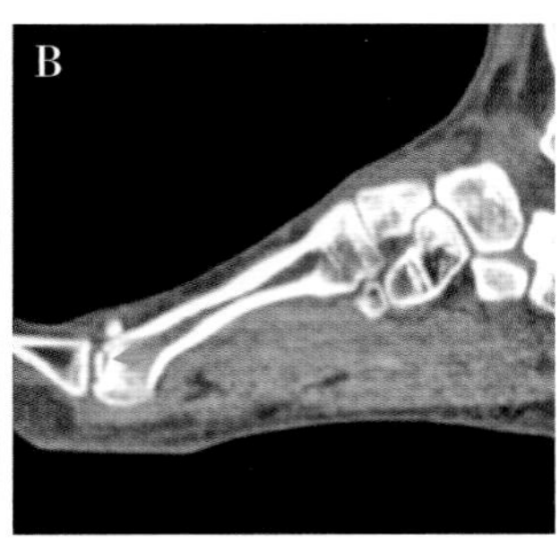

图 4-40　Freiberg 病的 CT 表现

横断位 CT 扫描（A）显示第二跖骨头骨软骨片与骨骺完全分离，而矢状位（B）则显示跖骨头病变位于背侧，并可见游离体。

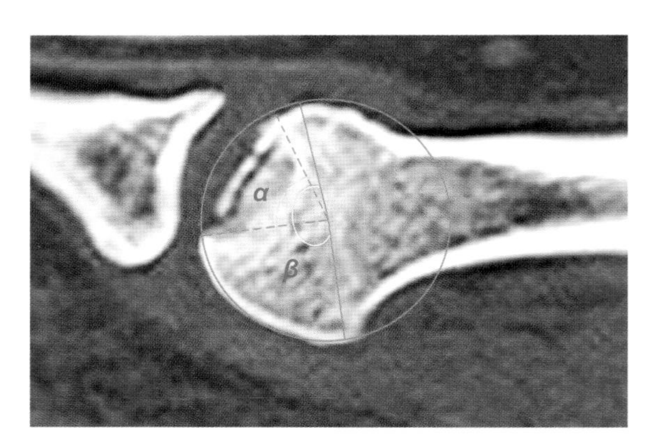

图 4-41　跖骨头坏死角比值测量

CT 扫描矢状位图像沿着假定正常的跖骨头关节面曲度画出对称圆，再从圆心向关节面背侧缘和跖侧缘画出垂线，形成圆平分线。从圆心开始，分别标定坏死部分（α）和正常部分（β）的角度。$\alpha/\beta \times 100$= 跖骨头坏死角比值。

五、治疗与预后

本病的治疗目标是解除跖骨头疼痛，尽可能保留或恢复跖趾关节的结构或关节的匹配，从而获得能够正常负重行走的跖趾关节。为了实现上述目标，学者们一致主张根据 Smillie 病理分期选择手术治疗方法。在疾病早期阶段或者初期治疗，应该采取非手术治疗，包括限制性负重行走、穿着硬底鞋、使用跖骨头抬高鞋垫，抑或口服非甾体抗炎药，以期解除跖骨头疼痛，防止跖骨头病变向晚期发展[4,23-25]。然而，非手术治疗通常不能获得持续满意的结果。

Stanley[26]开展一项手术与非手术治疗跖骨头骨软骨病的比较研究，非手术治疗 13 例 13 足，而跖骨缩短手术治疗 15 例 16 足。从解除跖骨头疼痛、跖骨头形态和跖趾关节匹配关系，评价治疗结果。非手术治疗平均需要 19.5 个月才能缓解跖骨头疼痛，而手术治疗只需 5.7 个月便可缓解跖骨头疼痛，其跖骨头形态和跖趾关节匹配也明显优于非手术治疗组。

手术治疗才是实现治疗目标的重要途径，某些学者主张依照 Smillie 病理分期选择手术方法[16,29,31]。治疗本病的手术方法颇多，Cerrato[1]将手术方法可分为 2 个类别：第 1 类适用于 Smillie Ⅰ期至Ⅲ期病例，试图改变引发本病的生理或生物力学异常，旨在保留跖骨头的解剖结构，恢复跖趾关节匹配关系。此类手术包括髓腔减压（core decompression）[27-29]和跖骨背侧闭合性楔形截骨[30-34]；第 2 类手术适用于 Smillie Ⅳ期至Ⅴ期病例，目的是解除跖趾关节疼痛，尽可能保留关节负重行走功能。此类包括关节清创、截骨与骨移植和关节成形术[30-35]。鉴于年长儿童或青春期病例，通常处于 Smillie 病理分期的早期阶段（Ⅰ～Ⅲ期），因此，本节将描述适用于早期病例的跖骨头髓腔减压和跖骨背侧楔形截骨两者手术方法。

1. 跖骨头髓腔减压 跖骨头髓腔减压又称髓芯减压（core decompression）。某些学者借鉴骨髓腔减压成功地治疗股骨头缺血性坏死和距骨缺血性坏死的经验，尝试实施跖骨头髓腔减压治疗本病，目的是降低跖骨头因髓腔压力增高引发的疼痛，促进周围血管向跖骨头内生长，防止跖骨头坏死继续向晚期发展[3,27,28]。文献中虽然只有 2 例治疗结果的报道，但跖骨头髓腔减压术后，跖骨头疼痛完全缓解。术后随访 1 年 2 个月和 5 年，X 线检查证明 2 例跖骨头恢复正常形态。

【手术适应证】

X 线检查显示跖骨头只有硬化或轻度塌陷，即 Smillie Ⅰ期或Ⅱ期病变；经非手术治疗 6 个月，跖骨头疼痛仍未缓解；年龄没有严格的限制[27,28]。

【手术操作】

①麻醉与体位：将患儿置于仰卧位，于膝关节上方扎缚充气止血带，常规完成手术野的皮肤准备。

②切口与髓腔钻孔：以第二跖骨头背侧为中心做长约 3 cm 纵行切口（图 4-42）。切开皮肤及浅筋膜之后，将趾长伸肌向外侧牵拉，钝性分离显露跖趾关节平面，但不需要切开关节囊。在 X 线透视监视下，使用直径为 1 mm 或 1.2 mm 的克氏针，从跖骨头背侧向跖侧垂直钻入 5 个骨孔，另在近节趾骨近端钻入 3 个骨孔，注意保持所钻的骨孔相互平行[28]。

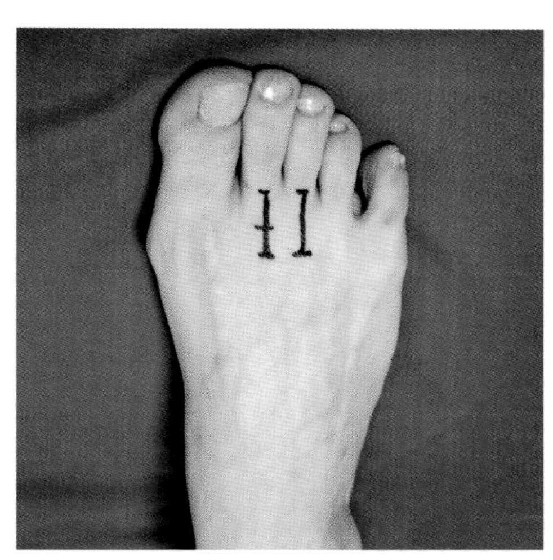

图 4-42 跖骨头背侧纵行切口线

【术后处理】

常规缝合皮肤切口后，用小腿石膏固定 4 周。继之，使用小腿行走石膏或胫骨结节负重支具 4 周，鼓励负重行走。术后 8～10 周允许正常负重行走，但避免参加体育活动。

2. 跖骨背侧闭合性楔形截骨 Gauthier[7] 于 1979 年首先介绍关节内跖骨背侧闭合性楔形截骨治疗 Freiberg 病，目的是将跖骨头跖侧完整的骨骺及关节软骨转移至背侧，使正常关节软骨与近节趾骨关节面形成匹配的关节。该作者治疗 53 例，52 例获得了满意的结果。继其之后，许多学者选择这种手术方法，也获得一致的优良结果[29-33]。跖骨背侧闭合性楔形截骨可分为关节内和关节外截骨，前者因为截骨远端体积较小，只允许使用缝线或金属丝捆扎，难以实现稳定的内固定，而关节外截骨则允许使用交叉克氏针内固定，既容易操作又能提供稳定的固定。

Pereira[9] 采取关节内跖骨背侧截骨和 8 字钢丝内固定治疗 20 足，包括 Smillie Ⅱ期 8 足、Ⅲ期 9 足、Ⅳ期 3 足，术后随访时间平均为 23.4 年（15～32 年）。依照美国足踝外科协会（AOFAS）跖趾关节及趾间关节评分标准，优级 16 足（80%），良级 4 足（20%）。

Lee[32] 选择关节外跖骨楔形截骨治疗 13 足，包括 Smillie Ⅱ期 3 足、Ⅲ期 3 足、Ⅳ期 6 足、Ⅴ期 1 足，术后随访时间平均为 3.7 年（2 年 1 个月至 5.5 年），都获得满意的结果

（图 4-43）。依照美国足踝外科协会（AOFAS）跖趾关节及趾间关节评分标准，平均获得 92.2 分。

Kilic[35]开展关节清创（A 组）与关节清创 + 跖骨截骨（B 组）对比研究，14 例患者年龄平均 29 岁（12～28 岁）。A 组采取跖趾关节清创手术，清除关节内游离体，切除突出的骨赘和增生的滑膜组织，治疗 3 例Ⅳ期病变和 3 例Ⅴ期病变；B 组在完成关节内清创之后，实施跖骨颈背侧新月形截骨（dorsal crescentic osteotomy）和交叉克氏针固定，治疗 3 例Ⅳ期病变和 5 例Ⅴ期病变。术后随访时间平均为 1.8 年（1～4.4 年），所有病例均实现了消除疼痛的目标，恢复日常正常行走功能，2 组没有统计学意义的差别；依照美国足踝外科协会（AOFAS）第二～五跖趾关节及趾间关节评分标准，A 组病例由术前平均为 66.3 分（55～75 分）增加至术后平均为 92 分（84～100 分）；B 组病例由术前平均为 55.8 分（45～64 分）增加至术后平均 90.6 分（84～95 分）。该作者由此做出 2 种手术方法，都能实现消除疼痛，改善跖趾关节活动范围的结论。

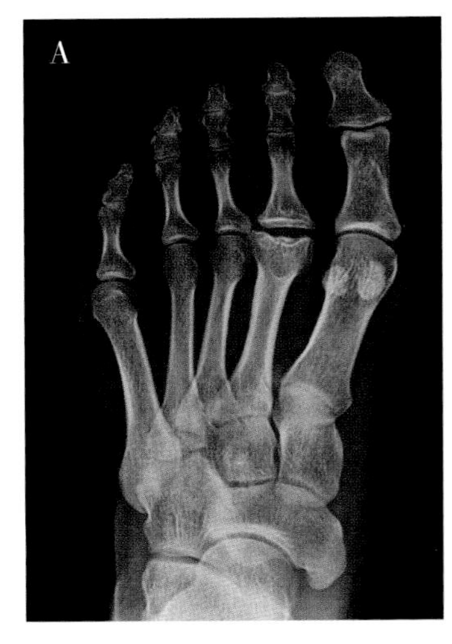

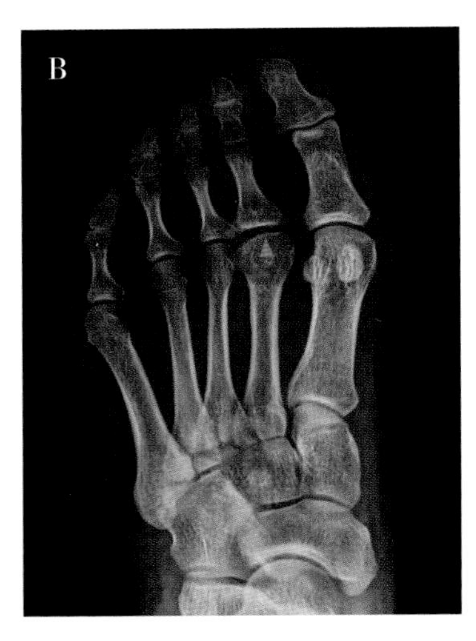

图 4-43　第二跖骨关节外楔形截骨手术前后的 X 线表现

A. 术前 X 线片显示第二跖骨头塌陷（Smillie Ⅲ期）和第二跖骨短缩；B. 手术后 1 年 X 线片显示跖骨头恢复正常形态，跖骨长度也恢复正常。

【手术适应证】

X 线检查证实 Smillie Ⅱ～Ⅳ期病变；经非手术治疗 6 个月，跖骨头疼痛仍未缓解，或者 X 线检查证明跖骨头塌陷更为明显；年龄没有严格的限制[30,32,35]。

【手术操作】

①麻醉与体位：将患儿置于仰卧位，于膝关节上方扎缚充气止血带，常规完成手术野的皮肤准备。

②切口与显露：从第 2 跖趾关节远端背侧向近端做长约 5 cm 的纵行皮肤切口（图 4-42），切开皮肤及深筋膜后，将趾长伸肌腱向外侧牵拉，以显露跖趾关节囊和跖骨近端骨膜。

③清除关节内游离体与跖骨背侧楔形截骨：沿着跖趾关节囊中线，切开关节囊，清除关节内游离体，切除增厚的滑膜组织，但尽可能保留关节软骨。继之，在 X 线透视监视下，于跖骨头颈移行部位标记远端截骨线（图 4-44），在截骨线远端与近端分别插入 1 根直径为 1 mm 的克氏针，两者形成≤ 30° 夹角。以插入的克氏针为导向，用电动骨锯截断跖骨远端背侧皮质，务必保持跖侧骨皮质完整。继之，截断跖骨近端背侧皮质，注意保持 2 个截骨线在跖侧皮质汇聚。截除楔形骨块基底宽度通常介于 5～7 mm，注意避免产生跖骨缩短。此时，将预先插入的 2 根克氏针向心性推挤至相互平行，则可产生跖侧骨皮质青枝骨折和闭合截骨间隙的作用（图 4-44）。经 X 线斜位和正位透视证明，跖骨头跖侧完整的骨骺及关节软骨已经旋转至近节趾骨关节面的中央，从而形成匹配的跖趾关节。然后，使用 2 根直径为 1 mm 的克氏针，分别从截骨远端背侧和跖侧插入截骨近端，形成交叉克氏针固定（图 4-45）。直视下证明截骨处获得稳定的固定后，拔出截骨两端预置的克氏针，将交叉固定克氏针尾端剪短和折弯，并埋在皮肤

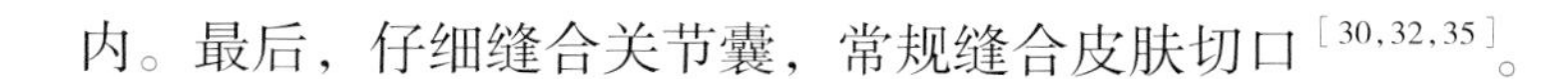
内。最后，仔细缝合关节囊，常规缝合皮肤切口[30,32,35]。

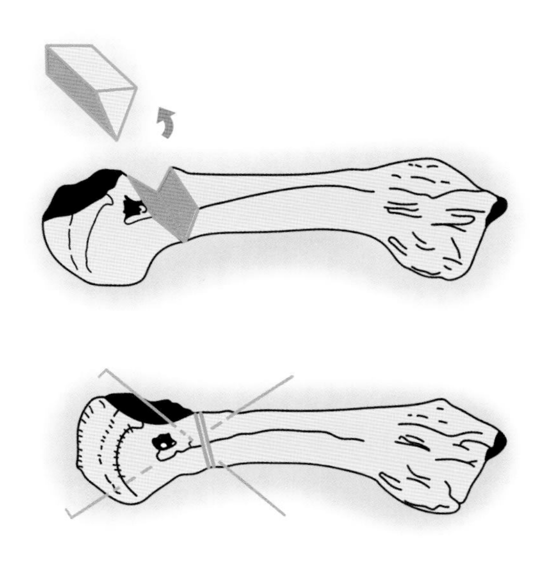

图 4-44　关节外第二跖骨楔形截骨与交叉克氏针固定示意图

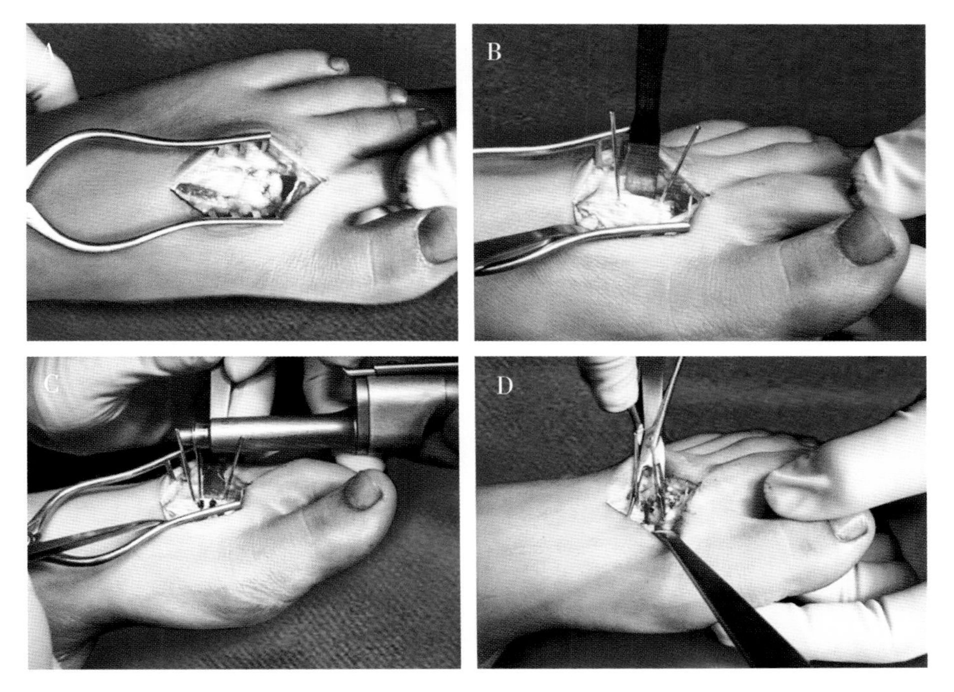

图 4-45　第二跖骨关节外背侧楔形截骨操作的术中大体照

A. 纵行切开关节囊；B. 在预定截骨线两侧插入克氏针，作为控制截骨两端的操纵杆，注意保持 2 根克氏针之间形成 30° 夹角；C. 使用电动骨锯截除基底位于背侧的楔形骨块；D. 利用预置 2 根克氏针闭合截骨间隙。

【术后处理】

术后用小腿石膏固定。术后 4 周拔出克氏针，再用小腿行走石膏或足踝支具保护性负重行走 4 周。X 线检查证实截骨处完全愈合之后，允许正常负重行走，逐渐开始参加体育活动。

参考文献

[1] CERRATO R A. Freiberg's disease [J]. Foot Ankle Clin N Am, 2011, 16(4):647−658.

[2] CARMONT M R, REES R J, BLUNDELL C M. Current concepts review: Freiberg's disease [J]. Foot Ankle Int, 2009, 30(2): 167−176.

[3] EDMONDSON M C, SHERRY K R, AFOLYAN J, et al. Case series of 17modified Weil's osteotomies for Freiberg's and Kohler's Ⅱ AVN, with AOFAS scoringpre-and post-operatively [J]. Foot Ankle Surg, 2011, 17(1): 19−24.

[4] SCHADE V L. Surgical management of Freiberg's infraction: asystematic review [J]. Foot Ankle Spec, 2015, 8(6): 498−519.

[5] TALUSAN P G, DIAZ-COLLADO P J, REACH J S. Freiberg's infraction: diagnosis and treatment [J]. Foot Ankle Spec, 2014, 7(1): 52−56.

[6] KWON Y U, CHOI J S, KONG G M, et al. Idiopathic avascular necrosis of first metatarsal head in a pediatric patient [J]. J Foot Ankle Surg, 2017, 56(3): 683−686.

[7] GAUTHIER G, ELBAZ R. Freiberg's infraction: a subchondral bone fatigue fracture: a newsurgical treatment [J]. Clin Orthop, 1979,142 : 93−95.

[8] CAPAR B, KUTLUAY E, MÜJDE S. Dorsalclosing-wedge osteotomy in the treatmentof Freiberg's disease [J]. Acta Orthop Traumatol Turc, 2007, 41 (2): 136−139.

[9] PEREIRA B S, FRADA T, FREITAS D, et al. Long-term follow-up of dorsal wedgeosteotomy for pediatric Freiberg disease [J]. Foot Ankle Int, 2016, 37(1): 90−95.

[10] BAYLISS N C, KLENERMAN L. Avascularnecrosis of lesser metatarsal headsfollowing forefoot surgery [J]. Foot Ankle, 1989, 10(3): 124−128.

[11] PETERSEN W J, LANKES J M, PAULSEN F, et al. The arterial supply of the lesser metatarsal heads: a vascular injection study in human cadavers [J]. Foot Ankle Int, 2002, 23(6): 491−495.

[12] WILEY J, THURSTON P. Freiberg's disease [J]. J Bone Joint Surg Br, 1981, 63B (40): 459−463.

[13] El-TAYEBY H M. Freiberg's infraction: a new surgical procedure [J]. J Foot Ankle Surg, 1998, 37(1): 23−27.

[14] KATCHERIAN D A. Treatment of Freiberg's disease [J]. Orthop Clin North Am, 1994, 25(1): 69−81.

[15] SMILLIE I S. Treatment of Freiberg's infraction [J]. Proc R Soc Med, 1967, 60(1): 29−31.

[16] BLITZ N M, YU J H. Freiberg's infraction in identical twins:a case report [J]. Foot Ankle Surg, 2005, 44 (3): 218−221.

[17] HARILAINEN A, KUUSELA T, TALLROTH K. MRI for diagnosis of metatarsal osteonecrosis: a case report [J]. Acta Orthop Scand, 1993, 64(1): 112−113.

[18] LIAO C Y, LIN A C C, LIN C Y, et al. Interpositional arthroplasty with palmaris longus tendon graftfor osteonecrosis of the second metatarsal head: a case report [J]. Foot Ankle Surg, 2015, 54(2): 237−241.

[19] KIM J, CHOI WJ, PARK Y J, et al. Modified weil osteotomy for the treatment of Freiberg's disease [J]. Clin Orthop Surg, 2012, 4(4): 300−306.

[20] DEVRIES J G, AMIOT R A, CUMMINGS P, et al. Freiberg's infraction of the secondmetatarsal treated with autologous osteochondral transplantation andexternal fixation [J]. Foot AnkleSurg, 2008, 47(6): 565−570.

[21] CHUN K A, OH H K, WANG K H, et al. Freiberg's disease: quantitativeassessment of osteonecrosis on

threedimensional CT [J]. J Am Podiatr Med Assoc, 2011, 101 (4): 335−340.

[22] BIZ C, ZORNETTA A, FANTONI I, et al. Freiberg's infraction: a modified closing wedge osteotomy for anundiagnosed case [J].Int J Surg Case Rep, 2017, 38 : 8−12.

[23] ARY K R, TURNBO M. Freiberg's infraction: an osteochondritis of themetatarsal head [J]. J Am Podiatry Assoc, 1979, 69 (2): 131−132.

[24] BERKSON D A, CABRY R, SHIPLE B. Freiberg's infraction in an adolescent dancer:condition often mistaken for a stress fracture [J]. Phys Sports med, 2005, 33 (3): 42−46.

[25] HELAL B, GIBB P. Freiberg's disease: a suggested pattern ofmanagement [J]. Foot Ankle, 1987, 8 (2): 94−102.

[26] STANLEY D, BETTS R P, ROWLEY D I, et al. Assessment of etiologic factors in the developmentof Freiberg's disease [J].J Foot Surg, 1990, 29 (5): 444−447.

[27] FIEBERG A A, FIEBERG R A. Core decompression as a novel approach treatment for early Freiberg's infraction of the second metatarsal head [J]. Orthopedics, 1995, 18 (12): 1177−1178.

[28] DOLCE M, OSHER L, MCENEANEY P, et al. The use of surgical core decompression astreatment for avascular necrosis of the second and third metatarsal heads [J]. Foot, 2007, 17 : 162−166.

[29] AL-ASHHAB M E A, KANDEL W A, RISK A S. Asimple surgical technique for treatment of Freiberg's disease [J]. Foot (Edinb) , 2013, 23 (1): 29−33.

[30] CHAO K H, LEE C H, LIN L C. Surgery for symptomatic Freiberg's disease: extraarticular dorsal closing−wedge osteotomy in 13 patients followed for 2−4 years [J]. Acta Orthop Scand, 1999, 70 (5): 483−486.

[31] GONG H S, BAEK G H, JUNG J M, et al. Fixation of dorsal wedge osteotomy for Freiberg's disease usingbioabsorbable pins [J]. Foot ankle int, 2003, 24 (11): 876−877.

[32] LEE H J, KIM J W, MIN W K. Operative treatment of Freiberg disease using extra-articular dorsal closing-wedge osteotomy: technical tip and clinical outcomes in 13 patients [J]. Foot Ankle Int, 2013, 34 (1): 111−116.

[33] LEE H S, KIM Y C, CHOI J H, et al. Weil and dorsal closing wedge osteotomy for Freiberg's disease [J]. J Am Podiatr Med Assoc, 2016, 106 (2): 100−108.

[34] MEHMET E, YUNUS I, KEREM B, et al. Joint debridement and metatarsal remodeling in Freiberg's infraction [J]. J Am Podiatr Med Assoc, 2013, 103 (3): 185−190.

[35] KILIC A, CEPNI K S, AYBAR A, et al. A comperative study between two different surgical techniques in the treatment of late-stage Freiberg's disease [J]. Foot ankle surg, 2013, 19 (4): 234−238.

第五章　足副骨与相关疾病

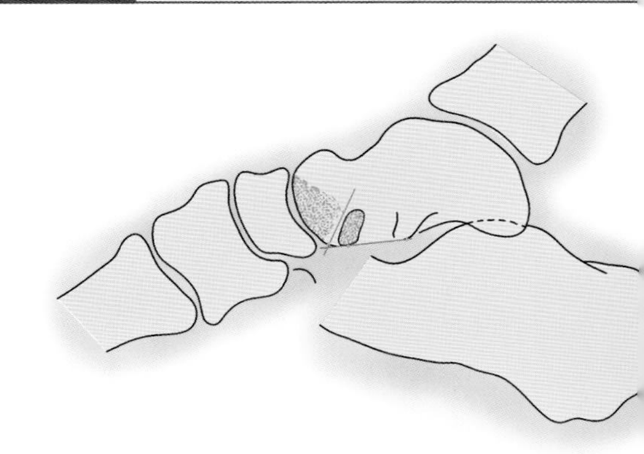

第一节　概　述

在解剖学和放射学文献中，将足踝部正常骨骼之外所出现的额外骨骼，称为足踝部副骨（accessory ossicles）和籽骨（sesamoid bones），也被视为人体骨骼的解剖变异。足踝部副骨可多达 30 种，其发生率介于 18%～36.3%[1-4]。一般认为某些跗骨或跖骨可能有 2 个次级骨化中心，其中较小的次级骨化中心未能与主体骨化中心（main centers of ossification）相融合，由此命名为副骨或副骨化中心（accessory centers of ossification）。比较常见者包括腓骨肌内副骨（os peroneum）、副舟骨、距骨后方三角骨（os trigonum）和跖骨间骨（os intermetatarseum）[5]。Cilli 在一项包括 464 例成年男性的足部 X 线研究，确认足部副骨发生率为 18.3%（85 足）。临床比较多见的足部副骨，依次为腓骨肌内副骨（31.8%）、副舟骨（28.2%）、距骨后方三角骨（23.5%）、第五跖骨结节副骨（os vesalianum，5.9%）、舟骨背侧副骨（os supranaviculare，3.5%）、舟骨下方副骨（os infranaviculare，3.5%）、距骨背侧副骨（os supratalare，2.4%）、跖骨间副骨（os intermetatarseum，1.2%)（图 5-1）[6]。

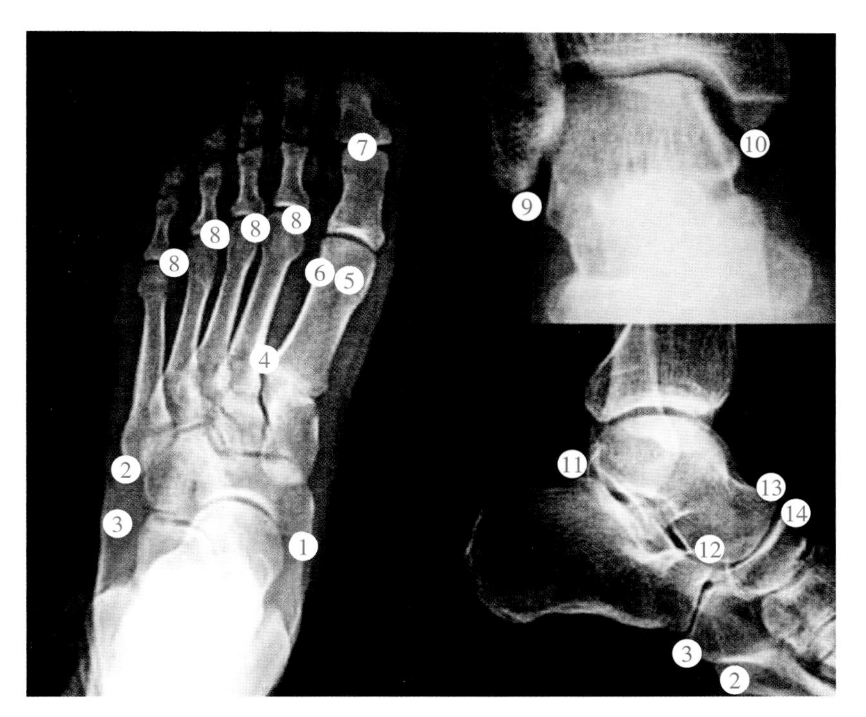

1. 副舟骨；2. 第五跖骨基底副骨；3. 腓骨肌内副骨；4. 跖骨间副骨；5. 拇趾内侧籽骨；6. 拇趾外侧籽骨；7. 拇趾趾间关节籽骨；8. 跖趾关节副骨；9. 外踝下方副骨；10. 内踝下方副骨；11. 距骨后方三角骨；12. 跟骨副骨；13. 距骨背侧副骨；14. 舟骨背侧副骨。

图 5-1　足踝部副骨与籽骨

多数足部副骨既不产生临床症状或疼痛，也不改变足部解剖学形态，多因其他原因进行X线检查而被偶然发现，但极少数足部副骨不仅容易与骨折相混淆，或自身发生骨折，还可引发局部疼痛或步态异常，进而产生某种临床综合征[7]。籽骨通常是直径5~10 mm的圆形或卵圆形骨骼，源于自身骨化中心的发育，通常包埋在相应的肌腱之内。籽骨是肌腱滑移机制的组成部分，具有增加肌腱滑移机械效益和保护肌腱过度摩擦的双重作用[3]。除了拇趾跖趾关节跖侧2个籽骨是正常骨骼组成部分，其他部位籽骨都被视为解剖变异。Coskun[4]报道第二~五跖趾关节籽骨发生率分别为0.4%、0.2%、0.1%和4.3%，而拇趾趾间关节籽骨发生率为2%，男女发生率没有明显的差别。本章将介绍引发足部外观异常和疼痛的副骨，包括副舟骨、第五跖骨基底副骨、距骨后方三角骨、副距骨、足腓侧副骨。

参考文献

[1] KELES-CELIK N, KOSE O, SEKERCI R, et al. Accessory ossicles of the foot and ankle: disorders and a review of the literature [J]. Cureus, 2017, 9(11): e1881(1-18).

[2] KOSE O. The accessory osssicles of the foot and ankle: a diagnostic pitfall in emergency department in context of foot and ankle trauma [J]. J Emerg Med, 2012, 11: 106-114.

[3] MELLADO J M, RAMOS A, SALVADO E, et al. Accessory ossicles and sesamoid bones of the ankle and foot: imaging findings, clinical significance and differential diagnosis [J]. Eur Radiol, 2003, 13 (suppl 4): L164-L177.

[4] COSKUN N, YUKSEL M, CEVENER M, et al. Incidence of accessory ossicles and sesamoid bones in the feet: a radiographic study of the Turkish subjects [J]. Surg Radiol Anat, 2009, 31(1): 19-24.

[5] VISWANATH H, CHAVALI M S. Os intermetatarseum: a case report [J]. J Clin Orthop Trauma, 2012, 3 (1): 54-57.

[6] CILLI F, AKCAOGLU M. The incidence of accessory bones of the foot and their clinical significance [J]. Acta Orthop Traumatol Turc, 2005, 39(3): 243-246.

[7] KRUSE R W, CHEN J. Accessory bones of the foot: clinical significance [J]. Mil Med, 1995, 160(9): 464-467.

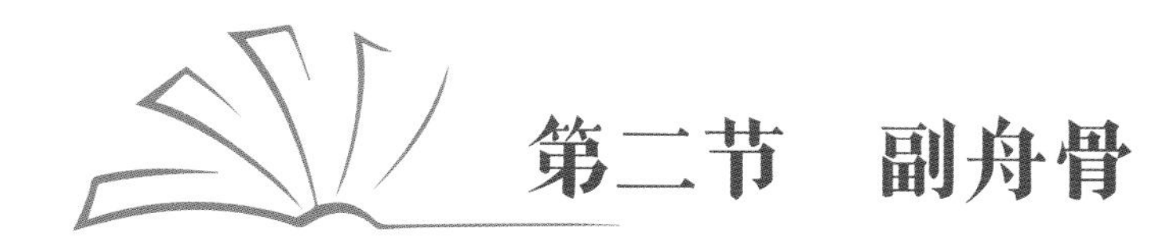

第二节 副舟骨

一、定义与流行病学

在正常足部舟骨内侧、胫后肌腱之内出现额外的卵圆形或三角形骨块（ossicle），称为副舟骨。早期曾将副舟骨称为胫骨外骨（os tibiale externum），是人体最常见的解剖变异之一，其发生率介于 4%～20%，是足内侧疼痛的常见原因，通常合并柔韧性扁平外翻足[1-4]。

Seehausen[1]报道正常人群中副舟骨发生率为 12%，男性和女性发生率分别为 10% 和 15%，左侧和右侧发生率均为 12%。Coskun[5]描述一组土耳其籍 984 例足部 X 线检查，发现副舟骨发生率为 11.8%，其中双侧与单侧病例分别为 27.6% 和 72.4%，而单侧病例右足与左足发生率分别为 37.9% 和 34.5%。Huang[6]复习中国人足部 X 线检查 1625 例，男性和女性分别为 790 例和 835 例，年龄介于 14～96 岁。该作者发现副舟骨发生率为 20.2%，双侧病例 18.8%，单侧病例右侧与左侧分别为 36.7% 和 44.4%；男性和女性发生率分别为 43.5% 和 56.5%。

二、分类与病理生理学

Dwight（1907 年）首先将副舟骨分为 3 种类型，至今仍在沿用此种分类方法，只是将Ⅱ型副舟骨分为Ⅱ型 A 和Ⅱ型 B 两个亚型。此外，依照副舟骨大小和形状，又将每个类型分为 a、b、c 3 个亚型。Ⅰ型是位于胫后肌腱之内的椭圆形籽骨（直径 2～3 mm），发生率约为副舟骨的 30%；Ⅱ型是位于舟骨后内侧的三角形较小骨块（直径 8～12 mm），与舟骨之间有宽度 2 mm 的纤维软骨连接（synchondrosis），由此认为是舟骨的次级骨化中心未与舟骨融合的结果。其发生率占副舟骨的 50%～60%；Ⅲ型是与舟骨融合的额外骨块，形成角状舟骨（cornuate navicular），约占副舟骨的 10%（图 5-2）[1,6-9]。某些学者推测，Ⅲ型副舟骨通常是Ⅱ型副舟骨与主体舟骨融合的结果。Ⅲ型和Ⅱ型副舟骨约占 70%[8,9]。Sella 和 Lawson[10]于 1987 年根据侧位 X 线片显示Ⅱ型副舟骨和舟骨之间的软骨联合与距骨外侧突所形成角度（synchondrosis-ossicle-talar angle，S-O-T）大小，即测量副舟骨和舟骨之间的软骨联合平行线与舟骨下缘至距骨外侧突连线所形成的夹角（图 5-3），将Ⅱ型副舟骨分为Ⅱ型 A 和Ⅱ型 B 两个亚型，前者位于舟骨内下方，其 S-O-T 角平均≥ 56.3°，因而更容易招致慢性张力作用或急性撕脱损伤，而Ⅱ型 B 则代表副舟骨接近舟骨内侧的跖侧缘，其 S-O-T 角平均≤ 21.5°，容易招致慢性剪式应力引起疼痛。Ⅰ型和Ⅲ型副舟骨，几乎不产生疼痛或足弓改变[1,7]，而Ⅱ型副舟骨既可引发足部内侧疼痛，也可能合并柔韧性扁平外翻足[1,7-9]，因此是解剖学和临床研究的主要课题。

舟骨通常只有 1 个骨化中心，在 2～5 岁（女性 2～4 岁，男性 4～5 岁）开始出现软骨内

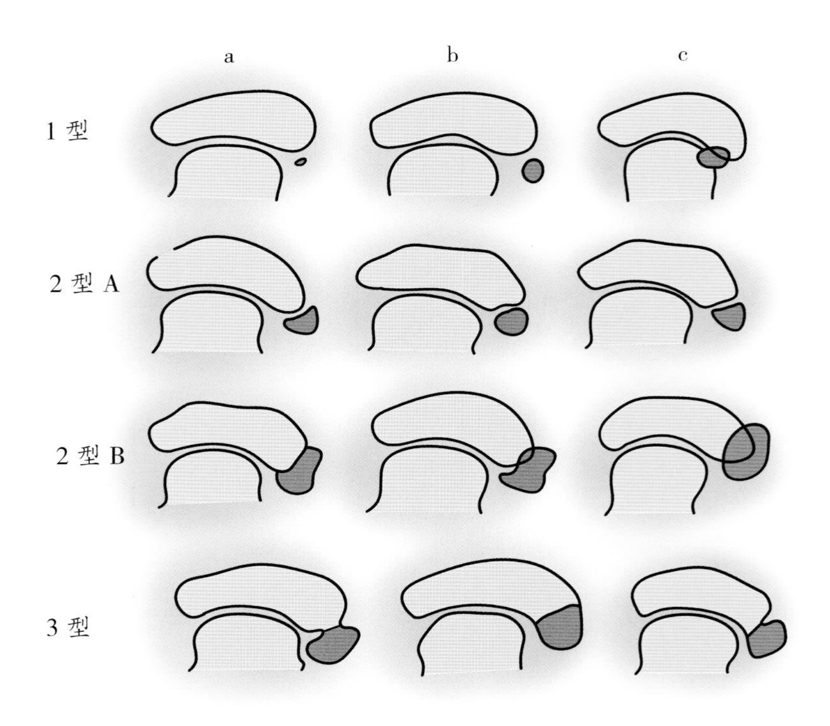

图 5-2　副舟骨分类示意图
a、b、c 代表每个类型副舟骨的大小和形状。

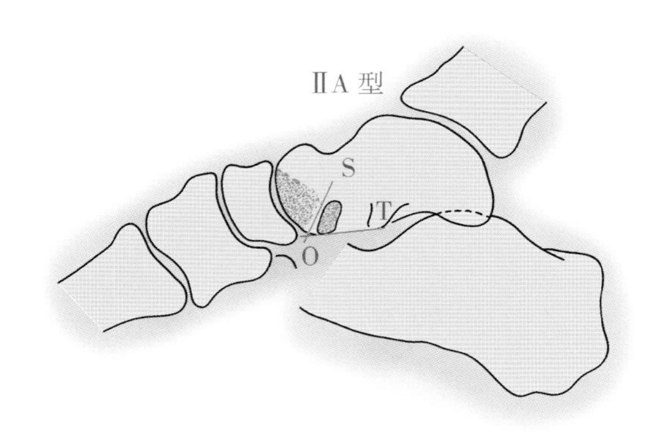

图 5-3　测量Ⅱ型副舟骨和舟骨之间的软骨联合与距骨外侧突角的方法
S 线代表舟骨与副舟骨之间的软骨联合，而 O→T 线为舟骨下缘与距骨外侧突连线，由此形成 S-O-T 角。

骨化[7,8]。副舟骨则来自舟骨结节次级骨化中心，女性和男性分别从 9 岁和 12 岁左右开始骨化，通常在较短时间与舟骨主体融合，而副舟骨是次级骨化中心与主体骨化中心融合失败的结果[1,9]。

Knapik[11] 纵向观察 261 例儿童（男 142 例，女 119 例）左足的系列 X 线检查，其年龄跨度介于 3 月龄至 17 岁，目的是确定Ⅱ型副舟骨发生率、开始骨化年龄，以及与舟骨融合年龄。结果显示 19 足出现副舟骨（7.3%），男性与女型分为 12 足和 7 足。女性出现副舟骨年龄为（10.1 ± 0.7 ）岁，而男性出现副舟骨年龄为（12.2 ± 2.2）岁。8 足（男性与女性各 4 例，42.1%）副舟骨与舟骨发生融合，女性副舟骨融合年龄为（12.5 ± 1.0）岁，男性副舟骨融合年龄为（14.1 ± 2.7）岁。11 足（57.9%）副舟骨却未与舟骨发生融合。舟骨结节次级骨化中心未能与舟骨体融合的原因尚不清楚。

Wynn[12] 描述一组 169 例（226 足）副舟骨并有疼痛，年龄平均 11.8 岁，女性与男性分别为 132 例（78%）和 37 例（22%），双足受累 60 例（35.5%），单侧病例中左足与右足分别为 53 例（31.4%）和 56 例（33.1%）；Ⅱ型副舟骨占 72.7%，Ⅰ型和Ⅲ型副舟骨分别占 9.7% 和

17.4%；56%病例表现慢性疼痛，31%有急性损伤。

Garras[13]提出Ⅱ型副舟骨的纤维软骨联合遭致创伤或反复应力作用，可引发明显炎症和疼痛。某些研究证明，Ⅱ型副舟骨中38%合并柔韧性扁平外翻足，认为其发病机制与胫后肌腱改变止点有关，即胫后肌腱止于副舟骨，而不是止于舟骨结节（图5-4），由此改变肌腱直线牵拉和生物力学效能，削弱了胫后肌腱强度，从而导致足弓下降。另一可能是胫后肌腱止点向背侧及内侧移位，将其由后足外旋肌转变为内旋肌的功能，因而延长了胫后肌腱的杠杆力臂（lever arm）[13,15]。

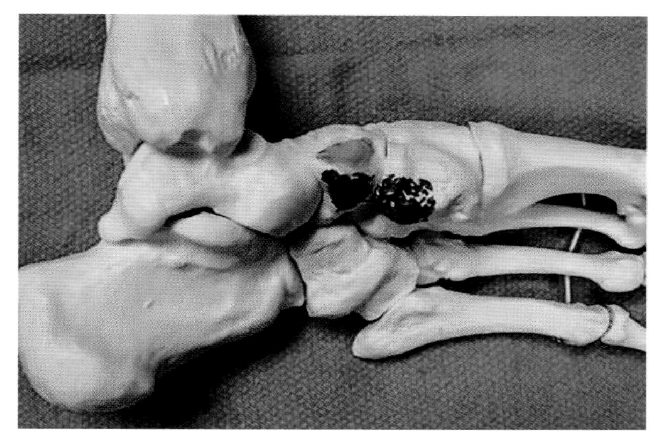

图5-4　足部模型胫后肌腱止点转移示意图

蓝色标注区为胫后肌腱在舟骨跖侧及内侧的正常止点，而绿色圆圈标注区代表副舟骨导致胫后肌腱向足背转移，由此改变胫后肌腱矢量力及其生物力学效能。

足副舟骨与扁平外翻足的相关性，始终是学者们长期关注的问题，因为柔韧性扁平外翻足中有19%存在副舟骨[14]，而副舟骨中35%者有扁平外翻足[13]。Sullivan和Miller[16]回顾性分析副舟骨切除之后与没有副舟骨的扁平外翻足病例相比较，发现两组没有区别，否定副舟骨与扁平外翻足存在因果关系。Prischasuk和Sinphurmsukskul[15]观察到有症状的副舟骨的跟骨背伸角（平均14.8°），比正常足（平均21.4°）显著降低，由此认为扁平外翻足与有疼痛症状的副舟骨存在相关性。Park[17]开展一项对照性X线研究，包括无症状副舟骨组（48例）、有症状副舟骨组（又分为手术切除组36例、非手术治疗组112例）和正常足组（46例），主要目的是比较副舟骨组与正常足的X线特征，探讨副舟骨与扁平外翻足相关性；其次，将无症状副舟骨组与有症状副舟骨组相比较，以期确定扁平外翻足严重程度与足部疼痛是否存在因果关系。入选对象年龄＜18岁；X线参数包括侧位跟骨倾斜角、胫骨-跟骨角、距骨-跟骨角、舟骨-骰骨重叠角、距骨-舟骨覆盖角、距骨-第一跖骨角，以及正位距骨-第一跖骨角。结果证明副舟骨组的跟骨倾斜角显著小于对照组，而骰骨重叠角、距骨-舟骨覆盖角、距骨-第一跖骨角、正位距骨-第一跖骨角却显著大于对照组。无症状组与有症状非手术治疗组之间、有症状非手术治疗组与有症状的副舟骨切除组之间，都没有统计学差异。该作者由此做出如下结论：副舟骨病例的X线参数提示存在扁平外翻足畸形，但扁平外翻足严重程度与是否产生临床症状或严重程度缺乏相关性。迄今，多数研究支持副舟骨与扁平外翻足是一种并存关系，而不是因果关系[7,8,17]。

三、临床特征

患者通常以足部内侧缘突出，并有间歇性疼痛为主诉[3,9]。在较长距离行走或体育活动时，可加重局部疼痛。部分患者可回忆出多次足部“扭伤”的病史[14]。其后，逐渐出现持续性疼痛，甚则因鞋帮挤压而加剧局部疼痛与软组织肿胀，但休息后或服用抗炎止痛药物，可缓解或消除局部疼痛。临床检查可发现舟骨内侧突起、局部软组织肿胀，而舟骨结节和舟骨近端的胫后肌腱均有明显的压痛。将患足被动外翻和跖侧屈曲，则可诱发更为严重的疼痛[5,18]。如果患足同时存在扁平外翻足，因两种疾病的叠加效应，足部内侧缘突出和疼痛往往更加严重[13,15,19]。

四、X 线检查

常规摄取足正位和斜位 X 线片，容易发现副舟骨及相关分型（图 5-5）。Ⅰ型副舟骨是位于舟骨近端的椭圆形籽骨，通常包埋在胫后肌腱之内（图 5-6），即使随着年龄增加而增大，也几乎不产生疼痛症状[20]；Ⅱ型副舟骨为三角形或卵圆形骨块，位于舟骨后内侧，其与舟骨之间有线状间隙（图 5-7）[10,11]；Ⅲ型副舟骨是舟骨结节次级骨化中心与舟骨发生骨性连接，在舟骨内侧缘形成角状突起（cornuate-shaped navicular）（图 5-8）[20,21]。

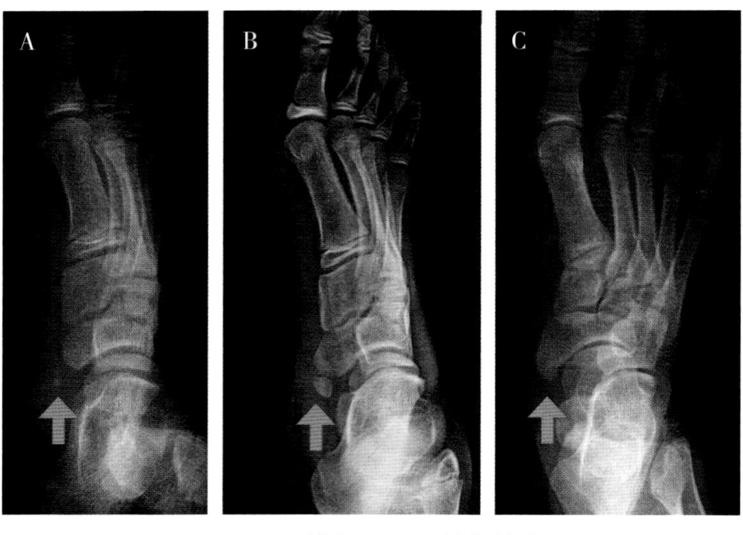

图 5-5　常规足正、斜位检查

足部斜位 X 线片分别显示Ⅰ型（A）、Ⅱ型（B）和Ⅲ型（C）副舟骨。

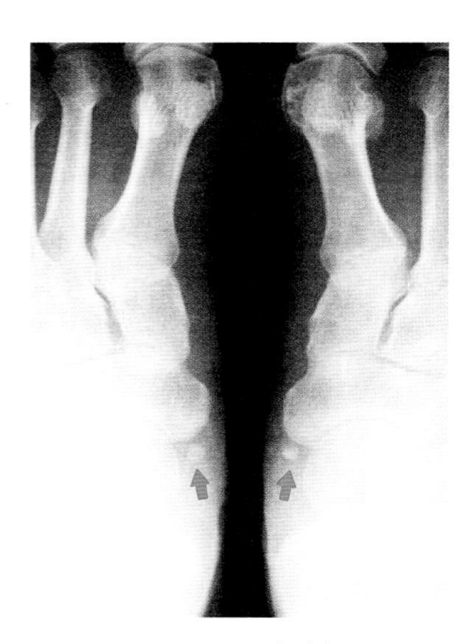

图 5-6　Ⅰ型副舟骨

双足正位 X 线片显示双侧舟骨近端有椭圆形的籽骨，符合Ⅰ型副舟骨的 X 线诊断标准。

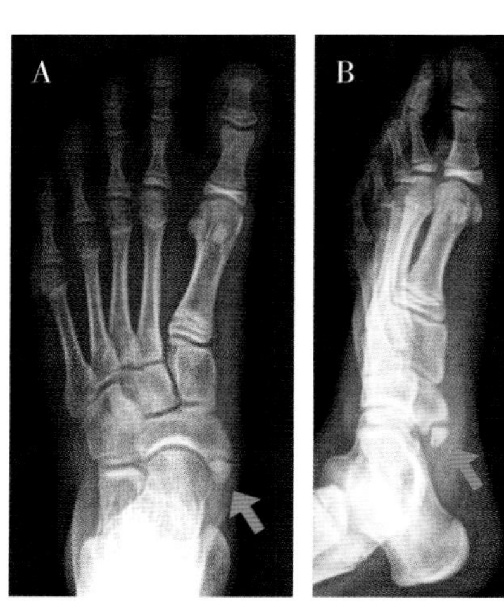

图 5-7　Ⅱ型副舟骨

12 岁儿童足正位（A）和外向斜位（B）X 线片，可清楚显示Ⅱ型副舟骨和纤维软骨连接。

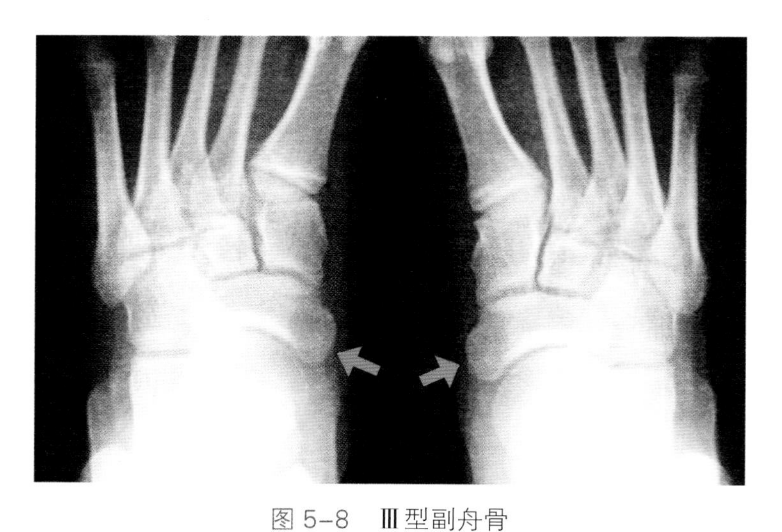

图 5-8　Ⅲ型副舟骨

Ⅱ型副舟骨与舟骨发生骨性连接，在舟骨内侧缘形成角状突起。

尽管 X 线检查便可对副舟骨做出可靠的诊断，但某些学者探讨 MRI 扫描诊断Ⅱ型副舟骨的特殊作用，发现出现疼痛的Ⅱ型副舟骨者，在纤维软骨连接的两侧出现特殊的骨髓水肿形式，即舟骨结节与副舟骨出现骨髓水肿（图 5-9），而纤维软骨本身并无异常信号，由此称之为接吻式骨髓水肿信号（kissing edema pattern）。饶有兴趣的是，一旦经过非手术治疗后局部疼痛消失，MRI 扫描则显示舟骨结节与副舟骨的骨髓水肿也完全消失（图 5-10）[21,22]。

Takahashi[22] 描述 10 例年龄介于 9～15 岁Ⅱ型副舟骨，并有局部疼痛的 MRI 扫描结果，发现凡是有疼痛者均出现接吻式骨髓水肿信号，而双足Ⅱ型副舟骨中 1 足无疼痛的 MRI 扫描，却显示舟骨结节及副舟骨的信号完全正常（图 5-11）。该作者由此认为 MRI 扫描不仅有助于Ⅱ型副舟骨伴有疼痛的诊断，更适用于鉴别诊断。除此之外，还应该关注或测量扁平外翻足相关的 X 线参数（参考柔韧性扁平外翻足章节）。

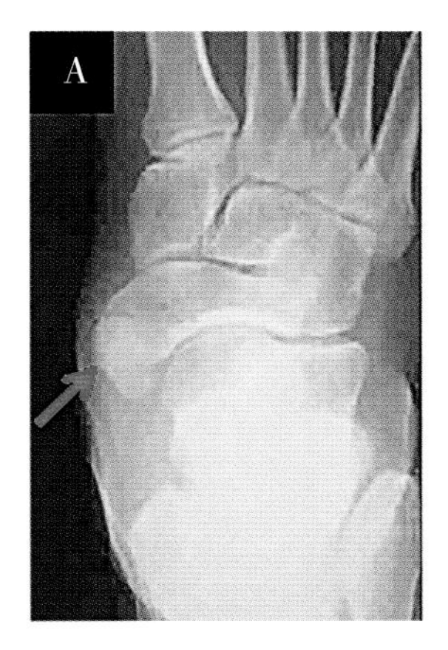

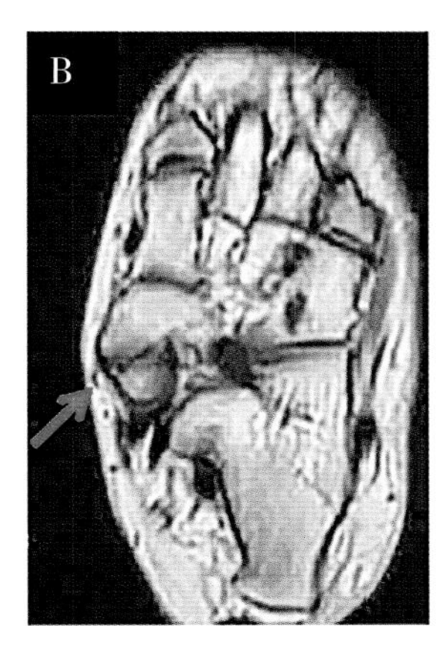

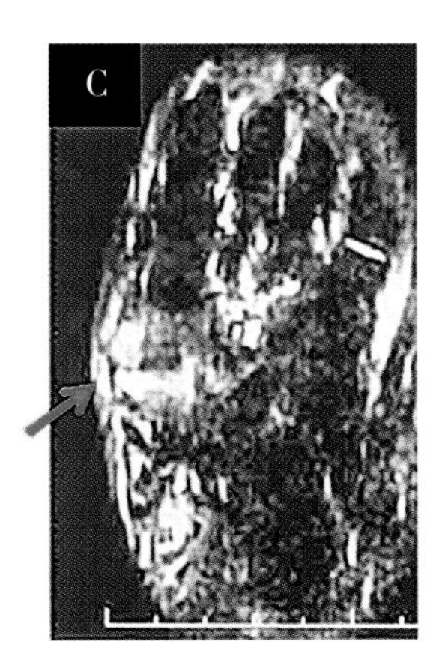

图 5-9　Ⅱ型副舟骨的 MRI 表现

14 岁儿童右足Ⅱ型副舟骨并有疼痛（A），MRI 扫描 T_1 加权图像显示舟骨结节与副舟骨为低信号（B），而 MRI 扫描 T_2 加权图像却显示舟骨结节与副舟骨为高信号，但纤维软骨却无信号（C），即所谓接吻式骨髓水肿。

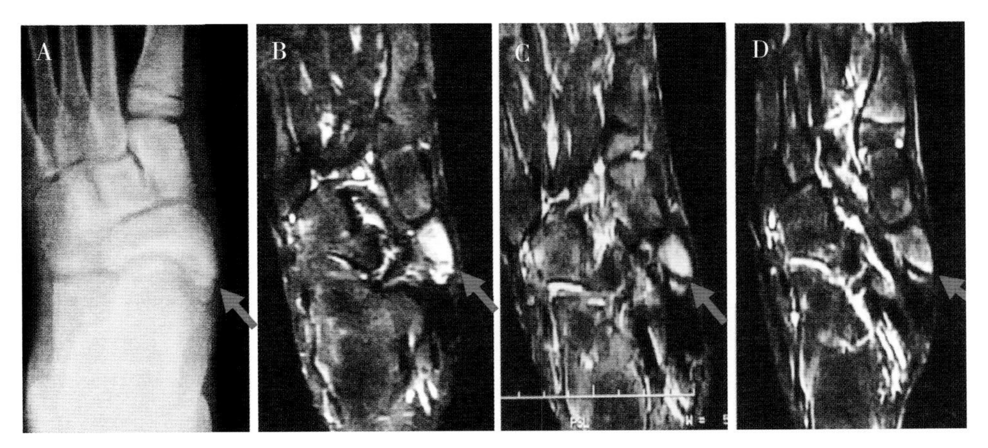

图 5-10　Ⅱ型副舟骨伴有疼痛保守治疗后的 MRI 表现

12 岁儿童左足Ⅱ型副舟骨伴有疼痛（A），MRI 扫描 T_2 加权图像显示舟骨结节与副舟骨为高信号（B），但经过非手术治疗 1 个月（C）和 3 个月（D），随着其局部疼痛逐渐缓解，舟骨结节与副舟骨骨髓水肿也随之减弱。

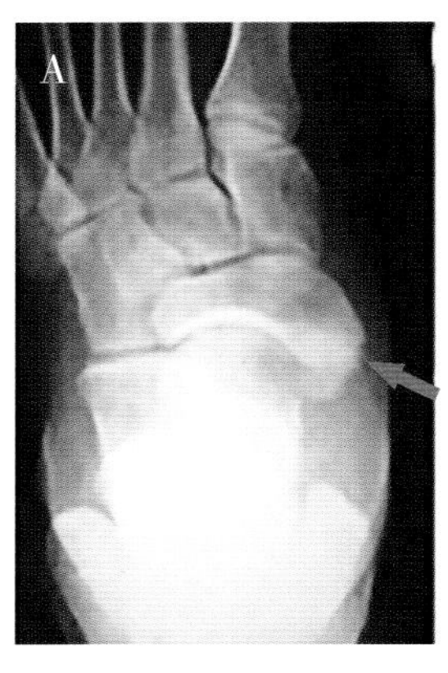

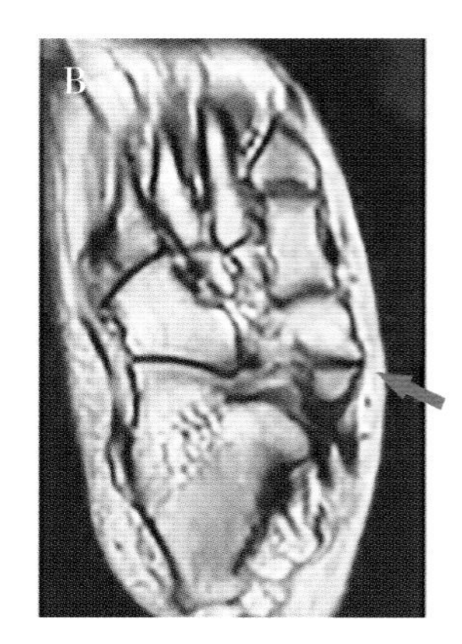

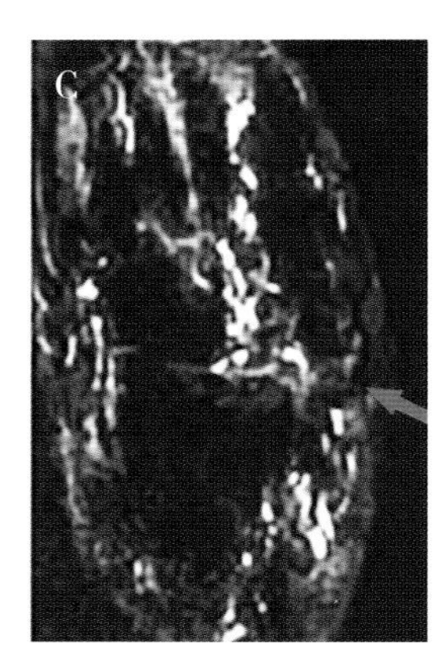

图 5-11　不伴疼痛的Ⅱ型副舟骨的 MRI 表现

与图 5-9 为同一儿童，左足Ⅱ型副舟骨而无局部疼痛；MRI 扫描 T_1 加权图像和 MRI 扫描 T_2 加权脂肪抑制图像，舟骨结节和副舟骨均无异常信号。

五、治疗与预后

解除局部疼痛，恢复正常负重行走，允许穿用普通或时装鞋，是治疗本病的目标[1,13]。应该首先选择非手术治疗，包括改变日常活动方式、穿用宽松鞋类、使用内置升高足弓鞋垫，抑或短时间石膏固定、口服非甾体抗炎药，均可获得缓解或消除疼痛的作用[14,15]。经过 3 个月上述治疗，足部内侧缘疼痛仍未缓解，抑或出现复发性疼痛，而且妨碍正常负重行走，则应考虑手术治疗[18]。

最近，Wynn[12]报道石膏固定或穿用鞋垫，治疗儿童副舟骨并有疼痛者 169 例（226 足），年龄平均 11.8 岁，女性与男性分别为 78% 和 22%，双足受累 60 例（36%），单侧受累 109 例（64%）；Ⅱ型副舟骨占 72.7%，Ⅰ型和Ⅲ型分别为 9.7% 和 17.4%。非手术治疗平均 2.1 次，28% 病例解除了疼痛，30% 病例需要手术治疗，41% 病例非手术治疗获得部分缓解，但不需要手术治疗。完全缓解者经过平均 8 个月的治疗，非手术治疗失败而需要手术治疗者平均经过 11 个月非手术治疗。该作者将侧位 X 线测量距骨-第一跖骨角＞ 10°（正常值为 0° ～10°）、跟骨背伸角＜ 15°（正常值为 15° ～30°）作为诊断扁平足的标准，其中 22 例（21.5%）距骨-第一跖骨角（Meary's angle）＞ 10°，18 例（17.6%）跟骨背伸角＜ 15°，总计 40 例（39.1%）诊断为扁平足。

手术治疗仍然是治疗本病的主要手段。文献中所描述的手术方法颇多，包括单纯性副舟骨切除、副舟骨切除与胫后肌腱止点重置（Kidner 手术），以及副舟骨与舟骨结节固定手术。

Kidner 早在 1929 年开始倡导副舟骨切除和胫后肌腱前置治疗Ⅱ型副舟骨，迄今仍将其称为 Kidner 手术。该作者认为副舟骨通常存在胫后肌腱止点异常，引发胫后肌腱维持足部内侧纵弓的作用减弱，进而导致扁平外翻足[23-25]。然而，晚近的临床研究证明，单纯副舟骨切除与副舟骨切除 + 胫后肌腱前置，几乎获得相等的良好结果。因为胫后肌腱前置并不能矫正扁平外翻足，现代多数学者主张单纯实施副舟骨切除[26,27]。

Pretell-Mazzini[28]描述单纯切除副舟骨与副舟骨切除 + 胫后肌腱前置的治疗 27 例（32 足）的结果。手术时年龄为 13.2 岁（9～16 岁），女性与男性分别为 22 例和 5 例，Ⅰ型 2 足，Ⅱ型 26 足和Ⅲ型 4 足。X 线检查 4 例 5 足出现下述异常，即距骨-舟骨覆盖角为 19.5°、距骨-第一跖骨角为 16.5°、跟骨背伸角为 12.4°。单纯性副舟骨切除 14 足，副舟骨切除 + 胫后肌腱前置

18足。依照术后功能Ⅲ级评定标准：Ⅰ级，能够参加体育活动；Ⅱ级，日常活动没有疼痛和不受任何限制；Ⅲ级，日常活动有疼痛或限制，后者被定义为手术治疗无效。28足（87.5%）获得优良结果，两种手术方法结果没有统计学差别。单纯切除14足中13足（93%）为优良级别，1足术后出现疼痛性瘢痕需要再次手术治疗；副舟骨切除+胫后肌腱前置18足中15足（83%）获得优良结果，6足出现并发症（4足有疼痛性瘢痕和2足肌腱炎），其中3足需要再次手术治疗。作者由此认为，单纯性副舟骨切除能够获得甚至比副舟骨切除+胫后肌腱前置更为满意的结果，但是没有提及术后随访时间。

Rietveld[29]报道单纯切除治疗5例（8足）舞蹈演员2型副舟骨，手术时年龄平均16.6岁（14~22岁），术后随访时间平均4.7年。5例8足都解除疼痛，足部活动也完全正常，继续从事职业舞蹈活动。

副舟骨与舟骨结节固定手术，被认为既能解除副舟骨产生的疼痛，还能保持胫后肌腱的完整性，其适应证则要求副舟骨体积足以接受直径3.5 mm空心拉力螺钉固定，而且融合失败率高达20%，因此并不比单纯副舟骨切除获得更多的益处[9,18,24,30]。

儿童足部副舟骨合并扁平外翻足的治疗，仍然是学者们争论和关注的热点课题。Cha[27]开展一项前瞻性临床对照研究，比较单纯性Ⅱ型副舟骨切除（第1组）与副舟骨切除+胫后肌腱前置（第2组），治疗有疼痛症状Ⅱ型副舟骨合并扁平外翻的结果。每组均包括25足，其手术时年龄、足部疼痛持续时间、副舟骨大小、X线测量代表扁平外翻的参数，即距骨-第一跖骨角、距骨-跟骨角和跟骨背伸角，第1组与第2组都没有明显的差异。术后处理两组却有所不同，第1组术后不用外固定，只是应用外旋鞋垫使用2周，允许患者尽早负重行走；第2组术后小腿石膏3周之后，继续用行走石膏固定4周。采取美国足踝外科协会（AOFAS）中足评分标准、视觉模拟评定疼痛标准（visual analogue scale，VAS），以及X线片测量距骨-第一跖骨角、距骨-跟骨角和跟骨背伸角，评定手术前和手术后的变化。与此同时，应用如下标准评定患者满意度：优级，足部没有疼痛，也没有穿鞋问题；良级，足部没有疼痛，但需要改变鞋型；可级，足部活动时出现轻度疼痛，日常活动没有限制，也需要改变鞋型；差级，足部中度疼痛，日常活动受限，对鞋型也要做出改变。手术后随访时间平均为3.2年（3~4.3年）。最后随访时，从中足功能、消除足部疼痛，以及X线测量距骨-第一跖骨角、距骨-跟骨角和跟骨背伸角等评价指标来看，两组均没有统计学差异；患者满意度中第1组和第2组满意率分别为86%与82%。该作者由此认为两种手术方式都能消除足部疼痛，对重建足部内侧纵弓却都没有明显的作用。

1. 副舟骨切除术

【手术适应证】

X线检查证实为Ⅱ型副舟骨者；经非手术治疗6个月，足内侧缘疼痛和肿胀仍未缓解；年龄没有严格的限制[3,9,25]。

【手术操作】

①麻醉与体位：将患儿置于仰卧位，于膝关节上方扎缚充气止血带，常规完成手术野的皮肤准备。

②切口与切除副舟骨：以舟骨内侧突起为中心作长3~5 cm纵行皮肤切口。切开皮肤及深筋膜后，将皮瓣向两侧游离，显露胫后肌腱背侧和跖侧边缘。沿着胫后肌腱中线切开，用骨膜剥离器将其向背侧与跖侧适当分离，注意保持胫后肌腱止点的完整。继之，寻找并切开副舟骨

与舟骨结节之间的纤维软骨，再将副舟骨完整切除。此时需要仔细检查舟骨结节是否与距骨内侧缘保持平行的线状关系，假若舟骨内侧还有明显的突出，可用骨刀或电锯从近端开始切除突出部分，并涂抹薄层骨蜡止血。切不可从远端进行切除舟骨突出部分，因为容易切除过多的舟骨。最后，将切开的胫后肌腱进行间断缝合，再常规缝合皮肤切口[26,29,31]。

【术后处理】

术后只需纱布包扎切口，而不需要石膏固定。术后 2 周允许穿着内置升高足弓鞋垫的鞋类负重行走。

2. 副舟骨切除与胫后肌腱止点移位（Kidner 手术）

【手术适应证】

同“副舟骨切除术”。

【手术操作】

①麻醉与体位：将患儿置于仰卧位，于膝关节上方扎缚充气止血带，常规完成手术野的皮肤准备。

②切口与显露：从内踝尖端前方 1 cm 开始，沿着胫后肌腱上缘向足趾方向延长，止于内侧楔骨。切开皮肤及深筋膜，沿着胫后肌腱走行路径追踪至其在舟骨的止点。

③副舟骨切除：在胫后肌腱内侧寻找副舟骨，锐性切除副舟骨及纤维软骨组织。如果舟骨内侧缘仍有明显突起，将其从近端向远端切除，保持舟骨内侧缘与距骨头内侧缘相齐平。

④胫后肌腱前置：从舟骨背侧向跖侧缘钝性剥离胫后肌腱止点，注意尽可能向远端剥离。为了使前置的胫后肌腱容易与舟骨愈合，可用电锯切除舟骨内侧及跖侧薄层骨皮质。用直径为 5 mm 的钻头从舟骨背侧向跖侧钻 2 个骨孔，用以固定胫后肌腱。继之，将后足适当跖屈和内翻，把胫后肌腱向远端及跖侧适当移位，避免胫后肌腱张力过大。最后，用 2 号不可吸收性缝合线经预置骨孔，将胫后肌腱与舟骨间断缝合固定，或用缝合锚钉（suture anchor）固定。注意将胫后肌腱与舟骨及内侧楔骨骨膜加强缝合[26,27]。

【术后处理】

常规缝合皮肤切口后，于后足适当跖屈和内翻，用小腿石膏固定 3 周。其后，用行走石膏或行走支具继续固定 4 周。通常在术后 6～8 周允许正常负重行走。

参考文献

[1] SEEHAUSEN D A, HARRIS L R, KAY R M, et al. Accessory navicular is associated with wider and more prominent navicular bone in pediatric patients by radiographic measurement [J]. J Pediatr Orthop, 2016, 36(5): 521-525.

[2] FREDRICK L A, BEALL D P, LY J Q, et al. The symptomatic accessory navicular bone: a report and discussion of the clinical presentation [J]. Corr Probl Diagn Radiol, 2005, 34(2): 47-50.

[3] MACNICOL M F, VOUTSINAS S. Surgical treatment of the symptomatic accessory navicular [J]. J Bone Joint Surg Br, 1984, 66(2): 218-226.

[4] GLUCK G S, HECKMAN D S, PAREKH S G. Tendon disorders of the foot and ankle, part 3: the posterior tibial tendon [J]. Am J Sports Med, 2010, 38(10): 2133-2144.

[5] COSKUN N, YUKSEL M, CEVENER M, et al. Incidence of accessory ossicles and sesamoid bones in the feet: a radiographical study of the Turkish subjects [J]. Surg Radiol Anat, 2009, 31 (1): 19−24.

[6] HUANG J, ZHANG Y, MA X, et al. Accessory navicular bone incidence in Chinese patients: a retrospective analysis of X-rays following trauma or progressive pain onset [J]. Surg Radiol Anat, 2014, 36 (2): 167−172.

[7] LEONARD Z C, FORTIN P T. Adolescent accessory navicular [J]. Foot Ankle Clin N Am, 2010, 15 (2): 337−347.

[8] SELLA E J, LAWSON J P, OGDEN J A. The accessory navicular synchondrosis [J]. Clin Orthop, 1986, 209 : 280−295.

[9] KALBOUNEH H, ALAJOULIN O, ALSALEM M, et al. Incidence and anatomical variations of accessory navicular bone in patients with foot pain: a retrospective radiographic analysis [J]. Clin Anat, 2017, 30 (4): 436−444.

[10] SELLA E J, LAWSON J P. Biomechanics of the accessory navicular synchondrosis [J]. Foot Ankle, 1987, 8 (3): 156−163.

[11] KNAPIK D M, GURAYA S S, CONRY K T, et al. Longitudinal radiographic behavior of accessory navicular in pediatric patients [J]. J Child Orthop, 2016, 10 (6): 685−689.

[12] WYNN M, BRADY C, COLA K, et al. Effectiveness of nonoperative treatment of the symptomatic accessory navicular in pediatric patients [J]. Iowa Orthop J, 2019, 39 (1): 45−49.

[13] GARRAS D N, RAIKIN S M. Combined modified kidner procedure with subtalar arthroereisis for the correction of painful accessory navicular associated with planovalgus deformity [J]. Tech Foot Ankle, 2012, 11 (4): 156−162.

[14] WOOD W A, SPENCER A M. Incidence of os tibiale externum in clinical pes planus [J]. J Am Podiatry Assoc, 1970, 60 (7): 276−279.

[15] PRICHASUK S, SINPHURMSUKSKUL O. Kidner procedure for symptomatic accessory navicular and its relation to pes planus [J]. Foot Ankle Int, 1995, 16 (8): 500−503.

[16] SULLIVAN J A, MILLER W A. The relationship of the accessory navicular to the development of the flat foot [J]. Clin Orthop, 1979, 144 : 233−237.

[17] PARK H, HWANG J H, SEO J O, et al. The relationship between accessory navicular and flat foot: a radiologic study [J]. J Pediatr Orthop, 2015, 35 (7): 739−745.

[18] VAUGHAN P, SINGH D. Ongoing pain and deformity after an excision of the accessory navicular [J]. Foot Ankle Clin N Am, 2014, 19 (3): 541−553.

[19] MURPHY R F, VAN NORTWICK S S, JONES R, et al. Evaluation and management of common accessory ossicles of the foot and ankle in children and adolescents [J]. J Am Acad Orthop Surg, 2021, 29 (8): e312-e321.

[20] GOLANO P, FARIÑAS O, SÁENZ I. The anatomy of the navicular and periarticular structures [J]. Foot Ankle Clin N Am, 2004, 9 (1): 1−23.

[21] HAMMER M R, PAI D R. The foot and ankle: congenital and developmental conditions [M] //R.Stein-Wexler, et al. Pediatric Orthopedic Imaging. Berlin Heidelberg : Springer-Verlag, 2015 : 463−516.

[22] TAKAHASHI M, SAKAI T, SAIRYO K, et al. Magnetic resonance imaging in adolescent symptomatic navicular tuberosity [J]. J Med Invest, 2014, 61 (1−2): 22−27.

[23] LEONARD M H, GONZALES S, BRECK L W, et al. Lateral transfer of the posterior tibial tendon in certain selected cases of pes plano valgus (Kidner operation) [J]. Clin Orthop, 1965, 40 : 139−144.
[24] MALICKY E S, LEVINE D S, SANGEONAN B J. Modification of the Kidner procedure with fusion of the primary and accessory navicular bones [J]. Foot Ankle Int, 1999, 20(1): 53−54.
[25] UGOLINI P A, RAIKIN S M. The accessory navicular [J]. Foot Ankle Clin N Am, 2004, 9(1): 165−180.
[26] JASIEWICZ B, POTACZEK T, KACKI W, et al. Results of simple excision technique in the surgical treatment of symptomatic accessory navicular bones [J]. Foot Ankle Surg, 2008, 14(2): 57−61.
[27] CHA S M, SHIN H D, KIM K C, et al. Simple excision vs the Kidner procedure for type 2 accessory navicular associated with flatfoot in pediatric population [J]. Foot Ankle Int, 2013, 34(2): 167−172.
[28] PRETELL-MAZZINI J, MURPHY R F, SAWYER J R, et al. Surgical treatment of symptomatic accessory navicular in children and adolescents [J]. Am J Orthopsychiatry, 2014, 43(3): 110−113.
[29] RIETVELD A B, DIEMER W M. Surgical treatment of the accessory navicular (os tibiale externum) in dancers:a retrospective case series [J]. J Dance Med Sci, 2016, 20(3): 103−108.
[30] SCOTT A T, SABESAN V J, SALUTA J R, et al.Fusion versus excision of the symptomatic type Ⅱ accessory navicular: a prospective study [J]. Foot Ankle Int, 2009, 30(1): 10−15.
[31] KIM J, PARK C, MOON Y, et al. Concomitant calcaneo-cuboid-cuneiform osteotomies and the modified Kidner procedure for severe flatfoot associated with symptomatic accessory navicular in children and adolescents [J]. J Orthop Surg Res, 2014, 9 : 131−137.

第三节　第五跖骨基底副骨

一、定义、流行病学与解剖学

将邻近第五跖骨基底近端、位于腓骨短肌腱止点之内的副骨，称为第五跖骨基底副骨[1]，最早由 Andreas Vesalius 于 1543 年描述[2,3]。

曾有几项横断面 X 线研究，证明其发生率介于 0.1%～0.9%，在足部副骨中约占 5.9%[4-7]。Garcia-Mata 从 2014 年以前的文献中只收集 7 例（9 足）第五跖骨基底副骨并有临床症状者，其中 2 例单侧受累和 5 例双侧受累。7 例年龄介于 13～50 岁，其中只有 2 例为青春期儿童，分别为 13 岁和 17 岁[8]。

解剖学观察手术切除标本，证明该副骨是略呈扁平的不规则三角形骨块，最宽处有 10～15 mm，与第五跖骨基底相对应的表面有关节软骨样结构。切除手术证明该副骨位于腓骨短肌腱之内，其周围腓骨短肌腱之间有纤维组织连接（图 5-12）[1,5]。

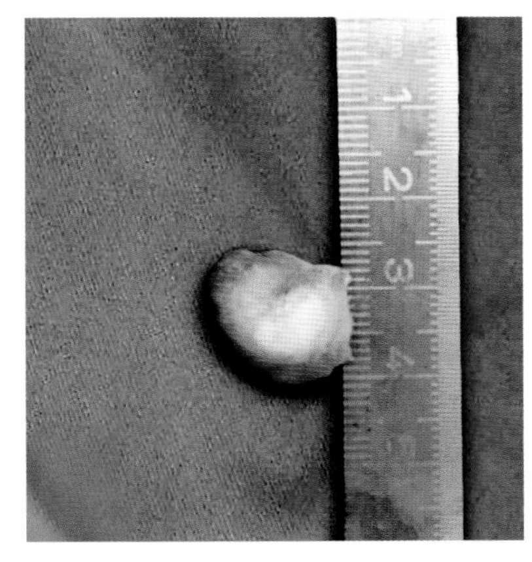

图 5-12　手术切除的副骨标本

显示与第五跖骨基底相对应的表面有关节软骨样结构，而周围则有与腓骨短肌腱连接的纤维组织。

二、临床特征

多数病例并无临床症状，通常为偶然 X 线检查所发现。某些患者可因过多活动或反复性微小创伤而引发足外侧缘慢性疼痛，体育活动可加重局部疼痛[1,8]。临床检查可发现第五跖骨基底突起，局部有轻度软组织肿胀，但有明显的压痛。患足抗阻力外翻和背伸活动可诱发疼痛，抑或患足被动内翻和跖屈活动时出现疼痛，但踝关节和距下关节活动在正常范围[1]。

三、X 线检查

X 线检查具有确定诊断的作用，常规足正位和斜位 X 线片可见第五跖骨基底近端有不规则的三角形骨块（表面有皮质骨），与第五跖骨近端有类似关节的间隙（图 5-13、图 5-14）[5,8,9]。

尽管本病有特征性 X 线表现，但需要与第五跖骨基底撕脱性骨折、第五跖骨基底骨突或骨软骨病相鉴别。前者除了有明确创伤和局部软组织肿胀外，在足正位和斜位 X 线片，可见骨折线为横向走行，骨折线两侧也没有硬化线（图 5-15）[10]。第五跖骨基底骨突或骨软骨病，在正位和斜位 X 线片可见正常的第五跖骨基底骨突（继发骨化中心）位于跖骨基底外侧的薄层骨片，该骨片与跖骨相互平行，两者之间的低密度线是骺板软骨。如果第五跖骨基底结节骨骺有硬化和碎裂现象，则可诊断第五跖骨基底骨软骨病（图 5-16）[11]。

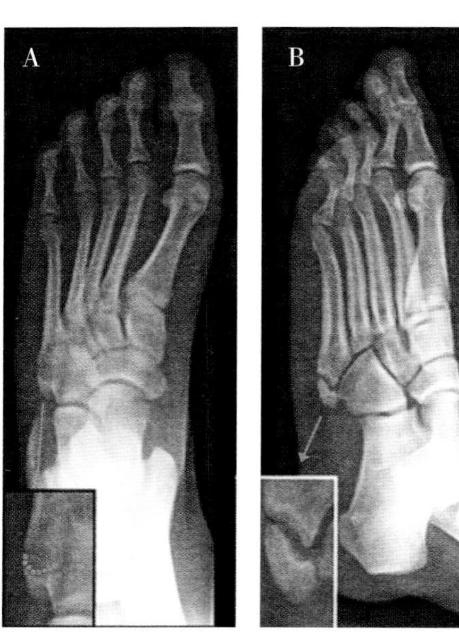

图 5-13　第五跖骨基底副骨

19 岁女性左足斜位（B）和正位 X 线片，可见第五跖骨基底近端有不规则的三角形骨块（表面有皮质骨），与第五跖骨基底有完整的间隙。

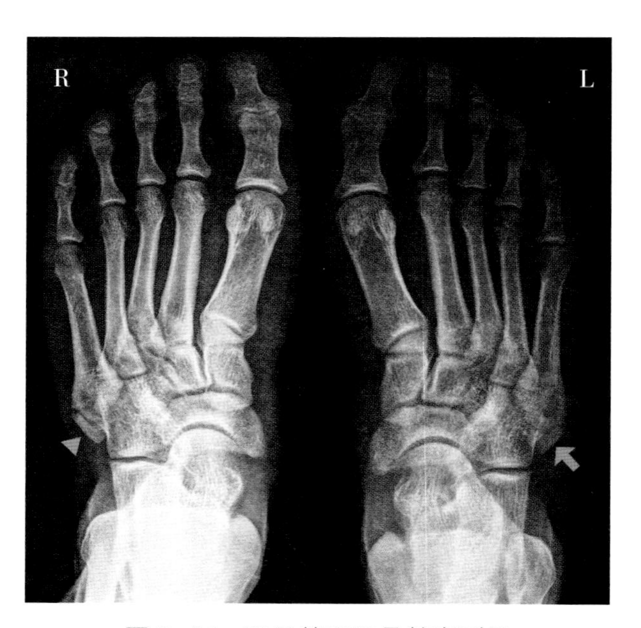

图 5-14　双足第五跖骨基底副骨

18 岁男性正位 X 线片所见副骨与跖骨基底之间存在斜行密度减低线，代表纤维软骨联合。

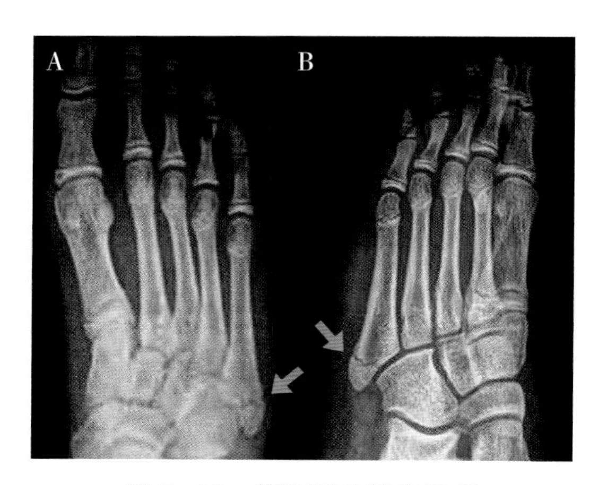

图 5-15　第五跖骨基底骨折

14 岁儿童足正位（A）和斜位（B）X 线片，可清晰显示横行骨折线。

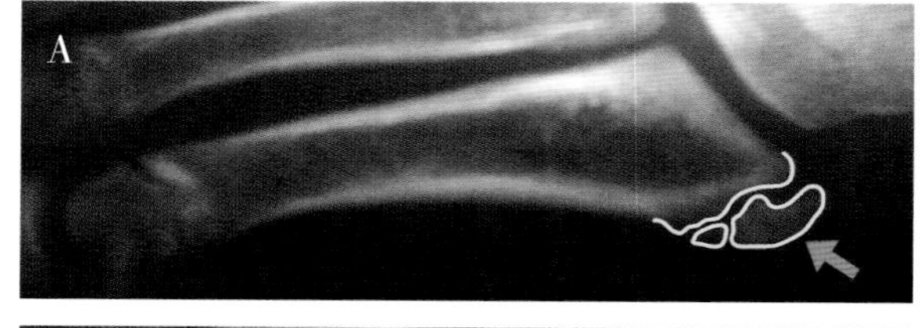

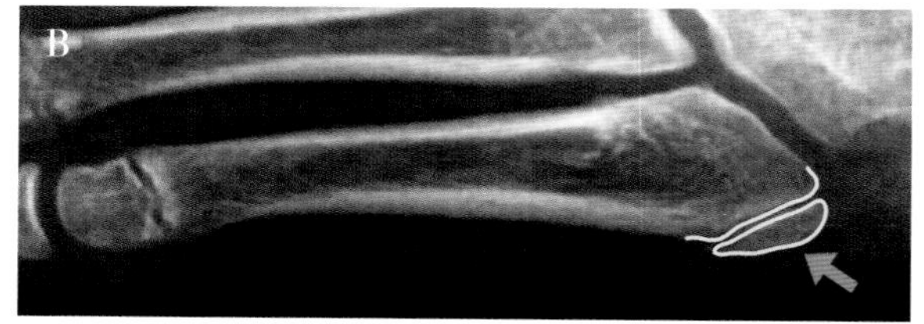

图 5-16　第五跖骨基底骨突炎与正常骨骺

10 岁儿童足斜位 X 线片，在第五跖骨基底结节骨骺有硬化和碎裂改变（A），B 图为正常第五跖骨基底结节骨骺形态。

四、治疗与预后

如果患者有持续性疼痛，妨碍正常负重行走，则应考虑手术切除副骨，能够实现解除足外侧缘疼痛，也不产生并发症[1,5]。

【手术操作】

沿着第五跖骨近端及腓骨短肌腱上缘作 5 cm 切口，显露腓骨短肌腱及其止点。继之，沿着腓骨短肌肌纤维走行方向做肌腱纵向切开，便可显露副骨与第五跖骨基底，钝性分离或锐性切断肌腱与副骨之间的纤维组织，最后，切断副骨与跖骨基底之间的纤维软骨组织。完整切出副骨之后，将切开的腓骨短肌腱间断缝合，注意修复肌腱在跖骨基底的止点，再常规缝合切口皮肤。

【术后处理】

术后使用小腿行走石膏固定 3～4 周。术后 6 周允许正常负重行走。

参考文献

[1] BEIL F T, BURGHARDT R D, STRAHL A, et al. Symptomatic os vesalianum：a case report and review of the literature [J]. Am Podiatr Med Assoc 2017, 107(2): 162-165.

[2] SMITH A D, CARTER J R, MARCUS R E. The os vesalianum: an unusual cause of lateral foot pain [J]. Orthopedics, 1984, 7(1): 86-89.

[3] INOUE T, YOSHIMURA I, OGATA K, et al. Os vesalianum as a cause of lateral foot pain: a familial case and its treatment [J]. J Pediatr Orthop, 1999, 8(1): 56-58.

[4] DAMERON T B. JR: fractures and anatomical variations of the proximal portion of the fifth metatarsal [J]. J Bone Joint Surg Am, 1975, 57(6): 788-792.

[5] DORRESTIJN O, BROUWER R W. Bilateral symptomatic osvesalianum pedis: a case report [J]. J Foot Ankle Surg, 2011, 50(4): 473-475.

[6] BOYA H, OZTEKIN H H, OZCAN O. Abnormal proximal fifth metatarsal and os vesalianum pedis [J]. J Am Podiatr Med Assoc, 2007, 97(5): 428-429.

[7] COSKUN N, YUKSEL M, CEVENER M, et al.Incidence of accessory ossicles and sesamoid bones in the feet: aradiographic study of the Turkish subjects [J]. Surg Radiol Anat, 2009, 31(1): 19-24.

[8] GARCIA-MATA S. Symptomatic os vesalianum pedis: long-term follow-up of a rare entity in childhood [J]. J Foot Ankle Surg, 2014, 14: 1-4.

[9] KIM M H, KIM W H, KIM C G, et al.Vesalianum pedis detected with bone SPECT/CT [J]. Clin Nucl Med, 2014, 39(2): e190-e192.

[10] RICCARDI G, RICCARDI D, MARCARELLI M, et al. Extremely proximal fractures of the fifth metatarsal in the developmental age [J]. Foot Ankle Int, 2011, 32(5): 526-531.

[11] DENIZ G, KOSE O, GUNERI B, et al. Traction apophysitis of the fifth metatarsal base in a child: Iselin's disease [J]. BMJ Case Rep, 2014, 2014. 1-4.

第四节　腓侧副骨

一、定义、流行病学与解剖学

临床上将位于跟骨-骰骨关节外侧及跖侧的卵圆形小骨块，称为腓侧副骨（os perineum）（图 5-17）或称为腓长肌腱内籽骨（sesamoid bone）[1,2]。在正常人群发生率介于 5%~26%，双侧病例为 60%。腓侧副骨通常为扁平的卵圆形小骨块，厚度约为 4 mm，长度约 13 mm，但有 30% 者出现 2 个或多个骨块（图 5-18）[3-5]。

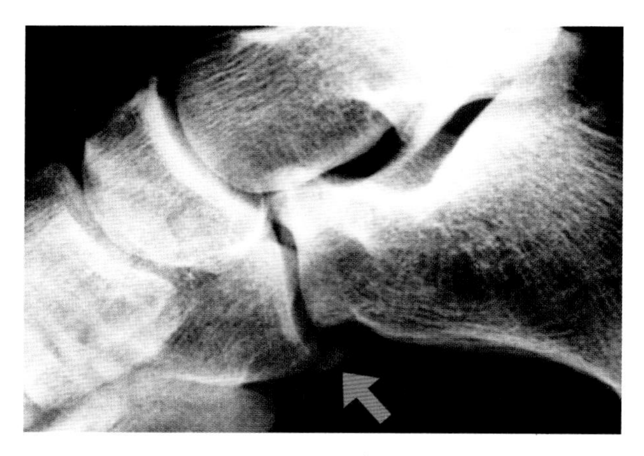

图 5-17　腓侧副骨

斜位 X 线片显示腓侧副骨，位于跟骨-骰骨关节的外侧及跖侧。

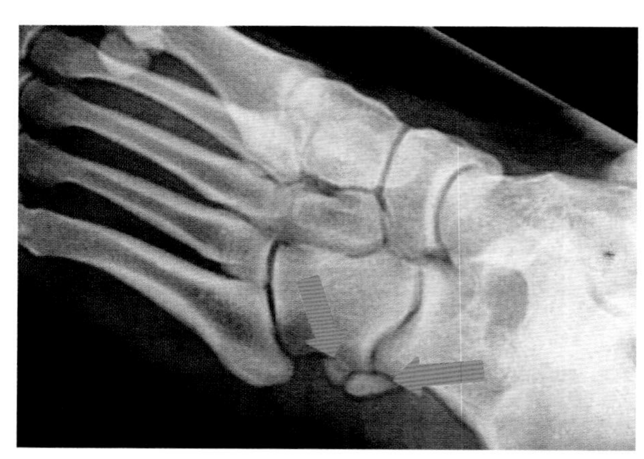

图 5-18　腓侧副骨

左足斜位 X 线片显示两分腓侧副骨位于跟骨-骰骨关节外侧。

有关其来源有 2 种不同的意见。Mittal[6]认为肌腱局部应力作用产生的继发性骨化。Guimerá[7]则认为是胚胎发育异常，因为有资料研究证明胚胎期存在副骨的前体结构，但多在成年后因为过度活动或踝关节扭伤，引发副骨及腓长肌腱与跟骨-骰骨关节外侧摩擦，进而产生疼痛和步态异常，称为疼痛性腓侧副骨综合征（painful os perineum syndrome）。由于腓侧副骨位于腓长肌腱内，急性或复发性慢性疼痛者，通常存在腓长肌腱断裂或撕脱性病变[1]。

二、临床特征

临床上以足部外侧急性疼痛或慢性疼痛为主诉，前者通常有明确的踝部扭伤或踝关节内翻位损伤的病史，而慢性疼痛者则表现为反复性疼痛，但没有明确的创伤病史。临床检查可发现外踝下方腓长肌腱与跟骨-骰骨关节外侧缘压痛和肿胀。将患足被动内翻或内收时，可加剧局部疼痛，踝关节伸展和跖屈活动范围明显减少[8-10]。

三、X线检查

X线检查具有确定诊断的作用，对外踝周围骨折的鉴别诊断更有意义。常规摄取足正位和斜位X线片，可清楚显示位于跟骨-骰骨关节外侧的1个或2个卵圆形小骨块，其表面皮质规则和密度一致（图5-19、图5-20）。如果患足外侧缘有明显疼痛和压痛，而X线检查发现2个副骨发生分离，则强烈提示腓侧副骨骨折并腓长肌腱断裂。假若X线检查发现，腓侧副骨明显增大并有硬化反应，提示为腓侧副骨应力性骨折。上述X线特征容易与外踝及周围骨折相鉴别[2,4,11]。

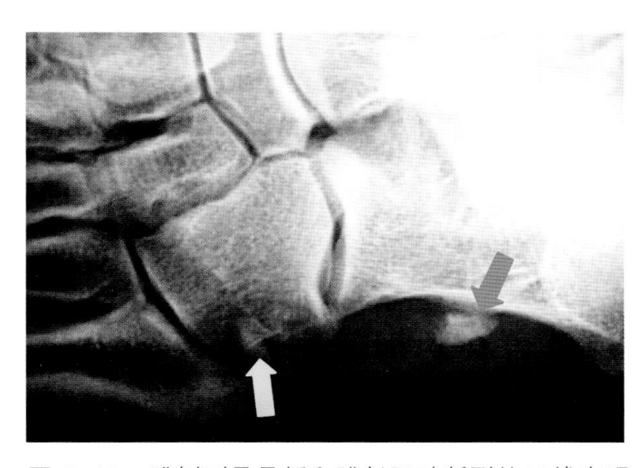

图5-19 腓侧副骨骨折和腓长肌腱断裂的X线表现

左足斜位X线片显示两分腓侧副骨发生分离，提示腓侧副骨骨折和腓长肌腱断裂。

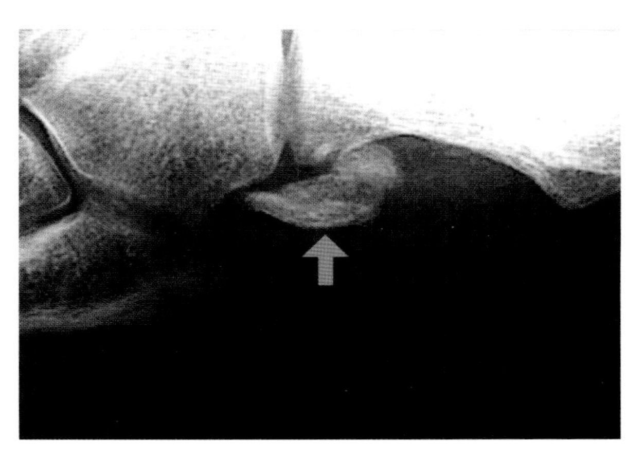

图5-20 腓侧副骨应力性骨折的X线表现

左足斜位X线片显示位于跟骨-骰骨外侧不规则的三角形骨块，并有硬化现象。

四、治疗与预后

足部外侧慢性疼痛，X线检查否定腓侧副骨骨折或诊断应力性骨折者，首先考虑用小腿石膏固定4~6周，其后开始踝关节伸展和屈曲功能活动训练[8,9]。

如果出现复发性疼痛和局部软组织持续肿胀，高度疑似腓长肌腱断裂或退行性撕裂者，则应选择手术治疗，包括切除腓侧副骨和修复腓长肌腱[4,8,11]。Peterson[9]报道5例腓侧副骨骨折，开始采取非手术治疗，但因足部外侧出现复发性疼痛，最终实施腓侧副骨切除。术后随访时间1~1.5年，患足疼痛消失，并可参加体育运动。

参考文献

[1] BIANCHI1 S, BORTOLOTTO C, DRAGHI F. Os peroneum imaging: normal appearance and pathological findings[J]. Insights Imaging, 2017, 8(1): 59-68.

[2] MELLADO J M, RAMOS A, SALVADO E, et al. Accessory ossicles and sesamoid bones of the ankle and foot: imaging findings, clinical significance and differential diagnosis[J]. Eur Radiol, 2003, 13(Suppl 4): 164-177.

[3] BIANCHI S, MARTINOLI C, GAIGNOT C, et al. Ultrasound of the ankle: anatomy of the tendons, bursae, and ligaments[J]. Semin Musculoskelet Radiol, 2005, 9(3): 243-259.

[4] SAMMARCO V J, CUTTICA D J, SAMMARCO G J. Lasso stitch withperoneal retinaculoplasty for repair of fractured os peroneum: a report of two cases [J]. Clin Orthop, 2010, 468 (4): 1012-1017.

[5] PEACOCK K C, RESNICK E J, THODER J J. Fracture of the osperoneum with rupture of the peroneus longus tendon: a case report with review of the literature [J]. Clin Orthop, 1986, 202 : 223-226.

[6] MITTAL P S, JOSHI S S, CHHAPARWAL R, et al. Prevalence and mophometry of os peroneum amongst central indians [J]. J Clin Diagn Res, 2014, 8 (1): AC08-AC10.

[7] GUIMERÁ V, LAFUENTE A, ZAMBRANA L, et al. The peroneocuboid joint: morphogenesis and anatomical study [J]. J Anat, 2015, 226 (1): 104-112.

[8] SOBEL M, PAVLOV H, GEPPERT M J, et al. Painful os peroneum syndrome: a spectrum ofconditions responsible for plantar lateral foot pain [J]. Foot Ankle Int, 1994, 15 (3): 112-124.

[9] PETERSON D A, STINSON W. Excision of the fractured os peroneum: a report on five patients and review of the Literature [J]. Foot Ankle, 1992, 13 (5): 277-281.

[10] BASHIR W A, LEWIS S, CULLEN N, et al. Os peroneum friction syndrome complicated by sesamoid fatigue fracture: a new radiological diagnosis? Case report and literature review [J]. Skeletal Radiol, 2009, 38 (2): 181-186.

[11] BLITZ N M, NEMES K K. Bilateral peroneus longus tendon rupture through a bipartite os peroneum [J]. Foot Ankle Surg, 2007, 46 (4): 270-277.

第五节　距骨后方三角骨

一、定义、流行病学与病理解剖

临床和解剖学将位于距骨后方的三角骨，称为距骨后方三角形副骨（os trigonum）[1-3]。Rosenmuller 于 1804 年首先描述的距骨后三角骨，Bardeleben 于 1885 年将其命名为距骨后三角骨[4,5]。距骨后方三角骨是第 2 个常见的足部副骨[6-8]。早期学者曾认为三角骨是未愈合的陈旧性骨折，目前则被视为解剖变异，最有可能是距骨次级骨化中心与距骨后突外侧结节（Stieda's process）融合失败的结果[1,2]。

胫骨后方三角骨通常在 8～13 岁开始骨化，在骨化后 12 个月内或 17 岁之前，三角骨与距骨后突外侧结节发生融合[9]。三角骨发生率介于 7%～14%，女性与男性发生率分别为 17% 和 12%，双侧病例约占 50%[6,10]。

Gursoy[11] 应用 MRI 扫描比较研究有三角骨和没有三角骨者距骨-腓骨后韧带的解剖关系，观察距骨-腓骨后韧带、拇长屈肌腱、距骨和三角骨的病理改变。70 例有三角骨者平均年龄 38.6 岁（介于 12～75 岁），而没有三角骨的对照组平均年龄 41.6 岁（介于 17～69 岁）。结果显示正常对照组，距骨-腓骨后韧带的后方纤维止于距骨后突外侧结节，而有三角骨者的距骨-腓骨后韧带的后方纤维却止于三角骨（图 5-21）。除此之外，有三角骨者同时存在拇长屈肌腱炎、距骨-腓骨后韧带水肿，以及距骨和三角骨软骨下水肿。其发生机制可能因为踝关节在日常生活中反复的跖屈活动，三角骨与其周围软组织（距骨-腓骨后韧带和拇长屈肌腱）遭致胫骨、距骨和跟骨的挤压，进而产生炎性反应。这些病理改变通常被冠以三角骨综合征（os trigonum syndrome）[5]、距骨受压综合征（talar compression syndrome）[12]或踝关节后方撞击综

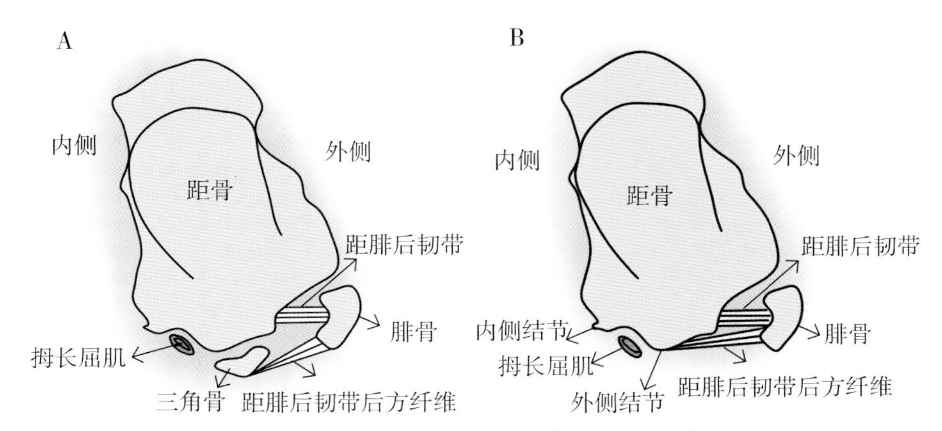

图 5-21　三角骨与距骨及韧带的解剖示意图

A. 显示三角骨位于距骨后突外侧结节后方，距骨-腓骨后方韧带的部分纤维连接三角骨与腓骨；B. 没有三角骨的正常者，距骨-腓骨后方韧带直接终止于外侧结节。

合征（posterior tibiotalar impingement syndrome）[13,14]。距骨-腓骨后韧带因为三角骨而容易发生内翻应力损伤，通常伴有距骨-腓骨前韧带和跟腓韧带损伤，因此，三角骨所引发距骨-腓骨后韧带和拇长屈肌腱的病理改变，可能是影响踝关节稳定的危险因素[11,12]。

Zwiers[4]采取 CT 轴向扫描的方法，探讨三角骨发生率、三角骨的大小，以及三角骨与距骨后突外侧结节的解剖关系。研究对象包括 628 例（1256 踝部），年龄介于 22～48 岁，其中 665 踝部有疼痛症状。总计三角骨发生率为 32.5%，双侧受累者为 14.3%。踝关节后方撞击综合征者中三角骨发生率为 30.3%，而没有症状者的发生率为 23.7% 。与此同时，Zwiers 依据三角骨借助纤维软骨联合与距骨后突外侧结节的解剖关系，将其分成 3 种类型：A 型，三角骨位于外侧结节后方；B 型，三角骨成为外侧结节的组成部分；C 型，三角骨前方并没有外侧结节。3 种类型发生率分别为 19.6%、50.3% 和 30.1%，而三角骨最大直径< 0.5 cm、5～1.5 cm 和 > 1.5 cm 者，分别为 23.5%、57.7% 和 18.8%。

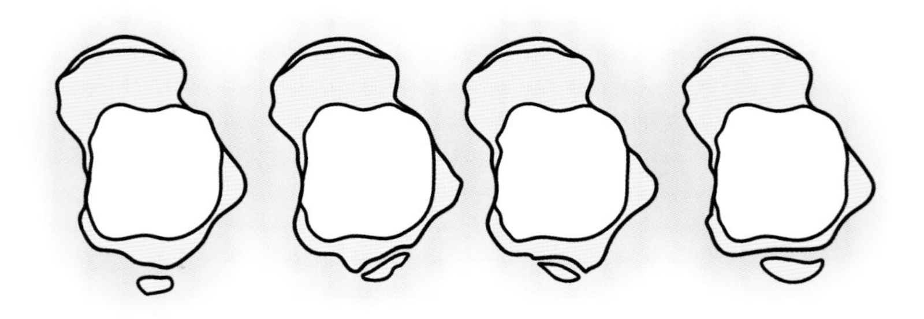

A. 三角骨位于完整的外侧结节后方　B. 三角骨是距骨外侧结节的组成部分　C. 虽有三角骨，但无外侧结节

图 5-22　三角骨分型示意图

二、临床特征

临床以踝关节后方慢性疼痛，尤其是踝关节用力跖屈活动时加剧疼痛为特征[1,13]。患者通常有急性踝部扭伤或过度活动的病史，后者是指经常参加踝关节反复跖屈活动的活动，例如篮球、排球、芭蕾舞或跑步等文体活动[7,9]。

临床检查可发现踝关节后外侧有深部压痛，压痛点介于跟腱与腓骨肌腱之间[14,15]。将踝关节过度跖屈时既可加剧压痛，有时还可触及摩擦感，后者是介于跟骨与胫骨之间的三角骨受到挤压的间接证据[14,15]。足趾负重站立加剧疼痛，抑或不可完成足趾负重站立，也是诊断本病的重要体征[5]。

三、影像学检查

影像学检查对诊断三角骨综合征具有不可替代的作用。常规摄取足部侧位 X 线片，通常能够发现位于距骨后方三角形骨块。该骨块位于距骨-跟骨后关节面水平，其前方有明显的间隙（图 5-23），后者是三角骨与距骨后突外侧结节相鉴别的要点之一（图 5-24）[6,8,15]。有时在踝关节跖屈时的侧位 X 线片，允许清晰显示较小的三角骨（图 5-25）[15,16]。

CT 扫描不仅显示距骨后方三角骨与距骨后突有线性间隙，还能显示两侧硬化反应（图 5-26）[23]。

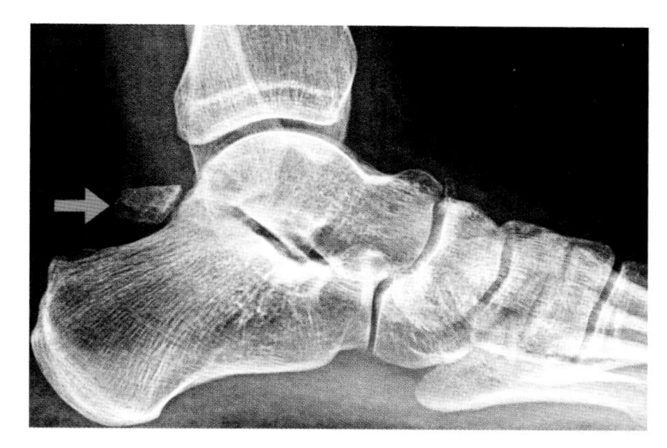

图 5-23　足部侧位 X 线片

显示距骨–跟骨后关节面水平后方有三角形骨块，骨块前方有明显的间隙。

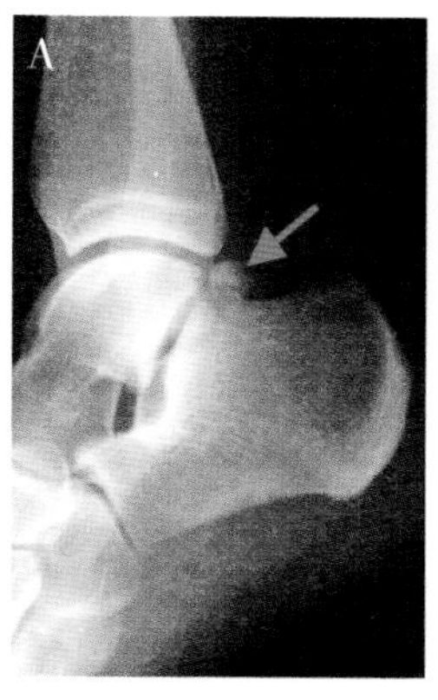

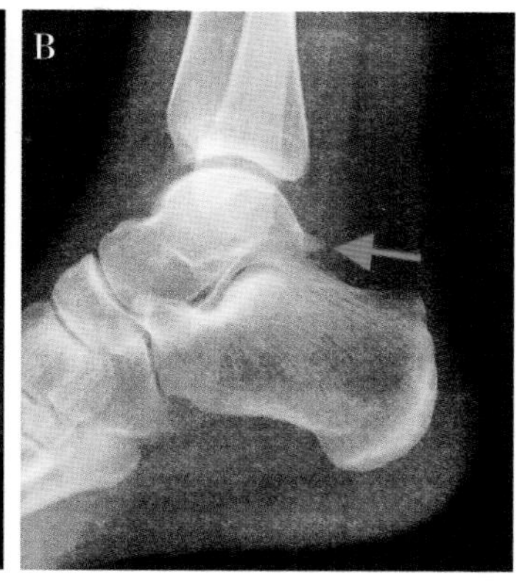

图 5-24　三角骨与距骨后突外侧结节的鉴别要点

A 图显示距骨后方三角骨，可见三角骨后方与距骨后突有明显的间隙；B 图则显示距骨后突从距骨体突向后方。

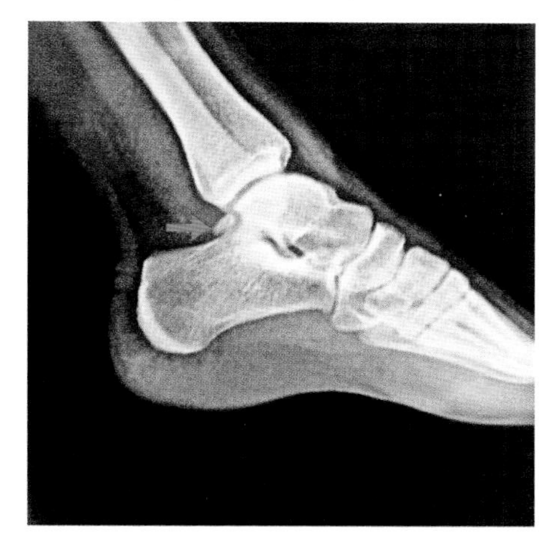

图 5-25　踝关节极度跖屈时侧位 X 线片

更能清楚显示较小的三角骨。

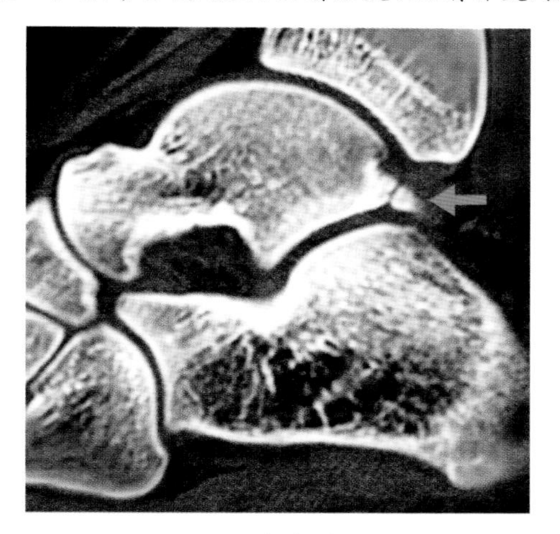

图 5-26　足部侧位 CT 扫描

显示 14 岁儿童距骨后方三角骨与距骨后突有线性间隙，并有硬化反应。

MRI 扫描既能清楚显示三角骨，又能提供三角骨及周围结构可能存在病理异常的信息[13,14]。当三角骨没有病理改变时，在 MRI 扫描 T_1 加权图像为低信号，T_2 加权图像为高信号，而罹患三角骨综合征或踝关节后方撞击综合征者，其 MRI 扫描 T_1 加权图像显示三角骨有低信号，而 T_2 加权脂肪抑制图像则显示三角骨为高信号，提示三角骨骨髓水肿（图 5-27）[17,18,19]。此外，在 T_2 加权脂肪抑制图像或短时反转恢复（STIR）MRI 扫描还可显示距骨外侧突、邻近距骨及跟骨高信号（图 5-28、图 5-29）[17,20]。

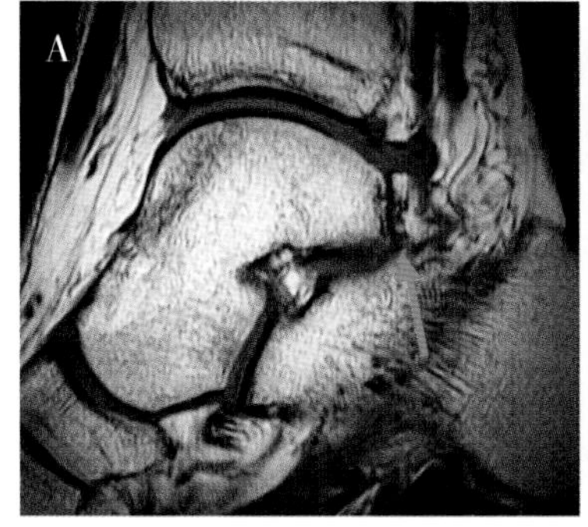

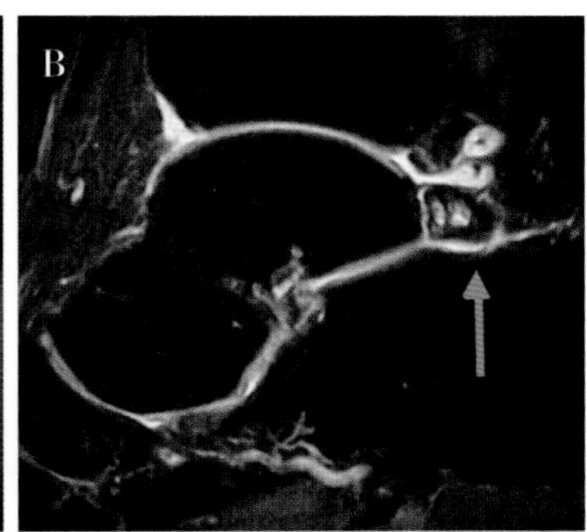

图 5-27　三角骨的 MRI 表现

T_1 加权（A）显示三角骨有片状低信号，而 T_2 加权脂肪抑制图像显示三角骨为高信号（B），提示三角骨骨髓水肿。此外，在 T_2 加权脂肪抑制图像显示三角骨周围软组织和踝关节后方也有高信号。

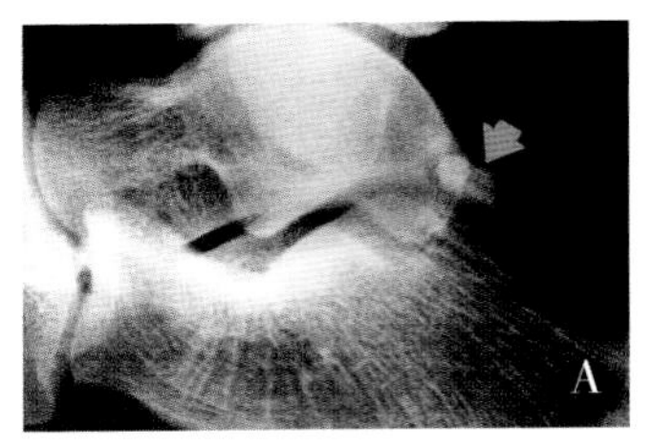

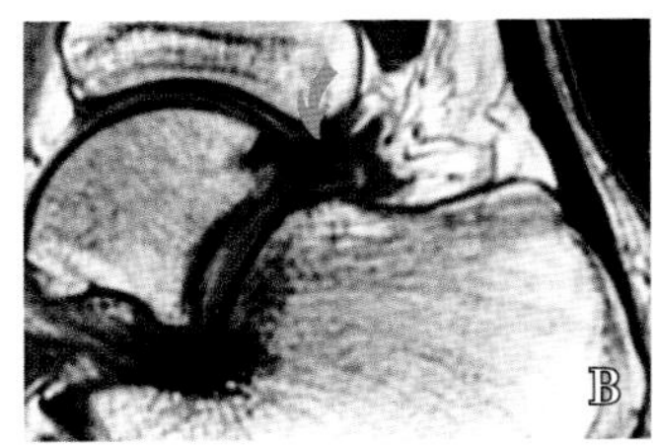

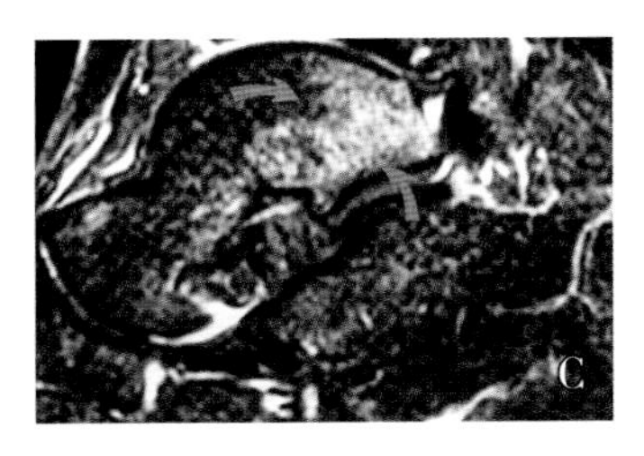

图 5-28　三角骨综合征

A. 右足侧位 X 线片显示界限清晰的三角骨（箭号）；B. 矢状位 MRI 扫描 T_1 加权图像显示三角骨为低信号（箭号）；C. 矢状位短时反转脂肪抑制（STIR）MRI 图像距骨后方（箭号）和三角骨均为高信号。

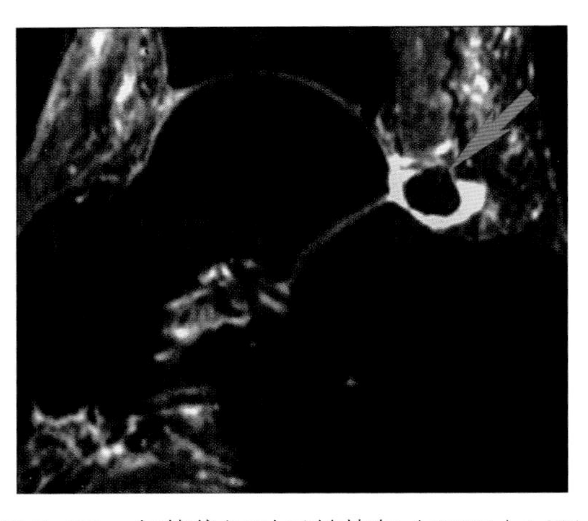

图 5-29　矢状位短时反转恢复（STIR）MRI 图像

显示三角骨周围炎性反应和渗出。

四、治疗与预后

首选非手术治疗，包括口服非甾体抗炎药，尽可能减少参与需要踝关节跖屈的体育活动，应用甲泼尼龙注入踝关节后外侧，以及使用避免踝关节跖屈的足踝支具 2～3 周[21-23]。

三角骨切除是解除足踝部疼痛的可靠途径。Ballal[24]基于个人临床经验，提出上述非手术治疗措施只能短期内缓解或消除踝关节后方疼痛，通常会出现复发性疼痛，主张尽早实施手术切除三角骨。早期选择经踝关节后外侧途径或后内侧途径切除三角骨，都获得了理想的手术结果[6,21,22]。

Heyer[6]选择踝关节后内侧途径切除 40 例三角骨，患者职业多为芭蕾舞演员，手术时年龄介于 13～39 岁（平均 19.2 岁），术后随访时间平均 4 年（6 个月至 12 年）。在术后 2 年内疼痛完全消失，37 例（92.5%）从返芭蕾舞舞台，并达到其以前的演艺水平，另 3 例因个人原因而放弃芭蕾舞职业。

Abramowitz[22]经踝关节后外侧途径治疗 44 例 44 足三角骨综合征，手术时年龄平均 27 岁（16～47 岁），术后随访时间平均 3.7 年（2～6.8 年）。依照美国足踝外科协会（AOFAS）足踝与后足评分标准，44 足由术前（51.7 ± 15）分提高至术后（87.6 ± 11.4）分。手术前疼痛持续＞ 2 年者，与疼痛时间少于 2 年者相比较，其 AOFAS 分数显著低于后者。手术并发症包括，2 例腓肠神经因术中切断，导致持续性痛觉丧失，另 4 例暂时性腓肠神经损伤，术后 6 个月自然恢复；1 例发生反射交感性萎缩症（reflex sympathetic dystrophy），1 年后有部分恢复，但继续随访 2.3 年仍没有任何改善。

Glard[23] 报道经后内侧途径成功切除 4 例（5 足）儿童的距骨后方三角骨。患者年龄介于 11～17 岁，术后 3 个月都能无限制地参加体育运动。该作者认为手术切除儿童三角骨，如同成人病例也能够有效地解除临床症状。

Guo[25] 开展切开手术与关节镜切除三角骨的比较研究，其中 16 例经切开手术切除三角骨（A 组），另 25 例经关节镜切除三角骨（B 组）。随访 1～7.2 年，B 组更早恢复之前的运动水平，具有统计学意义，但视觉模拟疼痛评分和 AOFAS 足踝与后足评分标准，两组没有统计学差异。

Ballal[24] 描述切开手术与关节镜切除三角骨，目的是比较其治疗结果、并发症，以及重返芭蕾舞工作所需时间。本组 35 例均是职业芭蕾舞演员，13 例（37.1%）经关节镜切除，另 22 例（62.9%）经传统的切开手术切除三角骨。结果证明关节镜组（平均 9.8 周）比切开手术组（平均 14.9 周）更快地重返芭蕾舞舞台，但两组都实现了解除疼痛的目标，也没有出现并发症。本节只介绍传统切开手术的方法。

三角骨切除

【手术适应证】

经非手术治疗 3 个月未能解除踝关节后方疼痛，或者出现复发性疼痛；年龄没有严格的限制[22,23,26]。

【手术操作】

①麻醉与体位：将患儿置于侧卧位，于膝关节上方扎缚充气止血带，常规完成手术野的皮肤准备。

②切口与显露：从外踝尖端下方 1 cm 开始，沿着腓骨与跟腱之间向近端延长 4 cm（图 5-30）。切开皮肤及皮下组织，钝性游离皮瓣，避免损伤位于皮肤切口后方的腓肠神经。钝性游离腓肠神经，将其用橡皮片环绕牵拉予以保护。纵向切开后方深部筋膜，游离跟骨后方纤维脂肪组织，便可在踝关节极度跖屈时触及三角骨。

③切除三角骨：依次切断距骨-腓骨后韧带、切开踝关节及距下关节后关节囊，钝性分离和显露三角骨，切断三角骨与距骨及跟骨之间的纤维软骨连接，或用骨刀从距骨后突后方截除三角骨（图 5-30）。取出三角骨之后，仔细探查拇长屈肌腱及其腱鞘，根据需要进行腱鞘松解。继之，用生理盐水冲洗之后，常规缝合皮肤切口[6,23,26]。

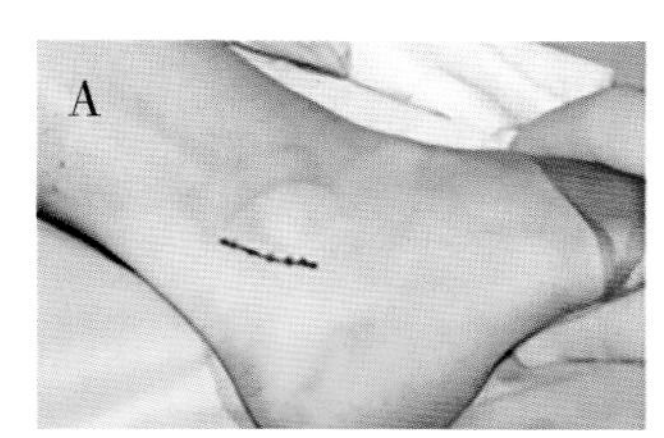

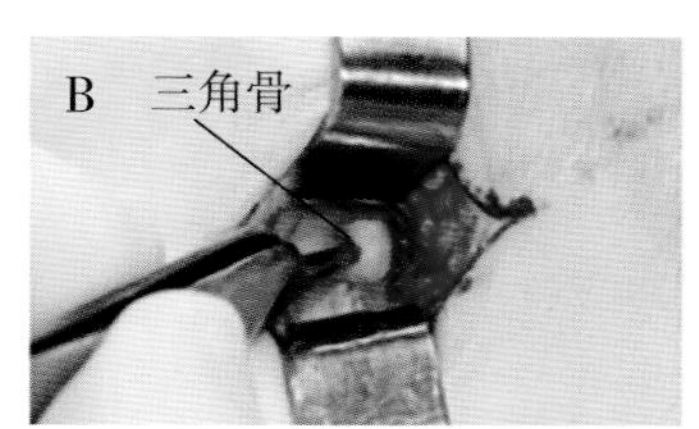

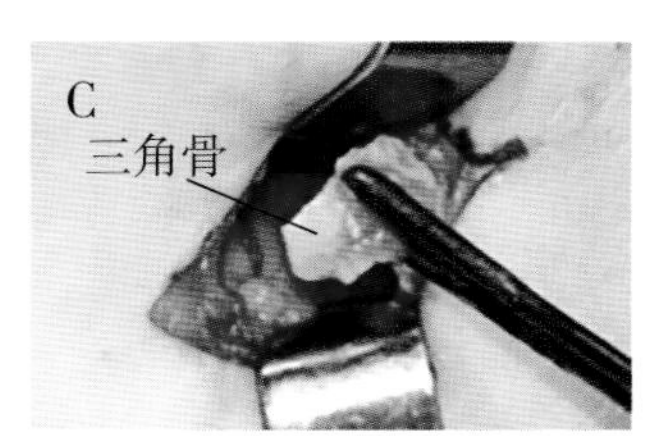

图 5-30　三角骨切除术

标记踝关节后外侧切口线（A）；显露和切除三角骨（B 和 C）。

【术后处理】

用小腿石膏固定 2 周。拆除石膏后，开始进行小腿三头肌伸展训练、踝关节伸屈活动范围康复训练。允许可耐受的负重行走。

参考文献

[1] NWAWKA O K, HAYASHI D, DIAZ L E, et al. Sesamoids and accessory ossicles of the foot: anatomical variability and related pathology [J]. Insights Imaging, 2013, 4(5): 581-593.

[2] KARASICK D, SCHWEITZER M E. The os trigonum syndrome:imaging features [J]. AJR Am J Roentgenol, 1996, 166(1): 125-129.

[3] LEE J C, CALDER J D, HEALY J C. Posterior impingement syndromes of the ankle [J]. Semin Musculoskelet Radiol, 2008, 12(2): 154-169.

[4] ZWIERS R, BALTES T P A, OPDAM K T M, et al. Prevalence of os trigonum on CT imaging [J]. Foot Ankle Int, 2018, 39(3): 338-342.

[5] CHAO W. Os trigonum [J]. Foot Ankle Clin, 2004, 9(4): 787-796.

[6] HEYER J H, ROSE D J. Trigonum excision in dancers via an open posteromedial approach [J]. Foot Ankle Int, 2017, 38(1): 27-35.

[7] RATHUR S, CLIFFORD P D, CHAPMAN C B. Posterior ankleimpingement: an os trigonum syndrome [J]. Am J Orthop, 2009, 38(5): 252-253.

[8] SONG A J, GIUDICE M D, LAZARUS M L. Radiologic case study: os trigonum syndrome [J]. Orthopedics, 2013, 36(1): 36-38.

[9] HEDRICK M R, MCBRYDE A M. Posterior ankle impingement [J]. Foot Ankle Int, 1994, 15(1): 2-8.

[10] KNAPIK D M, GURAYA S S, JONES J A, et al. Incidence and fusion of os trigonum in a healthy pediatric population [J]. J Pediatr Orthop, 2019, 39(9): e718-e721.

[11] GURSOY M, DAG F, METE B D, et al. The anatomic variations of the posterior talofibular ligament associated with os trigonum and pathologies of related structures [J]. Surg Radiol Anat, 2015, 37(8): 955-962.

[12] MAQUIRRIAIN J. Posterior ankle impingement syndrome [J]. J Am Acad Orthop Surg, 2005, 13(6): 365-371.

[13] SANDERS T G, RATHUR S K. Impingement syndromes of the ankle [J]. Magn Reson Imaging Clin N Am, 2008, 16(1): 29-38.

[14] KHAN R A, WAHAB S, ULLAH E. Posterior impingement in a pediatric population: a review and case report [J]. Foot Ankle Spec, 2009, 2(6): 291-293.

[15] LAVERY K P, MCHALE K J, ROSSY W H, et al. Ankle impingement [J]. J Orthop Surg Res, 2016, 11(1): 97-104.

[16] DATIR A, CONNELL D. Imaging of impingement lesions in the ankle [J]. Top Magn Reson Imaging, 2010, 21(1): 15-23.

[17] POWELL B D, COOPER M T. Ankle MRI and arthroscopy correlation with cartilaginous defects and symptomatic os trigonum [J]. Sports Med Arthrosc Rev, 2017, 25(4): 237-245.

[18] SAINANI N, LAWANDE M A, Pawar A, et al. Posterior ankle impingement syndrome due to os trigonum [J]. Applied Radiology, 2011, 40 : 28-30.

[19] BUREAU N J, CARDINAL E, HOBDEN R, et al. Posterior ankle impingement syndrome: MR imaging findings in seven patients [J]. Radiology, 2000, 215(2): 497-503.

[20] SKAF A Y, OLIVOTTI B, PECCI-NETO L, et al. Symptomatic osseous abnormalities at the posteromedial

tubercle of the talus: magnetic resonance imaging features [J]. Foot Ankle Surg, 2015, 54 (5): 1-7.
[21] MAROTTA J J, MICHELI L J. Os trigonum impingement in dancers [J]. Am J Sports Med, 1992, 20 (5): 533-536.
[22] ABRAMOWITZ Y, WOLLSTEIN R, BARZILAY Y, et al. Outcome of resection of a symptomatic os trigonum [J]. J Bone Joint Surg Am, 2003, 85 (6): 1051-1057.
[23] GLARD Y, JACOPIN S, DE LANDEVOISIN E S, et al. Symptomatic os trigonum in children [J]. Foot Ankle Surg, 2009, 15 (2): 82-85.
[24] BALLAL M S, ROCHE A, BRODRICK A, et al. Posterior endoscopic excision of os trigonum in professional national ballet dancers [J]. Foot Ankle Surg, 2016, 55 (5): 927-930.
[25] GUO Q W, HU Y L, JIAO C, et al. Open versus endoscopic excision of a symptomatic os trigonum: a comparative study of 41 cases [J]. Arthroscopy, 2010, 26 (3): 384-390.
[26] NAULT M L, KOCHER M S , MICHELI L J. Os trigonum syndrome [J]. J Am Acad Orthop Surg, 2014, 22 (9): 545-553.

第六节　副距骨

一、定义与病理改变

临床将位于距骨背侧面的外侧，恰在外踝前方的副骨，称为副距骨。英美文献称为第二距骨（talus secundarius）。Pfitzner 于 1896 年首先予以描述，但该作者假定是距骨骨折未愈合的表现[1,2]。

日本学者 Tsuruta 曾复习 3460 例足部 X 线片，只有 3 足出现副距骨，由此推断其发生率为 0.01%[3]。

只有极少数个体出现临床症状，Kose[1]复习英美 65 年期间（1952—2017 年）的医学文献，只有 8 例 11 足出现临床症状，年龄介于 12～42 岁，年龄< 18 岁者 4 例。Zwiers[4]手术治疗 1 例 14 岁男性体操运动员双侧副距骨，CT 三维重建证明左足和右足副骨大小分别为 17mm × 15mm × 10 mm 和 7mm × 5mm × 2 mm，在副骨与距骨体之间有纤维软骨联合（synchondrosis），而 MRI 扫描证实距骨体在副骨平面出现骨髓水肿改变。Kose 手术切除 1 例 42 岁男性右足副距骨，手术中发现副骨与距骨－腓骨前韧带有纤维组织连接[1]。

二、临床特征

临床以踝关节前外侧慢性疼痛、肿胀为特征，长时间站立可诱发疼痛，但没有创伤病史。临床检查可发现外踝前方肿块和压痛，距下关节活动范围明显减少，但踝关节伸展和跖屈活动均在正常范围[1,4]。

三、影像学检查

确定诊断依赖 X 线检查和 CT 扫描，在足踝正位 X 线片可见距骨外侧与外踝之间三角形骨块（图 5-31）。在 CT 冠状位扫描，能够清楚显示副骨和软骨联合，以及软骨联合周围囊肿形成（图 5-32），而 CT 三维重建却能满意显示位于距骨体与距骨颈移行部位外侧的三角形副骨（图 5-33）[1,3]。MRI 扫描冠状位 T_1 加权图像不仅能够显示副骨，也可发现邻近距骨骨髓水肿（图 5-34）[4]。

副距骨具有某些影像学特征，但需要与距骨外侧

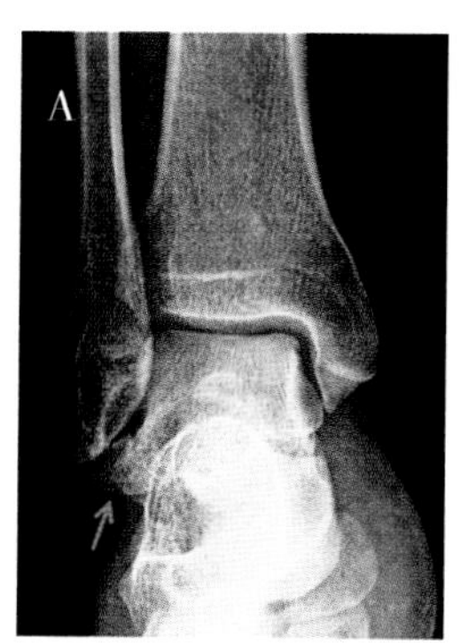

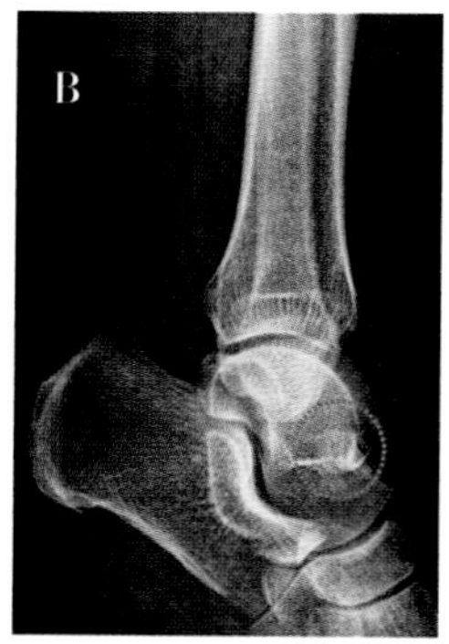

图 5-31　踝关节正侧位 X 线片

显示距骨外侧与外踝之间三角形骨块（A），侧位 X 线片显示副骨块与距骨颈相重叠（B）。

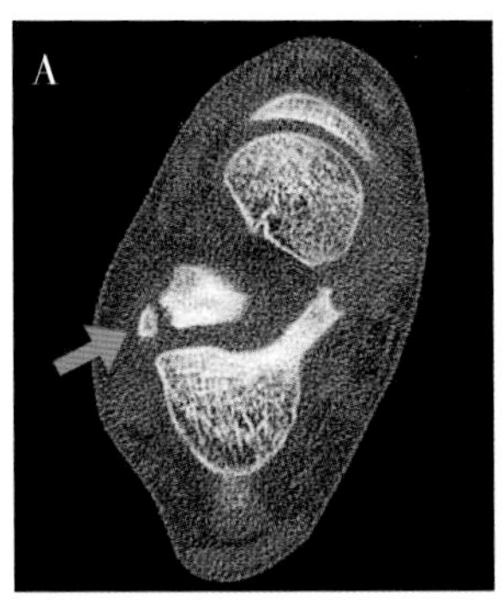

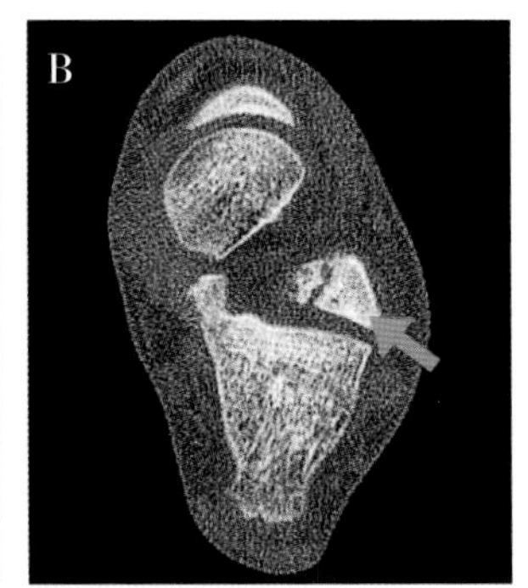

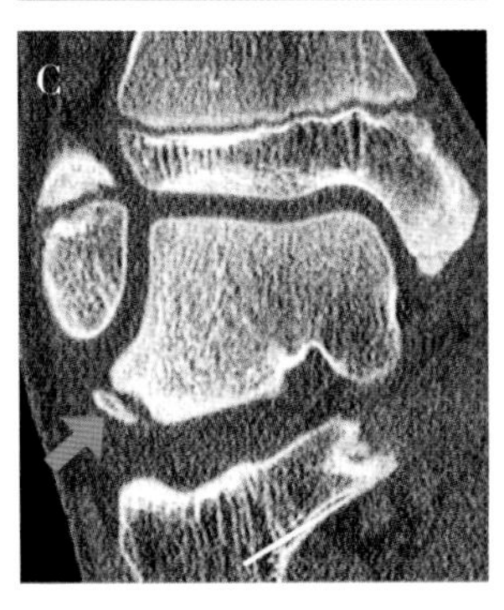

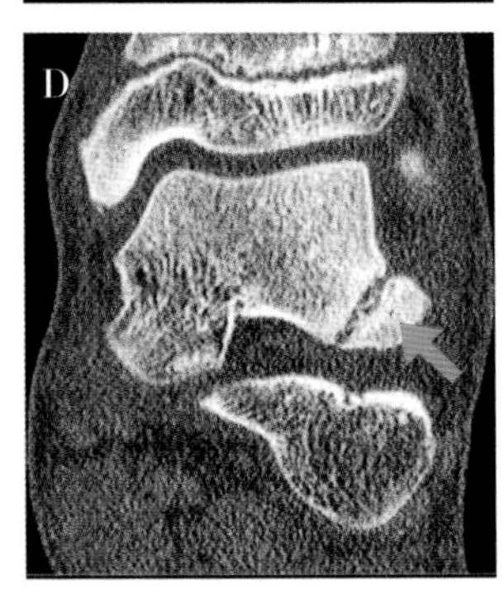

图 5-32　双足副距骨

14 岁儿童 CT 冠状位扫描能够显示副骨和软骨联合，其右足副骨块（A、C）小于左足副骨（B、D），但后者显示软骨联合及囊肿改变。

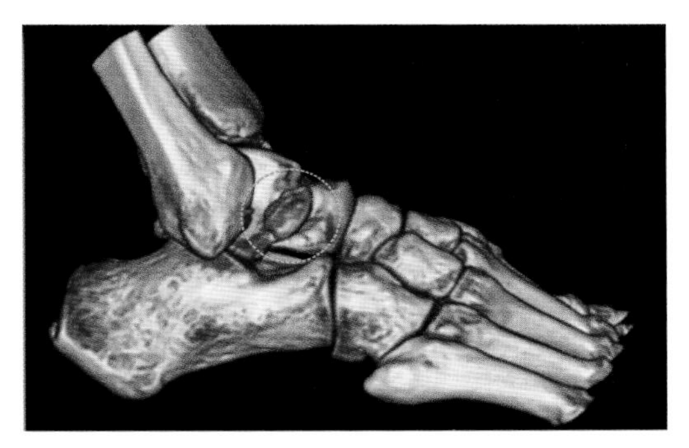

图 5-33　CT 三维重建图像

显示副距骨位于距骨体与距骨颈移行部位的外侧。

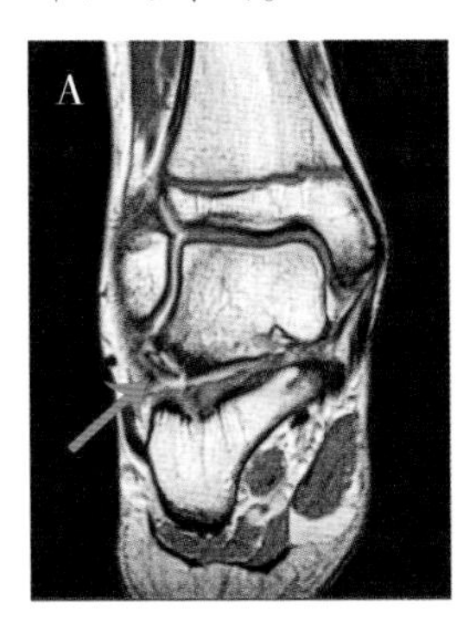

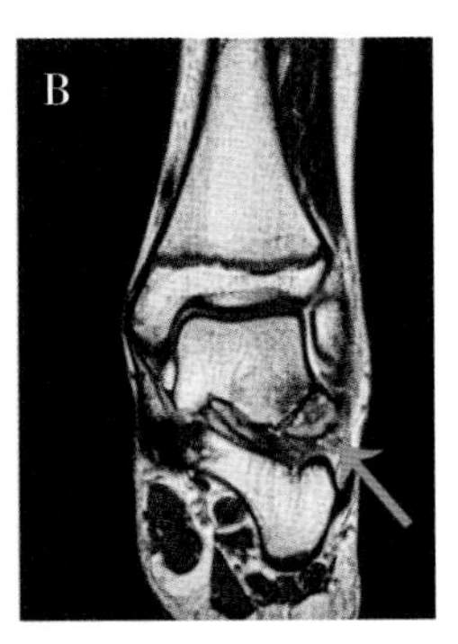

图 5-34　MRI 冠状位 T_1 扫描图像

显示右足（A）和左足（B）副距骨邻近的距骨有骨髓水肿。

突骨折、腓骨下方副骨相鉴别，因为与副距骨有相似病变部位和 X 线表现。距骨外突骨折虽然也位于距骨体外侧，通常累及距下后外侧关节面，而副距骨骨块则位于距下关节面的上方。腓骨远端下方副骨是非常少见的踝部副骨，通常位于外踝尖端的下方，与外踝之间也有软骨联合（图 5-35）[5]，容易与副距骨相鉴别。

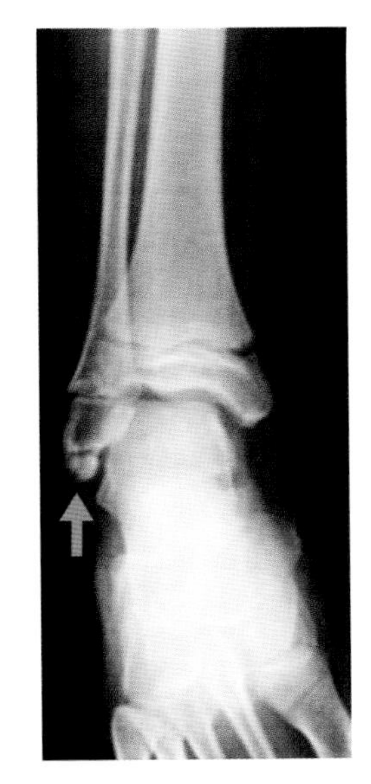

图 5-35　腓骨远端下方副骨

位于腓骨远端骨骺下方。

四、治疗与预后

手术切除或副骨与距骨融合是治疗本病的有效方法。文献资料提供手术治疗 9 例 12 足副距骨，都获得消除疼痛，改善距下关节活动的治疗目标[1,2,4]。

副距骨切除操作要点：①经踝关节前外侧皮肤切口显露副骨块。②切开踝关节前外侧关节囊，锐性分离距骨-腓骨前韧带，直视切除副骨块。继之，用韧带锚钉或不可吸收缝线，将距骨-腓骨前韧带与距骨体外侧固定，重建距骨-腓骨前韧带止点。③术后用小腿石膏固定 4 周。解除石膏固定之后，开始踝关节伸展和跖屈活动，并允许可耐受的负重行走。

参考文献

[1] KOSE O, MAY H, ACAR B, et al. Symptomatic os talus secundarius: a case report and review of the literature [J]. Skeletal Radiol, 2018, 47 (4): 553−562.

[2] HAHN J. Surgical excision of an os talus secundarius: a case report [J]. J Foot Surg, 1978, 17 (3): 129−131.

[3] TSURUTA T, SHIOKAWA Y, KATO A, et al. Radiological study of the accessory skeletal elements in the foot and ankle (author's transl) [J]. Nihon Seikeigeka Gakkai Zasshi, 1981, 55 (4): 357−370.

[4] ZWIERS R, DE LEEUW P A, KERKHOFFS GMMJ, et al. A rare cause of lateral ankle pain: a symptomatic talus secundarius [J]. Foot Ankle Surg, 2017, 23 (4): e20−e24.

[5] MOUKOKO D, HENRIC N, GOURON R, et al. Surgical treatment of subfibular ossicle in children: a retrospective study of 36 patients with functional instability [J]. J Pediatr Orthop, 2018, 38 (9): e524−e529.

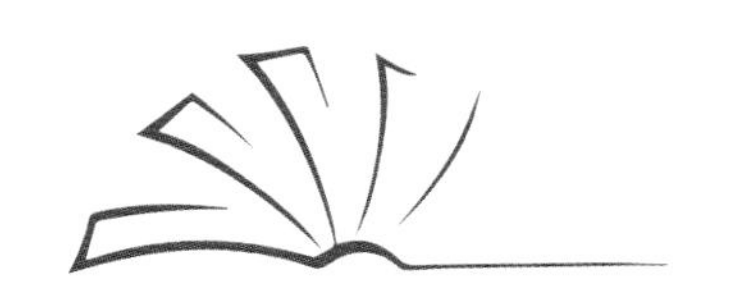

第六章　神经与肌肉疾病

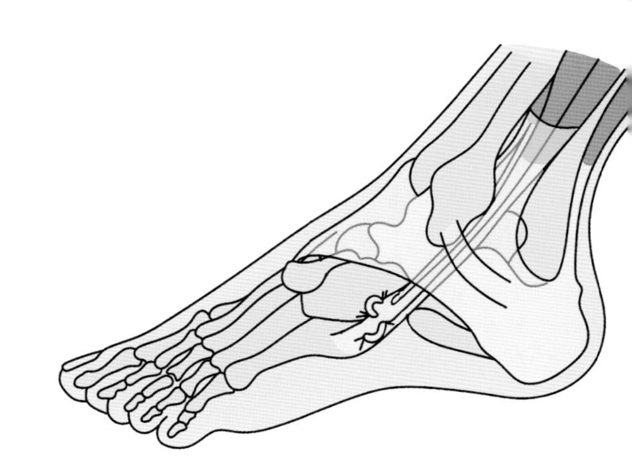

第一节 脑性瘫痪

一、定义与流行病学

脑性瘫痪是涵盖性术语，凡是因为早产、足月新生儿分娩性窒息，抑或 2 岁之前脑部所发生的非进行性的持续损害，进而引发四肢运动障碍或头颈及躯干的姿势异常，并且伴有感觉、认知、交流和行为异常，称为脑性瘫痪（cerebral palsy，CP）[1-3]。William Little（英国矫形外科医生）于 1861 年首先提出难产、早产、缺氧性窒息与肢体畸形存在相关性，Sir William 于 1889 年发表脑性瘫痪（cerebral palsy）专著[4]。

脑性瘫痪发病率为（2～2.5）/ 1000 例足月新生儿[5]，而低体重或早产儿的发生率却增加至（40～100）/ 1000 例新生儿[6]，例如 24～33 周早产儿，脑性瘫痪发生率为 12.3%[7]，而出生体重低于 1500 g 者，脑性瘫痪发生率可高达 28%[8]。多胞胎发生脑性瘫痪的概率也明显增加，双胞胎的脑性瘫痪发生率为 9%～12%，而三胞胎可高达 31%～45%[9]。He 报道一项流行病学调查结果，确定中国儿童脑性瘫痪发生率为 1.25‰[9]。

二、病因与病理学

遗传倾向、母体疾病、早产（胎龄＜ 33 周）、低体重（出生体重＜ 2500 g）和分娩窒息，都是脑性瘫痪的致病因素[11]。脑室周围白质软化或脑室周围或脑室内出血，是早产儿脑性瘫痪的病因和病理改变[13]；分娩过程窒息或动脉性脑梗死，是足月新生儿脑性瘫痪的病因[1,14]。

脑性瘫痪是脑组织缺血缺氧性损伤，包括 5 种病理改变，即选择性神经元坏死、基底神节和丘脑大理石样变性病变、矢状窦旁脑病变、脑室周围白质软化，以及局灶性和多灶性缺血性病变[11,12]。脑部损伤虽为非进行性病变，但可产生持续性肢体姿势异常、运动障碍，以及认知和行为异常，因此脑性瘫痪是一种终身性疾病[3,6]。

三、分类方法

（一）生理学分类

从病理生理学描述和界定运动障碍的类型，称为生理学分类[4]。

1. 痉挛型脑性瘫痪（spastic CP） 以肢体肌张力亢进、阵挛和病理反射阳性为特征。锥体系和大脑运动皮质损害，失去对牵张反射的抑制作用，是产生此型脑性瘫痪的基本机制。肌肉张力增强属于速度依赖型肌肉张力异常，即快速被动伸展和屈曲某个关节，某组肌肉接受快速被动牵伸的外力作用，比被动徐缓牵伸能够引发更强的张力反应，如同开启或闭合有弹簧折刀，因此又称折刀型（clasped knife）肌张力异常。痉挛型脑性瘫痪在临床最为多见，占脑性瘫痪病例的 80%～90%[16-19]。

2. 肌张力低下型脑性瘫痪（hypotonic CP） 以肢体肌肉张力明显低于正常为特征，通常也将其称为弛缓型脑性瘫痪，占脑性瘫痪病例的 2%～5%[20]。一般认为，婴幼儿运动功能发育迟缓，是产生松软性脑性瘫痪的原因。随着婴儿逐渐发育成熟，多数在 1 岁以后转变为痉挛型脑性瘫痪，因此也被认为是一种阶段性现象。被动活动时肌肉阻抗力（resistance）降低，而主动活动却可产生正常的肌肉阻抗力，是松软性脑性瘫痪的基本特征[21]。

3. 不随意运动型脑性瘫痪（dyskinetic CP） 约占脑性瘫痪病例的 15%[21,22]。肌肉张力增强如同将铅管折弯（lead pipe）的硬度，其肌肉张力强弱与被动牵伸速度无关，因此称为非速度依赖型肌肉张力异常。此型脑性瘫痪通常累及四肢，而且上肢功能异常比下肢更为严重[23]。依照出现不自主运动的特征，可分为肌张力失常（dystonia）和舞蹈症（choreoathetosis）2 个亚型，前者是指持续性或间歇性肌肉不自主收缩，引发扭曲、重复运动或姿势异常，病变定位于大脑基底节、丘脑、脑干和小脑缺氧-缺血性损伤。舞蹈样手足徐动则表现为舞蹈样动作和手足徐动，前者是指持续出现几个可识别的不自主运动，而手足徐动表现为缓慢的不自主扭曲活动，因而不能维持稳定的姿势。一般认为是丘脑和基底节损伤的结果[26]。

4. 共济失调型脑性瘫痪（ataxic CP） 占脑性瘫痪病例的 2%～5%。小脑和基底结损伤，引发肌肉失去有次序的协调收缩活动，进而产生异常的肌肉活动，导致节律和精确度异常的肢体活动。其特征包括：①躯干和步态平衡紊乱、指向性目标活动（goal-directed movements）丧失（过高或过低）。②缓慢的意向震颤（slow intention tremor）。③肌肉张力明显降低。④发音含糊不清（slurred speech）[20]。Sanger[25]提出单纯的共济失调非常少见，通常与舞蹈症合并存在，建议将其归类于肌张力失常（dystonia）脑性瘫痪。

5. 混合型脑性瘫痪（mixed CP） 文献上将痉挛型脑性瘫痪与共济失调型或不随意运动型合并存在时，称为混合型脑性瘫痪。此型脑性瘫痪占 10%～25%。有学者主张依照最为突出的临床特征，对此型予以再次分类[20,27]。

（二）局部解剖学分类

根据肢体受累的数量进行分类，定义为局部解剖学分类（图 6-1）。通常适用于痉挛型脑性瘫痪的分类，因为不随意运动型和共济失调型脑性瘫痪通常累及四肢，而且上肢功能异常比下肢更为严重[28-31]。

1. 单侧型脑性瘫痪（unilateral CP） 可分为单侧下肢（monoplegia）和单侧上肢及下肢瘫痪（hemiplegia）2 个亚型[29]。

2. 双侧型脑性瘫痪（bilateral CP） 可分为双侧下肢（diplegia）、3 个肢体（triplegia）和 4 个肢体痉挛性瘫痪（quadriplegia）3 个亚型。双侧下肢型脑性瘫痪只有双下肢受累，而 3 个肢体型脑性瘫痪包括双下肢和 1 个上肢受累[29,30]。Vohr[31]描述一组 282 例脑性瘫痪，确定双侧下肢型（39%）最为多见，其次是 4 肢型（27.3%），而其他 3 个类型发病率相对较低，单侧上肢及下肢型为 13.8%，3 肢型为 6.0%，而单肢型只有 3.9%。欧洲脑性瘫痪的监测研究证明，解剖学分类对是否存在上肢异常，或上肢受累严重程度缺乏严格的定义，导致组间评价一致性较差[23]，某些学者由此建议将解剖学分类简化为单侧和双侧痉挛性瘫痪[4,15]。

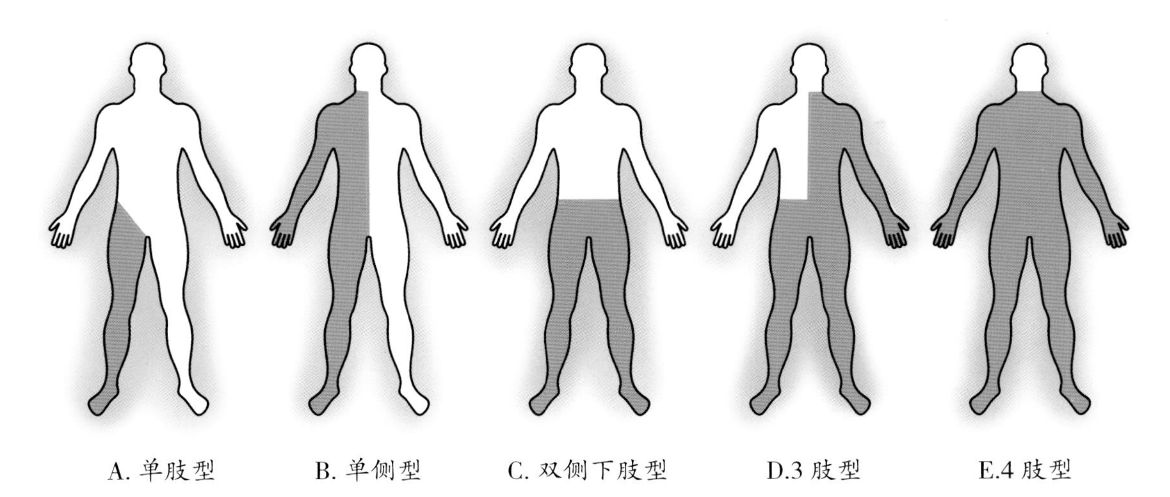

图 6-1　解剖学分类示意图

（三）粗大运动功能分类

Palisano[32,33]于 1997 年首先倡导依据自身运动能力和依赖辅助性运动器具的程度，将脑性瘫痪运动功能障碍（例如坐立、站立和行走功能分类）的严重程度，进行粗大运动功能分级（gross motor function classification system，GMFCS），替代传统上借鉴脊髓脊膜膨出功能障碍的分类方法[34]，兼有重复性好（reliability）和准确性或效度（validity）高的优点[35]，逐渐获得普遍认同和推广使用，特别在矫形外科专业的推广使用更为令人瞩目[36]。GMFCS 包括 5 个级别，数字越大代表运动功能障碍更为严重（图 6-2），适用于 6～12 岁脑性瘫痪儿童运动功能评价。

Ⅰ级：行走没有任何限制或障碍。包括：①在家里、学校和社区内，都能正常行走。②沿着楼梯行走时不需扶持楼梯围栏。③具有跑步、跳跃粗大运动技能，但其速度、平衡及协调功能则有某种限制。

Ⅱ级：行走功能受到某种限制（walks with limitations）。包括：①在家里、学校和社区内，通常能够独立行走，但不能长距离行走。②沿着楼梯行走时需要扶持楼梯围栏。③在高低不平路面、坡路和狭窄空间，其行走能力明显降低或出现不平衡步态。④基本不具有跑步、跳跃粗大运动技能。⑤借助拐杖、助行器或轮椅，才能进行较长距离行走。

Ⅲ级：借助手控助行器具行走（walks using a hand-held mobility device）。包括：①借助手控助行器或拐杖，方可在室内行走。②在家长监护下，扶持楼梯围栏能够沿着楼梯行走。③依赖轮椅进行较长距离行走。

Ⅳ级：自我运动功能受到限制（self-mobility with limitations）。包括：①躯干被机械性控制或需要他人帮助，才能借助手控助行器或轮椅在室内行走。②依赖手控或电动轮椅，才能参加学校、社区等户外活动。

Ⅴ级：依赖他人推动轮椅生活（transported in a manual wheelchair）。包括：①患者丧失抗重力功能，既不能维持头颈和躯干姿势，也不能控制上肢和下肢的活动。②依靠他人推动轮椅，才能进行室内或户外活动。

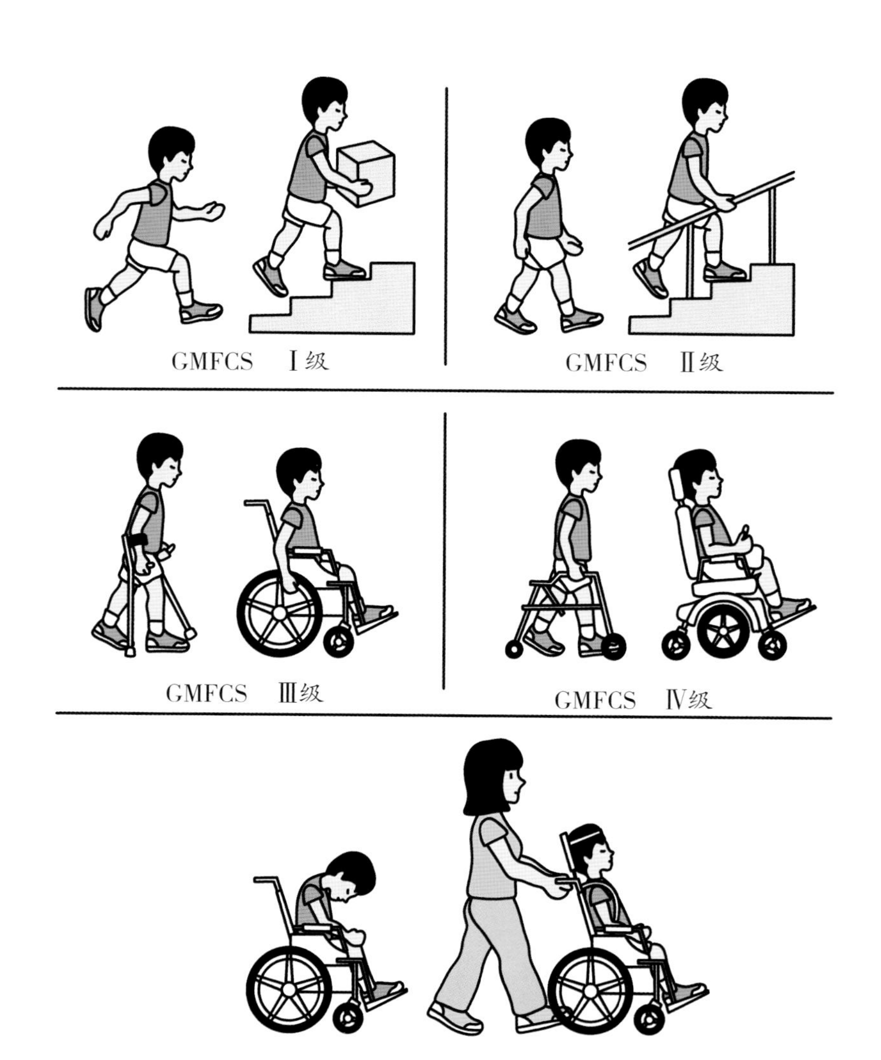

图 6-2 粗大运动分类示意图解（适用于 6～12 岁脑性瘫痪儿童）

（四）行走能力评分分类

为了评价脑性瘫痪儿童行走能力，Graham 等设定 5 m、50 m 和 500 m 行走距离，分别代表室内（家中）、学校和社区内的行走能力，再根据完成 3 个距离行走的行走方式进行评定分数，称为行走能力评分（functional mobility scale，FMS），适用于 4～18 岁脑性瘫痪儿童[37]。评分标准：即依赖轮椅（wheelchair）行走为 1 分，助行器具（walker）辅助行走 为2 分，拐杖（crutches）辅助行走为 3 分，手杖（sticks）辅助行走 为4 分，独立在平坦路面行走 为5 分，独立在各种路面行走为 6 分（图 6-3）。如果患儿能够在 3 种距离内独立行走，分别评定为 6 分、6 分和 6 分；又如患儿能够室内独立行走，上学时需要拐杖辅助行走，购物却需要乘坐轮椅，则评定为 5 分、3 分和 1 分。

Graham[37] 分析 310 例脑性瘫痪儿童行动能力，男性和女性分别为 149 例和 161 例，年龄介于 9～13 岁。痉挛型 4 肢型脑性瘫痪 72 例，通常在 5 m 距离行走可评定为 3 分，而 500 m 距离行走只能评定 1 分，表明痉挛型 4 肢型脑性瘫痪依赖轮椅进行较长距离的活动，其中 5 例严重痉挛型 4 肢型脑性瘫痪，在 5 m 距离内也依赖轮椅活动，另 30 例（42%）依赖轮椅才能

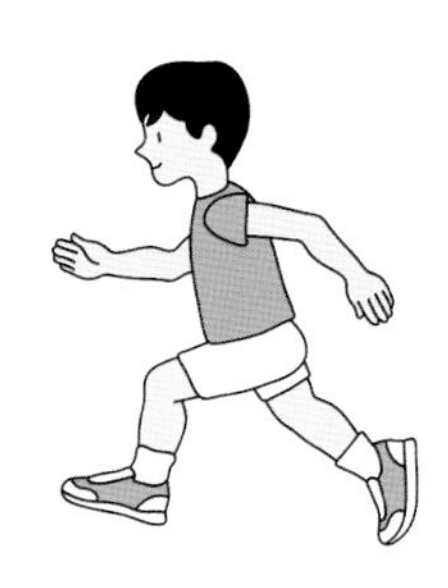

A. 在各种路面，都能独立行走者，评定 6 分

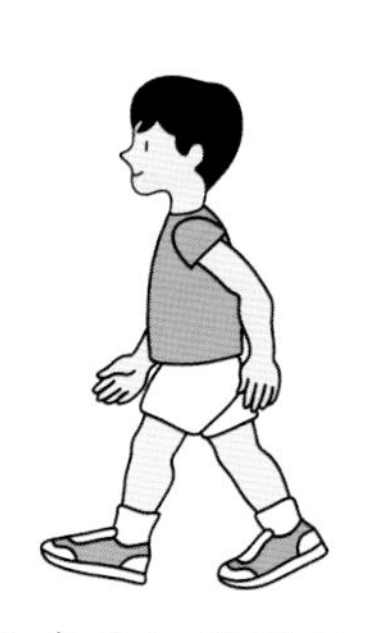

B. 能独立在平坦路面行走者，评定 5 分

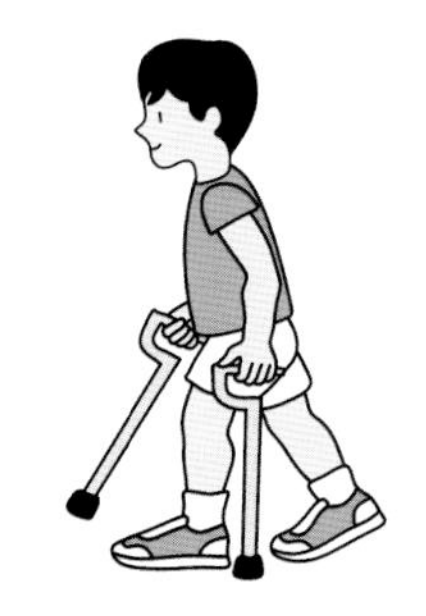

C. 借助手杖行走者，评定 4 分

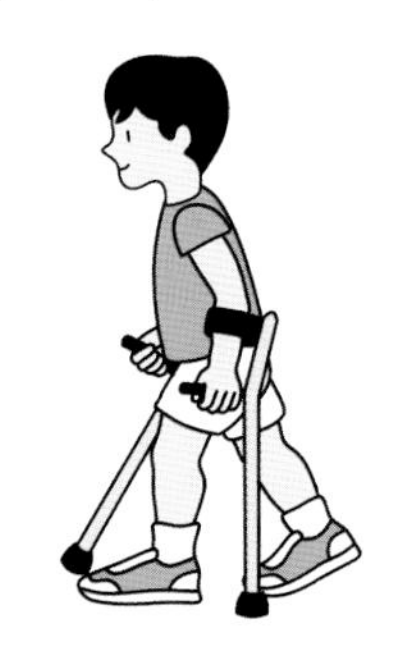

D. 借助手拐行走者，评定 3 分

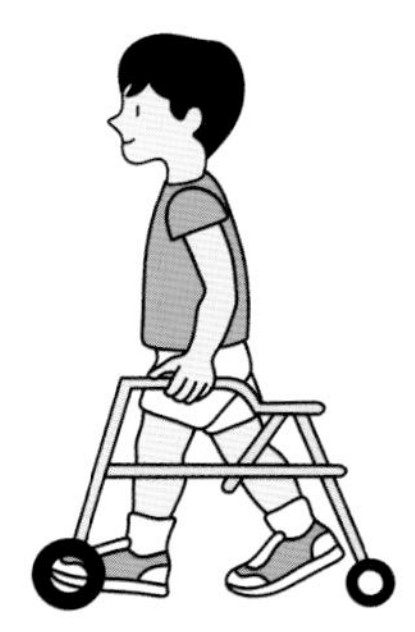

E. 借助助行器行走者，评定 2 分

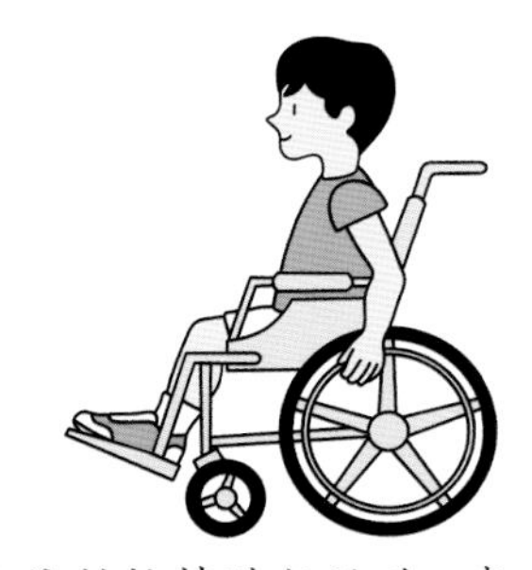

F. 依赖轮椅进行活动，抑或他人帮助方能行走数步者，评定 1 分

图 6-3　行走能力评分图解

完成 500 m 距离的活动。痉挛型单侧型脑性瘫痪（114 例）和痉挛型 2 肢型脑性瘫痪（124 例）在 5 m 和 50 m 距离行走，都不用使用轮椅。在 124 例痉挛型 2 肢型脑性瘫痪患者中，19% 在 5 m 距离行走时需要使用助行器具，42% 在 50 m 距离行走时需要使用助行器具，21% 使用手杖，16% 使用拐杖；但在 500 m 距离行走，8% 依赖轮椅活动。某些研究证明行动能力评分方法，具有良好的构想效度（construct validity）和共时效度（concurrent validity），前者是指测量结果与理论设想相关性程度，而后者是指一次测量的结果与另一次时间相近的测量结果的相似程度。

Harvey[38] 应用 FMS 作为评价标准，评价一期多平面矫形手术（single event multilevel surgery，SEMLS），治疗痉挛型 2 肢型脑性瘫痪手术前后的改变，以确定手术治疗结果。术前依照粗大运动功能分类，66 例中 18 例（28%）为Ⅰ级，24 例（36%）为Ⅱ级，24 例（36%）为Ⅲ级，手术时年龄平均 10 岁（6～16 岁），每例平均接受 8 处手术（4～12 处），术后分别于 3 个月、6 个月、9 个月、12 个月或 24 个月，应用 FMS 标准评价每个时间节点的改变。结果显示在术后 3 个月和 6 个月，66 例在 5 m、50 m 和 500 m 3 个距离的行走能力都有下降，但在术后 12 个月却出现明显改善。为了探讨矫形手术对依赖辅助器具完成 500 m 距离行走病例的效果，术前粗大运动功能分类为Ⅲ级者，术后 3 个月虽没有统计学意义的行走能力下降，但在术后 9 个月和 12 个月却有统计学意义的改善。术前 71% 依赖轮椅完成 500 m 距离的活动，术后 3 个月和 6 个月分别有 83% 和 71% 依赖轮椅完成 500 m 距离的活动，但在术后 9 个月和 12 个月依赖轮椅者，则分别下降至 58% 和 50%。该作者由此做出下述结论：① FMS 是定量评价 SEMLS 结果的有效工具。② FMS 有助于监测术后不同时间节点的改变，特别适用于 GMFCS 评定为Ⅲ级的病例，因为其他分类方法需要辅助行走者，并非总能显示随着时间所发生的改变。

四、临床表现

脑性瘫痪是脑部发育异常或损伤，引发的肢体运动障碍和姿势异常的疾病。尽管脑部损害处于静止状态，而肢体运动功能障碍和姿势异常则是不可治愈的终身性疾病，其运动功能障碍通常随着时间发生改变[39]。早期表现为控制头颈及躯干直立姿势和肢体活动能力发育迟缓。正常儿童在3～6月龄可竖直头颈，6～9月龄能够坐立，9～12月龄能够站立，12～18月龄能够行走。在1岁之前很难做出脑性瘫痪的诊断，因为缺乏特征性体征和评价方法，很难与发育正常的同龄儿童相鉴别。患儿坐立、站立和行走3个运动功能标志或指标明显延迟于同龄婴幼儿，是家长所提供的主诉。随着儿童年龄的增长，维持头颈及躯干直立姿势（坐立）和下肢站立及行走能力等运动功能异常则将逐渐显现，例如2岁仍不能坐立，2～4岁仍不能站立，6岁时方能独立行走，以及受累肢体缺乏主动活动，抑或某些关节屈曲和伸展活动受限[40,41]。脑性瘫痪的运动障碍类型与受累肢体的侧别或数量不同，其临床表现也存在本质的区别。例如痉挛型脑性瘫痪主要表现为受累肢体自主活动减少，或者因肌肉痉挛导致腕关节、踝关节、髋关节屈曲畸形，但单侧肢体痉挛型脑性瘫痪通常都能够独立行走，双侧下肢型中多数能够获得行走功能，而3肢或4肢受累者通常不能独立行走[31]。

Simard-Tremblay[42]临床观察85例4肢型痉挛型脑性瘫痪，发现65例（76.5%）不能独立性行走。出生后24～72小时有癫痫发作、母亲妊娠期和分娩过程使用抗生素、胎龄≤27周、出生体重＜1000 g，是患儿不能独立行走的危险因素。步态异常因受累肢体的数量而迥然不同，双侧下肢受累者表现为蹒跚步态或蹲伏步态（crouch gait），而单侧肢体受累者则表现为跛行步态[43]。不随意运动型脑性瘫痪运动功能损害更为严重，约有50%病例伴有智力、语言障碍和癫痫发作，而听觉及视觉异常、流涎、牙齿问题、便秘、大小便失禁也很常见。在2岁以后因情绪波动、疼痛，或者意向性肢体活动的刺激，诱发持续性或间歇性肌肉不自主收缩（非随意运动），产生扭曲、重复运动和姿势异常，或者出现舞蹈样动作和手足徐动，但进入睡眠之后可完全消失。除此之外，患儿还可能出现认知、语言和听觉及视觉异常[44-47]。

临床评价包括神经系统检查和骨骼及关节检查，前者重点检查四肢的肌力、肌张力、肌腱反射和病理反射，目的是确定四肢的肌肉是否存在神经支配异常[10,20]。Simard-Tremblay[42]指出只要满足3项诊断标准中2项：①肌张力和腱反射异常。②运动功能发育指标迟缓或落后。③原始或姿势反射持续存在，即可做出脑性瘫痪的诊断。骨骼与关节检查包括静态和动态两个方面，前者是在患儿坐位和卧位时：①观察四肢关节的自然位置和姿势（例如膝关节屈曲或踝关节跖屈）。②观察年龄＞2岁患儿是否能够进行关节活动与活动范围。③测量四肢关节特有的被动活动范围。动态检查只适用于具有独立行走能力的儿童，观察患儿行走时双侧髋关节、膝关节和足踝关节的姿势，以及站立期与跨越期的屈曲或伸展状态[3,48-50]。

五、MRI检查

MRI检查虽不是诊断脑性瘫痪的必要条件或标准，文献资料证明超过80%的脑性瘫痪病例的颅脑MRI扫描，可发现脑部病变的部位与病理改变特征，因此，MRI扫描不仅有助于理解脑性瘫痪的病理基础，而且也为鉴别诊断提供了客观证据[51-54]。

Bax[53]对351例脑性瘫痪儿童实施MRI扫描，发现88.3%病例能够显示脑部病变性质，其中脑白质损伤（42.5%）最为多见，其次为基底神经节损伤（12.8%）。此外还有脑皮质及皮质下损伤（9.4%）、脑畸形（9.1%），局部脑梗死（7.4%）和混合病变（7.1%）多种病变，只有 11.7% 者 MRI 检查正常。脑白质损伤可分为早产儿脑室周围白质软化和脑室周围出血（图 6-4），临床表现为痉挛型脑性瘫痪，双侧下肢型、4 肢型和单侧型分别为 71.3%、35.1% 和 34.1%。基底神经节和丘脑损伤（图 6-5）主要见于不随意运动型脑（75.6%），偶见于 4 肢型（15.5%）和双侧下肢型痉挛型脑性瘫痪（8.8%）。局灶性脑皮质梗死在 MRI 扫描 T_2 加权图像，表现为一侧大脑半球缩小和继发性侧脑室扩大（图 6-6），主要发生于单侧型痉挛型脑性瘫痪（96.1%），偶见于 4 肢型痉挛型脑性瘫痪（3.8%）。脑发育畸形的 MRI 特征包括无脑回、脑裂畸形和脑回缩小（图 6-7），多见于单侧型痉挛型脑性瘫痪（37.5%）。脑皮质及皮质下损伤 MRI 扫描，通常表现为多个囊肿和脑组织软化，可见于震颤型以外的各种类型脑性瘫痪。

Fennell[51] 指出双侧下肢型痉挛型脑性瘫痪的 MRI 扫描，表现为脑室周围白质软化，合并内囊与丘脑临界部位血管梗死。4 肢型痉挛型脑性瘫痪的 MRI 扫描，表现为脑室周围更为广泛的白质软化（早产婴儿），而足月分娩者通常显示脑皮质损害，典型者累及矢状窦旁血管分布的区域，或有囊肿及多个脑回缩小畸形。

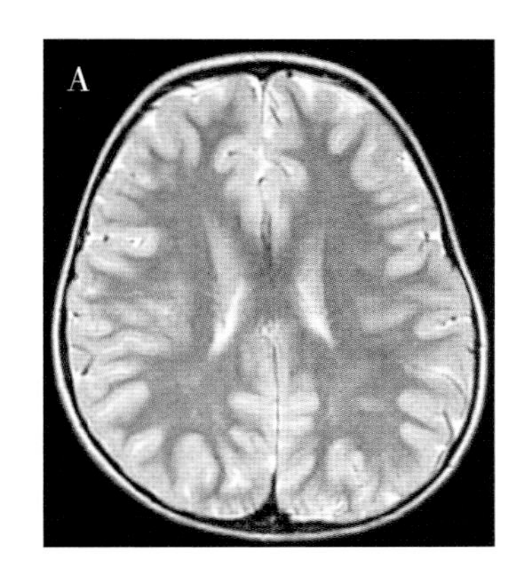

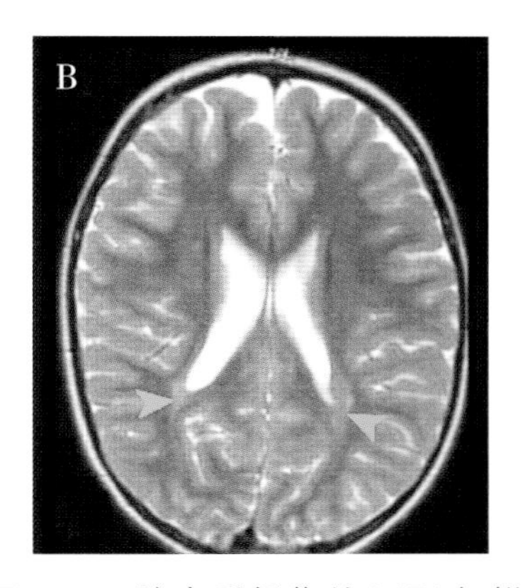

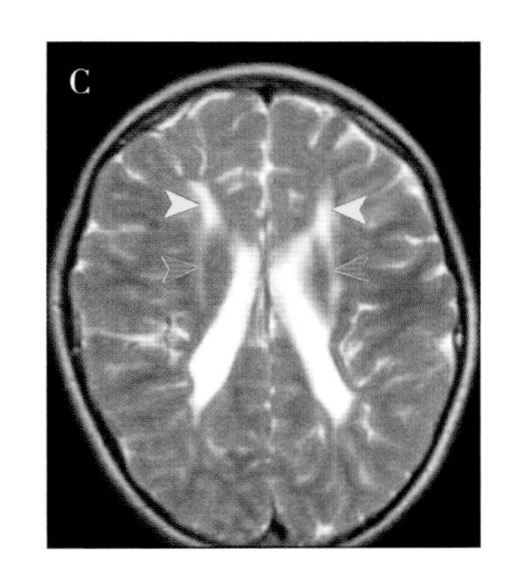

图 6-4　脑白质损伤的 MRI 扫描

A. 4 岁 8 月龄正常儿童轴向 T_2 加权颅脑扫描作为对照；B. 5 岁 4 月龄儿童轻度双侧下肢体型痉挛型脑性瘫痪的 T_2 加权扫描，显示脑室后方轻度白质损害（绿色箭头）；C. 5 岁 6 月龄儿童严重 4 肢体型痉挛型脑性瘫痪的 T_2 加权扫描，显示对称性脑室周围白质软化，额叶保留少量白质（黄色箭头）也有异常的高信号，在放射冠下方也可见异常高信号（红色箭头）。

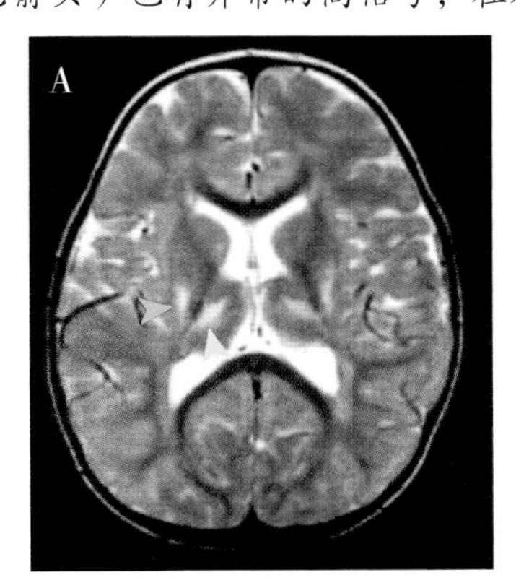

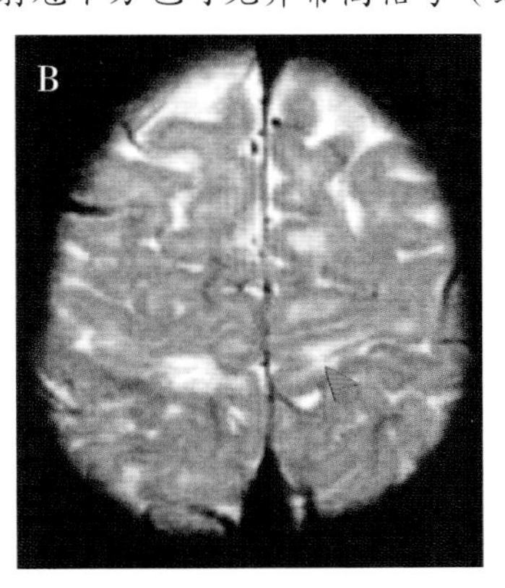

图 6-5　基底神经节损伤的 MRI 扫描

18 月龄儿童不随意运动型脑性瘫痪的 MRI 扫描 T_2 加权图像：A 图显示对称性壳核体积缩小并有后 1/3 高信号（绿色箭头），而丘脑下外侧核出现高信号（黄色箭头）；B 图显示枕叶平面中央沟（红色箭头）两侧皮质为高信号，此处相当于感觉和运动皮质。

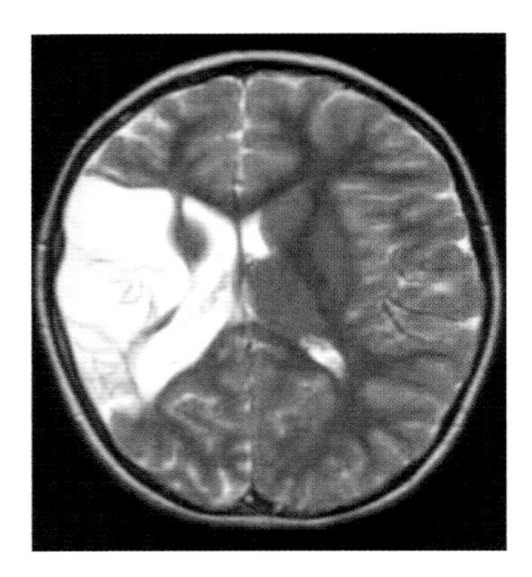

图 6-6　局灶性皮质梗死的 MRI 扫描 T_2 加权图像

5 岁 9 月龄儿童左侧肢体痉挛型脑性瘫痪，其右侧大脑半球缩小和继发性侧脑室扩大。右侧大脑中动脉供血区域脑梗死显示高信号。

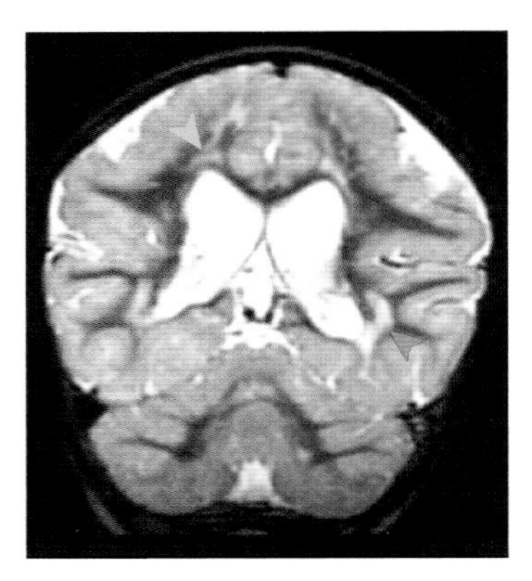

图 6-7　脑发育不良的冠状位 MRI 扫描 T_2 加权图像

3 岁 6 月龄儿童因巨细胞病毒感染导致 4 肢痉挛型脑性瘫痪。MRI 显示枕叶皮质增厚和脑回不规则，后者提示为脑回缩小。幕上脑白质出现弥漫性异常高信号，而大脑半球中心半圆形白质区（绿色箭头）和枕叶下方（红色箭头）也有异常高信号。

六、诊断与鉴别诊断

脑性瘫痪是儿童最为常见的运动与姿势性疾病，临床上需要综合下述几项内容方可做出确定诊断：①详细询问出生病史：低出生体重（＜ 2000 g）、早产（胎龄≤ 32 周）和分娩时窒息，是本病的主要危险因素。②运动指标发育延迟：坐立、站立和行走 3 项指标明显延迟，例如 2 岁不能独立行走。③临床检查发现受累肢体的肌张力增高或阵发性挛缩、肌腱反射亢进和病理反射阳性；肢体自主活动减少或姿势异常，抑或受累的髋关节、膝关节和踝关节出现屈曲畸形；如果出现非随意的手足徐动和舞蹈样运动，则是不随意运动型脑性瘫痪的特殊体征。④MRI 检查发现脑部病变，有助于脑性瘫痪的诊断[55-57]。Shevell[55] 和 Korzeniewski[56] 长期观察研究证明，在 1 岁以前诊断脑性瘫痪容易出现错误，而年龄＞ 2 岁者的脑性瘫痪诊断通常将持续至成年。

鉴别诊断主要包括脊髓肿瘤、神经管闭合不全和遗传性痉挛性截瘫，后者通常有明确的家族史，其上肢通常完全正常。双侧下肢型痉挛型脑性瘫痪通常也有上肢轻度异常，例如腱反射活跃、手指精细操作笨拙。如果上肢完全正常，则应与脊髓肿瘤、遗传性痉挛性截瘫相鉴别[55,56]。一旦做出脑性瘫痪的诊断，应该依照运动障碍类型、局部解剖学分类和粗大运动功能分类标准，对每例患儿尽可能做出分类，特别是粗大运动功能分类，具有判断预后作用[58]。

七、自然病史与行走功能的预测

脑性瘫痪的脑部损伤是一种非进行性病变，但由其产生的肢体姿势异常、运动发育障碍，以及认知缺陷则将持续存在。通常在 18 月龄之后，方能做出脑性瘫痪的诊断[3,6]。脑性瘫痪的严重程度与预后，特别是否能够独立行走，何时方能独立行走，既是家长最为关切的问题，也是需要医生回答的问题。脑性瘫痪儿童运动功能发育模式与正常儿童有显著差异。对脑性瘫痪的自然病史观察，证明脑性瘫痪儿童运动功能发育标志，例如抬头、独立坐稳、爬行和行走，则严重地迟于同龄儿童[59]。

Molnar[60]描述一项前瞻性观察233例脑性瘫痪儿童行走功能发育的结果，患者年龄介于12月龄至11岁；脑性瘫痪类型：61例（26.2%）为单侧型脑性瘫痪，37例为双侧下肢型脑性瘫痪（15.9%），85例（36.5%）是4肢型脑性瘫痪，28例（12%）为肌肉痉挛与手足徐动混合型脑性瘫痪，14例（6%）手足徐动，6例（2.6%）共济失调，2例（1%）肌张力低下型脑性瘫痪。结果显示78.7%儿童实现功能性行走，证明能够行走的概率与脑性瘫痪类型相关联，单侧型和共济失调型都能行走，肌张力低下型脑性瘫痪则不能行走，而双侧下肢型和4肢型脑性瘫痪却有很大的差别。2岁时能够独立坐稳是预测能够独立行走的可靠指标，2岁尚不能独立坐稳者，其中50%最终能够行走；18～24月龄原始反射消失，也是预测将来能够独立行走的敏感参数。

Baddell-Ribera[61]临床观察50例痉挛型双侧下肢型脑性瘫痪，证明在1岁6月龄至2岁6月龄期间，具有独立坐姿稳定或爬行能力者，将来均能独立行走。Sala[62]报道脑性瘫痪儿童的行走功能与脑性瘫痪类型有密切的关联，单侧型脑性瘫痪都将能够行走，双侧下肢型脑性瘫痪中86%～91%能够行走，但4肢型脑性瘫痪中则具有显著差异，能够行走者介于0%～72%。

De Paz Junior[63]回顾性预测脑性瘫痪儿童行走功能发育，该组272例脑性瘫痪分别诊断为痉挛性双侧下肢型、3肢型和4肢型脑性瘫痪，年龄介于1～36岁。因为普遍认为单侧型脑性瘫痪具有良好的行走功能，因此该组并不包括单侧型脑性瘫痪。选择抬头（竖直头颈）、独立坐稳、爬行和行走4项参数，作为预测能否行走的指标或标准。根据行走功能的预测结果分成3组：①实现独立行走；②实现辅助性行走；③终身不能行走。纵向观察的结果表明，110例（40%）能够独立行走，48例（18%）依靠辅助行走，114例（42%）不能行走。患者年龄是预测能否能够行走的因素之一。能够独立行走者，通常在2.8岁时开始独立行走；在辅助行走组中，在9岁之前实现依靠拐杖、助行器方可行走；当患者9岁之后仍然不能辅助行走能力，则终身不能行走。脑性瘫痪类型（解剖学分型）与行走功能发育存在相关性，在双侧下肢型119例中，108例（91%）能够行走，11例（9%）不能行走；3肢型15例中，13例（87%）能够行走，2例（13%）不能行走；4肢型脑性瘫痪138例中，37例（27%）能够行走，101例（73%）不能行走。运动功能发育标志则是最为重要的因素。①抬头：患儿俯卧位时依靠双手和肘部支撑，将头部和肩部离开床面而抬起，并持续30秒，称为能够抬头。年龄＜9月龄能够抬头者，47例（100%）能够独立行走；9月龄≤年龄≤1.7岁才能抬头30例，18例（60%）能够行走，12例（40%）不能行走；年龄＞1.7岁方能抬头18例，3例（17%）能够行走，15例（83%）不能行走。②独立坐稳：家长将患者置于坐立的位置时，不依靠任何帮助也能保持坐姿的稳定，称为独立坐稳。年龄＜2岁能够独立坐稳60例，均能独立行走；2岁≤年龄≤3岁才能独立坐稳26例，14例（54%）能够行走，12例（46%）不能行走；年龄＞3岁方可独立坐稳7例，2例（29%）能够行走，5例（71%）不能行走。③爬行：在髋关节对称性屈曲时，患者依靠双手和膝部支撑进行交互移动，产生身体向前行进，称为能够爬行。年龄＜2.5岁能够爬行43例，均能独立行走；2.5岁≤年龄≤5.1岁才能够爬行17例，13例（76%）能够行走，4例（24%）不能行走；年龄＞5.1岁方可爬行3例，1例（33%）能够行走，2例（67%）不能行走。该作者由此列出3项具有预测行走功能的可靠指征，即1.7岁（20月龄）之前能够抬头，2岁能够独立坐稳，2.5岁之前能够爬行，最终均能独立行走。

Simard-Tremblay[42]描述预测4肢型痉挛型脑性瘫痪不具行走功能的高危因素。依照

GMFCS 分级，将 85 例 4 肢型脑性瘫痪分为 2 组：第 1 组能够行走者 20 例（24%），其 GMFCS 分级为Ⅰ级、Ⅱ级和Ⅲ级；第 2 组不能行走者 65 例（76%），即 GMFCS 分级为Ⅳ和Ⅴ级。85 例中男性与女性分别为 44 例（51.8%）和 41 例（48.2%）。研究结果经卡方检验（X^2）和 F 检验，表明出生后 12 小时和 72 小时出现癫痫，母亲妊娠期和分娩期间服用抗生素，与最终不能行走存在统计学意义的相关性。但是，胎龄≤ 27 周、出生体重＜ 1000 g、高胆红素血症型、母亲是白色人种，与最终能够行走具有统计学意义的相关性。

八、脑性瘫痪足部畸形的定义与流行病学

临床上将罹患脑性瘫痪的儿童，因控制足部姿势和功能活动的肌肉失去中枢神经的控制作用，引发肌肉痉挛或肌肉张力异常，导致肌力不平衡或继发性肌肉挛缩，进而产生足部姿势异常、动态性或固定性足部跖屈、跖屈内翻、扁平外翻以及足弓增高等足部畸形，称为脑性瘫痪性足部畸形[64-66]。

足部畸形是脑性瘫痪儿童最为多见的肌肉骨骼异常，Ruda[67]临床观察 306 例脑性瘫痪儿童，50% 有扁平外翻足畸形，23% 有跖屈内翻足畸形。O′Connell 临床观察 200 例脑性瘫痪儿童，年龄平均 7 岁（1.5～19 岁），但没有提及性别资料。在 200 例 400 足中，370 足（93%）存在足跖屈、跖屈内翻、扁平外翻、高足弓、跟行足、跖骨内收和拇趾外翻 7 种足部畸形，只有 30 足没有任何畸形[68]。Wren[69]曾报道 1005 例脑性瘫痪儿童步态分析结果，患者年龄平均为 9 岁（3～21 岁），男性与女性病例分别 589 例（59%）和 416 例（41%），发现 60% 病例因足跖屈畸形产生异常步态。

九、足畸形分类与发病机制

Graham[70]从运动平面对脑性瘫痪性足部畸形做出如下分类。①矢状面畸形：足跖屈畸形或跟骨背伸畸形（所谓的跟行足）。②冠状面畸形：后足内翻与外翻畸形。③横断面畸形：前足外展与内收畸形、拇趾外翻和 Z 形足。从理论上判断，脑性瘫痪可能发生上述任何一种足部畸形，但在临床中以足跖屈畸形、跖屈内翻足、扁平外翻足、高弓内翻足和拇趾外翻，比较多见。为避免不必要的重复，本章将在后文分别介绍其发病率、发病机制，以及诊断与治疗方法。

（一）足跖屈畸形

1. 定义与发病机制　临床上将足在踝关节平面背伸活动范围＜ 10°，行走时表现为足趾负重步态（toe-toe gait），但中足和前足仍然保持正常解剖轴线，称为足跖屈畸形[68,71,72]。当腓肠肌和比目鱼肌持续性痉挛产生的肌力，超过正常或肌力减弱的足背伸肌群，首先产生动态性足跖屈畸形，在负重行走表现为足趾负重步态，但足跖屈畸形通常可被动矫正至足背伸 90°[73]。随着儿童继续生长，腓肠肌－比目鱼肌复合结构（gastrocnemius-soleus complex）失去足背伸肌群的拮抗作用，导致继发性腓肠肌和比目鱼肌挛缩，进而产生为固定性足跖屈畸形[74]。

关于足跖屈畸形的发生机制，其实并未完全阐明。Truscelli[75]采取比较研究手术治疗足跖屈畸形的临床结果，手术时年龄介于 3～14 岁。根据足跖屈的临床特征，将 58 例脑性瘫痪性

足跖屈畸形（98 足）分为 3 组，第 1 组（43 足）：只有腓肠肌短缩而没有痉挛，其肌肉生长速率不能适应骨骼生长，足跖屈将进行性加重，物理治疗和支具也不能防止其进行性加重，术后几乎不发生过度矫正的问题；第 2 组（41 足）：腓肠肌短缩 + 痉挛，因为受累肌肉失时相的异常收缩（痉挛），引发腓肠肌和 / 或比目鱼肌挛缩，但手术治疗结果不可预测，因为足背伸肌群痉挛与小腿三头肌痉挛程度不尽相同；第 3 组：腓肠肌痉挛而没有短缩（14 足），肌肉痉挛是产生足背伸活动范围减少的因素，但其可变性较大，以致不可能准确评估其背伸活动范围，手术结果也难以判断。该作者由此认为，足跖屈畸形发生机制存在主动因素和被动因素，前者表现为肌肉痉挛，后者则是肌肉生长速率比胫骨缓慢，产生肌肉相对短缩。

Ziv[76]应用遗传性痉挛性截瘫小鼠模型，探讨胫骨和肌肉生长速率，发现小鼠腓肠肌生长速率明显下降，相当于胫骨生长速度 53%。正常对照组小鼠的胫骨与腓肠肌生长速率完全一致。组织学显示腓肠肌远端肌肉与肌腱移行部位（distal musculotendinous junction），是腓肠肌主要生长的部位，约占腓肠肌生长长度的 2/3，该作者将其称为肌肉生长板（muscle growth-plate）。因此，痉挛性肌肉生长速度明显慢于骨骼生长速度，痉挛性肌肉未被牵拉其应有的长度，是儿童腓肠肌挛缩的 2 个因素，而成人腓肠肌挛缩则是肌节（sarcomeres）减少所致。

为了寻找脑性瘫痪性肌肉痉挛，但没有挛缩的形态学改变，Kruse[77]采用二维 B 超研究腓肠肌内侧头和跟腱的构造学改变。通常将肌肉长度、厚度和羽状肌的羽状角，称为肌肉构造学。研究对象为 10 例双侧下肢型痉挛型脑型瘫痪、GMFCS 分级属于Ⅰ级和Ⅱ级、年龄介于 8～16 岁。在行走时足趾负重步态，但没有小腿三头肌挛缩。对照组为 12 例年龄相近、发育正常儿童。研究结果显示脑性瘫痪儿童腓肠肌内侧头肌肉－肌腱单位短缩，跟腱长度增加，而且腓肠肌肌束缩短，肌束羽状角增加。该作者指出，肌肉构造对决定肌力、最大缩短速率、肌肉伸缩长度（excursion of the muscle），以及肌力传递至肌腱，具有至关重要的作用。上述肌肉构造学改变是导致肌力减弱的结构基础。

痉挛性足跖屈畸形多见于双侧下肢型脑性瘫痪，其次是单侧型脑性瘫痪。Borton 曾手术治疗足跖屈畸形 134 例（195 足），男性和女性分别为 78 例和 56 例，双侧下肢型脑性瘫痪 65 例（48.5%），单侧型脑性瘫痪 45 例（33.6%），4 肢型脑性瘫痪 24 例（17.9%）[78]。Dietz[79]采取跟腱延长治疗足跖屈畸形 79 例（114 足），34 例（43%）为痉挛性双侧下肢型脑性瘫痪，23 例（29%）为单侧型脑性瘫痪，15 例（19%）为 4 肢型脑性瘫痪，4 例（5%）为混合型脑性瘫痪，另有 2 例 3 肢型脑性瘫痪和 1 例不随意运动型脑性瘫痪。

2. 临床特征　足跖屈畸形是患足在矢状面出现踝关节屈曲畸形，而前足和中足仍保持正常的解剖轴线，因此，具有独立行走能力的儿童在站立和行走时，只有足趾负重，而足跟却不能触及地面，导致站立时不能保持身体稳定，行走时出现步长（stride length）缩短、膝关节屈曲增加，以及身体向前倾斜（双侧受累）或侧方倾斜（单侧受累）[74,80]。

临床检查包括常规检查和观察性步态评分（observational gait scale，OGS）。常规检查应该包括：

（1）受累肢体肌肉张力、肌腱反射、病理反射和肌力测定：患侧肢体肌肉张力增高、腱反射亢进和病理反射阳性（babinski sign），是痉挛型脑瘫痪牵张反射（stretch reflex activation）异常的典型体征。但是，测定脑性瘫痪患儿的肌力存在诸多困难，因为：①测定肌力时需要选择性主动收缩某个肌肉，同时保持拮抗肌处于抑制状态。②脑性瘫痪儿童通常存在协调功能异常。③严重的足跖屈可限制主动收缩足背伸肌群。

（2）踝关节主动和被动活动范围，通常将患侧踝关节主动或被动伸展＜ 10°，确定为足跖屈畸形。

（3）特殊临床试验，即 Silfverskiöld 试验（图 6–8）[81]。在膝关节完全伸展和屈曲 90° 时，被动检查踝关节背伸活动范围。当膝关节屈曲 90° 时，踝关节背伸活动范围＞ 15°，称为 Silfverskiöld 试验阳性，提示腓肠肌挛缩是产生足跖屈畸形的原因，因为膝关节屈曲 90° 时，起自股骨内外髁的腓肠肌处于松弛状态，导致腓肠肌相对延长，此时比目鱼肌则成为踝关节背伸活动的唯一因素。Koman[82] 最早提出观察患者步态（observation of patients gait）的概念和评分方法（observational gait scale）。在患儿穿着短裤和裸足条件下，令其在检查室地面自由行走数米，医生目测髋关节、膝关节、踝关节和足部在冠状面、矢状面的姿势和角度的变化，进而观察蹲伏步态程度、膝关节屈曲幅度、初始站立期时后足位置、足跖屈畸形的严重程度，以及行走速率，有助于区别动态性和固定性足跖屈畸形，固定性足跖屈严重程度，以及是否存在代偿性膝关节屈曲畸形或蹲伏步态[78,83]。

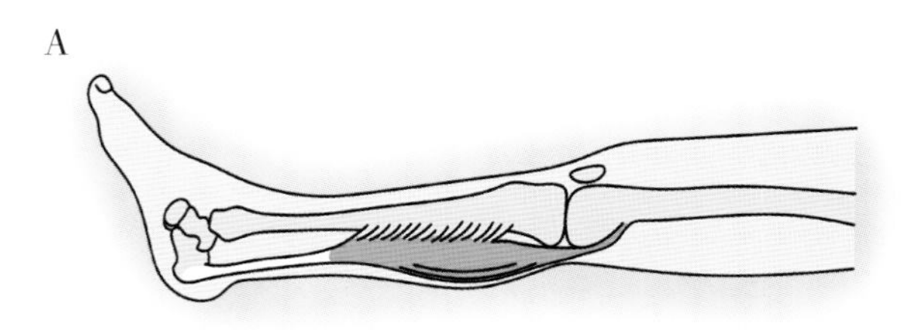

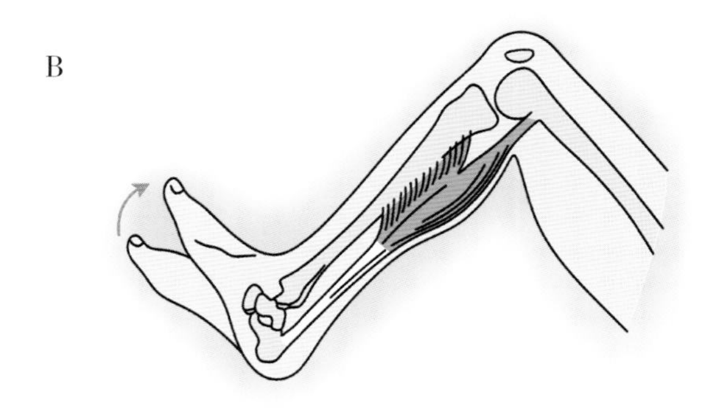

图 6–8　Silfverskiöld 试验操作方法

膝关节完全伸直时，患足跖屈畸形＞ 20°，提示存在小腿三头肌挛缩，但不能确定是单纯腓肠肌挛缩还是腓肠肌和比目鱼肌都有挛缩（A）；当膝关节屈曲至 90°，腓肠肌处于松弛状态时，患足背伸活动增加 10°，表明足跖屈畸形是腓肠肌挛缩的结果（B）。

3. X 线检查　足跖屈畸形通常不依赖 X 线诊断。常规摄取站立时足正位和侧位 X 线片，测量侧位胫骨–跟骨角、跟骨背伸角、距骨–第一跖骨角；正位测量距骨–跟骨角和距骨–第一跖骨角，则有助于与足跖屈内翻或足跖屈伴有高弓畸形的鉴别诊断（图 6–9）。Borton 强调摄取侧位胫骨、踝关节和足 X 线片，测量胫骨与地面水平角（tibial-floor angle）、胫骨–跟骨角和跟骨背伸角，有助于间接测量小腿三头肌长度[78]。

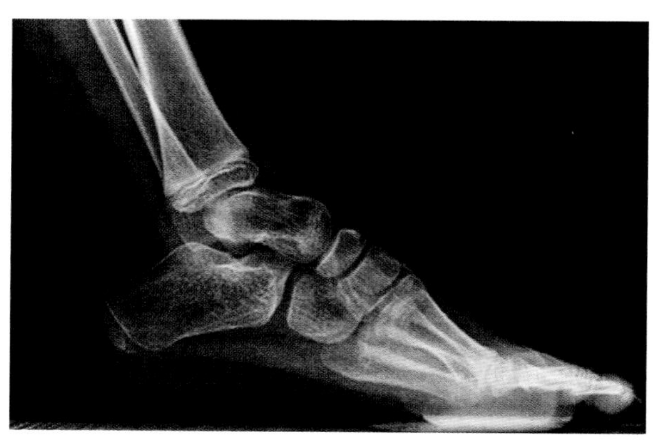

图 6–9　8 岁单侧型脑性瘫痪儿童足部侧位 X 线片

显示后足和中足跖屈畸形，提示足跖屈和高弓复合型畸形。

4. 治疗与预后　矫正足部跖屈畸形，增加踝关节背伸活动范围，进而实现改善行走能力，降低因步态异常所导致的过多能量消耗（energy expenditure），增强参与群体活动的自信心及能力，是治疗脑性瘫痪性足部跖屈畸形的目标[74,84]。

（1）非手术治疗：物理治疗、肌内注射 A 型肉毒毒素、踝–足支具和矫形石膏固定等非手术治疗，适用于＜ 6 岁儿童的治疗，因为早期手术治疗容易复发[85–88]。

Rattey[86] 采取跟腱延长治疗 77 例（77 足）足部跖屈畸形，术后随访时间＞ 10 年。最后随访时，单侧型脑性瘫痪和双侧下肢型脑性瘫痪术后复发率分别为 18% 和 41%，但年龄≥ 6

岁者术后却没有复发。

Corry[83]为了验证降低肌肉张力可增加肌肉长度，进而防止发生肌肉挛缩的假说，而A型肉毒毒素能够有效地抑制突触前膜释放神经递质乙酰胆碱，从而产生肌肉的松弛性麻痹，缓解痉挛和强直的治疗作用。采取A型肉毒毒素（botulinum toxin A）注射与矫形石膏固定比较研究。该作者将20例具有独立行走脑性瘫痪儿童，临床表现为动态性足跖屈畸形，年龄平均4.6岁（2～9岁），随机分配至石膏矫形组和A型肉毒毒素治疗组，研究周期为12周。在治疗前、治疗后2周和12周，从临床检查、观察性步态评分和3D步态分析，评价2组治疗结果。临床评价包括在膝关节伸展和屈曲时足背伸活动范围、Ashworth肌肉张力评级（Ashworth scale）。结果显示肉毒毒素治疗后2周肌肉张力下降具有统计学意义，而石膏矫形虽有降低肌肉张力的趋势，但没有达到统计学水平。治疗后12周，2组肌肉张力增强均有复发现象，但肉毒毒素治疗组保持足背伸活动范围的时间更长，也可能是增加了肌肉长度的结果。步态分析也表明肉毒毒素注射产生较长时间的步态改善。

Dursun[88]开展A型肉毒毒素注射与A型肉毒毒素注射+间歇性石膏固定比较研究，研究对象包括单侧或双侧下肢型痉挛型脑性瘫痪、GMFCS分级Ⅰ～Ⅲ级、年龄3～17岁、单侧或双侧足跖屈畸形、背伸活动范围＜10°或中立位、肌张力（modified Ashworth scale，MAS）3级。总计51例儿童以2∶1比例随机分到A型肉毒毒素注射+间歇性石膏固定组（34例）和A型肉毒毒素注射组（17例）。A型肉毒毒素注射的操作方法：在电刺激指导下，将肉毒毒素注入靶向肌肉，包括足部跖屈肌群，内侧腘绳肌、髋内收肌和髂腰肌，每例注射总量限定在每千克体重40～1000 U。石膏固定组接受3次下肢石膏固定，即在膝关节伸直位逐渐将足背伸10°，但避免超过10°，分别在A型肉毒毒素注射之后、其后2个周末，每次石膏固定72小时。患者随访12周，评价肌肉张力、足部被动跖屈活动范围和副反应（adverse events）。结果显示A型肉毒毒素注射+间歇性石膏固定治疗，既能减低减轻肌肉张力，也能改善足背伸活动范围。

Maas[89]采取多中心随机对照研究，探讨膝-踝-足支具（knee-ankle-foot orthosis）是否有助于保持脑性瘫痪性儿童足背伸活动范围，防止发生小腿三头肌挛缩的作用。将年龄4～16岁、痉挛型脑性瘫痪、独立行走者，随机分配至试验组（15例）和对照组（13例）。试验组隔夜穿着膝-踝-足支具6小时，保持膝关节伸直位，持续1年时间，而对照组不作任何治疗。选择测量足踝背伸活动范围、步态分析膝关节和踝关节矢状位角度改变，作为评价治疗结果的标准，于治疗前和治疗后每3个月测量一次结果。研究结果显示2组在足背伸活动范围、步态分析参数，均没有统计学意义的差别。该作者由此做出结论：夜间使用保持膝关节伸直位的膝-踝-足支具，对痉挛型脑性瘫痪患者保持足背伸活动范围并未产生明显的作用。

为了探讨踝-足支具（图6-10）对防止痉挛型脑性瘫痪腓肠肌内侧头挛缩和改善步态的作用，Hösl[90]设计一项随机对照研究，研究组包括17例独立性行走脑性瘫痪儿童[年龄（10±3.0）岁]、小腿三头肌挛缩，另17例发育正常的儿童[年龄（9.5±2.6）岁]作对照。脑性瘫痪儿童在使用踝-足支具前和使用后（16±4）周，应用二维超声和三维步态分析系统，评价治疗作用。前者是在手法被动牵伸时，使用二维超声测量腓肠肌内侧头肌腹长度、厚度，肌腱和肌束长度，以及肌腱可延展程度。结果显示支具治疗后在膝关节屈曲时，足背伸活动范围和步态都有所改善。与正常儿童相比较，脑性瘫痪儿童腓肠肌内侧头肌腹缩短和变薄、肌束缩短，以及肌腱长度增加，在支具治疗之后不仅没有改善，而且腓肠肌肌腹变薄更为明显，肌束也继续缩短。该作者由此指出，使用支具可减少腓肠肌伸缩长度，或保持跨越2个关节的腓肠肌失去张力作用，是导致腓肠肌形态学改变的可能原因。

综上所述，这些非手术治疗措施，通过随机对照研究，被证明有助于改善或防止小腿三头肌挛缩，提高患者行走功能。然而，这些临床研究的最长随访时间都没有超过 24 个月，其远期治疗结果仍不得而知，特别是临床广泛应用 A 型肉毒毒素肌内注射和矫形支具治疗的病例，究竟有多大比例避免了手术治疗，抑或日后还需要手术治疗者所占百分比，迄今仍然没有答案。

（2）手术治疗：年龄＞ 8 岁的足部跖屈畸形通常需要手术治疗，目标是增加足背伸活动范围 ≥ 10°，恢复足跟-足趾负重步态，进而改善负重行走时稳定和省力，有助于增强较长距离行走的能力[90-92]。自从德国矫形外科医生 Vulpius 和 Stoffel 于 1913 年描述腓肠肌-比目鱼肌腱膜松解之后，许多学者改良了腓肠肌-比目鱼肌复合结构（gastrocnemius-soleus complex）延长技术，选择不同平面进行肌肉内筋膜松解、腱膜切开，或者跟腱延长[73,84]。迄今，治疗足跖屈畸形的手术方法已有 12 种之多[91]。

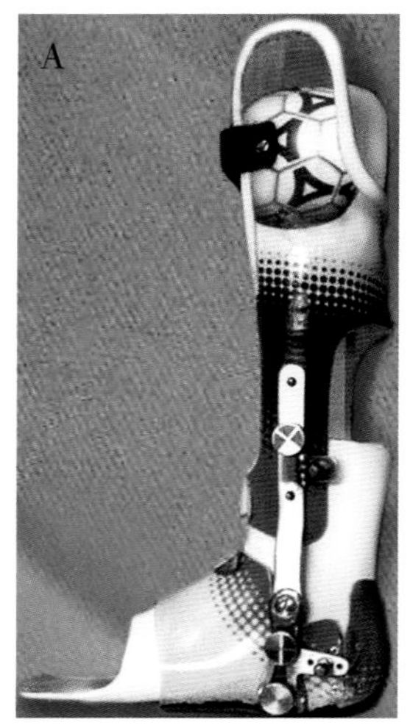

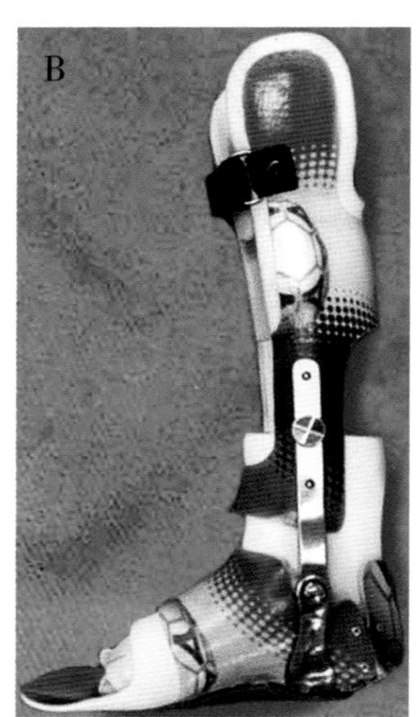

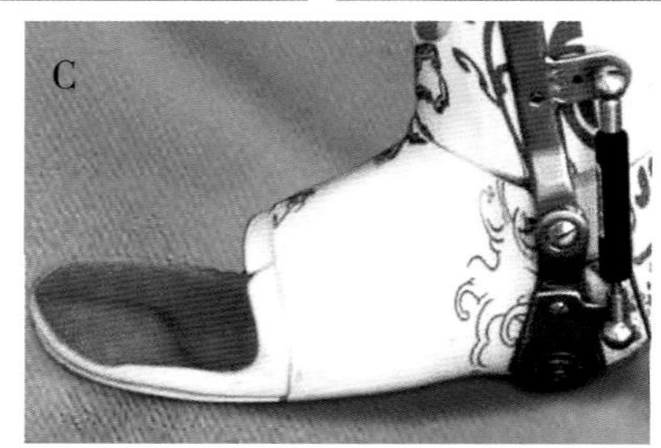

图 6-10　踝-足支具

内侧观（A）、外侧观（B）和调整至踝关节背伸位（C）。此种支具利用胫骨结节负重，踝关节侧方配备关节铰链，其后方配备气控调节杆，允许调整足背伸-跖屈角度。

Firth[92] 依照 6 种常用手术操作技术和手术部位，将腓肠肌-比目鱼肌复合结构分为 3 个解剖区域（图 6-11）。1 区：从腓肠肌起点延伸至腓肠肌内侧头肌腹末端；2 区：从腓肠肌内侧头肌腹末端至比目鱼肌末端；3 区：从比目鱼肌末端至跟腱止点。从腓肠肌近端与远端进行肌肉筋膜松解，可将矫正足部跖屈畸形手术方法分为：①腓肠肌肌肉内筋膜切开（Baumann 手术）。②腓肠肌腱膜切开延长（Strayer 手术）。③腓肠肌腱膜和比目鱼肌腱膜延长（Baker and Vulpius 手术）。④跟腱延长（White and Hoke 手术）。在 2 区实施小腿三头肌延长的长度通常多于 1 区，而延长后的稳定性则与延长后的横截面积呈现负相关，即延长长度越少，其横截面积却越大，因此也越稳定。

足跖屈畸形虽然只累及单一平面，手术治疗却面临术后复发和过度矫正两个常见问题，特别是过度矫正所产生的跟行足畸形，是一种不可逆转的严重残疾[93,94]。跖屈畸形复发率介于 6%～54%[78,94]，其危险因素包括手术时年龄、脑性瘫痪类型和手术方法[78,93]。复发率与手术时年龄有着密切相关性，手术时年龄＜ 8 岁者术后容易复发[95,96]。复发率与脑性瘫痪类型存在某种相关性。

Joo[94] 回顾性分析 186 例（308 足）腓肠肌腱膜松解或跟腱延长的结果。手术时年龄平均 6.8 岁（2.2～13.1 岁），术后随访时间＞ 7 年，总体复发率为 43.8%，其中单侧型足跖屈畸形复发率最高（62.5%），其次为双侧下肢型（55.7%），4 肢型最低（17.0%）。单侧型复发性足跖屈畸形中 62.5% 需要再次进行手术治疗，2 次手术间隔时间平均 6.6 年（3.0～15.0 年）。

1 区　　2 区　　3 区

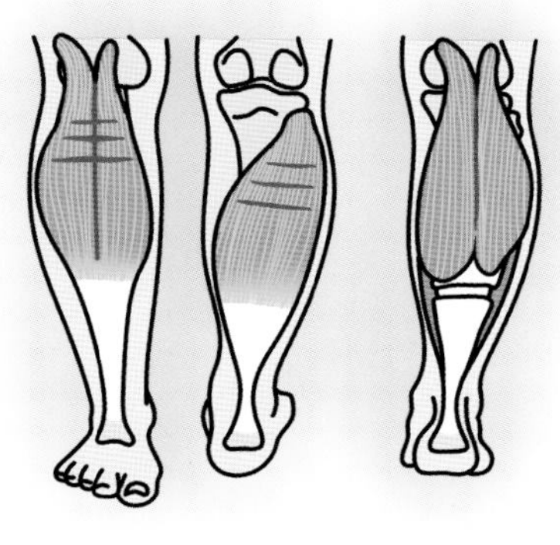
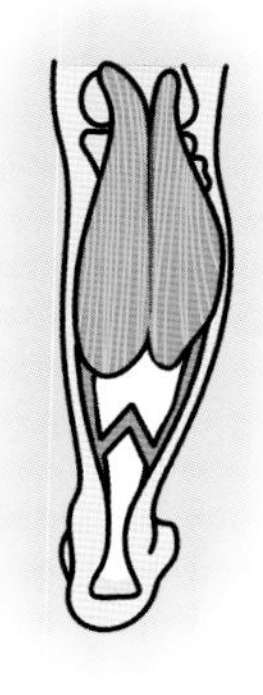
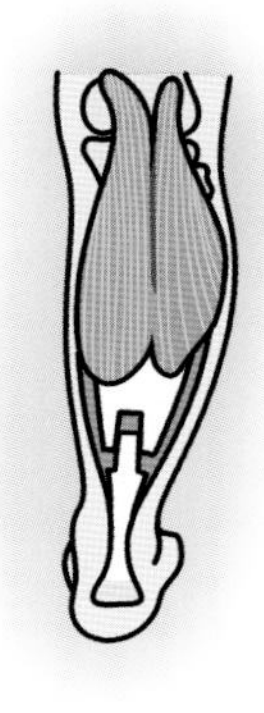
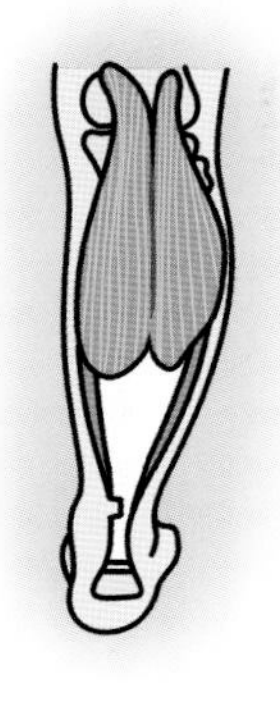
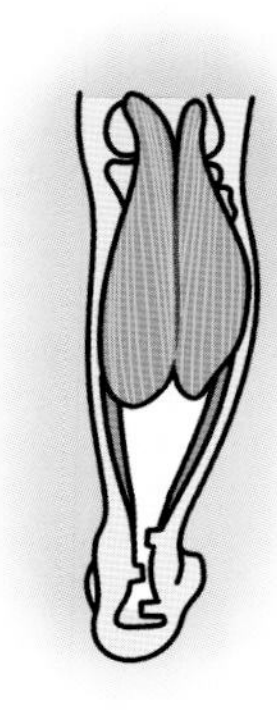

Baumann 手术：腓肠肌及比目鱼肌肌肉松解　Strayer 手术：腓肠肌远端腱膜松解　Vulpius 手术：倒 V 形腓肠肌腱膜松解　Baker 手术：舌形腓肠肌腱膜松解　White 手术：二平面跟腱单侧切开滑移延长　Hoke 手术：三平面跟腱单侧切开滑移延长

图 6-11　腓肠肌-比目鱼肌复合结构解剖学分区与手术方式示意图

复发率与手术方法是否存在相关性尚未形成共识。Sharrard[97]指出跟腱延长复发率高于腓肠肌退缩手术。跟腱滑移延长治疗 77 足，其复发率为 23%，而腓肠肌退缩治疗 53 足的复发率为 15%。Javors[98]采取 Vulpius 腓肠肌腱膜切开治疗 47 例 79 足，手术时年龄平均 6 岁 8 个月（2～14 岁）。其中 15 例为单侧型脑性瘫痪，23 例为双侧下肢型脑性瘫痪，9 例 4 肢型脑性瘫痪，术后随访时间平均 5 年 7 个月（1～12 年），只有 3 足复发，无 1 例发生跟行足畸形。

手术并发跟行足畸形也相当常见，Sala[24]报道切开跟腱延长发生跟行足畸形为 30%～35%。Borton[24]报道腓肠肌与比目鱼肌舌形腱膜切开（Baker 手术），术后跟行足畸形发生率也高达 32%。Saraph[22]选择腓肠肌-比目鱼肌复合结构退缩手术，治疗双侧下肢型脑性瘫痪，却没有出现跟行足畸形。该作者推荐选择腓肠肌-比目鱼肌退缩手术，治疗痉挛型双侧下肢型足跖屈畸形，以避免过度延长。

Javors[30]选择 Vulpius 腓肠肌腱膜切开治疗 47 例（79 足）足部跖屈畸形，手术时年龄平均 6 岁 8 个月（2～14 岁）。15 例为单侧型脑性瘫痪，23 例为双侧下肢型脑性瘫痪，9 例 4 肢型脑性瘫痪。术后随访时间平均 5 年 7 个月（1～12 年），只有 3 足复发，无 1 例发生跟行足畸形。

Firth[92]选择腓肠肌远端腱膜切开（Strayer 手术）治疗 40 例足部跖屈畸形，手术时年龄平均 10 岁（5.5～16.7 岁），术后随访时间平均 7.5 年（4.4～14.6 年），其复发率与过度矫正率分别为 35% 和 2.5%。

综上所述，虽然治疗痉挛性足跖屈畸形的手术方法颇多，术后足跖屈畸形复发和并发跟行足畸形，仍然是值得权衡的实际问题，特别是避免发生跟行足畸形，因为跟行足畸形既是致残最为严重，也是不可逆转的足部畸形。尽管目前尚没有避免并发跟行足的指导原则，但推迟手术时年龄（年龄＞8 岁），选择腓肠肌远端腱膜切开或腓肠肌-比目鱼肌腱膜切开，避免选择跟腱滑移延长，术中保持足背伸≤ 10°，至少能够降低跟行足的发生率[91,98-100]。

脑性瘫痪引发的运动障碍，妨碍儿童肌肉的正常生长。无论采取哪种手术方法，只能短期矫正畸形和改善步态，因为肌肉肌腱生长速率落后于胫骨生长速率，术后复发当属必然现象[73,76]。本节将介绍在临床相对常用的 3 种手术方法。

1）Baumann 腓肠肌退缩术。

【手术适应证】

双侧下肢型脑性瘫痪；固定性足跖屈畸形，即膝关节伸直位足背伸活动范围＜ 0°，但足跖屈畸形＜ 30°；年龄＞ 8 岁[94,96]。

【手术操作】

将患儿置于仰卧位。于膝关节上方捆扎充气止血带后，常规进行手术野皮肤准备。

①切口与显露：在小腿近端 1/3 后方内侧作长约 5 cm 纵行切口。切开深筋膜后分离腓肠肌与比目鱼肌间隙，分别显露腓肠肌与比目鱼肌腱膜（图 6–12A）。

②切开腓肠肌筋膜（aponeurosis）或肌束膜（perimy-sium）：选择某一平面横行切开筋膜，注意保留其深面肌肉完整（图 6–12B）；此时，术者握持后足并保持后足适当内翻，分别在膝关节伸直或屈曲 90° 时，实施踝关节背伸活动，术中目标是实现足部背伸活动＞ 15°。如果踝关节背伸活动没有达到 10°（图 6–12C），则在近端平面再次切开筋膜，两者相距 5 cm（图 6–12D）。如果在膝关节伸直位时，足背伸活动＜ 15° 或在膝关节屈曲 90° 时，足背伸活动＜ 20°，表明比目鱼肌也被累及，需要采取相同的操作，切开比目鱼肌筋膜[96]。

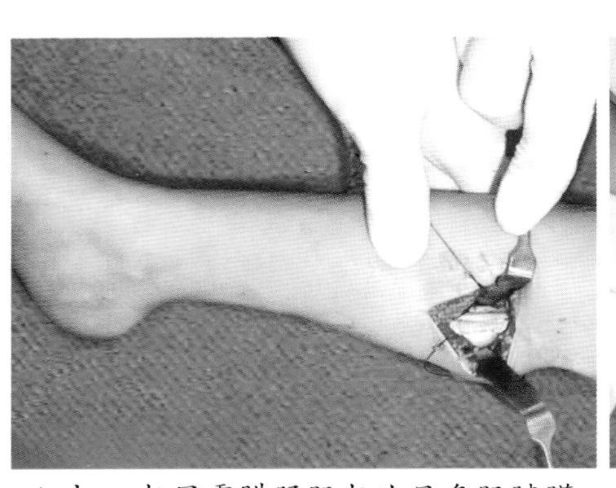

A. 切口与显露腓肠肌与比目鱼肌腱膜

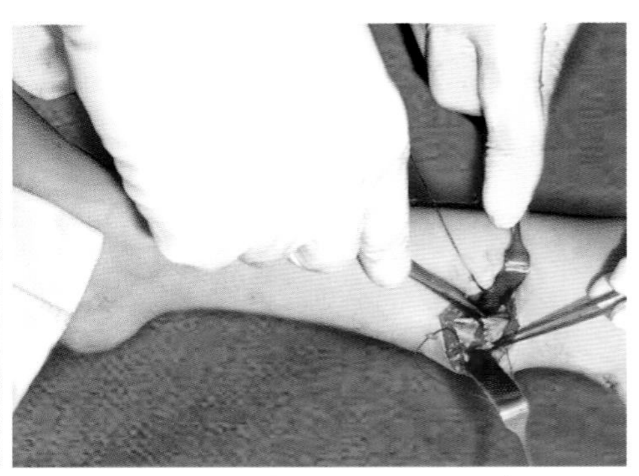

B. 切开腓肠肌筋膜或肌束膜

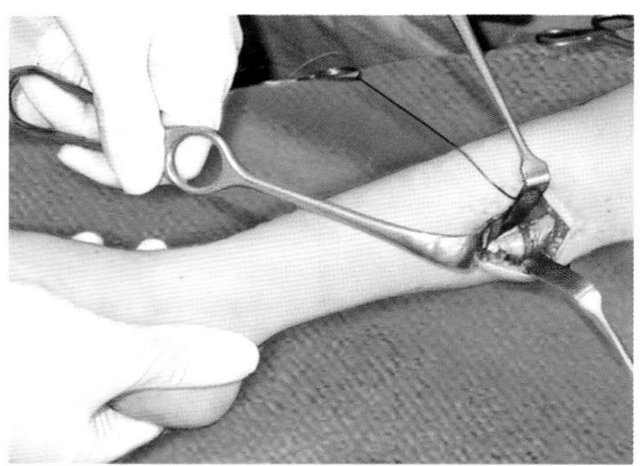

C. 握持足跟并保持后足内翻，评估膝关节伸直时足背伸活动范围

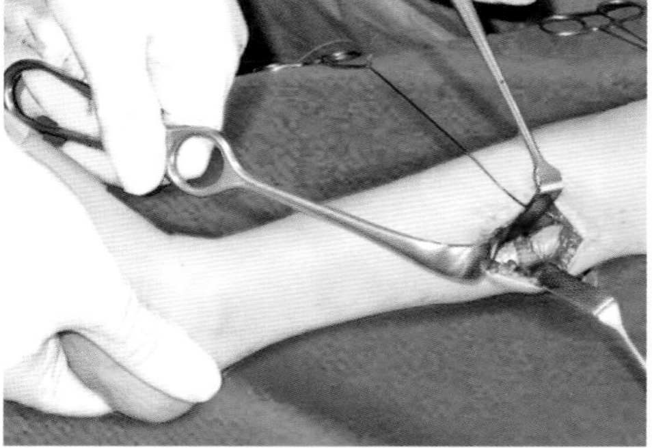

D. 另在近端平面再次切开筋膜

图 6–12　Baumann 腓肠肌退缩术中照片

【术后处理】

于踝关节中立位（足背伸 0°）予以行走石膏固定 4 ~ 5 周。解除石膏固定后，日间穿戴行走踝–足矫形器，夜间穿戴固定式踝–足支具固定，通常要求持续 1 年的时间。

2）腓肠肌远端腱膜切开（Strayer 手术）与腓肠肌－比目鱼肌腱膜切开（Vulpius 手术）。

【手术适应证】

单侧型或双侧下肢型脑性瘫痪，其 GMFCS 分级为Ⅱ级或Ⅲ级；绊跌步态或有前足疼痛引起步态不稳定；固定性足跖屈畸形，其足背伸活动＜ 0°；年龄＞ 8 岁[95]。

【手术操作】

将患儿置于仰卧位。于膝关节上方捆扎充气止血带后，常规进行手术野皮肤准备。

①切口与显露：于小腿中 1/3 后方内侧作 3 cm 的纵行切口，切开皮肤及深筋膜，直视或触摸确定腓肠肌腱膜，钝性分离腓肠肌与比目鱼肌间隙，但需注意保护腓肠神经。

②切开腓肠肌腱膜：在保持足背伸状态时，从内侧向外侧横向切开腓肠肌腱膜，以允许腓肠肌向近端退缩。此时，在膝关节伸直位测量足背伸角度（Silfverskiöld 试验），假若足背伸幅度≥ 15°，便可结束手术操作，将已经退缩的腓肠肌腱膜远端与比目鱼肌腱膜缝合（图 6–13A）。

③腓肠肌腱膜与比目鱼肌腱膜切开延长（改良式 Strayer 手术）：如果 Silfverskiöld 试验阳性，即膝关节伸直时，足背伸幅度＜ 15°，表明还有比目鱼肌挛缩，此时应将比目鱼肌腱膜横行切断（图 6–13B），可实现足背伸＞ 15° 的目标。

④腓肠肌－比目鱼肌复合结构退缩（Vulpius 手术）：如果为术后复发病例，可在小腿三头肌 2 区内将腓肠肌－比目鱼肌腱膜在相同平面横行切开，使两者肌腹都向近端退缩（图 6–13C）[96,99,101,102]。

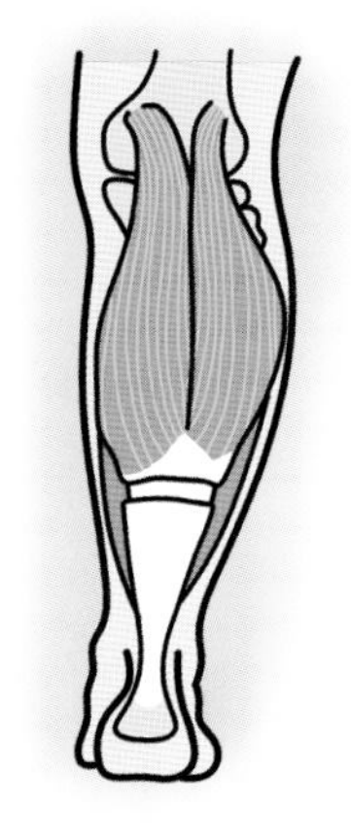

A.Strayer 手术

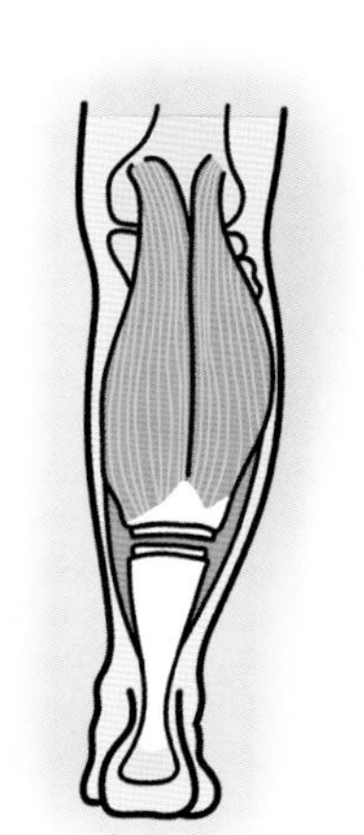

B. Strayer 手术＋比目鱼肌腱膜松解

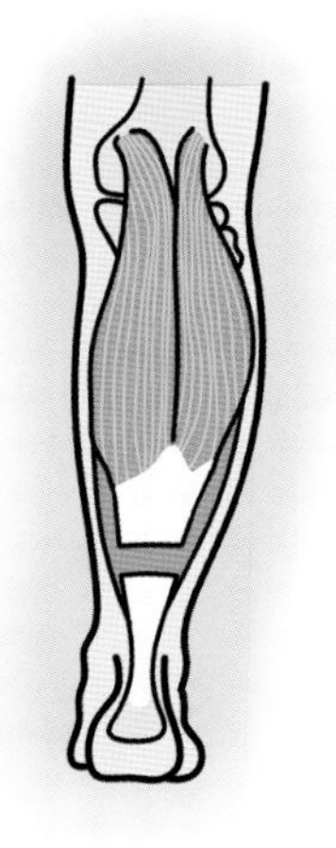

C.Vulpius 手术

图 6–13　Strayer 手术、改良式 Strayer 手术和 Vupius 手术示意图

【术后处理】

术后用小腿行走石膏固定，保持患足背伸中立位。术后 3 周拆除石膏，使用没有铰链的踝－足支具负重行走 3 周。如果术后 6 周在膝关节伸直时踝关节仍能保持足跟－足趾负重步态，允许穿戴有铰链的踝－足矫形器负重行走。

3）跟腱滑移延长（White 手术）:

【手术适应证】

单侧型脑性瘫痪，其行走时表现持续性足趾－足趾步态或足趾－足跟步态；踝关节背伸＜0°；年龄＞7 岁[78,100,103]。

【手术操作】

将患儿置于仰卧位。于膝关节上方捆扎充气止血带后，常规进行手术野皮肤准备。

①切口与显露：于跟腱止点近端后方内侧作 2 cm 纵行切口，另在其近端 5 cm 再作 2 cm 的纵行切口，分别显露跟腱近端与远端（图 6–14A）。

②跟腱 2 处半侧切断：由助手保持足部伸展位置时，先在远端切口切断跟腱前方的 1/2 或 2/3（图 6–14B），继之在近端切口切断跟腱内侧 1/2。此时，将足缓慢背伸至 10° 左右，使跟腱内侧纤维沿着外侧纤维向远端滑移，既可实现跟腱延长又能保持肌腱连续[100,103]。

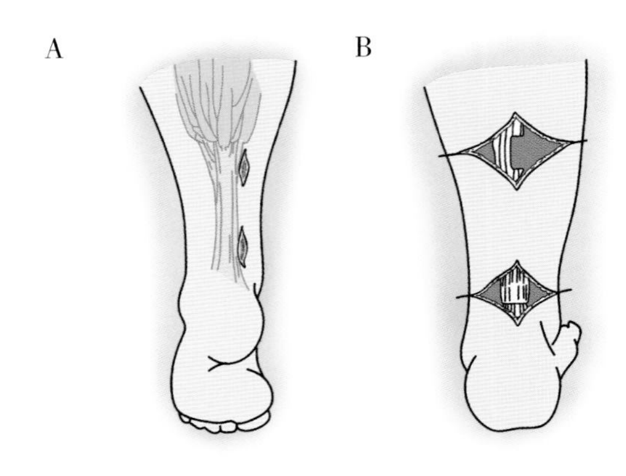

图 6–14 跟腱滑移延长示意图

A 图显示皮肤切口，B 图显示跟腱滑移延长。

【术后处理】

术后在足背伸 0° 或中立位时，使用小腿行走石膏固定 4 周。解除石膏固定后，开始日间物理治疗和踝关节伸展和屈曲活动训练，夜间使用支具或石膏夹板固定 6 个月。

（二）足跖屈内翻畸形

1. 定义与发病机制 临床上将后足跖屈、内翻，中足及前足外旋和内收畸形，而站立或行走时表现为前足外缘负重步态，定义为跖屈内翻足畸形[104–106]。足内翻肌（胫前肌和胫后肌）和外翻肌（腓骨长肌及短肌）肌力失去平衡，即胫前肌和胫后肌痉挛或挛缩，抑或腓骨长肌及短肌肌力减弱，是脑性瘫痪产生后足内翻、中足外旋和前足内收的基本原因，加之腓肠肌痉挛或挛缩所引起后足跖屈，进而导致后足跖屈及内翻畸形[107–109]。

Perry[110]采取动态肌电图，测量脑性瘫痪儿童小腿肌肉的电生理变化，发现 86％ 的脑瘫性跖屈内翻足存在胫后肌过度收缩。另有动态肌电图研究发现，56％～75％ 病例有胫后肌过度或持续收缩，8％～44％ 有胫前肌过度收缩，而胫后肌和胫前肌都有过度收缩介于 0％～17％[111]。

Michlitsch[112]报道 78 例（88 足）瘫痪性跖屈内翻足的动态肌电图和步态分析结果，研究显示 30 足（34.1％）因胫前肌引发后足内翻，29 足（33.0％）因胫后肌引发后足内翻，27 足（30.7％）则有胫前肌和胫后肌都有过度收缩，另 2 足（2.2％）有其他因素。70 足在站立期和摆动期，表现为后足内翻畸形，其中 25 足表现为胫前肌功能异常，20 足表现为胫后肌功能异常，23 足表现为胫前肌和胫后肌功能异常。痉挛性跖屈内翻足多见于单侧型脑性瘫痪，其发生率为 38％，而在双侧下肢型和 4 肢型脑性瘫痪的发生率为 20％[10]。

Chang[105]手术治疗 108 例脑瘫性跖屈内翻足，其中 46 例（42.6％）为双侧下肢型脑性瘫痪，39 例（36.1％）为单侧型脑性瘫痪，23 例（21.3％）为 4 肢型脑性瘫痪，男性与女性分别为 55 例和 53 例。

2. 临床特征 临床观察可见后足跖屈内翻、中足外旋和前足内收畸形（图 6-15）。如果是能够独立行走的患者，其站立和行走时依赖前足外缘负重，而足跟及中足内侧面则始终不能接触地面[106]。

临床检查包括：

（1）常规评估受累肢体的肌肉张力、肌腱反射、病理反射，以及测定胫前肌、胫后肌、腓骨长肌及短肌和小腿三头肌的肌力。

（2）医生从患者侧方和后方观察其行走时步态，包括站立期足跟的位置是否处于跖屈内翻的姿势而不能接触地面，而在摆动期向前迈进时，前足是否存在足趾拖地现象。

（3）评估跖屈内翻足的柔韧程度：令患者坐在检查床边，在保持膝关节屈曲 90° 和小腿自然下垂时，检查后足内翻和跖屈、中足外旋（又称内翻，即足底朝向人体中线）和前足内收，评估允许被动矫正的程度；踝关节伸展与屈曲活动范围，抑或患足跖屈程度，注意足底皮肤胼胝体或溃疡的位置[104,109]。Chang[105]将后足内翻＞ 10° 和介于 5° ～10° 者，分别定义重度和轻度内翻。

3. X 线检查 常规摄取负重时足正位和侧位 X 线片，用于确认是否存在后足内翻、中足外旋和前足内收[105,115-118]。

（1）后足跖屈内翻：正位和侧位的距骨 - 跟骨角，都有明显的减少（图 6-16），其正常值分别为 38°（32° ～50° ）和 49°（36° ～61° ）；侧位胫骨 - 跟骨角（正常值为69° ± 8.4° ）和侧位跟骨背伸角（正常值为17° ± 6° ）明显减少，提示有后足跖屈畸形（图 6-17）。

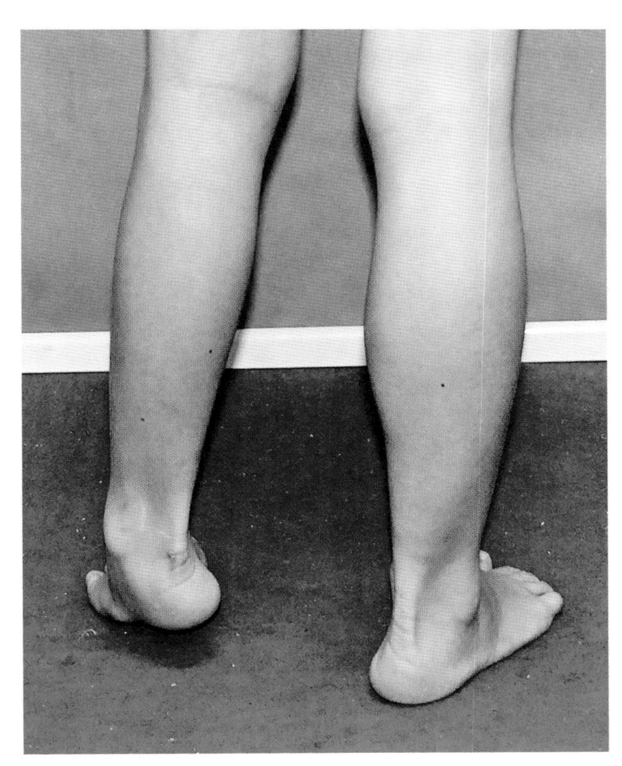

图 6-15 足跖屈内翻畸形的大体照

从患者后方观察，可见站立时后足跖屈内翻、中足外旋和前足内收。患者依赖前足外侧面支持体重。

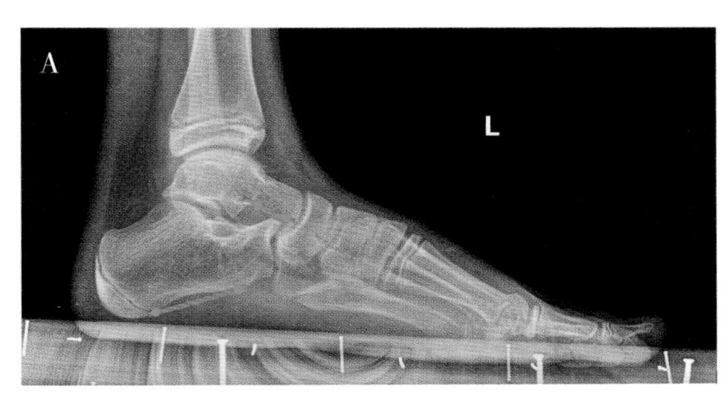

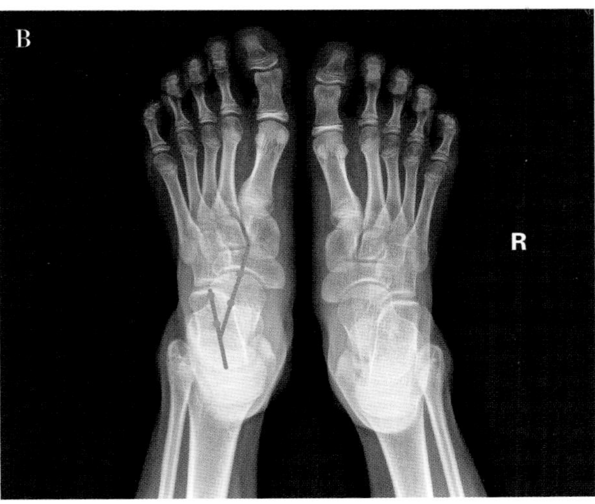

图 6-16 足正侧位 X 片测量距骨 - 跟骨角的方法

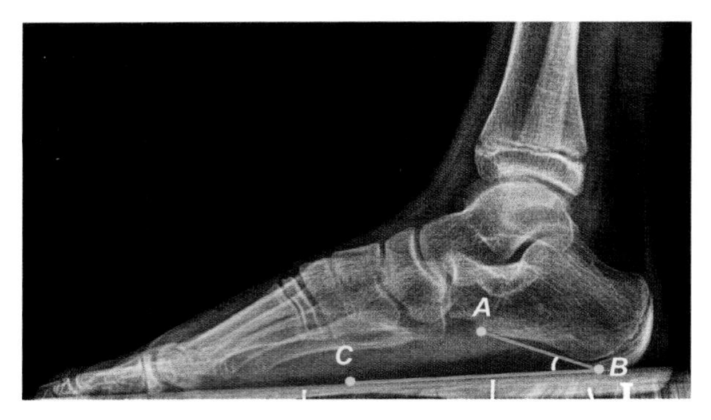

图 6-17　足侧位 X 线片测量跟骨背伸角的方法

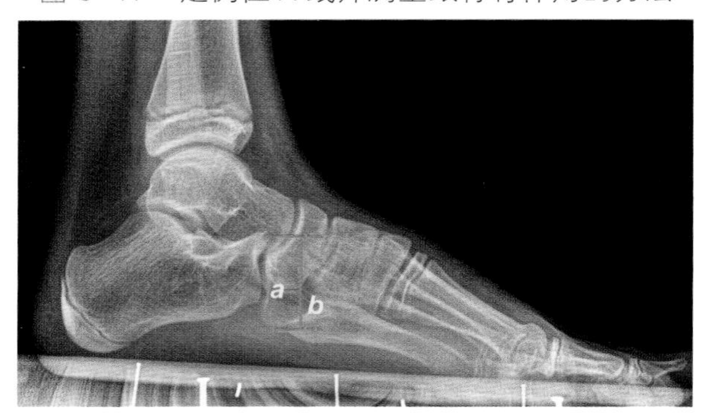

图 6-18　在足侧位 X 线片测量舟骨-骰骨重叠角的方法

舟骨与骰骨重叠高度（*a*）/ 骰骨高度（*b*）。

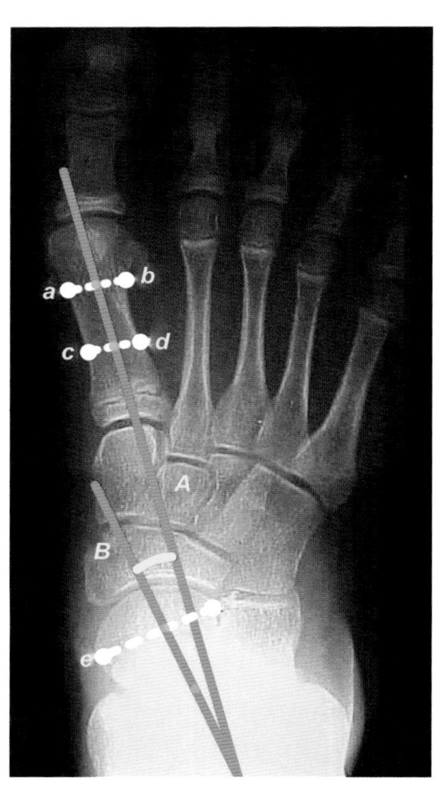

图 6-19　足正位 X 线片测量距骨-第一跖骨角的方法

（2）中足外旋：侧位测量舟骨-骰骨重叠百分比（正常值为47 ± 13.8）（图 6-18）和正位测量距骨-舟骨覆盖角（正常值为20° ± 9.8°）明显减少，表明中足发生外旋。

（3）前足内收：正位距骨-第一跖骨角（正常值为10° ± 7.0°）（图 6-19）。

4. 治疗与预后　物理治疗、支具和 A 型肉毒毒素肌内注射，是非手术治疗学龄前儿童、轻度痉挛性跖屈内翻足的常用方法，具有控制肌肉痉挛，促进患儿负重行走功能的发育的作用[119-121]。但是，随着儿童的骨骼生长，其跖屈内翻畸形必将日趋加重，穿戴矫形器具（ank-foot orthosis）既有使用方面的困难，也有不能发挥辅助行走的作用，因此学龄后儿童需要矫形手术治疗[121,122]。

手术治疗的目的：①重建足内翻肌和外翻肌力平衡，进而矫正柔韧性跖屈内翻畸形，抑或软组织松解和跟骨外移截骨联合手术，矫正僵硬型跖屈内翻足畸形。②改善独立负重行走功能，摆脱对矫形器具辅助行走的依赖。手术方法包括胫前肌腱劈开移位[109,123,124]、胫后肌腱劈开移位[103,106,125,126]、软组织松解与跟骨外移截骨联合手术[127-129]和三关节固定手术[130]。胫前肌腱和胫后肌腱劈开移位，旨在重建足内翻肌和外翻肌力平衡，进而矫正柔韧性跖屈内翻畸形；后足僵硬性内翻畸形，需要软组织松解与跟骨外移截骨联合手术，方能获得满意的治疗结果；足三关节固定手术，则用于治疗严重的后足内翻和中足外旋及前足内收复杂性畸形。自然病史观察表明，手术治疗跖屈内翻足，其预后与脑性瘫痪类型有着密切的关系。手术治疗单侧型跖屈内翻足畸形，通常能够保持矫形结果的稳定，但手术治疗双侧下肢型跖屈内翻足畸形，特别是＜ 8 岁者，几乎均有产生扁平外翻足畸形的危险[131]。

（1）胫前肌腱劈开移位：具有重建后足内翻肌与外翻肌平衡的作用，是治疗柔韧型跖屈内翻足畸形的常用技术，但有时需要进行跟腱或胫后肌腱延长，以矫正后足跖屈畸形。

Hoffer[124]于1985年报道胫前肌腱劈开移位治疗神经源性跖屈内翻足21例（27足）10年的随访结果，其中13例为儿童痉挛型脑性瘫痪。手术时年龄为5～27岁，最短随访时间10年。13例均实现矫正畸形和改善步态的目标，也没有出现过度矫正的病例。

Barnes[125]选择胫前肌腱劈开移位治疗20例（22足）脑瘫性跖屈内翻足，手术年龄平均8岁（2～15岁），随访时间平均6.2年（2.3～8.8年）。在20例痉挛性跖屈内翻足中，单侧型脑性瘫痪15例，双侧下肢型脑性瘫痪2例，4肢型脑性瘫痪3例；术前只能在社区内行走的有19例，1例不能行走。依照Kling评价标准评价结果[104]：优级，行走时足底均匀负重，既没有固定性也没有姿势性跖屈内翻畸形，能够穿着普通鞋，足底没有异常胼胝体；良级，行走时后足内翻，外翻或跖屈＜5°、能够穿着普通鞋，没有鞋底异常磨损；差级，复发性跖屈内翻畸形，或因过度矫正产生扁平外翻足或跟行足。最后随访时，优级14例，良级4例和差级4例。3例因术前存在僵硬后足内翻，被评定为差级，另1例右足于12岁时进行手术治疗则出现复发。

Limpaphayom[109]采取胫前肌腱劈开移位治疗跖屈内翻足45例68足，手术时年龄平均8.1岁（4～15岁），男性与女性分别为30例（67%）和15例（33%）；单侧型6例（13%）、双侧下肢型39例（87%）。术后随访时间平均5.5年（1～16年）。依照Kling标准评价结果[104]：优级48足（70%），良级10足（15%），差级10足（15%）。差级中3足过度矫正产生扁平外翻足，7足术后复发。依照术前与术后GMFCS分级评价，其中3例（7%）提升2个级别，31例（68%）提升1个级别，9例（21%）保持术前级别，2例（4%）下降1个级别。

【手术指征】

①柔韧性跖屈内翻足，并有明显前足内收及中足外旋（又称内翻，即足底朝向人体中线）畸形，后者在步态摆动期显示胫前肌腱突出，屈肌退缩反射（flexor withdrawal reflex）或称混淆试验（confusion test）阳性（图6-20），其操作方法：令患者坐在床旁，保持髋关节和膝关节屈曲90°，医生将其左手放置在髌骨上方，再令患者做抗阻力髋关节屈曲活动。如果出现后足内翻和前足外旋（内翻），同时出现胫前肌腱绷紧突出，定义为试验阳性，提示胫前肌过度收缩，并且失去选择性收缩的功能[109]。

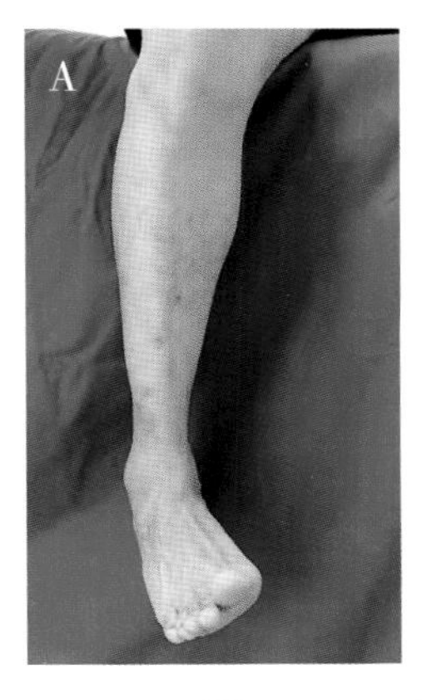

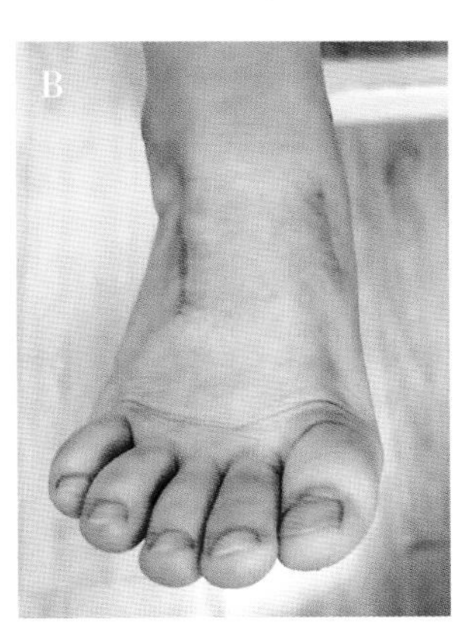

图6-20 屈肌退缩反射试验

A.手术之前可见前足及中足内翻，并可见胫前肌腱突出；B.手术之后，前足及中足内翻消失，并可见胫前肌腱内侧半和外侧半相等的张力。

②柔韧型后足内翻＞10°，可被动矫正至外翻＞5°。

③年龄＞8岁。

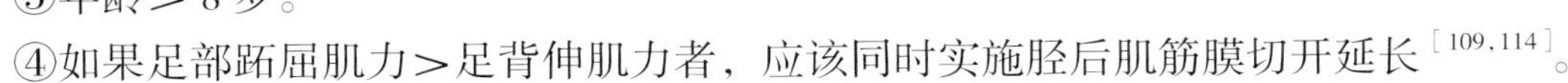

④如果足部跖屈肌力＞足背伸肌力者，应该同时实施胫后肌筋膜切开延长[109,114]。

【手术操作】

将患儿置于仰卧位。于膝关节上方捆扎充气止血带后，常规进行手术野皮肤准备。

①跟腱滑移延长：参见治疗足跖屈畸形的跟腱滑移延长（White手术）手术操作。

②胫前肌腱劈开移位：a.先在内侧楔骨与第一跖骨基底背侧的内侧缘，作长约5 cm的纵行切口。切开皮肤及深筋膜，分离及显露胫前肌腱后，先将其从中央劈开或切开，继之，切

断外侧半肌腱的止点，于尾端锁边缝合牵引线，注意尽可能保留肌腱的长度。b. 另在第二～三跖骨之间的背侧作第 2 个皮肤切口，起始于踝关节伸肌支持带下缘，终止于跖趾关节近端（图 6–21A）。切开皮肤及深筋膜后，在 2 个皮肤切口之间形成皮下隧道，将胫前肌腱外侧半引入第 2 个皮肤切口内，尽可能将其向近端游离，使肌腱移位后保持直线牵引（图 6–21B）。c. 在骰骨背侧切开基底位于远端的 U 形骨膜瓣，用直径为 4.5 mm 的骨钻在骰骨背侧中央向跖侧钻孔。将肌腱尾端两根牵引线穿入直缝针，依次穿入骰骨预制骨孔，并从足底皮肤引出牵引线（图 6–21C）。此时，于患足背伸 90° 时，拉紧从足底皮肤引出的肌腱牵引线，从而使肌腱建立骨性止点。为了避免压迫足底皮肤，牵引线通常需要穿过海绵纱布与纽扣衬垫后，拉紧和打结固定。d. 最后，将骰骨 U 形骨膜瓣与肌腱缝合固定，常规缝合切口皮肤[105,109]。

③胫后肌腱筋膜切开延长：Barnes[114] 主张将胫后肌腱延长作为胫前肌腱劈开移位的辅助性手术。在小腿远端 1/3 后方内侧作长约 3 cm 的纵行切口，分离及显露胫后肌之后，环形切开胫后肌筋膜（图 6–22），允许延长胫后肌 3 cm 左右。

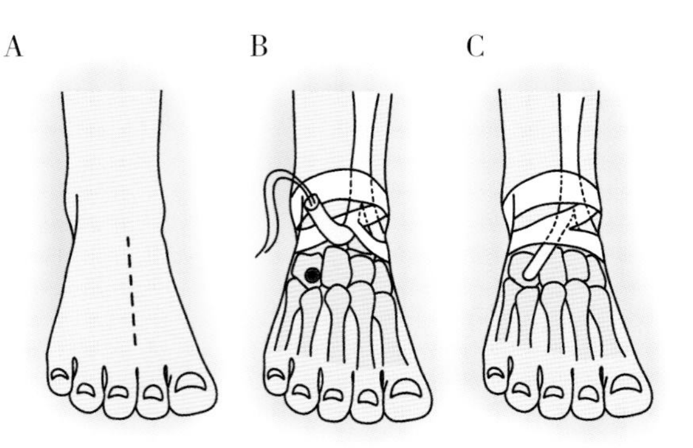

足背纵向皮肤切口　胫前肌腱外侧半移位至足背外侧　胫前肌腱埋入骰骨内作为新止点

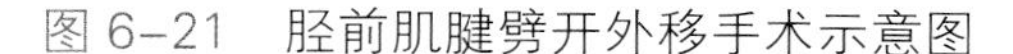

图 6–21　胫前肌腱劈开外移手术示意图

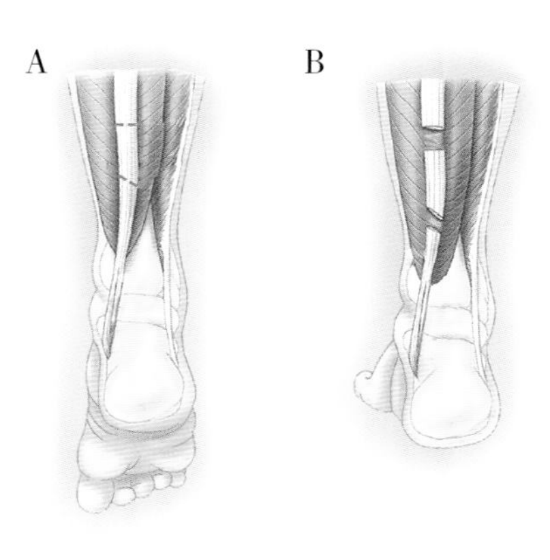

图 6–22　胫后肌筋膜切开延长

【术后处理】

术后于足背伸 90°，用小腿石膏固定 6 周。解除石膏固定后，允许正常负重行走，通常无须穿戴矫形器。

（2）胫后肌腱劈开移位：此种手术技术也是矫正柔韧性跖屈内翻足的常用手术方法之一，具有削弱胫后肌内翻后足的作用，增加后足外翻强度，既能重建后足内翻肌与外翻肌的平衡，还能保留其跖屈踝关节的功能。早期倡导实施胫后肌腱移位治疗跖屈内翻足者，认为胫后肌过度收缩活动是主要致病机制，后来被动态肌电图检查所证实[132,133]。

Perry 于 1977 年报道动态肌电图评价脑瘫性后足内翻的机制，证明 86% 的痉挛性跖屈内翻足畸形存在胫后肌过度收缩[110]。但是，Michlitsch[112] 于 2006 年描述 78 例（88 足）脑瘫性跖屈内翻足动态肌电图和步态分析结果，发现 29 足（33.0%）因胫后肌异常收缩（失时相收缩）引发后足内翻，30 足（34.1%）则因胫前肌异常收缩引发后足内翻。

早期胫后肌腱移位的方法，是将胫后肌腱经骨间膜移位至足部背侧，在骰骨或外侧楔骨建立骨性止点。但是，矫正后足跖屈内翻畸形的作用很不稳定，其优良率介于 29%～100%，又因移位后胫后肌持续发挥着踝关节背伸肌的作用，进而导致跟行足畸形[125,132]，因此被胫后肌腱劈开移位所替代[105,133]。

Green[134]采取胫后肌腱劈开移位至腓骨短肌腱止点附近，治疗16例（16足）痉挛性跖屈内翻足，其中13例为单侧型脑性瘫痪，3例为4肢型脑性瘫痪；手术时年龄平均6.2岁（4.5～10岁），术后随访时间平均＞2年。结果评价证明：① 12足行走时为足跟–足趾负重步态，既没有姿势性或固定性畸形，也不需要穿戴支具，而且胫前肌有足够的肌力，以致能够主动进行踝关节背伸活动＞90°，评定为优级。② 4足行走时步态特征是整个足底–足底步态，也没有姿势性或固定性畸形，但踝关节背伸活动只能达到中立位，足背伸活动伴有髋关节和膝关节屈曲活动，即典型的跨阈步态。因胫前肌肌力不足而需要夜间支具固定，以防止跖屈畸形复发，评定为良级。③如果后足持续内翻或复发性后足内翻畸形，则评定为差级（或不满意），本组没有差级病例。

Kling[104]报道胫后肌腱劈开移位至腓骨短肌腱和跟腱延长，治疗痉挛性跖屈内翻足远期随访结果。本组包括31例（37足）跖屈内翻足畸形，手术时年龄介于3.5～18岁，术后随访时间平均8年（4～14年），最后随访时有26例儿童的骨骼已发育成熟，表明其治疗结果不会随着时间推移而发生改变。依照如下评价标准：①优级，行走时足底均匀负重，既没有固定性也没有姿势性跖屈内翻畸形，能够穿着普通鞋，足底没有异常胼胝体。②良级，行走时后足内翻、外翻或跖屈均＜5°，能够穿着普通鞋，没有鞋底异常磨损。③差级，复发性跖屈内翻畸形，或因过度矫正产生扁平外翻足或跟行足。本组优级30足，良级4足和差级3足，差级3足均因后足内翻复发，但没有出现跟行足或扁平外翻足畸形。本组包括15例单侧型跖屈内翻足，6例4肢型跖屈内翻足，5例双侧下肢型跖屈内翻足，另5例为青春期儿童脑损伤型引发的单侧型。优良率与脑性瘫痪类型相关性的统计学分析，证明治疗结果与单侧型、双侧下肢型及4肢型都没有显著差异。2例单侧型跖屈内翻足畸形术后复发，1例8岁儿童术后1年出现复发，再次手术发现胫后肌腱外侧半从腓骨短肌腱分离，认定为操作技术错误所致。另1例10岁儿童术后复发，而采取三关节固定手术治疗。该作者由此做出如下结论：胫后肌腱劈开移位和跟腱延长，是矫正痉挛性跖屈内翻足的可靠技术，即使不用矫形器具，在生长期间仍能保持足底均匀负重，即所谓的跖行足（plantigrade foot）。

Chang回顾性分析胫后肌腱劈开移位治疗69例（88足）跖屈内翻足的结果[105]。手术时年龄平均9.3岁（2.7～16.9岁），术后随访时间平均6.7年（2.6～13.8年）。依照下述评价标准评定结果：优级，后足中立位或内翻与外翻＜5°；良级，后足内翻或外翻介于5°～10°者；失败，后足内翻或外翻＞10°。本组优级31足（35.2%），仍然保持后足内翻–外翻中立位；18足（20.4%）评定为良级，其中9足后足内翻介于5°～10°，另9足后足外翻5°～10°；39足（44.3%）评定为差级，其中14足后足内翻＞10°，25足后足外翻＞10°。本组失败率高达44.3%。该作者指出所有发生足外翻者，均在术后2年逐渐出现，由此提出手术中过度矫正并不是主要的因素，而脑性瘫痪类型、手术时年龄和术前行走状态，则是判断预后的重要因素。单侧型脑性瘫痪明显优于双侧下肢型和4肢型（具有统计学意义），而单侧型跖屈内翻足失败病例多为跖屈内翻畸形，双侧下肢型跖屈内翻足的失败病例，几乎均为严重的扁平外翻足畸形。4肢型失败率最高（66%），包括严重跖屈内翻足和扁平外翻足畸形；手术时年龄≥8岁者失败率远低于年龄＜8岁者（具有统计学意义），而且后者容易发生扁平外翻足畸形；术前能够在社区内行走者，其失败率也明显低于只能家中行走者。该作者做出如下建议：①双侧下肢型和4肢型跖屈内翻足，应该将手术年龄推迟至8岁之后，因为对年龄＜8岁儿童实施胫后肌腱劈开移位，将产生很高的失败率。②胫后肌腱劈开移位治疗单侧型跖屈内翻足结果最好，而且似乎与手术时年龄无关，因此无须推迟手术年龄，因为随着时间推移，其柔韧型跖屈内翻足势必发展至僵硬性畸形，已不再适用于软组织手术治疗。

Vlachou[106]实施胫前肌腱劈开移位与胫后肌腱劈开移位，治疗跖屈内翻足的比较研究，手术时年龄≥ 6 岁，术后随访至少 4 年。胫前肌劈开移位组 11 例 11 足，10 例为单侧型脑性瘫痪，另 1 例 4 肢型脑性瘫痪，因为胫前肌过度活动产生前足及中足外翻或内翻畸形，合并轻度足弓增高，但后足没有内翻；胫后肌劈开移位组包括 34 例 38 足（女 24 例，男 10 例），20 例为单侧型脑性瘫痪，11 例双侧下肢型脑性瘫痪，3 例 4 肢型脑性瘫痪。因为胫后肌过度活动，在整个步态周期中表现后足内翻，因此实施胫后肌腱劈开移位。结果显示胫前肌劈开移位组中优级 8 足（72.7%）、满意 3 足；足背伸 10° ~20°，跖屈 30° ~40°，足内翻 15° ~20°，外翻 15° ~20°，没有过多矫正或矫正不足；胫后肌劈开移位组中优级 20 足（52.6%）、满意 14 足、差级 4 足。差级 4 足术后出现严重后足内翻畸形而需要手术治疗。该作者指出，尽管普遍认为胫前肌异常收缩引发后足内翻和中足、前足内翻及内收，而胫后肌异常收缩通常引发后足跖屈内翻，但在临床检查难以区别；其次单侧型脑性瘫痪比双侧下肢型和 4 肢型治疗结果更好，表明神经损害类型影响治疗结果。

【手术指征】

①柔韧型跖屈内翻足畸形：行走时出现后足内翻、前足和中足跖屈及外旋畸形，并可见胫后肌腱明显突起或绷起；当患儿坐在床旁、保持下肢松弛时，患足姿势则看似正常；如果患足在站立期和摆动期，患足虽然出现后足跖屈内翻，但在足背表面却看不到胫前肌腱突起或绷紧，则是确定胫后肌痉挛，而不是胫前肌痉挛的要点之一。

②当患者坐在床旁、保持膝关节屈曲 90° 时，其后足内翻容易被矫正至中立位，但在膝关节伸展时，后足内翻则不能被矫正至中立位。

③双侧下肢型或 4 肢型跖屈内翻足，其手术年龄应该＞ 8 岁，因为年龄＜ 8 岁儿童实施胫后肌腱劈开移位，将产生很高的失败率；单侧型跖屈内翻足的手术年龄则没有严格的限制，因为手术结果与手术时年龄没有相关性，因此无须推迟手术年龄，通常在年龄＞ 6 岁即可实施手术治疗，推迟手术年龄可使柔韧型跖屈内翻足势必发展至僵硬性畸形[104, 105, 133]。

【手术操作】

将患儿置于仰卧位。于膝关节上方捆扎充气止血带后，常规进行手术野皮肤准备。

①切断胫后肌腱跖侧半的止点：在舟骨内侧缘作长约 2 cm 皮肤切口（图 6-23），切开皮肤及深筋膜，纵行切开胫后肌腱鞘，将胫后肌腱从中央纵行劈开，分成背侧半和跖侧半。切断胫后肌腱跖侧半止点后，尽可能将其向近端纵向劈开，并在其尾端缝合牵引线。

②劈开胫后肌腱跖侧半：在内踝与跟腱之间另作直切口，起始于内踝后方，向近端纵向延长 6 cm。切开皮肤及深筋膜，识别并切开胫后肌腱鞘，将胫后肌腱跖侧半尾端通过屈肌支持带深面，引入第 2 个切口内，并继续将其向近端劈开至肌腱肌肉移行部位（图 6-24）。

③胫后肌腱跖侧移位与腓骨短肌腱编织缝合：在外踝后方作 2 ~ 3 cm 纵行切口，切开皮肤及深筋膜，识别和切开腓骨短肌腱鞘。返回第 2 个皮肤切口，钝性分离胫骨及腓骨后方与胫后血管神经束及拇长屈肌、趾长屈肌间隙，将胫后肌腱跖侧半经此间隙转移至第 3 个切口（图 6-25）。继之，在外踝尖端与第五跖骨基底作第 4 个皮肤切口，切开腓骨短肌远端腱鞘之后，将胫后肌腱跖侧半从第 3 个切口内引入第 4 个皮肤切口内。在保持后足内翻与外翻中立位、踝关节背伸 5° ~10° 的位置时，拉紧胫后肌腱跖侧半，将其与腓骨短肌腱编织缝合，注意使用

2–0 不可吸收缝线（图 6–26）[104,133]。

④跟腱滑移延长：如果胫后肌腱劈开移位（图 6–27）之后，踝关节背伸活动＜ 10°，则应实施跟腱滑移延长。参见治疗足跖屈畸形的跟腱滑移延长（White 手术）手术操作。

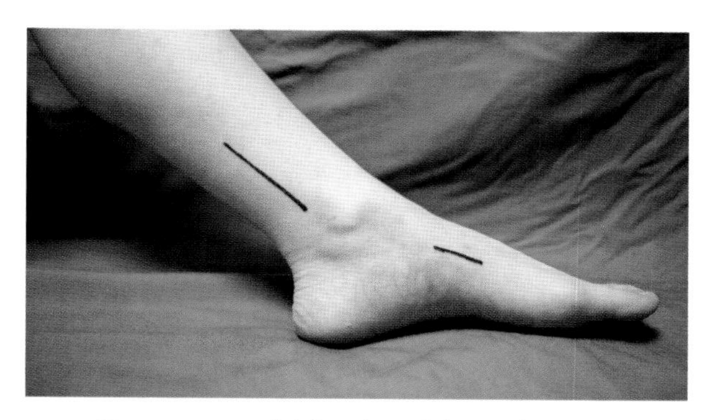

图 6–23　足内侧和小腿内侧皮肤切口线

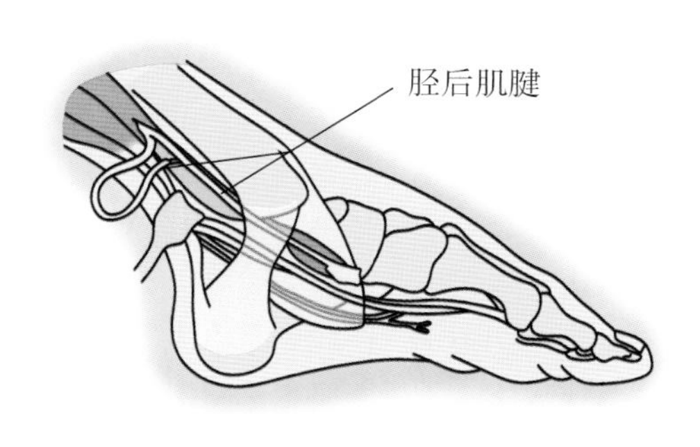

图 6–24　劈开胫后肌腱跖侧半至肌腱肌肉移行处示意图

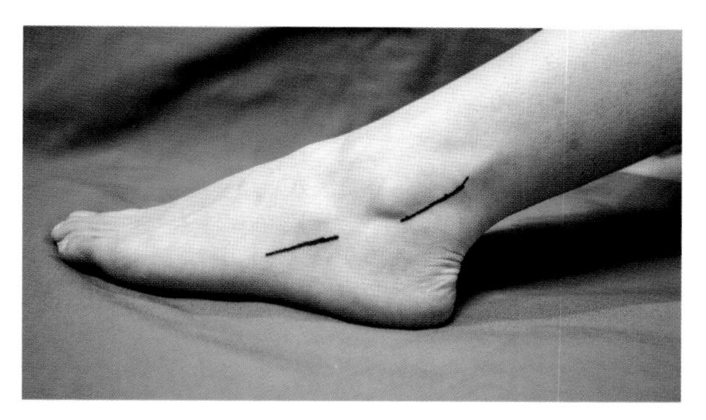

图 6–25　足背外侧和外踝后方皮肤切口线

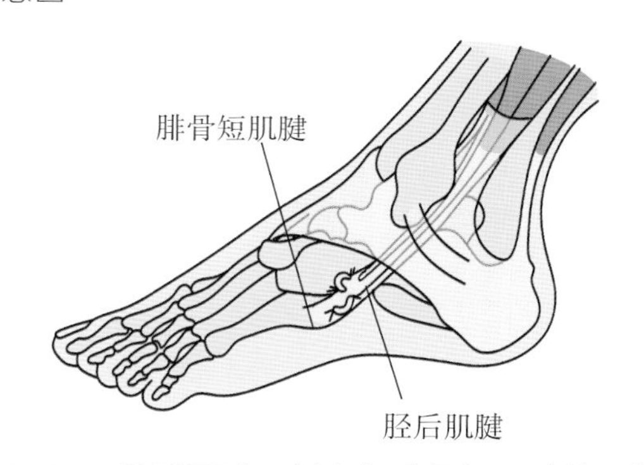

图 6–26　胫后肌腱跖侧半与腓骨短肌腱编织缝合示意图

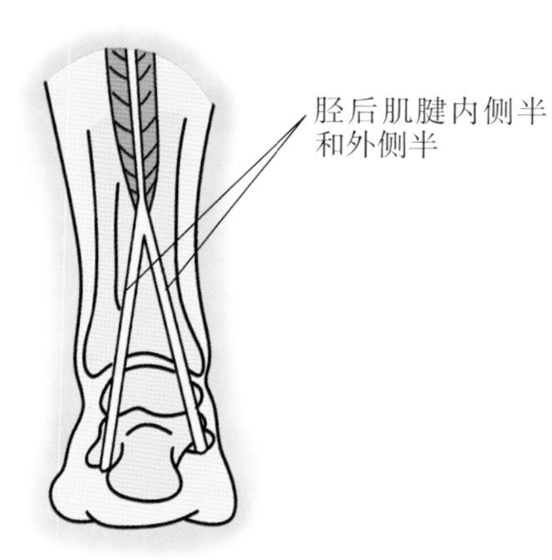

图 6–27　胫后肌腱劈开移位示意图
具有保持踝关节和距下关节内翻与外翻活动的平衡作用。

【术后处理】

常规缝合皮肤切口后，于膝关节伸展和踝关节中立位，用长腿石膏固定。术后第 5 周更换小腿行走石膏固定。术后 8 周解除石膏固定，开始进行踝关节伸展和屈曲活动，并允许负重行走。如果踝关节不能主动伸展至 90°，则需要使用矫形器具。

（3）软组织松解与跟骨外移截骨联合手术：僵硬性脑性瘫痪跖屈内翻足通常需要软组织松解和骨性联合手术治疗[105,128]。Silver 于 1967 年报道软组织松解与跟骨外移截骨治疗 6 例（7 足）僵硬性脑性瘫痪跖屈内翻足的论著[135]。6 例中 5 例为单侧型脑性瘫痪，1 例为双侧下肢型脑性瘫痪。术后随访 2 年，6 足获得优级结果，1 足因切除过多的楔形骨块导致后足外翻。文献中缺乏相关临床研究的论著或完整的病例报道，可能因为脑性瘫痪导致僵硬性跖屈内翻足，通常是软组织挛缩和后足及中足骨骼畸形综合作用的结果，后者除了后足内翻之外，通常还有中足外翻、足内侧纵弓增高，以及前足内收畸形，某些学者将其归类于跖屈高弓内翻足（equinocavovarus）[105]。其手术指征与手术操作，请参阅本章脑性瘫痪性高弓足的治疗。

（4）足三关节固定手术：将距跟关节、距舟关节和跟骰关节 3 个关节固定或融合，即一期实施距下关节和跗横关节融合，目的是矫正复杂性足部畸形，恢复后足和中足稳定，消除站立和行走时疼痛，进而改善负重行走功能[33,34]。自从 1923 年 Ryerson 首次介绍三关节固定概念和手术技术以来，曾经广泛地用于治疗儿童僵硬性跖屈内翻足和扁平外翻足，包括儿童脑性瘫痪、先天性马蹄内翻足、脊髓灰质炎、脊髓发育不良、遗传性运动感觉神经病和关节挛缩症所引发的僵硬性跖屈内翻足[135,137,138]。

Ireland[136] 选择三关节固定术治疗 20 例（25 足）脑瘫性僵硬型足部畸形。手术时年龄平均 15.5 岁，术后随访时间平均 4.5 年。其中 12 足为僵硬性扁平外翻足，6 足为僵硬性跖屈外翻足，6 足为僵硬性跖屈内翻足和 1 足跟骨外翻足。23 例足部畸形获得满意的矫正，也成功地实现了关节融合，另 2 例遗留跖屈 20° 畸形和后足明显外翻畸形，但不需要再次手术治疗。

Tenuta[138] 回顾性评价三关节固定手术治疗 24 例（35 足）脑瘫性僵硬性足畸形的远期结果。该组包括扁平外翻足 23 足和跖屈内翻足 12 足，手术时年龄平均 14.2 岁（11～22 岁），术后随访时间平均 17 年 9 个月（10 年 6 个月至 44 年 5 个月）。该作者从临床与 X 线检查评价结果，前者包括足部形态、踝关节活动范围，行走时疼痛、行走受限的距离，而 X 线评价旨在观察是否出现踝关节退行性关节炎和三关节融合质量。随访时 24 例中 19 例（79.2%）获得满意的远期结果，但 5 例结果则不满意（20.8%），踝关节活动范围平均为 21°。23 足扁平外翻足中 37.5% 仍有后足外翻畸形，17.3% 有假关节形成，但只有 1 例行走功能下降。与扁平外翻足满意矫正的 9 例 11 足相比较，跖屈内翻足三关节固定后没有疼痛、限制距离不受限制，但是踝关节活动范围、骨性关节炎改变与满意度并无相关性。10 例 12 足跖屈内翻足中 1 例遗留后足内翻，评定为不满意的结果。X 线检查发现 43% 病例有踝关节骨性关节炎，14% 出现假关节（2 足距跟关节、2 足跟骰关节、1 足距舟关节），但患者没有相关的症状。该作者由此认为，三关节固定治疗儿童脑性瘫痪引致的跖屈内翻足，能够获得满意的远期结果，踝关节退行性关节炎和踝关节功能活动减少，也没有限制行走活动。三关节固定不能完全矫正扁平外翻足畸形，因为外侧入路切除关节软骨不仅无助于矫正后足内翻，还可使后足外翻更为明显，进而妨碍负重行走功能。三关节固定矫正扁平外翻足畸形的失败率较高（50%）的原因，其一是外侧入路切除较多的关节软骨，不利于后足外翻的矫正，而嵌入植骨可解决这个问题；其二是没有常规使用内固定，以至于不能保持矫形效果。

晚近，Trehan[139] 对三关节固定治疗儿童脑性瘫痪僵硬性畸形足远期结果做出评价，包括 21 例 26 足，男性与女性分别为 14 例和 7 例，其中 5 例为双足三关节固定。手术时年龄平均 19.4 岁（11～30 岁）。脑性瘫痪分类：单肢型 1 例，单侧型 8 例，双侧下肢型 7 例，4 肢型 5 例；GMFCS 分级：Ⅰ级和Ⅱ级 15 例，Ⅲ级和Ⅳ级 6 例；足部畸形分类：扁平外翻足 14 例（66.7%），跖屈内翻足 7 例（33.3%）。术后随访时间平均为 22.1 年（11～38 年），25 足

（96.2%）实现骨性愈合，只有 1 例融合失败而再次手术。最后随访时，11.5%（3 足）X 线检查显示踝关节间隙轻度狭窄或硬化，2 足术后随访时间分别为 16 年和 23 年，另有 1 足出现中足关节炎，却没有疼痛和关节活动受限的症状。最后随访时，5 足（19.2%）需要取出内固定，10 足（38.5%）遗留某种畸形，其中 8 足为双侧病例，但无 1 例发生缺血性坏死或感染。此外，13 例（61.9%）独立行走时没有疼痛，8 例（38.1%）行走时疼痛，其中 5 例为中度疼痛，2 例为轻度疼痛，1 例不确定。2 例因疼痛限制行走距离在 5 个街区之内。该作者认为足三关节固定手术，可治疗截骨手术所不能矫正的僵硬性跖屈内翻足和扁平外翻足，足部三关节固定能够矫正脑性瘫痪儿童僵硬性跖屈内翻足和扁平外翻。只要实现骨性融合，则可消除行走时的疼痛，改善行走功能。

【手术指征】

①僵硬型跖屈内翻足、扁平外翻足、高弓内翻足畸形。

②年龄＞ 11 岁[138]。

【手术操作】

将患儿置于仰卧位。于膝关节上方捆扎充气止血带后，常规进行手术野皮肤准备。

①切口与显露：于足背外侧作弧形皮肤切口，起始于外踝尖端后方，经过跟骰关节向足背延长，终止于第四跖骨基底（图 6–28）。切开皮肤及深筋膜，向两侧适当游离皮瓣，显露趾短伸肌上下缘。沿着腓骨肌腱鞘上缘切开趾短伸肌下缘筋膜，注意保护腓肠神经前支；继之，切开趾短伸肌上缘筋膜及部分伸肌支持带（图 6–29），注意保护腓神经浅支。此时，将趾短伸肌从距骨外侧突和跟骰关节近端游离后向远端翻转，可满意显露跗骨窦深面和跟骨前突。

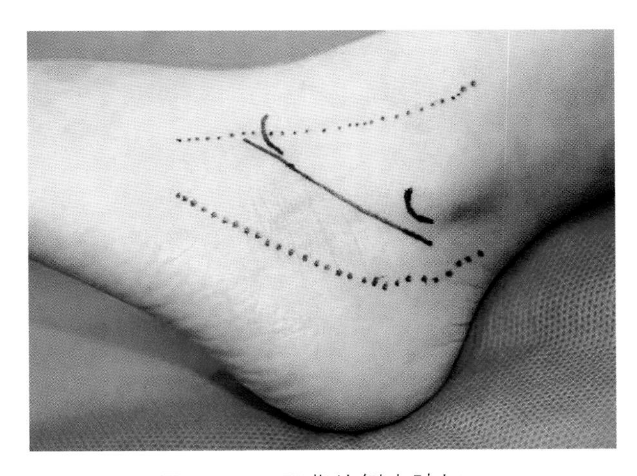

图 6–28　足背外侧皮肤切口

上方虚行线标注腓神经浅支，下方虚行线标注腓肠神经。

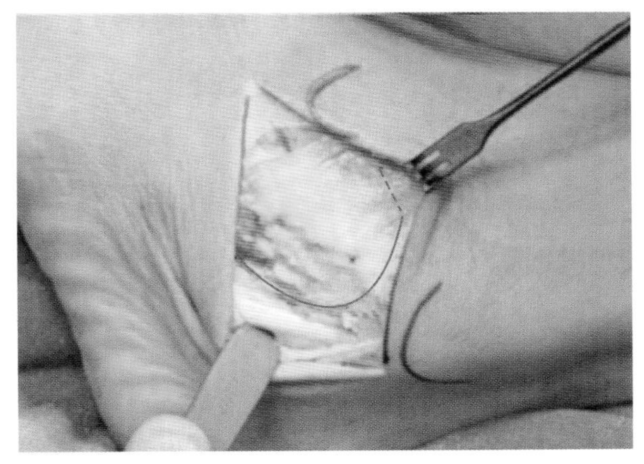

图 6–29　U 形切开趾短伸肌肌腱起点

②切除关节软骨：沿着距骨颈部上下缘进行锐性分离之后，将霍曼拉钩置入距骨颈下方，显露距跟关节、跟骰关节和距舟关节外侧部分，依次切断分歧韧带、跗骨管内关节囊及韧带、距骨–跟骨之间的骨间韧带。继之，用椎板牵开器置入距跟关节替代霍曼拉钩（图 6–30），保持距跟关节处于撑开状态。首先，切除距跟关节软骨之后，用骨刀或骨钻去除薄层软骨下骨板（图 6–31），因为出血的骨面有促进关节融合的作用；其次，以相似的操作方式，切除跟骰关节软骨（图 6–32）和距舟关节外侧部分（图 6–33）。为了满意显露和切除距舟关节内侧关节软骨，需要在足内侧另作皮肤切口，起始于内踝后下缘，向足背纵行延长，终止于内侧楔骨背侧。

切开皮肤及深筋膜，沿着胫后肌腱上缘向远端分离，切开伸肌支持带时避免损伤胫前肌腱（图6-34），注意保护位于切口踇侧的大隐静脉足背支。沿着切口走行方向纵行切开距舟关节囊，锐性分离距舟关节两侧软组织，显露并切除距舟关节软骨（图6-35）。

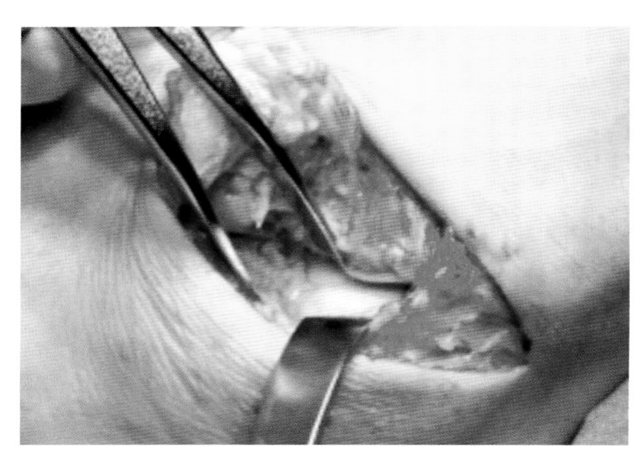

图6-30　将椎板牵开器置入距跟关节

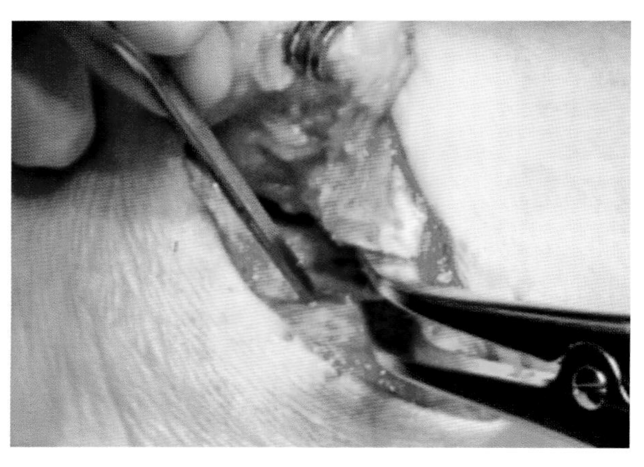

图6-31　切除距跟关节软骨

用骨刀切除一层软骨下骨板，形成出血的表面，以促进距跟关节融合。

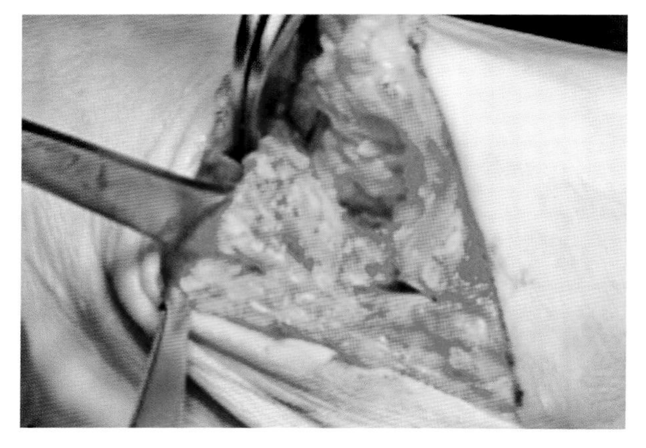

图6-32　切除跟骰关节软骨

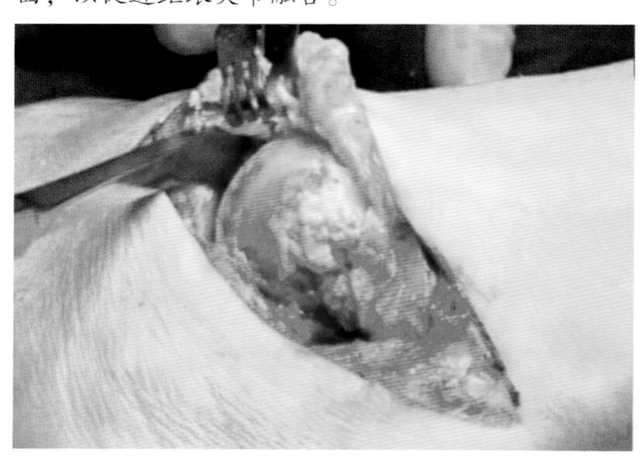

图6-33　从外侧切口切除距骨头关节软骨

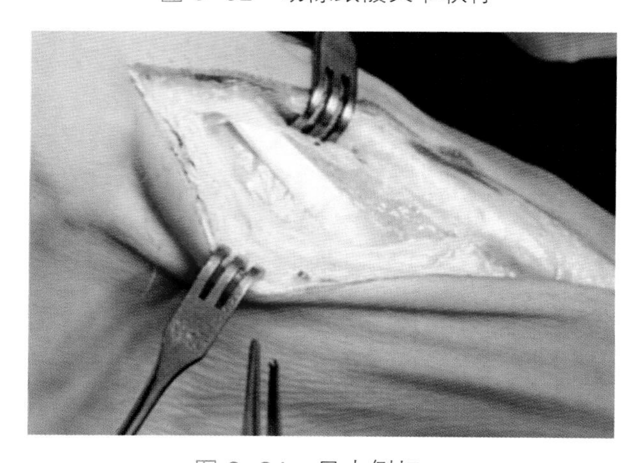

图6-34　足内侧切口

显露距舟关节内侧部分，切开伸肌支持带时避免损伤胫前肌腱（切口中央为胫前肌腱），而拇长伸肌腱已被牵拉至足背外侧。

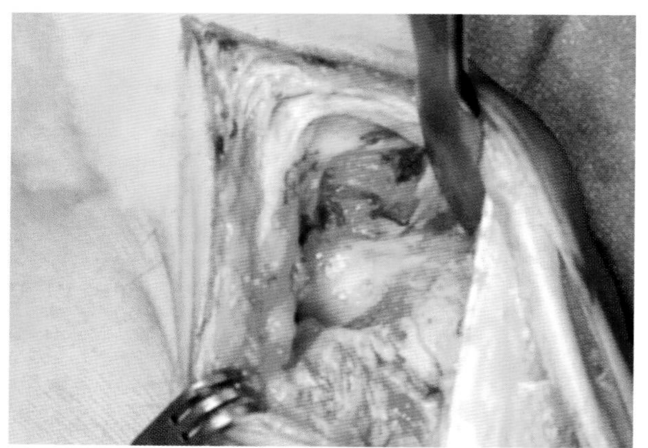

图6-35　显露和切除距舟关节软骨

③恢复中足及后足解剖轴线与内固定：矫正距舟关节畸形是恢复足部正常解剖轴线的关键部位，首先把距骨推向内侧，继之使舟骨旋转至距骨头的外侧和背侧，松解内侧及跖侧关节囊，抑或延长胫后肌腱，都有助于恢复距舟关节正常的解剖轴线。如果有足弓增高，则需要适当切除距舟关节背侧骨骼。然后，将跟骨推向外侧至中立位，以矫正后足内翻。僵硬性后足内翻通常存在外侧柱长于内侧柱的问题，切除基底位于外侧的跟骰关节和距跟关节，Z 形延长跟腱或胫后肌腱，均有助于矫正后足内翻畸形；最后，将前足及中足适当内翻，则可矫正外翻畸形。

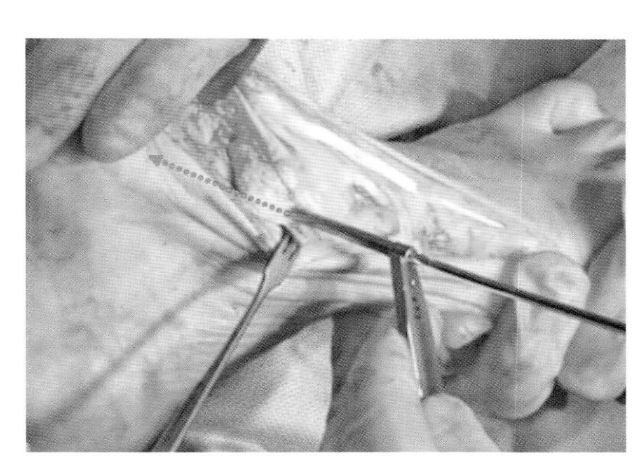

图 6-36　用松质骨螺钉固定距舟关节

从舟楔关节内侧缘向距骨体内置入直径为 6.5 mm 的螺钉。

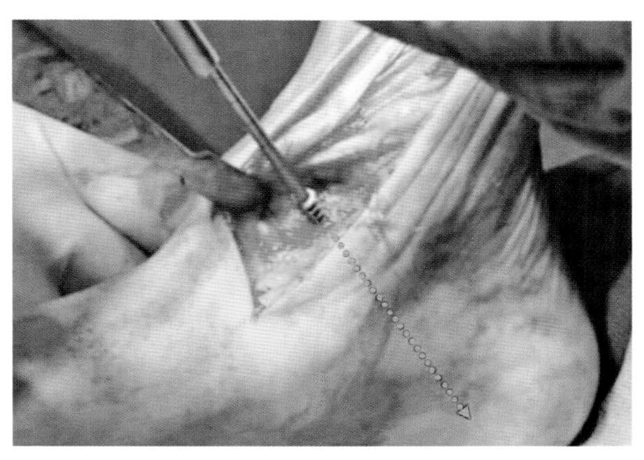

图 6-37　用松质骨螺钉固定距跟关节

从距骨背侧向跟骨结节方向置入直径为 6.5 mm 的螺钉。

当跖屈内翻畸形获得矫正之后，用 3 根螺钉分别固定距跟关节、距舟关节和跟骰关节。从舟楔关节内侧缘作为进入点，向距骨体内置入直径为 6.5 mm 的松质骨螺钉固定距舟关节（图 6-36）；继之，从距骨背侧向跟骨结节方向置入直径为 6.5 mm 的松质骨螺钉固定距跟关节（图 6-37）；最后，从跟骨前突向骰骨置入直径为 4.0 mm 的皮质骨螺钉固定跟骰关节（图 6-38），注意保持与足外侧缘向平行。

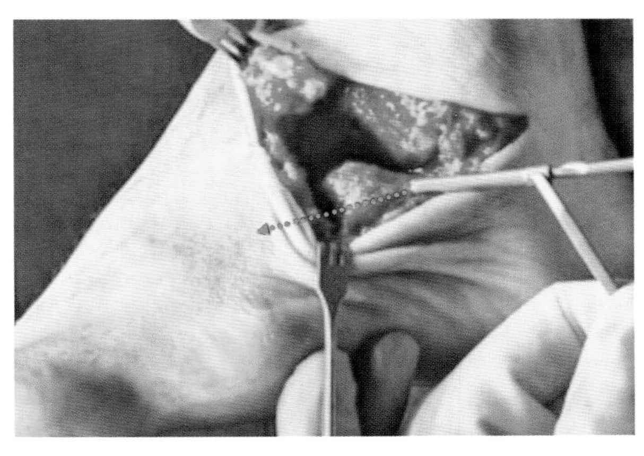

图 6-38　用皮质骨螺钉固定跟骰关节

从跟骨前突向骰骨置入直径为 4.0 mm 的螺钉，要求保持与足外侧缘向平行。

④缝合关节囊和皮肤切口：经 X 线透视证实已经恢复正常的解剖轴线之后，利用切除的骨片填充 3 个关节中所存在的间隙。依次缝合 Z 形延长的跟腱或胫后肌腱、伸肌支持带，尽可能缝合距舟关节囊和跟骰关节囊，常规缝合皮肤切口[104, 133, 139]。

【术后处理】

于患足中立位用小腿石膏固定 4 周。术后第 5 周开始使用小腿行走石膏固定，鼓励患者负重行走。术后第 10 周开始，穿戴踝-足矫正器行走，通常持续 4～6 周。X 线或 CT 扫描证实三关节获得愈合后，方允许穿着普通鞋行走。

（三）足部跖屈外翻畸形

1. 定义与发病机制 临床上将后足外翻、中足内旋及背伸（足弓扁平）和前足外展，称为扁平外翻足或跖屈外翻足（equinovalgus）。一般将单纯足弓塌陷者，定义为扁平足，而足弓塌陷合并后足外翻者，则定义扁平外翻足[140-142]。脑瘫性扁平外翻足多见于痉挛型病例，因此又称痉挛性扁平外翻足。扁平外翻足不仅是脑性瘫痪最为常见的足部畸形，也多见于双侧下肢型和4肢型痉挛型脑性瘫痪[68,143]。O'Connell[68]报道双侧下肢型和4肢型痉挛型脑性瘫痪204足，其中双侧下肢型和4肢型脑性瘫痪中，105足（51.5%）为扁平外翻足，而单侧痉挛型脑性瘫痪67例（67足）中15足（22.4%）为扁平外翻足；另有肌张力失常型23例足部畸形，其中20足（43 %）诊断为扁平外翻足。Bennet[113]报道一组230例脑性瘫痪性足部畸形，146例为双侧下肢型和4肢型脑性瘫痪，其中54例（37%）为扁平外翻足，而84例单侧型脑性瘫痪中只有2例（2.4%）有扁平外翻足。Kadhim[141]曾手术治疗78例（138足）痉挛性扁平外翻足，所有患者均可独立行走或辅助行走，手术时年龄平均11.9岁（4.7～18.3岁）；男性与女性分别为43例（55.1 %）和35例（44.9 %）。68例123足（87.2 %）为双侧下肢型痉挛型脑性瘫痪，2例2足（2.6 %）为单侧痉挛型脑性瘫痪，8例13足（10.3 %）为4肢型痉挛型脑性瘫痪。

发病机制尚未完全阐明。Bennet[113]早期推测足背伸肌和外翻肌肌力增强和胫后肌肌力减弱，即足内翻与足外翻肌痉挛或挛缩所引发肌力不平衡，是产生扁平外翻足的初始原因。Nather[145]采取腓骨短肌延长治疗脑性瘫痪性20例（30足）足外翻畸形，发现削弱足外翻肌肌力能够降低后足外翻严重程度，其中21足的后足外翻角明显降低。Boulay[146]应用动态肌电图测量年龄＜6岁儿童脑性瘫痪性扁平外翻足，证明在步态周期的摆动期（swing）、初期触地期（initial contact）和整个站立期（during stance），腓骨长肌和腓肠肌内侧头出现过早收缩活动，即在摆动期出现肌肉收缩活动（正常儿童腓骨长肌在摆动期并不出现收缩活动）。晚近，Boulay[147]实施A型肉毒毒素注入腓骨长肌内（6～7 U/kg），治疗脑性瘫痪性扁平外翻足16例（16足）。治疗对象年龄（3.2 ± 1.5）岁，临床诊断为动态性足弓塌陷和后足跖屈及外翻畸形，治疗前动态肌电图检查证明腓骨长肌存在过早收缩活动。治疗后随访（4.5 ± 1.8）年，临床与X线检查显示前足内旋、中足扁平都有统计学意义的改善，但后足外翻却没完全矫正，该作者由此认为，将A型肉毒毒素注入腓骨长肌，有助于矫正动态性后足跖屈和外翻畸形，推迟发生僵硬型后足跖屈和外翻畸形。

持续性足内翻肌与外翻肌肌力不平衡，则将产生外翻肌群及其软组织挛缩，终将出现病理解剖改变：①跟骨跖屈和外翻。②中足过度外翻和前足外展活动，继而在距骨-舟骨关节平面向背侧移位。③距骨头向跖侧和内侧半脱位，进而失去舟骨对距骨头的覆盖。上述解剖学改变，引发中足舟楔关节和跟骰关节半脱位，前足过度外展，以及胫骨外向旋转角度增大。

2. 临床特征 脑瘫性扁平外翻足是一种复杂性足部畸形，通常前足、中足和后足3个节段，在冠状面、矢状面和横断面3个平面产生解剖关系异常，包括：①冠状面后足外翻、中足内旋和前足外展。②在矢状面有跟骨跖屈、距骨跖屈和前足背伸。③在横断面跟骨外旋、距骨内旋和前足及中足外展移位。如果是具有独立行走或辅助性行走的儿童，应该在站立位和行走时观察患足所存在的各种异常：①在站立位时后足外翻通常＞10°（跟骨中分线与小腿后方中轴线所形成外翻角）（图6-39A，图6-40）。②前足有明显外展及背伸移位，有时合并拇趾外翻。③中足严重内旋致使足内侧缘凸出和足弓消失（图6-39B）。④外侧柱相对于内侧柱有明显短缩。行走时第一跖骨头首先接触地面，继之距骨头和跟骨内侧成为主要负重区（图

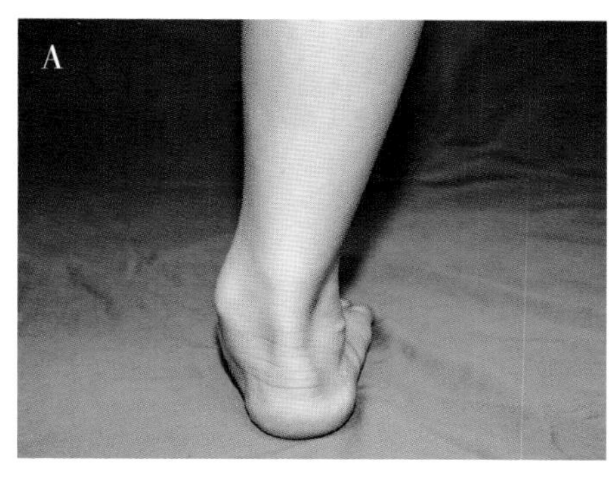

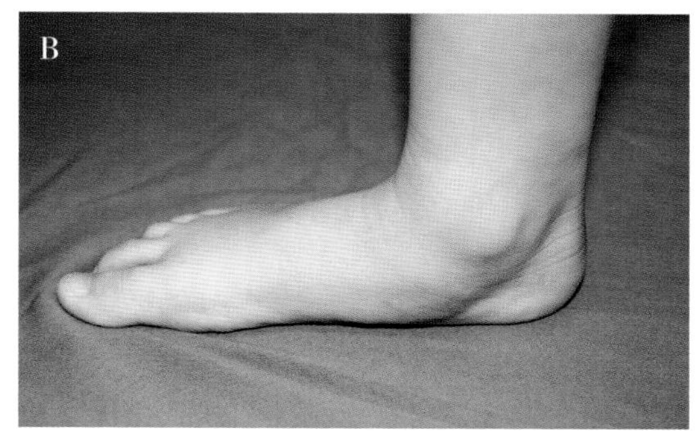

图 6-39　扁平外翻足临床照片

A 图显示后足外翻，而 B 图可见前足内旋和中足扁平（足弓消失）。

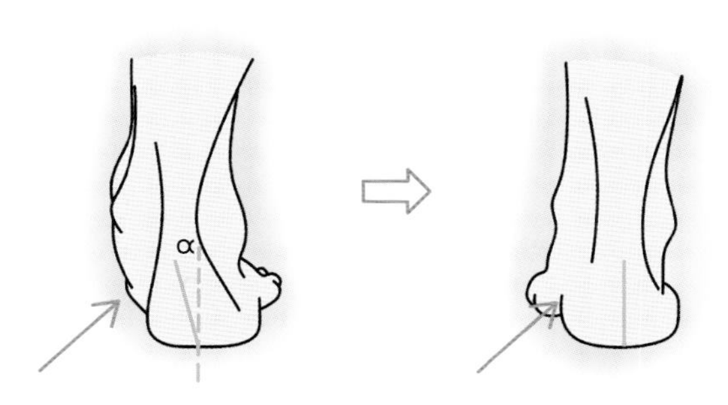

图 6-40　跟骨松弛时站立位测量跟骨外翻角的示意图

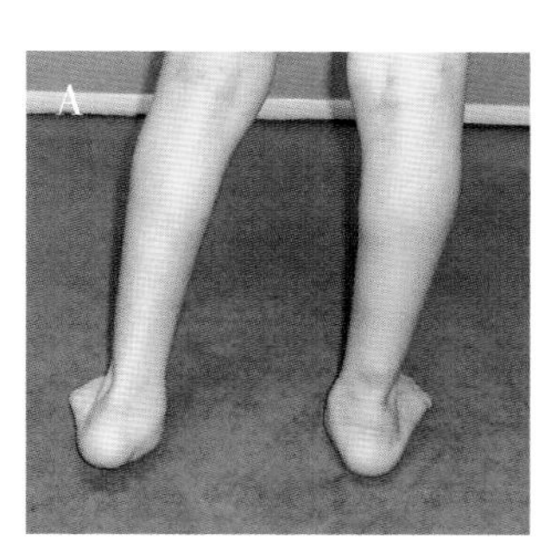

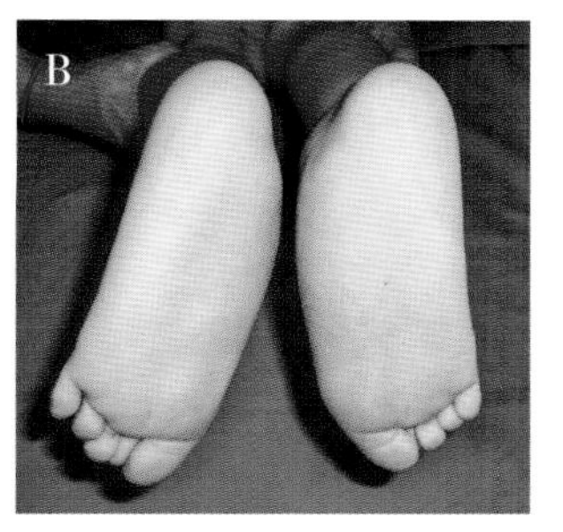

图 6-41　脑瘫性扁平外翻足的临床照片

从后方观察后足外翻（A），而足底观察可见足弓消失（B）。

6-41A），从而产生不稳定步态，前足及中足内侧及跖侧缘出现疼痛[147,148]。

临床检查目的是确定前述足部异常是否能够被动矫正，进而界定为柔韧型还是僵硬型扁平外翻足畸形。如果后足外翻＞10° 时，通常不能被动矫正，并有距下关节内翻范围减少或消失；在中足内侧缘可触及向内侧及跖侧凸出的距骨头（图 6-41B），并在距骨头跖侧可见皮肤胼胝体。将前足被动内收和内旋后，既不能使距骨头复位，也不能恢复足的内侧纵弓。由于胫前肌和趾长屈肌挛缩，在踝关节前方形成弓弦样绷起，进而产生足背伸活动范围增加的假象。将前足置于内收和跖屈的位置时，实施踝关节伸展和跖屈和活动，可发现踝关节因跟腱痉挛或挛缩导致背伸活动范围明显减少[145,146,149]。

3. X 线检查　X 线检查对诊断脑性瘫痪性扁平外翻足，评价治疗结果具有重要作用。应该常规摄取负重时正位和侧位 X 线片，分别测量前足外展及外旋、中足扁平（足弓坍陷）及距骨跖屈、跟骨外翻及跖屈等相关参数[148-153]。①确定后足外翻与跟骨跖屈的参数：包括侧位 X 线片测量距骨-跟骨角和跟骨背伸角（图 6-42），前者因距骨跖屈而有所增加（正常值为 49° ±6.9° ），后者因跟骨跖屈而减少（正常值为 17° ±6° ）。②确定中足扁平（足弓塌陷）和距骨跖屈的参数：侧位 X 线片距骨-第一跖骨角增大（将成角顶点位于跖侧定义为正值，反之为负值，正常值为 13° ±7.5° ）和距骨水平角（正常值为 26.5° ±5.3° ）增大（图 6-43）；正位 X 线距骨-舟骨覆盖角（正常值为 20° ±9.8° ）和距骨-第一跖骨角（正常值为 10° ±7.0° ）因距骨向内侧旋转而明显增加（图 6-44）。③确定前足外展与外旋的参数：正位 X 线片距骨-第一跖骨角增大，表明存在距骨内旋和前足外展（图 6-44）；跖骨叠加角即第一跖骨头和第五跖骨头在第五跖骨基底所形成夹角，其正常值为 8° ±2.9° ，该角增大则提示有前足外旋。

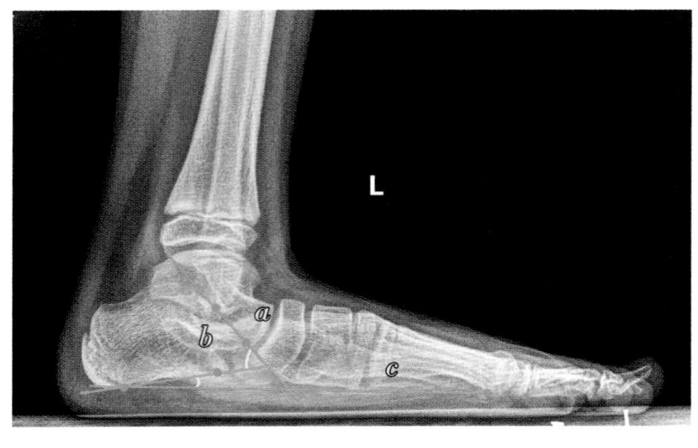

图 6-42 距骨-跟骨角与跟骨背伸角的测量方法

距骨-跟骨角是由距骨中轴线（*a*）与跟骨最低两点连线（*b*）所形成的夹角；跟骨背伸角是由跟骨最低两点连线（*b*）与跟骨近端最低点与第一跖骨头最低点所连接的水平线（*c*）所形成的夹角。

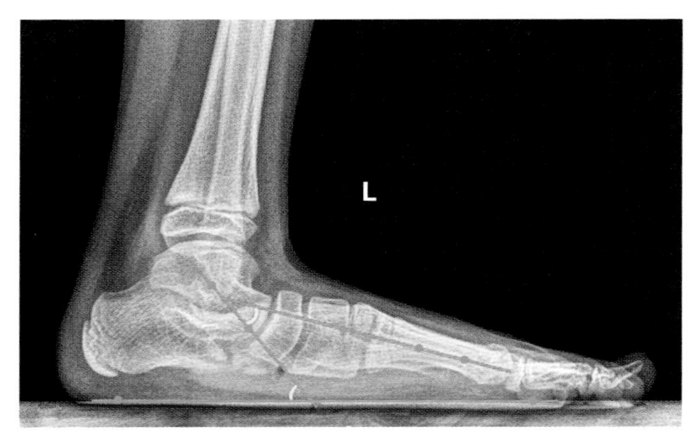

图 6-43 测量距骨-第一跖骨角和距骨水平角的方法

前者是距骨中轴线与第一跖骨中轴线所形成的夹角，后者为距骨中轴线与足底皮肤水平线所形成的夹角。

4. 治疗与预后 本病的治疗通常需要考虑如下 3 个因素：①年龄是决定治疗和选择治疗方法的首要因素，年龄＜ 4 岁者，随着儿童发育有自然改善的可能性，因此不需要治疗；年龄＜ 8 岁宜用矫正器治疗，目的是改善行走能力，保持足踝关节的稳定，控制后足外翻进行性加重，推迟手术治疗年龄，因为年龄＜ 10 岁者实施矫正手术，特别是截骨矫形或关节固定手术，术后复发的危险明显增加；年龄＞ 10 岁则是截骨矫形手术的适应年龄。②多数学者将扁平外翻足的严重程度作为选择治疗方式的关键因素，但迄今仍未建立严重程度的分类方法与标准[144, 146, 154-157]。Nather[145]依照站立位后足外翻角，将扁平外翻足分为轻度（＜ 10°）、中度（10° ~20°）和重度（＞ 20°）。Kim[159]将柔韧性扁平足，特别是后足外翻能够被动矫正者至正常者，界定为轻度及中度扁平外翻足，而后足不能被动矫正者，则被视为僵硬性或严重扁平外翻足畸形。轻度畸形首先选择使用矫形器或 A 型肉毒毒素肌内注射[146, 155]，而中度和严重者则是手术治疗的适应证[148, 155, 156]。③粗大运动分级（GMFCS）可作为次要参考因素，因为能够独立行走（GMFCS 分级为 Ⅰ 级和 Ⅱ 级）和需要器具辅助行走者（GMFCS 分级为 Ⅲ 级和 Ⅳ 级），在足部畸形严重程度上可能存在明显差异，需要器具辅助行走者往往为僵硬型畸形，通常需要采取更为复杂的手术方式[148]。

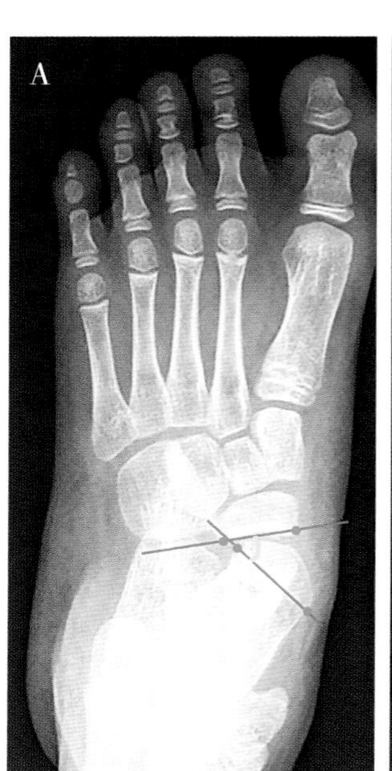

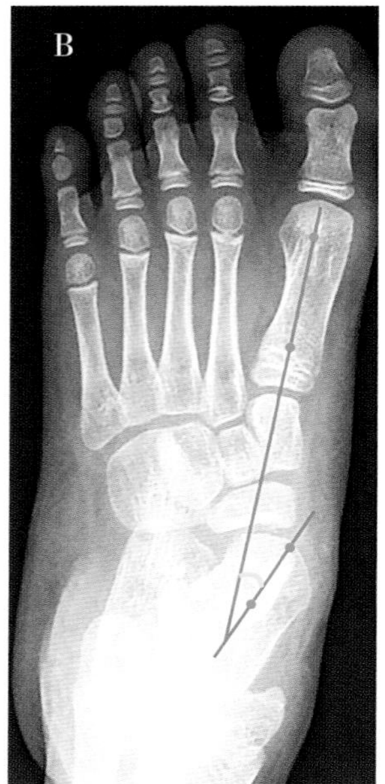

图 6-44 距骨-舟骨覆盖角与距骨-第一跖骨角的测量

A 图测量距骨-舟骨覆盖角，即距骨关节面内侧缘和外侧缘连线与舟骨相应关节面内侧缘和外侧缘连线所形成夹角；B 图测量距骨中轴线与第一跖骨中轴线所形成距骨-第一跖骨角。

手术是治疗脑性瘫痪性扁平外翻足的主要手段，即使应用矫形器也不能维持足踝关节的稳定，而且妨碍负重行走，抑或出现足踝疼痛；年龄在 10 岁左右，方适用于手术治疗[140,148]。Karol[160]指出软组织手术对脑瘫性扁平外翻足畸形没有矫形作用，或者随着儿童体重增加和足部畸形加重而容易复发，因此，足跗骨截骨矫形或关节固定作为外科治疗的主要方法，前者包括跟骨截骨-延长（calcaneal lengthening osteotomy）[113,160,161]、跟骨内移截骨-骰骨撑开楔形截骨和内侧楔骨闭合性楔形截骨（calcaneo-cuboid-cuneiform osteotomies，所谓 3C 手术）[151,154,158]，后者包括距下关节外融合（Grice 手术）[162]、距下关节撑开固定[163,164]、三关节固定（triple arthrodesis）[165,166]和距骨-舟骨固定（talonavicular joint arthrodesis）[167]。在这些手术治疗方法中，跟骨截骨-延长、3C 手术、距下关节撑开固定，是文献中报道病例数量相对较多，结果也是比较可靠的治疗方法。

距下关节外融合是 Grice 于 1952 年介绍用于治疗神经源性扁平外翻足的手术技术，经跗骨窦途径，将自体胫骨皮质骨垂直置入距骨与跟骨之间，以实现距骨-跟骨融合。旨在矫正后足外翻，又能保持年幼儿童足部跗骨继续生长[162]。但是，距下关节融合失败率高达 70%[165,169]，矫形结果不满意率也达到 60%[170]，因此，距下关节外融合已逐渐被距下关节内融合所替代。

足部三关节固定（习称足部三关节融合）是治疗脑性瘫痪扁平外翻足的最后选择，适用于治疗保留关节的矫形手术所不能矫正的严重扁平外翻[165,166]。但是，三关节固定可引发继发性踝关节炎，导致踝关节疼痛和妨碍行走功能。Tenuta[166]报道三关节固定的远期随访结果，包括脑性瘫痪性扁平外翻足 23 足和先天性马蹄内翻足 12 足，术后随访时间平均 17.8 年（11～45 年）。最后随访时，43% 的病例出现继发性退行性关节炎。距骨-舟骨固定通常作为跟骨截骨-延长或距下关节固定的辅助性手术，而单独采取距骨-舟骨固定治疗脑性瘫痪性外翻足，只有 Turriago 报道 32 例（59 足），术后随访时间平均 3.3 年（1.5～5.6 年），28 例（87.5%）获得满意的结果[168]。但是，距骨-舟骨固定治疗脑性瘫痪性外翻足的手术结果，是否能被成功复制，仍有待于观察。

（1）跟骨截骨-延长手术：又称外侧柱延长（lateral column lengthening）手术，既能矫正后足外翻和中足跖屈及内旋，又能保留距下关节和跗横关节的功能活动，是最为常用的手术方法。

跟骨截骨-延长是 Evans 于 1975 年描述，用于矫正儿童跟骨外翻或扁平外翻，却把脑性瘫痪性或脊髓脊膜膨出引发的扁平外翻足列为手术禁忌证[161]。Mosca[162]将 Evans 手术技术进行改进，包括改变手术入路、跟骨截骨方向（Evans 将跟骨截骨与跟骰关节面相平行，而 Mosca 从跟骨后外侧斜向前内侧进行跟骨截骨）、置入骨块形状（Evans 使用同侧长方形胫骨皮质作为植入材料和骨块形状，而 Mosca 选择矩形髂骨块置入截骨间隙）和使用内固定（Evans 不用内固定，而 Mosca 使用克氏针固定）。Mosca 于 1995 年首次报道跟骨截骨-延长治疗严重的扁平外翻足和 Z 形足的治疗结果。其中 6 例（8 足）为脑瘫性扁平外翻足，7 足（87.5%）获得满意的结果。从此以后，跟骨截骨-延长成为治疗脑性瘫痪性扁平外翻足广为流行的手术技术。

Kadhim[141]应用跟骨截骨-延长治疗脑性瘫痪性扁平外翻足 63 足，手术时年龄平均 11.9 岁，术后随访时间平均 5 年。除了 1 例复发外，从临床症状、足外观形态、X 线及步态分析，患足都有明显的改善。

Yoo[150]选择术前 4 项临床指标，即疼痛与胼胝体、前足外展、足内侧纵弓高度和跟骨外翻程度（表 6-1），评价跟骨延长治疗脑性瘫痪性扁平外翻足 56 例（92 足）的效果。术后随访时间平均 5.2 年（2.0～7.8 年），69 足（75%）评定为结果满意，另 23 足（25%）则评定为结果不满意。该作者进一步分析产生不满意结果的相关因素，发现侧位距骨-跟骨角＞35°、距骨-第一跖骨角＞25°和跟骨背伸角＜5°，是导致不满意结果的3项危险指标，并且具有统计学意义。与此同时，这些X线参数与足底压力分布也具有显著相关性。该作者由此认为跟骨截骨-延长适用于中度和重度脑性瘫痪性扁平外翻足，但不适于更为僵硬性的后足外翻畸形。

表 6-1　临床评分参数与标准

分值	疼痛与胼胝体	前足外展	足内侧纵弓	后足外翻
3	无	恢复正常	恢复正常	恢复正常
2	改善	改善	改善	改善
1	微小改变	微小改变	微小改变	微小改变
0	持续存在	无变化、过度矫正或复发		

注：评价标准：满意为8～12分，不满意为0～7分。

Sung[171]采取跟骨截骨-延长与腓骨短肌延长联合手术治疗56例（92足），手术时年龄平均9.2岁（4.0～17.2岁），术后随访时间平均5.2年（2.0～7.8年）。比较手术前和手术后X线参数变化，对手术结果做出评价。评价后足外翻和中足跖屈及内旋的X线参数，包括正位距骨-第一跖骨角、距骨-跟骨角，侧位距骨-第一跖骨角、跟骨背伸角、舟骨-骰骨重叠百分比，都有统计学意义的显著改善。其中72%病例的正位距骨-第一跖骨角、12%病例的跟骨背伸角、89%病例的侧位距骨-跟骨角、60%病例的侧位距骨-第一跖骨角和63%病例的舟骨-骰骨重叠百分比，恢复至正常值范围。

Andreacchio[144]依照自己的经验，指出跟骨截骨-延长只适用于治疗轻度和中度扁平外翻足（柔韧性扁平外翻足），其侧位距骨-第一跖骨角为0°±7°者。对更为严重的僵硬性扁平外翻足，则应选择距下关节固定手术。Ettl[172]回顾分析跟骨截骨-延长治疗19例（28足）脑性瘫痪性扁平外翻足的随访结果。14例（19足）能够独立行走，5例（9足）则不能行走，手术时年龄平均8.6岁，术后随访时间平均为4.3年。依照Mosca评价标准，临床满意率为75%，X线评价满意率为79%。虽然没有过度矫正的病例，但有7例术后复发。X线评价不满意率者6例，4例是不能独立行走者。该作者指出跟骨截骨-延长适用于治疗轻度和中度脑瘫性扁平外翻足，而治疗不具行走能力的严重扁平外翻足，则有较高的复发率。

为了克服跟骨截骨-延长不能有效地矫正严重扁平外翻足的问题，Huang[173]设计距骨-舟骨固定和跟骨截骨-延长联合手术技术，即足外侧柱延长与足内侧柱稳定联合手术，治疗GMFCS分级≥Ⅲ级、严重扁平外翻足10例（18足），手术时年龄为（10.98±3.31）岁，术后随访时间为（2.28±0.61）年。该作者依照Mosca临床与X线评价标准[162]，比较距骨-舟骨固定和跟骨截骨-延长联合手术与跟骨截骨-延长手术的治疗结果。前者将后足和中足畸形获得矫正、疼痛及皮肤症状消失，扁平外翻足畸形没有复发，定义为结果满意，而X线评价标准包括负重时侧位X线片，测量距骨-第一跖骨角（正常值为-7°～20°）、距骨水平角（正常值为15°～37°）和跟骨背伸角（正常值为15°～30°），如果其中2项达到正常值范围，则界定为结果满意。跟骨截骨-延长+距骨-舟骨固定联合手术治疗18足，15足（83.33%）获得满意结果，而跟骨截骨-延长手术治疗19足，12足（63.16%）获得满意结果，两组具有统计学意义的差别。该作者因此指出，跟骨截骨-延长+距骨-舟骨固定联合手术，可以明显提高X线评价和临床结果，适用于治疗 GMFCS 分级≥Ⅲ级、严重性扁平外翻足。Cho[174]开展一项比较跟骨截骨-延长治疗 GMFCS 分级Ⅰ级、Ⅱ级与Ⅲ级、Ⅳ级病例的结果，发现跟骨截骨-延长治疗 GMFCS 分级Ⅲ级、Ⅳ级病例，通常存在矫形不足的问题，因此，建议增加稳定内侧柱的手术操作。

跟骨截骨-延长手术并发症发生率较高：①跟骰关节半脱位。Moraleda[175]将在侧位 X 线片上，跟骨关节面相对骰骨关节面高度向背侧移位＞10% 者，称为跟骰关节半脱位（图 6-45）。该作者采取跟骨截骨-延长手术治疗 33 足跖屈外翻畸形，17 足（51.5%）发生跟骰关节半脱位＞10%。如果在跟骨延长之前，将使用克氏针暂时固定跟骰关节与未用克氏针暂时固定跟骰关节相比较，跟骰关节半脱位发生率分别为 46.1% 与 57.1%，表明克氏针固定跟骰关节并未明显减少跟骰关节半脱位。Ahn[176]描述一组 44 例跟骨截骨延长，术后都有跟骰关节半脱位，但严重程度却有所不同。在术后侧位 X 线片测量跟骨关节面高度与骰骨上方跟骨关节高度，后者与前者相除再乘以 100，确定跟骨背侧脱位百分比，作为判断其严重程度。该作者发现术后即刻、术后 3 个月 X 线检查，证明所有病例都有跟骰关节向背侧半脱位，但随着观察时间延长，其半脱位的程度有自然改善的趋向，即由术后即刻半脱位百分比 26%，减低至 3 个月时的 16.5%，2.1 年时降低为 11%。为了防止发生此种并发症，在跟骨截骨延长之前，先将腓骨短肌腱进行 Z 形延长，松解小趾展肌腱膜，切开跟骨跖侧骨膜，切断跖长韧带，都有助于预防此种并发症。②后足内翻畸形。Yoo[150]采取跟骨截骨-延长治疗 56 例 92 足，5 例（9 足，9%）术后出现后足内翻畸形。该作者认为 4 例 5 足是因为胫后肌痉挛引发肌力不平衡，1 例 2 足是因为跟骨截骨间隙置入骨块过大而导致过度矫正。对前者采取胫后肌腱劈开移位而获得满意矫正，后者未经治疗而逐渐自然改善。

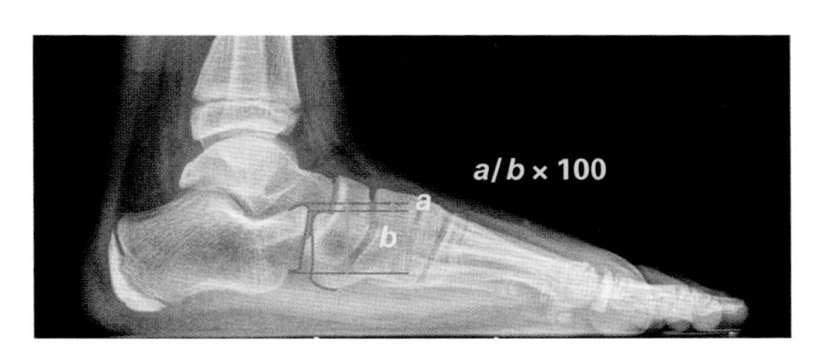

图 6-45 跟骰关节半脱位的计算方法

a 代表跟骨关节面相对于骰骨关节面向背侧移位的高度（mm）；*b* 代表跟骨关节面在骰骨关节面上方的高度（mm）。$a/b \times 100$= 跟骨截骨远端向背侧移位的百分比。

【手术指征】

GMFCS 分级Ⅰ级和Ⅱ级、轻度或中度扁平外翻足，经矫形器治疗后仍有距骨头下方疼痛，负重行走时表现为不稳定步态，抑或行走距离＜500 m 者；术前 X 线检查，确定侧位距骨-跟骨角＜35°、距骨-第一跖骨角＜25° 和跟骨背伸角＞5°；年龄接近或＞10 岁。

【手术操作】

参见“柔韧性扁平足”手术操作。

（2）跟骨内移截骨-骰骨撑开截骨和内侧楔骨闭合性截骨手术：本手术也是保留距下关节和跗横关节功能的矫形手术，因为跟骨、骰骨和楔骨的英文首个字母都是 C（calcaneo-cuboid-cuneiform osteotomies），文献中也将其为 3C 手术。

3C 手术是由 Rathjen 设计用于治疗严重的柔韧性扁平外翻足，他于 1998 年首次报道治疗 18 例（26 足），其中 7 例脑瘫性严重扁平外翻足[152]。部分病例同时进行辅助性软组织手术，包括腓肠肌退缩、距舟关节囊紧缩缝合和腓骨短肌延长手术。17 例（24 足）术后获得随访时间平均为 1 年 5 个月（1～5 年）。临床评价评定为优级 7 足（29.2%），其后足和中足解剖轴线近似正常，患者没有疼痛或妨碍行走的主诉；良级 16 足（66.7%），遗留轻度后足外翻和偶有疼痛，或者行走不方便；可级 1 足（4.1%），遗留明显的后足外翻，并有疼痛或妨碍行走。但没有差级，即手术后与手术前相似或比手术前更为严重。26 足中只有 19 足有术后负重时侧位 X 线检查，15 足侧位距骨水平角达到正常值范围，另 4 足中 3 足有明显改善，1 足侧位距骨水平比术前有所增大而评定为差级。该作者由此认为，3C 手术能够恢复后足及中足解剖轴线，减少距骨下方疼痛和皮肤胼胝体形成，有助于穿鞋或使用支具，避免三关节固定所产生的相关问题，是治疗儿童严重扁平外翻足的最好选择。现在，多数学者将 3C 手术视为是治疗严重扁平外翻足的一种理想方法。

Kim[159] 曾开展跟骨截骨-延长与 3C 手术治疗扁平外翻足的临床比较研究。该组 60 足中 44 足诊断为脑瘫性扁平外翻足，跟骨截骨-延长组 18 例（28 足），3C 手术组 20 例（32 足），术后随访时间 2~6.1 年。临床依照 Yoo[150] 评分标准（表 6-1），将结果分为满意和不满意。X 线评价包括 4 个参数：站立时正位测量距骨-第一跖骨角、距骨-舟骨覆盖角；侧位测量跟骨背伸角、距骨-第一跖骨角，用于比较手术前后的改变。最后随访时，治疗轻度和中度扁平外翻足，跟骨截骨-延长和 3C 手术没有明显区别。但是，对于治疗严重扁平外翻足，两者却有明显的差异。跟骨截骨-延长组 11 足，4 足（36%）满意，7 足（64%）不满意，而 3C 手术组治疗 21 足，18 足（85%）满意，3 足（15%）不满意，两组有统计学差异。X 线测量站立时正位距骨-第一跖骨角、侧位跟骨背伸角和距骨-第一跖骨角 3 个参数，临床满意与不满意组之间都具有显著的统计学差异。3C 手术治疗轻度和中度扁平外翻足，术后 3 项 X 线参数没有统计学意义改善，而严重性扁平外翻足 4 项 X 线参数具有统计学意义的改善。跟骨截骨-延长组截骨愈合时间平均为 6.8 周，3C 手术组截骨愈合时间平均为 7.2 周，两组没有统计学差异；跟骨截骨-延长组有 3 足出现跟骰关节半脱位，但没有临床症状，而 3C 手术组未发生任何并发症。该作者由此做出 3C 手术适用于治疗严重性扁平外翻足的结论。

El-Hilaly[155] 开展前瞻性研究 3C 手术前后 X 线参数和足底静态压力分布改变。X 线参数包括站立时正位测量舟骨-距骨覆盖角、距骨-第一跖骨角；侧位测量跟骨背伸角、距骨-跟骨角、距骨-第一跖骨角。足底静态压力测定包括 5 个跖骨头区、中足内侧与外侧区、后足内侧与外侧区。研究对象包括 12 例（18 足）脑瘫性扁平外翻足，其中 3 例（3 足）为 GMFCS 分级Ⅰ级和Ⅱ级，9 例（15 足）为 GMFCS 分级Ⅲ级和Ⅳ级。手术时年龄平均 9.7 岁（5.1~15.3 岁），术后随访时间平均 4.3 个月（2.5~6.5 个月）。术后侧位距骨-第一跖骨角，正位舟骨-距骨覆盖角、距骨-第一跖骨角 3 个 X 线参数，均有统计学意义的显著降低。该作者选择正常均值 ±2SD 作为截断值（cut-off value），1 足 /16 足（6.3%）侧位距骨-第一跖骨角，1 足 /18 足（5.6%）正位舟骨-距骨覆盖角，2 足 /18 足（11.1%）正位距骨-第一跖骨角，没有达到正常标准。如果以正常均值 ±1SD 作为截断值，1 足 /16 足（6.2%）侧位距骨-第一跖骨角，5 足 /18 足（27.8%）正位距骨-舟骨覆盖角，4 足 /18 足（22.2%）正位距骨-第一跖骨角没有达到正常标准。术后足底压力测定表明中足内侧与外侧区、后足外侧区都有显著降低。该作者由此认为，3C 手术和软组织联合手术（腓骨短肌腱延长、跟腱或腓长肌腱延长、距舟关节囊紧缩及胫后肌腱缩短手术，是治疗脑性瘫痪性扁平外翻足的可靠方法。术后侧位 X 线片测量距骨-第一跖骨角，正位距骨-舟骨覆盖角、距骨-第一跖骨角，均有显著地改善，而术后足底静态压力测定也发生显著改变，特别是中足内侧压力降低和外侧压力增加，比后足和跖骨头区更为明显。3C 手术可能产生后足外翻过度矫正、矫正不足、后足内翻，以及前足内收等并发症。

Rathjen[152] 在实施 3C 手术治疗 26 足中，3 足（11.5%）出现轻度过度矫正，5 足（19.2%）

未完全矫正。

Moraleda[175]采取 3C 手术治疗特发性扁平外翻足 21 例 30 足，1 足（3%）术后出现后足内翻、1 足（3%）出现前足内收、2 足（7%）出现前足外展畸形。

【手术指征】

中度和重度扁平外翻足、GMFCS 分级Ⅱ～Ⅳ级；年龄接近或＞10 岁[152,155,159]。

【手术操作】

参见“柔韧性扁平足”手术操作。

（3）距下关节外（距骨-跟骨关节）融合手术：本手术是最早用于治疗儿童脑性瘫痪性扁平外翻足的手术技术，Grice 于 1952 年应用自体腓骨嵌入跗骨窦进行距下关节外融合（图 6-46），治疗神经源性扁平外翻足，目的是矫正后足外翻之后，仍能保持年幼儿童足跗骨进行生长[162,178]。但是，距下关节融合失败率却高达 70%[164,168]，矫形结果不满意率也达到 60%[169]。

为了提高距下关节融合的成功率，从 20 世纪 60 年代开始，几种改良技术应时而生。Seymour[179]和 Brown[180]接受 Batchelo 建议，使用自体同侧长约 5 cm 的腓骨段作为移植材料，从距骨颈预置骨孔置入，穿越距跟关节间隙，止于跟骨中后关节面之间的跖侧皮质近端（图 6-47）。因此，文献上称 Batchelo 距下关节融合术[181,182]。Gross[181]采取此种手术方式治疗 22 例（34 足）扁平外翻足，其中 22 足是脑瘫性扁平外翻足，术后随访时间平均 3.3 年（1.2～4.5 年），临床与 X 线满意率为 18 足（53%），而后足外翻矫正后不稳定，或距跟关节融合失败（假关节形成）却有 14 足（41%）。

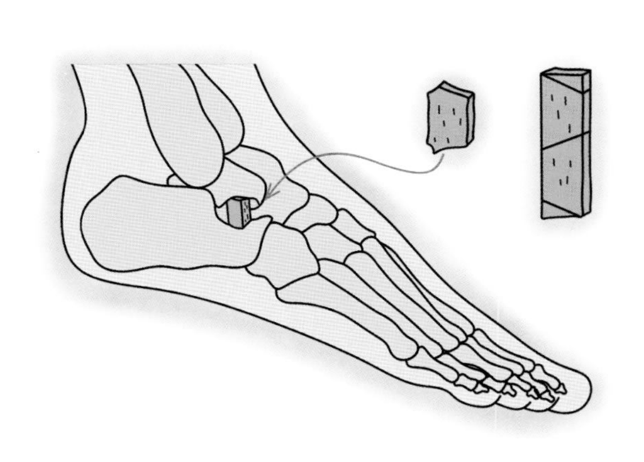

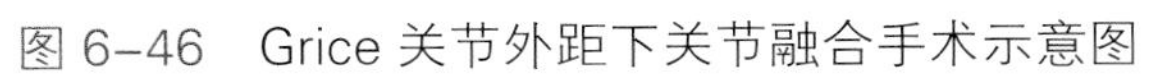
图 6-46 Grice 关节外距下关节融合手术示意图

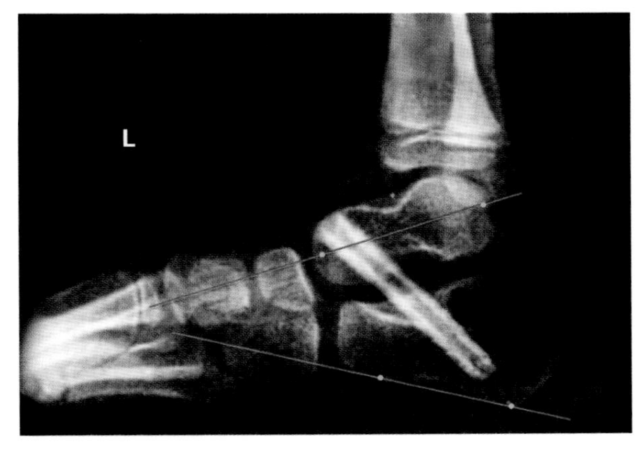

图 6-47 7 岁 3 个月儿童 Batchelor 距跟关节外固定术后 X 线片

Dennyson 对 Batchelor 手术技术进行了改良，使用螺钉替代腓骨用于稳定距下关节，同时将自体松质骨植入跗骨窦（图 6-48），以实现距下关节融合[163]。该作者治疗 29 例（48 足）神经源性扁平外翻足，其中 23 例被诊断为脑瘫性扁平外翻足，术后随访时间平均为 3 年（1～5.5 年），45 足（93.8%）实现了距下关节外融合。Barrasso[183]应用内固定进行距下关节外融合，95% 的病例获得满意结果，认为螺钉固定可增加距下关节融合率。Bourelle[184]报道手术后 20 年的随访结果，17 例中 13 例仍然保持良好的临床结果。然而，上述学者通常将脑性瘫痪儿童罹患柔韧性扁平外翻足（所谓轻度和中度扁平外翻足），作为距下关节外融合的手术指征，而目前则将这些柔韧性扁平外翻足，通常作为保留关节功能的矫形手术的适应证，采取跟骨截骨-延长或 3C 手术，或许是更为明智的选择。尽管如此，严重扁平外翻足仍需实施距下关节融合，目的是矫正僵硬性后足外翻畸形，保持距下关节及跗横关节的持续稳定，有助于穿鞋或穿用矫形器具，进而实现独立行走或辅助性行走[140,149]。

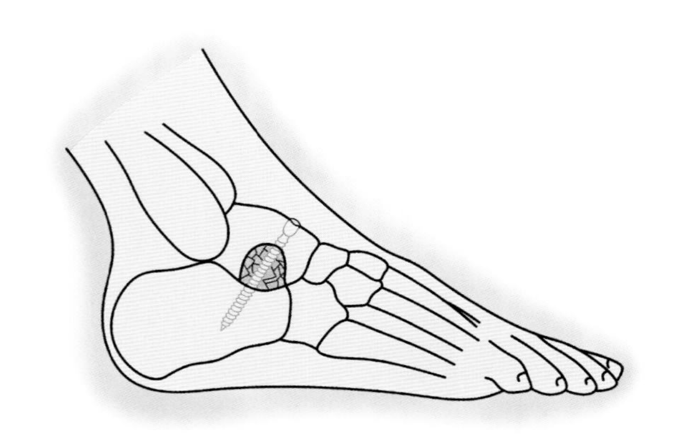

图 6-48　改良式 Batchelor 距跟关节融合术示意图

Shore[165]改良 Dennyson 距下关节外融合技术，用直径为 7.3 mm 全螺纹松质骨螺钉固定距下关节，用圆柱状异体骨替代自体松质骨植入跗骨窦，治疗 46 例（92 足）脑瘫性扁平外翻足（图 6-49）。该作者将扁平外翻足手术作为一期多平面手术（single event multilevel surgery，SEMLS）的组成部分，其手术指征包括：①柔韧型后足外翻；②足弓塌陷并有距骨头下方疼痛；③不能耐受使用矫形器具；④进行性膝关节屈曲畸形并有蹲伏步态。手术时年龄平均 12.9 岁（7.8～18.4 岁），术后随访时间平均 4.6 年（2.5～7.5 年）。结果显示 45 例（90 足）实现了距下关节融合，GMFCS 分级和功能活动能力评分（functional mobility scale，FMS）都有明显改善，特别是能够证明扁平外翻足严重程度的 3 项 X 线参数，即站立时侧位 X 线片测量距骨-第一跖骨角、距骨-跟骨角和跟骨-骰骨重叠百分比，均比术前具有统计学意义的降低。该作者认为此项改良技术，既能恢复后足与中足的解剖轴线，又可明显改善患足负重行走功能。

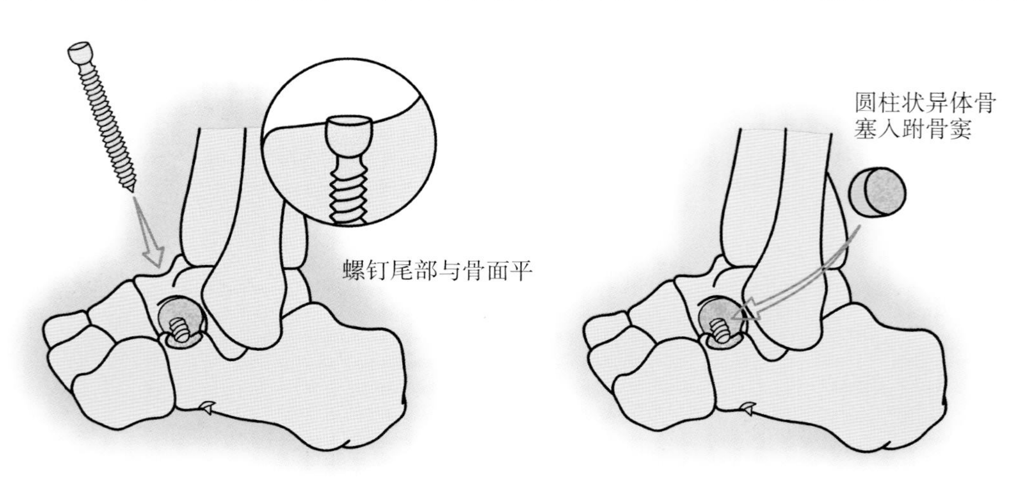

图 6-49　改良式距下关节外融合示意图

Kadhim[141]回顾性比较跟骨截骨-延长与距下关节内融合治疗脑瘫性扁平外翻足的随访结果。该组包括 78 例（138 足）扁平外翻足，38 例（48.7%）能独立行走，40 例（51.3%）需要借助行走器具行走。手术时年龄平均 11.9 岁（4.7～18.3 岁），术后随访时间平均 5 年（1～15.4 年）。跟骨截骨-延长组和距下关节内融合组分为 63 足（45.7 %）和 75 足（54.3 %），后者多为 GMFCS 分级为Ⅲ级或Ⅳ级病例。最后随访时，临床评价扁平外翻足矫形结果、行走功能和足底压力测定都有明显改善。12 足（8.7%）术后复发需要再次手术治疗，8 足术前为 GMFCS

分级为Ⅲ级和Ⅳ级病例，而采取距下关节内融合治疗，另 4 足术前 GMFCS 分级为Ⅰ级和Ⅱ级病例，而采取跟骨截骨–延长治疗。该作者由此建议，距下关节内融合适用于治疗需要负重行走和僵硬性扁平外翻足，能够提供长期的后足及中足的稳定，强调矫正中足畸形有助于防止术后复发。

Senaran[164]对传统的距下关节融合技术进行改良，创用距下关节内融合、异体皮质松质骨移植和空心松质骨螺钉内固定的新技术，治疗脑性瘫痪性扁平外翻足 138 例（253 足）。依照解剖学分类，单侧型 4 例（2.9%），双侧下肢型 69 例（50.0%），4 肢型 64 例（46.4%），1 例共济失调型（0.7%）；根据 GMFCS 分级和行走能力分组，GMFCS 分级为Ⅰ级和Ⅱ级 18 例（13.0%），具有独立行走能力；GMFCS 分级为Ⅲ级 39 例（28.3%），依赖行走器具在室内行走；GMFCS 分级为Ⅳ级和Ⅴ级 81 例（58.7%），借助轮椅活动或不能使用轮椅活动。部分病例因软组织挛缩和中足严重不稳定，在实施距下关节融合的同时，约有半数病例需要辅助性手术，包括腓肠肌退缩术、跟腱延长，跟骰关节融合、舟楔关节融合或距舟关节融合，以及跟骨截骨–延长手术。手术时年龄平均 12.7 岁（5～20 岁），但 90% 病例年龄＞ 10 岁。术后随访时间平均为 4.8 年（2～11 年）。最后随访时，距下关节融合率为 96%，平均融合时间为 6.4 周（5～12 周）。依照临床与 X 线评价标准（表 6–2），优良率和距下关节融合成功率均达到 96%，只有 5 足（2%）发生距下关节融合不愈合和扁平外翻足术后复发。另有 1 足表浅感染和 6 足外侧皮肤痛觉过敏并发症，前者口服药物而治愈，而后者于术后 1 年内自然消失。术后并未出现深部感染、内固定断裂和植入异体骨块吸收的病例。患者行走能力有所改善，抑或没有明显改变，但没有行走能力下降和恶化的病例，也没有关节间隙狭窄和骨赘形成，即退行性关节炎的征象。该作者由此做出下述结论：距下关节内融合是治疗儿童脑瘫性扁平外翻足既安全又可靠的外科技术，能够获得很高的优良率。

表 6–2　临床与 X 线评价标准

结果	临床结果	X 线结果
优良	患足没有任何症状 生理活动不受限制 允许穿用支具 穿鞋无困难 皮肤无刺激症状或水疱	距下关节实现稳固的骨性融合 未出现金属内固定的相关问题
满意	患足没有任何症状 患足解剖轴线正常 负重和穿鞋不受限制	距下关节出现稳定的假关节 出现金属内固定的相关问题 （需要取出内固定）
差级	患足畸形复发 患足的功能有明显障碍 不能耐受穿用支具和穿鞋	距跟关节融合失败

【手术指征】

严重型或僵硬型扁平外翻足、GMFCS 分级为Ⅲ级或Ⅳ级；年龄接近或＞ 10 岁。

【手术操作】

将患儿置于仰卧位。于膝关节上方捆扎充气止血带后，常规进行手术野皮肤准备。

①后足外侧切口与显露：皮肤切口位于后足外侧（图 6–50），起始于跟骰关节，沿着腓骨

肌腱上缘向后方延伸，终止于跟腱前缘。切开皮肤及深筋膜，将覆盖跗骨窦的趾短伸肌和关节囊作 U 形切开，形成基底位于跗骨窦远端的软组织瓣。继之，把 U 形软组织瓣向足趾方向牵拉，切除跗骨窦内纤维脂肪组织，便可显露距跟关节前方、中间和后方 3 个关节面的外侧软骨。

②切除距跟关节软骨：用尖嘴咬骨钳逐一去除前方、中间关节面的软骨组织，注意避免切除松质骨。然后，用咬骨钳去除距跟后方关节面前部和中央部分的关节软骨，但应保留后方内侧和外侧关节软骨，旨在保留跟骨高度。

③中足内侧切口与显露：为了便于从距骨颈置入空心螺钉，有时需要矫正中足外翻畸形，需要于中足内侧缘另做皮肤切口。起始于舟楔关节远端，沿着胫前肌腱内侧缘向近端延长，终止于距舟关节的近端。切开皮肤及深筋膜，显露舟楔关节、距舟关节和距骨颈部（图 6–51）。

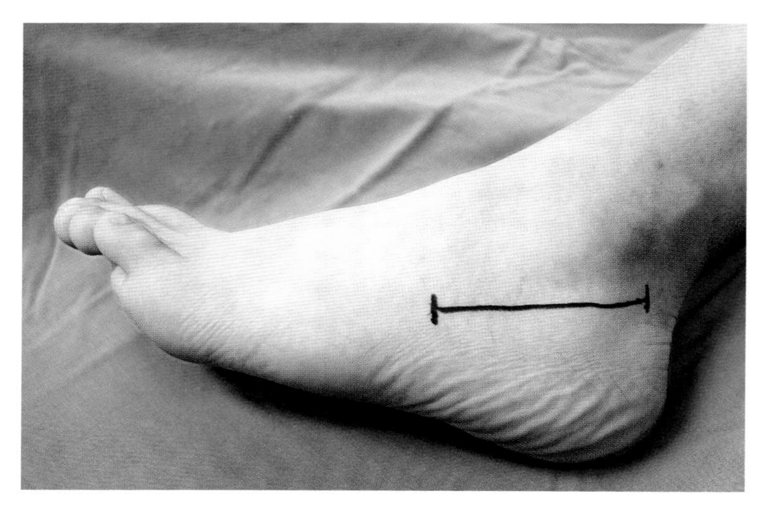

图 6–50　后足外侧皮肤切口

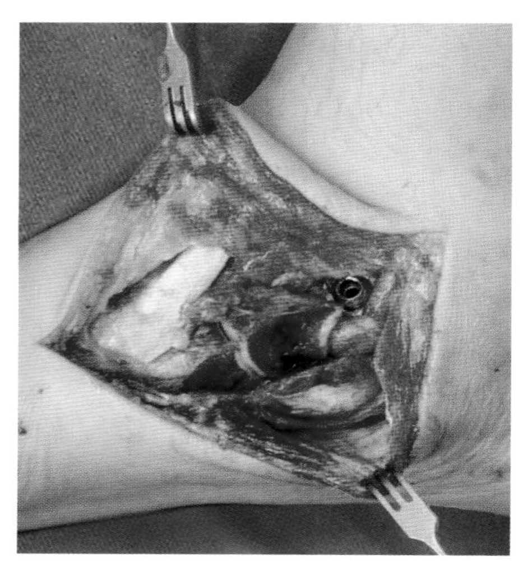

图 6–51　中足内侧皮肤切口

可见胫前肌腱、已被切断的舟骨结节及胫后肌腱，以及距骨颈、舟骨和舟楔关节。

④距下关节复位、异体骨块移植与空心松质骨螺钉固定：在距下关节复位之前，从距舟关节面后方 15 mm、距骨颈前内侧置入导针，在冠状面上以 45° 的方向进入距下关节间隙。继之，将跟骨适当背伸和内翻，实现矫正后足外翻和距骨跖屈及内旋畸形。从外侧切口观察，跟骨相对于距骨背伸 30° ~40°，距骨相对于胫骨跖屈 10° ~20°，跟骨前方关节面与距骨关节面保持平行，跟骨前部与距骨头重叠要求接近 50%，表明距下关节获得满意的复位。接着，将从距骨颈预置的导针向跟骨方向置入，经距骨颈、距骨和跟骨前关节面，终止于跟骰关节后方 5 mm 处的跟骨外下缘（图 6–52）。此时，将包含皮质骨与松质骨的异体髂骨块适当裁剪后，嵌入跗骨窦和已去除关节软骨的后关节面前部（图 6–53）。最后，根据患儿年龄和患足骨骼大小，选用直径为 4.5 mm 或 7 mm 的松质骨空心螺钉，套入垫圈后再沿着导针置入跟骨，但避免穿透跟骨跖侧皮质，防止发生皮肤刺激症状[164]。

⑤辅助性手术操作：如果经临床观察和 X 线透视，提示仍有中足内翻和外展时，通常需要利用中足内侧切口，实施舟骨结节切除、楔骨跖侧闭合楔形截骨或舟楔关节融合；有时需要将胫前肌腱移位至外侧楔骨，或者将胫后肌腱前置至舟骨跖侧（舟骨结节已被切除）。如果患足背伸活动＜ 15°，还需要进行跟腱延长。

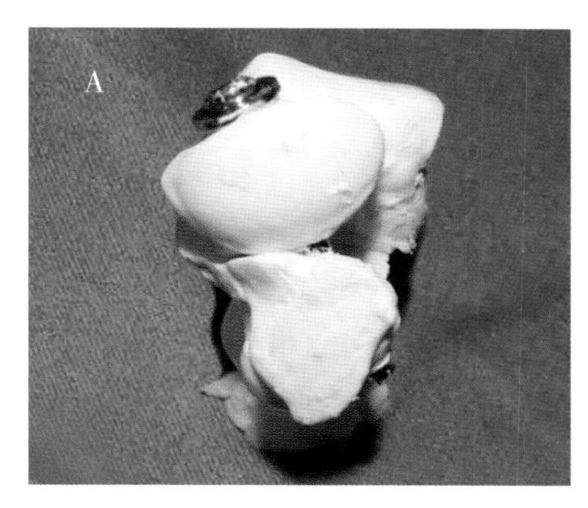

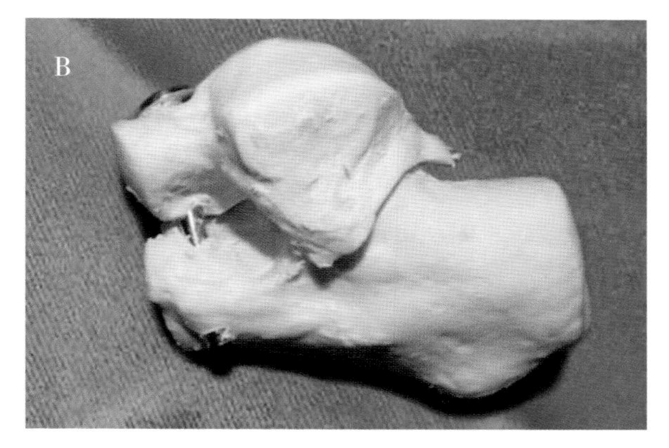

图 6-52　距骨-跟骨螺钉进入点和走行方向的模型

A. 从前面观察距跟关节（中足已被截除），显示螺钉从距骨颈背侧作为进入点，在冠状面上以 45° 的方向进入跟骨前外侧；B. 从内侧观察螺钉进入跟骨的走行方向。

【术后处理】

术后使用小腿管型行走石膏固定 6～8 周。在患者能够耐受疼痛的条件下，尽早开始负重行走。解除小腿石膏固定后，通常不需要使用矫形器具。患者缺乏患足跖屈和背伸活动者，则应穿用矫形器具，以防止足弓塌陷。

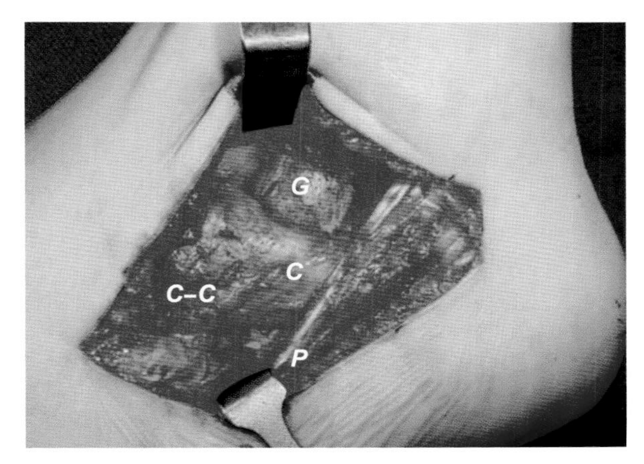

G.异体骨块；*C*.跟骨；*C-C*.跟骰关节。

图 6-53　足外侧切口观察

可见异体骨块置入跗骨窦及后关节面的前外侧。

（四）高弓足或高弓内翻足

1. 定义与发病机制　临床上将脑性瘫痪儿童出现跟骨过度背伸或前足过度跖屈，引发足内侧纵弓异常增高，称为脑性瘫痪性高弓足畸形（pescavus in cerebral palsy）。高弓足畸形的顶点通常位于跗横关节（transverse tarsal joint），即距舟关节和跟骰关节之间，又称肖波尔关节（Chopart's joint）[185-187]。

脑瘫性高弓足相当少见，Eilert[185]提出高弓足是脑瘫性足部畸形的组成部分，约有 10% 足部畸形合并足弓增高，因此分别冠以高弓内翻足（pescavovarus）、跖屈型高弓内翻足（equinocavovarus）[188]、跟骨型高弓足（calcaneo-cavus）[188]和跟骨背伸外翻足（calcaneovalgus）[189]。Won[188]采取渐进式手术方案治疗 24 例（29 足）跖屈高弓内翻足，其中单侧型脑性瘫痪 17 例，双侧下肢型 7 例，手术时年龄平均 17.4 岁。Muir[190]选择胫骨-距骨-跟骨固定手术治疗 5 例脑性瘫痪引发的跟骨背伸外翻足，5 例均为双侧下肢型脑性瘫痪，其 MFCS 分级为Ⅳ级或Ⅴ级。Bishay[130]描述一期多平面手术脑性瘫痪性高弓内翻足 30 例，均是单侧型脑性瘫痪。

脑性瘫痪性高弓足、高弓内翻足的发生机制尚未阐明。Bleck 提出足趾屈肌和足内在肌痉挛与小腿三头肌肌力相对减弱，可产生前足过度跖屈，进而导致高弓足畸形[191]。Dillin[189]认为严重的脑性瘫痪，例如 4 肢型脑性瘫痪的足背伸肌群痉挛程度，通常比小腿三头肌痉挛更为严重，是产生跟骨型高弓足的原发性机制，另因跟腱过度延长导致足部过度背伸，则可产生继发性或医源性跟骨背伸型高弓足。Truscelli[192]报道跟腱延长治疗63例脑性瘫痪性足跖屈畸形，10例（15.9%）并发跟骨型高弓足。

2. 临床特征 高弓足、高弓内翻足和跟骨背伸型高弓足（跟骨型高弓足），是累及3个平面的复杂性足部畸形。在矢状面有踝关节跖屈、跟骨背伸、中足内侧纵弓增高、前足跖屈畸形，以及跖趾关节背伸畸形和趾间关节屈曲畸形；在冠状面有后足内翻；在横断面则有前足内翻畸形[186,188]。

临床评价需要常规下肢体神经功能检查，此外，应该从患者前方、侧方和后方，观察站立和行走时前足、后足姿势与足部负重的部位。如果依赖前足外侧缘负重，提示前足跖屈和内翻畸形，还可能合并后足跖屈内翻畸形（图6-54）；依赖跟骨负重行走则表明跟骨背伸畸形（跟行足）。临床足踝部检查包括：①皮肤胼胝体及足部压痛所在部位。②踝关节主动和被动屈曲和伸展活动范围。③分别对前足及跖趾关节、中足和后足进行与畸形相反方向的被动活动，进而判定前足跖屈及跖趾关节背伸、中足高弓和后足内翻畸形的柔韧程度或僵硬程度。④跖骨抬高试验（Kellikian's test）和Coleman木板试验（Coleman block test）或Wicart楔形木块试验（Wicart oblique block test），是判定前足跖屈和后足内翻柔韧程度的特殊试验[187,188,193]。

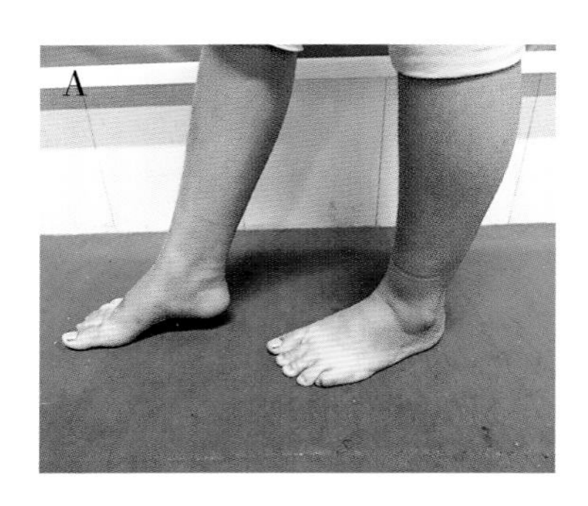

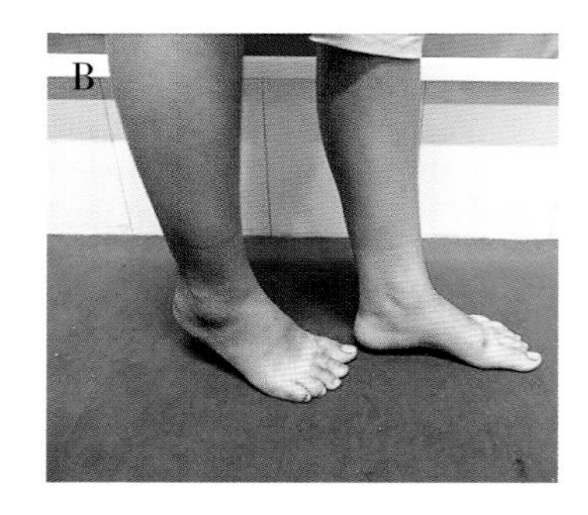

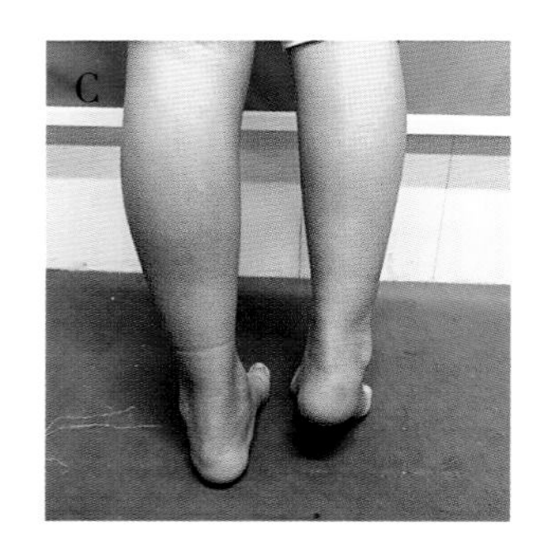

图6-54 高弓内翻足的临床特征

从内侧面观察，可见前足跖屈和高弓畸形（A）；从外侧面观察，可见前者跖屈、后足内翻和跖屈畸形（B）；从后方观察，可见后足内翻畸形（C）。

跖骨抬高试验操作方法：令患者坐在床旁，双侧小腿自然下垂而保持悬空状态，同时保持髋关节和膝关节屈曲90°。医生用一只手从足踝外侧稳定踝关节及后足最大被动矫正的位置时，再用另一只手的拇趾将第一跖骨头推向背侧。假若产生足弓降低和前足外旋活动，提示前足跖屈和内旋畸形是柔韧性改变，允许选择软组织矫形手术。

Wicart楔形木块试验（oblique block test）操作方法：将楔形木块（其倾斜角约为45°）置于足跟及前足外侧的跖侧，保持第一及第二趾列处于悬空状态。此时要求患者用力使第一跖骨头负重，并从后方观察跟骨与小腿后方纵轴线的相互关系。如果跟骨与小腿后方纵轴线相互平行，抑或产生跟骨外翻，证明后足为柔韧性内翻畸形，是前足跖屈畸形引发的代偿性反应，反之则为后

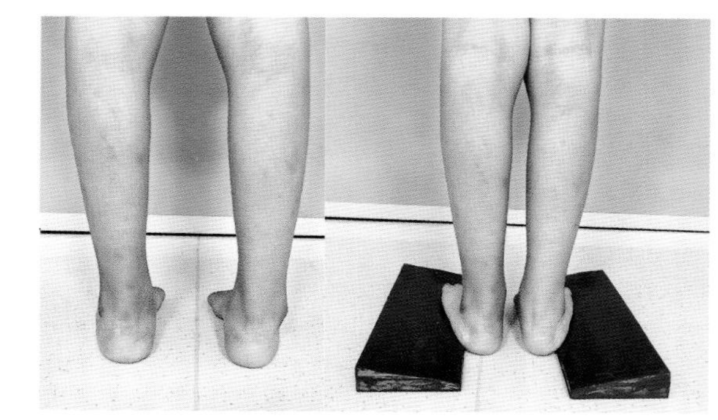

图6-55 Wicart楔形木块试验

证明柔韧性后足内翻畸形。

足僵硬性内翻畸形（图 6–55）[187]。

3. X 线检查 常规摄取负重时正位和侧位 X 线片，测量代表前足和后足的 X 线参数，具有定位诊断意义[189,194]。

（1）足侧位 X 线测量：距骨–第一跖骨角（Meary angle，正常值为0°～5°）、跟骨背伸角（正常值为17°±6°）、跟骨–第一跖骨角（Hibb angle，正常值＜45°）和距骨–跟骨角（正常值为25°～55°）。如果距骨–第一跖骨角增大，表明前足跖屈是产生高弓足的原因，距骨–跟骨角降低则表明后足跖屈及内翻畸形（图 6–56）。如果跟骨背伸角、跟骨–第一跖骨角增大，强烈提示跟骨过度背伸，是诊断跟骨背伸型高弓足的重要参数（图 6–57）。

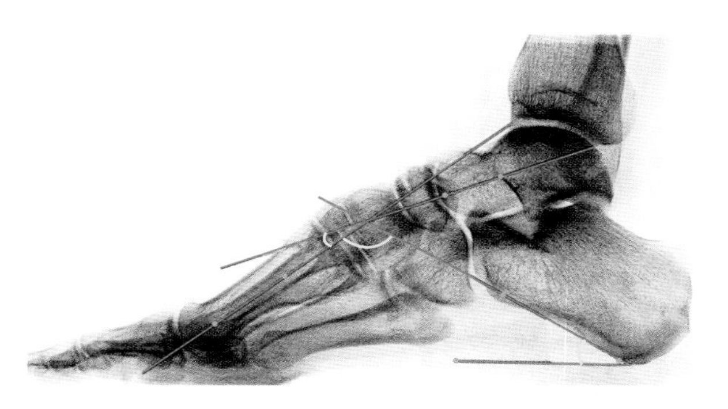

图 6–56 足侧位 X 线片测量

距骨–第一跖骨角、跟骨–第一跖骨角和跟骨背伸角。

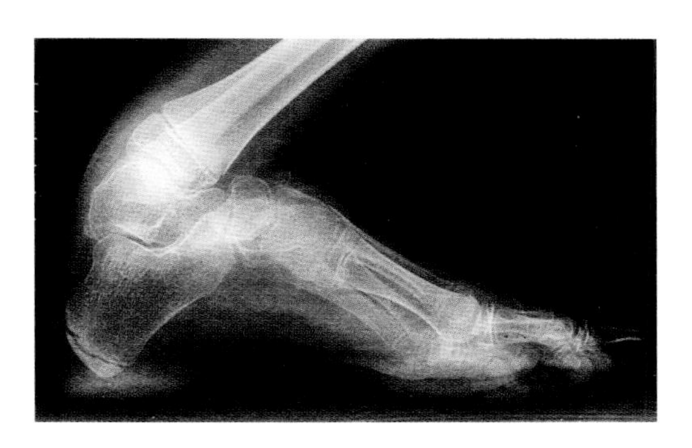

图 6–57 跟骨背伸型高弓足

10 岁儿童双侧下肢型脑性瘫痪，因跟腱延长导致跟骨背伸型高弓外翻足畸形。

（2）正位 X 线测量：距骨–跟骨角（正常值为20°～40°）和距骨–第一跖骨角（正常值为0°～10°，正值代表前足内收）。距骨–跟骨角降低提示后足内翻，距骨–第一跖骨角增大提示中足内翻和内收畸形。

4. 治疗与预后 脑瘫性高弓足或高弓内翻足的治疗，通常需要软组织松解和各种截骨或足部三关节固定联合手术[188,193]，前者包括跖筋膜松解、跟腱延长，或跟腱延长＋拇长屈肌腱延长＋趾长屈肌腱延长，以及胫后肌腱劈开移位，胫前肌腱松解及肌腱移位，以矫正后足跖屈内翻，降低足内侧纵弓。与此同时，实施第一跖骨背侧闭合性楔形截骨和跟骨滑移截骨（dwyer sliding osteotomy），不仅能够矫正前足跖屈和后足内翻畸形，还有降低足弓的作用。

Won[188]采取渐进性或阶梯式手术方式（stepwise surgical approach），治疗 24 例（29 足）跖屈型高弓内翻足。包括单侧型脑性瘫痪 17 例，双侧下肢型 7 例，手术时年龄平均为 17.4 岁，共计进行 99 种手术操作。其中 14 足（48%）需要实施第一跖骨背侧闭合性楔形截骨，20 足（69%）需要实施跟骨内移截骨。术后随访时间平均为 2.4 年（1.0～8.3 年）。该作者应用手术前后 X 线参数评价治疗结果，跟骨滑移截骨使胫骨–跟骨角降低 9.2°；第一跖骨背侧闭合性楔形截骨，使侧位跟骨背伸角和距骨–第一跖骨角分别降低 5.3° 和 7.3°，而这些手术前后 X 线参数改善均有统计学意义。该作者由此认为，软组织松解、第一跖骨背侧闭合性楔形截骨与跟骨滑移截骨联合手术，既能有效地矫正脑性瘫痪性高弓内翻足畸形，又能保留距跟关节和跗横关节活动功能。

Bishay[130]选择软组织松解和足部三关节固定，治疗 30 例单侧型脑性瘫痪引发的僵硬性高弓内翻足畸形。手术时年龄平均 16.9 岁（16～18 岁），随访时间＞2 年。最后随访结果，27 足（90%）跖趾爪状畸形、高弓足和后足内翻获得完全矫正，只有 3 足遗留第一跖骨跖屈

(< 10°)、足内侧纵弓增高(< 10°)和后足内翻(< 10°)畸形。

Muir[190]报道胫骨-距骨-跟骨固定(tibiotalocalcaneal arthrodesis)手术治疗5例(9足)跟骨背伸型高弓外翻足，术前诊断为4肢型脑性瘫痪，GMFCS分级为Ⅳ级和Ⅴ级。4例曾在5年和10年之前，实施双侧跟腱延长的病史，2例曾有足外翻肌、背伸肌松解或距下关节融合失败的病史。手术时年龄平均14.1岁(11~17岁)，术后随访时间平均为5年(4.3~5.8年)，5例患者的跟骨背伸及后足外翻畸形都获得满意的矫正(图6-58)，都能穿着普通鞋型，其中3例恢复负重行走功能，2例部分恢复负重功能。该作者认为，胫骨-距骨-跟骨固定是一种有效的补救性手术，适用于治疗严重的跟骨背伸型高弓外翻足畸形。

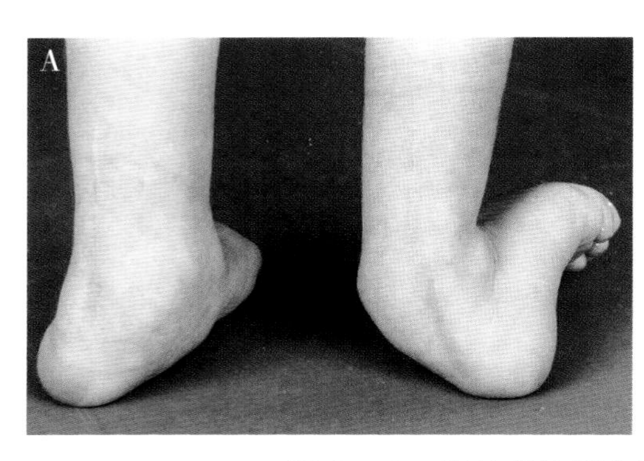

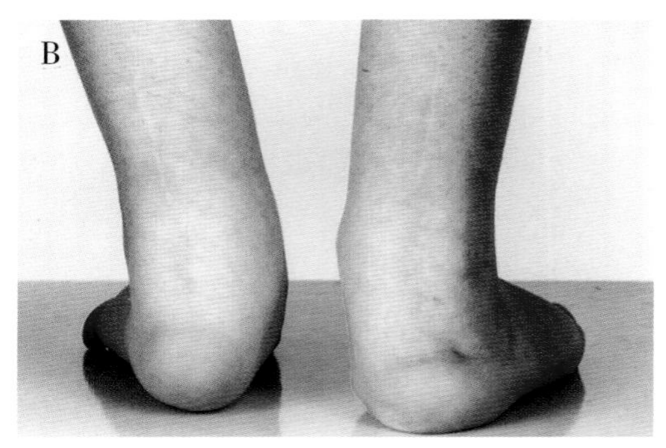

图6-58 跟骨背伸型高弓足治疗前后的临床照片

16岁患者双足跟骨背伸型高弓外翻足(A)，胫骨-跟骨固定术后(B)，其跟骨外翻和跟骨背伸畸形获得满意的矫正。

脑性瘫痪引发的高弓内翻足畸形，通常为僵硬性前足跖屈和后足内翻畸形，需要采取软组织松解、第一跖骨和跟骨截骨联合手术，或者三关节固定手术治疗，但严重的跟骨背伸型高弓外翻足，则需要胫骨-距骨-跟骨固定手术治疗。三关节固定的手术操作，可参阅本章跖屈内翻足的手术治疗。

(1)软组织松解、第一跖骨及内侧楔骨与跟骨联合截骨手术：

【手术适应证】

僵硬型高弓内翻足畸形，即跖骨头抬高试验并不能使前足跖屈畸形有所改善、跖趾关节仍过伸畸形；Coleman木板试验证明跟骨仍然处于内翻的位置；年龄≥10岁[188,193,195]。

【手术操作】

将患儿置于仰卧位。于膝关节上方捆扎充气止血带后，常规进行手术野皮肤准备。

①软组织松解：a.切断跖筋膜的止点。于内踝下方的跟骨内侧作2 cm横向皮肤切口，切开皮肤及皮下组织。术者用示指触及跖筋膜后，在保持跖趾关节背伸时，沿着跟骨内侧下缘锐性切断跖筋膜，注意避免损伤足底外侧跖动脉及伴随神经。b.跟腱滑移延长。于跟腱止点近端后内侧作2 cm的纵行切口，另在其近端5 cm再作2 cm的纵行切口显露跟腱。在保持踝关节最大背伸时，先在远端切口内切断跟腱前方的1/2或2/3，然后在近端切口切断内侧1/2跟腱。此时，将踝关节徐缓背伸至10°，使跟腱内侧纤维沿着外侧纤维向远端滑移，既可实现跟腱延长又能保持肌腱连续。c.胫后肌腱延长。在内踝后方与跟腱之间作长约5 cm的纵行皮肤切口，切开皮肤和深筋膜之后，于胫骨后方找到胫后肌腱，既可作胫后肌筋膜切开，也可作Z形切开延长。

②第一跖骨近端与内侧楔骨截骨：第一跖骨背侧闭合性楔形截骨和内侧楔骨跖侧撑开截骨，是矫正前足跖屈的有效方法。于中足内侧缘，在舟骨结节与第一跖骨基底之间，作长约

5 cm 的纵行皮肤切口。切开皮肤及深筋膜之后，将胫前肌腱止点向足底方向游离，显露内侧楔骨和第一跖骨近端。在 X 线透视监视下，分别标记第一跖骨和内侧楔骨截骨线，前者在第一跖骨近端骺板的远端标记楔形截骨线，其楔形基底位于背侧、宽度约为 1.5 cm（楔形骨块背侧成角 20° ～30°，图 6-59A），而内侧楔骨跖侧截骨线，则应位于楔骨矢状位的正中央。接着，使用电锯截除第一跖骨楔形骨块，再用电锯从内侧楔骨跖侧中央开始，向其背侧进行垂直截骨，但要保持背侧皮质完整（图 6-59B）。此时，用椎板牵开器徐缓撑开截骨间隙，将切取自第一跖骨的楔形骨块嵌入截骨间隙，以保证截骨间隙持续张开和促进截骨愈合。最后，从第一跖骨颈内侧经皮插入直径为 1.8 mm 克氏针，经跖骨髓内向近端继续置入，终止于距骨体内。

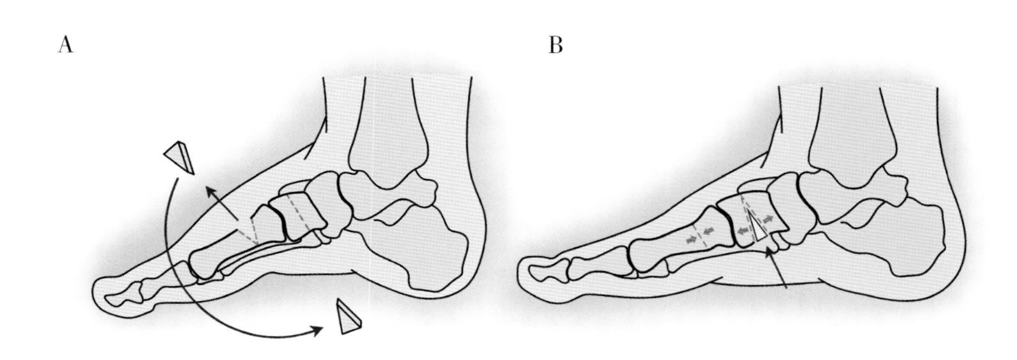

图 6-59　第一跖骨背侧闭合性楔形截骨（A）和内侧楔骨跖侧撑开截骨（B）示意图

③跟骨楔形移截骨：于跟骨外侧面，沿着腓骨肌腱与跟骨后缘之间作长约 5 cm 的斜行切口（图 6-60）。切开皮肤和深筋膜，注意识别和保护腓肠神经。切开腓骨肌腱鞘，把腓骨长肌及短肌腱向足背侧牵拉，斜行切开跟骨骨膜，钝性游离和显露跟骨外侧皮质。继之，在跟骨结节与距跟后关节面之间标记楔形截骨线，其楔形基底位于跟骨外侧、宽为 10 ~ 15 mm（图 6-61A、B）。截除楔形骨块之后，首先将截骨远端向外侧翻转闭合截骨间隙，其次将截骨远端向外侧及后方适当推挤，使截骨远端向外侧和后方平行移位，进而矫正跟骨内翻和背伸畸形（图 6-61C）。最后，分别从跟骨结节内侧与外侧，经皮置入松质骨螺钉固定（图 6-62）[196-198]。

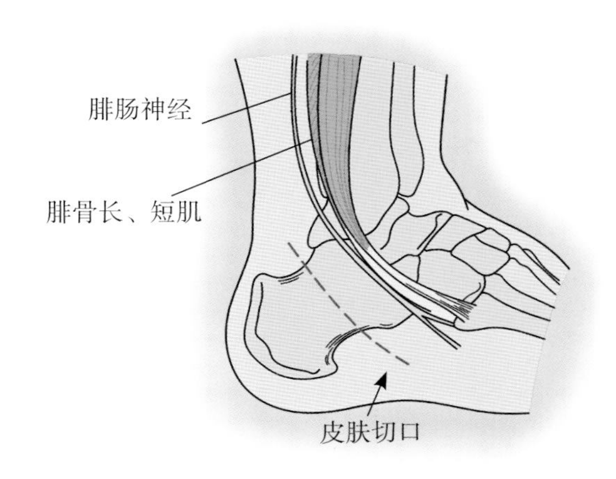

图 6-60　跟骨截骨皮肤切口线示意图

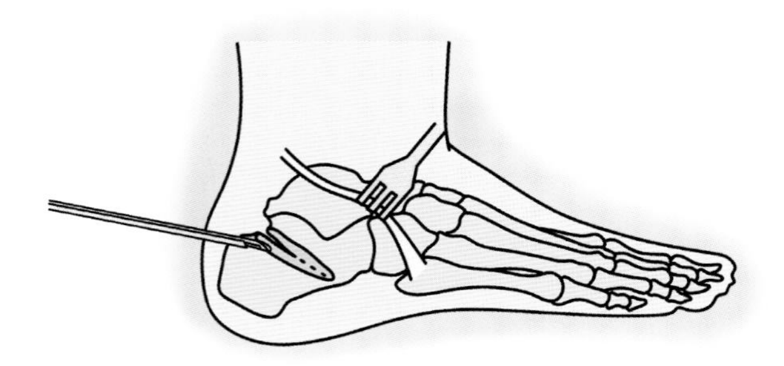

A. 从跟骨外侧截除楔形骨块

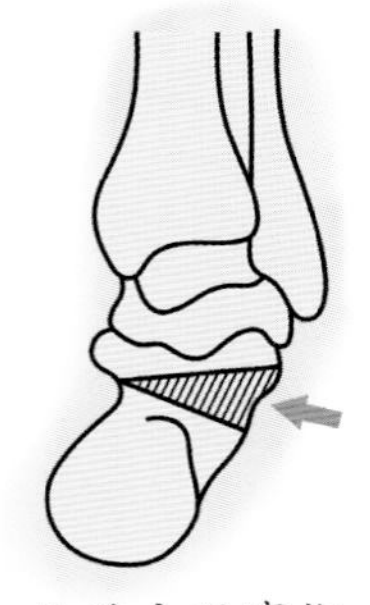

B. 从后方观察楔形截骨线的位置

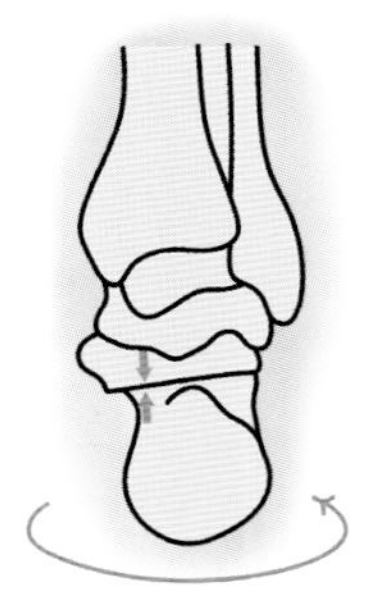

C. 跟骨截骨远端向外侧旋转和滑移

图 6-61 跟骨外侧闭合性截骨和截骨远端向外侧滑移示意图

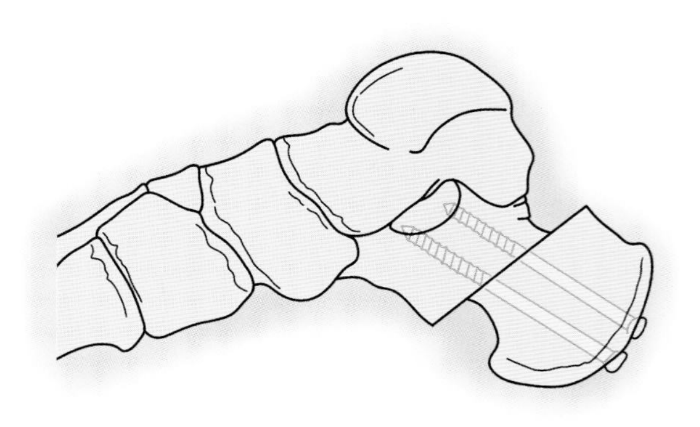

图 6-62 跟骨截骨与松质骨螺钉固定示意图

【术后处理】

常规缝合皮肤切口。然后，于踝关节背伸 0°、后足中立位，用小腿石膏固定，通常需要固定 8 周。经 X 线检查证实 3 处截骨愈合后，开始负重行走，抑或使用矫形器具负重行走。

（2）胫骨-距骨-跟骨固定手术：

【手术适应证】

跟骨背伸型高弓内翻和外翻足（图 6-58），妨碍站立或穿鞋；年龄＞11 岁[190]。

【手术操作】

将患儿置于仰卧位。于膝关节上方捆扎充气止血带后，常规进行手术野皮肤准备。

①切口与显露：选择踝关节前外侧切口，能够满意显露踝关节和距跟关节。从踝关节近端 5 cm、腓骨内侧开始，经胫骨远端及距骨前外侧和跟骰关节，终止于第四跖骨基底（图 6-63）。依次切开皮肤、深筋膜及伸肌下支持带，锐性分离趾长伸肌腱之后，将其

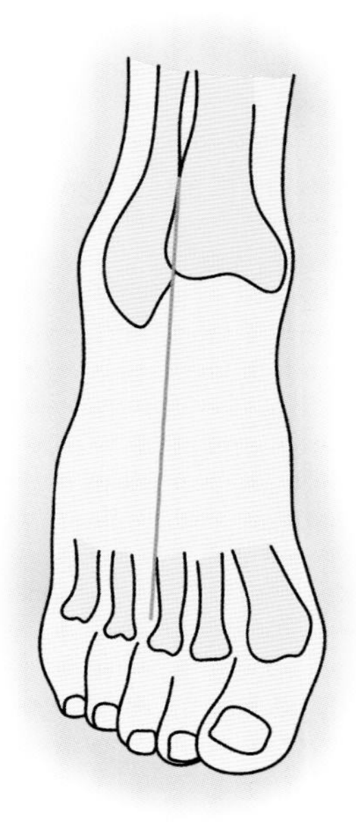

图 6-63 踝关节前外侧皮肤切口示意图

与胫前肌腱一并向内侧牵拉。继之，从跟骨背侧及距骨外侧突近端，U 形切开覆盖跗骨窦的趾短伸肌腱和关节囊，再将趾短伸肌及关节囊向远端翻转，可满意显露踝关节和距跟关节（图 6-63）。

②切除关节软骨与松质骨螺钉固定：使用骨刀或电锯分别切除胫距关节软骨和跟距关节软骨。为了矫正跟骨严重背伸、跟骨内翻或外翻畸形，允许适当切除距骨和跟骨软骨下松质骨。将踝关节和距跟关节置于矫正的位置，即踝关节跖屈 5°～10°，跟骨中轴线与小腿中轴线保持 5° 外翻角，从跟骨跖侧经皮插入导针，经过距跟关节和胫距关节进入胫骨远端。经 X 线透视证明获得良好的解剖轴线之后，沿着导针逆向置入直径为 8.5 mm 的松质骨拉力螺钉，对距跟关节和胫距关节进行加压固定。为了防止发生旋转移位，实现更为稳定的固定，从胫骨远端外侧再置入 1 个直径为 8.5 mm 的松质骨拉力螺钉，经胫距关节和距跟关节，终止并穿透跟骨跖侧皮质（图 6-64）。最后，仔细检查胫距关节和距跟关节是否遗留间隙，尽可能把切除的松质骨嵌入关节间隙内，以促进骨性融合[190,199]。

【术后处理】

常规缝合皮肤切口后，用小腿石膏固定。术后 4 周更换小腿石膏，再继续固定 4～6 周。经 X 线检查证明胫距关节和距跟关节实现骨性融合后（图 6-65），方允许负重行走，抑或使用矫形器具负重行走。

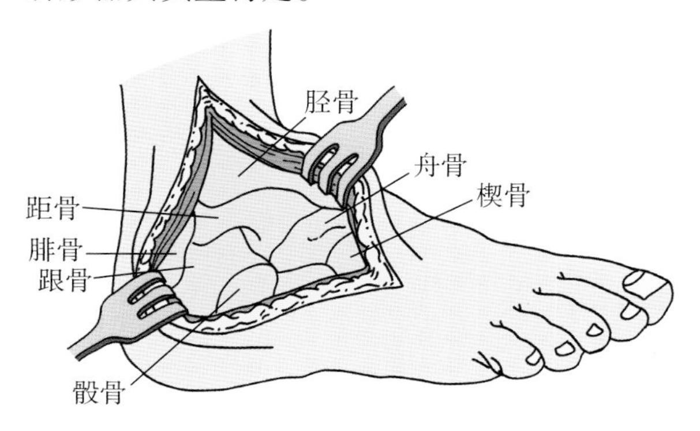

图 6-64 踝关节和距跟关节显露

已将趾长伸肌腱牵拉至足背内侧，趾短伸肌则被翻转至跗骨窦远端，可满意显露踝关节和距下关节。

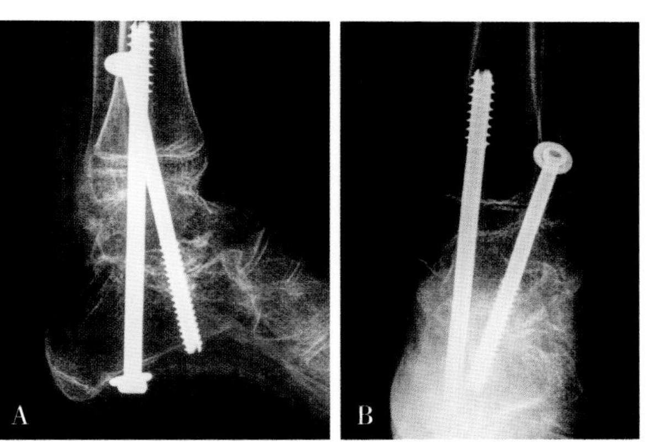

图 6-65 图 6-58 病例术后 X 线检查

证明胫骨-距骨-跟骨获得融合，并保持良好的解剖轴线。

参考文献

[1] SCHIARITI V, SELB M, CIEZA A, et al. International classification of functioning, disability and health core sets for children and youth with cerebral palsy: a consensus meeting [J]. Dev Med Child Neurol, 2015, 57(2): 149-158.

[2] ANDERSEN G L, IRGENS L M, HAAGAAS I, et al. Cerebral palsy in Norway: prevalence, subtypes and severity [J]. Eur J Paediatr Neurol, 2008, 12(1): 4-13.

[3] CHAN G, MILLER F. Assessment and treatment of children with cerebral palsy [J]. Orthop Clin N Am, 2014, 45(3): 313-325.

[4] BAX M, GOLDSTEIN M, ROSENBAUM P, et al. Proposed definition and classification of cerebral palsy [J]. Dev Med Child Neurol, 2005, 47(8): 571-576.
[5] PANETH N, HONG T, KORZENIEWSKI S. The descriptive epidemiology of cerebral palsy [J]. Clin Perinatol, 2006, 33(2): 251-67.
[6] HIMMELMANN K, HAGBERG G, BECKUNG E, et al. The changing panorama of cerebral palsy in sweden Ⅸ. prevalence and origin in the birth-year period 1995—1998 [J]. Acta Paediatr, 2005, 94(3): 287-294.
[7] SPINILLO A, CAPUZZO E, ORCESI S, et al. Antenatal and delivery risk factors simultaneously associated with neonatal death and cerebral palsy in preterm infants [J]. Early Hum Dev, 1997, 48(1-2): 81-91.
[8] PHAROAH P O, PLATT M J, COOKE T. The changing epidemiology of cerebral palsy [J]. Arch Dis Child Fetal Neonatal ED, 1996, 75(3): F169-F173.
[9] HE P, CHEN G, WANG Z, et al. Children with motor impairment related to cerebral palsy: prevalence, severity and concurrent impairments in China [J]. J Paediatr Child Health, 2017, 53(5): 480-484.
[10] VOLPE J J. Value of mr in definition of the neuro-pathology of cerebral palsy in vivo [J]. AJNR, 1992, 13(1): 79-83.
[11] MACLENNAN A H, THOMPSON S C, GECZ J. Cerebral palsy: causes, pathways, and the role of genetic variants [J]. Am J Obstet Gynecol, 2015, 213(6): 779-788.
[12] MCINTYRE S, TAITZ D, KEOGH J, et al. A systematic review of risk factors for cerebral palsy in children born at term in developed countries [J]. Dev Med Child Neurol, 2013, 55(6): 499-508.
[13] LIN J P. The contribution of spasticity to the movement disorder of cerebral palsy using pathway analysis: does spasticity matter? [J]. Dev Med Child Neurol, 2011, 53(1): 7-9.
[14] MERCURI E, COWAN F. Cerebral infarction in the newborninfant: review of the literature and personal experience [J]. EJPN, 1999, 3(6): 255-263.
[15] ROSENBAUM P, PANETH N, LEVITON A, et al. Definition andclassification document: the definition and classificationof cerebral palsy [J]. Dev Med Child Neurol, 2007, 109: 8-14.
[16] Sanger T D. Pathophysiology of pediatric movement disorders [J]. J Child Neurol, 2003, 18(Suppl1): S9-S24.
[17] JONSSON U, EEK M N, Sunnerhagen K S, et al. Cerebral palsy prevalence, subtypes, and associated impairments: a population-based comparison study of adults and children [J]. Dev Med Child Neurol, 2019, 61(10): 1162-1167.
[18] HEMMING K, COLVER A, HUTTON J L, et al. The influence of gestational age on severity of impairment in spastic cerebral palsy [J]. J Pediatr, 2008, 153(2): 203-208.
[19] MINOCHA P, SITARAMAN S, SACHDEVA P. Clinical spectrum, comorbidities, and risk factor profile of cerebral palsy children: a prospective study [J]. J Pediatr Neurosci, 2017, 12(1): 15-18.
[20] HOWARD J, SOO B, GRAHAM H K, et al. Cerebral palsy in Victoria: motor types, topography and gross motor function [J]. J Paediatr Child Health, 2005, 41(9-10): 479-483.
[21] HIMMELMANN K, HAGBERG G, WIKLUND L M, et al. Dyskinetic cerebral palsy: a population-based study of children born between 1991 and 1998 [J]. Dev Med Child Neurol, 2007, 49(4): 246-251.
[22] PAKULA A T, BRAUN K V, YEARGIN-ALLSOPP M. Cerebral palsy: classification and epidemiology [J]. Phys Med Rehabil Clin N Am, 2009, 20(3): 425-452.
[23] Surveillance of cerebral palsy in Europe. Surveillanceof cerebral palsy in Europe: a collaboration of

cerebral palsy surveys and registers Surveillance of Cerebral Palsy in Europe (SCPE) [J]. Dev Med Child Neurol, 2000, 42 (12): 816.

[24] STEWART K, HARVEY A, JOHNSTON L M. A systematic review of scales to measure dystonia and choreoathetosis in children with dyskinetic cerebral palsy [J]. Dev Med Child Neurol, 2017, 59 (8): 786−795.

[25] SANGER T D, CHEN D, FEHLINGS D L, et al. Definition and classification of hyperkinetic movements in childhood [J]. Mov Disord, 2010, 25 (11): 1538−1549.

[26] MONBALIU E, DE COCK P, ORTIBUS E, et al. Clinical patterns of dystonia and choreoathetosis in participants with dyskinetic cerebral palsy [J]. Dev Med Child Neurol, 2015, 58 (2): 138−144.

[27] CANS C, DOLK H, PLATT M J, et al. Recommendations from the SCPE collaborative group for defining and classifying cerebral palsy [J]. Dev Med Child Neurol, 2007, 49 (Suppl 2): 35−38.

[28] PETERSON N, WALTON R. Ambulant cerebral palsy [J]. Orthop Trauma, 2016, 30 : 525−538.

[29] SADOWSKA M, SARECKA-HUJAR B, KOPYTA I. Cerebral palsy: current opinions on definition, epidemiology, risk factors, classification and treatment options [J]. Neuropsychiatr Dis Treat, 2020, 16: 1505−1518.

[30] RETHLEFSEN S A, RYAN D D, KAY R M. classification systems in cerebral palsy [J]. Orthop Clin North Am, 2010, 41 (4): 457−467.

[31] VOHR B R, MSALL M E, WILSON D, et al. Spectrum of gross motor function in extremely low birth weight children with cerebral palsy at 18 months of age [J]. Pediatrics, 2005, 116 (1): 123−129.

[32] PALISANO R, ROSENBAUM P, WALTER S, et al. Developmentand reliability of a system to classify gross motor function in children with cerebral palsy [J]. Dev Med Child Neurol, 1997, 39 (4): 214.

[33] PALISANO R J, ROSENBAUM P, BARTLETT P. Content validity of the expanded and revised gross motor function classification system [J]. Dev Med Child Neurol, 2008, 50 (10): 744−750.

[34] HOFFER M M, FEIWELL E, PERRY R, et al. Functionalambulation in patients with myelomeningocele [J]. J Bone Joint Surg Am, 1973, 55 (1): 137.

[35] GRAHAM H K. Classifying cerebral palsy [J]. J Pediatr Orthop, 2005, 25 (1): 127−128.

[36] MANDALESON A, LEE Y, KERR C, et al. Classifying cerebral palsy: are we nearly there? [J]. J Pediatr Orthop, 2015, 35 (2): 162−166.

[37] GRAHAM H K, HARVEY A, RODDA J, et al. The functional mobility scale (FMS) [J]. J Pediatr Orthop, 2004, 24 (5): 514−520.

[38] HARVEY A, GRAHAM H K, MORRIS M E, et al. The functional mobility scale: ability to detect change following single event multilevel surgery [J]. Dev Med Child Neurol, 2007, 49 (8): 603−607.

[39] STADSKLEIV K, JAHNSEN R, ANDERSEN G L, et al. Neuropsychological profiles of children with cerebral palsy [J]. Dev Neurorehabil, 2018, 21 (2): 108−120.

[40] KEERATISIROJ O, THAWINCHAI N, SIRITARATIWAT W, et al. Prognostic predictors for ambulation in children with cerebral palsy: a systematic review and meta-analysis of observational studies [J]. Disabil Rehabil, 2018, 40 (2): 135−143.

[41] PAULSON A,VARGUS-ADAMS J. Overview of four functional classification systems.co mmonly used in cerebral palsy [J]. Children (Basel) , 2017, 4 (4): 1−10.

[42] SIMARD-TREMBLAY E, SHEVELL M, DAGENAIS L. Determinants of ambulation in children with spastic

quadriplegic cerebral aalsy: apopulation-based study [J]. J Child Neurol, 2010, 25(6): 669-673.
[43] VUILLERMIN C, RODDA J, RUTZ E, et al. Severe crouch gait in spastic diplegia can be prevented: a population-based study [J]. J Bone Joint Surg Br, 2011, 93(12): 1670-1675.
[44] ASHWAL S, RUSSMAN B S, BLASCO P A, et al. Practice parameter: diagnostic assessment of the child with cerebral palsy: report of the Quality Standards Subco mmittee of the American Academy of Neurology and the Practice Comittee of the Child Neurology Society [J]. Neurol, 2004, 623(10): 851-863.
[45] LUMSDEN D E, GIMENO H, ELZE M, et al. Progression to musculoskeletal deformity in childhood dystonia [J]. Eur J Paediatr Neurol, 2016, 20(3): 339-345.
[46] MONBALIU E, HIMMELMANN K, LIN J P, et al. Clinical presentation and management of dyskinetic cerebral palsy [J]. Lancet Neurol, 2017, 16(9): 741-749.
[47] SANGER T D, DELGADO M R, GAEBLER-SPIRA D, et al. Classification and definition of disorders causing hypertonia in childhood [J]. Pediatrics, 2003, 111(1): e89 - e97.
[48] RETHLEFSEN S A, LENING C, WREN T A, et al. Excessive hip flexion during gait in patients with static encephalopathy an examination of contributing factors [J]. J Pediatr Orthop, 2010, 30(6): 562-567.
[49] CHAN G, MILLER F. Assessment and treatment of children with cerebral palsy [J]. Orthop Clin North Am, 2014, 45(3): 313-325.
[50] CHURCH C, LENNON N, ALTON R, et al. Longitudinal change in foot posture in children with cerebral palsy [J]. J Child Orthop, 2017, 11(3): 229-236.
[51] FENNELL E B, DIKEL T N. Cognitive and neuropsychological functioning in children with cerebral palsy [J]. J Child Neurol, 2001, 16(1): 8-63.
[52] SHEVELL M I, MAJNEMER A, MORIN I. Etiologic yield of cerebral palsy: a contemporary case series [J]. Pediatr Neurol, 2003, 28(5): 352-359.
[53] BAX M, TYDEMAN C, FLODMARK O. Clinical and MRI correlates of cerebral palsy: the european cerebral palsy study [J]. JAMA, 2006, 296(13): 1602-1608.
[54] HIMMELMANN K, HORBER V, DE LA CRUZ J, et al. MRI classification system (MRICS) for children with cerebral palsy: development, reliability, and reco mmendations [J]. Dev Med Child Neurol, 2017, 59(1): 57-64.
[55] SHEVELL M I, MAJNEMER A, POULIN C, et al. Stability of motor impairment in children with cerebral palsy [J]. Dev Med Child Neurol, 2008, 50(3): 211-215.
[56] KORZENIEWSKI S J, FELDMAN J, LORENZ J M, et al. Persistence of cerebral palsy diagnosis: assessment of a low-birth-weight cohort at ages 2, 6, and 9 years [J]. J Child Neurol, 2016, 31(4): 461-467.
[57] KEERATISIROJ O, THAWINCHAI N, SIRITARATIWAT W, et al. Prognostic predictors for ambulation in children with cerebral palsy: a systematic review and meta-analysis of observational studies [J]. Disabil Rehabil, 2018, 40(2): 135-143.
[58] CANS C. Surveillance of cerebral palsy in Europe: a collaboration of cerebral palsy surveys and registers [J]. Dev Med Child Neurol, 2000, 42(12): 816-824.
[59] BECKUNG E, CARLSSON G, CARLSDOTTER S, et al. The natural history of gross motor development in

children with cerebral palsy aged 1 to 15 years [J]. Dev Med Child Neurol, 2007, 49 (10): 751-756.

[60] MOLNAR G E, GORDON S U. Cerebral palsy: predictive value of selected clinical signs for early prognostication of motor function [J]. Arch Phys Med Rehabil, 1976, 57 (4): 153-161.

[61] BADDELL-RIBERA A. Cerebral palsy: postural-locomotor prognosis in spastic diplegia [J]. Arch Phys Med Rehabil, 1985, 66 (9): 614-619.

[62] SALA D A, GRANT A D. Prognosis for ambulation in Cerebral Palsy [J]. Dev Med Child Neurol, 1995, 37 (11): 1020-1026.

[63] DE PAZ JUNIOR A C, BURNETT S M, BRAGA L W. Walking prognosis in Cerebral Palsy: A 22-year retrospective analysis [J]. Dev Med Child Neurol, 1994, 36 (2): 130-134.

[64] KEDEM P, SCHER D M. Foot deformities in children with cerebral palsy [J]. Curr Opin Pediatr, 2015, 27 (1): 67-74.

[65] CHURCH C, LENNON N, ALTON R, et al. Longitudinal change in foot posture in children with cerebral palsy [J]. J Child Orthop, 2017, 11 (3): 229-236.

[66] RETHLEFSEN S A, BLUMSTEIN G K, KAY R, et al. Prevalence of specific gait abnormalities in children with cerebral palsy revisited: influence of age, prior surgery, and gross motor function classification system level [J]. Dev Med Child Neurol, 2017, 59 (1): 79-88.

[67] RUDA R, FROST H M. Cerebral palsy: spastic varus and forefeet adductus, treated by intramuscular posterior tibial tendon lengthening [J]. Clin Orthop, 1971, 79 : 61-71.

[68] O'CONNELL P A, D'SOUZA L, DUDENEY S, et al. Foot deformities in children with cerebral palsy [J]. J Pediatr Orthop, 1998, 18 (6): 743-747.

[69] WREN T A, RETHLEFSEN S, KAY R M. Prevalence of specific gait abnormalities in children with cerebral palsy: influence of cerebral palsy subtype, age, and previous surgery [J]. J Pediatr Orthop, 2005, 25 (1): 79-83.

[70] GRAHAM H K. Classification of foot and ankle disorder in cerebral palsy[M]// McCarthy J J, Drennan J J. Drennan's the child's foot and ankle. 2nd edition. Philadelphia: Lippincott Williams and Wilkins, 2009: 197-198.

[71] KOMAN L A, MOONEY Ⅲ J F, SMITH B, et al. Management of cerebral palsy with botulinum-A toxin: preliminary investigation [J]. J Pediatr Orthop, 1993, 13 (4): 489-495.

[72] LEE S J, SUNG I Y, JANG D H, et al. The effect and complication of botulinum toxin type a injection with serial casting for the treatment of spastic equinus foot [J].Ann Rehabil Med, 2011, 35 (3): 344-353.

[73] SHORE B J, WHITE N, GRAHAM H K. Surgical correction of equinus deformity in children with cerebral palsy: a systematic review [J]. J Child Orthop, 2010, 4 (4): 277-290.

[74] KEDEMA P, SCHERB D M. Foot deformities in children with cerebral palsy [J]. Orthop, 2015, 27 (1): 67-74.

[75] TRUSCELLI D, LESPARGOT A, TARDIEU G. Variation in the long-term results of elongation of the tendo achillis in children with cerebral palsy [J]. J Bone Joint Surg Br, 1979, 61 (4): 466-469.

[76] ZIV I, BLACKBURN N, RANG M, et al. Muscle growth in normal and spastic mice [J]. Dev Med Child Neurol, 1984, 26 (1): 94-99.

[77] KRUSE A, SCHRANZ C, TILP M, et al. Muscle and tendon morphology alterations in children and adolescents with mild forms of spastic cerebral palsy [J]. BMC Pediatr, 2018, 18 (1): 156.

[78] BORTON D C, WALKER K, PIRPIRIS M, et al. Isolated calf lengthening in cerebral palsy: outcome analysis of risk factors [J]. J Bone Joint Surg Br, 2001, 83(3): 364–370.
[79] DIETZ F R, ALBRIGHT J C, DOLAN L. Medium term follow-up of achilles tendon lengthening in the treatment of ankle equinus in cerebral palsy [J]. Iowa Orthop J, 2006, 26 : 27–32.
[80] DUFFY C M, COSGROVE A P. The foot in cerebral palsy [J]. Curr Orthop, 2002, 16 : 104 –113.
[81] HERZENBERG J E, LAMM B M, CORWIN C, et al. Isolated recession of the gastrocnemius muscle: the Baumann procedure [J]. Foot Ankle Int, 2007, 28(11): 1154–1159.
[82] KOMAN L A, MOONEY J F, SMITH B, et al. Management of cerebral palsy with botulinum toxin A: preliminary investigation [J]. J Pediatr Orthop, 1993, 13(4): 489–495.
[83] CORRY I S, COSGROVE A P, DUFFY C M, et al. Botulinum toxin A compared with stretching casts in the treatment of spastic equinus: a randomised prospective trial [J]. J Pediatr Orthop, 1998, 18(3): 304–311.
[84] DAVIDS J R. The foot and ankle in cerebral palsy [J]. Orthop Clin N Am, 2010, 41 : 579–593.
[85] READ F A, BOYD R N, BARBER L A. Longitudinal assessment of gait quality in children with bilateral cerebral palsy following repeated lower limb intramuscular botulinum toxin-A injections [J]. Res Dev Disabil, 2017, 68 : 35–41.
[86] RATTEY T E, LEAHEY L, HYNDMAN D C S, et al. Recurrence after Achilles tendon lengthening in cerebral palsy [J]. J Pediatr Orthop, 1993, 13(2): 184–187.
[87] LIU X C, EMBREY D, TASSONE C, et al. Long-term effects of orthoses use on the changes of foot and ankle joint motions of children with spastic cerebral palsy [J]. PM R, 2018, 10(3): 269–275.
[88] DURSUN N, GOKBEL T, AKARSU M, et al. Randomized controlled trial on effectiveness of intermittent serial casting on spastic equinus foot in children with cerebral palsy after botulinum toxin-A treatment [J]. Am J Phys Med Rehabil, 2017, 96(4): 221–225.
[89] MAAS J, DALLMEIJER A, HUIJING P, et al. A randomized controlled trial studying efficacy and tolerance of a knee-ankle-foot orthosis used to prevent equinusin children with spastic cerebral palsy [J]. Clin Rehabil, 2014, 28(10): 1025–1038.
[90] HÖSL M, BÖHM H, ARAMPATZIS A, et al. Effects of ankle-foot braces on medial gastrocnemius morphometrics and gait in children with cerebral palsy [J]. J Child Orthop, 2015, 9(3): 209–219.
[91] SARAPH V, ZWICK E B, UITZ C, et al. The Baumann procedure for fixed contracture of the gastrosoleus in cerebral palsy [J]. J Bone Joint Surg Br, 2000, 82(4): 535–540.
[92] FIRTH G B, MICHAEL M, TERENCE C, et al. Lengthening of the Gastrocnemius-Soleus Complex [J]. J Bone Joint Surg Am, 2013, 95(16): 1489–1496.
[93] SALA D A, GRANT A D, KUMMER F J. Equinus deformity incerebral palsy: recurrence after tendo Achillis lengthening [J]. Dev Med Child Neurol, 1997, 39(1): 45–48.
[94] JOO S Y, KNOWTHARAPU D N, ROGERS K J, et al. Recurrence after surgery for equinus foot deformity in children with cerebral palsy: assessment of predisposing factors for recurrence in a long-term follow-up study [J]. J Child Orthop, 2011, 5(4): 289–296.
[95] OLNEY B W, WILLIAMS P F, MENELAUS M B. Treatment of spastic equinus by aponeurosis lengthening [J]. J Pediatr Orthop, 1988, 8(4): 422–425.
[96] DREHER T, BUCCOLIERO T, WOLF S I, et al. Long-term results after gastrocnemius-soleus

intramuscular aponeurotic recession as a part of multilevel surgery in spastic diplegic cerebral palsy [J]. J Bone Joint Surg Am, 2012, 94 (7): 627–637.

[97] SHARRARD W J, BERNSTEIN S. Equinus deformity in cerebral palsy: a comparison between elongation of the tendo calcaneus and gastrocnemius recession [J]. J Bone Joint Surg Br, 1972, 54 (2): 272–276.

[98] JAVORS J R, KLAAREN H E. The Vulpius procedure for correction of equinus deformity in cerebral palsy [J]. J Pediatr Orthop, 1987, 7 (2): 191–193.

[99] PUTZ C, MERTENS E M, WOLF S I, et al. Equinus correction during multilevel surgery in adults with cerebral palsy [J]. Foot Ankle Int, 2018, 39 (7): 812–820.

[100] TRUSCELLI D, LESPARGOT A, TARDIEU G. Variations in the long-term results of elongation of the tendo Achillis in children with cerebral palsy [J]. J Bone Joint Surg Br, 1979, 61–B (4): 466–269.

[101] PINNEY S J, SANGEORZAN B J, HANSEN JR S T. Surgical anatomy of the gastrocnemius recession (Strayer procedure) [J]. Foot Ankle Int, 2004, 25 (4): 247–250.

[102] SVEHLÍK M, KRAUS T, STEINWENDER G, et al. The Baumann procedure to correct equinus gait in children with diplegic cerebral palsy [J]. Bone Joint Surg Br, 2012, 94 (8):1143–1147.

[103] GRAHAM H K, FIXSEN J A. Lengthening of the calcaneal tendon in spastic hemiplegia by the white slide technique: a long-term review [J]. J Bone Joint Surg Br, 1988, 70: 472–475.

[104] KLING T F, KAUFER H, HENSINGER R N. Split posterior tibial-tendon transfers in children with cerebral spastic paralysis and equinovarus deformity [J]. J Bone Joint Surg Am, 1985, 67 (2): 186–194.

[105] CHANG C H, ALBARRACIN J P, LIPTON G E, et al. Long-term follow-up of surgery for equinovarus foot deformity in children with cerebral palsy [J]. Pediatr Orthop, 2002, 22 (6): 792–799.

[106] VLACHOU M, BERIS A, DIMITRIADIS D. Split tibialis posterior tendon transfer for correction of spastic equinovarus hindfoot deformity [J]. Acta Orthop Belgica, 2010, 76 (5): 651–657.

[107] WON S H, KWON S S, CHUNG C Y. Stepwise surgical approach to equinocavovarus in patients with cerebral palsy [J]. J Pediatr Orthop B, 2016, 25 (2): 112–118.

[108] MICHLITSCH M G, RETHLEFSEN S A, KAY R M. The contributions of anterior and posterior tibialis dysfunction to varus foot deformity in patients with cerebral palsy [J]. J Bone Joint Surg Am, 2006, 88 (8): 1764–1768.

[109] LIMPAPHAYOM N, CHANTARASONGSUK B, OSATEERAKUN P, et al. The split anterior tibialis tendon transfer procedure for spastic equinovarus foot in children with cerebral palsy: results and factors associated with a failed outcome [J]. Int Orthop, 2015, 39 (8): 1593–1598.

[110] PERRY J, HOFFER M M. Pre-and postoperative dynamic electromyography as an aid in planning tendon transfers in children with cerebral palsy [J]. J Bone Joint Surg Am, 1977, 59 (4): 531–537.

[111] WILLS CA, HOFFER M M, PERRY J. A comparison of foot switch and EMG analysis of varus deformities of the feet of children with cerebral palsy [J]. Dev Med Child Neurol, 1988, 30 (2): 227–231.

[112] MICHLITSCH M G, RETHLEFSEN S A, KAY R M. The contributions of anterior and posterior tibialis dysfunction to varus foot deformity in patients with cerebral palsy [J]. J Bone Joint Surg Am, 2006, 88 (8): 1764–1768.

[113] BENNET G C, RANG M, JONES D. Varus and valgus deformities of the foot in cerebral palsy [J]. Dev Med Child Neurol, 1982, 24 (4): 499–503.

[114] BARNES M J, HERRING J A. Combined split anterior tibial tendon transfer and intramuscular lengthening of the posterior tibial tendon [J]. J Bone Joint Surg Am, 1991, 73(5): 734–738.
[115] DAVIDS J R, GIBSON T W, PUGH L I. Quantitative segmental analysis of weight-bearing radiographs of the foot and ankle for children: normal alignment [J]. J Pediatr Orthop, 2005, 25(6): 769–776.
[116] WESTBERRY D E, DAVIDS J R, ROUSH T F, et al. Qualitative versus quantitative radiographic analysis of foot deformities in children with hemiplegic cerebral palsy [J]. J Pediatr Orthop, 2008, 28(3): 359–365.
[117] LEE K M, CHUNG C Y, PARK M S, et al. Reliability and validity of radiographic measurements in hindfoot varus and valgus [J]. J Bone Joint Surg Am, 2010, 92(13): 2319–2327.
[118] THAPA M M, PRUTHI S, CHEW F S. Radiographic assessment of pediatric foot alignment: review [J]. AJR, 2010, 194(Suupl 6): S51–S58.
[119] ODDY M J, BROWN C, MISTRY R, et al. Botulinum toxin-A injection site localization for the tibialis posterior muscle [J]. J Pediatr Orthop B, 2006, 15(6): 414–417.
[120] SON S M, PARK I S, YOO J S. Short-term effect of botulinum toxin-A injection on spastic equinovarus foot in cerebral palsy aatients: a study using the foot pressure measurement system [J]. Ann Rehabil Med, 2015, 39(1): 1–9.
[121] PICCIONI L, KEENAN M A E. Surgical correction of varus and equinovarus deformity in the spastic patient [J]. Oper Tech Orthop, 1992, 2 : 46–150.
[122] BELL K J, OUNPUU S, DELUCA P A, et al. Natural progression of gait in children with cerebral palsy [J]. J Pediatr Orthop, 2002, 22(5): 677–682.
[123] CHRUSCIKOWSKI E, FRY N R D, NOBLE J J, et al. Selective motor control correlates with gait abnormality in children with cerebral palsy [J].Gait Posture, 2017, 52 : 107–109.
[124] HOFFER M M, BARAKAT G, KOFFMAN M. 10-year follow-up of split anterior tibial tendon transfer in cerebral palsied patients with spastic equinovarus deformity [J]. J Pediatr Orthop, 1985, 5(4): 432–434.
[125] BARNES M J, HERRING J A. Combined split anterior tibial tendon transfer and intramuscular lengthening of the posterior tibial tendon: results in patients who have a varus deformity of the foot due to spastic cerebral palsy [J]. J Bone Joint Surg Am, 1991, 73(5): 734–738.
[126] SCHNEIDER M, BALON K. Deformity of the foot following anterior transfer of the posterior tibial tendon and lengthening of the Achilles tendon for spastic equinovarus [J]. Clin Orthop, 1977, 125 : 113–121.
[127] VLACHOU M, BERIS A, Dimitriadis D. Split tibialis posterior tendon transfer for correction of spastic equinovarus hindfoot deformity [J]. Acta Orthop Belg, 2010, 76(5): 651–657.
[128] DAVIDS J R. The foot and ankle in cerebral palsy [J]. Orthop Clin N Am, 2010, 41(4): 579–593.
[129] KEDEMA P, SCHERB D M. Foot deformities in children with cerebral palsy [J]. Curr Opin Pediatr, 2015, 27(1): 67–74.
[130] BISHAY S N G. Single-event multilevel acute total correction of complex equinocavovarus deformity in skeletally mature patients with spastic cerebral palsy hemiparesis [J].Foot Ankle Surg, 2013, 52(4): 481–485.
[131] TREHAN S K, IHEKWEAZU U N, ROOT L. Long-term outcomes of triple arthrodesis in cerebral

palsy patients [J]. J Pediatr Orthop, 2015, 35 (7): 751-755.
[132] SEES J P, MILLER F. Overview of foot deformity management in children with cerebral palsy [J]. J Child Orthop, 2013, 7 (5): 373-377.
[133] BISLA R S, LOUIS H J, ALBANO P. Transfer of tibialis posterior tendon in cerebral palsy [J]. J Bone Joint Surg Am, 1976, 58 (4): 497-500.
[134] GREEN N E, GRIFFIN P P, SHIAVI R. Split posterior tibial tendon transfer in spastic cerebral palsy [J]. J Bone Joint Surg Am, 1983, 65 (6): 748-754.
[135] SILVER C M, SIMON S D, SPINDELL E, et al. Calcaneal osteotomy for valgus and varus deformities of the foot in cerebral aalsy: a preliminary report on twenty-seven operations [J]. J Bone Joint Surg Am, 1967, 49 (2) : 232-246.
[136] IRELAND M L, HOFFER M. Triple arthrodesis for children with spastic cerebral palsy [J]. Dev Med Child Neurol, 1985, 27 (5): 623-627.
[137] SALTZMAN C L, FEHRLE M J, COOPER R R, et al. Triple arthrodesis: twenty-five and forty-four-year average follow-up of the same patients [J]. J Bone Joint Surg Am, 1999, 81 (10): 1391-1402.
[138] TENUTA J, SHELTON Y A, MILLER F. Long-term follow-up of triple arthrodesis in patients with cerebral palsy [J]. J Pediatr Orthop, 1993, 13 (6): 713-716.
[139] TREHAN S K, IHEKWEAZU U N, ROOT L. Long-term outcomes of triple arthrodesis in cerebral palsy patients [J]. J Pediatr Orthop, 2015, 35 (7): 751-755.
[140] LOUWERENS J W K. Triple arthrodesis [J]. Tech Foot Ankle Surg, 2007, 6 (3): 227-236.
[141] KADHIM M, HOLMES J R L, CHURCH C, et al. Pes planovalgus deformity surgical correction in ambulatory children with cerebral palsy [J]. J Child Orthop, 2012, 6 (3): 217-227.
[142] SEES J P, MILLER F. Overview of foot deformity management in children with cerebral palsy [J]. J Child Orthop, 2013, 7 (5): 373-377.
[143] KEDEMA P, SCHERB DM. Foot deformities in children with cerebral palsy [J]. Curr Opin Pediatr, 2015, 27 (1): 67-74.
[144] ANDREACCHIO A, ORELLANA C A, MILLER F, et al. Lateral column lengthening as treatment for palnovalgus foot deformity in ambulatory children with spastic cerebral palsy [J]. J Pediatr Orthop, 2000, 20 (4): 501-505.
[145] NATHER A, FULFORD G, STEWART K. Treatment of valgus hindfoot in cerebral palsy by peroneus brevis lengthening [J]. Dev Med Child Neurol, 1984, 26 (3): 335-340.
[146] BOULAY C, POMERO V, VIEHWEGER E, et al. Dynamic equinus with hindfoot valgus in children with hemiplegia [J]. Gait Posture, 2012, 36 (1): 108-112.
[147] BOULAY C, JACQUEMIER M, CASTANIER E, et al. Planovalgus foot deformity in cerebral palsy corrected by botulinum toxin injection in the peroneus longus: Clinical and radiological evaluations in young children [J]. Ann Phys Rehabil Med, 2015, 58 (6): 316-321.
[148] MILLER F. Knee, leg, and foot [M]// Miller F. Cerebral palsy. New York: Springer, 2005 : 667-804.
[149] KADHIM M, MILLER F. Pes planovalgus deformity in children with cerebral palsy: review article [J]. J Pediatr Orthop B, 2014, 23 (5): 400-405.
[150] YOO W J, CHUMG C Y, CHOI I H, et al.Calcaneal lengthening for the planovalgus foot deformity in children with cerebral palsy [J]. J Pediatr Orthop, 2005, 25 (6): 781-785.

[151] BLECK E E, BERZINS U J. Conservative management of pes valgus with plantar flexed talus, flexible [J]. Clin Orthop, 1977, 122 : 85−94.

[152] RATHJEN K E, MUBARAK S J. Calcaneal-Cuboid-Cuneiform osteotomy for the correction of valgus foot deformities in children [J]. J Pediatr Orthop, 1998, 18 (6) : 775−782.

[153] WESTBERRY D E, DAVIDS J R, ROUSH T F, et al. Qualitative versus quantitative radiographic analysis of foot deformities in children with hemiplegic cerebral palsy [J]. J Pediatr Orthop, 2008, 28 (3) : 359−365.

[154] KADHIM M, HOLMES JR L, MILLER F. Correlation of radiographic and pedobarograph measurements in planovalgus foot deformity [J]. Gait Posture, 2012, 36 (2) : 177−181.

[155] EL-HILALY R, EL-SHERBINI M H, MOKHTAR M, et al. Radiological outcome of calcaneo-cuboid-cuneiform osteotomies for planovalgus feet in cerebral palsy children: Relationship with pedobarography [J]. Foot Ankle Surg, 2019, 25 (4) : 462−468.

[156] CHAN G, MILLER F. Assessment and treatment of children with cerebral palsy [J]. Orthop Clin N Am, 2014, 45 (3) : 313−325.

[157] KARAMITOPOULOS M S, NIRENSTEIN L. Neuromuscular Foot Spastic Cerebral Palsy [J]. Foot Ankle Clin N Am, 2015, 20 (4) : 657−668.

[158] CHURCH C, LENNON N, ALTON R, et al. Longitudinal change in foot posture in children with cerebral palsy [J]. J Child Orthop, 2017, 11 (3) : 229−236.

[159] KIM J R, SHIN S J, WANG S I, et al. Comparison of lateral opening wedge calcaneal osteotomy and medial calcaneal sliding-opening wedge cuboid-closing wedge cuneiform osteotomy for correction of planovalgus foot deformity in children [J]. J Foot Ankle Surg, 2013, 52 (2) : 162−166.

[160] KAROL L A. Surgical management of the lower extremity in ambulatory children with cerebral palsy [J]. J Am Acad Orthop Surg, 2004, 12 (3) : 196−203.

[161] EVANS D. Calcaneo-valgus deformity [J]. J Bone Joint Surg Br, 1975, 57 (3) : 270−278.

[162] MOSCA V S. Calcaneal lengthening for valgus deformity of the hindfoot: results in children who had severe, symptomatic flatfoot and skewfoot [J]. J Bone Joint Surg Am, 1995, 77 (4) : 500−512.

[163] DENNYSON W G, FULFORD G E. Subtalar arthrodesis by cancellous grafts and metallic internal fixation [J]. J Bone Joint Surg Br, 1976, 58−B (4) : 507−510.

[164] SENARAN H, YILMAZ G, NAGAI M K, et al. Subtalar fusion in cerebral palsy patients: results of a new technique using corticocancellous allograft [J]. J Pediatr Orthop, 2011, 31 (2) : 205−210.

[165] SHORE B J, SMITH K R ,RIAZI A, et al. Subtalar fusion for pes valgus in cerebral palsy: results of a modified technique in the setting of single event multilevel surgery [J]. J Pediatr Orthop, 2013, 33 (4) : 431−438.

[166] TENUTA J, SHELTON Y A, MILLER F. Long-term follow-up of triple arthrodesis in patients with cerebral palsyp [J]. J Pediatr Orthop, 1993, 13 (6) : 713−716.

[167] TREHAN S K, IHEKWEAZU U N, ROOT L. Long-term outcomes of triple arthrodesis in cerebral palsy patients [J]. J Pediatr Orthop, 2015, 35 (7) : 751−755.

[168] TURRIAGO C A, ARBELAEZ M F, BECERRA L C. Talonavicularjoint arthrodesis for the treatment of pes planus valgus in older children and adolescents with cerebral palsy [J]. J Child Orthop, 2009, 3 (3) : 179−183.

[169] HAMEL J, KISSLING C, HEIMKES B, et al. A combined bony and soft tissue tarsal stabilization procedure (Grice-Schede) for hindfoot valgus in children with cerebral palsy [J]. Arch Orthop Trauma Surg, 1994, 113(5): 237-243.
[170] SCOTT S M, JAMES P C, STEVENS P M. Grice subtalar arthrodesis followed to skeletal maturity [J]. J Pediatr Orthop, 1988, 8(2): 176-183.
[171] SUNG K H, CHUNG C Y, LEE KM, et al. Calcaneal lengthening for planovalgus foot deformity in patients with cerebral palsy [J]. Clin Orthop, 2013, 471(5): 1682-1690.
[172] ETTL V, WOLLMERSTEDT N, KIRSCHNER S, et al. Calcaneal lengthening for planovalgus deformity in children with cerebral palsy [J]. Foot Ankle Int, 2009, 30(5): 398-404.
[173] HUANG C N, WU K W, HUANG S C, et al. Medial column stabilization improves the early result of calcaneal lengthening in children with cerebral palsy [J]. J Pediatr Orthop B, 2013, 22(3): 233-239.
[174] CHO B C, LEE I H, CHUNG C Y, et al. Undercorrection of planovalgus deformity after calcaneal lengthening in patients with cerebral palsy [J]. J Pediatr Orthop B, 2018, 27(3): 206-213.
[175] MORALEDA L, SALCEDO M, BASTROM T P, et al.Comparison of the calcaneo-cuboid-cuneiform osteotomies and the calcaneal lengthening osteotomy in the surgical treatment of symptomatic flexible flatfoot [J]. J Pediatr Orthop, 2012, 32(8): 821-829.
[176] AHN J Y, LEE H S, KIM C H, et al. Calcaneocuboid joint subluxation after the calcaneal lengthening procedure in children [J]. Foot Ankle Int, 2014, 35(7): 677-682.
[177] SANDS A K, TANSEY J P. Lateral column lengthening [J]. Foot Ankle Clin, 2007, 12(2): 301-308, vi - vii.
[178] GRICE D S. Further experience with extra-articular arthrodesis of the subtalar joint [J]. J Bone Joint Surg Am, 1955, 37(2): 246-259.
[179] SEYMOUR N, EVANS D K. A modification of the Grice subtalar arthrodesis [J]. J Bone Joint Surg Br, 1968, 50(2): 372-375.
[180] BROWN A. A simple method of fusion of the subtalar joint in children [J]. J Bone Joint Surg Br, 1968, 50(3): 369-371.
[181] GROSS R H. A clinical study of the Batchelor subtalar arthrodesis [J]. J Bone Joint Surg Am, 1976, 58 : 343-349.
[182] VLACHOU M, DEMETRIADES D, HAGER I. Subtalar arthrodesis with the combined Batchelor-Grice technique [J]. Foot Ankle Surg, 2004, 10 : 79-84.
[183] BARRASSO J A, WILE P B, GAGE J R. Extraarticular subtalar arthrodesis with internal fixation [J]. J Pediatr Orthop, 1984, 4(5): 555-559.
[184] BOURELLE S, COTTALORDA J, GAUTHERON V, et al. Extra-articular subtalar arthrodesis: a long-term follow-up in patients with cerebral palsy [J]. J Bone Joint Surg Br, 2004, 86(5): 737-742.
[185] EILERT R E. Cavus foot in cerebral palsy [J]. Foot Ankle, 1984, 4(4): 185-187.
[186] SCHWEND R M, DRENNAN J C. Cavus foot deformity in children [J]. J Am Acad Orthop Surg, 2003, 11(3): 201-211.
[187] WICART P. Cavus foot, from neonates to adolescents [J]. Orthop Traumatol Surg Res, 2012, 98(7): 813-828.
[188] WON S H, KWON S S, CHUNG C, et al. Stepwise surgical approach to equinocavovarus in patients

with cerebral palsy [J]. J Pediatr Orthop B, 2016, 25 (2): 112-118.
[189] DILLIN W, SAMILSON R L. Calcaneus deformity in cerebral palsy [J]. Foot Ankle, 1984, 4 (3): 167-170.
[190] MUIR D, ANGLISS R D, NATTRASS G R, et al.Tibiotalocalcaneal arthrodesis for severe calcaneovalgus deformity in cerebral palsy [J]. J Pediatr Orthop, 2005, 25 (5): 651-656.
[191] BLECK E E. Forefoot problems in cerebral palsy-diagnosis and management [J]. Foot Ankle, 1984, 4 (4): 188-194.
[192] TRUSCELLI D, LESPARGOT A, TARDIOU, G. Variation in the long-term results of elongation of the tendo-achilles in children with cerebral palsy [J]. J Bone Joint Surg Br, 1979, 61 (4): 466-469.
[193] VLACHOU M, BERIS A, DIMITRIADIS D. Modified Chuinard-Baskin procedure for managing mild-to-Moderate cavus and claw foot deformity in children and adolescents [J]. J Foot Ankle Surg, 2008, 47 (4): 313-320.
[194] VANDERHAVE K L, HENSINGER R N, KING B W. Flexible cavovarus foot in children and adolescents [J]. Foot Ankle Clin N Am, 2013, 18 (4): 715-726.
[195] MASKILL M P, MASKILL J D, POMEROY G C. Surgical management and treatment algorithm for the subtle cavovarus foot [J]. Foot Ankle Int, 2010, 31 (12): 1057-1063.
[196] FALDINI C, TRAINA F, NANNI M, et al. Surgical treatment of cavus foot in Charcot-Marie-Tooth disease: a review of twenty-four cases [J]. J Bone Joint Surg Am, 2015, 97 (6): e30.
[197] BARITEAU J T, BLANKENHORN B D, TOFTE J N, et al. What is the role and limit of calcaneal osteotomy in the cavovarus foot? [J]. Foot Ankle Clin, 2013, 18 (4): 697-714.
[198] MUBARAK S J, VAN VALIN S E. Osteotomies of the foot for cavus deformities in children [J]. J Pediatr Orthop, 2009, 29 (3): 294-299.
[199] HERSCOVICI Jr D, SANDERS R W, INFANTE A, et al. Böhler incision: an extensile anterolateral approach to the foot and ankle [J]. J Orthop Trauma, 2000, 14 (6): 429-432.

第二节 脊髓疾病相关的足部畸形

一、定义与流行病学

儿童脊髓疾病并非一种独立性疾病，而是因为胚胎期神经管形成缺陷，产生开放性或闭合性脊髓脊膜膨出（myelomeningocele）、隐性脊椎裂（spina bifida occulta）、脊髓纵裂（diastematomyelia）、脊髓圆锥脂肪瘤（lipomas of the conus）和脊髓拴系（tethered spinal cord）等多种疾病，统一命名为神经管闭合不全（spinal dysraphism）[1]。这些疾病既可发生原发性脊髓发育不良（myelodysplasia），抑或脊髓遭受继发性牵伸、压迫或缺血性损伤，产生脊髓不同节段或平面的完全或部分损害。前者导致脊髓损害节段所支配的肌肉麻痹、皮肤感觉丧失、膀胱及直肠括约肌麻痹，以及肌肉骨骼系统异常，但脊髓病变远端只有脊髓皮质束损伤，其脊髓前角细胞和后角细胞仍然保持正常功能，临床表现为上位神经元损害的症状与体征。脊髓部分损害者却有不可预测的临床表现，即使脊髓同一节段所支配的一组肌肉，既可能出现完全性麻痹，也可能保留≥3级的肌力[2-6]。

Westcott[7]和Swaroop[9]将神经管闭合不全所产生的骨骼系统异常，分为先天性畸形和获得性畸形两类，前者是指出生时即已存在的畸形，例如脊柱后凸、半椎体、髋关节脱位、马蹄内翻足和垂直距骨。获得性畸形则指脊髓损害平面远端肌肉麻痹，主动肌和拮抗肌失去平衡，导致髋关节屈曲挛缩或麻痹性脱位，膝关节屈曲挛缩，踝关节外翻和足部畸形。足部畸形包括马蹄内翻（equinovarus）、跟行足畸形（calcaneus deformity）、跟骨外翻（calcaneovalgus）和高弓内翻足（cavovarus）[8,9,11]。

脊髓疾病相关的足部畸形发生率，在前述几种脊髓疾病之间存在明显的差别。足部畸形最常见于脊髓脊膜膨出，其发生率介于80%~95%，其中跟行足畸形占比35%，马蹄内翻足占比32%，足跖屈畸形占比12%，垂直距骨占比为10%[7,8,10,11]。脊髓纵裂、脊髓圆锥脂肪瘤和脊髓拴系并发足部畸形也比较多见，分别为63%、44.2%和43.8%[12-14]。

二、脊髓病变平面与足部畸形分类

脊髓病变引发的足部畸形，通常有多种因素参与其中，诸如脊髓高位病变合并脑性痉挛，足部在子宫内位置异常，肌肉失去神经支配及由此产生的肌肉挛缩，以及负重时受到异常重力和地面反作用力的影响[14-17]。但是，脊髓病变平面（neurosegmental level of the lesion）是决定足部畸形类型的最为重要因素，有助于判断和预测将要产生某种足部畸形[15]。例如脊髓胸段（thoracic segment）病变因在膝关节平面远端出现肌肉麻痹，即使出现足部畸形，也不是肌力失去平衡的结果，而是先天性或脑性瘫痪引发的痉挛性足部畸形；又如脊髓骶段（sacral segment）部分损害因为腓骨长短肌麻痹（L5～S2 神经支配），胫前肌和胫后肌大致正常，抑或保留≥ 3 级的肌力，失去腓骨长短肌的拮抗作用，可导致肌力失去平衡，进而产生马蹄内翻足畸形。Asher[16]最早提出脊髓病变平面的概念，即肢体最远端有神经支配的肌肉（肌力≥ 3 级）能够产生对抗重力的自主收缩活动，则将支配该肌肉的神经所位于脊髓的节段，称为脊髓病变平面。例如髋关节屈肌和内收肌肌力＞ 3 级，脊髓病变定位于腰段（lumbar segment，L）1～2 平面（L1～L2），而足背伸肌肌力≥ 3 级，脊髓病变则定位于骶段（sacral segment）。

根据脊髓病变平面、肌肉功能状态和行走能力，Swaroop 将其分为 3 种类型（表 6–3）[9]：Ⅰ型，脊髓病变平面位于胸段（thoracic segment）和高位腰段（high-lumbar segment，L1～L2），肌肉功能状态的主要标志是股四头肌丧失功能，儿童期间需要使用稳定髋关节的支具方可能行走，但进入成人期往往依赖轮椅进行活动。Ⅱ型，脊髓病变平面位于低位腰段（low-lumbar level，L3～L5），保留股四头肌和内侧腘绳肌功能，但臀大肌和臀中肌麻痹或肌力减弱，儿童时期需要使用拐杖和穿戴稳定踝足关节的矫形支具，方可进行负重行走。进入成人期后，80% 患者能够在社区内负重行走。Ⅲ型，脊髓病变平面位于骶段（sacral segment），其股四头肌和臀中肌功能正常。依照腓肠肌–比目鱼肌功能状态，又分为高位骶段（high-sacral level，S1～S2）和低位骶段（Low-sacral level，S3～S4）。高位骶段因腓肠肌–比目鱼肌麻痹，需要使用稳定踝关节的踝足支具，患者才能够独立行走，但有臀肌失效步态。低位骶段小腿肌肉基本正常，患者不仅能够独立行走，其步态也接近正常。

表 6–3 脊髓疾病累及平面的分类方法

类型	脊髓病变节段	肌肉功能状态的主要标志	行走功能
Ⅰ型	胸段和高位腰段	股四头肌麻痹	儿童需要稳定髋关节的支具方可负重行走
Ⅱ型	低位腰段	臀中肌和臀大肌麻痹	借助踝–足支具和拐杖行走
Ⅲ型	骶段	股四头肌和臀中肌正常	
	高位骶段	小腿三头肌麻痹	只需要借助踝–足具负重行走
	低位骶段	小腿三头肌正常	正常行走

脊髓疾病可发生多种足部畸形，通常分为跟行足畸形或跟骨外翻畸形、马蹄内翻足、高弓内翻足和垂直距骨[6]。上述足部畸形与脊髓病变平面有较强的相关性，因为脊髓病变引发某些肌肉麻痹或肌力减弱，而拮抗肌保留≥ 3 级的肌力，抑或某些肌肉痉挛，导致作用于足部的肌力失去平衡，进而产生某种足部畸形[17-19]。

（一）跟行足畸形或跟骨外翻足

此种足部畸形相当多见（约 35%），其脊髓病变通常累及脊髓低位腰段（L4～L5）或骶段。胫前肌和腓骨长短肌通常保留较强的肌力（＞ 3 级），而小腿三头肌和足趾屈肌肌力减弱或完全麻痹，进而产生跟行足畸形或跟骨外翻（图 6–66、图 6–67）[10,11,19]。Georgiadis[20]手术治疗 20 例（39 足）儿童脊髓脊膜膨出引发的跟行足畸形。依照脊髓功能分类，脊髓病变位于 L4、L5 和 S1 的分别为 9 足、27 足和 3 足。Park 报道 18 例（31 足）儿童脊髓脊膜膨出引发的跟行足畸形，8 例为 L5 平面脊髓脊膜膨（踝关节背伸肌肌力 3 级），10 例为骶椎平面脊髓脊膜

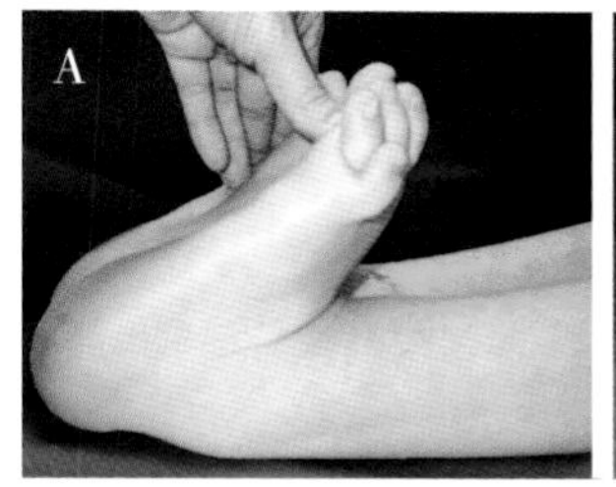

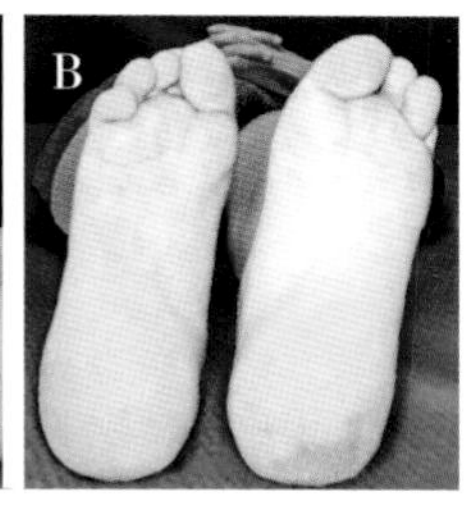

图 6-66　患足背伸畸形和足跟垫肥厚

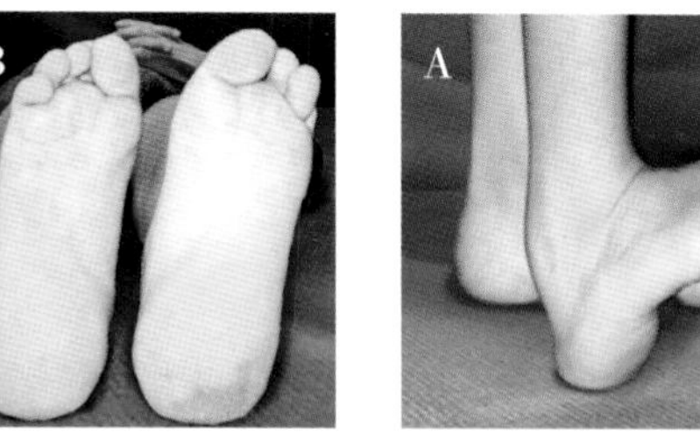

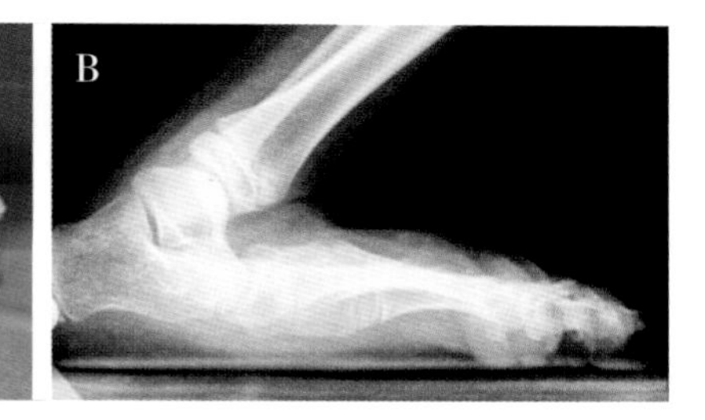

图 6-67　跟行足畸形的大体照与足侧位 X 线片

膨出（其踝关节跖屈肌肌力 3 级）[21]。

（二）马蹄内翻足

其发病机制比较复杂，因为脊髓疾病引发马蹄内翻足存在多种因素，包括肌肉痉挛、肌肉挛缩、肌力失去平衡，以及在子宫内位置异常，但脊髓病变引发的马蹄内翻足畸形，通常比先天性（又称特发性）马蹄内翻足更为僵硬（图 6-68）[10,22,23]。在低位腰段至骶段（L5 和 S1 ~ S2）脊髓受累的病例，其胫前肌和胫后肌保留正常或接近正常的肌力，但腓骨长短肌却完全麻痹，进而产生马蹄内翻足。胸段和腰段脊髓受累者 90%，可引发马蹄内翻足畸形，而骶段受累者 50% 可产生马蹄内翻足[19]。

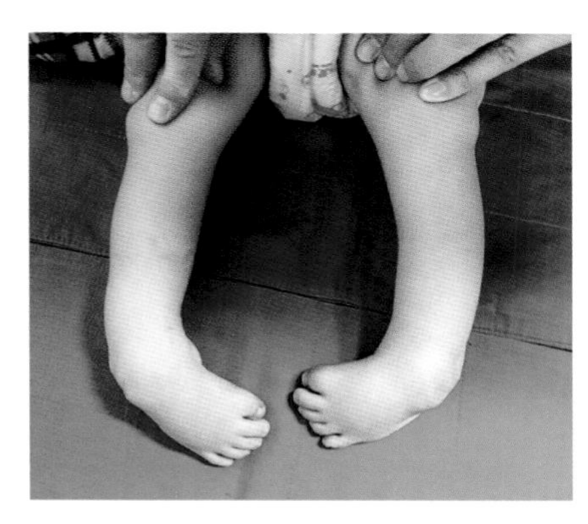

图 6-68　双侧僵硬型马蹄内翻足

（三）垂直距骨

脊髓脊膜膨引发垂直距骨的发生率约为 10%，脊髓病变通常位于 L5 和 S1 节段。一般认为，足背伸肌和外翻肌肌力明显大于足趾屈肌、足内在肌或小腿三头肌，前者迫使跟骨（跟骨远端或前方）向跖侧屈曲，进而将距骨锁定跖屈和内旋的位（图 6-69）[10,19,24]。Duckworth[24] 描述 25 例脊髓受累引发的垂直距骨，其中 15 例为脊髓脊膜膨出，3 例为脊髓纵裂（diastomatomyelia）和 1 例脊柱隐性裂、6 例椎管脂肪瘤。

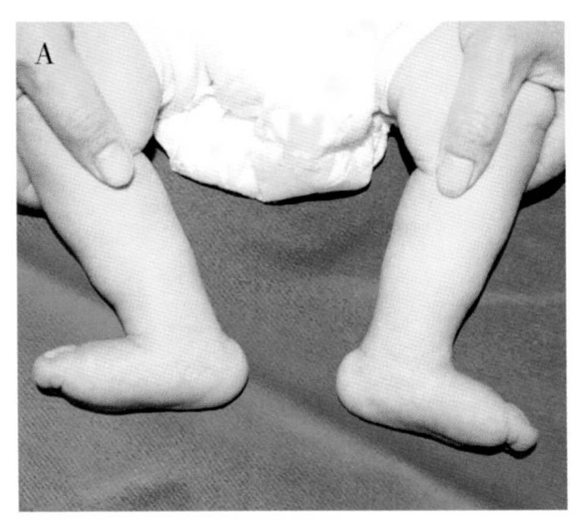

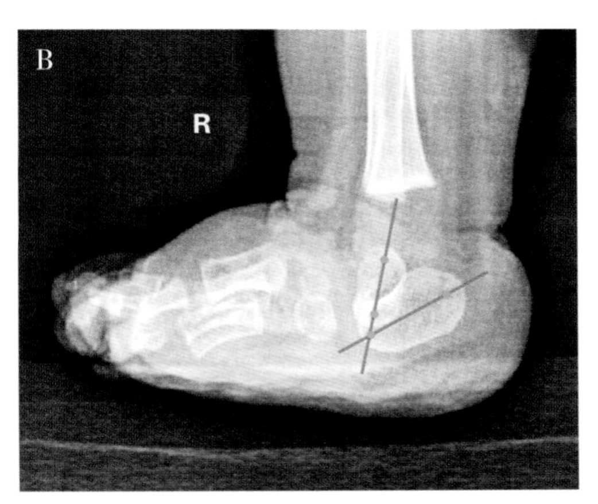

图 6-69　婴儿垂直距骨临床照片（A）和侧位 X 线片（B）
显示足底凸出和距骨处于垂直状态。

（四）高弓内翻足

先天性脊髓纵裂、腰骶部脊髓脂肪瘤和继发性脊髓栓系综合征，都可产生高弓足或高弓内翻足。Miller[12]描述先天性脊髓纵裂43例，其中12例（27.9%）发生高弓足畸形，年龄介于3～23岁，脊髓受累范围介于胸段（T2）至腰段（L4）。Gourineni[6]报道151例脊髓脂肪瘤，143例伴有脊髓栓系综合征。其中57例出现85足畸形，先天性和获得性分别为14足（16.5%）和71足（83.5%）。先天性足畸形包括8足马蹄内翻畸形、5例垂直距骨和1足发育不良。在获得性足畸形中，以高弓内翻足（27足，13.4%）、高弓足（18足，8.9%）和跟骨外翻足（9足，4.5%）比较多见。

三、临床特征

本组脊髓疾病引发足部畸形通常有如下临床特征：①在新生儿时期，足部畸形与脊髓脊膜膨出同时存在者，强烈提示足部畸形，特别是马蹄内翻足和垂直距骨畸形是先天性足部畸形。②在婴幼儿时期之后，逐渐出现足部畸形，特别是跟行足及跟骨外翻足、高弓足及高弓内翻足畸形，同时伴有下肢肌肉萎缩、皮肤感觉异常，以及大小便失禁（完全或不完全），则提示脊髓纵裂、隐性脊椎裂、脊髓圆锥脂肪瘤，以及脊髓栓系综合征，是继发性或神经源性足部畸形的可能原因。临床检查腰骶部可能发现皮肤异常，包括皮肤凹陷、血管瘤或脂肪瘤和簇状或片状毛发（图6-70～图6-72）。③足部畸形通常伴有多种肌肉骨骼系统异常，包括脊柱侧凸、髋关节屈曲挛缩或髋关节脱位、膝关节屈曲或伸展挛缩，以及下肢不等长[1,6,9,14,25]，需要仔细全面检查，以便获取全面和完整的资料。

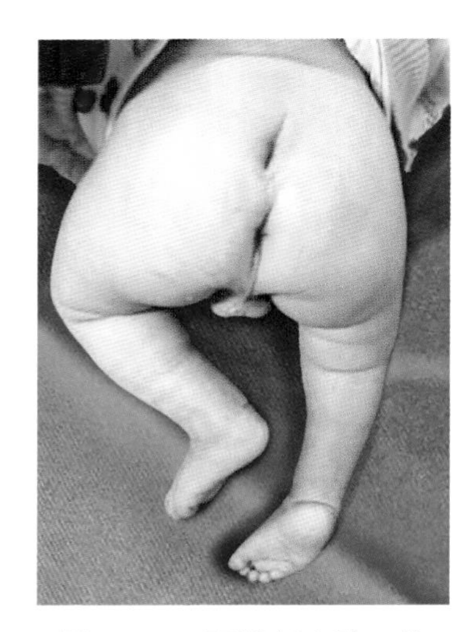

图6-70　腰骶部皮肤凹陷

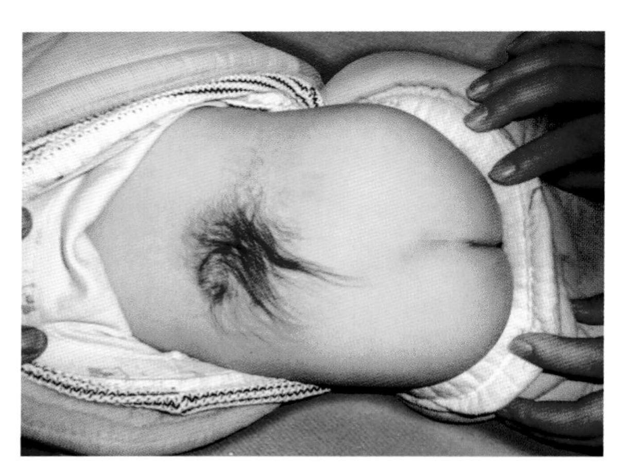

图6-71　腰骶部簇状毛发

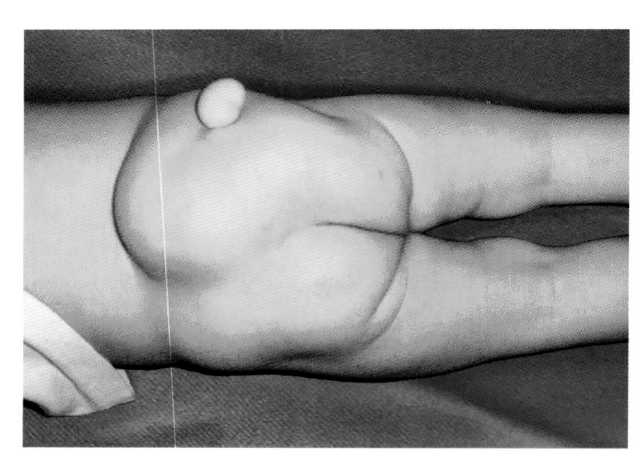

图6-72　腰骶部脂肪瘤

四、影像学检查

影像学检查是诊断神经管闭合不全的可靠工具，特别是 CT 和 MRI 扫描是确定诊断的依据。首先应该常规摄取腰骶部正位 X 线片，如果发现 L4 或 L5 椎板缺失、椎间孔间隙增宽（图 6–73），提示可能有脊髓纵裂、脊髓脂肪瘤或脊髓栓系，也为 CT 和 MRI 检查提供线索[12,26,27]。

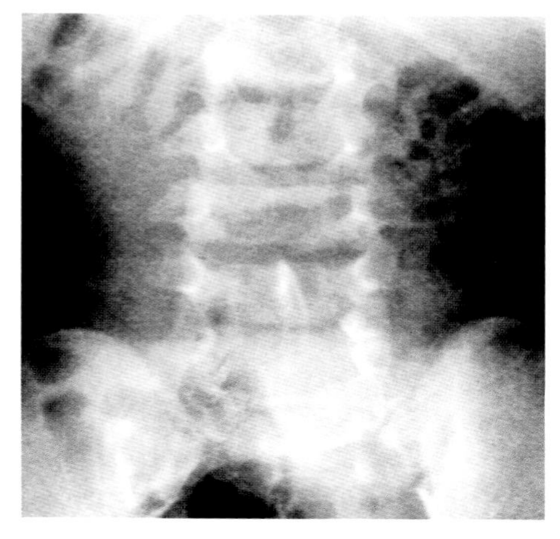

图 6–73　腰骶椎正位 X 线片

显示 L3 以下椎板缺失、椎间孔间距增宽和 L4～L5 平面有骨性间隔。

CT 轴位扫描是诊断脊髓纵裂的重要工具，能够清晰显示连接椎体与椎板的骨性间隔（图 6–74），可见脊髓被分成左右两部分[12]。

MRI 扫描 T_1 加权和 T_2 加权图像，通常能够清楚显示脊髓蛛网膜下隙、脊髓、脊髓圆锥及终丝，是诊断脊髓圆锥脂肪瘤、脊髓栓系的影像学标准。在新生儿时期，脊髓圆锥位于 L2～L3 水平，3 月龄时因椎体生长，产生脊髓相对上升而位于 L1～L2 水平，与成人期脊髓圆锥的位置相同。在矢状位 MRI 扫描，如果脊髓圆锥位于第三腰椎及其远端，通常称为脊髓圆锥低位。假若患者有足部畸形、小腿肌力减退、排尿急迫或尿失禁，而 MRI 扫描显示脊髓蛛网膜下隙扩张、脊髓圆锥低位和终丝增粗（图 6–75），则是脊髓栓系综合征的典型临床与影像学表现[25]。当有腰骶部皮下脂肪瘤时，如果 MRI 扫描显示脊髓圆锥低位、脊髓圆锥尾端和背侧有异常脂肪组织，而且后者与皮下脂肪瘤相延续（图 6–76），是脊髓圆锥脂肪瘤（lipomas of the conus）的典型 MRI 特征[1]。

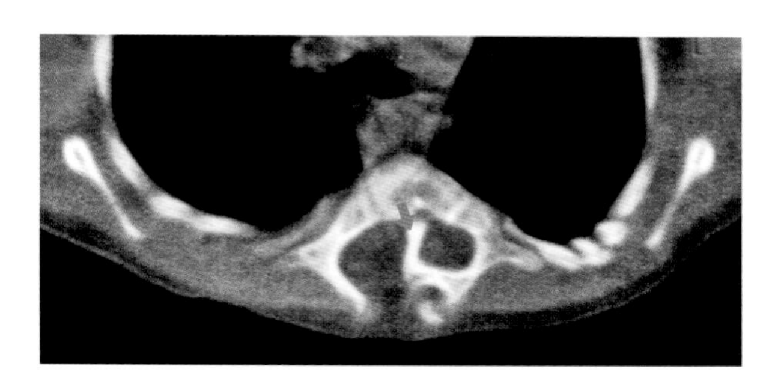

图 6–74　CT 轴位扫描图像

显示椎管内骨性间隔连接椎体与椎板，将脊髓分成左右两部分。

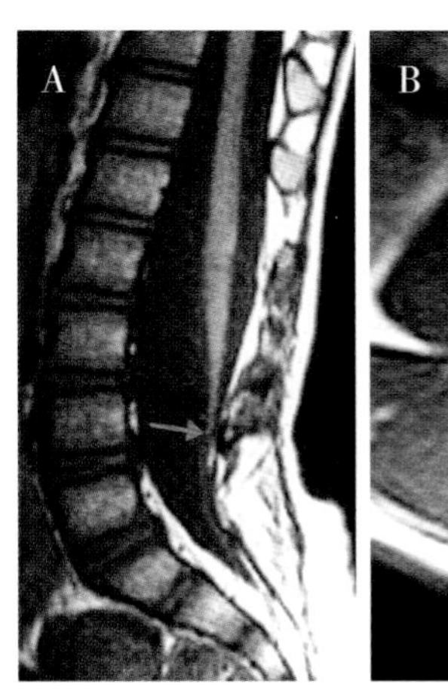

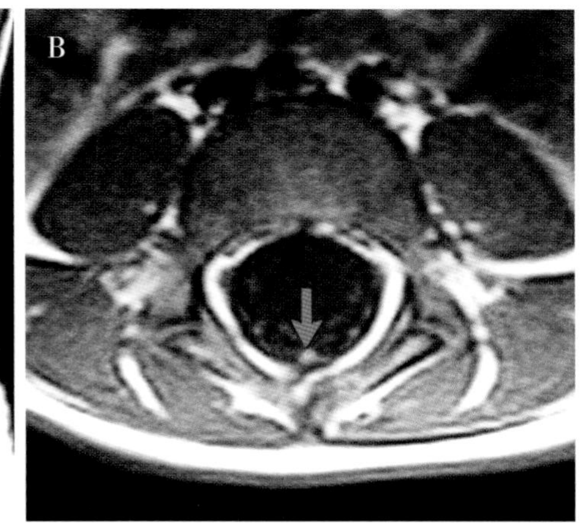

图 6–75　脊髓栓系综合征的影像学表现

脊髓圆锥位于第三腰椎下缘，并显示脊髓终丝张力增加（A 图，箭头）和增粗（B 图，箭头）。

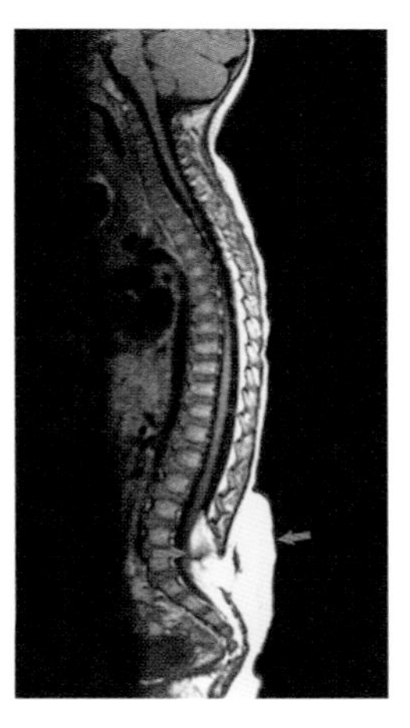

图 6–76　矢状位 MRI 扫描 T_1 图像

显示脊髓圆锥低位和脊髓脂肪瘤，脊髓背侧脂肪瘤与皮下脂肪瘤相延续。

五、诊断与鉴别诊断

本病的诊断依赖详尽的病史资料和系统的临床检查，因为本病只累及下肢和脊柱，患者上肢没有任何异常。

临床检查应该包括：①测定下肢每组或每个肌肉的肌力，需要详尽记录每个肌肉肌力。患者虽有皮肤痛觉或触觉减退或消失，但婴幼儿对此既不敏感也不能准确地描述，因此不能作为诊断的依据。②深浅腱反射检查，可发现受累节段的肌腱反射减弱或消失，而提睾反射和肛门反射是否存在，也具有定位诊断的意义。③记录髋和膝关节的活动范围，进而确定髋关节、膝关节是否有出现固定畸形，例如髋关节屈曲挛缩、膝关节伸展或伸展挛缩。④踝关节和足部检查则是临床检查的重点，首先记录踝关节主动和被动伸展和屈曲活动范围，其后分别于坐位和站立位，观察足部是否存在前述几种畸形，同时关注足部畸形是否允许被动矫正。⑤腰骶部检查，可见脊髓脊膜膨出修复手术的皮肤切口，及时发现提示神经管闭合不全的皮肤异常，即皮肤凹陷、血管瘤或脂肪瘤和簇状或片状毛发（图 6–70 ~ 图 6–72），尽早确定脊柱侧凸和后凸畸形。综合病史、临床检查结果和影像学特征，不仅容易做出本病的诊断，而且依照上述 1 ~ 3 项检查结果和 MRI 所显示的脊髓异常改变，通常能够确定脊髓受累平面，进而实现脊髓定位诊断的目的[2,11,18,28,29]。

鉴别诊断是比较困难的问题，特别是婴儿期并无脊髓脊膜膨出的病史者，通常也有运动功能发育延长的现象，特别需要与先天性脊髓性肌萎缩（spinal muscular atrophy）、先天性肌病和遗传性运动感觉神经病相鉴别。

六、矫形外科治疗与预后

脊髓疾病所引发足部畸形的机制相当复杂，既有先天性又有麻痹性足部畸形，而后者既有失去神经支配的肌肉挛缩，更有足部跖屈肌与足部背伸肌失去平衡，以及肌肉痉挛因素，导致僵硬性病理改变，因而增加了治疗后的复发率[9,14]。除此之外，脊髓胸腰段病变可能还有髋部肌肉、股四头肌和腘绳肌肌力减弱或完全麻痹，必将妨碍独立行走功能[6,10]。在计划足部畸形的矫形外科治疗时，应综合考虑髋关节、膝关节和脊柱侧凸的治疗问题，但本节只限于描述足部畸形的矫形外科治疗。

（一）跟行足或跟骨外翻畸形

临床以跟骨近端（跟骨后方部分定义为近端）过度跖屈、跟骨远端（跟骨前方部分）过度背伸和前足背伸为特征（图 6–77）[19]。站立或负重行走时，只有足跟接触地面，称为跟行足畸形，通常表现为蹲伏步态。负重时摄取侧位 X 线片，通常能够发现胫骨–跟骨角（正常值为 69° ± 8.4°）减少，而距骨–跟骨角（正常值为 49° ± 6.9°）和跟骨背伸角（正常值为 17° ± 6.0°）则明显增大[20–21]。Georgiadis 将跟骨背伸角 > 30°，作为诊断跟行足的 X 线标准（图 6–78）[20]。

一般认为，脊髓损害累及脊髓低位腰段（L4 ~ L5）或骶段者，产生小腿三头肌和足跖屈肌肌力减弱或完全麻痹，但胫前肌和腓骨长短肌保留较强的肌力（> 3 级），进而产生跟行足或跟骨外翻畸形[10,11,15,19]。

跟行足是一种僵硬性和进行性畸形，因为踝关节严重背伸畸形而妨碍穿鞋和穿戴辅助性支

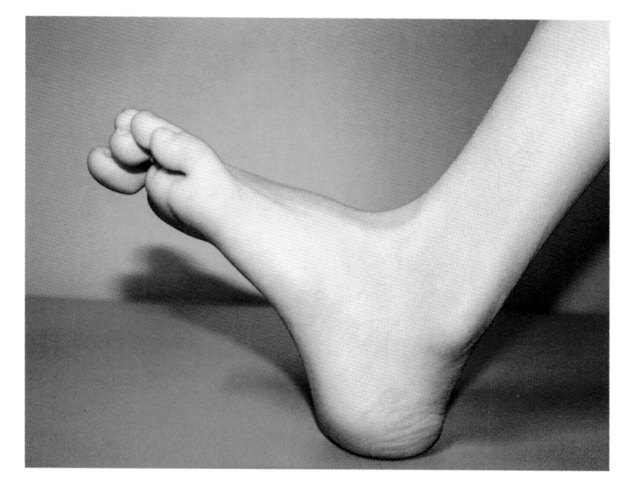

图 6-77　左侧僵硬性跟行足畸形

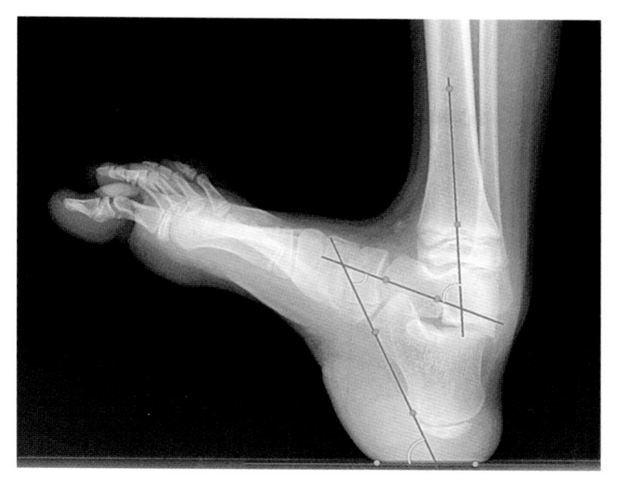

图 6-78　足侧位负重时 X 线片

显示胫骨-跟骨角减少，而距骨-跟骨角和跟骨背伸角则明显增大。

具，又因足底皮肤溃疡和踩高跷样步态（stilt gait），患者只能进行室内或户外短距离行走[19,30]。

矫形外科治疗的目标是矫正跟骨过度背伸畸形，增加踝关节跖屈活动范围，进而实现前足与后足的跖侧面同时负重（plantigrade foot，所谓的跖行足），使患足更容易穿鞋或穿用辅助性支具进行负重行走[19,29]。为了实现上述矫形外科治疗，迄今已经发展出数种手术技术，包括足背前外侧软组织松解、跟腱-腓骨固定（fibular-achilles tenodesis）和胫前肌腱移位。

1. 足前外侧软组织松解手术　Rodrigues 和 Dias 于 1992 年介绍胫前肌腱、趾长伸肌腱、拇长伸肌腱和腓骨长肌及短肌腱切断手术，治疗脊髓脊膜膨出引发的跟行足畸形的手术方法[29]。该作者总计治疗 56 例 76 足，脊髓损害多数累及腰 4 节段（51.7%）和胸段（32.1%），男性和女性病例分别为 41.1% 和 58.9%，单足与双足受累分别为 58.9% 和 41.1%。临床分为严重（足跖屈活动消失）14 足（18.5%），中度（跖屈至中立位）19 足（25%）和轻度跟行足（足跖屈活动≤ 10°）43 足（56.6%）。手术时年龄平均 3 岁 4 个月（1 月龄至 14 岁 2 个月）。术后随访时间平均 4.66 年（1～11.11 年）。62 足（81.5%）获得满意结果，即跟骨背伸畸形消失，能够穿戴支具行走，也没有足底皮肤压疮。14 足（18.5%）因畸形复发或跖屈畸形而需要再次手术治疗者，评定为不满意，其中 6 足（42.8%）因伸肌腱和腓骨肌腱继续生长导致畸形复发，7 足（50%）可能因腓肠肌-比目鱼肌反射性痉挛，产生足跖屈畸形，另 1 足跖屈畸形而进行跟腱延长，导致跟骨背伸畸形复发。14 足都经历了再次手术治疗对 6 足复发性跟行足采取相同的前外侧软组织松解，8 足跖屈畸形则进行跟腱切除手术，其中 13 足获得满意结果。Bliss 也主张胫前肌肌力＜ 4 级者，采取足背伸肌腱切断手术，也能够有效矫正跟行足畸形[30]。

【手术适应证】

跟行足畸形，踝关节跖屈活动≤ 10°，妨碍穿鞋和穿戴辅助支具行走；脊髓胸段和高位腰段损害，胫前肌肌力＜ 3 级；年龄＞ 1.5 岁[29,30]。

【手术操作】

将患儿置于仰卧位。于膝关节上方捆扎充气止血带后，常规进行手术野皮肤准备。

选择踝关节前上方横行切口（图 6-79A），切开皮肤及深筋膜，显露并依次切断胫前肌腱、趾长伸肌腱和拇长伸肌腱。为了防止术后肌腱重新连接和继续生长，应该将上述肌腱切除长约 1.5 cm 的一段肌腱（图 6-79B）。此时，将患足被动足跖屈活动。如果跖屈活动< 30°，则在同一切口，或于外踝后方另作纵行切口，切断腓骨长肌及短肌腱。对于严重踝关节背伸畸形，应该切开踝关节前方关节囊，以实现足跖屈> 30° 的目标[29]。

【术后处理】

术后于踝关节跖屈 10° 的位置，使用小腿石膏固定 2 周。拆除石膏后，使用踝-足支具辅助行走。

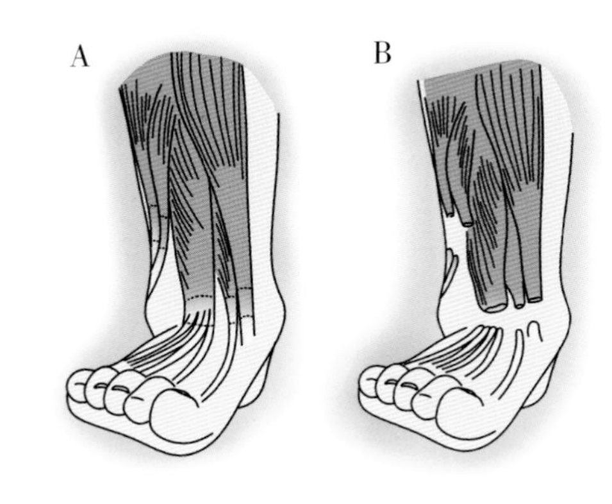

图 6-79　胫前肌腱、趾长伸肌腱和腓骨长短肌腱切断示意图

2. 跟腱-腓骨固定手术　Stevens[31] 借鉴 Westin 所创用跟腱-腓骨固定治疗脊髓灰质炎遗留的跟行足畸形的经验[32]，治疗脊髓脊膜膨出遗留的踝外翻和跟骨外翻畸形 16 例（30 足）。16 例均因小腿三头肌和腓骨长短肌麻痹，引发踝外翻和跟骨外翻畸形，导致穿鞋困难，抑或穿戴支具时出现内踝皮肤溃疡或胼胝体形成。手术时年龄平均 6.3 岁（2.1 ~ 12 岁），术后随访时间 2.1 ~ 4.8 年，26 例（81.2%）获得满意结果。

Oberlander 选择跟腱-腓骨固定术治疗脊髓发育不良引发的跟行足畸形 12 例（20 足）[33]。手术时年龄平均 7.5 岁（3.1 ~ 13.5 岁），术后随访时间平均 6.3 年（2 ~ 10.9 年）。20 足跟行足畸形都获得满意的矫正，明显改善穿鞋和穿用辅助支具负重行走的功能。踝关节背伸活动范围由术前平均 37.3° 下降至平均 2.1°，后足外翻幅度由术前平均 10.8° 下降至平均 8.6°。X 线检查证明正位和侧位距骨-跟骨角，治疗前后没有明显改变，即正位距骨-跟骨角由术前平均为 28.3° 至随访时平均 22.4°，侧位距骨-跟骨角由术前平均 44.8° 至随访时平均 44.8°。但是，侧位胫骨-跟骨角却有明显的改善，侧位胫骨-跟骨角由术前平均 52.8° 增加至随访时平均 66.5°。

Fucs[34] 和 Yamada[35] 选择跟腱-腓骨固定手术，治疗脊髓脊膜膨出遗留的跟行足畸形，也获得令人满意的结果。临床与 X 线检查证明，跟行足畸形获得满意的矫正，进而使前足与后足可同时负重，容易穿鞋和穿用辅助支具行走。值得强调的是，其侧位胫骨-跟骨角由术前平均 63.3° 增加至随访时平均 70.5°，具有统计学意义（P=0.018）。

【手术适应证】

跟骨外翻伴有踝关节外翻，后者在正位 X 线片显示距骨关节面向外侧倾斜> 5°、腓骨远端骺板位于胫骨远端关节面的近端（Malhotra 分级≥ Ⅰ 级），踝关节跖屈活动≤ 10°，妨碍穿鞋和穿用辅助支具行走；脊髓胸段和高位腰段损害，小腿三头肌完全麻痹，而胫前肌肌力≤ 3 级；年龄 4 ~ 10 岁[31-35]。

【手术操作】

将患儿置于仰卧位。于膝关节上方捆扎充气止血带后，常规进行手术野皮肤准备。

于腓骨远端与跟腱外侧之间，标记长约 7 cm 的纵向皮肤切口线。切开皮肤及深筋膜，游离和牵开腓肠神经，依次显露腓骨远端后方，游离跟腱至肌腱与肌肉移行部位（图 6-80A）。

在跟腱与肌肉移行部位，横行切断跟腱内侧 80% 的部分，再将跟腱纵向劈开至跟骨结节，用不可吸收缝线编织缝合跟腱内侧半的近端；务必保留跟腱外侧 20% 的连续，以防止小腿三头肌向近端退缩（图 6-80B）。

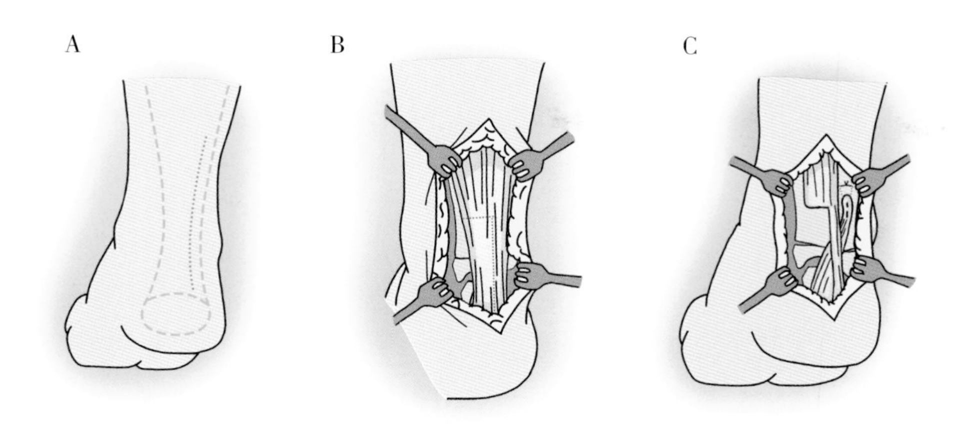

图 6-80　跟腱-腓骨固定手术示意图

A 图为标记皮肤切口线；B 图显示将跟腱内侧 80% 部分作反向 L 形切开，用于跟腱-腓骨固定，保留跟腱外侧 20% 部分的完整；C 图显示跟腱内侧部分从跟腱保留的外侧部分前方转移至腓骨后方，再于足跖屈 5° ～10° 的位置时，将跟腱穿过腓骨远端预制骨孔固定。

在腓骨远端骺板上方 5 cm，倒 T 形切开腓骨骨膜，用直径 3～5 mm 骨钻，从腓骨内侧向外侧预制 2 个骨孔；继之，将所跟腱内侧半从保留的跟腱外侧半前方转移至腓骨后方；最后，将跟腱内侧半近端引入腓骨预制骨孔内。在保持踝关节跖屈 5° ～10° 的位置时，拉紧跟腱后缝合固定，再将腓骨骨膜与跟腱间断缝合（图 6-80C）[31,32,35]。

【术后处理】

术后于踝关节跖屈 10° 的位置，使用小腿石膏固定 6～8 周。解除石膏固定后，开始踝关节功能训练，允许穿戴踝-足支具进行辅助行走。

3. 胫前肌腱移位至跟骨的手术　将胫前肌移位至跟骨，是备受推崇的矫正跟行足手术方法。Peabody（1938 年）最早设计胫前肌移位至跟骨的手术技术，用于治疗儿童脊髓灰质炎所遗留的跟行足畸形[20,30,35]。从 1970 年代开始用于治疗脊髓发育不良或脊髓脊膜膨出遗留的跟行足畸形，但早期的治疗结果并不满意。

Janda[36] 曾于 1984 年描述该手术治疗脊髓发育不良引发的跟行足畸形 6 例 12 足，其中 5 足出现新畸形，术后也并未减少矫形支具的使用，他由此认为此种技术并不可靠，建议放弃用于治疗脊髓脊膜膨出引发的跟行足畸形。

Banta[37] 采取胫前肌移位治疗 7 例（14 足）跟行足畸形，应用步态分析和足底压力测定评价治疗结果。术后随访 7 个月时，证明胫前肌移位能够重建足部的肌力平衡，但术后仍需穿戴矫形支具方能行走。

Bliss[30] 报道胫前肌腱移位治疗 25 例（46 足）跟行足畸形的远期结果。随访时间至少 12 年，25 例中 11 例随访时间平均至 22.5 岁（17～31 岁）。术前胫前肌肌力 5 级和 4 级者分别为 38 足和 8 足，其中 4 足趾长伸肌肌力正常，3 足腓骨长肌及短肌正常，与胫前肌一并移位至跟骨。最后远期随访时，25 例中 23 例患者能够在社区内行走，但有 7 例需要使用拐杖，8 足需要穿用踝-足矫形器（anke-foot orthosis），1 例使用膝-踝-足矫形器；46 例次胫前肌移位中，29 足（63%）有 3 级或 4 级足部跖屈活动，被称为有功能的胫前肌移位（effective or unctional transfer）。另 17 足（37%）则没有主动跖屈活动，其手术时年龄平均为 3.4 岁，但年龄＞ 5 岁者，更可能产生有功能的胫前肌移位（P=0.0184）。23 足有轻度跟行足，即跟骨背伸角轻度增大，另有柔韧型外翻足畸形 4 足，高弓足畸形 1 足，但 15 足则没有任何畸形。该组 46 足中只有 10 足不需要再次手术治疗，而 36 足需要 66 例次手术治疗，其中 7 足因复发性跟行足而需要手术治疗。手术后肌肉痉挛是影响远期结果的因素之一，因为 25 例中 15 例（60%）术后出现 1 个或几个肌肉挛缩，6 例发生严重足部跖屈畸形，其中 4 例胫前肌移位后出现肌肉挛缩。15 例有肌肉痉挛，手术时年龄平均 3 岁（1.9～5.5 岁）。与其相反，10 例没有肌肉痉挛手术时年龄平均 6.1 岁（3.4～11.3 岁），推测年幼儿童术前可能存在未被认知的肌肉痉挛。15 例 28 足晚期出现跟骨外翻需要手术治疗者，20 足是因为第三腓骨肌（peroneus tertius）挛缩。该作者做出如下结论：当患者胫前肌肌力≥ 4 级、年龄＞ 5 岁，而胫前肌、趾长伸肌和第三腓骨肌并无痉挛者，是治疗跟行足的适应证，应该将胫前肌移位作为首选手术方法。

Georgiadis[20] 采取胫前肌移位，治疗脊髓脊膜膨出遗留的跟行足畸形 20 例（39 足），手术时年龄平均 4.4 岁（1.1～10.2 岁），术后随访时间平均 6 年（2.2～17 年）。最后随访时，18 例（90%）能够在社区内行走，1 例在家中室内行走，1 例因肥胖而不能行走。18 例可在社区内行走者，只有 4 例需要使用矫形器，14 例不需要矫形器。37 足（95%）实现前足与后足同时负重行走，25 足（64%）胫前肌移位后有主动足跖屈活动，14 足（36%）则没有主动足跖屈活动。胫前肌移位后有主动足跖屈活动与手术时年龄有直接关联，即手术时年龄＜ 4 岁者，只有 8 例（40%）有足跖屈功能，而手术时年龄≥ 4 岁者 17 例（89%）有足跖屈功能。该组 29 足（74%）不需其他手术治疗，10 例（26%）需要软组织与骨骼手术，分别因为手术后出现足外翻（6 足）、高弓足（2 足）和马蹄内翻足畸形（2 足）。X 线检查发现，侧位跟骨背伸角平均为 15°（-4° ～41° ），只有 2 足跟骨背伸角＞ 30°，侧位距骨-跟骨角平均为 45°（21° ～70° ）。该作者指出，胫前肌移位手术既能矫正跟骨背伸畸形又有助于稳定踝关节。胫前肌移位后即使没有主动跖屈活动，因为肌腱固定的作用机制，也能获得满意结果。

Park 曾选择胫后肌腱移位治疗脊髓脊膜膨出引发的跟骨背伸畸形 18 例 31 足，应用步态分析和足底压力测量评价手术治疗的结果[21]。术前都能不依赖矫形器独立行走，但有足跟垫肥厚（heel pads）和皮肤破溃。手术时年龄平均 7 岁 4 个月，术后随访时间平均为 3.9 年。8 例为 L5 节段脊髓损害，其胫前肌可产生足背伸活动，腓骨长肌及短肌能够产生足外翻活动。另 8 例为骶段脊髓损害，其小腿三头肌和胫后肌具有产生足部跖屈活动的肌力。术前和术后 X 线测量侧位距骨-跟骨角、跟骨背伸角，但术后测量正位距骨-第一跖骨角，因为术前足位置异常而允许进行此项测定。最后随访时，跟行足畸形获得满意的矫正，既没有跟行足畸形复发，也没有出现其他足部畸形。但是，2 例有轻度踝外翻，其距骨外侧倾斜角接近 5°。踝关节背伸活动由术前 42.4° ±13.4° 下降至 24.6° ±5.7°，踝关节跖屈活动由术前 -6.1° ±14.5° 增加至 36.6° ±11.8°。X 线片测量侧位距骨-跟骨角由术前 39.8° ±11.5° 增加至 42.7° ±7.6°（P=0.4781），跟骨背伸角由术前 37.8° ±11.2° 下降至 21.2° ±8.9°（P=0.0425），随访时正位距骨-第一跖骨角为 1.6° ±5.7°。这些 X 线参数都在正常范围（图 6-81）。步态分析显示摆动期，足背伸峰值由术前 22.73° ±7.85° 下降至术后 5.44° ±5.45°（P ＜ 0.0001）。站立期踝关节活动范围由术前 23.99° ±8.18° 增加至术后 29.05° ±4.77°，而摆动期踝关节活动范围，由术前 9.49° ±6.36° 增加至术后 11.32° ±6.76°（P ＜ 0.0001）。足底动态压力测定证明术后前足（拇趾与 4 个小趾跖骨头下方）和中足峰值压力明显增加，但低于正常，而第一～二跖骨头和跟骨压力则高于正常。动力学分析踝关节力矩和肌力，在手术前与手术后没有明显改变。该作者由此指出，胫前肌移位能够获得有效的前足和后足平衡负重，降低跟骨跖侧压力，同时增加前足和中足跖侧压力，进而能够防止复发。

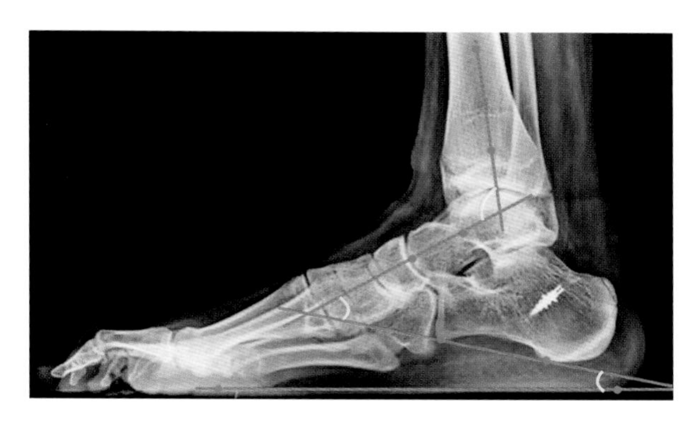

图 6-81　12 岁 6 月龄儿童跟行足术后 3 年 6 个月侧位 X 线片

显示距跟角、跟骨背伸角接近正常，与术前 X 线片（图 6-78）相比较，足部背伸和跟骨背伸畸形获得满意的矫正。

【手术适应证】

跟行足畸形，其侧位 X 线片检查跟骨背伸角＞ 30°，严重妨碍患足穿鞋或穿用矫形器进行负重行走；胫前肌肌力≥ 4 级；如果趾长伸肌和腓骨短肌、第三腓骨肌肌力正常，可将这些肌肉与胫前肌一并移位至跟骨，以增强足跖屈功能。胫前肌、趾长伸肌和第三腓骨肌并无痉挛；年龄＞ 5 岁[20,21,30]。

【手术操作】

将患儿置于仰卧位。于膝关节上方捆扎充气止血带后，常规进行手术野皮肤准备。

经内侧楔骨内侧纵行切口，显露和游离胫前肌腱，在该肌腱的止点处切断，于肌腱尾端编织缝合牵引线（图 6-82A）。

在踝关节上方的前外侧作纵行切口，分别显露腓骨短肌腱、第三腓骨肌腱和踝关节囊。首先切断腓骨短肌腱、第三腓骨肌腱和踝关节囊，以防止发生踝外翻；继之，将胫前肌腱引入此切口内，在胫腓骨中下 1/3 切开骨间膜，形成直径 1.5 cm 的椭圆形窗口（图 6-82B）。

第 3 个皮肤切口位于跟腱内侧。显露和游离跟腱之后，将胫前肌腱通过骨间膜窗口引入此切口内（图 6-83A）。于跟腱止点的上方中央纵向切开跟腱，形成长约 1.5 cm 的裂孔，将胫前肌腱穿过裂孔。继之，在跟腱止点前方形成骨膜瓣后，使用直径 5 cm 的骨钻从跟骨背侧向跖侧钻垂直骨孔，为移位后胫前肌腱建立骨性附着点。然后，将胫前肌腱穿入跟腱预制的裂孔，再用直缝针把跟腱引入跟骨预制骨孔内，使胫前肌腱牵引线从足底皮肤引出，并穿过固定纽扣。于踝关节跖屈 20° 的位置，适当拉紧胫前肌腱牵引线并打结固定（图 6-83B）。最后，将胫前肌腱与跟腱进行加强缝合。另一选择是使用锚钉（anchoring screw）技术，将胫前肌腱固定跟骨，再将胫前肌腱与跟腱加强缝合。为了增强胫前肌肌力，也可把腓骨短肌腱移位固定至跟

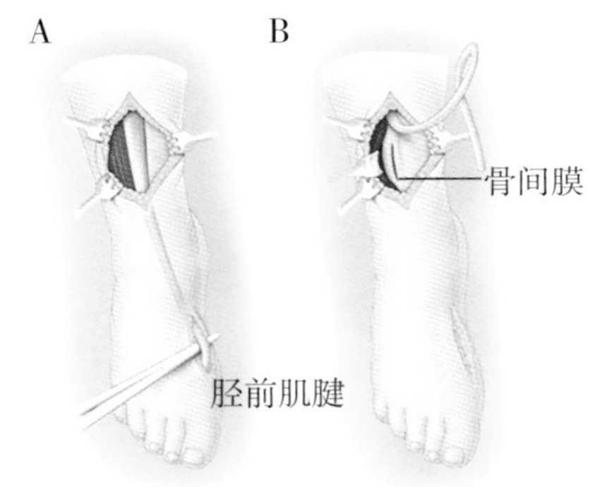

A. 将胫前肌腱引入小腿远端切口　B. 切除部分骨间膜，形成直径 1.5 cm 椭圆形窗口

图 6-82　胫前肌移位示意图

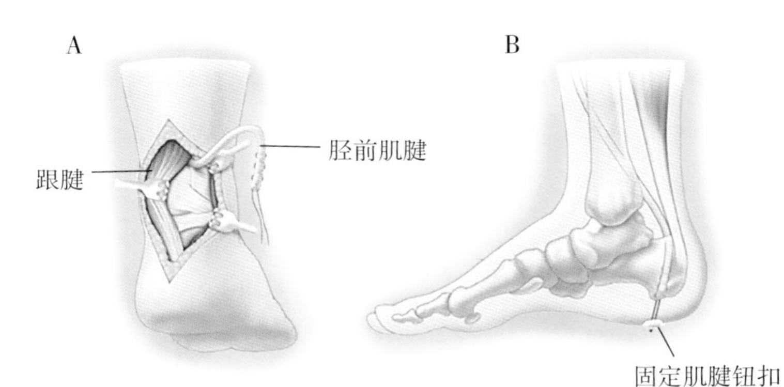

A. 将胫前肌腱经骨间膜窗口移位至足部后方切口　B. 将胫前肌腱穿入跟骨预制骨孔固定

图 6-83　胫前肌腱移位、固定示意图

骨上[20,21]。

【术后处理】

于膝关节屈曲 20° 和踝关节跖屈 20°，用长腿管型石膏固定 6 周。解除石膏固定后，使用固定型踝－足支具（solid ankle-foot orthosis），限制站立期胫骨向前推进，防止踝关节过度背伸活动，从而保持直立姿势。

（二）马蹄内翻足

脊髓发育不良引发的马蹄内翻足与特发性或先天性马蹄内翻足有着明显的区别，前者通常表现更为严重与僵硬，治疗后容易复发和有较多的并发症[8,10,22]。脊髓损害位于第三腰段远端所支配的肌肉痉挛，或在子宫内胫前肌和胫后肌保留较强的肌力，而腓骨长级及短肌完全麻痹，导致足部内翻肌与外翻肌失去平衡，是引发马蹄内翻足的主要原因[11,22]。

Omeroglu[23]曾对脊髓脊膜膨出的引产胎儿的马蹄内翻足进行组织学研究，发现腓肠肌没有失去神经支配所产生的肌肉萎缩，其过度活动是产生足部跖屈畸形的机制。胫前肌、胫后肌、趾长屈肌、拇长屈肌和腓骨长短肌，都有肌肉萎缩与纤维化改变，是失去神经支配产生的继发性病理改变。但是，腓骨长肌（足外翻肌）肌肉萎缩和纤维化最为严重，而足内翻肌纤维化程度相对轻微，可能是产生足内翻的机制。该作者因此认为脊髓高位腰段损害，可产生足跖屈肌群与背伸肌群、足外翻肌与内翻肌失去平衡，是产生马蹄内翻足的可能原因。

马蹄内翻足的治疗包括 Ponseti 石膏矫形技术非手术治疗，足部后内侧及后外侧软组织松解，以及距骨切除等手术治疗，目的是实现前足和后足均匀负重，消除皮肤溃疡或压迫而引发的疼痛，容易使用矫形器进行辅助性行走[7,10]。

1. 非手术治疗 Ponseti 石膏矫形技术是治疗先天性或特发性马蹄内翻足效果最好的非手术治疗方法，目前已经广泛地用于治疗非特发性或脊髓损害引发的马蹄内翻足畸形[38-41]。

Gerlach[38]于 2009 年首次报道采取 Ponseti 系列石膏矫形技术，治疗脊髓发育不良性马蹄内翻足 16 例 28 足的早期结果。依照 Diméglio 分类标准，分值平均 3.3 分（3.0～3.6 分），其中 11 足（39%）评定为 Diméglio Ⅳ型。开始治疗年龄平均 12.4 周龄（1.2～25.9 周龄），石膏矫形次数平均 5 次（2～8 次），其中 24 足（86%）实施经皮跟腱切断。其后，常规穿用足外展支具，以防止马蹄内翻足复发。该作者将前足和后足底均匀负重或处于同一平面，前足既没有内收畸形和纵弓增高，其后足也无内翻，踝关节被动背伸活动＞5° 者，称为马蹄内翻足已获满意矫正（图 6-84）。与此同时，将后足内翻≥ 5° 和踝关节背伸＜10°，称为马蹄内翻足复发。该组病例随访时间平均 2.8 年，27 足（96%）获得满意矫正，但有 19 足（68%）出现复发性马蹄内翻畸形（图 6-85）。在 19 足复发病例中，11 足（58%）再次经过石膏矫形次数平均 3.7 次（1～9 次），也实现了马蹄内翻足的满意矫正，但 8 足则需要手术治疗，包括 3 足经过再次跟腱切断和 4 次石膏矫形获得治愈（图 6-86），1 足经过再次跟腱切断和 1 次石膏矫形获得治愈。另 2 例 4 足因高位脊髓损害，需要广泛性软组织松解。最后随访时，23 足（82%）不需要广泛软组织松解。将本组（1 组）与同一时期采取 Ponseti 石膏矫形治疗的先天性马蹄内翻足 35 足（2 组）相比较，该作者发现 2 组之间有下述几项区别：① 1 组中 11 足（39%）为 Diméglio Ⅳ型，而 2 组只有 4 足（11%）Diméglio Ⅳ型（P=0.014）。② 1 组满意矫正 27 足（96%），而 2 组满意矫正 35 足（100%）（P=0.16）。③ 1 组 19 足（68%）出现复发，而 2 组只有 9 足（26%）复发（P=0.001）；④ 1 组 19 足复发的马蹄内翻足中，4 足（21%）需要广泛性软组织松解，而

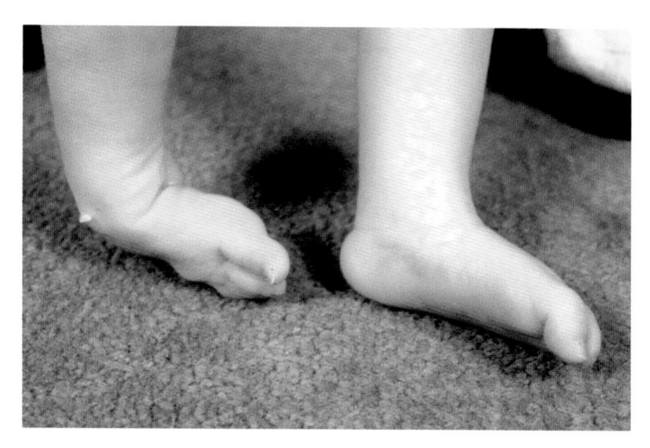

图 6-84　新生儿期右足严重跖屈内翻畸形

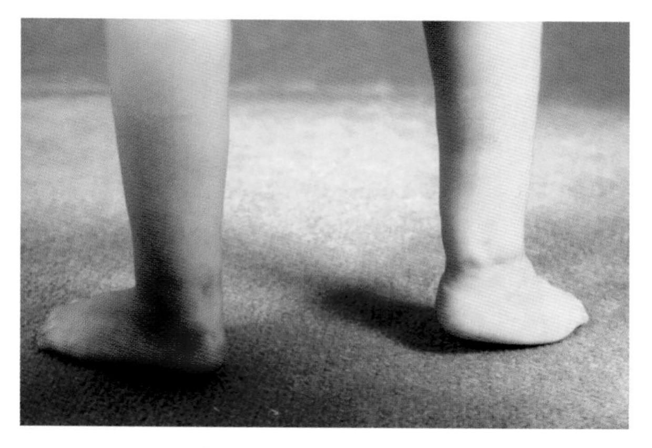

图 6-85　1.5 岁时右足治疗后复发的大体照
表现为后足内翻和跖屈畸形。

2 组 9 足复发的马蹄内翻足中，只有 1 足（11%）需要广泛性软组织松解（P= 0.16）。该作者由此做出如下结论：短期随访结果支持应用石膏矫形治疗脊髓脊膜膨出所致的马蹄内翻足，本组治疗 28 足中 24 足（86%）获得与特发性马蹄内翻足相似的结果，但必须长期随访才能判断继续复发的危险，也要做出恰当的推荐使用外展支具时间。然而，根据脊髓损害水平，某些病例具有持续复发的倾向，选择性足部肌力平衡手术可能有助于保持远期结果。

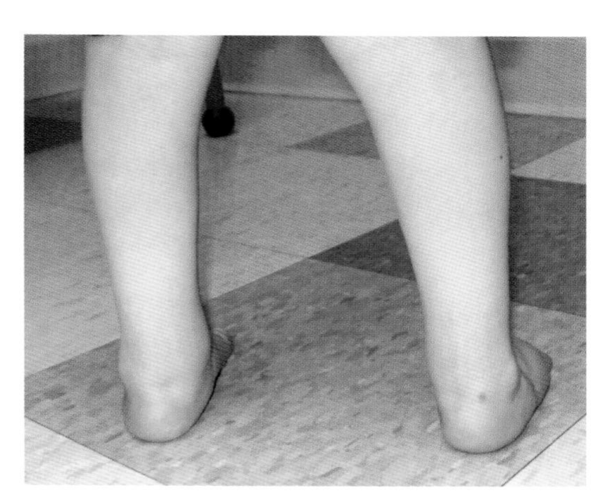

图 6-86　在 3.8 岁时右足大体照
经过再次石膏矫形和跟腱切断，右足后足内翻和跖屈畸形获得满意矫正。

Matar 遵循标准 Ponseti 石膏矫形技术、经皮跟腱切断和足部支具固定时间，治疗脊髓脊膜膨出引发的马蹄内翻足 11 例（18 足）[40]。在治疗之前，依照 Pirani 评分标准，平均 5.5 分（3.5～6.0 分）（图 6-87），7 例（63.6%）伴有髋关节发育不良。开始治疗时年龄平均 4.7 周（2～8 周），使用石膏矫形次数平均 7 次（4～9 次），17 足（94.4%）实施了经皮跟腱切断。随访时间平均 4.5 年（3～9 年）。15 足（83.3%）获得满意结果，即前足与后足均匀负重、足部没有疼痛，也不需要手术松解，另 3 足（16.7%）没有获得满意的矫正。最后随访时，在获得满意矫正 15 足中，8 足（44.4%）出现马蹄内翻足复发（图 6-87），5 足经再次跟腱切断和 Ponseti 石膏技术，成功地矫正了后足跖屈畸形，另 3 足（16.7%）再次石膏矫形失败。后者包括 1 例单侧马蹄内翻足伴有对侧 DDH，分别在治疗后 1.5～2.5 年期间出现 2 次复发。另 1 例双侧受累者表现为持续僵硬性马蹄内翻畸形（Pirani 评分为 6 分），复发后需要实施足部内后侧软组织松解。该作者认为，Ponseti 石膏矫形技术，能够有效矫正脊髓脊膜膨出引发的马蹄内翻足畸形，应该作为首选方法。但是，通常需要更多次数石膏矫形，并有较高的复发率。

最近，Arkin[41] 报道应用 Ponseti 石膏矫形治疗神经管闭合不全引发马蹄内翻足中期随访结果。该组包括 17 例 26 足，左足与右足分别为 12 足和 14 足。开始治疗时年龄平均 1.5 月龄（21 日龄至 4.2 月龄），石膏矫形次数平均 6.5 次（2～9 次）。跟腱切断和部分切除 23 足（88.5%），其中经皮跟腱切断 12 足，跟腱部分切除（1 cm）11 足。随访时间平均 5 年

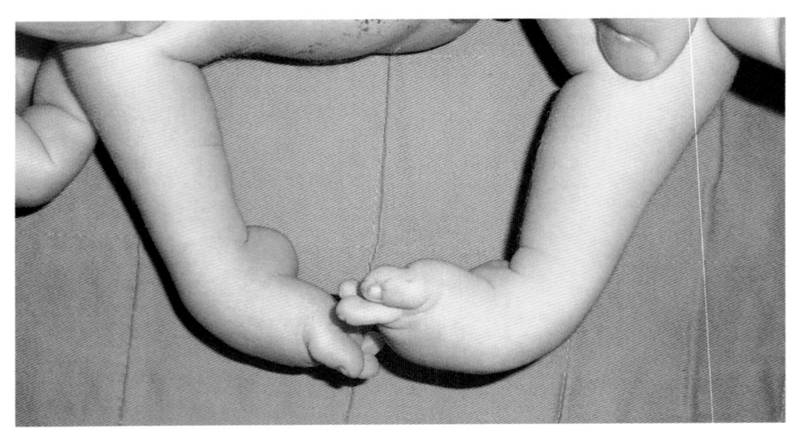

图 6-87　新生儿（3 周龄）双足严重马蹄内翻足畸形

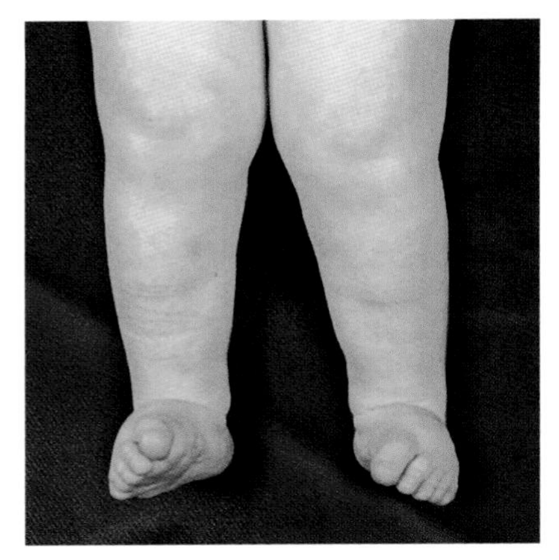

图 6-88　在患儿 4 岁时双足大体照
表现为双侧前足柔韧型内翻畸形，等待实施胫前肌腱外移手术。

（1.8～7.5 年），经 Ponseti 石膏矫形技术治愈 11 足（42.3%），马蹄内翻足治愈后复发 15 足（57.7%）。在复发性马蹄内翻足中，10 足需要实施足部后侧松解，4 足需要足部后内侧和外侧松解，1 例胫前肌移位。再次手术治疗年龄平均 1.5 岁（0.9～3.1 岁），复发者术前需要更多的石膏矫形次数（平均 7.6 次）。该作者指出马蹄内翻足治愈后复发，与下列因素相关联：①经皮跟腱切断 12 例（100%）均出现复发性马蹄内翻足，而且需要手术治疗，而跟腱部分切除 11 例，只有 2 例（18%）出现复发性马蹄内翻足。②胸段和高位腰段脊髓损害累及 19 足，14 足（74%）出现复发性马蹄内翻足，而低位腰段和骶段脊髓损害累及 7 足，只有 1 足（14%）出现复发性马蹄内翻足（P=0.011）。③应用双足外展支具固定 5 足，3 足（60%）出现复发性马蹄内翻足，而使用踝-足支具（AFOs）21 足有 12 足（57%）出现复发性马蹄内翻足，后者虽未减少复发率，但可减少足外展支具引发的皮肤并发症。该作者指出 Ponseti 石膏矫形技术，是矫正脊髓脊膜膨出引发的马蹄内翻足的可靠方法，能够减少需要广泛性软组织松解的病例，尤其是跟腱部分切除可明显降低复发的危险。关于 Ponseti 石膏矫形技术操作方法，参阅先天性马蹄内翻足相关章节。

2. 手术治疗　在 20 世纪之前，普遍认为手术是治疗神经管闭合不全引发的马蹄内翻足的唯一有效方法[10]。随着 Ponseti 石膏矫形技术的推广和扩展应用，多数马蹄内翻足畸形不再需要手术治疗。然而，僵硬型马蹄内翻足、非手术治疗后的复发性马蹄内翻足，仍然需要手术治疗[10,22,40]。某些学者推荐足部后内侧与后外侧根治性软组织松解和距骨切除，治疗僵硬性马蹄内翻足畸形，但文献中缺乏长期临床研究资料。足后内侧与后外侧根治性软组织松解，有别于先天性马蹄内翻足的软组织松解，后者通常采取肌腱部分切除，以防止因肌肉继续生长引发马蹄内翻足复发，因此将其称为根治性软组织松解[29,42,43]。

（1）足后内侧与后外侧根治性软组织松解：De Carvalho[42] 提出踝关节周围缺乏正常肌肉控制和患足不能负重，是导致复发率增多的因素。该作者采取足后内侧与后外侧根治性软组织松解（radical posteromedial-lateral release，PMLR）治疗 36 例 63 足，双侧与单侧马蹄内翻足畸形分别为 27 例和 9 例，手术时年龄平均 14 月龄（7 月龄至 6 岁），术后随访时间平均 7 年 3 个月（2～12 年）。脊髓损害平面包括胸段和高位腰段 11 例（18 足），低位腰段 19 例 24 足，骶段 6 例 11 足。在手术治疗之前，所有病例均接受手法整复与系列石膏固定，手术之后穿用踝-足矫形器。依照下列判定标准，将手术治疗结果分为优级、良级和差级。优级 40 足（63%），其后足外翻在正常范围，前足解剖轴线基本正常，不再需要其他手术治疗，并且容易穿用踝-足支具；良级 9 足（14%），其后足外翻轴线基本正常，但前足有内收、外旋或高弓足畸形，需要再次手术治疗；差级 14 足（23%），其后足与前足均有畸形，患足不能穿用踝-足支具，需要再次行足后内侧与后外侧松解手术或距骨切除手术。早期对 42 足并未使用克氏针矫正距骨内旋的操作，优级 24 足（57%）、良级 6 足（14%）和差级 12 足（29%），总体优良率为 71%；后期改进操作技术，对 31 足使用克氏针矫正距骨内旋移位的操作，优级 26 足（76%）、良级 3 足（14%）和差级 2 足（10%），总体优良率为 90%。除此之外，该作者还发现手术结果与脊髓损害平面存在相关性，其中 18 足位于胸段和高位腰段，优级 8 足（44%）、良级 1 足（6%）和差级 9 足（50%）；下位腰段 34 足，优级 27 足（79.4%）、良级 5 足（14.7%）和差级 2 足（5.8%）；骶段平面 11 足，优级 5 足（46%）、良级 3 足（27%）和差级 3 足（27%）。下腰段和骶段受累合计 45 足，只有 5 足（11%）为差级。该作者提出，1～1.5 岁是手术治疗的理想年龄，因为此时正是患儿开始站立或行走的年龄，其马蹄内翻足畸形并没有发生严重的僵硬改变，也未发生骨骼畸形。

Flynn[22] 采取广泛性足部后内侧与后外侧软组织松解治疗 45 例（72 足），双侧与单侧马蹄内翻足分别为 27 例和 18 例。术前常规采取系列矫形石膏治疗，目的是逐渐牵伸足部内后软组织，以降低后足内翻和跖屈的僵硬程度。手术时年龄平均 3 岁（9 月龄至 7.8 岁），年长儿童因排尿问题、感染、分流手术和足部皮肤溃疡，而推迟手术治疗的时间。脊髓损害平面包括 7 例（12 足）胸段损害，其髋关节以下没有肌肉收缩活动；7 例（10 足）高位腰段损害（L1～L2），其髋关节有主动屈曲和内收活动；25 例（41 足）低位腰段损害（L3～L5），其膝关节有主动伸展和足背伸活动；6 例（9 足）骶段损害，其足部有主动跖屈和足趾屈曲活动。术后随访时间平均 8 年（2～19.3 年）。依照 De Carvalho 评定结果标准[42]，该组优级 45 足（62.5%），良级 18 足（25%）和差级 9 足（12.5%）。以脊髓损害平面分析结果，胸段损害中优级 5 足（41.6%），良级 5 足（41.6%），差级 2 足（16.7%）；高位腰段损害中优级 8 足（80%），良级 2 足（20%）；低位腰段损害中优级 29 足（70.7%），良级 6 足（14.6%），差级 6 足（14.6%）；骶段损害中优级 3 足（33.3%），良级 5 足（55.6%），差级 1 足（11.1%）。脊髓损害平面与结果并没有统计学差异。以手术时年龄分析结果，手术年龄≤ 1.5 岁者，优级 13 足（65%），良级 6 足（30%），差级 1 足（5%）；手术年龄＞ 1.5 岁者，优级 32 足（61.5%），良级 12 足（23.1%），差级 8 足（15.4%）。手术时年龄与结果也没有统计学差异。在良级和差级 27 足中，对 26 足实施了第 2 次手术治疗，包括距骨切除、胫前肌劈开移位、跗骨截骨、三关节固定、距下关节外固定（Grice 手术）和跟腱延长。良级者经历第 2 次手术治疗后，72% 获得满意结果，而 28% 只有某些改善；差级者经历第 2 次手术后，都获得满意结果。该作者强调术中实现距下关节和距舟关节解剖复位，是获得满意结果的必要条件；其次，支持 De Carvalho 和 Dias 推荐的手术年龄（1～1.5 岁），因为本组年龄≤ 1.5 岁者 20 足，只有 1 足（5%）评定为差级结果。

Zuccon 介绍手术治疗脊髓发育不良引发的马蹄内翻足 43 例 69 足的随访结果[43]。手术方法包括足后内侧及后外侧根治性软组织松解、距骨切除和足外侧柱缩短 3 种方法。双侧与单侧马蹄内翻足分别为 26 例（60.4%）和 17 例（39.6%），女性与男性分别为 22 例（51.1%）和 21 例（48.9%）。手术时年龄平均 4.2 岁（1～13 岁）。根治性软组织松解治疗 38 足（55.1%），根治性软组织松解 + 距骨切除治疗 31 足（44.9%）。术后随访时间平均为 7.2 年（2～19.3 年）。根据下列评价标准，将手术治疗结果评定为满意与不满意。满足以下 3 项条件：①前足和后足同时负重即所谓的跖行足。②患足容易穿用足-踝支具。③足部皮肤不发生破溃或压迫性溃疡，评定为结果满意（图 6-89）。当出现下列 1 项者，则评定为不满意：①前足和后足不能同时负重。②患足不能在中立位穿用支具。③皮肤出现压迫性溃疡。④需要再次手术治疗者。依照前述评价标准，结果满意 51 足（73.9%），不满意 18 足（26.1%）。晚期并发症包括过度矫正产生足外翻 9 足（13%），部分复发和完全复发 12 足（17.4%）。其中 9 足在手术中未能矫正所有畸形，8 足（88.9%）评定为不满意，而 60 足在手术中获得完全矫正，50 足（83.3%）评定为结果满意，10 足（16.7%）结果不满意。在 12 足复发性马蹄内翻足中，8 足（66.6%）手术中没有实现完全矫正，但 4 足（33.3%）手术中获得完全矫正。45 足有手术前和手术后 X 线检查资料，41 足（91.1%）术前正位距骨-跟骨角＜ 20°。根治性软组织治疗 38 足，22 足（57.9%）评定为结果满意，其中 21 足（95.5%）距骨-跟骨角＞ 20°，但结果不满意者 6 足中，只有 1 足距骨-跟骨角＞ 20°；软组织松解 + 距骨切除治疗 31 足，15 足（48.4%）结果满意，其中 14 足（93.3%）跟骨保持在矫正的位置。该作者强调手术时年龄是决定性因素，因为年龄较大者，马蹄内翻足通常更为僵硬，并有骨骼变形和关节严重不匹配；其次，矫正后足内翻和跖屈畸形，应该采取肌腱切断和关节囊切开。一旦软组织松解不能实现矫正后足畸形，则应该进行距骨切除；再次前足内收畸形可选择关节囊及韧带松解，如果不能满意矫正，应该采取足外侧柱短缩手术。

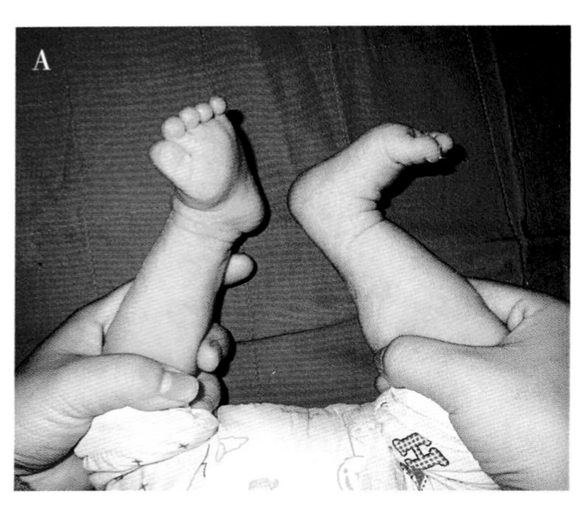

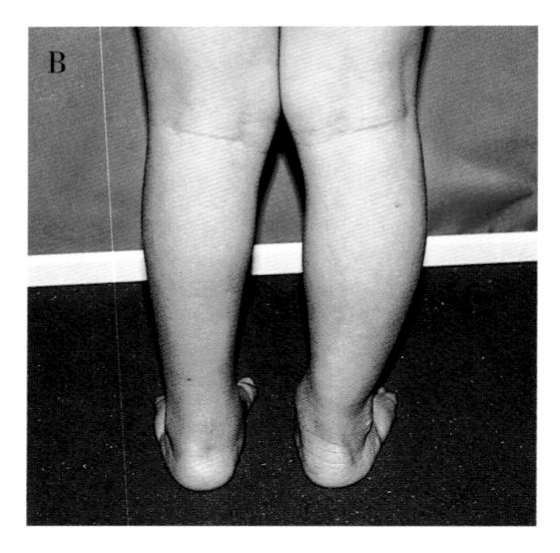

图 6-89　僵硬性马蹄内翻足手术前后大体照

A. 显示 9 月龄儿童罹患僵硬性马蹄内翻足畸形；B. 根治性软组织松解术后 2 年照片，可见站立时前足和后足都能负重，能在社区内独立行走。

【手术适应证】

马蹄内翻足经石膏矫形失败，抑或石膏矫形治愈后复发，仍有后足跖屈内翻、中足及前足外旋和前足内收；年龄介于 1～1.5 岁。

【手术操作】

将患儿置于仰卧位。于膝关节上方捆扎充气止血带后，常规进行手术野皮肤准备。

①切口与肌腱部分切除：选择足部 U 形皮肤切口（Cincinnati incision）[44]，起始于第一跖骨基底，沿着足内侧缘延长至内踝下缘后方，再经跟骨后方皮肤皱褶的正上方向足外侧延长，终止于跟骨-骰骨关节（图 6-90）。切开皮肤及深筋膜后，依次解剖和显露胫前肌腱、趾长屈

肌腱、拇长屈肌腱、跟腱和腓骨长短肌腱，注意保护胫后血管神经束。继之，分别将上述肌腱做部分切除，即切除长约 2.5 cm 一段肌腱，以防止肌腱粘连与继续生长。

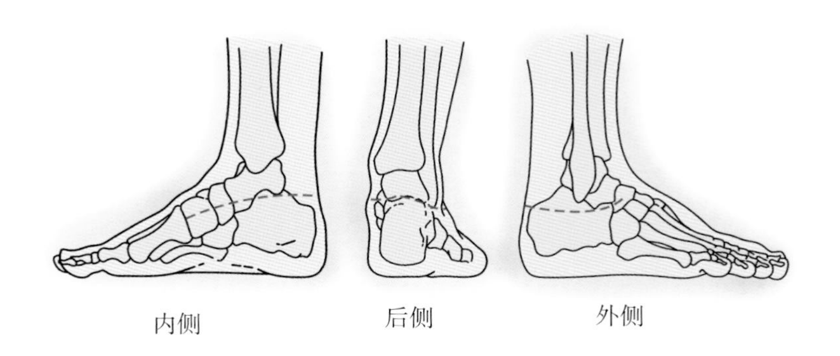

图 6–90　距下关节平面 U 形皮肤切口（Cincinnati incision）示意图

②距下关节周围软组织松解：从足部内侧开始，切开距骨–舟骨背侧、内侧及跖侧关节囊。继之，切开踝关节内侧及后侧关节囊、距下关节囊，注意保留三角韧带深层的完整。然后，从切口外侧切开距下关节囊，切断距骨–跟骨间韧带，切开跟骰关节囊。De Carvalho[42] 强调距骨外旋是产生后足内翻和前足内收及外旋的重要病理解剖学改变。为了矫正距骨外旋畸形，首先从距骨后外侧插入 1 根克氏针进入距骨体内，作为矫正距骨外旋的操纵杆（图 6–91）。继之，将克氏针尾端向前外侧推拉（图 6–92），促进距骨在踝穴内向足内侧水平旋转，进而实现距舟关节解剖复位（图 6–93）。然后，从舟骨近端关节面插入第 2 根克氏针，经过内侧楔骨后从足背穿出，再逆行置入距骨体内，以保持距舟关节复位后的稳定。最后，直视下将跟骨置入距骨下方，用 1 根纵向克氏针固定距跟关节，拔出距骨后外侧克氏针，常规缝合皮肤切口[22,42,43]。

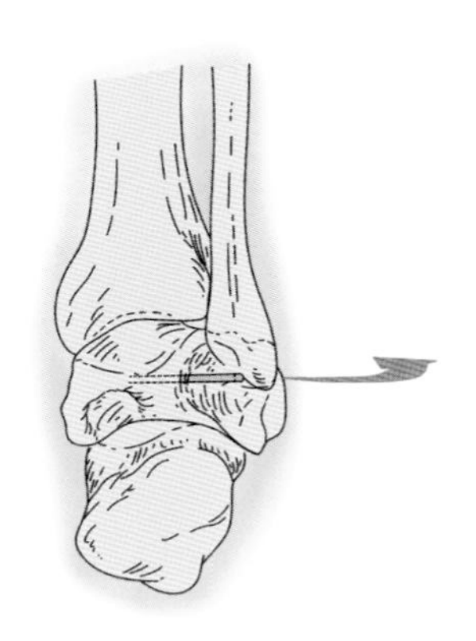

图 6–91　从距骨后外侧插入克氏针至距骨体内作为矫正距骨外旋操作杆的示意图

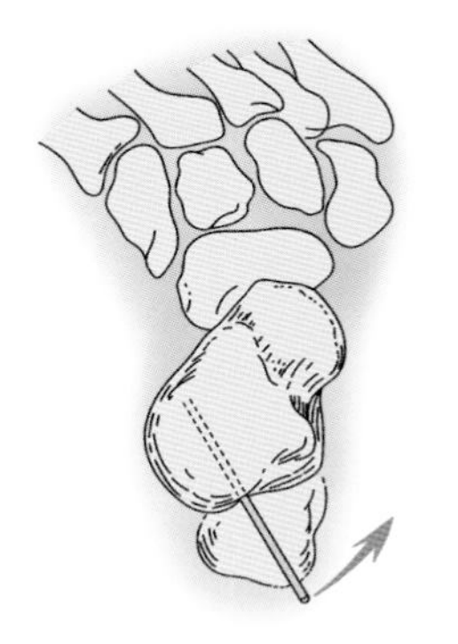

图 6–92　距骨向外侧旋转和距舟关节半脱位示意图

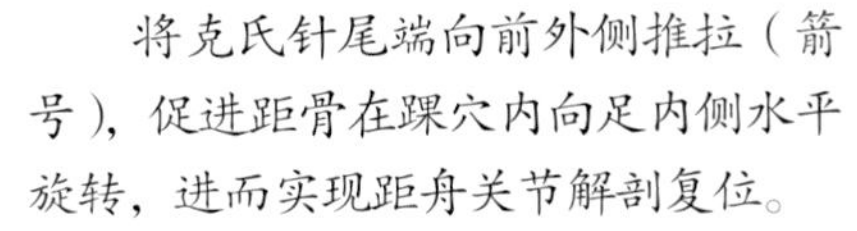
将克氏针尾端向前外侧推拉（箭号），促进距骨在踝穴内向足内侧水平旋转，进而实现距舟关节解剖复位。

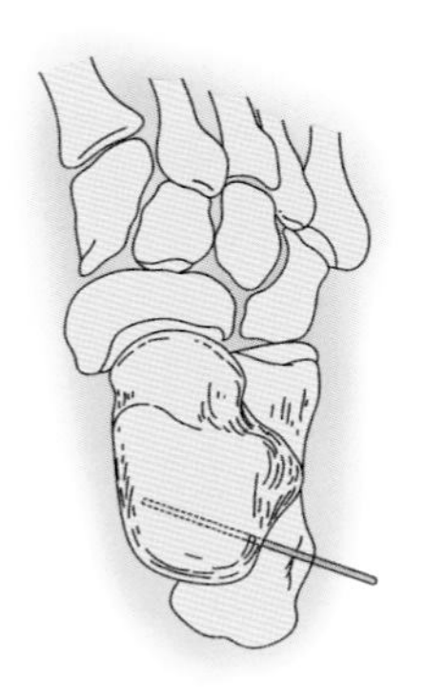

图 6–93　将距骨内旋使距舟关节解剖复位示意图

【术后处理】

术后用下肢石膏固定，保持踝关节轻度跖屈，防止切口皮肤裂开。术后 2 周更换小腿石膏，保持踝关节中立位继续固定 8 ~ 12 周。然后，解除石膏固定，拔出克氏针，使用踝-足矫形器进行不限制的昼夜保护。教会家长定期实施康复训练方法，主要进行被动踝关节背伸活动和前足外展活动，鼓励患者使用助行器进行站立和行走功能训练。

（2）距骨切除：距骨切除曾是治疗先天性多发性关节挛缩症、脊髓灰质炎，抑或神经管闭合不全引致的马蹄内翻足的常用手术方法。距骨切除是一种补救性手术方法，适用于足部后内侧和后外侧根治性软组织松解术后复发，但患儿尚未达到足部三关节固定的年龄，目的是促使患足能够正常穿鞋，负重行走时不出现疼痛[45-49]。

Menelaus[45]于 1971 年重新界定距骨切除的手术指征，即：①严重马蹄内翻足或僵硬性马蹄内翻足。②患者不能较长时间站立或行走。③根治性软组织后复发。④ 1 ~ 5 岁是理想的手术年龄，但不可超过足部三关节固定年龄。Menelaus 实施距骨切除治疗先天性关节挛缩所致的马蹄内翻足 25 足，脊髓脊膜膨出引发的马蹄内翻足 16 足，术后随访时间平均为 2.5 年，79% 的病例获得优良结果。

Trumble 采取距骨切除治疗脊髓发育不良引发的马蹄内翻足 9 例 17 足，术后随访时间平均 7 年 4 个月（1.8 ~ 12 年），15 足（88%）获得优良结果[46]。该作者发现距骨切除不能矫正前足内收畸形。Dias[47]建立优级、可级和差级评价标准（优级，后足与前足没有遗留畸形，能够穿着支具行走者，也不需要再次手术治疗；可级，前足需要再次手术治疗者；差级，后足出现跖屈或内翻，妨碍穿着支具行走者），用于评价足后内侧和后外侧根治性软组织松解复发病例距骨切除的结果。该作者进行距骨切除 18 例 28 足，其中 14 例 23 足诊断为神经管闭合不全（9 例为双侧畸形），4 例 5 足诊断为先天性关节挛缩症，手术时年龄平均 4.5 岁（1 ~ 9 岁）。足部后内侧和后外侧根治性软组织松解与距骨切除的间隔时间 3 年。距骨切除术后随访时间平均 4 年（1 年至 8 年 4 个月），优良率为 71.4%。该作者指出踝关节周围缺乏正常肌肉的作用，降低距骨及跟骨的塑形功能，是足部后内侧和后外侧根治性软组织松解术后复发的重要原因，而足部后内侧或根治性软组织手术，必然产生的足内侧和后内侧瘢痕挛缩，则是距骨切除差级结果的主要原因。

Legaspi[48]于 2001 年报道距骨切除治疗复发性马蹄内翻足 15 例 24 足的远期随访结果。原发性疾病包括先天性关节挛缩症（21 足）、先天性马蹄内翻足（1 足）和脊髓脊膜膨出（2 足）。手术时年龄平均 5.3 岁（3 ~ 11 岁），平均经历 2 次（1 ~ 3 次）足后内侧软组织松解。距骨切除术后随访时间平均 20 年（13 ~ 27 年），18 足（75%）获得优良的结果（图 6-94、图 6-95）。

晚近，El-Sherbini 开展前瞻性临床研究，观察距骨切除治疗僵硬性马蹄内翻足的作用[49]。该组包括 13 例 19 足，其中先天性关节挛缩症（9 足）、脊髓发育不良（1 足）和脑瘫性马蹄内翻足（3 足）。手术时年龄平均 7.7 岁，在距骨切除手术中，同时切除舟骨 8 足，跟骨外侧闭合性截骨 8 足和跟骰关节融合 3 足。术后随访时间平均 6.4 年，16 足（84.2%）能够前足与后足同时负重，并且没有疼痛和皮肤溃疡。该作者由此认为，距骨切除是矫正后足内翻和跖屈的有效方法，但需要完全切除距骨，要求将跟骨正确地置入踝穴之中（ankle mortise）（图 6-95）。

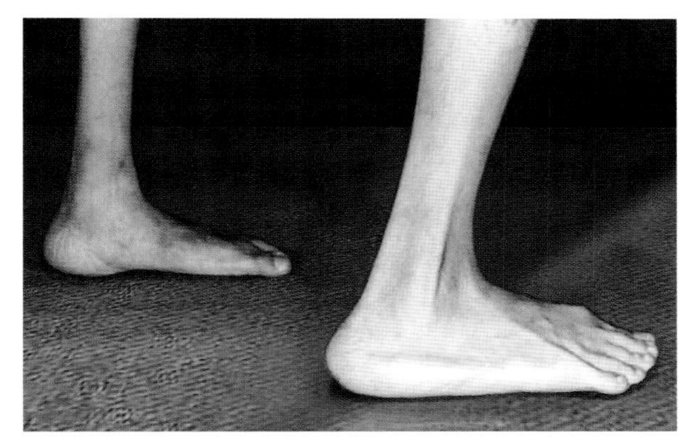

图 6-94 足部临床照片

显示前足和后足没有异常，而且能够同时负重。

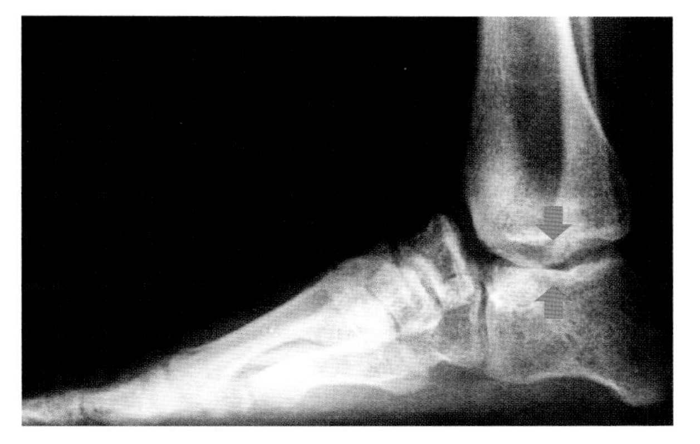

图 6-95 足侧位 X 线片

显示跟骨与胫骨踝穴形成稳定的关节。

【手术适应证】

根治性软组织术后复发的僵硬性马蹄内翻足，妨碍穿用踝－足支具站立或行走；1～5 岁，但不可大于足部三关节固定年龄[45-48]。

【手术操作】

参阅“先天性多发性关节挛缩症”相关内容。

（三）垂直距骨

Chalayon 和 Dobbs[50]将神经管闭合不全或某些综合征所引发的垂直距骨，称为非特发性垂直距骨，通常比特发性（先天性）垂直距骨的畸形更为严重和僵硬。临床以前足及中足外展及背伸、后足的跟骨及距骨极度跖屈，因而产生足底凸出为特征（图 6-96）[51]。X 线诊断标准包括：①正位 X 线片测量距骨－第一跖骨角和距骨－跟骨角明显增大（图 6-97），前者代表前足外展程度（正常值为 10° ±8.0°），而后者（正常值为 35° ±4.0°）则表明跟骨外翻的严重程度。②最大跖屈时侧位 X 线片，通常显示距骨－第一跖骨基底角（正常值＜ 10°）、距骨－跟骨角（正常值为 44° ±7.5°）和胫骨－跟骨角（正常值为 66° ±5.5°）明显增大（图 6-98）。距骨中轴线－第一跖骨近端基底中心点所形成的夹角，称为距骨－第一跖骨基底角（talar axis-first metatarsal base angle，TAMBA），其正常值＜ 10°。当此角＞ 35° 时，表明舟骨向距骨颈背侧脱位，既是诊断僵硬性垂直距骨的标准，也是与斜行距骨和扁平外翻足相鉴别的重要参数[52]。距骨－跟骨角和胫骨－跟骨角增大，分别表明距骨和跟骨跖屈畸形[53]。

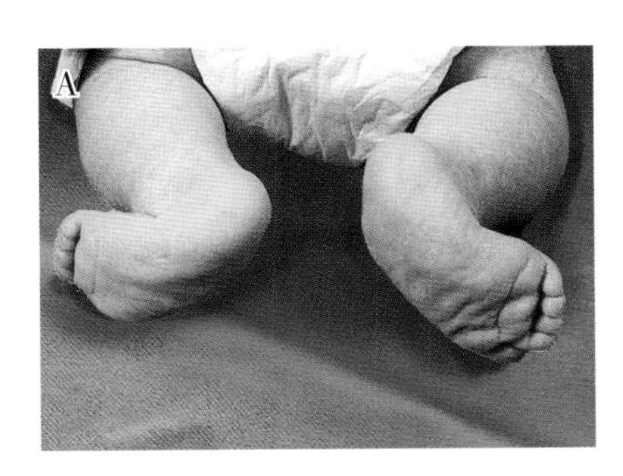

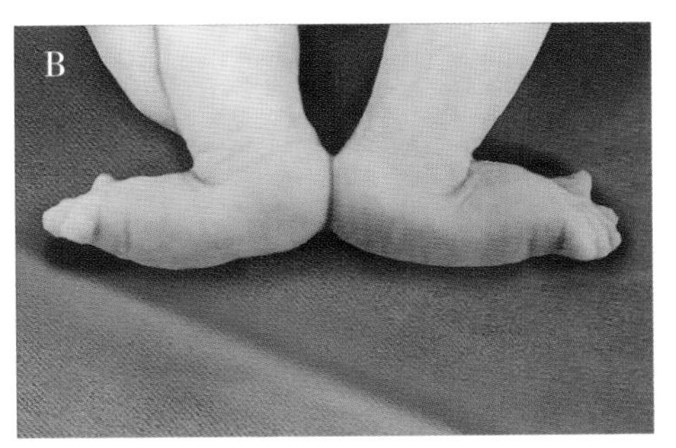

图 6-96 新生儿罹患垂直距骨的临床特征

A. 足底观察显示前足外展和足底凸出；B. 内侧观察显示前足及中足相对于后足出现严重的足背伸畸形。

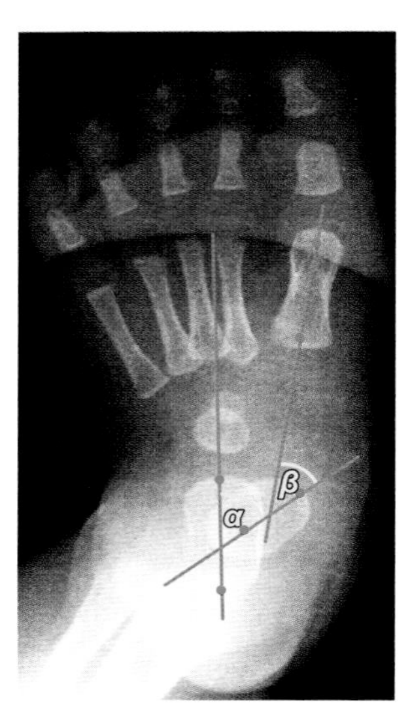

图 6-97　模拟负重正位 X 线片

显示距骨-跟骨角（α）和距骨-第一跖骨角（β）增大，前者（正常值为 35° ±4.0°）代表跟骨外翻的严重程度，而后者代表前足外展程度（正常值为 10° ±8.0°）。

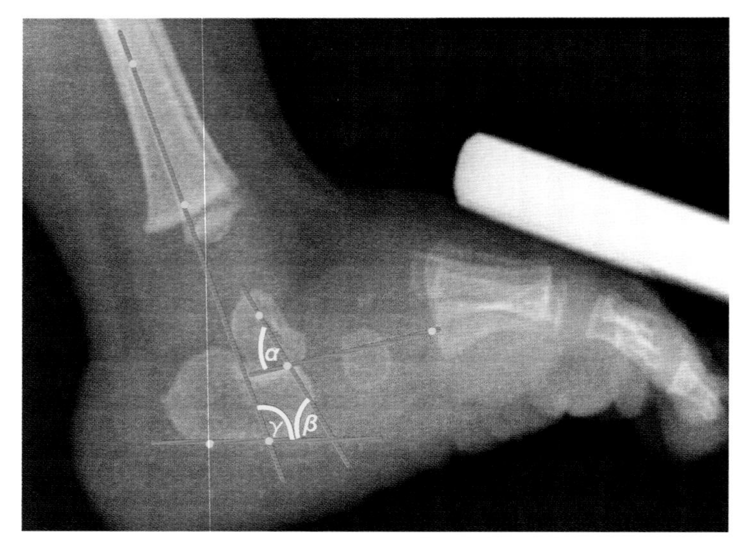

图 6-98　足部最大跖屈时的侧位 X 线片

测量距骨-第一跖骨基底角（α）、距骨-跟骨角（β）和胫骨-跟骨角（γ）。距骨中轴线与第一跖骨近端中心点所形成的夹角，称为距骨-第一跖骨基底角（正常值< 10°）

Westcott[7]报道神经管闭合不全引发的垂直距骨发生率约为 10%，其脊髓病变通常位于 L5 和 S1 节段。

在 2006 年之前，切开复位与软组织松解是治疗先天性垂直距骨、先天性关节挛缩症及神经源性垂直距骨的首选方法[54,55]。2006 年 Dobbs 描述反向 Ponseti 系列石膏矫形和有限手术治疗先天性垂直距骨，包括手法牵伸足背侧及外侧挛缩的软组织、继之在足跖屈内翻位进行系列矫形石膏固定（每周更换 1 次矫形石膏），继之经足内侧小切口（medial mini-incision）进行距舟关节囊切开和置入克氏针固定，同时经皮跟腱切断，早期随访观察证明其治疗结果远比传统切开复位更为满意[56]。Chalayon[50]将此项技术称为微创手术方法（minimally invasive approach），于 2012 年首次描述应用此项技术，治疗神经肌肉性和某些综合征性垂直距骨 15 例 25 足，其中 4 例 6 足为脊髓脊膜膨出。开始治疗时年龄平均 6 月龄（1 ~ 11 月龄），矫形石膏固定次数平均 5 次（4 ~ 8 次），最后随访时年龄平均 3.5 岁（2 ~ 6.5 岁）。依照 Adelaar 10 分制评价标准[57]，包括临床 6 项参数（6 分）和 4 项负重时侧位 X 线参数（4 分），前者出现下述 1 项异常减去 1 分：足部外观形态异常、踝关节活动消失、距下关节活动消失、距骨头凸出、内侧纵弓消失和鞋底异常磨损。负重时侧位 X 线 4 项参数，即距骨-舟骨覆盖角增大、后足跖屈、距骨-第一跖骨角增大和距舟关节半脱位，每项也减去 1 分。10 分为优级，7 ~ 9 分为良级，4 ~ 6 分为可级，0 ~ 3 分为差级。最后随访时，15 例中 4 例为优级，10 例为良级，1 例为可级。临床评价 20 足的后足保持中立位，5 足的后足外翻介于 5° ~ 10°；踝关节背伸活动范围平均 22°（15° ~ 30°）。3 例 5 足在治疗后 2.5 年（7 个月至 4.4 年）出现复发性畸形，包括距舟关节和跟骰关节半脱位。复发病例经过再次矫形石膏固定、距舟关节及跟骰关节切开复位和克氏针内固定而矫正。该作者指出此项技术能够矫正神经肌肉性和综合征性垂直距骨。

Wright[58]采取反向 Ponseti 石膏矫形技术治疗垂直距骨 13 例 21 足，其中 6 例 9 足诊断为非特发性垂直距骨，并对两组结果进行比较。开始治疗时年龄平均 5 月龄（1 月龄至 1.9 岁），随访时间平均 3 年（1.9～4.8 年），石膏矫形次数平均为 8 次（6～8.5 次）。依照 Adelaar 10 分制评价标准[57]，优级 8 足，良级 9 足，可级 3 足，差级 1 足。5 例 10 足出现复发性畸形，其中 2 足经过再次矫形石膏固定而矫正，6 足则需采取距舟关节切开复位和克氏针固定，另 2 足放弃治疗。随访时 X 线片检查，证明距骨-第一跖骨角和胫骨-跟骨角均有显著降低，前者证明距舟关节脱位获得满意的矫正，后者表明后足跖屈也获得显著的改善。将非特发性与特发性垂直距骨治疗结果相比较，两组 Adelaar 评分平均都为 9 分。但是非特发性垂直距骨 9 足中 6 足（67%）出现复发性畸形，特发性垂直距骨 12 足中 4 足（33%）出现复发性畸形，两组没有统计学差异。该作者作出如下结论，反向 Ponseti 石膏矫形技术，是治疗非特发性与特发性垂直距骨的有效方法。尽管两组病例都有复发问题，但可避免需要广泛性软组织松解。

Yang 开展 Dobbs 微创技术与软组织松解手术的比较研究，评价治疗垂直距骨的结果[59]。该组包括 17 例 24 足独立性垂直距骨（isolated vertical talus）和 10 例 18 足非独立性垂直距骨（综合征和神经肌肉疾病）。将 Dobbs 微创技术定义为矫形石膏 + 微创手术治疗组，开始治疗时年龄平均 6.6 月龄，软组织松解组开始治疗年龄平均为 1.3 岁。随访时间平均 7 年（5～11.3 年）。选择治疗方法严格依照手术医生本人的意见，而不是根据垂直距骨的严重程度。矫形石膏 + 微创手术治疗 16 例，软组织松解手术治疗 11 例。矫形石膏 + 微创手术治疗组操作要点：经过系列矫形石膏获得距舟关节复位之后，经皮穿入克氏针固定距舟关节，再经皮跟腱切断以矫正后足跖屈畸形，治疗独立性垂直距骨。经过系列矫形石膏治疗，假如非独立性垂直距骨未获得距舟关节复位，经足背切口（长约 1 cm）进行距下关节前方关节囊切开，使用剥离器抬高距骨头，以实现距舟关节复位，继之用克氏针固定距舟关节，再经皮肤跟腱切断矫正跖屈畸形。软组织松解的操作要点（借鉴 Stricker 手术方法）[54]：延长胫前肌腱和拇长伸肌腱，切断第三腓骨肌腱和趾长伸肌腱；切开距舟关节囊，借助弧形剪刀插入距骨头下方作为支点，在向跖侧牵拉前足的同时，再用拇指向背侧推挤距骨头，实现距舟关节解剖复位后，用克氏针固定距舟关节，多数病例同时进行跟腱延长。2 例因踝关节背伸活动范围不足，实施了踝关节后方关节囊切开，使用克氏针纵向固定距跟关节。术后随访时间平均为 7 年，微创组足背伸活动范围（踝关节背伸为 18.5°）与跖屈活动范围（跖屈为 23.9°），均显著大于软组织松解组（背伸活动为 5.0°，跖屈活动为 7.7°），而 X 线评价两组手术前与手术后 X 线参数，却没有明显差别。并发症和后续手术治疗比较，微创组 2 例 3 足在治疗后 1 年出现复发，2 足经过再次石膏矫形和距舟关节克氏针固定而矫正，另 1 足复发性畸形需要石膏矫形和有限软组织松解，而不需要广泛性手术；广泛软组松解组 3 例 6 足复发，需要再次广泛性软组织松解、内侧楔骨及跟骨截骨。该作者由此做出下述结论：微创手术治疗垂直距骨，可极度减少关节囊内手术操作，进而减少生长期儿童足部关节内瘢痕形成，从而改善踝关节和距下关节活动范围。正如 Ponseti 技术治疗马蹄内翻足[56]，微创手术治疗垂直距骨如能获得良好的活动范围，势必将产生优良的远期结果。

Dobbs 系列石膏矫正及微创手术技术的适应证、手术操作和术后处理，参阅先天性垂直距骨相关章节。

软组织松解与距舟关节切开复位手术，是传统治疗先天性垂直距骨的主要方法[57,59-61]。在 20 世纪 90 年代之前，通常采取广泛性软组织松解，甚至需要 2 期手术，即 1 期实施趾长伸肌腱、拇长伸肌腱、胫前肌腱和第三腓骨肌腱延长，距舟关节及跟骰关节切开复位，以及距下关节骨间韧带松解；其后，在 6 周之后实施跟腱延长、踝关节及距下关节后方关节囊切开，以及胫后肌腱前置（Kinder 手术）[62]。广泛性软组织松解可产生较多的并发症，特别是距下关节松解手术，容易发生踝关节及距下关节僵硬、距骨缺血性坏死和畸形复发[63-65]。Napiontek[63]报道广泛性距下关节松解 32 足，17 足（53%）发生距骨坏死率，7 足（21%）发生距骨头完全破坏。

自从 1997 年之后，Stricker[54]借鉴 Seimon[60]有限软组织松解和切开复位技术，成功地治疗先天性垂直距骨之后，有限软组织松解和切开复位则成为治疗≤ 2 岁儿童先天性垂直距骨的首选方法。Stricker 采取有限软组织松解和切开复位治疗垂直距骨 13 例（20 足），包括 2 例神经管闭合不全和 3 例先天性关节挛缩症，企图验证 Seimon 的假说，即手术年龄可延长至 2 岁。该组手术时年龄平均为 11.8 月龄（5 月龄至 2.3 岁），X 线片检查证明舟骨固定性向背侧脱位，但跟骰关节没有脱位。11 例术前应用矫形石膏治疗 8～12 周，目的是牵伸距舟关节背侧挛缩的软组织，而不是距舟关节复位。术后随访时间平均 3.4 年（1.5～7.3 年）。手术操作要点：胫前肌腱和拇长伸肌腱延长，第三腓骨肌腱和趾长伸肌腱切断；切开距舟关节背侧及内侧关节囊后，借助弧形剪刀插入距骨头下方作为支点，在向跖侧牵拉前足的同时，术者用拇指向背侧推挤距骨头，促使距舟关节解剖复位，使用克氏针固定距舟关节；多数病例进行跟腱延长，2 例因踝关节背伸活动范围不足，实施了踝关节后方关节囊切开，然后用克氏针固定距跟关节。采用 7 项临床参数和 4 项 X 线参数评分标准（表 6-4），评定分为优级、良级、可级和差级 4 个级别。术后随访 3.4 年，在 13 例 20 足中，12 例术后能够行走，7 足需要使用支具或矫形器，1 例因严重的先天性关节挛缩症，只能站立而不能行走；20 足均能正常穿鞋，没有疼痛和胼胝体。依照表 6-4 评价标准，优级 0 例，良级 17 足（85%），可级 3 足（15%），差级 0 足。良级 3 足包括 1 足拉森综合征、1 足脊髓脊膜膨出和 1 足特发性垂直距骨。随访时 X 线测量 4 个参数除了 TAMBA 角外，其余均值恢复至正常范围，均在 2 个标准差之内；TAMBA 角为 22° 表明中足轻度塌陷，即距舟关节轻度异常。后足外翻活动获得满意的矫正，只有 4 足站立时跟骨外翻＞ 5°。X 线测量侧位距骨-跟骨角由术前 56.8° 下降至 37.6°。12 足（60%）距下关节活动受限，但踝关节活动大多正常，7 足（35%）背伸活动＜ 10° 和跖屈活动＜ 20°。2 足遗留前足外展（距骨-第一跖骨角＞正常值 +2SD），提示术中矫正不足，或因石膏塑形不良所致；11 足侧位距骨-第一跖骨角（正常值为 13° ±7.5°）＞正常值 +1SD，提示足内侧纵弓明显降低；TAMBA（正常值＜ 10°）＞ 10° 者有 17 足，只有 5 足＞ 30°，评定为可级；代表内侧纵弓 X 线参数的跟骨-第一跖骨角，由术前 192.8° 降低至随访时 154.8°；4 足有 1 级距舟关节半脱位，15 足有 2 级距舟关节半脱位。随后随访时，只有 1 足发生扁平外翻足畸形，将来需要手术治疗。该作者认为此项回顾性研究，证实一期软组织手术能够获得满意的短期结果，手术年龄应该＜ 2 岁，充分利用骨骼具有塑形的潜力，避免继发的适应性骨骼改变，例如距骨变长、载距突（sustentaculum tali）发育不全等复发的因素。早期有限软组织松解和切开复位能够矫正垂直距骨主要畸形，而不需要广泛性软组织松解、舟骨切除或关节固定手术，也能获得良好的足外观形态、近似正常的关节活动范围和 X 线参数。但是，手术后中足轻度塌陷和前足外展畸形则相当常见，但不产生疼痛、无胼胝体形成，也不妨碍使用支具。

表 6-4　有限软组织松解和距舟关节切开复位的评分标准

临床特征	正常（2 分）	低于正常（1 分）	异常（0 分）
踝关节被动背伸活动范围	＞ 10°	0° ～10°	跖屈畸形
踝关节被动跖屈活动范围	＞ 20°	10° ～20°	＜ 10°
距下关节被动活动范围	正常	受限	消失
站立时后足外翻	0° ～5°	6° ～10°	＞ 10°
站立时距骨头凸出	轻度	中度	胼胝体形成
站立时内侧纵弓	正常	降低	消失
足部疼痛 / 支具不耐受问题	无	偶有	经常
X 线参数			
侧位距骨 - 跟骨角	正常值 +1SD 内	1SD～2SD	＞ 2SD
距骨 - 第一跖骨基底角	＜ 10°	10° ～30°	＞ 30°
侧位跟骨 - 第一跖骨角	135° ～159°	160° ～175°	＞ 175°
距舟关节背侧脱位	0～1 级	2 级	3 级

注：①评分标准：优级≥ 26 分，良级为 21～25 分，可级为 16～20 分，差级≤ 15 分。

②距舟关节半脱位分为 3 级，侧位 X 线显示舟骨后关节面向背侧移位＜ 33%，为 1 级半脱位；介于 34%～66% 者为 2 级半脱位；＞ 66% 者为 3 级半脱位。

Saini 回顾性评价经足背侧途径治疗先天性垂直距骨 12 例 20 足，包括 7 例先天性关节挛缩症，3 例神经管闭合不全和 2 例特发性垂直距骨[65]。手术时年龄平均 1.3 岁（1～1.9 岁）。手术操作要点：①足背侧横行切口，起始于内踝前下方，经足背侧横向延长至足背的外侧，终止于外踝下方。从切口内侧开始，锐性切断胫后肌腱止点，切开距舟关节内侧、背侧及外侧关节囊；保护足背血管神经束，Z 形延长胫前肌腱、拇长伸肌腱、趾长伸肌腱、第三腓骨肌腱及腓骨短肌腱。②在切口外侧部分，切开跟骰关节背侧、外侧及跖侧关节囊，以矫正前足外展和外翻畸形。③另经跟腱后外侧纵行切口，Z 形切断和延长跟腱，保留跟腱内侧仍然止于跟骨结节，以矫正后足外翻和跖屈畸形。④从后方切口切开踝关节及距下关节囊，从距骨后方插入克氏针至距骨头内，用于矫正距骨头跖屈畸形，作为促使距舟关节复位的操纵杆。直视下证明距舟关节复位之后，将克氏针继续向前置入舟骨内，以固定距舟关节。最后，缝合胫后肌腱。⑤术后用下肢石膏固定 6 周，其后拔出克氏针，继续用下肢石膏继续固定 6 周。术后 12 周解除石膏固定，穿用矫形器负重行走至少 12 个月。术后随访时间平均 4 年，20 足都实现了距舟关节复位，因为距骨 - 第一跖骨基底角都恢复正常，内侧纵弓也获得满意的重建。依照 Kodros 评分标准[66]，良级 16 足（80%），可级 4 足（20%）。在日常生活所需要的站立或行走，没有受到任何限制，也没有距骨头凸出和胼胝体形成。踝关节背伸活动范围：10 足为 10°，另 10 足为 0°。跖屈活动范围：20 足＞ 10°；后足内翻与外翻活动范围＜ 20°，但距下关节均有活动受限。无 1 足需要再次手术治疗，也没有距骨缺血性坏死病例。X 线评价 4 项参数，手术前与手术后比较有显著改善（$P < 0.05$），侧位胫骨 - 跟骨角由术前 107.5° 降低至随访时 84.7°，

证明后足跖屈畸形获得满意的矫正；侧位距骨-第一跖骨基底角由术前 50.95° 降低至随访时 6.5°，证明距舟关节获得解剖复位；正位距骨-第一跖骨角由术前 28.7° 降低至随访时 9.4°，证明前足外展获得满意的矫正。该作者经验表明，足背侧入路允许在直视下矫正垂直距骨的解剖学异常，有助于完成足部内侧至外侧软组织松解，也能够避免因 Cincinatti 切口广泛性软组织松解，可能导致距骨供血的损害，因此获得满意的临床与 X 线检查结果。

Ramanoudjame[67] 选择中足软组织松解治疗先天性垂直距骨 22 例 31 足，9 例 15 足（48%）为特发性或独立性垂直距骨，13 例 16 足（52%）为综合征和神经源性垂直距骨，包括神经管闭合不全 2 足。手术时年龄平均为 2.8 岁（1～9 岁）。手术操作要点：①经足部内后侧 L 形皮肤切口，首先显露和切开距舟关节囊，依次延长胫前肌腱、趾长伸肌腱和拇长伸肌腱，以矫正前足及中足背伸畸形。②经足外侧切口，切开跟骰关节囊和延长腓骨短肌腱，以矫正前足外展和背伸移位。③从距骨头置入克氏针，逆行进入距骨后方用于抬高距骨。此时将向距骨背侧脱位的舟骨推向跖侧。实现距舟关节复位之后，再将克氏针顺行穿入舟骨及内侧楔骨，另用 1 根克氏针纵向固定跟骰关节。④经足内后侧 L 形切口进行跟腱延长，以矫正后足跖屈畸形。术后随访时间平均 11 年（2～21 年），随访时年龄平均 11 岁（2.5～18 岁）。依照 Adelaar 评分标准，24 足（77.4%）分值＞ 7 分，评定为良级，6 足（19.3%）分值介于 4～6 分，评定为可级，1 足（3.3%）分值等于 3 分，评定为差级。特发性垂直距骨平均分值为 6.9 分（2～9 分），非特发性垂直距骨平均分值 6.8 分（4～9 分）。临床检查发现几乎所有病例均有距下关节活动范围减少，足部内侧纵弓降低或足弓轻度塌陷，但所有患足都能够正常穿鞋，多数具有良好的形态。X 线检查参数术后明显改善，侧位 X 线片测量胫骨-距骨角由术前平均 150°（160° ～175° ）降低至随访时 120°（82° ～150° ），证明垂直距骨获得满意的矫正，跟骨背伸角由负值增加变为正值，表明后者跖屈也获得矫正；正位距骨-第一跖骨角（正常值为 10° ± 7.0° ）由术前 42° 降低至随访时 15°，但仍然明显增大，表明内侧柱外展畸形矫正不足，而正位跟骨-第五跖骨角（正常值为 -18° ～5° ）由术前 17° 降低至随访时 2°，提示跟骰关节过度外展获得矫正。但是，6 足（19.3%）仍有距舟关节半脱位，另 3 例 5 足（16.1%）在术后平均 8.5 年期间经历再次手术治疗，包括 3 足扁平外翻畸形和 2 足距舟关节半脱位，因为距骨头内侧过度负荷，引发疼痛性胼胝体和穿鞋困难。该作者强调，只有跗横关节松解和胫前肌腱和趾长肌腱延长，方可能实现距舟关节和跟骰关节复位。跟腱延长虽然有助于矫正距骨垂直，进而促使距舟关节复位，同时还能矫正后足跖屈，但不应常规进行跟腱延长，因为在儿童生长期间，跟腱延长可发生小腿三头肌肌力减弱，后足跖屈畸形主要原因是跟腱挛缩，不需要切开胫距关节后方关节囊，而距下关节松解不仅没有任何作用，还增加距骨坏死的危险。该作者强调，评价是否需要再次手术治疗具有实际意义，本组 5 例在术后平均 8.4 年期间需要再次手术治疗，提示晚期可能发生扁平外翻足畸形，表明持续性距舟关节半脱位和晚期发生扁平外翻足畸形也是常见并发症，可采取跟骨远端截骨改变跟骰关节方向，同时进行外侧柱延长，能够矫正距舟关节半脱位和扁平外翻足畸形。软组织松解与切开复位，适用于治疗年龄＜ 2 岁儿童垂直距骨，而年长儿童垂直距骨则需要补救性手术治疗。

垂直距骨手术治疗的适应证、手术操作和术后处理，参阅“先天性垂直距骨”相关内容。

（四）高弓足与高弓内翻足

脊髓疾病引发高弓足或高弓内翻足并不多见[10,11]，Gourineni[6] 描述 151 例脊髓脂肪瘤，

143 例伴有脊髓拴系综合征，其中 57 例（85 足）发生足部畸形，先天性和获得性分别为 14 足（16.5%）和 71 足（83.5%）。在获得性足畸形中，高弓内翻足 27 足（13.4%）、高弓足 18 足（8.9%）。脊髓纵裂、腰骶部脊髓脂肪瘤和继发性脊髓栓系综合征，尤其是累及脊髓骶段时，引发足部内在肌失去肌力平衡，是产生高弓足的主要原因。如果同时存在胫后肌与腓骨长肌及短肌的肌力不平衡，也可产生高弓内翻足畸形。

高弓足与高弓内翻足的临床诊断与 X 线评价、手术治疗方法，以及指征与手术操作方法，参阅“高弓足与高弓内翻足”相关内容。

参考文献

[1] THOMPSON D N P. Spinal dysraphic anomalies, classification, presentation and management [J]. Paediatr Child Health, 2014, 20(9): 397-403.

[2] STARK G D, BAKER G C W. The Neurological ivolvement of the lower limbs in myelomeningocele [J]. Dev Med Child Neurol, 1967, 9: 732-744.

[3] EPELMAN M, MAKHOUL I R, GOLSHER D, et al. Radiological case of the month: occult spinal dysraphism (tethered cord, diastematomyelia, and spinal lipoma) [J]. Arch Pediatr Adolesc Med, 2002, 156(4): 407-408.

[4] GAN Y C, SGOUROS S, WALSH A R, et al. Diastematomyelia in children: treatment outcome and natural history of associated syringomyelia [J]. Childs Nerv Syst, 2007, 23(5): 515-519.

[5] CHENG B, LI F T, LIN L. Diastematomyelia [J]. J Bone Joint Surg Br, 2012, 94(3): 365-372.

[6] GOURINENI P, DIAS L, BLANCO R, et al. Orthopaedic deformities associated with lumbosacral spinal lipomas [J]. J Pediatr Orthop, 2009, 29(8): 932-936.

[7] WESTCOTT M A, DYNES M C, REMER E M, et al. Congenital and acquired orthopedic abnormalities in patients with myelomeningocele [J]. Radiographics, 1992, 12(2): 1155-1173.

[8] KAROL L A. Orthopedic management in myelomeningocele [J]. Neurosurg Clin North Am, 1995, 6(2): 259-268.

[9] SWAROOP V T, DIAS L. Orthopedic management of spina bifida, part I: hip, knee, and rotational deformities [J]. J Child Orthop, 2009, 3(6): 441-449.

[10] SWAROOP V T, DIAS L. Orthopaedic management of spina bifida-part Ⅱ: foot and ankle deformities [J]. J Child Orthop, 2011, 5(6): 403-414.

[11] FRAWLEY P A, BROUGHTON N S, MENELAUS M B. Incidence and type of hindfoot deformities in patients with low-level spina bifida [J]. J Pediatr Orthop, 1998, 18(3): 312-313.

[12] MILLER A, GUILLE J T, BOWEN J R. Evaluation and treatment of diastematomyelia [J]. J Bone Joint Surg Am, 1993, 75(9): 1308-1317.

[13] MULDER T D, PRINSEN S, CAMPENHOUT A V. Treatment of non-idiopathic clubfeet with the Ponseti method: a systematic review [J]. J Child Orthop, 2018, 12(6): 575-581.

[14] SEGAL L S, CZOCH W, HENNRIKUS W L, et al. The spectrum of musculoskeletal problems in lipomyelomeningocele [J]. J Child Orthop, 2013, 7(6): 513-519.

[15] FRISCHHUT B, STOCKL B, LANDAUER F, et al. Foot deformities in adolescents and young adults with spina bifida [J]. J Pediatr Orthop B, 2000, 9(3): 161-169.
[16] ASHER M, OLSON J. Factors affecting the ambulatory status of patients with spina bifida cystica [J]. J Bone Joint Surg Am, 1983, 65(3): 350-356.
[17] HERRING J A. Tachdjian Pediatric orthopaedics [M].4th ed. Philadelphia:W B.Saunders, 2008.
[18] LINDSETH R E. Treatment of the lower extremity in children paralyzed by myelomeningocele: birth to 18 months [J]. Instr Course Lect, 1976, 25: 76-82.
[19] AKBAR M, BRESCH B, SEYLER T M, et al. Management of orthopaedic sequelae of congenital spinal disorders [J]. J Bone Joint Surg Am, 2009, 91(Suppl 6): 87-100.
[20] GEORGIADIS G M, ARONSON D D. Posterior transfer of the anterior tibial tendon in children who have a myelomeningocele [J]. J Bone Joint Surg Am, 1990, 72(3): 392-398.
[21] PARK K B, PARK H W, JOO SY, et al. Surgical treatment of calcaneal deformity in a select group of patients with myelomeningocele [J]. J Bone Joint Surg Am, 2008, 90(10): 2149-2159.
[22] FLYNN J M, HERRERA-SOTO J A, RAMIREZ NF, et al. Clubfoot release in myelodysplasia [J]. J Pediatr Orthop B, 2004, 13(4): 259-262.
[23] OMEROGLU S, PEKER T, MEROGLUC H, et al. Intrauterine structure of foot muscles in talipes equinovarus due to high-level myelomeningocele: a light microscopic study in fetal cadavers [J]. J Pediatr Orthop B, 2004, 13(4): 263-267.
[24] DUCKWORTH T, SMITH J W D. The treatment of paralytic convex pes valgus [J]. J Bone Joint Surg Br, 1974, 56(2): 305-313.
[25] ROSSI A, CAMA A, PIATELLI G, et al. Spinal dysraphism: MR imaging rationale [J]. J Neuroradiol, 2004, 31(1): 3-24.
[26] SCHWARTZ E S, ROSSI A. Congenital spine anomalies: the closed spinal dysraphisms [J]. Pediatr Radiol, 2015, 45(Suppl 3): S413 - S419.
[27] MAZUR J M, MENELAUS M B. Neurologic status of spina bifida patients and the orthopedic surgeon [J]. Clin Orthop, 1991, 264: 54-64.
[28] CARSTENS C. Management of orthopaedic sequelae of congenital spinal disorders [J]. J Bone Joint Surg Am, 2009, 91(Suppl 6): 87-100.
[29] RODRIGUES R C, DIAS L S. Calcaneus deformity in spina bifida: results of anterolateral release [J]. J Pediatr Orthop, 1992, 12(4): 461-464.
[30] BLISS D G, MENELAUS M B. The result of transfer of the tibialis anterior to the heel in patients who have a myelomeningocele [J]. J Bone Joint Surg Am, 1986, 68(8): 1258-1264.
[31] STEVENS P M, TOOMEY E. Fibular-Achilles tenodesis forparalytic ankle valgus [J]. J Pediatr Orthop, 1988, 8(2): 169-175.
[32] WESTIN G W, DINGEMAN R D, GAUSEWITZ S H. The results of tenodesis of the tendo achillis to the fibula for paralytic pes calcaneus [J]. J Bone Joint Surg Am, 1988, 70(3): 320-328.
[33] OBERLANDER M A, LYNN M D, DEMOS H A. Achilles tenodesis for calcaneus deformity in the myelodysplastic child [J]. Clin Orthop, 1993, 292: 239-244.
[34] FUCS P M, SVARTMAN C, SANTILI C, et al. Results in the treatment of paralytic calcaneus-valgus feet with the Westin technique [J]. Int Orthop, 2007, 31(4): 555-560.

[35] YAMADA H H, FUCS P M M B. Long-term results of fibular-Achilles tenodesis (Westin's tenodesis) for paralytic pes calcaneus: is hypercorrection avoidable? A longitudinal retrospective study [J]. Int Orthop, 2017, 41 (8) : 1641−1646.

[36] JANDA J P, SKINNER S R, BARTO P S. Posterior transfer of tibialis anterior in low-level myelodysplasia [J]. Dev Med Child Neurol, 1984, 26 (1) : 100−103.

[37] BANTA J V, SUTHERLAND D H, WYATT M. Anterior tibial transfer to the os calcis with Achilles tenodesis for calcaneal deformity in myelomeningocele [J]. J Pediatr Orthop, 1981, 1 (2) : 125−130.

[38] GERLACH D J, GURNETT C A, LIMPAPHAYOM N, et al. Early results of the Ponseti method for the treatment of clubfoot associated with myelomeningocele [J]. J Bone Joint Surg Am, 2009, 91 (6) : 1350−1359.

[39] MORONEY P J, NOËL J, FOGARTY E E, et al. A single-center prospective evaluation of the Ponseti method in nonidiopathic congenital talipes equinovarus [J]. J Pediatr Orthop, 2012, 32 (6) : 636−640.

[40] MATAR H E, BEIRNE P, GARG N K. Effectiveness of the Ponseti method for treating clubfoot associated with myelomeningocele: 3−9 years follow-up [J]. J Pediatr Orthop B, 2017, 26 (2) : 133−136.

[41] ARKIN C, IHNOW S, DIAS L, et al. Midterm results of the ponseti method for treatment of clubfoot in patients with spina bifida [J]. J Pediatr Orthop, 2018, 38 (10) : e588−e592.

[42] DE CARVALHO N J, DIAS L S, GABRIELI A P. Congenital talipes equinovarus in spina bifida: treatment and results [J]. J Pediatr Orthop, 1996, 16 (6) : 782−785.

[43] ZUCCON A, CARDOSO S I C, ABREU F P, et al. Surgical treatment for myelodysplastic clubfoot [J]. Revista Brasileira de Ortopedia, 2014, 49 (6) : 653−660.

[44] CRAWFORD A H, MARXEN J L, OSTERFELD D L. The Cincinnati incision: a comprehensive approach for surgical procedures of the foot and ankle in childhood [J]. J Bone Joint Surg Am, 1982, 64 (9) : 1355−1358.

[45] MENELAUS M B. Talectomy for equinovarus deformity in arthrogryposis and spina bifida [J]. J Bone Joint Surg Br, 1971, 53 (3) : 468−473.

[46] TRUMBLE T, BANTA J V, RAYCROFT J F, et al. Talectomy for equinovarus deformity in myelodysplasia [J]. J Bone Joint Surg Am, 1985, 67 (1) : 21−29.

[47] DIAS L, STERN L S. Talectomy in the treatment of resistant talipes equinovarus deformity in myelomeningocele and arthrogryposis [J]. J Pediatr Orthop, 1987, 7 (1) : 39−41.

[48] LEGASPI J, LI Y H, CHOW W, et al. Talectomy in patients with recurrent deformity in club foot [J]. J Bone Joint Surg Br, 2001, 83 (3) : 384−387.

[49] EL-SHERBINI M H, OMRAN A A. Midterm follow-up of talectomy for severe rigid equinovarus feet [J]. J Foot Ankle Surg, 2015, 54 (6) : 1093−1098.

[50] CHALAYON O, ADAMS A, DOBBS M B. Minimally invasive approach for the treatment of non-Isolated congenital vertical talus [J]. J Bone Joint Surg Am, 2012, 94 (11) : e73 (1−7) .

[51] MILLER M, DOBBS M B. Congenital vertical talus: etiologyand management [J]. J Am Acad Orthop Surg, 2015, 23 (10) : 604−611.

[52] HAMANISHI C. Congenital vertical talus: classification with 69 cases and new measurement system [J]. J Pediatr Orthop, 1984, 4 (3) : 318−326.

[53] EBERHARDT O, FERNANDEZ F F, WIRTH T. The talar axis-first metatarsal base angle in CVT treatment: a comparison of idiopathic and non-idiopathic cases treated with the Dobbs method [J]. J Child Orthop,

2012, 6(6): 491-496.

[54] STRICKER S J, ROSEN E. Early one-stage reconstruction of congenital vertical talus [J]. Foot Ankle Int, 1997, 18(9): 535-543.

[55] MAZZOCCA A D, THOMSON J D, DELUCA P A, et al. Comparison of the posterior approach versus the dorsal approach in the treatment of congenital vertical talus [J]. J Pediatr Orthop, 2001, 21(2): 212-217.

[56] DOBBS M B, PURCELL D B, NUNLEY R, et al. Earlyresults of a new method of treatment for idiopathic congenital vertical talus [J]. J Bone Joint Surg Am, 2006, 88(6): 1192-1200.

[57] ADELAAR R S, WILLIAMS R M, GOULD J S. Congenital convexpes valgus: results of an early comprehensive release and areview of congenital vertical talus at Richmond Crippled Children's Hospital and the University of Alabama in Birmingham [J]. Foot Ankle, 1980, 1(2): 62-73.

[58] WRIGHT J, COGGINGS D, MAIZEN C, et al. Reverse Ponseti-type treatment for children with congenital vertical talus: comparison between idiopathic and teratological patients [J]. Bone Joint J, 2014, 96-B (2):274-278.

[59] YANG J S, DOBBS M B. Treatment of congenital verticaltalus: comparison of minimally invasive and extensive soft-tissue release procedures at minimum five-year follow-up [J]. J Bone Joint Surg Am, 2015, 97(16): 1354-1365.

[60] SEIMON L P. Surgical correction of congenital vertical talus under the age of 2 years [J]. J Pediatr Orthop, 1987, 7(4): 405-411.

[61] DODGE L D, ASHLEY R K, GILBERT R J. Treatment of the congenital vertical talus: a retrospective review of 36 feet with long-term follow-up [J]. Foot Ankle, 1987, 7(6): 326-332.

[62] JACOBSEN S T, CRAWFORD A H. Congenital vertical talus [J]. J Pediatr Orthop, 1983, 3(3): 306-310.

[63] NAPIONTEK M. Congenital vertical talus: a retrospective and critical review of 32 feet operated on by peritalar reduction [J]. J Pediatr Orthop B, 1995, 4(2): 179-187.

[64] ZORER G, BAGATUR A E, DOGAN A. Single stage surgical correction of congenital vertical talus by complete subtalar release and peritalar reduction by using the Cincinnati incision [J]. J Pediatr Orthop B, 2002, 11(1): 60-67.

[65] SAINI R, GILL S S, DHILLON M S, et al. Results of dorsal approach in surgical correction of congenital vertical talus: an Indian experience [J]. J Pediatr Orthop B, 2009, 18(2): 63-68.

[66] KODROS S A, DIAS L S. Single-stage surgical correction of congenital vertical talus [J]. J Pediatr Orthop, 1999, 19(1): 42-48.

[67] RAMANOUDJAME M, LORIAUT P, SERINGE R, et al. The surgical treatment of children with congenital convex foot (vertical talus) [J]. Bone Joint J Br, 2014, 96-B(6): 837-844.

第三节 遗传性运动感觉神经病

一、定义与历史回顾

本病是一组多种基因缺陷引发的进行性周围神经脱髓鞘、轴突变性，甚则脊髓前角细胞变性等神经病变，进而产生对称性肢体远端，特别是小腿进行性肌肉萎缩及肌力减弱，皮肤感觉减退，腱反射消失，以及高弓足或高弓内翻足畸形，称为遗传性运动感觉神经病[1-4]。

早在1886年，法国医生Charcot及其学生Marie和英国医生Tooth各自在不同的家族中发现一种家族性神经综合征，以腓骨肌萎缩症（peroneal muscular atrophy）描述其临床特征。在其后的文献中，许多学者将腓骨肌萎缩症称为沙尔科-马里-图思病（Charcot-Marie-Tooth disease，CMT）[3]。Dejerine和Sottas（法国医生）于1893年描述两姐弟罹患更为严重的周围神经疾病，以幼儿期发病，运动功能发育延迟和周围神经肥大为特征，其后被学者称为德热里纳-索塔斯病（Dejerine-Sottas disease，DSD）[5]。Refsum（挪威医生）于1946年描述2个家族罹患与德热里纳-索塔斯病相似的疾病，但患者在青春期前后发病，并有共济失调的体征，命名为遗传性共济失调型多神经炎（heredopathia actactica polyneuritiformis），学者们也将其称为雷夫叙姆病（Refsum disease）[6]。Gilliat（1957年）[7]和Dyck及Lambert（1968年）[8,9]首次对某些家族的遗传性周围神经疾病进行电生理学检查，证明某些家系周围神经传导速度明显减低，而另些家族的周围神经传导速度却保持正常。基于CMT病与相关的遗传性周围神经疾病，在不同家系的遗传方式，发病年龄，甚至临床表现，都具有高度的异质性，Thomas认为上述疾病既不是同一疾病，也不是相互独立的疾病，而是相互联系又有区别的同一类别疾病，因而提出遗传性运动感觉神经病（hereditary motor-sensory neuropathy，HMSN）的概念[8]。

二、分类方法

Dyck[9,10]和Harding[11]借鉴Thomas[8]提出的遗传性运动感觉神经病的概念，根据遗传方式、电生理改变和组织学特征，建立一种全新的分类系统，即遗传性运动感觉神经疾病分类（表6-5），包括沙尔科-马里-图思病、德热里纳-索塔斯病和雷夫叙姆病。尽管该类疾病在分子生物学和基因学研究领域获得许多重要进展，迄今，该系统仍被普遍采用的分类方法[12]。

表6-5　遗传性运动感觉神经病（HMSN）的分类

分类	遗传方式	习用名称	神经病变组织学特征
I型	AD	CMT 1型	脱髓鞘病变 NCV < 38 m/s
II型	AD	CMT 2型	轴突变性　NCV > 38 m/s

续表

分类	遗传方式	习用名称	神经病变组织学特征
Ⅲ型	AR	Dejerine-Sottas 病	脱髓鞘病变 NCV ＜ 38 m/s
Ⅳ 型	AR	Refsum 病	
Ⅴ型		Ⅱ型 + 痉挛性截瘫	
Ⅵ型		Ⅰ型 + 视神经萎缩	
Ⅶ型		Ⅰ型 + 色素性视网膜炎	

注：HMSN，遗传性运动感觉神经病（hereditary motor-sensory neuropathy）；AD，常染色体显性遗传（autosomal dominant inheritance）；AR，常染色体隐性遗传（autosome recessive inheritance）；NCV，神经传导速度（Nerve conduction velocity）。

HMSN Ⅰ型和Ⅱ型是经典的 CMT，前者已被证明是常染色体显性遗传，产生周围神经纤维髓鞘脱失病变，定义为 CMT1 型，而后者虽然也是常染色体显性遗传，却以神经细胞轴突变性为其组织学特征[11]。根据致病基因、组织学改变和表型特征，目前已将 CMT 分为 5 个类别及若干亚型[13]。HMSN Ⅲ型是 Dejerine 和 Sottas 所描述的肥厚型髓鞘脱失病变，另因幼儿期发病也有别于 CMT，现在的文献中仍然沿用德热里纳-索塔斯病这一传统的称谓[14]。HMSN Ⅳ型即雷夫叙姆病，是常染色体隐性遗传疾病（PAHX 为致病基因，其位点在 10p13）引发的周围神经肥厚型髓鞘脱失病变。分子生物研究证明，雷夫叙姆病是植烷酸氧化酶缺乏病，引发支链脂肪分解代谢障碍，导致植烷酸贮积在血液、脑组织及周围神经组织内，进而产生周围神经功能异常、智力和生长发育迟缓、感觉性神经耳聋、色素性视网膜炎、小脑共济失调和肝大等临床表现[15,16]。HMSN Ⅴ型以腓骨肌萎缩和痉挛性截瘫（spastic paraplegia）为特征，多在 20 岁之后出现下肢肌肉萎缩、肌力减退和高弓足畸形，其后逐渐发生下肢肌肉痉挛、肌腱反射活跃和病理反射等锥体束征。组织学检查证明周围神经轴突变性和髓鞘增殖，电生理显示正中神经和腓神经传导速度轻度降低，提示为轴突型周围神经病变。腓骨肌萎缩症（CMT1 型）合并视神经萎缩[17,18]或色素性视网膜病变者[3,19]，分别被命名为 HMSN Ⅵ型和 HMSN Ⅶ型。

HMSN 是一类病因与临床表观遗传性极强的疾病，其发生率也有非常明显的差别。HMSN Ⅰ型（CMT1 型）和 HMSN Ⅱ型（CMT2 型）在临床中最为多见，HMSN Ⅲ型德热里纳-索塔斯病非常少见，而 HMSN Ⅳ型（雷夫叙姆病）则更为罕见。根据发生足部畸形的诊断与鉴别诊断的需要，本节将描述 CMT 和德热里纳-索塔斯病。

（一）CMT

1. 定义与流行病学 本病是遗传性运动感觉神经病中最为常见的一种亚型，早在 1886 年，Charcot 及 Marie（法国医生）和 Tooth（英国医生）分别描述某一家族几代亲属中，连续出现腓神经支配的下肢远端肌肉进行性萎缩和肌力减退，感觉丧失，步态异常，以及高弓足或高弓内翻足畸形，其后才出现手部内在肌萎缩和肌力减退，因此命名为腓骨肌萎缩症。在此后的文献中，将本病称为 CMT 抑或遗传性运动感觉神经病Ⅰ型和Ⅱ型[1,20-22]。本病发生率约为 1/2500，男性与女性比例约为 5∶1[1,21]。

本病可分为神经纤维脱髓鞘和神经元轴突（神经纤维）变性 2 种病理改变，而发病年龄也存在明显的差别，前者通常在 10～20 岁期间发病，而神经元轴突变性型，多数在 30 岁以后发病。Wines 描述一组 52 例儿童 CMT，其中男 38 例（73%），女性 13 例（27%），发病年龄平均 6 岁 11 个月（7 月龄至 15 岁 11 个月）[23]。

2. 致病基因与分类 近 25 年期间，分子生物和基因学技术获得长足进展，已发现 80 多种基因突变均可引发 CMT，包括常染色体显性遗传、常染色体隐性遗传和 X 连锁遗传的相关基因。然而，致病基因却具有高度的异质性，即一种基因突变可产生 2 种或多种表型（临床表现），并且，同一表型可能有 2 种或多种致病基因，从而增加了病因诊断的复杂性，也使其表型出现明显的异质性特征，例如髓鞘蛋白零（myelin protein zero，MPZ）基因突变，可产生 CMT 1 型和 CMT 2 型两种表型[4]。

早期文献依照遗传方式和病理生理学特征，将 CMT 分为 6 种类型（表 6-6）：①CMT 1 型，为常染色体显性遗传，周围神经组织学检查显示周围神经节段性脱髓鞘改变，电生理学证明神经传导速度< 38 m/s（正常 NCV > 50 m/s）。此型最为多见，约占 CMT 60%[3,14,24]。②CMT 2 型，也属于常染色体显性遗传，组织学检查发现轴突变性或轴突消失，其神经传导速度> 38 m/s。此型约占 CMT 病 20%[26,28]。③DI-CMT，即常染色体显性遗传中间型 CMT（dominant intermediate CMT，DI-CMT）。由于组织学检查兼有神经纤维脱髓鞘和轴突变性两种病理改变，神经传导速度介于 25～45 m/s。分子生物学研究证明，酪氨酸 -tRNA 合成酶（tyrosyl-tRNA synthetase）编码基因 YARS 基因突变，导致此型病变[27]。④CMT 4 型，常染色体隐性遗传，神经组织学检查既有周围神经脱髓鞘，也有轴突变性改变，神经传导速度< 38 m/s 或> 38 m/s[20]。⑤CMT X 型，X-连锁显性遗传（X-linked Charcot-Marie-Tooth disease），神经组织学检查兼有周围神经脱髓鞘和轴突变性 2 种改变，男性患者周围神经传导速度< 38 m/s，相似于 CMT 1 型，但女性患者周围神经传导速度> 38 m/s，相似于 CMT 2 型。此型是比较多见的亚型，约占 CMT 10%[14,26]。⑥ CMT 3 型，即德热里纳-索塔斯病（Dejerine-Sottas disease，DSD），属于常染色体显性或隐性遗传，其神经组织学和电生理特征相似于 CMT 1 型，但幼儿期发病，病程进展较快，目前已将其归类为 HMSN Ⅲ型[13,14]。

表 6-6　CMT 类型与遗传方式、表型及致病基因

临床分型	遗传方式	表型特征	致病基因
CMT 1 型	AD	典型的临床表现，运动和感觉神经传导速度降低（上肢运动神经传导速度< 38 m/s），病理改变为圆葱样髓鞘增生，继发性轴突变性	PMP22 重复突变，MPZ 突变，EGR2 突变
CMT 2 型	AD 或 AR	多数为典型的临床表现，运动神经传导速度正常，或轻度降低（上肢运动神经传导速度> 38 m/s），病理改变为慢性轴突变性	MFN2，MPZ，NEFL，HSPB1，RAB7
CMT X 型	性连锁	男性多于女性，可累及中枢神经。运动神经传导速度为 30～45 m/s，病理改变以轴突消失为主，或有髓鞘脱失，但没有圆葱样髓鞘增生	GJB1/Cx32，PRPS1
CMT 中间型	AD	轻度或中度表现，神经传导速度为 25～45 m/s；病理改变兼有圆葱样髓鞘增生和轴突变性	MPZ，DNM2，YARS

续表

临床分型	遗传方式	表型特征	致病基因
CMT 3 型	AD 或 AR	幼年发病，临床表现比 CMT 1 型严重，神经传导速度非常缓慢，病理改变为髓鞘形成不全或圆葱样髓鞘增生	PMP22，MPZ，EGR2，PRX
CMT 4 型	AR	幼年发病，临床表现比 CMT 1 型严重，伴有声带麻痹，感觉神经性耳聋，面部肌肉和膈肌肌力减弱，运动神经传导速度 < 38 m/s	GDAP1，MTMR2，SBF2/MTMR13，NDRG1

北美和欧洲数据库流行病学资料显示，CMT 1 型最为常见，占 CMT 总数的 60%～70%，CMT X 型是第 2 个常见亚型，占所有 CMT 10%～20%，而 CMT 2 型则介于 12%～35.9%。Jani-Acsadi 报道一组 224 例 CMT，CMT 1 型 A 和 CMT 2 型各占 45% 和 18%（表 6–7）[4]。为了容易理解致病基因与病理改变及表型的因果关系，近年根据致病基因及所在染色体的位点，对上述 4 种类型再次分成若干亚型。

表 6–7　Charcot-Marie-Tooth 病亚型发病率

类型	发病率 /%（总数 224 例）
CMT 1A 型	45
CMT 1B 型	4
CMT X 型	9
CMT 2 型	18
未分型	15

（1）CMT 1 型：此型为常染色体显性遗传，可分为 CMT 1 型 A、B、C、D、E 和 F6 种亚型，其中 CMT 1A 型（75%）和 CMT 1B 型（20%）是 CMT 1 型中最为常见的亚型。

1）CMT 1A 型：周围神经髓鞘蛋白 22 基因［peripheral myelin protein 22（PMP22）gene，其基因位点在 17p11.2］是 CMT 1A 型的致病基因，60%～90% 为基因片段重复所致[30]。其表型特征包括发病隐匿，病程发展缓慢，通常在 10 岁左右出现下肢远端肌肉萎缩及肌力减弱，腱反射消失，皮肤感觉减退。由于胫前肌、腓骨短肌萎缩及肌力减弱，以及足内在肌的肌力减弱，进而产生跨阈步态、高弓足或高弓内翻足。

2）CMT 1B 型：致病基因位于 1q22.23，髓鞘蛋白零基因点突变引发 CMT 1B 型。髓鞘蛋白零既存在于施万细胞，也广泛分布于髓鞘纤维，是维持神经纤维髓鞘的结构和功能必不可少的蛋白[31]。其表型特征是发病年龄延迟（介于 10～20 岁），而周围神经病变的临床表现更为严重，相似于 德热里纳–索塔斯病，或有瞳孔活动异常和耳聋[25,32]。

3）CMT1 型的其他亚型更为罕见，例如脂多糖诱导肿瘤坏死因子 –α 因子基因突变［lipopolysaccharide induced tumor necrosis factor-alpha factor（LITAF）gene，其基因位点在 16p13］和早期生长反应基因突变［early growth response 2（EGR2）gene，其基因位点在 10q21.1 – q22.1］，分别引发 CMT 1 型 C 和 CMT 1D 型两个亚型[19]。

（2）CMT 2 型：该型也是常染色体显性遗传，约占 CMT 20%。CMT 2 型可分为若干亚型，其中 CMT 2A 型是 CMT 2 型中最常见的亚型，约占 CMT 2 型病例的 50%[25,33,34]。

1）CMT 2A 型：致病基因为 MFN2 基因[线粒体融合蛋白 2 基因（mitofusin 2，MFN2 gene，其位点在 1p36.22）]。MFN2 基因编码线粒体融合蛋白，该蛋白是大分子跨膜鸟苷三磷酸酶，位于线粒体膜外，具有促进膜融合，维持轴突线粒体形态的作用，在脊髓、肌肉、心脏和周围神经都有广泛表达，在细胞内依附在线粒体膜外 C- 终端域，调节线粒体网格状结构[1,21,36]。CMT 2 型 A 具有高度异质性，其外显率也具有很大的差异，通常可分为早发型和迟发型 2 种类型。某些伴有中枢神经病变、视神经萎缩、震颤和偏头痛。通常表现肢体严重肌肉萎缩，但触诊检查却没有神经肥大和增粗的体征[41-44]。

2）CMT 2B 型：致病基因位于 3q13-q22，编码 Ras 相关蛋白 7（RAB7）基因错义突变，产生膝关节平面远端的肌肉萎缩，但其感觉缺失更为严重，可导致小腿溃疡和软组织坏死，严重者则需要截肢或截趾，又称溃疡-毁损性神经病变（ulcero-mutilating neuropathies）[38,39,45,46]。

3）CMT 2C 型：致病基因位于 12q24.11-12q24.21，编码区瞬时受体电位香草酸通道（transient receptor potential vanilloid 4，TRPV4）基因杂合错义突变，产生以下肢、膈肌和咽喉肌肉减弱为主要特征[40]。除了下肢及足部肌肉萎缩之外，Landouré 在 2 个家系发现 CMT 2 型 C 16 例，其中 14 例有声带麻痹，10 例有双侧感觉神经性耳聋[47]。发病年龄与声带麻痹瘫痪有较强的相关性，通常在 2～5 岁（2～44 岁）。但是，CMT 2 型其他亚型更为罕见[29,48]。

（3）中间型 CMT（DI-CMT）：由于周围神经组织学检查兼有神经纤维脱髓鞘和轴突变性 2 种病理改变，运动神经传导速度介于 25～45 m/s，并具有常染色体遗传特征。因为既不同于 CMT 1 型，也不能归类于 CMT 2 型。Davis 于 1978 年将其命名为常染色体遗传中间型 CMT[49]。某些学者提出尺神经复合运动电位＞0.5 mV、神经传导速度＜38 m/s 者，应该视为脱髓鞘病变，而复合运动电位（CMAP）＞0.5 mV、神经传导速度介于 38～45 m/s 者，方可确定为中间型 CMT[50]。中间型 CMT 相对少见，其发病率约占各种类型 CMT 的 2.9% 和 15.6%[51]。目前已知，除了早期确定的常染色体显性遗传 CMT，还包括 X 连锁 CMT（X-linked Charcot-Marie-Tooth disease，CMT X 型）和常染色体隐性遗传 CMT 病（RI-CMT）。

1）CMT X 型：约占各种类型 CMT 的 10%，已经确定有 5 个表型，其中 CMT 病 X 型 1 最为多见，致病基因位于 Xq13.1，编码连接蛋白 32（connexin32）的 GJB1（gap junction protein beta 1，GJB1）基因点突变或整个编码序列缺失，产生 CMT X 型。临床特征包括进行性下肢肌肉萎缩及肌力减弱，腱反射消失，但感觉异常却有所不同。男性病例通常有中度或严重受累，而杂合子女性通常没有临床症状[52]。

2）DI-CMT：已经确定 6 个基因位点和 5 个致病基因，也被分为若干个亚型[53]。DI-CMT A 型，致病基因位于 10q24-q25.1，其表型特征包括肢体远端肌肉萎缩、轻度感觉减退和腱反射消失，神经传导速度介于 25 ～45 m/s，但病程发展缓慢。DI-CMT B 型，致病基因位于 19p12-p13.2，是编码动力蛋白 2（dynamins，DNM2）基因突变所致。动力蛋白是 GTP 结合蛋白（GTP-binding protein），参与细胞吞噬和游走活动。此型患者通常在 10～20 岁期间出现典型的腓骨肌萎缩，病程发展更为缓慢，神经传导速度介于 24～54 m/s。DI-CMT C 型，致病基因位于 1p34-p35，编码酪氨酰 -tRNA 合成酶（tyrosyl-tRNA synthetase）基因突变所致。其表型分为早发型（10 岁左右）和迟发型（＞18 岁），趾短伸肌萎缩和足背伸肌肌力减弱为早期体征，另有 50% 存在下肢和上肢远端肌肉萎缩；神经传导速度介于 24.7～57.8 m/s。神经肌肉病变缓慢加重，抑或相对稳定，因此预后良好[42]。

3）RI-CMT：目前已知 RI-CMT 有 3 种表型，致病基因位于 8q21.11。神经节苷脂诱导分化相关蛋白（ganglioside-induced differentiation associated protein，GDAP）基因突变，所产生的中间型 CMT，定义为 RI-CMT A 型[25]。临床特征包括发病年龄＜ 7 岁，下肢远端进行性肌肉萎缩及肌力减退，腱反射消失，神经传导速度介于 37.5～38.7 m/s，严重者甚至不能独立行走[42]。RI-CMT B 型的致病基因位于 16q23.1，是赖氨酸 -tRNA 合成酶（Kars）基因［lysyl-tRNA synthetase（KARS）gene］突变所致。其表型特征包括正中神经和尺神经传导速度分为 39.5 m/s 和 30.6 m/s ，复合肌肉动作电位约为 0.5 mV；运动功能发育迟缓，自虐行为，以及前庭神经鞘瘤[50]。RI-CMT C 型的致病基因位于 1p36.31，是编码 PLEKHG5（Pleckstrin homology domain-containing，family G member 5，PLEKHG5）基因突变所致。其表型以 19～50 岁期间发病，下肢远端和上肢肌肉萎缩，腱反射消失，下肢远端感觉减退，以及足部畸形为特征[43]。

（4）CMT 4 型：本病是常染色体隐性遗传，临床非常少见。Dubourg 在 282 例中证实 11 个家族是常染色体隐性遗传（4%）[44]。根据致病基因，CMT 4 型可分为若干亚型。

1）CMT 4A 型：是 CMT 4 型中最常见的亚型。致病基因定位于 8q21，是神经节苷脂诱导分化相关蛋白 1 基因（ganglioside-induced differentiation associated protein 1 gene，GDAP1）突变所致[45]。此型是一种早发型严重类型病变，通常在 2 岁之前发病，肢体远端肌肉萎缩和肌力减弱，病程发展迅速，通常在 10 岁之后累及肢体近端肌肉，多数病例依赖轮椅生活。部分病例出现声带麻痹而产生发音嘶哑。神经生理学揭示神经传导速度介于脱髓鞘和轴突变性之间，正中神经传导速度＞ 40 m/s[46,54]。

2）CMT 4B 型：又可分为 B1 和 B2 两个亚型。肌微管相关蛋白 2 基因（MTMR2，myotubularin-related protein 2 gene，其基因位点在 11q23）突变，引发 CMT 定义为 CMT 4 型 B1，而为肌微管相关蛋白 13（myotubularin-related protein 13，其基因位点在 11p15）编码的集落结合因子 -2（Sbf2）基因突变，则定义为 CMT 4 B2 型[45]。前者在幼儿期发病，除了严重的下肢肌肉萎缩，还有脑神经受累而产生声带和膈肌麻痹，可能在 10 岁之后丧失独立行走功能[55]。CMT 4 B2 型则以幼年和青春期发病（4～13 岁），临床特征相似于 CMT 1 型，正中神经传导速度＜ 20 m/s。

3）CMT 4C 型：致病基因定位于 5q23-q33，KIAA1985 基因可能是致病基因。临床表现为早发型脊柱侧凸，行走延迟，下肢肌肉萎缩和肌力减弱，腱反射消失，感觉减退，高弓足畸形[56]。

3. 病理与生理学 病理生理学改变包括周围神经形态改变、电生理异常和继发性肌肉萎缩。正如前节所述，依照致病基因与相应的表型，CMT 可分成 4 类及其若干亚型，但从病理形态学界定，本病只有神经纤维髓鞘脱失和轴突（神经纤维）变性 2 种基本病理改变[56,57]。轴突是神经元发出的细长突起，也称为神经纤维，髓鞘则是施万细胞（Schwann cells）胞膜相互融合，螺旋式围绕轴突形成的板层结构（图 6-99）。髓鞘具有间断性缺失特征，缺失部分称为郎飞绞窄或郎飞结（Ranvier node），而两个绞窄之间称结间节（interannular segment）。髓鞘具有保持相邻的轴突之间的电气绝缘，以避免相互干扰；形成跳跃式传导机制，以加速动作电位的传递；引导损伤后的轴突再生。神经纤维脱髓鞘和施万细胞增殖（图 6-100），是 CMT 1 型的典型病理学特征，前者以髓鞘密度明显减低为基本病理改变，而施万细胞增殖形成圆葱样（onion bulbs）层状结构，则是广泛性脱髓鞘所引发的髓鞘再生现象[50,58,59]。轴突变性是产生

CMT 2 型的病理改变，粗大有髓鞘轴突（直径＞ 7 mm）减少，通常与细小有髓鞘轴突（直径＜ 2 mm）增多并存，偶有簇状轴突再生和施万细胞增殖形成圆葱样分层结构（图 6–101）[57]。

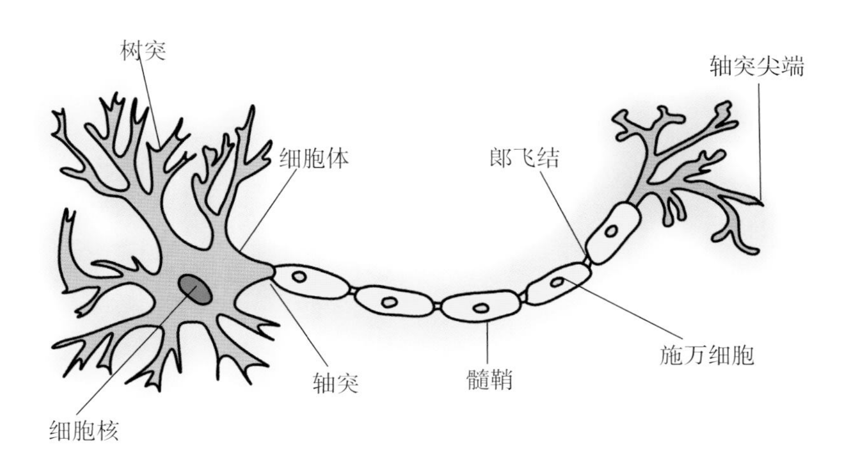

图 6–99　神经轴突、神经纤维和髓鞘的示意图

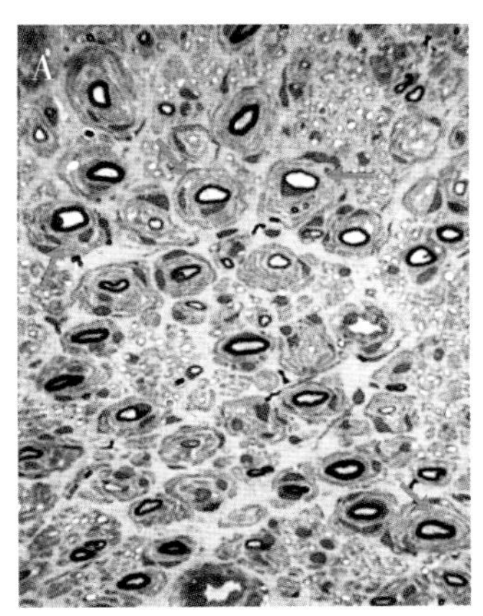

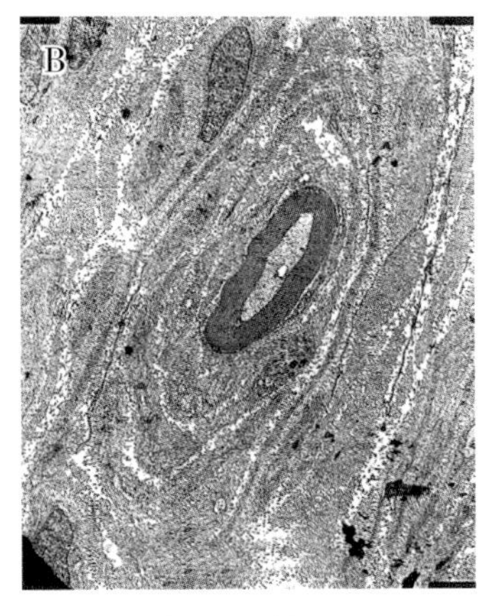

图 6–100　CMT 1 型的典型病理学特征

A. 腓肠神经半薄切片（横断面，×100，甲苯胺染色）显示髓鞘密度减低至（1350 ~ 2640）/ mm^2［正常值为（6000 ~ 10000）/ mm^2］，圆葱样结构形成（↑）；B. 电子显微镜观察（横断面，×4000），可见施万细胞围绕有髓鞘神经纤维，形成多层同心圆结构。

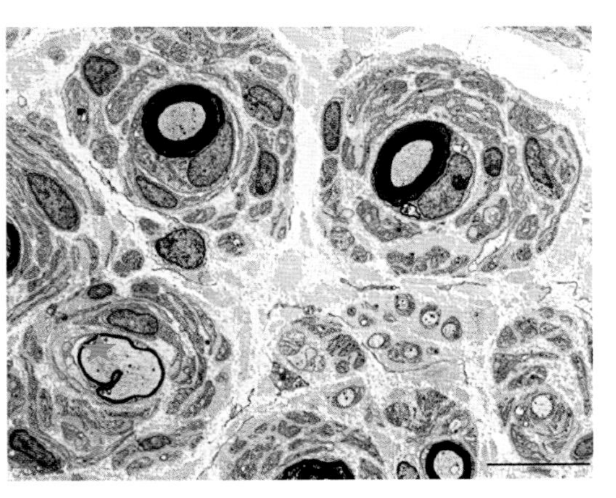

图 6–101　电子显微镜观察腓肠神经（横切面）

显示增殖的施万细胞螺旋式围绕有髓鞘神经纤维，形成圆葱样分层结构，其中髓鞘相对于轴突则明显变薄（★）。

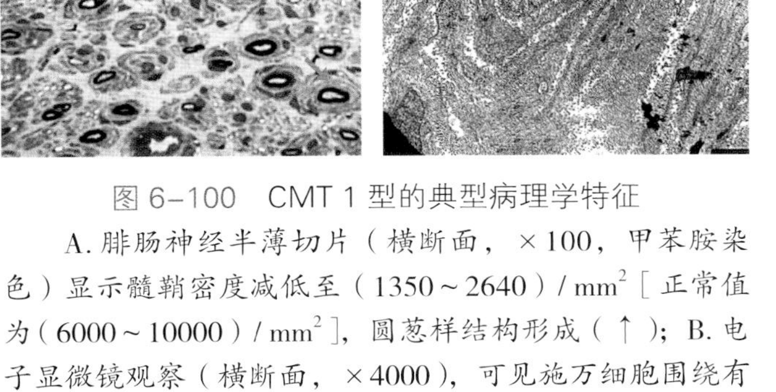

多数神经束内有聚集的施万细胞，其周围有致密的胶原组织沉积[54,60,61]。Calvo 描述正常细长或管状的线粒体被圆形或球形线粒体所替代，并沿着纵向切面向轴突周围集聚，则是活跃性轴突变性的病理特征（图 6–102、图 6–103）[37]。除了上述神经纤维脱髓鞘和轴突变性之外，某些病例神经组织学检查，还发现兼有神经纤维脱髓鞘和轴突变性两种病理改变，其神经传导速度介于 25 ~ 45 m/s，并具有常染色体遗传特征[11,32,35]。Davis 于 1978 年将其命名为常染色体遗传中间型 CMT[49]。

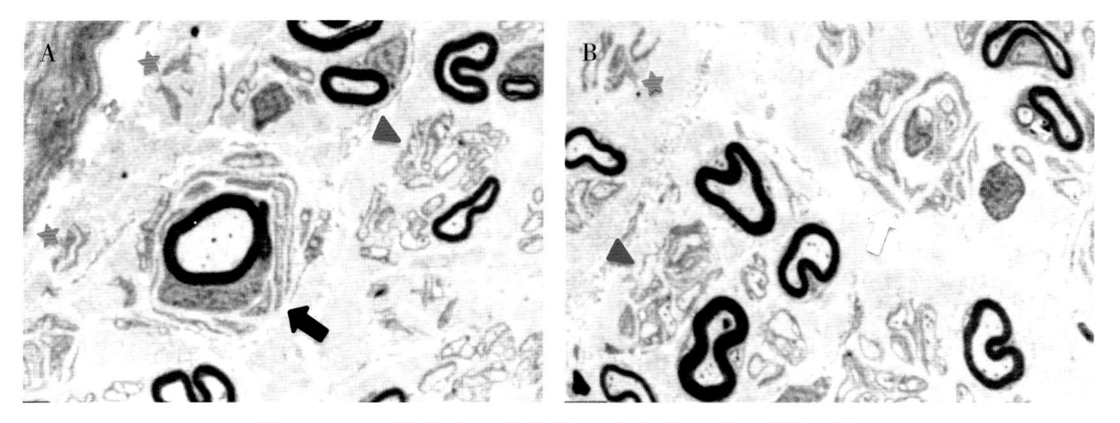

图 6-102　低倍电子显微镜观察腓肠神经（横切面）

可见保留的有髓鞘纤维为细小的轴突，偶见施万细胞围绕有髓鞘轴突（黑色箭号）和无髓鞘轴突（白色箭号），形成圆葱样分层结构。同时可见簇状轴突再生（▲），另有施万细胞集聚在胶原组织，但其中并无神经轴突（★）。

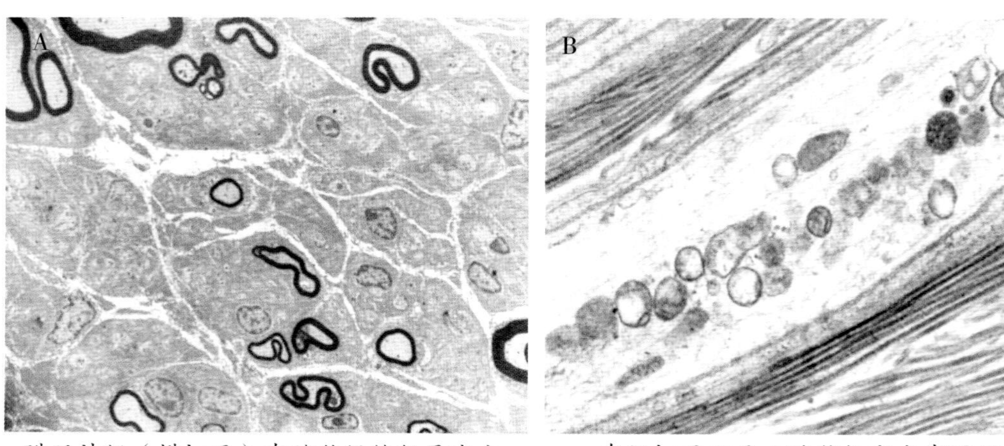

腓肠神经（横切面）有髓鞘纤维数量减少　　在纵切面可见无髓鞘轴突内有圆形线粒体聚集

图 6-103　电子显微镜观察显示

周围神经电生理学改变包括运动神经传导速度（motor nerve conduction velocity，MNCV）和复合运动动作电位（compound motor action potential，CMAP）的异常[11,62]。运动神经传导速度与周围神经病理改变有着密切的相关性，因此，了解传导速度的改变有助于理解本病的病理生理学改变。

Harding 和 Thomas 早在 1980 年，将神经传导速度作为区别脱髓鞘和轴突变性的指标[11]。正常正中神经和尺神经传导速度＞ 50 m/s，而腓神经传导速度＞ 41 m/s[62]。将上肢运动神经传导速度 38 m/s 作为区别脱髓鞘病变和轴突病变的截断值（cut-off value），是目前普遍被接受的标准[63,64]。多数病例因腓总神经和胫神经的严重病变，而不能测出其传导速度或复合运动动作电位，因此，将上肢正中神经或尺神经作为测定电生理改变的常规部位。当上肢运动神经传导速度＜ 38 m/s 时，作为诊断脱髓鞘病变的参数，而上肢运动神经传导速度＞ 38 m/s，则作为诊断轴突变性的参数[65]。第 3 种类型为中间型，因为病理学兼有脱髓鞘和轴突变性两种改变，其神经传导速度介于 25 ~ 45 m/s[50,51]。

某些临床研究证明，神经传导速度具有完全的外显率，即使在患儿 1 岁左右便可测定出正常还是异常，而且保持终身稳定，但是与患者残疾程度没有相关性[65-67]。复合运动动作电位（compound motor action potential，CMAP）和感觉动作电位（sensory action potentials，SAPs）波幅下降，是轴突变性的间接证据。一般认为正中神经（正常值≥ 5 mV）、尺神经（正常≥ 6 mV）、腓总神经（正常≥ 3 mV）运动动作电位和桡神经感觉动作电位（正常值≥ 15 μV）下降 50% 时，才具有诊断意义。此项检查主要用于判断疾病稳定还是缓慢加重，并未广泛地用于临床诊断[68,69]。

影像学检查是识别肌肉萎缩范围和严重程度的可靠方法。骨骼肌失去正常神经支配，必将发生肌肉萎缩及肌力减退，此种继发性肌肉萎缩也是 CMT 的重要病理改变之一。为了确定肌肉萎缩的数量和范围，某些学者选择 CT 扫描和 MRI 扫描的影像学方法，开展临床病理学研究[70-72,75]。

Price 早在 1993 年尝试应用 CT 扫描，识别小腿肌肉萎缩的数量及范围，发现足部蚓状肌和骨间肌最早出现萎缩性改变，其后才出现足部外在肌萎缩，因而提出 P 型和 T 型概念，前者以腓总神经支配的肌肉萎缩为主，而后者则以胫神经支配的肌肉萎缩为特征[70]。

某些学者相信 MRI 扫描是确定和评价神经源性肌肉病变的理想方法。正常骨骼肌在 MRI 扫描各种序列，都表现为中等信号或低信号。一旦在 MRI 扫描 T_2 加权图像显示肌肉组织为高信号，则可能是肌肉水肿、横纹肌溶解、失神经肌肉病变，或者是肌肉营养不良或炎性肌肉疾病。无论哪种病因引发的肌肉萎缩，都具有特征性 MRI 表现（脂肪浸润和肌肉水肿），尤其是 MRI 扫描 T1 加权图像，有助于识别高信号的脂肪组织，因为肌肉萎缩与脂肪浸润存在偶联关系[72,75]。

Chung[73] 借鉴 Goutallier[74] 关于 CT 评价肌肉脂肪变性的方法，将 MRI 扫描显示的脂肪浸润程度分为 0～4 级：0 级，没有脂肪浸润；1 级，有条纹状浸润；2 级，脂肪替代较少部分肌肉；3 级，脂肪与肌肉比例相当；4 级，脂肪替代大部分肌肉。

Gallardo[75] 描述 11 例 CMT 1A 型病例的 MRI 扫描表现，6 例表现足内在肌脂肪浸润主要累及蚓状肌，而小腿 4 个肌间室内肌肉都保持正常（图 6-104）；另 5 例除了足部内在肌有脂肪浸润外，小腿前侧肌间室、外侧肌间室和后侧浅层肌间室内都有程度不同的脂肪浸润，远端受累通常比近端更为严重，但后侧深层肌间室内肌肉却保持正常（图 6-105）。即使没有临床症状者，MRI 扫描也能显示存在脂肪浸润。该作者由此做出下述结论：临床与 MRI 扫描显示下肢肌肉萎缩类型与临床症状具有异质性。CMT 1A 型早期症状较轻时，以选择性足部内在肌萎缩为特征，但随着病程的发展，足部内在肌萎缩通常合并小腿肌肉萎缩。

Chung[73] 曾经对 39 例 CMT 1A 型和 21 例 CMT 2A 型进行 MRI 扫描检查，比较两者在影像学与临床特征的相关性。该作者发现 CMT 1A 型选择性累及小腿前侧和外侧肌间室（图 6-106、图 6-107），但 CMT 2A 型却更倾向于累及后侧浅层肌间室（图 6-108）。早发型 CMT 2A 型比迟发型的脂肪浸润通常更为严重，后者以比目鱼肌最早受累为特征，而且比其他肌肉更为严重（图 6-109）。选择性足部内在肌脂肪浸润是轻型 CMT 1A 型和 CMT 2A 型的共同特征。CMT 1A 型以累及腓神经支配的肌肉脂肪浸润为主（所谓 P 型），而 CMT 2A 型则以累及胫后神经支配小腿后方浅层肌肉出现脂肪浸润（所谓 T 型）。

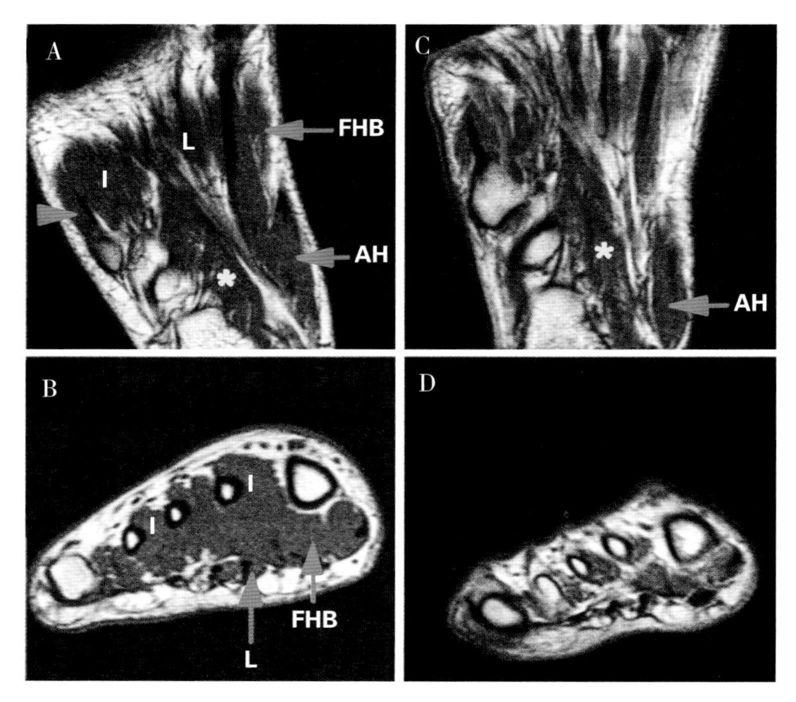

图 6-104　MRI 扫描 T_1 加权的轴位和冠状位足部内在肌的图像

A. 正常对照轴位扫描可显示正常蚓状肌（L）、拇趾外展肌（AH）、趾屈短肌（＊）、骨间肌（I）、拇短屈肌（FHB）；B. 正常对照冠状位图像，显示蚓状肌（L）、拇趾外展肌（AH）、趾屈短肌（＊）、骨间肌（I）、拇短屈肌（FHB）；C. 17 岁 CMT 1 型（2 岁发病）病例，表现蚓状肌（L）、拇短屈肌（FHB）、骨间肌（I）部分脂肪浸润，但拇趾外展肌（AH）和拇短屈肌（FHB）相对正常；D. 41 岁罹患 CMT 1 型（12 岁发病）病例，所有的足部内在肌都被脂肪组织所替代。

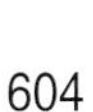

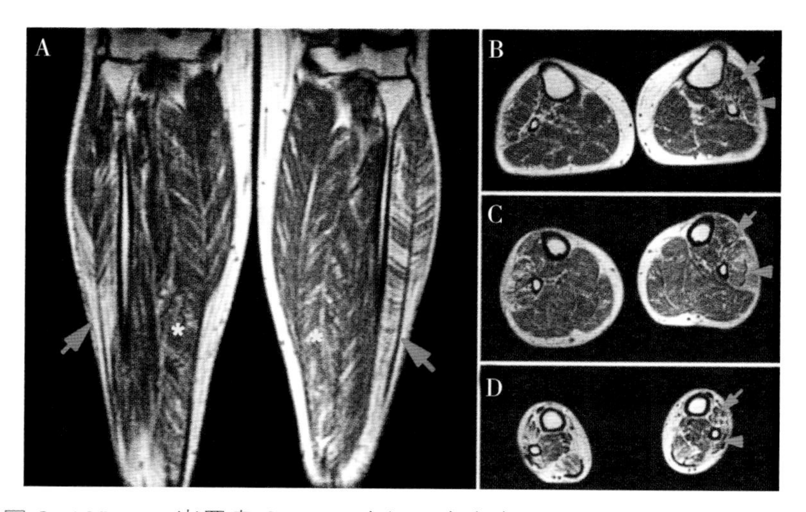

图 6-105　41 岁罹患 CMT 1 型（12 岁发病）MRI 扫描 T_1 加权图像

小腿冠状位图像显示腓骨长肌及短肌有条纹形脂肪浸润，其远端更为明显（↑），而远端比目鱼肌只有轻度异常信号（＊，A）；小腿近端（B）、中段（C）和远端（D）轴位小腿图像，显示前侧（↑）和外侧肌间室（箭头）有脂肪浸润，其远端甚于中段。在小腿远端层面，比目鱼肌也有脂肪浸润，但后侧深层肌间室内肌肉却保持正常。

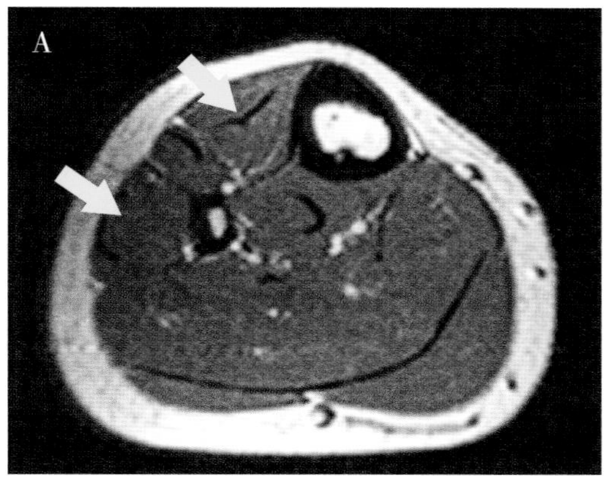

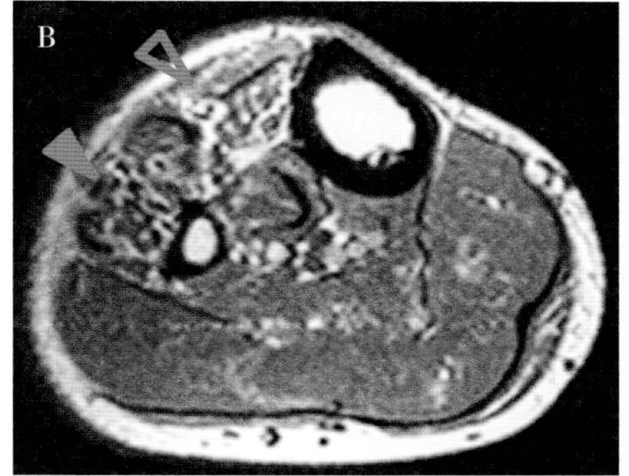

图 6-106 CMT 的 MRI 扫描表现

A.12 岁儿童（CMT 1A 型）小腿 MRI 扫描 T_1 加权图像，并没有显示脂肪浸润；B. 其父亲 46 岁（CMT 1A 型）小腿 T_1 加权扫描图像，却显示前侧和外侧 2 个肌间室肌有脂肪浸润。

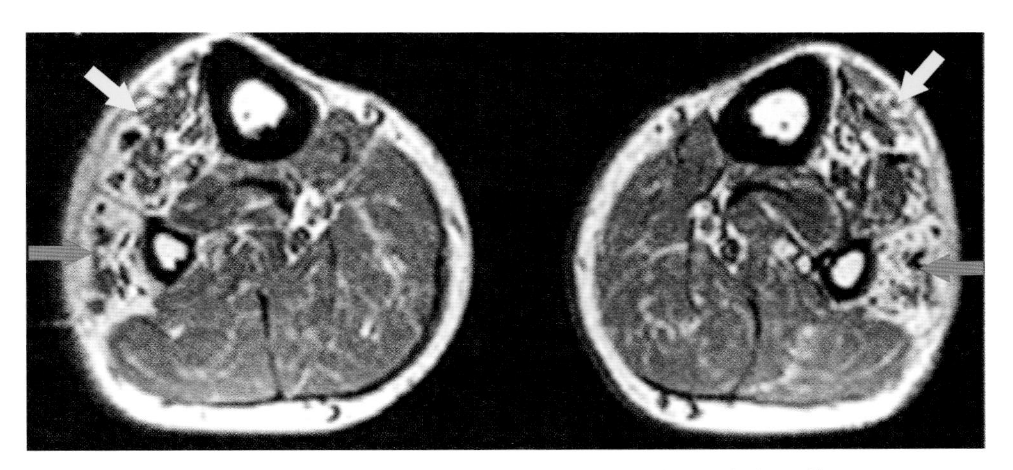

图 6-107 53 岁 CMT 1A 型小腿 MRI 扫描 T_1 加权图像

显示双侧小腿前方和外侧 2 个肌间室肌群有脂肪浸润。

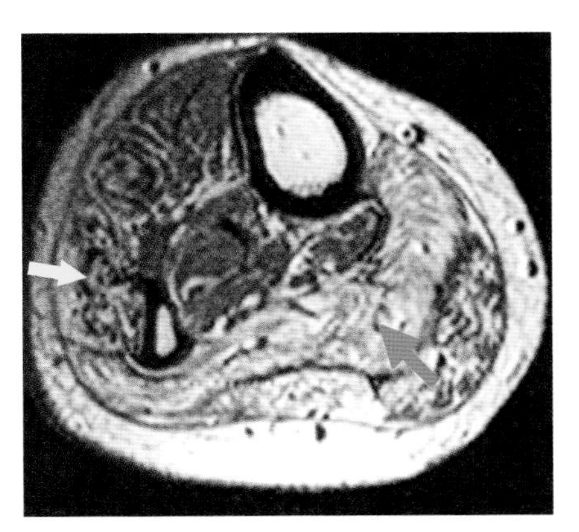

图 6-108 39 岁罹患 CMT 2A 型 MRI 扫描 T_1 加权图像

显示小腿后侧浅层肌间室肌肉被脂肪所替代（箭号），而外侧肌间室只有轻度脂肪浸润。

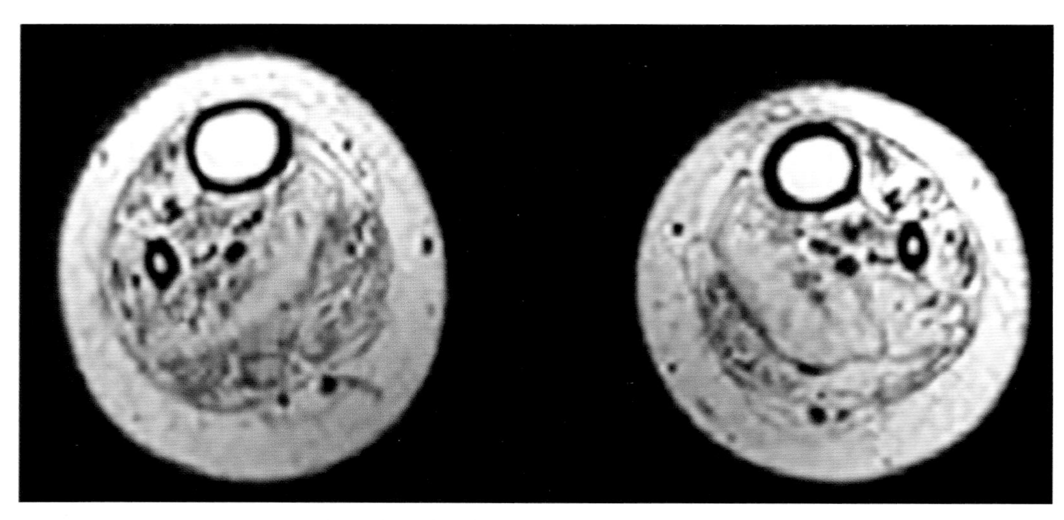

图 6-109　14 岁儿童早发型 CMT 2A 型小腿 MRI 扫描 T_1 加权图像
显示 4 个肌间室肌群均有脂肪浸润。

4. 临床特征与诊断　本病以下肢远端肌肉萎缩，感觉丧失，腱反射消失，行走困难和足部畸形为典型特征[76,77]。然而，本病是多种致病基因引发的多种类型的神经肌肉病变，病因异质性必将产生迥异不同的表型特征，例如发病年龄、受累肢体的数量、功能障碍的严重程度，以及病程发展速度诸多方面，在不同类型，甚至在同一类型的个体之间，都存在很明显的差异[78]。值得强调的是，神经电生理检查，特别运动神经传导速度和复合运动动作电位参数，既是诊断本病的必要条件，也是临床分型的标准之一，因此，将临床特征与神经电生理检查结果综合考虑，方能做出临床诊断与分型[64,65,79]。

基于上述原因，本节只对常见的 CMT 1A 型和 CMT 2 型的临床特征与其神经电生理改变，分别予以描述。

（1）CMT 1A 型：

1）临床症状与体征：①发病年龄通常在 10 岁左右，约有 75% 病例在 10 岁之前出现临床症状，但其发病年龄可介于 2～76 岁。②步态笨拙和跑步困难，是下肢远端肌力减弱所产生的初始症状。③部分病例可能出现小腿肌肉痉挛，或小腿及足部刺痛、麻木、烧灼样疼痛等感觉异常[80,81]。④约有 1/2 病例因为足部内在肌萎缩与足部外在肌的肌力失衡，产生高弓足或高弓内翻足、爪形足趾畸形[23,75]或扁平外翻足[81]。⑤约有 2/3 病例出现手部肌力减弱，严重者有爪状指畸形[82]。

2）临床检查：通常分为周围神经功能检查和矫形外科评价。

①周围神经功能检查主要包括：

a. 确定下肢肌肉萎缩和肌力减弱的分布，通常累及胫前肌、腓骨短肌，以及趾短伸肌和拇趾外展肌等足内在肌（图 6-110）。部分病例小腿因为肌肉严重萎缩产生倒置香槟酒瓶样外观（图 6-111），另有少数病例也有手内在肌萎缩（图 6-112）[75,82]。如果患者不能完成足跟负重站立动作，表明足背伸肌肌力明显减弱（图 6-113）；反之，患者不能完成足趾负重站立，则是比目鱼肌肌力减弱的可靠体征[73]。

b. 腱反射消失：Jose[83]指出髌腱和跟腱反射可完全消失。

c. 痛觉减退并不明显，震动觉通常完全消失，但关节位置觉则保持正常[82]。

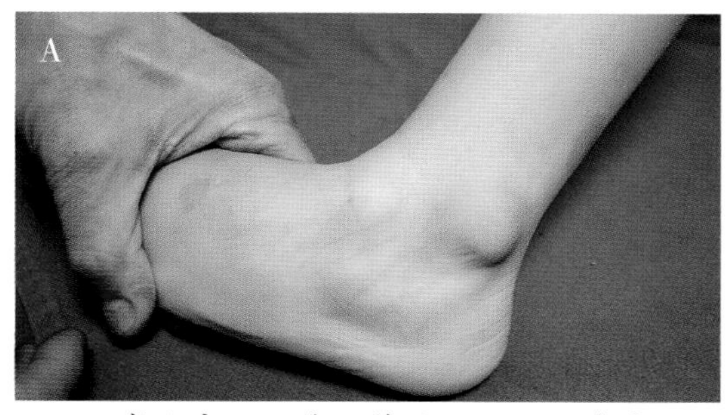
A.2 岁儿童趾短伸肌萎缩而显示足背扁平

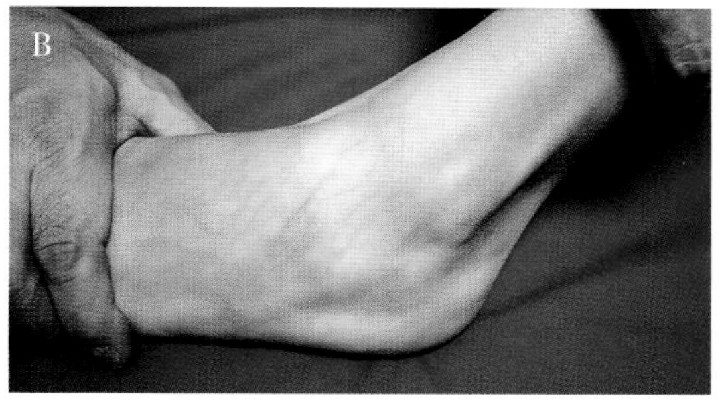
B. 与图 A 比较，13 岁儿童趾短伸肌严重萎缩

图 6-110　趾短伸肌萎缩

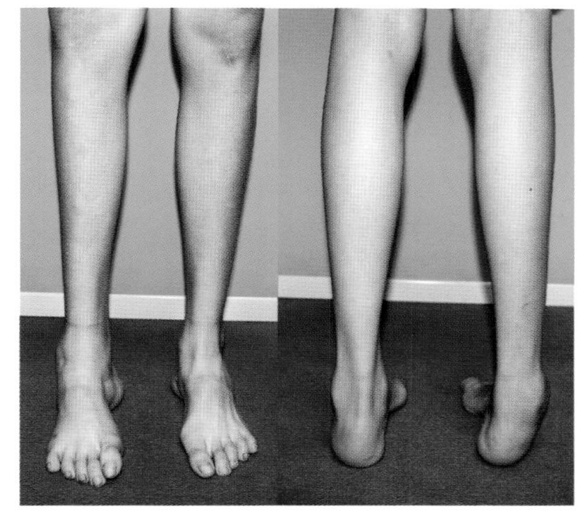
图 6-111　17 岁 CMT 1A 型的下肢大体照
显示双侧腓骨肌萎缩、高弓足和爪形趾畸形。

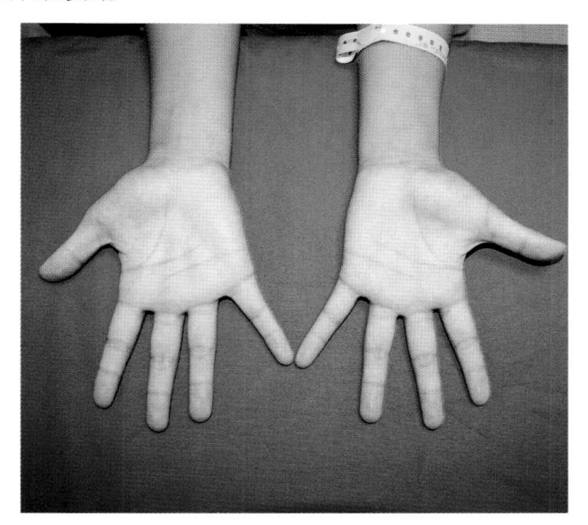
图 6-112　双手鱼际肌和骨间肌萎缩的大体照

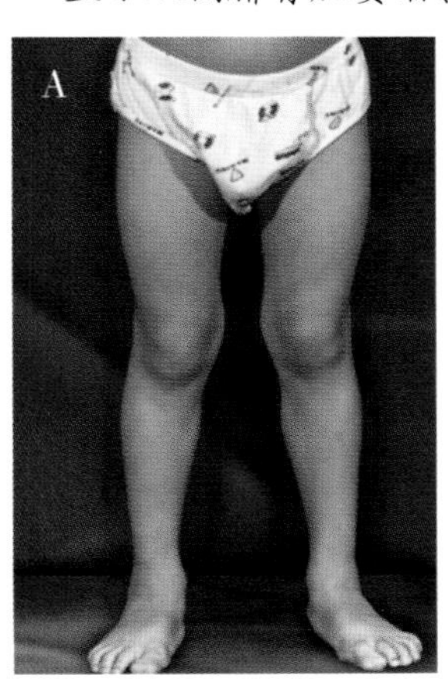
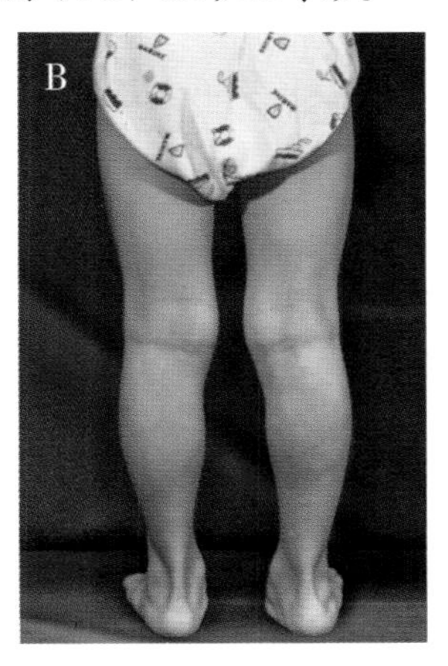
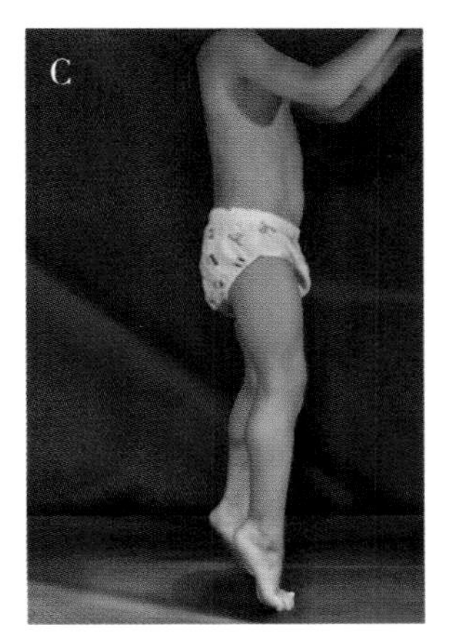
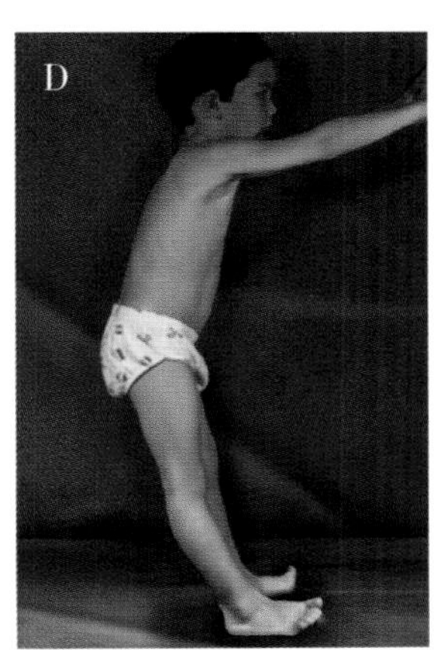
图 6-113　5 岁 CMT 儿童双下肢受累
A. 既无腓骨肌萎缩也没有爪形趾；B. 跟腱突出；C. 足趾负重站立毫无困难；D. 不能足跟负重站立，并出现动态性爪形趾。

d. 周围神经触诊检查可发现 50% 病例有耳大神经、尺神经、腓总神经，桡神经浅支肥大（图 6-114）[82,83]。

②矫形外科评价主要包括：

a. 足部是本病重点检查的部位，多数病例出现高弓内翻足或高弓内翻足畸形（图 6-115），是本病的重要特征。Wines[23] 描述一组 CMT 中有 52 例（104 足）高弓足和高弓

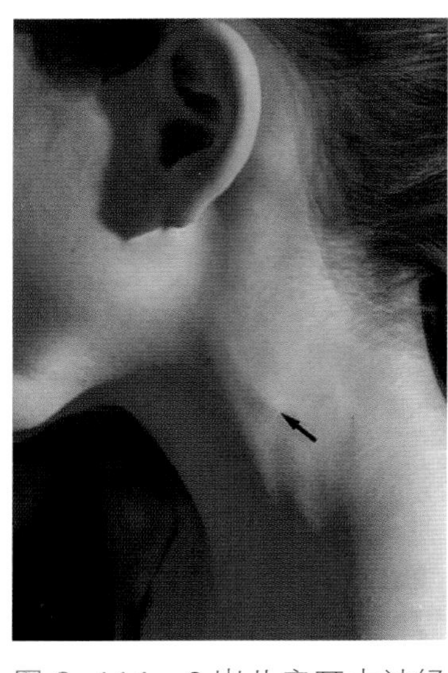

图 6-114　6 岁儿童耳大神经增粗（箭头）

1 岁检查时发现下肢腱反射消失，耳大神经增粗。

内翻足，其中 32 例诊断为 CMT 1A 型。在 32 例 64 足中，46 足（72%）高弓内翻足、8 足（13%）扁平外翻足，只有 10 足（16%）正常。发病年龄平均为 6 岁 11 个月（介于 7 月龄至 15 岁 11 个月）。Nagai[81] 描述一组 148 例儿童双侧高弓内翻足，平均年龄 10 岁（3～18 岁），男性和女性分别为 90 例和 58 例。116 例（78%）诊断为 CMT，其中 88 例（76%）诊断为 CMT 1 型，27 例（23%）诊断为 CMT 2 型。患者通常以步态不稳定、跖骨头下方和第五跖骨基底疼痛为主诉。足内在肌力减弱和足外在肌力失去平衡，是产生高弓足或高弓内翻足的原因[81,84]。首先，足部内在肌、胫前肌和腓骨短肌发生肌肉萎缩及肌力减弱，而趾长伸肌、腓骨长肌和胫后肌等拮抗肌仍然保留较强的肌力，导致足部内侧纵弓升高；其次，肌力相对较强的腓骨长肌超过肌力减弱的胫前肌，产生第 1 列跖骨跖屈活动增加；再次，因为腓骨短肌肌力减弱，允许肌力较强的胫后肌具有更大的力学优势，进而导致后足内翻[23,81,85]。在初始阶段，前足跖屈和后足内翻具有柔韧性，如未予以及时治疗，必将演变为僵硬性畸形。第一跖骨头抬高试验（Kellikian 试验）和 Coleman 木块试验，是评价柔韧型跖骨跖屈和后足内翻的常用方法[84]。

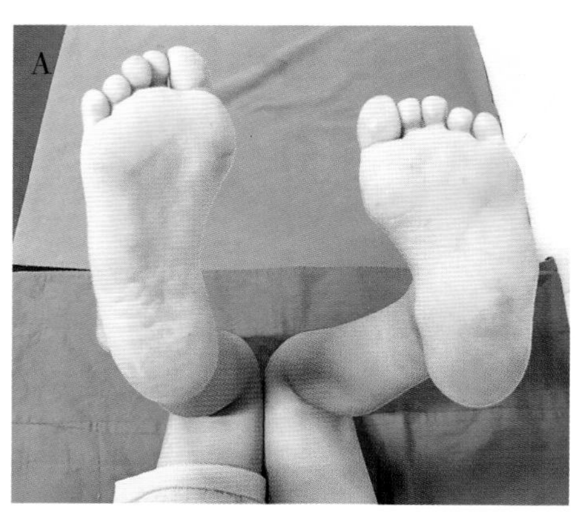

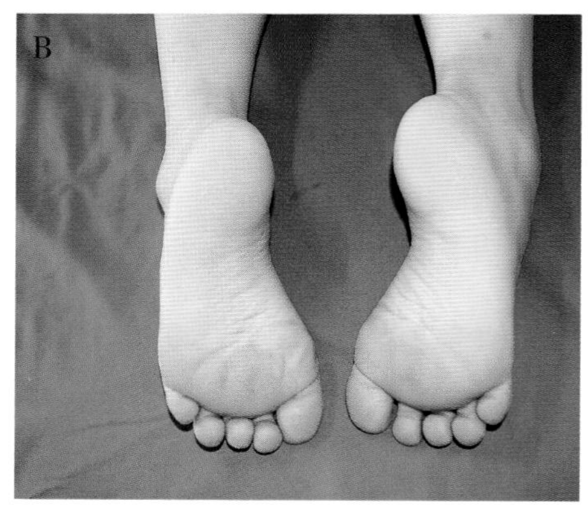

图 6-115　CMT 的高弓内翻足大体照

A. 图 6-113 儿童 6 岁时开始出现高弓足，可见拇趾外展肌萎缩；B. 13 岁时出现明显的高弓内翻足，拇趾外展肌萎缩，以及足底外侧缘有胼胝体。

在实施手术治疗之前，应该常规摄取负重时足正位和侧位 X 线片，测量前足、中足和后足解剖轴线的改变（图 6-116）[86]。扁平外翻足相当少见（图 6-117）[23,87,88]。Wines[23] 报道 32 例 CMT 1A 型，72% 病例表现为高弓内翻足，13% 表现为扁平外翻足。Burns[88] 描述一组 CMT 1A 型 81 例，年龄平均 8.5 岁（2～16 岁），男性与女性分别为 47 例和 34 例。该作者发现高弓足与扁平外翻足的发生率，与患儿年龄有着密切的关联。高弓足发生率随着年龄增加而增高，即儿童早期（6～10 岁）高弓足发生率为 11%，青春期儿童（11～17 岁）则增加至 62.5%，而扁平足却随着年龄增加而下降，即儿童早期（6～10 岁）发病率为 43%，青春期儿童（11～17 岁）则下降至 12%。尽管扁平足的发生机制尚未阐明，但该作者认为，足部内翻肌与外翻肌的肌力比值下降是主要因素，而普遍性关节松弛则是促发因素。

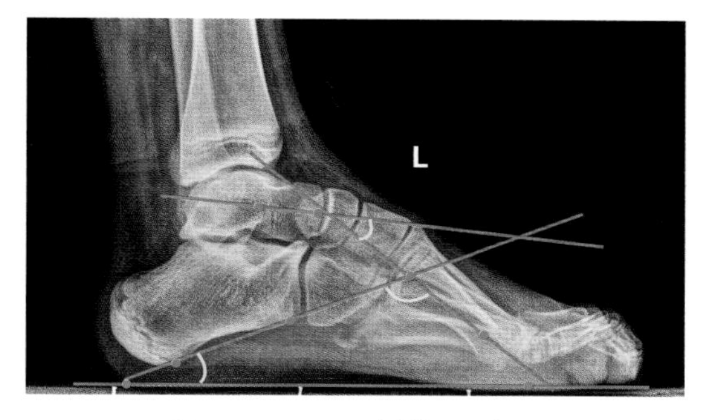

图 6-116　足侧位 X 线片

显示距骨-第一跖骨角、跟骨背伸角和跟骨-第一跖骨角增大。

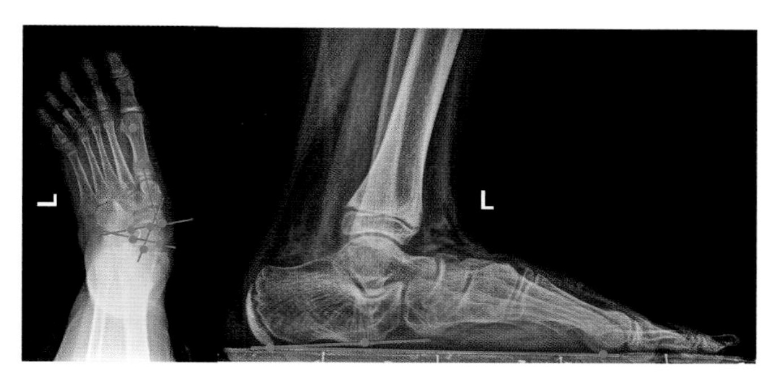

图 6-117　13 岁儿童左足正侧位 X 线片

扁平外翻足畸形，其左足正侧位 X 线片显示跟骨背伸角减少（侧位）和距骨-舟骨覆盖角增大（正位）。

b. 髋关节也可能受累。Kumar[89] 于 1985 年首次在 CMT 病例中发现 5 例髋关节发育不良，其中 4 例为 CMT 1 型，年龄介于 5～8 岁，但没有临床症状。Walker[90] 回顾性复习临床与神经电生理确定诊断为 CMT 1D 型病例的骨盆 X 线片，依照髋关节 CE 角＜ 20°、股骨颈干角＞ 147°、股骨头外移百分比（Reimer′s migration percentage）≥ 20°，作为髋关节发育不良的诊断标准，在 74 例中有 6 例（8.1%）髋关节发育不良，21 例（28.3%）髋关节发育异常。CMT 1 型产生髋关节发育不良的机制尚未阐明，Chan[91] 推测 CMT 的下肢肌肉萎缩和肌力减退向近端蔓延，引发髋关节外展肌群和伸肌肌力减弱，进而产生髋臼发育不良、股骨颈干角增大和前倾角增大（图 6-118）。Novais[92] 描述 19 例（年龄平均为 23 岁）CMT 1 型伴发髋关节发育不良。与 45 例（年龄平均为 22 岁）发育性髋关节脱位相比较，该作者发现 CMT 1 型者的髋臼 CE 角减少、髋臼前倾角和股骨颈干角增大，均比发育性髋关节脱位更为严重。

c. 脊柱受累比较多见[93-96]。Walker[94] 回顾性研究临床与神经电生理诊断为 CMT89 例脊柱 X 线检查，发现 37 例伴有脊柱畸形（30 例为 CMT 1 型）。其中脊柱侧凸 20 例（Cobb 角＞ 10°），脊柱侧凸合并后凸（kyphoscoliosis）畸形 14 例，脊柱后凸 3 例（Cobb 角＞ 40°）。脊柱畸形发生率为 42.5%，多为脊柱胸段畸形，并以女性多见。Horacek[95] 报道 CMT 发生脊柱畸形的发生率为 26%，CMT 1 型与 CMT 2 型各占 81% 与 19%。其中脊柱侧凸为 58%，脊柱侧凸合并后凸（图 6-119）为 31%，胸椎后凸为 11%。

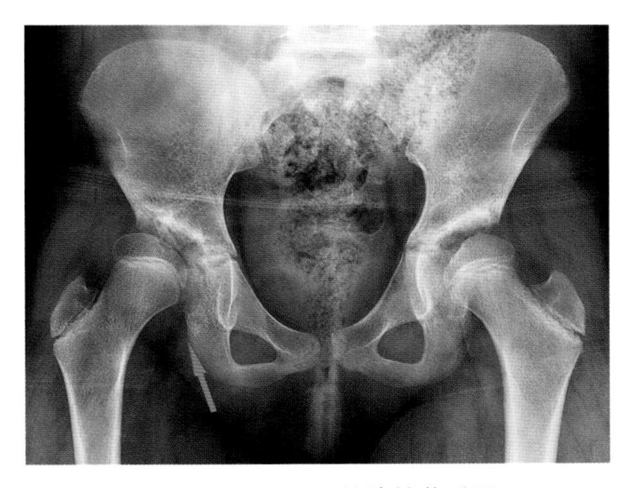

图 6-118　CMT 的髋关节受累

9 岁儿童诊断为 CMT 1 型。骨盆正位 X 线片显示右侧髋关节发育不良、髋关节半脱位和股骨颈干角增大。

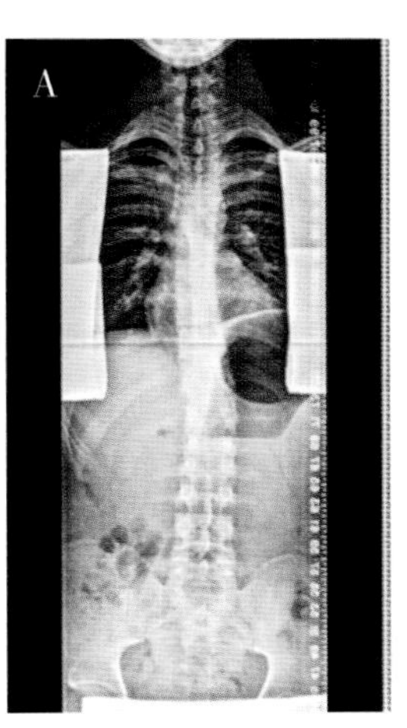

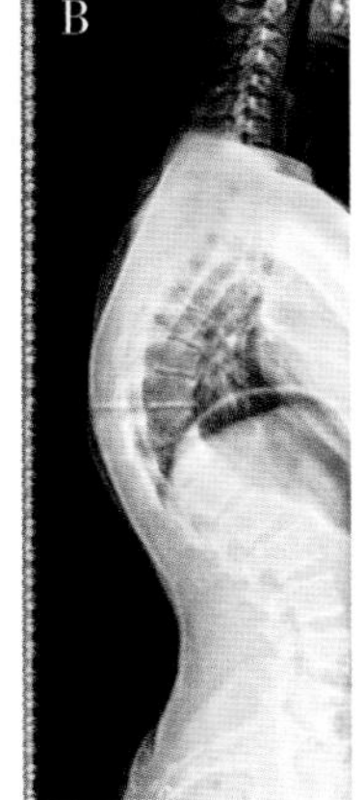

图 6-119　CMT 的脊柱受累

9 岁女性儿童诊断为 CMT 1 型，其站立时正侧位脊柱 X 线片，是胸腰段侧凸合并后凸畸形。

神经电生理检查是诊断本病的标准之一。常规神经电生理检查包括神经传导速度测定、复合运动动作电位和感觉动作电位测定，目前已被视为确定诊断和临床分型的标准，甚至具有替代神经活组织检查的作用。上肢正中神经（正常值＞50 m/s）和下肢腓神经传导速度（正常值＞41 m/s）＜38 m/s 时，是诊断 CMT 1 型的可靠参数。复合运动动作电位和感觉动作电位（sensory）通常保持正常，例如正中神经（正常值≥ 5 mV）、尺神经（正常≥ 6 mV）、腓总神经（正常≥ 3 mV）运动动作电位和桡神经感觉动作电位（正常值≥ 15 μV），都处于正常范围。

（2）CMT 2 型：

1）临床特征：①发病年龄与临床体征具有强烈的关联，但发病年龄相当宽泛。Bienfait[34] 报道 40 例年龄平均 20 岁（13～61 岁），而 Calvo 在一组 25 例中，21 例（84%）在 10 岁之前出现症状[37]。Ouvrier[98] 将 5 岁之前发病者，定义为早发型或严重型。②步态笨拙或行走困难为临床主要特征，特别是早发病例下肢肌肉萎缩呈现迅速加剧，约有 1/3 者需要使用踝足支具、拐杖或助行器，方可负重行走，通常在 20 岁左右丧失独立行走能力[97,98,99]。③小腿肌肉痉挛、肌肉疼痛，以及肌束震颤，是最常见的临床表现。④高弓足和爪形趾是足部比较常见畸形，因为有 20%～60% 病例因足内在肌萎缩和足外在肌的肌力失衡，产生高弓足和爪形趾畸形[23,97]。⑤手部肌力减弱见于 1/2 的病例，严重者有爪状指畸形[100]。

2）周围神经功能检查可发现下述异常：①下肢远端肌肉萎缩和肌力减退，主要累及胫前肌、腓骨短肌、腓肠肌、拇长伸肌和足部内在肌，约有 15% 表现为非对称性肌肉萎缩或肌力减弱。Buchthal[101] 在一组 36 例 CMT 2 型中，却发现 17% 病例有股四头肌肌力减弱。②手内在肌萎缩可累及 50% 的病例。③感觉异常以小腿痛觉、触觉减退和踝关节及跖趾关节位置觉丧失，另有 30% 病例有前臂痛觉和触觉减退。④腱反射与病理反射异常，以跟腱反射消失最为多见，而其他腱反射则有所保留，腱反射消失的发生率递减依次为髌腱反射（58%）、肱三头肌腱反射（41%）、肱二头肌腱反射（34.8%）。16% 者有巴宾斯基征，但没有肌肉痉挛体征。另有 15%～70% 者有龙贝格征（Romberg sign，又称闭目难立征）阳性[34,35,85]。

3）神经电生理诊断标准：与 CMT 1 型有所不同，当上肢正中神经（正常值≥ 50 m/s）和下肢腓神经传导速度（正常值＞41 m/s）保持正常或轻度降低，是诊断 CMT 2 型的可靠的参数[11,62]。复合运动动作电位和感觉动作电位（sensory）波幅都有明显降低，正中神经（正常值≥ 5 mV）、尺神经（正常≥ 6 mV）或腓神经（正常≥ 3 mV）运动动作电位和桡神经感觉动作电位（正常值≥ 15 μV）波幅通常降低 50%，抑或严重降低而检测不出这些参数[34,68]。

矫形外科异常相对少见，CMT 2 型也可发生高弓足、髋关节发育不良和脊柱畸形等矫形外科畸形，但其发生率均低于 CMT 1A 型。Wines[23] 报道 CMT 1A 型和 CMT 2 型的高弓内翻足发生率分别为 61.5% 与 38.5%。Nagai[81] 报道 CMT 1A 型和 CMT 2 型高弓内翻足发生率分别为 78% 与 23%。Horacek[95] 报道 CMT 1 型与 CMT 2 型脊柱畸形发生率分别为 81% 与 19%。

5. 矫形外科治疗与预后　高弓足、高弓内翻足和扁平外翻足的矫形外科治疗，参考“高弓足和柔韧性扁平外翻足”相关章节。

（二）德热里纳－索塔斯病

1. 定义与流行病学　本病是遗传性运动感觉神经病（HMSN）Ⅲ型[102]，即在幼儿期（＜2 岁）出现下肢肌肉萎缩，肌肉张力降低，运动功能发育延迟，肌腱反射消失，周围神经传导速度严重降低，以及耳大神经或腓神经肥大，定义为德热里纳－索塔斯病（Dejerine-Sottas disease，DSD），或称为肥大型脱髓鞘运动与感觉神经病（hypertrophic forms of hereditary motor and sensory neuropathy）[14,103-105]。

法国医生 Dejerine 和 Sottas 于 1893 年，首次描述两姐弟罹患类似于 CMT 的疾病，但都在幼儿期发病，运动功能发育延迟，下肢肌肉萎缩更为严重，并伴有耳大神经、尺神经或腓总神经肥大。Benstead[106] 和 Baets[107] 指出 DSD 与 CMT 4 型（常染色体隐性遗传）有重叠现象，建议将 2 岁之前发病，运动功能发育延迟，肌肉张力降低和神经传导速度＜ 12 m/s 者，命名为 DSD 更为恰当。本病非常少见，文献并没有发病率的相关资料。Gabreëls-Festen[13] 长期随访 25 例 DSD，男性与女性分别为 8 例和 17 例，其中 20 例在 12 月龄之前发病，最小和最大发病年龄分别为 2 月龄和 20 月龄。

2. 病因与病理生理学 DSD 是常染色体隐性遗传或显性遗传性疾病，其致病基因也具有明显的异质性，并与 CTM 1 型的某种亚型的致病基因有重叠现象。分子生物学研究证明，周围神经髓鞘蛋白 22 基因［peripheral myelin protein gene peripheral myelin protein 22（PMP 22）gene，其基因位点在 17p11.2］突变产生常见的 CMT 1A 型，髓鞘蛋白零基因［myelin protein zero（MPZ）gene，其基因位点在 1q22.23］引发 CMT 1B 型，早期生长反应基因［early growth response 2（EGR2）gene，其基因位点在 10q21.1-q22.1］突变，上述 3 种基因突变均是 DSD 的致病基因[13,108]。上述 3 种基因也是 CMT 1 型 3 种亚型的致病基因，例如周围神经髓鞘蛋白 22 基因是 CMT 1A 型的致病基因，髓鞘蛋白零基因是 CMT 1B 型致病基因，早期生长反应基因是引发 CMT 1C 型的致病基因[109]。然而，Baets[107] 指出，约有 50% 病例尚未找到致病基因。

神经组织学改变以髓鞘形成障碍（hypomyelination）、髓鞘密度减低、髓鞘变薄，以及较大的圆葱样分层状髓鞘增生为特征，相似于 CMT 1 型的组织学改变，但 DSD 还可见到髓鞘局灶性折叠和增厚现象[102,109]。神经电生理学检查证明，周围神经传导速度极度降低，通常将正中神经、尺神经神经传导速度＜ 12 m/s，作为诊断 DSD 的主要标准之一[14,106,107]。

3. 临床特征与诊断 本病以运动功能发育延迟、肌肉张力降低、肢体远端肌肉萎缩、共济失调，以及高弓足、扁平外翻足畸形和脊柱侧凸为特征。患儿在 18 月龄之前不能独立行走[102,103]。

Gabreëls-Festen[104] 报道一组 25 例 DSD，18 例在 18 月龄后方能独立行走，最迟者 5 岁才能行走。肌肉萎缩和肌力减弱进行性加重为本病的重要特征。随着患者年龄增长，其独立行走功能也逐渐丧失。该作者随访 25 例 DSD，15 例在年龄平均 17 岁时（4～50 岁）丧失行走能力，而年龄≥ 40 岁者，只有 4 例仍能独立行走。

周围神经功能检查可发现下列异常：①在疾病早期出现下肢肌肉萎缩和肌力减弱，并有手内在肌萎缩。随着病程的延长，肢体肌肉萎缩可向近端延伸，通常可累及上肢腕关节和肘关节的伸肌，以及下肢股四头肌及髋关节伸展肌群。②肌肉张力明显降低，肌腱反射可能完全消失。③感觉丧失主要累及肢体远端，以轻触觉、震动觉和位置觉消失最为明显。④运动型共济失调（locomotor ataxia）可累及上肢和下肢，手指伸展时有舞蹈症样（choreiform-like movements）不自主活动。⑤触诊检查可发现耳大神经、尺神经、正中神经和腓神经增粗和变硬。少数患者（25%）因脑神经受累出现瞳孔缩小或两侧瞳孔大小不对称，但对光反射正常。脑脊液常规检查有蛋白含量升高，通常＞ 700 mg/L（介于 0.72～2.12 g/L）（正常值＜ 0.4 g/L）[14,104,109]。

矫形外科检查应该包括足部、脊柱和髋关节。高弓足和扁平外翻足是本病常见的足部畸形。Ouvrier[103] 报道 16 例中高弓足 10 例和扁平外翻足 1 例。Hobbelink[102] 报道 5 例中 4 例有高弓足或扁平外翻足。脊柱侧凸比较多见，Gabreëls-Festen 描述 DSD 25 例，15 例有脊柱侧凸畸形，年龄介于 4～23 岁[104]。髋关节发育不良相对少见，Hobbelink[102]报道 5 例中 2 例双侧髋关节发育不良。

诊断本病需要与 CMT 病相鉴别。如果满足下述条件，方可考虑 DSD 的诊断。① 18 月龄之前发病。②运动功能发育延迟。③神经传导速度＜ 12 m/s。④脑脊液蛋白含量升高＞ 700mg/L。⑤父母没有类似疾病。但是，确定诊断则需要神经组织病理检查和基因学证据[102,104,109]。

4. 矫形外科治疗与预后 高弓足、高弓内翻足和扁平外翻足的矫形外科治疗，参考“高弓足”和“柔韧性扁平足”相关内容。

参考文献

[1] GUTMANN L, SHY M. Update on Charcot-Marie-Tooth disease [J]. Curr Opin Neurol, 2015, 28(5): 462-467.

[2] MARTYN C N, HUGHES R A. Epidemiology of peripheralneuropathy [J]. J Neurol Neurosurg Psychiatry, 1997, 62(4): 310-318.

[3] PAREYSON D, SCAIOLI V, Laura M. Clinical and electrophysiological aspects of Charcot-Marie-Tooth disease [J]. Neuro molecular Med, 2006, 8(1-2): 3-22.

[4] JANI-ACSADI A, KRAJEWSKI K, SHY M E. Charcot-Marie-Tooth neuropathies:diagnosis and management [J]. Semin Neurol, 2008, 28(2): 185-194.

[5] PEARCE J M S. Dejerine-Sottas disease (progressive hypertrophic polyneuropathy) [J]. Eur Neurol, 2006, 55(2): 115-117.

[6] GIBBERD F B, BILLIRNORIA J D, GOLDMAN J M, et al. Heredopathia atactica polyneuritiformis:Refsum's disease [J]. Acta Neurol Scand, 1985, 72(1): 1-17.

[7] GILLIAT R W, THOMAS P K. Extreme slowing of nerve conduction in peroneal muscular atrophy [J]. Ann Phys Med, 1957, 4(3): 104-106.

[8] THOMAS P K, CALNE D B, STEWART G. Hereditary motor and sensory polyneuropathy (peroneal muscular atrophy) [J]. Ann Hum Genet, 1974, 38(2): 111-153.

[9] DYCK P J, LAMBERT E H. Lower motor andprimary sensory neuron diseases with peronealmuscular atrophy, Ⅰ: Neurologic, genetic and electrophysiologicfindings in hereditary polyneuropathies [J].Arch Neurol, 1968, 18(6): 603-618.

[10] DYCK P J, LAMBERT E H. Lower motor andprimary sensory neuron diseases with peronealmuscular atrophy, Ⅱ: Neurologic, genetic and electrophysiologicfindings in various neuronal degenerations [J]. Arch Neurol, 1968, 18(6): 619-625.

[11] HARDING A E, THOMAS P K. The clinicalfeatures of hereditary motor and sensory neuropathy (types Ⅰ and Ⅱ) [J]. Brain, 1980, 103(2): 259-280.

[12] JERATH N U, SHY M E. Hereditary motor and sensory neuropathies: understanding molecularpathogenesis could lead to future treatment strategies [J]. Biochimica et Biophysica Acta, 2015, 1852(4): 667-678.

[13] GABREËLS-FESTEN A. Dejerine-Sottas syndrome grown to maturity: overview of genetic and morphological heterogeneity andfollow-up of 25 patients [J]. J Anat, 2002, 200(4): 341-356.

[14] PLANTE-BORDENEUVE V, SAID G. Dejerine-Sottas disease and hereditary demyelinating polyneuropathy of infancy [J]. Muscle Nerve, 2002, 26(5): 608−621.

[15] CAKIRER S, SAVAS M R. Infantile Refsum disease: serial evaluationwith MRI [J]. Pediatr Radiol, 2005, 35(2): 212−215.

[16] WARREN M, MIERAU G, WARTCHOW E P, et al. Histologic and ultrastructural features in early and advanced phases of Zellweger spectrum disorder (infantile Refsum disease) [J]. Ultrastruct Pathol, 2018, 42(3): 220−227.

[17] VOO I, ALLF B E, UDAR N, et al. Hereditary motor and sensory neuropathy type Ⅵ with optic atrophy [J]. Am J Ophthalmol, 2003, 136(4): 670−677.

[18] LEONARDI L, MARCOTULLI C, STORTI E, et al. Acute optic neuropathy associated with a novel MFN2 mutation [J]. J Neurol, 2015, 262 : 1678−1680.

[19] MENDELL J R. Charcot-Marie-Tooth neuropathies and related disorders [J]. Semin Neurol, 1998, 18 (1): 41−47.

[20] SIVERA R, SEVILLA T, VILCHEZ J J, et al. Charcot-Marie-Tooth disease: genetic andclinical spectrum in a Spanish clinical series [J]. Neurology, 2013, 81(18): 1617−1625.

[21] GUYTON G P, MANN R A. The pathogenesis and surgical management of foot deformity in Charcot-Marie-Tooth disease [J]. Foot Ankle Clin, 2000, 5(2): 317−326.

[22] SMITH A G. Charcot-Marie-Tooth disease [J]. Arch Neurol, 2001, 58(6): 1014−1016.

[23] WINES A P, CHEN D, LYNCH B, et al. Foot deformities in children with hereditary motor and sensory neuropathy [J]. J Pediatr Orthop , 2005, 25(2): 241−244.

[24] SAPORTA M A, DANG V, VOLFSON D, et al. Axonal Charcot-Marie-Tooth disease Patient-Ɖerived motor neurons demonstrate disease-specific phenotypes including abnormal electrophysiological properties [J]. Exp Neurol, 2015, 263 : 190−199.

[25] BANCHS I, CASASNOVAS C, ALBERTI A, et al. Diagnosis of Charcot-Marie-Tooth disease [J]. J Biomed Biotechnol, 2009, 2009 : 985415.

[26] IONASESCU V V, IONASESCU R, SEARBY C. Screening ofdominantly inherited Charcot-Marie-Tooth neuropathies [J].Muscle Nerve, 1993, 16(11): 1232−1238.

[27] NICHOLSON G, MYERS S. Intermediate forms of Charcot-Marie-Tooth neuropathy:A review [J]. Neuro Molecular Medicine, 2006, 8(1−2): 123−130.

[28] LIANG C, HOWELLS J, KENNERSON M, et al. Axonal excitability in X-linked dominant Charcot Marie Tooth disease [J]. J Clin Neurophysiol, 2014, 125(6): 1261−1269.

[29] BARRETO LC1S, OLIVEIRA F S, NUNES P S, et al. Epidemiologic study of Charcot-Marie-Tooth disease: a systematic review [J]. Neuroepidemiology, 2016, 46(3): 157−165.

[30] CARVALHO A A S, VITAL A, FERRER X, et al. Charcot-Marie-Tooth disease type1A: clinicopathologicalcorrelations in 24 patients [J]. J Peripher Nerv Syst, 2005, 10(1): 85−92.

[31] TAZIR M, HAMADOUCHE T, NOUIOUA S, et al. Hereditary motor and sensory neuropathies or Charcot-Marie-Toothdiseases: an update [J]. J Neurol Sci, 2014, 347(1−2): 14−22.

[32] OUVRIER R. Correlation between the histopathologic, genotypic, and phenotypic features of hereditary peripheral neuropathies in childhood [J]. J child neurol, 1996, 11(2): 133−146.

[33] SAPORTA M A, SHY M E. Inherited peripheral neuropathies [J]. Neurol Clin, 2013, 31(2): 597−619.

[34] BIENFAIT H M, BAAS F, KOELMAN J H, et al. Phenotype of Charcot-Marie-Tooth disease Type 2 [J]. Neurology, 2007, 68(20): 1658-1667.
[35] VERHOEVEN K, CLAEYS K G, ZUCHNER S, et al. MFN2 mutation distribution and genotype/phenotype correlation in Charcot-Marie-Tooth type 2 [J]. Brain, 2006, 129(Pt8): 2093-2102.
[36] BANCHS I, CASASNOVAS C, MONTERO J, et al. Two spanish families with Charcot-Marie-Tooth type 2A: clinical, electrophysiological and molecular findings [J]. Neuromuscul Disord, 2008, 18(2): 974-978.
[37] CALVO J, FUNALOT B, OUVRIER R A, et al. Genotype-Phenotype correlationsin Charcot-Marie-Tooth disease type 2 caused by mitofusin 2 mutations [J]. Arch Neurol, 2009, 66(12): 1511-1516.
[38] JONGHE D P, TIMMERMAN V, FITZ PATRICK D, et al. Mutilating neuropathic ulcerations in a chromosome 3q13-q22 linked Charcot-Marie-Tooth type 2B family [J]. JNeurol Neurosurg Psychiatry, 1997, 62(6): 570-573.
[39] VERHOEVEN K, DE JONGHE P, COEN K, et al. Mutations in the small GTP-ase late endosomal protein RAB7 cause charcot-Marie-Tooth type 2B neuropathy [J]. Am J Hum Genet, 2003, 72(3): 722-727.
[40] MCENTAGART M E, et al. Confirmation of a hereditary motor and sensory neuropathy ⅡC locus atchromosome 12q23-q24 [J]. Ann Neurol, 2005, 57(2): 293-297.
[41] THOMAS F P, GUERGUELTCHEVA V, GONDIM F A A, et al. Clinical, neurophysiological and morphological study of dominantintermediate Charcot-Marie-Tooth type C neuropathy [J]. J Neurol, 2016, 263(3): 467-476.
[42] CHUNG K W, HYUN Y S, LEE H J, et al. Two recessive intermediate Charcot-Marie-Tooth patients with GDAP1 mutations [J]. J Peripher Nerv Syst, 2011, 16(2): 143-146.
[43] AZZEDINE H, ZAVADAKOVA P, PLANTE'BORDENEUVE V, et al. PLEKHG5 deficiency leads to an intermediate form of autosomal-recessive Charcot-Marie-Tooth disease [J]. Hum Mol Genet, 2013, 22(20): 4224-4232.
[44] DUBOURG O, TTTRDIEU S, BIROUK N, et al. The frequency of 17pI1.2 duplication and Connexin 32 mutations in 282 Charcot-Marie-Tooth families in in relation to the mode of inheritance and motor nerve conduction velocity [J]. Neuromuscl Disord, 2001, 11(5): 458-463.
[45] KABZINSKA D, HAUSMANOWA-PETRUSEWICZ I, KOCHANSKI A. Charcot-Marie-Tooth disorders with anautosomal recessive mode of inheritance [J]. Clin Neuropathol, 2008, 27(1): 1-12.
[46] OTHMANE K B, HENTATL F, LENNON F, et al. Linkage of a locus (CMT4A) for autosomal recessive Charcot-Marie-Tooth disease to chromosome 8q [J]. Hum Mol Genet, 1993, 2(10): 1625-1628.
[47] LANDOURÉ G, ZDEBIK A A, MARTINEZ T L, et al. Mutations in TRPV4 cause Charcot-Marie-Tooth disease type 2C [J]. Nat Genet, 2010, 42(2): 170-174.
[48] IONASESCU V, SEARBY C, SHEFFIELD V C, et al. Autosomal dominant Charcot-Marie-Tooth axonalneuropathy mapped on chromosome 7p (CMT2D) [J]. Human Molecular Genetics, 1996, 5(9): 1373-1375.
[49] DAVIS C J, BRADLEY W G, MADRID R. The peroneal muscular atrophy syndrome: clinical, genetic, electrophysiological and nerve biopsy studies, Ⅰ: Clinical, genetic and electrophysiologicalfindings and classification [J]. J Genet Hum, 1978, 26(4): 311-349.
[50] KLEIN C J, DUAN X, SHY M E. Inherited neuropathies: clinical overview and update [J]. Muscle Nerve, 2013, 48(4): 604-622.
[51] BERCIANO J, GARCI'A , GALLARDO E, et al. Intermediate Charcot-Marie-Tooth disease:an

electrophysiological reappraisal and systematic review [J]. J Neurol, 2017, 264(8): 1655–1677.

[52] ROSSOR A M, POLKE J M, HOULDEN H, et al. Clinical implications of enetic advances in Charcot-Marie-Tooth disease [J]. Nat Rev Neurol, 2013, 9(10): 562–571.

[53] VERHOEVEN K, VILLANOVA M, ROSSI A, et al. Localization of the gene for theintermediate form of Charcot-Marie-Tooth to chromosome10q24.1–q25.1 [J]. Am J Hum Genet, 2001, 69(4): 889–894.

[54] SEVILLA T, CUESTA A, CHUMILLAS M J, et al. Clinical, electrophysiological and morphological findings of Charcot-Marie-Tooth neuropathy with vocal cord palsy and mutationsin the GDAP1 gene [J]. Brain, 2003, 126(Pt9): 2023–2033.

[55] VERNY C, RAVISE N, LEUTENEGGER A L, et al. Coincidence of two genetic forms of Charcot-Marie-Tooth disease in a singlefamily [J]. Neurology, 2004, 63(8): 1527–1529.

[56] DUBOURG O, AZZEDINE H, VERNY C, et al. Autosomal-recessive forms of demyelinating Charcot-Marie-Tooth disease [J]. Neuromolecular Med, 2006, 8(1–2): 75–85.

[57] HSIEH S Y, KUO H C, CHU C C. Charcot-Marie-Tooth disease type 1A: a clinical,electrophysiological, pathological, and genetic study [J]. Chang Gung Med J, 2004, 27(4): 300–306.

[58] CARVALHO A A S, VITAL A, FERRER X, et al. Charcot-Marie-Tooth disease type 1A: clinicopathologi–calcorrelations in 24 patients [J]. J Peripher Nerv Syst, 2005, 10(1): 85–92.

[59] SHY M E, CHEN L, SWAN E R, et al. Neuropathy progression in Charcot-Marie-Tooth disease type 1A [J]. Neurology, 2008, 70(5): 378–383.

[60] VALLAT J M, OUVRIER R A, POLLARD J D, et al. Histopathological findings in hereditarymotor and sensory neuropathy of axonal type with onset in early childhood associatedwith mitofusin 2 mutations [J]. J Neuropathol Exp Neurol, 2008, 67(11): 1097–1102.

[61] SEVILLA T, LUPO V, MARTINEZ-RUBIO D O, et al. Mutations in the MORC2 gene cause axonal Charcot-Marie-Tooth disease [J]. Brain, 2016, 139(Pt1): 62–72.

[62] MANGANELLIA F, PISCIOTTAA C, REILLY M M, et al. Nerve conduction velocity in CMT 1A: what else can we tell? [J]. Neurology, 2016, 23(10): 1566–1571.

[63] KRAJEWSKI K M, LEWIS R A, FUERST D R, et al. Neurological dysfunction and axonal degeneration in Charcot-Marie-Tooth disease type 1A [J]. Brain, 2000, 123(Pt7): 1516–1527.

[64] GARCIA A, COMBARROS O, CALLEJA J, et al. Charcot-Marie-Tooth disease type 1A with 17p duplication in infancy and early childhood: a longitudinal clinical and electrophysiologic study [J]. Neurology, 1998, 50 (4): 1061–1067.

[65] YIU E M, BURNS J, RYAN M M, et al. Neurophysiologic abnormalities in children with Charcot-Marie-Tooth disease type 1A [J]. J Peripher Nerv Syst, 2008, 13(3): 236–241.

[66] KILLIAN J M, TIWARI P S, JACOBSON S, et al. Longitudinal studies of the duplication form of Charcot-Marie-Tooth polyneuropathy [J]. Muscle Nerve, 1996, 19(1): 74–78.

[67] VERHAMME C, VAN SCHAIK I N, KOELMAN J H, et al. The natural history of Charcot-Marie-Tooth type 1A in adults: a 5-year follow-up study [J]. Brain, 2009, 132(Pt12): 3252–3262.

[68] CHUNG K W, SUH B C, CHO S Y, et al. Early-onset Charcot-Marie-Tooth patients with mitofusin 2 mutations and brain involvement [J]. J Neurol Neurosurg Psychiatry, 2010, 81(11): 1203–1206.

[69] MURPHY S M, HERRMANN D N, MCDERMOTT M P, et al. Reliability of the CMT neuropathy score (secondversion) in Charcot-Marie-Tooth disease [J]. J Peripher Nerv Syst, 2011, 16(3): 191–198.

[70] PRICE A E, MAISEL R, DRENNAN J C. Computed tomographic analysis ofpes cavus [J]. J Pediatr Orthop, 1993, 13(5): 646-653.

[71] STILWELL G, KILCOYNE R F, SHERMAN J L. Patterns of muscle atrophy inthe lower limbs in patients with Charcot-Marie-Tooth disease as measured by magnetic resonance imaging [J]. J Foot Ankle Surg, 1995, 34(6): 583-586.

[72] FARBER J M, BUCKWALTER K A. MR imaging in nonneoplastic muscle disordersof the lower extremity [J]. Radiol Clin N Am, 2002, 40(5): 1013-1031.

[73] CHUNG K W, SUH B C, SHY M E, et al. Different clinical and magnetic resonance imaging features between Charcot-Marie-Tooth disease type 1A and 2A [J]. Neuromuscul Disord, 2008, 18(8): 610-618.

[74] GOUTALLIER D, POSTEL J M, BERNAGEAU J, et al. Fatty muscle degeneration in cuff ruptures: pre-and postoperative evaluationby CT scan [J]. Clin Orthop, 1994, 304 : 78-83.

[75] GALLARDO E, GARCIA A, COMBARROS O, et al. Charcot-Marie-Tooth disease type 1A duplication: spectrum of clinical and magnetic resonance imaging features in leg and foot muscles [J]. Brain, 2006, 129 (Pt2): 426-437.

[76] BURNS J, OUVRIER R, ESTILOW T, et al. Validation of the Charcot-Marie-Tooth disease Pediatric Scale as an outcome measure of disability [J]. Ann Neurol, 2012, 71(5): 642-652.

[77] PADUA L, PAREYSON, D, APRILE I, et al. Natural history of CMT 1A including QOL: a 2-year prospective study [J]. Neuromuscul Disord, 2008, 18(3): 199-203.

[78] CORNETT K M D, MENEZES M P, BRAY P, et al. Phenotypic variability of childhood Charcot-Marie-Tooth disease [J]. JAMA Neurol, 2016, 73(6): 645-651.

[79] BIROUK N, GOUIDER R, LEGUERN E, et al. Charcot-Marie-Tooth disease type 1A with 17p11.2 duplication: clinical and electrophysiological phenotype study and factorsinfluencing disease severity in 119 cases [J]. Brain, 1997, 120(Pt5): 813-823.

[80] THOMAS P K, MARQUES W, DAVIS M B, et al. The phenotypic manifestations of chromosome 17p11.2 duplication [J]. Brain, 1997, 120(Pt3): 465-478.

[81] NAGAI M K, CHAN G, GUILLE J T. Prevalence of Charcot-Marie-Tooth disease inpatients who have bilateral cavovarus feet [J]. J Pediatr Orthop, 2006, 26(4): 438-443.

[82] MENDELL J R. Charcot-Marie-Tooth neuropathies and related disorders [J]. Semin Neurol, 1998, 18 (1): 41-47.

[83] JOSE B, GARCIA A, COMBARROS O. Initial semeiology in children with Charcot-Marie-Tooth disease 1A duplication [J]. Muscle Nerve, 2003, 27(1): 34-39.

[84] VLACHOU M, BERIS A, DIMITRIADIS D. Modified Chuinard-Baskin procedure formanaging mild-to-moderate cavus andclaw foot deformity in children andadolescents [J]. J Foot Ankle Surg, 2008, 47 (4): 313-320.

[85] JOHNSON B M, CHILD B, HIX J, et al. Cavus foot reconstruction in 3 patientswith Charcot-Marie-Tooth disease [J]. J Foot Ankle Surg, 2009, 48(2): 116-124.

[86] AZMAIPAIRASHVILI Z, RIDDLE E C, SCAVINA M, et al. Correction of cavovarus foot deformity in Charcot-Marie-Tooth disease [J]. J Pediatr Orthop, 2005, 25(3): 360-365.

[87] HOELLWARTH J S, MAHAN S T, SPENCERB S A. Painful pes planovalgus: an unco mmon pediatric orthopedic presentation of Charcot-Marie-Tooth disease [J]. J Pediatr Orthop B, 2012, 21(5): 428-433.

[88] BURNS J, RYAN M M, OUVRIER R A. Evolution of foot and ankle manifestations inchildren with CMT 1A [J]. Muscle Nerve, 2009, 39 (2) : 158－166.

[89] KUMAR S J, MARKS H G, BOWEN J R, et al. Hip dysplasia associated with Charcot-Marie-Tooth disease in the older child and adolescent [J]. J Pediatr Orthop, 1985, 5 (5) : 511－514.

[90] WALKER J L, NELSON K R, HEAVILON J A, et al. Hip abnormalitiesin children with Charcot-Marie-Tooth disease [J]. J Pediatr Orthop, 1994, 14 (1) : 54－59.

[91] CHAN G, BOWEN J R, KUMAR S J. Evaluation and treatment of hip dysplasia in Charcot-Marie-Tooth Disease [J]. Orthop Clin N Am, 2006, 37 (2) : 203– 209.

[92] NOVAIS E N, BIXBY S D, RENNICK J, et al. Hip dysplasia is more severe in Charcot-Marie-Tooth Disease than in developmental dysplasia of the hip [J]. Clin Orthop, 2014, 472 (2) : 665－673.

[93] HENSINGER R N, MACEWEN G D. Spinal deformity associated with heritableneurological conditions: spinal muscular atrophy, Friedreich's ataxia, familialdysautonomia, and Charcot-Marie-Tooth disease [J]. J Bone Joint Surg Am, 1976, 58 (1) : 13－24.

[94] WALKER J L, NELSON K R, STEVENS J P, et al. Spinal deformity in Charcot-Marie-Tooth disease [J]. Spine, 1994, 19 (9) : 1044－1047.

[95] HORACEK O, MAZANEC R, MORRIS C E, et al. Spinal deformities in hereditarymotor and sensory neuropathy: a retrospective qualitative, quantitative, genotypical, and familial analysis of 175 patients [J]. Spine, 2007, 32 (22) : 2502－2508.

[96] YAGERMAN S E, CROSS M B, GREEN D W, et al. Pediatric orthopedic conditions in Charcot-Marie-Tooth disease: a literature review [J]. Curr Opin Pediatr, 2012, 24 (11) : 50－56.

[97] SHY M E, PATZKO A. Axonal Charcot-Marie-Tooth disease [J]. Curr Opin Neurol, 2011, 24 (5) : 475－483.

[98] OUVRIER R, GREW S. Mechanisms of disease and clinical features of mutations of the genefor mitofusin 2: an important cause of hereditary peripheral neuropathy with striking clinical variability in children and adults [J]. Dev Med Child Neuro, 2010, 52 (4) : 328－330.

[99] FEELY S M, LAURA M, SISKIND C E, et al. MFN2 mutations cause severe phenotypes in most patients with CMT 2A [J]. Neurology, 2011, 76 (20) : 1690－1696.

[100] DE FRANÇA COSTA I M P, NUNES P S, DE AQUINO NEVES E L, et al. Evaluation of muscle strength, balance and functionality of individuals withtype 2 Charcot-Marie-Tooth disease [J]. Gait Posture, 2018, 62 : 463－467.

[101] BUCHTHAL F, BEHSE F. Peroneal muscular atrophy (PMA) and related disorders, Ⅰ: Clinical manifestations as relatedto biopsy findings, nerve conduction and electromyography [J]. Brain, 1977, 100 (Pt1) : 41－66.

[102] HOBBELINK S M R,BROCKLEY C R,KENNEDY R A, et al. Dejerine-Sottas disease in childhood-Genetic and sonographic heterogeneity [J]. Brain Behav, 2018, 8 (4) : e00919.

[103] OUVRIER R A, MCLEOD J G, CONCHIN T E. The hypertrophicforms of hereditary motor and sensory neuropathy: a study of hypertrophic Charcot-Marie-Tooth disease (HMSN type I) and Dejerine-Sottas disease (HMSN type Ⅲ) in childhood [J]. Brain, 1987, 110 (Pt1) : 121－148.

[104] GABREËLS-FESTEN A A, GABREELS F J, JENNEKENS F G, et al. The status of HMSN type Ⅲ [J]. Neuromusc Disord, 1994, 4 (1) : 63－69.

[105] PEARCE J M S. Dejerine-Sottas disease (progressive hypertrophic polyneuropathy) [J]. Eur Neurol, 2006, 55 (2) : 115－117.

[106] BENSTEAD T J, KUNTZ N L, MILLER R G, et al. The electrophysiologicprofile of Dejerine-Sottas disease (HMSN Ⅲ) [J]. Muscle Nerve, 1990, 13(7): 586-592.

[107] BAETS J, DECONINCK T, DE VRIENDT E, et al. Genetic spectrum of hereditaryneuropathies with onset in the first year of life [J]. Brain, 2011, 134(Pt9): 2664-2676.

[108] GEMIGNANI F, MARBINI A. Charcot-Marie-Tooth disease (CMT): distinctive phenotypic and genotypic features in CMT type 2 [J]. J Neurol Sci, 2001, 184(1): 1-9.

[109] YIU E M, RYAN M M. Demyelinating prenatal and infantile developmental neuropathies [J]. J Periphe Nerv Syst, 2012, 17(1): 32-52.

第四节　特发性痉挛性扁平外翻足

一、概述

特发性腓骨肌痉挛性扁平外翻足（idiopathic pediatric peroneal spastic flat foot）非常少见，有学者称其为特发性僵硬性扁平外翻足。临床上以青春期前后儿童出现足踝部疼痛、腓骨肌痉挛、后足外翻、距下关节活动减少或消失为基本特征[1-3]。上述表现与跗骨连接引发的儿童僵硬性扁平外翻足极为相似，但患足既没有跗骨连接，也可除外 Johnson[4] 所列举引发腓骨肌痉挛的各种疾病，包括距下关节感染、儿童特发性关节炎[5]、骨性关节炎、非特异性滑膜炎、半侧骨骺发育不良（trevor disease）[6]、股骨头骨骺滑脱[7]，以及距骨剥脱性骨软骨病[8]。因此，文献中将其命名为特发性僵硬性扁平外翻足，抑或称为无跗骨连接的腓骨肌痉挛性扁平外翻足（peroneal spastic flat foot without coalition）[1]。

二、病因与发病机制

病因尚未阐明。尽管有多种因素可产生足部疼痛，包括腓骨肌腱在距下关节遭致刺激、距下关节生物力学异常、韧带牵拉性损伤、腓骨肌痉挛、距下关节滑膜遭受激惹因素[2]。

Mosier 则提出足部疼痛与后足严重外翻相互关联的假设，认为后足外翻位负重可导致距跟骨间韧带受到斜向应力作用，从而产生足部在活动过程中出现疼痛[9]。

Lowy 于 1998 年描述 5 例儿童腓骨肌痉挛性外翻足，年龄介于 7～16 岁，经过各种影像学和实验室检查，只有 1 例双足疑似距跟关节骨性连接，另有 1 例距骨后侧陈旧性骨折。尽管该作者讨论各种可能的发病因素，他仍然相信其病因是一种不解之谜[2]。

Luhmann[1] 报道 9 例（13 足）儿童慢性后足疼痛合并僵硬性扁平外翻足，影像学和实验室检查均未发现跗骨连接，也排除了创伤、感染、特发性关节炎，以及神经肌肉性疾病。该组病例年龄平均 14.6 岁（10.3～19.9 岁），患儿体重与身高明显大于同龄儿童是其突出的特点之一，因为 9 例儿童体重均＞第 75 百分位数，7 例＞第 95 百分位数，平均身高＞第 75 百分位数，而患儿及家长都曾回忆在出现足部疼痛之前，患足存在某种异常，则为该组病例的另一特点。Luhmann 因此提出肥胖儿童柔韧性扁平外翻足，日常活动所积累的超量负荷现象，可能是产生僵硬性扁平外翻足的原因。

三、临床特征

临床上以足踝部疼痛、足部内侧纵弓消失、后足外翻和腓骨肌痉挛为特征（图 6-120）[1-4]。

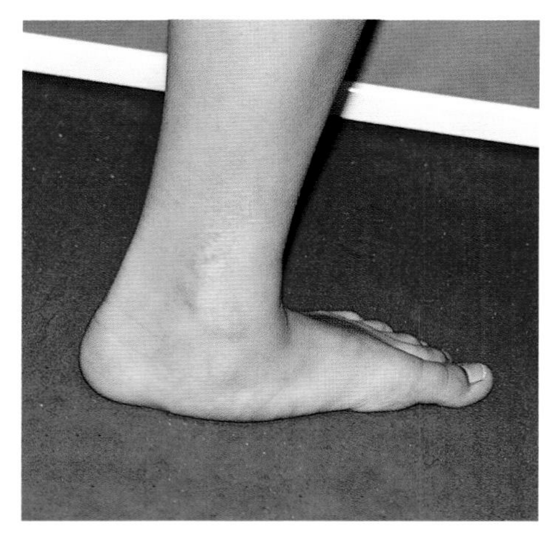

图 6-120 足部内侧纵弓消失
此例并有前足过度外展。

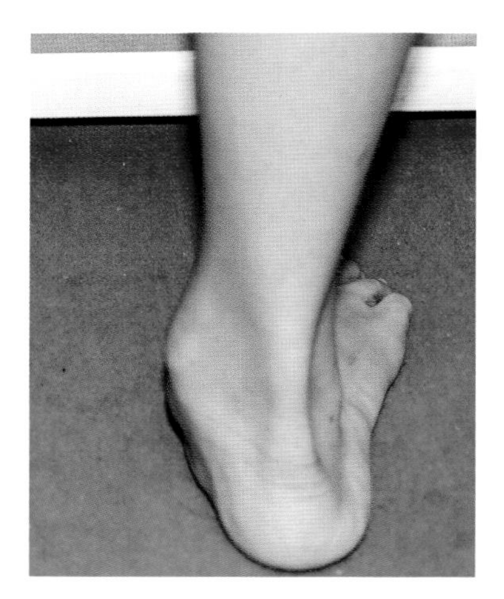

图 6-121 从足后方观察
可见跟骨外翻和内踝突出。

足踝部疼痛可能位于外踝、后足或中足内侧，通常在行走或体育活动时出现疼痛，而休息时疼痛消失。足部内侧纵弓消失通常伴有前足过度外展，即使在非负重状态也不能再现足弓（图 6-120），足趾抬高试验（toe-raising or Jack's test）也不能使足弓再现，表明为僵硬型扁平外翻足，也是与柔韧性扁平外翻足的根本区别。后足外翻通常＞15°，从足后方观察可见内踝突出（图 6-121）。临床检查可发现腓骨长肌及短肌，甚至趾长伸肌及第三腓骨肌张力增加（图 6-122），试图将后足被动内翻活动，可诱发腓骨长肌及短肌保护性收缩。距下关节内翻活动范围明显减少或完全消失（距下关节正常时，内翻与外翻活动范围分别为 20° 和 10°），但踝关节伸屈活动只有轻度受限[10]。Luhmann 所描述的 3 足病例，其足背伸与跖屈活动平均值分别为 10° 和 20°。上述体征与跗骨连接非常相似，只有进行影像学检查才能做出鉴别[1]。

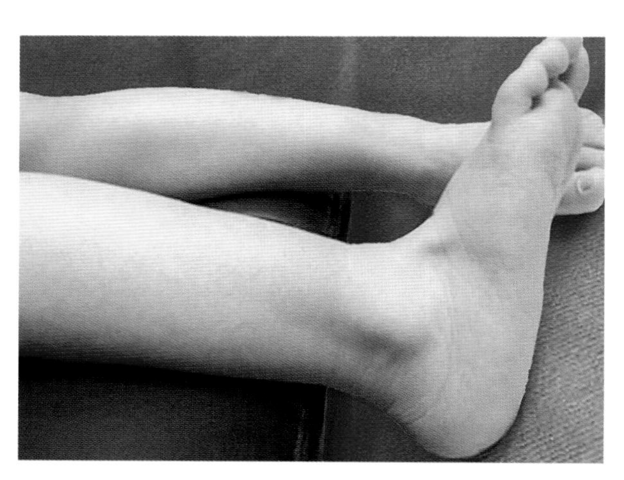

图 6-122 右侧腓骨肌痉挛合并足外翻畸形
影像学检查证明没有跗骨连接。

四、影像学检查

应该常规摄取负重时足正位、侧位及内斜位 X 线片，目的是发现或除外可能存在的跗骨连接，包括距跟、跟舟、舟骨-骰骨连接，以及更为少见的骰骨-楔骨连接[11,12]。对于疑似病例，则需要进行 CT 扫描和 MRI 扫描，才能做出正确诊断。一旦排除跗骨连接，则需要常规 X 线测量正位距骨-跟骨角、距骨-第一跖骨角、跟骨-第四跖骨角，侧位测量距骨-跟骨角、距骨水平角、跟骨倾斜角（图 6-123～图 6-125）[13,14]，目的是确定扁平外翻足的主导平面，测量后足外翻的严重程度（参阅“柔韧性扁平外翻足”一节）。

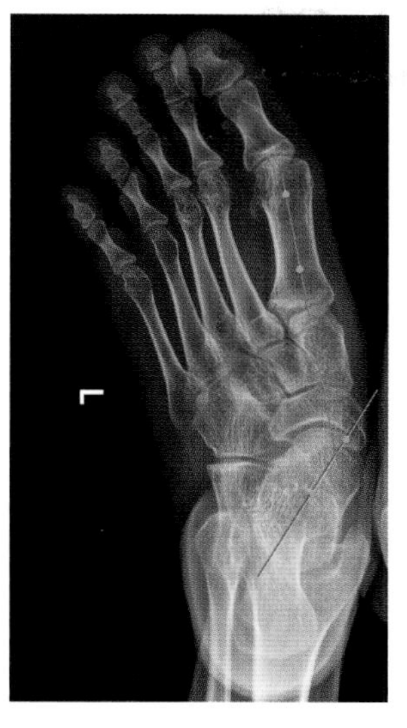

图 6-123 横断面主导的扁平外翻足
显示距骨-第一跖骨角增大（正常值为 0° ~10° ）。

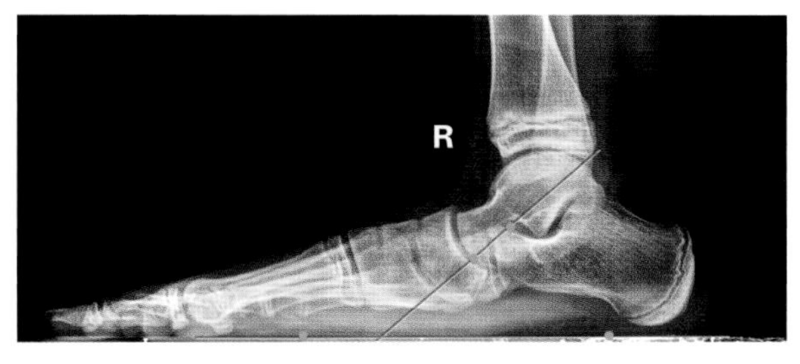

图 6-124 矢状面主导的扁平外翻足
显示距骨水平角增大（正常值为 21° ~35° ）。

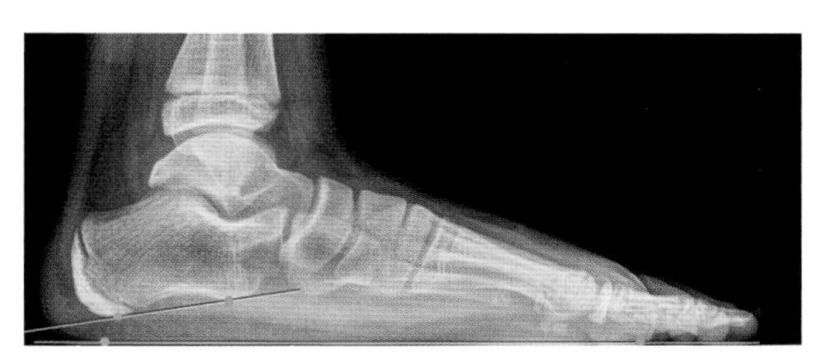

图 6-125 冠状面主导的扁平足
显示跟骨倾斜角减少（正常值为 18° ~21° ）。

五、诊断与鉴别诊断

诊断本病须排除下述几种疾病：

（1）儿童跗骨连接：距骨-跟骨连接、跟骨-舟骨连接，以及更为少见的舟骨-骰骨连接，是年长儿童僵硬性扁平外翻足畸形最常见的原因[11]。常规正位、侧位及内斜位 X 线检查，必要时进行 CT 扫描，允许找到跗骨连接的直接或间接征象，容易做出正确诊断。

（2）柔韧性扁平外翻足：柔韧性扁平外翻足是儿童最为常见的发育性足部异常。即使负重时足内侧纵弓消失、中足外展和后足外翻，但多数患者没有疼痛、负重行走功能也没有明显限制，几乎不产生距下关节内翻活动范围减少，特别是足趾负重站立时，可使足部内侧纵弓再现，其后足外翻也随之消失（图 6-126）[14]，因此与本病相鉴别并无困难。

（3）距下关节骨骼感染、肿瘤、距骨剥脱性骨软骨病，以及儿童特发性关节炎或非特异滑膜炎，都可能产生后足外翻和腓骨肌痉挛，必须逐一予以鉴别[2,11]。

根据每种疾病的特征，采取现代影像学和实验室检查技术，通常也能做出相应的诊断。另一需要进行鉴别的疾病是儿童距跟关节内炎性纤维化。Rassi[14]于 2006 年描述一组 19 例（23 足）儿童距跟关节内炎性纤维化，年龄介于 9.1 ~ 18.5 岁，其临床表现与跗骨连接极为相似，包括踝关节前外侧及后足疼痛、距跟关节活动减少、僵硬性扁平外翻足，以及腓骨肌痉挛。常

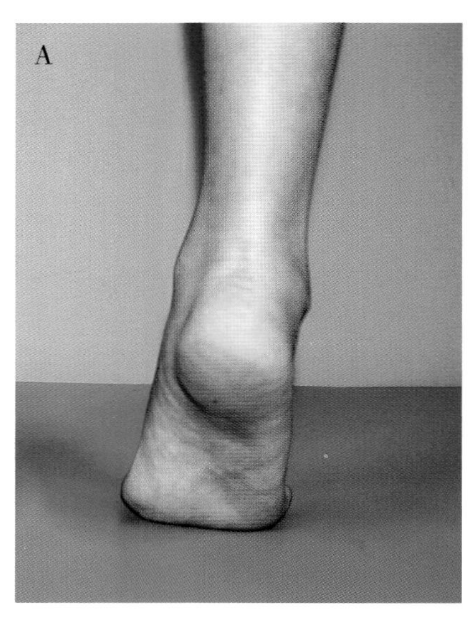

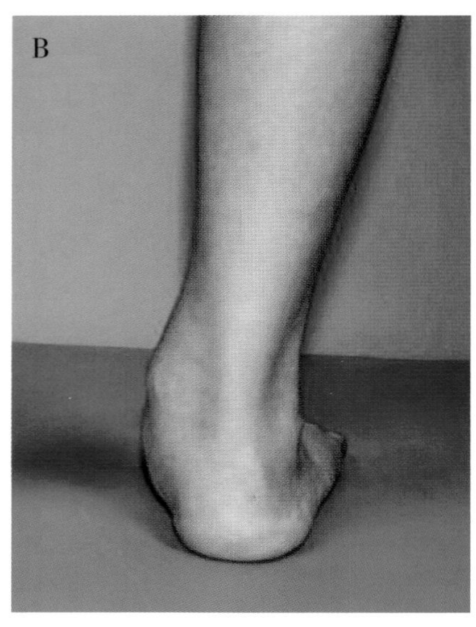

图 6-126　柔韧性扁平外翻足

于站立位时显示跟骨外翻（B），但足趾负重站立时出现跟骨内翻、足部内侧纵弓重现现象（A）。

规 X 线检查、CT 扫描及 MRI 扫描，并未发现跗骨连接，而锝-99 骨扫描和单光子发射计算机断层扫描（single-photon-emission computed tomography）则显示距跟中间关节面同位素吸收轻度增加，而血清学检查例如白细胞总数、血 C 反应蛋白、抗核抗体、类风湿因子，也都在正常范围。因为经过小腿管型石膏固定、足踝支具、矫形鞋垫，以及使用类固醇及麻醉药跗骨窦封闭等治疗，既未能缓解足踝部疼痛，也没有消除僵硬性扁平外翻足畸形，该作者最终选择探查手术。手术时发现距跟中间关节面的内侧关节囊充血并增厚，其表面有较多的血管扩张，而关节内则有滑膜充血肥厚，病理检查证明为炎性反应。切除肥厚的关节囊、滑膜组织和扩张的静脉血管，可见正常的关节软骨。术后随访时间平均为 5.8 年，20 足疼痛消失、距下关节内翻活动恢复正常，僵硬性扁平外翻足也随之消失，2 足遗留轻度距下关节活动减少。经过比较和权衡，该作者将其称为距跟关节内炎性纤维化（infla mmatory arthrofibrosis）。该作者认为距下关节遭致反复轻度损伤，进而诱发炎性反应是其发病原因。

六、治疗与预后

消除足踝部疼痛，缓解腓骨肌痉挛，矫正扁平外翻足畸形，是本病的治疗目标。

足踝部疼痛和腓骨肌痉挛的原因尚不清楚，与扁平足畸形之间是因果关系还是并列现象，也未完全阐明。多数学者主张借鉴治疗跗骨连接合并扁平外翻足的方法治疗本病，例如穿着高帮鞋、使用足弓支撑鞋垫、用小腿石膏固定、矫形支具、跗骨窦注射布比卡因，抑或腓总神经阻滞等非手术方法，作为治疗本病的首选方法或一线治疗方法[2,3,15-20]。

Lowy[2] 采取腓总神经阻滞与小腿石膏固定治疗 5 例（6 足），其年龄介于 7～16 岁。经过上述治疗，5 足足部疼痛消失，腓骨肌痉挛缓解，距下关节内翻活动增加。其操作方法：在腓骨头后方触及腓总神经，经皮注射 2% 利多卡因 1 mL，抑或注射盐酸甲哌卡因，但腓骨近端骺板开放者避免使用丁哌卡因，因为后者可引发骺板早闭。腓总神经阻滞之后，触摸足背皮肤确定皮肤精细感觉已经消失，再徐缓将后足置于内翻的位置，直至遇到抵抗为止。此时用小腿管型石膏固定2周。2周之后拆除小腿石膏，检查距下关节活动范围，评价腓骨肌痉挛是否获得缓解。如果距下关节内翻活动有所增加，于患足置于最大内翻位时，再次用小腿管型石膏固定，或者穿用保持后足内翻的可调节足踝矫形器，直到足部疼痛和腓骨肌痉挛缓解。如果腓总神经阻滞和小腿石膏固定2周，其距下关节内翻活动范围没有增加，允许再次实施腓总神经阻滞和小腿石膏固定[21]。

Luhmann[1]采取麻醉下检查距下关节内翻活动范围，目的是确定后足外翻的柔韧程度。如果后足内翻活动增加者，距下关节内注射甲泼尼龙和盐酸丁哌卡因，然后于后足最大内翻位用小腿管型石膏3周，其后再用允许行走的小腿管型石膏固定3周。与此相反，麻醉下距下关节内翻活动仍无增加，腓骨肌痉挛不能缓解者，则采取腓骨长肌及短肌腱延长与小腿石膏固定。该作者所治疗的9例13足，随访时间平均1.5年（11个月至2.2年），4足疼痛持续性缓解，8足仍有持续性疼痛，但从临床及X线评价，13足扁平外翻畸形均无明显改变。

手术治疗是最后的选择，经过非手术治疗未能消除足踝部疼痛、缓解腓骨肌痉挛者，应该考虑实施手术矫正扁平外翻足畸形[1,3]。Mosier[9]提出足部疼痛与后足严重外翻相互关联的假设，认为后足外翻位负重行走致使距跟骨间韧带遭受斜向牵张应力作用，导致足部疼痛和腓骨肌痉挛。Luhmann[1]主张借鉴跗骨连接合并腓骨肌痉挛性扁平足畸形的手术方法，治疗特发性腓骨肌痉挛性扁平外翻足畸形。Cain[21]指出矫正后足外翻畸形可消除距下关节异常应力作用，进而缓解足部疼痛和腓骨肌痉挛。Luhmann采取非手术治疗未能消除足部疼痛和腓骨肌痉挛8足中，对2足实施距下关节固定，对另2足实施跟骨延长截骨与腓骨肌腱延长，但该作者并未描述远期结果[1]。Harris推荐距下关节固定或重建距下关节解剖轴线的手术方法[3]。Cain[21]曾于1978年报道跟骨内侧闭合性截骨，治疗腓骨肌痉挛性扁平足8例（14足）长期随访结果。8例14足中除1例1足外，均为跗骨连接合并腓骨肌痉挛性扁平外翻足畸形，但并未实施跗骨骨桥切除。除了1例25岁成人，其他病例手术时年龄介于11～17岁，术后随访时间介于5～11.5年。8例14足疼痛完全消失，能够进行正常负重行走及参加体育活动，跟骨外翻也完全矫正，但10足仍有扁平足畸形。只有3足距下关节内翻活动范围正常，9足距下关节内翻活动相当于正常足的50%，2足相当于正常足的30%。Cain的早期经验表明，跟骨截骨矫正跟骨外翻而不做骨桥切除，也能获得消除足踝疼痛及缓解腓骨肌痉挛。Mosca[22]曾采取跟骨延长截骨、腓肠肌腱膜或跟腱延长，治疗5例9足因骨桥面积＞50%距骨-跟骨连接合并严重扁平外翻足。术后随访2～16年，AOFAS评分由术前65分提高到94分。X线检查也都在正常值范围。基于目前有限的文献资料，建议根据扁平足畸形的主导平面与严重程度，可选择跟骨延长截骨与腓骨肌腱延长[23,24]、跟骨内移截骨[25-26]，抑或距骨-跟骨关节固定[27]，其手术操作与术后处理，可参照“儿童跗骨连接与柔韧性扁平足”的相关章节。

参考文献

[1] LUHMANN S J, RICH M M, SCHOENECKER P L. Painful idiopathic rigid flatfoot in children and adolescents [J]. Foot Ankle Int, 2000, 21(1): 59-66.

[2] LOWY L J. Pediatric peroneal spastic flatfoot in the absence of coalition: a suggested protocol [J]. J Am Podiatr Med Assoc, 1998, 88(4): 181-191.

[3] HARRIS E J, VANORE J V, THOMAS J L, et al. Diagnosis and treatment of pediatric flatfoot: clinical practice guideline pediatric flatfoot panel of the American College of Foot and Ankle Surgeons [J]. J foot ankle surg, 2004, 43(6): 341-373.
[4] JOHNSON J C. Peroneal spastic flatfoot syndrome [J]. South Med J, 1976, 69(6): 807-809.
[5] GLOCKENBERG A, WEINREB A, PEVNY J. Rheumatoid arthritis-induced peroneal spastic flatfoot [J]. J Am Podiatr Med Assoc, 1987, 77(4): 185-187.
[6] GRAVES S C, KUESTER D J, RICHARDSON E G. Dysplasia epiphysealis hemimelica (Trevor disease) presenting as peroneal spastic flatfoot deformity: a case report [J]. Foot Ankle, 1991, 12(1): 55-58.
[7] DOIG S G, MENELAUS M B. Association of slipped upper femoral epiphysis and peroneal spastic flatfoot [J]. J Pediatr Orthop, 1991, 11(2): 220-221.
[8] BLAIR J, PERDIOS A, REILLY C W. Peroneal spastic flatfoot caused by a talar osteochondral lesion: a case report [J]. Foot Ankle Int, 2007, 28(6): 274-276.
[9] MOSIER K M, ASHER M. Tarsal coalitions and peronealspastic flatfoot [J]. J Bone Joint Surg Am, 1984, 66(7): 976-984.
[10] CASS A D, CAMASTA A. Review of tarsal coalition and pes planovalgus: clinical examination, diagnostic,imaging, and surgical planning [J]. J Foot Ankle Surg, 2010, 49(3): 274-293.
[11] DAVIDS J R, GIBSON T W, PUGH L I. Quantitative Segmental analysis of weight-bearing radiographs of the foot and ankle for children: normal alignment [J]. J Pediatr Orthop, 2005, 25(6): 769-776.
[12] GREEN D R, CAROL A. Planal dominance [J]. J Am Podiatry Assoc, 1984, 74(2): 98-103.
[13] MOSCA V S. Flexible flatfoot in children and adolescents [J]. J Child Orthop, 2010, 4(2): 107-121.
[14] RASSI G E, RIDDLE E C, KUMAR S J. Arthrofibrosis involving the middle facet of the talocalcaneal joint in children and adolescents [J]. J Bone Joint Surg Am, 2005, 87(10): 2227-2231.
[15] COWELL H R, ELENER Z. Rigid painful flatfoot secondaryto tarsal coalition [J]. Clin Orthop, 1983, 177: 54-60.

[16] AGOSTINELLI J R. Tarsal coalition and its relation to peroneal spastic flatfoot [J]. J Am Podiatr Med Assoc, 1986, 76(2): 76-80.
[17] PAGE J C. Peroneal spastic flatfoot and tarsal coalitions [J]. J Am Podiatr Med Assoc, 1987, 77(1): 29-34.
[18] CASELLI M A. Evaluation and treatment of peroneal spastic flatfoot [J]. Podiatry Management, 2007, 26(1): 69-176.
[19] KINOSHITA M, OKUDA R, YASUDA T, et al. Serial casting for recalcitrant peroneal spastic flatfoot with sinus tarsi syndrome [J]. J Orthop Sci, 2005, 10(5): 550-554.
[20] KEMPTHORNE P M, BROWN T C. Nerve blocks around theknee in children [J]. Anaesth Intensive Care, 1984, 12(1): 14-17.
[21] CAIN T J, HYMAN S. Peroneal spastic flatfoot: its treatment by osteotomy of the os calcis [J]. J Bone Joint Surg Br, 1978, 60(4): 527-529.
[22] MOSCA V S, BEVAN W P. Talocalcaneal tarsal coalitions and the calcaneal lengthening osteotomy: the role of deformity correction [J]. J Bone Joint Surg Am, 2012, 94(17): 1585-1594.
[23] MOSCA V S. Management of the painful adolescent flatfoot [J]. Tech Foot Ankle, 2014, 13: 3-13.
[24] TOROSIAN C M, DIAS L S. Surgical treatment of severe hindfoot valgus by medial displacement osteotomy of the os calcis in children with myelomeningocele [J]. J Pediatr Orthop, 2000, 20(2): 226-229.

[25] SAXENA A, PATEL R. Medial displacement calcaneal osteotomy: a comparison of screw versus locking plate fixation [J]. Foot Ankle Surg, 2016, 55(6): 1164-1168.
[26] RODRIGUEZ N, CHOUNG D J, DOBB M B. Rigid pediatric pes planovalgus: conservative and surgical treatment options [J]. Clin Podiatr Med Surg, 2010, 27(1): 79-92.
[27] SCHWARTZ J M, KIHM C A, CAMASTA C A. Subtalar joint distraction arthrodesis to correct calcaneal valgus in pediatric patients with tarsal coalition: a case series [J]. Foot Ankle Surg, 2015, 54(6): 1151-1157.

第七章　先天性多发关节挛缩症

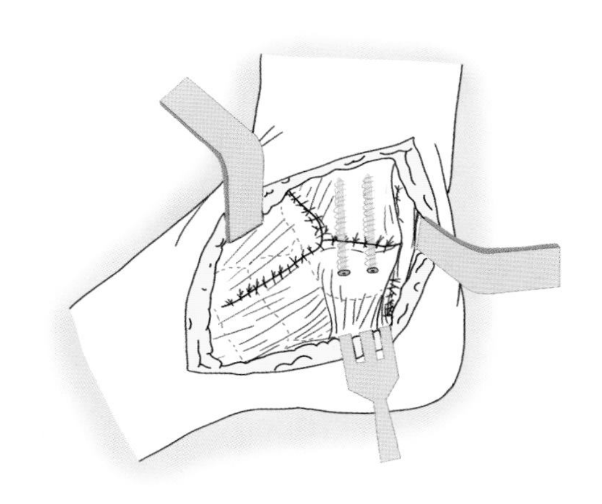

一、定义与流行病学

先天性多发关节挛缩症（arthrogryposis multiplex congenita，AMC）是相对宽泛的描述性名称或术语，而不是一种特定疾病的命名。通常将出生时出现多于两个关节的非进行性挛缩，并且累及同一肢体不同关节或者不同肢体的关节，称为先天性多发关节挛缩症[1,2]。

迄今，临床研究证明，多至 300 多种疾病具有多发关节挛缩的特征，包括神经肌肉疾病、骨骼发育不良，先天性多发性关节挛缩综合征[1,3]。Stern 于 1923 年描述 4 例儿童四肢关节活动受限，首次建议使用先天性多发关节挛缩症命名本病。其后，某些学者将其称为先天性肌肉发育不良（amyoplasia congenita）、胎儿肌肉发育异常（amyodysplasia foetalis deformans）、先天性关节肌肉发育不全（congenital arthromyodysplasia），认为肌肉病变引发关节挛缩，而关节异常是继发于胎儿时期缺乏活动和发育异常的结果[2,3]。尽管先天性多发关节挛缩的称谓已被广泛接受，但本病实际上是多种病理改变引发的临床综合征。Sheldon 于 1932 年详尽描述 1 例关节挛缩病例，首次将其命名为肌肉发育不全（amyoplasia），他认为某些肌肉发育不全是产生关节挛缩的原因，但后来研究证明肌肉发育不全并非原发性改变，而是继发于大脑和脊髓运动神经元生成异常[3-4]。Hall[1]认为，将典型性关节挛缩症（classic arthrogryposis）称为肌肉发育不全是恰当的，因为临床表现支持胎儿缺乏正常的肌肉活动。本病发病率为存活新生儿的 1/5100～1/3000，男女比例约为 1：1[5]。

二、临床分型

依照关节挛缩所累及的部位，将本病分为 3 种类型。只有肢体受累，包括四肢对称性关节挛缩和手足关节挛缩，前者被命名为肌肉发育不全型（amyoplasia），又被称为典型性关节挛缩（classical arthrogryposis）。手足关节挛缩被命名为肢端型关节挛缩（distal forms of arthrogryposis，DA）[1-3]。肌肉发育不全（amyoplasia）是最常见的类型，约占多发性关节挛缩症的 1/3，其发病率约为存活新生儿的 1/10000[5,6]。Sells[7]早期临床观察研究证明，四肢关节均被累及者约为 84%，只有下肢关节挛缩约为 11%，另有 5% 只累及上肢的肩关节、肘关节和腕关节，但 Hall 于 2014 年报道 560 例肌肉发育不全型关节挛缩，其中只有上肢和下肢关节挛缩者，分别为 17% 和 15%[8]。

肢端型关节挛缩只有手足关节挛缩，而四肢大关节仍然保持正常。一般认为，肢端型关节挛缩并非独立性疾病，而是若干综合征的组成部分。其实际发生率尚未确定，间接资料提示约占先天性关节挛缩症的 20%，发生率约为 1/20000，由此认为是第 2 位常见类型[1,5]。肢端型可分为若干亚型[1,3,4,10-12]：Ⅰ型，是一种典型性肢端型关节挛缩，出生时即可有手指屈曲（camptodactyly）、手指相互重叠（overlapping fingers）、手指向尺侧倾斜，以及先天性马蹄内翻足或先天性垂直距骨，又被称为手指－距骨畸形（digitotalar dysmorphism），但不合并其他部位的畸形。而Ⅱ～Ⅹ型在出生时不仅有手足畸形，还有其他特征性异常或综合征，包括近 10 种临床综合征（表 7-1）[10]。Ⅱ型，肢体受累＋其他部位异常，包括肢端型的亚型Ⅱ～Ⅶ、多种翼状皮蹼综合征［翼状腘窝综合征、Escobar 综合征、施瓦茨－杨佩尔综合征（Schwartz-Jampel syndrome）］、肌强直性营养不良（myotonic dystrophy）、重症肌无力（myasthenia gravis），以及结缔组织疾病［拉森综合征（Larsen syndrome 和马方综合征（Marfan syndrome）］。Ⅲ型，肢体受

累 + 中枢神经功能异常或智力障碍，约占本病的 25%，主要包括 Bowen-Conradi 综合征、丹迪 - 沃克综合征（Dandy-Walker syndrome）、Eagle-Barrett 综合征、波特综合征（Potter's syndrome）、股骨弓状畸形与短缩发育不良（camptomelic dysplasia）、中央核肌病（central core myopathy），以及某些致死性先天性挛缩症（关节挛缩合并脊髓前角病变和 Pena-Shokeir 综合征）。

表 7-1　肢端型关节挛缩症的分型

类型	另一名称	临床特征
Ⅰ型	手指-距骨畸形	手指屈曲、手指相互重叠及尺侧倾斜；先天性马蹄内翻足，先天性垂直距骨
Ⅱ型 A	Freeman-Sheldon 综合征	手足畸形 + 面部肌肉挛缩、口裂较小及口唇皱缩
Ⅱ型 B	Sheldon-Hall 综合征	手足畸形 + 尖下颌、鼻唇沟皱襞突出
Ⅲ型	Gordon 综合征	手足畸形 + 腭裂、上睑下垂和身材矮小
Ⅳ型	关节挛缩与脊柱侧凸综合征	手足畸形 + 唇裂 + 脊柱侧凸
Ⅴ型	无	手足畸形 + 眼球转动受限、上睑下垂和视网膜病变
Ⅵ型	无	手足畸形 + 耳聋和小头颅畸形
Ⅶ型	Hecht syndrome	手足畸形 + 口裂不能完全张开，2 ~ 5 手指掌指关节过伸和指间关节屈曲
Ⅷ型	翼状皮蹼综合征	手足畸形 + 多发性翼状皮蹼、短颈和身材矮小
Ⅸ型	比尔斯综合征	手足畸形 + 挛缩性蜘蛛指 + 外耳异常
Ⅹ型	先天性足趾屈肌挛缩	手足畸形 + 跟腱短缩

三、病因与病理

胎儿活动减少是各种类型关节挛缩症的共同背景因素，通常包括下述因素：

（1）胎儿自身因素：神经肌肉疾病引发胎儿肌力减弱，神经系统疾病、神经肌肉运动终板异常和肌肉疾病（占 70% ~ 80%），特别是脊髓前角运动神经元（motor neurons）数量减少或缺失，导致肌肉发育不良或肌肉萎缩，是典型性多发性关节挛缩最为常见病因；结缔组织异常、骨骼发育不良，以及血管异常也是肌肉发育不全的致病因素，因为 9% 病例合并腹裂和肠道闭锁，2.7% 合并躯干肌肉缺陷，12% 合并肢体束带，4.3% 合并手指束带。

（2）母体因素：母体疾病例如重症肌无力、糖尿病、多发性硬化、风疹，抑或胎儿受到母亲服用药物的影响，例如苯妥英钠、美索巴莫、乙醇和成瘾性药物（addictive drugs）。

（3）胎儿外部因素：子宫空间减少的各种因素，例如双角子宫（bicornuate uterus）、三胎或四胎妊娠和羊膜束带（amniotic bands），均可导致胎儿活动受到限制[1,6,11]。动物实验证明限制胎儿活动持续 3 周以上，则极有可能产生关节挛缩，胎儿活动受限持续时间越长，关节挛缩也越加严重[3,11]。

（4）遗传因素：广泛性染色体和单基因研究，并未发现肌肉发育不全型的致病基因；其次，流行病学研究证明患儿父母通常并无本病，其弟妹也并未增加罹患本病的危险，由此认为是一种散发性疾病，而不是遗传性疾病。但是，肢端型通常为常染色体显性遗传和常染色体隐性遗传，基因突变多见于家族内病例[9,10,13-17]。严重的肢端型病例与肌节蛋白基因（sarcomeric muscle proteins）相关联[12]。肌节蛋白包括肌钙蛋白（troponin）、原肌球蛋白（tropomyosin）和肌球蛋白（myosin），是肌肉收缩的重要结构。肢端型关节挛缩与编码肌节蛋白基因突变相关联，例如肢端型–Ⅰ型、肢端型–ⅡA和ⅡB，胚胎肌球蛋白重链–3（myosin heavy chain 3，MYH3）基因是其共同的致病基因，但可产生几种表型和综合征，提示具有不同的临床外显率和表达，而不是相互分离的综合征。然而，某种特殊表型与2个或2个以上的基因相关联，提示多基因遗传背景，例如肢端型–Ⅰ型与肌钙蛋白Ⅰ亚基（troponin Ⅰ subunit，TNNI2）、原肌球蛋白–2（tropomyosin 2，TPM2）、肌球蛋白结合蛋白（myosin binding protein C1，MYBPC1）和MYH3基因相关联。目前，多个肢端型的亚型的致病基因已被确定，例如肢端型–Ⅰ型致病基因，是TNNI2、TPM2、MYBPC1和MYH3的编码基因；肢端型–ⅡA（Freeman-Sheldon综合征）致病基因是MYH3编码基因；肢端型–ⅡB（Sheldon-Hall综合征）致病基因包括TNNI2、肌钙蛋白T亚基（troponin T subunit，TNNT3）、TPM2和MYH3四种编码基因；肢端型–Ⅲ（Gordon syndrome）致病基因是压电型机械敏感离子通道组分–2（piezo type mechanosensitive ion channel component 2，PIEZO2）编码基因；肢端型–Ⅴ致病基因是PIEZO2和神经元肽链内切酶（neuronal endopeptidase，ECEL1）编码基因；肢端型–Ⅶ（口裂张开障碍和假性手指屈曲综合征）致病基因是胎儿肌球蛋白重链–8（myosin heavy chain 8，MYH8）编码基因；肢端型–Ⅷ（多发性翼状皮蹼综合征）致病基因是MYH3编码基因；肢端型–Ⅸ（Beals综合征）致病基因是原纤维蛋白–2（fibrillin-2，FBN2）编码基因。

病理学研究资料相当缺乏，尤其缺乏系统的病理解剖学研究资料。

Banker[18,19]曾详细描述74例先天性多发性关节痉挛症的肌肉组织学和尸检研究结果，发现93%病例为神经源性改变，而脊髓前角细胞生成异常（dysgenesis of anterior horn cells）是最常见的病理学改变。Banker总结文献描述的病理学研究，提示在胚胎发育过程中，几乎所有病例都有神经肌肉系统异常，包括脊髓前角细胞、神经根、运动终板（motor end plates）和四肢肌肉的原发性异常。胎儿缺乏肢体活动引发胶原组织增生、肌肉组织纤维化和关节囊增厚，而肌纤维数量减少和脂肪纤维增多，则是肌肉发育不全的组织学特征性[20,21]。

四、临床表现

典型性多发性关节挛缩的临床特征，是在出生后或新生儿期即有双侧对称性四肢关节畸形，通常表现为特征性姿势或异常体位（图7–1）：①双侧肩关节内旋和内收畸形。②双侧肘关节完全伸展或完全屈曲。③双侧腕关节完全屈曲，双侧手指部分屈曲，手掌及手指屈侧皮肤横纹缺失。④双侧髋关节屈曲合并内收或伸直合并外展畸形，约有15%病例出现髋关节脱位。⑤双侧膝关节伸展或屈曲。⑥双足几乎总是处于严重内翻和跖屈的位置（马蹄内翻足），少数病例出现垂直距骨、跖骨内收和跟骨外翻畸形。⑦脊柱侧凸，其发生率为28%～67%[1-3,9]。

Hall[9]报道560例4肢型关节挛缩症，其中94例（16.8%）只有上肢关节挛缩，临床表现出生后即有双侧肩关节内旋及内收、肘关节伸展（屈曲活动范围5°～10°）、前臂内旋、腕关节屈曲畸形、手指轻度屈曲的僵硬性畸形（图7–2）；整个上肢肌肉萎缩，关节屈侧皮肤横纹消失，关节伸侧出现皮肤凹陷。另有85例（15.2%）只有下肢关节挛缩。智力正常和感觉神经正常，也是本病的特征。骨骼外表现主要有腹股沟斜疝及腹壁裂和生殖系统异常[7]。

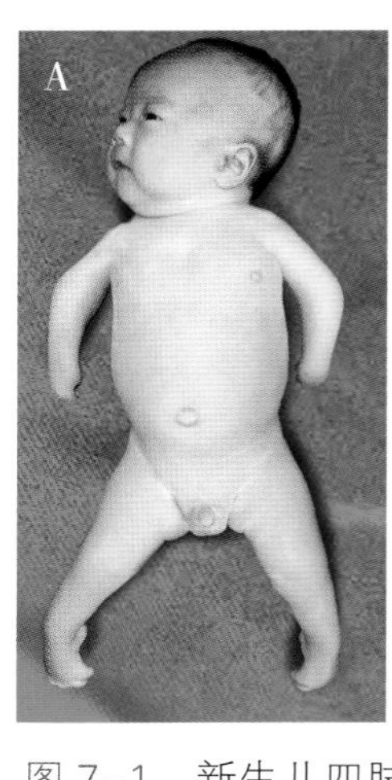

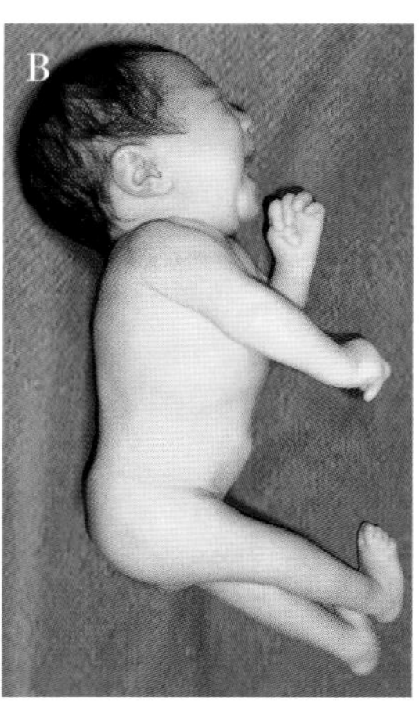

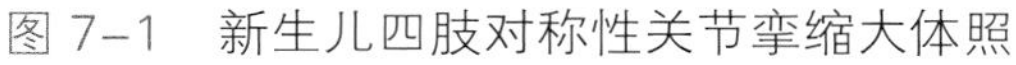

图 7-1 新生儿四肢对称性关节挛缩大体照

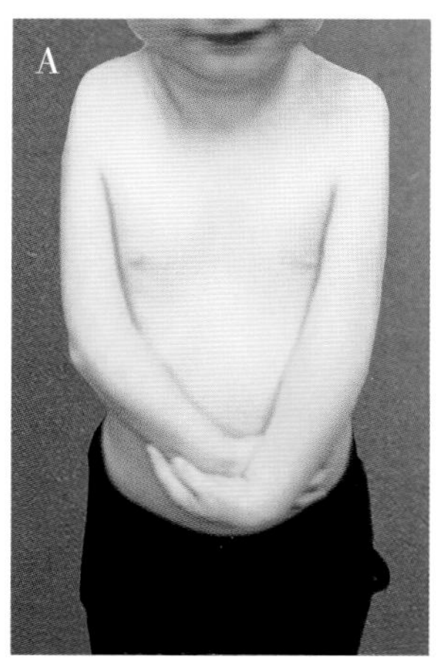

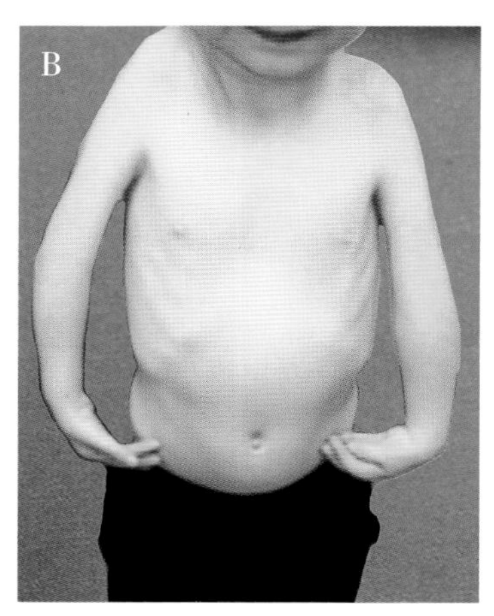

图 7-2 5 岁儿童双侧肩关节内收、肘关节伸展和腕关节屈曲畸形大体照

肢端型临床特征：肢端型关节挛缩症并不是一种独立性疾病，而是一组常染色体遗传疾病[2,20-23]。临床特征只有肢体远端受累，包括上肢腕关节及手部关节和下肢踝足关节挛缩，四肢大关节只有轻度挛缩或者完全正常。手指屈曲和指间关节伸展受限，通常合并腕关节过伸畸形，手指关节屈曲横纹缺失和腕关节尺偏（图 7-3）；下肢以马蹄内翻足最为多见（图 7-4），而垂直距骨、跟骨外翻和跖骨内收畸形则相对少见。肢端型 Ⅰ 型是一种典型性肢端型关节挛缩，出生时即有手部和足部异常，前者包括手指屈曲（camptodactyly）、手指相互重叠（overlapping fingers）、手指向尺侧倾斜（图 7-3）。足部畸形发生率为 88%，包括先天性马蹄内翻足（78%～90%）、先天性垂直距骨（3%～10%）、跟骨外翻（calcaneovalgus）、跖骨内收、足趾重叠，但不合并其他部位的畸形，而 Ⅱ ~ Ⅹ 型在出生时不仅有手足畸形，还有其他特征性异常或综合征，包括近 10 种临床综合征（表 7-1）[10,12]。

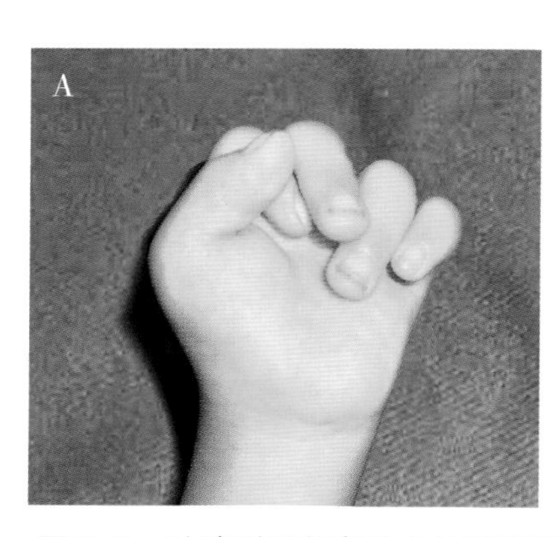

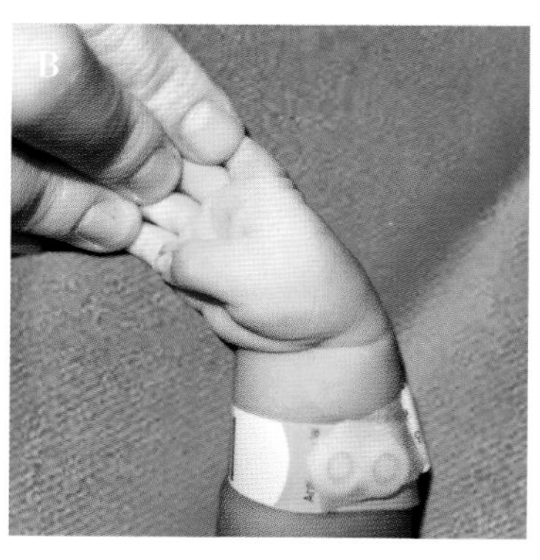

图 7-3 肢端型关节挛缩症的手指屈曲和指间关节伸展受限的大体照

新生儿肢端型 Ⅰ 型，A 图显示手指屈曲产生握拳状态；B 图显示被动伸展手指时，1～4 手指在掌指关节平面向尺侧倾斜，而拇指仍然处于内收及屈曲状态。

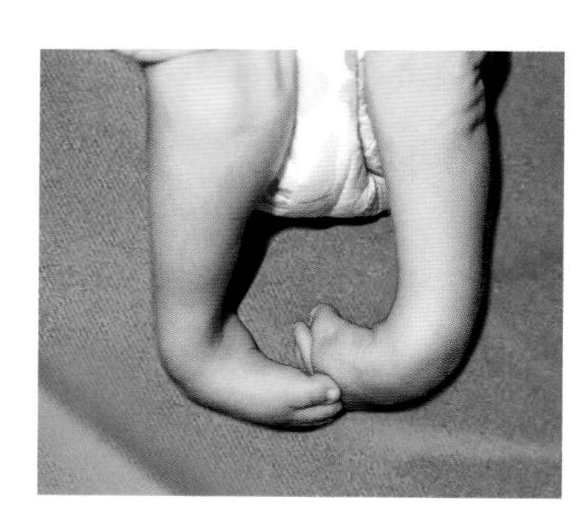

图 7-4 新生儿肢端型关节挛缩双下肢大体照

双足马蹄内翻足畸形。

五、诊断与鉴别诊断

当患儿出生时或新生儿期出现四肢多个关节屈曲或伸展挛缩、手足畸形和肌肉萎缩，应该高度怀疑本病。确定诊断依赖于临床检查、头颅及脊柱 MRI、肌电图检查和肌肉活检[24,25]。临床检查应首先确定关节受累是否为双侧肢体或多个肢体关节屈曲或伸展挛缩，手足是否有特征性对称性畸形，以及四肢关节活动范围；其次，注重神经系统检查，包括颅神经功能、头围、面部特征，休息时四肢的姿势或体位，肌肉张力，皮肤感觉和肌腱反射；再次，评价四肢肌肉张力、肌腱反射，以及刺激肢体产生主动活动状态，以便与婴儿型脊髓性肌萎缩［又称韦德尼希－霍夫曼病（Werdnig-Hoffmann disease）］相鉴别[4,26]。颅脑和脊柱 MRI 检查有助于与脑部疾病（肌肉张力降低型脑瘫）、颈段脊髓疾病如阿诺德－基亚里畸形（Arnold-Chiari malformation）和颈髓损伤，以及胸腰段脊髓疾病（椎管闭合不全、脊髓脊膜膨出、脊髓肿瘤）相鉴别[4,23,24]。肌电图检查可发现正中神经、尺神经和腓神经的复合动作电位（compound motor action potential）波幅降低，而双下肢肌肉出现弥漫性失神经改变，以纤颤电位、巨大复合运动动作电位，以及时限延长为特征，而运动和感觉神经传导速度正常，有助于与先天性和获得性周围神经疾病和肌病，例如沙尔科－马里－图思（Charcot-Marie-Tooth）病相鉴别[26]。肌肉活组织检查不是诊断的必要条件，但对确定肌肉萎缩的严重程度具有重要意义[3,24]。

六、足部畸形的分类与治疗

（一）概述

足部畸形在先天性多发性关节挛缩症中最为常见，特别是肌肉发育不良型，其发生率介于 80%～100%[3,27]。

Guidera[28]描述 51 例典型性多发性关节挛缩症，每例有双足对称性畸形，包括马蹄内翻足 42 例 84 足（82.4%）、先天性垂直距骨 5 例 10 足（9.8%）、跟骨外翻足（calcaneovalgus deformity）3 例 6 足（5.9%）和高弓内翻足 1 例 2 足（1.9%）。

Sodergard[29]曾描述一组先天性关节挛缩症所致的足部畸形，典型性多发关节挛缩 52 例，43 例（82.7%）出现双足对称性畸形，包括马蹄内翻足 72 足（83.7%）、跟骨外翻 12 足（14.0%）和垂直距骨 2 足（2.3%）。

Aroojis[30]在一组 229 例先天性多发性关节挛缩症或关节挛缩综合征中，发现典型性关节挛缩症 128 例（56%），肢端型 Ⅰ 型关节挛缩症 25 例（11%），另 76 例（33%）是肢体关节挛缩合并特殊综合征。26 例（45 足）诊断为垂直距骨，其发生率为 11%。提示肢端型关节挛缩症及由其产生的垂直距骨相当常见。

（二）马蹄内翻足

先天性多发性关节挛缩症所致的马蹄内翻足是一种僵硬性畸形，无论石膏矫形还是手术治疗，都很难获得相似于先天性马蹄内翻足的治疗结果。学者们共同主张的治疗目标，至少应该实现：①前足和后足的足底同时负重，即所谓跖行足（plantigrade foot）。Pirpiris 将后足跖屈畸形＜ 5°，而后足既没有内翻，前足也没有内收及外翻，称为跖行足[32]。②站立和行走时不引发疼痛。③允许穿着定制鞋或矫形器负重行走[29,32,33]。

早期临床研究证明，传统的足后内侧-外侧软组织松解，或者距骨切除手术治疗的成功率，不仅远低于典型的先天性马蹄内翻足，而且术后复发率高达70%[27,32,33]。目前用于治疗多发性关节挛缩症性马蹄内翻足的方法，包括Ponseti石膏矫形和跟腱切断、足后内侧-外侧软组织松解和距骨切除，其中足后内侧-外侧软组织松解是早期常用的治疗方法。

Niki[31]采取术前石膏矫形，继之实施足后内侧-外侧软组织松解（posteromedial-lateral release）治疗22例41足。开始手法牵伸和石膏矫形治疗时年龄平均0.8月龄（0～3月龄），石膏矫形平均持续时间9.7周；手术时年龄平均7.3月龄，术后随访平均9.8年。只有11足例（27%）获得满意结果，30足（73%）出现复畸形发。20足（49%）需要再次手术治疗，手术时年龄平均3.1岁（1.9～4.3岁），再次后内侧和后外侧广泛性软组织松解治疗14足，采取距骨切除6足。

Widmann[33]选择根治性软组织松解治疗6例双侧马蹄内翻足。其根治性软组织松解，是将踝关节周围肌腱部分切除，而不是常规的肌腱延长。术中使用斯氏针经跟骨及距骨置入胫骨远端，保持后足背伸与跖屈、内翻与外翻中立的位置。手术时年龄平均7.4月龄，术后随访时间平均4.3年。依照神经源性马蹄内翻足的临床与X线评价标准（表7-2），优级2足，良级4足，可级3足，差级3足。差级主要表现为前足内收和后足轻度跖屈2足，前足内收和后足内翻1足。X线检查显示侧位胫骨-跟骨角由术前131.18°下降至82.5°，距骨-跟骨角由术前11.7°增加至19.42°，距骨-第一跖骨由术前-26.45°增加至0.75°，但正位参数没有变化。该作者提出，足部根治性软组织松解手术适应于年龄＜1岁者，其复发率不足8%。术后应该长期穿着踝足矫形器行走，直至骨骼发育成熟。

表7-2　评价神经源性马蹄内翻足的疗效标准

相关参数	分值
站立时跟骨的位置	
外翻0～5°	10分
外翻＞5°	5分
内翻	0分
前足状态	
中立位	10分
内收＜5°或外展＜5°	5分
内收＞5°或外展＞5°	0分
X线参数	
距骨-跟骨指数	
≥40°	5分
＜40°	0分
正位距骨-第一跖骨角	

续表

相关参数	分值
≤ 10°	5 分
＞ 10°	0 分
侧位胫骨–跟骨角	
＜ 90°	10 分
90° ～100°	5 分
＞ 100°	0 分
穿鞋状态	
穿普通鞋型	10 分
穿着普通鞋型并用矫形器	5 分
穿着定制鞋型	0 分
行走功能	
无任何限制	15 分
偶有限制	8 分
始终受限	0 分
足部疼痛	
从无疼痛	10 分
偶有	5 分
经常	0 分
评定标准：满分为 70 分。优级：60～70 分；良级：50～59 分；可级：42～49 分；差级：＜ 42 分。	

注：距骨–跟骨指数（talocalcaneal index）是指正位和侧位距骨–跟骨角相加之和。

Boehm[34]于 2008 年首次报道石膏矫形治疗肢端型关节挛缩症所致的马蹄内翻足 12 例（24 足）的近期结果。采取标准的 Ponseti 石膏矫形技术，石膏矫形次数平均为 6.9 次（5.6～8.3 次），而同期治疗特发性马蹄内翻足（219 例），其石膏矫形次数平均为 4.5 次（4.3 ～4.7 次）。治疗后随访时间≥ 2 年，3 例 6 足（25%））出现畸形复发，即后足内翻≥ 5° 和踝关节跖屈＞ 10° 。完成石膏矫形与复发间隔 6.3 个月（3.5～9.2 个月）。其中 2 例 4 足经过再次石膏矫形和跟腱切断而治愈，另 1 例 2 足则需要软组织松解。

Hosam[35]评价 Ponseti 方法治疗先天性关节挛缩症性马蹄内翻足的中期结果。该组治疗 10 例（17 足），均为僵硬性畸形（Pirani 评分为 5.5 分）。开始治疗时年龄平均 5 周龄（2～20 周龄）。矫形石膏次数平均 8 次（4～10 次），继之进行跟腱切断。随访时间平均 5.8 年（3～8 年），16 足（94.1%）获得满意的矫形结果，但有 6 足（35.3 %）出现复发，其中 1 足经 Ilizarov 外固定器逐步矫形，另 2 足则需要足后内侧软组织松解手术治疗。尽管有较高的复发率，该作者仍然坚持，此项技术是治疗多发性关节挛缩症性马蹄内翻足的首选方法。

Kowalczyk 采取临床对照研究，比较 Ponseti 石膏矫形技术与广泛性软组织松解治疗多发性关节挛缩症性马蹄内翻足的结果[27]。将 29 例（57 足）马蹄内翻足分为 1 组（Ponseti 石膏矫形组）和 2 组（软组织松解组）。依照下述临床评定标准，评价治疗结果：优良，足底均匀负重（plantigrade foot），跖屈畸形≤ 5°，允许穿着普通鞋型或矫形器，站立和行走时没有疼痛；满意，足部遗留中度畸形，但没有疼痛，也不影响日常活动；不满意，日常站立和行走时疼痛，复发性畸形，妨碍穿用普通鞋型或矫形器；1 组包括 9 例 18 足，应用矫形石膏次数 8.4 次（7～11 次），18 足均实施经皮跟腱切断（年龄 3.6 月龄，2～5 月龄），随访时间平均 7.3 年（5～10 年）。最后随访时，4 例（7 足）需要再次石膏矫形（平均 3.1 次，2～4 次）和再次跟腱切断。在随访过程中，18 足经过 40 例次手术治疗，每足手术次数平均 2.2 次。18 足经过单次或多次跟腱切断（单次：11 足，多次：7 足），另 22 例次再手术包括后侧松解 2 例次，后内侧软组织松解手术 18 例次，楔形截骨 2 例次。最后随访时：优级 14 足（77.8%），满意 4 足（2.2%），16 足（88.9%）获得完全矫正结果，另 2 足（1.1%）遗留跖屈畸形但不妨碍功能活动。初期治疗后保持满意者 2 足；需要再次返修性手术（revision surgery）11 足，返修手术时年龄平均 25.2 月龄；3 次手术者 4 足，第 3 次手术时年龄 5.4 岁；4 次手术者 1 足，第 4 次手术时年龄 8 岁。2 组包括 20 例 39 足，手术时年龄平均 13.3 月龄（3～30 月龄）。广泛性软组织松解包括踝关节、距下关节、距舟关节松解，以及跟腱、拇长屈肌腱、趾长屈肌腱及胫后肌腱延长。术前石膏矫形开始年龄平均为 3 周龄（1～4 周龄），终止石膏矫形时平均年龄为 24 周龄（19～28 周龄）。术后随访时间平均为 15.4 年（5～23 年），Ⅰ期手术获得满意结果 25 足（64.1%），2 次手术 13 例（再次返修性手术时 4.8 岁），3 次手术者 2 例（第 3 次手术时 9.9 岁），4 次手术 3 足（第 4 次手术时 10.3 岁）。其中距骨切除 12 足（30.8%）和 3 关节固定 2 足（5.1%）。最后随访是：优良 20 足（51.3%），满意 8 足（20.5%），不满意 11 足（28.2%）。距骨切除 12 例，闭合性楔形截骨 13 例次，三关节融合术 2 例次。该作者由此做出下述结论：Ponseti 系列石膏矫形方法，明显优于足后内侧软组织松解，应该将系列石膏矫形作为初期治疗马蹄内翻足的方法，既改善了临床结果也减少了侵袭性返修手术次数。

距骨切除是治疗僵硬性马蹄内翻足的补救性手术（salvage procedure），目的是使患足畸形获得适当的矫正，允许穿着普通鞋型或穿用踝足矫形器辅助行走，并且在负重行走时不产生足部疼痛[32,36,37]。D'Souza[36]曾经强调距骨切除是一种治疗僵硬性马蹄内翻足有效的方法，精细手术操作是保持持续性矫形结果的关键因素，复发性畸形多见于术后早期，早期结果良好者几乎没有晚期复发的倾向，而僵硬性跖行足是僵硬性马蹄内翻足治疗后符合逻辑的必然结果。

Green[37]长期随访观察距骨切除 18 例 34 足，术前诊断为多发性关节挛缩症性马蹄内翻足，手术时年龄平均为 2.5 岁，其中 17 足手术时年龄＜ 18 月龄。术后随访时间平均为 11 年（5～20 年），其中 7 例骨骼已经发育成熟。将患足矫正至跖行足，能够穿用普通鞋或定制鞋，并在行走时没有疼痛者，定义为结果满意。最后随访时，24 足（71%）达到结果满意的标准，其中 19 例是独立性距骨切除，另 5 足需要再次手术治疗。另 10 足（29%）结果评定为不满意。该作者认为，距骨切除适用于治疗多发性关节挛缩所致的僵硬性马蹄内翻足，可将僵硬性马蹄内翻转变为具有负重行走功能的僵硬性跖行足。

Legaspi[38]曾描述距骨切除 24 足的远期随访结果，包括先天性多发性关节挛缩症性马蹄内翻足 13 例 21 足，脊髓脊膜膨出 1 例 2 足，先天性马蹄内翻足 1 例 1 足。手术时年龄平均为 5.3 岁（3～11 岁）。距骨切除之前经历平均 2 次足后内侧软组织松解。结果评价标准：优级，跖行足或后足跖屈＜ 15°，后足中度内翻或外翻，负重行走时没有疼痛；良级，后足跖屈＞15°，后足中度内翻或外翻，负重行走时没有疼痛；差级，后足跖屈畸形＞15°，后足严重地内翻或外翻而需要手术治疗，负重行走时疼痛而限制日常活动。术后随访时间平均为20年（13～27年），其中14例骨骼已经发育成熟。优级8足（33.3%），但4足有轻度复发，包括1足有10°跖屈畸形，1足轻度后足内翻，2足后足轻度外翻。患足能够穿着正常鞋型，并能够独立行走；良级10足（41.7%），术后10年左右出现复发性马蹄内翻足，其中4足需要实施跟腱延长，2足因胫骨-跟骨自发性融合在跖屈位置，需要再次矫形手术，另4足跟骨截骨矫正后足内翻畸形。患足能够穿着正常鞋型，8足能够负重行走，1例2足因其他关节问题，需要使用轮椅；差级6足（25%），3足因复发性后足畸形并疼痛；另3足因复发性后足畸形而手术治疗，包括1足在术后11年出现高弓内翻畸形而实施舟骨切除和跟骰关节融合，2足在术后6年采取Dwyer跟骨外翻截骨，2足分别在术后10年和14年，因为疼痛而实施胫骨-跟骨融合手术。但3足在随访时都有疼痛。所有患足都能穿着正常鞋型，并能独立行走30分钟而没有疼痛。本组8足（38.1%）在术后8～10年期间，X线片检查有退行性关节炎改变。2足因严重胫骨距骨关节疼痛实施关节固定手术，但实现关节融合后仍有轻度疼痛。7足在术后2～6年期间，出现胫骨跟骨自发性融合。该作者的结论是，距骨切除适用于治疗僵硬性马蹄内翻足，因为可能产生晚期并发症，故应慎重选择此种手术方法。

Pirpiris[32]基于距骨切除容易出现复发性后足跖屈内翻、中足内收和前足外旋等并发症，提出足外侧柱缩短和固定手术，可能防止上述并发症的假说。采取对照临床研究，比较独立性距骨切除与距骨切除＋跟骰关节融合联合手术治疗效果，以期证明联合手术能够防止独立性距骨切除的并发症。1组为独立性距骨切除（历史对照组）：7例14足，手术时年龄平均为5.6岁，随访时间平均为9.7年。最后随访时，14足中9例（64.3%）跖行足，14足（100%）有拇趾跖屈畸形（dorsal bunion），12足（85.7%）有后足内翻，11足（78.6%）有中足外翻和前足内收，5足（35.7%）站立和行走有足部疼痛，8足（57.1%）能够耐受穿用支具，10足（71.4%）需要再次手术。2组距骨切除＋跟骰关节融合联合手术：10例17足，手术时年龄平均为5.6岁，随访时间平均为3.8年。最后随访时，14足（82.4%）为跖行足，但4足（23.5%）有前足外翻，2足（11.8%）有拇趾跖屈畸形。17足（100%）站立和行走时没有疼痛，都能穿着矫形器，而没有需要再次手术的病例。该作者指出，首次临床研究证明距骨切除＋跟骰关节融合，治疗多发性关节挛缩症性马蹄内翻足，具有防止独立性距骨切除所产生的畸形复发，进而建议选择距骨切除和跟骰关节融合联合手术，治疗僵硬性马蹄内翻足。

Ponseti石膏矫形操作方法，参阅“先天性马蹄内翻足”有关章节；足后内侧-外侧软组织松解手术操作，参阅“脊髓疾病相关的足畸形”手术治疗，本节只描述距骨切除的适应证和手术操作。

距骨切除或距骨切除＋跟骰关节融合

【手术适应证】

根治性软组织术后复发的僵硬性马蹄内翻足，妨碍穿用踝-足支具站立或行走；1～5岁，手术年龄不可大于足三关节固定年龄[36, 38]。

【手术操作】

将患儿置于仰卧位。于膝关节上方捆扎充气止血带后，常规进行手术野皮肤准备。

①切口与显露：选择足背外侧皮肤切口，起始于踝关节近端5 cm和腓骨远端内侧，沿着距下关节及跟骰关节外侧向远端延伸，终止于第四跖骨基底内侧。切开皮肤、深筋膜和胫腓骨

下方支持带，保护腓浅神经足背皮神经中间支。继之，锐性解剖趾长伸肌腱与趾短伸肌间隙，将前者与足部动静脉、腓深神经一并向外侧牵拉，从跟骨背侧切断趾短伸肌起始点并向远端牵拉。继之，从趾长伸肌腱深面钝性分离并将其向内侧牵拉，便可充分显示踝关节、距跟关节和距舟关节。

②切除距骨：由于此前软组织手术遗留瘢痕组织，可引致关节间隙有纤维组织增生，导致解剖胫距关节、距舟关节、距跟关节都很困难。应该仔细识别关节间隙，依次切开踝关节、距舟关节和距跟关节囊。将患足尽可能跖屈和内翻，有助于在直视下切断后侧和内侧关节囊及韧带。为了避免遗留距骨碎片或碎块，尽可能将距骨完整切除，抑或将距骨分次切除，使用电锯将距骨切成 2 块或 3 块，再将其逐一取出，因为遗留距骨碎块的具有继续生长的潜力，是导致术后复发的主要因素。

③重建“胫骨–跟骨关节”与内固定：经 X 线透视证明没有遗留距骨碎块后，将跟骨向后方推挤而置入踝穴之中（图 7–5）。为了实现“胫骨–跟骨关节”的良好稳定，有时需要对外踝适当修剪或部分切除。X 线侧位透视证明胫骨侧位的中轴线与跟骨关节面中轴线相互重合，从足底逆行插入斯氏针，经跟骨进入胫骨远端，以保持胫骨与跟骨关节的稳定。

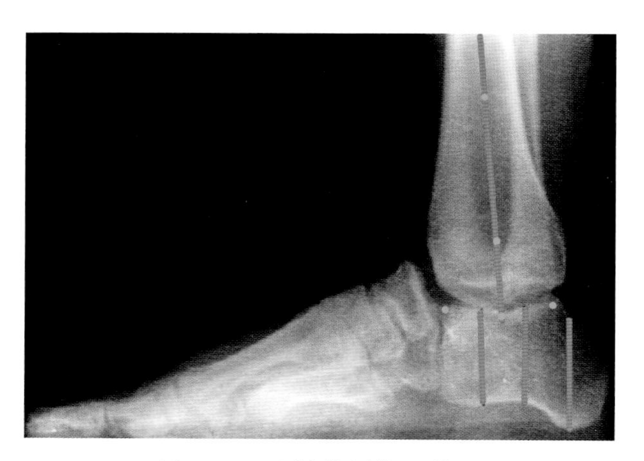
图 7–5　踝关节侧位 X 线片
显示跟骨置于踝穴的理想位置。

④外侧柱缩短：因为距骨切除对前足和中足并没有矫形作用，如果前足有明显内收或中足外翻畸形者，则可利用同一皮肤切口，或在跟骰关节背侧另作纵向皮肤切口，依次显露、切除跟骰关节软骨，以及适当缩短外侧柱，使用 1 根克氏针纵向固定跟骰关节。

【术后处理】

用小腿管型石膏将足置于矫正的位置固定。术后 6 周拔出斯氏针，再用小腿管型石膏继续固定 6 周。然后，穿用踝–足支具固定进行负重行走。

（三）先天性垂直距骨

在先天性多发性关节挛缩症性足部畸形中，先天性垂直距骨的发生率介于 9.8%～11%[23,29,39]。基于这个原因，在 2019 年之前的文献资料中，几乎检索不到限定于治疗多发性关节挛缩症性垂直距骨的原始论著，而是夹杂在治疗先天性垂直距骨的论著之中。因此，就其诊断与治疗的相关问题，请参考“先天性垂直距骨”相关内容。

参考文献

[1] HALL J G, KIMBER E, VAN BOSSE H J P. Genetics and Classifications [J]. J Pediatr Orthop, 2017, 37 (Suppl 1): S4–S8.

[2] KIMBER E. AMC: amyoplasia and distal arthrogryposis [J]. J Child Orthop, 2015, 9 (6): 427–432.

[3] BEVAN W P, HALL J G, BAMSHAD M, et al. Arthrogryposis multiplex acongenita (amyoplasia): an orthopaedic perspective [J]. J Pediatr Orthop, 2007, 27(5): 594-600.
[4] WONG V. The spectrum of arthrogryposis in 33 Chinese children [J]. Brain Dev, 1997, 19(3): 187-196.
[5] DARIN N, KIMBER E, KROKSMARK A K, et al. Multiple congenital contractures: birth prevalence, etiology, and outcome [J]. J Pediatr, 2002, 140(1): 61-67.
[6] HALL J G. Arthrogryposis multiplex congenita: etiology, genetics, classification, diagnostic approach, and general aspects [J]. J Pediatr Orthop B, 1997, 6(3): 159-166.
[7] SELLS J M, JAFFE K M, HALL J G. Amyoplasia, the most co mmon type of arthrogryposis: the potential for good outcome [J]. Pediatrics,1996, 97(2): 225-231.
[8] HALL J G. Arthrogryposis (multiple congenital contractures): diagnostic approach to etiology, classification, genetics, and general principles [J]. Eur J Med Genet, 2014, 57(8): 464-472.
[9] HALL J G. Amyoplasia involving only the upper limbs or only involving the lower limbs with review of the relevant differential diagnoses [J]. Am J Med Genet A, 2014, 164A (4): 859-873.
[10] BEALS R K.The distal arthrogryposes: a new classification of peripheral contractures [J]. Clin Orthop, 2005, 435 : 203-210.
[11] MOESSINGER A C. Fetal akinesia deformation sequence: an animal model [J]. Pediatrics, 1983, 72 (6): 857-863.
[12] KIMBER E, TAJSHARGHI H, KROKSMARK A K, et al. Distal arthrogryposis: clinical and genetic findings [J]. Acta Paediatr, 2012, 101(8): 877-887.
[13] TOYDEMIR R M, RUTHERFORD A, WHITBY F G, et al. Mutations in embryonic myosin heavy chain (MYH3) cause Freeman-Sheldon syndrome and Sheldon-Hall syndrome [J]. Nat Genet, 2006, 38 (5): 561-565.
[14] TOYDEMIR R M, BAMSHAD M J. Sheldon-Hall syndrome [J]. Orphanet J Rare Dis, 2009, 4 : 11-16.
[15] TAJSHARGHI H, KIMBER E, HOLMGREN D, et al. Distal arthrogryposis and muscle weakness associated with a beta-tropomyosin mutation [J]. Neurology, 2007, 68(10): 772-775.
[16] CHONG J X, BURRAGE L C, BECK A E, et al. Autosomal-dominant multiple pterygium syndrome is caused by mutations in MYH3 [J]. Am J Hum Genet, 2015, 96(5): 841-849.
[17] CARLOS R, CONTRERAS E, CABRERA J. Trismus-pseudocamptodactyly syndrome (Hecht-Beals′syndrome): case report and literature review [J]. Oral Diseases, 2005, 11(3): 186-189.
[18] BANKER B Q. Neuropathologic aspects of arthrogryposis multiplex congenita [J]. Clin Orthop, 1985, 194 : 30-43.
[19] BANKER B Q. Arthrogryposis multiplex congenita: spectrum of pathologic changes [J]. Hum Pathol, 1986, 17(7): 656-672.
[20] BAMSHAD M, VAN HEEST A E, PLEASURE D. Arthrogryposis: a review and update [J]. J Bone Joint Surg Am, 2009, 91 (Suppl 4): 40-46.
[21] KOWALCZYK B, FELUŚ J. Arthrogryposis: an update on clinical aspects, etiology, and treatment strategies [J]. Arch Med Sci, 2016, 12(1): 10-24.
[22] ZIMBLER S, CRAIG C L. The arthrogrypotic foot plan of management and results of treatment [J]. Foot Ankle, 1983, 3(4): 211-219.
[23] HALL J G, REED S D, GREENE G. The distal arthrogryposes: delineation of new Entities-Review and

nosologic discussion [J]. American Journal of Medical Genetics, 1982, 11 (2): 185-239.

[24] HAGEMAN G, IPPEL E P F, BEEMER F A, et al. The diagnostic management of newborns with congenital contractures: a nosologic study of 75 cases [J]. Am J Med Genet, 1988, 30 (4): 883-904.

[25] FERGUSON J, WAINWRIGHT A. Arthrogryposis [J]. Orthop Trauma, 2013, 27 (3): 171-180.

[26] GAITANIS J N, MCMILLAN H J, WU A, et al. Electrophysiologic evidence for anterior horn cell disease in amyoplasia [J]. Pediatr Neurol, 2010, 43 (2): 142-147.

[27] KOWALCZYK B, FELUS J. Ponseti casting and achilles release versus classic casting and soft tissue releases for the initial treatment of arthrogrypotic clubfeet [J]. Foot ankle int, 2015, 36 (9): 1072-1077.

[28] GUIDERA K J, DRENNAN J C. Foot and ankle deformities in arthrogryposis multiplex congenita [J]. Clin Orthop, 1985, 194 : 93-98.

[29] SODERGARD J, RYOPPY S. Foot deformities in arthrogryposis multiplex congenita [J]. J Pediatr Orthop, 1994, 14 (6): 768-772.

[30] AROOJIS A J, KING M M, DONOHOE M, et al. Congenital vertical talus in arthrogryposis and other contractural syndromes [J]. Clin Orthop, 2005, 434 : 26-32.

[31] NIKI H, STAHELI L T, MOSCA V S. Management of clubfoot deformity in amyoplasia [J]. J Pediatr Orthop, 1997, 17 (6): 803-807.

[32] PIRPIRIS M, CHING D E, KUHNS C A, et al. Calcaneocuboid fusion in children undergoing talectomy [J]. J Pediatr Orthop, 2005, 25 (6): 777-780.

[33] WIDMANN R F, DO T T, BURKE S W. Radical soft-tissue release of the arthrogrypotic clubfoot [J]. J Pediatr Orthop B, 2005, 14 (2): 111-115.

[34] BOEHM S, LIMPAPHAYOM N, ALAEE F, et al. Early results of the Ponseti method for treatment of clubfoot in distal arthrogryposis [J]. J Bone Joint Surg Am, 2008, 90 (7): 1501-1507.

[35] MATAR H E, BEIRNE P, GARG N. The effectiveness of the Ponseti method for treating clubfoot associated with arthrogryposis: up to 8 years follow-up [J]. J Child Orthop, 2016, 10 (1): 15-18.

[36] D'SOUZA H, AROOJIS A, CHAWARA G S. Talectomy in arthrogryposis:analysis of results [J]. J Pediatr Orthop, 1998, 18 (6): 760-764.

[37] GREEN A D L, FIXSEN J A, LLOYD-ROBERTS G C. Talectomy for arthrogryposis multiplex congenita [J]. J Bone Joint Surg Br, 1984, 66 (5): 697-699.

[38] LEGASPI J, LI Y H, CHOW W, et al. Talectomy in patients with recurrent deformity in club foot [J]. J Bone Joint Surg Br, 2001, 83 (3): 384-387.

[39] 闰桂森，俞志涛，杨征，等 . 一期距骨复位联合胫前肌腱移位术治疗先天性垂直距骨 [J]. 中华医学杂志，2014, 97 (17): 1322-1325.

第八章　足部肿瘤

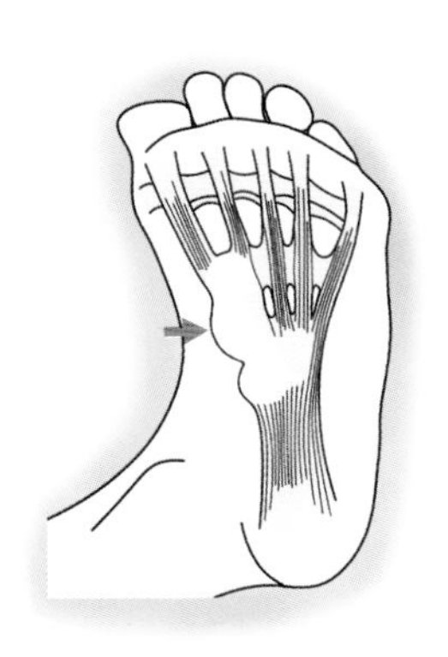

第一节　概　述

儿童足部软组织肿瘤和骨骼肿瘤都很少见[1-3]。Caro-Domínguez[1]报道加拿大多伦多儿童医院 15 年期间，诊断儿童足部软组织肿瘤 83 例，其中 60 例（72%）为良性，16 例（19%）是中间型肿瘤（inter-mediate tumor）或交界性肿瘤（borderline tumor），7 例（8%）恶性肿瘤；年龄最小者 1 月龄 3 例：1 例脂肪瘤病，2 例卡波西型血管内皮瘤（Kaposi form hemangioendothelioma）。该作者指出血管性肿瘤、成纤维细胞瘤或肌纤维母细胞瘤（fibroblastic/myofibroblastic tumor）和神经鞘瘤是儿童 3 个相对常见软组织肿瘤。

廖锋[2]描述一组 258 例足部骨骼肿瘤，年龄＜ 10 岁者 5 例（1.9%），但年龄＜ 19 岁者 75 例（29.1%）。儿童足部骨肿瘤占儿童骨骼肿瘤的 3%～6%[4]，骨囊肿、内生软骨瘤和纤维发育不良是常见的良性骨骼肿瘤，而恶性肿瘤则以尤因肉瘤和上皮样血管内皮瘤（epithelioid hemangioendothe lioma）相对多见[5]。

足部肿瘤的诊断依赖影像学检查和病理学检查，因为足部肿瘤通常以局部软组织肿块、肿胀或疼痛为主诉，仅凭临床检查不能确定肿块的准确部位和性质。

X 线检查是一线影像学诊断方法，因其既能分辨肿块来源于软组织还是骨骼，也有助于具有 X 线特征的肿瘤诊断，例如有静脉钙化或静脉石（phlebolith），可做出静脉畸形或血管瘤的诊断，而 X 线检查发现肿瘤位于骨皮质表面，即可诊断骨软骨瘤，而不需要常规病理检查。除此之外，X 线检查还有助于判断肿瘤边界，骨皮质膨胀、骨膜反应和肿瘤基质及密度[5,6]。

超声检查既能证实可疑性肿瘤，也可区别实体和囊性肿块，特别是 X 检查不能区别软组织肿瘤还是骨肿瘤时，应选择超声检查，因为超声检查不仅价格低廉和无放射性之虞，而且能够分辨血管密度，有助于血管瘤的分型[7]。

MRI 扫描和 CT 扫描是二线影像学诊断方法，具有替代超声所不能做出的诊断。MRI 检查是一种可供参照的标准影像学方法，具有高度的软组织分辨率，也没有放射副作用，通常能准确界定骨骼外的肿瘤面积，骨骼外肿瘤与周围结构的解剖关系，以及骨髓腔内肿瘤范围。MRI 扫描至少包括 2 个正交平面的 T_1 和 T_2 加权图像和短反转时间反转恢复序列（short TI inversion recovery sequence），后者对髓腔病变更为敏感。增强扫描有助于界定肿瘤组织与反应性水肿，以及肿瘤内血管成分的多寡和供血状态[1,3,8]。

病理检查或手术中活组织检查是诊断肿瘤的金标准，是诊断疑似恶性肿瘤和恶性肿瘤的常规检查。当影像学检查高度疑似恶性肿瘤者，必须进行病理检查，为制订治疗方案提供最可靠的证据[9,10]。Pretell-Mazzini[9]强调，当影像学检查提示高度疑似的骨肉瘤时，需要实施有计划的活组织检查。当表浅软组织肿瘤逐渐增大，特别是直径＞ 5 cm、持续 3 个月者，除外脂肪瘤者，在手术切除之前，应该常规进行病理学检查。

肿瘤外科分期是指导手术切除范围，预测肿瘤复发、转移和患者生存时间的标准化方式，而且有助于不同专业医生进行交流，进而制订包括手术切除、化学治疗（简称化疗）和放疗治疗（简称放疗）方案。Enneking 于 1980 年最早提出肌肉骨骼系统肿瘤分期的概念，进而建立 Enneking 外科分期系统，目的是将肿瘤复发和转移的危险因素进行简明分类，为手术切除范围提供确定性作用，亦可作为辅助性化疗的指南。Enneking 分类涵盖的 3 个重要参数，包括病理学分级（低度或高度恶性）、解剖部位（筋膜室内或筋膜室外）和发生区域性或远处转移，赋予分期越高预后越差的概念。肌肉骨骼肿瘤学会（Muscu loskeletal Tumor Society，MSTS）于 1980 年将 Enneking 骨骼肿瘤分期方法作为多中心研究的准则，因此，通常将 Enneking 骨骼肿瘤分期定义为肌肉骨骼肿瘤学会分期（MSTS classification），但软组织肿瘤分期，仍然称为 Enneking 软组织肿瘤分期（表 8–1、表 8–2）[10,11]。但是，某些骨科医生采用更新的美国癌症联合委员会（The American Joint Co mmittee on Cancer，简称 AJCC 分期）关于骨骼恶性肿瘤的分期标准[12]。与 Enneking 分期相比较，AJCC 分期依据有关预后的临床证据，将肿瘤分期增加Ⅴ期 A 和Ⅴ期 B 两个类型，解剖学部位增加 T3（跳跃性肿瘤），并将肿瘤直径 8 cm 作为界定筋膜室内与筋膜室外标准[13]。但是，Enneking 分期仍然是临床普遍应用的分期方法。恶性肿瘤需要手术治疗、化疗和放疗，手术切除是治疗肌肉骨骼系统肿瘤的主要方法，其切除范围是防止局部复发的重要因素。Enneking 最早建立肌肉骨骼系统肿瘤切除范围与切除边缘或切除界限的病理学标准（表 8–3）。Kawaguchi[14] 回顾分析 837 例（901 例次手术）治疗结果，证明广泛性切除需要切除肿瘤周围 3 cm 的正常组织，而根治性切除则需要切除肿瘤周围 5 cm 的正常组织。由于足部结构空间相对狭窄，血管神经结构与肌腱的间隙相当有限，有时需要选择趾列切除、中跗关节截除（chopart amputation ）或膝关节下方截肢，才能实现广泛性或根治性恶性肿瘤切除[15]。

表 8–1　肌肉骨骼系统良性肿瘤分期

分期	临床特征	病理分级	解剖部位	肿瘤转移
Ⅰ	隐匿性生长	良性	包膜内或筋膜室内	—
Ⅱ	活跃性生长	良性	包膜内或筋膜室内	—
Ⅲ	侵袭性生长	良性	筋膜室外，或在筋膜室外沿着组织间隙内纵向蔓延	—

表 8–2　肌肉骨骼系统恶性肿瘤分期

分期	病理分级	解剖部位	转移
Ⅰ A	低度恶性	筋膜室内	—
Ⅰ B	低度恶性	筋膜室外	—
Ⅱ A	高度恶性	筋膜室内	—
Ⅱ B	高度恶性	筋膜室外	—
Ⅲ A	低度或高度恶性	筋膜室内	区域或远处转移
Ⅲ B	低度或高度恶性	筋膜室外	区域或远处转移

表 8-3　肌肉骨骼系统肿瘤切除范围与切除边缘病理学表现

类型	切除平面	显微镜下表现
包膜内切除	肿瘤内	瘤床边缘有肿瘤细胞
边缘切除	包膜外	反应区组织内可遗留肿瘤细胞，但在周围反应区内没有肿瘤细胞，或没有卫星肿瘤
广泛切除	反应区外的正常组织	正常组织，但可能有跳跃性肿瘤组织
根治性切除	筋膜室外的正常组织	正常组织

参考文献

[1] CARO-DOMÍNGUEZ P, NAVARRO O M. Imaging appearances of soft-tissue tumors of the pediatric foot: review of a 15-year experience at a tertiary pediatric hospital [J]. Pediatr Radiol, 2017, 47(12): 1555−1571.

[2] 廖锋，徐海荣，牛晓辉．单中心足部骨肿瘤 258 例临床流行病学分析 [J]. 中国骨与关节杂志，2015, 9: 664−668.

[3] UNNI K K. Dahlin's bone tumors: general aspects and data on 11, 087 cases [M]//DAHLIN, DAVID C. Dahlin's bone tumors. 5th ed. Philabelphia: Lippincott-Raven, 1996.

[4] CARO-DOMÍNGUEZ P, NAVARRO O M. Bone tumors of the pediatric foot: imaging appearances [J]. Pediatr Radiol, 2017, 47(6): 739−749.

[5] COSTELLOE C M, MADEWELL J E. Radiography in the initial diagnosis of primary bone tumors [J]. AJR Am J Roentgenol, 2013, 200(1): 3−7.

[6] SINGER A D, DATIR A, TRESLEY J, et al. Benign and malignant tumors of the foot and ankle [J]. Skelet Radiol, 2016, 45(3): 287−305.

[7] FORNAGE B D, RIFKIN M D. Ultrasound examination of the hand and foot [J]. Radiol Clin N Am, 1988, 26(1): 109−129.

[8] HOCHMAN M G, WU J S. MR imaging of common soft tissue masses in the foot and ankle [J]. Magn Reson Imaging Clin N Am, 2017, 25(1): 159−181.

[9] PRETELL-MAZZINI J, BARTON JR M D, CONWAY S A, et al. Unplanned excision of soft-tissue sarcomas: current concepts for management and prognosis [J]. J Bone Joint Surg Am, 2015, 97(7): 597−603.

[10] ENNEKING W F. A system of staging musculoskeletal neoplasms [J]. Clin Orthop, 1986(204): 9−24.

[11] WOLF R E, ENNEKING W F. The staging and surgery of musculoskeletal neoplasms [J]. Orthop Clin North Am, 1996, 27(3): 473−481.

[12] STEFFNER R J, JANG E S. Staging of bone and soft-tissue sarcomas [J]. J Am Acad Orthop Surg, 2018, 26(13): e269–e278.

[13] KIM M S, LEE S Y, CHO W H, et al. An examination of the efficacy of the 8 cm maximal tumor diameter cutoff for the subdivision of AJCC stage Ⅱ osteosarcoma patients [J]. J Surg Oncol, 2008, 98(6): 427−431.

[14] KAWAGUCHI N, AHMED A R, MATSUMOTO S, et al. The concept of curative margin in surgery for bone and soft tissue sarcoma [J]. Clin Orthop, 2004(419): 165−172.

[15] ÖZGER H, ALPAN B, AYCAN O E, et al. Management of primary malignant bone and soft tissue tumors of foot and ankle: is it worth salvaging? [J]. J Surg Oncol, 2018, 117(2): 307−320.

第二节　色素沉着绒毛结节性滑膜炎

一、定义与病理学

色素沉着绒毛结节性滑膜炎又称腱鞘巨细胞瘤、腱鞘黄色瘤，通常来源于滑膜、滑囊和腱鞘组织。典型病理学改变包含 3 种细胞：破骨细胞样多核巨细胞、圆形或多边形单核细胞和泡沫细胞，某些病例还有噬铁细胞（siderophages）。肉眼观察为分叶状实体肿瘤，其边界清楚，颜色呈灰棕色或橘黄色[1-3]。手指和足趾为常见的受累部位（85%），30～40 岁为高发年龄[4]。

Gholve[3]报道 29 例儿童手足色素沉着绒毛结节性滑膜炎，是迄今最多的一组儿童病例。年龄平均 11 岁（2～18 岁），男性和女性分别为 16 例和 13 例；足-踝部受累 12 例，包括中足背侧 4 例、足趾 5 例、踝部后外侧 2 例和前外侧 1 例。

二、临床特征与影像学检查

临床上以足部无痛肿块为主诉，肿块可能持续数月或 1 年，表明肿块生长缓慢，但位于足趾跖侧者可引发行走时疼痛[3]。临床检查可见肿块位于软组织内，其质地硬韧，边界清楚，肿块直径介于 10～50 mm。X 线检查通常显示邻近趾骨或跗骨软组织肿块，偶有肿瘤内钙化和骨皮质压迫性缺损或侵蚀性改变[2,5]。MRI 扫描可显示肿块位于软组织内，在 T_1 加权图像表现均质性低信号，在 T_2 加权图像可见异质性中间信号和高信号，但在 T_1 增强扫描表现为中度或高度强化（图 8-1）[2,6]。

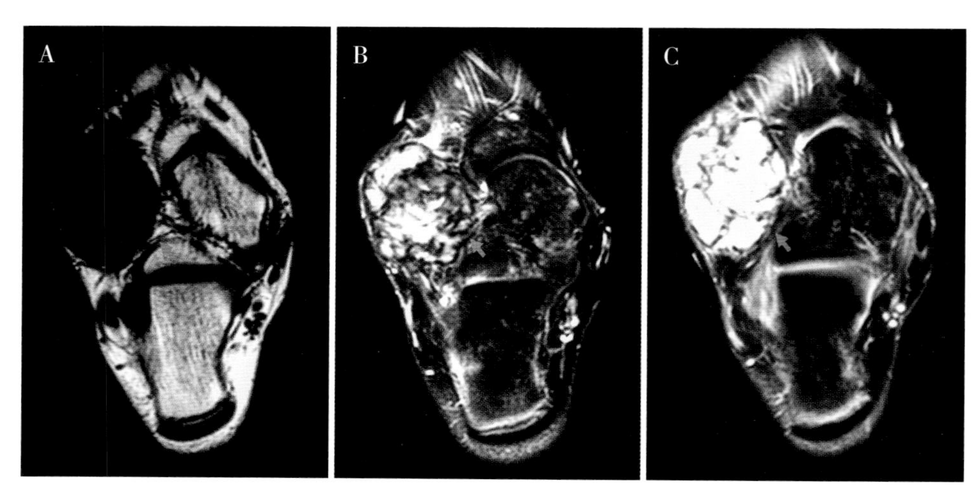

图 8-1　12 岁儿童足部内侧色素沉着绒毛结节性滑膜炎的 MRI 扫描图像

MRI 扫描 T_1 加权图像表现为均质性低信号（A），T_2 加权图像显示异质性高信号（B），T_1 增强扫描表现为均质性强化（C）。

三、治疗与预后

尽管是良性肿瘤，手术切除却有复发倾向。文献资料表明术后复发率介于 10%～45%，其复发时间多在术后 12～24 个月[4,7,8]。手术整体切除受累的滑膜组织，即边缘性或局部广泛性切除，能够减少或避免复发。Gibbons[2]手术切除 17 例足踝部腱鞘巨细胞瘤，15 例随访 7.1 年没有复发。Gholve[3]手术切除 29 例儿童上肢、下肢和足部腱鞘巨细胞瘤。术后随访时间＞ 2 年，证明 27 例没有复发。

参考文献

[1] USHIJIMA M, HASHIMOTO H, TSUNEYOSHI M, et al. Giant cell tumor of the tendon sheath (nodular tenosynovitis):a study of 207 cases to compare the large joint group with the co mmon digit group [J]. Cancer, 1986, 57(4): 875-884.

[2] GIBBONS CLMH, KHWAJA H A, COLE A S, et al. Giant-cell tumor of the tendon sheath in the foot and ankle [J]. J Bone Joint Surg Br, 2002, 84(7): 1000-1003.

[3] GHOLVE P A, HOSALKAR H S, KREIGER P A, et al. Giant cell tumor of tendon sheath: largest single series in children [J]. J Pediatr Orthop, 2007, 27(1): 67-74.

[4] WALSH E F, MECHREFE A, AKELMAN E, et al. Giant cell tumor of tendon sheath [J]. Am J Orthop, 2005, 34(3): 116-121.

[5] REILLY K E, STERN P J, DALE J A. Recurrent giant cell tumors of the tendon sheath [J]. J Hand Surg Am, 1999, 24(6): 1298-1302.

[6] KITAGAWA Y, ITO H, AMANO Y, et al. MR imaging for preoperative diagnosis and assessment of local tumor extent on localized giant cell tumor of tendon sheath [J]. Skeletal Radiol, 2003, 32(11): 633-638.

[7] KOTWAL P P, GUPTA V, MALHOTRA R. Giant-cell tumour of the tendon sheath: is radiotherapy indicated to prevent recurrence after surgery [J]. J Bone Joint Surg Br, 2000, 82(4): 571-573.

[8] OZALP T, YERCAN H, KURT C, et al. Giant-cell tumors of the tendon sheath involving the hand or the wrist: an analysis of 141 patients [J]. Acta Orthop Traumatol Turc, 2004, 38(2): 120-124.

第三节　足底纤维瘤病

一、定义与病理学

足底纤维瘤病（plantar fibromatosis）是跖筋膜纤维组织异常增殖，进而形成单个结节或多个结节的良性肿瘤。德国医生 Ledderhose（Georg Ledderhose）于 1897 年首次描述 50 例，当代某些学者还将其称为 Ledderhose 病（Ledderhose disease）[1,2]。病理组织由成纤维细胞、Ⅲ型胶原纤维和肌成纤维细胞组成，可分为细胞增殖期、结节形成期和组织挛缩期，后者具有导致足趾屈肌挛缩的潜在危险[3]。某些研究证明生长因子，包括血小板衍生生长因子，转移生长因子和白细胞介素 -1α 及白细胞介素 -1β，对成纤维细胞增殖发挥作用，但真正的病因并未阐明[1,4,5]。男性发病是女性的 2 倍，发病年龄多为 20～40 岁的成人。但是，儿童病例也有报告。Godette[5] 报道 14 例儿童病例，年龄平均为 7.3 岁（9 月龄至 16 岁），男女分别为 11 例和 3 例，双侧受累 2 例。Fetsch[7] 描述 54 例跖筋膜纤维瘤病，男性和女性分别为 19 例和 37 例（男女病例接近 1 : 2），年龄平均 9 岁（2～12 岁），只有 6 例年龄≤ 5 岁；右足 22 例，左足 27 例，另有 5 例足部肿瘤并未记录侧别。

二、临床特征与 MRI 检查

临床以足底结节样肿块、行走时疼痛和足趾屈曲畸形为特征。足底结节通常累及跖筋膜内侧束和中央束（图 8-2）[1,2]。Zgonis[4] 将其分为幼年腱膜纤维瘤病（juvenile aponeurotic fibromatosis）和成人纤维瘤病（adult fibromatosis）2 种类型，前者更具侵袭性，向肌间隔和趾屈肌腱鞘浸润，而成人型生长缓慢，极少侵袭趾屈肌腱鞘。临床检查可发现结节样肿块位于跖筋膜内侧或中央，直径介于 0.5～3.0 cm，但边界不甚清晰，并有明显的压痛。有时伴有跟腱或腓肠肌挛缩，抑或足趾屈曲挛缩，以及后足活动范围减少[1,2]。MRI 扫描有助于本病的诊断，在 T_1 加权和 T_2 加权信号强度相似肌肉信号，而 T_1 加权增强图像表现为弥漫的异质性强化（图 8-3）。MRI 矢状面图像可显示纤维瘤起自跖筋膜，或者依附于跖筋膜（图 8-4）[7]。MRI 扫描虽然有助于与骨骼外黏液性软骨肉瘤（extraskeletal myxoid chondro-sarcoma）、纤维肉瘤、滑膜肉瘤和脂肪肉瘤相鉴别，但有时需进行活组织检查，以便除外恶性肿瘤[1,2]。

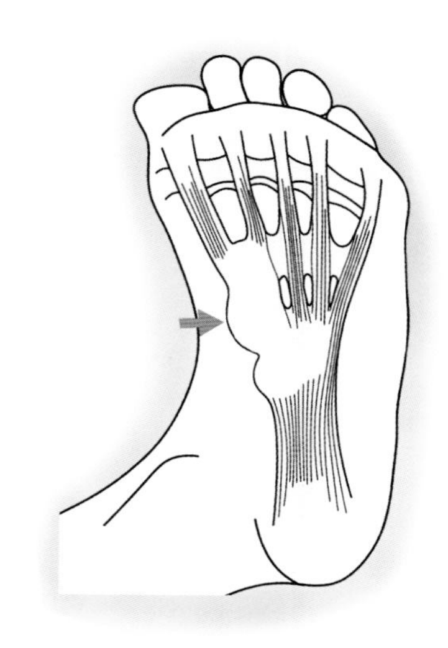

图 8-2　足底结节累及跖筋膜部位示意图

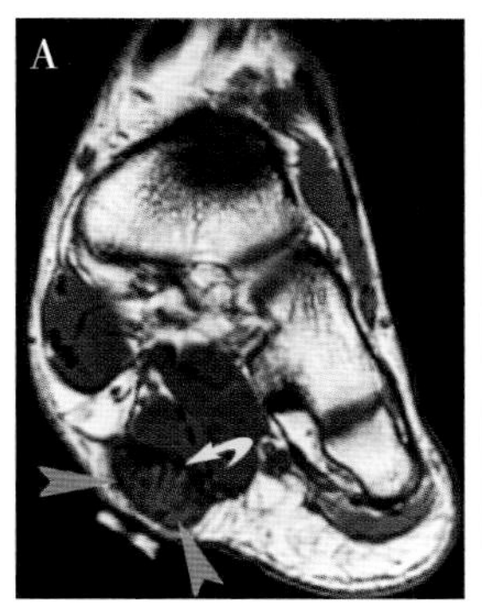

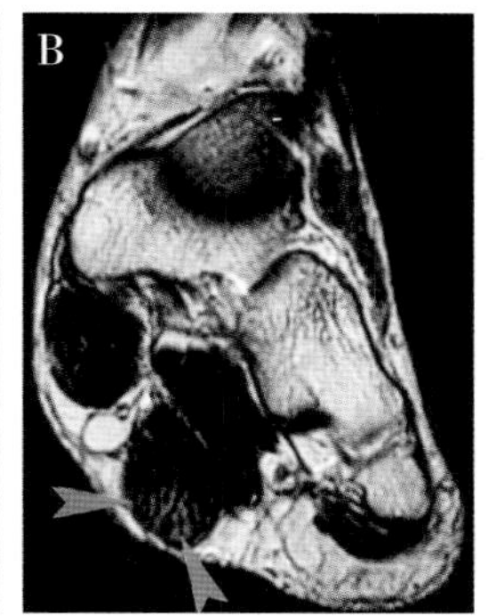

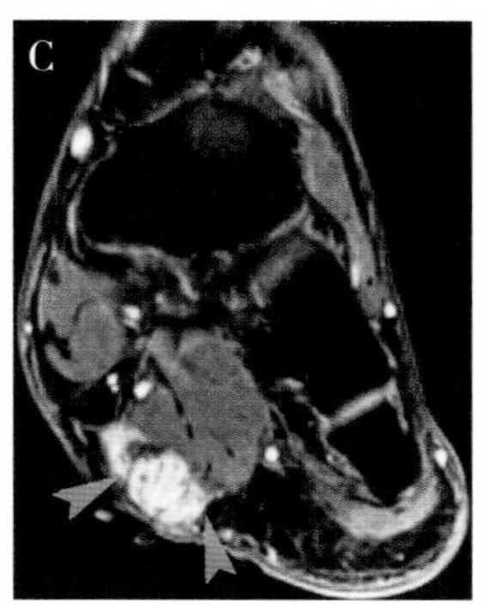

图 8-3　足底纤维瘤病的 MRI 表现

MRI 扫描 T_1 加权（A）和 T_2 加权（B）冠状面图像为等信号，而 T_1 加权增强及脂肪抑制的冠状面图像（C），表现为弥漫的异质性强化。

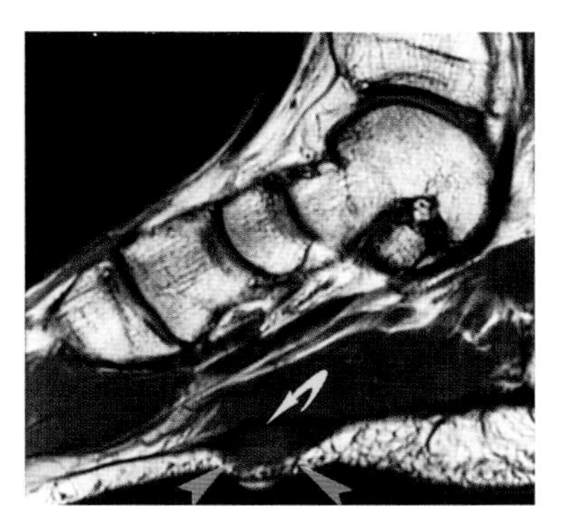

图 8-4　足底纤维瘤病的MRI表现

T_1 加权矢状面图像显示纤维瘤起自跖筋膜（弧形箭号），并与跖筋膜粘连（箭头）。

三、治疗与预后

在确定诊断之后，方可开始非手术治疗和手术治疗，前者包括注射维拉帕米，体外冲击波治疗和局部放疗。上述非手术治疗具有促使缩小肿瘤、解除疼痛症状的作用[2,4]。然而，迄今尚没有用于治疗儿童病例的文献资料。

手术切除指征包括足底顽固性疼痛、侵袭性病变和非手术治疗没有明显反应者，但有较高的复发率[8]。局部切除的复发率介于 57% ~100%，广泛性切除（切除病变周围 2~3 cm 正常组织）复发率 8%~80%，而跖筋膜切除则使复发率降低至 0%~50%[1,8,9]。

Godette[5] 报道局部切除 6 例儿童足底纤维瘤，2 例分别于术后 2 年和 11 年复发而再次切除，另 8 例未曾手术者随访时间平均 4.8 年（2~11 年），仍然没有症状。

Fetsch[6] 描述局部切除 38 例跖筋膜纤维瘤病，手术时年龄平均 9 岁（2~12 岁），6 例年龄≤ 5 岁。远期随访 32 例，随访时间平均 14 年 9 个月（4 个月至 33 年），局部复发 1 次者 16 例，而局部多次复发者 16 例。采取广泛性切除或跖筋膜次全切除，可能发生切口愈合不良、切口周围皮肤坏死、疼痛性瘢痕，以及足弓降低等并发症。

参考文献

[1] CARROLL P, HENSHAW R M, GARWOOD C, et al. Plantar fibromatosis: pathophysiology, surg ical and nonsurgical therapies: an evidence-based review [J]. Foot Ankle Spec, 2018, 11(2): 168-175.

[2] YOUNG J R, STERNBACH S, WILLINGER M, et al. The etiology, evaluation, and management of plantar fibromatosis [J]. Orthop Res Rev, 2019, 11 : 1-7.

[3] JOHNSTON F E, COLLIS S, PECKHAM N H, et al. Plantar fibromatosis: literature review and a unique case report [J].J Foot Surg, 1992, 31(4): 400-406.

[4] ZGONIS T, JOLLY G P, POLYZOIS V, et al. Plantar fibromatosis [J]. Clin Podiatr Med Surg, 2005, 22 (1): 11-18.

[5] GODETTE G A, O'SULLIVAN M, MENELAUS M B. Plantar fibromatosis of the heel in children: a report of

14 cases [J]. J Pediatr Orthop, 1997, 17(1): 16-17.

[6] FETSCH J F, LASKIN W B, MIETTINEN M. Palmar-plantar fibromatosis in children and preadolescents [J]. Am J Surg Pathol, 2005, 29(8): 1095-1105.

[7] HOCHMAN M G, WU J S. MR imaging of co mmon soft tissue masses in the foot and ankle [J]. Magn Reson Imaging Clin N Am, 2017, 25(1): 159-181.

[8] FUIANOA M, MOSCAA M, CARAVELLIA S, et al. Current concepts about treatment options of plantar fibromatosis: a systematic review of the literature [J]. Foot Ankle Surg, 2019, 25(5): 559-564.

[9] KADIR H K A, CHANDRASEKAR C R. Partial fasciectomy is a useful treatment option for symptomatic plantar fibroma-tosis [J]. Foot, 2017, 31 : 31-34.

第四节　丛状神经纤维瘤与神经鞘瘤

一、定义与病理学

丛状神经纤维瘤与丛状神经鞘瘤（plexiform neurofibroma and neurile mmoma）都来源于周围神经良性肿瘤，两者的病理组织学表现有明显的区别，前者由施万细胞、神经束膜细胞、肥大细胞和成纤维细胞组成，通常是神经纤维瘤病Ⅰ型的伴发病变，而神经鞘瘤则只有施万细胞[1-5]。文献资料表明，足部神经纤维瘤和神经鞘瘤发生率＜3%，发病年龄多见于20～40岁[5-7]。DeFazioa[5]总结文献资料和本人治疗的1例，总计8例足部丛状神经纤维瘤，年龄介于8～33岁。Agaram[6]描述16例深部神经鞘瘤，年龄介于5月龄至61岁（平均年龄27岁），受累部位包括颈部、骨盆、四肢，其中只有2例累及足部。上述两种肿瘤虽然均以丛状或蔓状生长为特征，但神经纤维瘤侵袭周围组织更为严重，手术切除的复发率较高，并有10%病例发生恶性转变。鉴于足部神经源性肿瘤相当少见，临床和影像学检查也不能将两者区别，因而将两者一并描述。

二、临床特征与影像学检查

临床以足背或足底内侧肿块或弥漫性肿胀、疼痛和足趾畸形为特征，其临床症状可能持续数月，甚至长达数年[3,9]。患足通常没有麻木、刺痛等感觉异常，也不存在反射性疼痛[4]。Riemen[9]报道2例儿童足部丛状神经纤维瘤合并后足外翻和小腿过度生长。临床检查可发现足部肿块或弥漫性肿胀和压痛，但肿块边缘不甚清楚。当触及不到肿块，却有明显的压痛者，应该考虑为丛状神经鞘瘤。丛状神经纤维瘤是神经纤维瘤病Ⅰ型（neurofibromatosis type 1，NF1）的组成部分，有20%～40%的NF1病例伴发丛状神经纤维瘤，因此应该进行全身检查，包括皮肤咖啡斑、腋部及腹股沟部皮肤雀斑、虹膜黑色素错构瘤（Lisch nodules）、视神经胶质瘤、脊柱侧凸和长骨发育不良[7,9]。

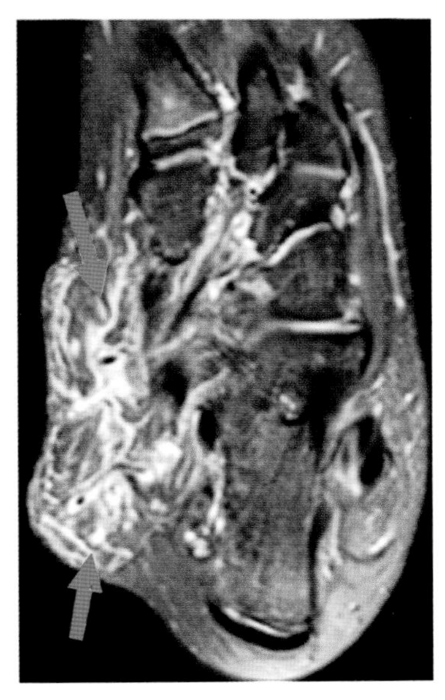

图8-5　11岁儿童右足后内侧丛状神经纤维瘤的MRI表现

T_2脂肪抑制图像显示蔓状高信号。

X线检查虽然能够显示软组织肿块或肿胀，更有助于观察跗骨及跖骨的侵蚀性破坏、压迫性改变，以及可能出现的跖骨及趾骨过度生长[7,8]。MRI扫描是诊断本病的可靠方法，具有界定肿瘤范围，提示组织来源的作用。丛状神经纤维瘤的MRI征象，包括T_1加权信号强度相似于肌肉的等信号，T_2加权图像显示蔓状（图8-5）和节状高信号，而众多结节高信号像似袋状蚯蚓（“bag of worms”）（图 8-6），是丛状神经纤维瘤的典型 MRI 征象。丛状神经鞘瘤在 T1 加权图像表现为异质性低信号或中等信号，但在 T_2 加权图像表现为非均质性高信号，其间低信号为线状纤维组织间隔（图 8-7、图 8-8）。有时在 T_2 加权图像出现靶心征（target sign），即周围高信号（黏液组织），而中央因有纤维胶原组织产生低信号[3,11,12]。

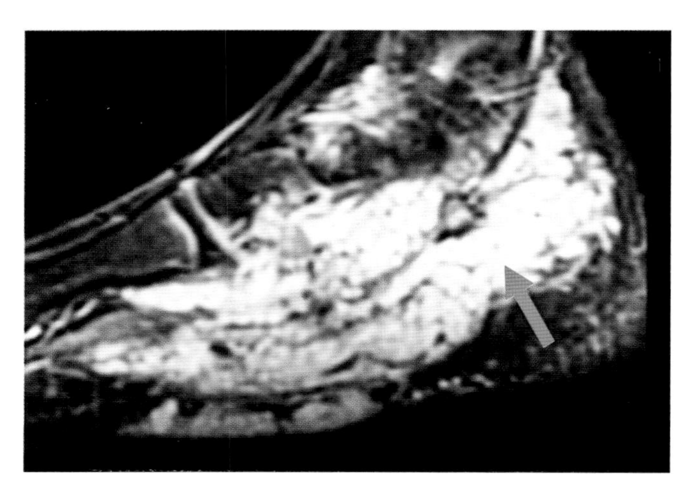

图 8-6　8 岁儿童足底深部神经纤维瘤的 MRI 表现

T_2 加权脂肪抑制图像（矢状位）显示众多结节性高信号，像似袋状蚯蚓。某些高信号的结节中出现低信号，称为靶心征。

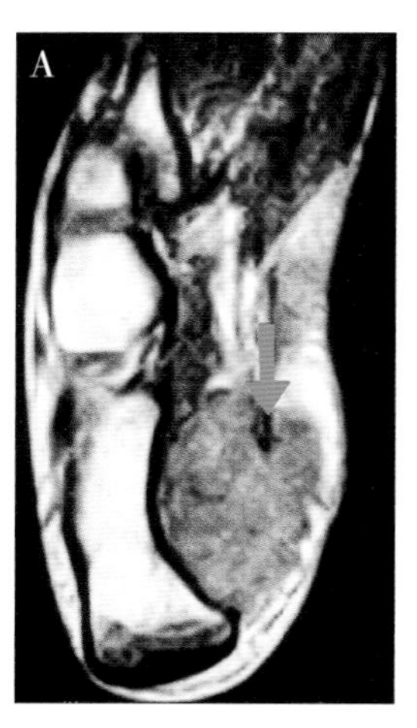

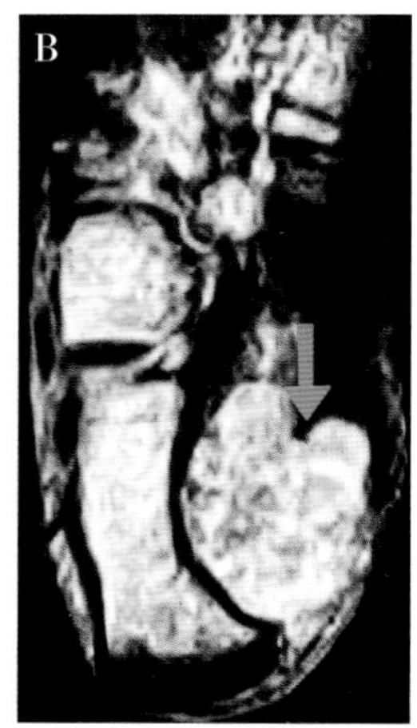

图 8-7　8 岁儿童后足内侧丛状神经鞘瘤的 MRI 表现

A. T_1 加权图像显示异质性中等信号，其边界清晰；B. T_2 加权图像为非均质的高信号，其间低信号为线状纤维组织间隔。

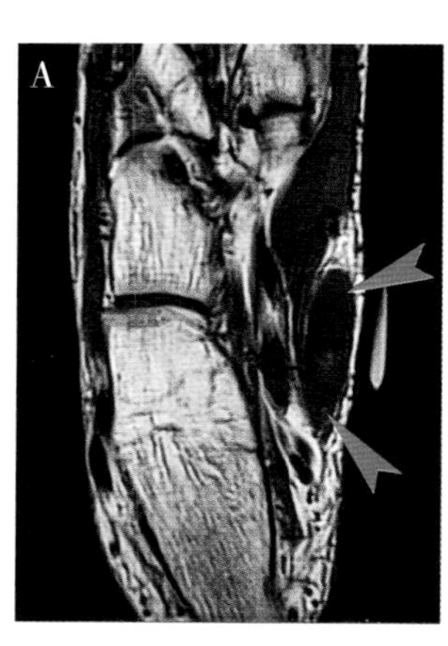

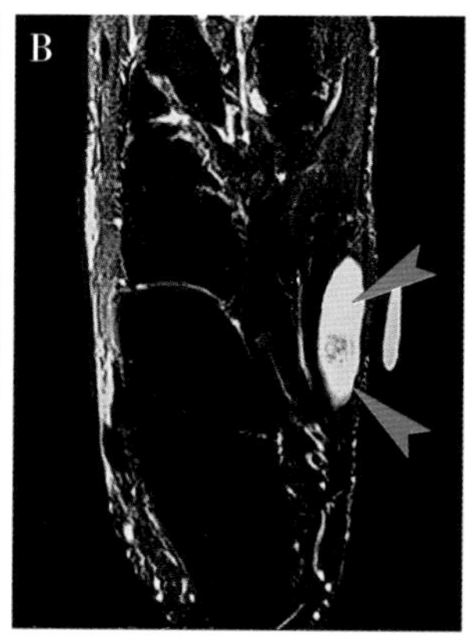

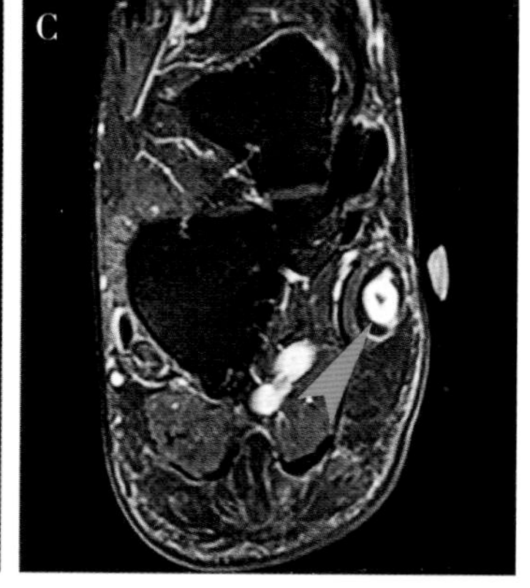

图 8-8　中足内侧神经鞘瘤的 MRI 表现

A. T_1 加权轴向图像显示低信号病变，其边界清楚；B. T_2 加权轴向图像表现卵圆形高信号；C. T_1 增强扫描及脂肪抑制图像显示周围强化，称为靶心征。

三、治疗与预后

手术切除仍然是治疗本病的唯一方法，目的是解除疼痛、改善足部外观形态，防止发生继发性骨骼病变。因为肿瘤侵袭性生长，累及主要神经及肌腱等结构，未能实现彻底切除肿瘤，是导致术后复发主要因素[3,8,10]。Needle[13] 回顾性分析手术切除儿童丛状神经纤维瘤的预后因素，包括头颈、躯干和肢体丛状神经纤维瘤168例，术后随访时间平均6.8年（2个月至24.5年），其中74例（44%）出现术后复发。统计学分析表明，肿瘤未被完全切除和手术时年龄< 10岁者，是术后复发相关的2个因素，具有统计学意义。局部持续性疼痛，或者疑似恶性转变，是手术切除的指征[5,13]。Turra[8]手术治疗1例8岁儿童右足丛状神经纤维瘤，并有前足肥大和第三~五足趾畸形。采取肿瘤切除和第三和第四足趾截除，术后不仅解除了疼痛，也方便穿着普通鞋，随访2年也没有复发。Pu[3]选择根治性肿瘤切除、2期实施吻合血管的背阔肌瓣与全厚游离皮肤移植，治疗1例17岁男性左足内侧复发性丛状神经纤维瘤（肿瘤约为24 cm × 22 cm）。术后随访1.5年并未复发，足部外观明显改善，穿鞋和行走也接近正常。Bourne[7]选择截肢手术，治疗1例15岁儿童右足丛状神经纤维瘤，因为产生跗骨及跖骨广泛破坏。

丛状神经鞘瘤都有完整包膜，容易实现完整切除，因而术后复发率< 5%[4,14]。

参考文献

[1] SAMARCO J, MANGONE P. Classification and treatment of plantar fibromatosis [J]. Foot Ankle Int, 2000, 21(7): 563-569.

[2] NAM S H, KIM J Y, AHN J, et al. Plexiform neurofibroma of the posterior tibial nerve misdiagnosed as proximal tarsal tunnel syndrome: a case report [J]. Surg J (N Y), 2018, 4(1): e18-e22.

[3] PU L L, VASCONEZ H C. Large recurrent plexiform neurofibroma of the foot and ankle [J]. Microsurgery, 2004, 24(1): 67-71.

[4] KALLINI J R, KHACHEMOUNE A. Schwannoma of the left foot: a brief overview with focus on associated clinical syndromes [J]. J Am Podiatr Med Assoc, 2014, 104(5): 535-538.

[5] DEFAZIOA M V, TER LOUWA R P, ATTINGERA C E, et al. Management of advanced plexiform neurofibromatosis of the foot presenting with skeletal deformation and intractable pain: an indication for proximal amputation [J]. Foot, 2015, 25(1): 30-35.

[6] AGARAM N P, PRAKASH S, ANTONESCU C R. Deep-seated plexiform schwannoma:a pathologic study of 16 cases and comparative analysis with the superficial variety [J]. Am J Surg Pathol, 2005, 29(8): 1042-1048.

[7] BOURNE J T, MANGALESHKAR S R, MEIS-KINDBLOM J M, et al. Recurrent plexiform neurofibromatosis of the foot with extensive bone destruction [J]. J Pediatr Orthop B, 2009, 18(4): 176-178.

[8] TURRA S, FRIZZIERO P, CAGNONI G, et al. Macrodactyly of the foot associ-ated with plexiform neurofibroma of the medial plantar nerve [J]. J Pediatr Orthop, 1986, 6(4): 489-492.

[9] RIEMEN A H K, RICHES J R, LOVE G J, et al. Two cases of neurofibromatosis presenting with a foot deformity [J]. J Pediatr Orthop B, 2001, 20(2): 94-96.

[10] BLITZ N M, HUTCHINSON B, GRABOWSKI M V. Pedal plexiform neurofibroma: review of the literature and case report [J]. J Foot Ankle Surg, 2002, 41(2): 117-124.

[11] CARO-DOMÍNGUEZ P, NAVARRO O M. Imaging appearances of soft-tissue tumors of the pediatric foot: review of a 15-year experience at a tertiary pediatric hospital [J]. Pediatr Radiol, 2017, 47(12): 1555-1571.

[12] IKUSHIMA K, UEDA T, KUDAWARA I, et al. Plexiform schwannoma of the foot [J]. Eur Radiol, 1999, 9(8): 1653-1655.
[13] NEEDLE M N, CNAAN A, DATTILO J, et al. Prognostic signs in the surgical management of plexiform neurofibroma: the Children's Hospital of Philadelphia experience, 1974—1994 [J]. J Pediatr, 1997, 131(5): 678-682.
[14] ODOM R D, OVERBEEK T D, MURDOCH D P, et al. Neurilemoma of the medial plantar nerve: a case report and literature review [J]. J Foot Ankle Surg, 2001, 40(2): 105-109.

第五节 滑膜肉瘤

一、定义与病理学

滑膜肉瘤（synovial Sarcoma）是高度恶性软组织肿瘤，通常发生于邻近关节囊、腱鞘和滑囊，因其组织学相似于滑膜组织而推测来源于滑膜组织，但目前普遍认为是来源于原始性间充质细胞。通常将其分成纤维型、上皮型和未分化型 3 种病理类型，但又可分为 2 种亚型：单相分化型和双相分化型，前者只有束状排列的未分化梭形细胞，而后者包含梭形细胞和上皮细胞[1,2]。

已知滑膜肉瘤携带滑膜肉瘤易位基因，位于 18 号染色体上的 SS18 基因与滑膜肉瘤 X 染色体断点基因（synovial sarcoma X chromosome breakpoint，SSX）发生易位而形成融合基因[3-5]。滑膜肉瘤占软组织肉瘤 8%～10%，其发病率 2.75/100 万，下肢是肿瘤常见的部位（60%），足部发生率约为 6%，被认为是足踝部最常见的软组织恶性肿瘤。发病年龄多见于 10～20 岁，平均年龄 13 岁[4,5]。Scheer[2] 描述一组 32 例踝足部滑膜肉瘤，年龄平均 13.9 岁（14～25.5 岁），年龄＞ 18 岁者 5 例；解剖部位分布：踝部 11 例（34%），足跟部 1 例（3%），足底 10 例（31%），足后部 4 例（13%），足趾 5 例（16%），另 1 例（3%）足部肿瘤部位不详。

二、临床特征与影像学检查

临床以足部背侧或内侧软组织肿胀和肿块为主诉，其症状可能持续数周或数月。初期通常没有疼痛。临床检查可触及肿块，有压痛和肿胀。因为肿瘤前期症状有疼痛和压痛，但没有肿块，容易误诊为关节炎和肌腱炎[1,4]。

X 线片检查有时可见斑点状钙化（30%），但 MRI 能够清楚显示肿瘤部位和体积。滑膜肉瘤在 T_1 图像低信号，T_2 加权为高信号（图 8-9）[6]。Jones[7] 复习 34 例滑膜肉瘤 MRI 特征，发现 35% 在 T_2 加权有 3 种信号异常：相似于液体的高信号、相似于脂肪组织的中等和略高于脂肪的信号、相似于纤维组织的低信号。18% 病例有液体－液体平面（fluid-fluid levels）；肿瘤直径＞ 5 cm 在 T_1 加权图像显示均质性低信号，T_2 加权为明显异质性高信号；71% 者与骨骼相关，50% 邻近骨骼，21% 有皮质变薄或侵入髓腔；10%～20% 发生转移；因此，MRI 扫描能够界定肿瘤与正常组织，有助于设计手术治疗；CT 检查具有界定肿瘤范围，显示骨骼破坏、钙化和骨膜反应作用。然而，确定诊断依赖病理学检查。一旦病理诊断为滑膜肉瘤，应该常规进行超声、锝 -99 同位素骨骼扫描和 CT 扫描，以除外或确定肺部、腹腔脏器和骨骼转移[8]。

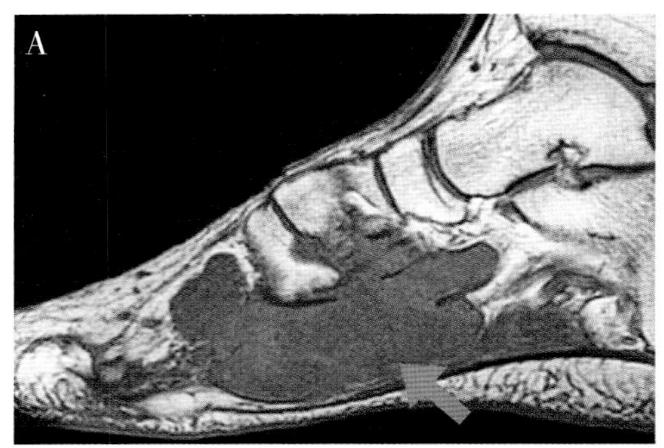

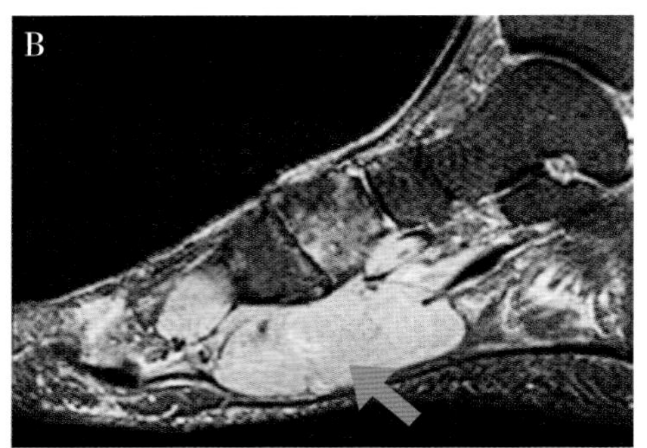

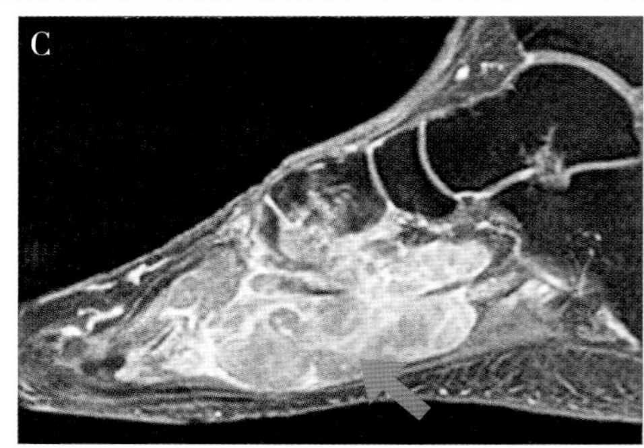

图 8-9　足底滑膜肉瘤的 MRI 表现

在 MR 扫描 T_1 加权图像表现均质性低信号，并累及骨骼（A），T_2 加权脂肪抑制图像显示分叶状高信号（B），而在 T_1 增强扫描则显示分叶状非均质性强化。

三、治疗与预后

滑膜肉瘤的治疗需要手术切除、化疗或放疗等综合治疗。在计划手术切除之前，依照 MRI 显示的肿瘤部位、体积及范围和病理学分级，做出肿瘤外科分期[2,5,8]。广泛性切除或膝关节下方截肢是主要的手术方法。

Scully[4] 早期描述 14 例足部滑膜肉瘤的治疗结果。患者年龄平均为 30 岁，其中 2 例儿童足部滑膜肉瘤，年龄分别为 8 岁和 14 岁；肿胀和疼痛平均持续 14 个月，10 例经过跗跖关节截除和膝关节下方截肢治疗，2 例经历局部广泛切除，1 例局部转移和 8 例肺部转移而死亡。2 例儿童因远处转移，分别于术后 2.6 年和 4.9 年死亡。

Scheer[2] 采取膝关节下方截肢或趾列切除、化疗和放射，治疗 32 例踝足部滑膜肉瘤，其中位数生存时间 6.2 年（1.1～31.1 年），中位数无肿瘤生存时间 5.8 年（1.1～16.4 年），5 年无肿瘤生存率 80%。

Wang[9] 报道 1 例 17 岁青春期儿童足背滑膜肉瘤，肿瘤体积为 6 cm × 3 cm × 2 cm，Enneking 肿瘤分期为Ⅱ A。该作者选择局部广泛性切除和前臂筋膜皮瓣修复软组织缺损。术后接受 6 个疗程化疗和局部 33 次放疗，随访 3.5 年期间，没有局部复发和远处转移。依照美国踝-足功能评分标准，其足部功能达到 95 分。

Deshmukh[5] 发现肿块大小和解剖学部位是重要的预后因素。该组包括 135 例滑膜肉瘤，患者年龄平均为 31 岁，中位数随访时间 6.5 年（1.7～35 年）。局部滑膜肉瘤最大直径＜ 5 cm 者，5 年生存率为 88%，而最大直径介于 5～10 cm 和＞ 10 cm，10 年生存率分别为 38% 和 8%。135 例滑膜肉瘤中，18 例足部肿瘤（13%）均＜ 5 cm，2 例在诊断时已经发生转移，术后无 1 例发生局部复发，但没有提及手术切除范围。该作者将手部和足踝肿瘤 24 例合并统计，其 5 年生存率和 10 年生存率分别为 75% 和 65%，显著高于肢体近端滑膜肉瘤（P=0.01）。

参考文献

[1] LEPOW G M , GRIMMER D L, LEMAR O V, et al. Synovial sarcoma in the foot of a 5-year-old child: a case report [J]. J Am Podiatr Med Assoc, 2016, 106(4): 283-288.

[2] SCHEER M, GREULICH M, LOFF S, et al. Localized synovial sarcoma of the foot or ankle: a series of 32 cooperative weichteilsarkom study group patients [J]. J Surg Oncol, 2019, 119(1): 109-119.

[3] 陶芳，韩秀鑫，王国文，等 . 滑膜肉瘤的治疗研究进展 [J]. 肿瘤 , 2019, 39(4): 317-324.

[4] SCULLY S P, TEMPLE H T, HARRELSON J M. Synovial sarcoma of the foot and ankle [J]. Clin Orthop, 1999(364): 220-226.

[5] DESHMUKH R, MANKIN H J, SINGER S. Synovial sarcoma: the importance of size and location for survival [J]. Clin Orthop, 2004(419): 155-161.

[6] BANCROFT L W, PETERSON J J, KRANSDORF M J. Imaging of soft tissue lesions of the foot and ankle [J]. Radiol Clin N Am, 2008, 46(6): 1093-1103.

[7] JONES B C, SUNDARAM M, KARANSDORF M J. Synovial sarcoma: MR imaging findings in 34 patients [J]. AJR, 1993, 161(4): 827-830.

[8] STANELLE J, CHRISTISON-LAGAY E R, HEALEY J H, et al. Pediatric and adolescent synovial sarcoma: multivariate analysis of prognostic factors and survivial outcomes [J]. Ann Surg Oncol, 2013, 20(1): 73-79.

[9] WANG C C, WANG S J, WU C L, et al. Limb-salvage operation for synovial sarcoma of the foot [J]. Foot Ankle Surg, 2007, 13: 91-95.

第六节　骨软骨瘤

一、定义与病理学

骨软骨瘤（osteochondroma）是最常见的骨肿瘤，占所有骨肿瘤的 42%～45%。股骨远端、肱骨近端和胫骨近端是常见的受累部位，而足部发病率＜ 1%，其发病年龄＜ 20 岁[1]。文献资料证明，距骨、跟骨、骰骨、舟骨和跖骨都可发生骨软骨瘤[2,3]。病理组织包括周围软骨组织和中央骨组织 2 种结构，周围软骨基质及增殖的软骨细胞形成的软骨帽，而中央是部分骨化的骨小梁和夹杂的脂肪组织。软骨帽厚度＜ 1 cm 者是良性肿瘤的标志 ，而软骨帽厚度＞ 3 cm 则是恶性转变的征象[1,2]。Andreacchio[3] 复习有关距骨骨软骨瘤相关文献，收集到距骨骨软骨瘤 26 例，其中 12 例（46.2%）年龄＜ 18 岁，3 例（11.5%）累及距下关节。

二、临床特征与影像学检查

临床以足部肿块为特征，通常没有疼痛，并且生长缓慢[3]。距骨、跟骨及骰骨骨软骨瘤，可能因为机械性刺激和撞击作用，从而产生疼痛、踝关节不稳定和关节活动范围减少，抑或肿瘤与鞋帮摩擦而引发滑囊炎和皮肤破溃[4,5]。X 线检查显示受累骨骼表面有均质性骨性突起，并有直径不等的蒂部与骨皮质及髓腔相连续，但距骨骨软骨瘤可并发踝关节游离体。X 线检查或 CT 扫描（图 8-10、图 8-11）足以确定诊断，但 MRI 扫描能够清楚显示肿瘤的毗邻关系，还能显示软骨帽厚度[2,4]。

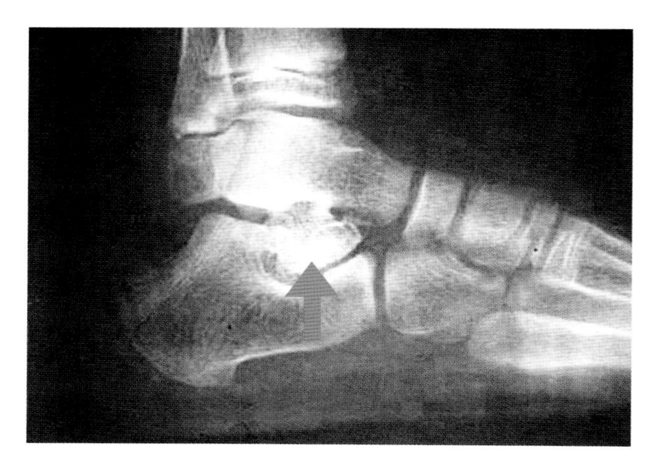

图 8-10　足侧位 X 线片
8 岁儿童距骨下方骨软骨瘤，并突入距下关节。

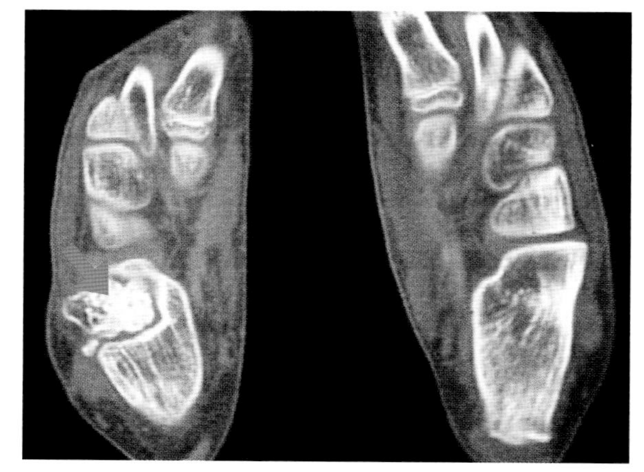

图 8-11　足部 CT 扫描图像（横断面）
显示肿瘤来自距骨。

三、治疗与预后

手术切除是治疗骨软骨瘤的可靠方法。当关节活动度受限、鞋帮压迫或刺激、肿瘤蒂部面临骨折的危险时，应该进行手术切除。彻底切除软骨帽和软骨膜，是防止肿瘤复发最为重要的因素[4-6]。

Jackson[5]描述 2 例儿童距骨软骨瘤伴有踝关节游离体，因为疼痛，踝关节、距下关节和中跗关节活动受限而采取手术切除。术后分别随访 1 年和 2 年，患足疼痛消失，其踝关节、距下关节和中跗关节活动获得满意恢复，并且没有复发。

Patil[7]描述 1 例 13 岁女性儿童左足第四跖骨骨软骨瘤伴有前足畸形，其第二足趾和第三足趾在跖趾关节平面向外侧偏移，第四足趾和第五足趾向内侧偏移，以及第四足趾和第五足趾近端趾间关节屈曲畸形。切除肿瘤之后，用克氏针固定第三足趾和第四足趾的跖趾关节。术后随访 3 年时，其外观形态和足趾负重功能获得满意恢复，跖趾关节半脱位也完全矫正。

参考文献

[1] WHITAKER J M, CRAIG G C, WINSHIP S. Osteochondroma of the cuboid: a case report [J]. J Foot Ankle Surg, 2017, 56(6): 1269-1275.

[2] YILDIRIM C, RODOP O, KUS M, et al. Giant solitary osteochondroma arising from the fifth metatarsal bone: a case report [J]. J Foot Ankle Surg, 2010, 49(3): 298.e9-298.e15.

[3] ANDREACCHIO A, MARENGO L, CANAVESE F. Solitary osteochondroma of the sinus tarsi [J]. J Pediatr Orthop B, 2017, 27(1): 88-91.

[4] BLITZ N M, LOPEZ K T. Giant solitary osteochondroma of the inferior medial calcaneal tubercle: a case report and review of the literature [J]. J Foot Ankle Surg, 2008, 47(3): 206-212.

[5] JACKSON K R, GURBANI B B A, OTSUKA N Y. Osteochondromas of the talus presenting as intraarticular loose bodies: report of two cases [J]. Foot Ankle Int, 2004, 25(9): 630-631.

[6] TURATIA M, BIGONI M, OMELJANIUKD R J, et al. Pediatric navicular dorsal osteochondroma: a rare case of navicular-cuneiform impingement [J]. J Pediatr Orthop B, 2019, 28(6): 602-606.

[7] PATIL S D, PATIL V D, KHAN A, et al. Correction of a forefoot deformity caused by a large, solitary metatarsal osteochondroma in an adolescent: a case report [J]. J Foot Ankle Surg, 2016, 55(2): 427-433.

第七节　内生软骨瘤

一、定义与病理学

内生软骨瘤（enchondroma）是一种比较常见的良性骨肿瘤，其来源于软骨内骨化所遗留的软骨岛。病理学由软骨基质和软骨细胞所组成，后者为成熟的软骨细胞，有时伴有局灶性钙化[1,2]。本病多见于手部和足部短管状骨的干骺端及骨干的髓腔内，通常为单发性病变，而多发性内生软骨瘤则称内生软骨瘤病（ollier disease）。足部内生软骨瘤约占6%，远低于手指内生软骨瘤（30%），发病年龄通常介于10～40岁[3]。

Chun[4]描述20例足部内生软骨瘤的临床与影像学特征，近节趾骨16例（80%）和跖骨4例（20%），其中14例发生病理性骨折。患者年龄平均为36岁（12～56岁），男性与女性分别为5例和15例。

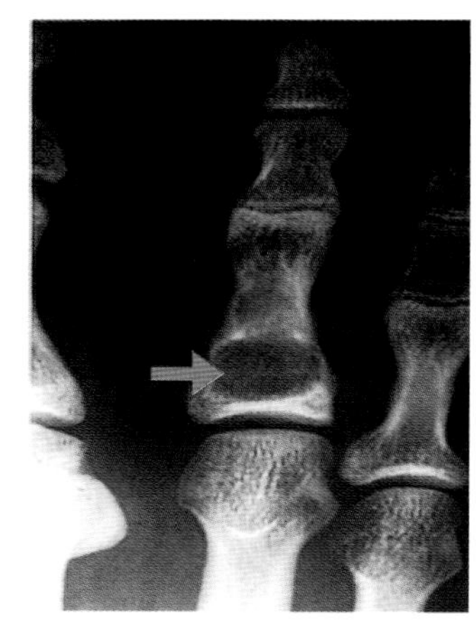

图8-12　足正位X线片

第二趾近节趾骨内生软骨瘤，干骺端的髓腔内骨小梁消失，肿瘤周围轻度硬化反应，骨皮质也有明显的膨胀。

二、临床特征与影像学检查

多数病例以局部疼痛和肿胀为主诉，骨皮质膨胀生长产生髓腔内压力升高或病理性骨折，可能是引发局部疼痛的原因。病理性骨折发生率介于24%～70%[4,5]。临床检查受累趾骨或跖骨压痛或肿胀，但没有软组织肿块。X线检查显示病变位于趾骨或跖骨干骺端或骨干的髓腔内，以骨小梁溶解消失和皮质膨胀为特征（图8-12）。CT扫描还可显示病变内斑点状钙化、皮质连续性中断和骨折。MRI扫描在T_1加权图像为低信号，T_2加权图像显示一致性高信号或分叶状高信号，而T_1增强扫描可见边缘强化及肿瘤内结节样强化（图8-13）[4,5]。本病影像学表现具有特征性，通常不需要活检便可做出诊断。

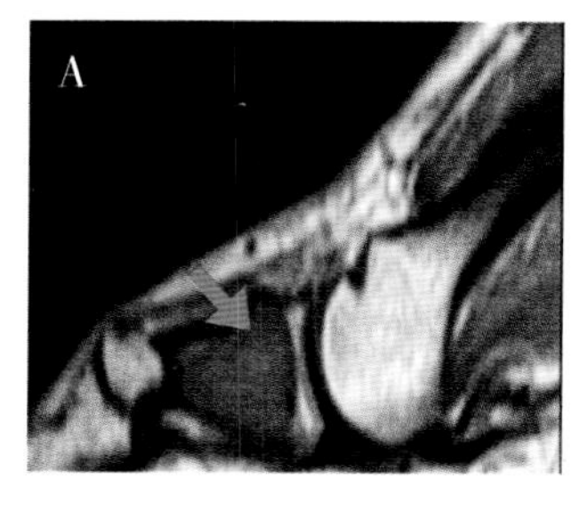

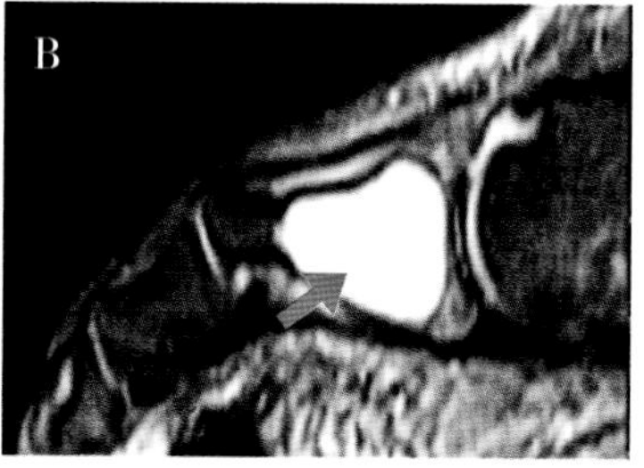

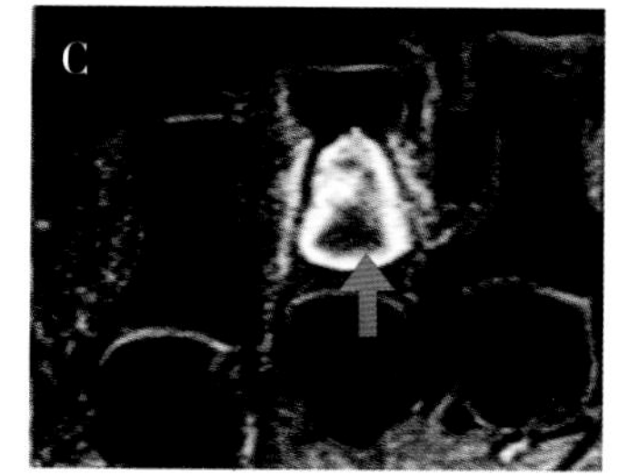

图8-13　内生软骨瘤的MRI表现

MRI扫描显示趾骨病变，在T_1扫描图像为低信号（A），T_2扫描图像则为高信号（B），而T_1增强扫描图像显示边缘强化，病变内有结节样强化（C）。

三、治疗与预后

本病恶性转变发生率＜1%。局部疼痛和面临病理性骨折者，是手术治疗的适应证，但病理学骨折并不是手术禁忌证，因为合并病理骨折并不影响手术结果，因而不需要等待骨折愈合后再考虑手术治疗[7]。

传统的手术方法包括局部刮除与化学烧灼瘤床（chemical cauterization）、羟基磷灰石填充、自体或异体骨松质移植，以促进新骨形成，修复手术遗留的空腔，防止肿瘤复发[6]。然而，近年临床研究证明，单纯性刮出肿瘤，而不实施骨移植，也能实现修复骨腔，防止肿瘤复发的治疗目标[4,7-9]。

Morii[9]采取单纯肿瘤刮出手术，治疗38例手部和足部内生软骨瘤，其中手指和足趾内生软骨瘤分别为29例与5例，患者年龄平均为39.2岁（15～73岁）。为了评价单纯性肿瘤刮出的结果和复发率，该作者将以前肿瘤刮出加羟基磷灰石填充治疗者作为对照组。单纯刮出组随访时间平均2年3个月（1～5年），肿瘤刮出后遗留空腔由新生骨完全填充的时间平均6.5周（3～20周）。随访期间没有发生感染、关节挛缩、骨折和功能异常等并发症，而且也没有肿瘤复发的病例。该作者发现手术结果与性别、年龄、部位、肿瘤大小，以及是否存在病理学骨折都没有相关性，但多腔病变则需要平均5周完成修复，具有统计学意义。对照组即肿瘤刮出加羟基磷灰石填充治疗10例，术后随访时间平均为5.9年（3.3～8.3年），患者年龄、性别和肿瘤大小与治疗组没有统计学差别。对照组遗留空腔由新生骨完全填充的时间平均为4.5周（3～6周），与治疗组也没有统计学差别。该作者指出，肿瘤刮出具有诱导新骨形成的作用，而此种诱导新骨形成填充骨腔，如同骨折诱导新骨形成填充骨折间隙的机制。

Chun[4]采取单纯肿瘤刮出治疗足部内生软骨瘤20例，患者年龄平均为36岁（12～56岁），男性与女性分别为5例和15例，肿瘤最长直径平均为8.7 mm（5～18.7 mm）；16例（80%）位于近节趾骨，4例（20%）位于跖骨，14例发生病理性骨折。术后平均随访2年，既没有发生感染、关节挛缩、骨折等手术并发症，也没有肿瘤复发的病例。

参考文献

[1] STESS R M, TANG R E. Enchondroma of the proximal phalanx [J]. J Foot Ankle Surg, 1995, 34(1): 79-81.

[2] SOLOMON A D, AVERY K B, WEBER R B. Enchondroma of the distal phalanx of the hallux: case presentation and review of treatment options [J]. Foot, 2000, 10: 222-225.

[3] LUI T H. Endoscopic curettage and bone grafting of the enchondroma of the proximal phalanx of the great toe [J]. Foot Ankle Surg, 2015, 21(2): 137-141.

[4] CHUN K A, STEPHANIE S, CHOI J Y, et al. Enchondroma of the foot [J]. J Foot Ankle Surg, 2015, 54(5): 836-839.

[5] GAJEWSK D A, BURNETTE J B, MURPHEY M D, et al. Differentiating clinical and radiographic features of enchondroma and secondary chondrosarcoma in the foot [J]. Foot Ankle Int, 2006, 27(4): 240-244.

[6] CHOU L B, MALAWER M M. Analysis of surgical treatment of 33 foot and ankle tumors [J]. Foot Ankle Int, 1994, 15(4): 175-181.

[7] SASSOON A A, FITZ-GIBBON P D, HARMSEN W S, et al. Enchondromas of the hand: factors affecting recurrence, healing, motion, and malignant transformation [J]. J Hand Surg Am, 2012, 37(6): 1229-1234.
[8] GOTO T, KAWANO H, YAMAMOTO A, et al. Simple curettage without bone grafting for enchondromas of the foot [J]. Arch Orthop Trauma Surg, 2004, 124(5): 301-305.
[9] MORII T, MOCHIZUKI K, TAJIMA T, et al. Treatment outcome of enchondroma by simple curettage without augmentation [J]. J Orthop Sci, 2010, 15(1): 112-117.

第八节　骨囊肿

一、定义与病理学

骨囊肿（bone cyst）是儿童常见良性骨肿瘤，通常位于股骨和肱骨近端干骺端，又称单一性骨囊肿（solitary bone cysts）或单纯性骨囊肿（simple bone cyst，SBC）[1]。病理组织由血清样液体和囊肿内壁组成，其内壁是纤维血管组织形成膜样结构，含有破骨细胞型多核巨细胞，但缺乏上皮样细胞。病理性骨折后则有血细胞、含铁血黄素、泡沫样组织细胞、肉芽组织和钙化颗粒[2,3]。

病因尚未完全确定，局部静脉回流受阻或静脉闭塞学说，似乎是更为合理而被普遍接受的理论。囊肿液内溶酶体酶类高于血清含量，囊肿内压力增高，是产生骨小梁吸收的 2 个主要因素[1,3]。骨囊肿约为原发性骨肿瘤 3%，学龄后和青春期儿童为多发年龄，肱骨和股骨近端是常见受累部位，而足部骨囊肿则相当少见[4,5]。尽管足跗骨、跖骨和趾骨骨囊肿均有文献报告，但跟骨骨囊肿最为多见[6,7]。Saraph[8]报道 8 例（9 足）儿童跟骨骨囊肿，年龄平均 12.8 岁（9.5～15.3 岁）。

二、临床特征与影像学检查

多数病例没有任何症状，多因其他问题摄取 X 线片而被偶然发现。某些病例可出现局部疼痛、肿胀和压痛。X 线检查通常能够做出诊断，受累跗骨内有边界清晰、卵圆形密度减低性病变，其边缘有明显的硬化，是足部骨囊肿的 X 线特征。以跟骨骨囊肿为例，在足侧位和轴位 X 线片，可见在跟骨后关节面下方出现卵圆形密度减低区，其边缘有薄层硬化带，有时在病变区内有线形或条索状骨性间隔（图 8–14）[8]。CT 扫描能够更清楚地显示病变范围和骨皮质是否完整，而 MRI 扫描最具诊断与鉴别诊断价值，在 T_1 加权图像表现均质性低信号，T_2 加权图像显示高信号，而 T_1 加权增强扫描可显示边缘带状强化（图 8–15）。

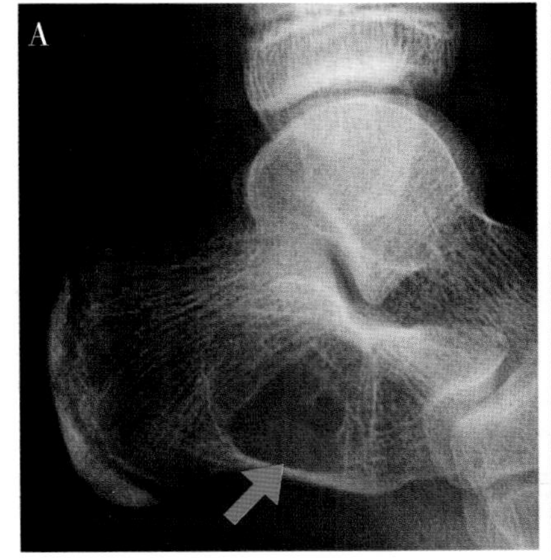

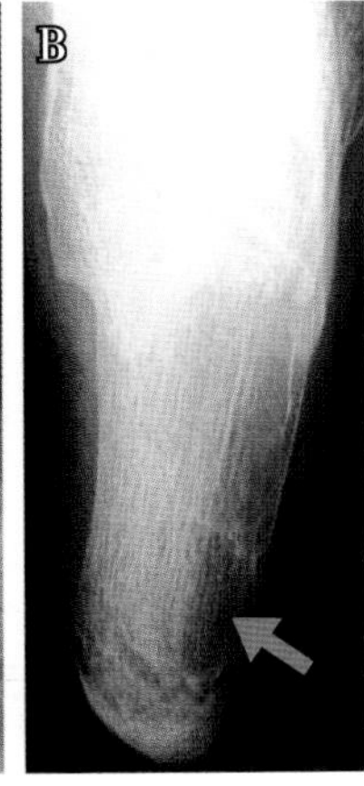

图 8–14　跟骨骨囊肿的 X 线表现

14 岁儿童罹患跟骨骨囊肿，正位和轴位 X 线片显示病变区骨小梁消失和边缘硬化，病变区内有条状间隔。

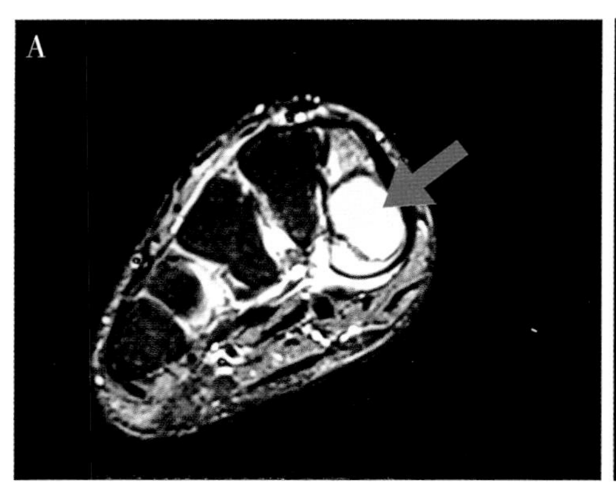

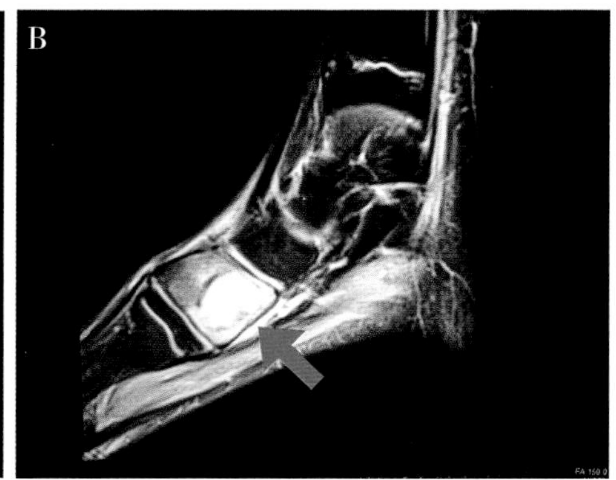

图 8-15 骨囊肿的 MRI 特征

10 岁儿童罹患内侧楔骨骨囊肿，MRI 扫描 T_2 加权横断面（A）和矢状面（B）图像，显示病变为均质性高信号，其周围有反应性水肿。

三、治疗与预后

治疗目标是防止病理性骨折，促进骨囊肿愈合，避免病变复发。传统治疗的方法繁多，包括病变刮出和自体骨移植、囊肿引流、类固醇注射或自体骨髓移植、囊肿内置入螺钉持续引流。但是，骨囊肿总体愈合率却介于 77.4 % ~98.7 %[4,8,9]。然而，足跗骨骨囊肿治疗结果，似乎明显优于四肢长骨骨囊。Takada[10] 开展跟骨囊肿与长骨骨囊肿比较研究，发现两者在发病年龄、并发病理性骨折和病变愈合率都有明显的差异。跟骨囊肿发病年龄平均为 13.5 岁，而长骨囊肿发病年龄平均 10.2 岁；跟骨囊肿并发病理性骨折只有 1 例（6.2%），而长骨囊肿并发病理性骨折高达 62.5%；跟骨囊肿愈合率为 100%，而长骨骨囊肿的愈合率只有 64%。

Schick[4] 选择病变刮出和异体骨基质注射，治疗 1 例 10 岁儿童内侧楔骨囊肿，术后随访 1 年，X 线检查证明骨囊肿完全愈合。Gordon[6] 采取病变刮除和自体髂骨移植，治疗 1 例 3.5 岁儿童距骨骨囊肿，术后随访 2 年，距骨囊肿完全消失。Saraph[8] 治疗 8 例（9 足）儿童跟骨骨囊肿，年龄平均 12.8 岁（9.5～15.3 岁）。采取经皮置入松质骨空心螺钉至跟骨内，目的是对骨囊肿进行持续引流。术后随访 2 年（2.2～4.5 年），8 例完全愈合，另 1 例大部分愈合。

某些学者主张患足疼痛、并发病理学骨折或面临骨折的危险，才是外科治疗的指征[2,10]。Pogoda[11] 基于 50 例跟骨骨囊肿的临床研究，提出囊肿临界体积（critical size）的概念，即当跟骨囊肿直径在冠状面达到跟骨宽度的 100%，在矢状面达到 30% 者，通常产生疼痛和面临病理性骨折的危险，进而提出临界体积是手术治疗的指征。该作者临床观察跟骨骨囊肿 47 例（50 足），确定 40 例没有任何症状，其中 4 例并发骨折，另 6 例达到临界体积而出现疼痛和肿胀。10 例有疼痛者接受病变刮出，自体骨移植或磷酸钙骨水泥填充治疗，术后随访时间平均 2 年 6 个月（6 个月至 8.2 年），患者既没有任何症状，也未出现骨囊肿复发。

参考文献

[1] ROSENBLATT J, KODER A. Understanding unicameral and aneurysmal bone cysts [J]. Pediatri Rev, 2019, 40(2): 51-59.

[2] NOORDINA S, ALLANAB S, UMERA M, et al. Unicameral bone cysts: current concepts [J]. Ann Med Surg, 2018, 34 : 43−49.
[3] LEVY D M, GROSS C E, GARRAS D N. Treatment of unicameral bone cysts of the calcaneus: a systematic review [J]. J Foot Ankle Surg, 2015, 54(4): 652−656.
[4] SCHICK F A, DANIEL J N, MILLER J S. Unicameral bone cyst of the medial cuneiform: a case report [J]. J Am Podiatr Med Assoc, 2016, 106(5): 357−360.
[5] KADHIM M, THACKER M, KADHIM A, et al. Treatment of unicameral bone cyst: systematic review and meta analysis [J]. J Child Orthop, 2014, 8(2): 171−191.
[6] GORDON S L, DENTON J R, MCCANN P D, et al. Unicameral bone cyst of the talus [J]. Clin Orthop, 1987 (215): 201−206.
[7] MOREAU G, LETTS M. Unicameral bone cyst of the calcaneus in children [J]. J Pediatr Orthop, 1994, 14 (1): 101−104.
[8] SARAPH V, ZWICK E B, MAIZEN C, et al. Treatment of unicameral calcaneal bone cysts in children: review of literature and results using a cannulated screw for continuous decompression of the cyst [J]. J Pediatr Orthop, 2004, 24(5): 568−573.
[9] DAWE E J C, JUKES C P, GOUGOULIAS N, et al. Successful arthroscopic decompression and synthetic grafting of a posterior talar cyst: a case report [J]. Foot Ankle Surg, 2014, 20(2): e35–e36.
[10] TAKADA J, HOSHI M, OEBISU N, et al. A comparative study of clinicopathological features between simple bone cysts of the calcaneus and the long bone [J]. Foot Ankle Int, 2014, 35(4): 374–382.
[11] POGODA P, PRIEMEL M, LINHART W, et al. Clinical relevance of calcaneal bone cysts: a study of 50 cysts in 47 patients [J]. Clin Orthop, 2004, 424 : 202−210.

第九节　动脉瘤样骨囊肿

一、定义与病理学

动脉瘤样骨囊肿（aneurysmal bone cyst，ABC）是累及骨骼髓腔中央的良性肿瘤，产生骨小梁溶解和皮质膨胀。尽管可累及任何骨骼，临床以长管状骨干骺端和椎体为其常见部位，85%受累者年龄< 20 岁[1,2]。

病因仍未完全阐明，一种学说认为是反应性病变，原发性疾病包括巨细胞瘤、单腔骨囊肿、软骨母细胞瘤、纤维发育不良、成骨细胞瘤，甚至某些恶性骨肿瘤；而另一理论则相信，局部血管畸形才是本病的病因[1,3]。

病理组织由结缔组织间隔和间隔内充满血细胞、骨小梁、骨样组织和破骨细胞所组成，但没有内皮细胞。结缔组织间隔内包含组织细胞、成纤维细胞和分散的多核巨细胞。组织病理学研究发现，多数原发性动脉瘤样骨囊肿存在基因重新排列，即在染色体 17q13 上 USP6（泛素特异性蛋白酶 6）基因平衡易位[4,5]。

Ramírez[1] 描述 29 例儿童 40 例次 ABC，67.5% 者累及胫骨、股骨、肱骨和脊柱，只有 5 例累及足部（跖骨 3 例和跟骨 1 例）。男性和女性分别为 15 例次（37.5%）和 25 例次（62.5%），年龄平均为 10 岁 5 个月（1 岁 4 个月至 19 岁 6 个月）。

Chowdhry[6] 报道包括 273 例 ABC 的大组病例，多发部位依次为胫腓骨（29.7%）、股骨（18.7%）、肱骨（12.8%）、骨盆（10.6%）和足部（5.9%）。足部 ABC（16 例）包括跖骨 7 例（44%）、跟骨 5 例（31%）、骰骨 2 例（12%）、距骨和舟骨各 1 例；男性与女性分别为 6 例和 10 例，年龄平均 18.2 岁（4～52 岁）。

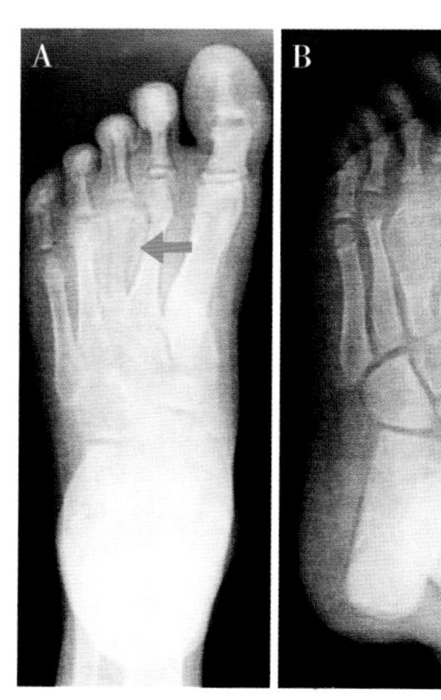

图 8-16　足正位和斜位 X 线片
显示右足第 3 跖骨梭形膨胀、皮质变薄和骨性间隔。

二、临床特征与影像学检查

局部持续性疼痛和肿胀为常见主诉，或者因病理性骨折发生急性肿胀和剧烈疼痛[1,6]。临床检查应该确定肿胀及压痛的部位和范围，软组织肿胀的边缘有明确界限，表面皮肤往往正常[4,7]。

X 线和 CT 检查可显示受累骨骼骨小梁溶解吸收、骨质膨胀而变薄，有时在病变内存在骨性间隔（图 8-16）[8]。MRI 扫描具有特征性，T_1 加权图像为均质的低信号，但 T_2 加权图像则为高信号，通常存在两个液体平面（double fluid density），高信号是血清的信号强度，而两个液体平面的线状低信号，则代表血细胞的信号（图 8-17）[9]。

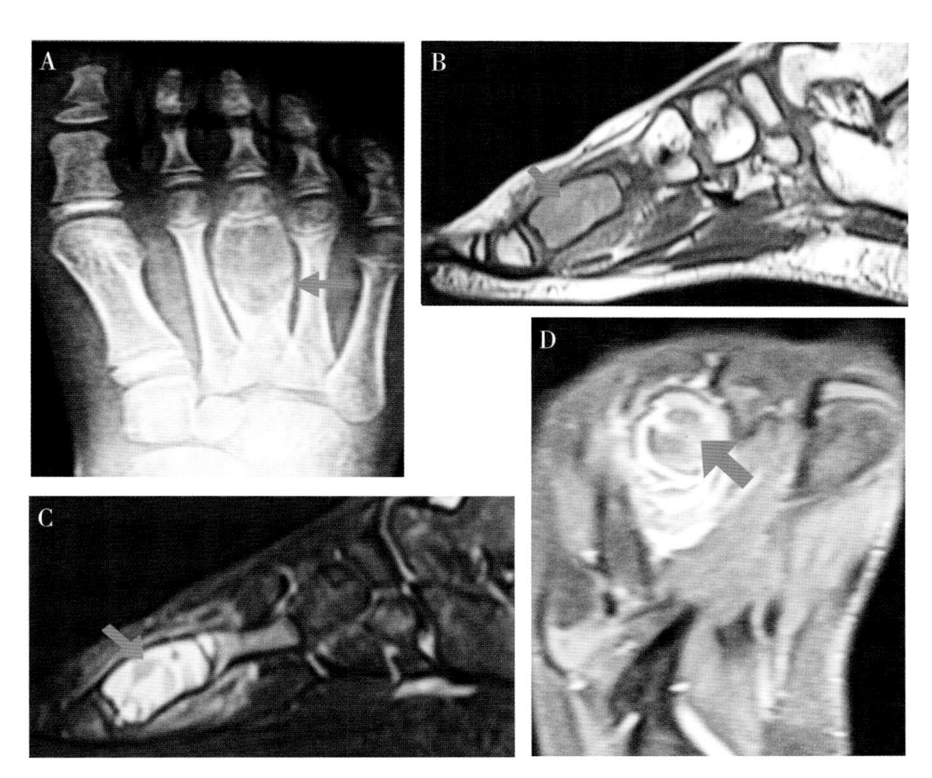

图 8-17　第三跖骨动脉瘤骨囊肿伴发病理性骨折的 X 线与 MRI 表现

正位 X 线片显示第三跖骨骨干部的骨骼溶解、皮质膨胀和外侧皮质中断（A），矢状位 MRI 扫描 T_1 加权（B）表现为低信号，T_2 脂肪抑制图像（C）表现高信号和多个液体平面，而横断位 T_1 增强和脂肪抑制图像则显示间隔强化（D）。

三、治疗与预后

在计划实施确定性手术治疗之前，必须做出病理学诊断，仅凭影像学检查，不可能将动脉瘤样骨囊肿与骨巨细胞瘤、毛细血管扩张型骨肉瘤相鉴别[1,3,10]。肿瘤刮除和自体骨移植、肿瘤节段性切除，是治疗 ABC 传统方法，但复发率可高达 60%（介于 12%～60%）[1,3]。Ramírez[1] 报道儿童 ABC 者 29 例（40 例次）的复发率为 27.5%，术后复发时间平均 1.6 年（4 个月至 3.3 年），年龄＜ 5 岁者复发率最高，但性别和部位与复发率并没有相关性。为了减少复发率，某些学者采取辅助性治疗，包括冷冻治疗、聚甲基丙烯酸甲酯（PMMA）填充、无水乙醇注射、动脉栓塞、注射类固醇及降钙素[2,9]。

骨组织工程学研究证明，β－磷酸三钙具有诱导骨组织再生的作用，可作为自体骨松质替代物。Bojovic[2] 对 1 例 10 岁儿童骰骨 ABC 实施肿瘤刮出和 β－磷酸三钙颗粒置入。术后随访 1 年，患足都能够正常负重和行走功能，术后 2 年时骰骨恢复正常结构，并且没有复发征象。

Kumar[7] 选择跖骨广泛性刮出和 β－磷酸三钙颗粒置入修复骨腔，治疗 1 例 15 岁男童左足内侧楔骨 ABC。术后 1 年患足能够正常负重行走，术后 4 年没有复发。

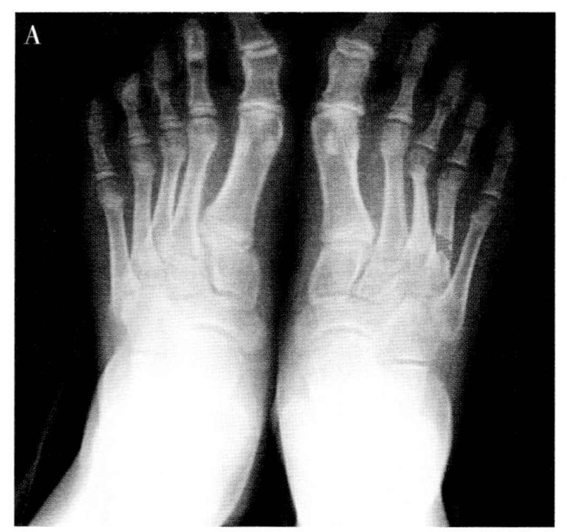
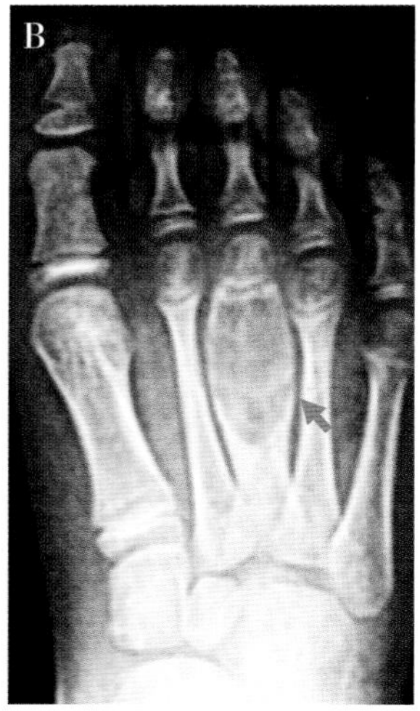

图 8-18　第三跖骨动脉瘤骨囊肿术前术后 X 线片

术后随访 4 年正位 X 线片（A），显示自体腓骨已完全愈合；B 图为术前足正位 X 线片。

Mirzanli[8]采取肿瘤刮出、同侧腓骨段移植（长 5.5 cm，宽 1 cm）和克氏针固定，治疗 1 例 12 岁儿童第三跖骨 ABC，术后小腿石膏固定 3 个月。术后随访 3 年时，X 线片显示完全愈合，而且没有复发征象（图 8-18）。

Babazadeh[11]对 1 例 21 岁跟骨 ABC 并发病理性骨折，采取肿瘤刮出，苯酚、无水乙醇烧灼，再使用高速电钻磨削肿瘤床，最后植入异体骨条及自体骨髓与足部微型锁定钢板固定。术后随访 2 年时，临床及 CT 检查发现，跟骨恢复其正常结构，其足踝功能活动也恢复正常，也未出现复发征象。

参考文献

[1] RAMÍREZ A R, STANTON R P. Aneurysmal bone cyst in 29 children [J]. J Pediatr Orthop, 2002, 22(4): 533-539.

[2] BOJOVIC N, RAICEVIC M, ZIVANOVIC D, et al. Rare case of aneurymal bone cyst of cuboid bone in a 10 year old girl [J]. Acta Orthop Belg, 2016, 82(4): 913-917.

[3] BATISSEA F, SCHMITTC A, VENDEUVREA T, et al. Aneurysmal bone cyst: a 19-case series managed by percutaneous sclerotherapy [J]. Orthop Traumatol Surg Res, 2016, 102(2): 213-216.

[4] BABAZADEH S, BROADHEAD M, SCHLICHT S M. Pathologic fracture of a calcaneal aneurysmal bone cyst [J]. J Foot Ankle Surg, 2011, 50(6): 727-732.

[5] 杨邵敏，由江峰，齐双双，等 . USP6 基因重排检测在动脉瘤样骨囊肿病理诊断中应用的初步探讨 [J]. 中国微创外科杂，2018, 18(2): 151-158.

[6] CHOWDHRY M, CHANDRASEKAR C R, MOHAMMED R, et al. Curettage of aneurysmal bone cysts of the feet [J]. Foot Ankle Int, 2010, 31(2): 131-135.

[7] KUMAR V S, JALAN D, KHAN S A, et al. Aneurysmal bone cyst of medial cuneiform and a novel surgical technique for mid-foot reconstruction [J]. BMJ Case Rep, 2014, 2014 : 1-3.

[8] MIRZANLI C, TEZER M, OZTURK C, et al. Aneurysmal bone cyst of the third metatarsal treated by using free non-vascular transfer of the fibula segment [J]. Eur J Orthop Surg Traumatol, 2006, 16 : 89−93.
[9] CARO-DOMÍNGUEZ P, NAVARRO O. Bone tumors of the pediatric foot: imaging appearances [J]. Pediatr Radiol, 2017, 47 (6): 739−749.
[10] MANKIN H J, HORNICEK F J, ORTIZ-CRUZ E, et al. Aneurysmal bone cyst: a review of 150 patients [J]. J Clin Onocol, 2005, 23 (27): 6756−6762.
[11] BABAZADEH S, BROADHEAD M L, SCHLICHT S M. Pathologic fracture of a calcaneal aneurysmal bone cyst [J]. J Foot Ankle Surg, 2011, 50 (6): 727−732.

第十节　尤因肉瘤

一、定义与病理学

尤因肉瘤（Ewing sarcoma）是高度恶性的小圆蓝色细胞瘤（small round blue cell tumor），来源于神经外胚层细胞或未分化的间充质细胞，有 80%～90% 病例存在第 11 号染色体与第 22 号染色体异位，进而形成 EWS-FLI 融合蛋白[1,2]。尤因肉瘤是骨骼和软组织第二常见的恶性肿瘤，发病年龄通常≤ 20 岁，长骨骨干特别是股骨、胫骨、肱骨和骨盆是常见的受累部位[3,4]。

Adkins[3] 描述足部尤因肉瘤 16 例，包括跖骨 6 例、趾骨 4 例、跟骨 3 例、舟骨 1 例、距骨 1 例和跟骨及趾骨同时受累 1 例，患者年龄平均为 17 岁（10～42 岁）。

Rammal[5] 曾描述 1 例 10 岁儿童足部多发性尤因肉瘤，受累骨骼包括距骨、楔骨、骰骨、第二跖骨和第三足趾近端趾骨。

二、临床特征与影像学检查

临床以足背或后足外侧疼痛、肿胀和软组织肿块为主诉，通常可持续数周和数月。某些病例有踝部扭伤病史，但疼痛与行走活动没有关联[3,4]。临床检查可见局部弥漫性肿块、肿胀和压痛。某些病例可出现发热，乳酸脱氢酶升高，红细胞沉降率增快和轻度或中度贫血[6]。初期 X 线检查显示受累骨骼皮质破坏、髓腔出现不规则虫蛀样破坏（moth-eaten appearance），伴有周围软组织肿胀或肿块（图 8-19）[4]。如果是跖骨和趾骨肿瘤，其 X 线检查还可见放射状骨膜反应（图 8-20）[7]。MRI 扫描能够满意地显示骨骼病变和软组织肿块，在 T_2 加权图像表现为

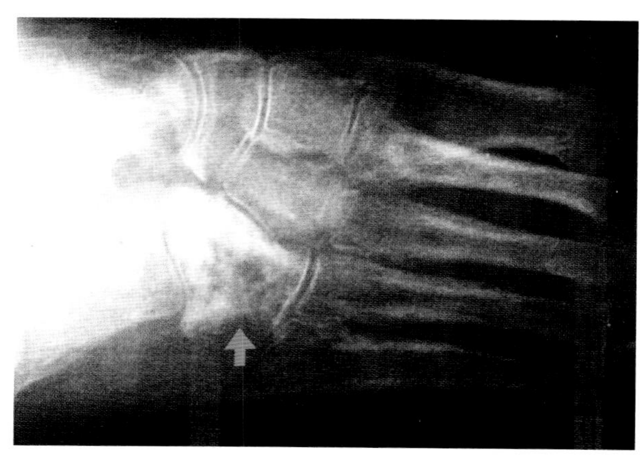

图 8-19　足部斜位 X 线片

显示骰骨虫蛀样骨皮质及髓腔破坏。

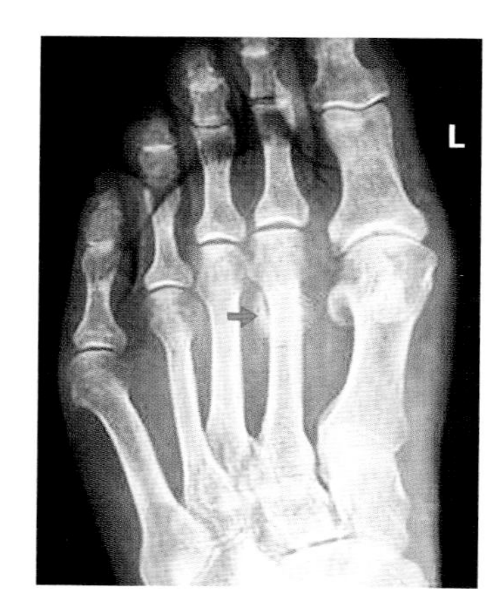

图 8-20　17 岁儿童第三跖骨尤因肉瘤的正位 X 线片

可见放射状骨膜反应。

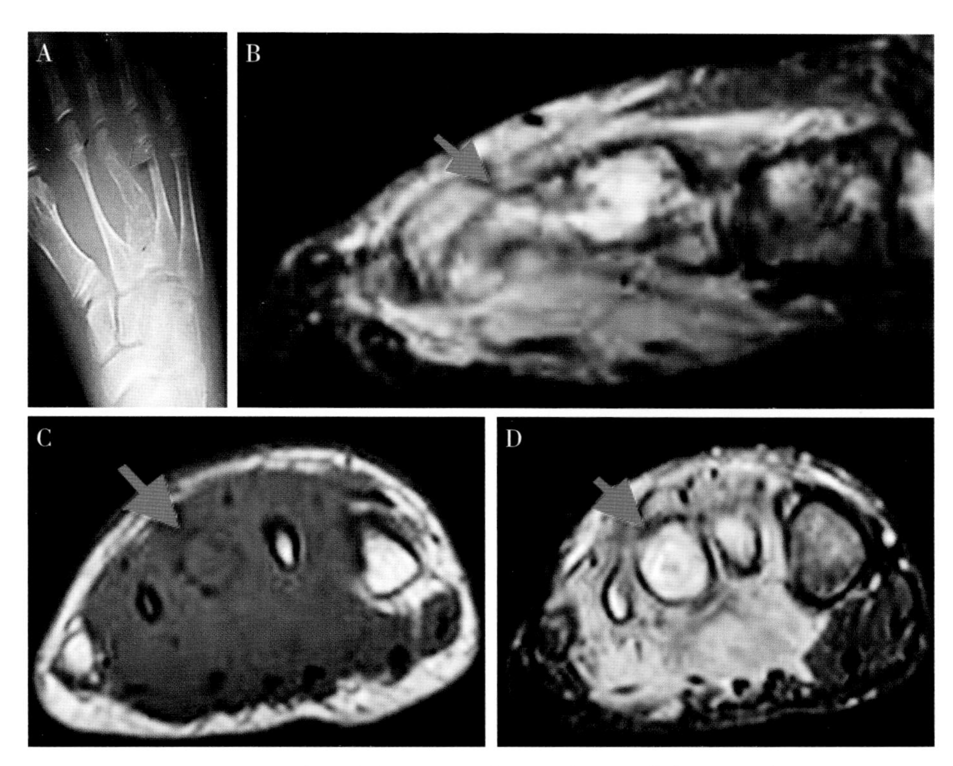

图 8-21　9 岁儿童第三跖骨尤因肉瘤的 X 线与 MRI 表现

正位 X 线片表现为骨骼溶解性病变，骨骼病变内及周围软组织结构紊乱，即所谓的渗透样病变（A），矢状位 MRI 扫描 T_2 加权脂肪抑制图像显示跖骨及软组织肿块高信号（B），横断位 T_1 加权图像显示跖骨及周围软组织肿块低信号，其骨皮质基本消失（C），而横断位 T_1 加权增强扫描图像（脂肪抑制），则显示肿瘤弥漫性高度强化（D）。

高信号，T_1 加权图像表现为低信号，但 T_1 加权增强图像则显示弥漫性高信号（图 8-21）[5]。

影像学诊断并不能替代病理诊断。Metcalfea[4] 报道一组 12 例足部尤因肉瘤，7 例误诊为骨髓炎而使用抗生素治疗，甚至切开引流时看到脓液。Metcalfea 强调必须切取组织进行病理诊断，才能避免误诊。病理诊断确定尤因肉瘤之后，应常规实施肺部 CT 检查和锝 -99 骨骼同位素扫描，以确定是否发生远处转移[5]。

三、治疗与预后

鉴于足部尤因肉瘤的外科分期通常为Ⅱ b 或Ⅲ期，只有采取局部广泛性切除或膝关节下方截肢，实现局部没有遗留肿瘤细胞，即肿瘤切除后周围组织多点病理检查，证明没有肿瘤细胞（或称显微性病变），是手术治疗尤因肉瘤的目标[2,3]。为了防止局部复发和远处转移，术后需要局部放疗和系统化疗。然而，足部尤因肉瘤在诊断时，有些病例已经发生肺部和骨骼转移，必然降低患者的生存率。

Metcalfea[4] 描述 12 例足部尤因肉瘤，从足部肿胀和疼痛到病理诊断平均间隔 11 个月（8 周至 6.5 年）。3 例初期诊断为骨髓炎，2 例初期出现转移病变，生存时间介于至 2 年，而初期诊断尤因肉瘤并没有远处转移者生存时间为 2～16 年。

Casadei[6] 报道 36 例足部尤因肉瘤综合治疗结果，包括手术切除、局部放疗和系统化疗。

患者年龄平均为 15 岁（6～43 岁）。19 例（53%）肿瘤位于跟骨，15 例（42%）位于跖骨，另 2 例分别累及骰骨和趾骨，未见累及距骨、楔状骨和舟骨；肿瘤体积平均 37 cm。统计学分析表明，患者年龄、肿瘤大小、LDH 是否升高、手术方式和放疗与预后都没有关联，但肿瘤部位和治疗方案却是判断预后的重要因素，在随访 6.3 年和 8.2 年时，跟骨肿瘤 19 例中只有 6 例（31%）无瘤生存，而其他跗骨及跖骨肿瘤 16 例中 11 例（67%）无瘤生存，两者具有统计学意义差异，表明跟骨肿瘤预后最差。采取 4 种药物联合化疗（长春新碱、多柔比星、环磷酰胺和放射菌素 D）者获得长期生存，14 例（44%）治疗 7 年后仍无瘤生存。

Brotzmann[8] 详尽描述 8 例足部尤因肉瘤，包括跟骨 3 例和跖骨 5 例。年龄介于 9.8～51.7 岁，年龄≤ 18 岁者 6 例；病理分级均为高度恶性（Ⅲ级），肿瘤体积介于 0.9～60.0 mL。2 例原发性转移，5 例诊断后转移（8 个月至 5.8 年），术后 2 例局部复发。随访时间与生存时间，最短为 2.6 年，最长为 18.3 年。2 例无肿瘤生存（术后 11.9 年和 18.2 年），6 例死亡（术后 2.6～6.1 年），5 年生存率和 10 年生存率分别为 71% 和 28%。该作者将足部恶性肿瘤与肢体骨骼肿瘤相比较，发现足部肉瘤延迟诊断时间平均 1.5 年，是其他部位肿瘤延迟诊断时间的 2～6 倍。该作者指出，局部肿胀和疼痛容易误诊为创伤或炎症性疾病，足部恶性肿瘤生长相对缓慢，是导致诊断延误的两个因素。

参考文献

[1] OBATA H, UEDA T, KAWAI A, et al. Clinical outcome of patients with Ewing sarcoma family of tumors of bone in Japan: the Japanese musculoskeletal oncology group cooperative study [J]. Cancer, 2007, 109(4): 767-75.

[2] MIZOSHIRI N, SHIRAI T, TERAUCHI R, at al. Limb saving surgery for Ewing's sarcoma of the distal tibia: a case report [J]. BMC Cancer, 2018, 18(1): 503-508.

[3] ADKINS C D, KITAOKA H B, SEIDL R K, et al. Ewing's sarcoma of the foot [J]. Clin Orthop, 1997, 343 : 173-182.

[4] METCALFEA J E, GRIMER R J. Ewing's sarcoma of the foot masquerading as osteomyelitis [J]. Foot Ankle Surg, 2004, 10 : 29-33.

[5] RAMMAL H, GHANEM I, TORBEY P H, et al. Multifocal Ewing sarcoma of the foot [J]. J Pediatr Hematol Oncol, 2008, 30(4): 298-300.

[6] CASADEI R, MAGNANI M, BIAGINI R, et al. Prognostic factors in ewing's sarcoma of the foot [J]. Clin Orthop, 2004, 420 : 230-238.

[7] BARAGA J, AMRAMI K K, SWEE R G, et al. Radiographic features of Ewing's sarcoma of the bones of the hands and feet [J]. Skelet Radiol, 2001, 30(3): 121-126.

[8] BROTZMANN M, HEFTI F, BAUMHOER D, et al. Do malignant bone tumors of the foot have a different biological behavior than sarcomas at other skeletal sites? [J] Sarcoma, 2013, 2013: 767960.

第九章　趾甲疾病

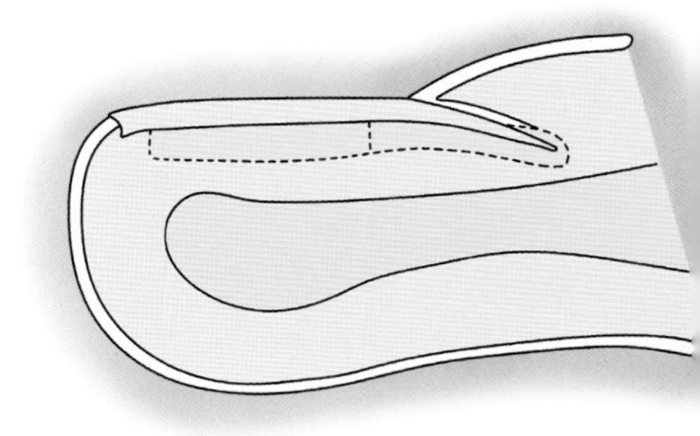

第一节　概　述

儿童趾甲疾病可分为全身性疾病和局部疾病，但只有少数常见的局部疾病需要外科治疗。鉴于熟知趾甲解剖是手术治疗基础，本节首先介绍趾甲局部解剖，继之描述需要手术治疗的几种相对常见疾病的诊断与手术治疗技术，包括趾甲嵌顿、趾甲下骨疣、趾甲下血管球瘤。

人体趾甲（指甲）主要有4种结构：甲板（nail plate）、甲皱襞（nail folds）、甲床（nail bed）和基质（matrix）（图9-1、图9-2）[1-4]。甲板（甲体）是肉眼所见的趾甲，是甲基质增殖所形成的角质化上皮结构，覆盖在甲床表面，其近端和内侧、外侧缘稳定地嵌入近端、内侧和外侧趾甲皱襞，而在足趾末端形成游离缘。甲板是半透明的结构，因其深面有丰富的毛细血管网而呈现粉红色外观。甲皱襞可分为近端、内侧和外侧皱襞，由皮肤折叠形成保护趾甲边缘的皱襞。甲床位于甲板深面，从甲弧影开始延伸至趾甲游离缘，是由血管、腺体、表皮角质细胞和胶原组织所构成，具有连接及固定甲板与趾骨的作用。甲基质是由上皮细胞、角质上皮细胞、真皮细胞和少量黑色素细胞构成板状结构，位于甲板和甲床的近端，其大部分由趾甲近端皱襞所覆盖，近端皱襞远端部分形成可见白色半月形结构，称为甲弧影（lunula），是甲基质最远端的标志。甲基质是负责趾甲生长的唯一结构。

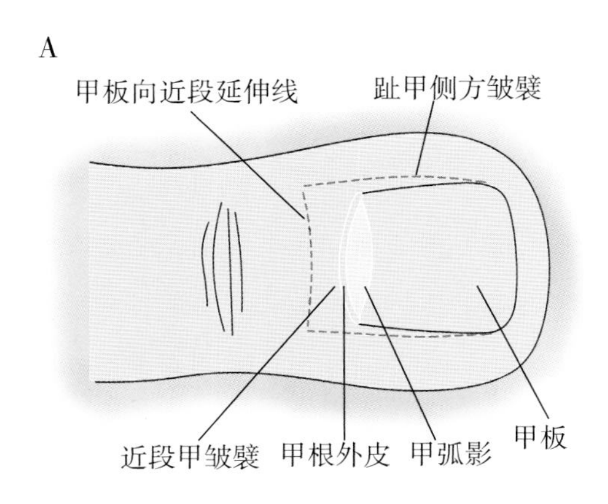

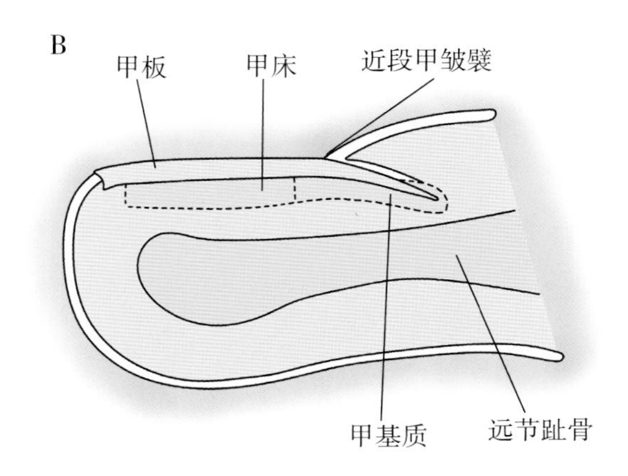

图9-1　趾甲解剖示意图

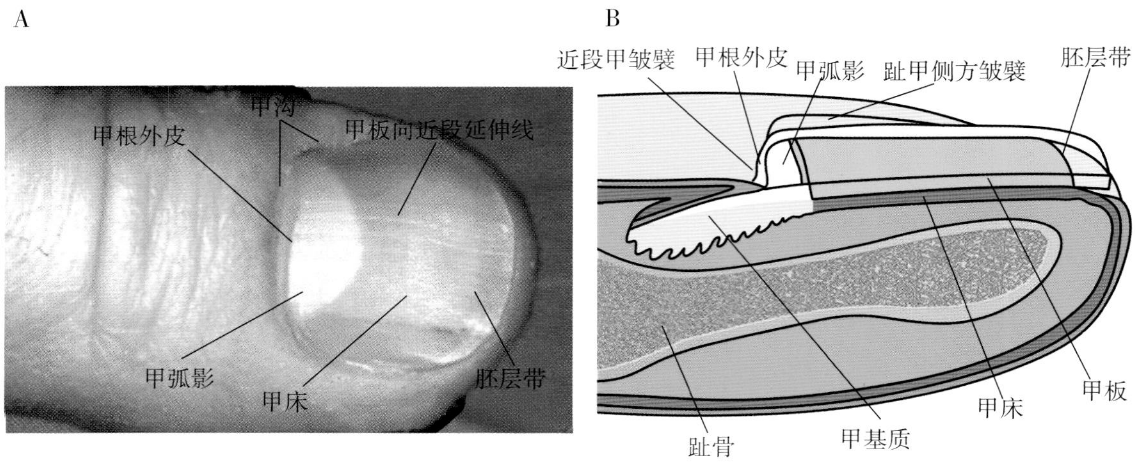

A

甲沟
甲根外皮
甲板向近段延伸线
甲弧影
甲床
胚层带

B

近段甲皱襞
甲根外皮
甲弧影
趾甲侧方皱襞
胚层带
甲板
甲床
甲基质
趾骨

图 9-2 趾甲表面与纵向剖面示意图

参考文献

[1] CHINAZZO M, LORETTE G, BARAN R, et al. Nail features in healthy term newborns: a single-centre observational study of 52 cases [J]. J Eur Acad Dermatol Venereol, 2017, 31(2): 371-375.

[2] EZEKIAN B, ENGLUM B R, GILMORE, et al. Ongchocryptosis in the pediatric patient: riview and management techniques [J]. Clin Pediatr, 2017, 56(2): 109-114.

[3] FLECKMAN P, ALLAN C. Surgical anatomy of the nail unit [J]. Dermatol Surg, 2001, 27(3): 257-260.

[4] SCHREYACK D W, KERZNER M S. Toenail disorders [M]. Foot Ankle Surgery, 2012: 161-174.

第二节　趾甲嵌顿

一、定义与流行病学

临床将足趾甲板向趾甲侧方皱襞（lateral nail folds）或甲床内生长，引发趾甲周围软组织炎性红肿和肉芽组织增生，称为趾甲嵌顿或简称嵌甲[1-3]。本病几乎只是累及拇趾，多见于10～13岁儿童，男女比例为2∶14[4]。Yang[3]报道儿童拇趾嵌甲848例次，发现趾甲外侧皱襞嵌甲是内侧皱襞的2倍。Majcen[5]描述一组134例拇趾嵌甲，年龄平均14.1岁（8月龄至20.4岁）。男性88例（66%），女性46例（34%），手术治疗161例次，其中单侧144例次，双侧17例次。

二、病因

拇趾嵌甲可分为先天性和获得性两个类别[6,7]，前者病因尚未确定。Grassbaugh[7]曾描述4例年龄介于8周龄至5月龄婴儿拇趾嵌甲，都没有遗传因素。获得性嵌甲却有明确的致病因素，例如趾甲修剪过短、穿着窄小鞋型的挤压、局部创伤，以及多汗引发趾甲皱襞软化，这些因素普遍被视为潜在的致病因素[1,8,9]。

三、临床特征

趾甲向侧方生长，引发趾甲内侧或外侧皱襞肥厚，是拇趾嵌甲的早期体征（图9-3、图9-4）。趾甲侧方皱襞因较长时间的机械刺激，将产生内侧皱襞红肿、局部疼痛和压痛等炎性反应[1-3]。如果局部炎性反应没有获得有效的控制，则可发生细菌感染，局部形成脓肿和稀薄脓性液体渗出，或者产生慢性炎性肉芽肿和软组织肥厚，严重者可并发趾骨骨髓炎[5,9]。

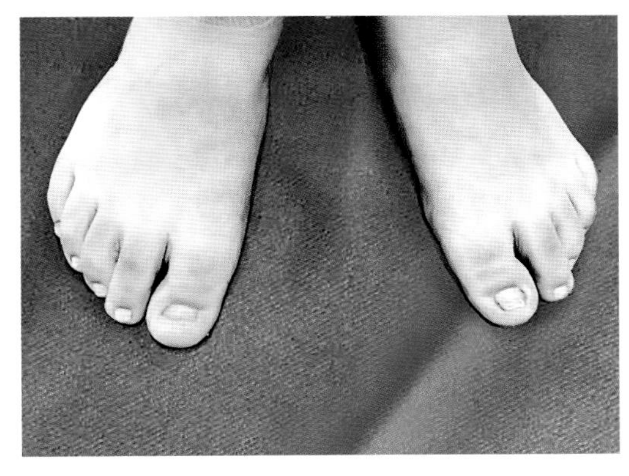

图9-3　8岁儿童双侧拇趾趾甲嵌顿的大体照

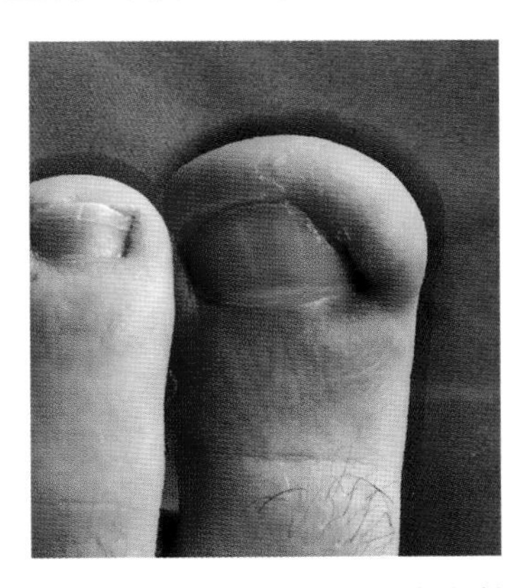

图9-4　拇趾趾甲嵌顿的临床特征

为了指导选择治疗方法，Heifitz 曾经将足趾嵌甲分为 3 期：Ⅰ期，趾甲侧方皱襞疼痛，伴有轻度肿胀或出现红斑；Ⅱ期，趾甲侧方皱襞肿胀加重，并有浆液性脓液渗出和溃疡形成；Ⅲ期，趾甲侧方皱襞产生慢性炎性肉芽肿，并有皱襞肥厚[10]。

四、治疗与预后

应将非手术治疗作为儿童足趾嵌甲的首选方法，口服止痛药和非甾体抗炎药，穿着更为合适的鞋类，使用盐水或聚乙烯吡酮碘浸泡液浸泡患足，以缓解或消除局部炎症反应。非手术治疗文献资料相当缺乏，只有 Yang 采取非手术治疗 175 例次，其复发率为 21%[3]。

手术治疗趾甲嵌顿的方法颇多，但趾甲侧方皱襞切除和趾甲侧方及远端卵圆形软组织切除，则是治疗儿童趾甲嵌顿常用且又可靠的方法，本节将详细描述这两种手术技术与治疗结果。

Haricharan[1]采取趾甲侧方皱襞切除治疗儿童嵌甲 50 例（67 例次），手术时年龄平均 14 岁（9～18 岁），术后随访时间平均 1 年 2 个月（6 个月至 2 年 4 个月）。患者对结果都非常满意，既没有复发病例也未出现并发症。

Livingston[2]描述趾甲侧方皱襞切除治疗 39 例（59 例次）拇趾嵌甲，手术时年龄平均 13.5 岁（4～20 岁），术后随访时间平均＞6 个月。术后没有复发病例，但 7 例（18%）于术后 2 个月内出现并发症，包括趾甲皱襞出血（8%）、剧烈疼痛（8%）和局部感染（2%）。

Majcen[5]介绍 50 例 67 例次趾甲侧方皱襞切除的随访结果，手术时年龄平均 14 岁（9～18 岁），13 例双侧受累，只有 1 例累及第二足趾。切除趾甲外侧皱襞 48 例，2 例累及趾甲内侧皱襞。术后随访时间平均为 1 年 2 个月（5 个月至 2 年 4 个月），没有复发病例，患者满意度评分为 9.9 分（8～10 分），即非常满意。6 例术后出现并发症，包括 3 例创面出血，需要更换敷料包扎固定；1 例出现趾甲变形，趾甲近端基质受到电灼性损伤是可能原因；2 例在术后 3 周创面出现过量肉芽肿，经使用硝酸银而完全治愈。

Grassbaugh[7]采取趾甲侧方及远端卵圆形软组织切除，治疗 3 例 6 例次先天性拇趾嵌甲。手术时年龄介于 8 周龄至 5 月龄，术后随访时间 8 周至 3 年 10 个月，6 个拇趾趾甲不仅恢复了正常生长，而且也没有复发病例。

1. 趾甲皱襞切除术

【手术适应证】

非手术治疗未能解除临床症状，包括口服非甾体抗炎药，以及更换适当的鞋类；Ⅱ期或Ⅲ期嵌甲，即趾甲侧方皱襞严重肿胀、溃疡形成，或有侧方皱襞慢性炎性肉芽肿和皱襞肥厚；趾甲周围感染和炎症反应获得控制 5 天之后，方可开始手术治疗。

术前根据细菌培养和药敏试验，采取全身性抗生素治疗，同时对足趾使用聚维酮碘浸泡和盐水冲洗，以控制足趾局部的感染和炎症反应[1,2,11]。

【手术操作】

①麻醉与使用止血带：青春期儿童允许足趾近端神经阻滞麻醉，在足趾近端用橡胶管或纱布条捆扎止血，但年幼儿童则需要全身麻醉，于膝关节上方放置充气止血带。

②拔出甲板：Persichetti[11]主张在实施甲旁皱襞切除之前，将甲板（趾甲）完全切除。

③趾甲皱襞楔形切除：Haricharan[1]采取趾甲侧方皱襞切除，而不需要做趾甲切除。首先

于甲皱侧方标记椭圆形切口线，从甲皱侧方 4 mm 处标记背侧切口线，其起始于趾甲基底的近端，以弧线形延伸至趾甲远端的趾腹（toes tuft），再于背侧切口线的跖侧面标记另一弧线切口线，其两端与背侧切口线相连接，进而形成中央宽和两端窄的椭圆形切口线（图 9-5）。沿着切口线切开趾甲侧方皮肤及脂肪组织。继之，采取楔形切除切口线之内的皮肤及脂肪组织，其深度则应接近其深面的真皮层，但需保留甲床近端的基质组织。用电灼对甲皱切除床及边缘皮肤止血，防止术后出血。Persichetti[11] 选择一期间断缝合皮肤切口（图 9-6），而 Majcen[5] 和 Haricharan[1] 则不缝合切口皮肤，借助于周围皮肤爬行修复机制完成二期愈合，却不产生明显的皮肤瘢痕（图 9-7）。

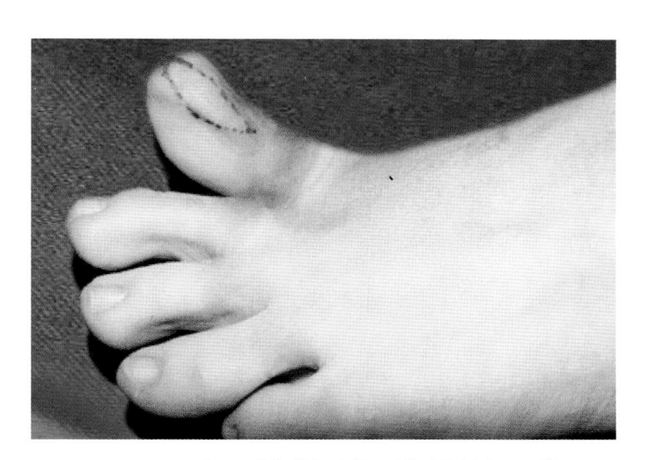

图 9-5　趾甲外侧皱襞楔形切除的切口线

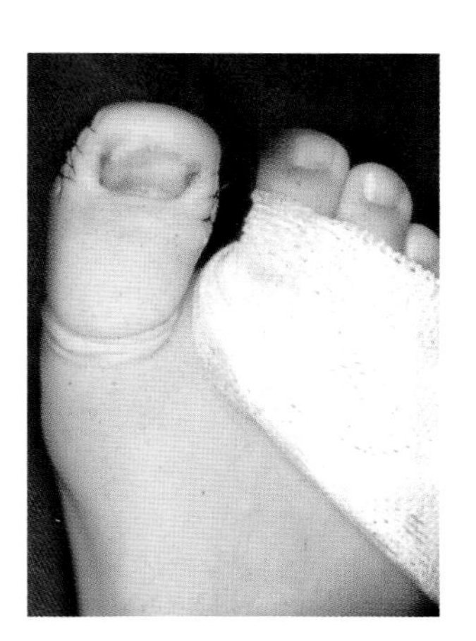

图 9-6　拔出趾甲和侧方皱襞楔形切除，间断缝合两侧皮肤切口的大体照

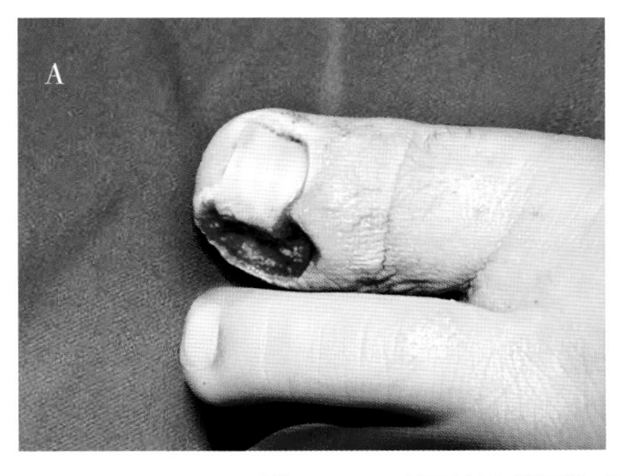

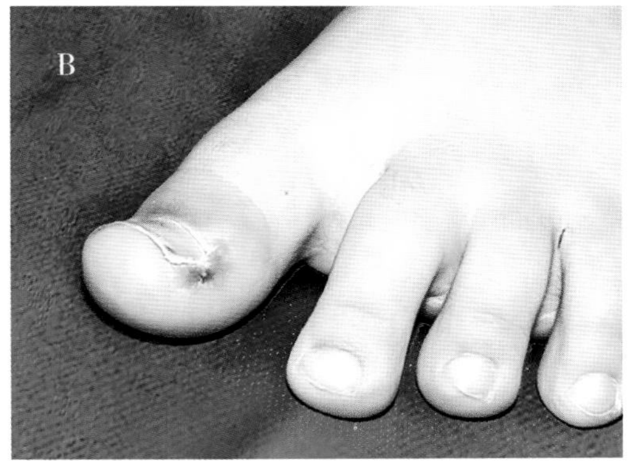

图 9-7　趾甲皱襞楔形切除不缝合皮肤切口的手术方法

趾甲外侧皱襞楔形切除（A），术后 8 周完成上皮爬行修复创面（B）。

【术后处理】

用含有抗生素的油膏涂抹创面，用无菌纱布和绷带贴服包扎。术后 7 天允许正常行走，3～4 周恢复正常活动，2 个月内完成创面上皮化。

2.趾甲周围软组织切除术

【手术适应证】

非手术治疗未能解除临床症状，包括口服非甾体抗炎药，以及更换鞋类；Ⅱ期或Ⅲ期嵌甲，即趾甲侧方皱襞和趾甲远端软组织增生肥厚，围阻甲板向远端和侧方生长（图 9-8）[9,11]。

【手术操作】

①麻醉与使用止血带：青春期儿童允许足趾近端神经阻滞麻醉，在足趾近端用橡胶管或纱布条捆扎止血，但年幼儿童则需要全身麻醉，于膝关节上方放置充气止血带。

②切除皮肤及皮下纤维脂肪组织：于足趾两侧侧方皱襞与趾甲下方 5 mm 标记鱼嘴形（fish-mouth incision）切口线（图 9–9）。沿着切口线切开皮肤和脂肪组织，将纤维脂肪组织从趾骨两侧和前下方剥离，再将皮肤及皮下纤维脂肪组织做椭圆形切除。然后，将两侧皮瓣适当游离之后，间断缝合切口皮肤（图 9–10）[6,9]。

③术后处理：术后只需简单的纱布及绷带包扎，2 周后拆除缝线，此时允许负重行走（图 9–11）。

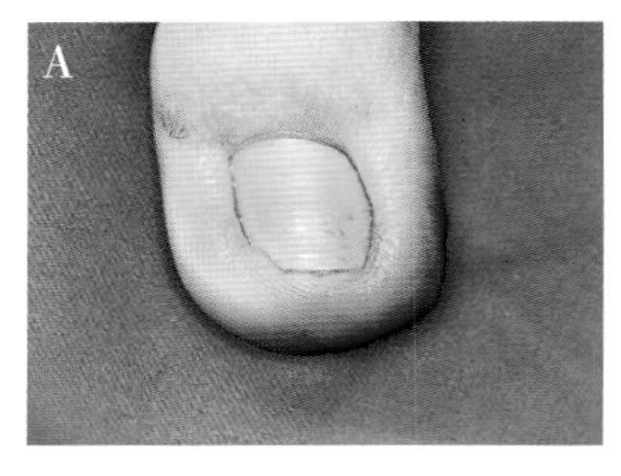

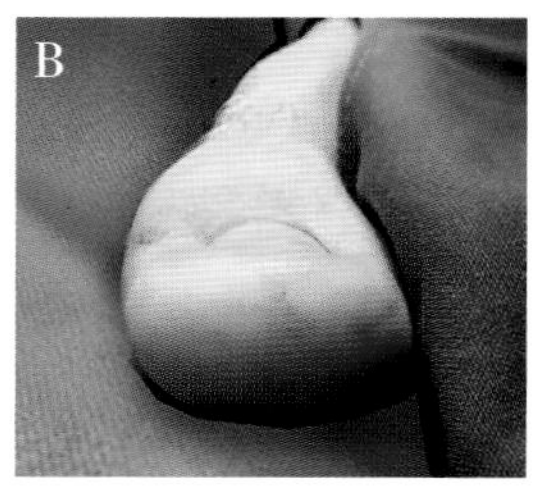

图 9–8　嵌甲的大体照

趾甲侧方皱襞（A 图，从上方观察）和趾甲远端软组织增生肥厚（B 图，从前方观察）。

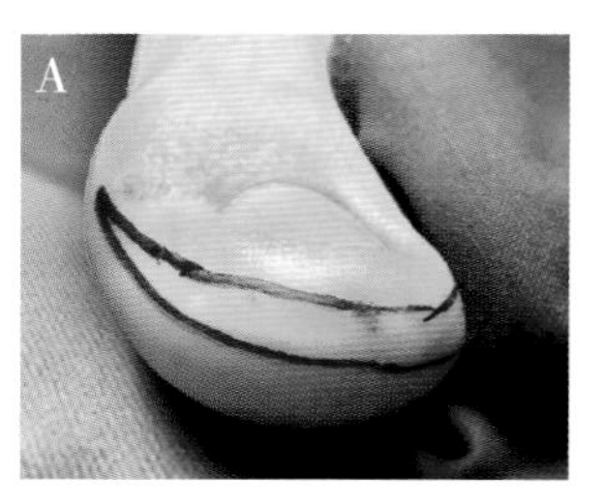

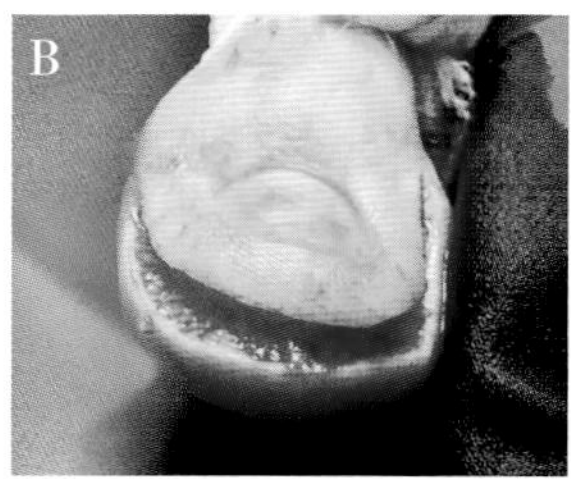

图 9–9　切口设计与软组织切除范围

鱼嘴形皮肤切口（A），切除椭圆形皮肤和皮下纤维脂肪组织（B）。

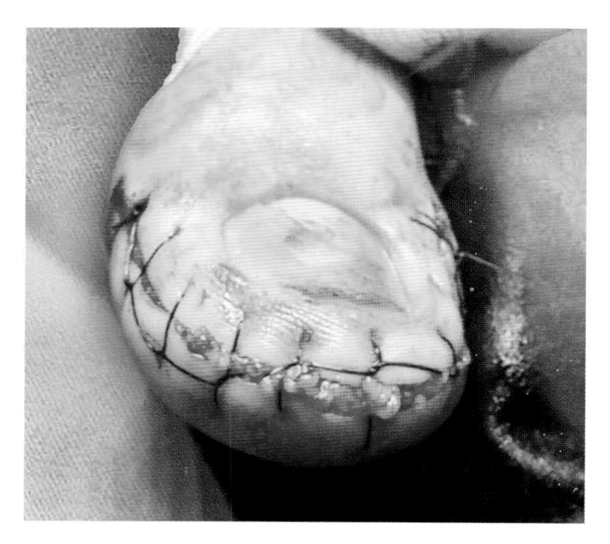

图 9–10　间断缝合切口皮肤

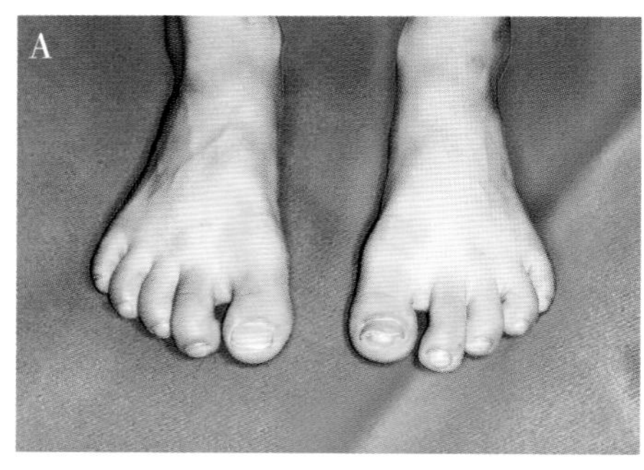

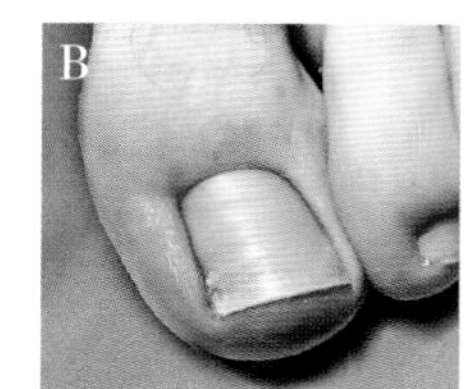

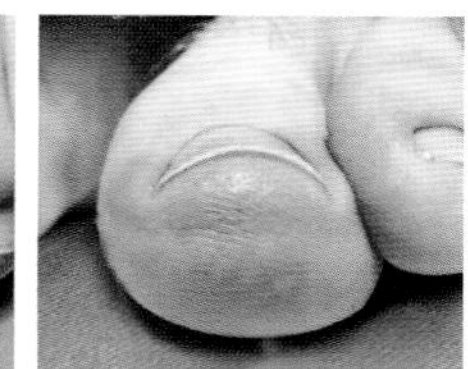

图 9–11　术后 6 个月大体照

显示趾甲方皱襞（A 图，从上方观察）和趾甲远端软组织（B 图，从前方观察）完全正常。

参考文献

[1] HARICHARAN RN, MASQUIJO J, BETTOLLI M. Nail-fold excision for the treatment of ingrown toenail in children1 [J]. J Pediatr, 2013, 162(2): 398–402.

[2] LIVINGSTON M H, CORIOLANO K, JONES S A. Nonrandomized assessment of ingrown toenails treated with

excision of skin fold rather than toenail (NAILTEST) : an observational study of the Vandenbos procedure [J]. J Pediatr Surg, 2017, 52 (5) : 832–836.

[3] YANG G, YANCHAR N L, LO A Y S, et al. Treatment of ingrown toenails in the pediatric population [J]. J Pediatr Surgm, 2008, 43 (5): 931–935.

[4] LAZAR L, EREZÁ I, KATZ S. A conservative treatment for ingrown toenails in children [J]. Pediatr Surg Int, 1999, 15 (5): 121–122.

[5] MAJCEN M E, WILFINGER C C, PILHATSCH A. Interpretation of radiologic abnormalities in patients with chronically infected ingrown toenails with regard to a possible exogenic osteomyelitis [J]. J Pediatr Surg, 2009, 44 (11): 2179–2183.

[6] MITCHELL S, JACKSON C R, WILSON-STOREY D. Surgical treatment of ingrown toenails in children: what is best practice? [J]. Ann R Coll Surg Engl, 2011, 93 (2): 99–102.

[7] GRASSBAUGH J A, MOSCA V S. Congenital ingrown toenail of the hallux [J]. J Pediatr Orthop, 2007, 27 (8): 886–889.

[8] FARRELLY P J, MINFORD J, JONES M O. Simple operative management of ingrown toenail using bipolar diathermy [J]. Eur J Pediatr Surg, 2009, 19 (5): 304–306.

[9] RICHERT B. Surgical management of ingrown toenails-an update overdue [J]. Dermatol Ther, 2012, 25 (6): 498–509.

[10] GREENSTEIN A, KAPLAN O. Ingrowing toenails: a treatment algorithm [J]. Amb Surg, 1997, 5 : 161–165.

[11] PERSICHETTI P, SIMONE P, LIVECCHI G, et al. Wedge excision of the nail fold in the treatment of ingrown toenail [J]. Ann Plast Surg, 2004, 52 (6): 617–620.

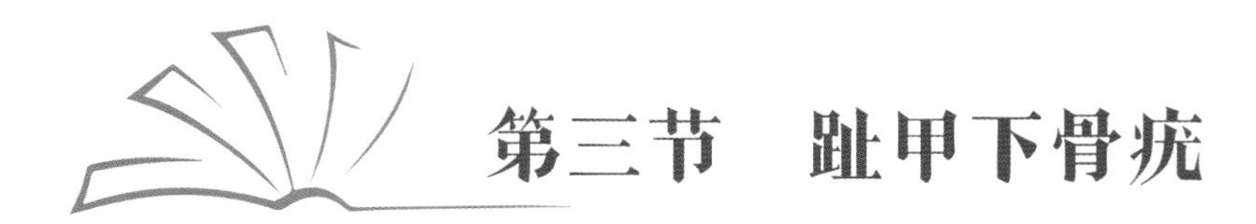

第三节　趾甲下骨疣

一、定义与流行病学

临床将位于远节趾骨背侧的骨疣或骨软骨瘤，引发趾甲向背侧移位和疼痛，称为趾甲下骨疣或骨软骨瘤[1-3]。Dupuytren 于 1839 年首先描述本病，也有人将其称为 Dupuytren 骨疣（Dupuytren's exostosis）[4]。DaCambra[1]复习和总结 1950—2013 年期间发表的相关原始论著，收集 287 例趾甲下骨疣，年龄＜ 18 岁者约占 55%，男性和女性病例约为 1∶1，就诊时年龄平均为 25.7 岁；受累足趾依次为拇趾（80%）、第 3 足趾（7%）、第 2 足趾（6%）、第 4 足趾（5%）和第 5 足趾（2%）。

二、病因与病理学改变

在文献中通常将趾甲下骨性肿块称为骨疣（exostosis）[4,5]，但病理学改变可分为骨疣和骨软骨瘤（osteochondroma）两种不尽相同的病变，位于肿块表面的软骨帽组织结构不同，是两者的主要区别，前者软骨帽为纤维软骨组织，而骨软骨瘤的软骨帽却是透明软骨结构[4,6]。

Lee[7]对 7 例足趾甲下骨性肿块进行病理学检查，证明 3 例为趾甲下骨疣，4 例为趾甲下骨软骨瘤。骨软骨瘤是真正的良性骨肿瘤，而骨疣的病因尚未阐明，普遍认为足趾末节趾骨因微弱创伤或感染，引发局部反应性组织化生，导致趾骨背侧产生富含细胞的纤维组织化生为软骨组织，其后经过软骨内骨化而产生骨性肿瘤样病变[1,4,5]。

三、临床特征与 X 线检查

患者通常以足趾末端肿块和局部疼痛为主诉，穿鞋可刺激局部疼痛加剧[6-8]。临床检查可见趾甲下方或趾甲周围疼痛性结节或肿块，趾甲向背侧移位或出现蟹钳样（pincer）变形（图 9-12、图 9-13），有时可见足趾末端皮肤溃疡和趾甲内侧或外侧皱襞感染[4,5]。

X 线检查是诊断趾甲下骨疣或骨软骨瘤的基本方法[1,5,9]。肿瘤通常起自于末节趾骨远端或末端的背侧，并且向背侧或背内侧方向生长。Letts[5]发现骨疣并不累及骺板或干骺端。在足趾正位和侧位 X 线片，在足趾背侧或背内侧可见骨性肿块。如果其基底缩窄、骨小梁密度均匀的手指样骨性肿块，通常是甲下骨软骨瘤的 X 线特征（图 9-14）[9]，而基底较宽、骨小梁与趾骨髓腔相连续者，则符合甲下骨疣的 X 线诊断标准（图 9-15）[4]。

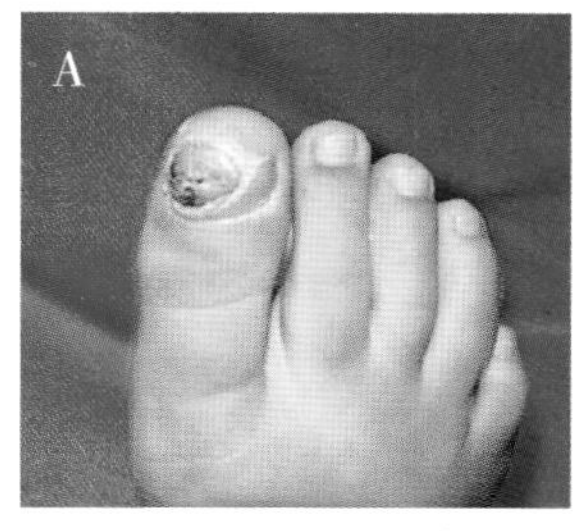

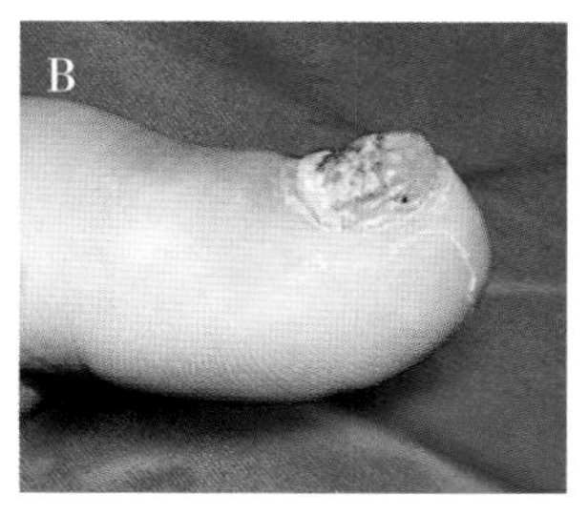

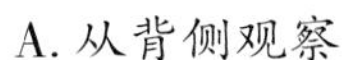

A. 从背侧观察　　B. 从侧方观察

图 9-12　拇趾甲下骨疣引发趾甲变形

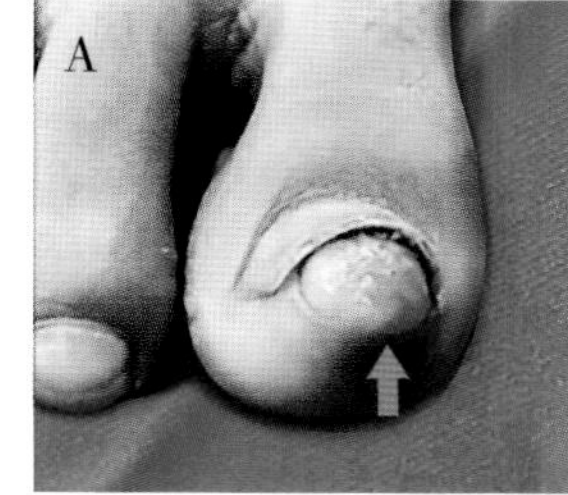

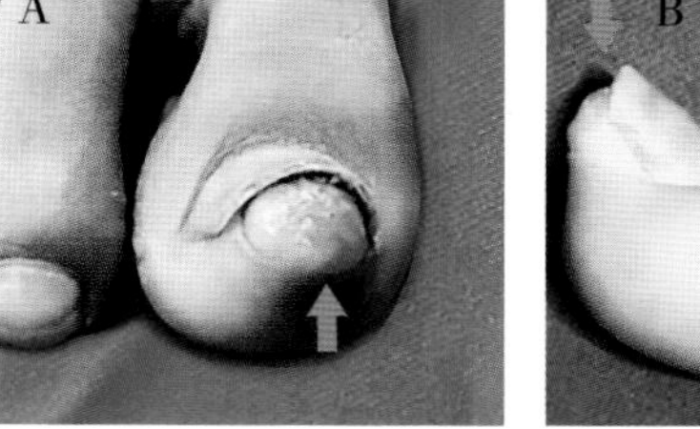

图 9-13　拇趾甲下骨软骨瘤引发趾甲蟹钳样畸形

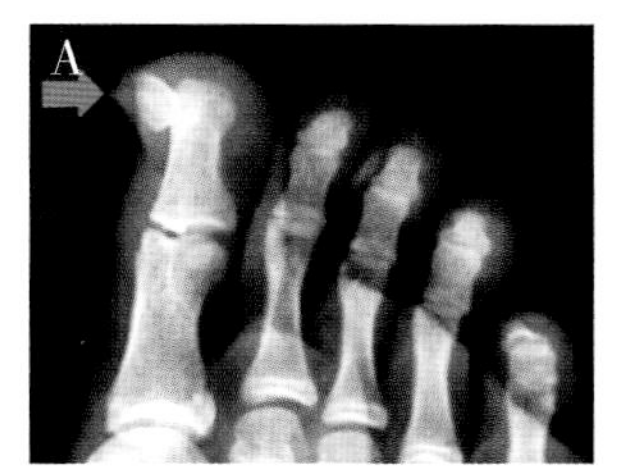

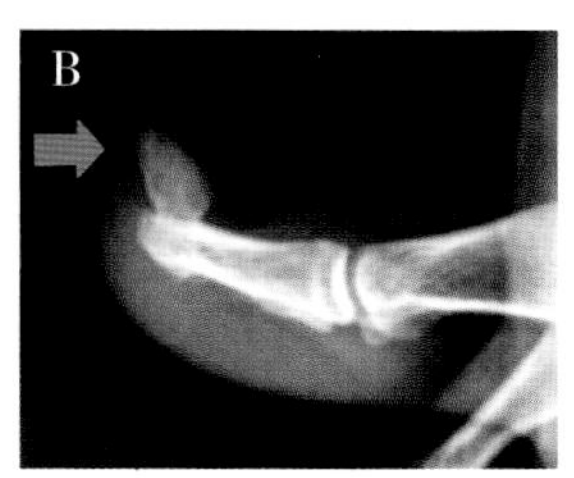

图 9-14　图 9-12 患者拇趾正位（A）和侧位（B）X 线片

显示趾甲下骨软骨瘤。

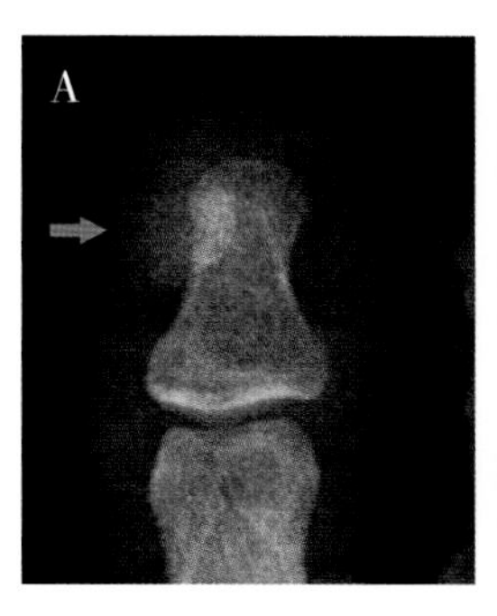

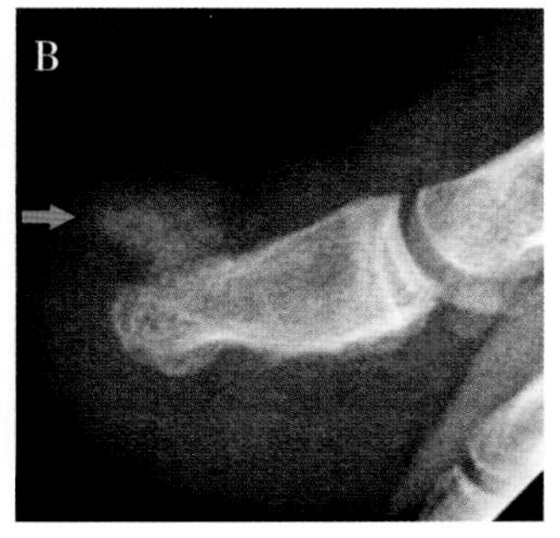

图 9-15　趾骨背侧骨疣的正侧位 X 线片

以宽基底、疣骨小梁与趾骨髓腔相连续为 X 线特征。

四、治疗与预后

甲下骨疣或骨软骨瘤伴有疼痛、趾甲变形，或者妨碍穿鞋者，是手术切除的指征[3-5,8-12]。

Multhopp-Stephens[4]采取趾甲及甲床部分切除和骨疣切除，治疗 6 例趾甲下骨疣，4 例手术时年龄介于 13～16 岁，术后随访时间平均 1.3 年（1.1～1.6 年）。既没有骨疣复发也未发生趾甲变形。Letts[5]采取局部切除治疗 20 例儿童趾甲下骨疣，包括拇趾 14 例、第二趾 3 例、第三趾 2 例、第四趾 1 例。手术时年龄平均为 12 岁 6 月（8 岁 9 个月至 17 岁 1 个月），但未提及术后随访时间。3 例因未实现完整切除而复发，其中 2 例经过再次手术切除而治愈，1 例则截除了足趾远节趾骨。

Carmona[3]建议根据骨疣部位和趾甲是否变形，选择手术方法。如果甲下骨疣位于趾骨末端的前方，趾甲下方只有皮肤钉胼，而趾甲基本正常或有轻度弯曲变形，则允许采取趾端鱼嘴样切口，直接切除甲下骨疣（图 9-16），其操作既简单又不产生趾甲变形。对于趾甲下方骨疣伴有趾甲蟹钳样弯曲变形者，主张选择趾甲拔出、部分甲基质切除，以显露和完整切除趾骨骨疣。但是，术后可能出现趾甲狭窄变形或趾甲不稳定。Lokiec[8]选择趾甲侧方切口切除骨疣，治疗 6 例儿童甲下骨疣（图 9-17），手术时年龄平均 11.5 岁（4.4～16 岁），术后随访时间平均 2 年（1～3.5 年），只有 1 例出现趾甲变形。

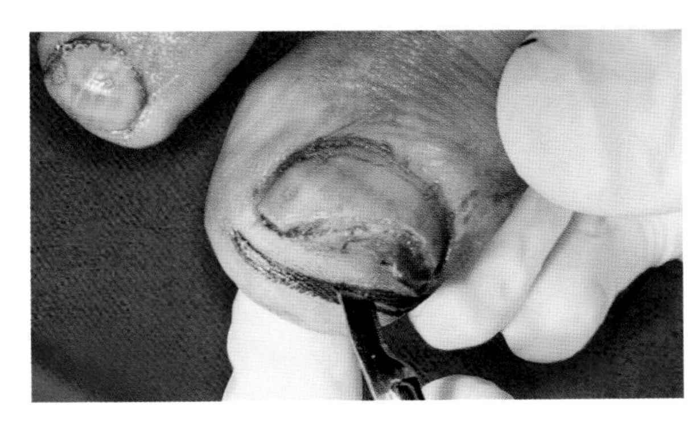

图 9-16　经趾甲下方鱼嘴样皮肤切口直接显露和切除甲下骨疣的大体照

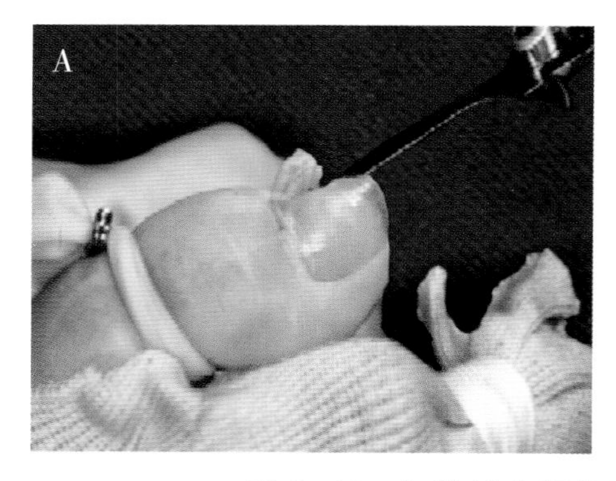

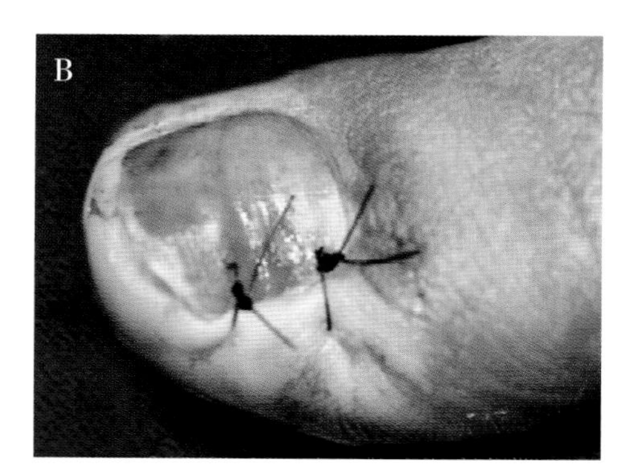

图 9-17　切除侧方部分趾甲显露甲下骨疣的大体照

参考文献

[1] DACAMBRA M P, GUPTA S K, FERRI-DE-BARROS F. Subungual exostosis of the toes: a systematic review [J]. Clin Orthop, 2014, 472(4): 1251-1259.

[2] HAWILO A, ZARAA I, TROJJET S, et al. Subungual exostosis of the fifth toe in children [J]. J Pediatr Orthop B, 2012, 21(4): 377-378.

[3] CARMONA F J G, HUERTA J P, MORATO D F. A proposed subungual exostosis clinical classification and treatment plan [J]. Clin Podiatr Med Surg, 2009, 99(6): 519-52.

[4] MULTHOPP-STEPHENS H,WALLING A K. Subungual (Dupuytren′s) exostosis [J]. J Pediatr Orthop, 1995, 15(5): 582.

[5] LETTS M, DAVIDSON D, Nizalik E. Subungual exostosis: diagnosis and treatment in children [J]. J Trauma Acute Care Surg, 1998, 44(2): 346-349.

[6] IPPOLITO E, FALEZ F, TUDISCO C, et al. Subungual exostosis: histological and clinical considerations on 30 cases [J]. Ital J Orthop Traumatol, 1987, 13(1): 81-87.

[7] LEE S K, JUNG M S, LEE Y H, et al. Two distinctive subungual pathologies:subungual exostosis and subungual osteochondroma [J]. Foot Ankle Int, 2007, 28(5): 595-601.

[8] LOKIEC F, EZRA E, KRASIN E, et al. A simple and efficient surgical technique for subungual exostosis [J]. J Pediatr Orthop, 2011, 21(1): 76-79.

[9] TIWARI A, AGRAWAL N, VERMA T, et al. Subungual osteochondroma: nail sparing excision [J]. J Clin Orthop Trauma, 2016, 7(Suppl 1): 72-75.

[10] VÁZQUEZ-FLORES H, DOMÍNGUEZ-CHERIT J, VEGA-MEMIJE M E, et al. Subungual osteochondroma: clinical and radiologic features and treatment [J]. Dermatologic Surgery, 2004, 30(7): 1031-1034.

[11] SUGA H, MUKOUDA M. Subungual exostosis [J]. Ann Plast Surg, 2005, 55(3): 272-275.

[12] GÖKTAY F, ATIŞ G, GÜNEŞ P, et al. Subungual exostosis and subungual osteochondromas: a description of 25 cases [J]. Int J Dermatol, 2018, 57(7): 872-881.

第四节　趾甲下血管球瘤

一、定义与病理学

临床将趾甲下血管球体（glomus body）细胞增生所形成的良性肿瘤，称为甲下血管球瘤[1-3]。血管球体是皮肤内正常结构，广泛地分布于真皮的网状层，但高度集中在手掌、足底，以及手指和足趾。血管球体长 120～220 μm，为卵圆形小体，是由输入微动脉直接与微静脉吻合的特殊血管连接、血管球细胞和神经血管网所构成，血管球细胞和神经血管网围绕在动静脉吻合支周围。血管球体经过增加和减少血流的机制，实现调节皮肤温度的功能。趾甲下血管球体是一种罕见的软组织良性肿瘤，组织学检查证明肿瘤是界限清楚、包膜完整的红色或紫蓝色结节，其直径通常＜ 10 mm。显微镜图像显示肿瘤由数量不等的血管间隙、立方形上皮细胞和多面形血管球细胞所组成，扁平或立方形上皮细胞在血管间隙边缘排列，而在上皮细胞中有大量多面形血管球细胞[2,5,6]。足趾甲下血管球瘤通常累及足部拇趾，多见于 30～50 岁的女性[4]。儿童甲下血管球瘤实属罕见，文献中只有数例报道[1,4,7]。

二、临床特征与 MRI 检查

发作性剧烈疼痛、点状压痛和低温度诱发疼痛三联征，是甲下血管球瘤的典型症状和体征[1,2]。临床检查可发现趾甲下蓝色病变和直径 2～5 mm 的压痛点，延迟治疗或严重者还可产生趾甲变形[8]。

MRI 是诊断血管球瘤高度敏感影像学方法，即使 1～2 mm 的微小病变也能被 MRI 扫描所发现[1,2,4]。轴位 MRI 扫描是显示血管球瘤最好的扫描序列，在 T_1 加权显示为低信号，但不能与甲床组织相区别，但在 T_2 加权或 T_1 加权增强扫描，抑或质子密度序列，都可显示界限清晰的卵圆形高信号病变（图 9-18、图 9-19）。

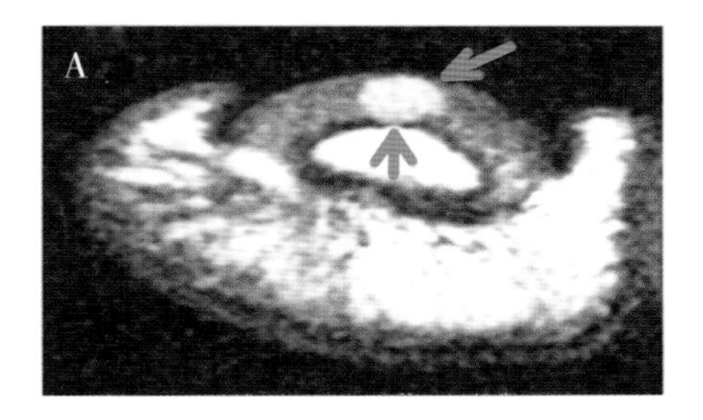

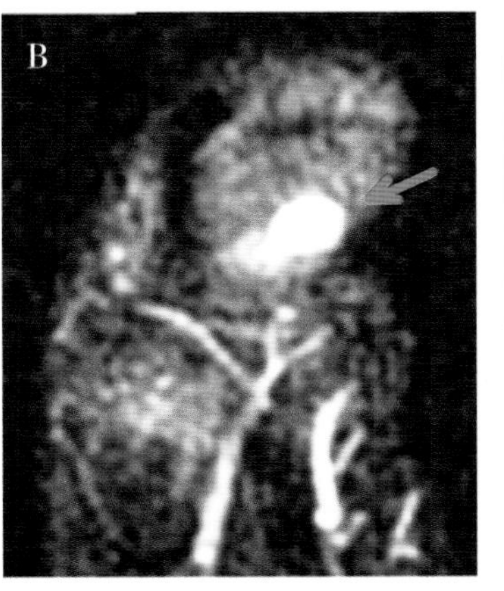

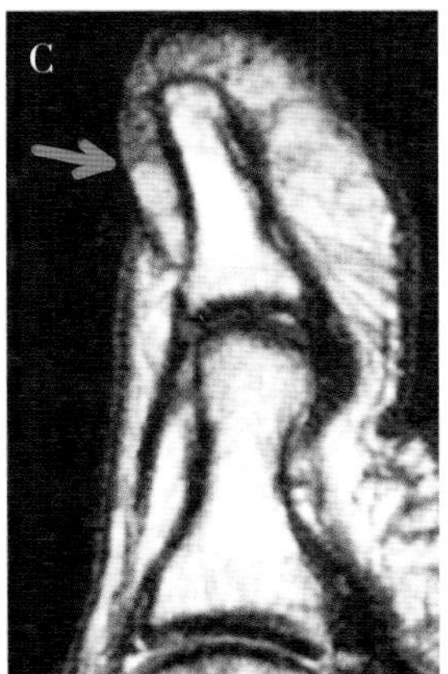

图 9-18　拇趾甲下血管球瘤的 MRI 特征

轴位质子密度（A）、冠状位 T_2 加权（B）和矢状位质子密度（C）图像，都显示界限清楚的高信号病变。

三、治疗与预后

彻底切除是血管球瘤的治疗目

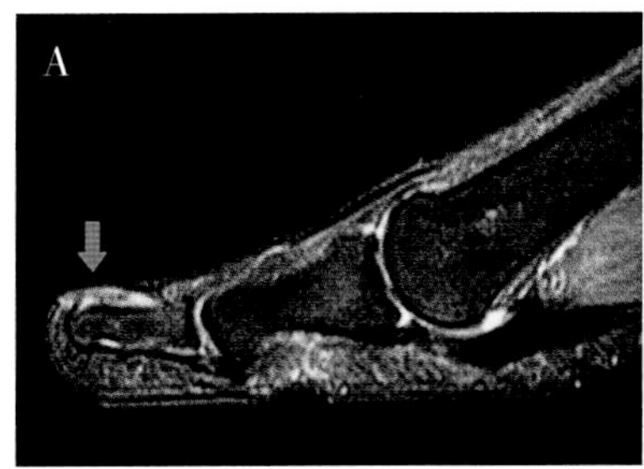

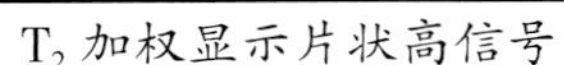
T_2 加权显示片状高信号

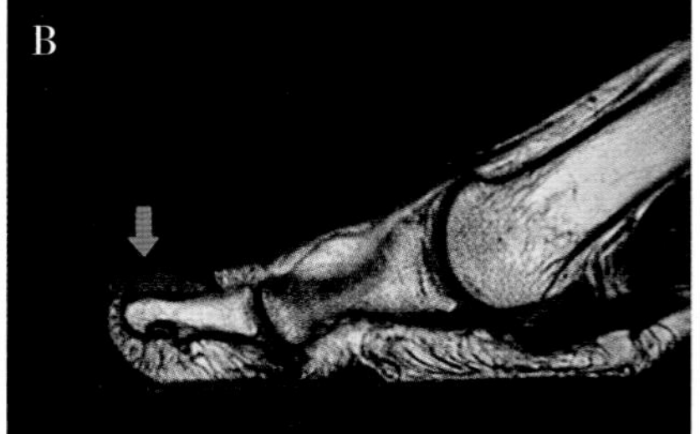

T_1 加权显示低信号病变

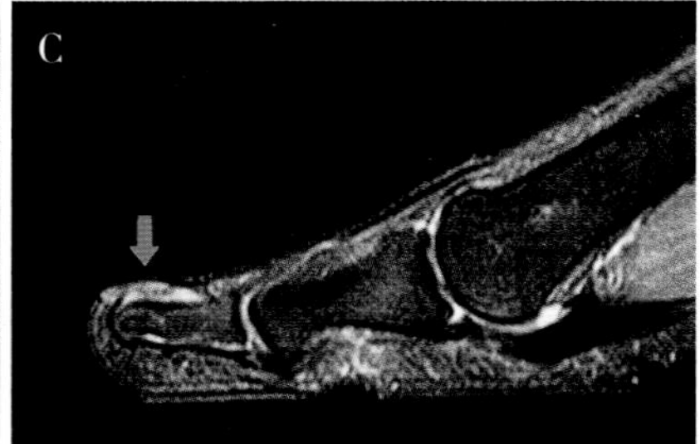

T_1 加权增强图像显示均匀一致的高信号

图 9–19　30 岁右侧拇趾甲下血管球瘤的 MRI 图像

标，但术后存在肿瘤复发的可能性[4,8]。Polo[9]复习相关文献，确定复发率介于 0%～30%。Mohindra[1]指出肿瘤未被彻底切除是复发的主要原因，而晚期复发可能再次发生肿瘤。手术切除通常需要拔除趾甲，或者经过趾甲侧方入路，以实现彻底切除肿瘤，通常于术后 2 周足趾疼痛可完全消失[10]。

参考文献

[1] MOHINDRA M, SAMBANDAM B, GAUTAM V K, et al. A rare case of glomus tumor of the great toe: an analysis of behavior at this rare site [J]. Foot Ankle Spec, 2016, 9(1): 83–87.

[2] AHMED M, LOMASNEY L M, DEMOS T C, et al. Diagnosis:subungual glomus tumor [J]. Orthopedics, 2008, 31(1): 1048–1050.

[3] BAEK H J, LEE S J, CHO K H, et al. Subungual tumors: clinicopathologic correlation with US and MR imaging findings [J]. Radiographics, 2010, 30(6): 1621–1636.

[4] TREHAN S K, SOUKUP D S, MINTZ D N, et al. Glomus tumors in the foot case series [J]. Foot Ankle Spec, 2015, 8(6): 460–465.

[5] PATER T J, MARKS R M. Glomus tumor of the hallux: case resentation and review of the literature [J]. Foot Ankle Int, 2004, 25(6): 434–437.

[6] KHOURY T, BALOS L, MCGRATH B, et al. Malignant glomus tumor:a case report and eview of literature,focusing on its clinicopathologic features and immunohistochemical profile [J]. Am J Dermatopathol, 2005, 27(5): 428–431.

[7] DELECOURT C, LÉONARD J C, MORIN C, et al. A glomus tumor of the toe:a pediatric ase eport [J]. Rev Chir Orthop Reparatrice Appar Mot, 2008, 94(8): 777–779.

[8] SEO J H, LEE H S, KIM S W, et al. Subungual glomus cell proliferation in the toe: a case report [J]. J Foot Ankle Surg, 2014, 53(5): 628–630.

[9] POLO C, BORDA D, POGGIO D, et al. Glomus tumor of the hallux: review of the literature and report of two ases [J].Foot Ankle Surg, 2012, 18(2): 89–93.

[10] HORST F, NUNLEY J A. Glomus tumors in the foot:a new surgical technique for removal [J]. Foot Ankle Int, 2003, 24(12): 949–952.

第十章　足部骨折与脱位

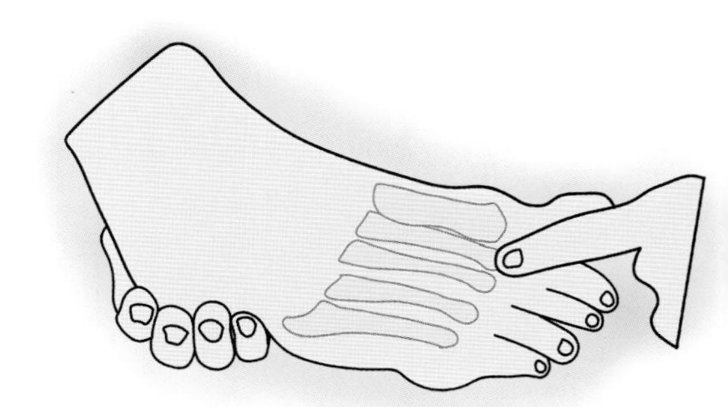

第一节 概 述

儿童足部骨折与脱位比较少见，其发生率占儿童所有骨折的 10.5%～12%[1,2]。因为儿童足部骨骼、韧带和关节囊更富有柔韧性或弹性，以致作用于足部的外力，通常向肢体近端传导，从而产生肢体近端骨折，而不发生足部骨折[3]。高处坠落、重物撞击和交通事故，是儿童足部骨折的常见原因。跖骨和趾骨是儿童最为多见的足部骨折部位，而舟骨、距骨和跟骨骨折则相当少见[4]。

Crawford[5] 曾经详尽描述 175 例儿童足部骨折的部位和年龄分布：跖骨骨折最为常见（90 %），其中第二～五跖骨骨折占 66 %，单纯性第五跖骨基底骨折占 25 %，单纯性第一跖骨基底骨折占 9 %；趾骨骨折占 18 %，其中近节趾骨骨折占 64 %；舟骨骨折占 5.1%，距骨和跟骨骨折各占 2.3%，骰骨骨折占 1.1%，楔骨骨折占 0.6%。右足骨折（64%）明显多于左足（36%），男性儿童（62 %）多于女性儿童（38%）。Crawford 强调治疗儿童足部骨折，必须坚持实现解剖复位的原则，因为足部骨骼生长所产生的重建或再塑形作用，具有不可预测的性质。1 岁女性儿童和 1.5 岁男性儿童的足部长度，已经相当于成人足部长度的 50%，而儿童股骨和胫骨长度，在 3 岁之后才能达到其成人长度的 50%。儿童足部骨折一旦发生畸形愈合，通常没有足够的时间对骨折所遗留的畸形进行自然矫正。

参考文献

[1] MAYR T, PEICHA G, GRECHENIG W, et al. Fractures and dislocations of the foot in children [J]. Clin Podiatr Med Surg, 2006, 23(1):167-189.

[2] COOPER C, DENNISON E M, LEUFKENS H G M, et al. Epidemiology of childhood fractures in Britain: a study using the general practice research database [J]. J Bone Miner Res, 2004, 19(2): 1976-1981.

[3] THERMANN H, HOFNER T, RICHTERE M, et al. Paediatric foot fractures [J]. Foot Ankle Surg, 2001, 7 : 61-76.

[4] KAY R M, TANG C W. Pediatric foot fractures: evaluation and treatment [J]. J Am Acad Orthop Surg, 2001, 9(5): 308-319.

[5] CRAWFORD A H, MEHLMAN C T, Parikh S N. Fractures and dislocations of the foot and ankle [M]// MENCIO G A, SWIONTKOWSKI M F. Green's skeletal trauma in children. 5th ed. Philadelphia:Elsevier Saunders, 2015 : 473-542.

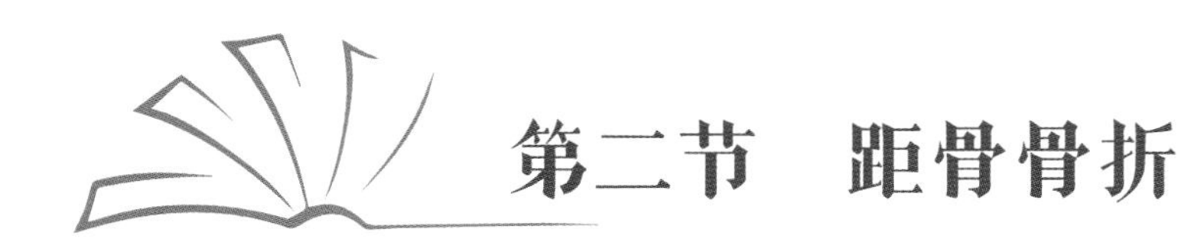

第二节　距骨骨折

概　述

儿童距骨颈部与距骨体骨折极为少见，其发生率为儿童骨折的 0.01%～0.08%[1,2]。

Kenwright 和 Taylor[3] 于 1970 年收集牛津地区拉德克利夫医院（Radcliffe Hospital）20 年期间治疗的 58 例距骨骨折，其中年龄＜ 10 岁者 1 例，年龄 10～20 岁者只有 5 例。Canale 和 Kelly[4] 报道一组 71 例距骨颈骨折，年龄＜ 16 岁者只有 12 例，年龄＜ 10 岁者 4 例。Eberl[5] 报道 24 例（25 足）儿童距骨骨折，包括距骨颈和距骨体骨折，平均年龄为 13.2 岁（3～17 岁），男性与女性比例为 3 : 1。

Smith[1] 描述 29 例儿童距骨骨折的大组病例，其中距骨体骨折 13 例，距骨颈骨折 17 例，距骨头骨折 3 例，其中 4 例距颈骨折合并距骨体或距骨头骨折。男性与女性分别为 12 例（41%）和 17 例（59%）；骨折时年龄平均 13.5 岁（1.2～17.8 岁），其中 2 例（7%）年龄＜ 5 岁，6～11 岁者 5 例（17%），12～17.8 岁者 22 例（76%）。临床随访观察时间平均为 24 个月（6 个月至 5 年），2 例（7%）发生距骨缺血性坏死，5 例（17%）发生创伤性关节炎（踝关节 3 例、踝关节及距下关节 1 例和距舟关节 1 例），1 例（3%）骨折延迟愈合，2 例（7%）发生胫神经暂时性麻痹。作者由此认为，儿童距骨骨折多见于年长儿童，高能量损伤和骨折明显移位者，是发生距骨缺血性坏死和创伤性关节炎的主要因素。

儿童距骨骨折通常合并其他骨折，最近 Kruppa[6] 报道年龄＞ 12 岁儿童距骨骨折 19 例，7 例（36.8%）合并同侧足部骨折（3 例跟骨骨折，1 例骰骨骨折，3 例舟骨骨折）；9 例（47.4%）合并同侧下肢骨折（2 例胫骨远端骨折，2 例内踝骨折，3 例腓骨远端干骺端骨折，1 例胫骨干骨折，1 例股骨干骨折）；6 例（31.6%）合并对侧下肢及足部骨折（2 例距骨骨折，1 例跟骨骨折，1 例胫骨髁部骨折，1 例髌骨骨折，1 例股骨干骨折）。宁波等于 2017 年报道 22 例儿童距骨颈骨折，年龄平均 7.4 岁（3.7～12.3 岁），男性与女性分别为 16 例与 6 例，其中 6 例合并跟骨骨折，2 例合并跟骨和胫骨远端骨折，1 例合并舟骨骨折[7]。

一、应用解剖

距骨与胫骨、跟骨和舟骨相连接，参与组成胫距关节（踝关节）、距下关节和中跗关节[8-11]。距骨可分为头部、颈部和体部（图 10-1A）。从背侧面观察，距骨体近似四边形，但前方略宽于后方。在距骨内侧面的上部，有半个月形的关节面，称内踝关节面，与胫骨内踝形成关节。在其下方有一粗糙的切迹，为三角韧带深层纤维的附着处。距骨体后方突向后下方，

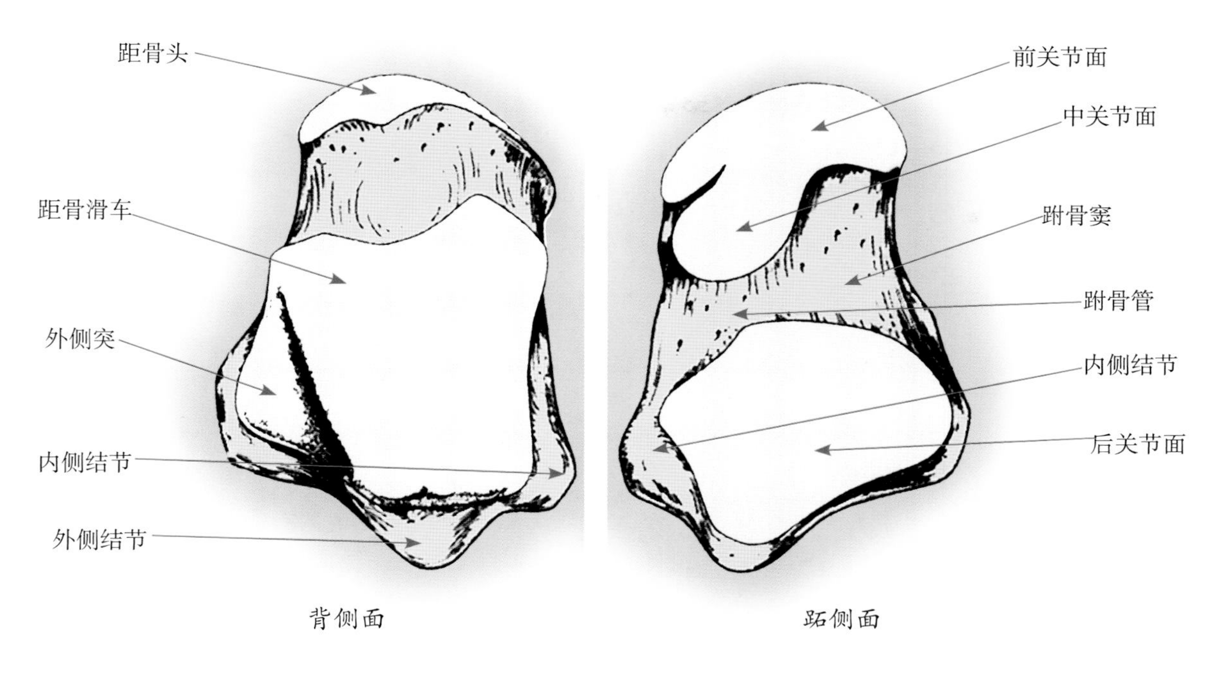

图 10-1　距骨解剖示意图

称为距骨后突，其后面有一斜沟，称为拇长屈肌腱沟。拇长屈肌腱沟又将距骨后突分为后内侧和后外侧两个结节。后外侧结节位于距骨的最后方，为距腓后韧带提供附着点，而后内侧结节则是三角韧带后侧束的附着点。距骨体外侧面有一楔形骨性突起，其尖端突向外侧，称为距骨外侧突。该突起的近端外侧有三角形的关节面与腓骨外踝形成关节，其远端跖侧面是距骨后关节面的组成部分（图 10-1B）。距骨外侧突也是距骨-跟骨外侧韧带和距骨-腓骨前韧带附着点，前者限制距跟关节产生分离活动，而后者具有稳定踝关节的作用。熟知距骨外侧突具有重要临床意义，因为它在 X 线侧位片是界定距下关节后关节面的骨性标志（图 10-2），而且也可发生骨折。距骨体上关节面称为距骨穹隆，与内踝关节面及外踝关节面，共同构成距骨滑车。距骨跖侧面有 3 个关节面与跟骨背侧 3 个关节面构成距下关节，后关节面位于距骨体跖侧面，而前关节面和中关节面位于距骨头的跖侧面，两者通常没有清晰的界限。在中关节面与后关节面之间形成外侧宽内侧缩窄的楔形浅沟，分别称为跗骨窦和跗骨管（图 10-1B），其间有骨间韧带和血管吻合环通过。距骨头部略微膨大，其末端与舟骨近端关节面构成距舟关节。

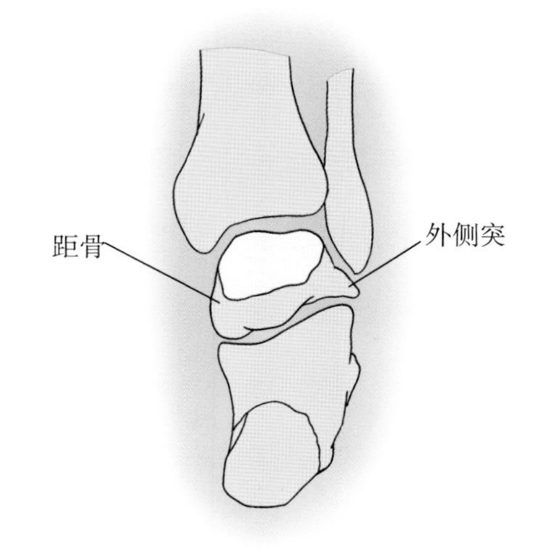

图 10-2　足后方冠状位显示距骨外侧突解剖位置的示意图

距骨缺血性坏死是距骨颈骨折最为严重的并发症，因为距骨的供血相对薄弱。距骨背侧 2/3 由关节软骨所覆盖，缺乏肌肉及肌腱附着点，骨折后容易则发生缺血性坏死[1]。距骨的供血主要有 4 条源自胫前动脉、胫后动脉和腓动脉的血管（图 10-3）[12,13]。第 1 条为起自胫后

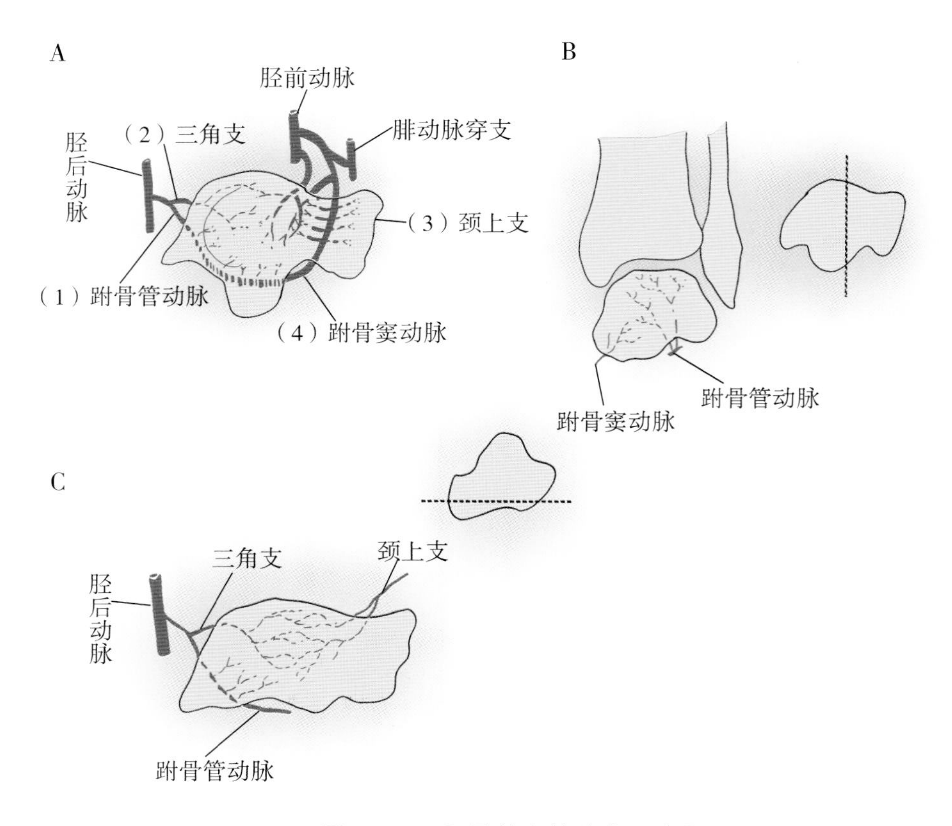

图 10-3 距骨的血管分布示意图

A. 4 条血管的来源：(1) 来自胫后动脉的跗骨管动脉；(2) 来自胫后动脉的三角韧带动脉；(3) 来自足背动脉的吻合支；(4) 来自腓动脉穿通支的跗骨窦动脉。B. 跗骨管动脉和跗骨窦动脉，为距骨中 1/3 提供血液。C. 跗骨管动脉、三角韧带动脉和足背动脉的吻合支，为距骨外侧 1/3 供血。

动脉的跗骨管动脉，在跖内侧和外侧动脉起点的近端 1 cm 发出的分支动脉，通过趾长屈肌腱鞘与拇长屈肌腱鞘之间，向后外侧走行进入跗骨管；第 2 条为三角韧带动脉，起自胫后动脉发出跗骨管动脉的远端，走行于三角韧带深面与胫距关节及距跟关节的表面，为距骨体内侧面骨膜供血，并与来自足背动脉的分支，在距骨颈部上方形成吻合支；第 3 条血管来自足背动脉的吻合支，从距骨颈背侧进入距骨内；第 4 条血管为跗骨窦动脉，来自腓动脉穿通支与足背动脉外侧跗骨支的血管吻合支。跗骨窦动脉比跗骨管动脉略粗，并在跗骨管内与后者相吻合，为距骨体提供绝大部分血运。除了有来自距骨颈部的血管，距骨体部还依赖骨间韧带的血管供血。距骨颈骨折伴有明显的移位者，容易损害距骨体的血运。骨折时瞬间移位虽然可产生血管断裂，但在初始的 X 线片上，骨折只有轻度移位，也可能因完整的血管受到挫伤，进而导致血栓形成。在阅读 X 线片时，关注骨折部位与血管分布的解剖关系具有一定的意义，但其预后在理论上具有不确定的性质。

二、分类

儿童距骨骨折通常分为距骨颈和距骨体骨折。按照距骨颈骨折移位程度和并发距骨缺血性坏死的概率，Hawkins[14] 于 20 世纪 70 年代，将距骨颈骨折 3 种类型：Ⅰ型，距骨颈纵向骨折，但骨折没有移位；Ⅱ型，距骨颈纵向骨折既有明显的移位，还合并距下关节半脱位，但踝关节正常；Ⅲ型，距骨颈骨折有明显的移位，合并距下关节和踝关节脱位。Canal 和 Kelly 以 Hawkins 分类为基础，将距骨颈骨折合并距下关节、踝关节脱位和距舟关节半脱位，称为距骨颈骨折Ⅳ型（图 10–4）[4]。Smith[1] 报道儿童距骨颈骨折 17 例，Ⅰ型、Ⅱ型和Ⅲ型骨折分别为 11 例、3 例和 3 例，但没有Ⅳ型距骨颈骨折。Sneppen-Delee[15] 于 1977 年首次将距骨体骨折分成 6 个类型。其后被 Delee[16] 所改进，将距骨体骨折分为 5 个类型（图 10–5）：Ⅰ型为距骨穹隆骨软骨骨折；Ⅱ型是剪切应力产生的线形骨折，包括水平面的横向线形骨折、冠状面和矢状面的纵向线形骨折；Ⅲ型为距骨后结节骨折；Ⅳ型为距骨外侧突骨折；Ⅴ型为距骨体粉碎性骨折。儿童距骨体骨折比距骨颈骨折更为少见，Smith[1] 描述儿童距骨骨折 29 例（33 足），是文献中最多一组儿童距骨骨折。此组包括 17 足距骨颈骨折，13 足距骨体骨折和 3 例距骨头骨折。依照 Sneppen-Delee 距骨体骨折的分类方法，13 例距骨体骨折包括Ⅰ型骨折 1 例，Ⅱ型骨折 7 例（冠状面和矢状面骨折分别为 4 例和 3 例），Ⅲ型骨折 3 例，Ⅳ型骨折 2 例，但没有Ⅴ型骨折。Kruppa[6] 报道 19 例（21 足）儿童距骨骨折，其中距骨头骨折、距骨体骨折和距骨颈骨折，分别为 3 足（14.29%）、8 足（38.10%）和 7 足（33.33%），另有 2 足为距骨体骨折伴距骨颈骨折（9.52%），1 足为距骨体骨折伴距骨头骨折（4.76%）。8 例距骨体骨折中 4 例为距骨穹隆骨软骨骨折。

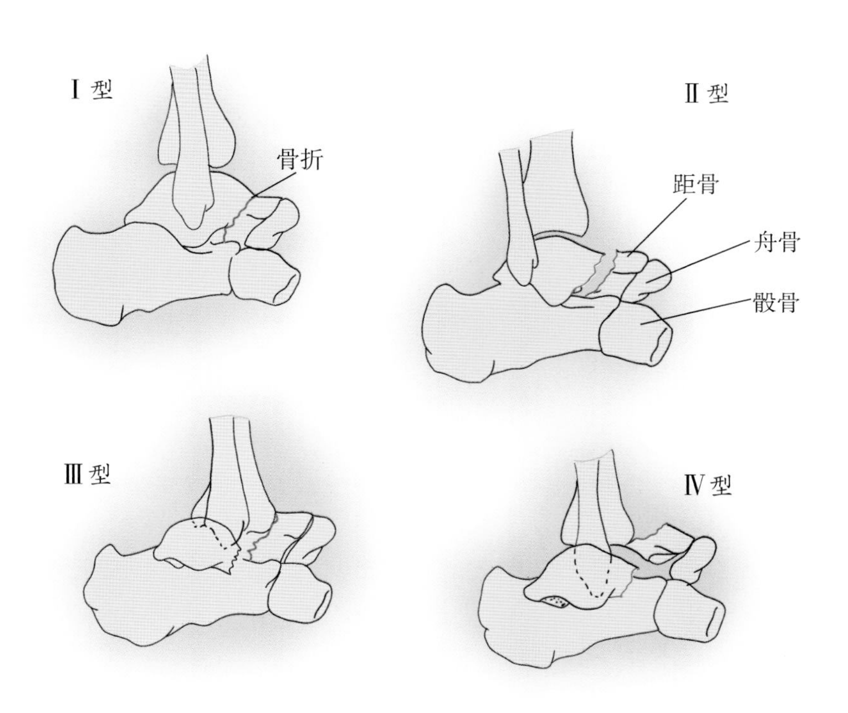

图 10–4 Hawkins 和 Canal 距骨颈骨折分类示意图

Ⅰ型：距骨颈纵向骨折，但没有移位；Ⅱ型：距骨颈骨折合并距下关节半脱位，但踝关节正常；Ⅲ型：距骨颈骨折合并踝关节脱位；Ⅳ型：距骨颈骨折合并距下关节、踝关节脱位和距舟关节半脱位。

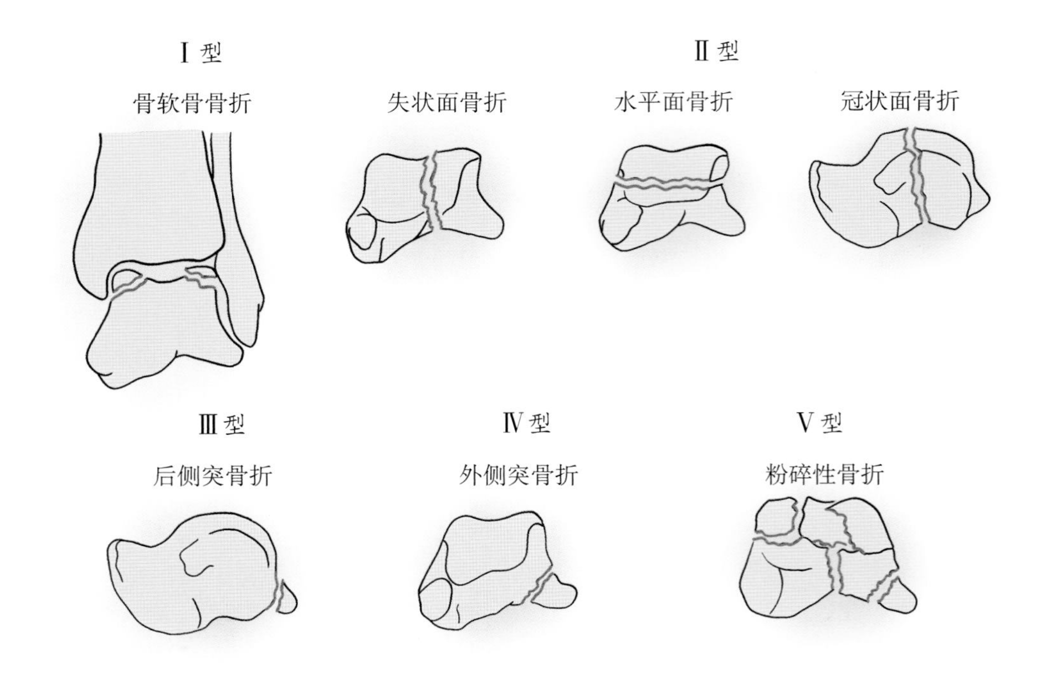

图 10-5　Sneppen 和 Delee 距骨体骨折的分类示意图

Ⅰ型：距骨穹隆骨软骨骨折；Ⅱ型：剪切应力产生线形骨折，包括水平面横向骨折、冠状面和矢状面的纵向骨折；Ⅲ型：距骨后结节骨折；Ⅳ型：距骨外侧突骨折；Ⅴ型：距骨体粉碎性骨折。

距骨颈与距骨体骨折

一、损伤机制

儿童距骨骨折多因从高处坠落或下跳、机动车撞击，抑或体育运动性损伤所致[5,6,8]。Smith[1]将高于 4.6 m 的距离坠落和机动车撞击性创伤，称为高能量损伤，而低于 4.6 m 距离下跳和体育运动性损伤，则称为低能量损伤。在踝关节处于极度背伸的位置时，距骨体被锁定在胫骨远端和跟骨之间，纵向载荷作用致使距骨背侧遭致胫骨远端前缘的直接撞击，是产生距骨颈骨折常见机制（图 10-6）[6,8]。在踝关节极度背伸合并后足外旋的位置时，遭受高处坠落所产生的纵向载荷作用，致使距骨体与内踝发生撞击，被视为是距骨体骨折和距骨骨软骨骨折的发生机制[12,13]。

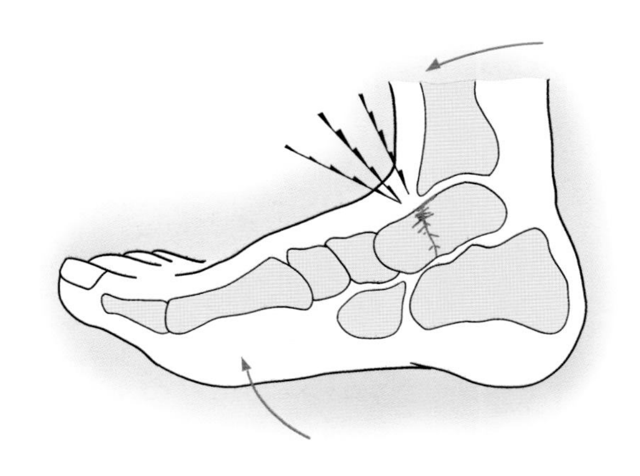

图 10-6　距骨颈骨折发生机制示意图

二、临床特征

临床上以创伤后踝关节疼痛、肿胀和拒绝负重行走，抑或行走时疼痛加剧为特征[1,3]。如果踝关节周围有明显的软组织肿胀、皮下瘀斑和疼痛，特别是从高处（4.6 m）坠落、机动车撞击，或者有踝关节极度背伸性损伤的病史，应该高度警惕距骨骨折。临床检查首先应该确定软组织肿胀和压痛的部位，因为即使无移位的距骨骨折，在踝关节前方也有局部压痛；其次，应该检查踝关节主动与被动伸展及屈曲活动范围。踝关节背伸活动消失，抑或疼痛加剧，则是距骨骨折的可靠体征[10]。

三、影像学检查

常规摄取以后足为中心的正位、侧位和斜位 X 线片，有助于诊断距骨颈、距骨体和距骨的骨突骨折。Canale 和 Kelly[4,17] 推荐于足部内旋或外翻 15 °时，将 X 线发生器相对于平板探测器（flat panel detector，FPD）向近端倾斜 75 °摄取数字 X 线片，既可清楚地显示距骨骨折及骨折移位的程度，更有助于评价骨折复位后的满意程度（图 10–7、图 10–8）。

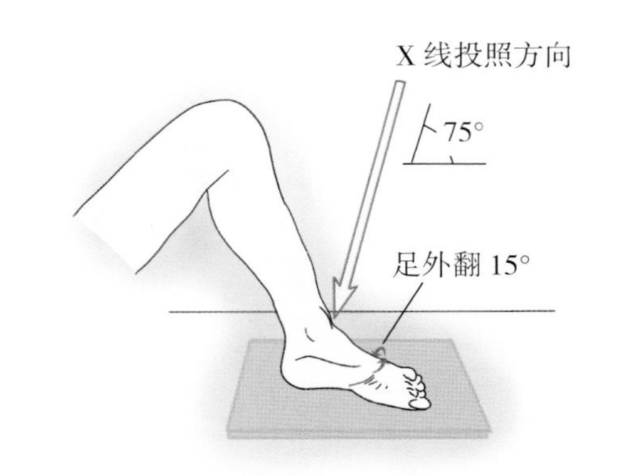

图 10–7 距骨骨折的 X 线片投照体位示意图

将足部置于内旋 15 °(或外翻 15° ）时，将 X 线发生器相对于平板探测器向近端倾斜 75 °摄取的 X 线片，能够更好地显示距骨体骨折及移位程度。

CT 检查是诊断距骨骨折和分类的重要工具[11,13]。Delee[16] 报道一组 132 例距骨骨折，发现初期 X 线诊断的敏感性为 74%，而 CT 检查的敏感性提高至 93%。与普通 X 线片相比较，CT 扫描能够清晰显示距骨骨折的部位和移位方向（图 10–9），既有助于确定骨折的类型，又可避免遗漏诊断，应该作为诊断距骨骨折和评价治疗结果的常规检查方法[9]。

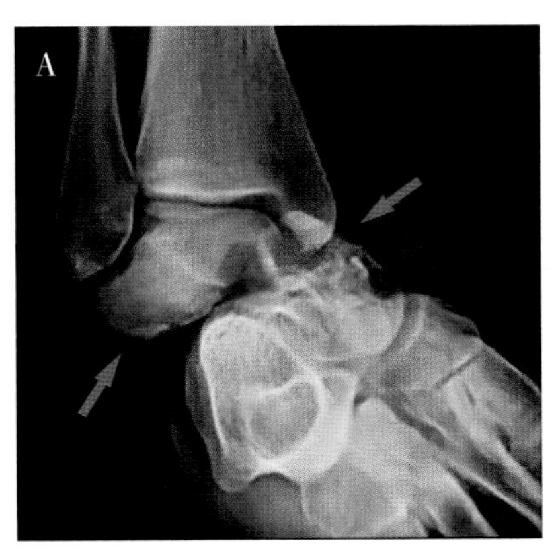

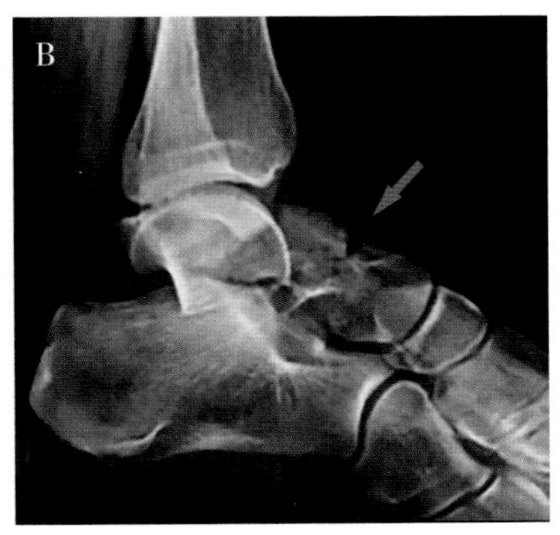

图 10–8 16 岁儿童Ⅱ型距骨颈骨折

A. 正位 X 线片骨折向内侧移位；B. 侧位 X 线片显示距骨颈骨折合并距下关节半脱位。

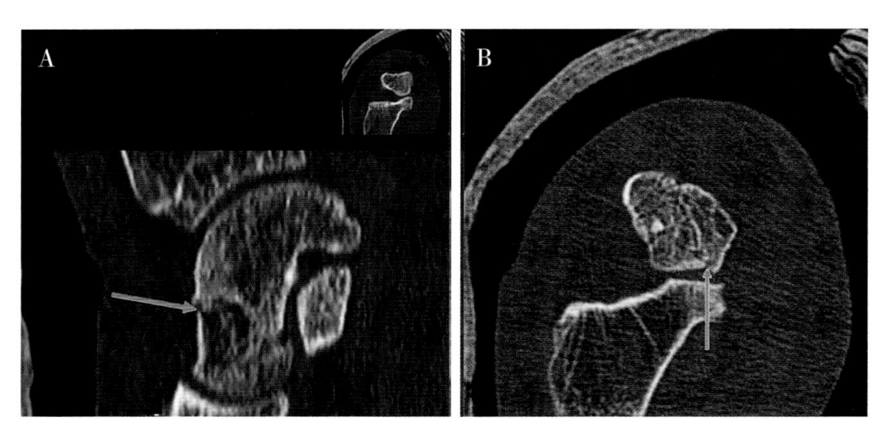

图 10-9　14 岁儿童距骨颈骨折

A. 矢状位 CT 扫描显示距骨颈骨折有轻度移位；B. 冠状位 CT 扫描显示距骨后关节面（载距突上方）压缩性骨折。

四、治疗与预后

儿童距骨骨折的治疗原则和目标，与治疗成人同型骨折基本相同，目的是实现解剖复位，恢复踝关节和距下关节的匹配关系，避免延迟愈合和不愈合，尽早获得良好的关节活动范围。根据儿童年龄和骨折移位程度选择治疗方法，早已成为学者的共识[4,13,18]。距骨骨折尤其是距骨颈骨折具有较高的并发症，包括骨折不愈合、距骨体缺血性坏死，以及踝关节及距下关节创伤性骨关节病。骨折不愈合的定义：当骨折治疗后 6 个月 X 线检查时，其骨折线仍然清晰可见，临床还有局部疼痛者，可确定为骨折不愈合；距骨坏死的定义：X 线检查显示距骨穹隆硬化和继发性距骨体塌陷（图 10-10），通常还有踝关节或距下关节疼痛和关节活动范围严重减少或消失[1,11]。反之，骨折后 12 个月没有出现前述 X 线征象，抑或在骨折后 6 个月内，距骨体软骨下出现密度减低带［霍金斯征（Hawkins sign）］（图 10-11），本质上是一种充血性骨质疏松，提

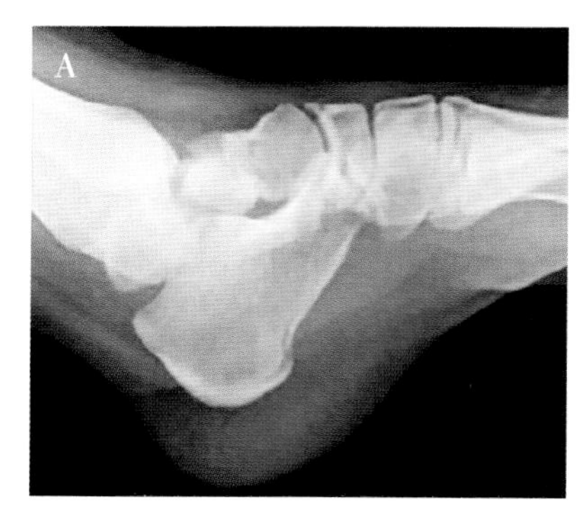

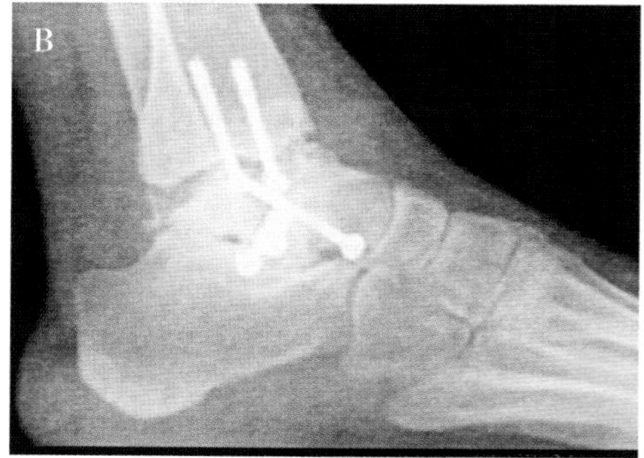

图 10-10　13 岁儿童Ⅲ型距骨颈骨折

A. 术前 X 线片显示踝关节和距下关节脱位；B. 切开复位和螺钉固定术后 2 年 X 线检查，可见距骨体硬化和塌陷。

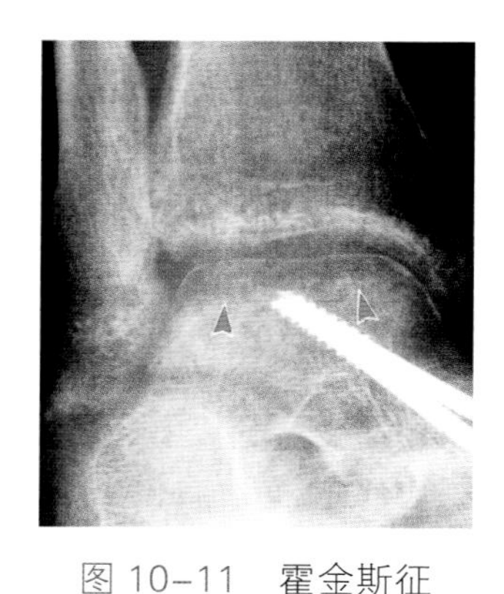

图 10-11　霍金斯征

距骨颈骨折切开复位和螺钉固定术后 8 周，正位 X 线片显示距骨穹隆软骨下出现密度减低带，称为霍金斯征。

示距骨有正常血供；其次，在骨折后 6 个月，MRI 扫描证明没有缺血改变[19]。创伤后骨关节病（posttraumatic arthrosis）的定义：骨折后定期 X 线检查时，其早期（Ⅰ期）表现为关节间隙轻度减少和软骨下硬化，继之出现Ⅱ期关节间隙减少 50%、骨刺形成和软骨下硬化（Ⅱ期），最终关节间隙完全消失（Ⅲ期），称为终末期关节病（end-stage arthritis）[1,2,5]。但是，儿童距骨颈骨折治疗和结果评价的文献资料相当缺乏，Eberl[5]回顾性分析 2 个年龄组治疗方法与随访结果。在 24 例 25 足距骨骨折中，9 例年龄≤ 12 岁，另 15 例（16 足）年龄＞ 12 岁。尽管两组创伤机制并无明显区别，但低年龄组距骨骨折只有轻度移位，2/3 者只需石膏固定，并且在平均随访 3.2 年（7 个月至 8.4 年）后，却无 1 例发生距骨缺血性坏死。比较而言，高年龄组 15 例（16 足）距骨骨折多为严重移位，13 足距骨骨折需要手术治疗，并有 5 足出现距骨缺血性坏死。Smith[1]回顾性分析 29 例儿童 33 足距骨骨折的随访结果，术后随访平均 24 个月（6 个月至 5 年），2 例（7%）发生距骨坏死，5 例（17%）出现创伤性骨关节病，1 例（3%）延迟愈合。

五、距骨颈骨折的治疗

1. 闭合复位与石膏固定　适用于治疗无移位或有轻度移位 Hawkins 和 Canal Ⅰ型距骨颈骨折[6,13]。鉴于儿童距骨具有良好的再塑形功能，在正位 X 线片上骨折移位＜ 5 mm 和＜ 5 °成角畸形，并不影响踝关节的伸屈活动，因此被视可以接受的复位结果[11]。非手术治疗Ⅰ型距骨颈骨折的预后，具有不可预期或产生相互矛盾的结果[1]。

Letts[20]发现距骨颈骨折即使没有明显的移位，也可发生距骨缺血性坏死。该作者采取石膏固定治疗 12 例儿童距骨颈骨折，3 例（25%）发生距骨坏死。

Jensen[21]曾对 14 例儿童距骨骨折进行长期随访观察，其中 11 例距骨颈骨折并无移位，采取石膏固定治疗。经过平均 21 年（7 ~ 34 年）的随访观察，X 线检查证明距骨形态、踝关节和距下关节解剖关系完全正常，只有 1 例在行走时出现疼痛和距下关节活动范围减少。

Talkhani[22]描述 1 例 6 岁儿童距骨颈骨折并无移位，非手术治疗后获得完全愈合。但在 2 年之后出现踝关节疼痛，经 MRI 检查证实距骨缺血性坏死。Smith[1]报道 11 例Ⅰ型距骨颈骨折，却无 1 例发生距骨缺血性坏死。

【闭合复位与石膏固定的操作】

在全身麻醉下，务必采取徐缓轻柔的手法，实施闭合复位操作。由于骨折远端向背侧和内侧移位，首先在踝关节极度跖屈时，术者握持前足沿着后足解剖轴线进行纵向牵拉，促使中足（距骨颈骨折的远端）与后足处于同一解剖轴线。继之，再将后足适当跖屈和内旋，通常能够使骨折获得满意复位。X 线透视证明距骨颈骨折获得解剖复位或接近解剖复位，使用长腿管型石膏固定 6 ~ 8 周，保持膝关节屈曲 30° 和踝关节跖屈 20° 。经过 X 线检查证明骨折愈合，方可允许负重行走[11,13]。

2. 闭合复位与经皮空心螺钉固定　Fayazi[23]于 2002 年描述闭合复位和经皮螺钉固定，治疗距骨颈Ⅱ型骨折的操作技术。该作者认为能够避免切开复位产生二次软组织损伤，具有保留或尽可能减少距骨供血血管损伤的优点，但没有描述病例数量和治疗结果。

Fernandez[24]选择此种方法治疗 6 例成人距骨颈骨折，包括Ⅰ型 3 例、Ⅱ型 2 例和Ⅲ型 1 例，术后平均随访时间 1.7 年。术后依照 Hawkins（Hawkins scoring system）建立的下述 4 项参数评价治疗结果，即疼痛、跛行步态、踝关节和距下关节活动范围，最高可获得 15 分。评价标准如下：无疼痛为6分，疲劳后疼痛为3分，行走时疼痛为0分；无跛行步态为3分，有跛行步态为0分；踝关节和距下关节活动范围分别给予3分。正常活动范围为3分，活动范围减少为2分，关节出现固定性畸形或自发融合为0分。依照总体评分界定结果：≥13分为优级，10～12分为良级；7～9分为可级；≤6分为差级。该作者治疗的6例中，优级4例，可级和差级各有1例。4例优级虽未发生距骨坏死，但2例出现距下关节骨性关节病。3例Ⅰ型骨折中优级2例，可级1例；2例Ⅱ型骨折中优级和差级各有1例，后者合并同侧距骨体骨折，并发生距骨坏死和距下关节骨关节病，最终实施了距下关节融合手术；1例Ⅲ型骨折为优级，但也发生距下关节骨性关节病。6例中有3例在骨折后6～8周出现霍金斯征而没有发生距骨坏死，另3例没有出现霍金斯征，1例发生距骨坏死。

Abdelgaid[25]应用附有手柄的山茨螺钉（Schanz screws），经皮撬拨复位和螺钉固定治疗距骨颈Ⅱ～Ⅳ型骨折16例，其中包括1例14岁儿童Ⅱ型距骨颈骨折。术后平均随访时间4年（3～5年）。依照美国足踝外科协会后足评分（AOFAS Hind Foot Scale）标准，14足（87.5%）为优级和良级，足部恢复至骨折之前的活动水平，2足（12.5%）为可级，没有差级。评定为可级2例中，1例发生骨折延迟愈合，即术后9个月骨折才完全愈合，并于术后3年出现距下关节骨关节病；另1例发生距骨部分坏死（距骨体前部），1年后距骨坏死获得满意度修复，没有出现踝关节骨性关节病。该作者由此认为，此项技术是治疗距骨颈骨折比较理想的微创方法。

Zhang[26]开展一项经皮闭合复位与切开复位治疗儿童距骨颈骨折的比较研究，经皮闭合复位和螺钉固定治疗距骨颈骨折23例，包括Ⅱ骨折14例，Ⅲ骨折4例，Ⅳ骨折5例，手术时年龄平均11岁，术后随访时间2.3年，无1例发生皮肤问题、感染、距骨坏死和骨关节病，踝关节背伸与跖屈活动范围相当于正常侧96 %和96.3%，美国足踝外科协会后足评分平均为96分，评定优级20例，良级3例。但在切开复位组26例中，5例发生骨折不愈合，不愈合中3例发生距骨坏死，优级、良级和可级分别为13例、6例和2例，另5例评定为差级。

【手术适应证】

闭合性距骨颈Ⅱ型骨折[24-26]。

【手术操作】

将患儿置于仰卧位，常规进行手术野皮肤准备，通常不用止血带。

①手法闭合复位或辅助性克氏针撬拨复位：将患足置于最大跖屈的位置时，助手稳定小腿近端。术者握持前中足施加纵向牵拉，同时将后足适当内翻与外翻，促使中足与后足解剖轴线相重合，致使骨折远端向跖侧和外侧移位，进而实现骨折复位。如果经正位、侧位和Canale位X线透视证明，骨折仍有＞5 mm移位和＞5 °成角畸形，则应采取经皮克氏针撬拨技术，即在X线透视监视下，将直径2 mm的克氏针于踝关节前方，经胫前肌与拇长伸肌腱之间插入骨折间隙。以克氏针作为杠杆，将距骨体推向背侧，以实现骨折复位。继之，经正位、侧位和Canale位X线透，证实骨折获得解剖复位后，从距骨颈两侧经皮置入克氏针，对骨折进行暂时固定。

②经皮空心螺钉固定：从距骨颈前内侧和前外侧，经皮置入直径为1.5 mm的导针，再经距骨颈骨折线进入距骨体内。正位、侧位和Canale位X线透视，证实导针进入理想的位置后，将2根直径为3.5 mm或4.5 mm的空心骨松质螺钉，分别套进内侧和外侧导针，逐一拧紧固定，注意保持螺钉头端埋入皮质。从距骨后方置入螺钉固定是另一选择，Swanson[29]研究证明，从后方至前方螺钉固定，比从前方至后方螺钉固定具有更好的力学强度，但需要于跟腱外侧做纵行皮肤切口。切开皮肤和深筋膜，分离腓骨长肌与拇长屈肌间隙，注意保护腓动脉及分支。从距骨后

突的外侧结节上方作为螺钉固定的进入点，将 1 根直径为 1.5 mm 的导针保持与骨折线相垂直的方向，从后外侧向前内侧的方向插入距骨颈前内侧，再于足背侧即在第 1 根导针的外侧，从距骨头前外侧向后外侧经皮插入另 1 根导针，注意保持与第 1 根导针相平行。经 X 线透视证明，距骨颈骨折获得解剖复位，导针插入方向也与骨折线相垂直之后，分别沿着导针拧入 2 根松质骨拉力螺钉（图 10-12、图 10-13）。从距骨后方置入螺钉存在潜在的危险，包括螺钉误入距下关节、损伤拇长屈肌，抑或螺钉头端撞击胫骨远端后缘而限制踝关节跖屈活动。选择埋头螺钉（countersunkscrews）可克服螺钉头撞击问题[28]。

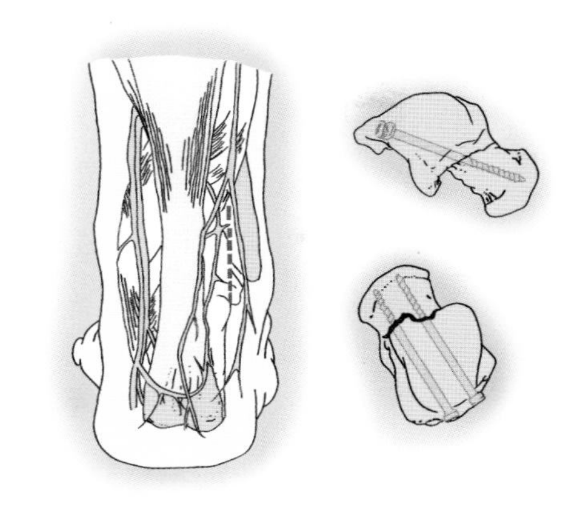

图 10-12 经后外侧入路置入螺钉固定距骨颈骨折的示意图

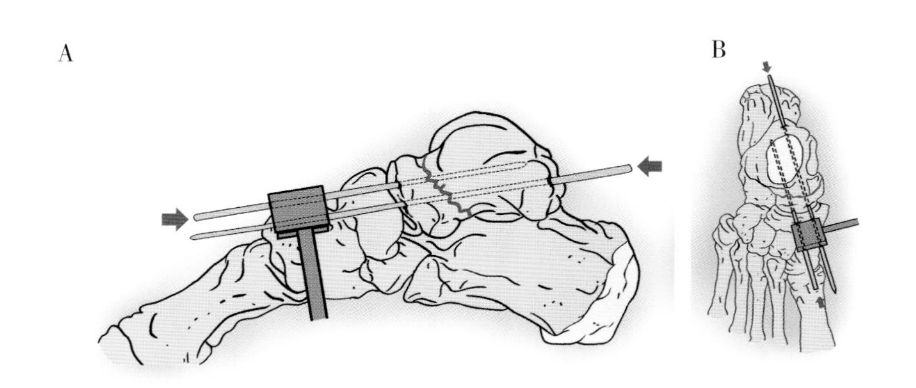

图 10-13 经皮骨松质螺钉固定距骨颈骨折的示意图

A. 侧位显示从后外侧向前内侧和前外侧向后外侧置入螺钉；B. 正位显示 2 个螺钉固定的方向与位置。

【术后处理】

用小腿管型石膏固定，保持足踝中立位固定。术后 2 周可拆除管型石膏，改用石膏后托和踝-足支具固定，每天间歇性去除石膏或支具，开始踝关节伸展和屈曲活动，以预防发生关节僵硬。术后 12 周之前避免负重和行走。X 线或 CT 检查证明骨折愈合后，方允许逐渐负重行走。

3.切开复位与空心螺钉或微型钢板固定 Hawkins-Canal Ⅲ型和Ⅳ型距骨颈骨折通常需要切开复位和螺钉或微型钢板固定，但儿童发生严重类型的距骨颈骨折非常少见，切开复位和内固定的文献资料更为缺乏。

Smith[1] 选择切开复位和内固定治疗 6 例儿童距骨颈Ⅱ型和Ⅲ骨折，术后平均随访 2 年，确定 2 例发生距骨缺血性坏死，3 例发生距下关节骨关节病，1 例骨折不愈合。Eberl[5] 报道 24 例（25 足）儿童距骨颈骨折，切开复位和内固定治疗 13 例，术后平均随访 3.2 年（7 个月至 8.4 年），发现 5 例发生距骨缺血性坏死，9 例出现骨关节病。Vallier[30] 报道一组包括儿童距骨颈骨折手术治疗结果，手术时年龄 13～77 岁（平均年龄 32.6 岁）。59 例 60 足距骨颈骨折获得随访时间平均 3 年（1～6 年），3 例于术后 12 周 X 线检查证明不愈合，其中 1 例发生深部感染和距骨坏死，采取踝关节固定手术，第 2 例不愈合采取髂骨移植而愈合，第 3 例延迟愈合者于24周愈合。39例发生距骨坏死，其中19例（49%）在术后10个月内发生距骨坏死。依照骨折类型分析，23例Hawkins Ⅱ型骨折中9例（39%）发生距骨坏死，14例Hawkins Ⅲ型骨折中9例（64%）发生距骨坏死，另1例为Hawkins Ⅳ 型骨折。在39例距骨坏死中，12例（31%）在X线检查确定距骨坏死者，在术后平均7.8个月（6.5～16.3个月）出现距骨穹隆塌陷。19例X线检查确认距骨坏死者，其中7例（37%）X线检查没有出现距骨穹隆塌陷，表明距骨穹隆发生再血管化（revascularization of the talar dome），再血管化发生于术后平均8.8个月（6.3～16.3个月），但恢复正常骨骼密度后至少还要随访1.5年，方可证明没有距骨坏死和滑车塌陷后遗症。卡方检验证明骨折与手术内固定间隔时间，即间隔8小时、12小时、≥24小时，与距骨发生坏死或滑车塌陷没有相关性。距骨坏死和距骨穹隆塌陷与年龄、Hawkins骨折类型，以及是否合并距骨体骨折，虽然没有统计学差异，却存在骨折移位越大，距骨坏死可能性越大的趋向。39例中21例（54%）在X线片表现为踝关节或距下关节创伤性关节病，其中6例距下关节和7例踝关节关节间隙完全消失，证明为终末期关节病。23例Hawkins Ⅱ型骨折中6例、14例Hawkins Ⅲ型骨折中6例出现踝关节或距下关节，抑或2个关节终末期关节病。9例因距骨坏死和滑车塌陷引发严重疼痛而再次手术治疗，包括胫距关节固定2例，踝关节置换2例，距下关节融合5例。

【手术适应证】

距骨颈Ⅱ型骨折闭合复位后，仍有＞5 mm移位或＞5°成角畸形；Ⅲ型或Ⅳ型距骨颈骨折[27-29]。

【手术操作】

将患者置于仰卧位。于膝关节上方捆扎充气止血带后，常规进行手术野皮肤准备。

①切口与显露：足部前内侧切口是显露距骨颈骨折的常规手术入路。为了更充分地显露，有时需要采取前内侧切口和前外侧切口联合入路。前者起始于内踝尖端下方，向足趾方向纵向延长，终止于舟骨结节远端（图10-14）。切开皮肤和深筋膜后，锐性分离拇长伸肌腱与胫前肌腱间隙，继之纵向切开距舟关节囊，便可直视距骨颈骨折。前外侧皮肤切口起始于外踝下方，向足趾方向延长，终止于第四跖骨基底。切开皮肤和深筋膜，将趾短伸肌向足背牵拉，能够显露跗骨窦和距骨颈部（图10-15）。选择联合手术入路时，必须注意保持两个切口之间的足背皮肤有足够宽度，以避免发生皮肤坏死。与此同时，也要避免损伤跗骨窦内血管。

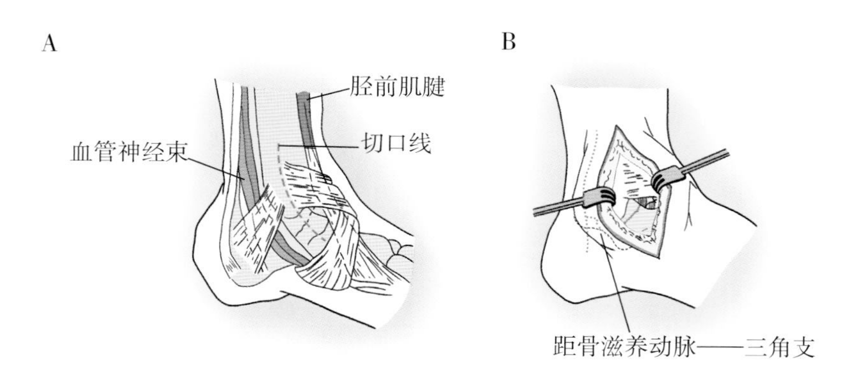

图10-14 前内侧切口示意图

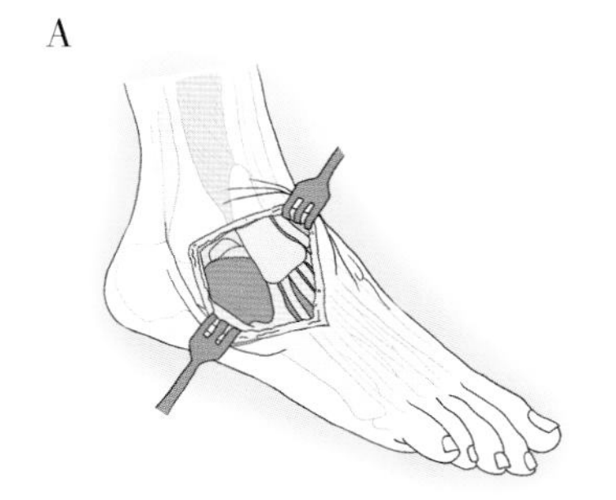

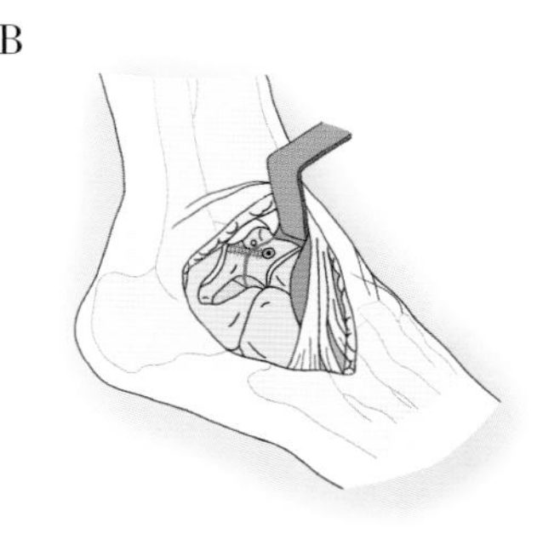

图 10-15 前外侧皮肤切口及显露示意图

②骨折复位与内固定：在充分显露与确定距骨颈骨折移位方向之后，应用骨膜剥离器进行撬拨和手法操作，首先，将距骨体置入踝穴内，恢复胫距关节的匹配关系；其次，将向足背侧和内侧移位的骨折远端向跖侧和外侧推挤，进而实现距骨颈与距骨体解剖复位。此时，使用两根直径为 1.5 mm 的克氏针对骨折进行暂时固定。经正位、侧位和 Canale 位 X 线透视证实骨折获得解剖复位后，分别于距骨颈内侧和外侧，依次沿着导针置入直径为 3.5 mm 或 4.0 mm 的松质骨螺钉固定。为了避免螺钉头端与邻近关节发生碰撞，尽可能保持螺钉头端与邻近关节间隙 ＞ 5 mm 距离，或者将螺钉头端埋入软骨内，从而避免凸向关节面。如果距骨颈内侧为粉碎性骨折，使用微型锁定钢板固定，有助于维持距骨解剖轴线，避免发生成角畸形[27-31]。

【术后处理】

用小腿管型石膏固定，保持踝关节中立位。术后 6 周可拆除管型石膏，改用石膏后托和踝-足支具固定，每天间歇性去除石膏或支具，开始踝关节伸展和屈曲活动，以预防发生关节僵硬。术后 12 周之前避免负重和行走。

六、距骨体骨折的治疗

1. 闭合复位与石膏固定 距骨体骨折没有移位者，允许采取小腿石膏固定 6～8 周。X 线和 CT 检查证明骨折完全愈合后，方可负重行走，通常需要固定 12 周[23]。此型距骨体骨折非常少见，Jensen[21] 应用小腿石膏固定治疗 4 例无移位距骨体骨折，均未发生距骨坏死。

2. 切开复位与螺钉或钢板内固定 距骨体骨折多为严重的创伤，可累及胫距关节和距下关节，发生创伤性骨关节病概率更高[29,31]。儿童和成人距骨体骨折都比距骨颈骨折更为少见。Jensen[21] 在一组 14 例儿童距骨骨折中，发现 4 例（29%）为距骨体骨折，这些骨折都无明显移位，因此没有发生任何后遗症。Meier[13] 治疗 15 例儿童距骨骨折，其中 3 例距骨体骨折和 2 例距骨体合并距骨颈骨折，却未描述距骨体骨折的远期结果。该作者主张依照治疗成人距骨体骨折的原则与方法，治疗儿童距骨体骨折。Vallier[32] 报道 56 例 57 足距骨体骨折术后平均 2.8 年的随访结果，其中独立性距骨体骨折 33 例，合并距骨颈骨折 24 例。依照 Sneppen-Delee 分类方法，矢状面线形骨折 27 例，冠状面线形骨折 20 例，粉碎性骨折 10 例。手术时年龄平均为 34.1 岁（15～74 岁）。采取足前内侧和前外侧联合入路治疗 37 例，单独前内侧切口治疗 13 例，另 7 例经前外侧切口完成切开复位和内固定。38 例（68%）手术后获得平均 2.8 年的随访（1～6.3 年）。其中 9 例（21%）发生早期并发症，包括切口表浅感染（3 例）、切口裂开（4 例）、切口皮肤坏死（1 例）和切口深部感染（1 例）。26 例有完整的 X 线检查资料，10 例

（38%）在术后10个月内出现距骨坏死，其中4例为距骨体骨折，6例为距骨体合并距骨颈骨折。深入分析表明，15例距骨体骨折有4例（27%）发生距骨坏死，而11例距骨体合并距骨颈骨折中6例（55%）发生距骨坏死；26例中17例（65%）发生踝关节骨关节病，9例（35%）发生距下关节关节病；15例粉碎性距骨体骨折中，6例（40%）发生终末期关节病。该作者由此认为，距骨体骨折是一种严重的损伤，尽管切开复位和内固定能够实现解剖复位，进而重建匹配的关节的解剖关系，但是具有较高的晚期并发症，包括距骨坏死及塌陷和终末期骨关节病，尤其是粉碎性距骨体骨折，其终末期关节病发生率可高达40%。Sen[33]采取切开复位和螺钉固定治疗8例闭合性距骨体骨折，包括5例粉碎性骨折、2例矢状面和1例冠状面的纵向骨折。手术时年龄平均28.3岁（11～43岁）。6例经前内侧手术入路，2例经前内侧和前外侧联合入路，完成切开复位和螺钉固定。术后随访时间平均5年（3.5 ～8年）。尽管所有骨折均在术后2.8个月实现临床与X线愈合，但有6例（75%）发生踝关节和距下关节骨关节病，其中5例为粉碎性骨折，1例为冠状面线形骨折；4例（50%）出现距骨坏死，其中3例为粉碎性骨折，1例冠状面线形骨折；4例（50%）畸形愈合，其中3例粉碎性骨折和1例冠状面线形骨折。

【手术适应证】

Ⅱ～Ⅴ距骨体骨折并有明显移位。距骨体骨折合并有移位的距骨颈骨折[28,32,33]。

【手术操作】

将患者置于仰卧位。于膝关节上方捆扎充气止血带后，常规进行手术野皮肤准备。

①切口与显露：应该根据距骨体骨折部位，选择手术切口。独立性距骨体矢状面骨折，可选择前外侧切口（图10-15）或前内侧切口（图10-16）。冠状面移位和粉碎性骨折，则需要采取前内侧和前外侧联合切口，有时需要实施辅助性内踝截骨，才能满意显露距骨体内侧和后方部分，进而容易进行复位和内固定操作。然而，年龄＜15岁者因胫骨远端骺板尚未闭合，是内踝截骨的禁忌证，因为有并发骺板早闭之虞。如果需要内踝截骨时，经前内侧入路切开皮肤和深筋膜，在纵向切开踝关节和距舟关节囊时，注意保护三角韧带。继之，将胫后肌腱和血管神经束向后侧牵拉，锐性解剖三角韧带的前缘及后缘，必须保留三角骨韧带在内踝的附着点，因为内踝的血供来自三角韧带。在内踝截骨之前，在内踝尖端预制2个直径为2.5 mm骨孔，要求与内踝关节面保持平行。接着，在内踝上方5 cm，从胫骨内侧中心线开始标记倒V形内踝截骨线，前侧支和后侧支延长至内踝前后方胫距关节水平。然后，沿着标记的截骨线，使用

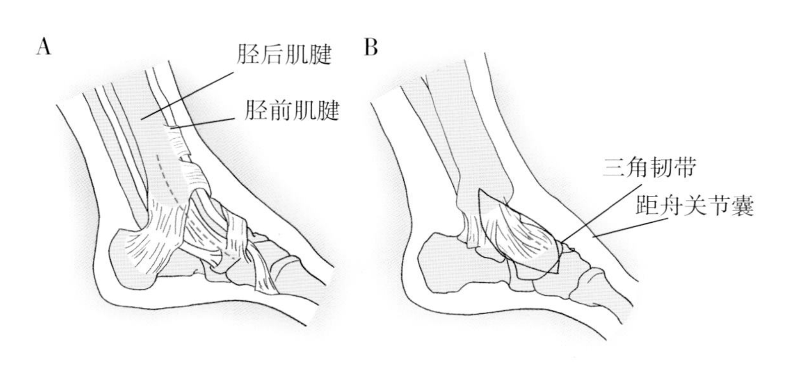

图10-16　前内侧入路切开关节囊示意图
注意保持三角韧带的完整。

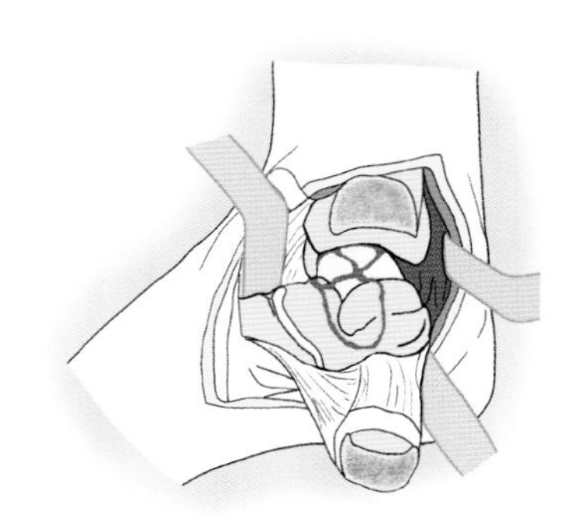

图10-17　内踝截骨后向远端翻转示意图

电动微型骨锯进行截骨操作，注意保持锯片向踝关节内侧适当倾斜。在遇到明显的阻力时，表明已经接近软骨下骨板，应停止使用电锯继续截骨，转而使用骨刀截断软骨下骨板及关节软骨。此时，将内踝向远端翻转，便可清楚显露距骨内侧骨折（图 10–17），但应保留三角韧带及进入距骨血管的完整。Kubiak[35]建议选择后内侧入路，对距骨体后方骨折实施切开复位和内固定（图 10–18）。皮肤切口起始于踝关节上方 5 ~ 10 cm，终止于跟骨结节上方。沿着胫骨后方与跟腱之间切开皮肤及皮下组织后，于切口近端纵向切开深筋膜，寻找和识别胫后动静脉和胫神经。将血管神经束牵开后，纵行切开远端深筋膜，并于内踝后方切开屈肌支持带。此时用甲状腺拉钩和乳突牵开器，将血管神经束及趾长屈肌和拇长屈肌分别向两侧牵开，则可显露内踝后方及胫距关节后方关节囊。将胫距关节囊纵向切开，方可显示距骨体后方部分。

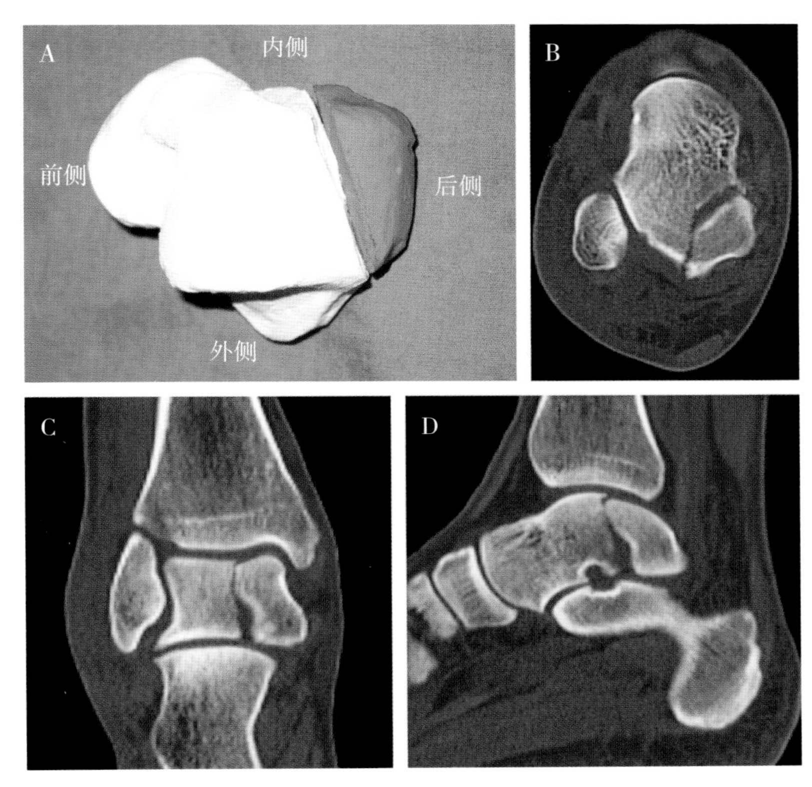

图 10–18　后内侧手术入路治疗距骨后方骨折

暗色部位代表距骨后方骨折（A）；轴位（B）、冠状位（C）和矢状位（D）CT 扫描，显示距骨体后方骨折。

②骨折复位与螺钉或钢板固定：当距骨体获得适当显露之后，首先，识别距骨穹隆和骨折块的移位方向；其次，采取手法或使用克氏针作为操作手柄，依次从后向前和从外侧向内侧，完成骨折复位的操作。一旦骨折间隙完全消失，也使距骨穹隆关节面恢复完整之后，使用 2 根直径为 1.5 mm 的克氏针对骨折进行暂时固定。经过正位、侧位和 Canale 位 X 线透视证实骨折获得解剖复位，踝关节和距下关节也获得匹配的复位，依照骨折类型，选择螺钉或微型钢板固定。如果为矢状面线形骨折，可从内侧置入直径为 2.0 mm 的螺钉对骨折进行固定（图 10–19），其螺钉头端埋入软骨内，或者使用无头螺钉（headless screw）固定，避免螺钉头端突出而引发关节软骨撞击性损伤。如果距骨体粉碎性骨折累及其外侧骨皮质，应该从距骨体外侧使用微型钢板固定，但有时需要实施自体或异体支撑性骨骼移植（strut bone-grafting）或松质骨

填充移植，才能维持距骨的长度和高度。如果为冠状面线形骨折，则可分别于距骨颈内侧和外侧，依次置入直径为 3.5 mm 或 4.0 mm 的松质骨螺钉固定。最后，依次将内踝复位，使用直径为 4.0 mm 的松质骨螺钉经预制骨孔固定，间断缝合关节囊（图 10–20）和皮肤切口。切口内常规放置负压引流[31,34–36]。

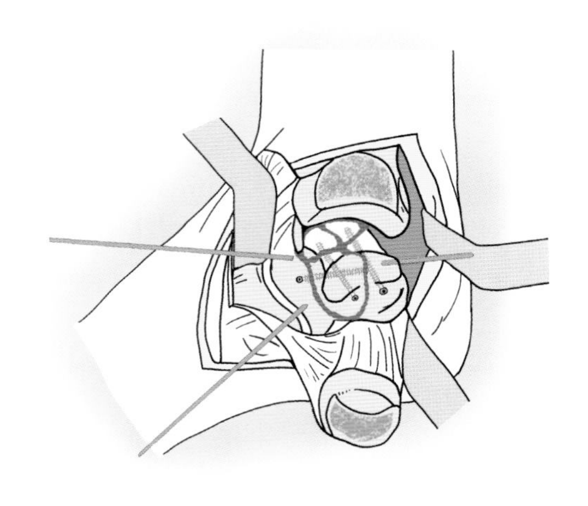

图 10–19　骨折复位与螺钉内固定示意图

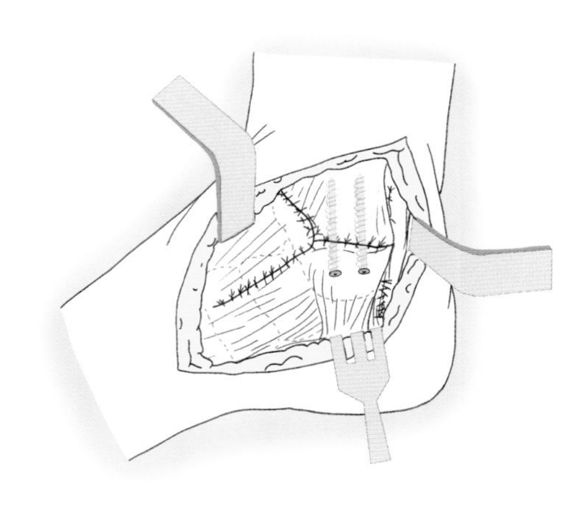

图 10–20　内踝螺钉固定和间断缝合关节囊示意图

【术后处理】

用小腿管型石膏固定，保持踝关节中立位或轻度背伸位。术后 6 周可拆除管型石膏，改用石膏后托和踝–足支具固定，每天间歇性去除石膏或支具，开始踝关节伸展和屈曲活动，以预防发生关节僵硬。术后 12 周之前避免负重和行走[34,36]。

距骨外侧突骨折

儿童距骨外侧突骨折为 Sneppen-Delee Ⅳ型距骨骨折[15]，临床上相当少见，其发生率不足所有足部骨折的 1%[37,38]。Hawkins[37] 于 1965 年描述 50 例距骨骨折，其中 13 例（26%）为距骨外突骨折，年龄＜ 18 岁者只有 3 例。Wu（西安红会医院）于 2016 年描述 12 例儿童距骨外侧突骨折，年龄介于 8～13 岁，男女分别为 9 例和 3 例，左足与右足分别为 8 例和 4 例[38]。

一、损伤机制与分类

高处跌落、机动车事故和滑板运动，是产生距骨外侧突骨折的常见原因。当后足处于内翻位置时，踝关节过度背伸所产生的压力作用，是距骨外侧突骨折的损伤机制[37–39]。Hawkins[37] 将距骨外侧突骨折分为 3 种类型（图 10–21）：Ⅰ型为单纯性骨折（simple fracture），骨折线起自距骨的腓骨侧关节面，向内侧倾斜而止于距下关节面；Ⅱ型为粉碎性骨折（comminuted fracture），累及距骨的腓侧关节面或距骨后关节面；Ⅲ型为距骨外侧突前下方片状骨折（chip fracture）[40]。

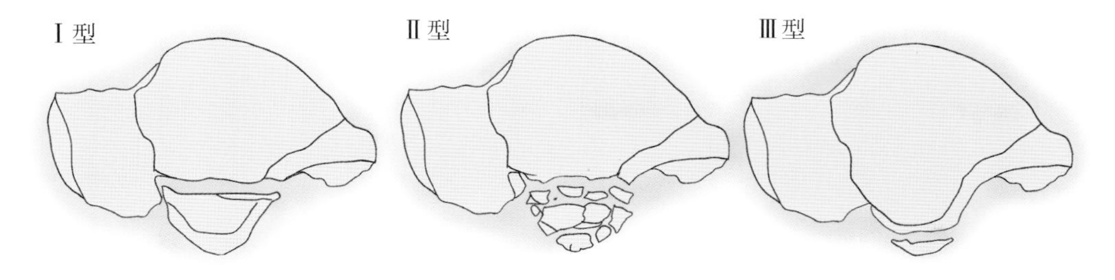

图 10-21　距骨外侧突骨折分类示意图

二、临床特征与影像学检查

创伤后外踝前方疼痛、压痛和肿胀，是典型的临床表现[37-39]，但某些病例只有踝关节扭伤的病史，临床也只有轻度疼痛，因此容易遗漏诊断。

X 线和 CT 检查是确定诊断的主要依据。应该常规摄取正侧位和踝穴位 X 线片，后者又称 Broden 位（Broden view），即在踝关节内旋 15°、X 线球管向足趾方向倾斜 20° 时摄取踝部 X 线片，可消除前足及中足的遮挡问题，因而能够清楚显示距骨和跟骨的解剖形态。普遍认为，侧位 X 线片能够更好地显示距骨外侧突（图 10-22）[10]。由于普通 X 线检查不能满意显示粉碎性骨折和片状骨折，通常需要 CT 检查。CT 扫描不仅能够显示骨折及类型，还可界定骨折块或骨折片的移位程度（图 10-23）[41]。

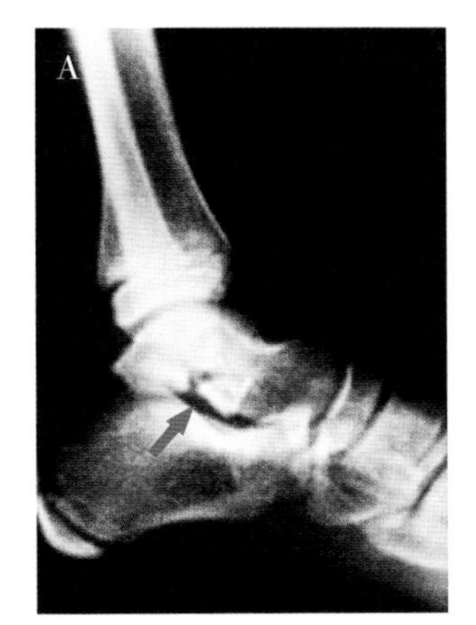

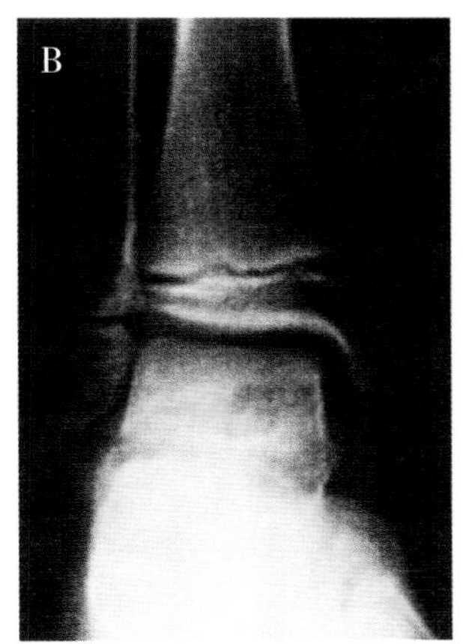

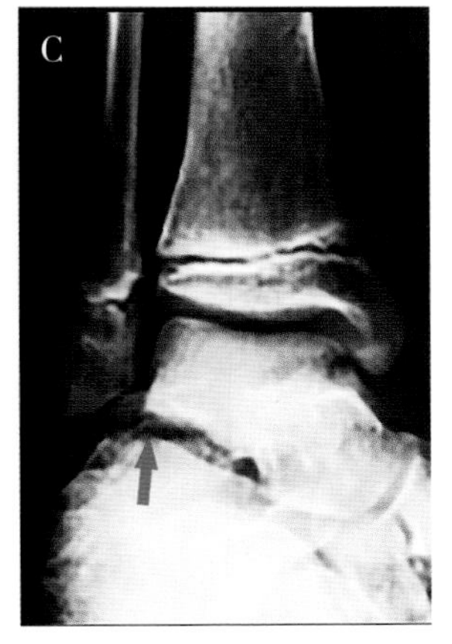

图 10-22　11 岁儿童距骨外突骨折

侧位 X 线片显示单纯性距骨外突骨折，并向前下方移位（A）；在正位 X 线片却看不到骨折线（B）；在踝穴位可见骨折块向外侧移位（C）。

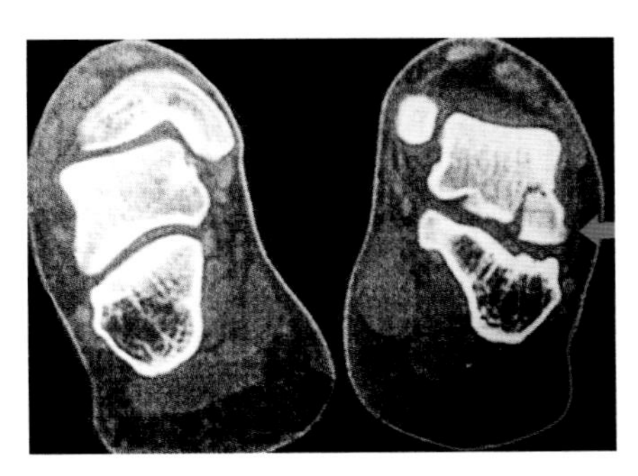

图 10-23　足冠状位 CT 扫描显示距骨外侧突Ⅰ型骨折

可见骨折块向外下方移位。

三、治疗与预后

Leibner[10]主张依照临床症状和骨折类型选择治疗方法。如果是关节外距骨外侧突片状骨折，只需要选择缓解症状的治疗方法，包括冰敷和绷带加压固定。对于关节内片状骨折和无移位粉碎性骨折，应该采取小腿管型石膏固定 4～6 周，X 线或 CT 扫描证实骨折愈合后，允许负重行走。

当距骨外侧突骨折块移位＞ 2 mm，则应选择切开复位和克氏针或螺钉固定。经足背外侧跗骨窦切口，切开距下关节外侧关节囊和距腓前韧带，允许直视下进行骨折复位，再根据骨折块体积，选择克氏针或螺钉固定[40,42]。术后用小腿管型石膏固定 4～6 周。对于骨折块＜ 1 cm 或粉碎性骨折，经非手术治疗仍有持续性疼痛者，可以考虑手术切除骨折片。Funasaki[41]指出经关节镜下复位和螺钉固定，能够明显地缩短康复时间。Wu[38]报道 12 例儿童距骨外侧突骨折的治疗结果，包括 3 例Ⅰ型骨折和 9 例Ⅲ型骨折。手术治疗 7 例和石膏固定治疗 5 例，术后随访时间平均为 1.5 年，没有出现骨折不愈合病例。依照美国足踝外科协会后足评分标准，优良率高达 92%。

切开复位与螺钉或 T 形钢板固定

【手术适应证】

Ⅱ型和Ⅲ型距骨外侧突骨折，闭合复位后骨折块移位＞ 2 mm；骨折后 6 小时之内，抑或骨折后 3～7 天。软组织肿胀消退之后，开始切开复位与内固定，既有助于手术操作，也可避免术后切口裂开或愈合不良的并发症[37,40]。

【手术操作】

将患者置于侧卧位。于膝关节上方捆扎充气止血带后，常规进行手术野皮肤准备。

①切口与显露：采取足外侧跗骨窦斜行切口，既能满意显露距骨外侧突，又可避免损伤腓肠神经（图 10–24）。切口起始于外踝尖端后下方，经过跟骨前突背侧面，终止于第五跖骨基底内侧缘。切开皮肤及深筋膜之后，切开腓骨肌腱鞘，以避免损伤腓骨肌腱鞘，以及由此引发的腓骨肌腱滑脱或脱位。继之，仔细分离以显露距骨–腓骨前韧带，该韧带通常仍然保持完整。于距骨–腓骨前韧带下方，容易触及距骨外侧突的尖端。继之，切开踝关节外侧（距骨–腓骨关节）关节囊和距下关节囊，因为只有充分显露距下关节，方可直视距骨外突骨折块。此时，用骨膜剥离器头端和足趾方向推拉距骨外突主要骨折块，再将后足适当外翻，才能满意显露距下关节及关节内游离软骨片。

②骨折复位与螺钉或钢板固定：清除血块和关节内游离骨片之后，将距骨外侧突向内侧和足底方向推挤，以消除距骨外侧突与距骨体的间隙。继之，将后足内翻，确认距骨关节面完整后，使用 1 根或 2 根克氏针暂时固定。经过 X 线正位、侧位和踝穴位透视，证实距骨外突骨折块获得解剖复位，使用松质骨拉力螺钉或 T 形钢板固定。如果为Ⅰ型和Ⅱ距骨外突骨折，允许使用 1 个或 2 个直径为 2 mm 的松质骨拉力螺钉固定，但对Ⅲ型粉碎性骨折，应该考虑微型的 T 形钢板固定。将 T 形钢板横向臂置于距骨外突的远端，而纵向臂置于距骨颈外侧面（图 10–25）。最后，修复可能断裂的距腓前韧带、跟腓韧带，间断缝合腓骨肌腱鞘。被动伸屈踝关节时，并未发生螺钉尾端与腓骨远端碰撞，方可常规分层缝合切口皮肤[10,40]。

【术后处理】

用小腿管型石膏固定，保持踝关节中立位或轻度背伸位。术后 4 周可拆除管型石膏，改用

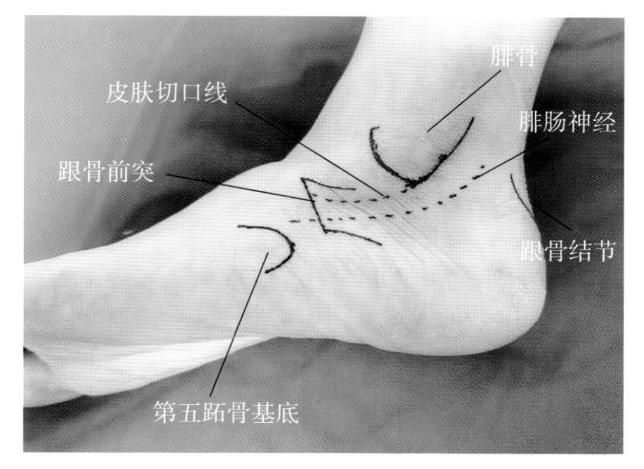

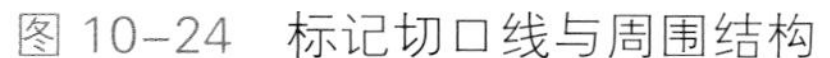
图 10-24 标记切口线与周围结构

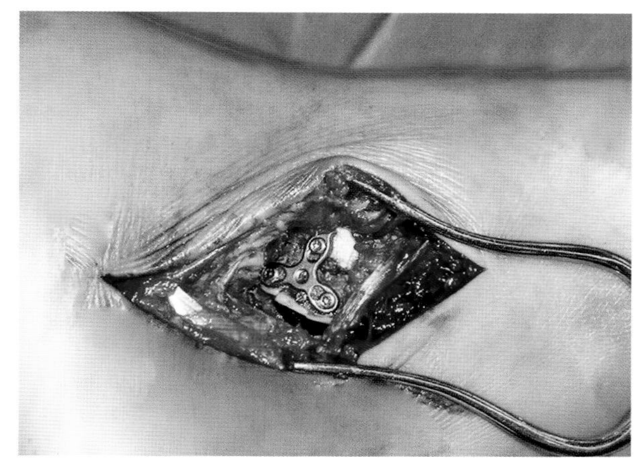
图 10-25 切开复位与 T 形钢板固定

石膏后托和踝-足支具固定，每天间歇性去除石膏托或支具，开始踝关节伸展和屈曲活动，以预防发生关节僵硬。术后 8 周后允许负重和行走[40,42]。

距骨后突骨折

距骨后突骨折属于 Sneppen-Dellee Ⅲ型距骨骨折[15]，临床上非常少见，而儿童病例更为罕见，文献中只有 2 例儿童病例报道[43,44]。

一、损伤机制与分类

高处跌落时踝关节极度跖屈，抑或合并后足内翻，距骨后突卡压在踝关节后缘与跟骨之间，遭致如同胡桃夹样挤压（nutcracker-like compression），进而产生距骨后突骨折[44,45]。Von Winninga[45]报道 7 例距骨后突骨折，4 例（57.1%）是由> 1 m 的高处跌落所致。高处跌落或运动性创伤，致使踝关节极度跖屈并后足内翻，还可导致距下关节脱位合并距骨后突骨折[46,47]。

二、临床特征与影像学检查

临床上以创伤后踝关节疼痛、肿胀和踝关节活动受限为特征。临床检查可见踝关节肿胀和压痛主要位于外踝与跟腱之间，踝关节伸屈活动明显减少，尤其被动跖屈活动严重受限[45,48]。

X 线和 CT 检查是诊断距骨后突骨折的基本方法。在侧位 X 线片显示距骨后突与距骨穹隆之间有纵向骨折线，通常累及距骨穹隆关节面，抑或累及距骨穹隆和距下关节面，而矢状位 CT 扫描能够更清楚显示骨折线累及距骨穹隆和距下关节（图 10-26）[43,44]。但是，儿童距骨后突骨折需要与距骨后方三角副骨相鉴别，后者是位于距骨体后方的副骨，通常在 8 ~ 11 岁开始骨化，多在骨化 12 个月后与距骨体融合，但约有 8% 的女性和 14% 的男性终身保持分离状态。距骨后方三角骨 X 线特征，包括圆形或卵圆形形状、直径< 10 mm 和边缘规则（图 10-27）[44]。

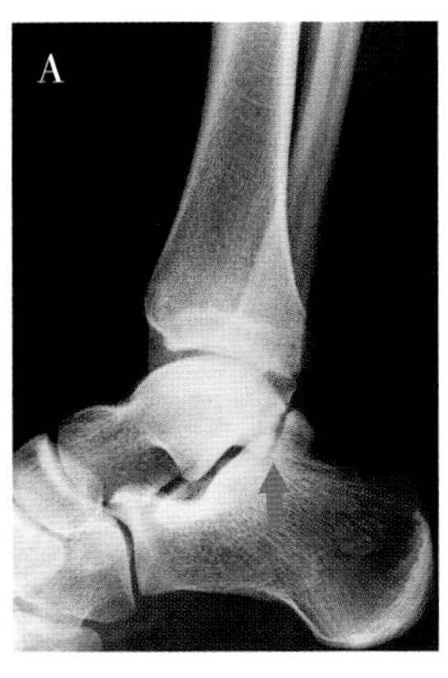

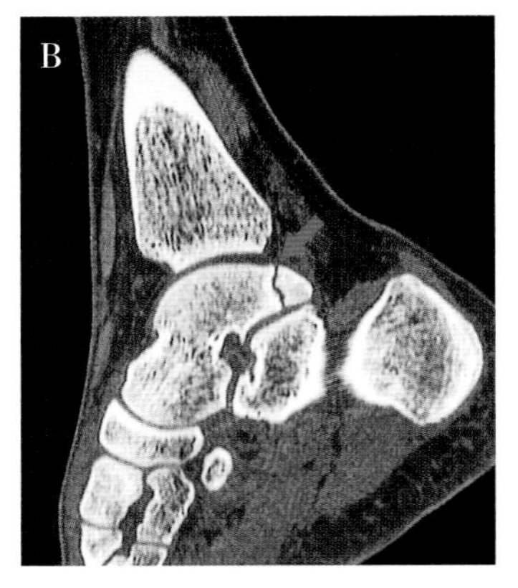

图 10-26　14 岁儿童距骨后突骨折

A. 侧位 X 线片显示距骨后突纵向骨折线，并累及距骨穹隆关节面；B. 矢状位 CT 扫描显示距骨后突骨折线累及距骨穹隆和距下关节。

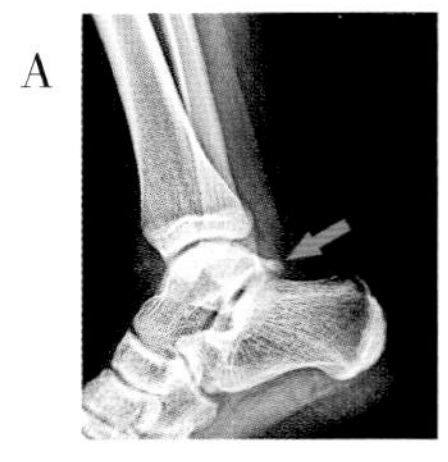

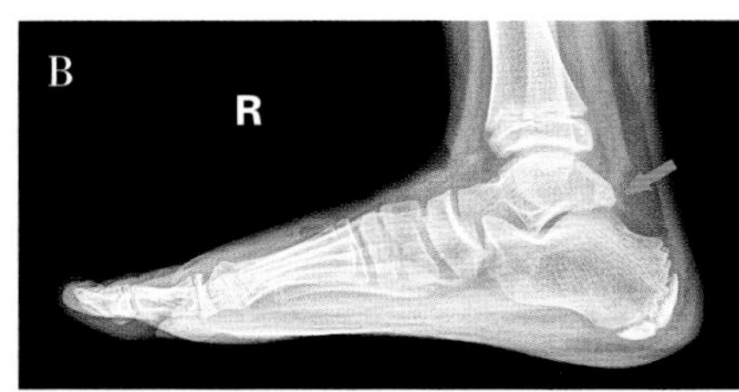

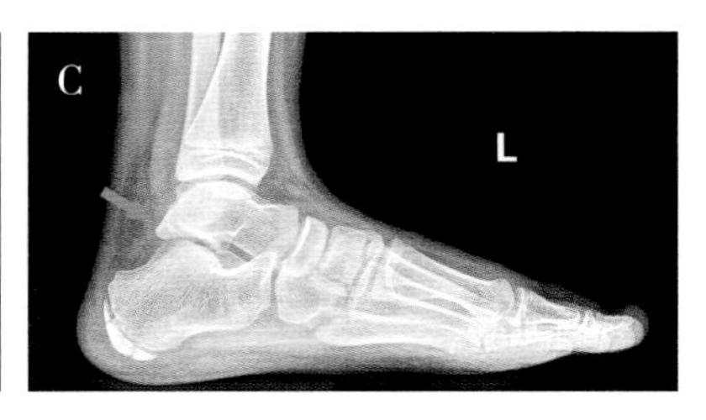

图 10-27　距骨后方三角骨

A. 16 岁儿童踝关节侧位线片，显示距骨后方三角骨，表现为卵圆形、边缘规则，并未向踝穴延伸；B. 和 C. 男，10 岁，足部侧位片显示双侧距骨后方三角骨。

三、治疗与预后

距骨后突骨折通常累及距骨穹隆和距下关节面，畸形愈合可引发创伤性关节病，因此需要解剖复位[43]。如果骨折没有移位或移位＜ 3 mm，允许采取小腿石膏固定 6～8 周[47,48]。当骨折移位＞ 3 mm，则需要切开复位和空心螺钉固定[49,50]。踝关节后内侧入路能够满意显露距骨后突，也有助于实施内固定操作。

手术操作要点：皮肤切口位于跟腱与胫骨远端内后方，起始于跟骨结节内侧，终止其近端 8 cm 处。切开皮肤及深筋膜后，仔细分离胫后血管神经束及拇长屈肌腱，将两者向足背方向牵拉，便可满意显露胫骨远端、踝关节和距下关节（图 10-28）；纵向切开踝关节囊，直视下将骨折复位和克氏针暂时固定。经过正位、侧位和斜位 X 线透视，证明骨折已获解剖复位，可选用 1 根直径为 3.0 mm 的无头空心螺钉固定，术后用小腿管型石膏固定 6 周，继之开始功能康复训练和物理治疗，但在术后 3 个月内避免体育活动[45,48,49]。

Nakai[43]描述切开复位和螺钉固定，治疗 1 例 14 岁儿童延迟诊断 5 个月的距骨后突骨折，术后 3 个月实现骨折愈合。Shi[50]切开复位和螺钉固定治疗 18 例成人距骨后突骨折。手术时年龄平均 41.1 岁（24～66 岁），术后随访时间平均 1.4 年（1～2 年），骨折愈合时间平均 3 个月（2～5 个月），而没有不愈合和畸形愈合病例。

距骨后突粉碎性骨折和不愈合，也可选择手术切除[44,51,52]。Kao[44]曾经手术切除1例13岁儿童距骨后突陈旧性骨折，骨折块体积为2.1 cm × 1.4 cm × 1.0 cm × 1.1 cm × 1.0 cm。术后随访2年，患者既没有疼痛，踝关节活动范围也完全正常。

距骨穹隆骨软骨骨折

距骨穹隆骨软骨骨折属于Sneppen-Delee Ⅰ型距骨骨折[53]，但在Sneppen-Delee建立距骨骨折分型之前的半世纪，文献中已有许多相关论述，曾经以软骨骨折（transchondral fractures）、剥脱性骨软骨炎（osteochondritis dissecans）、距骨骨软骨病（osteochondral lesions of the talus）和骨软骨骨折（osteochondral fracture），强烈提示对本病认知存在分歧[54,55]。

早期认为其是一种距骨穹隆自发性坏死（spontaneous necrosis of the talar dome），继而产生骨软骨剥脱。Berndt和Hardy[55]于1959年发表的论著，提出创伤是骨软骨剥脱的原因，认为命名为骨软骨骨折更为准确。即使如此，在现在的文献中仍有沿用剥脱性骨软骨炎描述本病[56]。尽管这种损伤多见于青年人群，青少年发生此种损伤也并非罕见。

Canale和Belding[57]描述29例（31足）距骨骨软骨骨折的临床特征与治疗结果，男性与女性分别为23例和6例，多数病例（21例）年龄介于10～20岁。Wester[58]曾经对一组儿童距骨穹隆骨软骨骨折进行长期随访观察。在35年期间治疗儿童距骨骨折59例，其中18例（30.5%）为距骨骨软骨骨折。Jurina[59]在一组123例距骨骨软骨骨折中，只有14例（11%）年龄≤16岁（13～16岁）。Perumal[60]报道一组32例儿童距骨穹隆骨软骨骨折，其中男性和女性分别为20例和12例，年龄平均为11.9岁（8～16岁），只有15例有明确的创伤病史；距骨穹隆外侧受累7例（21.9%），内侧受累20例（62.5%），中央受累5例（15.6%）。

一、损伤机制与分类

损伤机制尚未完全阐明，多数学者提出创伤是主要原因[55,58,61]。Berndt[55]曾以“扭转撞击”描述距骨骨软骨骨折的发生机制。该作者在尸体研究中发现，将足部置于内翻和跖屈的位置后，再使胫骨外旋，可重复产生距骨后内侧骨软骨骨折（图10-28）。而在足内翻和背伸的位置时，施加纵向压力，距骨穹隆的前外侧与腓骨远端内侧面发生撞击，可产生距骨前外侧骨软骨骨折，并可合并腓侧副韧带断裂。Shea[61]也认为前外侧骨软骨骨折是踝关节内翻和背伸损伤的结果，而踝关节内翻和跖屈损伤则产生后内侧骨折。Carney[62]指出距骨骨软骨骨折是一种压力性骨折。在初始阶段，骨软骨片仍然依附于深面的骨折床。如果受到剪力的作用，则使骨折块发生剥脱或移位。一旦骨折块发生移位，将失去

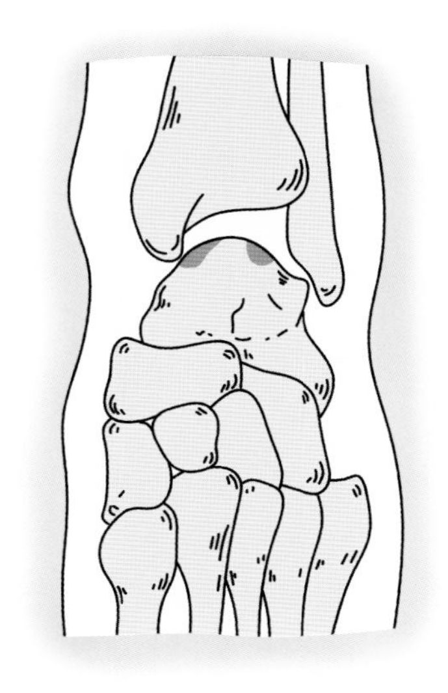

图10-28 距骨穹隆骨软骨骨折的常见部位示意图

正常的血供，终将发生缺血性坏死。

Berndt 和 Harty 依照骨软骨骨折的部位，将其分为后内侧和前外侧距骨穹隆骨软骨骨折，内侧和外侧占比为 56% 和 46%[55]。Yvars[53] 报道 9 例距骨穹隆骨软骨骨折 9 例（10 足），其中 5 例（6 足）年龄＜ 18 岁（14 岁～18 岁）。距骨穹隆内侧骨折和外侧骨折分别为 4 足和 2 足。

Berndt 和 Harty 根据 X 线特征，将距骨穹隆骨软骨骨折分成四期（图 10–29）：Ⅱ期为软骨下骨小梁压缩性损伤，通常在 X 线片上不能显示此种损伤；Ⅱ期为骨软骨片部分分离；Ⅲ期为骨软骨片完全分离，但仍保留在原来的骨床内；Ⅳ期为骨软骨片完全分离并出现移位[55]。

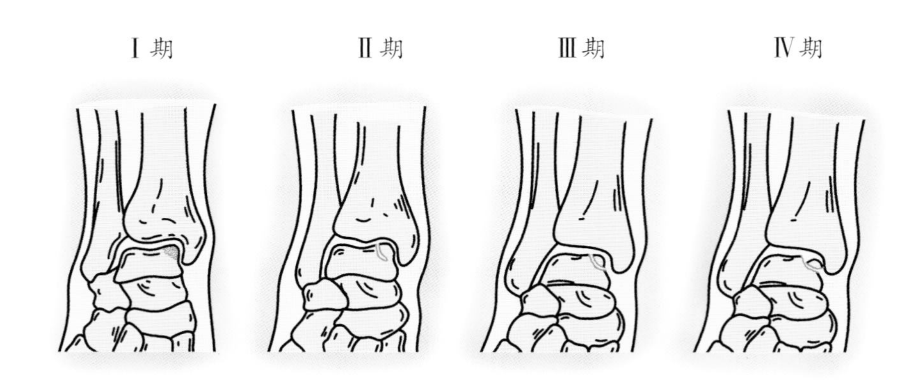

图 10–29　Berndt 和 Harty 距骨穹隆骨软骨骨折的 X 线分期示意图

Ⅰ期主要为软骨下骨小梁压缩性损伤，在 X 线片上不能显示这种损伤；Ⅱ期表现骨软骨片部分分离；Ⅲ期显示骨软骨片完全分离，但仍保留在骨折骨床内；Ⅳ期为骨软骨片完全分离并出现移位。

Anderson 根据 CT 和 MRI 扫描特征，提出骨软骨骨折新分类方法：Ⅰ期为骨小梁压缩、水肿和纤维组织形成，MRI 扫描 T_1 加权显示局部低信号，而 T_2 加权则为高信号；Ⅱ期为骨折片未完全分离，亚型Ⅱa 有软骨下囊肿；Ⅲ型为骨折片完全性分离，但没有移位；Ⅳ型则是骨折片分离并有明显的移位[63]。Jurina[59] 对一组 13 例儿童距骨穹隆骨软骨骨折进行 MRI 检查分期，Ⅱ期、Ⅲ期和Ⅳ期分别为 1 例、10 例和 2 例，而没有Ⅰ期病例。Perumal[60] 报道 32 例儿童距骨穹隆骨软骨骨折中，Ⅱ期 23 例、Ⅲ期 8 例和Ⅳ期 1 例，也没有Ⅰ期病例。

Griffith 等[56] 应用高分辨微型线圈，对 70 例（71 足）距骨骨软骨骨折 MRI 扫描。患者年龄平均 43 岁（15～62 岁），男性 49 例，女性 21 例；距骨内侧病变 61 例次（85.9%），外侧病变 10 例次（14.1%）。依照骨髓骨信号改变、关节软骨骨折、软骨下松质骨塌陷、软骨和松质骨骨折等参数，将其分成 5 期 9 个亚型（图 10–30）。骨髓改变包括骨髓水肿、囊肿形成（＞ 4 mm 囊肿称为较大囊肿，而＜ 4 mm 则称为较小囊肿）和硬化或纤维。

二、临床特征与影像学检查

急性损伤特别是高处跌落者，通常以踝部疼痛、肿胀和活动受限为特征。多数病例以踝关节间歇性疼痛为主诉，运动后疼痛加重，抑或诱发踝关节弥漫性肿胀[64]。仔细追问病史后，患者方可回忆出踝关节扭伤或踝关节内翻扭伤的病史。临床检查可发现踝关节内侧或外侧压痛，踝关节伸屈活动范围减少[65]。

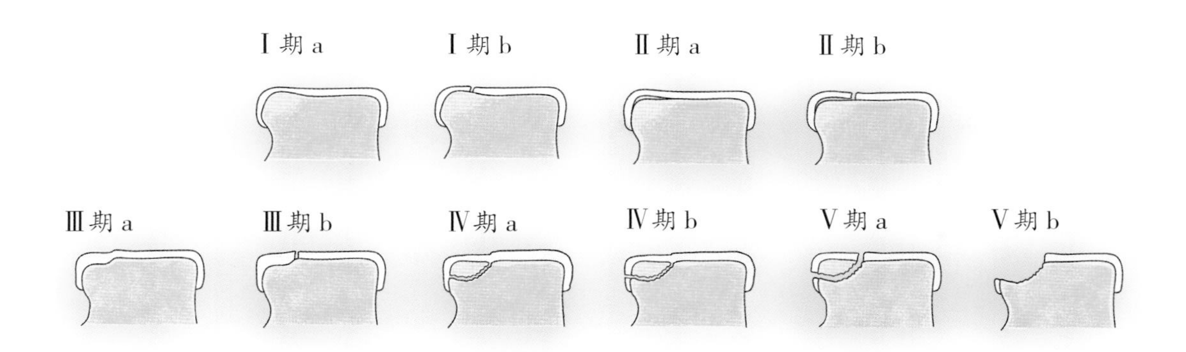

图 10-30 Griffith 距骨穹窿骨软骨骨折 MRI 分期方法示意图

Ⅰ期 a：骨髓改变，但软骨轮廓正常；Ⅰ期 b：Ⅰ期 a+ 软骨骨折。Ⅱ期 a：软骨下方松质骨部分塌陷，并与软骨相分离；Ⅱ期 b：Ⅱ期 a+ 软骨骨折。Ⅲ期 a：软骨下方骨松质部分塌陷，并有软骨肥厚；Ⅲ期 b：Ⅲ期 a+ 软骨骨折。Ⅳ期 a：软骨下方骨松质分离，但软骨保持连续；Ⅳ期 b：Ⅳ期 a+ 软骨骨折。Ⅴ期：软骨及骨骼完全分离，或有骨骼裸露。

确定诊断依赖影像学检查，包括普通 X 线、CT 和 MRI 检查。普通 X 线检查可显示距骨穹隆存在较小骨折片，骨折片与骨折床之间有密度减低线，骨折床周围有明显硬化反应，但遗漏诊断的概率可高达 50%[67,68]，而 CT 和 MRI 检查却具有高敏感性，既能做出定位诊断，也能确定骨软骨骨折块（片）的大小和分期（图 10-31、图 10-32）[64,69,70]。

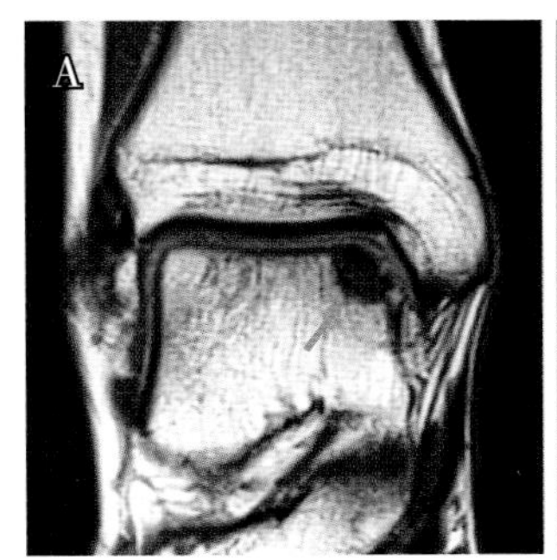

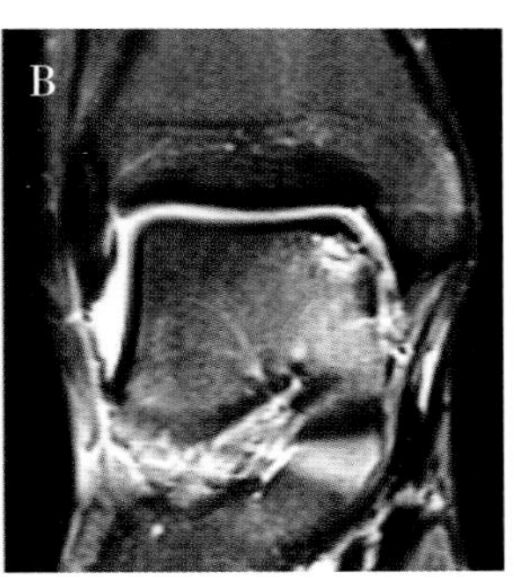

图 10-31 距骨滑车内侧骨软骨骨折

T_1 加权（A）和 T_2 脂肪抑制图像（B），显示距骨内侧病变有软骨下囊肿形成。

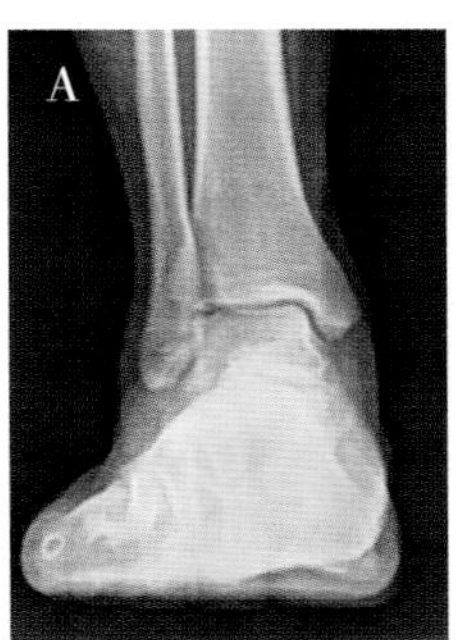

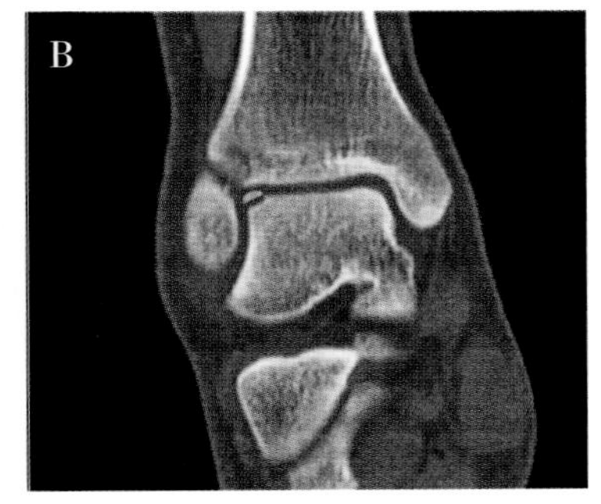

图 10-32 距骨滑车外侧骨软骨骨折

踝关节正位 X 线片，显示距骨穹隆外侧有分离的骨片（A），而 CT 扫描更清楚显示骨片及骨折床硬化反应（B）。

三、治疗与预后

采取小腿石膏固定，适当限制活动及物理治疗，是常用的非手术治疗方法，而手术治疗包括骨软骨片切除和骨折床刮除术、切开复位及骨折片固定术、经关节镜或关节囊切开清创和骨折床钻孔术（称为骨髓刺激，bone marrow stimulation），以及自体骨软骨移植。

根据骨软骨折的分期选择治疗治疗方法，是多数学者的一致主张[62,64]，即Ⅰ期、Ⅱ期和距骨穹隆内侧Ⅲ期骨折适用于非手术治疗，距骨穹隆外侧Ⅲ期和Ⅳ期骨折则是手术治疗的适应证[61,67]。

1. 非手术治疗 采取小腿石膏固定 6～8 周，继之采取行走支具保护性负重行走，从骨折开始 6 个月内限制跑步、跳跃等体育运动[60]，同时进行物理治疗[66]。

Letts[67]报道24例（26足）儿童距骨穹隆骨软骨骨折，年龄平均为13.4岁（6岁7个月至17岁1个月），男性10例（42%），女性14例（58%）；距骨穹隆内侧受累19例（73%），外侧受累5例（19%），中央受累2例（8%）；依照Berndt和Harty分期：Ⅰ期2足（7.6%）、Ⅱ期15足（57.7%）、Ⅲ期8足（30.9%）、Ⅳ期1足（3.8%）。24足（92%）接受非手术治疗，对11例采取限制活动和物理治疗，13例用小腿石膏固定5周（1～12周）。经过平均1.3年（1个月至3年8个月）随访观察，依照Berndt和Harty评价标准：良级者偶有踝部疼痛，但关节功能活动正常；可级为持续性疼痛逐渐减少；差级为疼痛或功能活动没有变化。非手术24足中，11足（45.8%）获得良级和可级结果，13足（54.2%）因非手术治疗失败（骨折没有愈合并有持续性疼痛）而需要手术治疗。

Perumal[60]曾经非手术治疗32例儿童距骨穹隆骨软骨骨折，年龄平均11.9岁（8～16岁）。从症状出现至开始治疗间隔4周，97%病例有踝部疼痛和压痛，19%病例有踝关节活动范围减少，15例有明确的创伤病史；距骨穹隆外侧受累7例（21.9%），内侧受累20例（62.5%），中央受累5例（15.6%）；Ⅱ期23例，Ⅲ期8例，Ⅳ期1例。采取小腿石膏固定6～8周，继之使用行走支具保护性负重行走。从骨折开始计算6个月内限制跑步、跳跃等体育运动。6个月后进行X线检查，评价骨折片是否愈合。假若正位、侧位和斜位X线片检查，显示距骨穹隆骨折发生进行性再骨化（reossification of the lesion），定义为骨折愈合。2例（6%）在拆除石膏固定后，仍有严重疼痛而需要手术治疗，5例（16%）经临床与X线检查，证明骨折完全愈合，24例（77%）在治疗6个月后，X线检查证明骨折没有愈合。24例未愈合组中，3例在治疗6个月后失去随访，10例（42%）因为疼痛而采取手术治疗，而另11例（46%）却没有疼痛症状，再次经过非手术治疗6个月，4例经临床和X线检查证明骨折愈合，7例X线检查证明骨折没有愈合。7例未愈合者因为没有疼痛症状，而没有进行任何治疗。总计有13例（41.9%）需要手术治疗。

2.手术治疗 尽管儿童距骨穹隆骨软骨骨折相对少见，但约有50%的病例需要手术治疗，手术方法也有数种之多[60,67,68]。

Letts[67]报道一组24例（26足）儿童病例，其中15足（58%）需要手术治疗，13例因非手术治疗失败（骨折没有愈合并有持续性疼痛）。该作者收集2003年之前文献治疗儿童距骨穹隆骨软骨骨折的手术方法与结果：骨折床钻孔22例中，良级17例（77%），可级5例（23%）；骨软骨移植11例中，良级8例（73%），可级3例（27%）；游离骨片切除11踝中，良级7踝（64%），可级3踝（27%）。

Perumal[60]报道一组31例儿童距骨穹隆骨软骨骨折，其中13例（41.9%）需要手术治疗，包括1例关节切开和骨折床钻孔治疗，12例经关节镜逆向距骨钻孔治疗。与此同时，3例经历骨移植，1例经历骨髓注射治疗。术后经过1年随访，11例（85%）经临床与X线片检查，证明骨折愈合；另2例仍然没有愈合，但没有疼痛症状，并恢复体育运动。

Kumai[68]应用骨皮质骨栓（cortical bone pegs）作为内固定材料，治疗27例距骨穹隆骨折。手术时年龄平均27.8岁（12～62岁），术后随访时间平均7年（2～18.8年）。临床与X线评定良级和可级分别为24例（89%）和3例（11%），没有差级病例。

Reiling[69]手术治疗儿童距骨穹隆骨软骨骨折30例，手术时年龄平均13岁（11～15岁），病变分期为Ⅱ～Ⅳ期，术前骨折块或距骨穹隆缺损在矢状面宽度平均13.8 mm、冠状面宽度9.5 mm、深4.1 mm。采取骨折块切除、骨折床清创和钻孔治疗21例（70%），切开复位和骨折块内固定治疗 9 例（30%）。依照 Berndt 和 Harty 问卷、美国足踝外科协会后足评分和健康量表 36（Short Form 36，SF-36）多种评定评价标准，局部清创和骨髓刺激手术治疗 21 例中，优级 13 例（62 %）、可级 3 例（14 %）和差级 5 例（24 %）；骨折片固定 9 例中，优级和可级分别为 7 例（78 %）和 2 例（22%）。该作者指出骨折床清创、骨折床钻孔和切开复位、内固定，是治疗非手术治疗失败病例的常用手术方法。前者适用于骨折片直径＜ 15 mm 者，因为刮除骨折床表面钙化的纤维组织和骨折床钻孔，特别钻孔产生软骨下骨板显微骨折（microfracturing），导致释放生长因子和骨髓干细胞进入骨折床，形成纤维蛋白凝块，进而形成纤维软骨组织（fibro-cartilaginous tissue）修复软骨缺损，文献中将其称为骨髓刺激（bone marrow stimulation）。具有手术操作时间短、并发症少见和迅速康复的优点。然而，切开复位和内固定适用于骨折块＞ 15 mm 者，具有保持软骨下骨板完整和保留关节透明软骨的优点（图 10-33）。

Jurina[59] 经关节镜切除骨折片和软骨下骨板钻孔，治疗 13 例距骨穹隆骨折，其中Ⅱ期、Ⅲ期和Ⅳ期骨折分别为 1 例、10 例和 2 例。手术时年龄平均 15 岁（13～16 岁），术后随访时间平均 5.6 年（3.8～13.6 年）。依照美国足踝外科协会评分标准：最高分值为 100 分，包括疼痛（0～40 分），活动受限程度（0～5 分），最长行走距离（0～5 分），足底负重面积（0～5 分），步态异常（0～8 分），矢状面活动（0～8 分），距下关节活动（0～6 分），踝关节稳定（0～8 分），后足解剖轴线（0～10 分）。优级为 85～100 分，良级为 75～84 分，可级为 70～74 分，差级＜ 70 分。术前平均为 56 分（50～61 分），术后增加至平均为 90 分（77～100 分）（$P < 0.001$）；依照 Berndt 和 Harty 评价标准，良级 10 例和可级 3 例；MRI 检查显示距骨缺损均有修复，9 例出现修复组织肥大，72.7% 实现完整的关节面，其组织结构接近正常，但 12 例软骨 MRI 信号并不完全一致，提示为纤维软骨而不是透明软骨。

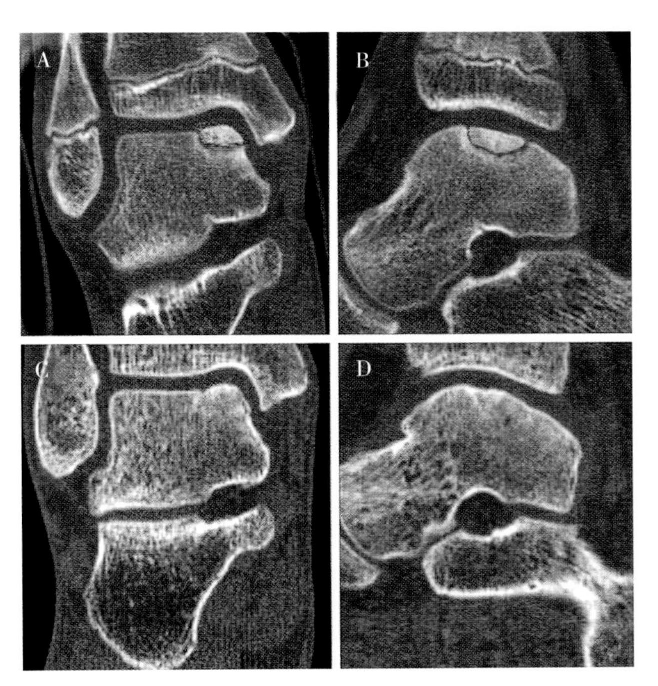

图 10-33　距骨穹隆骨折切开复位手术前后的 CT 扫描比较

术前冠状位（A）和矢状位（B）CT 扫描，显示右足距骨穹隆内侧骨软骨骨折（Berndt 和 Harty Ⅲ期骨折）；术后 1 年螺钉取出后的冠状位（C）和矢状位（D）CT 扫描，显示骨折完全愈合，其关节面也相对匹配。

（1）经关节镜切除骨折片和软骨下骨板钻孔（骨髓刺激手术，arthroscopic debridement and BMS techniques）：

【手术适应证】

Ⅰ期和Ⅱ期距骨穹隆骨软骨骨折，经过非手术治疗6个月，患者仍有疼痛和X线检查显示骨折未愈合；Ⅲ期和Ⅳ期距骨穹隆骨软骨骨折，骨折块直径≤15 mm者[59,69]。

【手术操作】

将患者置于仰卧位。于膝关节上方捆扎充气止血带后，常规进行手术野皮肤准备。

①关节镜入路：选择标准的踝关节前内侧和前外侧关节镜通道，前者位于胫前肌腱内侧，而前外侧通道通常位于趾长伸肌腱的外侧，但为了避免腓浅神经末梢支损伤，可从第三腓骨肌（peroneus tertius）外侧或内侧作为前外侧通道。将直径为2.9 mm、角度为30°的关节镜插入踝关节，实施下述操作。

②骨折床清创与软骨下骨板钻孔：首先取出游离软骨片，切除增生的滑膜组织，继之沿着正常的关节软骨边缘、垂直软骨下骨板，刮除骨折床内失活组织和纤维组织，进而形成圆形软骨缺损区；最后，从缺损区边缘开始，用骨锥穿透软骨下骨板形成多个骨孔，注意保持骨孔深度为4 mm、骨孔间隔距离为3～4 mm（图10-34），因为骨孔会聚可导致软骨下骨板不稳定[60,69-72]。

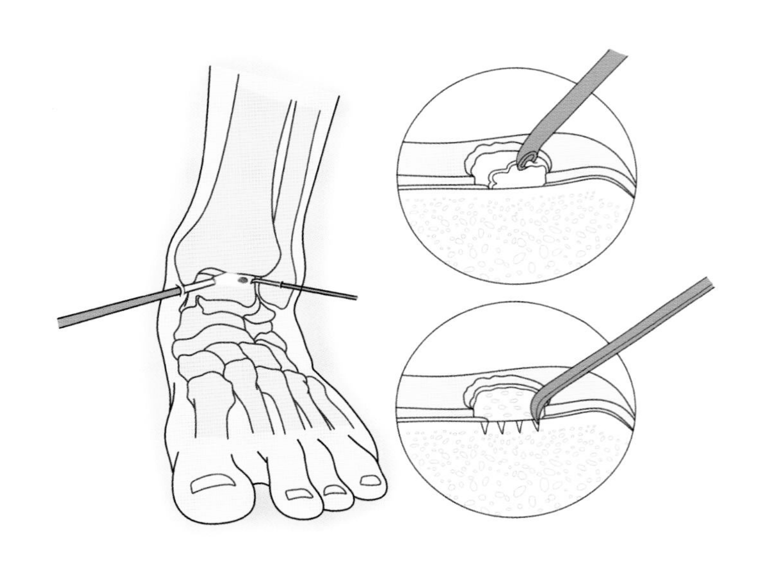

图10-34　经关节镜实施病灶刮除与软骨下骨板钻孔示意图

【术后处理】

术后第1天开始进行踝关节主动和被动伸屈活动，夜间用石膏后托或支具固定，保持踝关节处于中立位。术后第4周开始，鼓励患者使用拐杖部分负重行走，术后3个月允许负重行走，但在术后6个月之内不允许参加体育运动。

（2）切开复位和自体骨栓固定（open reduction and peg fixation）：

【手术适应证】

Ⅲ～Ⅳ期距骨穹隆骨软骨骨折，骨折块直径≥ 15 mm者；Ⅱ期距骨穹隆骨软骨骨折，非手术治疗6个月仍未愈合，其骨折块直径≥15 mm者[64,68]。

【手术操作】

将患者置于仰卧位。于膝关节上方捆扎充气止血带后，常规进行手术野皮肤准备。

①切口与显露：根据骨折部位选择手术切口。例如骨折块位于距骨穹隆前内侧，可以采取前内侧切口或内踝截骨手术入路，前者起始于内踝尖端下方，向足趾方向纵向延长，终止于舟骨结节远端（图 10-14）。切开皮肤和深筋膜后，锐性分离拇长伸肌腱与胫前肌腱间隙，纵向切开距舟关节囊，以满意显露骨折片；前外侧皮肤切口起始于外踝下方，向足趾方向延长，终止于第四跖骨基底。切开皮肤和深筋膜，将趾短伸肌向足背牵拉，通常能够显露距骨穹隆外侧部分（图 10-15）。

②骨折复位与骨栓内固定：在骨折复位之前，将骨折片掀向一侧，用刮匙清除骨折床表面的纤维软骨组织，使用直径为 1.5 mm 的克氏针，垂直于骨折床钻入数个骨孔。继之，将骨折片复位至骨折床内，保持骨折片与骨折床紧密接触，恢复关节软骨的完整，避免关节面产生阶梯样不匹配，使用直径为 1.5 mm 的克氏针暂时固定骨折片。此时可在同一切口内使用电动骨锯，从胫骨远端前方切取 2 cm × 0.7 cm 骨皮质（图 10-35），并将其裁剪为 2 个或 3 个长为 1.5 ~ 2.0 cm、宽为 15 ~ 20 mm 的骨栓。将骨栓修剪为楔形，使其更容易置于骨折片和骨折床内。然后，使用直径为 1.6 mm 的克氏针经骨折片和骨折床预制 2 个或 3 个骨孔，继之将骨栓插入骨孔内，使用打入器把骨栓头端置入关节软骨下 1 mm。最后，用生理盐水冲洗关节腔，被动进行踝关节伸展与屈曲活动，证明骨折片获得稳定的固定后，常规缝合皮肤切口[64,68]。

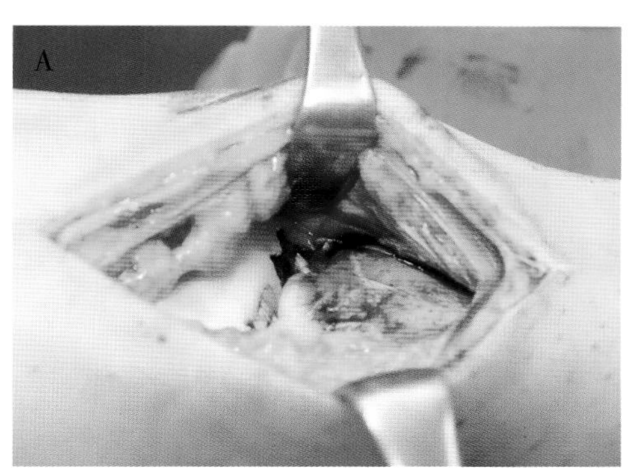

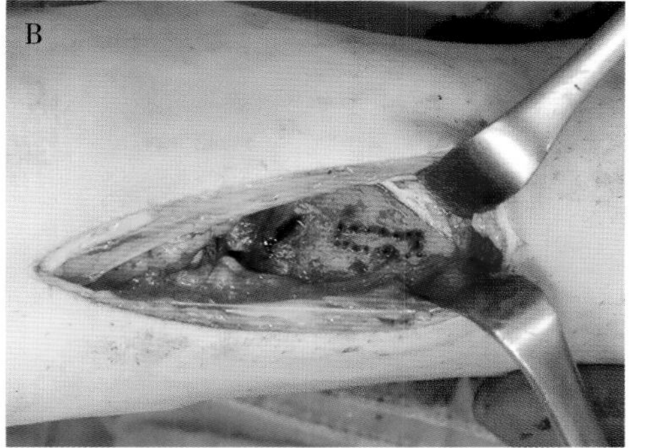

图 10-35　距骨穹隆骨软骨骨折与骨栓内固定

踝关节前方切口显露距骨穹隆前外侧骨折（A）；从胫骨远端前方切取骨皮质作为骨栓材料（B）。

【术后处理】

术后用小腿管型石膏固定，保持踝关节中立位。术后第 5 周可拆除石膏，开始踝关节伸屈活动，允许穿用踝-足支具进行部分负重。术后 8 ~ 10 周允许负重行走，术后 12 周之后方可参加体育运动。

参考文献

［1］SMITH J T, CURTIS T A, SPENCER S, et al. Complications of talus fractures in children［J］. J Pediatr Orthop, 2010, 30（8）: 779-784.

[2] WHITAKER C, TURVEY B, ILLICAL E M. Current concepts in talar neck fracture management [J]. Curr Re Musculoskelet Med, 2018, 11 (3): 456−474.

[3] KENWRIGHT J, TAYLOR R F. Major injuries of the talus [J]. J Bone Joint Surg Br, 1970, 52 (1): 36−48.

[4] CANALE S T, KELLY F B Jr. Fractures of the neck of the talus: long-term evaluation of seventy-one cases [J]. J Bone Joint Surg Am, 1978, 60 (2): 143−156.

[5] EBERL R, SINGER G, SCHALAMON J, et al. Fractures of the talus-differences between children and adolescents [J]. J Trauma, 2010, 68 (1): 126−130.

[6] KRUPPA C, SNOAP T, SIETSEMA D L, et al. Is the midterm progress of pediatric and adolescent talus fractures stratified by age? [J]. J Foot Ankle Surg, 2018, 57 (3): 471−477.

[7] 宁波，姚杰，张思成，等 . 切开复位加压空心螺钉治疗儿童移位距骨骨折疗效分析 [J]. 中华小儿外科杂志，2017, 38 (5): 356−359.

[8] MELENEVSKY Y, MACKEY R A, ABRAHAMS B R, et al. Talar fractures and dislocations: a radiologist's guide to timely diagnosis and classification [J]. Radio Graphics, 2015, 35 (3): 765−779.

[9] MAYR J, PEICHA T G, GRECHENIG W, et al. Fractures and dislocations of the foot in children [J]. Clin Podiatr Med Surg, 2006, 23 (1): 167−189.

[10] LEIBNER E D, SIMANOVSKY N, ABU-SNEINAH K, et al. Fractures of the lateral process of the talus in children [J]. J Pediatr Orthop B, 2001, 10 (1): 68−72.

[11] RIBBANS W J, NATARAJAN R, ALAVALA S. Pediatric foot fractures [J]. Clin Orthop, 2005, 432 : 107−115.

[12] PATEL V, BLOCH B, JOHNSON N, et al. Delayed presentation of a loose body in undisplacedpaediatric talar neck fracture [J]. World J Orthop, 2014, 5 (3): 398−401.

[13] MEIER R, KRETTEK C, GRIENSVEN M, et al. Fractures of the talus in the pediatric patient [J]. Foot Ankle Surg, 2005, 11 : 5−10.

[14] HAWKINS L G. Fractures of the neck of the talus [J]. J Bone Joint Surg Am, 1970, 52 (5): 991−1002.

[15] SNEPPEN O, CHRISTENSEN S B, KROGSØE O, et al. Fracture of the body of the talus [J]. Acta Orthop Scand, 1977, 48 (1): 317−324.

[16] DELEE J. Fractures and dislocations of the foot [M]//Mann R (ed): Surgery of the Foot. St. Louis: CV Mosby, 1986.

[17] THOMAS J L, BOYCE B M. Radiographic analysis of the Canale viewfor displaced talar neck fractures [J]. J Foot Ankle Surg, 2012, 51 (2): 187−190.

[18] BUZA Ⅲ J A, LEUCHT P. Fractures of the talus: current concepts and new developments [J]. Foot Ankle Surg, 2018, 24 (4): 282−290.

[19] DONNELLY E F. The Hawkins Sign [J]. Radiology, 1999, 210 (1): 195−196.

[20] LETTS R M, GIBEAULT D. Fractures of the neck of the talus in children [J]. Foot Ankle, 1980, 1 (2): 74−77.

[21] JENSEN I, WESTER J U, RASMUSSEN F, et al. Prognosis of fracture of the talus in children: 21 (7−34) -year follow-up of 14 cases [J]. Acta Orthop Scand, 1994, 65 (4): 398−400.

[22] TALKHANI I S, REIDY D, FOGARTY E E, et al. Avascular necrosis of the talus after a minimally displaced neck of talus fracture in a 6 year old child [J]. Injury, 2000, 31 (1): 63−65.

[23] FAYAZI A H, REID J S, JULIANO P J. Percutaneous pinning of talar neck fractures [J]. Am J Orthop, 2002, 31 (2): 76−78.

[24] FERNANDEZ M L, WADE A M, DABBAH M, et al. Talar neck fractures treated with closed reduction and

percutaneous screw fixation: a case series [J]. Am J Orthop, 2011, 40(2): 72-77.

[25] ABDELGAID S M, EZZAT F F. Percutaneous reduction and screw fixation of fracture neck talus [J]. Foot Ankle Surg, 2012, 18(4): 219-228.

[26] ZHANG X, SHAO X, YU Y, et al. Comparison between percutaneous and open reductionfor treating paediatric talar neck fractures [J]. Inter Orthop (SICOT), 2017, 41(12): 2581-2589.

[27] FORTIN P T, BALAZSY JE. Talus fractures: evaluation and treatment [J]. J Am Acad Orthop Surg, 2001, 9(2): 114-27.

[28] SHAKKED R J, TEJWANI N C. Surgical treatment of talus fractures [J]. Orthop Clin North Am, 2013, 44(4): 521-528.

[29] SWANSON T V, BRAY T J, HOLMES G B Jr. Fractures of the talar neck [J].J Bone Joint Surg Am, 1992, 74(4): 544-551.

[30] VALLIER H A, NORK S E, BAREI D P, et al. Talar neck fractures: results andoutcomes [J]. J Bone Joint Surg Am, 2004, 86(8): 1616-1624.

[31] SMITH P N, ZIRAN B H. Fractures of the talus [J]. Operative Tech Orthop, 1999, 9(3): 229-238.

[32] VALLIER H A, NORK S E, BENIRSCHKE S K, et al. Surgical treatment of talar body fractures [J]. J Bone Joint Surg Am, 2003, 85(9):1716-1724.

[33] SEN R K, TRIPATHY S K,MANOHARAN S R, et al. Long term surgical treatment outcome of talar body fracture [J].Chin J Traumatol, 2011, 14(5): 282-287.

[34] VALLIER H A, NORK S E, BENIRSCHKE S K, et al. Surgical treatment of talar body fractures: surgical Technique [J]. J Bone Joint Surg Am, 2004, 86-A Suppl 1(pt2): 180-192.

[35] KUBIAK E N, NICKISCH F. Posteromedial approach for talar body fractures: avoiding the medial malleolar osteotomy [J]. Tech Foot Ankle, 2009, 8: 65-69.

[36] SUNDARARAJAN S R, BADURUDEEN A A, RAMAKANTH R, et al. Management of talar body fractures [J]. Indian J Orthop, 2018, 52(3): 258-268.

[37] HAWKINS L G. Fracture of the lateral process of the talus: areview of thirteen cases [J]. J Bone Joint Surg Am, 1965, 47 : 1170-1175.

[38] WU Y, JIANG H, WANG B, et al. Fracture of the lateral process of the talus in children: a kind of ankle injury with frequently missed diagnosis [J]. J Pediatr Orthop, 2016, 36(3): 289-293.

[39] KIRKPATRICK D P, HUNTER R E, JANES P C, et al. The snowboarder's foot and ankle [J]. Am J Sports Med, 1998, 26(2): 271-277.

[40] TINNER C, SOMMER C. Fractures of the lateral process of the talus [J]. Foot Ankle Clin, 2018, 23(3): 375-395.

[41] FUNASAKI H, HAYASHI H, SUGIYAMA H, et al. Technical note arthroscopic reduction and internal fixation for fracture of the lateral process of the talus [J]. Arthros Tech, 2015, 4 : e81-e86.

[42] WIJERS O, POSTHUMA J J, DE HAAS M B J, et al. Lateral process fracture of the talus: a case series and review of the literature [J]. J Foot Ankle Surg, 2020, 59(1): 136-141.

[43] NAKAI T, MURAO R, TEMPORIN K, et al. Painful nonunion of fracture of the entire posterior process of the talus:a case report [J]. Arch Orthop Trauma Surg, 2005, 125(10): 721-724.

[44] KAO H K, GAMBLE J G. Painful ununited fracture of the posterior process of the talus in an adolescent dancer [J]. JBJS Case Connect, 2014, 4(4):e92.

[45] VON WINNING D, LIPPISCH R, PLISKE G, et al. Surgical treatment of lateral and posterior process fractures of the talus: Mid-term results of 15 cases after 7 years [J]. Foot Ankle Surg, 2020, 26 (1): 71−77.

[46] LIU Z J, ZHAO Q, ZHANG L J. Medial subtalar dislocation associated with fracture of the posterior process of the talus [J]. J Pediatr Orthop B, 2012, 21 (5): 439−442.

[47] PARK C H, PARK K H. Fracture of the posterior process of the talus with concomitant subtalar dislocation [J]. Foot Ankle Surg, 2016, 55 (1):193−197.

[48] BHANOT A, KAUSHAL R, BHAN R, et al. Fracture of the posterior process of talus [J]. Injury, 2004, 35 (2): 1341−1344.

[49] NADIM Y, TOSIC A, EBRAHEIM N. Open reduction and internal fixation of fracture of the posterior process of the talus:a case report and review of the literature [J]. Foot Ankle, 1999, 20 (1): 50−52.

[50] SHI Z, ZOU J, YI X. Posteromedial approach in treatment of talar posterior process fractures [J]. J Invest Surg, 2013, 26 (4): 204−209.

[51] VEAZEY B L, HECKMAN J D, GALINDO M J, et al. Excision of ununited fracturesof the posterior process of the talus: a treatment for chronic posterior anklepain [J]. Foot Ankle, 1992, 13 (8): 453−457.

[52] BERKOWITZ M J, KIM D H. Process and tubercle fractures of the hindfoot [J]. J Am Acad Orthop Surg, 2005, 13 (8): 492–502.

[53] YVARS M F. Osteochondral fractures of the dome of the talus [J]. Clin Orthop, 1976 (114): 185−191.

[54] FLICK A B, GOULD N. Osteochondritis dissecans of the talus (transchondralfractures of the talus) : review of the literature and new surgical approach for medial dome lesions [J]. Foot Ankle, 1985, 5 (4): 165−185.

[55] BERNDT A L, HARTY M. Transcondylar fractures (osteochondritis dissecans) of the talus [J]. J Bone Joint Surg, 1959, 41−A:988−1020.

[56] GRIFFITH J F, LAUD T Y, YEUNG D K W, et al. High-resolution MR imaging of talar osteochondral lesions with new classification [J]. Skeletal Radiol, 2012, 41 (4): 387−399.

[57] CANALE S T, BELDING R H. Osteochondral lesions of the talus [J]. J BoneJoint Surg, 1980, 62−A:97−102.

[58] WESTER J U, JENSEN I E, RASMUSSEN F, et al. Osteochondral lesions of the talar dome in children: a 24 (7−36) year follow-up of 13 cases [J]. Acta Orthop Scand, 1994, 65 (1): 110−112.

[59] JURINA A, DIMNJAKOVIĆ D,MUSTAPIĆ M, et al. Clinical and MRI outcomes after surgical treatment of osteochondral lesions of the talus in skeletally immature children [J]. J Pediatr Orthop, 2018, 38 (2): 122−127.

[60] PERUMAL V, WALL E, BABEKIR N. Juvenile osteochondritis dissecans of the talus [J]. J Pediatr Orthop, 2007, 27 (7): 821−825.

[61] SHEA M P, MANOLI A. Osteochondral lesions of the talar dome [J]. Foot Ankle, 1993, 14 (1): 48−55.

[62] CARNEY D, CHAMBERS M C, BOAKYE L, et al. Osteochondral lesions of the talus [J]. Oper Tech Orthop, 2018, 28 : 91−95.

[63] ANDERSON F, CRICHTON J, SMITH T, et al. Osteochondral fractures ofthe dome of the talus [J]. J Bone Joint Surg, 1989, 71 (8): 1143−1152.

[64] PARK C H, CHOI C H. A novel method using bone peg fixation for acute osteochondralfracture of the talus: a surgical technique [J]. Arch OrthopTrauma Surg, 2019, 139 (2): 197−202.

[65] SAVAGE-ELLIOTT I, ROSS K A, SMYTH N A, et al. Osteochondral lesions of the talus: a current concepts

review and evidence-based treatment paradigm [J]. Foot Ankle Spec, 2014, 7 (5) : 414−422.
[66] O'LOUGHLIN P F, HEYWORTH B E, KENNEDY J G. Current concepts in the diagnosis and treatment of osteochondral lesions of theankle [J]. Am J Sports Med, 2010, 38 (2) : 392−404.
[67] LETTS M, DAVIDSON D, AHMER A. Osteochondritis dissecans of the talus in children [J]. J Pediatr Orthop, 2003, 23 (5) : 617−625.
[68] KUMAI T, TAKAKURA Y, KITADA C, et al. Fixation of osteochondral lesions of the talus using cortical bone pegs [J]. J Bone Joint Surg Br, 2002, 84 (3) : 369−374.
[69] REILING M L, KERKHOFFS G M M J, TELKAMP C J A, et al. Treatment of osteochondral defects of the talus in children [J]. Knee Surg Sports Traumatol Arthrosc, 2014, 22 (9) : 2243−2249.
[70] 郭秦炜，胡跃林，焦晨，等. 距骨骨软骨损伤的诊断及关节镜治疗 [J]. 中华外科杂志，2008, 46 (3) : 206−209.
[71] KELLY A, WINSON I. Recent advances in ankle arthroscopy [J]. Foot Ankle Surg, 1998, 4 : 49−55.
[72] MURAWSKI C D, KENNEDY J G. Operative treatmentof osteochondral lesions of the talus [J]. J Bone Joint Surg Am, 2013, 95 (11) : 1045−1054.

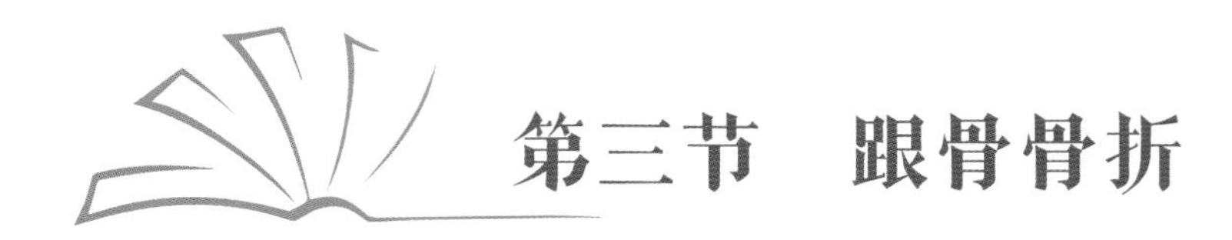

第三节　跟骨骨折

概　述

儿童跟骨骨折的定义尚不一致，多数学者将胫骨远端骺板仍然开放、年龄≤ 14 岁者的跟骨骨折，称为儿童跟骨骨折[1-3]。但是，在 Schmidt 和 Weiner 于 1982 年所发表具有里程碑意义的儿童跟骨骨折的经典论著中，将年龄≤ 19 岁者的跟骨骨折，称为儿童跟骨骨折[4]。

儿童跟骨骨折比成人更为少见，其发生率约占儿童所有骨折的 0.5‰，主要因为儿童跟骨软骨成分较多，具有较大的弹性，而儿童足部长度与体重相比较，跟骨的相对长度也明显大于成人，则是另一次要原因[2,5,6]。

Schmidt 和 Weiner[4] 曾于 1982 年详尽描述 59 例（62 足）儿童跟骨骨折，迄今仍是相对较多的一组儿童跟骨骨折病例。59 例中男性与女性分别为 37 例（39 足）和 22 例（23 足），右足和左足分别为 32 例和 30 例，骨折时年龄平均 11 岁（1～19 岁）。

Suguru[1] 曾报道一组 18 例（20 足）儿童跟骨骨折，其中男性和女性分别为 12 例和 6 例，右足和左足分别为 6 例和 10 例，双侧跟骨骨折 2 例；12 足（60%）为关节外骨折，4 足（20%）为有移位的关节内骨折。骨折时年龄平均为 8.2 岁（1～14 岁）。产生骨折的原因包括高处坠落 11 例（6 例 7 足从高处坠落，5 例从低于 1 m 的桌面或坐骑上跌落），交通事故 1 例，另 6 例因平地跌倒。

Summers[7] 描述 18 例（21 足）儿童跟骨骨折，男性和女性分别为 15 例和 3 例，右足和左足分别为 9 例和 6 例，双侧跟骨骨折 3 例，骨折时年龄平均 12 岁（3～16 岁）。赵海涛等[8] 报道 164 例儿童跟骨骨折，相当同期儿童足部骨折 15.26%。其中男性和女性分别为 116 例和 48 例，年龄介于 5～15 岁，其中 11～15 岁（45.73%）为易发年龄。

一、应用解剖学

儿童跟骨解剖学形态，在每个年龄阶段均有差别。从侧位线片观察，1 岁左右的跟骨为矩形结构（图 10-36）。因为初级骨化中心位于跟骨远端 2/3（即前方 2/3），通常向前方和后方进行性骨化，3 岁时跟骨不仅明显变长，而且在未来成为跟骨后关节面的部位形成凹痕，跟骨后缘也从扁平形状转变为向凸面形态。跟骨结节次级中心通常在 6～8 岁开始骨化（图 10-37），通常被称为骨突型骨骺，在 14～16 岁与跟骨后缘相融合[2,5,9]。一般认为，13～16 岁儿童跟骨形态与成人跟骨基本相似（图 10-38），从侧位 X 线观察其形似手枪柄结构（pistol grip）。跟骨近端（跟骨后方部分）膨大称为跟骨结节。跟骨结节内侧和外侧各有一个突起，分别称为跟骨内侧突和跟骨外侧突，前者为拇展肌、趾短屈肌和趾筋膜提供附着点。跟骨结节的下半部分

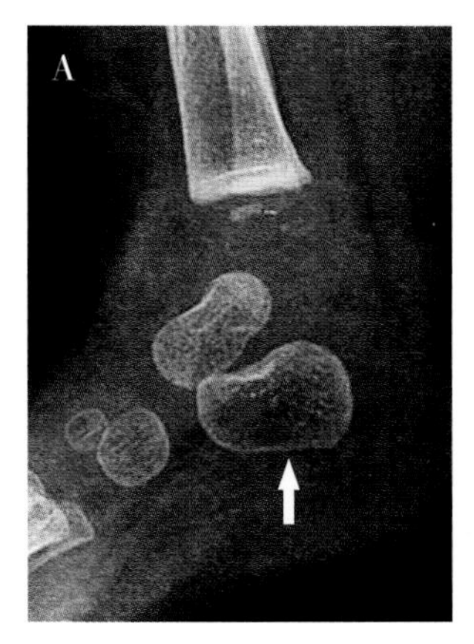

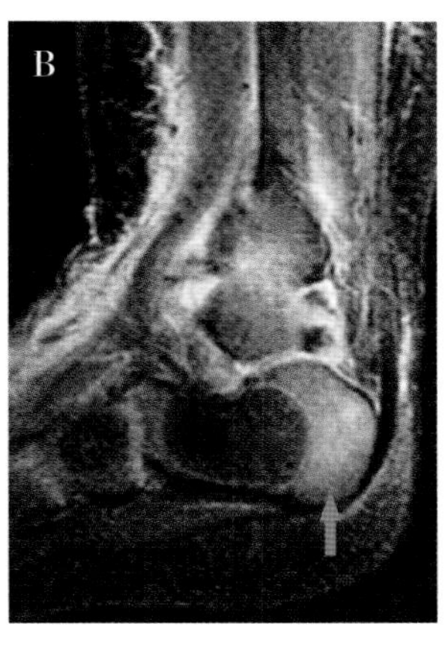

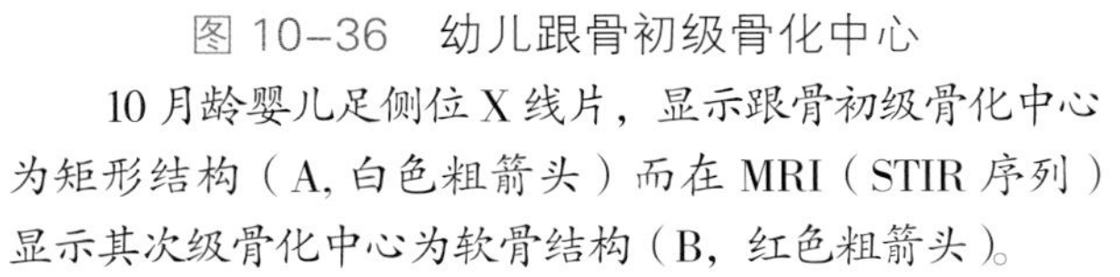

图 10–36　幼儿跟骨初级骨化中心

10 月龄婴儿足侧位 X 线片，显示跟骨初级骨化中心为矩形结构（A, 白色粗箭头）而在 MRI（STIR 序列）显示其次级骨化中心为软骨结构（B，红色粗箭头）。

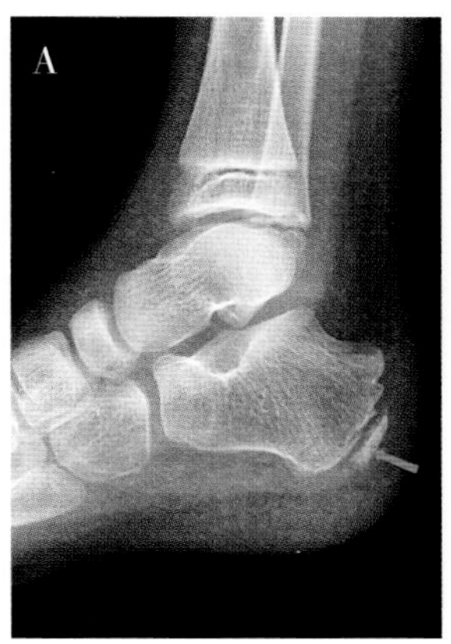

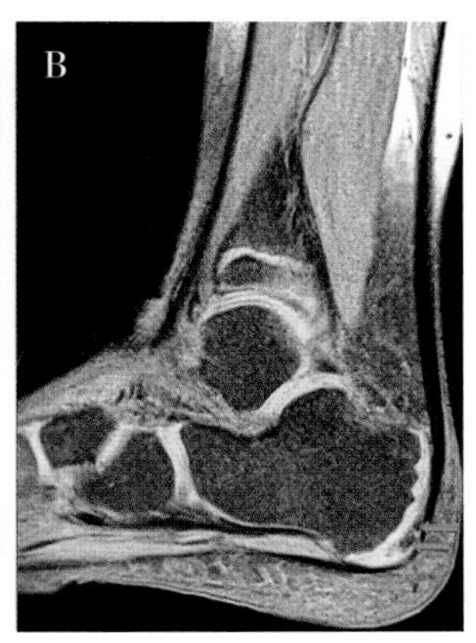

图 10–37　儿童跟骨次级骨化中心

7 岁儿童的足侧位 X 线片，显示跟骨骨突骨化中心开始骨化（A）, 而 MRI 扫描显示骨化中心位于跟骨后方下 1/3（B）。

是跟腱的止点，其上半部分与跟腱之间因有一个滑液囊而相隔离。跟骨远端略有缩窄，其末端为马鞍形关节面，与骰骨近端形成跟骰关节。跟骨背侧或上方有 3 个关节面，最大的后关节面位于跟骨中 1/3 的中央，其三角形的表面为凸面轮廓，与距骨后关节面构成距跟后关节。跟骨前 1/3 上方的内侧有前关节面和中关节面，卵圆形的前关节面位于跟骨前内侧，而中关节面位于跟骨载距突（sustentaculum tali）表面，后者是跟骨前部内侧的扁平状突起。载距突下方有一浅沟（又称拇长屈肌腱沟），为拇长屈肌腱通过的路径，也是坚强的跟舟韧带［又称跳跃韧带（spring ligament）］的起点。中关节面与后关节面之间有从后内向前外斜行的凹陷，称为跟骨沟（calcaneal sulcus）。跟骨沟与距骨沟构成楔形管道称为跗骨管（tarsal canal）[10–13]。在跟骨前外侧有角状骨性突起，称为跟骨前突（anterior calcaneal process）[14]，是既可发生撕脱性骨折，又是形成跟骨–舟骨骨性连接的重要结构。从侧位 X 线片观察，跟骨前突介于跟骰关节与舟骨外侧之间（图 10–39）[15]。

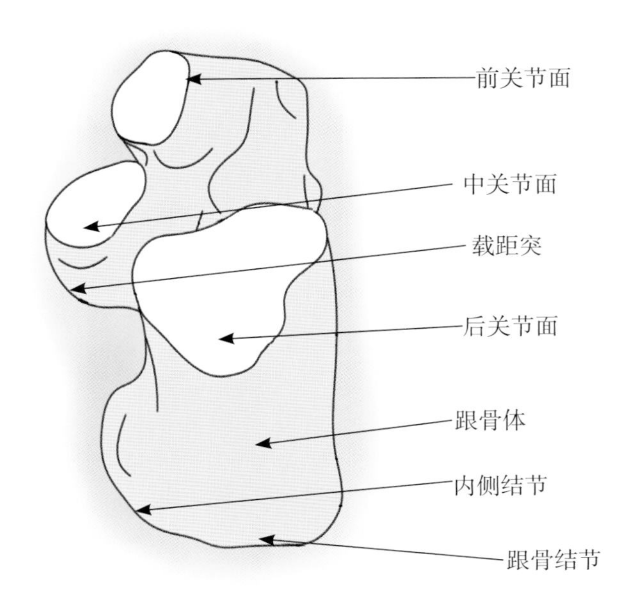

图 10–38　跟骨解剖示意图

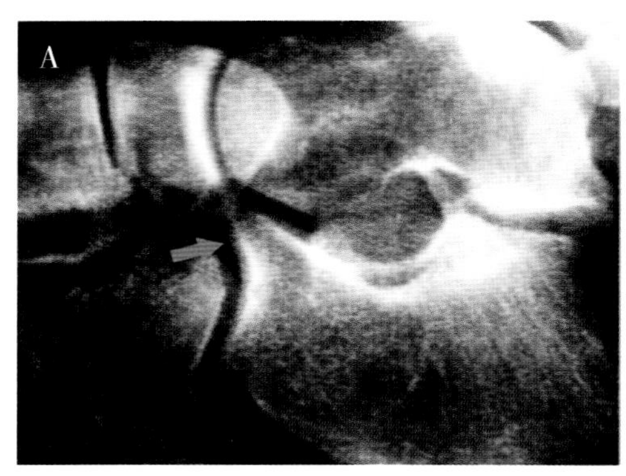

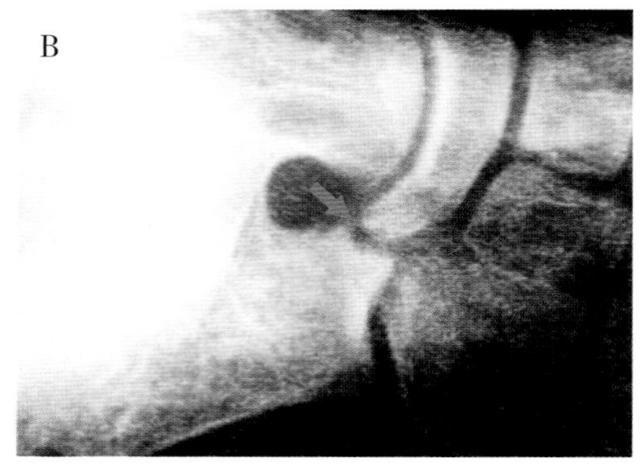

图 10-39　12 岁儿童双足斜位 X 线检查

可见左足跟骨前突过长（A），而右足跟骨前突与舟骨有纤维软骨性连接（B），但没有疼痛。

二、损伤机制

跟骨骨折通常因高处下跳或坠落所致，由此产生的轴向压力作用到距骨，距骨又将压力传导至跟骨，从而产生跟骨骨折[4,13]。由于儿童多从低处下跳或坠落，则是儿童严重跟骨骨折少见的原因。Schmidt 报道最多一组 59 例（62 足）儿童跟骨骨折，45% 病例是从高处下跳所致，其他病例则因机动车事故、农用机械或重物压砸所致[4]。Brunet[6] 描述 17 例 19 足跟骨骨折，从高处（＞3 m）坠落 6 例，从低处（0.9 m）跌落 9 例，另 1 例是平底滑雪板所致的损伤。

三、分类

1. Schmidt 和 Weiner 跟骨骨折分类　Schmidt 和 Weiner[4] 借鉴 Essex-Lopresti 关于成人跟骨骨折的分类方法（1952 年）[16]，又对 Chapman 儿童跟骨骨折分类方法（1977 年）[17] 进行改进，根据跟骨骨折的 X 线特征，将儿童跟骨分成 6 种类型：①Ⅰ型，为跟骨周围骨折（图 10-40），包括 5 个亚型（ⅠA，跟骨结节或跟骨骨突骨折；ⅠB，载距突骨折；ⅠC，前突骨折；ⅠD，跟骨远端内下方骨折；ⅠE，跟骨体片状撕脱骨折）。②Ⅱ型，为跟骨后方骨折（图 10-41），分为 A 和 B 2 个亚型，ⅡA 型为喙突形骨折（break fractures），而ⅡB 型为跟腱止点撕脱

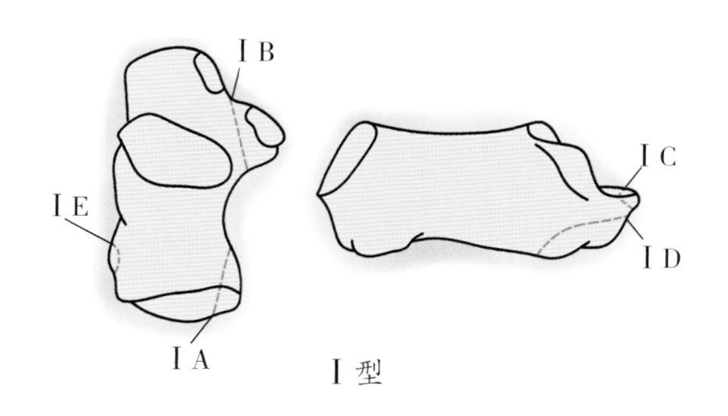

图 10-40　跟骨Ⅰ型骨折示意图

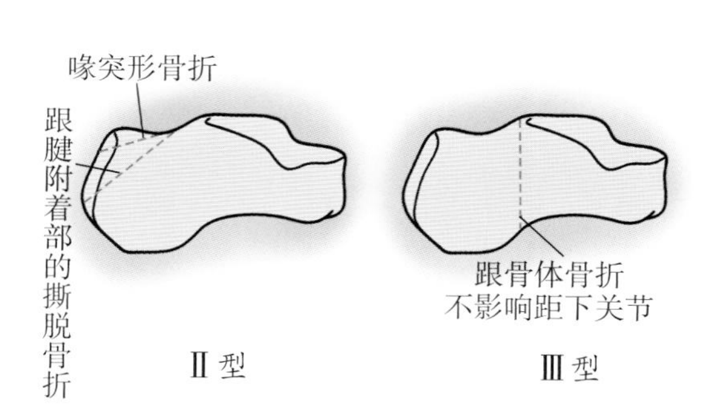

图 10-41　跟骨Ⅱ型和Ⅲ型骨折示意图

ⅡA 型为喙突形骨折，ⅡB 型为跟腱止点撕脱骨折；Ⅲ型为关节外线性骨折。

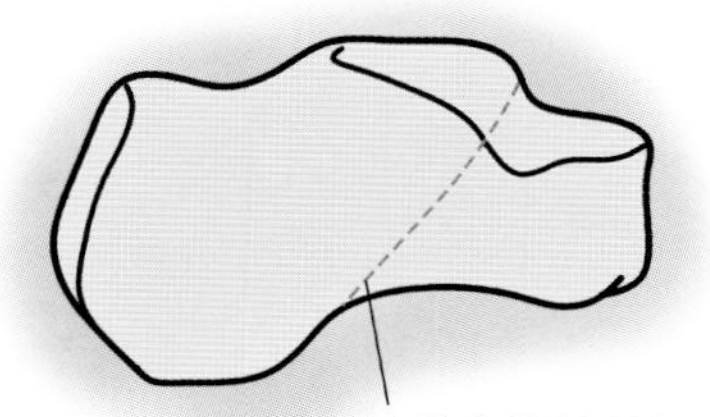

图 10-42　跟骨Ⅳ型骨折示意图

关节内线性骨折

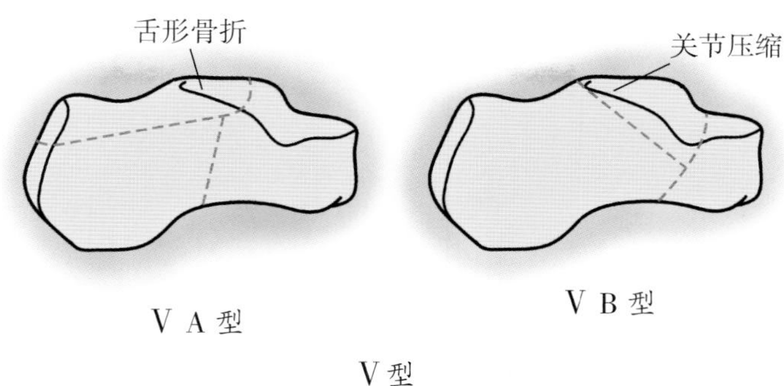

图 10-43　跟骨Ⅴ型骨折示意图为距下关节压缩性骨折

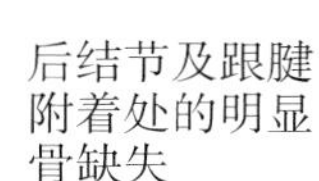

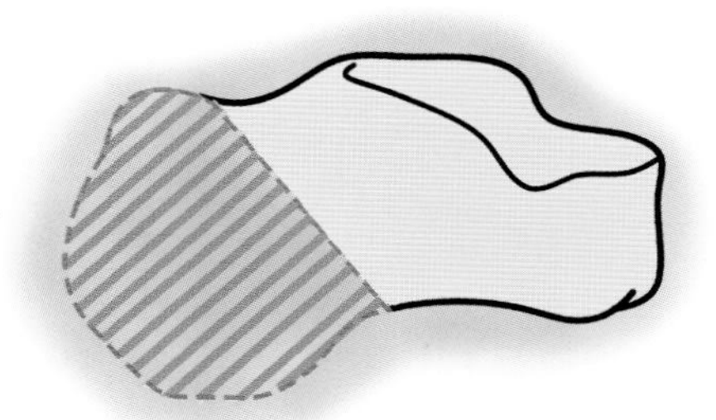

图 10-44　跟骨Ⅵ型骨折

跟骨后方部分缺失。

骨折。③Ⅲ型，为关节外线性骨折。④Ⅳ型，为关节内线性骨折（图 10-42）。⑤Ⅴ型，为距下关节压缩性骨折（图 10-43），又分为 A 和 B 两个亚型，Ⅴ A 型为舌形骨折，而Ⅴ B 型为压缩性骨折。⑥Ⅵ型，为严重软组织损伤、跟骨后方部分缺失，以及跟腱失去止点（图 10-44）。

Suguru[1] 描述 18 例（20 足）儿童跟骨骨折，年龄介于 3～14 岁。依照 Schmidt 和 Weiner 分类方法，Ⅰ型 5 足，Ⅱ型 1 足，Ⅲ型 6 足，Ⅳ型 3 足，Ⅴ型 5 足。

2. Sanders 跟骨骨折分类　Sanders 根据冠状位和轴向位 CT 扫描的特征，将跟骨关节内骨折分为 4 种类型[18,19]。选择距骨下方后关节面最宽的层面，从外侧开始画出 *A* 和 *B* 两条延伸至跟骨的线段，将跟骨后关节面均等分成内侧柱、中央柱和外侧柱 3 个部分，另在距骨后关节面内侧缘画一线段即 *C* 线，后者将跟骨后关节面与载距突相分离。上述 3 条线段将跟骨分成 4 个部分（图 10-45、图 10-46）。Ⅰ型骨折定义为没有移位的跟骨骨折；Ⅱ型是跟骨劈裂性骨折，又将跟骨分为 2 部分，Ⅱ型 A、B、C 分别表示骨折线所在部位；Ⅲ型是有 2 条骨折线，将跟骨分成 3 个部分，Ⅲ型

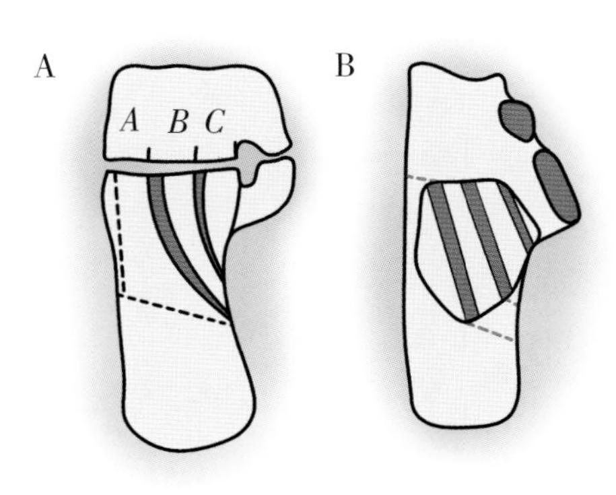

图 10-45　足冠状位（A）和轴向位（B）CT 扫描图像示意图

于距骨下方关节面最宽层面标注 *A*、*B*、*C* 线，将跟骨分成 4 个部分。

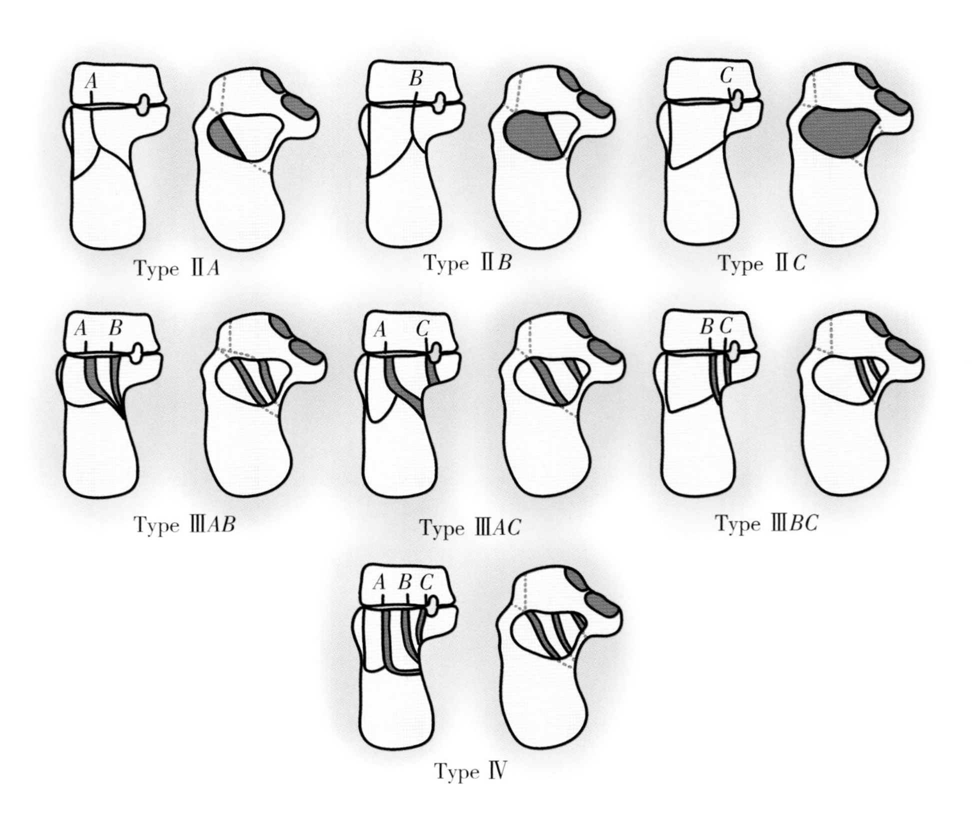

图 10–46　Sanders 跟骨骨折分类示意图

跟骨Ⅰ型骨折定义为没有移位骨折，因此图中不包括Ⅰ型骨折；Ⅱ～Ⅳ型骨折都是移位的骨折，分别表示骨折线在冠状位（左图）和轴向位（右图）的位置，而涂黑部分表示骨折移位形成的间隙。

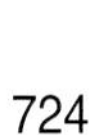

AB、*BC* 分别表示 2 条骨折线所在部位；Ⅳ型是粉碎性骨折，通常有 3 条骨折线，将跟骨骨折分成 4 个或更多部分。

Al-Ashhab[25] 采取切开复位和内固定，治疗 10 例儿童跟骨关节内骨折，手术时年龄介于 6～12 岁。依照 Sanders 分类方法，Ⅱ型和Ⅲ型分别为 8 例和 2 例，没有Ⅳ型病例。

跟骨体部骨折

一、临床特征

创伤后跟骨周围疼痛、局部肿胀和拒绝行走，是儿童跟骨骨折的临床特征，特别是有从高处坠落的病史，应该考虑跟骨骨折的诊断，但是没有移位或轻度移位的跟骨骨折容易漏诊[1,20]。因此，对拒绝行走的儿童，应该仔细进行局部检查，包括后足皮肤瘀斑、跟骨内侧或外侧肿胀和压痛，甚至可触及骨折移位产生的局部肿块[11,21]。跟骨骨折血肿向足底扩散，形成足底皮下瘀斑，称为瘀斑征（ecchymosis sign），是提示跟骨骨折的特殊体征（图 10–47）[11]。

二、影像学检查

X 线和 CT 检查是确定诊断跟骨骨折的工具。常规摄取足部正位、侧位、轴位和斜位 X 线片（Broden 位），是诊断骨折的首选影像学检查。侧位和轴位 X 线片通常能够显示骨折线的所在部位，也能确定骨折移位方向与程度，轴位 X 线片还能显示跟骨增宽、跟骨内翻，以及后关节面相对于载距突出现阶梯样改变（图 10-48）[16]。

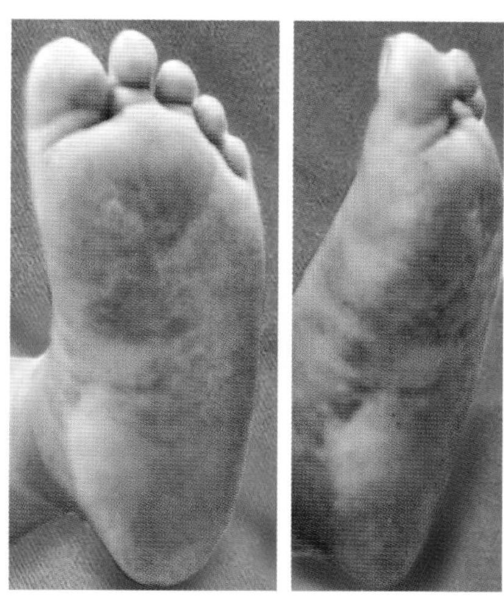

图 10-47　足底皮下瘀斑

跟骨骨折血肿向足底扩散，形成足底皮下瘀斑，称为瘀斑征是跟骨有移位骨折的特殊体征。

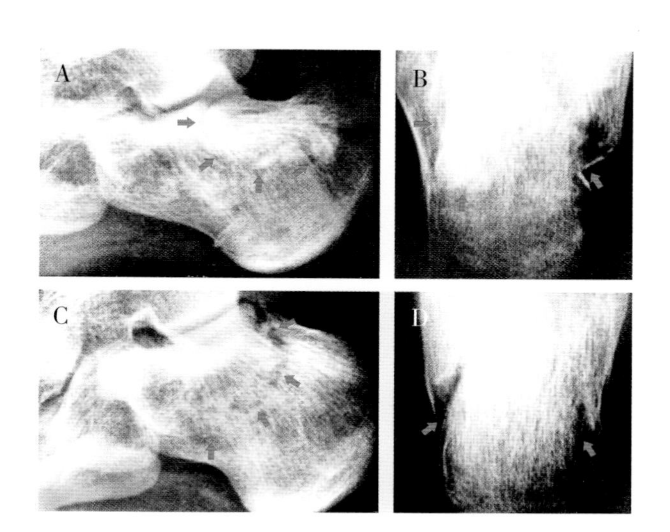

图 10-48　双侧跟骨骨折

左足侧位（A）和跟骨轴位 X 线片（B）显示Ⅴ型 A 骨折即关节外舌形压缩性骨折；右足侧位（C）和跟骨轴位 X 线片（D）显示Ⅴ型 B 骨折即关节内压缩性骨折。

Rasmussen 和 Schantz[22] 推荐摄取斜位 X 线片，认为能够更好显示跟骨前突骨折和无移位的跟骨骨折（图 10-49）。其摄片体位与方法：令患者半卧位，保持膝关节屈曲并将下肢内旋，致使内踝与床面相平行，此时将 X 线接收器置于与足底相平行的位置，再将 X 线发生器垂直于舟骨和骰骨区域，实施摄取 X 线片或透视检查。

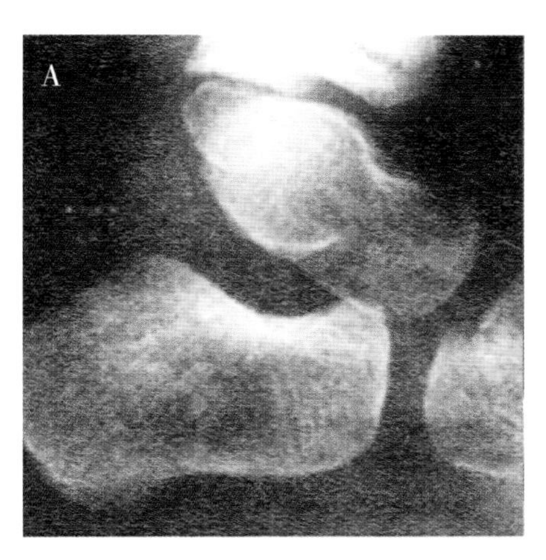

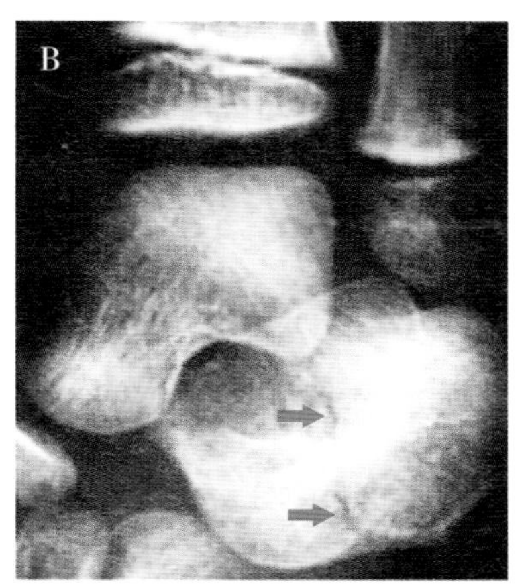

图 10-49　Ⅲ型关节外线性跟骨骨折

侧位 X 线片并未显示骨折线（A），但斜位 X 线片却可显示骨折线（B）。

Boyle[23] 强调在侧位 X 线片需要测量 2 项重要参数：①Böhler 角（跟骨结节-关节面角），由跟骨结节最高点至后关节面最高点连线，与跟骨前突最高点与后关节面最高点连线所形成的夹角，正常平均值为 35.2°（14.3° ~58.1°），是评价跟骨高度和关节面塌陷的重要参数。②Gissane 交叉角（crucial angle of Gissane），由跟骨后关节面上缘平行线，与跟骨前突和跟骨沟（sulcus calcaneus）连线所形成的夹角，正常平均值为 111.3°（90.1° ~147°），主要用于评价跟骨前、中和后关节相互结构改变的参数。Böhler 角和 Gissane 交叉角不仅用于评价跟骨骨折移位的严重程度（图 10-50），也是评价治疗结果的重要参数，因为恢复 Böhler 角和 Gissane 交叉角是跟骨骨折治疗的目标之一。

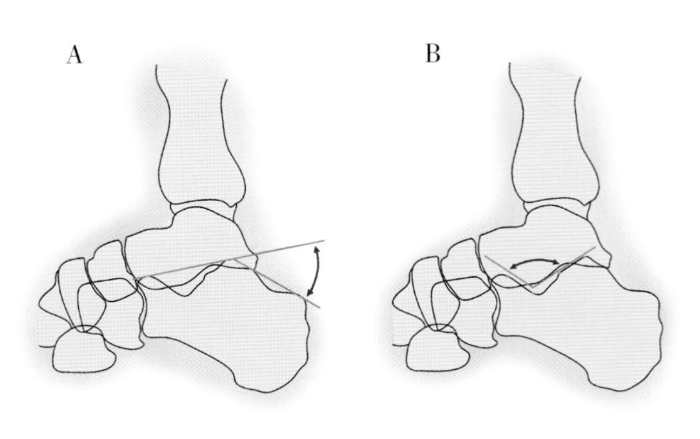

图 10-50　Böhler 角和 Gissane 交叉角测量方法示意图

CT 扫描是当代诊断跟骨骨折最为可靠的影像学技术。年幼儿童没有移位跟骨骨折，常规 X 线检查有时不能显示骨折线，患者如有跟骨疼痛和拒绝负重行走时，CT 扫描则有助于跟骨骨折的诊断与分类（图 10-51）。CT 扫描对诊断青春期儿童跟骨关节内骨折和粉碎性骨折，具有更为重要的作用，既可有助于观察跟骨后关节面受累部位和骨折移位的严重程度，又能确定骨折类型（图 10-52），进而为选择治疗方法和评价治疗结果提供可信的证据[24,25]。

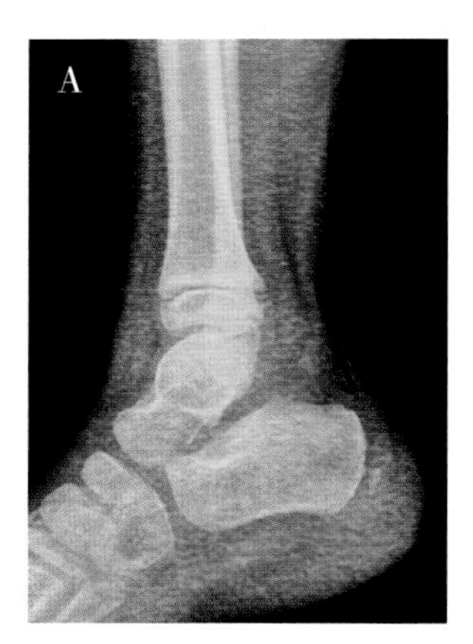

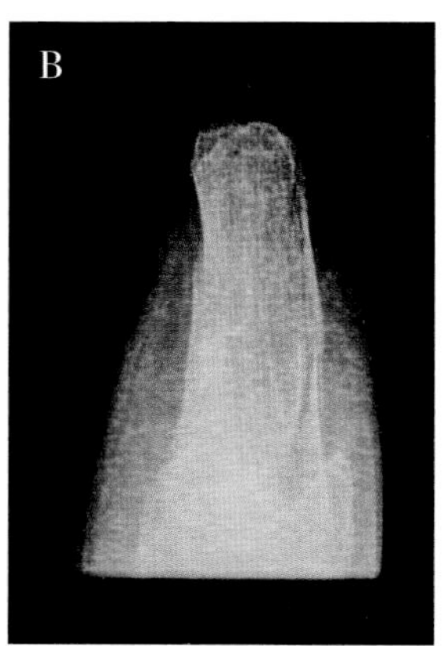

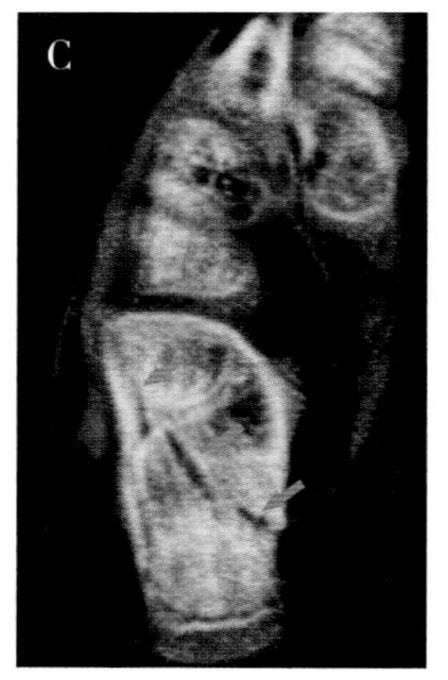

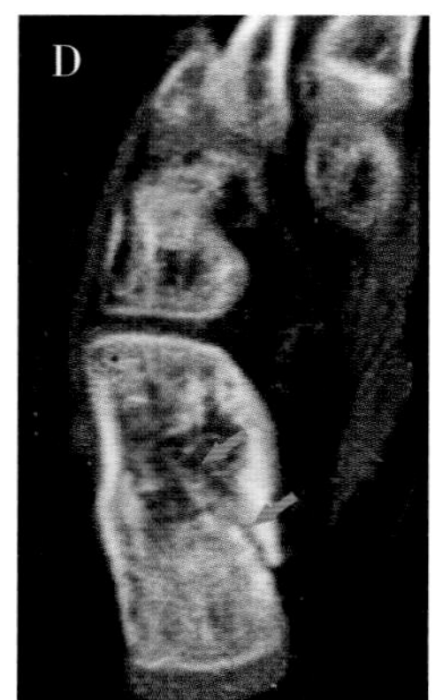

图 10-51　跟骨骨折

足侧位 X 线片显示跟骨正常（A），足轴位 X 线片疑有跟骨骨折（B），但未显示骨折线，而 CT 轴位扫描却可清楚地显示骨折线（C、D）。

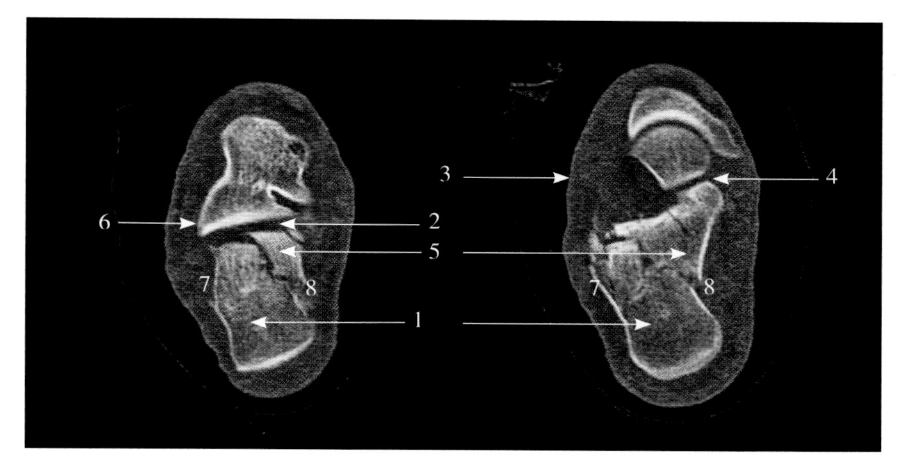

1. 跟骨结节；2. 跟骨后关节面；3. 跗骨窦；4. 跟骨中关节面；5. 载距突；6. 距骨外侧突；7. 跟骨外侧皮质；8. 跟骨内侧皮质。

图 10–52　足部 CT 冠状位扫描显示跟骨关节内骨折（Sanders Ⅱ型 B 骨折）

①后关节面有数处阶梯改变；②跟骨结节也与跟骨体分离并有内翻移位；③载距突虽有骨折，却没有与距骨中关节面分离；④外侧皮质保持完整，而内侧皮质因骨折而失去连续性。

三、治疗与预后

跟骨骨折的治疗目标是恢复跟骨形态和解剖轴线，实现距下关节的匹配和稳定，消除穿鞋受限问题和腓骨肌腱炎等并发症。

儿童跟骨骨折没有移位或轻度移位，采取石膏固定 4～6 周通常能够获得满意的预后[8,20]。然而，儿童跟骨关节内骨折和有明显移位骨折的治疗，在学者之间尚未形成共识，推测与下述两个因素有关：首先，某些学者基于早期研究，提出儿童跟骨软骨成分较多和由其产生的较大弹性，能够分散部分能量而不产生明显的骨折移位，而骨骼继续生长可产生较强的塑形能力，特别是＜ 10 岁儿童即使有后关节面塌陷，距骨继续生长能够补偿塌陷的 Böhler 角，终将产生相对匹配的距下关节，保留相对正常的后足功能，因此，他们主张非手术治疗儿童跟骨骨折[26,27]；其次，儿童严重移位的跟骨骨折相当少见，文献中只有数篇切开复位和内固定治疗儿童跟骨骨折的论著，他们所选择的病例相当于成人没有严重移位的跟骨骨折[4,27]。

Suguru[1] 报道 18 例（20 足）儿童跟骨骨折，年龄平均 8.2 年（1～14 岁）。依照 Schmidt 和 Weiner 分类，12 足为关节外骨折（Ⅰ型 5 足，Ⅱ型 1 足，Ⅲ型 6 足）和 8 足关节内骨折（Ⅳ型 3 足，Ⅴ型 5 足）。除了 1 例 1 足跟骨结节撕脱性骨折（Ⅱ A 型）和 1 例双侧跟骨关节内骨折（左足：Ⅴ A 型，右足：Ⅴ B 型）切开复位和内固定治疗，另 16 例（17 足）采取石膏固定 2～3 周。虽然没有提及治疗后随访时间，但声称踝关节和距下关节活动正常，患足也没有疼痛和遗留畸形。

Brunet[26] 曾描述非手术治疗 17 例（19 足）儿童跟骨有移位骨折治疗的远期结果，平均随访时间 16.8 年（13.2～22.7 年）。患者年龄平均 6.2 岁（1.6～13.0 岁）。根据侧位或轴位 X 线骨折线的宽度，分别定义为轻度移位（骨折间隙 1～2 mm）、中度移位（骨折间隙 3～4 mm、Böhler 角比对侧减少 7°）和严重移位（骨折间隙＞ 5 mm、Böhler 角比对侧减少 8°）3 种类型。5 足关节外骨折为轻度移位，14 足关节内骨折中 6 足有严重移位、2 足中度移位和 6 足有轻度移位；14 足关节内骨折又分为舌形骨折 2 足，后关节面塌陷骨折 2 足，累及载距突 1 足，粉碎性骨折 6 足，轻度或无移位骨折 3 足。合并骨折包括同侧足部多处骨折 3 足，距骨颈骨折 2

足，合并跗跖关节骨折-半脱位 2 足，外侧楔骨骨折 1 足。无论骨折移位严重程度，既未切开复位也没有进行闭合复位操作，只是采取石膏固定 4～6 周。结果评价标准包括足部疼痛评分（1～5 分），功能评价方法（工作和体育活动的限制），美国足踝外科协会（AOFAS）后足评分标准（满分 100 分）和 X 线检查，后者包括摄取负重时轴向位、内侧或外侧斜位 X 线片，观察距下关节中间和后方关节面。结果显示多数没有不适的主诉，4 例在气压变化时出现轻度足部肌力痉挛和疼痛，2 例对寒冷天气敏感，2 例后足有轻度疼痛，2 例后足活动范围减少；临床检查发现距下关节活动范围轻度减少，但患者并无工作或体育活动受限的感受，在凹凸不平路面行走，也没有不适的症状，但有中 2 例女性不能穿着高跟鞋。美国足踝外科协会后足评分平均为 96.2 分（60～100 分）。X 线检查却发现后足有多种异常，4 例 Böhler 角减少 10° ～30°，跟骨增宽 7 mm，并有距下关节后关节面中度至严重的关节炎，1 例出现跟骰关节炎，但无 1 例需要实施重建性手术治疗。

Petit[2] 详尽描述 14 例儿童跟骨关节内骨折移位＞ 2 mm，对 13 例实施切开复位和内固定，手术时年龄平均 11.7 岁（8～16 岁），术后随访 5.6 年（0.9～10.8 年）。依照 Essex-Lopresti 分类，7 例舌形骨折和 7 例后关节面塌陷性骨折；依照 Sanders 分类，9 例Ⅱ型骨折、5 例Ⅲ性骨折。术前（13 例）Böhler 角平均为 11.8°，术后 Böhler 角平均为 28.4°。AOFAS 后足评分平均为 68 分。12 例足部没有疼痛，1 例偶有轻度疼痛，1 例出现日间疼痛。鉴于文献中并没有支持儿童创伤后距下关节不匹配能够完全塑形的原始论著，Petit 强调儿童跟骨关节内粉碎性骨折，尽可能实现解剖复位，预期将产生更好的远期结果。

为了避免切开复位与内固定可能发生感染、切口裂开及切口皮肤坏死等并发症，某些学者选择闭合复位和经皮尚茨针固定，治疗跟骨关节内有移位骨折，也获得预期的治疗结果。Feng[28] 选择闭合复位和经皮螺钉固定，治疗 14 例儿童跟骨关节内进骨折，包括 6 例舌形骨折和 8 例后关节面塌陷骨折。手术时年龄平均 11.8 岁（6～16 岁），术后平均随访时间 3.6 年（1～6 年）。术前 Böhler 角平均 8°（-5° ～18°），术后 Böhler 角平均 30.79°（26° ～40°）；AOFAS 后足评分平均 65.7 分（52～68 分）。术后没有出现切口和感染并发症，该作者认为闭合复位和经皮螺钉固定治疗儿童跟骨关节内骨折，通常能够获得满意的结果。

Arora[29] 实施闭合复位和经皮克氏针固定，治疗 19 例（23 足）跟骨关节内骨折并有明显移位，手术时年龄平均 29.5 岁（17～46 岁），手术与骨折间隔时间 7 天（2～12 天）；术后平均随访时间 2.7 年（2.2～3 年）。依照 Essex-Lopresti 分类，18 例（78.26%）后关节面塌陷骨折，5 例（21.74%）舌形骨折；依照 Sanders 分类，Ⅱ型骨折 2 例（8.7%），Ⅲ型骨折 13 例（56.5%），Ⅳ型骨折 8 例（34.8%）；X 线检查证明于术后平均 8.7 周（7 ～11 周）现实骨折愈合。AOFAS 后足评分平均为 85.1 分（75～94 分）。术后没有出现针道感染、腓肠神经功能异常并发症，也没有再次手术治疗的病例；17 例（86.6%）在术后 2.3 年重返原来的工作；术前 Böhler 角平均为 3.04°，术后增加至 18.9°。基于自身经验和文献资料，该作者认为闭合复位和经皮尚茨针固定，是治疗跟骨关节内并有移位骨折的良好技术，特别适用于合并严重软组织损伤或伴有其他疾病的跟骨骨折，具有避免切开复位可能发生感染、切口裂开及切口皮肤坏死等并发症。

1.切开复位与钢板固定

【手术适应证】

跟骨关节内骨折，即关节面塌陷性骨折，其后关节面阶梯样移位＞ 2 mm；软组织肿胀或皮肤水疱完全消退[3,20]。

【手术操作】

将患儿置于仰卧位。于膝关节上方捆扎充气止血带后，常规进行手术野皮肤准备。

①切口与显露：采取跗骨窦直行切口，起始于外踝尖端前方，向第四趾方向延长约 4 cm。切开皮肤及深筋膜后，首先从跟骨背侧钝性分离趾短伸肌，并将其翻向远端；继之，切开腓骨肌腱腱鞘，将腓骨肌腱向足底牵拉，便可显露距下关节囊。

②骨折复位与内固定：切开距下关节外侧关节囊，能够直视距骨后外侧、跟骨后外侧骨折节段，以及距下关节凹陷。将骨膜剥离器插入跟骨骨折节段下方，以距骨下方后关节面为导向，将骨折节段推向后上方，可使骨折解剖复位，进而恢复距下关节匹配和恢复 Böhler 角（图 10-53）。此时，使用 2 根克氏针暂时固定骨折两端。经过 X 线侧位和斜位透视，证实已获解剖复位，Böhler 角也获得满意的恢复，则可选择 Y 形跟骨外侧钢板或支撑钢板（buttress plate）固定。如果后关节面下方产生较大骨缺损，可采取自体骨骼或异体骨移植，有助于促进愈合和防止关节面塌陷。最后，将腓骨肌腱复位，但不必缝合腱鞘。常规缝合深筋膜和切口皮肤[3,29-31]。

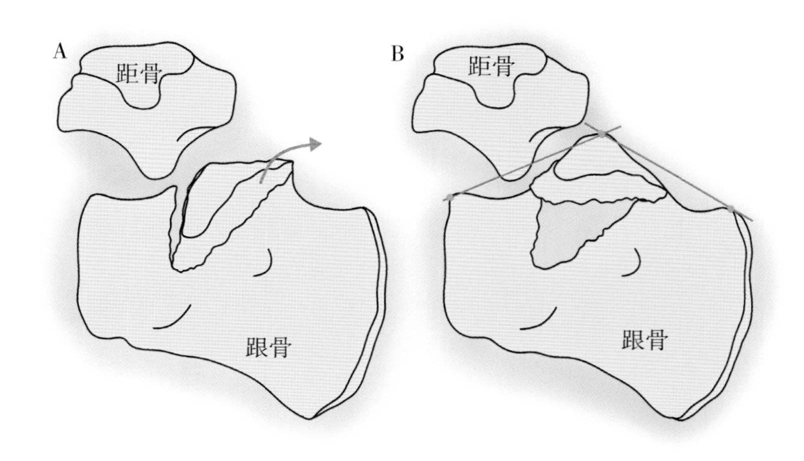

图 10-53　跟骨关节内凹陷骨折复位方法示意图

其后关节面向足底倾斜，导致后关节面出现阶梯样移位和距下关节失匹配（A）。以距骨下方后关节面为导向，将骨折节段向后上方推拉，实现骨折解剖复位（B），进而恢复距下关节的匹配和恢复 Böhler 角，但在骨折段下方产生骨缺损。

【术后处理】

术后用石膏后托固定，保持踝关节处于中立位。术后 3 周解除石膏固定，开始进行踝关节伸屈功能活动和距下关节内翻和外翻活动，但必须避免负重。当 X 线检查证实骨折愈合，方可负重和行走，通常在术后 8 周实现骨折完全愈合[30]。

2. 闭合复位和经皮尚茨针固定

【手术适应证】

跟骨关节内骨折，即关节内舌形骨折（Schmidt 和 Weiner Ⅴ A 型）或后关节面塌陷性骨折（Schmidt 和 Weiner Ⅴ B 型骨折），其后关节面阶梯样移位＞ 2 mm；软组织肿胀或皮肤水疱完全消退[28,29]。

【手术操作】

将患儿置于仰卧位。于膝关节上方捆扎充气止血带后，常规进行手术野皮肤准备。

①跟骨结节牵引：从跟骨外侧经皮置入直径 4.5 mm 的尚茨针穿透跟骨结节内下方的内侧骨皮质；继之，将尚茨针与牵引弓连接，作为实施跟骨纵向牵引的辅助工具。

②经皮尚茨针撬拨与内固定：如果是舌形骨折，从跟骨结节后上方作一穿刺样皮肤切口。在 X 线透视监视下，将直径为 4.5 mm 的螺纹尚茨针插入舌形骨折段内作为撬拨复位的杠杆（图 10–54）。在实施跟骨纵向牵引的同时，术者一手拇指放置在距骨外侧突下方作为支点，将尚茨针尾端推向足底方向，然后把尚茨针尾端向足底加压促使骨折段向背侧移位，进而实现骨折复位；继之，将尚茨针插入骨折近端作为内固定，另用直径为 4.5 mm 的螺纹尚茨针，从跟骨结节外下方经皮插入，经跟骨内上方穿过骨折线，终止于载距突。

如果为后关节面塌陷性骨折，首先由助手进行跟骨结节纵向牵引，术者用其手掌从跟骨外侧和内侧实施挤压，重点挤压跟骨外侧皮质，以缩减跟骨宽度，防止跟骨外侧皮质与腓骨肌腱发生碰撞；继之，在 X 线透视监视下，将 4.5 mm 的尚茨针从跟骨结节后上方插入后关节面的骨折段内，作为向后上方撬拨骨折段和复位的杠杆（图 10–55）；继之，将第 3 根尚茨针从足底外侧经皮插入后关节面前方骨折段内，将其推向内上方，进而实现骨折复位。然后，使用多根克氏针暂时固定。经过侧位和斜位 X 线透视，证明获得满意的复位后，分别从跟骨外侧皮质向载距突置入 2 根螺钉，以保持后关节面的稳定；第 3 根螺钉从跟骨结节外下方向置入载距突，另从跟骨结节外上方向跟骰关节方向置入 1 根螺钉，实现交叉固定，防止后关节面塌陷[28, 29, 31]。

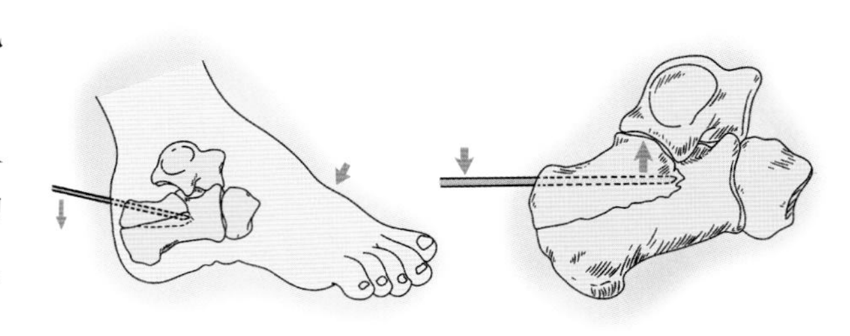

A. 将尚茨针斯氏钉插入舌形骨折块内　B. 把尚茨针尾端向足底加压促使骨折段向背侧移位，最后将斯氏钉插入骨折远端作为内固定

图 10–54　Essex-Lopresti 复位技术操作示意图

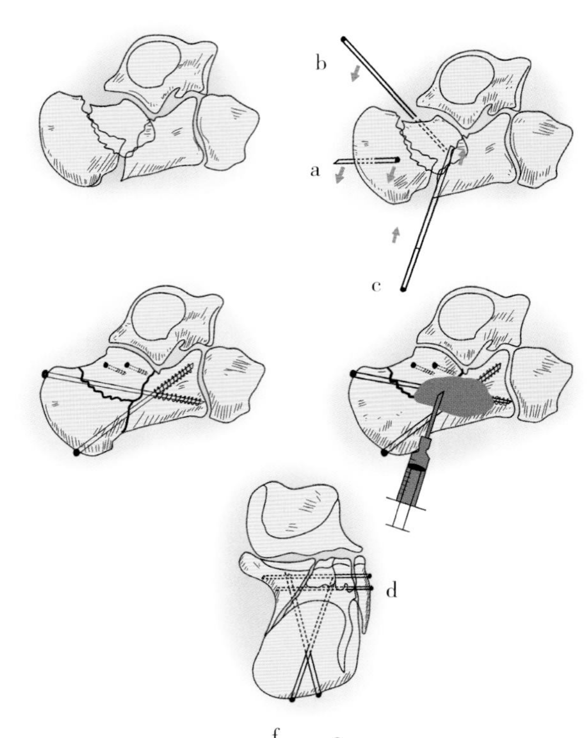

a. 将 4.5 mm 的尚茨针横向置入跟骨结节实施跟骨纵向牵引，以恢复跟骨高度和长度；b. 另用 1 根 4.5 mm 的尚茨针，从跟骨结节后上方插入后关节面的骨折段内，作为抬高骨折段的杠杆；c. 将第 3 根尚茨针从足底外侧经皮插入后关节面前方骨折段内，将其推向内上方，进而实现骨折复位；d. 从跟骨外侧皮质向载距突置入 2 根螺钉，以稳定后关节面；e. 从跟骨结节外下方向载距突置入 1 根螺钉；f. 再从跟骨结节外上方向跟骰关节方向置入 1 根螺钉。

图 10–55　跟骨后关节面塌陷性骨折的复位操作技术示意图

【术后处理】

术后用小腿石膏固定 3 周。拆除石膏后，开始踝关节伸屈功能活动，允许非负重下床活动，但在术后 3 个月内禁止负重行走。在术后 8 周可考虑拔出内固定[31]。

跟骨前突骨折

儿童跟骨前突骨折非常少见，临床容易延误或遗漏诊断。Degan[32]报道 25 例跟骨前突骨折，包括 3 例年龄介于 13～17 岁。其中 9 例初期诊断为踝关节扭伤，4 例延迟诊断时间平均 15.5 个月。Renfrew[33]报道 5 例跟骨前突骨折，只有 1 例为 10 岁儿童。Taketomi[34]描述 1 例 14 岁儿童参加篮球运动，发生跟骨前突应力性骨折。

跟骨前突骨折可能有两种损伤机制：足部遭受内翻–内收应力，因为止于跟骨前突分歧韧带的牵拉，产生跟骨前突撕脱性骨折；足背伸–外翻应力作用，可引发跟骨前突压力型骨折[32,35]。

临床上以外踝前方、足背外侧疼痛、肿胀和瘀斑为特征。常规正位和侧位 X 线检查，能够显示跟骨前突骨折（图 10–56）[34,36]。Degan[32]将其分为 3 种类型：Ⅰ型为跟骨前突尖端骨折，通常没有移位；Ⅱ型为跟骨前突关节外骨折，并有明显的移位；Ⅲ型骨折线累及跟骨前方关节面（图 10–57），骨折块较大并有明显移位。

当患者踝部扭伤后出现足背外侧持续性疼痛及肿胀，而常规 X 线检查没有发现骨折时，CT 扫描则能做出肯定或否定的诊断（图 10–58）[34]。

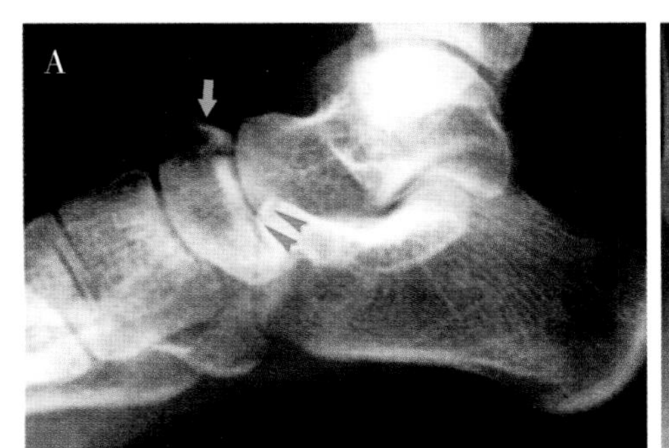

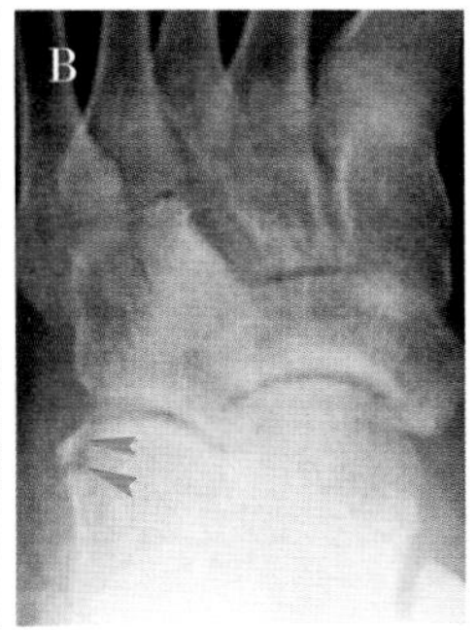

图 10–56　跟骨前突骨折

在足侧位（A）和正位 X 线片（B），可见跟骨外侧突骨折，还合并舟骨背侧撕脱性骨折。

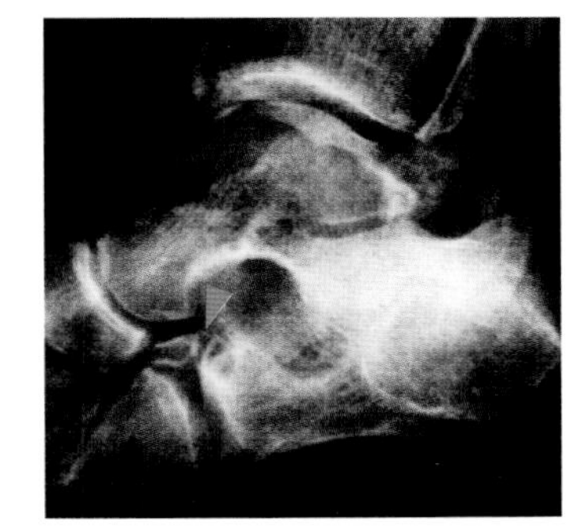

图 10–57　Ⅲ型跟骨前突骨折

累及跟骨前方关节面。

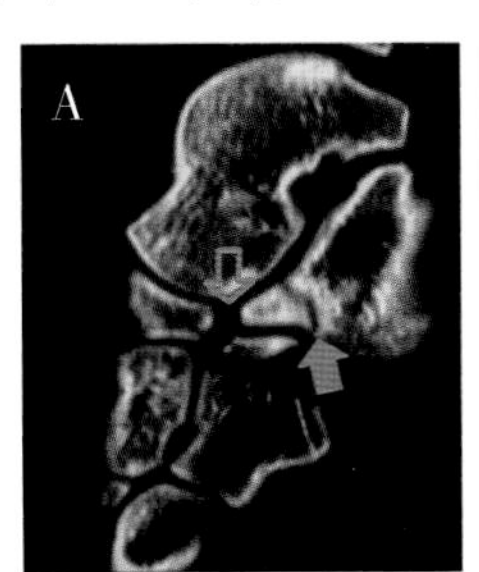

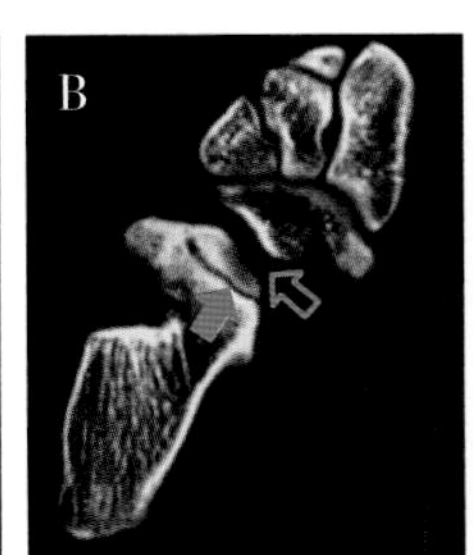

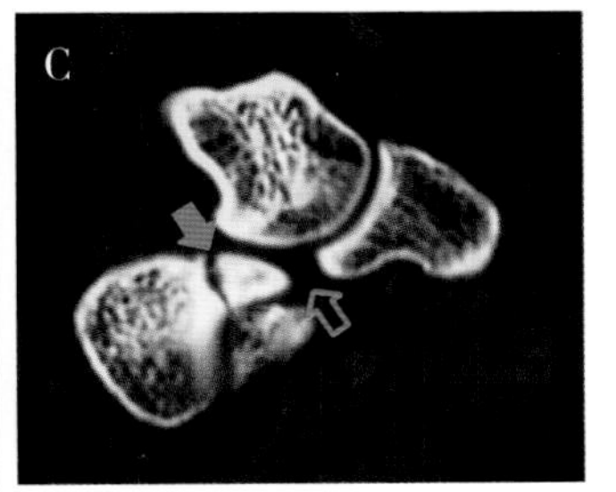

图 10–58　CT 扫描明确跟骨前突骨折

矢状位（A）、轴向位（B）和冠状位（C）显示跟骨前突骨折（红色箭头），但跟骨与舟骨间隙正常（红色空心箭头），可除外跟骨与舟骨连接。

治疗方法包括石膏固定、切开复位和骨折片切除。应该根据骨折移位程度、骨折块大小选择治疗方法。如果是无移位骨折，采取小腿石膏固定 4～6 周[35]；当跟骨前突骨折块较大，或者累及关节面，则需要切开复位和螺钉固定；非手术治疗没有愈合的撕脱性骨折，持续性疼痛和肿胀＞ 12 个月，则可视为骨折片切除的适应证，通常能够消除疼痛，也不影响跟骰关节的稳定[32,34,36]。Degan[32] 曾对 7 例骨折不愈合并有疼痛者采取骨折片切除，2 例术后仍有足背疼痛和肿胀。Halm[36] 采取手术切除骨折片，治疗 6 例成人跟骨前突骨折不愈合，手术时平均年龄为 37 岁，术后随访平均随访时间为 6 个月，4 例症状完全消失，另 2 例在疲劳时仍有足背疼痛。

跟骨骨突骨折

儿童跟骨是唯一有两个骨化中心的足部跗骨，即初级和次级骨化中心，其次级骨化中心位于跟骨近端，其解剖位置相似于儿童跖骨，被命名为跟骨骨突（calcaneal apophysis）。跟骨骨突通常在 6～8 岁开始骨化，在 14～16 岁与跟骨后缘相融合[10]。

儿童跟骨骨突骨折相当少见，Walling[37] 报道 11 例（12 足）跟骨骨突骨折，年龄介于 3～17 岁。Cole[38] 描述 4 例男性儿童跟骨骨突骨折，年龄介于 12～14 岁。前述两组是文献中病例数量相对较多的原始论著。

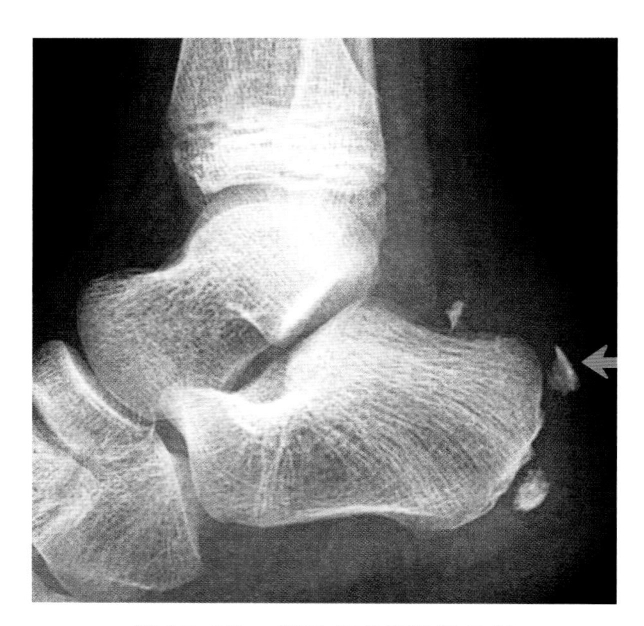

图 10-59　跟骨骨突撕脱性骨折

体操、跳水和棒球运动，是青春期儿童发生跟骨骨突骨折的主要原因。交通事故时，跟骨骨突遭受直接撞击，也可引发跟骨骨突骨折。高处下跳着地时，小腿三头肌瞬时剧烈收缩，是引发跟腱深面撕脱性骨折的主要机制，骨折块多为三角形[38-41]。

临床上以跟骨后方疼痛、肿胀、局部皮肤下肿块，以及足背伸活动加剧疼痛为特征。虽然多有急性创伤的病史，但慢性骨突滑脱者，可能没有确定的创伤病史。常规侧位 X 线检查，能够显示跟骨前突骨折和移位程度（图 10-59）。Walling[37] 借鉴 Salter 关于长管状骨骨骺骨折的分类方法，将跟骨骨突骨折分为 4 种类型（图 10-60）：Ⅰ型，骨突向近端或侧方滑脱；Ⅱ型，相当于长管状骨Ⅱ型骨骺骨折，骨突带有跟骨骨片；Ⅲ型，部分骨突骨折，见于慢性骨突滑脱（图 10-61）；Ⅳ型，横向劈裂骨折，骨折线向距下关节延伸（图 10-62）。

石膏固定适用于骨折没有明显的移位者，通常采取下肢石膏固定，保持膝关节屈曲 30° 和踝关节跖屈 45°。3 周后更换小腿石膏固定 4 周，保持踝关节跖屈 20°[38]。

跟骨骨突骨折并有明显移位，则需要切开复位和内固定[40-42]。Imai[40] 选择切开复位与可吸收聚乳酸螺钉（bioabsorbable poly-L-lactic acid pins）固定，治疗 1 例 9 岁女性儿童跟骨骨突骨折。术后用长腿石膏固定 6 周，保持踝关节轻度跖屈。术后 3 个月恢复体操运动。

Jung[41] 选择足后侧入路，用可吸收缝线将骨折块与跟骨体固定，治疗 2 例青春期儿童跟

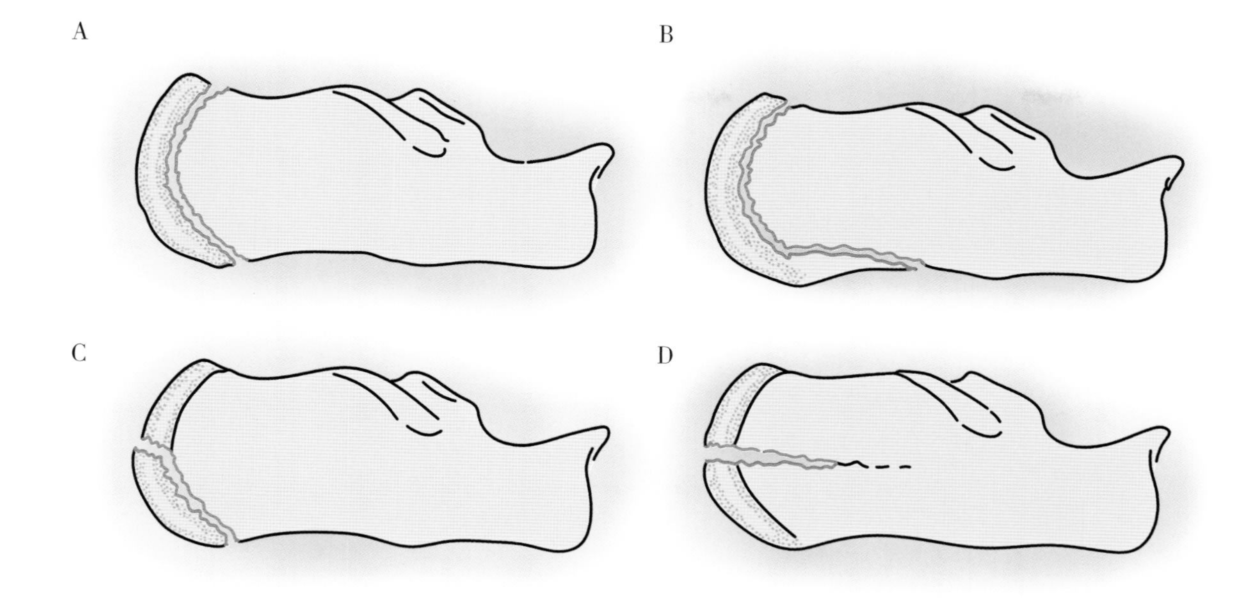

图 10-60　跟骨骨突骨折分类示意图

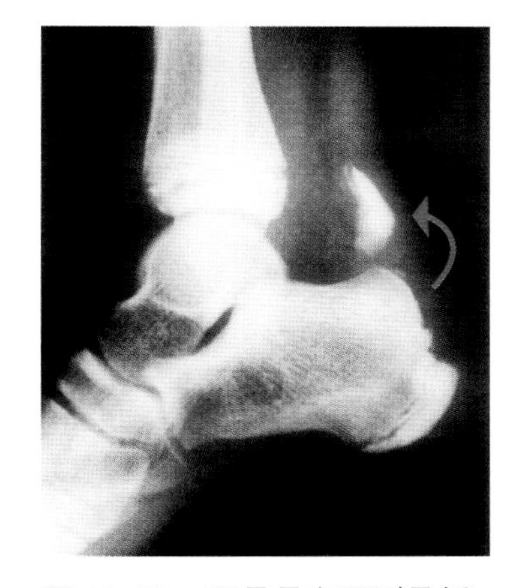

图 10-61　跟骨骨突Ⅲ型骨折

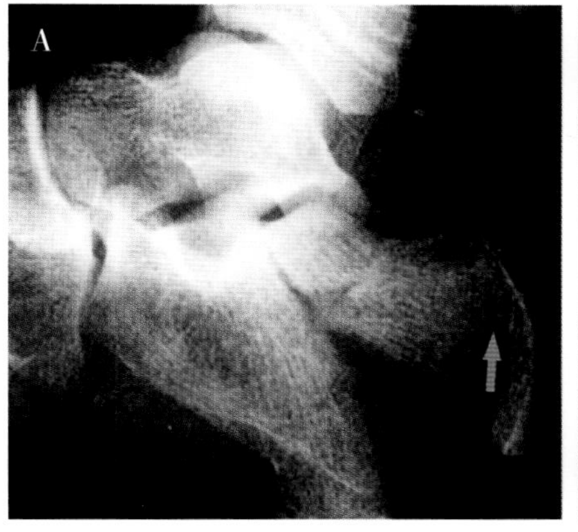

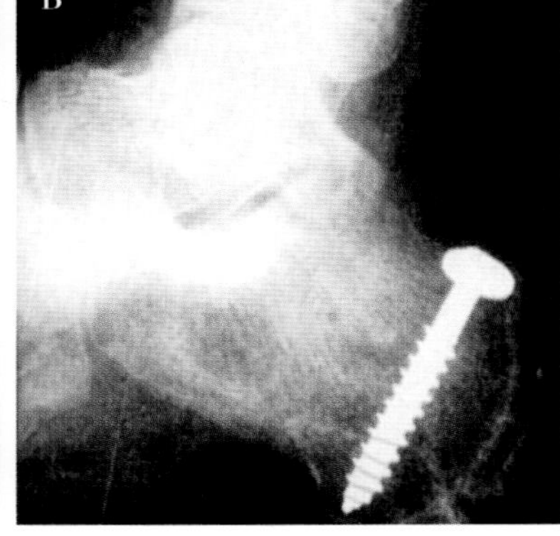

图 10-62　跟骨骨突Ⅳ型骨折
术前（A）显示骨折向近端移位，术后（B）获得解剖复位。

骨骨突撕脱性骨折。术后用下肢石膏和小腿石膏各固定 4 周，术后 12 周开始负重行走。术后分别随访 2 年和 4 年，2 例儿童踝关节伸屈活动正常，并恢复至骨折前的运动水平。

Bombaci[43] 选择切开复位和克氏针及张力带钢丝固定，治疗 1 例 9 岁儿童跟骨骨突骨折。术后出现距下关节不稳定，术后 7 个月仍有距下关节疼痛和肿胀，X 线片显示距下关节间隙增宽，距骨与跟骨后关节面失去匹配。术后 1 年 3 个月再次手术，发现跟腱部分松弛，距下关节内有瘢痕组织和碎骨片。切除瘢痕组织和碎骨片，用克氏针固定距下关节。术后用石膏固定 8 周。第 2 次手术后 4 年 3 个月随访时，发现患足长度比正常侧短缩 2 cm，X 线检查显示跟骨高度增加，跟骨后关节面不规则。该作者认为，忽视跟骨骨突骨折合并距下关节韧带损伤的治疗，是导致距下关节不稳定的主要因素。

参考文献

[1] SUGURU I, NORIO U, EIICHI H, et al. Calcaneal fractures in children [J]. J Pediatr Orthop, 1998, 18 (4): 469-474.

[2] PETIT C J, LEE B M, KASSER J R, et al. Operative treatment of intraarticular calcanealfractures in the pediatric population [J]. J Pediatr Orthop, 2007, 27 (8): 856-862.

[3] PICKLE A, BENAROCH T E, GUY P, et al. Clinical outcome of pediatric calcaneal fractures treated with open reduction and internal fixation [J]. J Pediatr Orthop, 2004, 24 (2): 178-180.

[4] SCHMIDT T, WEINER D. Calcaneal fractures in children: an evaluation of the nature of the injury in 56 children [J]. Clin Orthop, 1982 (171): 150-155.

[5] WILEY J J, PROFITT A. Fractures of the os calcis in children [J]. Clin Orthop, 1984 (188): 131-138.

[6] BRUNET J A. Calcaneal fractures in children: long-term results of treatment [J]. J Bone Joint Surg Br, 2000, 82 (2) : 211-216.

[7] SUMMERS H, KRAMER P A, BENIRSCHKE S K. Pediatric calcaneal fractures [J]. Orthopedic Reviews, 2009, 1 (1): e9 : 30-33.

[8] 赵海涛，苏艳玲，陈伟，等 . 2003 年至 2012 年河北医科大学第三医院儿童跟骨骨折的流行病学研究 [J]. 中华创伤骨科杂志 , 2015, 17 (1): 977-981.

[9] ROSSI I, ROSENBERG Z, ZEMBER J. Normal skeletal development and imaging pitfalls of the calcaneal apophysis: MRI features [J]. Skeletal Radiol, 2016, 45 (4): 483-493.

[10] LAOR T, JARAMILLO D. MR imaging insights into skeletal maturation: what is normal? [J].Radiology, 2009, 250 (1): 28-38.

[11] BADILLO K, PACHECO J A, PADUA S O, et al.Multidetector CT evaluation of calcaneal fractures [J]. Radio Graphics, 2011, 31 (1): 81-92.

[12] BENIRSCHKE S K, SANGEORZAN B J. Extensive intraarticular fractures of the foot: surgical management of calcaneal fractures [J]. Clin Orthop, 1993 (292): 128-134.

[13] ISHIKAWA S N. Conditions of the calcaneus in skeletally immature patients [J]. Foot Ankle Clin N Am, 2005, 10 (3): 503-513.

[14] PETROVER D, SCHWEITZER M E, LAREDO J D. Anterior process calcaneal fractures: a systematic evaluation of associated conditions [J]. Skeletal Radiol, 2007, 36 (7): 627-632.

[15] POULIQUEN J C, DURANTHON L D, GLORION C, et al. The too-long anterior process calcaneus: a report of 39 cases in 25 children and adolescents [J]. J Pediatr Orthop, 1998, 18 (3): 333-336.

[16] ESSEX-LOPRESTI P. The mechanism, reduction technique, and results in fractures of the os calcis [J]. Br J Surg, 1952, 39 (157): 395-419.

[17] CHAPMAN H G, GALWAY H R. Os calcis fractures in childhood [J]. J Bone Joint Surg, 1977, 59-B:510-512.

[18] SANDERS R. Intra-articular fractures of the calcaneus: present state ofthe art [J]. J Orthop Trauma, 1992, 6 (2): 252-265.

[19] SANDERS R, FORTIN P, DIPASQUALE T, et al. Operative treatment in 120 displaced intraarticular calcaneal fractures: results using a prognostic computed tomography scan classification [J]. Clin Orthop, 1993 (290): 87-95.

[20] AL-ASHHAB M E A. “ORIF” for displaced intra-articular calcaneal fractures in children [J]. Foot, 2015,

25(2): 84-88.

[21] FAROUG R, STIRLING P, ALI F. A novel technique for closed reduction and fixation of paediatric calcaneal fracture dislocation injuries [J]. Case Rep Orthop, 2013, 2013 : 928-938.

[22] RASMUSSEN F, SCHANTZ K. Radiologic aspects of calcaneal fracturesin childhood and adolescence [J]. Acta Radiol Diag, 1986, 27(5): 575-580.

[23] BOYLE M J, WALKER C G, CRAWFORD H A. The paediatric Böhler's angle and crucial angle of Gissane: a case series [J]. J Orthop Surg Res, 2011, 6 : 2.

[24] GUTERRES L W, RIBEIRO D A, RIBEIRO T A. An atypical calcaneal fracture in a child: a literature review concerning the treatment [J]. J Clin Med Res, 2015, 7(1): 52-55.

[25] GUERADO E, BERTRAND M L, CANO J R. Management of calcaneal fractures: what have we learnt over the years? [J]. Injury, 2012, 43(10): 1640-1650.

[26] BRUNET J A. Calcaneal fractures in children: long-term results of treatment [J]. J Bone Joint Surg Br, 2000, 82(2): 211-216.

[27] BUCKINGHAM R, JACKSON M, ATKINS R. Calcaneal fractures in adolescents: CT classification and results of operative treatment [J]. Injury, 2003, 34(6): 454-459.

[28] FENG Y, YU Y, SHUI X, et al. Closed reduction and percutaneous fixation of calcaneal fractures in children [J]. Orthopedics, 2016, 39(4): e744-e748.

[29] ARORA C, JAIN A K, DHAMMI I K. Outcome of percutaneous fixation of calcaneal fractures: a prospective analysis in an indian population [J]. J Foot Ankle Surg, 2019, 58(3): 502-507.

[30] ABDELGAWAD A A, KANLIC E. Minimally invasive (sinus tarsi) approach for open reductionand internal fixation of intra-articular calcaneus fractures in children: surgical technique and case report of two patients [J]. J Foot Ankle Surg, 2015, 54(1): 135-139.

[31] CHEN L, ZHANG G, HONG J, et al. Comparison of percutaneous screw fixation and calcium sulfate cement grafting versus open treatment of displaced intra(9)articular calcaneal fractures [J]. Foot Ankle Int, 2011, 32(10): 979-985.

[32] DEGAN T J, MORREY B F, BRAUN D P. Surgical excision for anterior-process fractures ofthe calcaneus [J]. J Bone Joint Surg Am, 1982, 64(4): 519-524.

[33] RENFREW D L, EL-KHOURY G Y. Anterior process fractures of the calcaneus [J]. Skeletal Radiol, 1985, 14(2): 121-125.

[34] TAKETOMI S, UCHIYAMA E, IWASO H. Stress fracture of the anterior process of the calcaneus: a case report [J]. Foot Ankle Spec, 2013, 6(5): 389-392.

[35] DRVARIC D M, SCHMITT E W. Irreducible fracture of the calcaneus in a child [J]. J Orthop Trauma, 1988, 2(2): 154-157.

[36] HALM J A, SCHEPERS T. Resection of small avulsion fractures of the anterior process of the calcaneus for refractory complaints [J]. Foot Ankle Surg, 2017, 56(1): 135-141.

[37] WALLING A K, GROGAN D P, CARTY C T, et al. Fractures of the calcaneal apophysis [J]. J Orthop Trauma, 1990, 4(3): 349-355.

[38] COLE R J, BROWN H P, STEIN R E, et al. Avulsion fracture of the tuberosity of the calcaneus in children: a report of four cases and review of the literature [J]. J Bone Joint Surg Am, 1995, 77(10): 1568-1571.

[39] BIRTWISTLE S J, JACOBS L. An avulsion fracture of the calcaneal apophysis in ayoung gymnast [J].

Injury, 1995, 26 (6): 409–410.

[40] IMAI Y, KITANO T, NAKAGAWA K, et al. Calcaneal apophyseal avulsion fracture [J]. Arch Orthop Trauma Surg, 2007, 127 (5): 331–333.

[41] JUNG S, CHO S, KIM M, et al. Calcaneal apophyseal fractures in young athletes: two case reports [J]. J Pediatr Orthop B, 2008, 17 (1): 11–14.

[42] LEE S M, HUH S W, CHUNG J W, et al. Avulsion fracture of the calcaneal tuberosity: classification and its characteristics [J]. Clin Orthop Surg, 2012, 4 (2): 134–138.

[43] BOMBACI H. Calcaneal apophyseal fracture followed by subtalar joint instabilityin a young female: a case report [J]. Foot Ankle Surg, 2018, 57 (2): 401–403.

第四节　舟骨骨折

儿童足部舟骨骨折相当罕见。迄今，文献中尚没有描述儿童足舟骨骨折的原始论著。Crawford[1]描述 175 例儿童足部骨折，9 例（5.1%）累及舟骨，直接损伤如重物压砸为主要原因。鉴于某些论著包括少数青春期儿童舟骨骨折，考虑儿童骨科医生有机会诊断和治疗舟骨骨折，本节将系统介绍足舟骨骨折的诊断与治疗相关知识和技术。

Sangeorzan[2]评价手术治疗足舟骨骨折的结果，总计 21 例足舟骨骨折，年龄平均 31 岁（12～55 岁）。孙海波[3]手术治疗 17 例足舟骨骨折合并骰骨骨折，平均年龄 40 岁（17～63 岁）。Cronier[4]报道 10 例足舟骨骨折，1 例为 17 岁青春期儿童发生 3 型舟骨骨折。Schmid[5]回顾性总结 50 例足舟骨骨折，非手术治疗 12 例舟骨背侧撕脱性骨折和舟骨结节骨折，切开复位和内固定治疗 32 例舟骨体骨折，其中 24 例获得 2 年以上随访。其中 4 例年龄介于 16～18 岁儿童骨折，平均年龄 33 岁（16～61 岁）。

一、损伤机制

低能量损伤，例如中足扭伤合并被迫跖屈或背伸，通常可产生舟骨背侧撕脱性骨折或舟骨结节骨折[5,6]。舟骨体骨折多因高能量轴向负荷引发的损伤，诸如交通事故、骑摩托车损伤、高处坠落，以及挤压性损伤[2-5]。

二、分类

Sangeorzan[2]于 1989 年将舟骨骨折分为舟骨背侧撕脱性骨折、舟骨结节骨折、应力性舟骨骨折和舟骨体部骨折 4 种类型。Sangeorzan 依照骨折线位置、前足移位程度，以及舟楔关节或距舟关节的稳定状态，将舟骨体部骨折分成 3 种类型（图 10-63）：Ⅰ型，骨折线位于冠状面，前足没有移位，舟楔关节和距舟关节仍然稳定；Ⅱ型，骨折线起始于舟骨背侧的外侧缘，向足底的内侧延伸，将舟骨分成 2 个部分，即舟骨背部内侧较大骨折块，舟骨跖侧面外侧却是较小骨折块，进而引发距舟关节半脱位，合并前足向内侧移位；Ⅲ型，舟骨中央或外侧部分粉碎性骨折，产生舟楔关节内侧关节囊及韧带断裂、跖骰关节损伤和前足向外侧移位。

Petrie[7]介绍一种新分类方法，将舟骨骨折分为 5 型，兼顾内侧柱和外侧柱骨折的诊断与处理（图 10-64）。

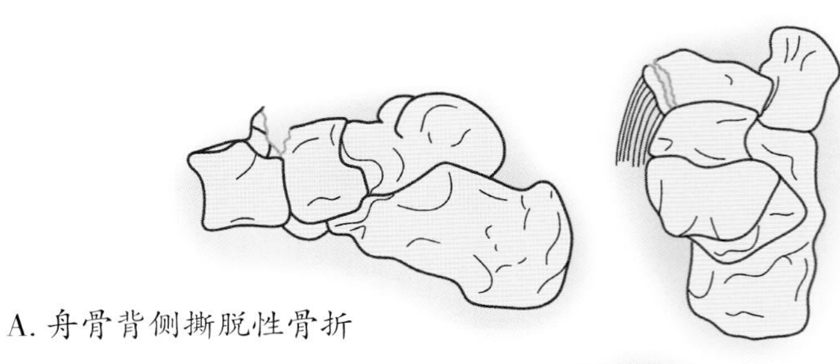

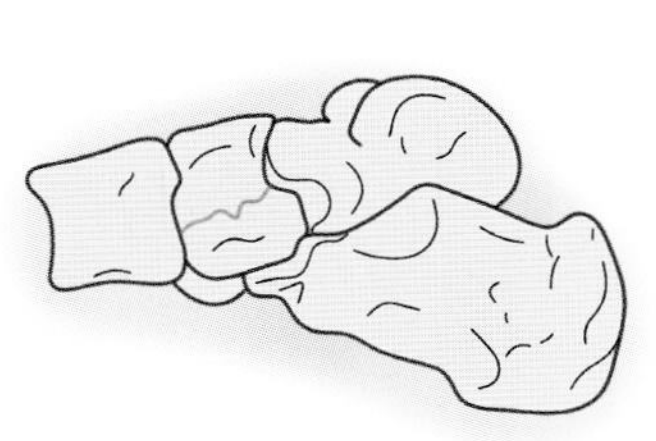

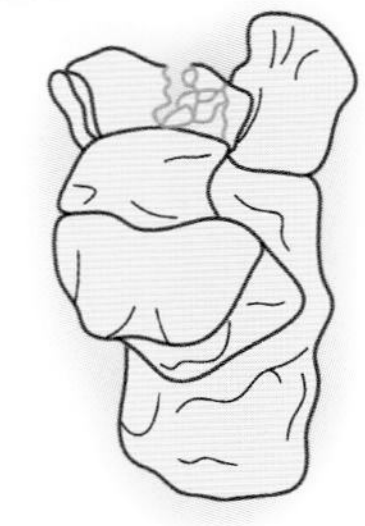

图 10-63　足舟骨骨折分类示意图

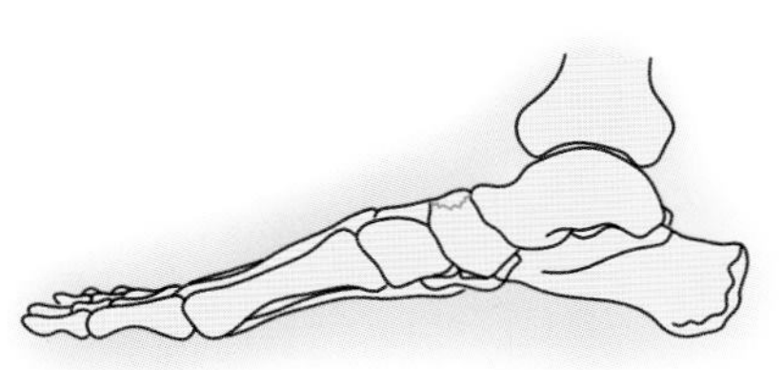

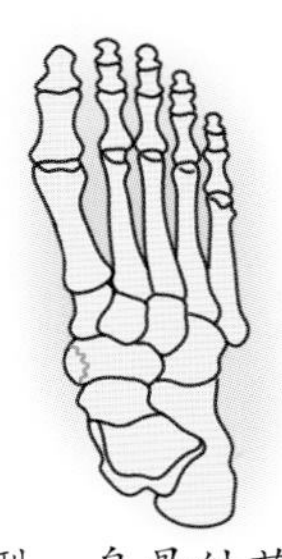

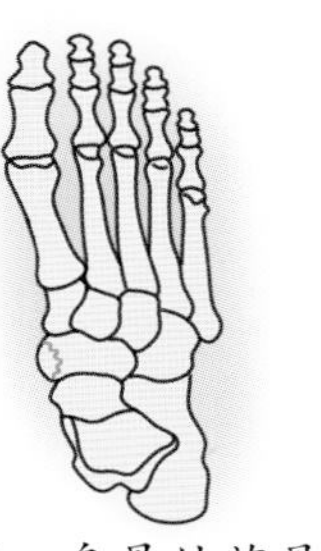

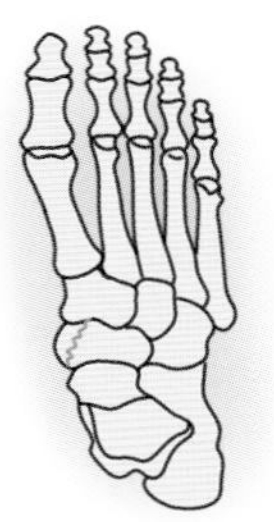

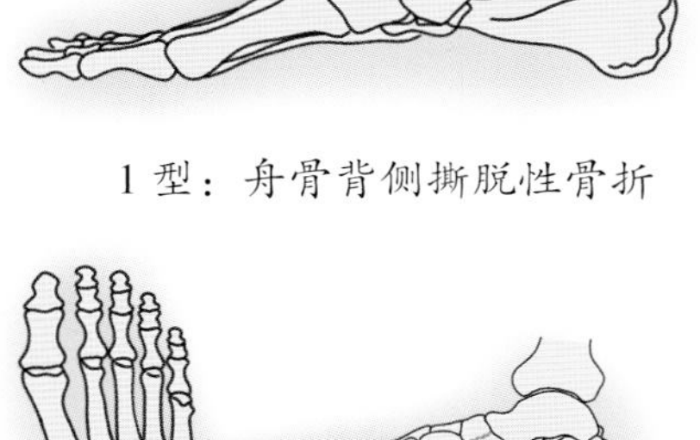

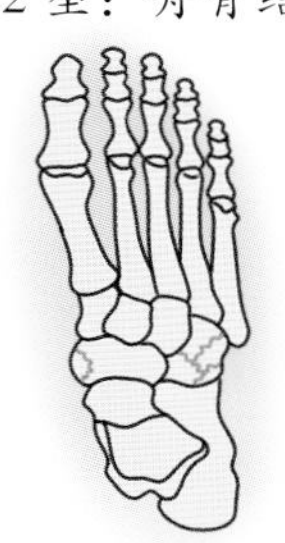

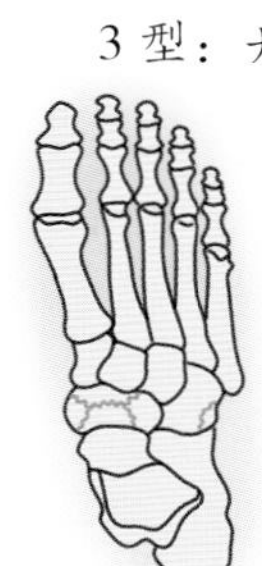

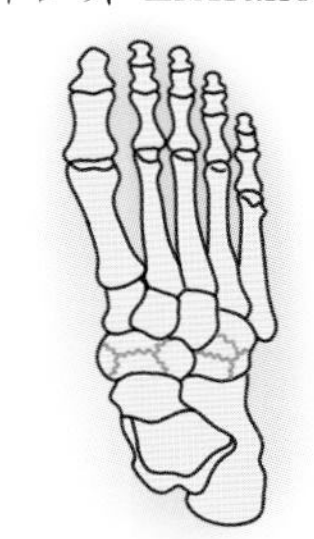

图 10-64　Petrie 关于足舟骨骨折分类方法示意图

三、临床特征

如果为舟骨撕脱性骨折或舟骨结节骨折，通常以足背内侧疼痛为主诉。患足虽能够负重行走，但足趾离开地面时疼痛加剧。舟骨体骨折则以足背及足内侧缘疼痛、肿胀和不能负重为主要临床特征[6,7]。舟骨体Ⅱ型和Ⅲ型骨折通常表现为前足内收或外展移位，舟骨背侧和内侧有骨性突起，甚至产生足背弥漫性软组织肿胀[8]。

四、影像学检查

常规摄取足部正位、侧位和斜位X线片，既能确定舟骨骨折及其类型，也有助于界定骨折移位程度，以及是否合并距舟关节和跟骰关节半脱位（图10-65～图10-67）[2,5]。CT扫描可提供三维图像，有助于确定骨折线的位置，关节面受累及其严重程度（图10-68）。每当常规X线检查不能分辨的粉碎性骨折或可能的合并损伤时，应该进行轴位和矢状位CT扫描，要求扫描层面＞25个，但层厚也不可＞1.5 mm[6]。

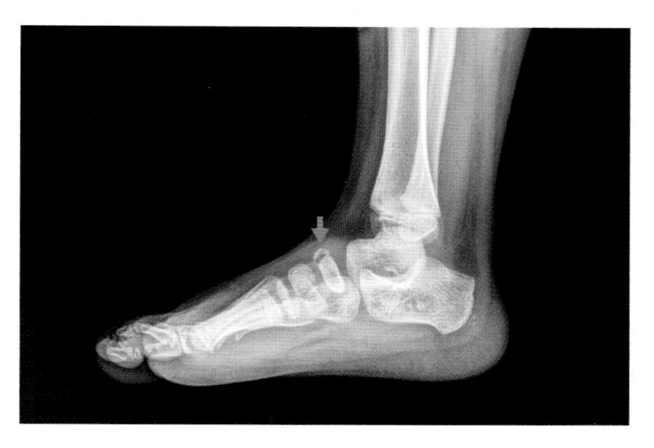

图10-65 足侧位X线片
显示舟骨体Ⅰ型骨折。

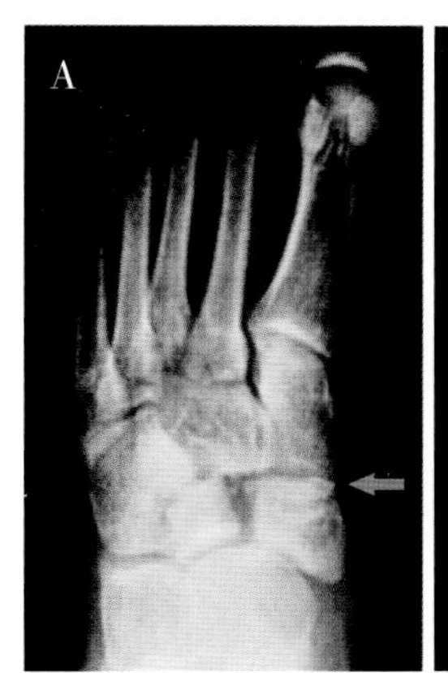

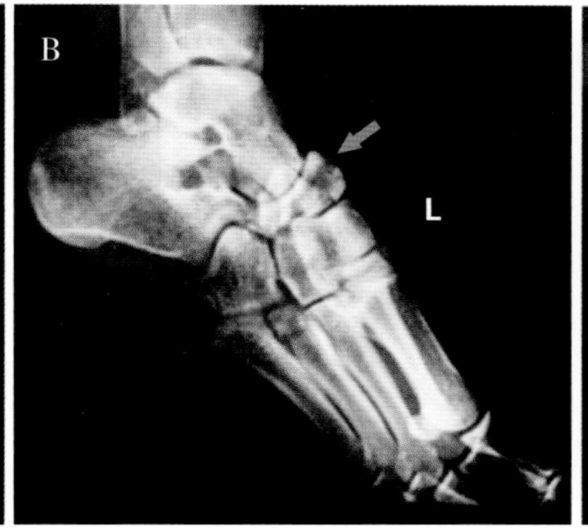

图10-66 足正位（A）和斜位（B）X线片
显示舟骨体Ⅱ型骨折，内侧骨折块向内侧和背侧移位。

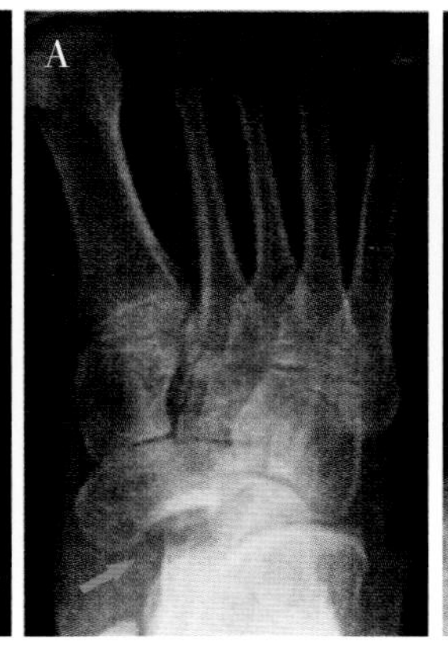

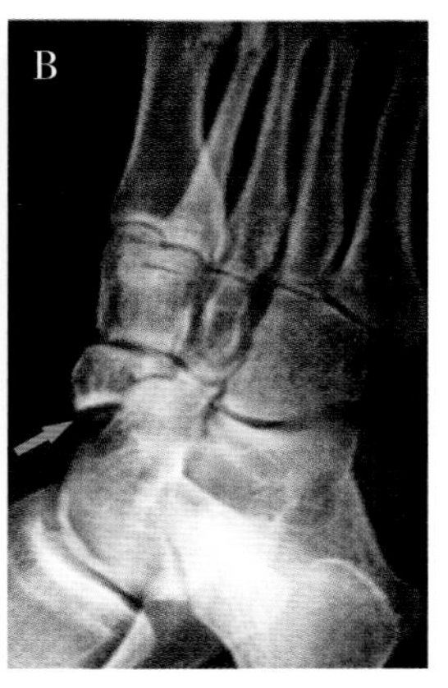

图10-67 足正位（A）和斜位（B）X线片
显示舟骨体Ⅱ型骨折，合并距舟关节内侧半脱位。

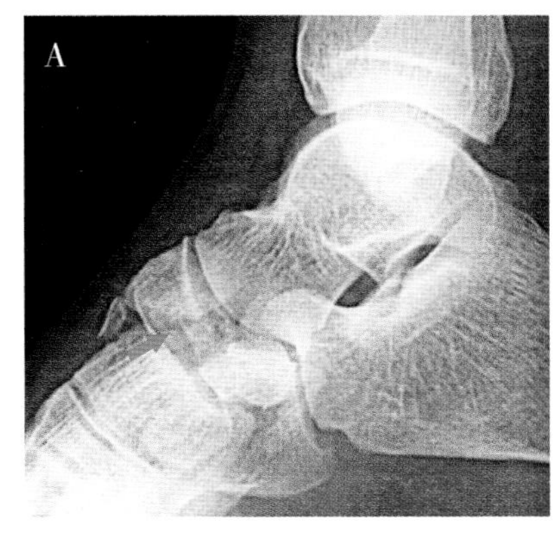

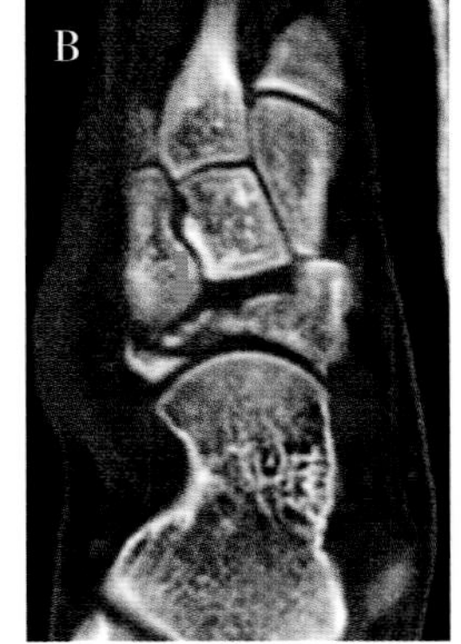

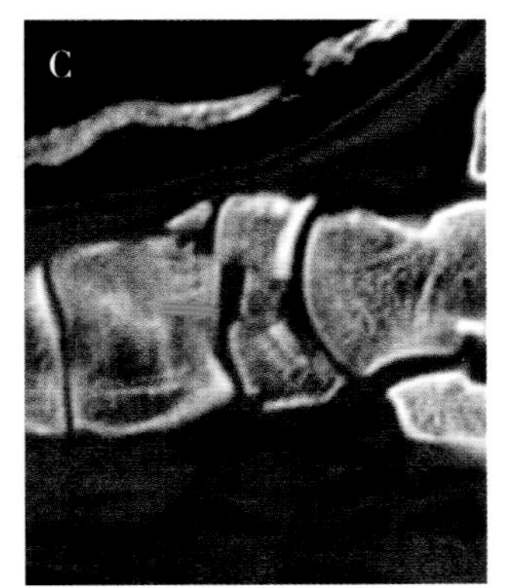

图10-68 舟骨骨折的X线及CT检查
足侧位X线片（A）显示舟骨体Ⅱ型骨折，但CT轴位（B）和矢状位（C）扫描却显示舟骨体粉碎性骨折，累及近端和远端关节面。

五、治疗与预后

舟骨背侧撕脱性骨折或舟骨结节骨折，因并不累及关节面，采取石膏固定 4～6 周，都能获得满意的结果[9]。舟骨体骨折并有明显移位，则需要手术治疗。

Sangeorzan[2]采取切开复位和内固定治疗舟骨骨折 21 例，男性与女性分别为 16 例和 5 例，手术时年龄平均 31 岁（12～55 岁）。其中 1 型 4 例，2 型 12 例，3 型 3 例，另 2 例不能做出分类。术后随访平均 3.7 年（1～8.8 年）。舟骨体骨折于术后 8.5 周获得愈合（5～16 周）。按照下述临床评价标准：优级，患足没有疼痛或剧烈活动时偶有疼痛，日常活动不受限制；良级，某些活动受到限制，或穿鞋受到限制，或者定期服用止痛药物；差级，日常活动出现足部疼痛，或者中足需要再次重建手术治疗。本组优级 14 例（67%）（1 型 4 例、2 型 9 例和 3 型 1 例），良级 4 例（19%）（1 型 2 例、2 型 2 例），3 例差级（14%）。可该作者认为距舟关节面恢复 60% 才能防止半脱位，在正位和侧位 X 线片证明关节面恢复 60%，可作为复位满意的标准。15 例结果满意（4 例 1 型、8 例 2 型、2 例 3 型和 1 例未分类者），14 例为优级，1 例为良级；6 例不满意者：3 例良级和 3 例差级；6 例发生舟骨坏死，密度增加并有或没有碎裂改变，其中 2 例为舟骨整体坏死，但只有 1 例出现舟骨塌陷，另 4 例为部分坏死：3 例良级和 1 例可级。该作者认为随访结果与骨折类型和手术技术存在相关性。

Schmid[5]采取切开复位和内固定治疗 32 例舟骨骨折，随访时间 ＞ 2 年者 24 例，男性和女性分别为 17 例和 7 例，年龄平均为 33 岁（16～61 岁）。依照 Sangeorzan 分类[2]，可分为Ⅰ型 1 例、Ⅱ型 21 例和Ⅲ型 2 例；依照 Petrie 新分类方法[7]，1 型 6 例，2 型 7 例，3 型 11 例。合并损伤包括距骨头内侧压缩性骨折，骰骨骨折，跟骨前突撕脱性骨折和楔骨骨折，另有 4 例合并同侧下肢骨折。评价标准分为主要标准和次要标准，前者：①视觉模拟足踝评分（Visual-Analogue-Scale Foot and Ankle score,VAS-FA）[10]；②美国足踝外科协会中足评分（AOFAS midfoot score）。次要标准：①临床检查距舟关节活动范围（以正常侧为标准：正常，减少和僵硬）[11]；②依照 Kellgren-Lawrence[12]骨性关节炎评定标准（0 期：关节面和间隙正常；1 期：关节面疑有骨刺样增生；2 期：关节面有明显骨刺，但关节间隙正常；3 期：关节间隙中度狭窄；4 期：关节间隙严重狭窄，并有关节软骨下硬化。以此标准界定距舟关节和舟楔关节间隙是否正常，或者出现骨性关节炎。术后随访平均 6.1 年（2～13.2 年），VAS-FA 评分平均 75.7 分，AOFAS 中足评分平均 84.0 分（≥ 80 分为优级）。2 例出现距舟关节融合，但仍在 22 例保留距舟关节活动的病例中，距舟关节间隙正常 5 例，距舟关节关节炎 1 期 7 例，2 期 3 例，3 期 6 例，4 期 1 例；舟楔关节间隙正常 12 例，1 期 4 例，2 期 6 例，3 期 1 例，4 期 2 例。依照 Petrie[7]新分类方法：1 型 6 例中 5 例、2 型 7 例中 5 例，距舟关节活动范围完全正常，3 型 11 例中 10 例距舟关节活动明显减少或完全消失。该作者指出中期随访证明，切开复位和内固定治疗舟骨体骨折，都能够获得优级临床和 X 线结果，但与骨折移位程度却有密切的相关性。

切开复位与内固定

【手术适应证】

舟骨体骨折并有明显移位，即近端关节面阶梯样移位＞ 2 mm，足内侧柱短缩＞ 3 mm[2,6]。

【手术操作】

将患儿置于仰卧位。于膝关节上方捆扎充气止血带后，常规进行手术野皮肤准备。

①切口与显露：采取足背部前内侧纵行切口，起始于内踝尖端前方，沿着胫前肌腱与拇长伸肌腱之间向足趾方向延长，终止于内侧跖楔关节近端。切开皮肤及皮下组织，识别和分离血管神经束，并将其向外侧牵拉。由于舟楔关节和距舟关节囊已经断裂，允许直接检查舟骨骨折块和距舟关节，抑或纵向切开关节囊，但应尽可能保留骨膜组织，以避免损伤舟骨的供血血管。

②复位操作和内固定：当直视骨折线与骨折块移位方向之后，使用骨折复位钳，将向背侧和内侧移位的骨折块复位，要求恢复关节面的完整和连续。此时，可暂时用克氏针纵向或交叉固定骨折。经过 X 线侧位和斜位透视，证实已获解剖复位，应该根据骨折类型，选择内固定材料和实施内固定的操作。如果为Ⅰ型骨折，可用 1 个或 2 个直径为 2 mm 的皮质螺钉，尽可能垂直骨折线拧紧固定；如果为Ⅱ型骨折，也可使用螺钉固定，从舟骨背面的内侧作为进入点，斜向跖面的外侧拧紧螺钉固定；Ⅲ型粉碎性骨折复位后，选用 T 形微小钢板和螺钉联合固定，将远端螺钉置入内侧楔骨，发挥支撑钢板或桥接钢板的固定作用，进而恢复内侧柱的长度。由于此型骨折复位后，可能遗留骨缺损，则应进行自体骨松质移植，以填充骨缺损[2,6,8]。

【术后处理】

常规分层缝合切口皮肤后，使用小腿石膏固定 6～8 周。拆除石膏后，开始踝关节和跗跖关节康复训练。当 X 线检查证明骨折愈合后，方可允许负重行走。

参考文献

[1] CRAWFORD A H, MEHLMAN C T, PARIKH S N. Fractures and dislocations of the foot and ankle [M]// MENCIO G A, SWIONTKOWSKI M F. Green's skeletal trauma in children [M]. 5th ed. Philadelphia:Elsevier Saunders, 2015 : 473-542.

[2] SANGEORZAN B J, BENIRSCHKE S K, MOSCA V, et al. Displaced intraarticular fractures of the tarsal navicular [J]. J Bone Joint Surg, 1989, 71(10):1504-1510.

[3] 孙海波，吴希瑞，李永彝，等 . 足舟状骨体骨折脱位合并骰骨骨折的治疗 [J]. 中华创伤骨科杂志，2011, 13(4): 341-344.

[4] CRONIER P, FRIN J M, STEIGER V, et al. Internal fixation of complex fractures of the tarsal navicular with locking plates: a report of 10 cases [J]. Orthop Traumatol Surg Res, 2013, 99(4 Suppl): S241-S249.

[5] SCHMID T, KRAUSE F, GEBEL P, et al. Operative treatment of acute fracturesof the tarsal navicular body: midterm results with a new classification [J]. Foot Ankle Int, 2016, 37(5): 501-507.

[6] RAMADORAI M U E, BEUCHEL M W, SANGEORZAN B J. Fractures and dislocations of the tarsal navicular [J]. J Am Acad Orthop Surg, 2016, 24(16): 379-389.

[7] PETRIE M J, BLAKEY C M, CHADWICK C, et al. A new and reliable classification system for fractures of the navicular and associated Injuries to the midfoot [J]. Bone Joint, J 2018, 100-B(2):176-182.

[8] DIGIOVANNI C W. Fractures of the navicular [J]. Foot Ankle Clin N Am, 2004, 9(1): 25-63.

[9] RICHTER M, WIPPERMANN B, KRETTEK C, et al. Fractures and fracture dislocations of the midfoot: occurrence, causes andlong-term results [J]. Foot Ankle Int, 2001, 22(5): 392-398.

[10] RICHTER M, ZECH S, GEERLING J, et al. A new foot and ankle outcome score: questionnaire based, subjective, Visual-Analogue-Scale, validated and computerized [J]. Foot Ankle Surg, 2006, 12 : 191-199.

[11] KITAOKA H B, ALEXANDER I J, ADELAAR R S, et al. Clinical rating systems for the ankle-hindfoot, midfoot, hallux, and lesser toes [J]. Foot Ankle Int, 1994, 15 (7): 349-353.
[12] KELLGREN J H, LAWRENCE J S. Radiological assessment of osteoarthrosis [J]. Ann Rheum Dis, 1957, 16 (4): 494-502.

第五节　骰骨骨折

儿童骰骨骨折相对多见。Simonian[1]描述 8 例年龄＜ 4 岁的骰骨骨折，因为骨折没有移位，初期 X 线检查并未发现异常，但临床表现为持续跛行。2 周之后进行骨骼同位素扫描，却显示放射性吸收异常增加而确定诊断。

Senaran[2]非手术治疗 28 例学龄前儿童骰骨骨折，年龄平均 3.2 岁（1 岁 2 个月至 6.2 岁），右侧（18 例）多于左侧（10 例），男性（17 例）多于女性（11 例）。从阶梯上滑倒和足踝扭伤是常见原因，但 8 例没有创伤病史。Ceroni[3]描述 4 例儿童因骑马时跌落导致骰骨压缩性骨折，年龄平均 13.5 岁（11.5～15.8 岁）。O'Dell[4]描述儿童骰骨骨折的 MRI 特征，包括 19 例儿童，年龄平均 9 岁（1 岁 6 个月至 17 岁），63% 有急性创伤病史，16% 为慢性应力性骨折，17 例（89%）为线形骨折，多数邻近跗跖关节。

一、损伤机制

自高处跌落、从阶梯上滑倒和踝关节扭伤，是儿童骰骨骨折的常见原因。从高处跌落瞬间，前足被迫跖屈和外展，或者同时合并轴向应力作用，骰骨遭致跟骨与跖骨的挤压作用，进而产生骰骨压缩性骨折和外侧柱短缩[3-5]。

早在 1953 年，Hermel[5]描述 3 例成人骰骨骨折的发生机制，在前足被迫外展和轴向压力联合作用，骰骨遭致跟骨与跖骨的挤压，所产生骰骨压缩性骨折和外侧柱短缩，相似于胡桃夹挤压胡桃的作用，因此将骰骨压缩性骨折称为骰骨胡桃夹骨折（cuboid nutcracker fracture）。在当代文献中，仍有以骰骨胡桃夹骨折称骰骨骨折。值得强调的是，骰骨骨折往往合并中足及跖骨骨折。

Ceroni[3]描述 4 例青春期儿童骰骨压缩性骨折，4 例都有合并骨折，包括舟骨撕脱性骨折、距骨头压缩性骨折、第一～三楔骨骨折、第三～五跖骨骨折，以及内踝骨折。

二、临床特征与影像学检查

多数患者有高处跌落和踝关节扭伤的病史，临床上以规避患足外侧缘负重、跟骰关节压痛和肿胀，以及胡桃夹试验阳性为特征[2,3,6]。

胡桃夹试验（nutcracker test）的操作方法：如果疑有左足骰骨骨折，术者用其右手稳定足跟，用左手将前足外展，致使介于跟骨与第四～五跖骨基底之间的骰骨受到挤压。如患儿出现哭闹和诉说疼痛，则称为试验阳性，应该高度疑似骰骨骨折。

确定诊断依赖影像学检查。常规正位、侧位和斜位 X 线检查，容易发现骰骨压缩性骨折，跟骰关节间隙增宽和跟骰关节半脱位（图 10–69、图 10–70）[2–4,6]。如果是年幼儿童的无移位骨折，初次 X 线检查可能完全正常，但在创伤后 1～2 周进行 X 线检查却可显示骨痂形成，或者骨皮质不规则（图 10–71）。对高度疑似骰骨骨折者，MRI 扫描有助于确定诊断。在 T_1 加权图像上，骨折线表现为线形低信号，并有软骨下骨板中断，水肿和出血引发弥漫性低信号，T_2 加权图像显示骰骨弥漫状高信号（图 10–72、图 10–73）[4]。

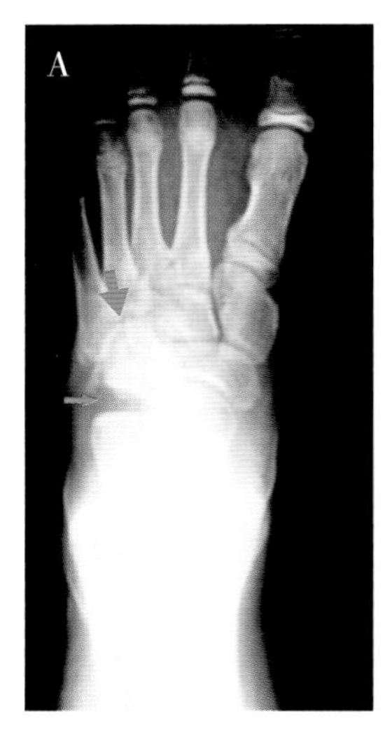
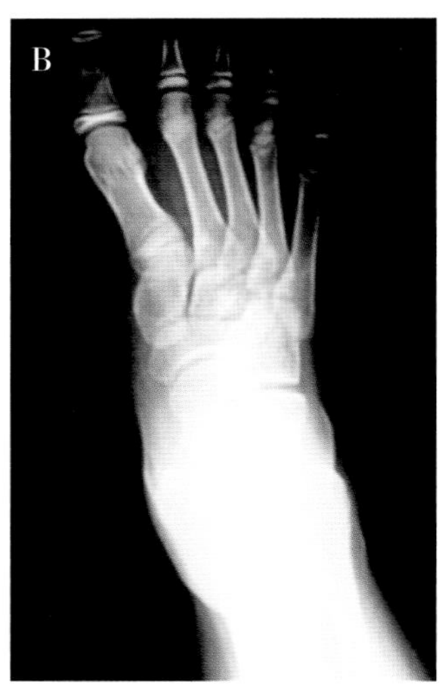

图 10–69 儿童左足骰骨压缩性骨折

跟骰关节间隙 > 5 mm（A）；右足为正常足，用作对照（B）。

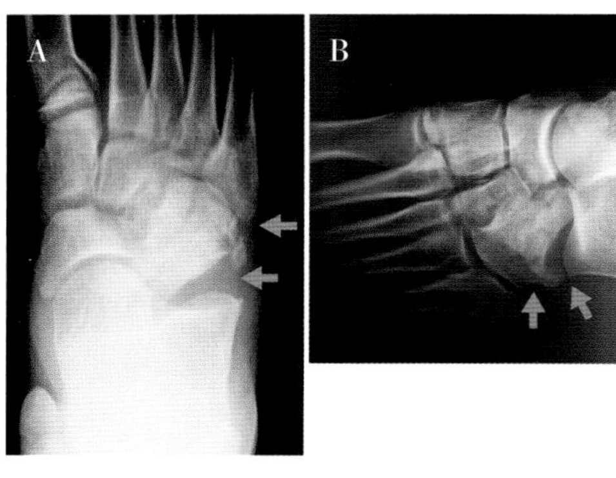

图 10–70 足正位（A）和斜位 X 线片（B）

可见骰骨压缩性骨折，跟骰关节间隙增宽和跟骰关节半脱位。

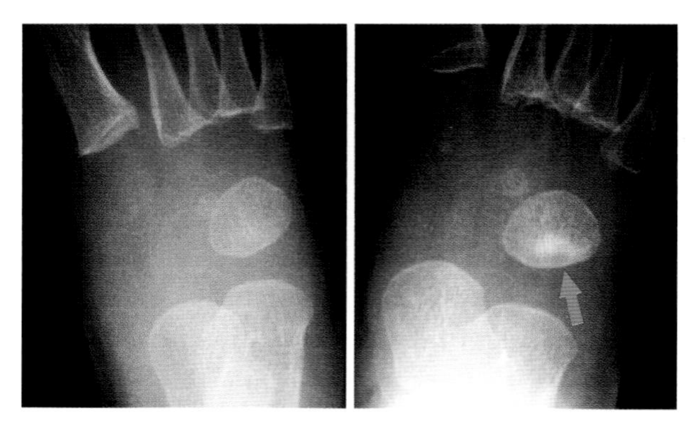

图 10–71 1.7 岁儿童骰骨骨折

初次 X 线片（A）并未显示任何异常，2 周后 X 线片（B）却显示骰骨近端软骨下区域有骨痂形成。

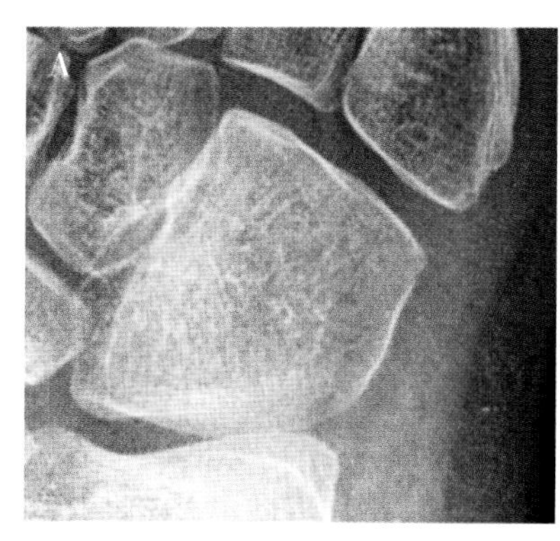
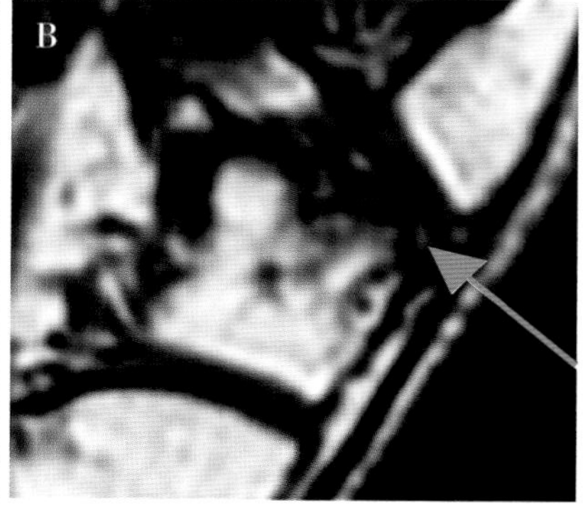
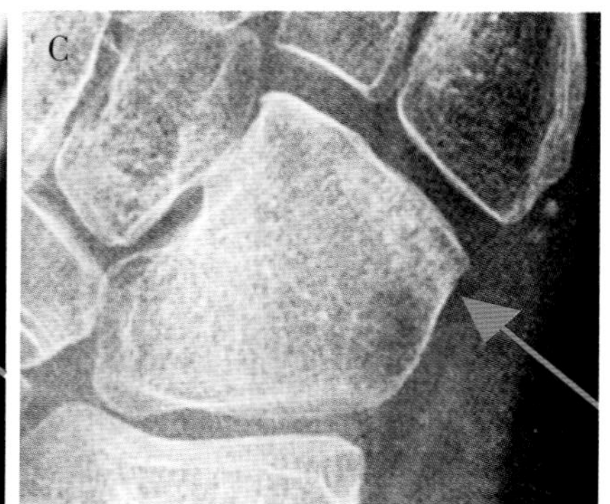

图 10–72 骰骨压缩性骨折的 X 线与 MRI 表现

8 岁儿童因高处跌落产生足背外侧疼痛，初期斜位 X 线片（A）并未显示骨折，4 天后 MRI 扫描图像（T_1 加权）显示骰骨线形低信号（B），12 天后斜位 X 线片（C）显示骰骨远端有骨痂形成。

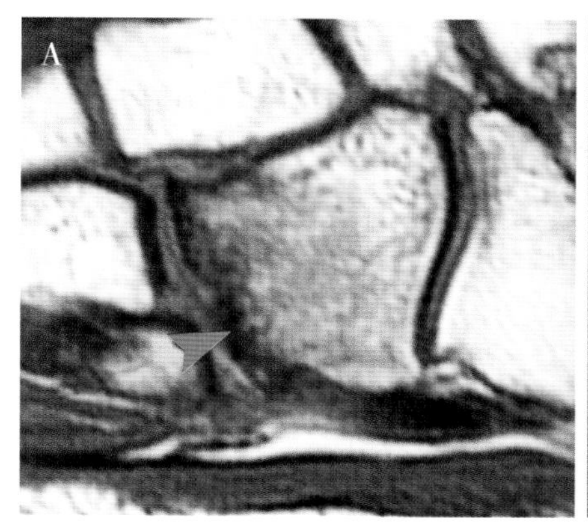

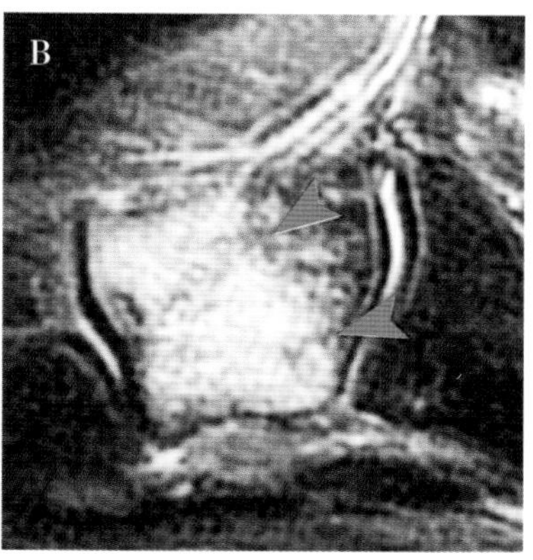

图 10-73　骰骨骨折的 MRI 表现

13 岁儿童因体操运动跌倒，疑有骰骨骨折。T_1 加权可见线形低信号、软骨下骨板中断和邻近弥漫状低信号（A），T_2 加权图像显示骰骨弥漫状高信号，表明骨折引发出血和水肿（B）。

三、治疗与预后

应用小腿石膏固定或足踝助行器保护，是治疗无移位骰骨骨折常用方法[2,3,6]。Senaran[2] 采取石膏固定或足踝助行器保护治疗 28 例幼儿骰骨骨折，在骨折后固定平均为 4 周（2～13 周），足背疼痛消失。该作者声称 28 例均获愈合而没有遗留并发症，但并未提及随访时间。

手术治疗适用于骰骨骨折压缩性骨折。当关节面阶梯状移位＞ 2 mm，外侧柱短缩＞ 3 mm，是切开复位和内固定的适应证[3,4,6]，手术治疗目标是恢复关节面完整及跟骰关节的匹配，保持外侧柱正常长度和中足及后足的解剖轴线，防止发生继发性足外翻和骨性关节炎。

Hsu[6] 选择切开复位、自体髂骨移植和克氏针固定，治疗 1 例 9 岁儿童骰骨压缩性骨折。术后 3 个月 X 线片证明骨折完全愈合，植骨块融入骰骨，进而恢复了骰骨长度和跟骰关节面的匹配。随访 2 年证明治疗结果满意，即恢复距下关节和中跗关节活动范围，美国足踝外科协会中足评分标准，由术前 49 分增加至术后 100 分。

Ceroni[3] 报道切开复位、异体骨移植和克氏针固定（图 10-74），治疗 2 例青春期儿童骰骨压缩性骨折，术后随访分别为 2 年和 3 年。最后随访时 X 线检查，证明骰骨骨折完全愈合、跟骰关节面相互匹配，外侧柱长度也无丢失。临床检查和步态分析也完全正常。

Ruffing[7] 描述一组 16 例骰骨骨折（年龄 2.2～16.1 岁），切开复位和微型钢板固定治疗 2 例骰骨关节内骨折、3 例骰骨骨折合并内侧柱和外侧柱损伤，术后随访时间平均 6.7 年

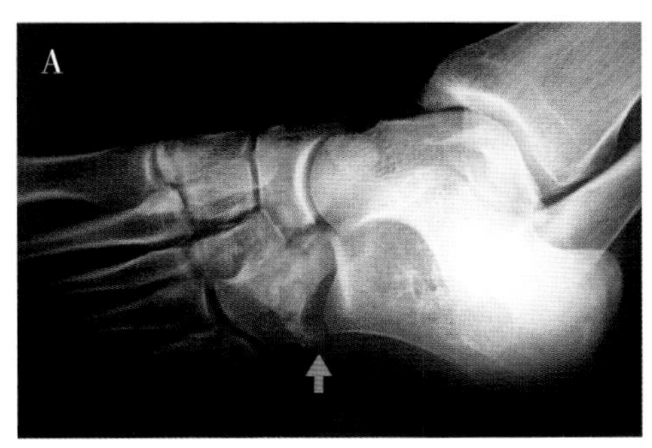

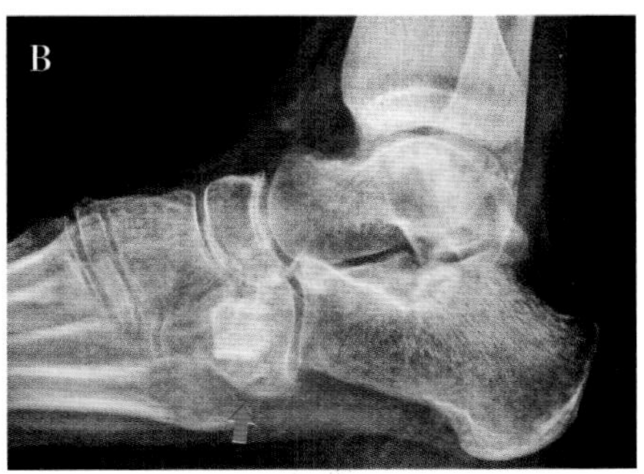

图 10-74　骰骨压缩性骨折合并跟骰关节半脱位（A）

切开复位、异体骨块移植术后（B），实现恢复骰骨长度和跟骰关节面匹配的目标。

(1.4～16.2年)。依照美国足踝外科协会中足评分标准(优级为90～100分，良级为80～89分，可级为70～79分，差级＜70分)，2例关节内骨折获得优级结果，而3例骰骨骨折合并内侧柱和外侧柱损伤者，却产生差级结果。

切开复位、自体或异体骨移植和内固定

【手术适应证】

骰骨压缩性骨折并明显移位，即关节面阶梯状移位＞2 mm、外侧柱短缩＞3 mm[3,6,7]。

【手术操作】

将患儿置于仰卧位。于膝关节上方捆扎充气止血带后，常规进行手术野皮肤准备。

①切口与显露：采取足背外侧纵向切口，起始于外踝尖端前方，向第五跖骨基底延长。切开皮肤及皮下组织，将腓骨肌腱向跖侧牵拉，再将趾短伸肌向足背内侧牵拉，充分显露骰骨和跟骨远端。

②复位操作和内固定：从骰骨外侧纵向或T形切开骨膜，利用骰骨外侧皮质骨折线，抑或将外侧皮质横向U形切开，形成活动板门样(trap-door)骨窗，用骨膜剥离器或椎板牵开器(laminar spreader)撑开骨折间隙，恢复骰骨外侧部分的长度及形状，进而恢复跟骰关节面的匹配关系。继之，选择适当尺寸的自体髂骨或异体骨块，插入骰骨复位后产生的骨缺损，发挥其持续支撑作用。根据复位和骨块移植后稳定程度，选择微型钢板或2根克氏针固定[6,7]。

【术后处理】

常规分层缝合切口皮肤后，术后用小腿石膏固定6周。X线检查证明骨折完全愈合，方可拔出克氏针，允许开始负重行走。

参考文献

[1] SIMONIAN P T, VAHEY J W, ROSENBAUM D M, et al. Fracture of the cuboid in children: a source of leg symptoms [J]. J Bone Joint Surg Br, 1995, 77(1): 104-106.

[2] SENARAN H, MASON D, DE PELLEGRIN M. Cuboid fractures in preschool children [J]. J Pediatr Orthop, 2006, 26(6): 741-744.

[3] CERONI D, ROSA V D, DE COULON G, et al. Cuboid nutcracker fracture due to horseback riding in children: case series and review of the literature [J]. J Pediatr Orthop, 2007, 27(5): 557-561.

[4] O'DELL M C, CHAUVIN NA, JARAMILLO D, et al. MR imaging features of cuboid fractures in children [J]. Pediatr Radiol, 2018, 48(5): 680-685.

[5] HERMEL M B, GERSHON-COHEN J. The nutcracker fracture of the cuboid by indirect violence [J]. Radiology, 1953, 60(6): 850-854.

[6] HSU J C, CHANG J H, WANG S J, et al. The nutcracker fracture of the cuboidin children: a case report [J]. Foot Ankle Int, 2004, 25(6): 423-425.

[7] RUFFING T, RÜCKAUER T, BLUDAU F, et al. Cuboid nutcracker fracture in children: management and results [J]. Injury, 2019, 50(2): 607-612.

第六节　跖骨骨折

儿童跖骨骨折是足部最为多见的骨折，约占足部骨折50%，而第五跖骨骨折约占跖骨骨折的50%[1]。Owen[2]开展一项儿童跖骨骨折流行病学研究，在3965例儿童骨折中，125例166足（3.2%）诊断跖骨骨折，男性75例（60%），女性50例（40%），年龄平均8.6岁（1～17岁）。125例（166足）跖骨骨折中，多处跖骨骨折23例（18%）；只有1个跖骨骨折者103 例（82%），其中第一跖骨和第五跖骨骨折占单个跖骨骨折的58%。<5岁以第一跖骨骨折最多见（73%），>5岁儿童则以第五跖骨骨折多见（45%），第二～四跖骨骨折多数合并其他跖骨骨折。

Herrera-Soto[3]在一组包括 228 例跖骨骨折中，发现 103 例 105 足（45%）为第五跖骨骨折，年龄介于 4～18 岁，男 51 例和女 52 例，2 例双侧第五跖骨骨折。跖骨基底横形骨折（45 例，42.8%）最为多见，其次是第五跖骨骨突撕脱性骨折（30 例，28.6%），而跖骨干骨折发生率最低（6 例，5.7%）。

一、损伤机制

跖骨骨折发生机制包括间接和直接损伤，前者更为多见，通常因轴向压力，抑或与内翻或旋转应力联合作用所致，而直接损伤可能高处坠物撞击和挤压性损伤所致[1,3]。

Singer[5]描述 125 例（166 足）儿童跖骨骨折，年龄平均 8.6 岁（1～17 岁）。高处跌落（年龄≤ 4 岁，52.5%）和平地滑倒（＞ 5 岁，52.9%）是跖骨骨折的主要原因，另有 25% 因体育活动所致。Robertson[6]描述 337 例儿童跖骨干骨折，年龄介于 1.8～20.6 岁，单个跖骨骨折 238 例（70.6%），多个跖骨骨折 99 例（29.4%）。间接损伤最多见，包括足部扭伤（扭转应力）115 例（34.1%），高处跌落 48 例（14.2%），高处下跳 43 例（12.7%），踢球或踢到物体 15 例（4.5%），而直接损伤只有高处下跳 24 例（7.1%）。

二、分类

一般将儿童跖骨骨折分为跖骨颈、跖骨干和跖骨近端骨折[5-7]。因为第五跖骨最为多见，其发生率占跖骨骨折的 45%。第五跖骨近端解剖结构和供血有别于其他跖骨，通常将其分为 3 个区域（图 10–75）：

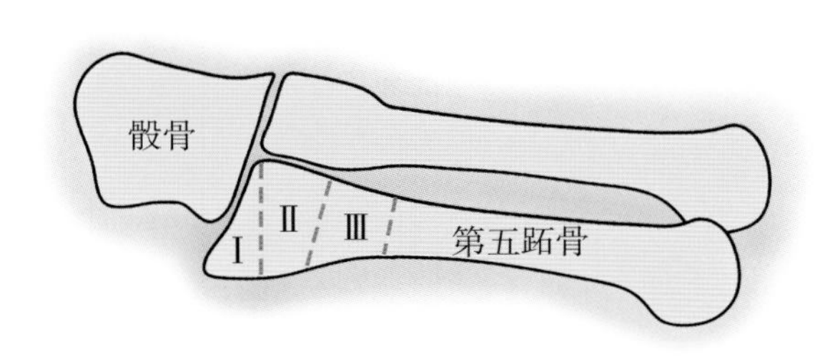

Ⅰ. 骨突区；Ⅱ. 干骺端与骨干移行区；Ⅲ. 骨干区。

图 10–75　第五跖骨近端分区示意图

Ⅰ区，位于第五跖骨近端基底，其末端膨大并向外侧突出，通常将外侧突出称为第五跖骨结节，其关节面与骰骨形成跖骰关节。但是，只有部分儿童可能出现次级骨化中性，通常称为牵拉性骨骺（traction epiphysis）或骨突（apophysis），其发生率介于22%～37.3%，男性多于女性（男女比例为2∶1）。该骨突在8岁之后开始骨化，女性和男性分别在12岁和15岁融合，因此，骨突撕脱性骨折多见于骨突尚未融合的青春期儿童（图10–76、图10–77）[3,7]。

Ⅱ区，是近端干骺端与骨干移行区（proximal metaphyseal-diaphyseal junction），也是供血分界区，该区供血相对薄弱，因为近端干骺端供血来源于骨突血管网，而骨干供血来源于营养血管近端分支（图10–78）[9,10]。此区跖骨骨折称为琼斯骨折（Jones fracture），因为Robert Jones于1902年首次描述此种骨折。Jones骨折不仅愈合时间冗长，还可能发生延迟愈合或不愈合，被视为高危性骨折（at-risk fractures）[3,9]。

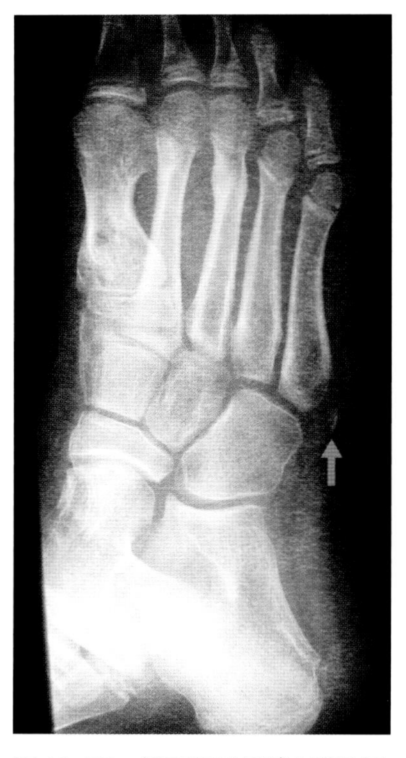

图10–76　第五跖骨近端Ⅰ型骨折

即第五跖骨骨突撕脱性骨折。

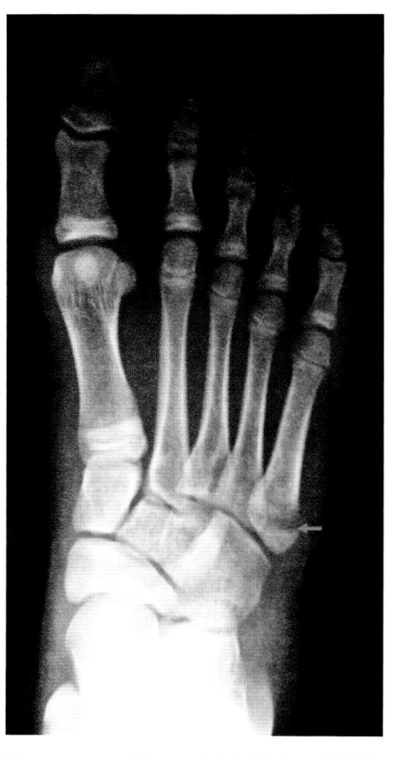

图10–77　第五跖骨近端Ⅱ型骨折

即第五跖骨结节横向骨折，骨折线向关节面延伸。

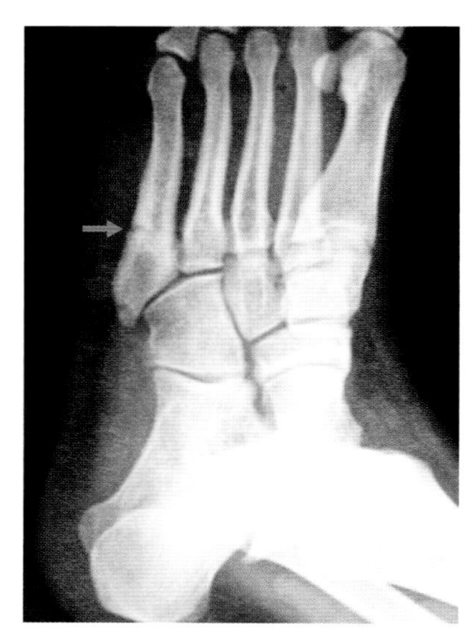

图10–78　第5跖骨近端Ⅲ型骨折

即Jones骨折。

Ⅲ区，是骨干区。Lawrence于1993年[11]将第五跖骨骨折分为第五跖骨结节撕脱性骨折（Ⅰ区）、Jones骨折（Ⅱ区）和跖骨干应力骨折（Ⅲ区）。

Herrera-Soto[3]基于103例（105足）儿童第五跖骨骨折的解剖部位，将第五跖骨骨折分为5型：Ⅰ型，第5跖骨结节或骨突骨折，骨折线位于骨突内，而不累及关节面，也可发生骨突撕脱性骨折（图10–76）；Ⅱ型，第五跖骨结节横向骨折或撕脱性骨折，骨折线向关节面延伸（图10–77）；Ⅲ型，近端骨干骨折，即Jones骨折（图10–78）；Ⅳ型，跖骨颈骨折；Ⅴ型，跖骨干骨折。Herrera–Soto描述103例（105足）第五跖骨骨折类型分布：Ⅰ型30足（28.6%），Ⅱ型45足（42.9%），Ⅲ型15足（14.2%），Ⅳ型6足（5.7%），Ⅳ型9足（8.6%）。

三、临床特征与 X 线检查

创伤后前足背侧疼痛、肿胀和皮肤瘀斑为主要特征[7,10]。临床检查应该确定疼痛及肿胀部位和前足外展及内收活动范围，前者有助于确定骨折的部位，而前足外展和内收活动范围减少，抑或引发局部疼痛，则是跖骨骨折的可靠体征。如果前足弥漫性肿胀，提示有多个跖骨骨折，也可能是足筋膜室综合征的前驱性体征[12]。

X 线检查常规包括足部正位、侧位和斜位 X 线片。正位和侧位 X 线片虽能显示骨折和冠状面移位程度，但斜位 X 线片更有助于判断向跖侧移位的程度[3]。X 线检查不仅能够确定单个跖骨还是多个跖骨骨折，还有助于骨折的解剖部位（颈部、骨干部和近端骨折）[9]。除此之外，应该特别注意与第五跖骨骨软骨病和韦萨留斯副骨（Os vesalianum）相鉴别。第五跖骨近端骨突骨软骨病又称伊塞林病（Iselin′s disease），其 X 线特征是第五跖骨近端骨突有碎裂改变，骺板线呈现波浪形不规则（图 10-79）[10]，而第 5 跖骨骨突却总是与骨干保持平行（图 10-80）。韦萨留斯副骨（发生率为 5.9%）是位于跖骰关节近端的三角形骨块，通常两侧对称并有完整的皮质外壳，副骨与第五跖骨近端存在宽度规则的间隙（图 10-81）[9]。

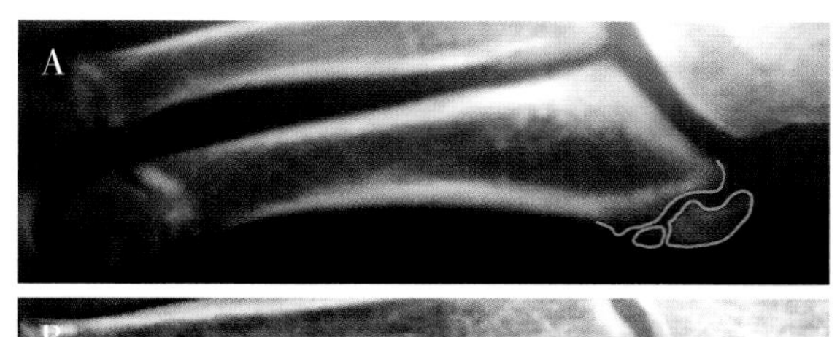

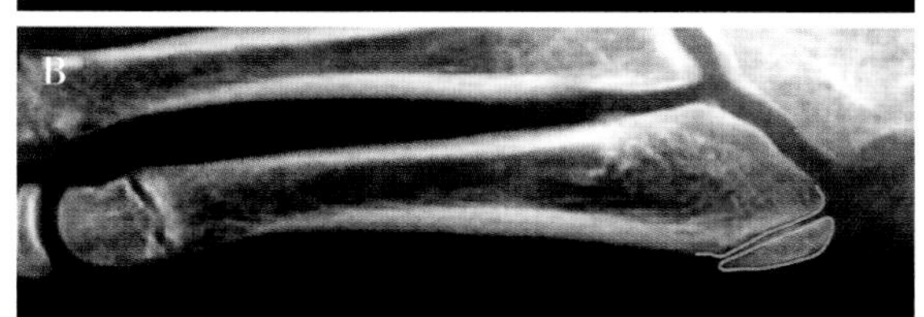

图 10-79　第五跖骨近端骨折的鉴别诊断

A. 斜位 X 线片显示第五跖骨近端骨突骨软骨病，黑线标记骺板线波浪形不规则和骨突碎裂；B. 正常儿童的第五跖骨骨突。

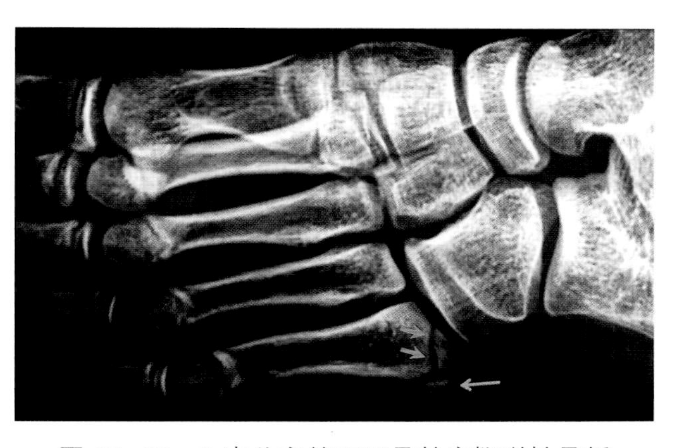

图 10-80　9 岁儿童第五跖骨基底撕脱性骨折

因为腓骨短肌剧烈收缩引发的撕脱性骨折。红色箭号指向撕脱性骨折线，绿色箭号指向骨突，因为骨突与骨干相互平行。

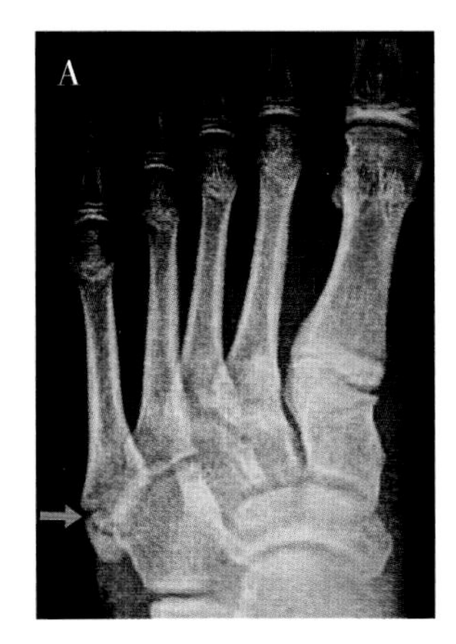

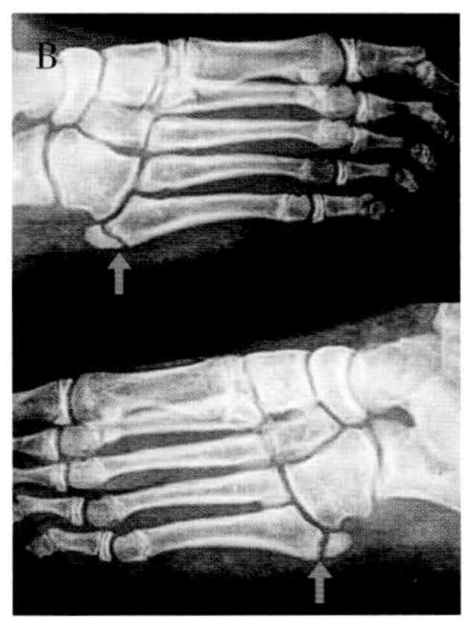

图 10-81　第五跖骨近端副骨

又称韦萨留斯副骨。A 图第五跖骨近端骨折，B 图为双足斜位 X 线片，显示双侧三角形韦萨留斯氏骨块。

四、治疗与预后

采取石膏固定是治疗儿童跖骨骨折的基本方法，适用于没有明显移位的骨折，通常需要应用小腿石膏或行走石膏固定 4 ~ 6 周。Herrera-Soto[3] 曾详尽描述 103 例（105 足）第 5 跖骨骨折治疗方法和结果。应用小腿石膏或小腿行走石膏治疗 98 例（100 足），石膏固定时间介于 4 ~ 12 周，其中 15 例Ⅲ型骨折（Jones 骨折）愈合时间平均为 12 周（4 ~ 28 周），是愈合时间最长的骨折类型；另有 5 例 Jones 骨折需要闭合复位和经皮克氏针和螺钉固定，包括 2 例急性 Jones 骨折和 3 例 Jones 骨折愈合后再骨折（图 10–82）。该作者指出小腿石膏固定适用于儿童第五跖骨骨折，几乎都能实现骨折愈合，而不发生延迟愈合或不愈合，抑或畸形愈合；为了缩短骨折愈合时间，关节内骨折和近端跖骨干骨折（Jones 骨折），方可选择手术治疗。

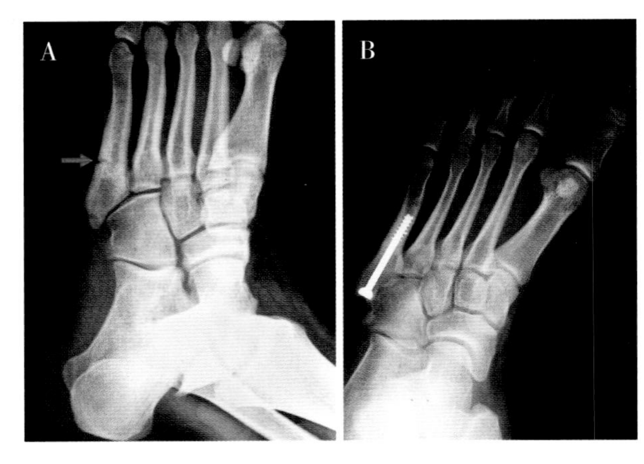

图 10–82　15 岁儿童的Ⅲ型跖骨骨折

经石膏固定 8 周后发生再骨折（A），经螺钉内固定而获得完全愈合（B）。

Robertson[6] 报道 337 例跖骨干骨折的治疗结果，包括第五跖骨 148 例（43.9%）、第一跖骨 60 例（17.8%）和第二 ~ 四跖骨骨折 30 例（8.9%），其中 99 例为多个跖骨骨折。非手术治疗 327 例，即小腿石膏行走固定 4 周，其后限制体育活动 4 周。患者年龄平均为 10.4 岁（1.8 ~ 20.6 岁），随访时间平均 6.2 个月。采取 X 线评定治疗结果的标准，包括：①正侧位 X 线片证明骨折线消失和 3 个皮质相连续，定义骨折完全愈合。②治疗后 3 个月尚未愈合，但在 6 个月前愈合，定义为延迟愈合。③治疗 6 个月后骨折还未愈合，则定义为骨折不愈合。最后随访证明，277 例完全愈合（84.6%），50 例（15.4%）延迟愈合，后者只有 2 例需要手术治疗。14 例（4.3%）骨折愈合后出现持续性疼痛，在治疗后 7 个月自然消失，但与骨折发生机制和骨折移位程度无相关性。

闭合复位和经皮克氏针和螺钉固定，适用于治疗跖骨近端骨干骨折，跖骨颈骨折并明显移位，以及多个跖骨骨折[6,7,12]。Mahan[4] 曾经治疗 238 例儿童第五跖骨近端骨折，年龄平均为 12.8 岁（2 ~ 18 岁）。切开复位和螺钉内固定治疗 15 例（6.3%）骨突撕脱性骨折和近端骨干骨折，因为石膏固定出现延迟愈合和不愈合，手术时年龄≥ 12 岁者。该作者将骨折延迟愈合和再骨折作为手术指征。当年龄＞ 15 岁、骨折线与跖骨最近端的距离介于 20 ~ 40 mm 者，称为愈合缓慢或延迟愈合，更可能需要手术治疗。

Halai[12] 指出第二 ~ 四跖骨骨折出现＞ 20° 成角移位，将导致第一跖骨相对短缩，导致第一跖骨头负重转移至第二 ~ 四跖骨，进而引发疼痛步态。Aguado[8] 选择闭合复位和顺行髓内克氏针固定，即 Metaizeau 使用髓内克氏针进行桡骨颈骨折的复位技术，治疗 3 例 7 处跖骨颈骨折，但没有第一跖骨和第五跖骨骨折。手术时年龄分别为 13 岁、14 岁和 20 岁，X 线检查证明骨折愈合时间平均为 12 周（8 ~ 15 周）。术后随访＞ 2 年，患者行走步态正常，患足也没有疼痛。

参考文献

[1] KAY R M, TANG C W. Pediatric foot fractures: evaluation and treatment [J]. J Am Acad Orthop Surg, 2001, 9 (5): 308−319.

[2] OWEN R J, HICKEY F G, FINLAY D B. A study of metatarsal fractures in children [J]. Injury, 1995, 26 (8): 537−538.

[3] HERRERA-SOTO J A, SCHERB M, DUFFY M F, et al. Fractures of the fifth metatarsal in children and adolescents [J]. J Pediatr Orthop, 2007, 27 (4): 427−431.

[4] MAHAN S T, HOELLWARTH J S, SPENCER S A, et al. Likelihood of surgery in isolated pediatric fifth metatarsal fractures [J]. J Pediatr Orthop, 2015, 35 (3): 296−302.

[5] SINGER G, CICHOCKI M, SCHALAMON J, et al. A study of metatarsalfractures in children [J]. J Bone Joint Surg Am, 2008, 90 (4): 772−776.

[6] ROBERTSON N B, ROOCROFT J H, EDMONDS E W. Childhood metatarsal shaft fractures: treatment outcomesand relative indications for surgical intervention [J]. J Child Orthop, 2012, 6 (2): 125−129.

[7] RICCARDI G, RICCARDI D, MARCARELLI M, et al. Extremely proximal fractures of the fifth metatarsal in the developmental age [J]. Foot Ankle Int, 2011, 32 (5): 526−532.

[8] AGUADO H J, HERRANZ P G, RAPARIZ J M. Metaizeau's technique for displaced metatarsal neck fractures [J]. J Pediatr Orthop B, 2003, 12 (5): 350−353.

[9] ZWITSER E W, BREEDERVELD R S. Fractures of the fifth metatarsal: diagnosis and treatment [J]. Injury, 2010, 41 (6): 555−562.

[10] DENIZ G, KOSE O, GUNERI B, et al. Traction apophysitis of the fifth metatarsal base in a child: Iselin's disease [J]. BMJ Case Rep, 2014. doi : 10.1136/bcr−2014−204687.

[11] LAWRENCE S J, BOTTE M J. Jones' fractures and related fractures of the proximal fifth metatarsal [J]. Foot Ankle, 1993, 14 (6): 358−365.

[12] HALAI M, JAMAL B, REA P, et al. Acute fractures of the pediatric foot and ankle [J]. World J Pediatr, 2015, 11 (1): 14−20.

第七节　足趾骨骨折

儿童趾骨骨折相对多见，约占儿童足部骨折的18%，其中3%~7%趾骨骨折累及骺板，通常为Salter Ⅰ型或Ⅱ型骨骺骨折[1,2]。足趾受到重物直接压砸，或者足趾踢到某种物体，诸如门框、床柱或桌腿，是儿童趾骨骨折的常见原因，而高处跌落迫使足趾发生侧方屈曲和旋转活动，是拇趾撕脱性骨折或者Salter Ⅲ型骨骺骨折的发生机制。局部疼痛、肿胀和成角移位为临床特征[3]。

Petnehazy[3]描述一组包括317例儿童拇趾骨折的流行病学特征，近节拇趾骨折和远节拇趾骨折分别为54%和46%，左足与右足分别57%和43%，闭合性骨折和开放性骨折分别为92%和8%；骨折部位和类型：骨骺骨折144例（45%），骨干骨折59例（19%），撕脱性骨折42例（13%），不完全骨折19例（6%），粉碎性骨折13例（4%）；年龄平均11.7岁（1~18岁），男性和女性分别为65%和35%。

一、临床特征与X线检查

足趾骨折通常没有因为骨折移位产生的畸形，临床上以足趾骨折部位疼痛、肿胀和瘀斑为主要特征[1]。偶有趾骨远节骨折，尤其是拇趾远节趾骨骨折，骨折明显移位引发趾甲撕脱，是趾骨骨折并有明显移位的重要体征[4]。常规摄取足部正位、侧位和斜位X线片，既要证实趾骨骨折，还应描述趾骨骨折部位（近端、骨干和远端）、骨折类型（横行、斜形和粉碎性）、移位方向（跖侧与背侧）、移位类型（成角移位、旋转移位和重叠移位），以及Salter骨骺骨折分型（图10-83、图10-84），为选择治疗方法和评价治疗结果提供客观依据[5-7]。

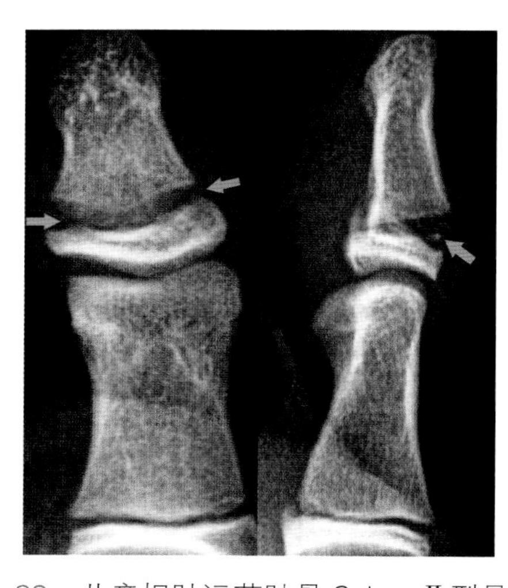

图10-83　儿童拇趾远节趾骨 Salter Ⅱ型骨骺骨折

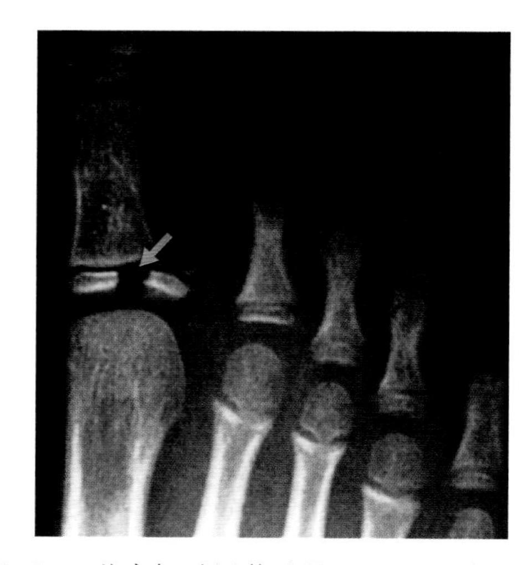

图10-84　儿童拇趾近节趾骨 Salter Ⅳ型骨骺骨折

二、治疗与预后

用小腿石膏 + 足趾石膏托固定，或者使用胶带或弹力绷带与邻趾固定 3～4 周，是治疗趾骨骨折但没有移位的主要方法[1,3,6,7]。Petnehazy[3]治疗 317 例儿童拇趾骨折，其中 274 例（86%）经过非手术治疗，包括小腿石膏固定 237 例（86%），使用胶带与邻趾固定 30 例（11%），只是限制活动 5 例（2%），另 2 例拒绝任何治疗。43 例（14%）因骨折有明显移位和开放性骨折，而采取手术治疗。非手术治疗组随访 5 个月，182 例（65%）骨折愈合后没有疼痛，其跖趾关节活动范围正常，37 例（14%）偶有拇趾疼痛，但跖趾关节活动在正常范围，13 例（5%）跖趾关节活动范围减少，4 例（15%）没有返回医院拆除石膏，另有 1 例 16 岁女性拇趾近端趾骨干骨折，愈合后出现 27° 成角畸形的并发症，于骨折后 5 个月实施楔形截骨和钢板内固定。

手术治疗方法包括闭合复位和经皮克氏针固定、切开复位和螺钉固定，以及清创和内固定[4-11]。闭合性趾骨骨干骨折并有明显移位，是闭合复位和克氏针固定的适应证。采取手法纵向牵拉矫正旋转、重叠或成角移位后，从足趾末端经皮逆性穿入直径 1 mm 克氏针固定，术后用小腿石膏固定 4 周。

关节内趾骨骨折通常为骨骺骨折，需要切开复位和螺钉或克氏针内固定。Buch[8]描述 1 例 9 岁儿童拇趾近端趾骨 Salter Ⅳ骨骺骨折，其骨骺分离间隙＞ 4 mm。选择跖趾关节背侧纵向切口，经拇长伸肌腱与拇短伸肌腱间隙，实施切开复位和克氏针内固定。术中使用手巾钳夹持实现骨折复位，使用 2 根直径为 0.8 mm 的克氏针经皮交叉固定。术后用小腿石膏托固定 8 周。术后随访 1 年，跖趾关节伸屈活动正常，X 线检查证明没有发生骺板骨桥。该作者指出趾骨骨骺骨折并发骺板骨桥，多数发生于骨骺骨折 6 个月内，但骨骺骨折 12 个月之后尚未出现骨桥，则预示不可能发生骨桥。

Petnehazy[3]手术治疗儿童拇趾骨折 43 例，切开复位和克氏针或螺钉固定治疗 33 例，游离骨片取出治疗 2 例，另 8 例则需要清创和甲床修复手术。术后随访平均 10 个月，31 例（73%）没有任何症状，6 例（15%）出现跖趾关节活动范围减少，2 例（4%）偶有拇趾疼痛，1 例（3%）并发趾甲畸形，另有 1 例（2%）发生骨折不愈合，但没有临床症状；2 例（4%）失去随访，但 1 例并发骺板提前闭合。儿童趾骨骨骺骨折也可并发骺板提前闭合，导致趾骨生长障碍或成角畸形。

Noonan[4]详尽描述 3 例儿童拇趾远节趾骨 Salter Ⅱ型骨骺骨折合并趾甲撕脱性损伤，年龄 10 岁 1 例和 11 岁 2 例。采取清创和闭合复位，但未实施内固定。术后随访时间介于 7～12 个月，3 例都曾并发骺板部分提前闭合，2 例出现拇趾外翻，1 例并发趾甲中央线嵴隆起。该作者指出拇趾远节趾骨骺板正常闭合年龄为 16 岁，而本组 3 例儿童随访时间只有 12 个月，其远期结果尚需观察。

Kensinger[9]报道 5 例儿童拇趾远节趾骨开放性骨折（年龄 9～11 岁），随访时间介于 9～11 个月，5 例骨折均完全愈合，但有 2 例并发部分骺板闭合，另 2 例并发骺板完全闭合。Kramer[10]选择切开复位和克氏针或螺钉固定，治疗 10 例儿童拇趾关节内严重移位的趾骨骨折，术后随访平均时间为 4.2 年（0.9～10.3 年）。6 例（60%）出现并发症，包括 1 例术后骨折再移位，1 例发生骨骼坏死合并骨折未愈合（图 10-85），2 例发生纤维性愈合，1 例再骨折（图 10-86），1 例创伤性趾间关节炎。

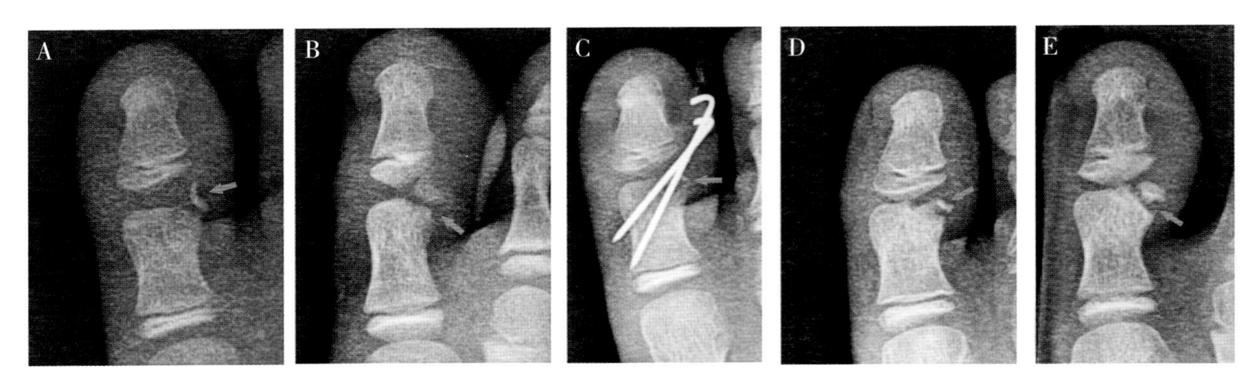

图 10-85　足正位（A）和斜位（B）X 线片

显示拇趾关节内近节趾骨颈骨折；采取 2 根克氏针固定（C）；术后 3 个月正位 X 线片（D），显示骨骼坏死并有纤维性愈合；术后 1 年正位 X 线片（E），证明持续不愈合，但没有任何症状。

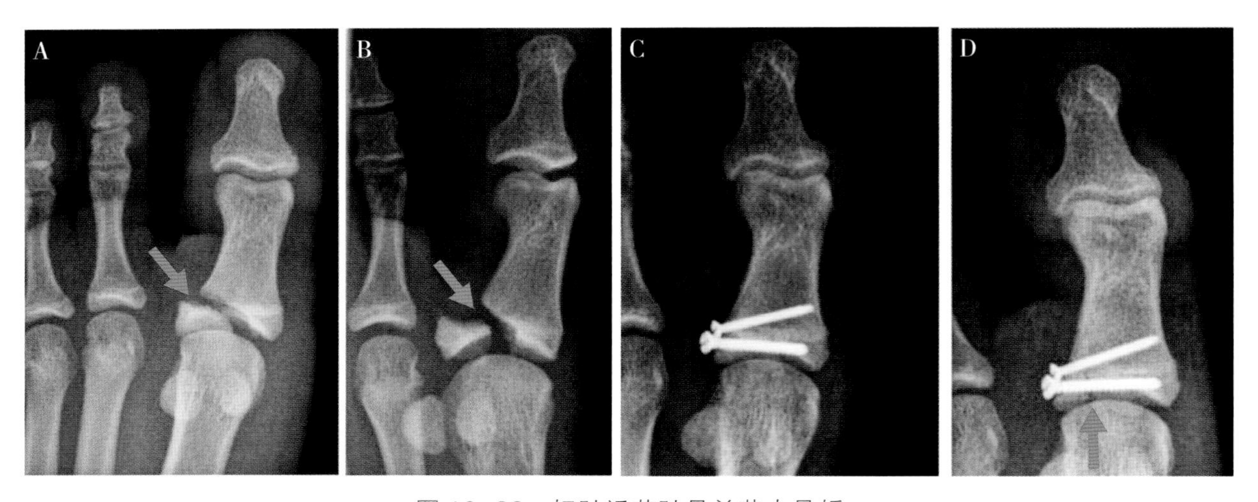

图 10-86　拇趾近节趾骨关节内骨折

13 岁儿童足正位（A）和斜位（B）X 线片显示有严重移位，切开复位和螺钉（直径 2.0～2.5 mm）固定，术后正位（C）X 线片显示骨折愈合，其关节面也完全匹配；术后 1.5 年足正位 X 线片（D）显示累及关节面的斜形密度减低线，表明再次发生关节内骨折。

参考文献

[1] KAY R M, TANG C W. Pediatric foot fractures:evaluation and treatment [J]. J Am Acad Orthop Surg, 2001, 9(5): 308-319.

[2] MIZUTA T, BENSON W M, FOSTER B K, et al. Statistical analysis of the incidence of physeal injuries [J]. J Pediatr Orthop, 1987, 7(5): 518-523.

[3] PETNEHAZY T, SCHALAMON J, HARTWIG C, et al. Fractures of the hallux in children [J]. Foot Ankle Int, 2015, 36(1): 60-63.

[4] NOONAN K J, SALTZMAN C L, DIETZ F R. Open physeal fractures of the distal phalanx of thegreat toe: a case report [J]. J Bone Joint Surg Am, 1994, 76(1): 122-125.

[5] MAFFULLI N. Epiphyseal injuries of the proximal phalanx of thehallux [J]. Clin J Sport Med, 2001, 11(2): 121-123.

[6] SCHNAUE-CONSTANTOURIS E M, BIRRER R B, GRISAFI P J, et al. Digital foot trauma: emergency

diagnosis and treatment [J]. J Emerg Med, 2002, 22(2): 163−170.
[7] OLIVA F, MAFFULLI N. Salter Harris type Ⅱ injury of the proximal phalanx of the fifth toe: case report [J]. J Orthop Sci, 2003, 8(3): 420−422.
[8] BUCH B D, MYERSON M S. Salter-Harris type Ⅳ epiphyseal fracture of the proximal phalanx of the great toe: a case report [J]. Foot Ankle Int, 1995, 16(4): 216−219.
[9] KENSINGER D R, GUILLE J T, HORN B D, et al. The stubbed great toe: importance of early recognition and treatment of open fractures of the distal phalanx [J]. J Pediatr Orthop, 2001, 21(1): 31−34.
[10] KRAMER D E, MAHAN S T, HRESKO M T. Displaced intraarticular fractures of the great toe in children: intervene with caution [J]. J Pediatr Orthop, 2014, 34(2): 144−149.
[11] MORRIS B, MULLEN S, SCHROEPPEL P, et al. Open physeal fracture of the distal phalanx of the hallux: case study, diagnosis and management [J]. Am J Emerg Med, 2017, 35(7): 1035.e1−1035.e3.

第八节　距下关节脱位

临床上将创伤后距跟关节与距舟关节同时发生脱位，而没有胫距关节及跟骰关节脱位和距骨骨折，称为距下关节脱位，或称为距骨周围脱位（peritalar dislocations）[1-4]。基于舟骨及前足和跟骰关节相对于距骨的移位方向，通常将距下关节脱位分为内侧脱位（获得性马蹄内翻足）、外侧脱位（获得性扁平外翻足）、前脱位和后脱位。文献资料表明，内侧脱位（79.5%）最为常见，外侧脱位（17%）次之，而前脱位（1%）和后脱位（2.5%）实属罕见[1,2]。

距下关节脱位是一种非常少见的足部损伤，成人发生率只占成人下肢骨折与脱位的1%~1.5%[5]。儿童距下关节脱位罕见，只有散在的病例报道，抑或包含在成人病例之中[1,6-8]，目前尚无可供参考的发生率资料。Ruhlmann[6]报道距下关节脱位13例，其年龄平均38.5岁（17~71岁），男女比例为12∶1，右足与左足分别为8例（61.5%）和5例（38.5%）；10例（76.9%）内侧脱位和3例（23.1%）外侧脱位；高处坠落9例（69.2%），篮球和足球运动损伤3例（23.1%），另1例（7.7%）交通事故所致。

Dimentberg[7]于1993年详尽描述5例儿童距下关节内侧脱位的发生机制和治疗结果。患者年龄平均为14岁（13~16岁），4例因高处跌落，1例骑自行车跌伤。关于距下关节脱位的发生机制，普遍认为外力产生后足内翻和前足跖屈，另有载距突的杠杆作用，首先发生距舟关节囊及韧带撕裂，进而产生距舟关节脱位；继之，距跟关节囊、骨间韧带和跟腓韧带断裂，从而导致距下关节内侧脱位，即跟骰关节与舟骨及前足向距骨头内侧移位，而距骨头则向足背外侧突出。当外力迫使后足外翻及外旋活动，同时合并前足过度外展活动时，首先发生距舟关节背侧关节囊及韧带断裂，引发距舟关节脱位。如果创伤外力继续作用，距下关节囊、距跟骨间韧带和三角韧带深层部分也发生断裂，加之位于距骨前外侧的跟骨前突的杠杆作用，则导致距下关节外侧脱位，即跟骰关节与舟骨及前足向距骨头的外侧移位，而距骨头位则突向足背内侧[6,10]。

一、临床特征与影像学检查

临床以创伤后足部疼痛、足背肿胀、皮肤瘀斑，以及中足内侧或外侧出现骨性突起为特征[1,7]。由于中足疼痛和畸形，导致患足不能耐受负重行走。临床检查可见足部位于踝关节的内侧或外侧，在足背外侧或内侧可触及突出的距骨头，但踝关节伸屈活动仍在正常范围，血管神经功能也没有异常[6-9]。

X线检查和CT扫描是诊断距下关节脱位的可靠工具。常规摄取足部正位和侧位X线片，通常可做出距下关节脱位的诊断和分型。如果是距下关节内侧脱位，在正位X线片可显示跟骨和舟骨及前足向距骨内侧脱位，侧位X线片显示距跟关节间隙增宽、跟骨过度背伸和舟骨及前足过度跖屈（图 10–87）[6–8]。假若在侧位 X 线片显示距骨位于舟骨及前足和跟骨远端的跖侧，但正位 X 线片显示舟骨及前足和跟骰关节一并向距骨外侧移位，则是距下关节外侧脱位的典型 X 线特征（图 10–88）[5,6]。如果在侧位 X 线片，舟骨及前足和跟骨向距骨的前方或后方移位，则可诊断距下关节前脱位[11,12]。

CT 扫描或三维重建，不仅有助于理解距下关节病理解剖学改变，也能识别可能合并的距下关节内或关节外骨折（图 10–89、图 10–90）[6,13]。

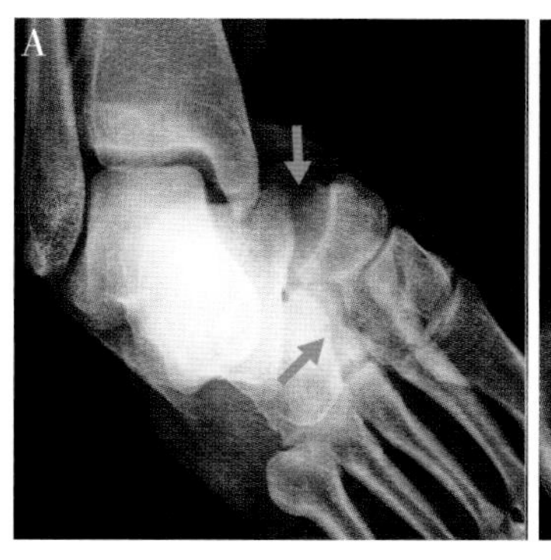

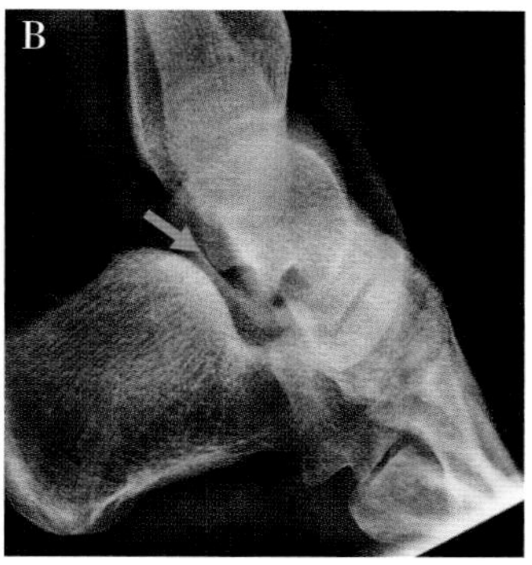

图 10–87　距下关节内侧脱位

A. 正位 X 线片显示跟骨和舟骨及前足向距骨内侧脱位，而踝关节完全正常；B. 侧位 X 线片距跟关节间隙增宽、跟骨过度背伸和舟骨及前足过度跖屈。

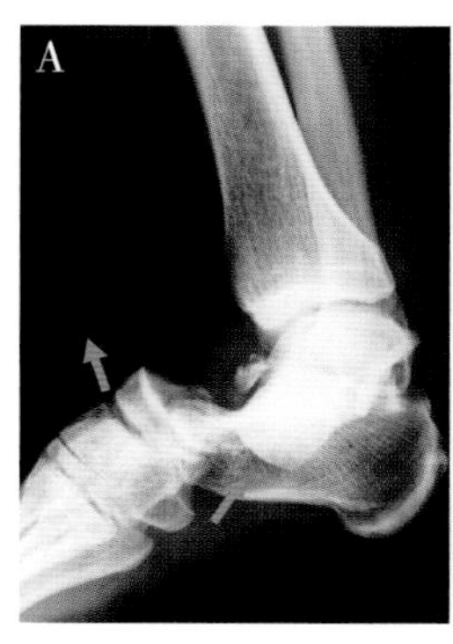

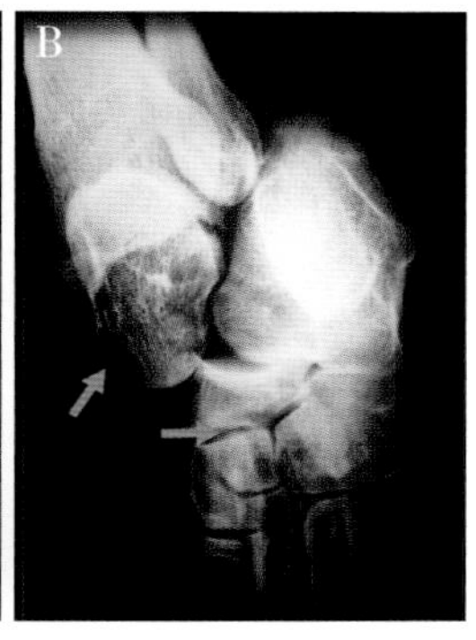

图 10–88　距下关节外侧脱位

A. 侧位 X 线片显示距骨位于舟骨及前足和跟骨远端的跖侧；B. 在正位 X 线片显示舟骨及前足和跟骰关节一并向距骨外侧移位。

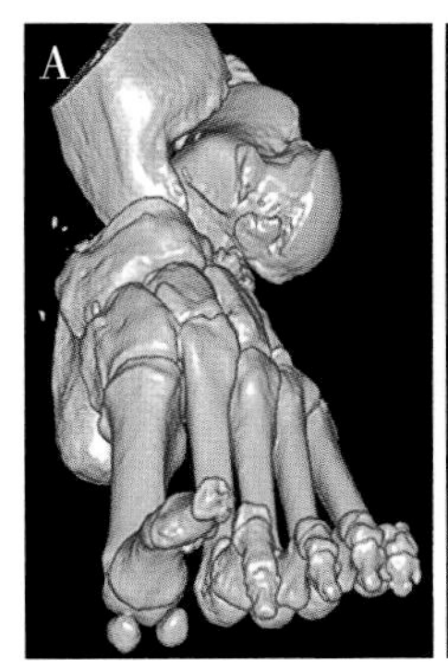

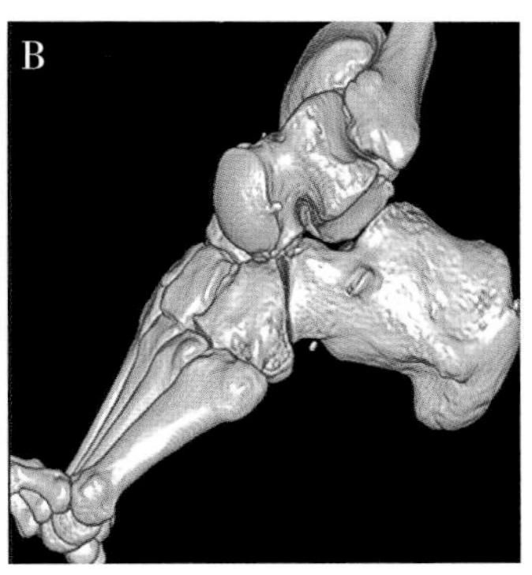

图 10–89　足 CT 三维重建图像

显示距下关节内侧脱位，在正位（A）和侧位（B）图像，显示距跟关节和距舟关节脱位，但跟骰关节、舟楔关节和踝关节仍保持正常。

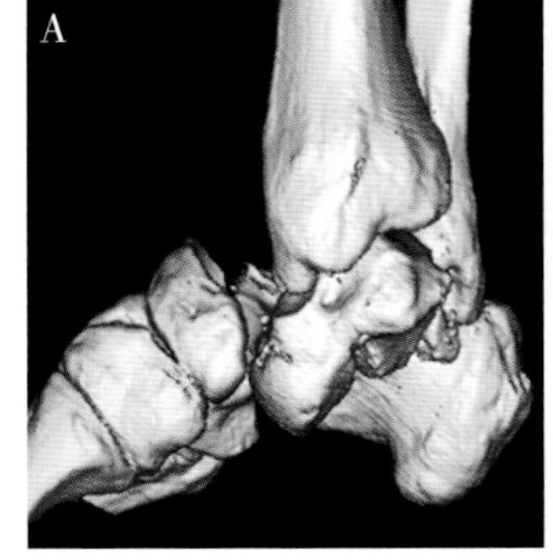

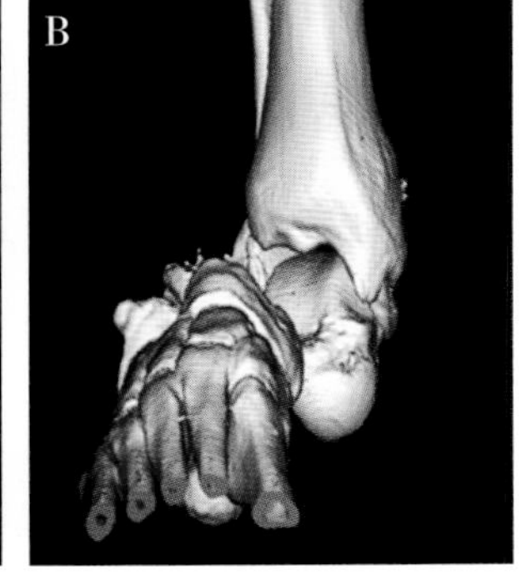

图 10–90　足 CT 三维重建图像

显示距下关节外侧脱位，在侧位（A）图像，可见舟骨及前足位于距骨的背侧，而舟楔关节和跟骰关节仍保持正常，正位（B）图像显示舟骨及前足向距骨外侧移位，距骨头位于舟骨的内侧及跖侧。

二、治疗与预后

闭合复位和石膏固定是治疗距下关节脱位的主要方法，因为多数病例都能成功地实现闭合复位[4,6,14]。由于儿童距下关节脱位罕见，某些学者主张借鉴治疗成人距下关节脱位的方法[1,9]。

Ruhlmann[6]采取闭合复位治疗 13 例距下关节脱位，年龄平均 38.5 岁（17～71 岁），距下关节内侧脱位与外侧脱位，分别为 10 例（76.9%）和 3 例（23.1%）。闭合复位后用小腿石膏固定6周，保持踝关节屈曲-背伸中立位。拆除石膏后，开始负重行走和康复性物理治疗。依照临床检查和美国足踝外科踝关节-后足评分标准（总分100分，包括疼痛40分、功能活动50分、解剖轴线10分；优级为95～100分，良级为80～94分，可级为50～79分，差级为50～79分），评定治疗结果。治疗后随访平均6年（2年3个月至10年3个月），临床检查发现8例（61.5%）距下关节活动范围比正常侧明显减少；6例（46.1%）发生距下关节骨性炎，其中3例（23.1%）发生创伤后骨性关节炎，但没有距骨坏死病例。踝关节-后足评分平均80.1分（66～90分），包括良级9例（69%）和差级4例（31%）。内侧脱位平均81.5分，外侧脱位平均75.3分，两组没有统计学意义。并发距骨周围关节病者平均73.8分，没有关节病者85.4分，两组有统计学差异。

Dimentberg[7]报道5例儿童距下关节内侧脱位的治疗结果，其中3例能够实现闭合复位，2例因合并距骨后突骨折和第四跖骨骨折延误诊断，导致闭合复位失败而实施切开复位。随访1～5年，只有2例在5年后仍保持正常的活动范围，并且没有疼痛。1例虽有疼痛但不妨碍日常活动，2例延误治疗出现距下关节活动范围减少。5例中1例因为疼痛，于3年后实施三关节固定手术。

（一）闭合复位操作方法

在全身麻醉或镇静状态下，将膝关节屈曲90°，再将患足置于跖屈位。助手于膝关节近端施加对抗牵引，术者握持后足进行纵向牵引，以解除距舟关节交锁状态。与此同时，术者用手指在距骨头施加压力，容易使距舟关节复位。继之，将踝关节背伸90°，再使后足适当内翻及内旋，可实现距跟关节复位。如果为距下关节外侧脱位，应将后足适当外翻及外旋，可距跟关节复位。X线透视证明解剖复位后，用小腿石膏固定4～6周。拆除石膏后开始踝关节伸屈活动训练，同时进行距下关节内翻和外翻活动训练，但在3个月内限制体育活动[2,9,14]。

切开复位和克氏针内固定只适用于少数闭合复位失败的病例，距下关节或距骨体受到关节囊、胫前肌腱、胫后肌腱或腓骨肌腱嵌入，以及存在距骨或跟骨剥脱性骨折片，是导致闭合复位失败的因素[4,5,14]。Bibbo[5]描述一组25例距下关节脱位，发现8例（32%）因为软组织嵌入和骨折块嵌入，需要切开复位和内固定。外侧脱位与内侧脱位分别为5例（63%）和3例（37%）。但是，该作者并未分别评价闭合复位和切开复位的治疗结果。

（二）切开复位和克氏针内固定的操作

采取足背前内侧纵行切口，起始于内踝尖端前方，沿着胫前肌腱与拇长伸肌腱之间向足趾方向延长，分别显露距舟关节和距跟关节囊。

切除嵌入距舟关节或距下关节内的关节囊，再将胫前肌腱、胫后肌腱或腓骨肌腱向关节外牵拉，取出嵌入距下关节内的骨折片。

实现距舟关节和距跟关节解剖复位之后，使用克氏针分别固定距舟关节和距跟关节。

术后用小腿石膏固定4～6周[15-17]。

参考文献

[1] ZIMMER T J, JOHNSON K A. Subtalar dislocations [J]. Clin Orthop, 1989 (238): 190–194.

[2] HORNING J, DIPRETA J. Subtalar dislocation [J]. Orthopedics, 2009, 32 (12): 904–908.

[3] PERUGIA D, BASILE A, GUMINA C M S, et al. Conservative treatment of subtalar dislocations [J]. Int Orthop, 2002, 26 (1): 56–60.

[4] RAMMELT S, BARTONÍČEK J, PARK K H. Traumatic injury to the subtalar joint [J]. Foot and ankle clinics, 2018, 23 (3): 353–374.

[5] BIBBO C, ANDERSON R B, DAVIS W H. Injury characteristics and the clinical outcome of subtalar dislocations: a clinical and radiographic analysis of 25 cases [J]. Foot AnkleInt, 2003, 24 (2): 158–163.

[6] RUHLMANN F, POUJARDIEU C, VERNOIS J, et al. Isolated acute traumatic subtalar dislocations: review of 13 cases at a mean follow-up of 6 years and literature review [J]. J Foot Ankle Surg, 2017, 56 (1): 201–207.

[7] DIMENTBERG R, ROSMAN M. Peritalar dislocations in children [J]. J Pediatr Orthop, 1993, 13 (1): 89–93.

[8] DOUGHERTY C P, NEBERGALL R W, CASKEY P M. Lateral subtalar dislocation in a 19-month-old female [J]. American Journal of Orthopsychiatry, 2003, 32 (12): 598–600.

[9] GIULIANI J R, FREEDMAN B A, SHAWEN S B, et al. Subtalar dislocation in an 8-year-old boy: a rare clinical presentation [J]. Am J Orthop, 2007, 36 (3): 148–151.

[10] LANCASTER S, HOROWITZ M, ALONSO J. Subtalar dislocations: a prognosticating classification [J]. Orthopedics, 1985, 8 (10): 1234–1240.

[11] GABA S, KUMAR A, TRIKHA V, et al. Posterior dislocation of subtalar joint without associated fracture: a case report and review of literature [J].J Clin Diagn Res, 2017, 11 (9): 1–2.

[12] SUGURU I, TAKESHI H, NORIO U. Anterior subtalar dislocation: case report [J]. J Orthop Trauma, 1997, 11 (3): 235–337.

[13] LIU Z, ZHAO Q, ZHANG L. Medial subtalar dislocation associated with fracture of the posterior process of the talus [J]. J Pediatr Orthop B, 2012, 21 (5): 439–442.

[14] RAMMELT S, GORONZY J. Subtalar dislocations [J]. Foot Ankle Clin N Am, 2015, 20 (2): 253–264.

[15] PRADA-CAÑIZARES A, AUÑÓN-MARTÍNI, RICO J V, et al. Subtalar dislocation: management and prognosis for an unco mmon orthopaedic condition [J]. Int Orthop, 2016, 40 (5): 999–1007.

[16] MERCHAN E C R. Subtalar dislocations: long-term follow-up of 39 cases [J]. Injury, 1992, 23 (2): 97–100.

[17] YGLESIAS B, ANDREWS K, HAMILTON R, et al. Case report: irreducible medial subtalar dislocation with incarcerated anterior talar head fracturein a young patient [J]. J Surg Case Rep, 2018, 2018 (7): 1–4.

第九节 跗跖关节骨折与脱位

跗跖关节脱位和骨折-脱位是一类宽泛的复合型损伤。临床上将韧带损伤所致的独立性跗跖关节脱位，严重损伤产生的跗跖关节骨折-脱位，统称为跗跖关节损伤[1-3]。

法国外科军医 Lisfranc（1790—1847 年）于 19 世纪拿破仑战争期间，曾为严重足部损伤的骑兵实施跗跖关节平面的前足截除手术。因此，文献中将跗跖关节命名为 Lisfranc 关节，将跗跖关节骨折-脱位称为 Lisfranc 损伤（Lisfranc injury）[4,5]。为了避免相关概念的混淆，Mulcahy[1] 强调只有跗骨骨折或跖骨骨折，但没有跗跖关节脱位者，则不可诊断为跗跖关节损伤。

跗跖关节骨折-脱位相当少见，约占成人骨折的 0.2%，年龄通常介于 20～30 岁，男性发生率是女性的 2～4 倍。Lievers[5] 曾经系统复习文献和总结流行病学资料，在总计 200 例跗跖关节损伤中，患者年龄介于 11 月龄至 82 岁，年龄平均 33 岁，其中年龄介于 15～35 岁者占 55%。儿童跗跖关节骨折-脱位更为少见，Wiley[6] 于 1981 年报告 18 例儿童跗跖关节损伤，年龄平均为 12 岁（6～16 岁），男性和女性分别为 8 例和 10 例，左足和右足分别为 10 例和 8 例。Johnson[7] 描述 16 例儿童跗跖关节骨折，年龄介于 1～10 岁，其中 5 例从双层床上跌落，该作者将其称为“双层床”骨折（“bunk bed” fracture）。Hill[8] 于 2017 年描述 56 例儿童跗跖关节骨折-脱位，包括 39 例骨折和 17 例韧带损伤，年龄平均 14.2 岁，男性与女性分别为 29 例和 27 例。

一、应用解剖

跗跖关节是中足与前足相连接的部位，近端由内侧 3 个楔骨和外侧骰骨（4 个跗骨）与远端第一～五跖骨基底形成的复合型跗跖关节（tarsometatarsal joint complex），其稳定程度依赖于骨骼形状、韧带和肌肉的联合作用[1,8,9]。跖骨既是矢状面足纵弓的重要组成部分，也参与足横弓的构成。第二跖骨基底位于邻近跖骨基底的近端，既与中间楔骨构成跖楔关节，又与内侧楔骨及外侧楔骨形成凹陷构成榫卯关节（mortise joint），因而有增强跗跖关节对抗剪切应力的作用。跖骨基底与相应楔骨的楔形结构，形成相似于半圆形拱门，而第二跖骨基底则发挥着拱心石（keystone）的作用（图 10–91）[1]。

一般认为跗跖关节内侧和外侧部分的稳定与活动程度有所不同，跗跖关节由此被分为 3 个柱状结构（图 10–92）：第一跖骨基底与内侧楔骨构成内侧柱，其跖侧与背侧方向活动范围限定在 3.5 mm；第二跖骨和第三跖骨基底与中间楔骨组成中间柱，是跗跖关节最为稳定的部分，只有 0.6 mm 的跖侧活动；第四～五跖骨基底与骰骨构成外侧柱，具有比内侧柱和中间柱更大范围的活动，其跖侧与背侧方向活动范围为 13 mm，允许前足在跗跖关节平面产生外翻和内翻活动[1,9-13]。

跗跖关节韧带连接对维持跗跖关节稳定具有重要作用。根据韧带的解剖部位，De Palma[13] 将跗跖关节的韧带分为背侧韧带、跖骨间韧带和跖侧韧带。跗跖关节背侧共有 7 条韧带，除了第一～五跖骨与相应楔股和骰骨有纵向韧带连接外，第二跖骨基底与内侧楔骨和外侧楔骨还有斜行韧带连接，通常将第二跖骨与内侧楔骨之间的韧带称为 Lisfranc 韧带。背侧韧带还包括连接第二～五跖骨基底的跖骨间横韧带，楔骨之间横韧带，以及楔骨与骰骨连接的横韧带（图 10-93）。值得强调的是，在第一跖骨与第二跖骨基底之间却没有韧带连接。跗跖关节跖侧存在与背侧相对应的韧带，通常比背侧韧带更为厚韧，因此，容易发生向背侧脱位。跖筋膜、腓骨长肌和足内在肌，则是跗跖关节的次级稳定结构。

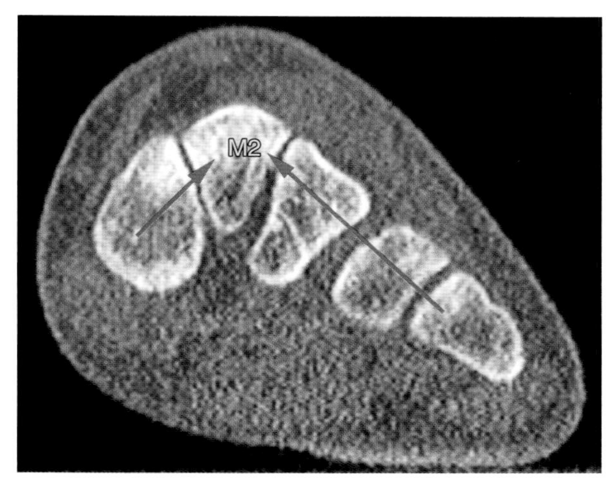

图 10-91　跖骨近端横断面 CT 扫描图像

显示跗跖关节相似于半圆形拱门，第二跖骨基底与中间楔骨位于拱门的顶点。标注：M2 表示第二跖骨基底，而红色箭头代表剪切应力的矢量。

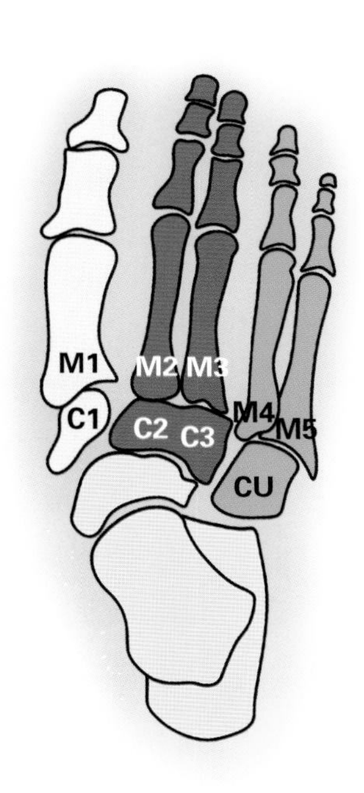

C1. 内侧楔骨；C2. 中间楔骨；C3. 外侧楔骨；CU. 骰骨；M1～M5. 第一～五跖骨。

图 10-92　跗跖关节的内侧柱、中间柱和外侧柱示意图

内侧灰色代表内侧柱，中间蓝色代表中间柱，外侧绿色部分表外侧柱。

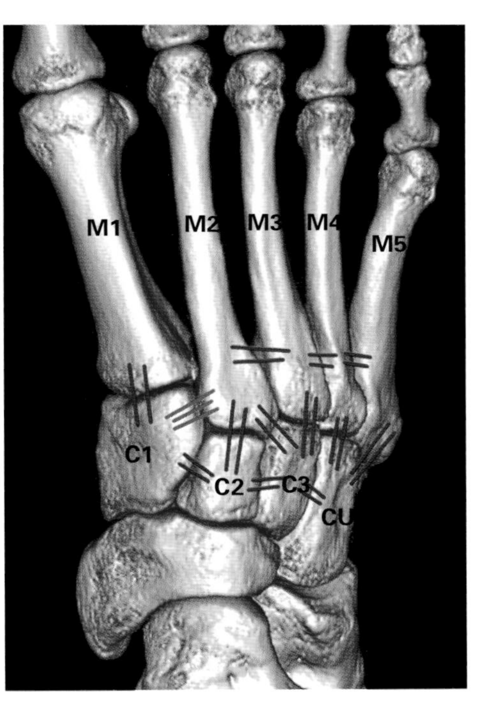

C1. 内侧楔骨；C2. 中间楔骨；C3. 外侧楔骨；CU. 骰骨；M1～M5. 第一～五跖骨。

图 10-93　跖跗关节背侧韧带解剖示意图

第二跖骨基底与内侧楔骨韧带（红色），通常称为 Lisfranc 韧带。

二、损伤机制

一般将损伤机制分为直接损伤和间接损伤，前者包括足部挤压性损伤、机动车事故和坠落物体砸击足背[1,6]。这些直接损伤是高能量损伤，往往合并广泛性软组织损伤及血管损伤，具有并发筋膜室综合征的潜在危险[14,15]。间接损伤通常是低能量损伤。根据足部所处位置和间接外力作用方向，可分为 2 种常见的损伤机制，其一为前足跖屈损伤（plantar-flexion injuries），即间接外力迫使前足过度跖屈，跖骨遭致轴向压力作用，引发韧带断裂和跖骨向足背侧移位（图 10–94A）。多见于足球运动、体操运动员。其二为前足外展损伤（forefoot-abductionin juries），即间接外力迫使前足过度外展，在跗跖关节产生旋转应力，首先产生韧带断裂和第二跖骨基底向背侧脱位，继而发生第二～五跖骨向外侧移位（图 10–94B），抑或发生骰骨压缩性骨折。多见于滑板运动和骑马运动，因为从滑板和马背跌落时，其前足约束在马镫内或滑板约束带中，导致前足过度外展活动。另一少见的原因是踝关节极度跖屈时，例如患者在下蹲时，重物砸在足跟，外力迫使足趾负荷，导致跗跖关节背侧韧带断裂，从而产生跗跖关节脱位（图 10–94C），多见于行走时被汽车撞击，或者从自行车、摩托车、雪橇跌倒时足趾着地[14,16,17]。Wiley[6]描述 18 例儿童跗跖关节损伤，只有 4 例为直接损伤，其他则为间接损伤所致。后者包括 10 例高处下跳时足趾负重，另 2 例雪橇运动所致。

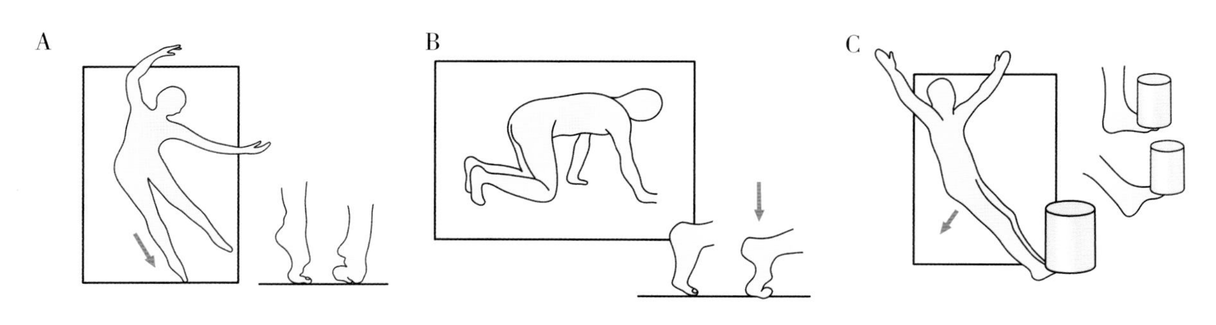

图 10–94 跗跖关节骨折–脱位的发生机制示意图

A. 外力迫使足趾负荷的间接损伤机制；B. 踝关节极度跖屈时，例如患者在跪下的姿势，重物砸在足跟上，外力迫使足趾负荷，所产生的跗跖关节脱位，为间接损伤的发生机制；C. 前足跖屈时受到重物压砸可产生直接损伤。

三、分类

跗跖关节骨折–脱位分类方法历经数次演变，Hardcastle[17]于 1982 年首次建立解剖学分类方法。在该作者之前的分类方法，是以损伤机制为基础，对选择治疗方法与判断预后几乎没有指导作用。依照跗跖关节匹配程度和跖骨移位方向，Hardcastle 将跗跖关节骨折–脱位分成 3 种类型：A 型，同向性外侧移位（homolateral displacement），即第一～五跖骨一并向外侧移位和向背侧移位，产生跗跖关节冠状面或矢状面的不匹配；B 型，独立性脱位（isolated displacement），因为 Lisfranc's 韧带断裂或者第一跖骨基底骨折，引发第一跖骨向内侧移位，抑或第二跖骨基底骨折合并第二～五跖骨向外侧移位，导致内侧或外侧部分不稳定；C 型，离散性或异向性脱位（divergent displacement），即第一跖骨向内侧移位，而第二～五跖骨向外侧移位（图 10–95）。

Myerson 于 1986[18]年对 Hardcastle 分型予以改良，将 B 型和 C 型又分为 2 个亚型（图 10–

96）。B1 型是指第一跖骨或合并内侧楔骨向内侧移位，B2 型则是第二～五跖骨向外侧移位；C1 型提示部分异向性移位，即第一跖骨向内侧及背侧移位，而 C2 型则是整体异向性移位，即第一跖骨向内侧及背侧移位，而第二～五跖骨向外侧移位。此种分型不仅包括跗跖关节，也涵盖楔骨间关节和舟楔关节，因此，仍是目前普遍应用的分类方法[1,16]。

Nunley[19]综合临床体征、X 线检查和骨骼核素显像表现，将低能量引发的韧带损伤分成 3 期（图 10–97）：Ⅰ 期（Stage Ⅰ），Lisfranc 韧带和背侧关节囊撕裂，X 线检查虽然正常，但骨骼核素显像显示核素摄入量增加；Ⅱ期（Stage Ⅱ），只有背侧 Lisfranc 韧带断裂而跖侧韧带和关节囊仍然完整，在正位 X 线片显示第一和第二跖骨间隙增宽 1～5 mm，但足弓高度保持正常；Ⅲ期（Stage Ⅲ），背侧和跖侧 Lisfranc 韧带断裂，在正位 X 线片显示第一和第二跖骨间隙增宽 ＞ 5 mm，足弓也有明显的降低。此种分型有助于选择治疗方法，Ⅰ期允许采取非手术治疗，Ⅲ期则需要手术治疗，而对Ⅱ期的治疗虽未形成一致的意见，但多数学者倾向于手术治疗[1,16]。

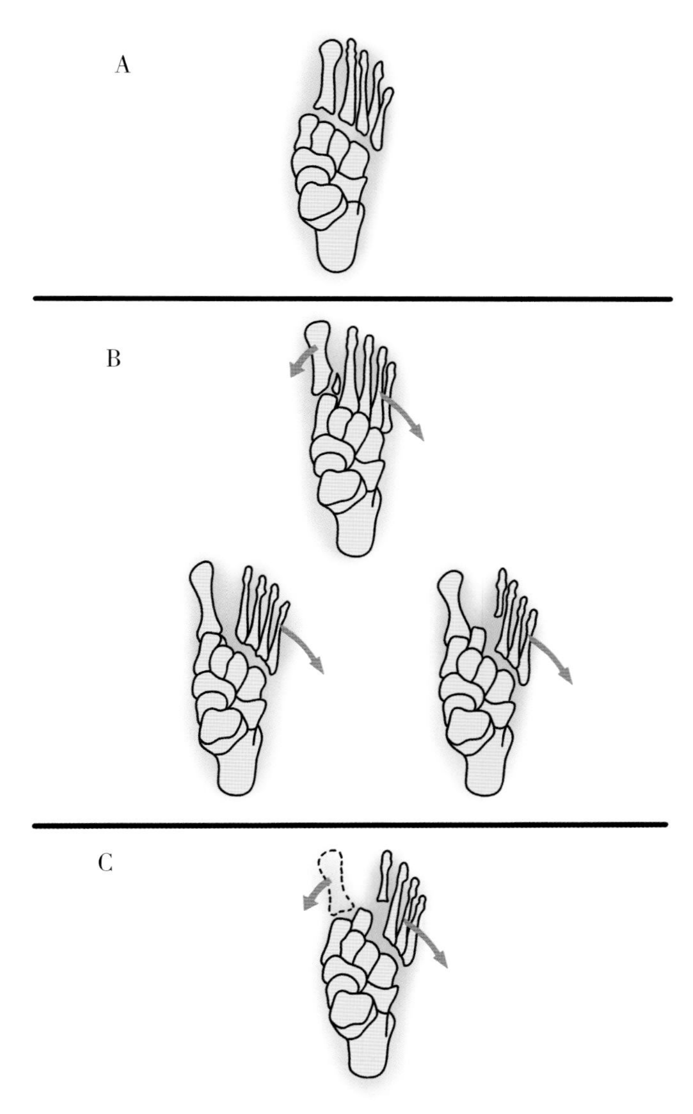

图 10–95　Hardcastle 分型示意图

A. A 型，同向性外侧移位；B. B 型，独立性第一跖骨向内侧移位，抑或第二～五跖骨向外侧移位；C. C 型，离散性或异向性脱位。

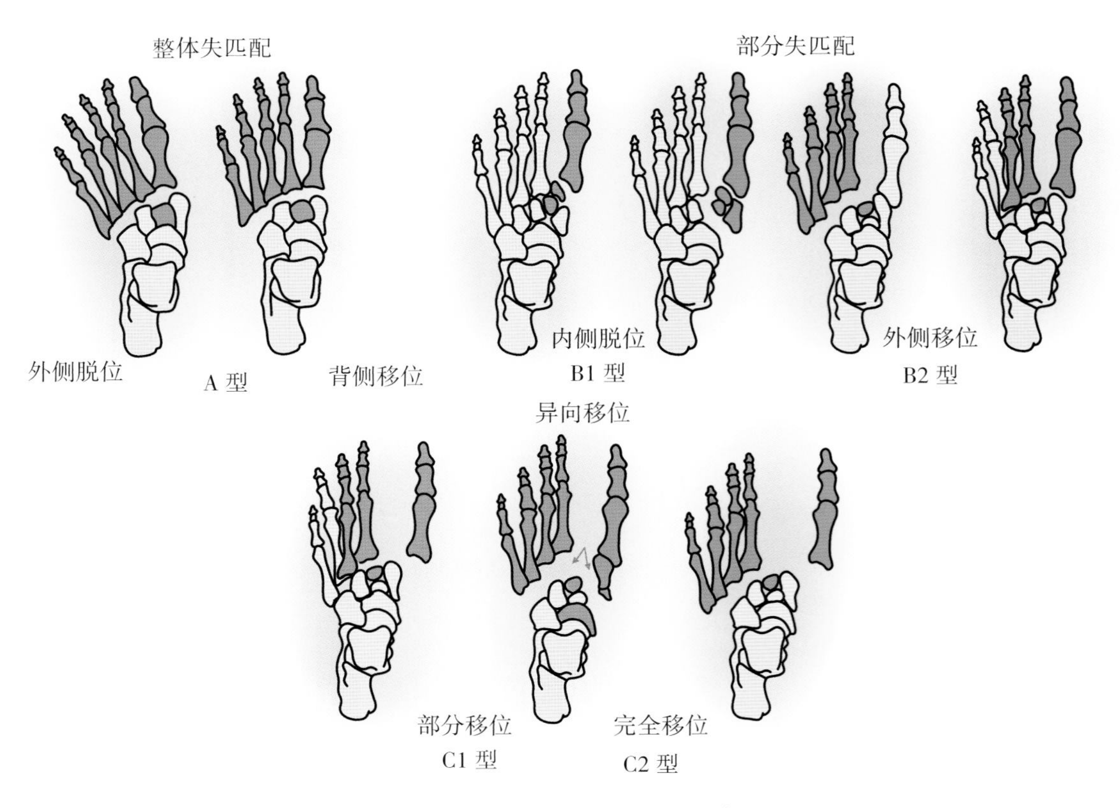

图 10-96 Myerson 分型方法示意图

A 型：跗跖关节整体移位或不匹配；B 型：跗跖关节部分脱位；B1 型：第一跖骨或合并内侧楔骨向内侧移位；B2 型：第二～五跖骨向外侧移位；C 型：离散性或异向性脱位；C1 型：第一跖骨向内侧及背侧移位；C2 型：整体异向性移位，即第一跖骨向内侧及背侧移位，而第二～五跖骨向外侧移位

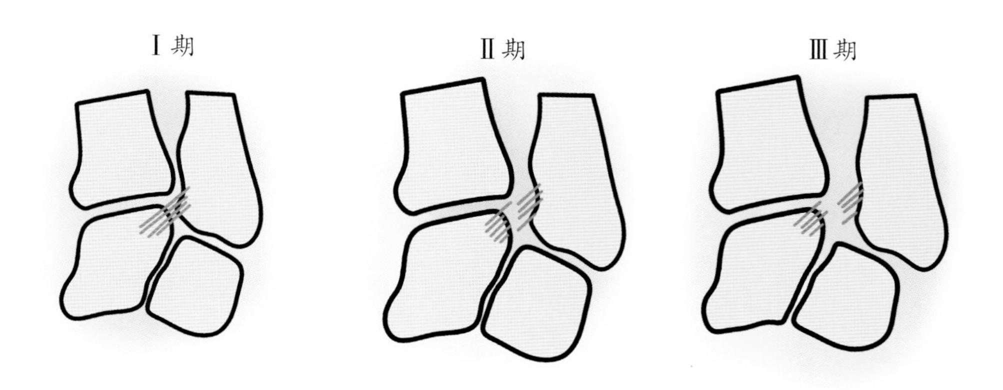

图 10-97 Nunley 关于韧带损伤的分类示意图

Ⅰ期：Lisfranc 韧带挫伤而没有第一跖骨与第二跖骨基底分离；Ⅱ期：Lisfranc 韧带断裂合并第一跖骨与第二跖骨基底分离；Ⅲ期：Lisfranc 韧带断裂合并第一跖骨与第二跖骨基底分离，并导致足弓降低。

四、临床特征

创伤后中足疼痛、弥漫肿胀、拒绝负重行走，抑或只能用足外侧缘负重行走，是典型的临床特征。临床检查可发现跗跖关节弥漫性肿胀、压痛，以及第一跖骨与第二跖骨间隙增宽和足底瘀斑（plantar arch ecchymosis），后者被视为特征性表现。将前足被动内收和外展活动，均可诱发剧烈疼痛[15,20]。

然而，值得高度警惕的是，独立性跗跖关节半脱位而没有骨折的临床诊断，因为诸如体育活动产生的低能量跗跖关节损伤，只有韧带损伤所引发的第一跖骨基底与第二跖骨基底半脱位，抑或合并无移位的关节内片状骨折。临床检查只有局部轻度肿胀和压痛，往往只在剧烈活动时出现疼痛，容易被医生忽视而遗漏诊断，文献中将其称为微弱性跗跖关节半脱位（subtle Lisfranc subluxation）[21-23]。Crates[20]证明两种临床特殊试验有助于此型损伤的诊断：①前足内翻-外展试验。检查者用一只手稳定后足和中足，用另一只手将前足被动内翻和外展活动。如果诱发跗跖关节疼痛，应该高度疑似跗跖关节半脱位。②琴键式应力试验（piano key stress test）[22]。检查者用一只手稳定后足和中足，用另一只手依次对第一和第二跖骨头推向跖侧（图 10-98），诱发相应跗跖关节疼痛则为阳性，具有诊断意义。

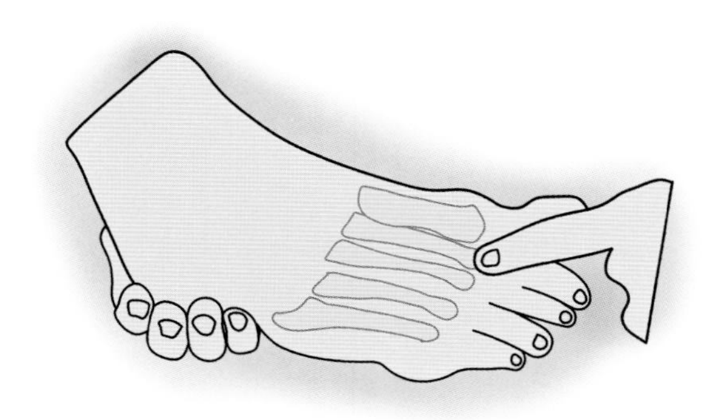

图 10-98　琴键式应力试验示意图

五、影像学检查

X 线检查和 CT 及 MRI 扫描是确定诊断的工具，常规摄取正位、侧位和 30° 内斜位 X 线片，对有明显移位的跗跖关节骨折-脱位容易做出正确诊断（图 10-99），但没有明显移位或独立性韧带损伤，却容易发生遗漏或延误诊断[14,23,24]。在阅读正位和侧位 X 线片时，应注意跗跖关节的放射解剖学关系。在足部正位 X 线片，中间楔骨与第二跖骨基底内侧缘呈现连续的曲线，内侧楔骨与第一跖骨基底外侧缘也有连续的曲线（图 10-100）。这些连续性曲线一旦中断，则应高度疑似 Lisfranc 损伤[1,14]。独立性 Lisfranc 韧带断裂可产生内侧楔骨旋转，在正位 X 线片可显示内侧楔骨的外侧切迹，又称内侧楔骨切迹征（notch sign），是跗跖关节脱位的间接 X 线征象（图 10-101）[25]。如果在正位 X 线片显示第一跖骨基底内侧或第二跖骨基底外侧出现片状撕脱性骨折，即骨片征（flecksign），也是诊断跗跖关节脱位的线索（图 10-102）[15,18]。测量第一跖骨与第二跖骨基底间隙宽度和第二跖骨基底与内侧楔骨间隙宽度，具有确定诊断的意义。当上述 2 个间隙宽度＞ 2 mm 时，是诊断成人和＞ 6 岁儿童跗跖关节脱位的标准[20,21,26]。

Knijnenberg[26]曾用 243 例儿童非负重的足正位 X 线片，测量第一跖骨基底与第二跖骨基底间隙宽度、第二跖骨基底与内侧楔骨之间宽度（图 10-103），年龄介于 1 ~ 18 岁。该作者发现年龄＞ 6 岁儿童，其第一跖骨基底与第二跖骨基底间隙宽度（MT1-MT2）和第二跖骨基底与内侧楔骨宽度（MT2-MC）均＜ 2 mm，与成人参数基本相同，而年龄＜ 6 岁者，MT1-

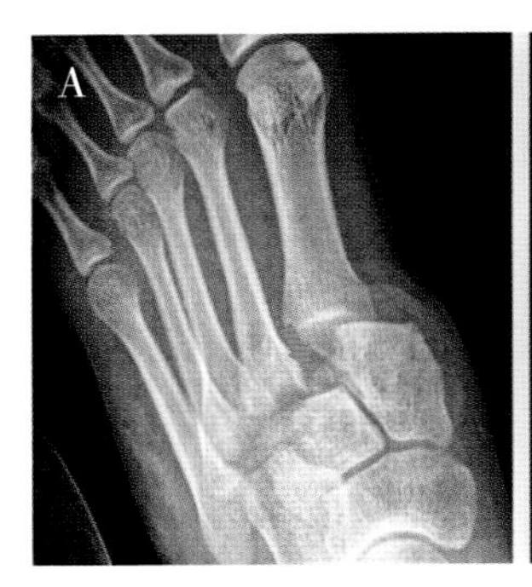
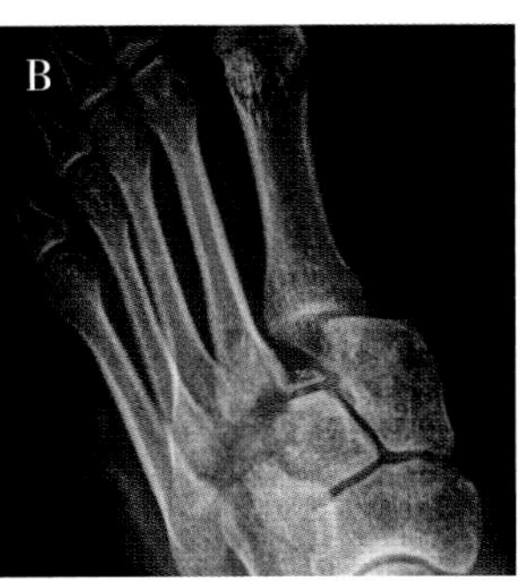

图 10-99　Myerson A 型跗跖关节骨折-脱位

15 岁儿童足在正位 X 线片显示第二跖骨基底内侧骨片（A），第二跖骨内侧皮质与内侧楔骨外侧皮质间距增宽至 7 mm（B）。

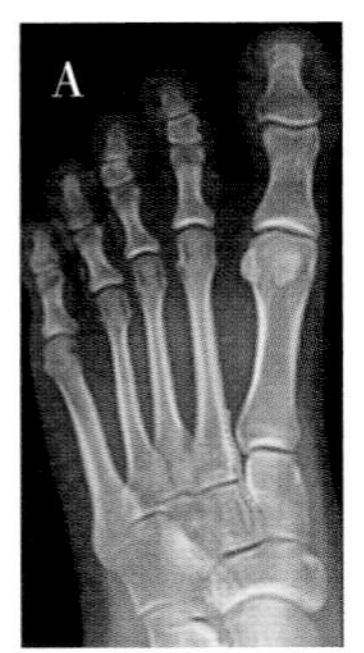
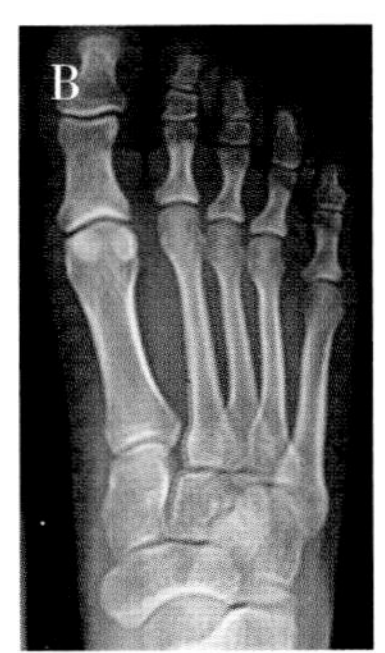

图 10-100　Lisfranc 损伤

A 图为正常侧足部正位 X 线片，可见中间楔骨与第二跖骨内侧缘呈现连续的曲线，而 B 图为 Lisfranc 损伤，中间楔骨与第二跖骨内侧缘连线出现中断。

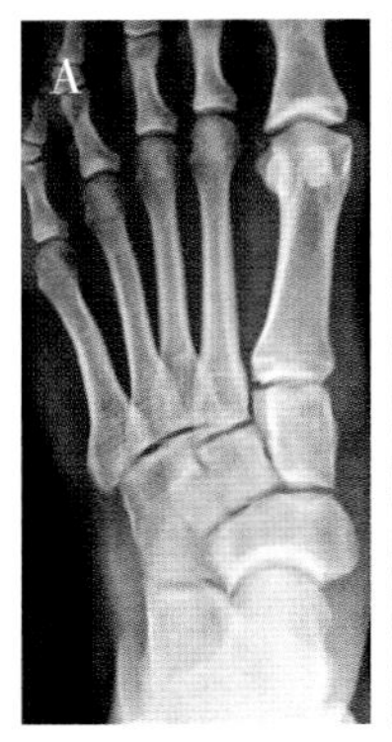
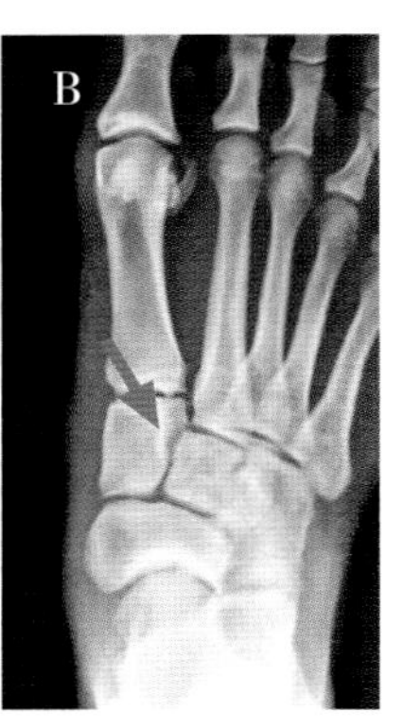

图 10-101　跗跖关节不稳定

B 图箭头标注内侧楔骨切迹征，是内侧楔骨发生旋转移位的征象，提示跗跖关节不稳定，而对照侧（A）却没有这个征象。

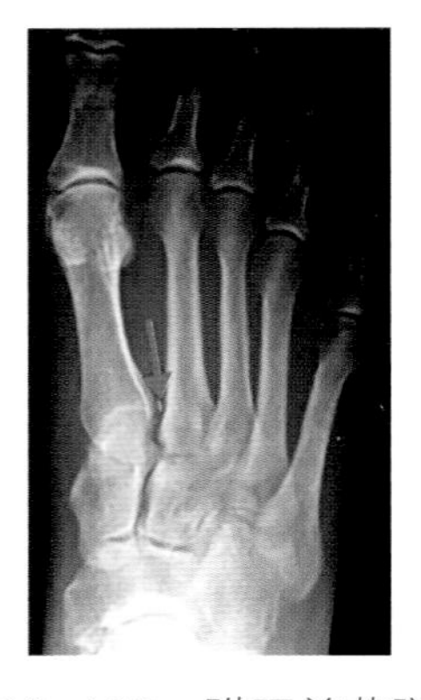

图 10-102　跗跖关节脱位

足正位 X 线片显示第一跖骨基底外侧或第二跖骨基底内侧缘有片状骨折（红色箭头所指），称为骨片征，此种撕脱性骨折是诊断跗跖关节脱位的线索。

MT2 ≤ 3 mm，但 MC-MT2 却介于 3.1 mm 和 7.5 mm。他由此认为年龄＜ 6 岁者，MT1-MT2 ＞ 3 mm 和 MC-MT2 ＞ 7 mm 时，方可诊断跗跖关节脱位。阅读侧位 X 线片时，应该特别关注跗跖关节背侧为连续的线性关系，内侧楔骨的跖侧皮质位于第五跖骨跖侧皮质的背侧面[14,25]。

CT 扫描有助于诊断微弱性跗跖关节半脱位和隐匿性跖骨基底或楔骨骨折，而 MRI 扫描对诊断独立性韧带损伤却可提供直接证据。因此，对高度疑似跗跖关节损伤，但 X 线检查却未显示明显异常者，应该选择性 CT 扫描或 MRI 检查[1,14]。

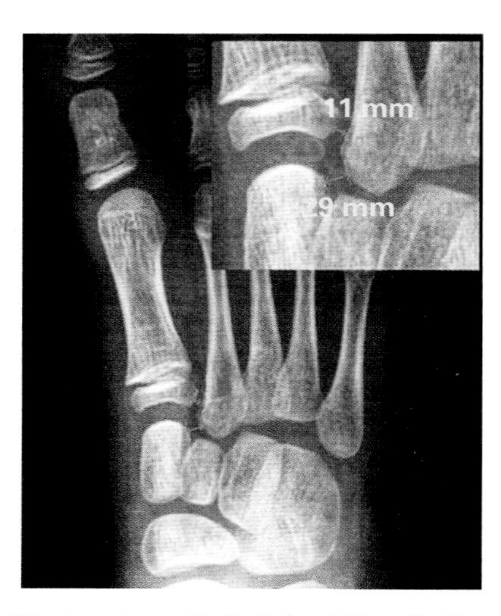

图 10-103　儿童非负重足正位片

测量儿童第一跖骨与第二跖骨基底间隙宽度、第二跖骨基底内侧皮质与内侧楔骨外侧皮质之间宽度的方法。

六、治疗与预后

无论是成人还是儿童跗跖关节骨折-脱位，其治疗目标是实现解剖复位，预防将来可能出现足部疼痛，恢复患足负重行走，防止发生骨性关节[15,20,25]。然而，在实现上述目标的途径或方法，儿童病例与成人病例还存在明显的差异，因为成人病例通常需要切开复位，方能获得解剖复位和跗跖关节稳定[9,20]。

儿童足部跗骨具有更大的弹性，跗跖关节骨折-脱位的移位程度往往不甚严重，因此，儿童某些没有明显移位的跗跖关节损伤，允许选择石膏固定，或者采取闭合复位和经皮克氏针固定[6-8]。

Wiley[6]于1981年描述18例儿童跗跖关节损伤的治疗方法与结果。该组年龄平均为12岁（6～16岁），10例因足趾负荷产生的间接损伤，4例因重物砸足跟所产生的跗跖关节脱位，另4例因高处跌落所致。分别采取闭合复位与石膏固定（14例）和经皮克氏针固定与石膏固定（4例）治疗。14例在随访3～8个月时没有任何症状，4例在随访12个月后仍有持续性跗跖关节不适症状，通常发生于剧烈活动或在不平坦路面行走，其中2例遗留成角畸形（1例遗漏诊断而未予以治疗，另1例因关节内多处骨折而未能实现解剖复位）。该作者由此认为，跗跖关节是极为重要的负重关节，如果关节内骨折没有获得解剖复位，将来发生创伤后骨性关节炎则不可避免，其中1例16岁儿童创伤后4个月X线片检查，第二跖骨头出现缺血性坏死征象。

Buoncristiani[27]采取石膏固定治疗8例儿童跗跖关节损伤，年龄平均6.6岁（3～13岁）。8例中第一跖骨基底骨折1例，第二～四跖骨基底骨折1例，第二跖骨1例，内侧楔骨骨折2例，独立性韧带损伤3例，但没有描述跗跖关节骨折-脱位分类方法与类型。8例均经过小腿行走石膏固定3～7周。当患足局部没有压痛和行走没有跛行后，解除石膏固定。治疗后平均随访时间2.7年，应用临床及X线检查和美国足踝外科协会中足评分评价治疗结果[28]。最后随访时，7例日常活动和体育活动都没有疼痛，跗跖关节内侧和外侧也无压痛，前足内翻-外展应力试验阴性，步态也完全正常；正位和侧位X线检查显示足弓正常，跗跖关节解剖轴线和关节间隙也都在正常范围，其中足评分为100分。另1例10岁儿童跗跖关节脱位和内侧楔骨撕脱性骨折，随访3.3年时仍有中足疼痛，跑步5分钟后出现中足肿胀。临床检查局部没有压痛，前足外翻-外展应力试验阴性，但X线检查显示第一和第二跗跖关节间隙狭窄，符合创伤后骨性关节炎的诊断。

切开复位和螺钉或克氏针内固定，是目前治疗成人或青春期儿童跗跖关节骨折-脱位的首选方法[1,24,29]，因为只有解剖复位和实现跗跖关节稳定，才能避免跗跖关节持续性疼痛和足弓塌陷，降低创伤后骨性关节炎（post-traumatic arthritis）的发生率。Kuo[29]选择切开复位和螺钉固定治疗跗跖关节脱位或骨折-脱位48例，手术时年龄平均39岁（15～77岁）。独立性韧带损伤15例，韧带断裂和骨折复合型损伤33例，后者5例有多发性损伤，10例合并同侧下肢骨折，8例合并对侧下肢骨折。使用直径为3.5 mm的骨皮质螺钉从跖骨基底置入，经跖楔关节进入相应的楔骨，对第一、第二和第三跖楔关节实施内固定，再使用经皮克氏针从第四跖骨和第五跖基底置入骰骨，分别对第四和第五跗跖关节予以固定。术后2周使用小腿石膏后托固定，保持踝关节跖屈的位置。2周更换小腿管型石膏继续固定4周。术后6周拔出克氏针。穿用行走矫形器4～6周。采取美国足踝外科协会中足评分[28]和肌肉骨骼功能评分（long-form musculoskeletal function assessment，MFA）[30]评价结果。术后随访平均4.3年（1.1～9.5年），中足评分平均为77分（分数范围0～100分，100分为优级），因为中足疼痛，妨碍参加娱乐性活动，或需要矫形器而减分。MFA评分19分（分数范围0～100分，0分代表优级结果），因为妨碍参加业余活动和改变生活方式遇到某种困难。12例（25%）发生创伤后跗跖关节骨性关节炎，6例因为持续性疼痛而选择关节固定手术，从切开复位至关节固定间隔时间平均为12个月（5个月至2.1年）。决定优级结果的因素包括解剖复位和损伤类型，独立性韧带损伤即使解剖复位，也有产生差级结果的倾向。解剖复位38例，6例（16%）发生骨性关节炎；未完全解剖复位10例，6例（60%）发生骨性关节炎；独立性韧带损伤15例中，6例发生关节炎（40%）；骨折或脱位者33例中，6例（18%）发生关节炎。该作者指出，解剖复位和重建跗跖关节稳定才能获得满意结果，进而减少骨性关节炎发生率。

Veijola[31]介绍切开复位和内固定，治疗6例7足儿童跗跖关节损伤的近期结果，手术时年龄平均15岁（13～16岁）。第二跖骨骨折与跗跖关节脱位1足，多处跖骨骨折与跗跖关节脱位6足，但没有描述Hardcastle或Myerson分型。每例平均使用2个螺钉和3根克氏针，术后随访时间介于2个月至1.3年。X线检查证明7足中6足解剖复位，但是7足都有程度不同的疼痛。2足偶有不适，2足在日常活动中有中度不适，2足偶有休息时疼痛，1足休息时也有疼痛，只有1足从未疼痛。该作者指出青春期儿童跗跖关节损伤，即使获得解剖复位也将产生持续性疼痛症状。

鲁明等[32]治疗7例儿童跗跖关节骨折-脱位，包括Hardcastle B型骨折3例，C型骨折4例，其中2例是开放性损伤。采取切开复位和螺钉或克氏针固定治疗3例闭合性损伤，另2例闭合性损伤合并骰骨塌陷骨折，而使用外侧柱外固定器和撑开植骨；使用外固定器和空心钉及克氏针固定，治疗另2例开放性损伤。术后随访时间平均为3.6年（10个月至8年），7足均都获得骨性愈合，也未出现中足慢性疼痛，但有3例发生自发性第二跖楔关节融合。该作者认为跨关节外固定器的使用，有助于维持复位和恢复内侧柱及外侧柱的长度。

Cheow[24]选择闭合或切开复位与内固定，治疗8例青春期儿童跗跖关节骨折-脱位，手术时年龄平均13.6岁（12～15岁），包括Myerson A型1例、B1型1例和B2型6例。术前第一跖骨基底与第二跖骨基底间隙宽度平均为4.03 mm，术中分别使用螺钉固定5例和克氏针固定3例，术后随访时间平均3.8年（1～6年）。最后随访时，第一跖骨基底与第二跖骨基底间隙宽度由术前平均4.03 mm降低至术后平均1.75 mm，AOFAS中足评分平均93.4分。但是，2例术后出现足部疼痛。1例13岁儿童诊断为B2型损伤，经过闭合复位和螺钉固定，其跖骨间宽度虽然由术前6.44 mm降低至术后3.49 mm，但并未实现解剖复位。术后5年每天均有足部疼痛，通常发生于站立和行走45分钟之后。尽管不妨碍日常活动，但不能参与娱乐性活动，也不能穿着高跟鞋，临床检查足内侧纵弓和中足解剖轴线也在正常范围，但AOFAS中足评分为85分（疼痛为10分，限制活动为3分，改变鞋型为2分）。另1例15岁儿童罹患左足B2型损伤，跖骨之间宽度由术前3.98 mm降低至术后1.62 mm，但在术后5个月试图拔出螺钉时发生折断，2个螺钉尾端遗留在内侧和中间楔骨内，在术后6年期间几乎每天都有足部疼痛，既不能参加跑步活动，也不能在起伏路面行走，AOFAS中足评分72分（中度疼痛为20分，限制活动为3分，在起伏路面行走困难为5分）。该作者认为螺钉尾端遗留骨内，可能是产生足部疼痛的原因。

切开复位和内固定

【手术适应证】

跗跖关节骨折-脱位并有明显移位者；独立性韧带损伤导致跗跖关节不稳定，即年龄＞6岁者，其正位X线片显示第一跖骨与第二跖骨间隙和第二跖骨基底与内侧楔骨宽度＞2 mm[1,20]；年龄＜6岁者，其正位X线片显示第一跖骨与第二跖骨间隙＞3 mm、第二跖骨基底与内侧楔骨宽度＞7 mm[26]。

【手术时机】

开放性损伤、即将发生骨筋膜室综合征和软组织面临缺血性损害者，应该急诊手术治疗，即在创伤后8小时内完成手术治疗[15,29]；闭合性损伤，而没有上述高危因素，则应该延迟手术治疗，等待局部软组织肿胀基本消退，皮肤开始出现皱纹，通常需要1～2周，以避免发生切口皮肤裂开、皮肤坏死[29,33]。

【手术操作】

将患者置于仰卧位。于膝关节上方捆扎充气止血带后，常规进行手术野皮肤准备。

①切口与显露：采取足背部2个皮肤切口，其内侧切口沿着第一跖骨与第二跖骨间隙切开皮肤，向近端延伸至舟楔关节，注意保护跨越拇长伸肌腱的腓浅神经分支，将足背动静脉和腓深神经足背支向外侧牵拉，分离拇长伸肌腱和趾短伸肌腱间隙。足背外侧切口则以第四跖骨为中心，允许直视第二跖楔关节外侧面和第三及第四跗跖关节。先将趾长伸肌总腱向内侧牵拉，再沿着肌纤维走行方向避开趾短伸肌，以显露相应的跗跖关节[25,29]。Philpott[33]选择足背部1个纵行切口，起始于第二跗跖关节，向远端纵向延长，终止于跖趾关节，分别分离相应的跖骨间隙，也能获得满意显露的第一～四跗跖关节（图10-104）。

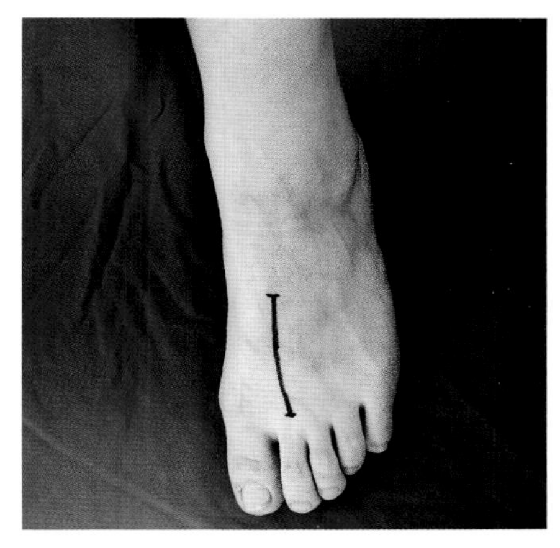

图10-104　足背纵行切口

起自第二跗跖关节，止于跖趾关节。

②骨折复位与内固定：在直视下实施骨折或关节复位，暂时用克氏针固定。应该依照如下顺序进行复位与内固定操作：首先对内侧楔骨与中间楔骨进行复位，因为楔骨间关节不稳定，可产生术后持续疼痛和复发性足弓塌陷，或者前足外展畸形，通常需要使用螺钉横向置入第一与第二楔骨之内。继之将第一跖楔关节复位，恢复内侧楔骨与第一跖骨背侧及跖侧皮质的解剖关系，进而实现第二跖骨基底进入内侧楔骨与外侧楔骨所形成的榫卯关节，使用螺钉或桥接钢板固定（图10-105）。如果是韧带损伤所产生的独立性脱位，从第一跖骨近端背侧逆向置入皮质骨螺钉，保持与跗跖关节面相垂直，方可够避免螺钉断裂（图10-106）；如果为关节内骨折，可考虑实施跗跖关节融合，切取自体松质骨移植，使用微型钢板提供相对坚强的内固定。最后处理第四和第五跗跖关节脱位或不稳定，可从跖骨基底经皮插入克氏针，经跖骰关节置入骰骨固定[25,28,34]。

【术后处理】

术后使用小腿石膏后托固定2周，保持踝关节跖屈的位置；2周后更换小腿管型石膏继续固定4周；术后6周拔出克氏针，继之穿用行走矫形器4～6周；术后6个月取出内固定，允许开始负重行走[29,33]。

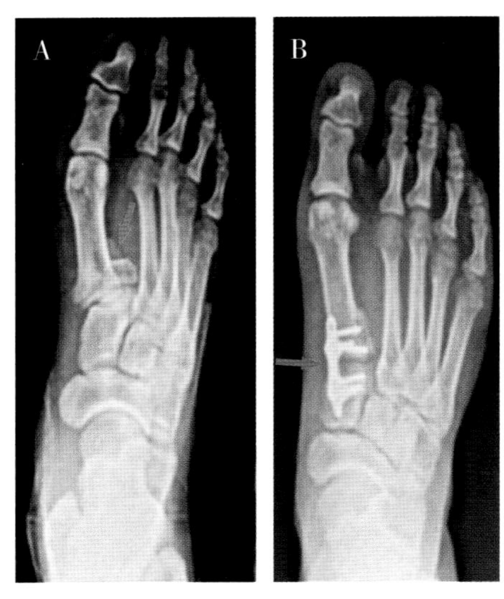

图 10-105　应用足背侧钢板螺钉跨关节固定足内侧柱

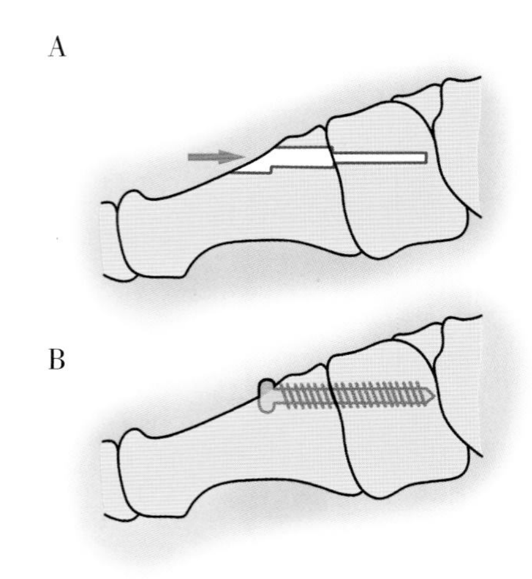

图 10-106　第一跖跗关节螺钉固定示意图

在第一跖骨近端背侧预制骨槽（A），保持与关节间隙相垂直的方向，置入骨皮质螺钉（B），具有防止螺钉断裂的优点。

参考文献

[1] MULCAHY H. Lisfranc injury: current concepts [J]. Radiol Clin N Am, 2018, 56(6): 859-876.

[2] CASSEBAUM W H. Lisfranc fracture-dislocations [J]. Clin Orthop, 1963, 30: 116-129.

[3] DESMOND E A, CHOU L B. Current concepts review: Lisfranc injuries [J]. Foot Ankle In, 2006, 27(8): 653-660.

[4] ESWAY J, BOYER M, SHEREFF M, et al. Lisfranc injuries: what have we learned nince Napoleon's era? [J] Oper Tech Orthop, 2006, 16: 60-67.

[5] LIEVERS W B, FRIMENKO R E, CRANDALL J R, et al. Age, sex, causal and injury patterns in tarsometatarsal dislocations: a literature review of over 2000 cases [J]. Foot, 2012, 22(3): 117-124.

[6] WILEY J J. Tarso-metatarsal joint injuries in children [J]. J Pediatr Orthop, 1981, 1(3): 255-260.

[7] JOHNSON G F. Pediatric Lisfranc injury: "bunk bed" fracture [J]. Am J Roentgenol, 1981, 137(3): 1041-1044.

[8] HILL J F, HEYWORTH B E, LIERHAUS A, et al. Lisfranc injuries inchildren and adolescents [J]. J Pediatr Orthop B, 2017, 26(2): 159-163.

[9] DE-LAS-HERAS ROMERO J. Classification and management of Lisfranc joint injuries: current concepts [J]. Curr Orthop Pract, 2016, 27: 680-685.

[10] BENIRSCHKE S K, MEINBERG E, ANDERSON S A, et al. Fractures and dislocations of the midfoot: Lisfranc and Chopart injuries [J]. J Bone Joint Surg Am, 2012, 94(14): 1326-1337.

[11] OUZOUNIAN T J, SHEREFF M J. In vitro determination of midfoot motion [J]. Foot Ankle, 1989, 10(3): 140-146.

[12] MYERSON M S. The diagnosis and treatment of injury to the tarsometatarsal joint complex [J]. J Bone Joint

Surge Br, 1999, 81 (5) : 756−763.
[13] DE PALMA L, SANTUCCI A, SABETTA S P, et al. Anatomy of the Lisfranc joint complex [J]. Foot Ankle Int, 1997, 18 (6) : 356−364.
[14] SIDDIQUI N A, GALIZIA M S, ALMUSA E, et al. Evaluation of the tarsometatarsal joint using conventional radiography, CT, and MR imaging [J]. Radio Graphics, 2014, 34 (2) : 514−531.
[15] ELEFTHERIOU K I, ROSENFELD P F, CALDER J F. Lisfranc injuries: an update [J]. Knee Surg Sports Traumatol Arthrosc, 2013, 21 (6) : 1434−1446.
[16] ESCUDERO M I, SYMES M, VELJKOVIC A, et al. Low-energy Lisfranc injuriesin an athletic population:a comprehensive review of the literature and the role of minimally invasive techniques in their management [J]. Foot Ankle Clin N Am, 2018, 23 (4) : 679−692.
[17] HARDCASTLE P H, RESCHAUER R, KUTSCHA-LISSBERG E, et al. Injuries to the tarsometatarsal joint: incidence, classification and treatment [J]. J Bone Joint Surg Br, 1982, 64 (3) : 349−356.
[18] MYERSON M S, FISHER R T, BURGESS A R, et al. Fracture dislocations of the tarsometatarsal joints: end results correlated with pathology and treatment [J]. Foot Ankle, 1986, 6 (5) : 225−242.
[19] NUNLEY J A, VERTULLO C J. Classification, investigation, and management of midfoot sprains: Lisfranc injuries in the athlete [J]. Am J Sports Med, 2002, 30 (6) : 871−878.
[20] CRATES J M, BARBER A, SANDERS E J. Subtle Lisfranc subluxation: results of operativeand nonoperative treatment [J]. J Foot Ankle Surg, 2015, 54 : 350−355.
[21] CURTIS M J, MYERSON M, SZURA B. Tarsometatarsal joint injuries inthe athlete [J]. Am J Sports Med, 1993, 21 (4) : 497−502.
[22] KEISERMAN L S, CASSANDRA J, AMIS J A. The piano key test: a clinical sign for the identification of subtle tarsometatarsalpathology [J]. Foot Ankle Int, 2003, 24 (5) : 437−438.
[23] 郗艳，胡丁君，姚伟武，等 . 跗跖关节损伤的分型及影像学诊断 [J]. 中华医学杂志，2016，96 (25) : 1976−1981.
[24] CHEOW X, LAM K B Y. Midterm functional outcomes in operatively treated adolescent Lisfranc injuries [J]. J Pediatr Orthop B，2018, 27 (5) : 435−442.
[25] WEATHERFORD B M, ANDERSON J G, BOHAY D R. Management of tarsometatarsal joint injuries [J]. J Am Acad Orthop Surg，2017, 25 (7) : 469−479.
[26] KNIJNENBERG L M, DINGEMANS S A, TERRA M P, et al. Radiographic anatomy of the pediatric Lisfranc joint [J]. J Pediatr Orthop，2018, 38 (10) : 510−513.
[27] BUONCRISTIANI A M, MANOS R E, MILLS W J. Plantar-flexion tarsometatarsal joint injuries in children [J]. J Pediatr Orthop，2001, 21 (3) : 324−327.
[28] KITAOKA H B, ALEXANDER I J, ADELAAR R S, et al. Clinical rating systems for the ankle-hindfoot, midfoot, hallux, and lesser toes [J]. Foot Ankle Int, 1994, 15 (7) : 349−353.
[29] KUO R S, TEJWANI N C, DIGIOVANNI C W, et al. Outcome after open reduction and internal fixation of Lisfranc joint injuries [J]. J Bone Joint Surg Am, 2000, 82 (1) :1609−1618.
[30] MARTIN D P, ENGELBERG R, AGEL J, et al. Development of a musculoskeletal extremity health status instrument: the Musculoskeletal Function Assessment instrument [J]. J Orthop Res, 1996, 14 (2) : 173−181.
[31] VEIJOLA K, LAINE H J, PAJULO O. Lisfranc injury in adolescents [J]. Eur J Pediatr Surg, 2013, 23 (4) : 297−303.
[32] 鲁明 , 闫桂森 , 徐易京 . 儿童严重不稳定型 Lisfranc 损伤的手术治疗 [J]. 骨科临床与研究杂志 , 2018,

3(2): 107-111.

[33] PHILPOTT A, LAWFORD C, LAU S C, et al. Modified dorsal approach in the management of Lisfranc injuries [J]. Foot Ankle Int, 2018, 39(5): 573-584.

[34] STERN R E, ASSAL M. Dorsal multiple plating without routine transarticular screws for fixation of Lisfranc injury [J]. Orthopedics, 2014, 37(12): 815-819.

第十节　足部骨-筋膜室综合征

跟骨骨折、Lisfranc 跗跖关节骨折-脱位，跖骨或趾骨骨折，以及挤压性软组织损伤，所产生出血和组织水肿通常限定在相应的足部筋膜室内，致使筋膜室内压力迅速增高，导致足部严重疼痛和高度肿胀，进而产生足部肌肉和神经缺血性损伤，称为足部骨-筋膜室综合征[1-3]。

足部骨-筋膜室综合征相对少见，足部损伤并发骨-筋膜室综合征发生率介于 2%～6%，约为四肢骨-筋膜室综合征的 5%[4,5]。儿童足部骨-筋膜室综合征更为减少，Silas[6]于 1995 年描述 7 例儿童足部骨-筋膜室综合征，年龄 4～16 岁，男性与女性分别为 3 例和 4 例；挤压性损伤 6 例，1 例为骑摩托车损伤。原发性损伤包括 2 例为 Lisfranc 跗跖关节骨折-脱位，3 例跖骨及趾骨骨折，另 2 例为没有骨折的挤压性损伤。Erdös[7]治疗 16 例儿童下肢骨-筋膜室综合征，年龄介于 2～14 岁，只有 3 例（18.8%）诊断为足部骨-筋膜室综合征。Thakur[8]采取骨-筋膜室切开减压治疗 364 例足部筋膜室综合征，其中 40 例（11.0%）年龄＜ 18 岁。足挤压性损伤、跟骨骨折、Lisfranc 跗跖关节骨折-脱位和多发性跖骨骨折，是产生骨-筋膜室综合征的常见原因。

Wallin[9]曾经系统复习关于儿童足部骨-筋膜室综合征的英文文献，截至 2012 年末，只收集了 62 例儿童足部骨-筋膜室综合征，年龄介于 7 月龄至 18 岁。发生机制包括 59 例足部骨折及软组织挤压性损伤，2 例因静脉输液渗漏，另 1 例为血管瘤出血所致。

一、应用解剖

足部筋膜室相似于上肢和下肢的筋膜室，也是由筋膜、肌间隔和骨骼构成相对封闭的间隙。但是，关于足部筋膜室的数量和解剖部位，尚未形成共识。早期研究发现足部有 4 个筋膜室，包括前足 1 个筋膜室和后足 3 个筋膜室[11]。然而，足部 4 个筋膜室的概念受到 Manoli（1990 年）的挑战[12]，他采取染色明胶注入足踝标本的方法，证明后足有 4 个筋膜室，包括足底内侧、足底外侧、足底中央浅层和深层筋膜室，后者又称跟骨筋膜室（calcaneal compartment）（图 10-107）。前足还有 4 个跖骨间筋膜室和 1 个拇趾内收肌筋膜室（图 10-108），进而使筋膜室的数量从 4 个增加至 9 个。除此之外，该作者还证实足底内侧、中央和外侧 3 个筋膜室覆盖范围，相当于足部整体长度，但前足 4 个跖骨间筋膜室、拇趾内收肌筋膜室和跟骨筋膜室只累及前足或后足。

Faymonville[13]于 2012 年选择环氧树脂合成剂注入的方法，探讨足部筋膜室的数量和解剖学部位。经过 12 例足部标本的解剖学，他发现足部只有 6 个筋膜室，即后足 4 个和前足 2 个筋膜室。后足包括 4 个筋膜室：①足内侧筋膜室（图 10-109）。其内侧壁为拇趾外展肌表面筋膜和跖筋膜内侧缘，外侧壁为内侧肌间隔，跖侧壁为跖筋膜，背侧壁由跟骨、舟骨、内侧楔

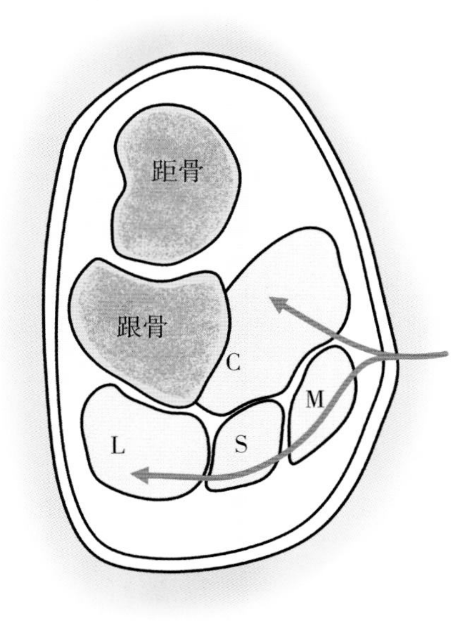

图 10-107　后足筋膜室与手术入路示意图

后足内侧筋膜室（M），容纳拇趾外展肌和拇趾短屈肌；跟骨筋膜室（C），容纳跖方肌和足底外侧神经血管束；后足中央浅层筋膜室（S），容纳趾短屈肌、趾长屈肌腱远端和 4 个蚓状肌；后足外侧筋膜室（L），容纳小趾外展肌和小趾短屈肌。

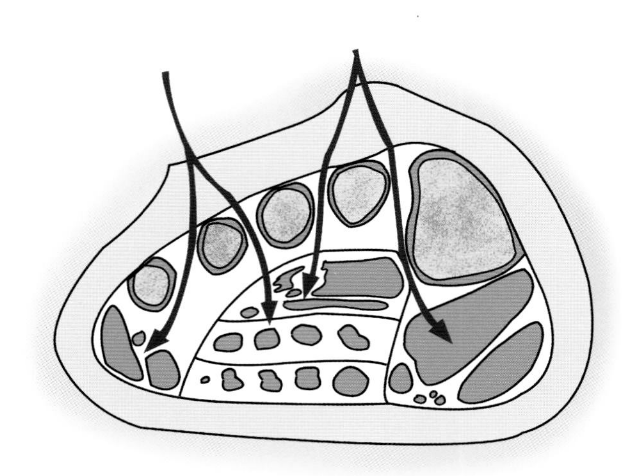

图 10-108　前足 5 个筋膜室与手术入路示意图

1 个内收肌筋膜室和 4 个跖骨间筋膜室，前者容纳拇趾内收肌，而后者容纳相应的背侧和跖侧骨间肌。

骨和第一跖骨所构成，其中容纳拇趾外展肌、拇趾短屈肌，而足底内侧血管神经束在跗横关节与跗跖关节平面之间进入该筋膜室，继之进入跟骨筋膜室后，形成深部跖侧血管弓（deep plantararch）。②外侧筋膜室（图 10-110）。足底浅筋膜（superficial plantar fascia）构成外侧壁和跖侧壁，跖筋膜外侧肌间隔构成内侧壁，而跟骨、骰骨和第五跖骨构成背侧壁，容纳小趾外展肌、小趾短屈肌、足底血管神经外侧束，以及趾长屈肌腱远端部分。③足底浅层筋膜室（superficial compartment），又称足底中央浅层筋膜室（superficial central compartment）。跖筋膜为其跖侧壁，内侧和外侧肌间隔组成内侧和外侧壁，背侧壁为足底深筋膜（deep plantar fascia），容纳趾短屈肌、趾长屈肌腱远端和 4 个蚓状肌（图 10-111）。④跟骨筋膜室，又称足底中央深层筋膜室（deep central compartment）。近端由内侧和外侧筋膜室的肌间隔构成侧方壁，其跖侧壁则由起自内侧筋膜室的肌间隔向外侧延伸至外侧筋膜室，近端顶壁为跟骨和跗骨及其表面韧带，而远端则有趾长屈肌腱构成顶壁，其近端容纳跖方肌、拇长屈肌和趾长屈肌，足底外侧血管神经束在跗跖关节平面进入该筋膜室。

前足 2 个筋膜室：①前足背侧筋膜室（dorsal compartment）。该筋膜室与小腿前部筋膜室相交通。由足背筋膜、相邻跖骨和内收肌筋膜所组成，但在前足骨间肌的跖侧却没有筋膜组织。容纳趾短伸肌和拇短伸肌。②前足深部中央筋膜室（deep central forefoot）。有些学者将其称为拇趾内收肌筋膜室，位于跖骨的跖侧，跖骨和跖骨之间韧带为其背侧壁，跖侧深筋膜（deep plantar fascia）为其跖侧壁，内侧和外侧肌间隔构成内侧和外侧壁，但在每个骨间肌之间却没有任何间隔。容纳拇趾内收肌、拇短屈肌和骨间肌，足底血管神经外侧束。

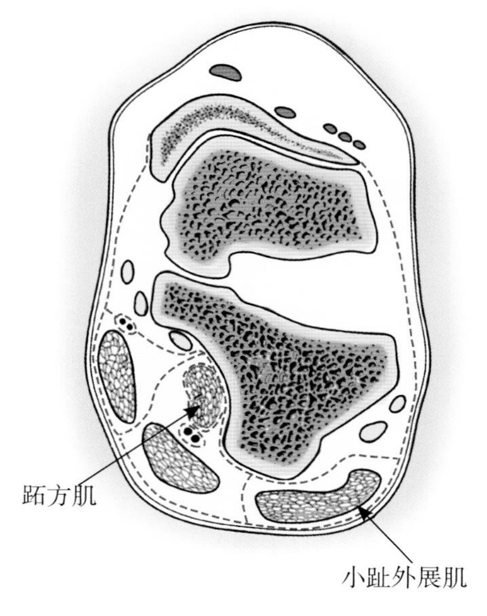

图 10-109　后足近端冠状面解剖示意图

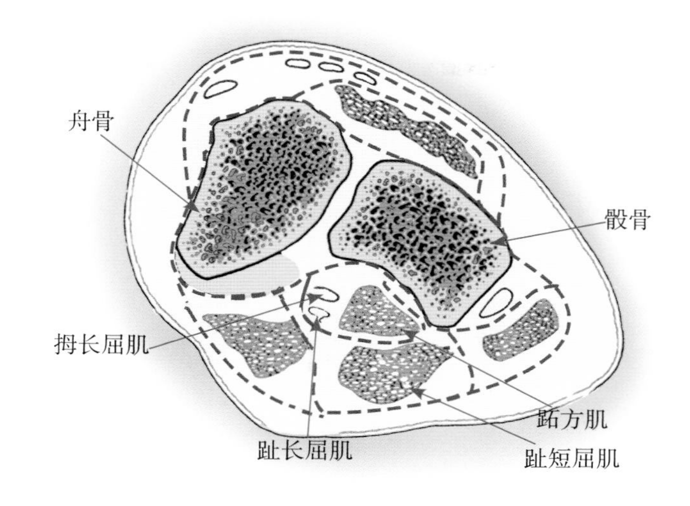

图 10-110　后足远端冠状面解剖示意图

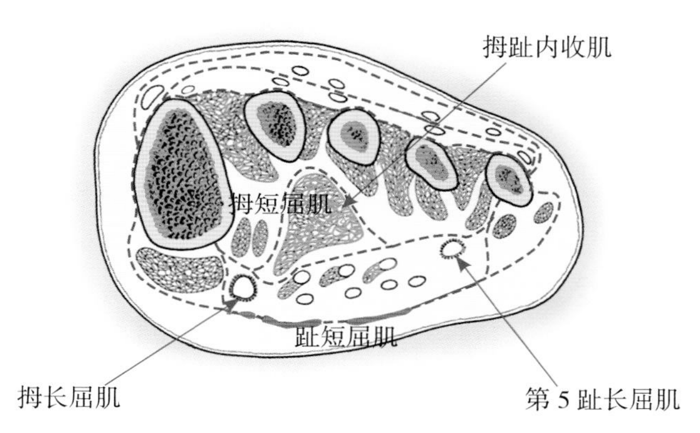

图 10-111　前足冠状面解剖示意图

二、损伤机制与病理学改变

足部骨-筋膜室综合征是足部损伤的严重并发症，跟骨骨折、跗跖关节骨折-脱位、多发性跖骨骨折，软组织挤压性损伤和足部手术操作，均可引发筋膜室的内容物体积增加，抑或过紧包裹的小腿石膏固定或绷带包扎，引发筋膜室容积缩减，进而导致筋膜室内压力增高，是目前普遍接受的发生机制[7,8,14]。而足背输液渗漏和血管瘤，则是引发儿童足骨-部筋膜室综合征的罕见原因[9,10]。

筋膜室内压力增高将启动连续性病理生理学改变，动脉-静脉压力梯度理论是目前普遍接受的初始生理学改变[3,15-17]。创伤产生直接组织损伤及继发性水肿和出血，可导致筋膜室内压力迅速升高。由于筋膜组织缺乏弹性，限制筋膜室扩张，筋膜室内静脉压力也随之增加，进而降低动脉-静脉压力梯度，导致局部血流减少和组织有氧代谢下降。缺氧状态抑制细胞氧化过程，进而丧失细胞膜离子梯度，导致细胞膜损伤和细胞坏死，同时还有毛细血管通透性增加，致使组织迅速水肿，进而产生组织氧张力丢失，最终发生细胞坏死。

正常筋膜室内压力＜ 8 mmHg（1.07 kPa）。当小腿或前臂筋膜室内压力增加至 55 mmHg

(7.33 kPa）和 64 mmHg（8.53 kPa）时，组织供血发生停滞。肌肉和周围神经组织对缺血的耐受时间有所不同，肌肉缺血 2～4 小时即可出现功能丧失，4～12 小时则产生不可逆转的损害。当肌肉缺血＞ 8 小时，90% 肌肉纤维发生损伤，导致纵向和横向瘢痕形成，并与邻近组织发生粘连，而超过 12 小时却可产生肌肉挛缩。神经组织缺血 30 分钟，便可出现传导功能丧失，缺血 12～24 小时则将产生不可逆转的损害。早期出现周围神经功能异常，有助于早期诊断与治疗，但延迟治疗≥ 12 小时，必将产生不可逆转的后遗症[11,15,16]。

三、临床特征与诊断

临床上以足部持续性疼痛、硬韧性肿胀和足趾被动伸展诱发剧烈疼痛为特征[3,17-19]。诊断前臂和小腿筋膜室综合征的 5 个典型体征，即疼痛（pain）、苍白（pallor）、肌肉麻痹（paralysis）、皮肤感觉减退（paresthesia）和无脉搏跳动（pulselessness）。因为前述 5 个体征的英语名词以 P 为首个字母，故而简称为 5P 征[19]。

Wells[3] 指出典型的 5P 征对诊断足部骨－筋膜室综合征并无实际意义，因为足背动脉和胫后动脉并不在足部筋膜室内，通常能够触及动脉搏动，毛细血管充盈时间（capillary refill）也不发生延迟。临床检查发现硬韧性肿胀（皮肤张力增加）、皮肤水疱及瘀斑，皮肤感觉减退（两点辨别感觉，针刺疼痛感觉），特别是被动伸展足趾诱发剧烈疼痛，是诊断足部筋膜室综合征的可靠体征。鉴于足部骨折或脱位也可诱发上述体征，因此，确定诊断依赖足部筋膜室内压力测定，其正常值≤ 10 mmHg（1.33 kPa）。当压力≥ 30～50 mmHg（4.0~6.67 kPa），或者筋膜室内压与收缩压之差为 10～30 mmHg（1.33~4.0 kPa），是诊断筋膜室综合征的标准。

Fulkerson[18] 和 Reach[20] 比较详尽地介绍使用手持筋膜室内压力测量仪（intracompartment pressure monitor，ICPM Device，Stryker，Kalamazoo，MI），测量足部筋膜室内压的方法与穿刺针进入点（或进针点）：①足底内侧与跟骨筋膜室测压进针点。于内踝下方 40～60 mm、拇趾外展肌上缘，将测压穿刺针垂直插入 10.7 mm 进入足底内侧筋膜室。读出压力数值之后，将穿刺针继续向外侧置入 14 mm 进入跟骨筋膜室（图 10–112）。②后足中央浅层和深层筋膜室测压进针点。于足底内侧，拇趾外展肌外侧，从足跟后缘向第二足趾延长线的 11.5 cm 处作为进针点。将穿刺针插入 9.8 mm 进入中央浅层筋膜室。读出该筋膜室内压力后，将穿刺针向深部插入 10 mm，则可进入中央深层筋膜室（图 10–113）。③足外侧筋膜室测压进针点。从外踝最突出点至第五跖骨头延长线的 10.9 cm 处作为进针点，将穿刺针插入 11 mm 便可进入外侧筋膜室（图 10–114）。④足背筋膜室测压进针点。沿着跖骨间隙，将穿刺针分别从足背插入 10 mm，则可进入相应的筋膜室。

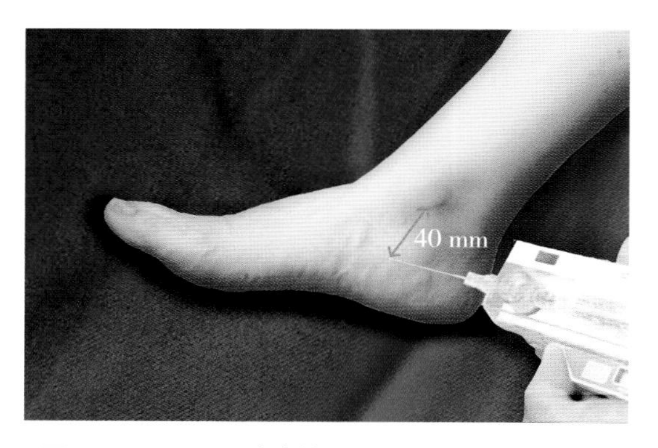

图 10–112　足内侧与跟骨筋膜室测压方法

从内踝下方 40 mm，将手持测压仪穿刺针插入拇趾外展肌，测量内侧筋膜室内压。继之，将穿刺针向深部推进，则可测量跟骨筋膜室内压力。

实验室检查可发现血清肌酸激酶（creatine kinase，CK）升高，提示有肌肉坏死，但不是诊断筋膜室综合征的特异性指标。动态监测肌酸激酶持续升高，有助于判断是否需要及时实施筋膜室切开减压，抑或筋膜室切开减压是否不够充分[19,21]。

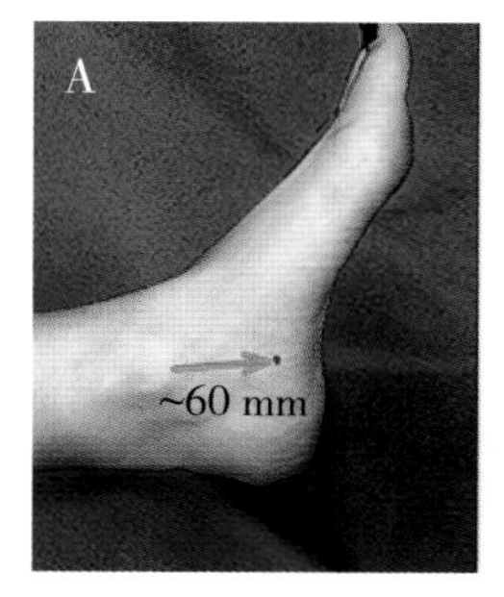

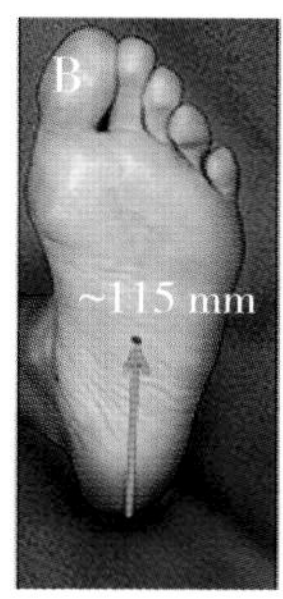

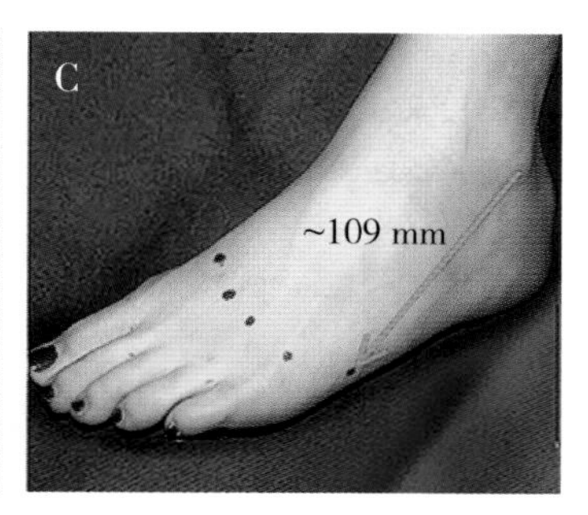

图 10-113　足部筋膜室测压进针点

A. 足内侧和跟骨筋膜室测压进针点：从内踝下方 60 mm 作为进针点；B. 后足中央浅层和深层筋膜室测压进针点：从足跟后缘向第二足趾延长线的 115 mm 处插入穿刺针；C. 足外侧筋膜室测压进针点：从外踝最突出点至第五跖骨头延长线的 109 mm 处作为进针点。

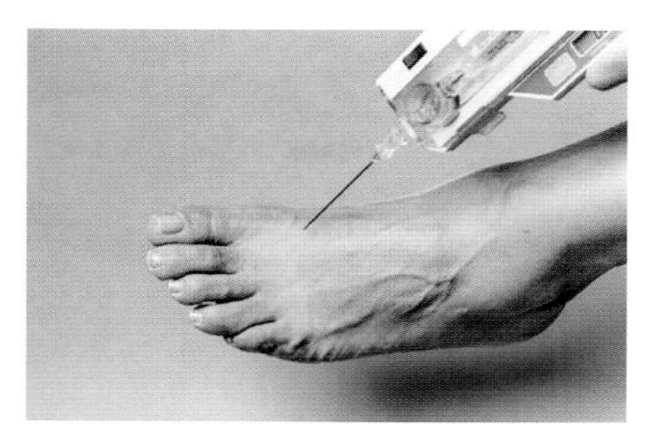

图 10-114　前足背侧筋膜室和拇趾内收肌筋膜室的测压方法

于第二～三跖骨间隙和第四～五跖骨间隙背侧，将穿刺针插入 10 mm，测量每个筋膜室内压。继之，将穿刺针向深部推进，则可测量拇趾内收肌筋膜室内压力。

影像学检查虽然不是诊断筋膜室的必要条件，但 X 线和 MRI 检查有助于发现原发性损伤或疾病，包括足部骨折、距下关节或跗横关节脱位，以及软组织肿瘤[10,14,18]。

四、治疗与预后

筋膜室切开减压是治疗足部骨-筋膜室综合征唯一有效的方法，目标是防止神经和肌肉组织产生不可逆转的损害，避免发生足部内肌缺血性挛缩，保留或恢复皮肤感觉[14,17,22]。

在治疗足部骨折和挤压性损伤时，应该高度警惕可能发生足部筋膜室综合征。一旦出现足部持续性疼痛、硬韧性肿胀和足趾被动伸展诱发剧烈疼痛，预示即将发生足部骨-筋膜室综合征。在准备急诊进行筋膜室内压力测定和筋膜室切开减压阶段，应该立即解除约束性石膏固定或绷带包扎，将患侧下肢抬高至心脏水平，促进静脉回流，延缓筋膜室内压力迅速升高。值得注意的是，必须避免肢体高于心脏水平，因为肢体高于心脏水平，可产生肢体动脉压力降低的作用，减少动脉-静脉压力梯度，进而减少组织有氧灌注[5,17]。多数学者主张在麻醉状态进行足部筋膜室内压力测定，一旦证明筋膜室内压力＞ 30 mmHg（4.0 kPa），或者筋膜室内压力与周围动脉收缩压之差＜ 30 mmHg（4.0 kPa），应该在 6 小时内实施筋膜室切开减压。非手术治疗和延迟手术治疗，必将产生不良结果[3,14]。

Manoli[1] 报道 3 例跟骨骨折并发筋膜室综合征，采取加压包扎、石膏固定和肢体抬高等非手术治疗。3 例患者分别在骨折后 8 个月、13 个月后和 27 个月出现爪形趾畸形，其中 2 例需要矫形手术治疗。Mittlmeier[22] 回顾性分析 17 例跟骨关节内骨折并发足部骨-筋膜室综合征远期结果。患者年龄介于 17～56 岁，在跟骨骨折后 3 小时至 30 天期间，实施筋膜室内压力测定；在跟骨骨折后平均 13 天（7～29 天），实施切开复位和内固定，但没有实施筋膜室切开减压。术后随访时间介于 6 个月至 2 年。12 例跟骨筋膜室内压力＞ 30 mmHg，7 例发生爪形趾和足底软组织挛缩，并妨碍正常行走，另 5 例跟骨筋膜室内压力＜ 30 mmHg，却没有发生爪形趾畸形。

Silas[6] 详尽描述筋膜室切开减压手术，治疗 7 例儿童足部筋膜室综合征的随访结果。手术时年龄平均为 10 岁（4～16 岁）。6 例为挤压性损伤，1 足为高处物体坠落砸击足背，2 例合并 Lisfranc 骨折-脱位，3 例跖骨及趾骨骨折，2 例为没有骨折的挤压性损伤。术前足底中央深部筋膜室和前足筋膜室内压力平均为 47 mmHg（38～55 mmHg），均在就诊 5 小时内实施 9 个筋膜室切开和骨折内固定。依照疼痛和足部功能受限严重程度评价结果：①优级，既没有疼痛也无功能异常。②良级，偶有疼痛和轻度功能受限。③可级，中等程度疼痛和功能受限。④差级，严重疼痛和功能受限。术后随访平均 3.4 年（1.9～4.4 年），4 例为优级，3 例为良级，而且无 1 例发生爪形趾（claw toes）或前足挛缩，也没有感觉和运动功能异常。

Ojike[23] 系统复习足部筋膜室综合征的文献，重点关注皮肤切口数量、手术并发症和足部功能状态。资料完整者总计 35 例（39 足）足部筋膜室综合征，男性与女性分别为 27 例和 8 例，年龄平均为 32 岁（10～58 岁），4 例为双足筋膜室综合征。术后随访时间平均为 1.9 年（3 个月至 5 年）。39 例中 17 例（43.6%）出现并发症，其中 9 例（52.9%）有神经功能异常，2 例有爪形趾，2 例却需要截肢手术。

Han 等[24] 开展前瞻性观察手术治疗 14 例足部筋膜室综合征的结果，年龄平均 34.8 岁（21～60 岁），患者在创伤之前均没有糖尿病、周围血管疾病和其他健康问题。所有病例测定前足 4 个和后足 3 个筋膜室内压，每个筋膜室内压力与动脉收缩压之差＜ 30 mmHg（4.0 kPa）。采取足背 2 个切口与 1 个足内侧切口，对前足 4 个筋膜室和后足 3 个筋膜室进行切开减压，同时使用克氏针或螺钉固定骨折。患者就诊与腱膜切开间隔时间 5.8 小时（3～11 小时），术后随访时间平均 2.1 年（1.2～2.8 年）。12 例在术中证实肌肉完整，颜色正常，用止血钳夹持肌肉有收缩现象；另 2 例术后出现爪形趾者，术中显示肌肉色泽异常，用止血钳夹持肌肉显示收缩不良。14 例中 11 例（78.6%）能够返回原来工作，2 例（14.3%）发生爪形趾，3 例（21.4%）有感觉异常，4 例（28.6%）需要更换穿鞋的类型（modified shoes）或使用鞋垫。其中就诊与手术间隔时间平均 4.5 小时（3～8 小时）者，年龄平均 32.1 岁（21～56 岁），11 例（78.6%）能够独立行走，仍然从事以前工作，而就诊于手术间隔时间平均 10.3 小时（9 ～11 小时），年龄平均 44.7 岁（28～60 岁），3 例需要拐杖负重行走，并不能从事以前的工作。该组并发症包括 3 例（21.4%）术前有腓深神经分布区麻木（术后 2 年并未完全恢复），2 例（14.3%）发生爪形趾，3 例（21.4%）发生创伤后骨性关节炎，4 例（28.6%）有拇趾下方胼胝体形成。发生并发症与筋膜切开间隔时间有明显相关性，发生并发症者手术间隔时间平均 8 小时（4～11 小时），而没有并发症者间隔时间平均 4.6 小时（3～8 小时）。该作者认为尽早实施筋膜室切开减压，能够获得更好的生活质量，允许穿着各种鞋类。创伤至筋膜切开减压间隔时间较短，患者年龄较小，没有骨折和其他合并损伤，以及低速率挤压性损伤，是获得良好结果的预测因素。

足筋膜室切开减压手术

【手术适应证】

足部挤压性损伤和跗骨及跖骨骨折，足部出现持续疼痛、硬性肿胀和足趾被动伸展诱发剧烈疼痛，高度疑似筋膜室综合征者；筋膜室内压力＞ 30 mmHg（4.0 kPa），或者筋膜室内压力与周围动脉收缩压之差＜ 30 mmHg（4.0 kPa）；严格把握手术时机，应该在临床症状及体征出现后 6 小时之内，实施筋膜室切开减压。

如果患者延迟就诊，其临床症状和体征持续时间＞ 8 小时，则不宜进行筋膜室切开减压，因为显露坏死的肌肉组织将导致严重感染和截肢[5,6,25]。

【手术操作】

将患儿置于仰卧位，常规进行手术野皮肤准备，通常不用止血带。选择足部 3 个皮肤切口的技术，即 1 个足部内侧切口和 2 个足背切口对足部 9 个筋膜室切开减压，是普遍接受的标准手术操作。如果跟骨骨折、Lisfranc 跗跖关节骨折–脱位和跖骨骨折，需要切开复位和内固定时，则可与筋膜室切开减压一并实施。

①足内侧切口与后足筋膜室切开减压：皮肤切口起始于跟骨结节前方 4 cm、足底皮肤上方 3 cm，保持与足底脂肪垫相平行，向足趾方向延长 6 cm（图 10–115）。切开皮肤及浅筋膜之后，将皮肤向背侧和足底两侧牵拉，显露跖筋膜和拇趾外展肌筋膜，纵向切开跖筋膜，从筋膜室下缘切开内侧筋膜室，将拇趾外展肌向足背牵拉，再从外侧筋膜室内侧壁剥离拇趾外展肌的附着点。完成内侧筋膜室松解之后，将拇趾外展肌向足背方向牵拉，所见白色筋膜组织便是内侧间隔（即跟骨筋膜室外侧壁）。纵向切开该筋膜，以完成跟骨筋膜室松解，注意保护足底外侧神经。继之，将内侧筋膜室内的拇趾外展肌向足背侧牵拉，切开跖筋膜内侧束和内侧间隔，以完成足底浅层筋膜室松解。然后，将足底浅层筋膜室内的趾短屈肌向内侧和背侧牵拉，显露并纵向切开中间肌间隔，一旦显露小趾外展肌，表明外侧筋膜室也获得松解（图 10–107）。

②前足背侧入路进行前足筋膜室切开减压：足背 2 个切口分别沿着第二跖骨和第四跖骨表面作长为 4 ~ 6 cm 纵向切口（图 10–108、图 10–116），切开皮肤时注意保护足背静脉。将切口皮肤向两侧牵拉，显露相应的筋膜室。纵向切开足背筋膜，钝性分离跖骨与背侧及跖侧骨间肌间隙；继之，沿着第二跖骨内侧缘向深面分离，纵向切开内收肌顶壁筋膜，进而完成前足 5 个筋膜室的切开减压[1,4,25,26]。

【术后处理】

术后保持皮肤切口敞开，用盐水敷料及表面干燥敷料覆盖皮肤切口，每天更换敷料 1 ~ 2 次。等待足部软组织肿胀消退后，再于术后 3 ~ 5 天进行 2 期缝合，抑或采取全厚皮片移植修复皮肤缺损。如果是独立性筋膜室切开减压，术后用石膏托固定 2 周，保持足部抬高至心脏水平。如果同时实施跟骨骨折、Lisfranc 骨折或跖骨骨折内固定，则需要石膏固定 6 周[6,25]。

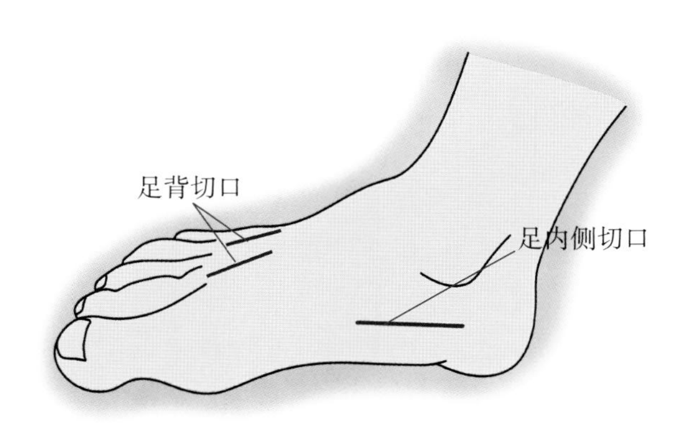

图 10–115 足背切口与足内侧切口示意图

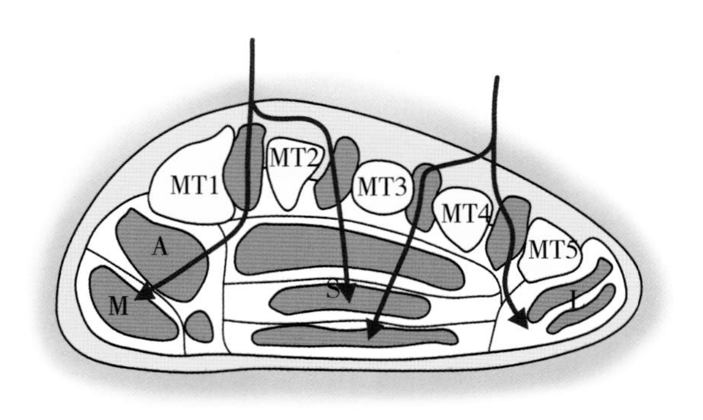

MT. 跖骨；M. 内侧筋膜室；A. 拇趾内收肌筋膜室；S，足底中央浅层筋膜室；L. 外侧筋膜室。

图 10–116 经足背 2 个切口进行前足筋膜室切开减压示意图

参考文献

[1] MANOLI A, WEBER T G. Fasciotomy of the foot: an anatomical study with special reference to release of the calcaneal compartment [J]. Foot Ankle, 1990, 10(5): 267-275.

[2] MYERSON M. Management of compartment syndromes of the foot [J]. Clin Orthop Relat Res, 1991(271): 239-248.

[3] WELLS D B, DAVIDSON A R, MURPHYG A. Acute compartment syndrome of the foot: a review [J]. Curr Orthop Pract, 2018, 29: 11-15.

[4] FRINK M, HILDEBRAND F, KRETTEK C, et al. Compartment syndrome of the lower leg and foot [J]. Clin Orthop, 2010, 468(4): 940-950.

[5] DODD A, LE I. Foot compartment syndrome:diagnosis and management [J]. J Am Acad Orthop Surg, 2013, 21(11): 657-664.

[6] SILAS S I, HERZENBERG J E, MYERSON M S, et al. Compartment syndrome of the foot in children [J]. J Bone Joint Surg Am, 1995, 77(3): 356-361.

[7] ERDÖS J, DLASKA C, SZATMARY P, et al. Acute compartment syndrome in children: a case series in 24 patients and review of theliterature [J]. Int Orthop, 2011, 35(4): 569-575.

[8] THAKUR N A, MCDONNELL M, GOT C J, et al. Injury patterns causing isolated foot compartment syndrome [J]. J Bone Joint Surg Am, 2012, 94(11): 1030-1035.

[9] WALLIN K, NGUYEN H, RUSSELL L, et al. Acute traumatic compartment syndrome in pediatric foot: a systematic review and case report [J]. J Foot Ankle Surg, 2016, 55(4): 817-820.

[10] DOWNEY-CARMONA F J, GONZÁLEZ-HERRANZ P, DE LA FUENTE-GONZÁLEZ C, et al. Acute compartment syndrome of the foot caused by a hemangioma [J]. J Foot Ankle Surg, 2006, 45(1): 52-55.

[11] MYERSON M S. Experimental decompression of the fascial compartments of the foot: the basis for fasciotomy in acute compartment syndromes [J]. Foot Ankle, 1988, 8(6): 308-314.

[12] MANOLI A Ⅱ, WEBER T G. Fasciotomy of the foot: an anatomical study with special reference to release of the calcaneal compartment [J]. Foot Ankle, 1990, 10(5): 267-275.

[13] FAYMONVILLE C, ANDERMAHR J, SEIDEL U, et al. Compartments of the foot: topographic anatomy [J]. Surg Radiol Anat, 2012, 34(10): 929-933.

[14] BRINK F, BACHMANNS, LECHLER P, et al. Mechanism of injury and treatment of trauma-associated acutecompartment syndrome of the foot [J]. Eur J Trauma Emerg Surg, 2014, 40(5): 529-533.

[15] MATSEN F A. Compartment syndromes: a unified concept [J]. Clin Orthop, 1975(113): 8-14.

[16] SANTI M D, BOTTE M J. Volkmann's ischemic contracture of the foot and ankle: evaluation and treatment of established deformity [J]. Foot ankle int, 1995, 16(6): 368-377.

[17] BIBBO C, LIN S S, CUNNINGHAM F J. Acute traumatic compartment syndrome of the foot in children [J]. Pediatr Emerg Care, 2000, 16(4): 244-248.

[18] FULKERSON E, RAZI A, TEJWANI N. Review: acute compartmentsyndrome of the foot [J]. Foot Ankle Int, 2003, 24(2): 180-187.

[19] KELSEY N R, EDMONDS L D, BIKO D M. Acute exertional medial compartment syndrome of the foot in a teenager [J]. Radiology Case Reports, 2015, 10(2): 1-3.

[20] REACH J S JR, AMRAMI K K, FELMLEE J P, et al. The compartments of the foot: a 3-tesla magnetic

resonance imaging study with clinical correlates for needle pressuretesting [J]. Foot Ankle Int, 2007, 28 (5): 584-594.

[21] TZIOUPIS C, COX G, GIANNOUDIS P V. Acute compartment syndrome of the lower extremity: an update [J].Orthop Trauma, 2009, 23 (6): 433-440.

[22] MITTLMEIER T, MACHLER G, LOB G, et al. Compartment syndrome of the foot after intraarticular calcaneal fracture [J]. Clin Orthop, 1991 (269): 241-248.

[23] OJIKE N I, ROBERTS C S, GIANNOUDIS P V. Foot compartment syndrome: a systematic review of the literature [J]. Acta Orthop Belg, 2009, 75 (5): 573-580.

[24] HAN F, DARUWALLA Z J, SHEN L, et al. Prospective study of surgical outcomes and quality of life in severe foot trauma and associated compartment syndrome after fasciotomy [J]. J Foot Ankle Surg, 2015, 54 (3): 417-423.

[25] YOON P. Compartment syndrome of the foot [J]. Tech Orthop, 2012, 27 : 58-61.

[26] LING Z X, KUMAR V P. The myofascial compartments of the foot [J]. J Bone Joint Surg Br, 2008, 90 (8): 1114-1118.

图书在版编目（CIP）数据

儿童足外科学 / 梅海波，顾章平，赫荣国主编．—长沙：湖南科学技术出版社，2023.2

ISBN 978-7-5710-1805-4

Ⅰ．①儿… Ⅱ．①梅… ②顾… ③赫… Ⅲ．①小儿疾病—足—外科手术 Ⅳ．①R726.8

中国版本图书馆 CIP 数据核字（2022）第 174916 号

ERTONG ZU WAIKEXUE

儿童足外科学

主　　编：梅海波　顾章平　赫荣国
出 版 人：潘晓山
策划编辑：梅志洁
责任编辑：唐艳辉
出版发行：湖南科学技术出版社
社　　址：长沙市芙蓉中路一段 416 号泊富国际金融中心
网　　址：http://www.hnstp.com
邮购联系：0731-84375808
印　　刷：湖南天闻新华印务有限公司
（印装质量问题请直接与本厂联系）
厂　　址：长沙市望城区湖南出版科技园
邮　　编：410219
版　　次：2023 年 2 月第 1 版
印　　次：2023 年 2 月第 1 次印刷
开　　本：889mm×1194mm　1/16
印　　张：49.5
字　　数：1291 千字
书　　号：ISBN 978-7-5710-1805-4
定　　价：520.00 元